创伤骨科手术学

主 编 [美] James P. Stannard
       [美] Andrew H. Schmidt
       [美] Philip J. Kregor

主 译 裴国献 李旭 夏志敏

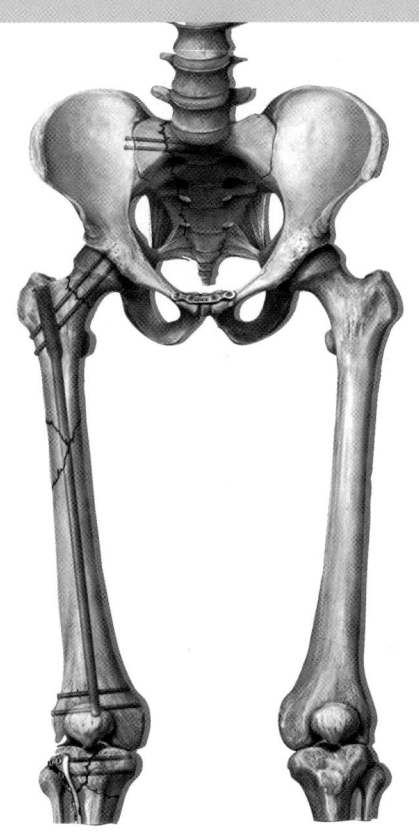

山东科学技术出版社

DVD 目录

光盘 1

第一章 软组织的处理与保护

- **视频 1-1 腓肠肌皮瓣** 视频显示了腓肠肌皮瓣的制备过程,它是一种简单、可旋转的皮瓣,用于覆盖胫骨上三分之一的软组织缺损。
- **视频 1-2 比目鱼肌皮瓣** 视频显示了比目鱼肌皮瓣的制备过程,它是一种简单、可旋转的皮瓣,用于覆盖胫骨中三分之一的软组织缺损。
- **视频 1-3 逆行腓肠动脉皮瓣** 视频显示了逆行腓肠动脉皮瓣的制备过程,它是一种可旋转的、用于后足的皮瓣。
- **视频 1-4 刃厚皮肤移植** 视频显示了术后使用刃厚皮肤移植和真空辅助关闭(VAC)覆盖伤口的技术。
- **视频 1-5 抗生素珠链** 视频显示了如何制备抗生素珠和抗生素珠链,治疗感染或严重污染伤口。

第二章 骨创伤相关的肌骨骼系统感染

- **视频 2-1 (同视频 1-5,光盘 1)抗生素珠链** 视频显示了如何制备抗生素珠和抗生素珠链,治疗感染或严重污染的伤口。
- **视频 2-2 下肢环形外固定** 视频显示了环形外固定治疗胫骨近端骨折的技术。目的是感染后矫正畸形以进行重建。
- **视频 2-3 膝关节融合** 视频显示了使用加压接骨板完成膝关节融合术,治疗导致关节软骨和周围骨质严重损害的脓毒性膝关节炎。这种技术需要使用为全膝关节成形术特制的切割夹具获得良好的对线与稳定的骨表面,从而完成关节融合。
- **视频 2-4 膝上截肢** 视频显示了使用膝上截肢治疗下肢严重损毁的病人。这种技术包括外展肌与腘绳肌的肌(肉)固定术。

第三章 急性筋膜间室综合征

- **视频 3-1 双切口小腿筋膜间室减压术** 视频展示了双切口技术减压小腿四个筋膜间室。
- **视频 3-2 单切口小腿筋膜间室减压术** 视频展示了单外侧切口技术减压小腿四个筋膜间室,术后用负压吸引装置闭合创面。

第四章　接骨板固定理念的演变

视频 4-1　锁定接骨板原则　这段视频演示回顾了术者应用锁定接骨板时应当遵守的"原则",使用的是设计用于微创肌下固定的单皮质锁定接骨板,以及包括混合锁定和非锁定螺钉的混合接骨板,强调了螺钉应用的正确顺序。

视频 4-2　股骨远端经皮微创接骨板接骨术(MIPPO)　视频显示了应用 MIPPO 技术和桥接骨板置入技术通过 DCS 接骨板对病人进行治疗。术者展示了如何成功应用 MIPPO 的技巧,包括对长度和旋转的判断。

视频 4-3　使用肌下锁定接骨板对假体周围骨折进行切开复位内固定(ORIF)　视频显示了对全膝关节成形术后,手术侧膝上股骨远端骨质疏松性骨折病人,使用 LISS 固定治疗股骨远端骨折,强调了对骨折的最小显露和闭合复位技术。

视频 4-4　使用肌下锁定接骨板对 C2 型骨折远端骨折行 ORIF　肌下锁定接骨板治疗枪伤性股骨远端 C2 型骨折的 34 岁男性。对血管损伤进行修补后放置支撑外固定架,随后进行延迟重建。

视频 4-5　使用锁定接骨板对胫骨平台粉碎性骨折行 ORIF　视频显示了如何处理严重粉碎性双髁骨折,强调了将接骨板置于骨中心,推荐螺钉自远端置入。

视频 4-6　使用锁定接骨板对胫骨远端骨折行 ORIF　视频显示了对胫骨远端骨折病人使用锁定接骨板和微创入路进行治疗。

第五章　骨折不愈合和畸形愈合的治疗对策

视频 5-1　截骨矫正肱骨近端内翻畸形愈合　根据术前制订的手术计划,对肱骨近端内翻畸形愈合病人,通过闭合楔形截骨和锁定接骨板进行治疗。

视频 5-2　加压接骨板治疗股骨骨折不愈合　视频显示了使用钛制宽 LCDCP 对股骨骨折不愈合进行加压接骨板固定。对股外侧入路、骨折不愈合处的清理以及对有活性骨折碎片的加压进行了强调。

视频 5-3　钻孔-冲洗-吸引器的使用　视频显示了使用钻孔-冲洗-吸引器(Synthes,Paoli,Pensylvania)获取自体骨植骨块和生物活性物质的技术。

第六章　颅颈结合部损伤

视频 6-1　C1-C3 后路器械融合　病人表现为 C1-C2 轻微骨折并半脱位。采用 C1 侧块螺钉固定行 C1-C3 后路器械融合。

视频 6-2　ORIF 治疗齿状突骨折　病人表现为 Ⅱ 型齿状突骨折,行切开复位内固定治疗。

第七章　下颈椎损伤

视频 7-1　后路 C6、C7 开放复位,C6-T1 后路内固定融合术　该患者为 C6、C7 双侧小关节脱位并脊髓损伤。手术首先将持续性半脱位的小关节行开放复位,然后行后路 C6~T1 的内固定并融合,其中 T1 椎体置入椎弓根钉。

第八章　胸椎骨折

视频 8-1　后路切开 T4-T5 复位,T2-T7 固定融合　该病人 T4-T5 骨折脱位合并脊髓损伤,行后路椎弓根钉复位,T2-T7 融合。内固定跨越了损伤节段上下各两个节段,以保证充分融合。

第九章　胸腰段和腰椎损伤

视频 9-1　开放复位，T12 的后外侧减压，T10-L2 的后路固定、融合　病人为 T12 的屈曲—牵张型损伤。手术治疗包括：骨折开放复位后，行 T10-L2 的固定和融合，T12 水平后外侧减压。

视频 9-2　前路 L1 椎体切除，使用可扩张型骨管和内固定行前路 T12-L2 融合　该病人 L1 爆裂骨折并神经损伤。行前路椎体切除后，使用可扩张型融合器和内固定行前路 T12-L2 水平的重建和融合。

光盘 2

第十章　肩胛带损伤

视频 10-1　锁骨远端骨折切开复位钩接骨板内固定　该视频演示了应用锁骨钩接骨板复位、固定锁骨远端及肩锁关节，还对该患者伴发的肩胛骨骨折进行了切开复位内固定。

视频 10-2　利用后方入路及肌间隙途径进行肩胛骨的切开复位内固定　该视频演示了利用 Judet 入路修复粉碎性肩胛骨骨折，并利用肌间隙途径暴露并修复肩胛骨外侧缘。

视频 10-3　锁骨畸形愈合的重建　该视频演示了畸形愈合的锁骨骨折的切开复位内固定。锁骨骨折 6~8 周，移位明显，在过头动作时引发疼痛。清除骨痂解剖复位后通过接骨板行拉力螺钉固定。

第十一章　肱骨近端骨折和肩关节脱位

视频 11-1　闭合复位与经皮针　视频显示了不稳定外科颈骨折的闭合复位与经皮针固定。

视频 11-2　非锁定关节周围板 ORIF 治疗前肩骨折—脱位　此例病人有肱骨头前脱位和肱骨干近端斜形骨折。视频显示了使用关节周围板对损伤进行修复的技术。

视频 11-3　肱骨近端粉碎性骨折开放复位与锁定板固定　视频显示了使用肱骨近端锁定接骨板，对外翻—冲击骨折伴肱骨大、小结节粉碎与移位的损伤进行修复。

视频 11-4　肱骨近端锁定髓内钉　视频显示了使用髓内钉对外科颈不稳定骨折进行修复，使用锁定螺钉对肱骨头进行固定。

视频 11-5　螺旋刀片交锁髓内钉治疗肱骨近端骨折　视频显示了使用螺旋刀片交锁髓内钉固定肱骨头，治疗肱骨近端骨折的技术。

视频 11-6　肩关节半关节成形术治疗肱骨近端骨折　视频显示了使用肩关节半关节成形术治疗肱骨近端骨折的技术，重点是大小结节重建。

视频 11-7　（同视频 5-1，光盘 1）肱骨近端内翻畸形愈合截骨矫正　视频显示了使用闭合楔形截骨和锁定接骨板，治疗肱骨近端内翻畸形愈合的技术。

第十二章　肱骨干骨折

视频 12-1　肱骨骨折后路接骨板固定　视频演示肱骨干横形骨折合并浮肘损伤的患者采用后路接骨板固定的手术过程。

视频 12-2　肱骨骨折髓内钉固定　该视频演示的是空心髓内钉治疗肱骨干骨折的手术步骤。演示了进针点开口、肩袖处理以及消除骨折端间隙等技术要点。

视频 12-3　肱骨骨折弹性髓内钉固定　该视频演示的是肱骨弹性髓内钉的使用。演示了合适的进针点、进针角度以及加固机制步骤。

第十三章　肱骨远端骨折

视频 13-1　全肘关节置换　该视频中演示了一例肱骨远端粉碎性骨折的全肘关节置换术，该老年患者伴有骨质疏松。

视频 13-2　肱骨远端骨折切开复位内固定　该视频演示一例多发伤患者行髁上/髁间(C2)骨折内固定术，视频强调了手术的暴露，包括尺骨鹰嘴截骨、骨折复位、临时固定及内外侧柱的固定。

第十四章　肘关节损伤

视频 14-1　经鹰嘴肘关节骨折脱位　该视频演示了后侧切口修复合并桡骨头/桡骨颈骨折的粉碎性尺骨近端骨折。强调了修复桡骨头和冠突骨折片的重要性。

视频 14-2　复杂性肘关节损伤的切开复位内固定术　该视频描述了切开复位内固定治疗合并大块冠突骨折的鹰嘴骨折。这可能代表了自发性复位的前方鹰嘴骨折—脱位。该患者同时还合并有桡骨骨折，应用切开复位内固定以及远端尺桡关节穿针固定进行治疗。

视频 14-3　张力带固定鹰嘴　此视频演示后方张力钢丝治疗移位的鹰嘴骨折。张力带钢丝从皮质骨中松脱后，必须使用接骨板重新固定。该视频也展示了挽救性重建手术的方法。

第十五章　前臂骨折

视频 15-1　单纯桡骨骨折的切开复位内固定　该视频演示了采用 Henry 前入路对移位性桡骨骨折进行加压接骨板固定，并在桡骨稳定后评价桡尺远侧关节的稳定性。

视频 15-2　前臂双骨折的切开复位内固定　该视频演示了成人前臂尺桡骨双骨折的接骨板固定，详细说明了 Henry 入路以及尺桡骨固定适当的顺序。

视频 15-3　(见视频 14-2，光盘 2) 桡骨骨折，桡尺远侧关节穿针(Galeazzi 骨折，复杂肘关节损伤切开复位内固定的一部分)　该视频演示了鹰嘴骨折以及大的冠突骨折的切开复位内固定。患者还有桡骨骨折，行切开复位内固定以及桡尺远侧关节穿针固定。

第十六章　桡骨远端骨折

视频 16-1　桡骨远端骨折切开复位掌侧接骨板内固定　该视频显示经桡骨远端掌侧入路切开复位内固定治疗桡骨远端骨折。骨折的固定应用了专门为桡骨远端设计的掌侧接骨板，同时还应用了骨折块特异的桡骨茎突接骨板。

视频 16-2　桡骨远端外固定支架和克氏针固定　该患者的桡骨远端骨折采用闭合复位，并用桡骨远端外固定支架及经皮克氏针固定。

视频 16-3　背侧髓内钉固定桡骨远端骨折　该视频展示了一种新的内固定装置，联合髓内固定和背侧接骨板固定治疗桡骨远端骨折。

第十七章　腕部骨折与脱位

视频 17-1　月骨周围脱位的修复　视频中对 1 例伤后 6 周的月骨脱位进行了手术修复，术中必须准确复位。本例应用了掌侧和背侧联合入路，通过临时置入钢针固定维持其稳定性，重建舟月韧带。

第十八章　手部骨折与脱位

第十九章　骨盆环损伤

视频 19-1　耻骨联合开放复位内固定与骶髂拉力螺钉固定　可见耻骨联合接骨板固定与经皮骶髂关节螺钉固定。Pfannensteil 入路对耻骨联合分离的复位和接骨板的使用。

视频 19-2　骨盆不同类型倾斜骨折的开放复位内固定　该视频展现一个前骨盆畸形愈合所致一年

轻女性性生活困难。Pfannensteil 切口用去暴露畸形愈合，开放截骨，复位内固定去处理这种畸形。

- 视频 19-3　**骶髂拉力螺钉**　视频展现了骨盆后方的解剖及安装骶髂螺钉所涉及的风险，以及如何安全地实施这一技术。
- 视频 19-4　**左侧骶髂关节骨折与脱位开放复位内固定**　骶髂关节骨折脱位通过后入路暴露，用骶髂螺钉固定达到稳定。
- 视频 19-5　**骶骨左侧骨折的开放复位内固定**　对 Denis Ⅱ 型具有显著移位的骶骨左侧骨折采用后路开放复位内固定 可见开放复位与骶髂关节螺钉固定。

第二十章　髋臼骨折

- 视频 20-1　**Kocher-Langenbeck 入路治疗横行后壁髋臼骨折**　视频显示了使用特殊的骨科牵引床、病人俯卧位下 K-L 入路的详细步骤。髋关节牵引下很容易取出后壁钳闭的碎骨片，多个碎骨块均获得了精确的解剖学复位。
- 视频 20-2　**髂腹股沟入路治疗复合双柱髋臼骨折**　视频显示了髂腹股沟入路三种窗位的建立技术，以及用于处理复杂损伤时的分步重建方法。复位钳的应用、螺钉固定以及复位质量的评估是本部分讨论的重点。

光盘 3

第二十一章　髋关节脱位与股骨头骨折

- 视频 21-1　**凹下型股骨头骨折 ORIF**　视频显示了使用抗拔出螺钉对一例较大的 Pipkin 股骨头骨折进行切开复位内固定。
- 视频 21-2　**Pipkin Ⅱ 型股骨头骨折 Smith-Peterson 入路 ORIF**　视频显示了通过 Smith-Peterson 入路对 Pipkin Ⅱ 型股骨头骨折行切开复位的过程，并回顾了入路的细节。

第二十二章　股骨颈骨折

- 视频 22-1　**经 Watson-Jones 入路行股骨颈骨折 ORIF 术**　该视频展示了经 Watson-Jones 入路获得股骨颈骨折最佳暴露的具体步骤，该入路可以放置复位钳辅助操作，以确保其获得解剖复位。
- 视频 22-2　**股骨颈骨折闭合复位螺钉内固定**　视频中应用 7.3mm 空心螺钉治疗股骨颈骨折，须注意将螺钉置入到合适的位置，避免出现"吸管在易拉罐中"相似的现象。
- 视频 22-3　**用股骨近端螺钉接骨板对股骨颈合并股骨粗隆下骨折的患者进行 ORIF 术**　该视频显示经 Watson-Jones 入路对股骨颈和股骨粗隆下复合骨折进行 ORIF，由一个系统的入路复位，并用股骨近端预塑形的锁定接骨板固定骨折，处理该严重损伤的患者。
- 视频 22-4　**移位的股骨颈骨折行人工股骨头置换术**　视频演示经 Kocher-Langenbeck 入路进行的人工股骨头置换术，尤其可以看到该入路的细节。
- 视频 22-5　**移位的股骨颈骨折经前入路行人工股骨头置换术**　经 10cm 长改良 Hueter 切口在专用骨折牵引床上进行人工股骨头置换术，优点包括：患者取仰卧位，保存了外展肌的完整性，术中可通过 X 线透视实时评估假体的位置。

第二十三章　股骨粗隆间骨折

- 视频 23-1　**股骨粗隆间骨折切开复位滑动髋螺钉与侧方接骨板系统内固定**　该视频中示范的切开复位内固定手术是一例 45 岁男性患者滑雪损伤导致的高能量股骨粗隆间骨折。我们认为应将螺钉置入到股骨头和股骨颈内的适当位置,获得合适的 TAD,以避免螺钉"切出"。

视频 23-2　不稳定型股骨粗隆间骨折髓内钉固定　该视频演示的主要是髓内钉治疗股骨粗隆间骨折,并就髓内钉正确的进针点及其适应证进行了讨论。

第二十四章　股骨粗隆下骨折

视频 24-1　非扩髓髓内钉治疗一例多发性创伤患者的双侧股骨骨折　该视频显示一例多发伤的患者,双侧股骨骨折,应用非扩髓髓内钉以使其对患者肺部的干扰降至最低,完成第一枚髓内钉固定后,评价其功能,以判定该患者是否能接受第二枚髓内钉固定。

视频 24-2　粗隆部髓内钉治疗有反粗隆骨折线的股骨粗隆下骨折　该视频展示了一例股骨近端反粗隆骨折,应用粗隆部髓内钉进行治疗(ITST,Zimmer,Warsaw,Indiana)。详细展示了侧卧位、髓内钉的进针点、骨折复位以及髓内钉插入等内容。

视频 24-3　刀片接骨板固定 Russell-Taylor I A 型骨折　95°角接骨板固定在股骨近端恰当的位置,此时可应用接骨板辅助复位。还演示了角接骨板置入以及应用带铰链的牵拉装置等操作。

视频 24-4　股骨近端锁定接骨板治疗骨质疏松性股骨粗隆下骨折　从肌肉下插入接骨板的优势主要包括:避免剥离外展肌,可应用接骨板辅助复位,能满意地固定合并骨质疏松的近折端。该视频展示了闭合复位肌肉下插入接骨板内固定。

视频 24-5　(同视频 22-3,光盘 3)股骨颈和股骨粗隆下骨折切开复位股骨近端锁定接骨板内固定　该视频展示了一例复杂的股骨颈合并股骨粗隆下骨折的病例,应用 Watson Jones 入路进行切开复位内固定术,视频中演示了这种严重创伤复位固定统一的入路,以及应用股骨近端解剖型锁定接骨板固定骨折的手术操作。

第二十五章　股骨干骨折

视频 25-1　股骨髓内针置入要点与技巧　视频回顾了成功置入顺行股骨髓内针的要点与技巧,包括病人体位、梨状窝位置,以及如何置入髓内针。

视频 25-2　经皮顺行股骨髓内针置入　视频显示了从梨状肌顺行置入股骨髓内针的独特技术,包括粗隆区解剖以及相应皮肤切口位置的确定。

视频 25-3　经粗隆股骨顺行髓内针置入　视频显示了由粗隆处置入股骨髓内针的过程,强调了正确起始位置和正确复位的重要性。

视频 25-4　可变形弹性髓内针治疗儿童股骨骨折　虽然在正文中没有进行讨论,本段视频显示了使用叠瓦状弹性钛制髓内针对一例 8 岁儿童股骨干横行骨折进行稳定的过程。2 枚髓内针逆行置入,一枚自股骨内侧髁,一枚自股骨外侧髁。

视频 25-5　逆行髓内针置入治疗 A 型股骨髁上骨折　视频显示了通过髌内侧 2.5cm 切口归 A 型股骨髁上骨折进行固定的技术,强调了正确的入路和骨折固定。

视频 25-6　股骨逆行髓内针置入　视频显示了通过肌腱切开入路置入股骨逆行髓内针治疗股骨髁上骨折的技术,强调了起始位置的重要性。

视频 25-7　股骨颈、股骨干骨折 ORIF　视频显示了通过 Watson-Jones 入路对股骨颈骨折进行切开复位内固定的技术。其中,股骨干骨折同时通过股骨髓内针进行固定。

视频 25-8　(同视频 5-2,光盘 1)股骨骨折不愈合的加压接骨板内固定　视频显示了使用宽型钛制 LCDCP 对股骨骨折不愈合行加压内固定的技术,强调了不愈合处的彻底清创和对骨折碎片的加压固定。

第二十六章　股骨远端骨折

视频 26-1　(同视频 4-2,光盘 1)股骨远端微创经皮接骨板接骨术(MIPPO)　此视频中患者接受视频 26-2　(同视频 25-5,光盘 3)A 型股骨髁上骨折的逆行髓内钉固定　手术采用 2.5cm 的髌旁内侧切口。重点描述如何正确开入钉口和骨折复位。

视频 26-3　(同视频 25-6,光盘 3)股骨远端的逆行髓内钉固定　这段视频演示了采用劈开髌腱入路置入逆行钉治疗股骨髁上骨折的技术和原则。重点描述如何正确开入钉口。

视频 26-4　关节镜辅助下取出逆行钉　使用关节镜辅助技术大大方便了逆行髓内钉的拆取。视频演示了关节镜的使用和取钉的技术。

视频 26-5　(同视频 4-4,光盘 1)使用肌层下锁定接骨板对 C2 型股骨远端骨折行开放复位内固定(ORIF)　34 岁男性患者因枪弹伤导致 C2 型股骨远端骨折,使用肌层下锁定板固定。初始治疗对血管损伤做了修复并用跨关节外固定支架固定,后期行重建手术。

视频 26-6　C3 型股骨远端骨折合并 C3 型胫骨近端骨折的肌层下锁定接骨板固定　采用了改良的外侧髌旁切口直接显露股骨远端和胫骨平台的关节面。重点演示肌层下锁定板操作步骤。

视频 26-7　(同视频 4-3,光盘 1)股骨远端关节假体周围骨折使用肌层下锁定接骨板行开放复位内固定　一例骨质疏松患者发生股骨远端全膝关节假体上方的骨折,使用 LISS 接骨板内固定。重点演示小切口显露骨折和闭合复位技术。

第二十七章　髌骨骨折与伸膝装置损伤

视频 27-1　髌骨骨折钢丝张力带和切开复位、小螺钉内固定技术　一例存在多个骨折块的髌骨骨折,应用骨折块之间的拉力螺钉和钢丝张力带固定。着重强调置入张力带结构的相关细节。

视频 27-2　髌骨不愈合　该视频中一位老年男性患者髌骨骨折钢丝张力带固定术后摔倒致内固定失效。演示了骨折不愈合清创、钢丝张力带固定翻修术。

光盘 4

第二十八章　膝关节脱位与韧带损伤

视频 28-1　双束嵌入 PCL 重建　视频显示了通过异体跟腱移植和股骨双通道技术实现"解剖学 PCL 重建"的技术,同时展示了后内侧入路胫骨嵌入技术。

视频 28-2　腘腱 ACL 重建　视频显示了使用腘腱自体移植于股骨生物可吸收针上重建 ACL 的技术。

视频 28-3　后外侧角重建　视频显示了通过胫骨或胫后异体移植进行后外侧角重建的改良双尾技术,同时显示了确认股骨外侧髁同轴点的方法。

视频 28-4　自体移植后内侧角重建　视频显示了通过半腱肌自体移植进行后内侧角重建的技术,包括深部 MCL 和后斜韧带的重建。

视频 28-5　异体移植后内侧角重建　视频显示了在股骨内侧髁与胫骨鹅足附近使用螺钉与垫片,通过胫前或胫后异体移植实现 PMC 重建的技术。

视频 28-6　铰链膝外固定器的使用　视频显示了铰链膝外固定器的详细安放过程,同时显示了股骨髁同轴点的确认方法。

视频 28-7　生物可吸收针 BTB ACL 重建　视频显示了使用骨-髌韧带-骨移植和生物可吸收针固定实现 ACL 重建的技术。此技术的优点包括对骨折碎片的垂直固定和生物可吸收针的应用,后者使其可以在必要时很方便地进行翻修手术。

视频 28-8　双束 ACL 解剖学重建　视频揭示了双束 ACL 重建的概念,包括双束技术的解剖学基础；然后显示了使用 Endobutton(Smith & Nephew Endoscopy, Memphis, Tennessee)股骨固定和生物可吸收螺钉胫骨固定的胫前异体移植行双束 ACL 重建的过程。

视频 28-9　ACL 后外侧束重建　ACL 后外侧束(PL)与前内侧束撕裂,ACL 前内侧束未受损。视频显示了使用胫前异体移植对单纯 PL 束进行重建的技术。

第二十九章　胫骨平台骨折

视频 29-1　(同视频 4-1,光盘 1)锁定接骨板的作用　视频回顾了应用锁定接骨板时应当注意的各类事项。这里所介绍的是肌下应用的微创单皮质锁定接骨板系统,以及锁定螺钉和非锁定螺钉混合应用的复合接骨板系统,强调了螺钉应用正确顺序的重要性。

视频 29-2　(同视频 4-5,光盘 1)胫骨平台双髁骨折 LISS 内固定器 ORIF　视频显示了一例胫骨平台双髁粉碎性骨折病人,对其应用 LISS 进行微创内固定,强调了应在锁定螺钉放置前获得正确复位的重要性。

视频 29-3　(同视频 26-6,光盘 3)C3 股骨远端骨折与 C3 胫骨近端骨折肌下锁定接骨板固定　通过改良外侧髌旁入路直接显露负责的膝关节骨折,包括胫骨平台和股骨远端,强调了肌下锁定接骨板固定的重要性。

视频 29-4　胫骨平台内侧骨折脱位锁定接骨板 ORIF　视频显示了一例 Shatzker Ⅳ 型胫骨平台骨折合并多韧带损伤的膝关节损伤病人。关节镜和锁定接骨板被用于处理近端内侧胫骨平台骨折。

视频 29-5　胫骨平台骨折关节镜辅助 ORIF　视频详细描述了胫骨平台骨折关节镜辅助 ORIF 的过程,包括手术室的配置、入口位置选择,以 ACL 作为引导,以及对胫骨平台骨折进行成功复位。

视频 29-6　(同视频 2-2,光盘 1)细缆环形外固定器 ORIF　视频显示了胫骨平台骨折细缆环形外固定器 ORIF 的原则。

视频 29-7　(同视频 28-6,光盘 4)Compass 铰链膝外固定器的放置　视频显示了 Compass 铰链膝外固定器的详细安放过程,同时显示了股骨髁同轴点的确认方法。

第三十章　胫骨干骨折

视频 30-1　髓内针治疗胫骨干骨折　本视频演示了胫骨髓内钉置入的过程,尤其强调了进针点开口等步骤。

视频 30-2　前外侧经皮接骨板固定胫骨干远端螺旋骨折　本视频演示了胫骨干骺端移位性螺旋形骨折复位以及经皮接骨板固定的手术过程,尤其注重影像辅助下的经皮复位技术。

视频 30-3　外固定支架治疗胫骨骨折　本视频为一例 12 岁男孩不稳定性胫骨骨折伴筋膜室综合征应用单平面外固定支架进行处理的过程。在进行外固定支架固定前进行了筋膜室切开,创口用 VAC 覆盖。视频还显示了安装支架的各个步骤。

第三十一章　胫骨远端骨折

视频 31-1　跨踝关节外固定支架的使用　该视频演示使用跨踝关节外固定支架治疗胫骨远端骨折。

视频 31-2　胫骨部分关节内 Pilon 骨折的切口复位内固定术　该视频演示使用延迟切开复位内固定术治疗胫骨远端部分关节内骨折病人,该病人已行跨踝关节外固定支架固定。通过胫骨远端内侧切口放置内侧接骨板固定,腓骨远端使用经皮螺钉固定。

视频 31-3　切开复位非锁定接骨板固定治疗 Pilon 骨折　该视频演示使用接骨板经小切口治疗一例 43B 型骨折,并且讲述了治疗 Pilon 骨折的入路和治疗该类难处理骨折的关键原则。

视频 31-4　(同视频 4-6,光盘 1)锁定接骨板治疗 Pilon 骨折　该视频演示使用切开复位锁定接骨板内固定治疗一例 Pilon 骨折,并讲述了腓骨固定作为治疗一部分的优点,并讨论了计划切口位置的重要性。

视频 31-5　经后侧入路切开复位内固定治疗 Pilon 骨折　该视频演示使用切开复位内定治疗伴有前方严重软组织损伤的 Pilon 骨折,使用后内侧入路可避免损伤前方的软组织覆盖,并讨论了后外侧入路和间隙。

第三十二章　踝关节骨折

视频 32-1　开放性踝关节骨折的切开复位内固定　该视频演示了 Weber B 型踝关节骨折伴内踝开放性骨折的切开复位内固定术。对软组织处理、腓骨骨折向近端的延伸和内踝的固定进行了讨论。

第三十三章　足部骨折

视频 33-1　距骨骨折的切开复位内固定　该视频演示了以拉力螺钉结合小型接骨板对距骨骨折进行切开复位内固定。使用双切口技术可以全面观察复位情况。

视频 33-2　跟骨骨折的切开复位内固定　该视频演示了粉碎性跟骨关节内骨折切开复位内固定,Norion 骨水泥加强固定。

视频 33-3　骰骨(外侧柱)骨折的闭合复位外固定　该患者为骰骨粉碎性"坚果钳样骨折",通过外固定进行治疗,以维持外侧柱的长度。

视频 33-4　Lisfranc 骨折脱位的切开复位内固定　该视频演示了 Lisfranc 骨折的切开复位内固定,注意获得第二跖骨基底"楔石"性的复位。

第三十四章　多发性创伤

视频 34-1　(同视频 24-1,光盘 3)非扩髓股骨髓内钉治疗多发性创伤患者双侧股骨干骨折　视频展示了非扩髓髓内钉技术在合并肺部损伤及双侧股骨干骨折的多发性创伤患者治疗中的应用,回顾了治疗决策过程及患者诊治的经过。

视频 34-2　(同视频 31-1,光盘 4)跨踝关节外固定支架的应用　视频展示了跨踝关节外固定架技术早期治疗胫骨远端骨折的过程。

视频 34-3　(同视频 5-3,光盘 1)扩髓冲洗吸引器的使用　视频展示了一种新型扩髓器,可以在单一路径扩髓长骨髓腔,同时可以吸取髓腔内容物。动物模型和经食管心脏彩超显示这套系统能够明显降低长骨骨髓腔扩髓时肺栓塞程度。

感谢我的家庭成员对我的支持与鼓励：Carolyn，Jennifer，Luke，James，Michael，Sarah，John 与 Gladys Stannard。

——James P. Stannard

感谢所有给予我支持与指导的导师，从他们身上我学到了很多；同时感谢我的妻子 Jamir Lohr 与儿女 Michael 和 Katherine Schmidt。

——Andrew H. Schmidt

感谢我的双亲 Philip 和 Bernadine Kregor；感谢我的姐妹 Jani 和 Kathy；感谢我的兄弟 Mark 和 Mike；感谢我早期的并且一直给予我指导的导师 Marc F. Swiontkowski；感谢我髋和骨盆手术导师 Joel Matta、Jeff Mast、Keith Mayo 和 Chip Routt；感谢我在外科方面所有的朋友与老师，我从他们身上学到了很多。感谢我的儿子 Chase Kregor，是他让我体验到生命的美丽与快乐。

——Philip J. Kregor

主　编

James P. Stannard, M. D.
Professor
Department of Orhtopaedic Surgery
Chief, Division of Orthopaedic Trauma
University of Alabama School of Medicine
Birmingham, Alabama

Andrew H. Schmidt, M. D.
Associate Professor
Department of Orthopaedic Surgery
University of Minnesota Medical School
Division of Orthopaedics
Hennepin County Medical Center
Minneapolis, Minnesota

Philip J. Kregor, M. D.
Associate Professor
Department of Orthopaedics and Rehabilitation
Vanderbilt University School of Medicine
Chief, Division of Orthopaedic Trauma
Vanderbilt Orthopaedic Institute
Nashville, Tennessee

编写人员

Jorge Alonso, M. D.
Department of Orthopaedic Surgery
University of Alabama School of Medicine
Birmingham, Alabama

Jeffrey O. Anglen, M. D.
Boone Orthopaedic Associates LLC
Columbia, Missouri

Carlos Bellabarba, M. D.
Assiatant Professor
Department of Orthopaedics and Sports Medicine
University of Washington
Seattle, Washington

Martin I. Boyer, M. D. , M. Sc. , F. R. C. S. C.
Associate Professor
Department of Orthopaedic Surgery
Director
Orthopaedic Hand Surgery Service
Washington University School of Medicine
St. Louis, Missouri

J. Scott Broderick, M. D.
Assistant Professor
Department of Orthopaedics
Greenville University Medical Center
Director of Orthopaedic Trauma
Greenville Hospital System
Greenville, South Carolina

David S. Brokaw, M. D.
Orthopaedic Trauma Surgeon
OrthoIndy
Clinical Assistant Professor
Department of Orthopaedic
Surgery Indiana University
Indianapolis, Indiana

Lisa Cannada, M. D.
Assistant Professor
Department of Orthopaedic Surgery
University of Texas-Southwestern
Dallas, Texas

Jens R. Chapman, M. D
Division of Orthopedics
Harborview Medical Center
Seattle, Washington

Peter Alexander Cole, M. D.
Professor
University of Minnesota
Chief, Orthopaedic Surgery
Regions Hospital
St. Paul, Minnesota

Cory A. Collinge, M. D.
John Peter Smith Orthopaedic Surgery Residency Program
Harris Methodist Fort Worth Hospital
Fort Worth, Texas

Kyle F. Dickson, M.D.
Professor
Department of Orthopaedic Surgery
Director of Orthopaedic Trauma
University of Texas-Houston Medical Center
Houston, Texas

John Charles France, M.D.
Robert C. Byrd Health Science Center
Morgantown, West Virginia

Jeffrey A. Geller, M.D.
Assistant Professor
Department of Orthopaedic Surgery
Columbia University College of Physicians and Surgeons
New York-Presbyterian/Columbia University Medical Center
New York, New York

Thomas J. Graham, M.D.
Clinical Associate Professor
Departments of Orthopaedic and Plastic Surgery
Johns Hopkins University Hospital
Chief
The Curtis National Hand Center
Vice-Chairman
Department of Orthopaedic Surgery
Decker Orthopaedic Institute
Director
MedStar Sports Health
Union Memorial Hospital
Baltimore, Maryland

George J. Haidukewych, M.D.
Florida Orthopaedic Institute
Tampa, Florida

Neil Harness, M.D.
Southern California Permanente Medical Group
Orange County Orthopaedics
Kaiser Anaheim Medical Center
Yorba Linda, California

Mitchel B. Harris, M.D.
Associate Professor
Department of Orthopaedic Surgery
Harvard Medical School
Chief of Orthopaedic Trauma
Brigham and Women's Hospital
Boston, Massachusetts

Keith Heier, M.D.
Metrocrest Orthopedics and Sports Medicine
Chairman
Department of Orthopedics
Presbyterian Hospital of Plano
Dallas, Texas

James P. Higgins, M.D.
Faculty Member
The Curtis National Hand Center
Union Memorial Hospital
Baltimore, Maryland

Christian Krettek, M.D.
Professor and Chairman
Orthopaedic Trauma Department
Hannover Medical School (MHH)
Hannover, Germany

Daniel Joseph Marek, M.D.
Orthopaedic Surgery Resident
Department of Orthopaedic Surgery
University of Minnesota
Minneapolis, Minnesota

Steven L. Martin, M.D.
Blue Ridge Orthopaedic Associates
Clemson, South Carolina

Amir Matityahu, M.D.
Assistant Clinical Professor
Department of Orthopaedics
University of California-San Francisco
Director
Division of Pelvis and Acetabular Trauma Reconstruction
San Francisco General Hospital
San Francisco, California

Robert K. Mehrle, M.D.
Assistant Professor
Department of Orthopedics and Rehabilitation
University of Mississippi Medical Center
Jackson, Mississippi

Theodore Miclau III, M.D.
Division of Orthopaedics
San Francisco General Hospital
San Francisco, California

Michael A. Miranda, M.D.
Orthopaedic Associates of Hartford PC
Hartford, Connectitut

Sohail K. Mirza, M.D.

Division of Orthopedics
Harborview Medical Center
Seattle, Washington

Erika J. Mitchell, M. D.
Assistant Professor
Department of Orthopaedics
Division of Orthopaedic Trauma
Vanderbilt University
Nashville, Tennessee

Mary S. Moon, PA-C
Private Practice
South Windsor, Connecticut

Sean E. Nork, M. D.
Associate Professor
Division of Orthopaedics
Harborview Medical Center
Seattle, Washington

Brent L. Norris, M. D.
University of Tennessee College of Medicine
Chattanooga, Tennessee

Peter J. Nowatarski, M. D.
Associate Professor
Co-Director
Department of Orthopaedic Traumatology
The University of Tennessee Health Science Center
Erlanger Medical Center and T. C. Thompson Children's Hospital
Chattanooga, Tennessee

William T. Obremskey, M. D. , M. P. H.
Associate Professor
Vanderbilt Orthopaedic Institute
Nashville, Tennessee

Jeffrey D. Placzek, M. D.
Department of Orthopaedic Surgery
Detroit Medical Center/Wayne State University
Novi, Michigan

Mark Cameron Reilly, M. D.
Associate Professor
Department of Orthopaedic Surgery
University of Medicine and Dentistry of New Jersey
Newark, New Jersey

David Ring, M. D.
Assistant Professor
Department of Orthopaedic Surgery
Harvard Medical School
Director of Research
Hand and Upper Extremity Service
Department of Orthopaedic Surgery
Massachusetts General Hospital
Boston, Massachusetts

George V. Russell, M. D.
Associate Professor
Department of Orthopedics and Rehabilitation
University of Mississippi Medical Center
Jackson, Mississippi

Angela Scharfenberger, B. Sc. P. T. , M. D. , F. R. C. S. C.
Orthopaedic Surgeon
Department of Medicine and Dentistry
Division of Orthopaedic Surgery
University of Alberta
Edmonton, Alberta

Robert C. Schenck Jr. , M. D.
Department of Orthopaedics
University of New Mexico
Albuquerque, New Mexico

Stephen Andrew Sems, M. D.
Clinical Instructor
Department of Orthopaedic Surgery
Mayo Clinic
Rochester, Minnesota

Rajiv K. Sethi
Chief Resident
Harvard Combined Orthopaedic Surgery
Massachusetts General Hospital
Brigham and Women's Hospital
Boston, Massachusetts

Franklin D. Shuler, M. D. , Ph. D.
Associate Professor
Department of Orthopaedics and Rehabilitation
Vanderbilt University Medical Center
Nashville, Tennessee

Paul M. Simic, M. D.
Southern California Orthopaedic Institute
Van Nuys, California

Stephen H. Sims, M. D.
Chief of Fracture Service
Carolinas Medical Center
Charlotte, North Carolina

Rena L. Stewart, M.D., F.R.S.C.
Assistant Professor
Department of Orthopaedic Surgery
University of Alabama School of Medicine
Birmingham, Alabama

Michael Stover, M.D.
Associate Professor
Director of Orthopaedic Trauma
Department of Orthopaedic Surgery
Loyola University Medical Center
Maywood, Illinois

David C. Templeman, M.D.
Division of Orthopaedics
Hennepin County Medical Center
Minneapolis, Minnesota

Gregory Tennant, D.O.
Clinical Fellow
Division of Orthopaedic Trauma
Vanderbilt Orthopaedic Institute
Nashville, Tennessee

Steven M. Theiss, M.D.
Associate Professor
Department of Orthopaedic Surgery
University of Alabama School of Medicine
Birmingham, Alabama

David A. Volgas, M.D.
Department of Orthopaedic Surgery
University of Alabama School of Medicine
Birmingham, Alabama

J. Tracy Watson, M.D.
Professor
Department of Orthopaedic Surgery
Saint Louis University School of Medicine
Saint Louis, Missouri

Jeffrey Todd Watson, M.D.
Assistant Professor
Department of Orthopaedics and Rehabilitation
Vanderbilt University Medical Center
Nashville, Tennessee

Timothy G. Weber, M.D.
Orthopaedic Trauma Surgeon
OrthoIndy
Indianapolis, Indiana

Kirkham B. Wood, M.D.
Associate Professor
Department of Orthopaedic Surgery
Harvard Medical School
Division of Orthopaedic Surgery
Massachusetts General Hospital
Boston, Massachusetts

Michael Zlowodzki, M.D.
Resident
Department of Orthopaedic Surgery
University of Minnesota Medical School
Minneapolis, Minnesota

视频编辑

Jeffrey O. Anglen, M.D.
Boone Orthopaedic Associates LLC
Columbia, Missouri

Peter Alexander Cole, M.D.
Professor
University of Minnesota
Chief, Orthopaedic Surgery
Regions Hospital
St. Paul, Minnesota

Thomas R. Hunt III, M.D.
John D. Sherrill Professor of Surgery
Department of Orthopaedic Surgery
University of Alabama School of Medicine
Birmingham, Alabame

Philip J. Kregor, M.D.
Associate Professor
Department of Orthopaedics and Rehabilitation
Vanderbilt University School of Medicine
Chief, Division of Orthopaedic Trauma
Vanderbilt Orthopaedic Institute
Nashville, Tennessee

Christian Krettek, M.D.
Professor and Chairman
Orthopaedic Trauma Department

Hannover Medical School (MHH)
Hannover, Germany

Peter J. Nowatarski, M.D.
Associate Professor
Co-Director
Department of Orthopaedic Traumatology
The University of Tennessee Health Science Center
Erlanger Medical Center and T. C. Thompson Children's Hospital
Chattanooga, Tennessee

Andrew H. Schmidt, M.D.
Associate Professor
Department of Orthopaedic Surgery
University of Minnesota Medical School
Division of Orthopaedics
Hennepin County Medical Center
Minneapolis, Minnesota

James P. Stannard, M.D.
Associate Professor
Department of Orthopaedic Surgery
Chief, Division of Orthopaedic Trauma
University of Alabama School of Medicine
Birmingham, Alabama

Steven M. Theiss, M.D.
Associate Professor
Department of Orthopaedic Surgery
University of Alabama School of Medicine
Birmingham, Alabama

James L. Thomas, D.P.M.
Associate Professor
Department of Orthopaedic Surgery
University of Alabama School of Medicine
Birmingham, Alabama

Dan Tunmire Jr., R.N., C.N.O.R., C.R.N.F.A.
Department of Orthopaedic Surgery
University of Alabama School of Medicine
Birmingham, Alabama

David A. Volgas, M.D.
Department of Orthopaedic Surgery
University of Alabama School of Medicine
Birmingham, Alabama

J. Tracy Watson, M.D.
Professor
Department of Orthopaedic Surgery
Saint Louis University School of Medicine
Saint Louis, Missouri

Jeffry Todd Watson
Assistant Professor
Department of Orthopaedics and Rehabiliation
Vanderbilt University Medical Center
Nashville, Tennessee

主　译　裴国献　李　旭　夏志敏
副主译　邵　华　王海强　穆亚莉　刘万军　黄景辉
译　者（以姓氏笔画为序）

丁晓飞　于凌佳　王　亮　王　强　车　飞
田鸿来　朱金文　宁仁德　任义军　庄传记
刘　方　孙晋客　李　瑾　杨永良　何吉亮
邹国友　张　弛　张金康　周　日　周　辉
赵　松　赵　亮　胡孔足　胡生庭　段春岳
姜晓锐　黄哲元　黄　海　笪　虎　扈延龄
董金磊　董　鑫　蒋　辉　程　涛　谢登辉
蔡国栋　魏铂源

序　一

《创伤骨科手术学》(Surgical treatment of Orthopaedic Trauma)一书的作者希望本书不仅可以作为创伤骨科医师的良师益友,也会成为各地社区医院图书馆的必备参考书。James Stannard、Andrew Schmidt 和 Philip Kregor 三位主编致力于创作一部不同于以往的创伤骨科手术图书的专著,在本书的各章节中均附有精心拍摄和编辑的高品质手术视频,在深度和广度上对肌肉骨骼系统损伤的外科处理予以了广泛的涵盖。本书的作者均为具有丰富实践经验的临床医生,而且在工作中都担当着各级医师的带教工作。全书所有章节都附有参考文献,有利于执业医师和住院医师们进行深入学习;而画线的部分则均为各章节中提炼的精华。

书中所附的手术视频编纂精美、品质极高,视频中的配音对手术技术进行了详细而中肯的描述,将成为奉献给读者的一道大餐。

我相信本书的出版对于各级骨科医师和社区医院中需要处理肌肉骨骼系统损伤的执业医师们而言,将是一大幸事。谨在此对本书的作者们表示祝贺,而肌骨骼系统损伤的病人们也必将从中受益。

Marc F. Swiontkowski, MD
明尼苏达大学骨科主任,教授
明尼阿波利斯,明尼苏达

序 二

　　James P. Stannard、Andrew H. Schmidt 和 Philip J. Kregor 三位主编出版本书的目的,就是以简洁的文字、清晰的插图、每个章节中的"要点与技巧(Tips and Tricks)"以及"经验(Pearls)"部分等,对创伤骨科的外科处理的最新知识进行阐释。需要强调的是,本书每章节所附的参考文献给出了已经发表的结果和数据。最后,本书还附有 4 张 DVD 光盘,收录了绝大多数常用的手术过程和相关演示视频。

　　除了本书前 5 章阐述了软组织、筋膜间室综合征、感染、畸形愈合和不愈合以及接骨板固定理念的进展等问题外,本书有 29 章是关于所有长骨和人体解剖部位的骨折和脱位的,包括手、足和骨盆。有 4 个章节讲述了脊柱的骨折和损伤,另有 3 个章节涵盖了肩带骨和膝的内容,特别是对于这些关节的韧带和软组织损伤进行了重点阐述。除了急性创伤的治疗和处理外,本书对于矫形和重建技术也进行了详细描述。最后一章则对多发性创伤病人的处理原则进行了阐释。

　　本书文字简洁、易懂,与所附录的光盘相得益彰。DVD 光盘内容丰富、翔实,每个手术视频均收录了从病人摆体位至缝皮的整个手术过程。负责解说的医师对于手术过程中的危险和"陷阱"均给予了重点解释;再加上丰富的图解和解剖模型,为读者提供了大量非常有用的信息。从视频中可以看到,即便是经验非常丰富的医生,面对复杂的骨折或脱位进行复位时也会觉得非常棘手;而对于关节而言,只有精确的复位和重建才是可以接受的。

　　解剖示意图、手术照片以及必不可少的 X 线片,可以很好地展示手术全貌。约 60 位经验丰富的医生参与了本书的编写,对于三位主编来说这是一件值得纪念的事情。要在指定时间里对如此众多的书稿和视频进行收集、整理和编辑,工作极其艰巨。三位主编理应为其艰苦而卓绝的工作而得到广泛的尊重和祝贺。本书作为一本伟大和划时代的巨著,也必将在全世界范围内为越来越多的读者所喜爱。

Thomas P. Rüedi, M.D., F.A.C.S.
AO 国际内固定学会创始人之一
达沃斯,瑞士

前　言

创伤骨科作为复杂且发展迅猛的学科，无论在手术技术还是内固定器材方面都有着非常丰富的发展历程。为了成功地处理骨科创伤，我们通常须要综合各方面的信息；对于某种特定的损伤而言，对其诊断、分型以及多种治疗方案的选择等等都需要进行认真的思考，并且在作出相关的临床决策时往往都比较仓促，因为很多损伤都是危及肢体或生命的。甚至对于少数严重的创伤而言，初期处理不当还会影响后期重建方案的选择。面对复杂的骨折或多发性损伤，迅速作出正确的决策是非常重要的。为了做到这一点，对于工作中需要处理这些创伤患者的骨科住院医师、进修医师或实习医师来讲，如果有一本书能涵括所有必须掌握的内容，无疑是非常理想的。

当我们刚考虑编写一本全新的骨科创伤方面的书籍时，就意识到这必将是一项艰巨的任务，而市面上也已经有几本这样的书籍了，并且质量似乎还很不错。然而，我们认真翻阅了这些书籍后发现，其漏掉的很多内容对正在进行术前病例准备的骨外科医生是很有帮助的。于是，我们决定着手编写一本"理想"的创伤骨科书籍。

首先，我们专注于创伤骨科的手术治疗，力求简洁明了。文中对非手术疗法的论述尽可能精简，我们这样做并不是说非手术治疗不重要，而是为了更加明确地叙述手术相关的问题。在本书的编写过程中，我们有意识地尽可能缩短篇幅，因为骨科医生的工作本身就非常繁忙，可用于阅读的时间也非常有限，而遇到创伤患者需要立即作出临床决策时尤其如此。编写本书的目的在于针对目前被广泛接受的治疗方法，为骨科医生展示一些与之相关的简明手术细节，并且相关性不大的内容读者也无须逐页阅读。决定应用何种手术方法或入路其实与具体如何实施手术的相关细节同样重要。因此，我们要求负责各章节的每位编者不仅必须包括手术适应证，还应对当前应用的手术方法相关的细节进行详细描述。此外，在大部分的篇章中都包括了许多很实用的节段，以帮助读者理解，减少学习时间。其中首要的一栏便是"要点与技巧(Tips and Tricks)"，在这一部分，编者对骨创伤治疗中有利于尽快获得成功的关键要点进行了总结。另一个重要的节段是"结果(Results)"部分，在这里我们对已经发表的与治疗结果相关的研究进行了简要的概括。"经验(Pearls)"部分则通常是以体格检查相关的信息为基础，并通过项目符号以列表的形式展示给读者，这对于所有的骨科医生来说，无论是正在准备执业医师考试、骨科学会考试，还是在执业经历中的再认证考试，无疑都是很有帮助的。最后，我们安排了一个节段的篇幅对相关的新技术进行了适当探讨，有些新技术虽然经同行评议的研究暂时还没有提供明确的依据，但是在当前的创伤中心很有可能不久就会广泛应用，因此我们在这一节段也提供了相关的信息。希望读者意识到,设计这一节段旨在提供一些最新的信息,其中涉及的方法仍然缺乏充分的证据。

本书附有4张DVD光盘,这也是其另一个鲜明的特征,光盘中共收录了105部高质量的手术视频。这些DVD光盘对于本书中讨论的创伤骨科手术治疗的相关内容不仅仅是单纯的附属,通过这些视频读者可以在实施相关的手术之前,获得只有在手术室才有的宝贵的学习机会。将这些视频与书中的叙述、手术细节、插图以及要点与技巧等内容相结合,读者便可将最新的技术应用到日常的临床实践中去。

视频和正文在多个方面相互结合而使其成为一个整体。首先,在正文目录前面单独例出了视频的目录,这样有助于读者很快就能找到其所感兴趣的手术病例;其次,各章描述的手术方法,在每章的末尾都有一个带底纹的文本框,为读者提供了相关手术视频的内容提要;第三,在正文中引用相关视频时也有明确的标识。

手术视频中演示了多种手术,既有相对简单的,也有非常复杂的,其中有些手术方式较为新颖,其临床结果还有待于前瞻性的研究及同行评议的文献进一步证实。例如植皮结合创面负压治疗、双束ACL重建、应用扩孔—洗—吸装置收集植骨块以及股骨近端骨折切开复位、股骨近端锁定接骨板内固定术等。DVD中的所有手术视频都拍摄于美国及其他国家大型的骨科教学中心。

我们拍摄大多数手术病例时都使用了两台以上的摄像机,以提高影片的质量,改善读者的视觉体验,并且在手术关键步骤的教学要点上还展示了很多特写画面。多数情况下,术中出现的错误或并发症都没有故意剔除,我们之所以这样做不仅是为了强调可能遇到的困难,同时也为读者如何避免类似问题提供了参考。正如书中所提到的,这些视频基本包括了所有的要点与技巧。

我们确信把《创伤骨科手术学》一书添加到您的图书馆是大有裨益的,其行文简洁,并附有相关的教学视频,必将成为一个综合性的教育资源。我们希望本书以及其附带的视频能在您成功的道路上发挥作用,让我们共同努力以帮助骨创伤的患者早日恢复健康。

致 谢

我们感谢各章的作者,之所以邀请他们来撰写相关的章节完全是因为他们在创伤骨科相关领域内极高的造诣。此外,他们在临床工作中也非常活跃,处理了大量的骨科创伤患者,我们确信读者肯定会受益于此。我们非常感谢他们艰辛的工作、深邃的见解以及他们对细节的执着。

本书的视频部分的工作量非常大,对此我们非常感谢很多帮助过我们的人,使我们的愿望得以实现。首先要感谢视频的作者,他们不仅提供了手术的实例,还花费了大量的时间对视频进行剪辑、配音、添加特写画面,并且在最终定稿之前还进行了再次编辑;感谢Erwin Brothers Motion Pictures的工作人员对外科医生经常连续数小时的支持和合作,他们加入这一工作常常是依从于我们工作的便利,而不是按照他们的要求。最后,我们还想对Stephen Preston、Jason Schuck、Jack Smith和Jon Erwin的工作表示感谢,他们都很有才华,给了我们很多帮助。此外,对于Joan Stephens在本书的编排和审阅方面做的大量工作,我们同样深表感激。

我们深深感谢各个公司对我们的支持,他们为我们的手术提供相关的产品,并且对我们编写本书的意图也都非常理解,慷慨地提供了必要的资助,帮助我们完成视频采集。我们不希望这项工作由任何一家公司独家赞助,也不希望只应用某一家公司的产品。事实上,读者应该会注意到,本书以及视频中涉及的内植物和手术方法包括了当前骨科创伤处理中各种常用的器械。所有提供资助的公司都同意这一点,并且没有任何附带的条件。选择应用某种特定的内植物,视频的作者具有充分的自主权,并不需要考虑公司资助的因素。

我们特别感谢以下公司的帮助:Synthes USA、Zimmer、Smith & Nephew Orthopaedics、Kinetic Concepts Inc. 和 Mitek。没有他们慷慨的资助,本书的编写工作是很难顺利完成的。

特别感谢

完成本书的编写耗费了我们大量的时间,在这个艰难的历程中,感谢我们的家庭对我们的支持与鼓励。Jim Stannard 在完成这一工作期间要感谢 Carolyn、Jennifer、Luke、James、Michael、Rebecca、Sarah 和 John Stannard 的爱、容忍与支持;Andy Schmidt 对 Jamie Lohr, M. D.,Michael 和 Katherine Schmidt 深表歉意,无数个夜晚和周末他们的丈夫/父亲都不在身边,只因为他要躲在办公室里编写本书;Phil Kregor 感谢他的父母 Philip 和 Bernadine Kregor、兄弟(Mark 和 Mike)以及姐妹 Jani 和 Kathy 多年来的支持与鼓励,还要感谢他的儿子 Chase Kregor 对他完成这本书时的理解与支持。

James P. Stannard
Andrew H. Schmidt
Philip J. Kregor

译者前言

当《Surgical Treatment of Orthopaedic Trauma》(创伤骨科手术学)一书展现在我们面前时,其书写之简洁、内容之实用、要点之精辟、经验之弥贵、风格之新颖,不禁感叹在同类专著中实属独树一帜;无论从可读性、实用性和先进性等方面,均可谓之本领域内不可多得的经典之作,令出版人、译者均为之眼前一亮,深深地吸引了我们,不约而同产生了翻译、出版此著作奉献国内同行的愿望,并达成共识。

《创伤骨科手术学》英文版由德国 Thieme 出版社出版之后,立刻被评为创伤骨科领域内最经典的著作之一,出版当年即获得由美国国立出版协会评出的专业学术出版物大奖——PSP Award(临床医学类),而在世界范围内每年仅有 2 本书可获此殊荣;翌年,本书又获得了英国医学会医疗书籍大奖赛骨科和风湿类图书一等奖。

《创伤骨科手术学》全书共 34 个章节,超过 1 400 幅插图,内容极其庞大而精深,覆盖了人体骨关节系统包括复杂的骨盆骨折、脊柱损伤、关节周围骨科、四肢骨折脱位等几乎所有领域。对于每一种损伤作者们都详尽地阐述了其临床评估、治疗决策的制订以及完整的手术过程,以让读者们感同身受,循序渐进地接受相关的知识和信息。而在每个章节中,作者们还系统地回顾和探讨了每种损伤的外科解剖、临床分型、非手术治疗的可行性和手术指征。每个章节末的"技巧与要点"("Tips and Tricks")内容均概况了本章节中的关键点,有利于读者对章节的中心内容进行快速回顾;而"经验"("Pearls")部分内容则将每种损伤的发生机制、手术指征和并发症等内容提炼出来,可谓画龙点睛之笔;"新技术"("New Techniques")部分,则对本研究领域的最新进展和前景进行了综述。上述几点,均是本书有别于同类专著的亮点、特色与经典之处。

本书还随附有 4 张 DVD 光盘,其中收录了 30 多个 G、长达 18 个小时、共 105 个高质量的手术视频,每一个编辑精美的视频都是以手术室为背景,详尽记录了一个手术的完整过程。其所包涵的内容广泛涉猎了目前创伤治疗领域的最新信息和研究成果以及最先进的外科技术,如锁定接骨板、微创骨折固定、髓内钉技术、关节周围骨折的分期重建、新型半髋置换技术、膝关节脱位的治疗、ACL 和 PCL 的双束重建,以及术后的临时铰链外固定技术等。

在本书中文版付梓之际,我要特别感谢本书翻译团队的每一位成员,他们为将这一近年来不可多得的经典之作原汁原味地奉献给国内的广大读者,为之付出了很多心血与智慧;在此,还要特别感谢本书的另外两位主译,尤其是李旭博士,他在本书的翻译团队组织、策划及译文审校等方面均付出了极大的努力与心血;感谢穆亚莉女士、黄景辉博士、王海强博士,以及魏铂源、朱金文、笪虎、董鑫、张金康和周日等对 DVD 光盘文字听译所付出的辛勤劳动。

鉴于本书的独特风格、鲜明的特点及较强的实用性,相信中译本会受到骨科医生的青睐,并对您的临床工作有所裨益。倘若如此,则是本书译著者们的最大心愿与慰藉。由于本书专业性较强、译者们较多且来自不同单位,可能会存在译文表达不致、修饰欠佳乃至错误之处,敬请骨科同仁不吝雅正。

目 录

第一章	软组织的处理与保护	1
第二章	骨创伤相关的肌肉骨骼系统感染	20
第三章	急性筋膜间室综合征	44
第四章	接骨板固定理念的演变	58
第五章	骨折不愈合和畸形愈合的治疗对策	77
第六章	颅颈结合部损伤	100
第七章	下颈椎损伤	134
第八章	胸椎骨折	159
第九章	胸腰段和腰椎损伤	176
第十章	肩胛带损伤	204
第十一章	肱骨近端骨折和肩关节脱位	235
第十二章	肱骨干骨折	260
第十三章	肱骨远端骨折	282
第十四章	肘关节损伤	302
第十五章	前臂骨折	336
第十六章	桡骨远端骨折	360
第十七章	腕部骨折与脱位	383
第十八章	手部骨折与脱位	408
第十九章	骨盆环损伤	436
第二十章	髋臼骨折	462
第二十一章	髋关节脱位与股骨头骨折	510
第二十二章	股骨颈骨折	527
第二十三章	股骨粗隆间骨折	557

第二十四章	股骨粗隆下骨折	580
第二十五章	股骨干骨折	602
第二十六章	股骨远端骨折	623
第二十七章	髌骨骨折与伸膝装置损伤	654
第二十八章	膝关节脱位与韧带损伤	676
第二十九章	胫骨平台骨折	702
第三十章	胫骨干骨折	730
第三十一章	胫骨远端骨折	754
第三十二章	踝关节骨折	778
第三十三章	足部骨折	800
第三十四章	多发性创伤	837
索引		863

第一章 软组织的处理与保护

David A. Volgas

软组织的处理与保护被认为是骨折治疗中最为重要的方面,在过去的几十年中,随着坚强内固定及早期功能锻炼的理念的发展,骨外科医生逐步将自己对于骨折本身的关注转到了骨折周围软组织的保护上来。随着LISS[1~6]和MIPPO[7,8]这些创新性的技术的发展和不断成熟,使得获得稳定内固定的同时,又避免了对周围的软组织造成多余的手术创伤。

在骨折并发症中,长期困扰外科医生和患者的多和软组织的损伤有关。事实上,伤口的问题和深部感染的发病数量远超过骨不连的发生。一些骨科医生在处理软组织损伤时感到非常棘手,这是由于他们没有经过关于软组织处理方面的充足训练的缘故。本章就是针对这个问题,从皮肤、软组织和骨的解剖进行展开,介绍一些损伤后仍有活力的软组织的处理技术,阐明临床上不可避免的一些问题的处理意见。

分 类

目前针对软组织损伤有两种分类方式,即1982年提出的针对闭合性骨折软组织损伤的TSCHERNE分级和AO扩展分类[10]。TSCHERVE分类是基于对软组织的基本情况的相对主观的描述,包括对损伤的观察和损伤的机制,还有骨折的严重程度的评价。它仅应用于闭合性骨折。表1-1就是TSCHERNE分类。这种分类方法本身比较主观,不同观察者的差异较适中,仍然没有被广泛地使用。

这种分类方式在AO学会进一步延伸发展,在引入了针对软组织组分的细化评分,包括皮肤、肌肉和腱性组织、神经血管组织,从而形成了一种更加客观的分类系统(表1-2)。尽管这种分类方式非常复杂,而且在临床使用时难以掌握,但它可以引导外科医生对软组织的损伤问题进行系统思考。

在处理软组织损伤患者时,对软组织伤口的分类远远没有仔细检查伤口周围组织及制订合理计划重要。医生应该意识到损伤对软组织的作用以及其对骨折的影响。

表1-1

0级	Ⅰ级	Ⅱ级	Ⅲ级
无损伤或轻微损伤	表浅擦伤或挫伤	深部污染伤口或深部挫伤;即将发生间室综合征	软组织擦伤、挫伤扩展,肌肉解体,Morel-Lavallée病,间室综合征,血管损伤
非直接骨折,简单型	骨折碎片压迫皮肤 简单或中等能量骨折	中、重度骨折类型	严重粉碎性骨折,高能量损伤

表 1-2

Closed Skin Lesions(IC)	Open skin Lesions(IO)	Muscle/Tendon Injury(MT)	Neurovascular Injury(NV)
IC1 无皮肤损伤	IO1 皮肤自内向外裂开	MT1 无肌肉损伤	NV1 无神经血管损伤
IC2 皮肤无裂伤,但有挫伤	IO2 皮肤自外裂开<5cm,边缘肿胀	MT2 局限性肌肉损伤,限于1个间室	NV2 单纯神经损伤
IC3 局限性脱套伤	IO3 皮肤自外裂开5cm,边缘肿胀加剧并失活	MT3 严重肌肉损伤,涉及2个间室	NV3 局部血管损伤
IC4 广泛闭合性脱套伤	IO4 严重皮肤全厚挫伤、擦伤并有所扩展、广泛开放性脱套伤,皮肤缺损	MT4 肌肉缺损,肌腱断裂,广泛肌肉挫伤	NV4 阶段性扩展性血管损伤
IC5 挫伤导致坏死		MT5 间室综合征/压迫综合征,损伤面积较大	NV5 神经血管联合伤,包括不完全断裂和完全断裂

非手术治疗

软组织损伤的非手术治疗主要致力于控制水肿和防止进一步损伤,多数情况下是在评估后制动。对于闭合性骨折合并轻微的软组织损伤,做到这一点是很有必要的。但是外科医生还需要考虑损伤的序贯性,随着时间的推移而进一步发展,往往需要一定的经验判断。需要综合考虑损伤的能量和机制,病人(从吸烟者、老年人、糖尿病、依从性等方面考虑)以及骨折本身等因素。由交通事故或者是撞击引起的高能量损伤可以立即发生肿胀,但是水肿要持续加重3~5天才开始消退。同样,相对低能量的损伤,如闭合性踝关节损伤,也会很容易导致下肢的水肿和水疱,原因很简单,是因为病人没有抬高患肢。

充气加压装置可被用来缩短下肢骨折后的肿胀时间,例如 PlexiPulse device(NuTech San Antonio,Texas)[11~15]。这些设备可以促进下肢静脉的回流。我们在试验中发现,尽管此类装置可以减轻水肿的程度,但是不能够为病人所能接受:一是治疗过程中的疼痛病人难以耐受,二是装置持续的充气放气产生较大的噪音。同时,此治疗也不适用于门诊病人。

对于骨折后产生皮肤水疱的治疗,历史可追溯久远。它是真皮和表皮的分离造成的,说明轻微深部组织损伤的存在。Giordano 等在研究水疱的组织学时发现,除了非血性水疱中有更多的上皮细胞,严重的水疱和血性水疱的组织学差异不明显,而且在这两种水疱周围或者是水疱的基底都没有发现真皮的损伤[16]。尽管每位外科医生都会有自己的治疗方案,但是 Giordano 和 Koval 在一项前瞻性研究中报道说,采用刺破水疱后应用磺胺嘧啶银霜治疗,或者是直接搁置水疱,对于伤口的预后和感染发生率均没有差异。

手术治疗

指征

骨折的外科治疗指征已明确,但针对类似合并轻微软组织损伤的一型踝关节骨折治疗还存在争议。部分外科医生认为在急诊室内进行表浅的清创术就足够了,另一部分人则认为所有的开放性骨折的清创术都必须在手术室内完成。少部分文献支持前者。但是如果因早期皮肤清洁被拖延、伤口有严重的污染,或者是伤口有污物碎片,则清创术应该尽可能在手术室中进行。

对开放伤口局部使用抗生素是一些军事课题的研究方向,在战争或者是有大量人员伤亡的时候,静推或者局部使用抗生素可能是有益的,但是仍然不能替代尽早的骨折固定并施行合理的清创。

解剖

皮肤的血供是通过不同形式的血管来支配的。但是这些不同的皮肤血供血管的共性都是垂直于相关动脉的。肌肉的血供来自于在肌腹长轴方向走行的动脉,而皮肤的血供与之不同,来自于由走行于肌间隔或深筋膜的纵形动脉发出的穿支,这些皮肤血管的末梢穿行较短距离即可到达真皮(图1-1)。所以任何导致真皮与其下深筋膜分离的损伤都会影响相应的皮肤血供,这就可以解释 Morel-Lavallée 损伤为什么经常导致皮肤坏死。一般来说,皮肤下肌肉较少时,依赖纵向的动脉血流;而皮肤下肌肉较丰富时,则依赖大量的穿动脉支配。

Haertsch 使用注射剂在尸体上研究下肢皮肤血供,绘制了下肢皮肤血供分布图[18]。他发现了基于腓动脉和隐动脉的不同的皮肤血供类型(图1-2)。

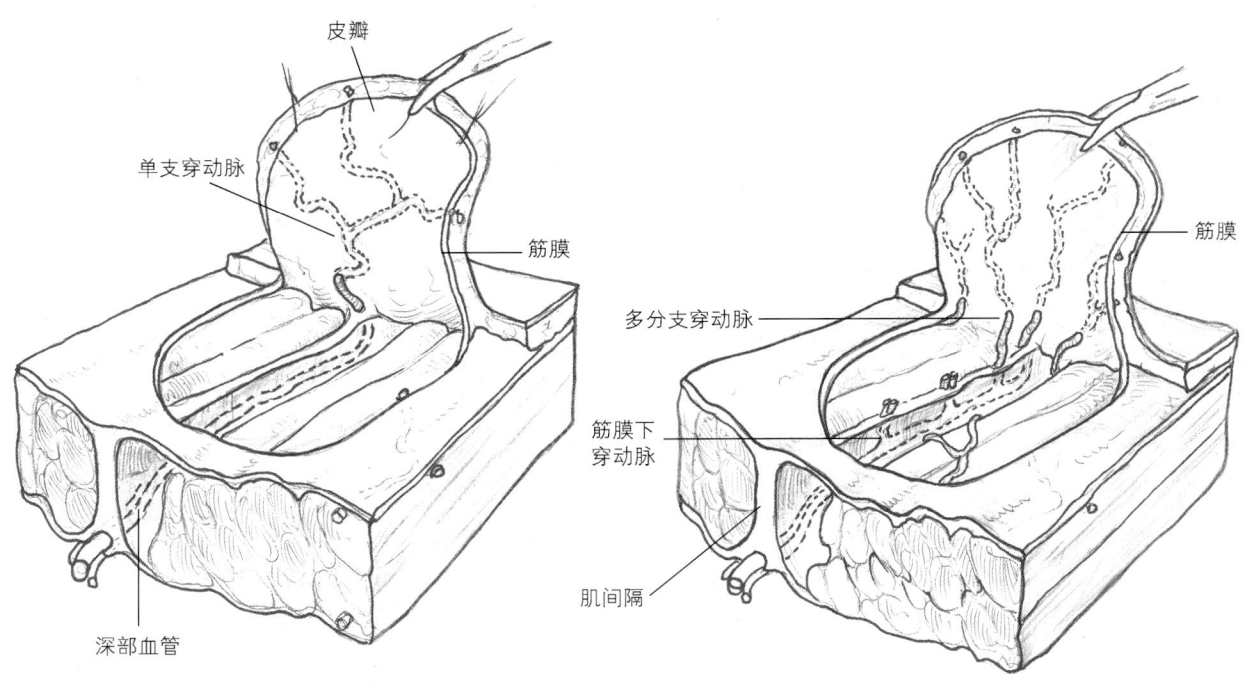

图1-1 带血管筋膜皮瓣

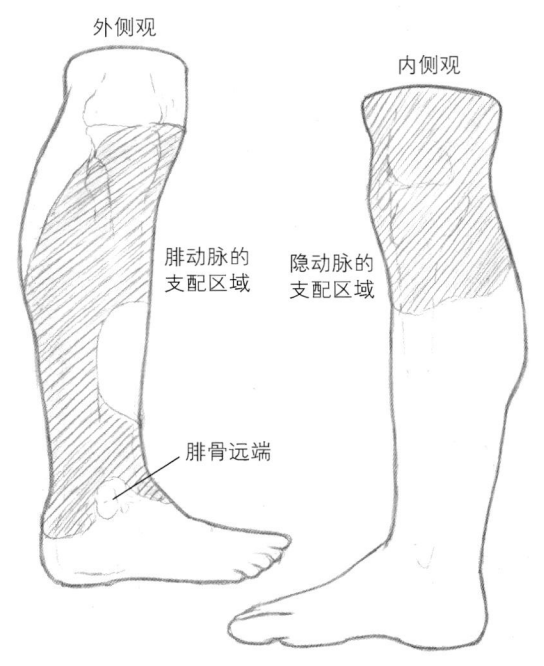

图1-2 下肢皮肤血供

伤口的早期治疗

高压脉冲灌洗器已被证明可以应用于开放性骨折,以降低伤口被细菌污染的风险和感染率,但是其对骨折愈合的作用近来才被研究[20~22]。Adili 等[23]在大鼠实验中发现高压脉冲灌洗器在起初的3周对于骨痂的强度有不利的影响,在6周后这种不利影响可忽略不计。Dirschl 等[24]在兔模型上研究高压脉冲灌洗器对骨折早期愈合作用时,也发现其对骨痂形成的不利影响,但是在2周后消失。由于其在降低伤口感染风险的的作用远远比球形注射器要好得多,多数外科医生仍然坚持使用它对急性开放性骨折进行冲洗。

灌洗的时间和灌洗的方法可能对骨折的愈合有影响。Park 等[25]在试验中发现,接受截骨术中灌洗的兔子在术后3天没有形成骨痂,在术后3~4天接受灌洗的兔子与未接受灌洗的一组相比,产生的骨痂要少。Bhadari 等[26]报道,低压力灌洗相对于高压力灌洗可以减少对骨的损害,同时在接种细菌 3 小时内对细菌的清除能力更高。但是他们也注意到对细菌的清除力方面,在接种 6 个小时情况下低压力灌洗没有高压力灌洗有效。另一项研究表明[27],相对于吡咯烷酮碘和葡萄糖盐水,使用肥皂溶液进行低压脉冲灌洗可以更有效地去除污染伤口的细菌,并且对骨愈合产生的影响更小。

尽管很多外科医生认为针对伤口的冲洗和清创术是一种简单的外科操作,但是针对此操作有两个比较常见的误区。第一个是一些经验尚浅的初学者往往对其抱有放任的态度,简单地用刮匙搔刮伤口,然后用几升水冲洗并不是一种合理的灌洗和清创的方法。操作者必须积极寻找并且切除所有坏死组织和异物。这一步操作要采取彻底的方式,同时要避免由于过多切除造成的组织的额外创伤。伤口的所有丧失活力的组织一经切除,就应开始冲洗。第二个误区就是由于顾及切除过多组织而造成伤口不能关闭,没有彻底切除无活性的组织或者可能无活性的组织。这种错误也是经验不足者常犯的。这种问题的合理处理方式就是切除坏死组织时,无须考虑如何关闭,待自己操作完成后,请求上级医生对伤口进行关闭操作。

术前计划

合理的术前计划对于软组织成功的覆盖修复是必需的。应从以下几个方面考虑:①全面评价损伤的特点,包括损伤面积、位置和邻近组织的条件;②评价供区组织的活性;③皮瓣的设计;④术中手术器材的准备;⑤皮瓣移植后的护理。病人的其他因素,诸如年龄、吸烟史、有无急慢性骨髓炎及其他系统疾病,可能会影响伤口覆盖术式的选择。

伤口检查

伤口的检查需要病人在麻醉状态下进行,以便全面检查伤口的范围[27]。外科医生需要明确损伤的发展过程,这通常要在经过一系列针对软组织的检查和基于伤口自然病程的预测后作出分析。例如,皮肤小部分撕裂和深部皮肤血肿,同时伴有其下肌肉挫伤的病人,在前 3 天会出现全层皮肤的坏死缺损,在第 5 天会出现肌肉的坏死。同样,一个伤口在其刚开始的时候恢复,然后会停止,说明伤口已经达到了恢复的限度。由于伤口周围组织的活力变化很快,所以外科医生应该在最终确定伤口周围组织活力之后,再行明确的伤口覆盖。

对伤口的系统评估应该从评估皮肤开始。有活力的皮肤皮下与真皮连接紧密。皮下脂肪层有明显血肿的皮肤,可能会面临失活的风险。和皮下脂肪组织分离的皮肤很大程度上会失去活性,可以在早期予以切除。有深部感染的皮肤应该被清除,因为在保持皮肤完整性的同时,无法完全根除深部感染。在焦痂小而且又紧贴肌肉之上的时候,可被看做"生物性外套"。深部组织在痂下支持肉芽组织和表皮组织再生。面积大于 5cm 的痂,如果不切除的话,将会恢复得很慢。有时皮下层会和其下筋膜分离,如果皮下脂肪并没有血肿,那么其尚可保留,但是大面积的分离组织常需要去除。

对于损伤肌肉要用 4C 的评估方法,这是一种历史悠久的评估方法。肌肉的颜色应该是红色,要求对肌肉的损伤区域进行细致的检查。暗红色的肌肉往往暗示肌肉内毛细血管的破坏,这类情况下肌肉或许可以成活,但是若将之用于皮瓣移植,是有很大风险的。苍白色的肌肉说明肌组织已经坏死,如果怀疑有污染的风险,应该将之切除。原因是坏死的肌肉可以作为感染灶持续存在。肌肉收缩性的评测方法通常是用电极针对肌肉进行刺激,但是肌肉也可对止血钳的夹捏或触碰有反应。即使在使用肌松药物或者是出现脊髓损伤时,肌肉去神经支配的情况下对直接刺激仍有反应。当然,肌肉收缩性可能在钝性损伤的初始阶段下降,所以在检查肌肉收缩性的时候应该注意此问题。肌肉的弹性评估应当是多数外科医生比较熟悉的,有活力的肌肉显示饱满,而且无法用轻柔的撕扯分离开来。直到肌肉已经出现明显坏死,其弹性有可能还是好的,所以它是一种应当较晚评价的指标。肌肉的出血能力是一种相对来说不可靠的指标,因为伴有严重血管损伤的肌肉也有可能在开始清除肌内血肿的时候大量出血。诸如激光多普勒等其他方法在一些实验研究中也可以用来评价肌肉的活性,但是在日常临床工作中不常用[28~30]。

骨膜的检查要尤为仔细,骨膜下血肿往往提示更为严重的损伤,但不是所有的损伤的骨膜都必须清除。如果余下的骨膜有比较好的连续性，损伤的骨膜就有可能成活。但是如果骨膜与其表面之上的肌肉和余下的骨膜套袖相分离，而导致了其不能为骨提供足够的血供，那么此时骨膜或可切除。

腱鞘可以供养断层皮片移植物的生长，尤其是在其上有肉芽组织附着的时候；但是断层皮片移植物如果直接附着在腱性结构上，可能无法成活，主要是由于肌腱表面血供较差。

软组织损伤的大小和位置是考虑选择皮瓣覆盖的重要因素。断层皮肤移植物可能会随着时间的延长而发生收缩，所以限制了其在大关节周围的应用，尤其是那些活动度比较大的关节。同样，游离皮瓣在足踝部应用可能对标准鞋子的穿戴产生限制，原因是其体积较大。在我们的试验中，直径2cm的骨外露可以使用伤口负压吸引装置（VAC, Kinetic Concepts Inc, San Antonio Texas），通过局部负压作用来促进肉芽组织的生长。

对周围组织条件的评估是很有必要的，通常修剪伤口的边缘组织并且使用相对大一些皮瓣或移植物的效果，要比尝试直接缝合伤口边缘组织和移植皮片要好一些。

供区的评价

如果软组织损伤需要进行皮瓣的覆盖，那么供区的评估需要在手术之前进行。尤其是在应用旋转皮瓣的情况下，供区通常在创伤的中心可能对皮瓣的活力产生一定的不良影响。同样，同侧大腿存在擦伤的情况下不能用做皮片供区，也不推荐将腓肠肌瓣和比目鱼肌瓣用于胫骨粉碎性骨折的情况[31]。

覆盖区域的选择

覆盖区域的选择要综合损伤位置和其严重程度、病人的基础条件、外科医生的能力和医院的条件等方面因素进行考虑。

覆盖时机的选择

覆盖时机的选择要考虑很多因素。由Weitz-Marshall和Bosse[32]撰写的一篇关于覆盖时机选择方面综述指出，在理想条件下，创伤引起的伤口应该尽早通过早期的清创术达到清洁伤口的标准，并使其基底存有活性组织；但是明确的伤口的关闭时间需要延迟到达到这个条件为止。伴有严重污染的伤口、高能量枪击伤、电击伤、水下受伤等，通常都是要在尽早进行清创术后的48～72小时以后再行关闭伤口。

外科治疗技术

垂直切割

在切取皮肤和组织时，要记住皮肤的血供大部分是由垂直穿入的血管支配的，而不是直接来自于轴向的血管。所以，在切取的时候应该将剪刀垂直切口平面而不是在筋膜上的皮下组织中剪取一个新的平面。保护筋膜和皮肤之间的皮下组织可以保护血管，改善皮肤的自我修复能力。外科医生应当避免那些对于骨折没有直接治疗作用的伤口的暴露。目前，大多数接骨板内固定设计成直接帖服骨膜的，所以骨膜在任何时候都要尽可能地保护好。

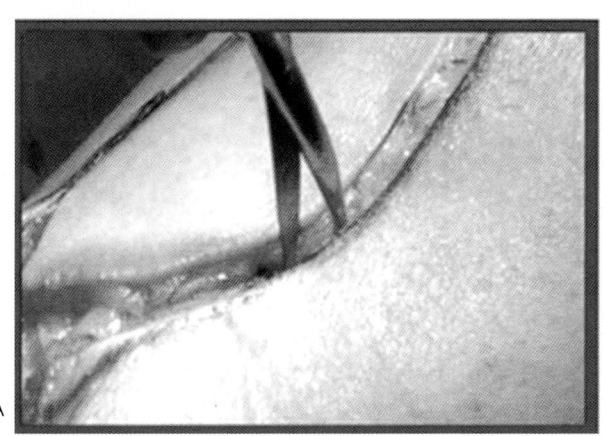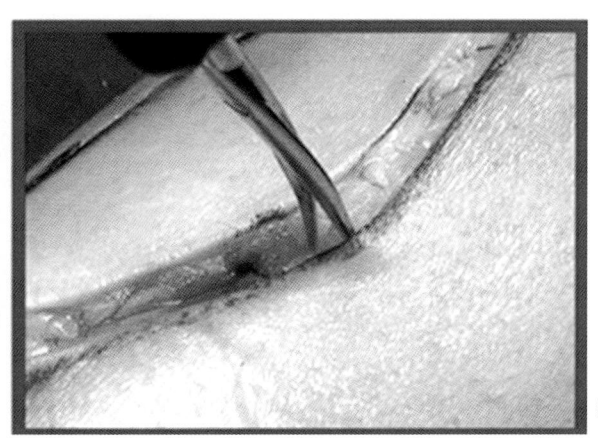

图1-3　A.沿着伤口的切缘进行垂直修整。B.避免水平剪切以免造成皮肤与其下筋膜的分离

关节内骨折的复位

关节周围的骨折可以在通过对关节内骨折本身进行一些处理而复位。图1-4展示的是一种可以针对关节内凹陷性骨折的处理方法,通过最小的软组织切口来完成固定和植骨,通过在皮质部的骨折线上设计切口来为骨折减压提供合理的路径。骨折碎片的外壁被片状扩张器取代,这样凹陷的骨折部分就顺利复位了。同时,还可以在干骺端进行植骨,然后骨折可以通过经皮螺钉或者是接骨板进行闭合和固定。

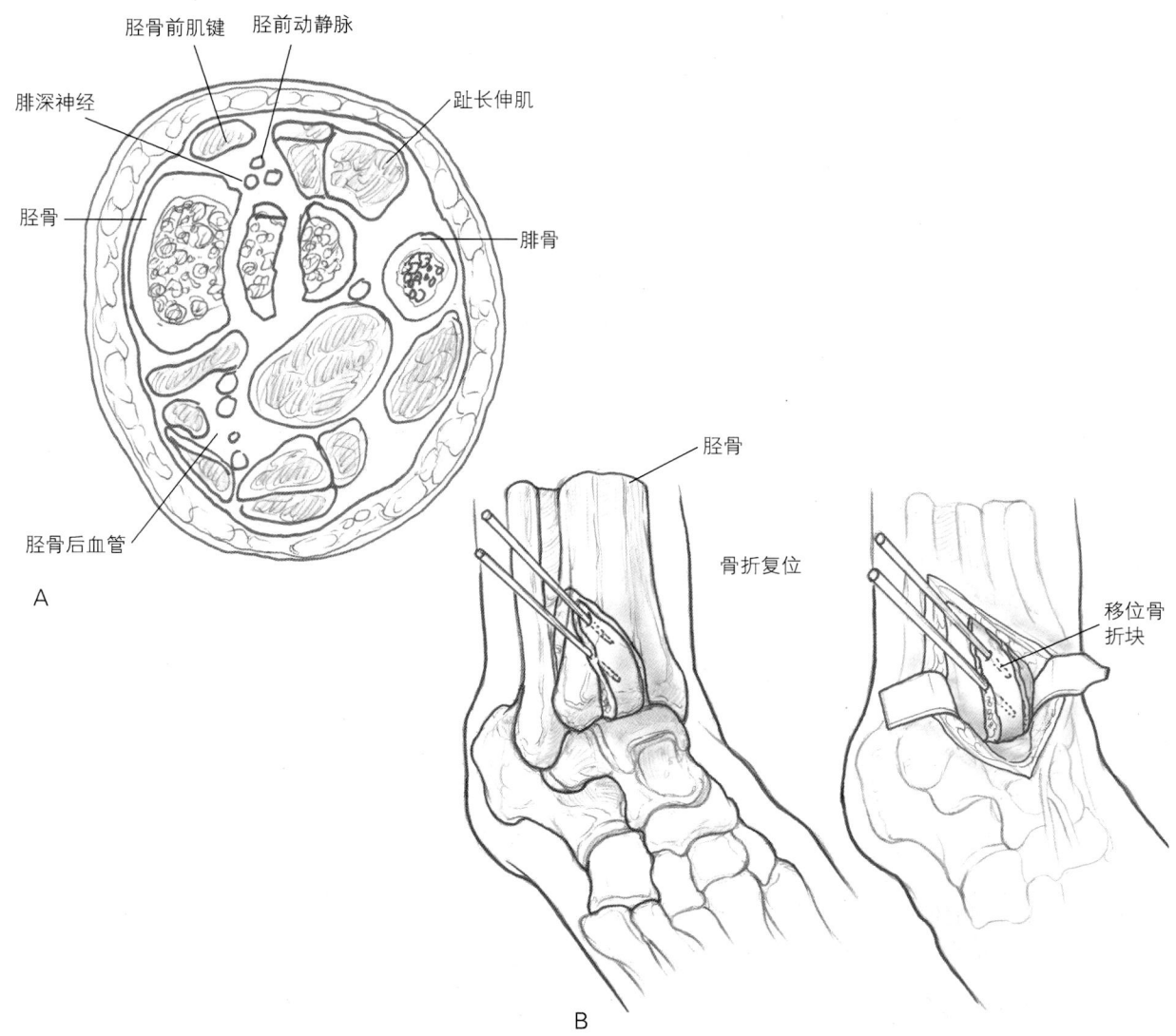

图1-4 胫骨远端粉碎性骨折。沿皮质骨折线(A)可以在软组织扰动最小的情况下找到关节损伤碎片(B)

"不接触"技术

针对跟骨骨折治疗的"不接触"技术已经广为接受。利用此项技术,术者可以通过外侧的切口暴露跟骨,然后在腓骨和距骨颈之间放置一枚克氏针以便对周围组织进行牵引。这种技术可以通过对软组织皮瓣的持续而坚固的牵拉来减少皮瓣的损伤。这种技术当然也可以用在其他地方,如胫骨远端。只有当克氏针被放置好时,才可以对皮肤使用牵引。同时,应避免对薄皮片使用有齿镊,要注意牵引的力度和长度。通常情况下,在治疗这种病例的过程中,助手可增加牵引的力度,以便于更加充分地暴露手术视野,但是这是以术后伤口出现并发症为代价的。以往的外科治疗"暴露是关键"这句箴言可能和现在的"最小限度的软组织切开"这种新概念是相冲突的,需要平衡少分离软组织和牵引器的过度使用这两者的关系:当使用牵引器的时候,牵引应该在等待下一步操作的时候适时地松开,以减少长期的牵引对伤口的损伤。

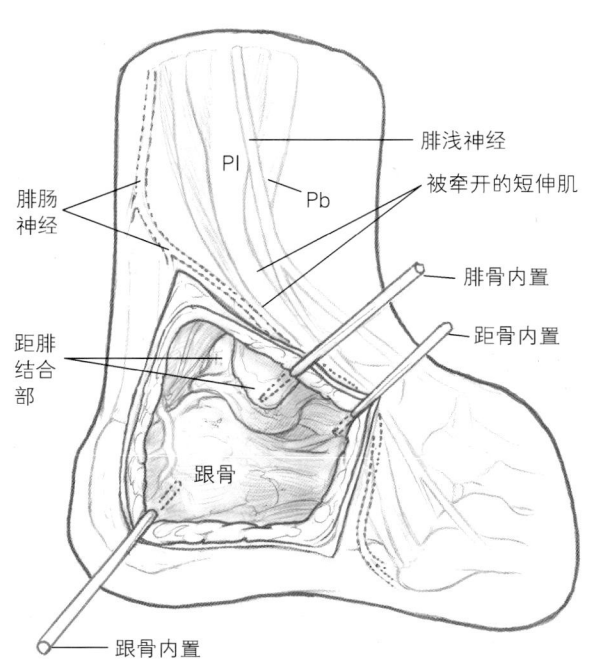

图1-5 在跟骨骨折的治疗中使用无接触技术对软组织进行牵拉。Pb：腓骨短肌 Pl：腓骨长肌

虽然谨慎地处理软组织，但仍可能出现问题，下面将叙述软组织缺损的覆盖方法。

游离肌瓣

游离肌瓣的转移仍然是治疗较大的或者远端伤口的主要方法。进行此类操作需要具备一定的经验和显微外科技术。

腓肠肌肌瓣（视频1-1，光盘1）

适应证

腓肠肌肌瓣通常可以被用于覆盖近端的胫骨的中部、外侧、前侧的软组织缺损。当该肌瓣从内侧切取时，皮瓣可以提供从髌骨上缘到胫骨结节下约2cm的皮肤覆盖面积。当从外侧部切取时，覆盖面积可能会相对小些，因为皮瓣必须绕过腓骨。当然，也可能因为肌腹的长度因人而异，取用皮瓣的覆盖面积不同；同样，肌腱的起始位置可能比较高。医生可以将根据触摸健侧的肌腱作出判断。

禁忌证

胫骨的骨折伴严重的感染、电击伤，或者是腘窝区域的广泛软组织损伤均是腓肠肌肌瓣的禁忌证。

血液供应

腓肠肌的每个头都是由从膝关节近侧穿入的腓动脉支配的。

技术技巧

患者取仰卧位，在进行软组织覆盖之前，应首先对伤口进行清创，清除所有的坏死或是化脓的组织。涉及感染或污染时，抗生素珠链可以被埋植在皮瓣下。止血带应该在手术开始时即使用，纵向切口从膝关节下方2cm延伸到腓肠肌和跟腱的腱性联合部，该切口适于胫骨和腓骨后侧面的中间位置。皮下组织可用Metzenbaum剪进行分离，以保护小隐静脉和神经。暴露深筋膜后将其切开，存在于腓肠肌和比目鱼肌之间的间隙可以很容易地进行辨认。利用钝性分离，可以对腓肠肌与比目鱼肌和其上的筋膜进行分离。有很多穿动脉在此间隙穿入比目鱼肌，也参与腓肠肌的血供支配。这些血管是腓肠肌内侧和外部的分界，应该要妥善保护。

沿这两块肌肉的间隙向下分离，并在跟腱处汇合。在跟腱处将腓肠肌的内侧用刀进行横断。继续沿其肌纤维的方向对腓肠肌进行钝性分离，达到近膝关节处。伴行腓动脉的神经应在穿入肌肉处，对其进行分离并加以保护，可以减少术后肌肉痛性痉挛的程度和发生率。于纵向切口的近端取一个横切口，以便于肌瓣通过皮下隧道转移。通过可吸收缝线缝合伤口，伤口放置引流，肌瓣上覆盖断层皮片。

从外侧切取腓肠肌瓣步骤相似。外侧操作时一定要注意勿损伤腓总神经，而且肌瓣必须绕过腓骨小头，因此限制皮瓣向远端延伸覆盖更多创面。肌瓣可以通过在腓总神经下穿过来达到延伸的目的，但如果肌瓣过于臃肿，可能发生腓总神经瘫痪。

术后处理

术后应防止肌瓣蒂部受压。肌瓣旋转后患者可能经常出现肌肉痉挛，因此术后2~3天应使用肌肉松弛药物等。术后2周抬高患肢。防止敷料包扎过紧或石膏压迫。术后6周，肌瓣蒂部远端可以分离以利于抗生素珠链的取出或者植骨。

比目鱼肌瓣（视频1-2，光盘1）

适应证

比目鱼肌瓣可以覆盖小腿中1/3创面。

禁忌证

胫骨严重粉碎性骨折，电烧伤。

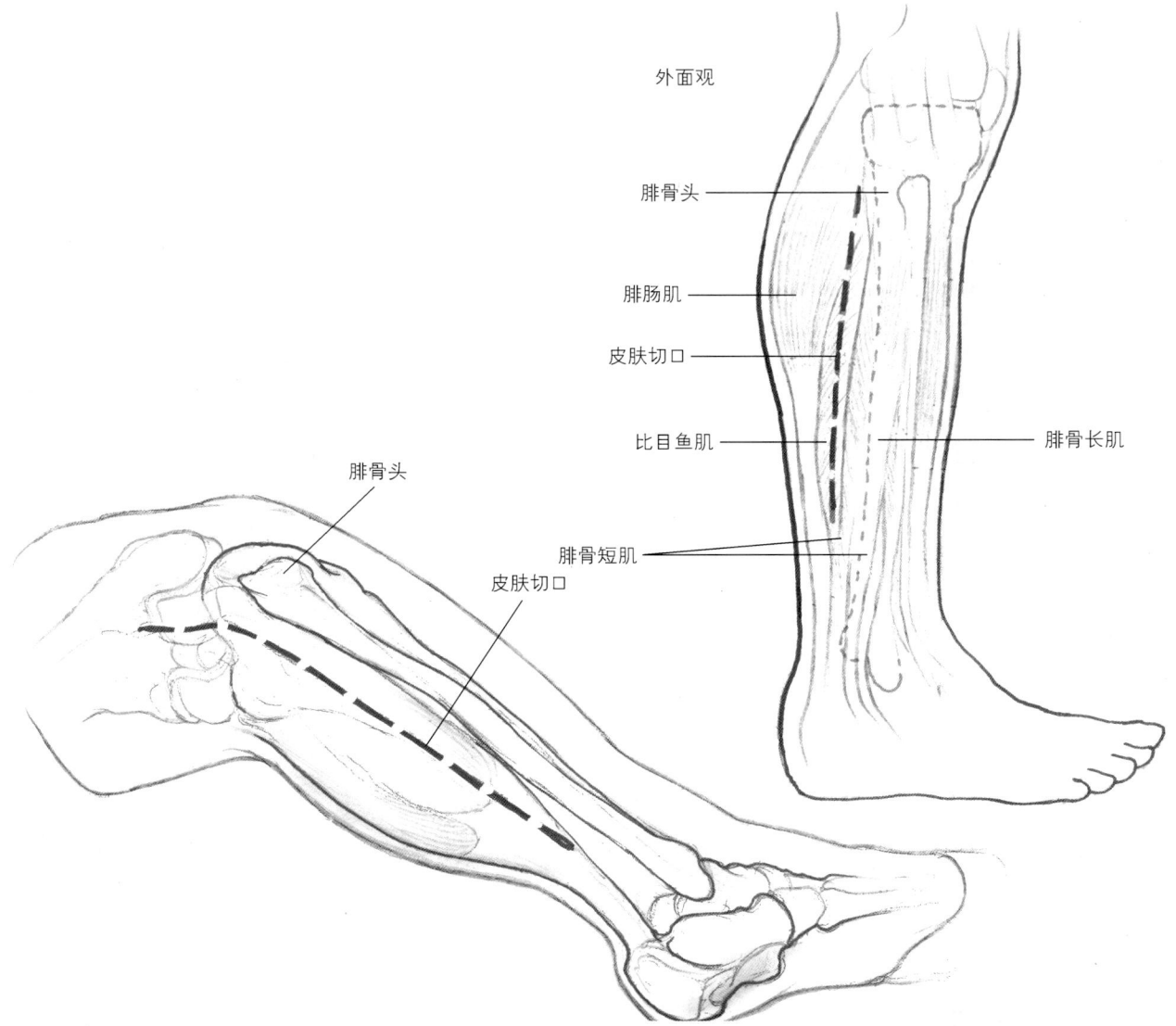

图1-6 腓肠肌瓣手术切口

血液供应

比目鱼肌血供主要来自于胫后或者腘动脉的近端分支,而仅有小部分分支供养远端,因此即使仅剩余近端分支,仍能充分供养比目鱼肌。

手术技巧

止血带应该在手术开始时即使用,纵向切口是从膝关节下方2cm延伸到腓肠肌和跟腱的腱性联合部,该切口位于胫骨和腓骨后侧面的中间位置。皮下组织可用Metzenbaum剪进行分离,以保护小隐静脉和神经。肌间隔确定后切开,腓肠肌及比目鱼肌间隙可以轻易辨别,于腓肠肌及比目鱼肌间钝性分离出比目鱼肌,小心保护穿支血管,其是内、外侧部分的分界线。分离至肌腱肌腹交界部位,断开内侧部分,继续钝性分离肌肉组织至靠近膝关节,肌腹就可以旋转填入缺损部位。使用可吸收缝线缝合,切口放置引流,肌瓣上植断层皮片。

术后处理

术后应防止肌瓣蒂部受压。肌瓣旋转后患者可能经常出现肌肉痉挛,因此术后2~3天应使用肌肉松弛药物等。

逆行腓动脉皮瓣(视频1-3,光盘1)

适应证

缺损在下肢远端的三分之一,面积达到了10cm×15cm。此时该肌瓣可以覆盖远至趾骨的伤口。

禁忌证

经超声多普勒评估腓动脉缺失者。

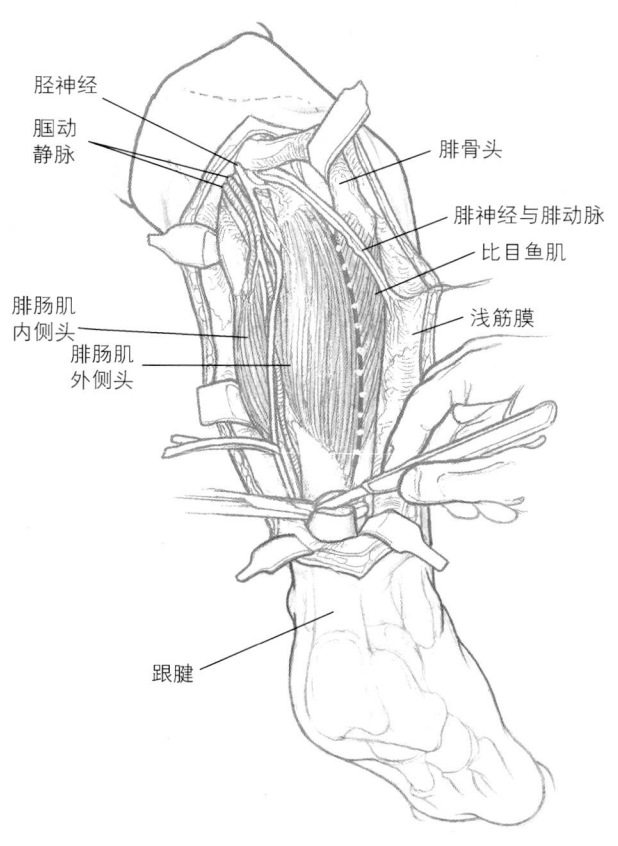

图1-7 分离腓肠肌的外侧头

手术技巧

伤口要经过彻底的清创和冲洗。多普勒超声可以被用于鉴定供给腓动脉的穿动脉，通常最远的多在外踝尖上面 4~5cm 和后面 2cm 处，多为皮瓣的选择点。其他穿动脉多可在多普勒超声下进行定位，而且通常间隔 5~7cm。通过对这些穿动脉进行定位然后向近端循行，有助于腓动脉定位。从最远的穿动脉其近端 2cm 开始，用尺子测量其与软组织损伤的起始部的距离，所测值就是带蒂皮瓣的长度，这是完成这个皮瓣的必要步骤。在穿动脉近端 2cm 处开始沿着腓动脉的走向画一条线，长度与上面测得的距离相同。测好蒂的长、宽后，要取下大于伤口面积 25% 的皮片，以防止皮瓣的皱缩。

病人取俯卧位，确保病人的骨性突起都已很好地垫护，手臂外展不超过 90°，生殖器和乳头不要受压。下肢驱血后，将止血带充气。软组织缺损处经过冲洗和清创后，对无活性的组织和明显的积脓处进行清除。将先前被牵拉好的皮瓣的皮肤切下，皮下组织的分离可以使用一对小的 Metzenbaum 剪进行操作。血管神经束应该在皮下组织和肌肉之间的筋膜上。整个操作过程中，都应该注意保护皮瓣。2cm 的筋膜蒂要注意保留，以便皮瓣被提起。用小剪刀在皮瓣两侧的 2cm 外进行剪切即可。然后用 kelly 夹放在筋膜下，此时筋膜下有血管环通过。有 3~4 条分支动脉从深部的肌间隔或者是筋膜发出汇入腓动脉，这些血管需要结扎然后切除，注意保护在外踝上 4cm 的最后一支汇入动脉。当距离皮瓣内外 2cm 的筋膜切口被提起的时候，那么整个肌瓣也被提起来了。用刀切下此皮瓣，应深及深筋膜。正常情况下，在皮瓣中有 1~2 条静脉汇入腓静脉，必要时可将其结扎。应尽可能地保护隐静脉和其与腓静脉的连接部。用刀切至深筋膜，而后使用剪刀对之进行分离。血管神经束应该置于此皮瓣的最上面，而且要在此皮瓣中心的近端。腓肠神经和腓动脉分离，然后走向深处的情况时有发生，这不应成为外科医生的主要关注点，因为这是一种正常的解剖变异。一旦此皮瓣和其下软组织分离而成游离状态时，就可以翻转到需要覆盖的区域。做反转或斜行切口均可将供体区域和需覆盖区域进行连接。尽管切口可不必深及深筋膜；但是如果深及深筋膜的话，将会对连接有益，皮瓣不需要在皮下隧道中穿行。通常存在一个和深筋膜连接的肌间隔，此深筋膜是跟腱和跟腱鞘的一部分。此间隔要在此皮瓣切口的最远端进行仔细的分离，因为它会牵制此皮瓣而且会对皮瓣加压进而对血供产生影响。同样，在分离过程中，也要保护好最远端的穿动脉。使用 3-0 的缝线将此皮瓣的筋膜和伤口的基底进行缝合，覆盖创面。皮瓣的厚度和受损的厚度往往不匹配，所以通常情况下皮肤的边缘往往缝不上。但无论如何都应用深筋膜覆盖伤口，使之很快就会变成不透水的封套。如果皮瓣被用力挤压，使之于伤口紧贴，往往会造成坏死。皮瓣的切口用 2-0 的缝线封闭。断层皮片覆盖皮瓣切取后的伤口。

对皮瓣保护最重要的是避免一切在血管蒂上的压力，这可以通过建立一个如下的夹板来完成：①有无皮肤覆盖的带蒂肌瓣，要覆盖上没有黏着性的敷料，如 Adaptic。②皮瓣切口。③皮肤移植物应被 Adaptic 非黏性敷料和 VAC 敷料或由 4~8 片敷料结合而成的软垫敷料覆盖。ABD 软垫应该被架在皮瓣的近端和远端，这样在病人处在仰卧位的时候就不会对皮瓣产生压力。棉垫的使用可

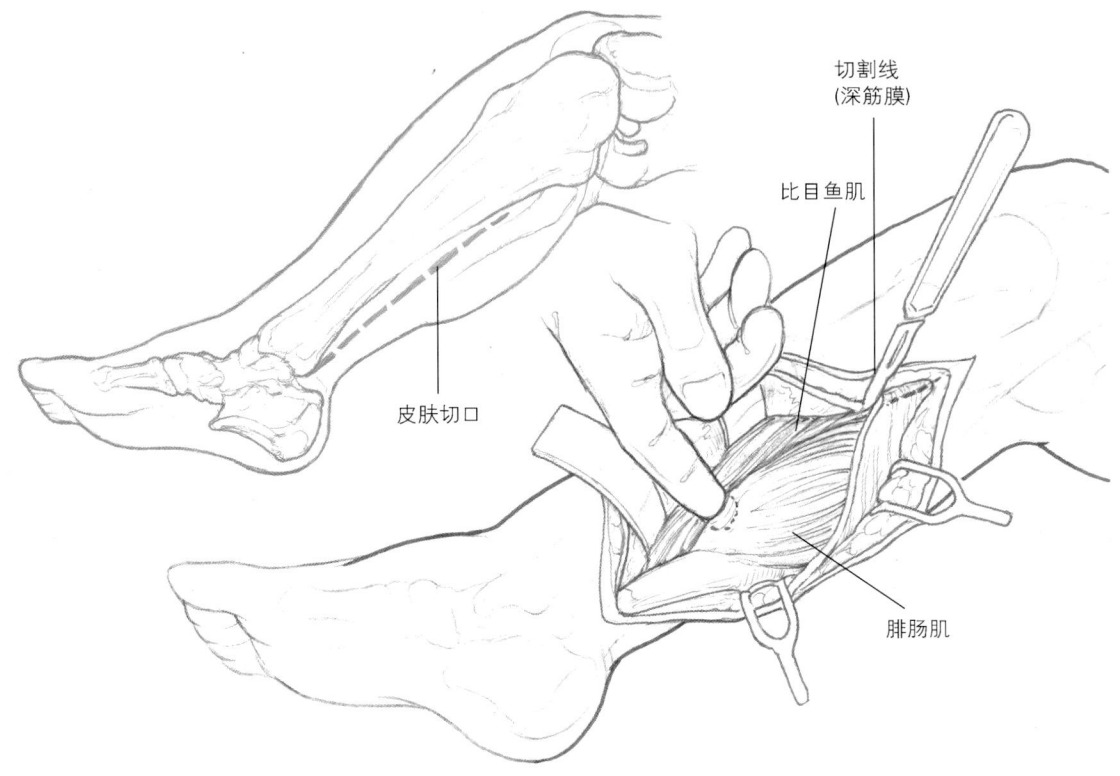

图1-8 比目鱼肌肌瓣的手术切口和切取

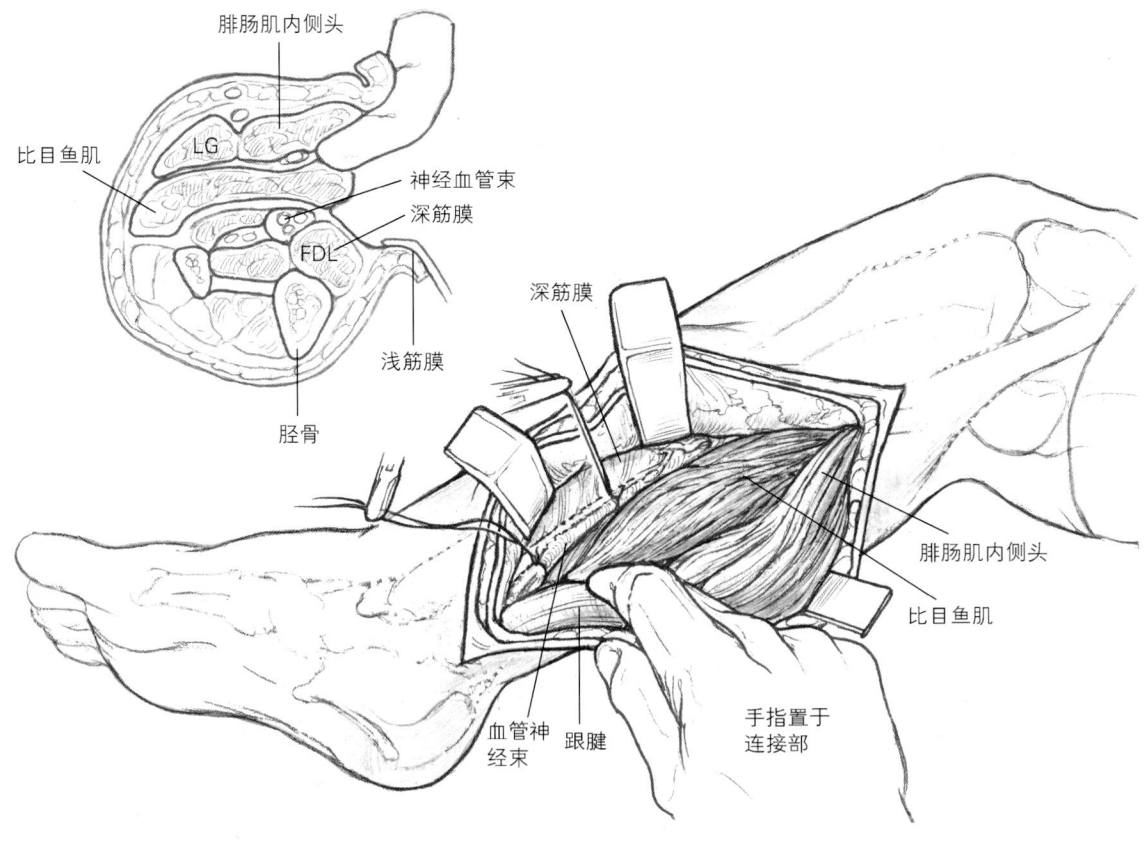

图1-9 分离比目鱼肌和腓肠肌之间的肌间隙

第一章 软组织的处理与保护

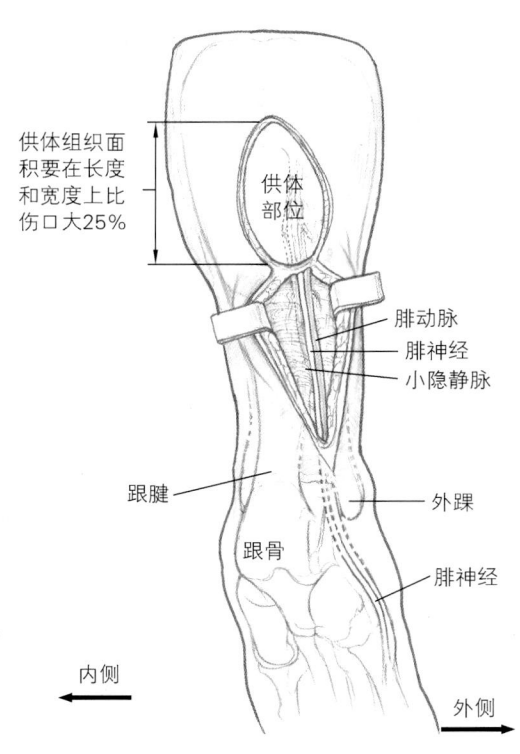

图 1-10 腓侧皮瓣血管神经束的暴露

以保证敷料在合适的位置。大块的 JONES 敷料可以被用在上述敷料的外面，然后安放塑料夹板。同样，疏松的敷料也可以置于伤口上，外置的固定器被用做支架架起皮瓣，用支架撑起固定器来抬高患肢，使脚完全离开地面。

另一种取筋膜下全厚皮瓣的方法是只取带腓肠动脉的筋膜。换句话说，这和筋膜下皮瓣很像，只是其有皮肤的覆盖。这种方法提供简单的覆盖伤口的筋膜覆盖面积。然后在其上使用 VAC 设备，以促进肉芽组织的生长，皮肤的移植可在肉芽组织生长前或生长后进行。同样，也要避免血管蒂免受压力。

术后处理

患肢要抬高大约 2 周，并且要避免在这一段时间内负重。通常会出现皮瓣上的血管充血，这是因为静脉回流在移植后出现了问题。大部分情况下，即便出现上述表现，皮瓣还是会有活力地生长。病人术后要及时观察，检查皮瓣的边缘确保伤口边缘闭合，伤口周围没有引流液体。如果提前进行皮肤移植，那么脂肪组织的上皮再生要 2~3 个月才可以完成。经过一段时间，这块组织就会变薄，就可以穿着正常的鞋子了。最终它会在厚度、长度、宽度上都皱缩 50%，成为在足部和踝部应用的理想皮瓣。

中厚皮片植皮（视频 1-4，光盘 1）

中厚皮片植皮在软组织的覆盖中被广泛地使用，相对来说较易掌握，所以学习并掌握如何取中厚皮片以及如何应用它，是很有价值的。

指征

任何有肉芽组织基底的或者是基底存在有活性的肌肉的软组织伤口。

禁忌证

伤口有骨或腱鞘的腱性结构暴露。

手术技巧

伤口经过严格的清创，清除所有的坏死组织。任何缺损进行了中厚皮片移植后，皮片都不能很轻易地附着在骨上，直接将皮片和骨帖服后，皮片通常会脱落。中厚皮片可以附着在肌腱上，不管是否存在腱鞘。但是如果移植到无腱鞘的肌腱结构上，皮片可能会坏死脱落。这主要是因为血供不良，也可能是和肌腱粘连在一起，从而影响了关节运动。所以中厚皮片的移植在上述情况下应用要谨慎。在移植进行前应该先进行彻底的伤口清创。如果伤口周围存在肉芽组织，那就要用刮匙轻轻刮除肉芽组织，使之出血。最重要的是要去除表面菌群。然后使用脉冲冲洗器冲洗伤口。

大腿通常是最常见的中厚皮片的供体区域，供体区域在取皮之前应该先备皮，应该优先在大腿的外侧取皮，但也可在大腿的后侧和前侧取皮。所取皮的要求无磨损。需植皮的病损区域应该首先用尺子测量准确。皮片制成网状可扩展到原大的 1.5 倍，意味着一个 10cm×5cm 大小的缺损可以被一块大约 11cm×3cm 大小的皮瓣覆盖，可以补偿由于宽度扩张成已取皮的 1.5 倍时皮片在长度上的皱缩。矿物油应该涂抹在供体皮片的区域，在取皮时皮肤要保持张力，可以使用压舌板在皮片的近端和远端进行牵张或者使用毛巾夹住，在取皮的时候可以辅助皮片保持张力。取皮机厚度设置应为 0.001 5 英寸（约 0.04mm）。深度应该是在取皮机和 GUIDE（导引器）之间放入一枚 15 号的解剖刀片，这个刀片可以轻松地在取皮机和 GUIDE 之间轻松通过，但是刀刃后面的肋条不可以通过。

指导取皮的合适的宽度要选定下来。通常取 2 英寸（约 5cm）的皮可以用于 3 英寸（约 7.6cm）的伤口缺损的覆盖。除了有时皮片制成网形时可能会缩短，一般情况下皮片的长度要比伤口缺损

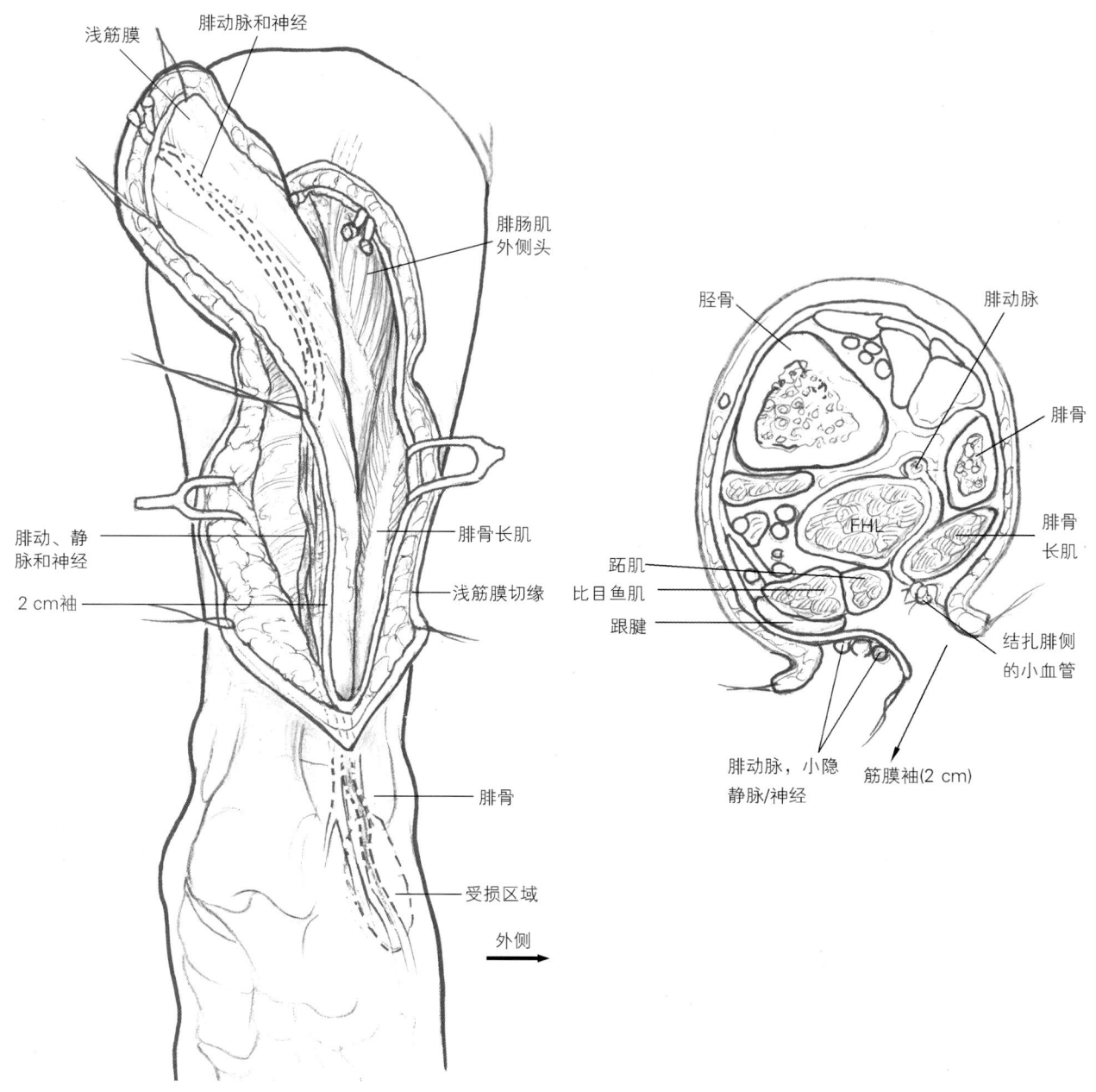

图1-11 自股骨粗隆分离腓侧皮瓣

长约10%。取皮机刀刃置于皮肤上,在向前运动取皮的同时在垂直方向上加压。用钳子将取下的皮瓣从取皮机上取下,防止皮片卷曲成一团。一旦皮片被取下后,就放到皮片托盘上,送去切制成网。然后,皮片被制成了1:1.5的移植皮瓣。在移植时,皮片的边可能会翘起来,有很多方法可以保护它。通常来讲,将移植皮的边缘和皮肤的边缘订在一起是合理的,也可以用缝线将皮片的边缘缝合。多余的皮片可以用剪刀进行修剪,然后用敷料将皮片下的所有的液性渗出拭去,消灭皮片下的死腔。此步操作同样可以采用软垫或者是

VAC仪进行负压伤口治疗(NPWT)进行处理。VAC治疗仪可用于皮片移植的辅助治疗,可以更有效地消灭死腔,提高皮片的成活率,降低二次手术的概率。在使用该仪器时,可以使用泡沫敷料,可直接置于皮片上,亦可放在非封闭性的敷料上,如 Addptic、Xeroform 等。我们的首选是后者。NPWT法对于由于肌肉运动而产生的不规则表面尤为有效。软垫也可以被用于那些表面相对规则的、产生的死腔较小的区域。针对这种技术,非封闭性的敷料被用在伤口之上并订在伤口的边缘。蘸了矿物油的棉球应该放到紧贴皮片的敷料上

面,可以滋润皮片并且保持对皮片的均一压力,促进皮片的生长。

供体区域可以在取皮以后,通过多种方式覆盖的。可以用精制的网眼棉纱浸泡在利多卡因或者布比卡因和肾上腺素后,覆盖在伤口之上,有效地控制伤口的出血和术后的疼痛。同样,Xeroform也可以直接被用在伤口之上。在敷料上,可以绑上4×4的绷带和Ace垫。一般对于皮肤移植物来说,在其敷料上使用软垫需要放置5天,但是经过NPWT治疗的则只需要放置3天,2天后可将供体区域辅料取下。病人每天要用烤灯或者是吹风机保持伤口干燥。非黏性敷料要在伤口的上皮开始再生时去除。

要点与技巧

皮肤牵引
- 一种对于闭合伤口很有效的技术是应用血管环套或钉子,可以在由于组织水肿而无法关闭伤口的时候应用。这种方法在筋膜切开减压术中被经常使用,也可以在防止组织水肿而伤口难以闭合中使用,但是对于组织缺损的伤口并不适用。将血管夹在伤口的边缘夹住伤口的顶端,然后就像穿鞋带一样在伤口前后穿引,可以对伤口边缘持续加压;等到水肿消失的时候,伤口两侧的皮肤已经足够靠近了,完全可以进行第二次缝合了。这种方法也可以被用来防止伤口在等待皮瓣移植前发生收缩。

软组织处理
- 可能教科书中最难教的,甚至是在临床实践中也是如此的是组织的处理;最好的学习方法是观察。本书所附的DVD光盘中就展示了软组织处理中的几点重要的原则。

新技术

皮肤移植物的替代物

目前有很多有价值的皮肤移植物的替代物的研究成果[33~36],并且使用越来越广泛,但比较昂贵,可在中厚皮片不能使用时采用。有一种替代物是由培育的角质形成细胞孵化成熟后转移到活体上去的。由于是使用的培育角质形成细胞,从某种程度上限制了其在急性伤口上的使用。同种异体移植可能在经过细胞剔除、干冻后,可以表现出免疫惰性,但是要保护好无细胞的皮肤基质,其将变成一个很薄的皮片覆盖在受体区域。使用此种替代物的缺点可能是会从供体携带病毒进入受体区域。皮肤移植物的替代物一般用于烧伤病人,较用于急性创伤伤口的治疗上要多。

负压伤口治疗法(真空辅助闭合器)

该方法是一个比较新的概念,经过广泛的临床应用并取得了成功[37~30]。尽管缺乏公开发表的基础研究数据,但是在临床上可以成功治疗复杂性的创伤。NPWT被认为是由三种机制联合发挥治疗作用的:促进血管生长[40~44],减轻水肿[45,46],机械性的牵拉作用可以促进软组织的生长[38,45~48]。临床上发现在新鲜伤口上使用该方法,可以使伤口短时间内产生大量的肉芽组织。其还可以通过刺激周围组织的内向生长,通过肉芽组织的生长来闭合无血管组织的2cm左右的伤口。该方法不适合在有大面积的骨暴露的情况下使用,可能会影响骨的血供。在一些动物实验上,可以观察到使用VAC还可以降低伤口感染的概率[49];但是在临床上目前还没有公开发表的数据证实此观点。

近年来有少数关于在骨科病人中使用NWPT的研究发表。Herscovici等发表了关于在骨科创伤病人的治疗中使用VAC的连续非随机的报告。他们认为这种治疗方法是有效的,而且可以明确减少需要皮瓣移植的病人的数量[50]。也有报道在全膝关节成形术后将此方法作为辅助治疗[51],促进在骨性结构和肌腱上的伤口的闭合[52~54]。一些前瞻性随机临床试验正在进行,用于评估VAC在那些存在高风险的伤口闭合中的作用,如在胫骨远端和跟骨甚至是术后血栓的治疗;也有一些前瞻性随机试验用于评估该方法在严重开放性骨折治疗中的作用。尽管已知此方法在治疗骨折创伤的严重皮肤损伤中有着重要作用,但是随着上述研究的进行,将会对其使用的适应证作进一步详细的分类。

抗生素珠链(视频1-5,光盘1)

抗生素珠链[55~61]通常被用于开放的感染性

伤口,也被广泛用于开放性骨折伤口没有及时闭合的情况下。这种抗生素珠链是由骨水泥(PMMA)混合像万古霉素或是妥布霉素这类热稳定的抗生素制成的。通常针对比较严重的感染,使用2g万古霉素和2.4g妥布霉素混合一袋骨水泥。在水泥变硬之前,术者将之制成直径在5~10mm的小珠,然后用不可吸收的5号的缝线串联下去。一旦这些串珠变硬,就应该放入伤口当中去。安息香应涂在伤口的周围,以到达封闭伤口内的大量渗液的效果。用不透水的布块覆盖在整个伤口上面使边缘封闭,保证含有大量抗生素的渗液在伤口内部。在接下来的几天,会有更多的渗出液产生,渗液的抗生素的浓度比较高。覆盖在组织上的抗生素的浓度比通过静脉用药的所达到的浓度要高得多。抗生素珠链可在伤口中放置在几天到6个星期,直到病人可以再次接受明确的植皮手术。

基础实验研究

近年来,有很多基础科学研究围绕细胞因子在伤口愈合的作用进行了试验,近十年来的研究使得对其了解较十年前更深[62~70]。但是目前还没有彻底弄清楚多种炎症介质在伤口修复中的相互作用,目前也没有可用的商品化细胞因子对急性伤口修复有明确的效果。

能使伤口的愈合过程中在合适的时间产生某种介质的基因治疗,目前也在进行研究。关于基因操作的技术方面正在成熟,可能在不久的将来就会被用于临床基因治疗,这也为弄清楚瀑布式的炎症反应和在伤口愈合过程中特殊的炎症介质对细胞的作用提供了有力的科研工具。

预 后

在明确了基本的微血管处理原则,弄清楚了解剖和伤口的生理学变化后,近二十年来软组织封套技术取得了长足的进步。但是要想达到上述的处理效果,则取决于经过培训的那些可以完成这些操作的人的个人能力。

带蒂皮瓣通常用于胫骨的中上三分之一,存在大面积的骨暴露区域。但是由创伤骨科协会支持的多种中心合作研究项目-LEAP表明[31],游离皮瓣移植对于某些伤口更合适。在这项研究中,190例病人总共有195处损伤需要皮瓣移植,共有27%出现了并发症。这并不是一项随机性试验研究。在腓肠肌严重受损的情况下,多采用接受游离皮瓣移植而不是带蒂皮瓣移植。虽然总体的治疗效果两者相当,但是该研究总结认为带蒂皮瓣应用于严重的骨损伤时并发症发生率相对较高。

很多研究指出,急性创伤性伤口的皮瓣移植成功要以皮瓣的成活率作为判断标准[72~82]。这些研究都有一系列的移植结果被报道,完全的皮瓣坏死发生率甚至有报道为0,多数作者报道5%~10%的失败率。这些结果反映了作者经验的不同,因为大部分经过长时间积累的小样本研究结果比那些有大样本的术者的结果要差,多数作者把皮片的成活看做移植的成功(但是很多研究也报道了不导致皮片坏死的操作的一些并发症)。另外,多数研究并没有指出进行游离皮瓣移植的时机,而这一点恰恰对一名外科新人是很有意义的。

筋膜皮瓣在创伤治疗中扮演了越来越重要的角色。Robotti等[83]报道在12例病人中仅有1例失败,Price等[84]报道是11例病人全部获得了成功,Fraccalvieri等[85]报道16例腓动脉皮瓣全部成功。我们研究中心的数据是在骨科创伤病人中使用了18例,仅有1例失败。

并发症

开放性骨折和高能量外伤都有潜在的发生并发症的风险。当然,现在的早期软组织的及时覆盖和微创技术的应用都会降低并发症的发生率,但同时这些技术本身也存在很多新的并发症。

游离皮瓣并发症

游离皮瓣的活性主要是取决于充足的血供,能否成活主要取决于术者的经验。表1-3总结了近年来报道的皮瓣并发症。一些皮瓣移植的失败主要是由于术前或者术中规划不合理造成的。有些术者试图用因为有早期血栓而损伤的血管进行吻合,而导致皮瓣死亡;也可能用损伤的血管进行吻合,结果导致早期血栓形成、皮瓣死亡。术前的动脉造影能够避免这种情况的出现。另一部分的失败主要是由于术后的不合理护理造成的。

治疗者应该注意患者的依从性、吸烟史还有其他系统疾病,这些因素都有可能导致不良的后果。由于皮瓣都经过血运重建,约70%的移植是成功的。

带蒂皮瓣的并发症

和游离皮瓣一样,如腓肠肌瓣和比目鱼肌瓣这类的带蒂皮瓣也会失败。最常见的原因是不慎损伤近侧动脉,这种风险会在近侧胫骨严重骨折时增加。通过文献对带蒂皮瓣的并发症进行定量化比较困难。最近的大样本的报道是 Pollak 等[92]作出的,也有另外3项针对腓肠动脉皮瓣并发症的报道。

表1-4和表1-5分别详细列出了其并发症的种类和比例。

表1-3

作者	皮瓣类型	例数	再手术(%)	感染(%)	皮瓣失败(%)
Ozkan 等[87]	股前外侧皮瓣	32	15.6	0	3.1
Vranckx 等[88]	股薄肌	60	?	?	1.7
Yildririm 等[89]	股前外侧皮瓣	21	4.7	?	0
Fasano 等[90]	多种皮瓣	100	?	?	13
Muramatsu 等[90]	多种皮瓣	70	20	?	8
Pollak 等[91]	多种皮瓣	107	20.6	18.7	8.4
Redett 等[92]	股薄肌	22	13.6	7	4.5

表1-4

作者	皮瓣类型	例数	再手术(%)	感染(%)	皮瓣失败(%)
Pollak 等[31]	腓肠肌/比目鱼肌	82	27	22	8

表1-5

作者	皮瓣类型	例数	再手术(%)	感染(%)	皮瓣失败(%)
Baumeister 等[93]	腓肠肌	70	2.9	7.1	18.6
Meyer 等[94]	腓肠肌	21	0	0	4.7
Hollier 等[95]	腓肠肌	11	0	0	

> **经验**
> - 清创不是"洗干净",而是彻底、仔细地对软组织进行评估,并清除一切无活性的组织。
> - 清创的时候不必考虑能否关闭伤口;如果需要切除,就不要姑息和犹豫。
> - 骨不连是可以被治愈的,感染才是最麻烦的,使用软组织封套要谨慎。
> - 伤口在损伤后的破坏已经足够了,不要因为治疗者对软组织的处理不当而加重这种损伤。

DVD 内容提要

视频 1-1（光盘 1）腓肠肌皮瓣 视频显示了腓肠肌皮瓣的制备过程，它是一种简单、可旋转的皮瓣，用于覆盖胫骨上三分之一的软组织缺损。

视频 1-2（光盘 1）比目鱼肌皮瓣 视频显示了比目鱼肌皮瓣的制备过程，它是一种简单、可旋转的皮瓣，用于覆盖胫骨中三分之一的软组织缺损。

视频 1-3（光盘 1）逆行腓肠动脉皮瓣 视频显示了逆行腓肠动脉皮瓣的制备过程，它是一种可旋转的、用于后足的皮瓣。

视频 1-4（光盘 1）刃厚皮肤移植 视频显示了术后使用刃厚皮肤移植和真空辅助关闭（VAC）覆盖伤口的技术。

视频 1-5（光盘 1）抗生素珠链 视频显示了如何制备抗生素珠和抗生素珠链，治疗感染或严重污染伤口。

参考文献

1. Cole PA, Zlowodzki M, Kregor PJ. Less Invasive Stabilization System (LISS) for fractures of the proximal tibia: indications, surgical technique and preliminary results of the UMC Clinical Trial. Injury 2003;34(Suppl 1):A16-A29
2. Goesling T, Frenk A, Appenzeller A, Garapati R, Marti A, Krettek C. LISS PLT: design, mechanical and biomechanical characteristics. Injury 2003;34(Suppl 1):A11-A15
3. Frigg R, Appenzeller A, Christensen R, Frenk A, Gilbert S, Schavan R. The development of the distal femur Less Invasive Stabilization System (LISS). Injury 2001;32(Suppl 3):SC24-SC31
4. Schandelmaier P, Partenheimer A, Koenemann B, Grun OA, Krettek C. Distal femoral fractures and LISS stabilization. Injury 2001;32(Suppl 3):SC55-SC63
5. Schutz M, Kaab MJ, Haas N. Stabilization of proximal tibial fractures with the LIS-System: early clinical experience in Berlin. Injury 2003;34(Suppl 1):A30-A35
6. Stannard JP, Wilson TC, Volgas DA, Alonso JE. Fracture stabilization of proximal tibial fractures with the proximal tibial LISS: early expreience in Birmingham, Alabama (USA). Injury 2003;34(Suppl 1):A36-A42
7. Krettek C, Schandelmaier P, Miclau T, Tscherne H. Minimally invasive percutaneous plate osteosynthesis (MIPPO) using the DCS in proximal and distal femoral fractures. Injury 1997;28(Suppl 1):A20-A30
8. Krettek C, Genrich T, MicrauT. A minimally invasive medial approach for proximal tibial fractures. Injury 2001;32(Suppl 1):SA4-13
9. Tscherne H, Ouster HJ. A new classification of soft-tissue damage in open and closed fractures. Unfallheilkunde 1982;85:111-115
10. Müller ME, Allgöwer M, Schneider R. Manual of Internal Fixation. New York: Springer-Verlag;1991
11. Caschman J, Blagg S, Bishay M. The efficacy of the A-V impulse system in the treatment of posttraumatic swelling following ankle fracture. J Orthop Trauma 2004;18:596-601
12. Myerson MS, Henderson MR. Clinical applications of a pneumatic intermittentimpulse compression device after trauma and major surgery to the foot and ankle. Foot Ankle 1993;14:198-203
13. Stockle U. Hoffmann R, Schutz M, von Fournier C, Sudkamp NP, Haas N. Fastest reduction of posttraumatic edema: continuous cryotherapy or intermittent impulse compression? Foot Ankle Int 1997;18:432-438
14. Thordarson DB, Ghalambor N, Perlman M. Intermittent pneumatic pedal compression and edema resolution after acute ankle fracture: a prospective, randomized study. Foot Ankle Int 1997;18:347-350
15. Myerson MS, Juliano PJ, Koman JD. The use of a pneumatic intermittent impulse compression device in the treatment of calcaneus fractures. Mil Med 2000;165:721-725
16. Giordano CP, Koval KJ, Zuckerman JD, Desai P. Fracture blisters. Clin Orthop Relat Res 1994;307:214-221
17. Giordano CP, Koval KJ. Treatment of fracture blisters: a prospective srudy of 53 cases. J Orthop Trauma 1995;9:171-176
18. Haertsch PA. The blood supply to the skin of the leg: a postmortem investigation. Br J Plast Surg 1981;34:470-477
19. Nakajima H, Fujino T, Adachi S. A new concept of vascular supply to the skin and classification of skin flaps according to their vascularization. Ann Plast Surg 1986;16:1-19
20. Bhandari M, Adili A, Schemitsch EH. The efficacy of low-pressure lavage with different irrigating solutions to remove

20. adtherent bacteria from bone. J Bone Joint Surg Am. 2001; 83-A:412 – 419
21. Lee EW, Dirshl DR, Duff G, Dahners LE, Miclau T. High-pressure pulsatile lavage irrigation of fresh intraarticular fractures:effective-ness at removing particulate matter from bone. J Orthop Trauma 2002;16:162 – 165
22. Anglen JO. Wound irrigation in musculoskeletal injury. J Am Acad Orthop Surg 2001;9:219 – 226
23. Adili A, Bhandari M, Schemitsch EH. The biomechanical effect of high-pressure irrigation on diaphyseal fracture healing in vivo. J Orthop Trauma 2002;16:413 – 417
24. Dirschl DR, Duff GP, Dahners LE, Edin M, Rahn BA, Miclau T. High pressure pulsatile lavage irrigation of intraarticular fractures:effects on fracture healing. J Orthop Trauma 1998;12:460 – 463
25. Park S-H. Silva M, Bahk W-J, McKellop H, Lieberman JR. Effect of repeated irrigation and debridement on fracture healing in an animal model. J Orthop Res 2002;20:1 197 – 1 204
26. Bhandari M, Schemitsch EH, Adili A, Lachowski RJ, Shaughnessy SG. High and low pressure pulsatile lavage of contaminated tibial fractures:an in vitro study of bacterial adherence and bone damage. J Orthop Trauma 1999;13:526 – 533
27. Steed DL. Wound-healing trajectories. Surg Clin North Am 2003;83:547 – 555
28. De Backer D, Dubois M-J. Assessment of the microcirculatory flow in patients in the intensive care unit. Curr Opin Crit Care 2001;7:200 – 203
29. Heller L, Levin LS, Klitzman B. Laser Doppler flowmeter monitoring of free-tissue transfers:blood flow in normal and complicated cases. Plast Reconstr Surg 2001;107:1 739 – 1 745
30. Hupel TM, Schemitsch EH, Kowalski MJ, Swiontkowski MF. In vitro evaluation of a laser Dopple flowmetry implantable fibre system:the effect of flow velocity and concentration on perfusion assessment. Int J Surg Investig 1999;1:29 – 37
31. Pollak AN, McCarthy ML, Burgess AR. Short-term wound complications after application of flaps for coverage of traumatic soft-tissue defects about the tibia. J Bone Joint Surg Am 2000;82:1 681 – 1 691
32. Weitz-Marshall AD, Bosse MJ. Timing of closure of open fractures. J Am Acad Orthop Surg 2002;10:379 – 384
33. Van den Bogaerdt AJ, van Zuijlen PP, van Galen M, Lamme EN, Middelkoop E. The suitability of cells from different tissues for use in tissue-engineered skin substitutes. Arch Dermatol Res 2002;294:135 – 142
34. Boyce ST, Warden GD. Principles and practices for treatment of cutaneous wounds with cultured skin substitutes. Am J Surg 2002;183:445 – 456
35. Hodde J. Naturally occurring scaffolds for soft tissue repair and regeneration. Tissue Eng 2002;8:295 – 308
36. Kuroyanagi Y, Yamada N, Yamashita R, Uchinuma E. Tissueengineered products:allogeneic cultured dermal substitute composed of spongy collagen with fibroblasts. Artif Organs 2001;25:180 – 186
37. Scherer LA, Shiver S, Chang M, Meredith JW, Owings JT. The vacuum assisted closure device:a method of securing skin grafts and improving graft survival. Arch Surg 2002;137:930 – 934
38. Webb LX. New techniques in wound management:vacuum-assisted wound closure. J Am Acad Orthop Surg 2002;10:303 – 311
39. Wongworawat MD, Schnall SB, Holtom PD, Moon C, Schiller F. Negative pressure dressing as an alternative technique for the treatment of infected wounds. Clin Orthop Relat Res 2003;414:45 – 48
40. Morykwas MJ, Argenta LC, Shelton-Brown EI, McGuirt W. Vacuum assisted closure:a new method for wound control and treatment:animal studies and basic foundation. Ann Plast Surg 1997;38:553 – 562
41. Fabian TS, Kuafman HJ, Lett ED, et al. The evaluation of subatmospheric pressure and hyperbaric oxygen in ischemic full-thickness wound healing. Am Surg 2000;66:1 136 – 1 143
42. Genecov DG, Schneider AM, Morykwas MJ, Parker D, White WWL, Argenta LC. A controlled sub-atmospheric presure dressing increases the rate of skin graft donor site reepithilialization. Ann Plast Surg 1998;40:219 – 225
43. Morykwas MJ, Faler BJ, Pearce DJ, Argernta LC. Effects of varying levels of subatmospheric pressure on the rate of granulation tissue formation in experimental wounds in swine. Ann Plast Surg 2001;47:547 – 551
44. Morykwas MJ, Howell H, Bleyer AJ, Molnar JA, Argenta LC. The effect of externally applied subatmospheric pressure on serum myoglobin levels after a prolonged crush/ischemia injury. J Trauma 2002;53:537 – 540
45. Banwell PE, Teot L. Topical negative pressure (TNP):the evolution of a novel wound therapy. J Wound Care 2003;12:22 – 28
46. Morykways MJ. External application of sub-atmospheric pressure and healing:mechanisms of action. Wound Healing Society Newsletter 1998;8:4 – 5
47. Harvey EJ, Grujic L, Early JS, Benirschke SK, Sangeorzan BJ. Morbidity associated with ORIF of intra-articular calcaneus fractures using a lateral approach. Foot Ankle Int 2001;22:868 – 873
48. Morykwas MJ, Argenta LC. Non-surgical modalities to enhance healing and care of soft tissue wounds. J South Or-

thop Assoc 1997;6:279-288
49. Attinger C, Cooper P. Soft tissue reconstruction for calcaneal fiactures or osteomyelitis. Orthop Clin North Am 2001;32:135-170
50. Herscovici D Jr, Sanders RW, Scaduto JM, Infante A, DiPasquale T. Vacuum-assisted wound closure (VAC therapy) for the management of patients with high-energy soft tissue injuries. J Orthop Trauma 2003;17:683-688
51. Fox MP, Fazal MA, Ware HE. Vacuum assisted wound closure a new method for control of wound porblems in total knee arthroplasty. J Bone Joint Surg Br 2000;83-B:19
52. de la Torre JI, Martin SA, Oberheu AM, Vasconez LO. Healing a wound with an exposed Herrington rod: a case study. Ostomy Wound Manage 2002;48:18-19
53. Heugel JR, Parks KS, Christie SS, Pulito JR, Zegzula DH, Kamalyan NA. Treatment of the exposed Achilles' tendon using negative pressure wound therapy: a case report. J Burn Care Rehabil 2002;23:167-171
54. Yuan-Innes MJ, Temple CL, Lacey MS. Vacuum-assisted wound closure: a new approach to spinal wounds with exposed hardware. Spine 2001;26:E30-E33
55. Burd TA, Anglen JO, Lowry KJ, Hendricks KJ, Day D. In vitro elution of tobramycin from bioabsorbable polycaprolactone beads. J Orthop Trauma 2001;15:424-428
56. Eckman JB Jr, Henry SL, Mangino PD, Seligson D. Wound and serum levels of tobramycin with the prophylactic use of tobramycinimpregnated polymethylme thacrylate beads in compound fractures. Clin Orthop Relat Res 1988;237:213-215
57. Henry SL, Ostermann PA, Seligson D. The prophylactic use of antibiotic impregnated beads in open fractures. J Trauma 1990;30:1 231-1 238
58. Moehring HD, Gravel C, Chapman MW, Olson SA. Comparison of antibiotic beads and intravenous antibiotics in open fractures. Clin Orthop Relat Res 2000;372:254-261
59. Ostermann PA, Henry SL, Seligson D. The role of local antibiotic therapy in the management of compound fractures. Clin Orthop Relat Res 1993;295:102-111
60. Ostermann PA, Seligson D, Henry SL. Local antibiotic therapy for severe open fractures: a review of 1085 consecutive cases. J Bone Joint Surg Br 1995;77:93-97
61. Wichelhaus TA, Dingeldein E, Rauschmann M, et al. Elution characteristics of vancomycin, teicoplanin, gentamicin and clindamycin from calcium sulphate beads. J Antimicrob Chemother 2001;48:117-119
62. Cross KJ, Mustoe TA. Growth factors in wound healing. Surg Clin North Am 2003;83:531-545
63. Henry G, Garner WL. Inflammatory mediators in wound healing Surg Clin North Am 2003;83:483-507
64. Kälicke T, Schlegel U, Printzen G, Schneider E, Muhr G, Arens S. Influence of a standardized closed soft tissue trauma on resistance to local infection: an experimental study in rats. J Orthop Res 2003;21:373-378
65. Schaser K-D, Vollmar B, Menger MD, er at. In vivo analysis of microcirculation following closed soft-tissue injury. J Orthop Res 1999;17:678-685
66. Schwentker A, Billiar TR. Nitric oxide and wound repair. Surg Clin North Am 2003;83:521-530
67. Van de Berg JS, Robson MC. Arresting cell cycles and the effect on wound healing. Surg Clin North Am 2003;83:509-520
68. Wagner S, Coerper S, Fricke J, et al. Comparison of inflammatory and systemic sources of growth factors in acute and chronic human wounds. Wound Repair Regen 2003;11:253-260
69. Wiliams JZ, Barbul A. Nutrition and wound healing. Surg Clin North Am 2003;83:571-596
70. Zhang L, Bail H, Mittlmeier T, Haas NP, Schaser K-D. Immediate microcirculatory derangements in skeletal muscle and periosteum after closed tibial fracture. J Trauma 2003;54:979-985
71. Petrie NC, Yao F, Erksson E. Gene therapy in wound healing. Surg Clin North Am 2003;83:597-616
72. Dennis RH II, McCampbell BL. Outcome of microvascular freetissue transfer in lower extremity fractures. J Natl Med Assoc 1996;88:705-708
73. Francel TJ, Vander KCA. Hoopes JE, Manson PN, Yaremchuk MJ. Microvascular soft-tissue transplantation for reconstruction of acute open tibial fractures: timing of coverage and long-term functional results. Plast Reconstr Surg 1992;89:478-487
74. Gonzalez MH, Tarandy DI, Troy D, Phillips D, Weinzweig N. Freetissue coverage of chronic traumatic wounds of the lower leg. Plast Reconstr Surg 2002;109:592-600
75. Gould JS, Shi SM. Free vascularized soft tissue flaps for coverage of the foot and ankle. Clin Orthop Relat Res 1995;314:26-36
76. Hammert WC, Minarchek J, Trzeciak MA. Free-flap reconstruction of traumatic lower extremity wounds. Am J Orthop 2000;29(Suppl 9):22-26
77. Kolker AR, Kasabian AK, Karp NS, Gottlieb JJ. Fate of the flap microanastomosis distal to the zone of injury in lower extremity trauma. Plast Reconstr Surg 1997;99:1 068-1 073
78. Ninkovi M, Schoeller T, Wechselberger G, Otto A, Sperner G, Anderl H. Primary flap closure in complex limb injuries. J Reconstr Microsurg 1997;13:575-583
79. Peat BG, Liggins DF. Microvascular soft tissue reconstruction for acute tibial fractures: late complication and the role

of bone grafting. Ann Plast Surg 1990;24:517－520
80. Redett RJ,Robertson BC,Chang B,Girotto J,Vaughan T. Limb salvage of lower-extremity wounds using free gracilis muscle reconstruction. Plast Reconstr Surg 2000; 106: 1 507－1 513
81. Trabulsy PP, Kerley SM, Hoffman WY. A prosperctive study of early soft tissue coverage of grade ⅢB tibial fractures. J Tranuma 1994;36:661－668
82. Zukowski M, Lord J, Ash K, Shouse B, Getz S, Robb G. The gracilis free flap revisited: a review of 25 cases of transfer to traumatic extremity wounds. Ann Plast Surg 1998;40:141－144
83. Lamberty BG, Cormack GC. Fasciocutaneous flaps. Clin Plast Surg 1990;17:713－726
84. Robotti E, Verna G, Fraccalvieri M, Bocchiotti MA. Distally based fasciocutaneous flaps: a versatile option for coverage of difficult war wounds of the foot and ankle. Plast Reconstr Surg 1998;101:1 014－1 021
85. Price MF, Capizzi PJ, Waterson PA, Lettieri S. Reverse sural artery flap: caveats for success. Ann Plast Surg 2002; 48:496－504
86. Fraccalvieri M, Verna G, Dolcet M, et al. The distally based superficial sural flap: our experience in reconstructing the lower leg and foot. Ann Plast Surg 2000;45:132－139
87. Ozkan O, Coskunfirat OK, Ozgentas HE. The use of free anterolateral thigh flap for reconstructing soft tissue defects of the lower extremities. Ann Plast Surg 2004; 53: 455－461
88. Vrancky JJ,Misselyn D,Fabre G,Verhelle N,Heymans O, Van den hof B. The gracilis free muscle flap is more than just a "graceful" flap for lower-leg reconstruction. J Recontion. J Reconstr Microsurg 2004;20:143－148
89. Yildirim S, Gideroglu K, Akoz T. Anterolateral thigh flap:ideal free flap choice for lower extremity soft-tissue reconstrution. J Reconstr Microsurg 2003;19:225－233
90. Fasano D, Montanari FM, Zarabini AG, Merelli S, Mingozzi M. Considerations on 100 cases of free microsurgical flaps in the reconstruction of the soft tissues of the lower limb. Chir Organi Mov 2002;87:79－86
91. Muramatsu K,Shigetomi M,Ihara K,Kawaj S,Doi K. Vascular complication in free tissue transfer to the leg. Microsurgery 2001;21:362－365
92. Redett RJ, Robertson B, Chang B, Girotto J, Vaughan T. Limb salvage of lower extremity wounds using free gracilis muscle reconstruction. Plast Reconstr Surg 2000: 106: 1 507－1 513
93. Baumeister SP, Spierer R, Erdmann D, Sweis R, Levin LS, Germann GK. A Realistic Complication analysis of 70 sural artery flaps in a multimorbid patient group. Plast Reconstr Surg 2003;112:129－140
94. Meyer C, Hartmann B, Horas U, Kilian O, Heiss C, Schenettler R. Reconstruction of the lower leg with the sural artery flap. Langenbecks Arch Surg 2002;387:320－325
95. Hollier L, Sharma S, Babigumira E, Klebuc M. Verstaility of the sural fasciocutaneous flap in the coverage of lower extremity wounds. Plast Reconstr Surg 2002;110:1 673－1 679

第二章 骨创伤相关的肌肉骨骼系统感染

Jeffrey O. Anglen, J. Tracy Watson

感染是肌肉骨骼系统外伤后的一种严重并发症,最常继发于开放性骨折,但也可发生在闭合性骨折的外科处理后,文献报道其发生率由 Gustilo Ⅰ型开放性骨折的 0.1% 上升至 Gustilo Ⅲ型开放性骨折的 25%~50%。感染一旦发生,其处理会变得更加困难和复杂,治疗方案的选择非常有限,而且患者的预后也将受到影响。针对长骨骨折感染的并发症进行处理,患者的护理费平均每人将增加 20.5%,而且平均住院时间也将延长 36.2%。这些数据和 20 世纪 80 年代晚期的其他统计说明,(美国)国家每年花在长骨骨折后感染的费用超过了 27 亿美元。

感染的控制

由于肌肉骨骼感染的处理很棘手,因此防止其发生便极其重要。我们应该采取措施提高患者的抵抗力,对患者进行营养评估和营养支持。外伤和住院的骨科患者通常会发生营养失调,导致免疫力低下和蛋白质失衡,严重影响细胞免疫和体液免疫。病史和体检提示营养不良,可以使用实验室检查进行评估。例如:血浆白蛋白和淋巴细胞总数的测定,前者 >3.5mg/mL,后者 >1 500 个/mL。如果出现明显的营养失调或者有诊断意义的实验室数据,应该制定营养支持方案。抽烟可导致伤口不愈合且易发感染。我们应该积极利用现有的医疗条件去恢复病人的免疫力。

针对开放性骨折感染的预防,我们已在前一章进行了讨论。一些可以诱发感染的因素是至少可以由术者控制的。在这些因素中,早期合理的清创冲洗和抗生素的使用是最重要的。早期的清创治疗应该仔细彻底并且系统化。创伤伤口可以纵向切开延伸。在高能量导致的开放性骨折的治疗中,骨折断端应该暴露清楚并进行仔细的检查。所有的异物和明显的无血供的组织应该被辨认后切除。此时止血带的使用要短暂并且要持保守态度,因为组织的出血是组织有活性最好的提示之一,并且边缘组织也不会受到由于使用止血带而导致的缺血的影响。暴露和清创应该按照组织的层次分层进行。针对覆盖重要区域的皮肤(手、足、胫前区域),如果一时难以判断其活性,就要尽量保留。可在 24~48 小时后进行再次清创,直到获得清洁并有活性的创面为止。应该对伤口进行大量的液体冲洗(8~10L)。使用高压冲洗可以提高对细小颗粒的清除率,但是动物实验表明该操作可导致骨愈合的延迟。对于开放性骨折,伤口处理时附带使用抗生素被证明是没有价值的,类似 Batadine 和过氧化氢的防腐剂应该避免使用,因为这些物质可能对伤口自体的防御有潜在的损害。使用清洁剂进行冲洗在实验室中被证明有一定的效果。在伤口闭合和覆盖之前进行的清创过程中,可使用合适的敷料(抗生素垫)以防止伤口变干,或者使用真空伤口闭合系统(VAC)进行治疗。

尽管对抗生素的选择和治疗持续时间仍然存在争议,但是对开放性骨折系统性抗生素治疗依然被认为是标准的治疗手段。对于轻度的开放性骨折,使用一代头孢菌素 2~3 天已经足够了;然而对于重度的开放性骨折（Gustilo Ⅲ），头孢菌素联合应用一种氨基糖苷类抗生素使用相对长一些时间（5天）将更有效。对于一些特殊的伤口，如有农耕所致或在水中受伤，都提示要使用添加有抗生素的敷料。青霉素可用于土壤污染伤口，来杀灭厌氧菌。

骨折的固定是防止感染的一项关键措施，因此不稳定骨折要进行内固定或外固定。对于开放性骨折，只要伤口经过彻底的清创和冲洗，进行内固定是可行的。通过使用微创技术轻柔操作，来避免由手术操作所致骨和软组织血供的损伤。

除了那些由于固定物植入和创伤后所致的免疫低下引起的高风险手术需要特殊考虑外，闭合性骨折感染预防的外科处理应与其他骨科手术遵循相同原则。历史表明，严格遵循"无菌原则"可以明显降低感染发生率。"无菌原则"包括以下：限制手术室里的穿越活动，在外科手术即将开始时对手术区域的备皮（而不是提前备皮），用消毒剂对皮肤进行仔细彻底的消毒，温和地处理组织和对手术所涉及的每个部位进行确切的消毒处理。一项随机双盲预期实验和安慰剂对照实验表明，闭合性骨折术前预防性使用抗生素可以降低感染发生率。预防性使用抗生素应在手术切开前2小时、止血带充气前10分钟内开始。尚无文献记载术后24小时继续使用抗生素有益。一项研究表明：术前使用单一剂量的头孢菌素能有效预防感染，由于头孢唑啉能有效地抑制大部分病原体（革兰阳性皮肤菌群），作用谱覆盖普通的革兰阴性需氧菌，其浓缩度高、半衰期长，在血肿中易于集中，因此预防性使用抗生素通常选用头孢唑啉。

创伤手术避免感染的一个关键因素在于选择恰当的清创时间，许多闭合性骨折都伴有软组织损伤，导致切口愈合缓慢或正常皮肤的防御功能下降。在这种情况下，外科医生必须等软组织愈合后才能实施明确的骨折手术。和前述的观点相反，在损伤的组织上早期实施手术无安全窗。医生常用"皱纹实验"作为测试皮肤功能的指数，即轻轻捏起两手指之间的皮肤，如果感觉皮肤活动柔软且产生正常的皱纹，说明能耐受手术（图2-1）。在水疱、淤斑和肿胀的消退过程中，临时外固定支架可用于维持肢体的长度和位置，并为组织愈合提供稳定性。该技术被称为"旅行牵引"，且可以跨越关节无不良影响（图2-2）。该技术可以通过暂停框架和气泵装置来抬高肢体，如使用脚泵帮助肿胀过程中的肢体活动。软组织损伤修复可能需要数周。一些研究表明，与急性期切开复位内固定相比，复杂性损伤的阶段性治疗方案可以降低感染发生率。

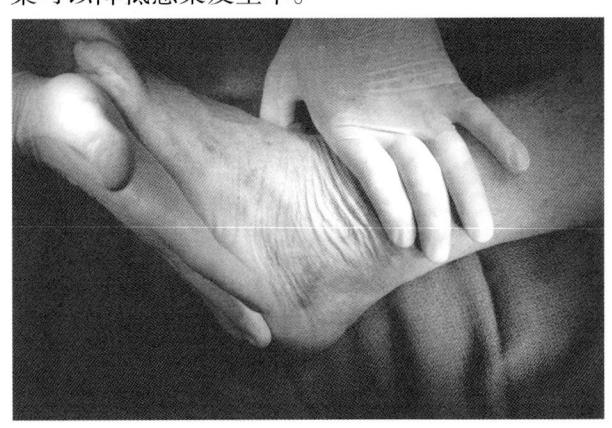

图2-1 皱纹试验用来检测软组织肿胀。皮肤应当松软而且有一定的活动度，能够轻易通过挤压产生皱纹，此例跟骨已经可以进行手术

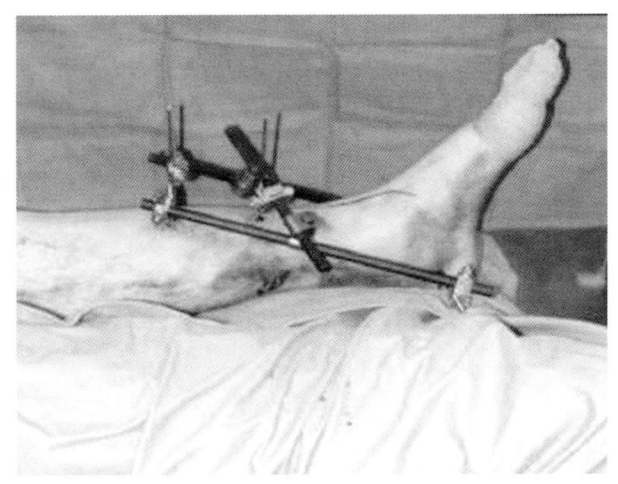

图2-2 暂时性外固定。踝关节外固定支架由股骨和/或胫骨半针及跟骨横行穿针组成，允许抬高患肢并以此为此胫骨的长度和力线。固定支架能够通过轴线牵引对大部分骨折块进行准确复位

在对骨折进行最终固定时，应逐步拆卸临时固定架，以维持手术所需的最低稳定要求。临时固定器可以摆在手术区域，并用于维持在内固定装置的稳定。有报道称：如果进针部位感染，外固定后安装髓内钉的感染发生率很高，人们难以接受。但是，如果进针部位无菌且固定时限很短，那么这些并发症就很少产生。对此，临床医生习惯

于进行4周的临时外固定,无感染并发症,尽管2周内换成髓内固定是最佳选择。

诊　断

出现疼痛、不稳定、慢性皮肤改变和瘘管流脓的情况,通常可确诊外伤后骨髓炎(图2-3)。一旦出现上述情况,诊断十分容易,但治疗要比早期发现的感染难得多。在对局部感染实施外科手术干预中发现,由小于14天的内固定所引发的感染通常仅限于周围软组织。然而,骨折手术中的肉眼所见难以解释这些伤口感染的典型临床症状和体征。红、肿、热、痛、感觉过敏和发热等这些典型症状可能是由损伤或外科处置造成的。在进行早期伤口评估和处理时,通常会低估骨折部位附近的软组织损伤程度。表皮坏死、表浅伤口腐烂、变红或者少量的血浆渗出并不代表细菌感染,但可说明是一个与软组织损伤相关的过程。

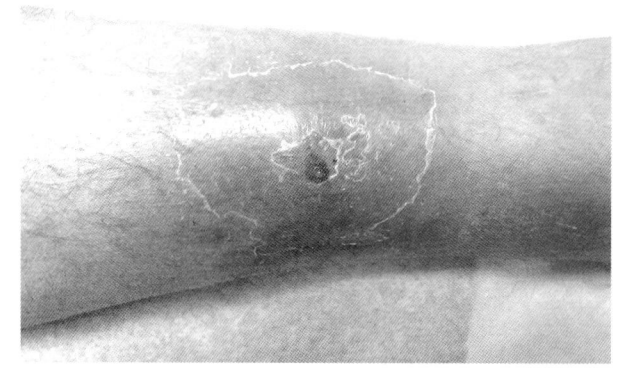

图2-3　此例患者开放性胫骨骨折6周后出现疼痛、肿胀、红疹、发热、压痛及皮肤改变。通常在引流口附近会出现皮肤蜕皮表现

术后卧床超过2周的患者出现这些典型的感染症状的概率更高。这些症状的出现是由于手术超出了规定时间所引发,而且伤口感染不仅得不到改善,反而可能会恶化。一些患者这些典型的临床症状和体征表现得并不明显,但可能存在轻度或者隐性感染。在骨折治疗后,特别是遇到骨延迟愈合或者骨不连的情况时,医生应该高度警惕继发感染。

实验室诊断

当医生怀疑早期术后感染时,应该做一些初步检查,包括:白细胞计数(WBC)、血沉(ESR)和C反应蛋白(CRP)。白细胞计数升高提示急性感染,但在慢性骨髓炎往往是正常的。血沉是判断炎症的一项敏感但非特异性指标,90%的骨科感染患者血沉加快。它受到诸多因素的影响,如年龄、体液平衡、营养状况、吸烟和激素水平等。血沉通常会升高到很高水平,但在6周内恢复正常。由于血沉是一项高度敏感指标,因此常用于筛选。因其缺乏特异性,所以在解释血沉持续或者继续升高时,不能把它当成一项单独的临床指标。血沉与患者的年龄和免疫水平相关,它恢复正常预示着抗生素治疗成功。尽管如此,不能仅仅依靠血沉来作为衡量治愈的标准。

CRP是一种"急性期反应物质",主要存在血液中,它的升高是对炎症和组织损伤的反应。在炎症因子刺激下,C反应蛋白浓度可在6小时内升高几百倍。CRP有固定的血液清除率,其半衰期为24~28小时。CRP下降到正常水平表明治疗有效。但是,如果CRP居高不下或出现第二次高峰时,提示病情改变或恶化。简单的骨折手术后患者血液中CRP会出现短暂升高,峰值在第2天左右出现,然后迅速下降,约需要3周才能下降至正常水平。骨折合并感染时CRP会迅速升高,如不进行特殊治疗,CRP不会下降至正常水平。当感染得到有效控制后,8小时内CRP开始下降,很快降至正常水平。EST和CRP在区分是败血症合并固定不稳和硬件失效、检测并发症和监测疗效方面都有帮助。CRP比EST更敏感。

影像学检查

X线检查

在诊断亚急性和慢性感染时,常规的X线下无阳性发现。只有深部感染的患者,才可能出现一些X线表现,如:骨膜掀起,骨内膜呈扇形改变,固定器械失效或松动,内置物周围射线透过度增加和内、外骨膜呈扇形改变(图2-4)。这些X线改变在感染后期和急性骨骼破坏或反应性改变时出现。外伤后改变和异物在X线片上的表现模糊,造成诊断困难,灵敏度差(<20%)。

CT

电子计算机断层扫描(CT)是一种有效的检查手段,能发现骨质破坏、死骨、异物或气体残留等。但在检测早期骨形成和破坏方面,CT的敏感度较其他检查手段差。CT对骨质连续性的诊断

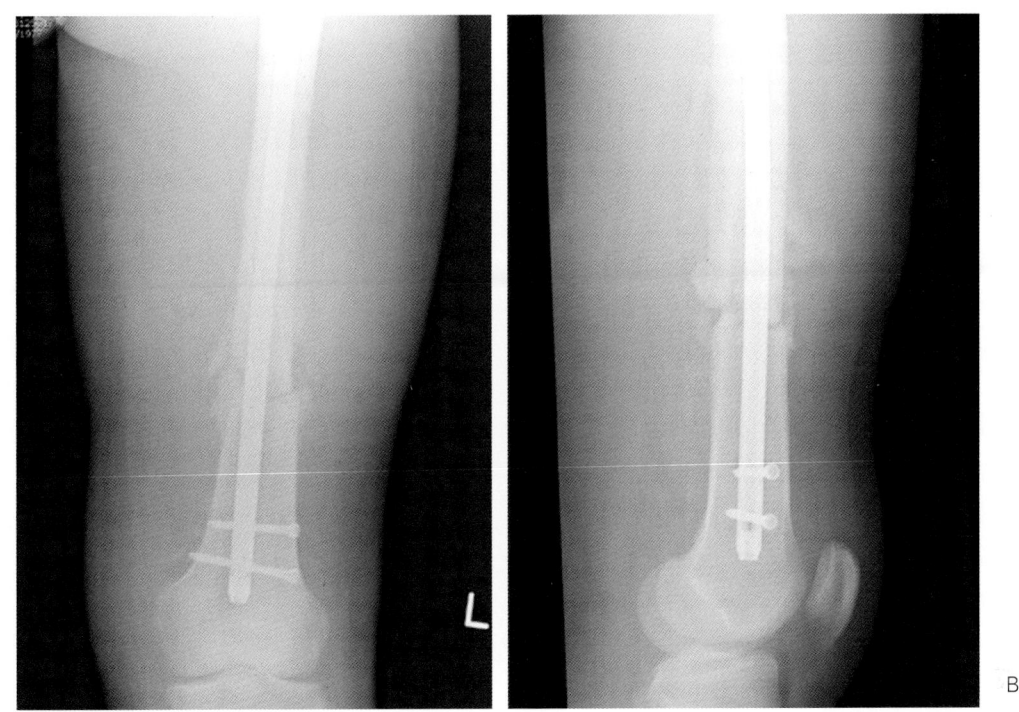

图 2-4 感染的放射学改变。开放性骨折髓内钉内固定后四周,此例患者变现处疼痛、大腿肿胀,发热,血沉 >70。
A. 正位片。B. 侧位片表现急性感染表现:骨内膜扇形变现,髓内钉及锁定周围透亮影,骨膜增厚及反应性骨形成

很有价值。CT 扫描可通过三维结构重建为骨缺失或骨缺损提供很有价值的信息。这对感染清除后是否有必要进行骨重建提供至关重要的信息。

核医学

骨闪烁扫描敏感度较传统的 X 线检查高得多。骨闪烁扫描可使用多种放射性物质,传统的骨扫描选用^{99m}Tc。^{99m}Tc 在血流速度加快和反应性新骨形成的部位聚集,但这并不能作为骨髓炎的特异性诊断。骨闪烁扫描对创伤合并感染的诊断特异性低于 20%。为克服这种局限性,通常把骨闪烁扫描同其他的扫描方式相结合,如:镓^{67}或铟^{111}标记的淋巴细胞扫描。

铟^{111}标记的淋巴细胞扫描技术的应用提高了对创伤后感染的诊断特异性。该技术包括静脉采血,在矾中用放射性核素给淋巴细胞做标记,回输入患者血液内和延迟(16~24 小时)扫描。铟扫描诊断慢性感染的敏感性极低,临床上也不将其用于慢性感染的诊断。还可以通过免疫闪烁扫描法获得类似信息,它采用放射性单克隆抗体在活体内标记淋巴细胞,不用采血,并且可获得快速、准确、特异性高、更清晰的图像。

把^{99}Tc 骨扫描技术和铟^{111}标记的淋巴细胞扫描技术相结合,骨折合并感染的诊断敏感度和特异性可以提高至大于 80%。在骨损伤、外科手术和慢性骨髓炎治疗后,淋巴细胞扫描技术定位较磁共振成像(MRI)快,因此假阳性率很低。

MRI

MRI 能为肌肉骨骼感染的患者提供更精确的局部软组织信号。与核素成像相比,MRI 解剖层次清晰,有助于区分骨和软组织感染及其程度。MRI 在阐述多种类型的肌肉骨骼感染方面,起至关重要的作用,尤其是在评估软组织感染方面,包括:蜂窝织炎、肌炎、筋膜炎、脓肿和化脓性关节炎等。若干对比研究表明,在判断骨髓炎的程度和异物残留方面,MRI 已经超越了闪烁扫描技术、CT 和传统的 X 线检查。MRI 可清晰地显示骨髓腔,因此其诊断早期骨髓炎敏感度高,尽管其他的发现可以提高早期骨髓炎特异性诊断,包括能被 CT 准确地发现的骨质破坏。MRI 对骨感染诊断的总体准确率接近 100%,然而其特异性只有 60%~75%。尽管在 CT 扫描下最易发现骨皮质的损伤等一些具有明确诊断意义的指征,但是对于早期的骨髓炎使用 MRI 进行骨髓成像仍是具有高敏感性的。MRI 对于骨感染的总体敏感率高达 100%,特异性为 60%~75%。使用钆增强显影可以提高

区分由蜂窝织炎或肌炎导致的脓肿的能力。MRI 适用于急、慢性骨髓炎的区分，而且有助于监测慢性炎症或其他创伤后的组织损伤修复情况。

回顾性研究已经证实，如果把 T2 加权像上骨髓信号增强作为诊断骨感染的一项附加指标，那么 MRI 对骨感染的诊断的总体特异性可升高至 80% 以上，而敏感度下降不大。骨髓炎的陈旧病灶在 MRI 上表现为：T1 加权像骨髓信号异常，呈低信号，图像敏感性高；增强扫描所见同 T2 像或短 T1 反向恢复像（图 2-5）。如果 MRI 显示为阴性结果，便可除外慢性骨髓炎的急性改变。

许多研究已经将 MRI、三相骨扫描和铟[111]标记的白细胞扫描相对比来诊断急性骨感染。研究人员将患者的三项检查报告对比起来进行评估，以活检结果作为金标准衡量每种检查方式的敏感度，其中 MRI 的敏感度维持在 90% 甚至更高水平，三相骨扫描为 70%，铟[111]标记的白细胞扫描为 45%。MRI 可以提高骨髓炎诊断的特异性和准确率。MRI 应与骨闪烁扫描法阳性结果相结合，以提高骨髓炎诊断的灵敏度和准确率，能将骨髓炎和化脓性关节炎或蜂窝织炎区分开来。

正电子发射断层扫描

正电子发射断层扫描（PET）利用氟[18]标记氟脱氧葡萄糖，在诊断感染方面越来越常用，它灵敏度和特异性高，但使用范围不广。

病原体培养

特定的细菌学诊断需要做组织活检，获取病原体再进行培养。不能通过使用棉签进行皮肤瘘管或开放性伤口引流，以及细针穿刺活检来获取样本进行病原体培养，而应该在外科手术中获取不同部位和组织的样本，并分别在有氧和无氧的条件下进行培养。对于那些免疫力低下的患者，还应该检查真菌或分枝杆菌。在标准试管中进行无污染培养可确保样本迅速生长，这对制定早期治疗方案有很大帮助，患者预后更好。

疾病分型和分期

Cierny 等提出一种有效的分类方法，依据受累骨的解剖部位和机体的生理状况对慢性骨髓炎进行分类，一共有四种解剖学分型。

第一型：指原发于骨内膜的骨髓炎，说明感染仅限于骨髓腔内。

第二型：仅限于骨皮质以外的表浅感染，即外露骨感染的邻近病灶。

第三型：指局限性骨髓炎合并死骨形成，骨髓腔内出现空洞，同时具备一型和二型的特点。

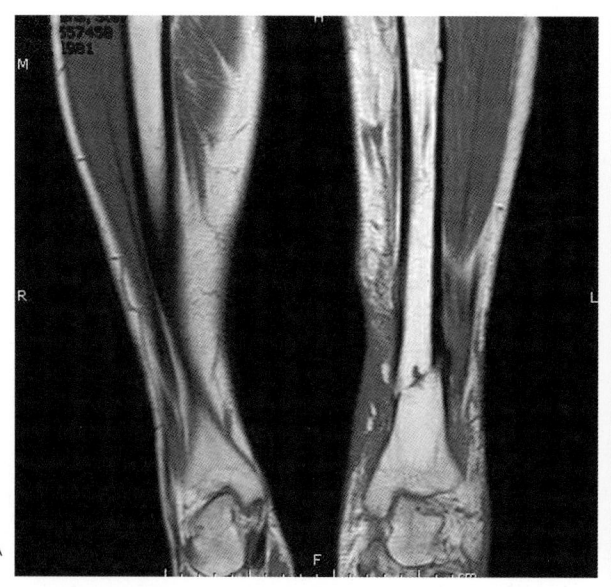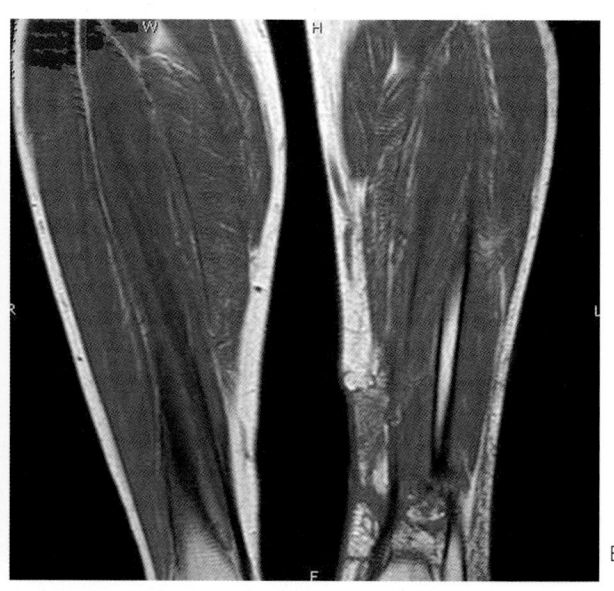

图 2-5 磁共振在骨感染中的表现。此例患者为开放性骨折，通过引流、清创、延期闭合伤口及支具外固定处理，当支具在初次随访时去除，肢体出现肿胀和压痛（A）T1-加权图片提示骨折中段密度减低区。（B）T2 加权提示在骨折区域下骨髓信号增加，软组织肿胀

第四型：指弥漫性骨髓炎伴周围渗出，并出现广泛的骨髓腔破坏，通常累及整个骨段。所有的骨折感染和骨不连都合并第四型骨髓炎。

按照机体生理状况分类，将宿主分为 A、B、C 三种类型。A 型宿主免疫系统功能完善，机体生理状况和基础代谢率正常，且感染部位的血供丰富。B 型宿主的局部和（或）整体的抵抗力下降。例如，B 型宿主包括服用皮质激素和有外周血管病的患者。C 型宿主治疗无效。

骨髓炎的临床分期取决于解剖学分型和宿主的生理状况。大部分创伤后骨髓炎的患者都是 Cierny 3 级或 4 级骨髓炎。慢性伤口感染可引起 Cierny 2 级骨髓炎；胫骨稳定、完整，骨折愈合但髓内针或髓内钉感染的患者为 Cierny 1 级骨髓炎。

为方便治疗方案的制定和预后评估，还可按照许多其他方面的特点对肌肉骨骼创伤后感染进行分类。治疗方案的选择对骨折的愈合和骨不连的发生起极其重要的作用。如果患者已经进行了内固定，植入物的稳定与否至关重要。通过外科手术可干预临床症状的推移，预防感染的病因及其严重性。感染可分为急性（2~3 周内）、亚急性或慢性感染。由于手术内固定物的植入，而在 14 天以内引起的局部感染通常仅限于软组织。

治 疗

针和线感染

使用外固定装置最常见的并发症就是针道感染。其病因很多，包括软组织损伤或圈合、进针技术差、切口保护不周和固定装置不稳。大量研究已经证实针道松动与进针部位感染之间的关系，针和骨接触部位牢固，可减少针道感染并发症的发生。随着时间的发展，松质骨处的针常常会发生松动，但固定在密质骨上的针仍可保持稳定，延长感染发生的时间。为了避免固定装置出现不稳，应对固定装置上的每一枚针可能出现的问题进行持续监测。

针道松动在 X 线上变现为骨皮质透亮度增加和骨质疏松，尤其是针道附近的骨皮质（图 2-6）。与不锈钢钉相比，通过涂敷羟基磷灰石或使用钛钉可以减少针道骨质流失，大大提高其固定力（拆除扭矩）。大量对拆除针后的骨样本的研究证实，紧密的针道其骨骼缺乏重建功能，而宽松的针道则存在骨质吸收和炎症渗出。然而，需要注意的是，即使没有松动也可发生针道感染。

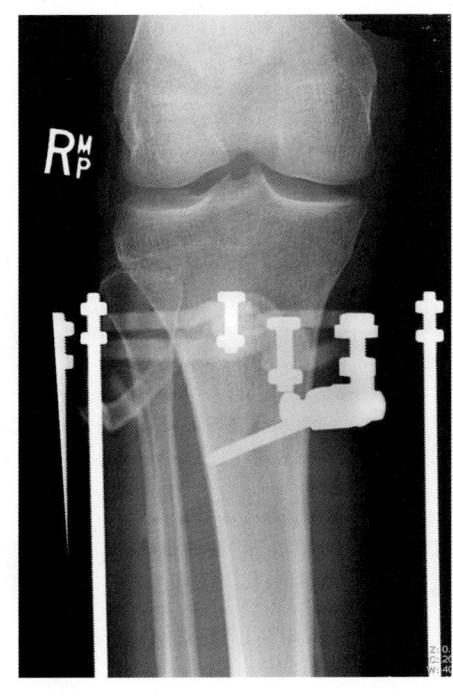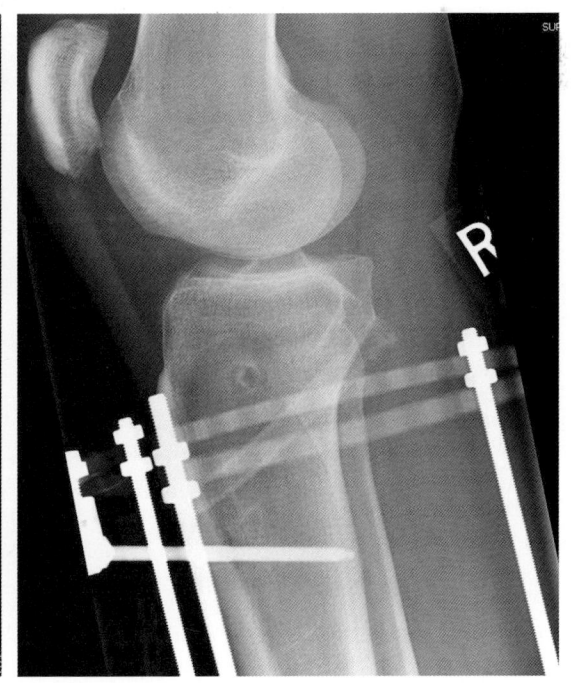

图 2-6 针道感染平片。（A）近端皮质周围斯氏针透亮影提示某种程度的针松弛。远端皮质是完整的，因此固定针应该密切监视感染迹象（B）侧位片，一个早期取出的针道仍然存在，在透亮区中可发现死骨，当取出斯氏针时应该利用刮匙将死骨去除

进针技术对减少松动和提高针的抗扭转力起重要作用。正确的进针技术首先要求皮肤切口充分,然后轻柔地钝性分离组织到达骨膜并切开。在进针的时候用一个小 Penfield 型撅开器轻柔地掀起骨膜。利用这种技术,可以避免无关的软组织圈合和坏死。Trocarldrill 组装套筒是一种先进的器械,可直接到达骨。预先在骨上钻好孔道,然后用手将针插进合适的深度。在进针过程中一旦出现软组织圈合,应该用手术刀片松开。

与预钻孔技术相比,使用自钻、自攻针钻入骨的深度较浅。通常情况下,为达到同等深度,自钻针要钻入得更深,导致更多的软组织嵌入针道内。钻入过程中会产生大量的热量,引发骨坏死("环形死骨片")和早期骨质疏松。自钻针在钻入过程中温度可超过 55 ℃。已经证实,自钻针会增加微型骨折和骨质吸收发生率,降低拉力和插入扭矩。

Dahl 等对针线感染的并发症进行了分级:0 级:针道外观正常,每周只需护理一次;1 级:针线边缘有炎症,但引流液无明显增多,要求护理更频繁,可用肥皂水、半溶度的过氧化氢和生理盐水对炎症部位每日消毒一次;2 级:表现为周围炎症并伴有大量渗出;3 级:针道感染出现周围炎症伴化脓。2 级和 3 级针道感染都要求进行持续的日常护理并口服抗生素治疗。4 级针道感染表现为炎症并伴有浆液性或脓性引流物,X 线显示近端和远端骨皮质骨髓炎。一旦骨髓炎表现明显,应该立即取出针;如果取出的针对维持固定装置的稳定性很重要,则应重新插入至其他部位。用过氧化氢或其他收敛剂对针道附近的局部软组织进行冲洗,只要骨髓炎部位的骨质密度在普通的 X 线上不表现为明显的透亮增加,则无须进行正规的外科手术。5 级针道感染表现为炎症、脓性渗出和骨髓炎,并伴有骨髓腔内死骨或布罗迪脓肿形成。这说明存在深部感染,需要施行正规的冲洗和清创术,同时进行特殊的抗生素敏感试验,取针的同时进行针调换(图 2 - 6)[38,39]。

针道护理无统一标准,它主要依据伤口的局部表现和医生的个人经验判断,而不是严格的研究发现。如果应用合适的进针技术,每个针道都可以痊愈。一旦达到痊愈,除了剔除痂皮时要使用过氧化氢和生理盐水消毒外,无须对针道进行其他的任何清洁处理。清洗处理以后,应该避免使用药膏,因为它会抑制皮肤的正常菌群,使表皮细菌发生变异,引起二重感染或针道移生。剔除产生的痂皮非常关键,因为痂皮会使针和皮接触部位硬化,增加针和骨之间的剪切力,引起针周围额外的软组织坏死和渗出液生成。术后应立即对进针部位进行加压包扎,10 天~2 周后拆开。如果引流物增多(1 级、2 级或 3 级针道感染),应对针道进行每日 3 次护理。为了减少针、皮间异常活动,可能要涉及重新包扎和压紧针的处理。

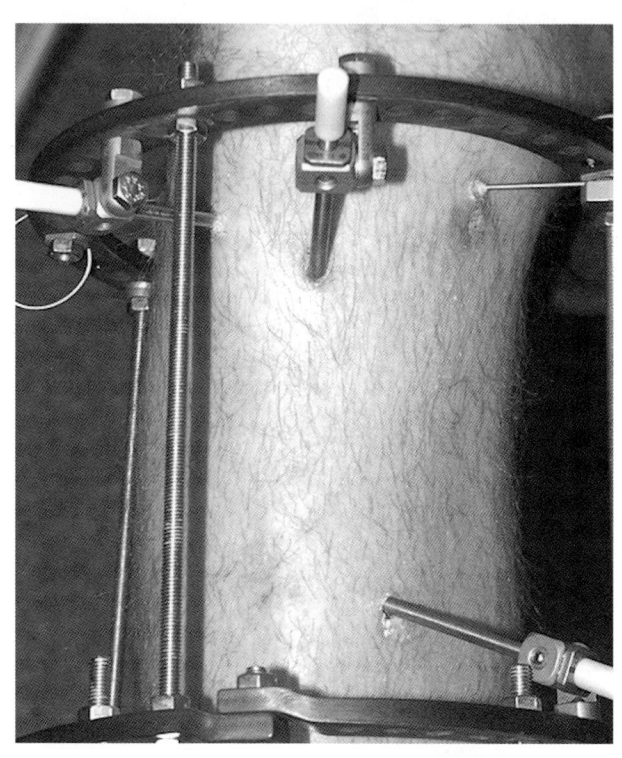

图 2 - 7 多枚针周围出现轻度发红及少量分泌物。在稳定的针、皮交界地带皮肤完全愈合,这是 1 级和 2 级针道感染的例子。由于缺少感染和化脓迹象,继续常规清洁,不需要抗生素

稳定器械的急性和亚急性感染

膝跳反射表明非手术治疗的建议是移除所有外部设备,并且对其深部组织进行细菌培养以及使用适合的抗生素。这其实是部分正确的。细菌培养有一定的帮助,并且抗生素的使用也非常必要,但在急性感染时用移除稳定性功能外部器械这种方法来处理则应该被坚决抵制。众所周知,尽管非活动性材料的表面会增加感染概率,同时少量的接种物也会导致感染、降低治疗的成功率,但长期固定的临床经验指出骨骼制动可以使感染率降低 7.4%。动物实验同样支持这一数值。伴随着组织血管重建,持续的组织再生或是细菌死

亡空间的扩大,不稳定而导致感染的机制虽然不完全清楚,但不得不予以考虑。尽管不稳定似乎影响了组织感染的修复,但感染并没有阻碍骨骼愈合。一种合理的对策是继续保持内固定,如果感染在骨骼愈合后持续存在,则再移除外固定器械(如图2-8)。

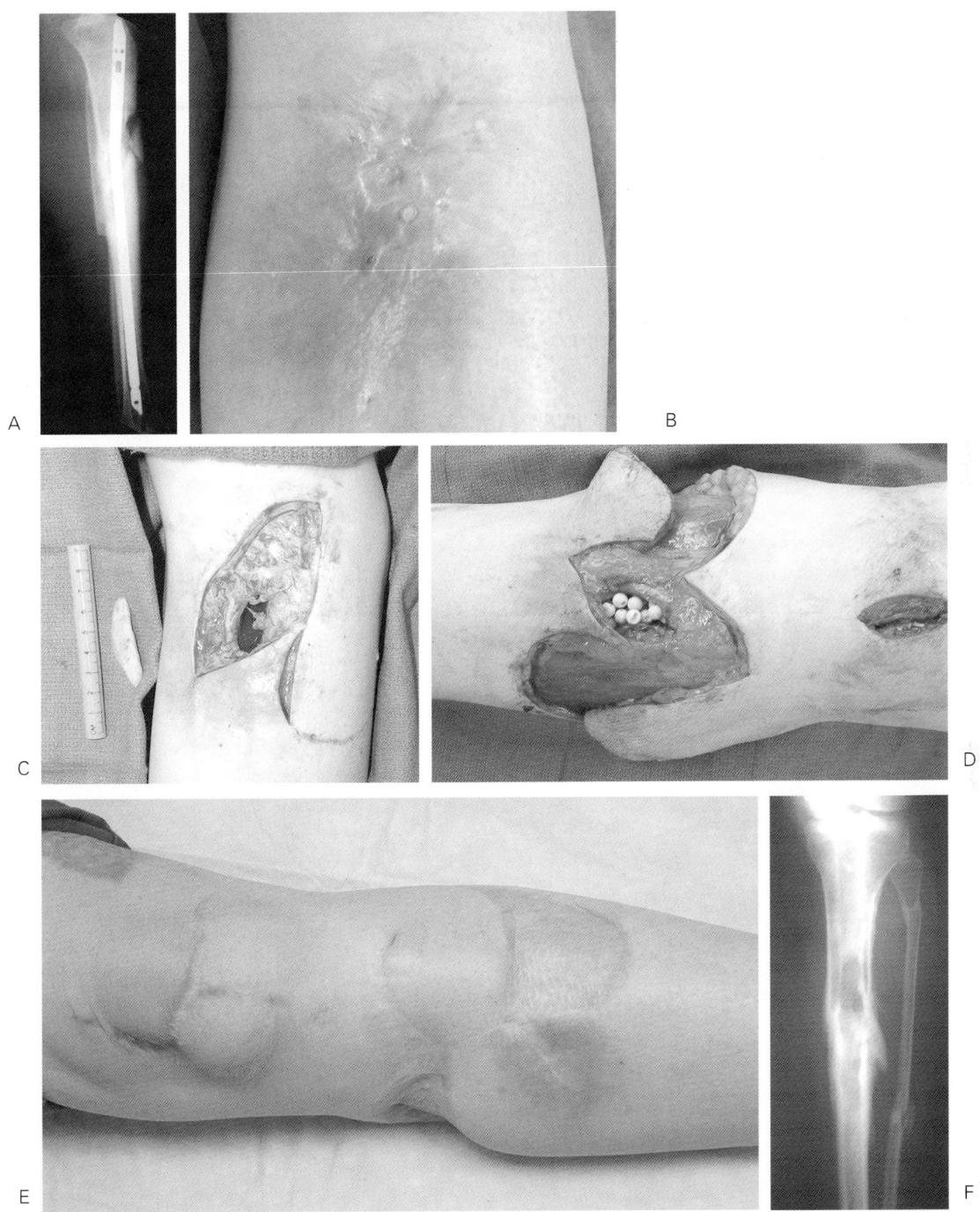

图2-8 稳定内固定的感染治疗。此例患者为开放性胫骨骨折,通过引流、清创及扩髓髓内钉治疗。术后8周,伤口肿胀,红疹及分泌物出现。引流,清创,活检培养,伤口换药及抗素治疗。A. 髓内钉提供稳定性一直持续到骨折愈合。B. 骨折愈合后胫前出现创面,伤口持续分泌物,患者进入手术室进行瘢痕切除,髓内钉拔出,髓腔清创,置入可吸收抗生素珠链。C. 清创和去除死骨后的表现。D. 筋膜带蒂皮瓣旋转覆盖创面前放置抗生素珠链。E,F. 1年随访时无复发,临床及X线表现

如果脓液积存于内固定周围或肌瓣、切口下，则必须完全引流。引流的切口和感染碎片不应靠近并且需要谨慎地避免暴露于固定器械、骨骼、肌腱或神经组织结构。如果暴露不可避免，则应该考虑在伤口覆盖皮瓣。真空负压闭合器（Kinetic Concepts Inc）可以被使用以等待伤口最后的闭合（图2-9）。

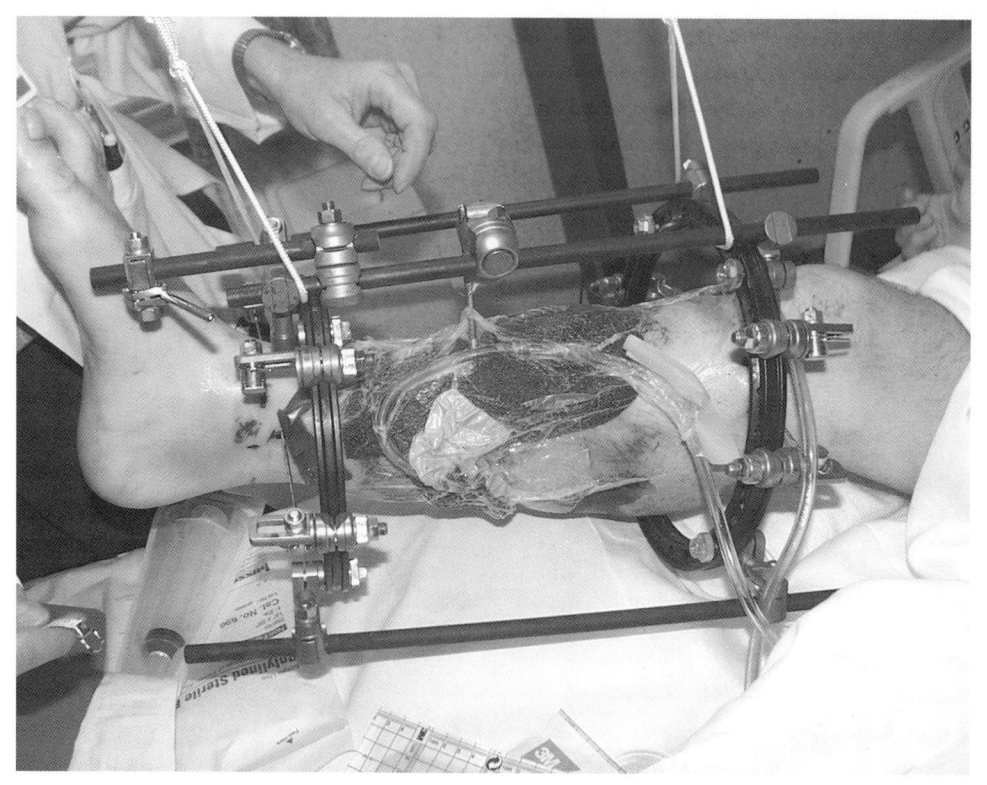

图2-9 开放胫骨骨折清创和外固定支架固定后，VAC引流的应用

抗生素

使用抗生素是在获得细菌培养样本后就可以开始的，可以使用广谱抗生素如先锋霉素。培养结果应该用来指导最终的抗生素治疗。尽管表面葡萄球菌和格兰阴性杆菌的感染日益增多，但金黄色葡萄球菌仍是最常见的病原体[44]。对于青霉素的耐药性很常见，而对于抗青霉素酶的青霉素（甲氧西林，苯唑西林）抵抗也增多。葡萄球菌对于万古霉素抵抗的报告则很少出现。为了保持万古霉素的有效性，只应该在证明是甲氧西林耐药的情况下使用，并且考虑联合用药以增强其疗效。利福平通常被用做口服的辅助药物，但其单独使用则很容易迅速产生耐药性[44,45]。口服喹诺酮常用于治疗成人由于肠道格兰阴性杆菌造成的骨髓炎[44]，但其常在假铜绿单孢杆菌和金黄色葡萄球菌的病例中失效。金黄色葡萄球菌出现在骨科植入物上，可以使用华法林进行治疗[46]。小鼠实验证实，临床上意识到喹诺酮类和特殊的环沙星类药物会阻碍骨骼的愈合是非常重要的。在非常见、多重性感染或是有耐药菌的情况下，感染性疾病的指导意见可能会有所帮助。

传统的持续抗生素治疗骨骼肌肉感染需要4~6周。抗生素的静脉给药可以用于门诊病人或是在家通过外周中心导管途径给予。近来，4~6周的口服治疗后进行，一种短程（<2周）的Ⅳ类抗生素疗法研究用于全面有效地治疗成人骨髓炎。

对于稳定性骨骼结合术的感染使用灌流性排放和抗生素能够治疗大多数病人。一项试验中，20位骨髓炎患者口服抗生素治疗28周（范围：12~64周），进行了试验，然后应用Ⅳ类替考拉宁以及口服环丙沙星或华法林，成功率为100%[49]。另一项对于矫形内固定（关节替换与骨折固定）感染治疗的研究中，只持续口服抗生素华法林和氧氟沙星，47例患者中约74%有效。

不稳定器械的术后急性和亚急性感染

清创术

过度运动,器械在 X 线片上的移位,或者是 X 线片上螺丝、固定棒或固定针周围出现密度降低影,都提示不稳定。这种不稳定都会造成感染或是骨折难以愈合。细菌到达金属固定器的表面或是死骨上,将会形成一个保护性防护罩,造成抗生素抵抗而使其难以穿过,面对器械不稳定以及骨折对合不齐时,器械应该被移除(图 2-10)。

最初清创术中漏掉的或是内固定时产生的缺乏血供的骨碎片,都可能在骨折部位出现。多数情况下这些死骨碎片都不能被取出,同时抗生素也无法穿透(图 2-8)。感染不会停止,除非死骨碎片被取出[32,38,50]。

薄的、有瘢痕的皮肤和窦道以及无血管的软组织需要被一道移除。在发生感染器械周围的致密纤维鞘也需要被完全切除,同时小心避免掀起带有伸缩肌的活骨骨膜(图 2-8)。清创时必须持续观察骨骼是否有细孔状出血,因为这表明进入血管。这种"红辣椒"征是活骨的一个特征,同时对建立清创术的限制范围有所帮助[50]。在使用高速圆头锉配合止血带放松以轻柔地移除骨皮质时,术者可以看到这一指征。这种锉头必须有灌流系统来保持其冷却。

感染限于髓腔可用扩髓器充分清创。在移除感染的髓内钉后,钉道内无血管物质可以通过直径 1~2 mm 的弹性扩髓器清除。如果使用该技术,术者必须避免骨皮质因骨膜剥离和随后的骨内膜腔扩张而失活,这常见于使用钉固定替代不稳定的板固定时。这有可能会随生长的死骨片,6 周的间隔保持这一过程将会降低此风险[50,51]。为了减少扩髓所带来的热学效应,止血带不应该充气,而加压过程则应缓慢,同时灌流系统需要一并使用。胫骨远端髓腔孔或是"气孔"是非常有用的,它为灌洗的整个通道产生提供了一个持续的流出口[51,52]。为了达到伤口的组织培养阴性,至少需要进行连续两次清创术[32,53]。

缺损控制

移除骨骼或器械会产生死腔,这将需要用活体组织填充。消除死腔与准备耐用的软组织覆盖物对于控制感染同样重要。急性和亚急性伤口感染,闭合是很有必要的;然而伤口又必须经常打开,于是覆盖可活动或是可转动的组织移植物是必要的。骨缺损可暂时使用抗生素珠链局部填充。局部抗生素系统的使用将在稍后详细讨论。

外固定

当器械被移除后,骨骼通常使用外固定保持稳定。一旦达到稳定,骨折愈合的炎性阶段和感染明显减少,使得问题更加简单。外固定类型取决于伤口的位置和骨折的复杂性。相对不太稳定的骨折,需要更复杂的框架用以控制骨骼末端的活动。应尽量保证器械能承受重量,因为间歇性承重能够预防额外的失用性骨质流失导致的萎缩。出现特殊的感染时,跨越式的外部固定器能够为软、硬组织提供舒适的支撑。因为固定针被放置于关节另一边的软组织重建区域,从而使得清创术以及之后的软组织重建成为可能(图 2-11)。

应用 Ilizarov 圆形固定器(Smith & Nephew, Memphis, Tennessee)位于关节外而显得更为有利,因其可以承受重量并且能矫正畸形或排列错乱(图 2-12)。另外,其还可以压缩或者分离对潜在的骨不连接部位进行加压或牵引。Ilizarov 技术允许应用于节段性骨缺损重建以及重度感染骨折[37,54~56]。

慢性骨髓炎

清创术

受伤之后的慢性感染是常发生的外科疾病,单独使用抗生素极少能完全治愈。如果感染在骨折愈合后仍然持续,则器械需要被移除的同时应去除无血供的骨骼和软组织。通常来说,应提前切开同时移除所有坏死组织。至于具有重要功能的结构以及可疑有活力的部分(肌腱和韧带),则在靠近其区域时需谨慎并且避免将有活力的骨膜从骨骼上掀起。硬化或者非重要的骨骼则应被移除,以保证剩余的骨骼健康并具有良好的血供。之前提及的高速钻头是一种轻柔的方式用来移除骨骼。

局部应用抗生素(视频 2-1,光盘 1)

为了准备缺损的移植或覆盖,清创术后用抗生素浸渍的聚甲基丙烯酸甲酯(PMMA)珠链、小杆或是小块,放置于局部用来释放高浓度的抗生素,可避免系统使用抗生素所带来的毒性反应。抗生素是从 PMMA 表面扩散出来的。尽管多数药物在最先的 24 小时中释放出来,但治疗水平的药

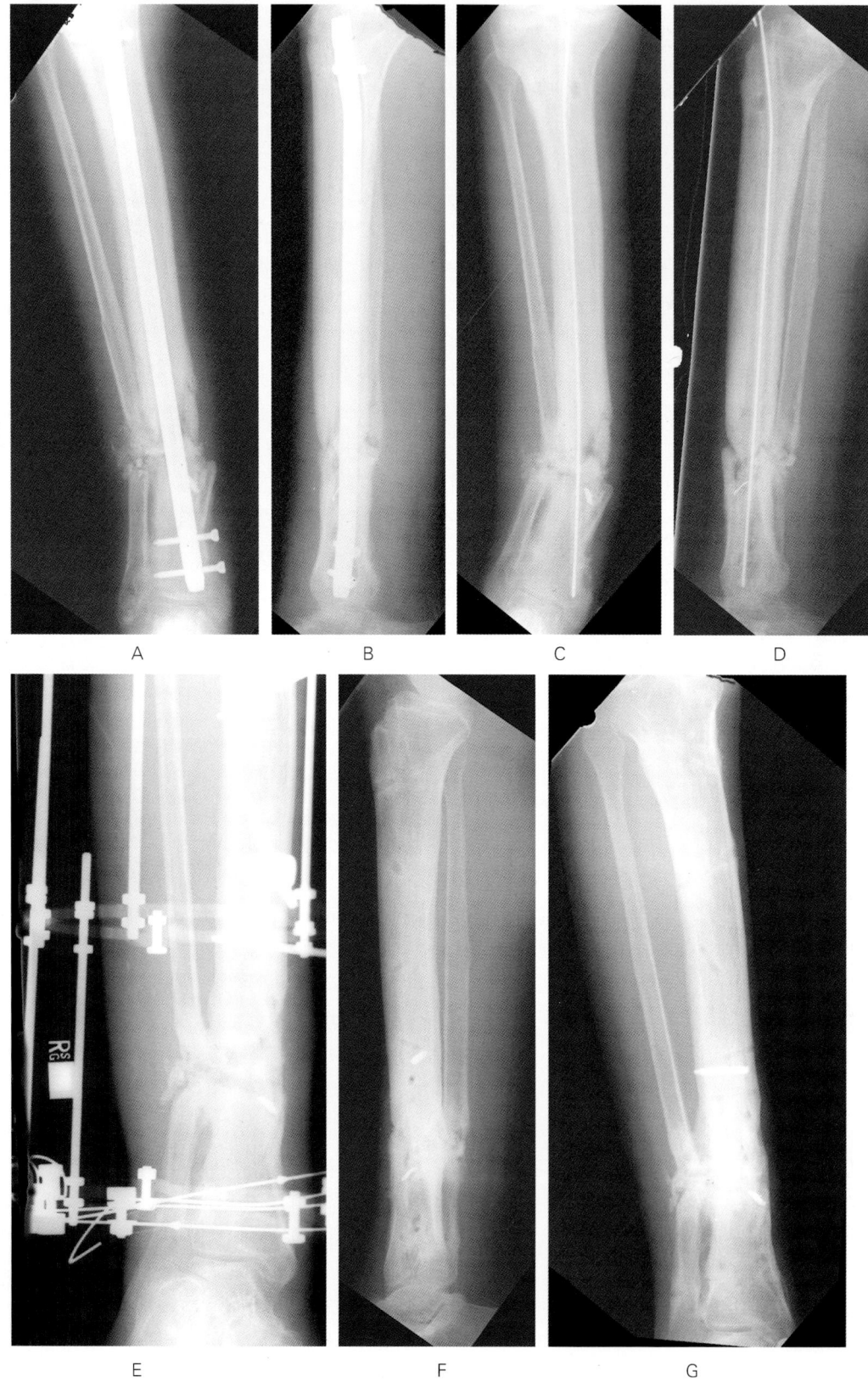

图 2-10　A,B. 此例患者为开放性胫骨骨折髓内钉治疗后感染。髓内钉及锁钉周围可见密度减低区,同时力线不佳。C,D. 取出髓内钉并进行髓内清创,遗留的死腔使用涂满抗生素的有机玻璃髓内钉替代。E,F. 使用 6 周抗生素后,髓内钉取出,通过环形外固定支架进行逐步畸形矫正,包括成角、长度、旋转等多发畸形被矫正。G. 闭合牵拉可以产生通过骨搬运形成新骨,并不需要植骨。经过 15 周的治疗,闭合牵张获得愈合,感染得到控制

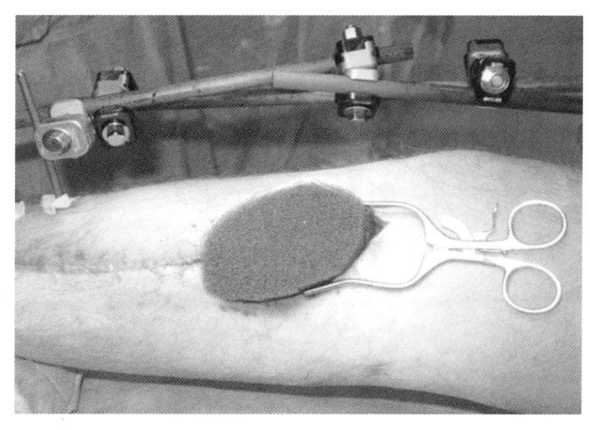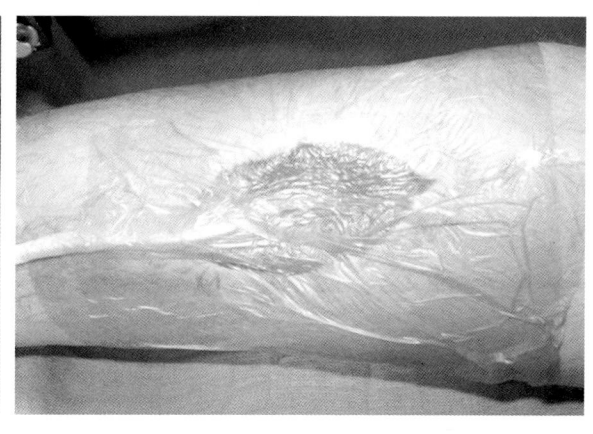

图 2-11 患者胫骨平台骨折合并骨筋膜间隙综合征开放复位内固定术后 5 周发生亚急性感染。膝关节外固定支架提供暂时固定,同时进行多次清创,取出内固定物,抗生素珠链置入。随着感染的清除和软组织的修复(旋转皮瓣),接骨板和骨移植物获得一个稳定的平台。A. 跨膝关节外固定支架清创术后(钢针分别位于胫骨和股骨),由于伤口未闭,VAC 海绵用来封闭创面。B. 贴膜后情况

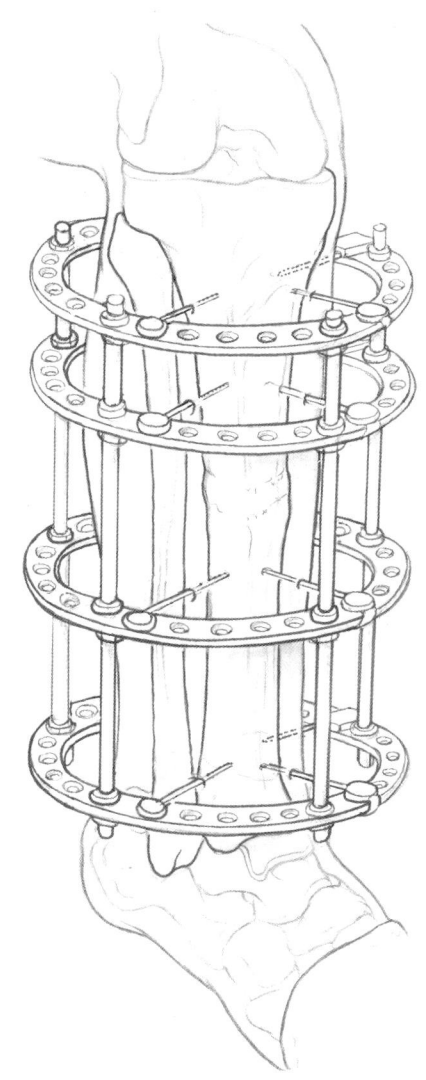

图 2-12 图示 Ilizarov 外固定支架用来矫正畸形和牵张技术。外固定支架可以使用张力针(图示)或者联合半针固定

物浓度在某些情况下可长达 90 天还能被检测到。这种药物在组织中可能比在实验中要维持得更久,浓度更高。庆大霉素珠链所达到的组织浓度相比于系统使用药物时可提高 200 倍[57]。而血浆和尿液中的药物浓度则至少低 80%~90%,某些实验中甚至都不能被检测到。

动物实验表明,这种抗生素浸渍的 PMAA 珠链治疗骨髓炎与系统性使用抗生素治疗相比,效果同样好或者更优[58,59]。相对于单独系统使用抗生素,将抗生素珠链与系统使用抗生素结合使用,可以提高清除包含受污染坏死骨骼的伤口感染的能力[60]。坏死骨在系统使用抗生素时并没有暴露在抗生素中,而局部使用可以获得较高的浓度。

临床研究抗生素珠链治疗慢性骨髓炎时,通常显示当抗生素珠链与系统性抗生素联合使用时能够增强其疗效。尽管许多外科医生认为抗生素珠链治疗骨髓炎后应该移除,但一项研究表明,如果将其留置在原位可以获得更好的结果[51]。

多种抗生素都已经应用于抗生素珠链上。抗生素必须是水溶性的、广谱的、耐受性好的、热稳定的、低浓度杀菌性的,并且可成粉状的。抗生素能够混合在一起。一个常见的例子便是临床使用妥布霉素加万古霉素。Palacos 骨水泥(Biomet 矫形外科公司,华沙,印第安纳)比其他类型的骨水泥释放抗生素效果更好。我们通常使用 2.4 克(2 管形瓶)妥布霉素粉末加入 40 克的 PMAA 小袋中。原则上可以加入更多的抗生素,但 24 毫升抗生素对 120 毫升 Palacos 水泥的容积率则难以使之成功硬化。这些混合物可用商业化的模具制成

珠链或者用手滚成珠链后再用线将其穿起来(图2-13),室温下珠链可在无菌容器中存放很长时间。使用抗生素珠链治疗时伤口必须是封闭的,用组织皮瓣覆盖或是用半透膜覆盖(抗生素珠链技术)(图2-14)。

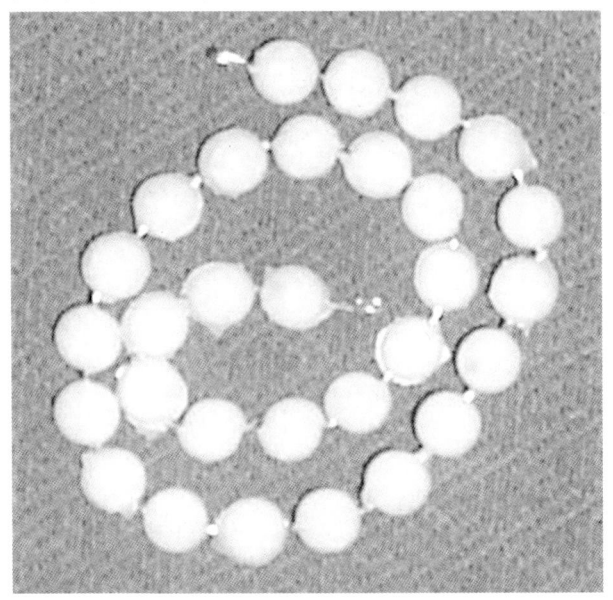

图2-13　机械制造有机玻璃抗生素珠链

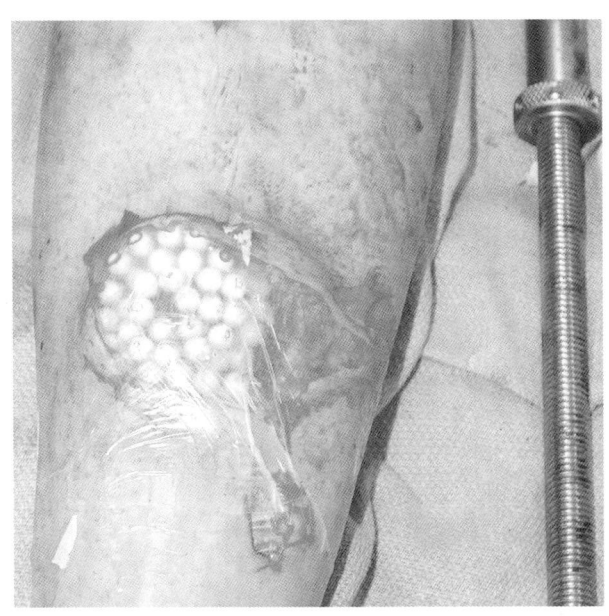

图2-14　进过初步清创后,抗生素珠链覆盖在开放性胫骨骨折创面

移除骨髓内柱后,放置抗生素内置物无力学支撑。脊髓内的珠链必须在10~14天后移除,过后移除可能极其困难[17,50,52]。抗生素水泥可以在手术时用不同胸管作为模型定制[56]。使用焊棒来确定导针的长度和直径,从而用导针作为模板来确定胸管的直径。将一根3毫米的导线预先弯曲放置在胸管模具的中心,用以提供一个大致的焊接棒的轮廓和尺度。然后将液态的骨水泥/抗生素混合物倒入骨水泥枪并注射进入胸管从而包围金属导棒。一旦骨水泥开始凝固,胸管就被完整地纵向切割和去皮成为水泥棒。当骨髓腔彻底清创完成,抗生素棒便可以插入,同时提供一些机械稳定性(图2-10)。如果需要进行额外的清创术,抗生素棒需要更换。当最后完全闭合后,抗生素棒便完整地留在腔内,同时伤口便在其上面完全闭合。间隔6~8周后,骨性重建便可以完成。

多种生物可吸收性携带材料被研制出来,用于进行局部抗生素释放并且可以不需要移除。这些材料包括矿物骨基质、骨移植物[62],低压冻干人体纤维、多聚羟基酸(PGA)[62]和聚己酸内酯[64]。最能达到临床效用的材料是硫酸钙串珠。这种材料兼备骨传导性和骨移植物的功能。因为其可以被人体吸收,硫酸钙串珠能释放出全部保存的抗生素,而PMMA只能释放其20%左右的药物。在一项对25例因创伤后长骨感染造成缺损病患的研究中,浸润抗生素的硫酸钙珠链能够减少23例感染(92%),同时治愈16例骨不连患者中的14例(9例需要骨移植)[65]。值得注意的是,当药片被吸收后,一些病人保留了一条无菌管道。

软组织覆盖

用软组织覆盖伤口,能够在增强其血供的同时提供一张完整的保护性屏障。覆盖最初可以用闭合的方式来完成,但经常需要使用不同类型的皮瓣,可以是局部旋转皮瓣或游离皮瓣。血供丰富的肌皮瓣可以增加局部的血流量,因此可以释放细胞和体液免疫元素以及系统性抗生素,从而增强局部抗感染能力[66,67]。第一次手术以前就应该确定覆盖的方式以及时间,这项技术已在第一章详细讨论过。用皮瓣覆盖的方法准备之后的骨移植可能比抗生素珠链衬垫的效果要好[52],或者这两个程序同时进行[68]。离断的皮瓣因不够成熟而不能耐受手术后近6~8周时间的皮瓣重提升。当充分的清创术与即刻的肌皮瓣覆盖联合应用后,间断性抗生素覆盖的时间可以缩短至2周,在27例轻微远端骨髓炎病人中成功率高达90%[69]。离断组织转移其技术要求苛刻,同时有很高的复杂性、供体部位不健全概率以及皮瓣失败的高风险。存在部分缺损和不稳定的患者尽管能成功覆盖,但其有更高风险再发脓毒症,这表明骨骼的稳定对于控制感染异常重要[67]。

达到愈合:清创术后骨骼缺损的重建

偶然情况下剩余组织在充分清创后会发生潜在骨化,但过度活动会阻碍愈合。插入纤维软骨可潜在骨化,因而一旦扭转性和中轴性不稳定被矫正便可以加以利用。骨折部位出现的多能干细胞会选择性地分化成前体成骨谱系以提供稳定和生成血管。这样,用多种内固定器械进行的重建手术可以使其愈合。插钉术配合抗生素抑制治疗所提供的稳定性使得结果非常理想。一旦软组织重建完成并且伤口得到控制,则选择性电镀技术能很好地控制干骺端的感染(图2-15)。

通常情况下,清创术会广泛地导致骨骼中间隙增大,这将会超过病人的骨愈合能力。如果清创术包括关节表面重要的部分,那么重建的方案就会非常有限。偶尔,应用抗生素浸渍的水泥垫、系统性使用抗生素、全关节假体成形术可以用来治疗切除后感染的关节。但是经常情况下特别是在缺乏抵抗力或多重感染,或是有耐药菌感染的部位,会需要使用关节固定术、切除性关节成形术或截肢术来治疗。切除的骨骼包括大部分的骨干或干骺端,这便需要多种重建方案来保持骨骼完整性,包括截短的、自身的或是同种异体的骨骼移植,或是分离成骨。

自体骨移植治愈得最快也最可靠,但其受限于数量和供体部位的不健全。同种异体植骨可以是网状的或皮质层的,或是以去矿物质的骨基质制成骨的复合物。牵引成骨是外固定通过应用压力去治疗间质组织从而产生新骨的技术。其他技术如截短可以在特定合适的情况下使用。

骨移植有三个潜在的功能:成骨作用,骨传导性和结构支持。成骨作用以两种方式发生。表面的成骨细胞能够通过吸收扩散来的营养保证移植物的存活,然后增殖成更多活骨组织。更多的表面区域则是网状移植,因此相对于骨皮质移植有更多细胞存活的潜力。另一种成骨方式是通过骨传导性成骨,其通过补充和刺激主要组织的骨原粒间充质细胞来完成这一过程。此过程可为移植诱导生长因子如骨形态发生蛋白、转移生长因子β、类胰岛素生成因子1和2、血小板诱导生长因子以及其他所激活。

骨移植的第二个功能是骨传导,或是为主骨生长提供支架。这是一个三维的过程,包括血管的增生、移植骨空腔内毛细血管的内生,跟随不同细胞以及骨的新生和重塑。第三个功能是移植物提供力学支持。在骨干则需要骨皮质移植。被填充的干骺端空腔用来支持关节表面(如胫骨面),

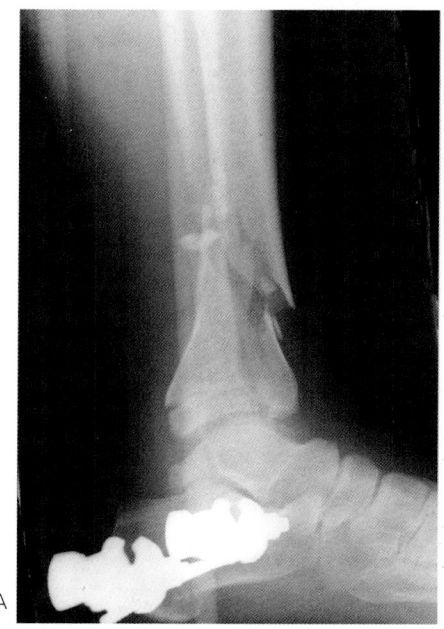 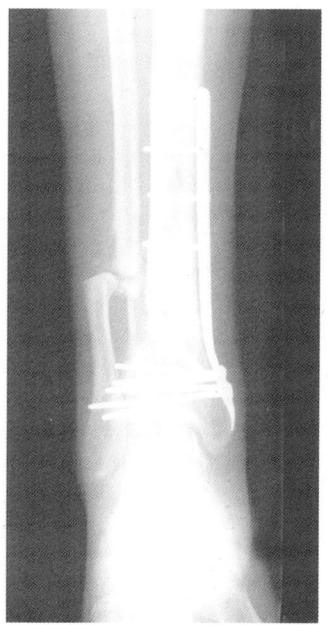 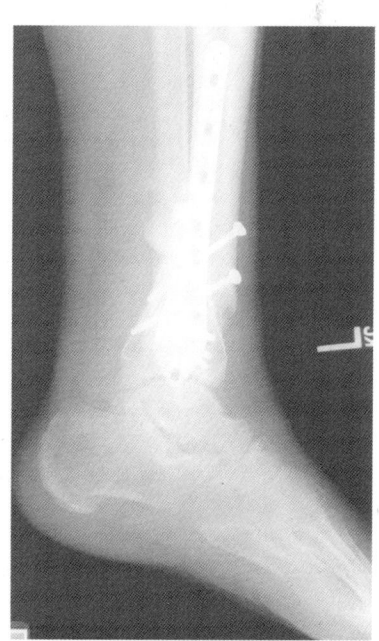

图2-15 开放性胫骨骨折初步治疗为更好敷料和支具固定。患者发生了急性感染尽管有良好的软组织。A. 外固定支架暂时固定,同时进行灌洗清创引流,软组织条件好转后,外固定支架取出,为进一步固定提供条件。B,C. 干骺端接骨板及植骨应用后获得愈合,感染控制

可以使用网状移植物。

主体对于移植物的融合反应分为5个阶段，每个阶段的持续时间取决于不同类型的移植物。出血和感染是最先出现的两个阶段，其产生的许多活性细胞因子为后续阶段提供准备。第三个阶段为血管增殖及生长阶段。侵袭性毛细血管带来的前血管组织和间质细胞能够分化成为骨原粒细胞系。第四个阶段包括对无血管骨片的破骨重吸收以及刺激成骨细胞产生新的骨矩。最后一个阶段，新生成的骨受主体部位力学环境而重塑以及重定向。

移植骨的融合速度在自身网状骨上最快，而在无血管的皮质骨上最慢。在犬模型上，相同的阶段在同时进行自体移植骨和同种异体移植，但异体移植的速度只有自体移植的一半。人类的过程看起来比狗的要更慢，异体移植的无血管皮质小杆可能要花费数年时间才能以"爬行替换"方式通过移植物的哈佛管系统发生融合。许多病例都未发生过完全性替换。

网状骨的自体移植

新鲜的网状骨自体移植是最快速以及最可靠的骨移植。其小梁结构为血管快速再生提供了条件，5毫米的移植物血管完全再生需要20~25天，其巨大表面区域可让很多移植细胞存活。移植操作必须首先保证移植物能存活；移植物必须被保存于冷冻的盐水或血液中，并且在取下后不能让其干燥；移植物无须提供结构上的支持，除非存在力学缺损的情况，如胫骨面压缩骨折，移植物被压紧后应能够支撑关节面。这些移植物依赖于主体血管的内向生长，并且在血供丰富的区域生长良好（图2-16）。

手术从髂嵴后部上截取网状骨（图2-17）。

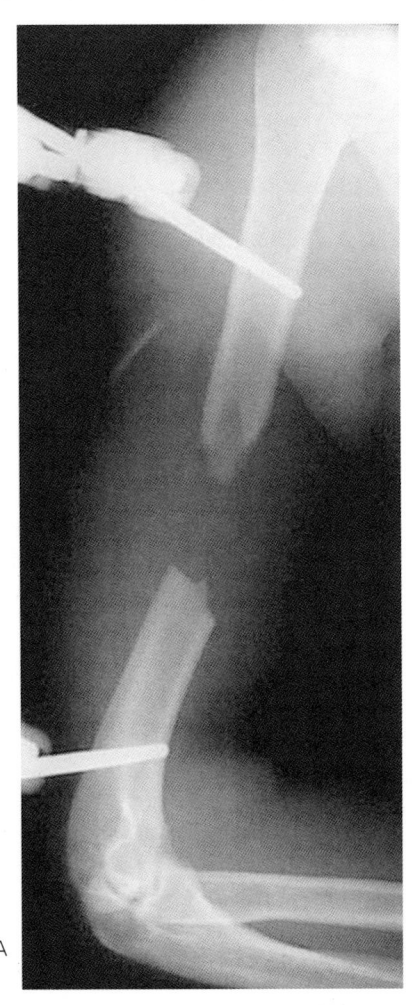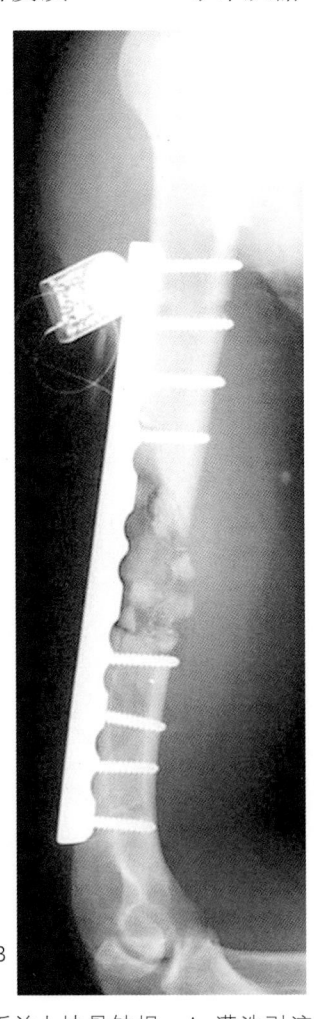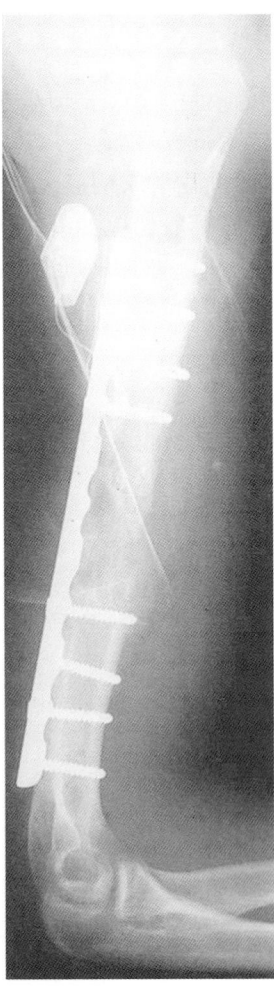

图2-16 年轻男性，摩托车祸致开放性肱骨骨折并大块骨缺损。A. 灌洗引流后，外固定支架应用，存在大块骨干缺损。B. 当软组织愈合后，接骨板和松质骨植骨进行固定，可植入骨刺激器应用。C. 术后5个月，缺损坚固愈合

移植骨可以从髂前上棘旋后位获取,或是髂后上棘旋前位获得。想要显露髂嵴后部,切口必须沿着嵴曲线,以后上骶椎作为指引点到达理想位置。软组织分离至切口线两端,同时用自固定拉钩拉住。以肌"白线"确定到达侧嵴的位置。使用电灼烧器将外展肌从嵴上分离下来,保留套囊组织以备修复用。侧嵴则暴露至骨膜下平面。用锐利的髋臼刀从髂骨上收集移植物,停留在髂嵴尾部,当内面接触时移动到一处新的区域。匙刮器被用于收集两平面边缘之间的网状骨。移植物需要收集在湿润的剖腹海绵上以备需要时使用。髂骨上的缺口用含有凝血酶、定哌卡因以及肾上腺素的明胶海绵填充。修复外展肌组织,分层伤口闭合。另外再注射丁哌卡因于此点。

供体部位的不健全也是一个和网状骨自体移植相关的问题。髂骨捐献部位的复杂问题包括疼痛、神经血管损伤(股外侧皮神经,髂腹下神经,髂腹股沟神经,臀神经,臀上神经等),损伤包括髂前上棘撕脱(ASIS)、感染、血肿、疝气、步态紊乱、骶髂关节损伤以及输尿管损伤[71]。由于可用骨数量的限制,有人建议因将损伤缺损限制在6厘米。但是一项研究报告指出,8例胫骨平均缺损有10厘米的患者用自体网状骨进行移植重建获得成功。

使用抗生素浸渍的自体移植网状骨,能够提高抗感染能力并且不会影响移植物的成熟和融合[73]。将扩张剂加入自体移植骨内能够增加可用骨的量。骨传导性的大部分功能取决于骨引导剂的可变性,以及骨传导程度的不可预期性。样品包括陶瓷,如磷酸钙、羟磷灰石、磷酸三钙或硫酸钙;含有磷酸钙的牛胶原复合物(如颈移植物)、去矿物质的骨矩产品也有相同的功能。单独使用这些不足以刺激生成足够的骨来填充主要的间隙,但与自体移植骨混合在一起可以起到一定的作用。具体的指导和功效在学术上尚未阐明。

网状骨移植物通常被放置于软组织能够闭合的地方,如从外侧入路至胫骨未结合处;但在一些未结合处感染的病例中,可以使用开放性或是Papinean技术。当充分的骨与软组织清创术完成后,便允许进入由外固定器械保持稳定的患肢缺损处。治疗可以是包扎换药或是VAC设备直至腔隙被颗粒组织完全闭合。缺损部分则被网状骨移植物压紧,其包扎可以保持生理状态下的湿润环境。颗粒表面缓慢地沿着移植物周围生长。当表面颗粒完全覆盖后,厚皮移植物便形成。在外部固定器的平均时间为7.5个月。随着微血管和骨移植技术广泛应用,开放式骨移植的应用逐渐减少。

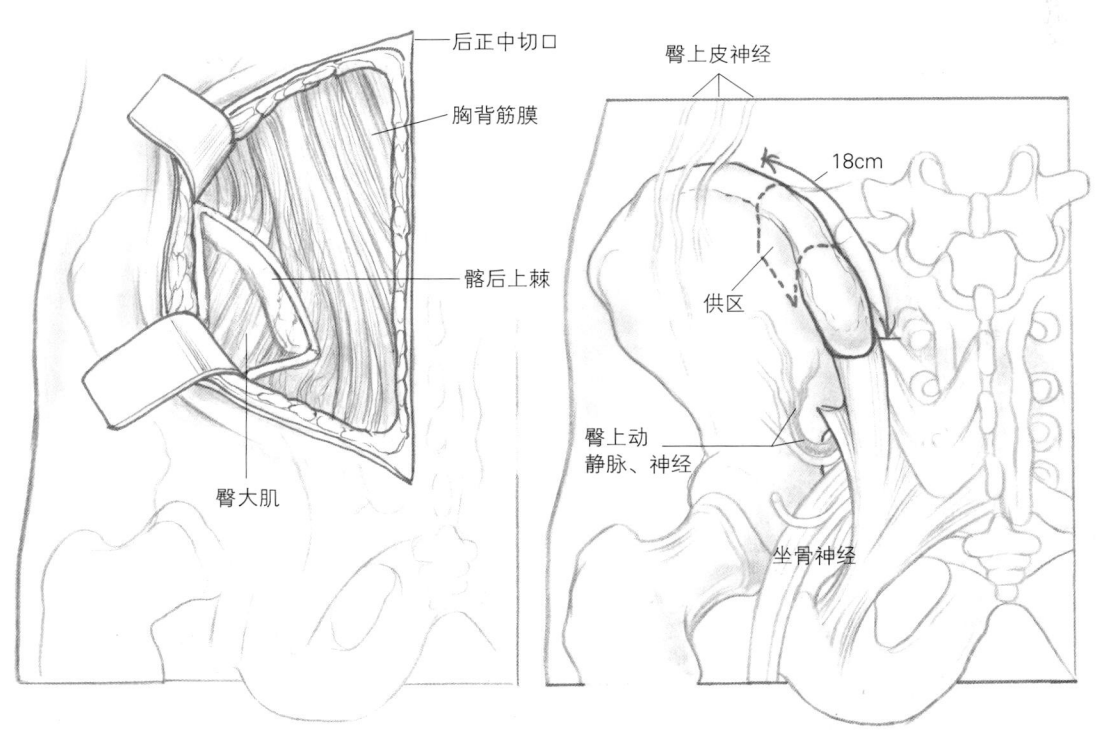

图2-17 髂后上棘取骨的手术入路

同种异体骨移植

冷冻或者干冻的同种异体骨移植可以用来重建大面积骨缺损。这种移植物的融合与自体移植的机制和阶段相似但却更加缓慢。人类大面积异体移植皮质骨在主体骨上很难达到完全替换。因为在预先准备阶段没有骨细胞能够存活,因此移植物不能直接来自于骨骼。异体骨移植在骨诱导方面很弱。皮质网状骨片段可能可以用来支撑和填充干骺端的缺损。皮质骨片段或者小条能够用做结构成分。他们可能需要经常补充异体骨网状移植以修复主体骨,更重要的是需要内固定支撑(图2-18)。一项长期的骨肿瘤切除后插入异体移植骨的研究显示其成功率为84%。15例失败患者中,半数由另外的移植物补救;另外有31例的一端未能结合,81例需要额外的程序以达到结合[74]。

异体移植的好处是在数量、尺寸上没有限制,并有潜力包括关节面移植。而其缺点在于结合得不够完全、治疗方面的问题、高额的费用以及移植病的发生。由异体骨移植带来的病毒传播的风险为1/600 000。异体骨移植最大的风险是感染,因此其很少用于骨髓炎引起的骨缺损。因肿瘤造成的骨质丢失,其感染率为5%~12%,而之前的历史发生感染的可能性更大。

带血管蒂的移植骨

带血管的移植骨包括皮质网状骨片段和附着在其上面的血管,这可以是带蒂的移植物(血管完整地保留在转移的骨上)或者离断的血管(分离的血管,用微血管技术重新使之附着于新位置)。通常情况下这项技术包括腓骨,有选择地包括带有旋髂深动脉的髂嵴,或是带有肋间后血管的肋骨。在某些病例中,皮肤和肌肉能单独或一起以复合肌瓣的形式移植。带血管的移植骨能够快速结合,独立于主体的血管床,并且能够提供力学支持。它会随着时间过度增殖以应付增加的负荷。肋骨因为易造成不完整性而很少使用。髂嵴移植物受限于5~6厘米的直线片段,并且其结合很缓慢,同时需要网状骨移植作为补充。带血管的髂嵴移植物收集有很高的缺陷率,包括腹部疝气的形成。

游离腓骨是重建骨干缺损的好材料,可以提供20cm长度的骨。在某些病例中,生长着的干骺端能够作为离断的腓骨进行移植,供体部位的发病率很低。如果处理得当,移植物中90%的细胞能够存活[75,76]。带血管的腓骨首先被用于修复胫骨缺损的完整性。之后因为其长度和供体部位发病率低而常被用做离断的骨皮瓣来修复骨干缺损。在大的缺损(>6cm),特别是血供欠佳的供体部位,许多学者认为必须考虑治疗方式的选择。移植骨的营养来自于沿着其生长的分支血管,也包括骨膜血管。因为移植骨有自己的血供,可以相对独立于主体的血管床。

单独的移植骨能附带比目鱼肌或者一些皮肤(腓骨移植物)来重建骨与软组织的缺陷。皮瓣能够用来监测移植物的血供情况[75]。Jupiter等报告说用这种移植物对9例部分半径缺损的病人进行重建,其中8例成功治愈。Heitmanr等报告用这种移植物治疗8例部分肱骨缺陷的病人,虽然7例患者早期固定失效或是移植物破碎,但解决了开放式缩短以及网状移植骨内固定的问题。另外1例感染需要第二根离断肋骨的移植[78]。

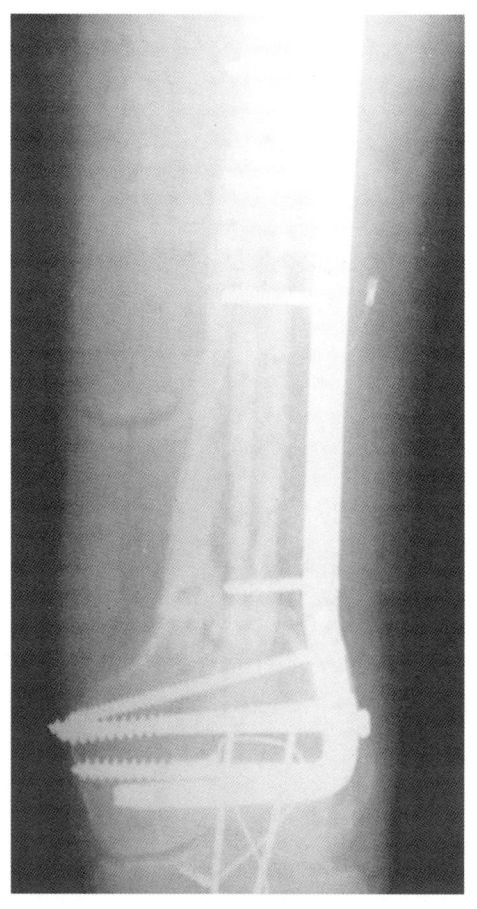

图2-18 开放性股骨骨折并大块骨缺损经过伤口换药、外固定、角接骨板内固定及腓骨骨移植。正位片是术后8个月,患者已经完全负重并从事搬运工作

供体部位的问题通常不太严重,包括前 18 个月轻度的步态失调(特别在上下楼梯时),但之后失调的问题比较少;小腿力量轻度下降和关节外翻;FHL 挛缩,腓神经的麻木[76]。

牵张成骨技术(视频 2-2,光盘 1)

Ilizarov 于 20 世纪 40 年代后期或 50 年代早期在前苏联发明了牵拉骨生成技术,如今这项技术以他的名字命名,涉及骨生物学行为的全新领域。Ilizarov 发现可使用外固定装置缓慢拉开 2 个血管化骨段来诱导新骨形成。牵张成骨技术,顾名思义,在治疗过程中允许动态调整轴向、旋转和平移畸形,同时解决肢体不等长或骨的差距等问题;通过使用环形固定器消除剪切力和扭转力,使力被分解,即可促使新骨生成和骨折部位愈合。维持骨折部位微环境的稳定,是促使骨折处纤维软骨组织化生的一个关键因素。在稳定的环境下,局部间质源性的多能干细胞优先开始沿成骨—骨细胞线进行分裂。此过程包括生物合成活动增加和局部新血管的形成,从而使骨折断端之间膜内成骨[79]。

首先是外固定支架的安装。经典的 Ilizarov 固定器由张力贯通线和螺纹杆连接的环构成(图 2-12)。许多固定技术都使用相似的半针单侧固定器。为了尽可能保留干骺端骨髓内和骨膜下的血供,通常选择经皮骨皮质切开。骨皮质切开术后,在开始牵引之前,要有 5~14 天的潜伏期。一旦开始牵引,切开的骨表面以 0.25mm/6h 的速度缓慢分开。牵引增量太大(如 1mm/d)会抑制成骨;牵引增量太小,切开的骨间隙会被正常的骨折愈合过程所闭合。一切由于不稳而产生的剪切力都会抑制成骨。切开骨表面之间的软组织,发展成与胶原纤维方向相平行的双极纤维。整个切开的骨表面参与膜内成骨,生成高度一致和有序的由微血管通道所包绕的直径为 200pm 的柱形或锥形结构,矿化过程与脉管相似,沿与牵引力相平行的方向进行[79]。

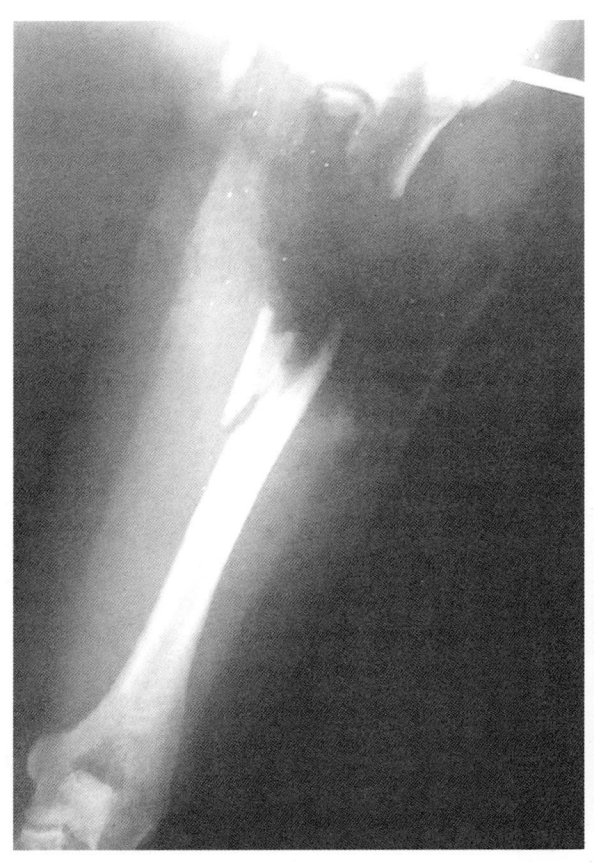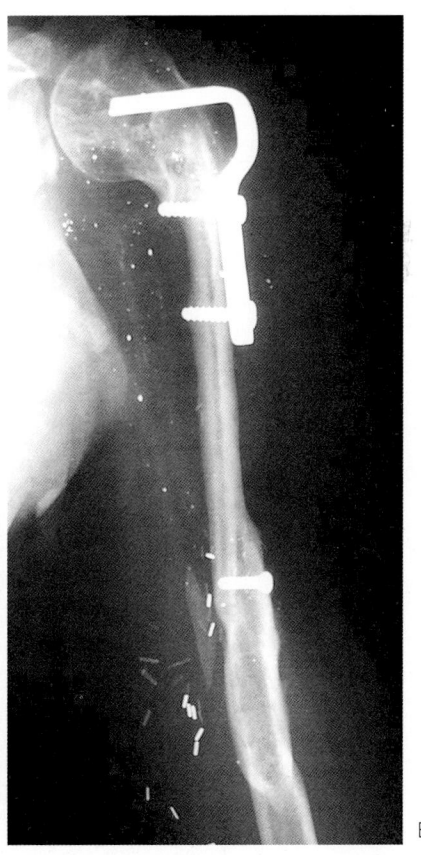

图 2-19 A. 火器伤后大块肱骨缺损,手部神经功能是完好的。B. 腓骨游离移植重建缺损后 72 个月,近端骨不愈合经过进一步治疗后,患者获得稳定固定,可日常应用患手

牵引骨生成技术治疗骨缺损有两种方案。第一种是在修整骨折断端使骨折稳定后迅速缩紧骨折端,然后在远离干骺端处进行骨皮质切开和延长术。这种方案要求修复软组织缺损,需要软组织瓣的缺损部位通常要进行延迟一期愈合或皮肤移植[80]。固定架可以在压缩骨折部位的同时对另一部位实施牵引。第二种方案是在肢体上安装长度合适且对线合理的固定装置,然后通过在内部延长骨折段的一端或两端来填补骨折空缺,称之为骨运输技术。它的优点就是骨折愈合过程中肢体功能得到保留甚至还可以负重。

骨运输技术的最终成功率很高,部分列报道称其最终治愈率高达90%并且能防止感染[80,81]。不幸的是,大部分报道都是小样本研究,通常情况下患者人数少于20例,无对照组和空白组。之所以与骨运输相关的供体发病率为零,是因为所有的供应骨均来自于患肢。除此之外,患肢在治疗期间能保留其功能并负重(图2-20)。然而,此方案的确需要延长外固定时间,对于一部分患者,每填补1厘米骨折缝隙需要2个月的时间。由于对接点通常需要实施骨移植术,大部分时间消耗在延期愈合上。一些样本的对接点的治愈问题达到了半数。通常因为一些高发生率的并发症的出现而不得不延长外固定的时间,如针道感染、蜂窝织炎、挛缩和水肿等。

可以通过改进技术来缩短外固定的时间,包括双段运输、对接点实施提前移植或应用多枚即时扩髓钉。"单轨技术"指对一个骨折段可同时放置多枚螺钉以减少排列不整,一旦对接开始并加压,即时扩髓钉能够互锁,外固定即可拆除。类似的方法还有微创桥接技术,它能使骨段维持稳定,并且可以早期拆除外固定。

有3项研究将其与常规的方法处理骨缺损进行了对比[38,83,84],各自选用不同的结果处理方法,将治疗结果分为成功和发生并发症。其中2项是回顾性研究,另外一项研究是将历史的治疗记录和前瞻性治疗记录进行对比。没有一项研究随机地将治疗患者和其他不同组进行对比。对常规的治疗方法的研究由3篇论文组成,其中一篇是关于Papineau移植[38],一篇是关于松质骨移植[84],第三篇关于松质骨移植或单纯腓骨移植[83]。三项研究样本相加共有101例患者,其中48例来用

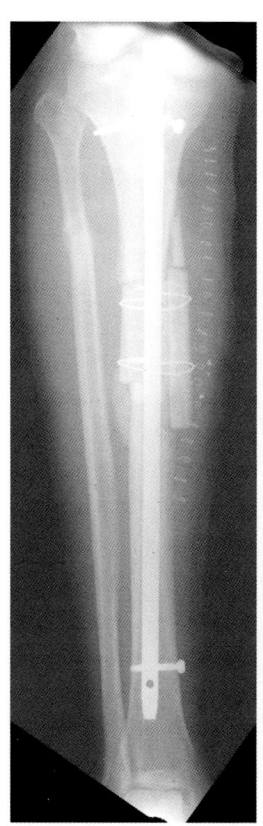 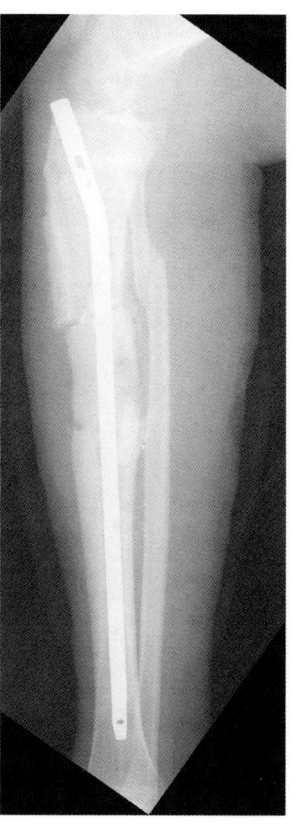

图2-20 胫骨骨缺损骨搬运。A. 开放胫骨骨折使用髓内钉和异体骨治疗,钢丝环扎,发生感染。B. 经过感染骨块和软组织切除,抗生素骨水泥替代物置入

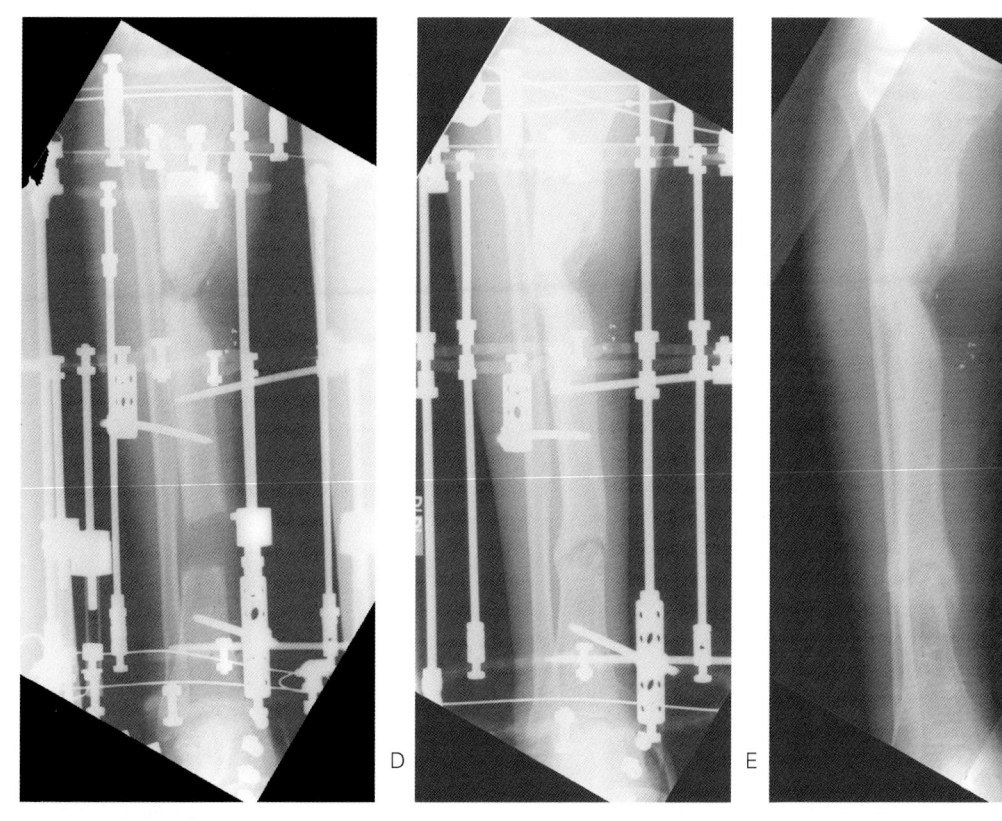

图 2-20(续) C. 环形外固定应用进行骨搬运。D. 骨连接处进行骨移植。E. 最终获得愈合并完全负重,控制了感染

Ilizarov 法治疗,患者平均骨缺损长度为 5.2cm;其他患者用常规的方法治疗,患者平均骨缺损长度是 5.7cm。成功治愈并防止感染的比例为 71%～90%,与对照组相比无明显差异。传统的治疗方法需要进行更多的二次处理(35 比 112)。调查显示,传统治疗方法会导致更多的输血、延长手术和住院时间[93]。Marsh 等[84] 发现 Ilizarov 治疗方法在缩小最终肢体长度误差方面具有明显优势,但包括进行了人为缩短处理的传统治疗组患者。许多 Ilizarov 法治疗组患者需要通过骨移植解决对接点问题,但笔者发现,与常规治疗组相比,Ilizarov 法治疗组需要进行骨移植的人和骨移植的量要少得多。

新技术

胫骨髓内针和钛笼

最近一项来自欧洲的关于治疗胫骨慢性骨髓炎的技术主张积极清除死骨和感染骨,然后将髓内针植入髓腔内并穿过钛笼,同时进行松质骨移植(图 2-21)。第一步是清除所有的死骨和游离骨,选择合适高度的钛笼重建骨长度使其恢复正常。然后向胫骨内植入髓内针至骨缺损部位。钛笼置于骨缺损部位,髓内针由钛笼的中央穿过,然后在远端交锁。最后将松质骨种植在钛笼的周围(而不是中央)。目前暂无与此技术相关的研究数据发布,但早期结果十分令人期待。它的主要优势体现在早期稳定和负重。

> **经验**
> - MRI 对骨感染路径的总体敏感度为 100%,特异度为 60%～75%。

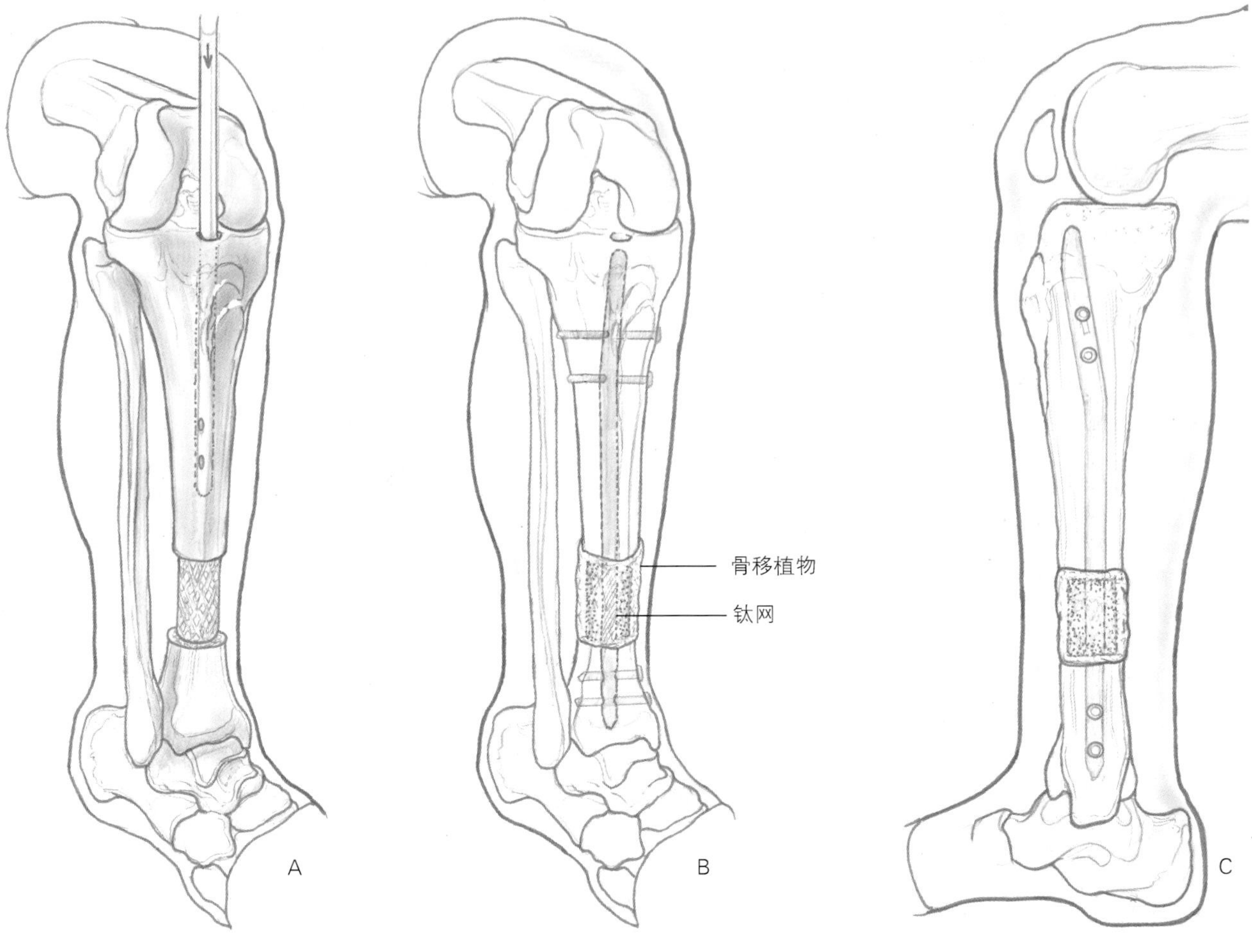

图 2-21 图示髓内钉联合钛网。由于髓内钉和钛网的存在,这项技术允许早期负重,骨移植物放置在钛网周围,填充骨缺损。A. 钛网置于骨缺损区域,髓内钉插入。B. 钛网周围植骨。C. 骨折愈合

DVD 内容提要

视频 2-1(光盘 1)抗生素珠链　视频显示了如何制备抗生素珠和抗生素珠链,治疗感染或严重污染的伤口(同视频 1-5,光盘 1)。

视频 2-2(光盘 1)下肢环形外固定　视频显示了环形外固定治疗胫骨近端骨折的技术。目的是感染后矫正畸形以进行重建。

视频 2-3(光盘 1)膝关节融合　视频显示了使用加压接骨板完成膝关节融合术,治疗导致关节软骨和周围骨质严重损害的脓毒性膝关节炎。这种技术需要使用为全膝关节成形术特制的切割夹具获得良好的对线与稳定的骨表面,从而完成关节融合。

视频 2-4(光盘 1)膝上截肢　视频显示了使用膝上截肢治疗下肢严重损毁的病人。这种技术包括外展肌与腘绳肌的肌(肉)固定术。

参考文献

1. Bloom BS, Esterhai JL Jr. Musculoskeletal infection: impact, morbidity, and cost to society, medicine and government. In: Esterhai JL Jr, Gristina AG, Poss R, eds. Musculoskeletal Infection. Rosemont IL: American Academy of Orthopaedic Surgeons; 1992:5-11

2. Nelson CL. Prevention of infetion. In: McCollister Evarts C, ed. Surgery of the Musculoskeletal System. 2nd ed. New York: Churchill Livingstone; 1990

3. Pratt WB, Veitch JM, McRoberts RL. Nutritional status of orthopaedic patients with surgical complications. Clion Or-

thop Relat Res 1981;155:81-84
4. Anglen JO. Wound irrigation in musculosketletal injury. J Am Acad Orthop Surg 2001;9:219-226
5. Henry SL, Osterman PA, Seligson D. The antibiotic bead pouch technique. Clin Orthop Relat Res 1993;295:54-62
6. Webb LX. New techniques in wound management: vacuuma-ssisted wound closure. J Am Acad Orthop Surg 2002;10:303-311
7. Schmidt AH, Swiontkowski MF. Pathophysiology of infections after internal fixation of fractures. J Am Acad Orthop Surg 2000;8:285-291
8. Boxma H, Broekhuizen T, Patka P, Oosting H. Randomized, controlled trial of single dose antibiotic prophylaxis in surgical treatment of closed fractures: The Dutch Trauma Trial. Lancet 1996;347:1 133-1 137
9. Oishi CS, Carrion WV, Hoaglund FT. Use of parenteral prophylactic antibiotics in clean orthopaedic surgery. Clin Orthop Relat Res 1993;296:249-255
10. Anglen JO, Aleto T. Temporary transarticular external fixation of the knee and ankle. J Orthop Trauma 1998;12:431-434
11. Haidukewych GJ. Temporary external fixation for the management of complex intra-and periarticular fractures of the lower extremity. J Orthop Trauma 2002;16:678-685
12. Watson JT, Occhietti MJ, Moed BR, Karges DE, Cramer KE, Parmar VS. Perioperative external fixator management during secondary surgical procedures. Presented at the OTA annual meenting, Charlotte, NC, October 24, 1999. Abstract available online accessed 8/26/03: http://www.hwbf.org/ota/am/ota99/otapa/OTA99902.htm
13. Maurer DJ, Merkow RL, Gustilo RB. Infection after intramedullary nailing of severe open tibial fractures initially treated with external fixtion. J Bone Joint Surg Am. 1989;71:835-838
14. Hofmann GO, Bar T, Buhren V. The osteosynthesis implant and early postoperative infection: healing with or without removal of material? [in German] Chirurg 1997;68:1 175-1 180
15. Hoch RC, Rodriquez R, Manning T. Effects of accidental trauma on cytokine and endotoxin production. Crit Care Med 1993;21:839-845
16. Court-Brown CM, Keating JF, McQueen MM. Infection after intramedullary nailing of the tibia: incidence and protocol for management. J Boen Joint Surg Br1992;74:770-774
17. Keating JF, Blachut PA, O'Brien PJ, Meek RN, Broekhuyse H. Reamed nailing of open tibial fractures: does the antibiotic bead pouch reduce the deep infection rate? J Orthop Trauma 1996;10:298-303
18. Leutenegger AF. Acute Infection following osteosynthesis. Ther Umsch 1990;47:593-596
19. Zych GA, Hutson JJ Jr. Diagnosis and management of infection after tibial medullary nailing. Clin Orthop Relat Res 1995;335:153-162
20. Foglar C, Lindsey RW. C-reactive protein in orthopaedics. Orthopedics 1998;21:687-691
21. Unkila-Kallio L, Kallio MJ, Eskola J, Petola H. Serum C-reactive protein, erythrocyte sedimentation rate, and white blood cell count in acute hematogenous osteomyelitis of children. Pediatrics 1994;93:59-62
22. Santiageo Resterpo C, Gimenez CR, McCarthy K. Imaging of osteomyelitis and musculoskeletal soft tissue infections: current concepts. Rheum Dis Clin North Am 2003;29:89-109
23. Gross T, Kaim AH, Regazzoni P, Widmer AF. Current concepts in posttraumatic osteomyelitis: a diagnostic challenge with new imaging options. J Trauma 2002;52:1 210-1 219
24. Kaim A, Ledermann HP, Bongartz G, Messmer P, Muller-Brand J, Steinbrich W. Chronic post-traumatic osteomyelitis of the lower extremity: comparison of magnetic resonance imaging and combined bone scintigraphy/immunoscintigraphy with radiolabelled monoclonal antigranulocyte antibodies. Skeletal Radiology 2000;29:378-386
25. Hakki S, Harwood SJ, Morrissey MA, Camblin JG, Laven DL, Webster WB Jr. Comparative study of monoclonal antibody scan in diagnosing orthopaedic infection. Clin Orthop Relat Res 1997;335:275-285
26. Seabold JE, Nepola JV. Imaging techniques for evaluation of postoperative orthopedic infections. QJ Nucl Med 1999;43:21-28
27. Erdman WA, Tamburro F, Jayson HT, Weatherall PT, Ferry KB, Peshock RM. Osteomyelitis: characteristics and pitfalls of diagnosis with MR imaging. Radiology 1991;180:533-539
28. Umans H, Haramati N, Flusser G. The diagnostic role of gadolinium enhanced MRI in distinguishing between acute medullary bone infarct and osteomyelitis. Magn Reson Imaging 2000;18:255-262
29. Hovi I, Valtonen M, Korhola O, Hekali P. Low-field MR imaging for the assessment of therapy response in musculoskeletal infections. Acta Radiol 1995;36:220-227
30. Williamson MR, Quenzer RW, Rosenberg RD, et al. Osteomyelitis: sensitivity of 0.064 T MRI, three-phase bone scanning and indium scanning with biopsy proof. Magn Reson Imaging 1991;9:945-948
31. Perry CR, Pearson RL, Miller GA. Accuracy of cultures of material from swabbing of the superficial aspect of the wound and needle biopsy in the preoperative assessment of osteromyelitis. J Bone Joint Surg Am 1991;73:745-749
32. Cierny G 3rd, Mader JT, Penninck JJ. A Clinical staging

system for adult osteomyelitis. Clin Orthop Rel Res 2003; 414:7 – 24

33. Moroni A, Vannini F, Mosca M, Giannini S. State of the art review:techniques to avoid pin loosening and infection in external fixation. J Orthop Trauma 2002;16:189 – 195

34. Pommer A, Muhr G, David A. Hydroxyapatite-coated Schanz pins in the external fixators used for distraction osteogenesis:a randomized, controlled trial. J Bone Joint Surg Am 2002;84 – A:1 162 – 1 166

35. Halsey D, Fleming B, Pope MH, Krag M, Kristiansen T. External fixator pin design. Clin Orthop Relat Res 1992; 278:305 – 312

36. Seitz WH Jr, Froimson AI, Brooks DB, Postak P, Polando G, Greenwald AS. External fixator pin insertion techniques: biomechanical analysis and clinical relevance. J Hand Surg[AM]1991;16:560 – 563

37. Dahl MT, Gulli B, Berg T. Complications of limb lengthening a learning curve. Clin Orthop Relat Res 1994;301:10 – 18

38. Green SA. Skeletal defects:a comparison of bone grafting and bone transport for skeleta defects. Clin Orthop Relat Res 1994;301:111 – 117

39. Seguin B, Harari J, Wood RD, Tillson DM. Bone fracture and sequestration as complications of external skeletal fixation. J Small Anim Pract 1997;38:81 – 84

40. Gordon JE, Kelly-Hahn J, Carpenter CJ, Schoenecker PL. Pin site care during external fixation in children:results of nihilistic approach. J Pediatr Orthop 2000;20:163 – 165

41. McClinton MA, Helgemo SL Jr. Infection in the presence of skeletal fixation in the upper extremity. Hand Clin 1997; 13:745 – 760

42. Merritt K, Dowd JD. Role of internal fixation in infection of open fractures:studies with *Staphylococcus aureus* and *Proteus mirabilis*. J Orthop Res 1987;5:23 – 28

43. Worlock P, Slack R, Harvey L, Mawhinney R. The prevention of infection in open fractures:an experimental study of the effect of fracture stability. Injury 1994;25:31 – 38

44. Lew DP, Waldvogel FA. Osteomyelitis. N Engl J Med 1997;336:999 – 1 007

45. Norden CW, Bryant R, Palmer D, Montgomerie JZ, Wheat J. Chronic osteomyelitis caused by *Staphylococcus aureus*: controle trial of nafcillin therapy and nafcillin-rifampin therapy. South Med J 1986;79:947 – 951

46. Drancourt M, Stein A, Argensen JN, Zannier A, Curvale G, Raoult D. Oral rifampin plus ofloxacin for treatment of *Staphylococcus* infected orthopaedic implants. Antimicrob Agents Chemother 1993;37:1 214 – 1 218

47. Huddleston PM, Steckelberg JM, Hanssen AD, Rouse MS, Bolander ME, Patel R. Ciprofloxacin inhitition of experimental fracture healing. J Bone Joint Surg Am. 2000;82: 161 – 173

48. Swiontkowski MF, Hanel DP, Vedder NB, Schwappach JR. A comparison of short and long-term intravenous antibiotic therapy in the post-operative management of adult osteomyelitis. J Bone Joint Surg Br. 1999;81:1 046 – 1 051

49. Pavoni GL, Falcone M, Baiocchi P, et al. Conservative medical therapy of infections following osteosynthesis: a retrospective analysis of a 6-year experience. J Chemother 2002;14:378 – 383

50. Mader JT, Cripps MW, Calhoun JH. Adult posttraumatic osteomyelitis of the tibia. Clin Orthop Relat Res 1999; 360:14 – 21

51. Tetsworth K, Cierny G. Osteomyelitis debridenment techniques. Clin Orthop Relat Res 1999;360:87 – 96

52. Ueng SW, Wei FC, Shih CH. Management of femoral diaphyseal infected nonunions with antibiotic bead local therapy, external skeletal fixation and staged bone grafting. J Trauma 1999;46:97 – 103

53. Patzakis MJ, Greene N, Holtom P, Sheperd L, Bravos P, Sherman R. Culture results in open wound treatment with muscle transfer for tibial osteomyelitis. Clin Orthop Relat Res 1999;360:66 – 70

54. Catagni MA, Guerreschi F, Holman JA, Catanneo R. Distraction osteogenesis in the treatment of stiff hypertrophic nonunious using the Ilizarov apparatues. Clin Orthop Relat Res 1994;301:159 – 163

55. Tetsworth K, Paley D. Accuracy of correction of complex lower extremity deformities by the Ilizarov method. Clin Orthop Relat Res 1994;301:102 – 110

56. Paley D, Herzenberg JE. Intramedullary inferctions treated with antibiotic cement rods: preliminary redsults in nine cases. J Orthop Trauma 2002;16:723 – 729

57. Wahlig H, Dingeldein E, Bergmann R, Reuss K. The release of gentamicin from polymethylmethacrylate beads: an experimental and pharmacolinetic study. J Bone Joint Surg Br 1978;60 – B:270 – 275

58. Evans RP, Nelson CL. Gentamicin-impregnated PMMA beads comosteomyelitis. Clin Orthop Relat Res 1993;295: 37 – 42

59. Seligson D, Mehta S, Voos K, Henry SL, Johnson JR. The use of antibiotic impregnated PMMA beads to prevent the evolution of localized infection. J Orthop Trauma 1992;6: 401 – 406

60. Chen NT, Hong HZ, Hooper DC, May JW Jr. The effect of systemic antibiotic and antibiotic-impregnated PMMA beads on the baccterial clearance in wounds containing conotaminated dead bone. Plast Reconstr Surg 1993;92: 1 305 – 1 311

61. Henry SL, Hood GA. Seligson D. Long-term implantation of gentamicin-polymethylmethacrylate antibiotic beads. Clin

Orthop Relat Res 1993;295:47 - 53
62. Miclau T, Dahners LE, Lindsey RW. In vitro pharmacokinetics of antibiotic release from locally implantable materials. J Orthop Res 1993;11:627 - 632
63. Galandiuk S, Wrighson WR, Young S, Myers S, Polk HC Jr. Absorbable, delayed release antibiotic beads reduce surgical wound infection. Am Surg 1997;63:831 - 835
64. Rutledge B, Huyette D, Day D, Anglen J. Treatment of osteomyelitis with local antibiotics delivered via bioabsorbable polymer. Clin Orthop Relat Res 2003;411:280 - 287
65. McKee MD, Wild LM, Schemitsch EH, Waddell JP. The use of an antibiotic-impregnated, osteoconductive, bioabsorbable bone substicture in the treatment of infected long boen defects: early results of a prospective trial. J Orthop Trauma 2002;16:622 - 627
66. Russell RC, Graham DR, Feller AM, Zook EG, Mathru A. Experimental evaluation of the antibiotic carrying capacity of a muscle flap into a fibrotic cavity. Plast Reconstr Srug 1988;81:162 - 170
67. Weiland AJ, Moore JR, Daniel RK. The efficacy of free tissue transfer in the treatment of osteromyelitis. J Bone Joint Surg Am 1984;66:181 - 193
68. Monsivais JJ. Effective management of osteomyelitis after grade Ⅲ open fractures. J South Orthop Assoc 1996;5:30 - 36
69. Anthony JP, Mathes SJ, Alpert BS. The muscle falp in the treatment of chronic lower extremity osteomyelitis: results in patients over 5 years after treatment. Plast Reconstr Surg 1991;88:311 - 318
70. Schemitsch EH, Bhandari M. Bone heailing and grafting. In: Koval K, ed. Orthopedic Knowledge Update 7. Rosemont, IL: American Academy of Orthopaedic Sugeouns; 2002:19 - 29
71. Ebraheim NA, Elagafy H, XU R. Bone-graft harvesitng from iliac and fibular donor sites: tchniques and complications. J Am Acad Orthop Surg 2001;9:210 - 218
72. Christian EP, Bosse MJ, Robb G. Reconstruction of large diaphyseal defects, without free fibular transfer, in grade-IIIB tibial fractures. J Bone Joint Surg Am 1989;71:994 - 1 004
73. Chan YS, Ueng SW, Wang CJ, Lee SS, Chen CY, Shin CH. Antibioticimpregnated autogenic cancellous boen grafting is effective and safe method for the management of small infected tibial defects: a comparison study. J Trauma 2000;48:246 - 255
74. Ortiz-Cruz E, Gebhardt MC, Jennings LC, Springfield DS, Mankin HJ. The results of transplantation of intercalary allografts after resection of tumors: a long term follow-up study. J Bone Joint Surg Am 1997;79:97 - 105
75. Yaremchuk MJ, Brumback RJ, Manson PN, Burgess AR, Poka A, Weiland AJ. Acute and definitve managementof traumatic osteocutaneus defects of the lower extremity. Plast Reconstr Surg1987;80:1 - 14
76. Minami A, Kasashima T, Iwasaki N, Kato H, kaneda K. Vascularized fibular grafts: an experience of 102 patients. J Bone Joint Surg Br 2000;82:1 022 - 1 025
77. Jupiter JB, Gerhard HJ, Guerrero J, Nunley JA, Levin LS. Treatment of segmental defects of the radius with use of the vascularized osteoseptocutaneous fibula autogenous graft. J Bone Joint Surg Am 1997;79:542 - 550
78. Heitmann C, Erdmann D, Levin LS. Treatment of segmental defects of the humerus with an osteoseptocutaneous fibular transplant. J Bone Joint Surg Am 2002;84 - A:2 216 - 2 223
79. de Pablos J, Barrias C, Alfaro C, et al. Large experimental segmental bone defects treated by boen taransportation with monolateral external distractors. Clin Orthop Relat Res 1994;298:259 - 265
80. Prokuski LJ, Marsh LJ. Segmental bone deficiency after acute trauma: the role of boen transport. Orthop Clin North Am. 1994;25:753 - 763
81. Dendrinos GK, Kontos S, Lyritsis E. Use of the Ilizarov technique for treatment of nonunion of the tibia associated with infection. J Bone Joint Surg Am 1995;77:835 - 846
82. Raschke MJ, Mann JW, Oedekoven G, Claudi BF. Segmental transport after unreamed intramedullary nailing: preliminary report of a "Monorail" system. Clin Orthop Relat Res 1992;282:233 - 240
83. Cierny G III, Zorn KE. Segmental tibial defects: comparing conventional and Ilizarov methodologies. Clin Orthop Relat Res 1994;301:118 - 123
84. Marsh JL, Prokuski LJ, Biermann JS. Chronic infected tibial nonunions with bone loss: conventional techniques vs. bone transprot. Clin Orthop Relat Res 1994; 301: 139 - 146

第三章 急性筋膜间室综合征

Andrew H. Schmidt

筋膜间室综合征是指由于肌间隔压力的增高而导致的肌肉神经急性缺血。简单来说，筋膜间室综合征可以产生于肌筋膜内超出所能耐受压力的水肿或者产生于外部的压力。尽管目前筋膜间室综合征的病理生理机制非常复杂且尚未完全认识，但上述任一情况下均可以导致间室内压力的增高。某些观点认为，受累筋膜间室内微循环功能丧失，从而导致通过筋膜间室的组织（肌肉神经）受到破坏，组织缺血导致进一步的水肿、肌肉兴奋和强直、细胞内肿胀，最终导致压力进一步的增高，从而引起筋膜间室综合征的恶性循环，组织缺血时间的进一步增加导致不可逆的组织损伤。筋膜切开减压术能够逆转损伤过程，使受损组织重新获得灌注，但是由于活化的白细胞以及坏死肌肉代谢产物的释放，可能会带来额外的再灌注损伤。未经治疗的筋膜间室综合征后遗症包括长期或永久的感觉异常、感觉迟钝、肢体挛缩、肌无力、横纹肌溶解或肌红蛋白尿引起的肾衰、心律失常、败血症、肢体坏疽、截肢甚至死亡[1]。

筋膜间室综合征在许多情况下均可发生，包括骨折、挤压伤、血管损伤、烧伤、过度负荷、低温损伤、长时间肢体压迫以及挫伤。骨科方面最常见的并发症是开放性或闭合性胫骨骨折，但是同样会发生在其他骨折、软组织创伤、石膏外固定或医用抗休克裤外部压迫时等情况。筋膜间室综合征由于长时间压迫引起的缺血，在血管损伤得到修复后，再灌注导致缺血后的肿胀，也发生在截石体位手术后。尽管一开始筋膜间室综合征是指四肢的肌间隔，但是所谓的腹腔筋膜间室综合征目前通常被认为是指由于腹腔内压力的增高而导致的腹腔脏器功能障碍（如小肠缺血、肾衰等）。筋膜间室综合征几乎各个部位均可发生，包括三角肌、上臂、前臂、手部、臀筋膜间室、大腿、小腿以及足部。

诊 断

众所周知，处理筋膜间室综合征最大的难点，就是筋膜间室切开减压术实施的时机决策问题[2]。在北美，筋膜间室综合征的误诊是导致医疗纠纷诉讼的最常见的原因之一[3]。一项1 993例医疗事故花费研究结果表明，由于筋膜间室综合征的误诊而导致的平均赔偿费用接近28万美元[3]。最近讨论了19例已结案的针对筋膜间室综合征的索赔案，赔偿总金额为380万美元（平均金额为20万美元）。其中有10例索赔案（53%）是在当事医师的努力下庭外和解，平均花费时间为5.5年。3例索赔案走上法庭，结果当事医师被判刑。6件案例中医患关系较差并最终导致赔偿（$P>0.01$）。筋膜间室切开减压术相应症状出现时间的推移，与赔偿金额呈线性相关关系（$P<0.05$）；与之相反，如果在症状出现8小时内行筋膜间室切开减压术，一般都会辩护成功[4]。

筋膜间室综合征及时诊断的关键是需要第一时间考虑其发生的可能。Hope和McQueen分析了164例筋膜间室综合征，发现与非骨折引起的筋膜间室综合征相比，合并骨折的病例能够更早期地被诊断，并且在行筋膜间室切开减压术时坏死组织更少[5]。这表明合并骨折提高了医生对筋膜间室综合征的警觉。即使没有合并明显的骨骼创伤，对于肢体肿胀、疼痛的患者也必须要考虑筋膜间室综合征的可能，因此必须要留意筋膜间室综合征可能发生的情形。在一项胫骨骨折大样本病例研究中，筋膜间室综合征总的发病率是很低的。McQueen等报道了67例胫骨骨折患者的发病率为1.5%，并且发现在低能和高能损伤骨折、开放性和闭合性骨折以及治疗时间在受伤后24小时前后方面，筋膜室压力均无明显的差别[6]。同一机构最近的研究工作表明，胫骨干或前臂骨折的年轻患者更容易发生筋膜间室综合征[7]。前臂骨折的儿童患者也可以发生筋膜间室综合征；最近的一项研究表明，与闭合复位石膏外固定患者相比，髓内钉内固定患者筋膜间室综合征的发病率更高[8]。切记筋膜间室综合征也可发生在开放性骨折中，报道的发病率为2.7%[9]～33.3%[10]。Woll和Duwelius发现48%的节段性胫骨骨折患者需要行筋膜间室切开减压术，以防止筋膜间室综合征的发生[11]。筋膜间室综合征最常发生在小腿（80%），但是几乎所有上肢、下肢以及躯干肌间隔都有报道发生过[7]。

诊断筋膜间室综合征的经典体征为5P征，即疼痛、苍白、无脉、感觉异常以及麻痹。但是这些诊断标准都是主观性的，表现不一致且很难评估，一旦出现5P征往往提示已经造成不可逆的损伤。急性筋膜间室综合征最可信的体征是与损伤程度不成比例的疼痛，以及受累肌群的被动牵拉痛。临床中对于筋膜间室综合征患者必须避免使用局部麻醉，甚至标准自控麻醉也能够完全掩盖筋膜间室综合征引起的疼痛加剧[12]。受累的筋膜间室触诊时张力较高。由于周围神经对缺血非常敏感，因此受累筋膜间室内的特异性神经感觉迟钝是一个非常敏感的早期表现（表3-1）[13,14]。以完全性感觉功能丧失为表现的整个肢体神经功能障碍是一个相对晚期的发现，提示更深程度的病理改变。必须记住在如精神病患者的某些特殊患者中，或者使用了镇静麻醉药物或局部神经阻滞患者以及痛觉迟钝或中毒患者，可能不会表现出典型的筋膜间室综合征的疼痛[15]。

由于其症状体征的不一致及多样性，骨筋膜间室综合征的诊断成为一个临床决策难题。尽管急性筋膜间室综合征表现为肌间隔内压力的增高，

表3-1 小腿筋膜间室综合征患者累及特定周围神经时感觉迟钝的查体表现

间室	累及神经	感觉迟钝区域
前间室	腓深神经	第一网状空间
外侧间室	腓浅神经	足背
后浅间室	腓肠神经	足外侧
后深间室	胫神经	足底

但是目前没有一项特异性、可信的、可重复的检查能够确诊[16~25]。Ulmer回顾了小腿下段筋膜间室综合征的文献，发现临床表现诊断筋膜间室综合征的敏感性很低（13%～19%）[23]，类似的临床诊断的阳性预测值仅仅为11%～15%，而特异性及阴性预测值则相反分别高达97%～98%。上述发现表明，小腿下段筋膜间室综合征临床表现可以用来排除诊断而不是确诊[23]。对于确诊筋膜间室综合征存在种种问题，必须对高危患者给予足够的重视，并且外科医生必须宁可为避免漏诊一例筋膜间室综合征而实施过量的筋膜间室切开减压术。

为了使筋膜间室综合征的诊断主观性降低，同时将诊断与病理生理变化联系起来，很多种测量肌间隔内压力的技术应运而生并应用到临床中[6,26~28]。商业化应用的测量肌间隔内压力的装置（Stryker快速压力监测仪，Stryker, Surgical, Kalamazoo. Michigan）以及一种静脉内测量压力泵（Alaris医用系统，San Diego, California）两种装置都被证明能够精确测量并且提供可重复的测量值[26]。但是仍然存在何种压力标准支持筋膜间室综合征诊断的争论[20,29]，并且不同作者给出了需要行筋膜间室切开减压时的不同的临界组织压力水平。建议行筋膜间室切开减压时的临界组织压力包括超过45mm Hg[30]、30mm Hg[30]或者患者舒张压在30mm Hg以内[19,32,33]。尽管已经测出了肌间隔内的压力值，但是特定患者的特定压力显著性仍然不确定[30,34]。有证据表明，即使在单个筋膜间室内压力值仍然是多变的，在距最大压力值5cm处的压力仍然有统计学上的显著差异[35]。肌间隔内压力已经被证明与邻近关节位置相关[36]。有必要多点、多次测量肌间隔内压力，但是无法确定哪次测量值能最佳预测病理生理变化。Janzing和Broos检验了基于肌间隔内压力或者灌注压等多种筋膜间室综合征的假定定

义,结果发现诊断筋膜间室综合征一致的压力临界值似乎不存在[29]。目前,差别压力(舒张压或平均动脉压减去筋膜间室压)少于30~40mmHg可用于诊断筋膜间室综合征[33],而将筋膜室压力超过30mmHg作为补充。在一组筋膜切开减压术患者研究中,符合绝对筋膜间室综合征诊断定义的发病率为29%[20]。这超过了预期值,提示这个定义不是很特异,尽管使用这个定义可能不会错过一例筋膜间室综合征患者。

由于筋膜间室综合征的临床诊断存在种种问题,而且各种肌间隔压力测量都不是很方便,部分研究者建议行持续肌间隔压力监测[6,32]。McQueen等进行了一项胫骨骨折患者持续监测的队列研究,结果表明筋膜间室切开减压术的发生率显著降低,同时并未漏诊筋膜间室综合征[32];此外,当筋膜间室综合征发生时能够更早地诊断,同时行持续监测的患者的预后得到改善,并发症更少[32]。但是,Ulmer等最近研究表明,实时肌间隔内压力监测来诊断筋膜间室综合征不完全可信[23]。很多种可能的原因可以解释为什么即使肌间隔内压力测量也可能导致筋膜间室综合征的误诊。最重要的一点是肌间隔内压力只是一种替代指标,并不能直接反映肌肉或神经的缺血程度。肌肉缺血的进展取决于肌间隔内压力升高的强度和持续时间[37,38]。由于休克、代偿性高血压、血管耐受以及预先存在的肌肉损伤程度不同,患者间肌肉对缺血的耐受不尽相同[18,39]。总之,由于压力测量系统及技术本身固有的不一致性、不精确性而带来的诊断不确定,在同一筋膜间室内测量的压力也各不相同[17]。

肌间隔内压力的测量方法

测量肌间隔压力的方法有很多种,Whitesides等最初发明了一种利用气针压力计及盐水注射的测量方法[27],但是这种方法非常繁琐,现在则已有了更好的选择。

目前有很多种商业化的装置,专门设计用来测量肌间隔内压力(图3-1)。这些装置都是手工操作的,都具有数码显示屏,利用侧孔针或者开槽导管来持续监测压力。

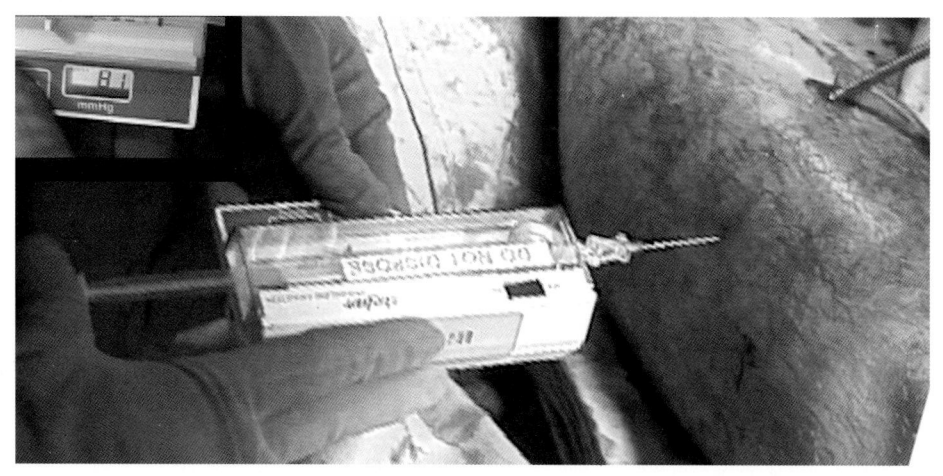

图3-1 图片展示了用来测量肌间压力的手持工具(Stryker快速压力监测仪,Stryker Surgical,Kalamazoo,Michigan)。首先安装该装置,注满液体,在肢体水平位置将装置压力调零,图片左上角提示了压力数值读数,在这个病例中压力为81mmHg

下述测量步骤是针对Stryker快速压力监测仪(Stryker Surgical)(图3-1)的:根据制造商指南安装仪器。先将仪器连接到一支注满无菌生理盐水的注射器上,再将侧孔针连接到装置的另外一端上,然后用生理盐水冲洗装置并形成一个液柱。测针位于筋膜间室测量位置并归零。然后将测针插入目标筋膜间室内,并注入0.3mL液体,以足够造成肌间隔内压力的暂时增加,随即在30~60秒内降到一个稳定的压力值水平。在同一筋膜间室或者不同的筋膜间室内重复测量。为了能够持续监测,需要一个开槽导管[6],可以将其连接到上述同样手工装置或者血压换能器上。

Heckman等发现,对于胫骨骨折患者而言,组织压力最高位于骨折周围5cm内[35]。最好在筋膜间室附近以及远处多次测量组织压力,但是对患肢所有的筋膜间室压力多次测量是不实际的。因为小腿前侧间室及前臂掌侧间室是压力最高的筋膜间室,通常筋膜间室综合征发生时都会受累,可以被认为是"前哨"筋膜间室,应当需要最严密的监测。

传统的影像学检查在诊治筋膜间室综合征方面作用不大,主要用来诊断原发伤和评估可能的骨折或脱位。但是最近有证据表明,磁共振(MRI)可能在诊断筋膜间室综合征方面有一定作用。Rominger 等对 15 例筋膜间室综合征患者(10 例确诊,5 例高度疑似病例)进行磁共振检查[40]。MRI 图像显示筋膜间室肿胀,失去了正常的肌肉组织结构;重 T2 加权快速自旋回波序列和磁化传递成像,则显示了静脉注射钆后增强的明亮区域。在损伤的筋膜间室中,早期随访图像表现为增强改变,而晚期随访则表现为纤维化、囊腔化以及脂肪液化[40]。上述学者得出结论认为磁共振显像有助于筋膜间室综合征疑似病例的确诊,确定损伤部位,允许外科医生有选择性地切开筋膜间室[40]。

目前已有多种新的微创技术正用于评估其在诊断筋膜间室综合征中的效果,包括筋膜间室表面张力测量[41]、经皮组织氧测量、机械阻力测量[42]、近红外光谱法[43]、钆应力试验[44]等。上述方法大多处于研究阶段,尚无证据证明在诊断急性筋膜间室综合征中的有效性。在一项对照研究中,Dickson 等发现与传统的侵入性检查相比,非侵入性的表面张力测量法诊断的特异性太低(分别为 0.82 和 0.96),不能用于筋膜间室综合征的诊断[45]。需要进一步改进技术来精确诊断急性筋膜间室综合征。

非手术治疗

有多种非手术技术可用于治疗筋膜间室综合征,但是没有一种方法可以常规地获得成功,目前推荐的治疗筋膜间室综合征的方法是行筋膜切开减压术。有学者报道使用响尾蛇毒素的非手术方法成功治疗筋膜间室综合征,其特殊适应证为部分首先考虑使用非手术治疗的筋膜间室综合征确诊病例[46]。Hutton 等在实验狗上演示静脉应用高渗性甘露醇治疗 2 小时后筋膜间室压力降到 0[47]。Gershuni 等在筋膜间室综合征犬模型上应用肌肉注射透明质酸酶降低筋膜间室压力[48]。Christenson 和 Wulff 等提出利尿剂似乎可以降低创伤后或手术后小腿前筋膜间室压力,并建议在下肢创伤患者常规应用利尿治疗[49]。Odland 等在动物模型中应用组织超滤法降低肌间隔压力,滤出的组织液中磷酸肌酸激酶及乳酸脱氢酶水平明显升高,提示肌酶测量可能有诊断意义[50]。最后,高压氧治疗通过恢复细胞三磷腺苷水平(ATP)而在治疗筋膜间室综合征中起到一定的作用[51],但是其临床应用受到一定的限制。足部充气加压袜已被证实在高危患者防止筋膜间室综合征的发生方面具有一定的作用[52]。

手术治疗

一旦被确诊,筋膜间室综合征即需要行筋膜间室切开减压术(图 3-2)。沿受累肌肉全长做一筋膜间室纵向切口,从而使肌肉组织从所限制的筋膜间室中释放出来,最终降低肌间室的压力。早期行筋膜切开减压术的预后是满意的[53]。一部分学者建议筋膜切开减压术的普遍使用可以作为筋膜间室综合征的预防措施[54]。但是,筋膜切开减压术有许多潜在的并发症。一旦筋膜间室切开减压术实施后,患者留下了 1~2 条长 20~30cm 的瘢痕,延长了住院时间,需再次手术关闭伤口,增加了感染概率,以及可能发生的慢性静脉功能不全[31,55~57]。

为了避免组织和神经损伤,筋膜间室切开减压术的成功在很大程度上取决于恰当并且及时的

> **经验**
> - 筋膜间室综合征的诊断依赖于对临床疑似病例的高度怀疑,并通过仔细、反复以及详细记录的临床检查来确诊。第一网状空间的感觉减退通常是小腿筋膜间室综合征最早出现的症状,提示由于前间室压力的升高导致腓深神经功能减退。由于镇静、兴奋或脑外伤患者很难评估疼痛程度,因此这些情况下需要行常规的压力监测。诊断筋膜间室综合征患者最安全的阈值为渗透压,计算方式为:ΔP = 舒张压 - 肌间压。根据这个定义,筋膜切开术的指征为 $\Delta P \leq 30 mmHg$。

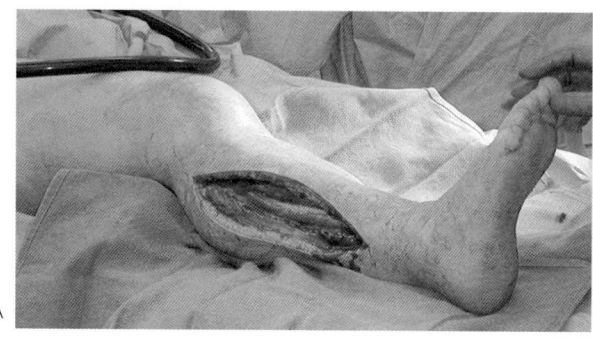 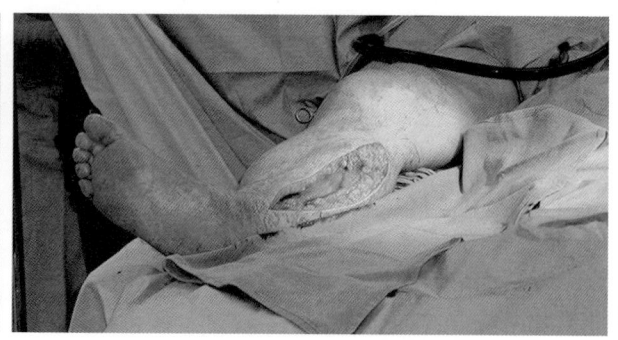

图 3-2　右小腿外侧(A)及内侧(B)筋膜切开术后照片

诊断。筋膜间室综合征的早期诊断以及筋膜间室切开减压术的及时实施,已被证实能够更快地促进胫骨骨折患者伤口愈合,改善患者的功能[19,32];反之,如果筋膜切开减压术延迟实施,对病情几乎没有帮助,甚至还能确切地造成损害[58]。肌肉坏死后实施的筋膜切开术可造成坏死组织的外露,引起潜在的细菌增殖,从而导致可能的感染发生。Finkelstein 等回顾了 5 例筋膜间室综合征病例,在受伤后超过 35 小时后才实施筋膜切开术,回顾发现这些患者漏诊了筋膜间室综合征,直到出现筋膜间室综合征临床症状后长时间后才送到当地医疗中心。在这 5 例患者中,1 例死于多脏器衰竭,其他 4 例均行患肢截肢术,3 例是由于局部伤口败血症,另外 1 例是由于丧失足部的感觉和运动功能[58]。

> **经验**
>
> - 筋膜切开减压术并没有明确的取舍指标,即使在早期或临界性的病例中,筋膜切开减压术亦必须充分切开皮肤以及彻底减压。

筋膜切开减压术

任何部位的筋膜切开减压术必须通过一条或者更多的、充分的皮肤切口来释放所有受压的组织,而一些特殊的切口以及需要减压的组织则主要取决于受累的肢体部位。对于急性筋膜间室综合征来说,浅筋膜切开术是不充分的[59]。由于筋膜间室综合征必须迅速诊治,因此即使在诊断不明确的前提下也需要行筋膜切开减压术。尽管行筋膜切开减压术会带来一系列的并发症,但是外科医生适当地选择实施筋膜切开减压术,即使有可能是不必要的,也不能因此而错过潜在的筋膜间室综合征[41]。

小腿双切口筋膜切开减压术

小腿部位的筋膜切开术通常做内、外侧两个切口(图3-2,图3-3)(视频3-1,光盘1)。双切口可以相对容易地从内侧将小腿后侧深部间室减压(图3-4)。外侧切口用来减压前侧和外侧间室(图3-5)(视频3-2,光盘1)。后侧浅间隔可以通过其中任何一个切口减压。双切口之一(尤其是外侧切口)必须跨越间室全长以保证充分的皮肤减压。不充分的皮肤切口可能导致持续的肌间隔压力升高[60]。双切口筋膜切开术两个切口间的皮瓣可能会由于胫前动脉的损伤而导致坏死。如果在术前发现胫前动脉损伤,则单切口四间室减压术也许更合适。

外侧切口位于小腿中外侧轴线之上或前方,即腓骨和胫骨前嵴的中线位置(图3-5)。通过前后侧锐性分离掀起皮瓣来暴露前侧和外侧间隔筋膜室,对腓骨肌群筋膜减压(图3-6)。识别分开前侧、外侧间隔的外侧肌间隔以及腓浅神经(图3-7)。最后,前间隔筋膜室完全获得减压(图3-8)。也可以通过切开已减压间隔筋膜的肌间隔来实现邻近间隔的减压,但是这种方式可能更容易造成医源性的腓浅神经损伤[34]。

下一步在胫骨后内侧缘后方一指宽处做内侧切口(图3-4),需要识别隐神经及隐静脉。腓肠肌比目鱼肌复合体筋膜需要完全减压。在近端,有必要将部分比目鱼肌从胫骨上剥离,以识别减压趾长屈肌和胫骨后肌的近端部分。这些深部间室的内容物也需要完全减压。

单切口小腿筋膜切开减压术(视频3-2,光盘1)

小腿筋膜切开减压术也可以做单切口,从腓骨颈一直延伸到外踝(图3-5)。过去推荐的腓骨周围筋膜切开术不是必要的[34]。前侧和外侧

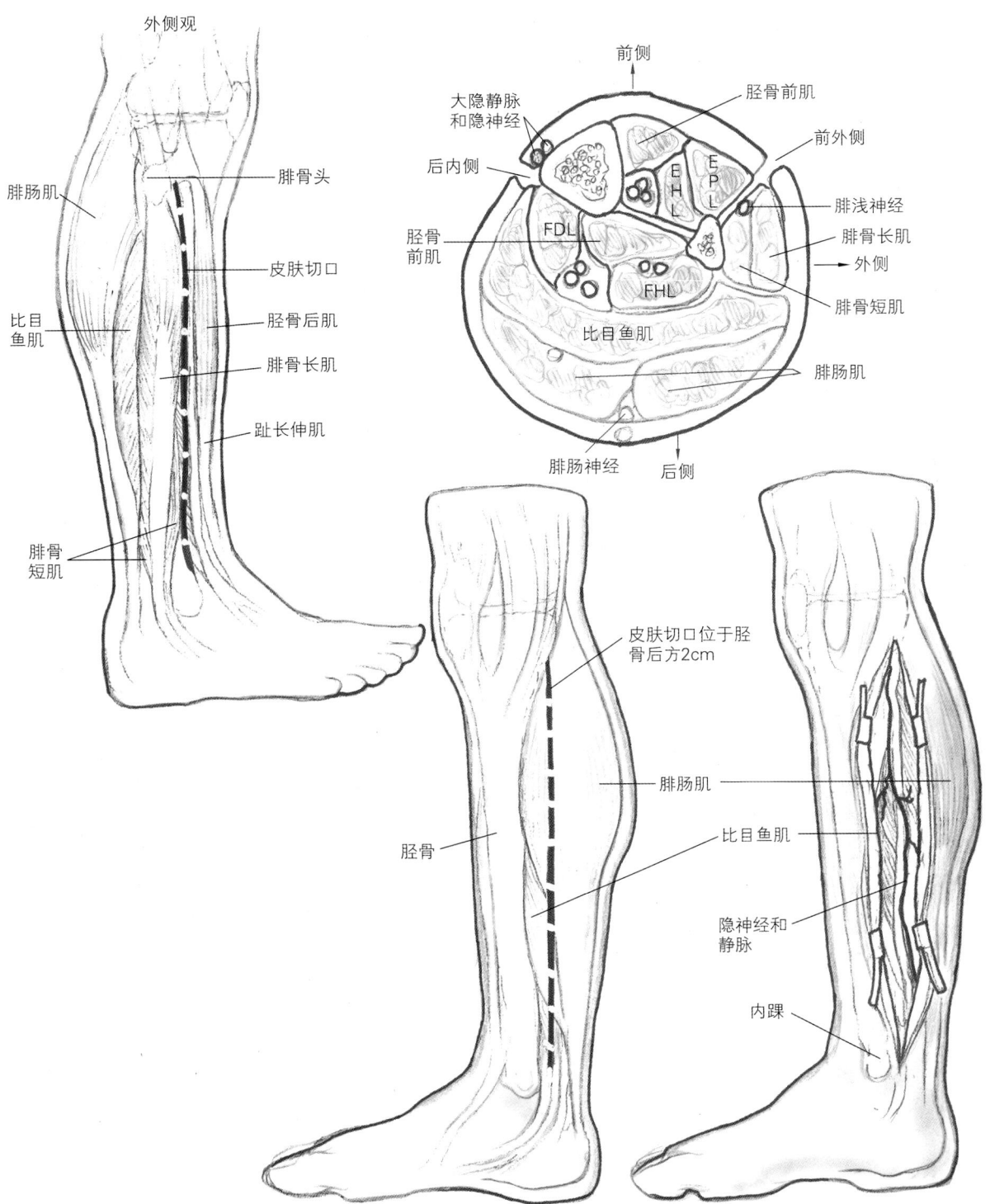

图3-3 图示下肢筋膜间室综合征时双切口间室切开减压术。需要做内、外双侧长切口，注意避免损伤神经血管结构。右上图显示小腿交叉切口可以分别减压两个间室。通过外侧切口可以在各自的肌间隔上减压前侧和外侧间室。通过内侧切口可以减压后浅和后深两个间室

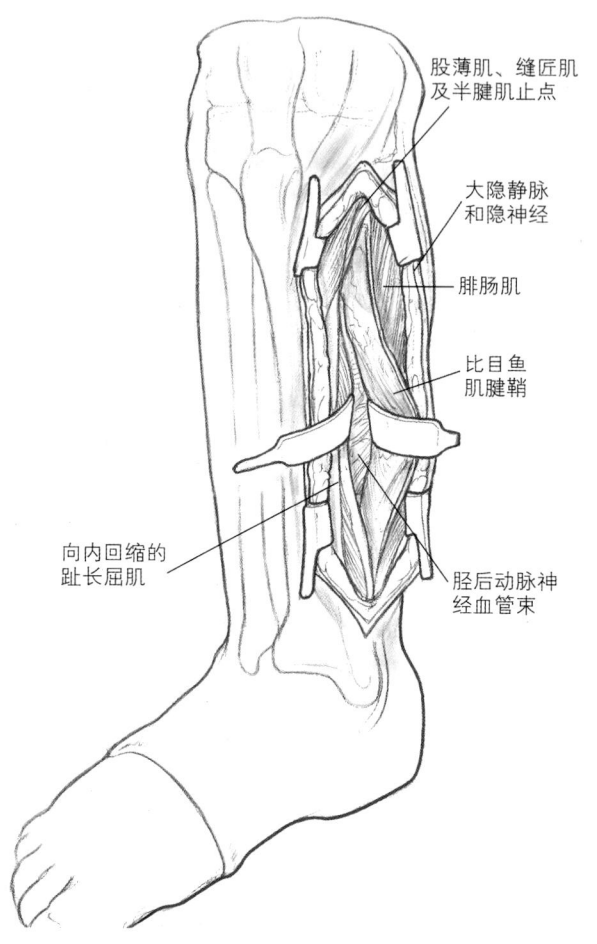

图 3-4 图示小腿内侧切口，松解了后部、深部间室

间室可以通过前述的方式减压。包含腓肠肌比目鱼肌复合体的后侧浅层间室可以通过向后方提起皮肤容易地减压。最后利用腓骨旁路径（图 3-9）减压小腿深层后侧间隔。腓骨肌在前方收缩，而切口位于腓骨后侧。腓肠肌外侧头和比目鱼肌在后侧收缩，因此可以识别并减压分隔浅层深层后侧间隔的肌间隔。如果深层后侧间隔难以进入，则可以采用前述的内侧切口。

经验

- 尽管单切口筋膜切开减压术可能比较困难，但是它在合并胫骨平台或胫骨远端骨折的筋膜间室综合征中有特殊的价值。这些损伤通常合并典型的软组织损伤并且需要植骨。在这些情况下，为了限制软组织的进一步损伤而避免第二条切口。总之，这类情况下的筋膜切开减压术切口需要考虑到后续的骨折固定切口。

股筋膜切开减压术

股外侧切口从大粗隆远端延伸到股骨外髁，分离皮下，暴露并纵行分开髂胫束，识别股外侧肌及其覆盖的筋膜层，使用 Cobb 剥离子从外侧肌间隔内拨出股外侧肌肌纤维，电凝可见的穿支血管。在外侧肌间隔上做 1～2cm 的切口，再使用 Metzenbaum 剪向近远端延伸至皮肤切口长度，减压后侧间隔（腘绳肌）。从外侧将前侧后侧筋膜室减压后，触诊或测量内侧间隔（内收肌）的压力。如果压力升高，则行内侧切口减压内收肌肌间隔。

上肢筋膜切开术

上肢筋膜间室综合征可以发生在上臂、前臂及手部，所有受累的间室均需减压。需要行筋膜切开术时，肱二头肌和肱肌前侧减压可以延伸过肘，同时行前臂掌侧筋膜切开术。如果有必要时，前臂掌侧减压也可以延伸至手掌减压正中神经（腕管）和尺神经（Guyon管）（图 3-10）。

上臂减压时需沿肱二头肌内侧做前侧切口，肱二头肌及其下面的肱肌筋膜很容易减压。肘部切口需做 "Z" 形切口跨越肘部褶皱，以避免后期的挛缩。然后根据需要向远端延伸切口至前臂掌侧。如果有必要的话，可以另做后侧切口减压肱三头肌。

为了使前臂充分地降低压力，需要减压很多可能的收缩部位，包括纤维束、肌肉筋膜以及屈肌支持带。切口应当沿"移行带"直到腕部，由肱桡肌和桡侧腕伸肌组成的移行带得到减压。必要时可减压指伸肌、旋后肌及旋前方肌筋膜。Ronel 等在 10 具尸体上评估了四种前臂深层肌群减压切口，试图寻找一种对周围血管、神经和肌肉组织损伤最小的减压入路[61]。根据发现，前臂掌侧深部间隔尺侧入路是最容易的，引起的医源性损伤最小，并能充分进入前臂掌侧深部组织[61]。分隔平面位于尺侧腕屈肌和指浅屈肌之间。为暴露旋前方肌，需要在指浅屈肌远端分开尺动脉的 1～2 条分支。在前臂中 1/3 处，将尺神经血管束同指浅屈肌提起以暴露指深屈肌和拇长屈肌。这种深部结构入路不需要锐性分离。在前臂背侧，沿指伸总肌和桡侧腕短伸肌中线入路是简单、安全的[61]。

腕部需行标准的腕管减压术，如果同时也需要前臂减压，则可以做 Z 字形切口通过腕部以防止挛缩。必须避免损伤正中神经的掌浅支。

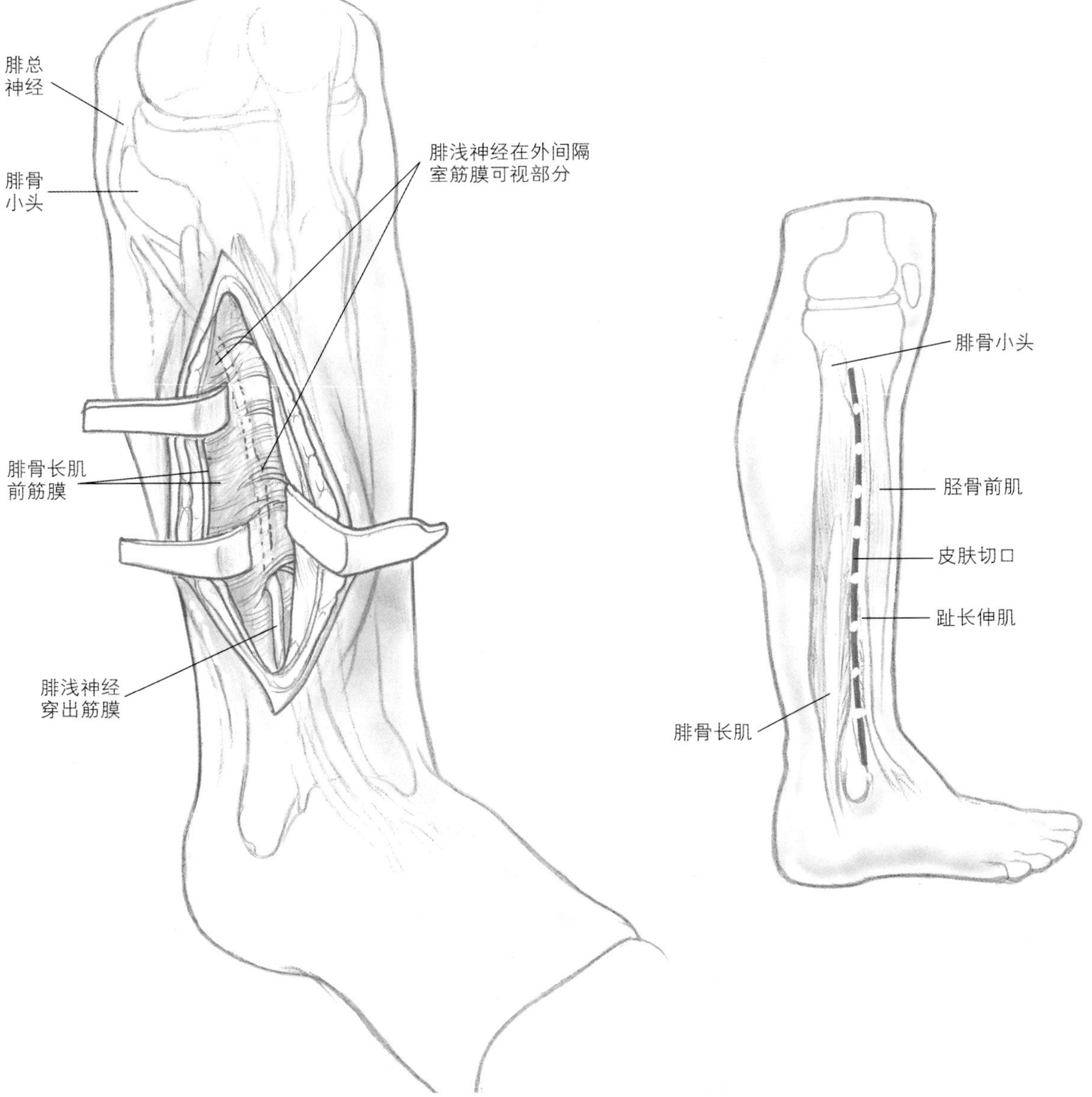

图 3-5 图示小腿外侧切口，松解前侧和外侧间室

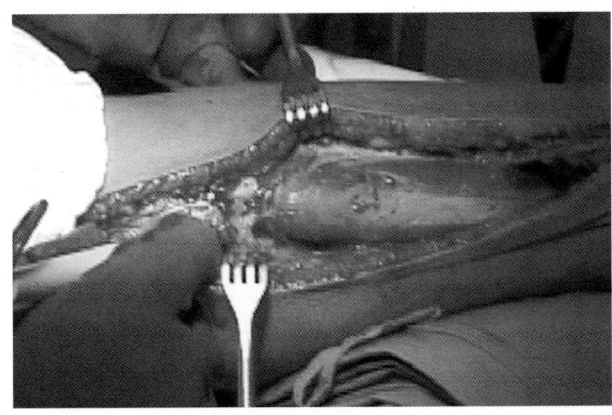

图 3-6 术中照片显示外侧间室减压术，其切口从远端到近端。注意图中典型的肌肉肿胀外观

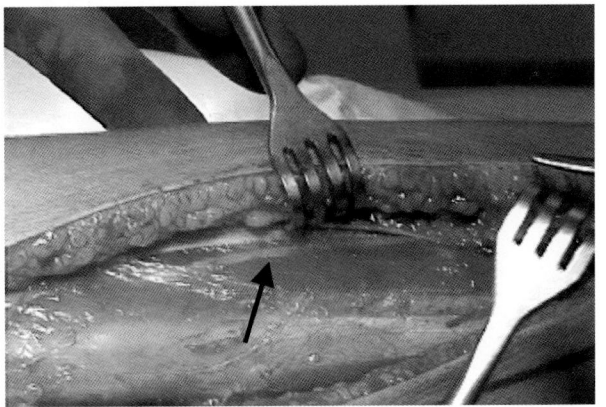

图 3-7 图示外侧间室减压术后，显示腓浅神经（箭头处），应注意避免损伤

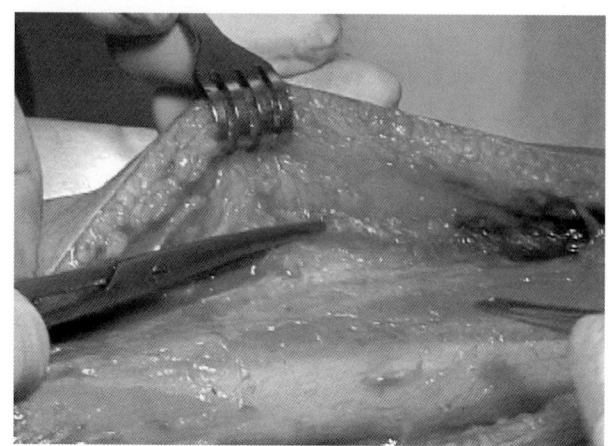

图 3-8 术中照片显示同一肢体前侧间室减压术后，采用了从前方进入肌间隔的单切口减压术

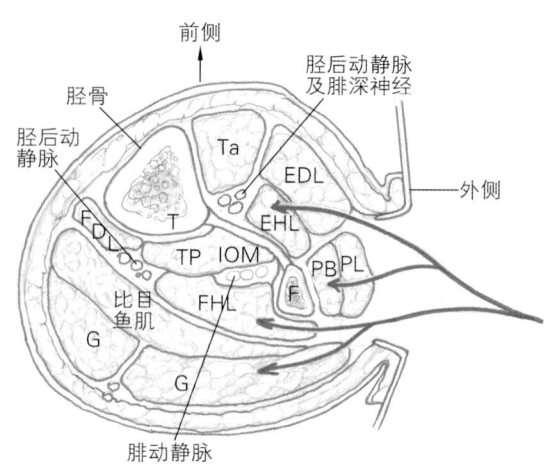

图 3-9 图示单切口腓骨旁入路的交叉解剖结构，小腿的四个间室获得减压

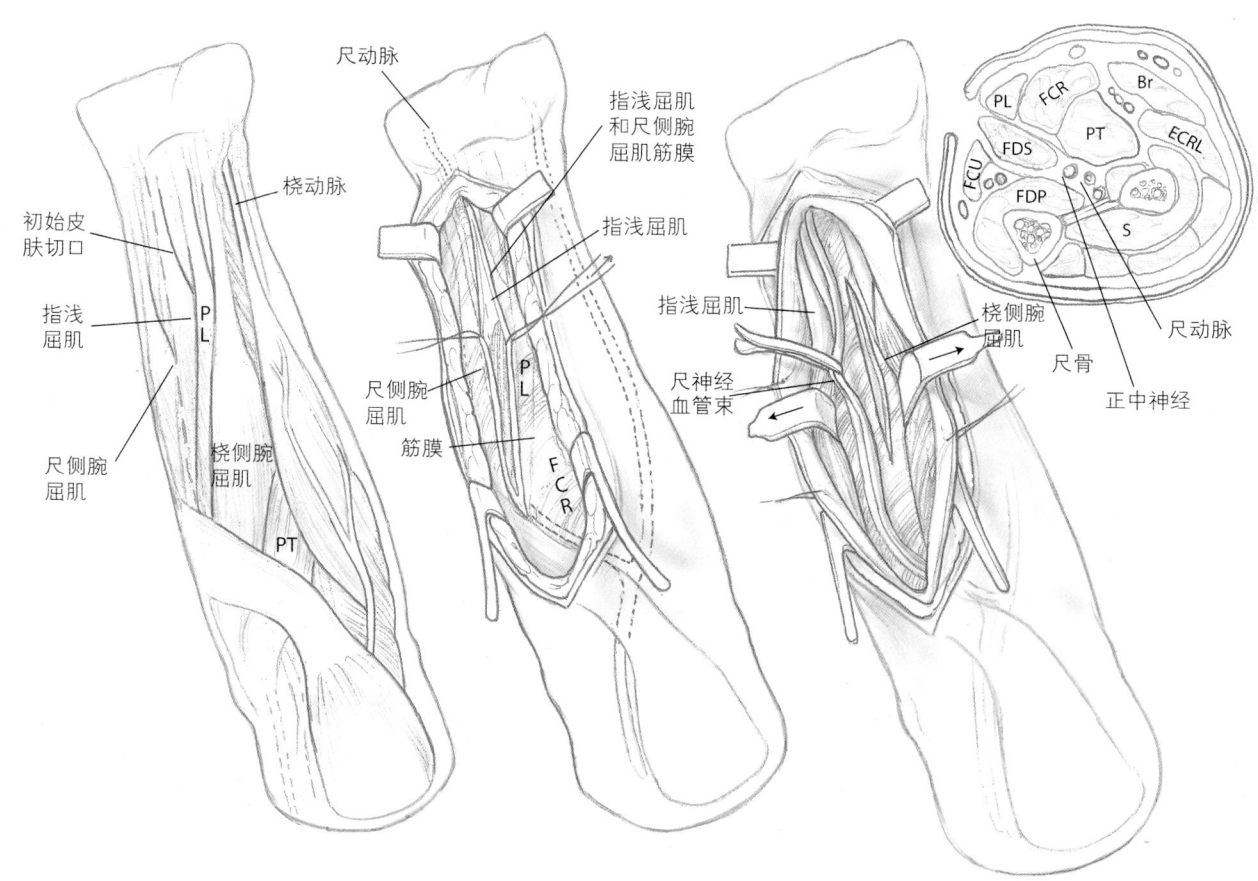

图 3-10 前臂掌侧减压术时的连续减压

最后，手部大鱼际、小鱼际以及蚓状肌的减压需行小的短纵形切口。第 2、3 及第 4、5 掌骨间的两条手背切口可以有效地减压。

足部筋膜切开减压术

目前足部筋膜切开减压术的必要性仍在争论中，有专家认为足部筋膜间室综合征经常漏诊，而其他一些学者认为足部筋膜切开术的后遗症超过未治疗的足部筋膜间室综合征，称之为爪形趾。

足部有很多功能性的间室，但是当诊断足部筋膜间室综合征时，只有踇展肌、骨间肌及足底方肌(跟骨间室)需要行筋膜切开术。同手部类似，骨间肌可以通过两条背侧纵形切口减压。踇展肌和足底方肌可以通过沿第一条线做内侧切口减压。

筋膜切开术伤口处理

筋膜切开术后的伤口可以通过很多方式处理。传统的方式是创面覆盖无菌油纱直到二期可行延迟闭合或植皮为止(图3-11)。不建议筋膜切开术后5天内关闭创面，可能会导致筋膜间室综合征复发[62]。筋膜切开术后植皮关闭伤口的条件是相对于一期或延期闭合创面更少的创面并发症[63]。小血管袢皮肤牵引术、原位缝合或采用皮肤关闭器等都可以延期闭合伤口，而不需要手术或增加筋膜间室综合征的复发率[56,64]。最近在处理筋膜切开术后伤口处理方面新的技术是负压辅助伤口闭合器(VAC负压吸引装置)。可以在筋膜切开术后同时应用该装置，可以更早关闭伤口，并降低植皮的需要(图3-12)。使用VAC负压吸引装置处理筋膜切开术的临床结果尚未发表。

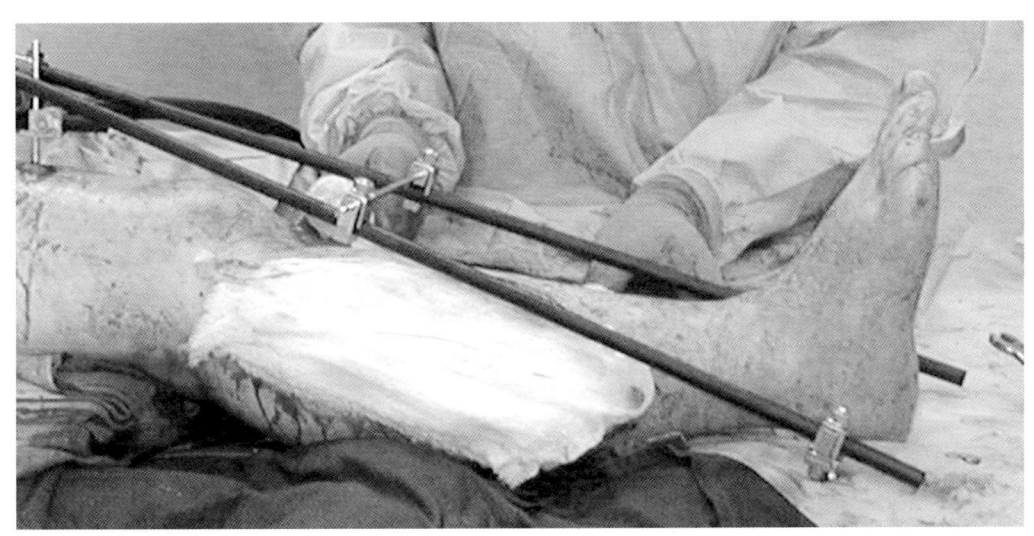

图3-11　图示小腿筋膜间室减压术后用无菌湿纱覆盖创面

预　后

筋膜间室综合征的预后很难评估，这是由于合并伤本身可能造成了不良后果[65]。很少有报道特异性针对筋膜切开术后患者预后问题。筋膜切开术后报道的死亡率为11%~15%，而截肢率为11%~21%[66]。胫骨骨折患者预后与筋膜切开术时间相关[32,67]。在一项25例胫骨骨折患者研究中，其中一组患者进行持续压力监测，伤后平均16小时行切开减压术，而相应的未行压力监测的患者切开时间为32小时。延迟组11例患者有10例随访发现肌无力和肌挛缩，同时骨折愈合并发症风险更高[32]。

Mullett等回顾了17例合并胫骨干骨折患者筋膜间室综合征病例，平均随访时间为24个月[67]。所有病例均行骨牵引后采用交锁髓内钉内固定，内固定术后平均11小时进行筋膜切开术。结果显示10例患者效果佳，4例中等，剩下的3例较差。12小时内减压的患者功能恢复较好，预后较差的患者都是在24小时后进行干预的。

Giannoudis等对30例胫骨干骨折合并筋膜间室综合征的患者进行了全面的预后分析[68]。所有患者均完成了标准化预后评分(EwoQo1)，并至少随访伤后1年，对患者年龄及性别相关性校正值进行比较，构成一项单纯合并闭合性胫骨干骨折患者的随机队列研究。在健康相关性的生活质量方面，困扰于切口外形的患者比其他患者生活质量明显更差，植皮患者比不植皮患者有更多的疼痛及不适感。与晚期闭合伤口患者相比，早期闭合伤口的患者显示了更好的自我感觉健康状态。作者认为筋膜间室综合征可能对健康相关性的生活质量有着更长期的影响[68]。

Heemskerlz与Kitslaar回顾了连续40例下肢

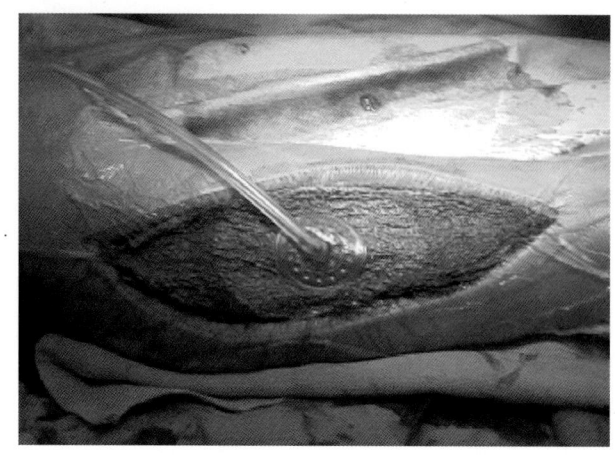

图 3-12 图示小腿筋膜间室减压术后用负压辅助创面闭合器覆盖小腿创面

筋膜切开术病例[66]。这个系列的死亡率为15%，患者均有很高的整体不良率，唯一可以提示预后不良的因素为年龄高于50岁。最终诊断并不会影响筋膜切开术后结果[66]。在这组病例中，45%的患者具有良好的肢体功能；28%患者成功保肢，但功能减弱；12%患者行截肢术；15%的患者死亡[66]。

并发症

筋膜间室综合征的并发症是非常普遍的，尤其对于迟诊、漏诊的患者。一旦不可逆的肌肉神经损伤发生，患者会出现不同程度的永久性神经功能损伤和肌肉功能不全。根据受累肌肉范围的不同，其预后也从轻度的功能减退到缺血性肌挛缩。爪形趾是小腿后深间隔筋膜间室综合征未行诊治的最常见结果。如果有足够容积的肌肉缺血，就会造成挤压综合征的发生，临床表现为肌红蛋白尿、急性肾功能衰竭和休克。在这种情况下，尿液碱化及甘露醇治疗等临床措施都可以有效地避免肾脏并发症的发生；罕见的受累肢体截肢术可能会挽救生命。

当闭合性损伤后筋膜间室综合征延误诊断超过12~24小时，外科干预即为禁忌证，除非挤压综合征对内科治疗无效时。外科治疗后可能发生的严重脓毒血症是一种潜在危及生命和肢体的并发症，远比非手术治疗后引起的肌肉纤维化后果更为严重[58]。

不幸的是，筋膜间室综合征患者即使进行了恰当的筋膜切开术，也同样会有很多的并发症。一些患者小腿筋膜切开术后出现了慢性静脉功能障碍[55]。筋膜切开术也会带来伤口愈合并发症、神经血管损伤以及感染。在一项系列研究中，神经损伤占15%，过度出血占35%，伤口感染占25%[66]。在另外一项系列研究中，主要为血管损伤修补后筋膜切开术，伤口愈合并发症的发生率为29/73（40%）[63]。在术后动静脉栓塞的患者中尤其会出现伤口并发症[63]。

新技术

很多技术有助于筋膜间室综合征的快速诊断。首先，由于对组织缺血病理生理学的进一步认识，可能会导致新的治疗方法出现，减少甚至防止肌间隔压力增高导致的组织损伤。Kearns等最近在动物模型中发现，筋膜切开术前应用维生素C可以减少细胞黏附分子-1的表达，减少中性粒细胞的渗出，减轻组织水肿，保护肌肉功能[69]。

如前所述，影像学检查在诊断筋膜间室综合征方面没有实际应用。很多不同的影像学方法可能在将来变得更加重要。磁共振能够在即将发生或已经发生筋膜间室综合征患者显示肌肉结构的异常改变[40]。利用表皮渗透探针实时测量微循环功能，能显示需要行筋膜切开术处理的异常改变[70]。

目前，诊断主要依赖于肌间隔内压力测量的临床评估。两种有效的非侵入性方法可能对即将发生的组织损伤进行评估。首先，利用经皮近红外光谱法监测肌肉缺氧情况。一项小型临床系列研究显示，低肌肉氧饱和度需要行筋膜切开术恢复[71]。其次，一种超声波装置利用脉冲式定段环来测量筋膜壁的微动改变，可以测量间室由于肌间隔压力改变导致的直径变化，在尸体上最小能达到1mmHg[72]。相对于目前的诊断急性筋膜间室综合征的方法，类似装置都有潜力成为便宜的、非侵入性、便携的选择。

目前筋膜切开减压术仍为唯一有效治疗筋膜间室综合征的方法。组织透析已经在动物模型中得到证实[50]，在人体中应用于胫骨骨折患者。一种小容量高渗盐水复苏法在挤压综合征模型中改善了微循环的功能，减轻了炎症反应[73]。将来可以联合应用药物干预（维生素C，超氧化物歧化酶)、小容量复苏、组织透析、间断跖肌压迫以及其他方法,来治疗即将发生或早期的筋膜间室综合征。改进的方法可以让外科医生鉴别需要行急诊筋膜切开术,抑或是可以行保守治疗的患者。

DVD 内容提要

视频 3-1(光盘 1)双切口小腿筋膜间室减压术 视频展示了双切口技术减压小腿四个筋膜间室。

视频 3-2(光盘 1)单切口小腿筋膜间室减压术 视频展示了单外侧切口技术减压小腿四个筋膜间室,术后用负压吸引装置闭合创面。

参考文献

1. Hayden JW. Compartment syndromes: early recognition and treat-ment. Postgrad Med 1983;74:191-202
2. Field CK, SenKowsky J, Hollier LH, et al. Fasciotomy in vascular trauma: it is too much, too often? Am Surg 1994;60:409-411
3. Templeman D, Varecka T, Schmidt R. Economic costs of missed com-partment syndromes. Paper 212, 60th Annual Meeting, American Academy of Orthopaedic Surgeons, San Francisco, CA. Feb. 1993
4. Bhattacharyya T, Vrahas MS. The medical-legal aspects of compart- ment syndrome. J Bone Joint Surg Am 2004;86-A:864-868
5. Hope MJ, McQueen MM. Acute compartment syndrome in the absence of fracture. J Orthop Trauma 2004;18:220-224
6. McQueen MM, Christie J, Court-Brown CM. Compartment pres- sures after intramedullary nailing of the tibia. J Bone Joint Surg Br 1990;72:395-397
7. McQueen MM, Gaston P, Court-Brown CM. Acute compartment syndrome: who is at risk? J Bone Joint Surg Br 2000;82:200-203
8. Yuan PS, Pring ME, Gaynor TP, Mubarak Si, Newton PO. Compartment syndrome following intrameduilary fixation of pediatric forearm fractures. J Pediatr Orthop 2004;24:370-375
9. Bonatus T, Olson SA, Lee S, Chapman MW. Nonreamed locking intramedullary nailing for open fractures of the tibia. Clin Orthop Relat Res 1997;339:58-64
10. Moehring HD, Voigtlander JP. compartment pressure monitoring during intramedullary nailing of tibial fractures. Orthopedics 1995;18:631-635
11. Woll TS, Duwelius PJ. The segmental tibial fracture. Clin Orthop Relat Res 1992;281:204-207
12. Richards H, Langston A, Kulkarni R, Downes EM, Does patient controlled analgesia delay the diagnosis of compartment syndrome following intramedullary nailing of the tibia? Injury 2004;35:296-298
13. Mubarak SJ, Hargens AR. Acute compartment syndromes. Surg Clin North Am 1983;63:539-565
14. Rorabeck CH. The treatment of compartment syndromes of the leg. J Bone Joint Surg Br 1984;66:93-97
15. Murthy BV, Narayan B, Nayagam S. Reduced perception of pain in schizophrenia: its relevance to the clinical diagnosis of compartment syndrome. Injury 2004;35:1192-1193
16. Hargens AR, Mubarak sJ. Current concepts in the pathophysiology, evaluation and diagnosis of compartment syndrome. Hand Clin 1998;14:371-383
17. Heckman MM, Whitesides TE, Grewe SR, Judd RL, Miller M, Lawrence JH. Histologic determination of the ischemic threshold of muscle in the canine compartment syndrome model. J Orthop Trauma 1993;7:199-210
18. Mars M, Hadley GP. Raised intracompartmental pressure and compartment syndrome. Injury 1998;29:403-411
19. McQueen MM, Court-Brown CM. Compartment monitoring in tibial fractures: the pressure threshold for decompression. J Bone Joint Surg Br 1996;78:99-104
20. Ovre S, Hvaal K, Holm I, Stromsoe K, Nordsletten L, Skjeldal S. Compartment pressure in nailed tibial fractures: a threshold of 30 mm Hg for decompression gives 29% fasciotomies. Arch Orthop Trauma Surg 1998;118:29-31
21. Pearse MF, Harry L, Nanchahal J. Acute compartment syndrome of the leg. BMJ 2002;325:557-558
22. Sterk J, Schierlinger M, Gerngross H, Willy C. Intracompartmental pressure measurement in acute compartment syndrome: results of a survey of indications, measuring technique and critical pressure value [in German]. Unfallchirurg 2001;104:119-126
23. Ulmer T. The clinical diagnosis of compartment syndrome of the lower leg: are clinical findings predictive of the disorder? J Orthop Trauma 2002;16:572-577
24. Williams PR, Russell ID, Mintowt-Cyzy WJ. Compartment pressure monitoring: current UK orthopaedic prac-

tice. Injury 1998;29: 229 - 232
25. Willy C, Sterk J, Volker HU, et al. Acute compartment syndrome: results of a clinico-experimental study of pressure and time limits for emergency fasciotomy [in German]. Unfallchirurg 2001; 104:381 - 391
26. Uliasz A, Ishida JT, FlemingJK, Yamamoto LG. Comparing the methods of measuring compartment pressures in acute compartment syndrome. Am J Emerg Med 2003;21: 143 - 145
27. Whitesides TE, Haney TC, Morimoto K, Harada H. Tissue pressure measurements as a determinant for the need for fasciotomy. Clin Orthop Relat Res 1975;113:43 - 51
28. Wilson SC, Vrahas MS, Berson L, Paul EM. A simple method to measure compartment pressures in using an intravenous catheter. Orthopedics 1997;20:403 - 406
29. Janzing HM, Broos PLO. Routine monitoring of compartment pressure in patients with tibial fractures: beware of overtreatment! Injury 2001;32:415 - 421
30. Matsen FA 3rd, Winquist RA, Krugmire RB Jr. Diagnosis and management of compartment syndromes. J Bone Joint Surg Am 1980; 62:286 - 291
31. Mubarak SJ, Owen CA. Double-incision fasciotomy of the leg for decompression in compartment syndromes. J Bone Joint surg Am 1977;59:184 - 187
32. McQueen MM, Christie J, Court-Brown CM. Acute compartment syndrome in tibial diaphyseal fractures. J Bone Joint surg Br 1996;78:95 - 98
33. White TO, Howell GED, Will EM, Court-Brown CM, McQueen MM. Elevated intramuscular compartment pressures do not influence outcome after tibial fracture. J Trauma 2003;55:1 133 - 1 138
34. Tornetta P III, Templeman D. Instructional Course Lectures, The American Academy of Orthopaedic Surgeons-Compartment syndrome associated with tibial fracture. J Bone Joint Surg Am 1996;78A:1 438 - 1 444
35. Heckman MM, Whitesides TE Jr, Grewe SR, Rooks MD. Compartment pressure in association with closed tibia fractures: the relationship between tissue pressure, compartment, and the distance from the site of the fracture. J Bone Joint Surg Am 1994;76:1 285 - 1 292
36. Kumar P, Salil B, Bhaskara KG, Agrawal A. Compartment syndrome: effect of limb position on pressure measurement. Burns 2003;29:626
37. Heppenstall RB, Scott R, Sapega A, et al. Comparative study of the study of the tolerance of skeletal muscle to ischemia: tourniquet application compared with acute compartment syndrome. J Bone Joint Surg Am 1986;68:820 - 828
38. Gulli B, Templeman D. Compartment syndrome of the lower extremity. Orthop Clin North Am 1994; 25: 677 - 684
39. Meyer RS, White KK, Smith JM, Groppo ER, Mubarak SJ, Hargens AR. Intramuscular and blood pressures in legs positioned in the hemilithotomy position: clarification of risk factors for well-leg acute compartment syndrome. J Bone Joint Surg Am 2002;84 - A: 1 829 - 1 835
40. Rominger MB, Lukosch CJ, Bachmann GF. MR imaging of compartment syndrome of the lower leg: a case control study. Eur Radiol 2004; 14:1 432 - 1 439
41. Steinberg BD, Gelberman RH. Evaluation of limb compartment with suspected increased interstitial pressure: a noninvasive method for determining quantitative hardness. Clin Orthop Relat Res 1994;300:248 - 253
42. Winckler S, Reder U, Ruland O, Lunkenheimer PP. Mechanical impedance: a new noninvasive method for measuring tissue pressure in anterior compartment syndrome. II. Results of clinical measurements in patients with tibial trauma [in German]. Unfallchirurg 1991;94: 28 - 32
43. Garr JL, Gentilello LM, Cole PA, Mock CN, Matsen FA. Monitoring for compartmental syndrome using near-infrared spectroscopy: a noninvasive continuous transcutaneous monitoring technique. J Trauma 1999;46:613 - 618
44. Trease L, van Every B, Bennell K, et al. A prospective blinded evaluation of exercise thallium - 201 SPET in patients with suspected chronic exertional compartment syndrome of the leg. EurJ Nucl Med 2001;28:688 - 695
45. Dickson Ke Sullivan MJ, Steinberg B, Myers L, Anderson ER, Harris M. Noninvasive measurement of compartment syndrome. Orthopedics 2003;26:1 215 - 1 218
46. Gold BS, Barish RA, Dart RC, Silverman RP, Bochicchio GV. Resolution of compartment syndrome after rattlesnake envenomation utilizing non-invasive measures. J Emerg Med 2003;24:285 - 288
47. Hutton M, Rhodes RS, Chapman G. The lowering of postischemic compartment pressures with mannitol. J Surg Res 1982;32:239 - 242
48. Gershuni DH, Hargens AR, Lieber RL. Decompression of an experimental compartment syndrome in dogs with hyaluronidase. Clin Orthop Relat Res 1985;197:295 - 300
49. Christenson JT, Wulff K. Compartment pressure following leg injury: the effect of diuretic treatment. Injury 1985; 16:591 - 594
50. Odland R, Schmidt AH, Hunter B, et al. Use of tissue ultrafiltration for treatment of compartment syndrome: a pilot study using porcine hindlimbs. J Orthop Trauma 2005; 19:267 - 275
51. Kindwall EP, Gottlieb LJ, Larson DL. Hyperbaric oxygen therapy in plastic surgery: a review article. Plast Reconstr Surg 1991;88: 898 - 908

52. Gardner AM, Fox RH, Lawrence C, Bunker TD, Ling RS, MacEachern AG. Reduction of post-traumatic swelling and compartment pressure by impulse compression of the foot. J Bone Joint Surg Br 1990;72:810-815
53. Lagerstrom CF, Reed RL II, Rowlands BJ, Fischer RP. Early fasciotomy for acute clinically evident posttraumatic compartment syndrome. AmJ Surg 1989;158:36-39
54. Ernst CB. Fasciotomy-in perspective. J Vasc Surg 1989;9:829-830
55. Bermudez K, Knudson MM, Morabito D, Kessel O. Fasciotomy, chronic venous insufficiency, and the calf muscle pump. Arch Surg 1998;133:1 356-1 361
56. Janzing HM, Broos PL. Dermatotraction: an effective technique for the closure of fasciotomy wounds: a preliminary report of fifteen patients. J Orthop Trauma 2001; 15: 438-441
57. Mubarak SJ. Etiologies of compartment syndromes. In: Mubarak SJ, Hargens AR, Akeson WH, eds. Compartment Syndromes and Volkmann's Contracture, Vol. 3. Saunders Monographs in Clinical Orthopedics. Philadelphia: WB Saunders; 1981:71-97
58. Finkelstein JA, Hunter GA, Hu RW. Lower limb compartment syndrome: course after delayed fasciotomy. J Trauma 1996;40:342-344
59. Illig KA, Ouriel K, DeWeese JA, Shortell CK, Green RM. A condemnation of subcutaneous fasciotomy. Mil Med 1998; 163:794-796
60. Cohen MS, Garfin SR, Hargens AR, Mubarak SJ. Acute compartment syndrome: effect of dermotomy on fascial decompression in the leg. J Bone Joint surg Br 1991;73:287-290
61. Ronel DN, Mtui E, Nolan WB. Forearm compartment syndrome: anatomical analysis of surgical approaches to the deep space. Plast Reconstr Surg 2004; 114:697-705
62. Wiger P, Tkaczuk P, Styr J. Secondary wound closure following fasciotomy for acute compartment syndrome increases intramuscular pressure. J Orthop Trauma 1998; 12: 117-121
63. Johnson SB, Weaver FA, Yellin AE, Kelly R, Bauer M. Clinical results of dermotomy-fasciotomy. Am J Surg 1992; 164:286-290
64. Wiger P, Blomqvist G, Styf J. Wound closure by dermatotraction after fasciotomy for acute compartment syndrome. Scand J Plast Reconstr Surg Hand Surg 2000; 34: 315-320
65. Ellis H. Disabilities after tibial shaft fractures with special reference to Volkmann's ischemic contracture. J Bone Joint Surg Br 1958;40:190-197
66. Heemskerk J, Kitslaar P. Acute compartment syndrome of the lower leg: retrospective study on prevalence, technique, and outcome of fasciotomies. World J Surg 2003; 27:744-747
67. Mullett H, Al-Abed K, Prasad CVR, O'Sullivan M. Outcome of compartment syndrome following intramedullary nailing of tibial diaphyseal fractures. Injury 2001;32:411-413
68. Giannoudis PV, Nicolopoulos C, Dinopoulos H, Ng A, Adedapo S, Kind P. The impact of lower leg compartment syndrome on health related quality of life. Injury 2002; 33:117-121
69. Kearns SR, Daly AF, Sheehan K, Murray P, Kelly C, Bouchier Hayes D. Oral vitamin C reduces the injury to skeletal muscle caused by compartment syndrome. J Bone Joint Surg Br 2004; 86:906-911
70. Zapletal Ch, Herzog L, Martin G, Klar E, Meeder PJ, Buchholz J. Thermodiffusion for the quantification of tissue perfusion in skeletal muscle-clinical evaluation in standardized traumatological procedures with tourniquet and potential application in the diagnosis of compartment syndrome. Microvasc Res 2003;66:164-172
71. Giannotti G, Cohn SM, Brown M, Varela JE, McKenney MG, Wiseberg JA. Utility of near-infrared spectroscopy in the diagnosis of lower extremity compartment syndrome. J Trauma 2000;48:396-399
72. Lynch JE, Heyman JS, Hargens AR. Ultrasonic device for the noninvasive diagnosis of compartment syndrome. Physiol Meas 2004; 25:N1-N9
73. Mittlmeier T, Vollmar B, Menger MD, Schewior L, Raschke M, Schaser KD. Small volume hypertonic hydroxyethyl starch reduces acute microvascular dysfunction after closed soft-tissue trauma. J Bone Joint Surg Br 2003;85: 126-132

第四章 接骨板固定理念的演变

Amir Matityahu，Christian Krettek，Theodore Miclau Ⅲ

"假如没有受过专业训练的医生,没有协助他的熟练助手以及优越的医院环境,手术是否就不能完成呢?还是会导致灾难的发生?"这个疑问引自1928年Aenta保险公司的一位医疗仲裁人员的评论,是他在审阅北卡罗来纳州34 753例骨折理赔资料后提出的[1]。直到目前为止,接骨板骨折固定术仍然被认为是治疗大多数关节和干骺端骨折以及某些骨干骨折的首选方案。本章概述了接骨板固定术对于骨折力学固定和生物学固定理念的演变。

接骨板接骨术的历史和演变

1956年,George Bagby首先介绍了第一块动力加压型接骨板(改良Collison接骨板)。这一接骨板有椭圆形的孔,孔的远端都有垂直的槽,允许接骨板沿着锥形螺丝钉头运动[2]。1958年,15位瑞士普通外科和骨外科医生共同讨论其国内采取手术或者非手术方法治疗骨折疗效不佳的状况。这一会议导致了AO/ASIF组织(Arbeitsgemeinschaft für Osteosynthesefragen,内固定研究协会)的诞生。该会议由Maurice Müller发起,他曾与Danis共事过,并对Danis所倡导的加压和坚强内固定理念印象深刻。为了获得最佳的疗效,该组织提出了4条原则,即"工作假说",其分别是:解剖复位,坚强内固定,保护软组织和骨的无创技术,术后10天内早期无痛性主动功能锻炼[3]。3年后,E Müller描述了接骨板外置加压装置[4]。带圆孔的接骨板被螺钉固定在骨折一侧;在骨折的另一侧,用螺钉将一张力加压装置固定在骨上,并钩住接骨板;然后,拧紧该装置上的螺母达到骨折端加压的目的(图4-1)。

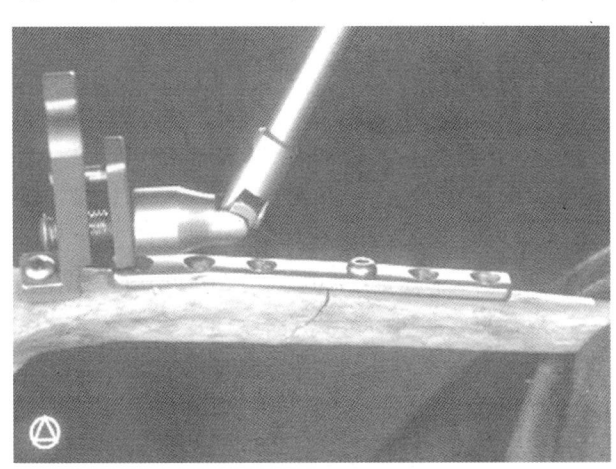

图4-1 使用张力/加压装置获得通过骨折端的压力(照片由AO国际组织授权提供)

自从AO/ASIF建立以来,促进骨折愈合接骨板及其使用技术已经有了显著的改进。1963年,第一块由AO设计的自加压接骨板问世[5](图4-2)。1969年,动力加压接骨板(DCP)设计成功,并应用于骨折治疗。该接骨板在设计上与Bagby接骨板相似,但有几处明显的改进[6~8]。这些特点使得DCP可以作为张力带、中和、加压以及支撑接骨板使用。其他技术,如预弯曲、拉力螺钉固定,可用于增加骨折端加压和负荷分载。这些方法使得骨折获得坚强固定,通过直接骨形成方式获得骨愈合,放射学检查显示缺乏骨痂形成。

Bagby等[9]报道,在动物实验中,坚强固定的骨折端缺乏骨痂形成[2]。当时,骨痂通常被认为是不稳定、植入物超负荷和/或电解腐蚀现象的直接征象[10]。遵循精确解剖复位和绝对稳定的原则,就必须进行大的手术暴露。通常要将骨折块与软组织剥离,以获取精确的骨重建。另外,使用双皮质螺钉固定的接骨板—骨构件的稳定性取决于接骨板与相对的皮质骨之面的摩擦力[11]。随着螺钉扭力的增加,其摩擦力也增加。

接骨板接骨术后常见影像学表现是接骨板下的骨质丢失。虽然这一现象曾被归因于植入物相关的应力遮挡所致,但是也有学者认为它与暂时性的骨坏死和接骨板下的骨内重塑有关。Perren等的研究结果显示,在接骨板与骨之间的血供破坏区有骨质疏松的表现[12](图4-3)。由此假设,改善接骨板下的血供将能减少骨质疏松。20世纪70年代早期,研究者开始测量加压接骨板固定术后接骨板对骨施加的压力[13],并发现该压力平均为7 000N/cm²。一些学者推测这些发现将有助于研发更理想的接骨板系统。

此后,波兰开发出Zespol系统,并由Ramotowski和Granowski报道了使用情况[14]。该系统代表了第一代长骨骨折内固定架。螺钉帽可锁定入接骨板,接骨板不与骨接触。该系统既可以作为内固定架,也可以用做外固定架。接骨板对其下面的骨组织不给予任何直接压力,因此保护了血供,避免了骨质疏松。

20世纪80年代初期,Brunner和Weber推出一种波形接骨板[15](图4-4,图4-5),Heitemeyer和Hierholzer开发出了桥式接骨板[16]。这些接骨板设计的目的是跨越骨折端,在骨折近远端进行固定。理论上,波形接骨板有以下优点:避免破坏骨折处的血供,允许在骨折部位进行皮质骨松

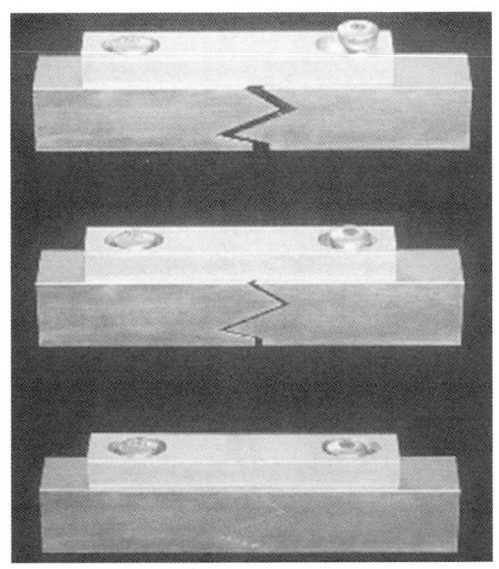

图4-2 木块模型显示动力加压接骨板的自加压过程(照片由AO国际组织授权提供)

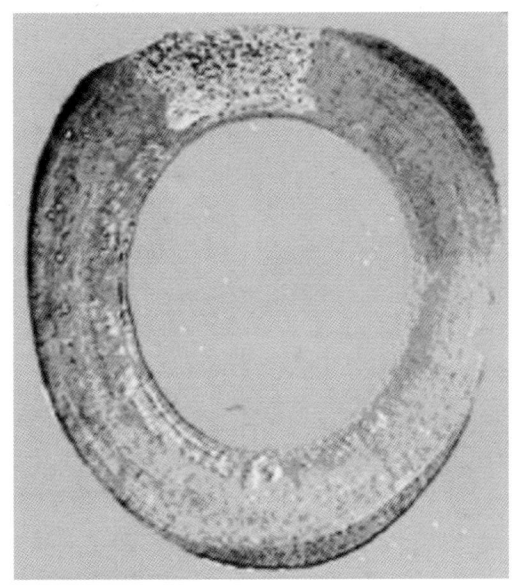

图4-3 拆除动力加压接骨板后的皮质骨坏死和骨质疏松(经惠允引自JBJS 2002:84B:1 093~1 110)

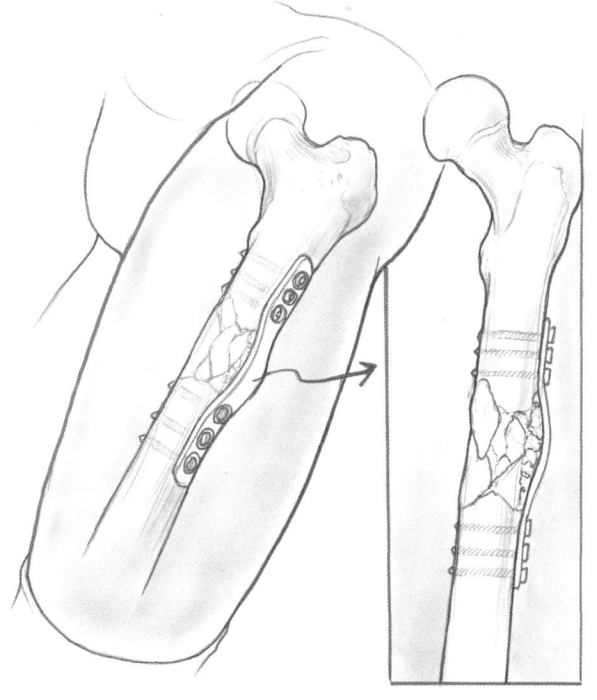

图4-4 图示波形接骨板跨越骨折端,避免骨折块的血供破坏

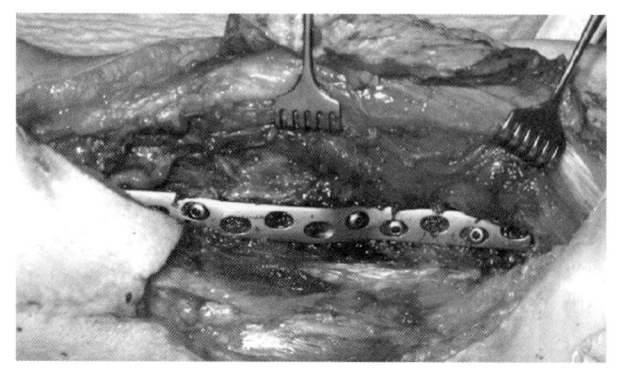

图 4-5 术中照片显示波形接骨板的手术应用

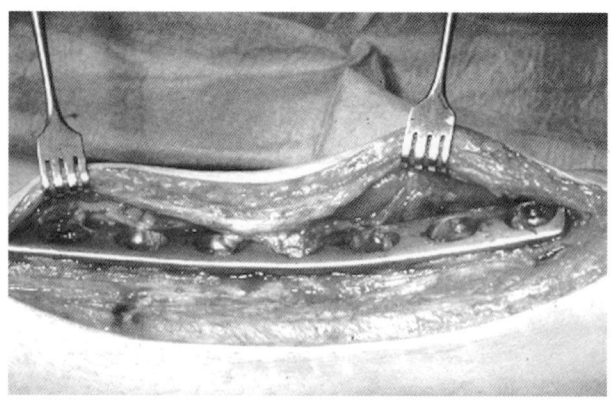

图 4-7 照片显示拆除有限接触动力加压接骨板后骨愈合、血供良好（AO 组织授权提供）

质骨移植，将接骨板的负荷转为单纯的张应力。这些发现促使了此后接骨板的研制向着有限接骨板—骨接触的方向发展[17]。

1990 年，Perren 推出了有限接触动力加压接骨板（LC-DCP；Synthes，Paoli，Pennyslvavia）。该接骨板与骨的接触面积少于 50%（图 4-6）。通过减少接骨板—骨的接触面，接骨板下骨组织的血供得到较好保护，从而能促进骨折愈合，减少对骨移植的需要，也减少了感染和再骨折的发生，降低了因接骨板拆除后与植入物相关的应力增高（图 4-7）。这一接骨板的设计也有其他特点，包括统一大小的螺钉孔、横截面的梯形设计和接骨板孔的对称分布。动力加压型接骨板的这些设计改良，使得应力沿接骨板分布更均匀，每颗螺钉在钉孔内可有 40°的倾斜度，以及更方便选择不同长度的接骨板[17]。另外，接骨板使用了组织相容性更高的钛金属[18]。

最近，接骨板固定术开始强调"生物学固定"的原则[19]。1994 年，点状接触式内固定装置（PC-Fix；Synthes，Paoli，Pennsylvania）问世。该接骨板与骨接触的下表面设计成点状，与 LC-DCP 相比，接骨板—骨接触面积显著减少（图 4-8）。此接骨板也可采用单皮质锁定螺钉固定，对髓内血供的破坏要小于双皮质螺钉[11,20,21]。使用钛制点状接触式接骨板的临床实验提示，感染率明显下降[22-24]。采用 PC-Fix 接骨板固定的绵羊胫骨骨折显示，愈合快于用 DCP 固定而强度近似[21]。其他力学研究表明，在人尸体股骨上应用 PC-Fix（锁定螺钉—接骨板—骨骼构件）固定要比 DCP（非锁定常规螺钉—接骨板—骨骼构件）固定更加牢靠[25]。

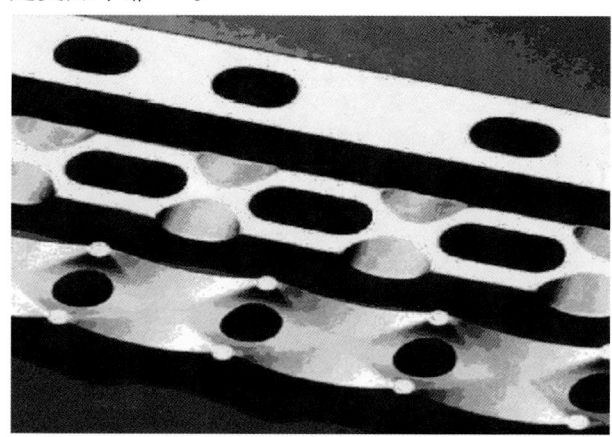

图 4-8 DCP、LC-DCP 与 PC-Fix 三种接骨板下表面的比较（经惠允引自 JBJS2002；84B：1 093~1 116）

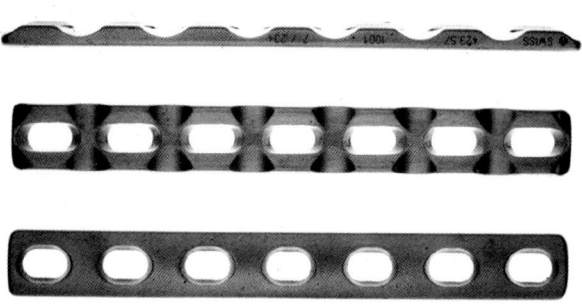

图 4-6 有限接触动力加压接骨板与骨之间的接触面积不足 50%

骨折固定与血供

在过去的十年里，骨折固定技术已经向追求更多生物学固定的方式转变。虽然关节内骨折仍然要求解剖复位和稳定，但关节外骨折已不再要求精确对位和绝对坚强的固定。要最大限度地恢复肢体功能应优先恢复肢体力线,而不是关节外骨折块的位置。广泛剥离干骺端和骨干的骨折块会增加骨的失血供,应该避免。骨折愈合的成功取决于损伤组织血供的重建。理想情况下,接骨板的设计应利于骨血供的重建,而且采用的固定方法应使手术造成的额外损伤降到最低限度。

锁定接骨板技术(视频4-1,光盘1)

传统加压接骨板固定与锁定螺钉接骨板固定有着明显的不同。传统双皮质骨螺钉的稳定性取决于相对骨皮质间产生的压力,这一压力主要来自接骨板与其下骨骼之间的摩擦力和沿螺丝钉纵轴传导的张力。当螺钉拧紧时,接骨板与骨骼之间的压力增加,两者间产生摩擦力,使得应力沿着接骨板传导。紧密的摩擦界面以及最终螺钉抗拔强度对负荷成功传导至关重要。这种构件的稳定性取决于骨与螺纹接触面的抗剪切强度,骨密度高的病人抗剪切力要高于骨质疏松者。当对病人施加一个负荷超过了这种固定结构的承受范围,就会发生骨折处的塌陷。这种塌陷是由于缺乏角稳定性和继发接骨板与螺钉间的移动所造成的。

使用传统接骨板时,单皮质骨螺钉固定传载负荷的能力要显著低于双皮质骨螺钉固定。

然而,与传统使用双皮质螺钉的接骨板系统不同,锁定螺钉接骨板系统具有角稳定性,增强了传载负荷的能力(图4-9)。这种角稳定性源自带螺纹螺钉帽锁定入带螺纹的接骨板钉孔中,形成了一种固定角度的构架。每个锁定螺钉在功能上就像一个微型角接骨板。锁定钉—板系统使负荷从螺钉传至接骨板,稳定性取决于作用于带螺纹钉帽与接骨板上螺纹孔间产生的摩擦力。虽然作用于传统和锁定接骨板的负荷相同,但是通过预负荷来达到结构稳定对于传统接骨板和螺钉系统更显必要。

生物力学研究显示了锁定钉—板角稳定系统的力学优势[13,26]。Miclau等评价了使用单皮质锁定螺钉的PC-Fix系统固定骨折的力学特性,并在绵羊尸体胫骨上与传统双皮质固定的接骨板进行了比较[21],发现两系统的抗扭转强度和抗弯曲强度没有差异。但是,需注意的是,PC-Fix固定由于整个构件拔出而失效,而双皮质钉板固定可因单个螺钉退出而使固定失效[21]。

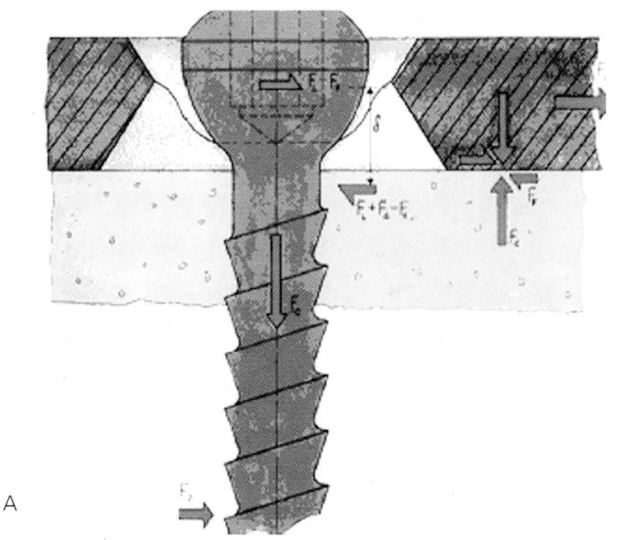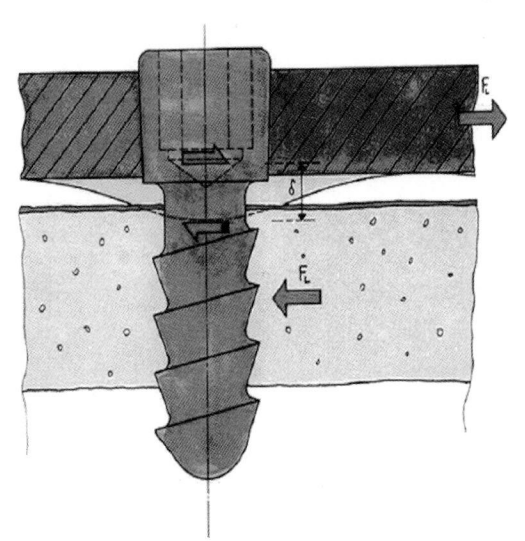

图4-9 图示双皮质骨的传统螺钉(A)和单皮质骨的锁定螺钉(B)之间的差别。传统双皮质骨螺钉依赖骨螺纹界面的抗剪切力来获取稳定。单皮质骨锁定螺钉的稳定性取决于作用于带螺纹钉帽与接骨板上螺纹孔间产生的摩擦力(经惠允引自 JBJS 2002:84B:1 093~1 110)

微创固定系统(LISS;Synthes,Paoli,Pennsylvania)的生物力学特性是近年来研究的热点。Marti等比较了LISS与两种传统接骨板系统固定股骨远端骨折,两种系统分别是股骨髁支撑接骨板(Condylar Buttress Plate,CBP;Synthes,Paoli,Pennsylvania)和动力髁螺钉(Dynamic Condylar Screw,DCS;Synthes,Paoli,Pennsylvania)。他们发现LISS接骨板较传统接骨板有更高的弹性形变,这可能是因为不同的设计和材料特性。但是,LISS接骨板系统表现出更高的承载能力[27]。随后的一项研究对胫骨 LISS 接骨板外侧固定与传统接骨板双侧固定进行了比较,力学测试表明两种固定方式在抵制因周期性负荷导致的胫骨内侧髁下沉方面作用相似[28]。

一些研究人员发现,锁定接骨板的特殊构型可增加整个结构的刚度。一项研究分析了在体外模型和有限元模型上螺钉的布局,表明外固定架上近—近、远—远置针的理念同样适用于锁定接骨板上螺钉的放置。锁定接骨板常被视为内固定架[29]。Stoffel 等用 12 孔锁定接骨板固定带间隙的标准化同质复合圆柱体,以阐明内固定架提供稳定性的程度。间隙大小、工作长度、螺钉的数目和位置、接骨板长度和植入物的材料特性均经过疲劳试验、轴向刚度和扭转刚度的测试。发现使用 12 孔锁定接骨板,在骨折端两侧 1、2 和 6 孔位置上放置锁定螺钉能获得最大的刚度。通过缩短接骨板—骨距离和增加接骨板长度(增加工作距离),可获取额外的稳定性。

微创接骨板系统的演变(视频 4-2,光盘 1)

观察发现,如果骨折块血供良好且长度维持即能顺利愈合,这就诞生了间接复位的概念。通过避免暴露骨折端,最大限度地减少局部创伤,骨的血供就可较好地维持[30](图 4-10)。最初使用间接复位和生物学固定技术的目的是获取骨折端的加压[31,32],后来则是作为"内夹板"使用,没有加压作用[16]。从坚强固定到其他形式治疗的理念转变,得到了临床观察结果的支持。观察发现正如髓内钉固定所见的,作为髓内"夹板",骨折愈合快速、良好且无并发症。

随后,外科医生开始设计更有限的接骨板固定入路,尤其是针对股骨骨折[33,34]。Krettek 等描述了几个手术入路和微创接骨板固定技术,通过肌下放置接骨板来治疗股骨近端和远端骨折:经关节逆行接骨板固定术(transarticular retrograde plate osteosynthesis,TARPO)[35](图 4-11)和微创经皮接骨板固定术(MIPPO)[36](图 4-12;视频 4-1,光盘 1)。从那时起,多种微创入路开始应用于骨折治疗,包括胫骨近端和远端骨折[37,38]。这些入路是为经有限切口引入传统双皮质螺钉接骨板而设计的(即动力加压接骨板、动力髁接骨板和

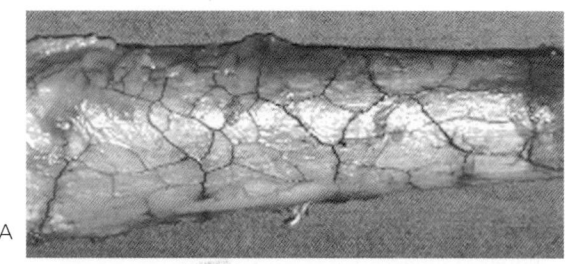
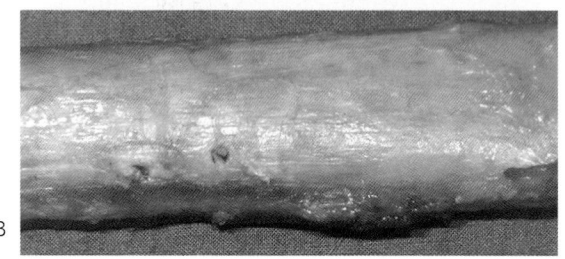

图 4-10 尸体血管铸型显示微创经皮接骨板固定术与传统接骨板固定术相比的血供情况[经惠允引自 Elsevier(Injury28,S.1:7~12)]

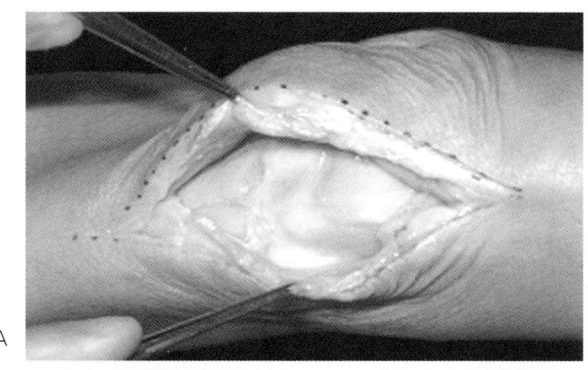
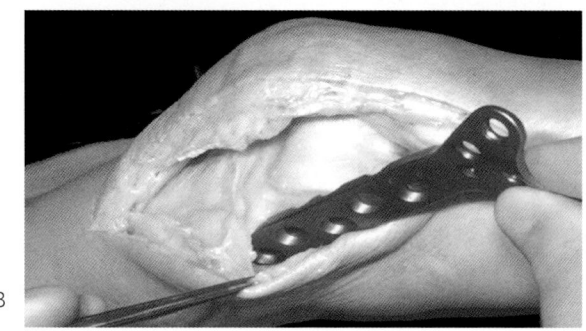

图 4-11 微创接骨板固定技术,使用经关节经皮接骨板固定。A. 显示切口。B. 肌下隧道[经惠允引自 Elsevier(Injury28,S.1:31~41)]

髁支撑接骨板)。因为骨折固定是计划通过大切口来放置这些接骨板,因此此类接骨板要微创置入就更具挑战性。随着锁定螺钉和角稳定接骨板系统的出现,植入物能仅安置在股骨或者胫骨的一侧柱上,而对侧柱无须显露也能获得足够的

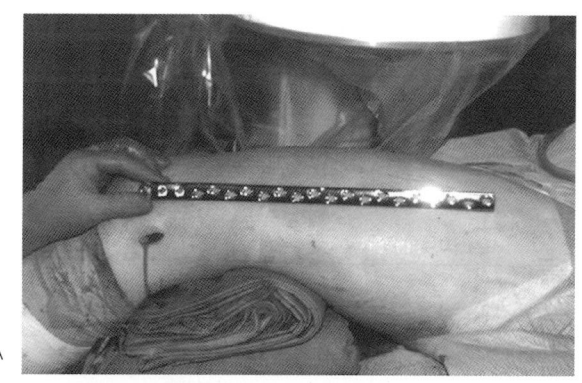

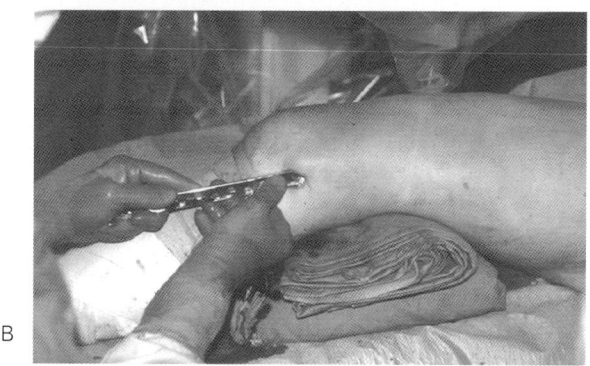

图 4-12 微创接骨板固定技术，使用微创经皮接骨板固定。A. 小切口。B. 肌下插入接骨板 [经惠允引自 Elsevier（Injury 28，S.1：20~30.）]

稳定。更重要的是，已经设计出诸如 LISS 的器械和接骨板系统，便于锁定接骨板的置入。

锁定接骨板系统

可供使用的接骨板系统很多，范围从传统的动力加压接骨板到关节周围锁定接骨板。因为传统双皮质螺钉接骨板置入的报道很多，本节重点阐述目前越来越多的锁定接骨板系统，包括 LISS 和关节周围锁定接骨板治疗远端股骨、胫骨近端和远端以及桡骨远端骨折。

锁定接骨板的适应证

锁定接骨板的适应证在不断演变。对于需要支撑的单纯干骺端骨折、对位良好的干骺端骨折及关节内骨折，标准接骨板结合双皮质螺钉固定足以可以提供良好的固定，获得可靠的愈合。然而，对于粉碎性的骨干、干骺端骨折或骨质疏松患者，即有锁定接骨板的使用指征。固定股骨远端骨折的 LISS 系统也适用于假体周围骨折的治疗。

微创固定系统手术技术（视频 4-3，光盘 1）

LISS 系统作为预塑形接骨板被用于治疗股骨远端和胫骨近端骨折（图 4-13）。这类接骨板设计从外侧切口经肌下插入，使用一个插入手柄和瞄准器来置入螺钉。这种接骨板允许在干骺端安置多角度的自钻自攻型锁定螺钉，以及在骨干部使用 5mm 的单皮质锁定螺钉（图 4-14）。接骨板和螺钉均为钛合金。LISS 是一种弹性接骨板，允许骨折处有微动，与坚强内固定相比会有更多的骨痂形成，这种微动和骨痂形成也许对骨折愈合有利。采用 LISS 接骨板治疗股骨远端骨折或者胫骨近端骨折，须遵循 4 个主要步骤：①关节骨块的暴露与复位；②接骨板经肌肉下置入；③接骨板固定骨折远端；④经皮接骨板与骨干的固定[39]。LISS 的优点包括减少骨膜血运的破坏，具有更高的弹性形变，允许微动和骨痂形成，增加疏松骨的固定强度，接骨板解剖塑形，无须使用防内翻的内侧支撑接骨板。LISS 的缺点包括手术技术要求高，需术中透视，费用昂贵。

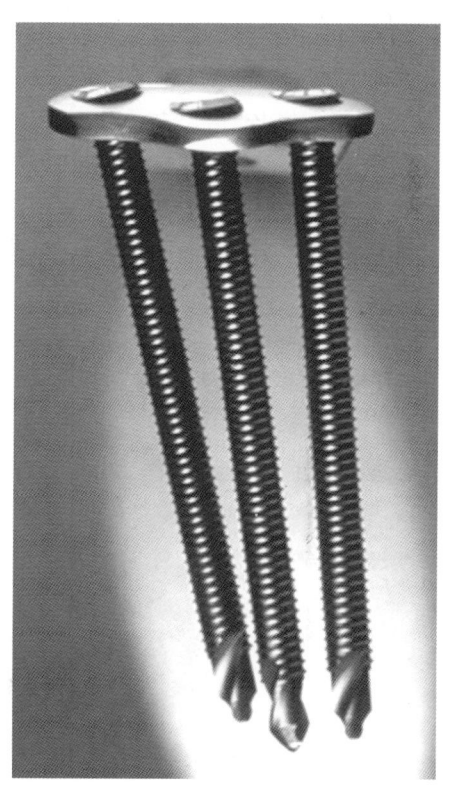

图 4-13 锁定接骨板螺钉分散排列，与常规接骨板—螺钉结构相比增加了稳定性，尤其适用于骨质疏松骨（AO 国际组织提供）

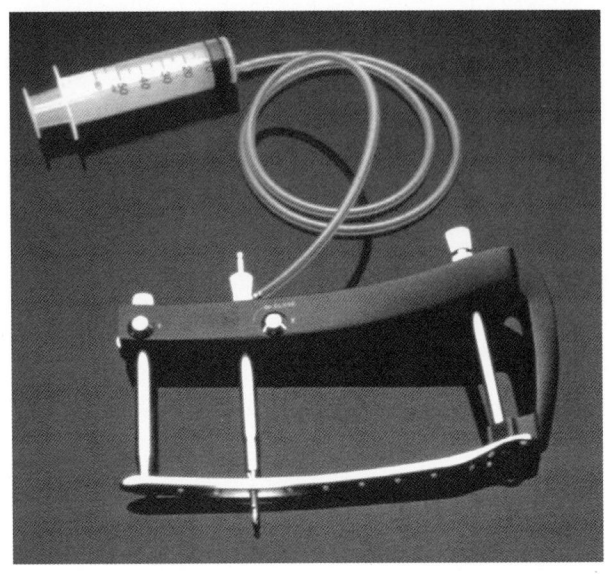

图4-14 微创稳定系统为早期的微创锁定接骨板系统(AO国际组织提供)

微创稳定系统治疗股骨骨折(视频4-4,视频4-5,光盘1)

病人仰卧于可透视的手术台上,患侧臀后垫高,腿部消毒铺巾。消毒铺巾之前进行前后位和侧位透视,以确认对X线没有遮挡。膝关节后垫圆枕使关节屈曲约40°以放松腓肠肌,有助于骨折复位。圆枕放好后行拍摄前后位和侧位透视,以判断改变圆枕位置和大小所造成的影响。圆枕位置和大小的小变动都会影响骨折复位。外科医生同时也应施加手法牵引,在手术前仔细评价骨折情况。

一旦评估结束,即开始手术。处理关节内粉碎性骨折时,采用髌旁外侧切口(图4-15A);对于简单的关节外骨折,可采用外侧切口(图4-15B),沿髂胫束纤维切开髂胫束,沿切口方向向深部解剖。

如果合并关节内骨折,则必须先行复位。通过髌旁外侧入路掀起髌骨内侧,可显露股骨远端关节面。该入路可清楚地显露股骨内侧髁,避免了对干骺端周围过多软组织的剥离。关节面必须解剖复位,同时用坚强的拉力螺钉对主要骨折块进行加压。需注意拉力螺钉的位置以免影响接骨板的放置。一旦关节复位完成,则利用导向手柄将LISS沿着股骨外侧经肌肉下方插入(图4-16)。在插入LISS前可先用Cobb剥离器建立肌下隧道,然后在透视下评估接骨板的位置和复位效果。肢体对位情况,包括长度、旋转、内外翻和反屈/前屈,都需要进行评估。一旦复位理想,通过瞄准手柄用带螺纹克氏针从近、远端临时维持接骨板位置。在钻入带螺纹克氏针前,获取正确的肢体长度、旋转对位和矢状面对位非常重要。在将接骨板与骨固定前,必须确认接骨板位置和骨折复位满意。与使用双皮质螺钉的传统接骨板不同,LISS接骨板随着第一颗锁定螺钉的拧入即被锁定,随螺钉的拧入即不能调整接骨板与骨的位置。

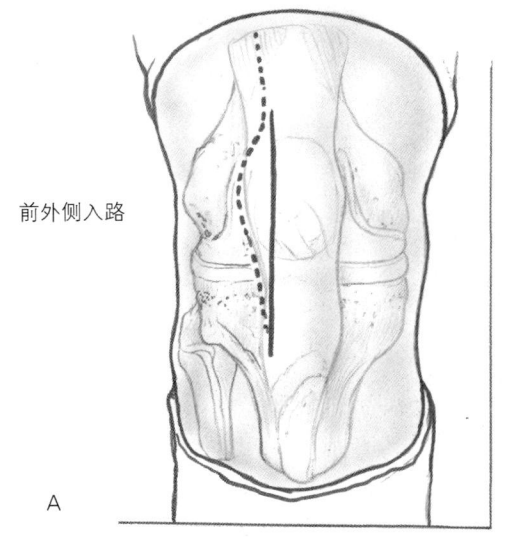
前外侧入路
A

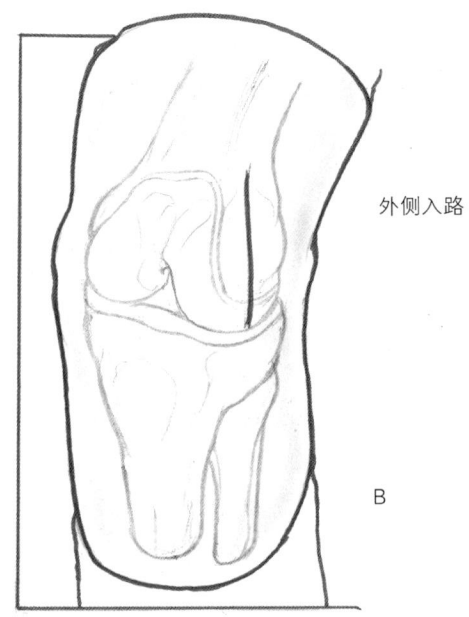
外侧入路
B

图4-15 图示微创接骨板固定股骨远端骨折的前外侧(A)和外侧入路(B)

提拉复位装置（whirlybird）可将骨折块拉向接骨板，且可在拧入螺钉前调整内外翻对线（图4-17）。这一复位器也可以用来维持骨与接骨板的位置，并可以与另一个复位器进行组合（分别放在骨折的近端和远端），还可以防止骨块在螺钉拧入时被推离接骨板。在第一颗螺钉拧入后，仅能对整个结构进行轻微调整，如果调整较大则需将整个接骨板拆除。

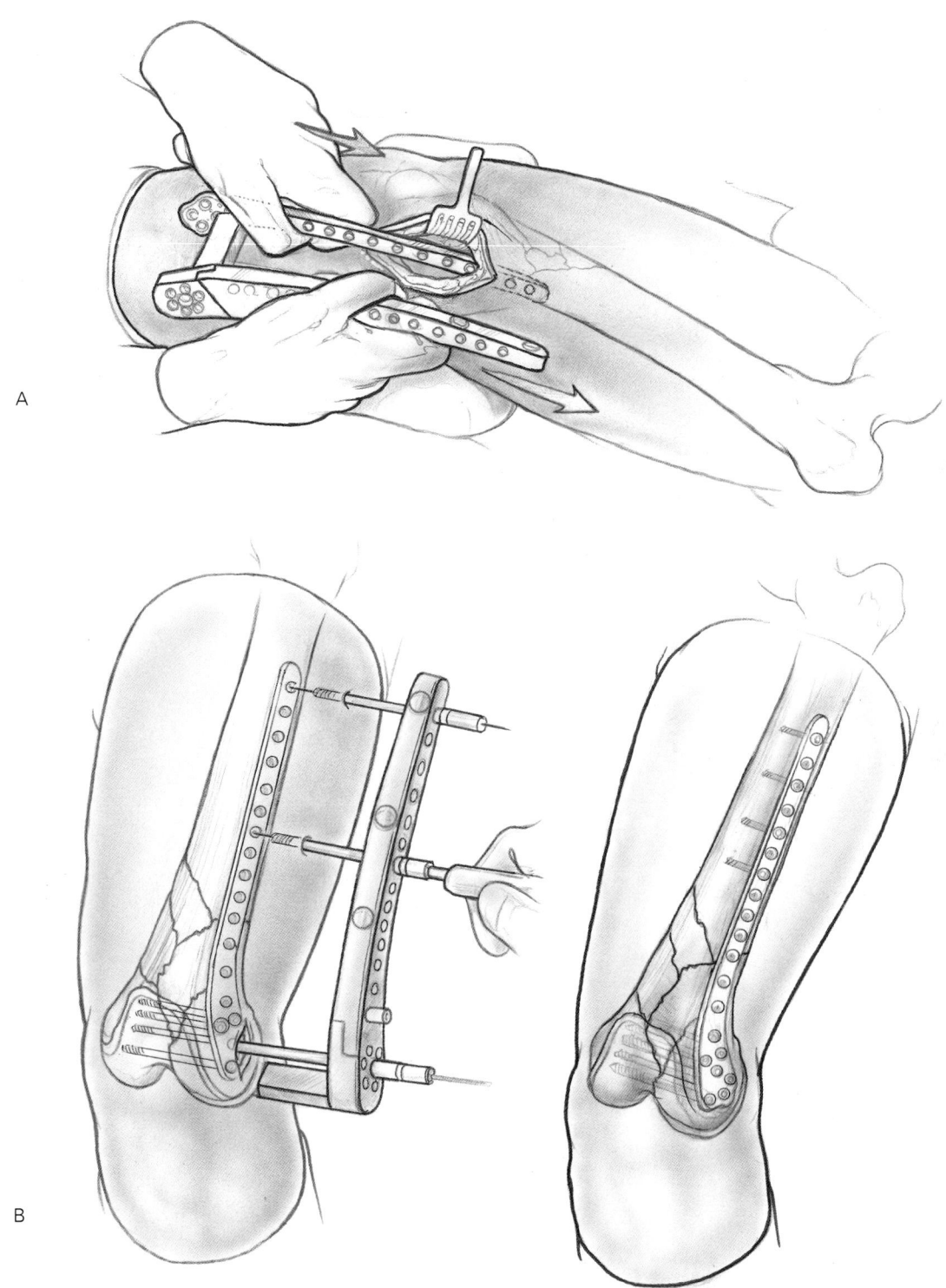

图4-16　图示锁定接骨板肌下置入（A），接骨板近端连接手柄，最后以单皮质螺钉固定（B）

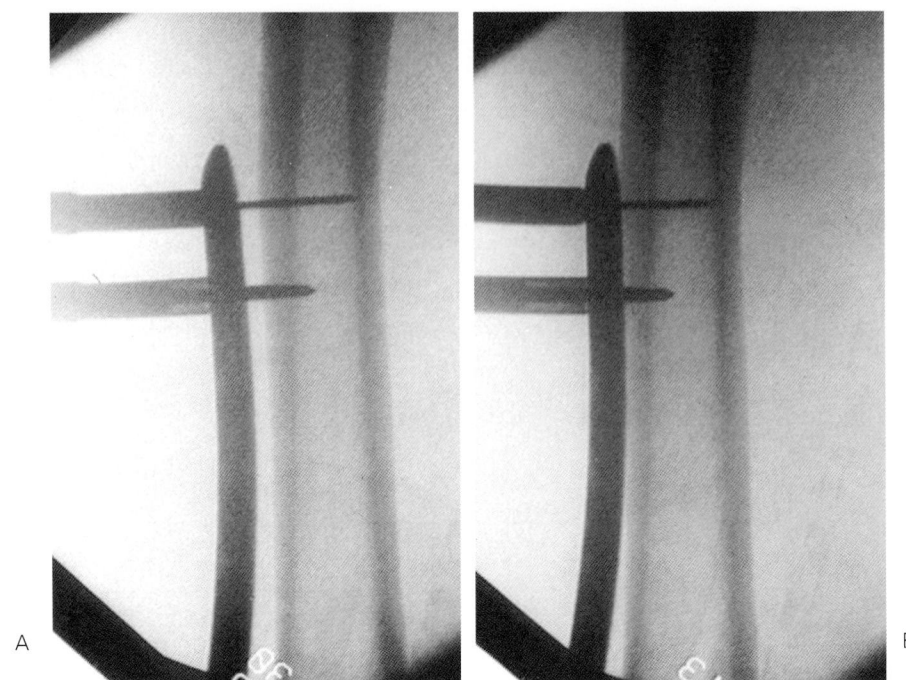

图4-17 锁定接骨板安置过程中使用提拉复位器使骨与接骨板相互靠近[经惠允引自 Springer (Operat Orthop Traumotol 2001;13:178~197.)]

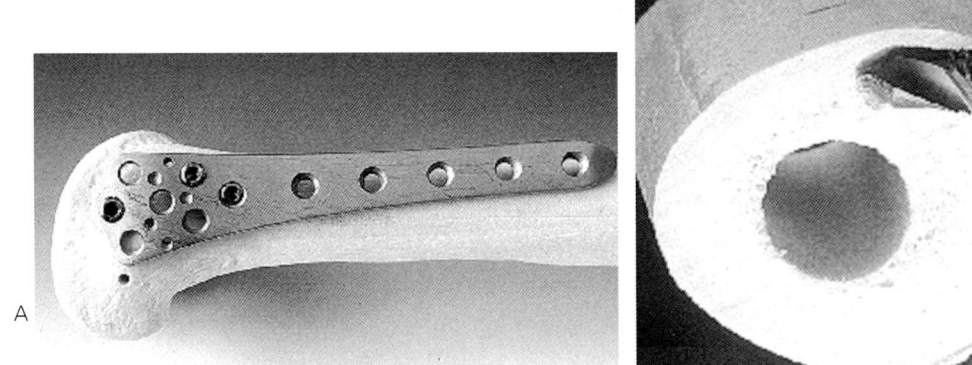

图4-18 A.锁定接骨板未置于骨干侧面的中央。B.近端螺钉经皮质固定,把持力差[经惠允引自 Springer (Unfallchirurg 2000;103;428~436)]

接着用锁定螺钉将关节骨块与接骨板固定,再将接骨板与骨干固定(图4-16)。骨折近端的骨干部分至少需放置4颗直径为5mm的单皮质锁定螺钉。除骨质疏松骨外,一般无须使用双皮质锁定螺钉。理想的螺钉放置应是在邻近骨折端的两侧各至少放置2枚螺钉,在接骨板每一端的放置2枚螺钉。必须注意确保接骨板放置在骨的中央;锁入单皮质骨的锁定螺钉,无须考虑螺钉的把持能力(图4-18)。

微创技术不需要对关节外骨折块进行直接切开和解剖复位,这使得术中对冠状位和矢状位的轴向对线、长度以及旋转对位的评估变得困难。当采用微创技术时,有必要在术中测定正确的肢体力线,在手术初期能判断和纠正畸形。可以借助一些基于放射影像学的技术来判断肢体对线,包括导线测量技术(冠状面)、Blumensaat 线和反屈征(矢状面对线)、米尺技术(下肢长度)和小粗隆外形(旋转对线)[40]。导线测量技术有助于术中判断额状面对线(图4-19)。此项技术取决于以下数据:正常力学轴线经过膝关节中心内侧10mm,即胫骨内侧髁区域。该技术在伸膝位完成,髌骨正对前方。透视确认股骨头和胫骨远端的中心。将电刀导线置于这两个标志上,拍摄膝部照片。与膝关节中心相对的导线位置提示了额状面对线情况。至于矢状面对线,Blumensaat线可判断术中对线情况(图4-20)。此线与股骨干之间的夹角可与健侧进行影像学对比。切迹征也可以粗略评判矢状位的对线情况。标记线测量技术的主要原理是前后位照片上反屈角度越大,髁间凹的深度也越大。前后位透视用可以看到术中切迹的外观,并可与未受伤的健侧影像进行对比。

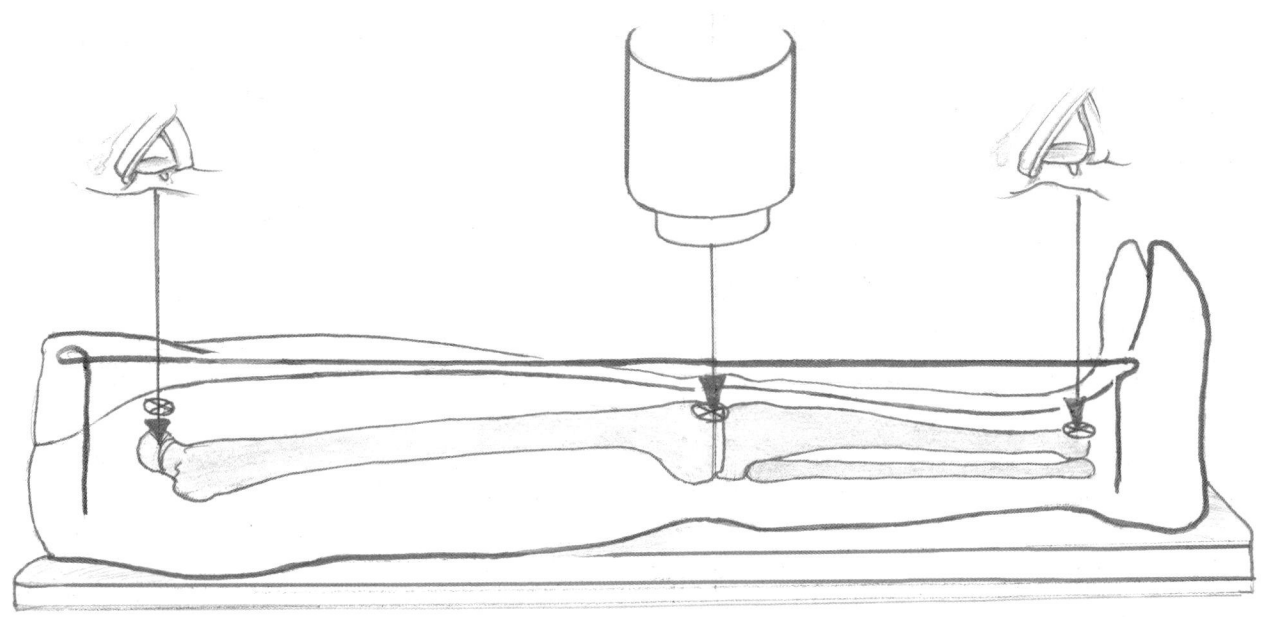

图4-19 图示技术确定额状面对线。髌骨正对前方。透视确认股骨头和胫骨远端中心。电刀导线置于这两个标志上,拍摄膝部照片。与膝关节中心相对的导线位置提示了冠状面对线情况

米尺技术采用放射学标尺(米尺)以及借助透视来测量从股骨头到股骨外髁远侧缘的长度(图4-21),通过与健侧肢体对比,可以决定合适的长度。术中透视判断旋转对线相对困难。因为旋转畸形在平片上通常不明确,因此一直以来这些畸形比其他平面的畸形更容易被忽略。小粗隆外形对术中判断股骨旋转相当有用(图4-22)。因为小粗隆外形不对称,故随着股骨外旋小粗隆更显突出。在内旋位,因小粗隆隐藏在股骨干近端的后方,所以显得更小。在髌骨位于正前方时,髋部成像可以看清小粗隆。粗隆的外形须与健侧进行对比。

微创稳定系统治疗胫骨骨折(视频4-5,光盘1)

LISS治疗股骨远端骨折的许多技术同样也适用于胫骨(图4-23)。病人仰卧于透射X线的手术台上,患侧臀后垫高,腿部消毒铺巾。消毒铺巾前进行前后位和侧位透视,以确认对X线没有遮挡。膝关节后垫圆枕使关节屈曲约40°以放松腓肠肌,有助于骨折复位。与股骨LISS技术类似,骨折牵引下复位,仔细评价骨折类型和复位情况。一旦评估完成,做外侧弧形切口或直切口,切口始于关节间隙延伸止于Gerdy结节。对关节内粉碎性骨折病人,切口必要时可以继续向近端延伸,并逐层向深部解剖。

如果合并关节内骨折,则必须先行复位。关节面必须解剖复位,同时用坚强的拉力螺钉对主要骨折块进行加压固定。需注意拉力螺钉的位置,避免影响接骨板的放置。一旦关节复位完成,则利用导向手柄将LISS沿着胫骨外侧经肌肉下方插入(图4-16A)。在插入LISS前可先用Cobb剥离器建立肌下隧道。肢体对位情况,包括长度、旋转、内外翻和反屈/前屈,都需要进行评价。一旦复位理想,即用带螺纹克氏针维持接骨板位置。透视评估复位和接骨板放置情况。提拉复位装置的使用方式与股骨LISS技术类似。它可矫正某

些冠状面畸形,也能将胫骨拉向接骨板。很多情况下,可使用至少 1 个(有时 2 个)提拉复位器(骨折近、远端)(图 4-24)。也可以通过接骨板近端的一个小孔,使用一把大复位钳夹将接骨板和骨骼拉拢。如果接骨板与胫骨近端帖服欠佳,使用大钳相当有用。

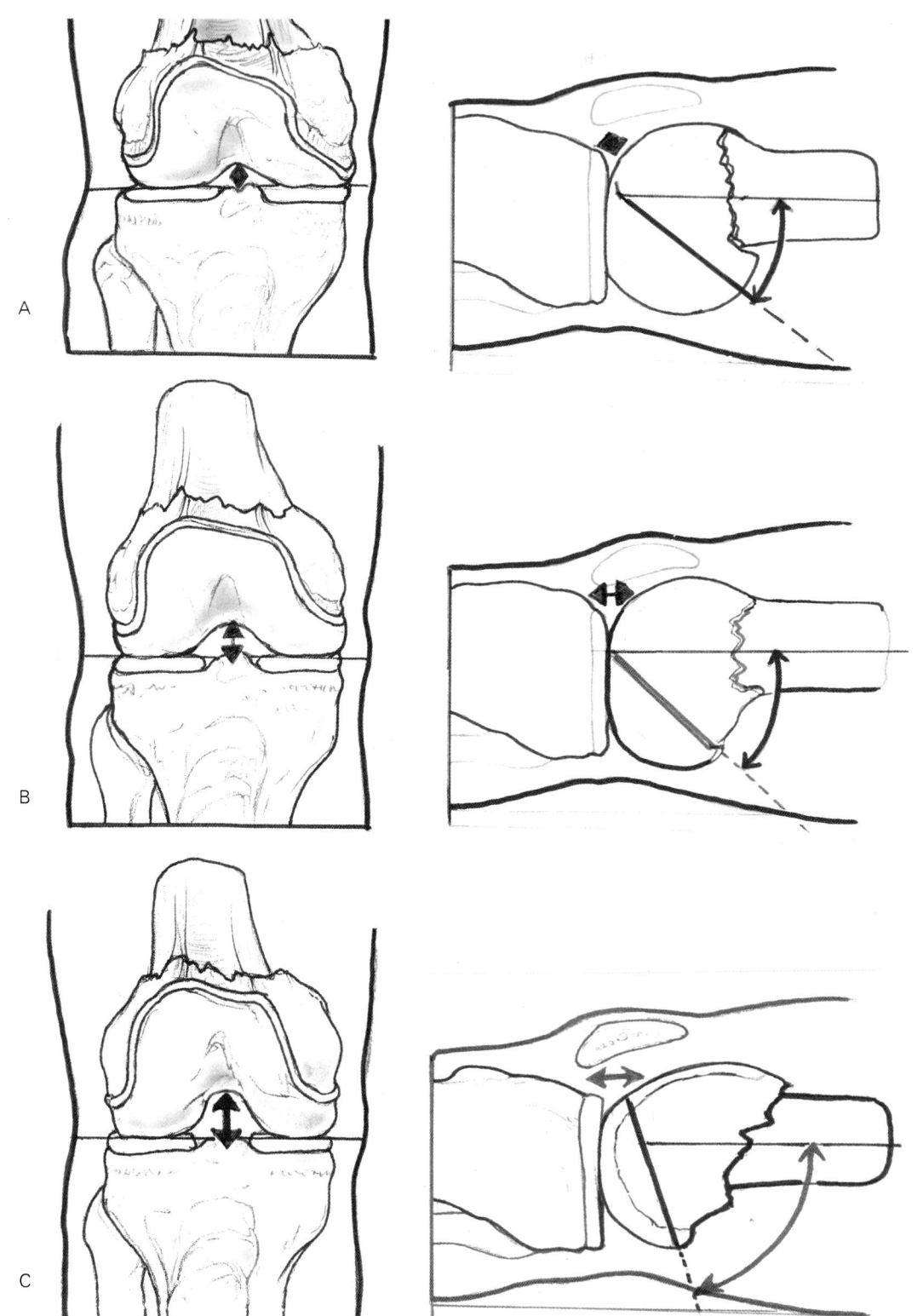

图 4-20　切迹征(左图)和 Blumensaat 线是两种判断股骨远端骨折过伸位下矢状面对线情况的方法。切迹间距、股骨干与 Blumensaat 线的夹角增加(C),正常情况(B)

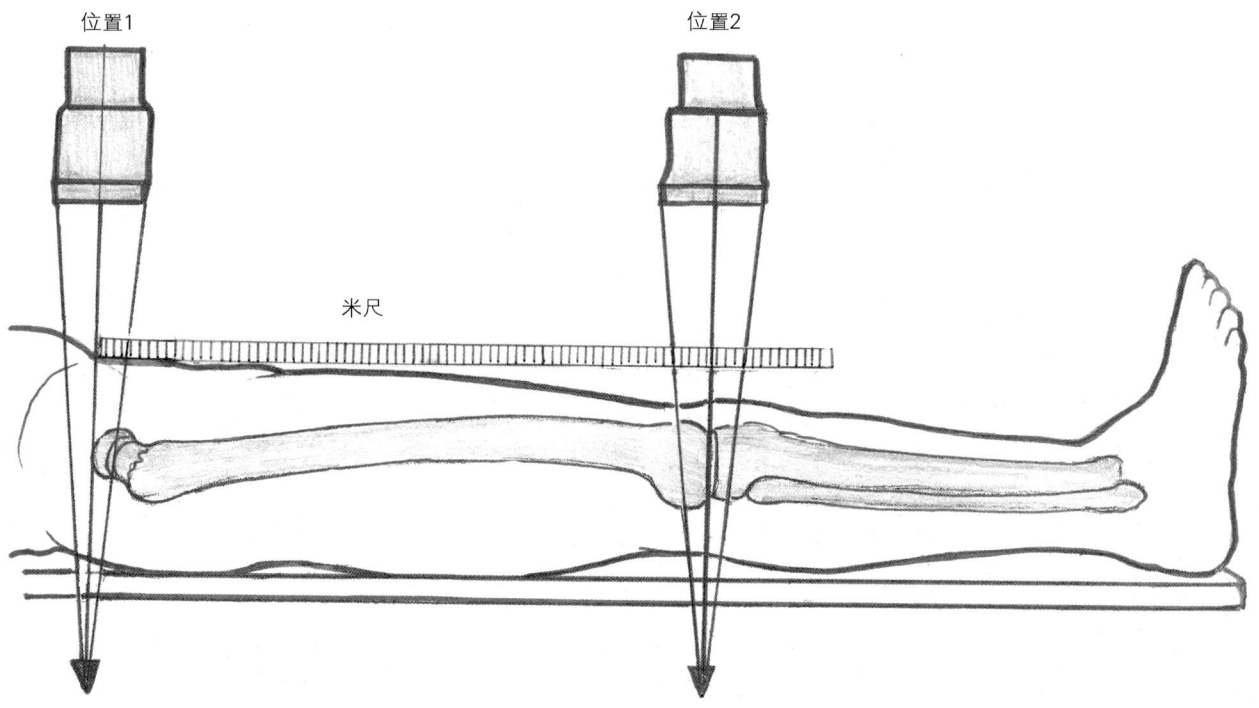

图 4-21 图示米尺技术用于测量股骨长度

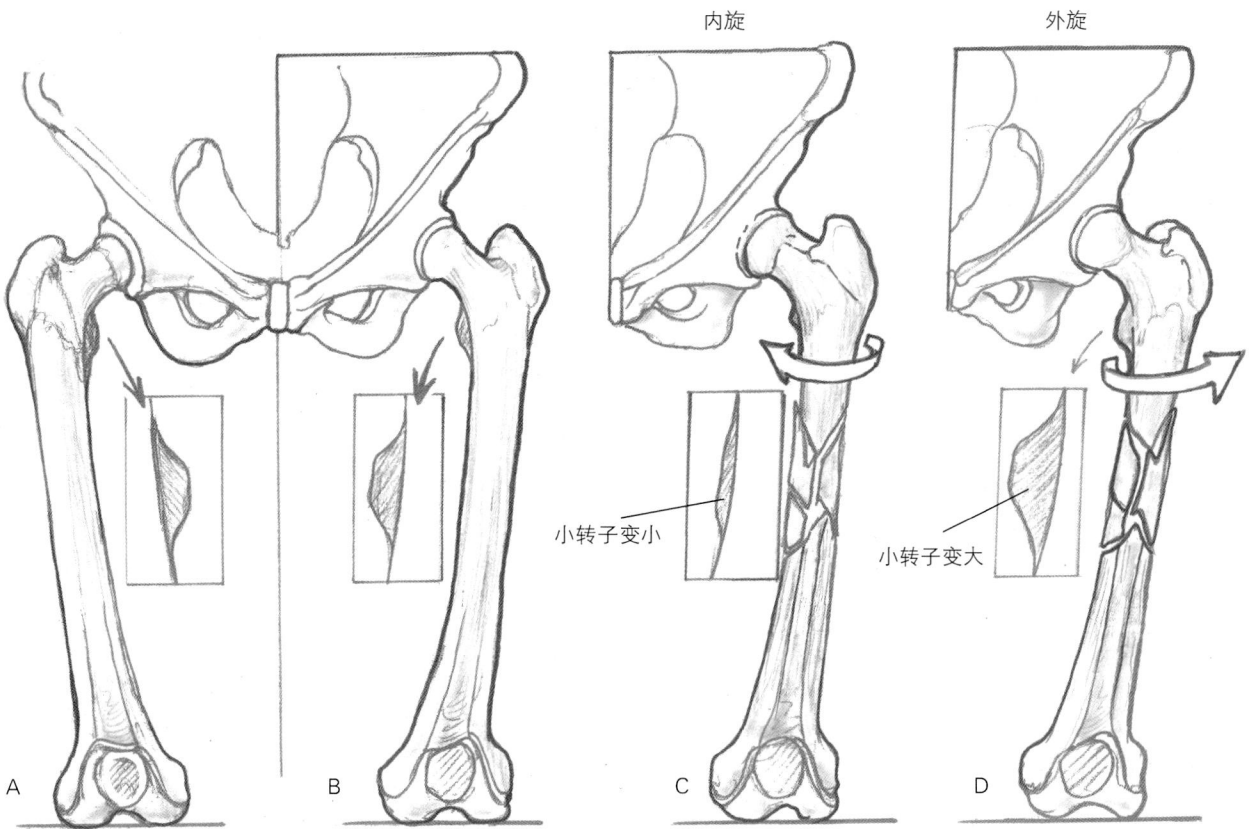

图 4-22 （A）小粗隆外形征象可以协助判断旋转对线，与对侧对比（B）。当近端骨折块内旋时，小粗隆显得更小（C），而外旋时更大（D）

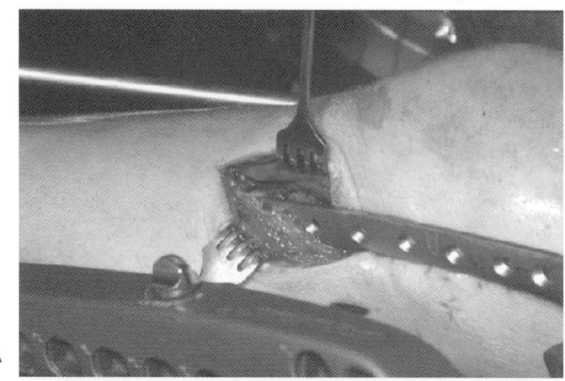

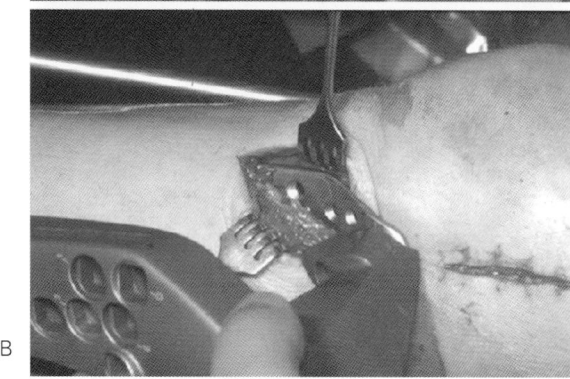

图 4-23 胫骨近端接骨板肌下微创置入。A. 小切口。B. 肌下插入接骨板

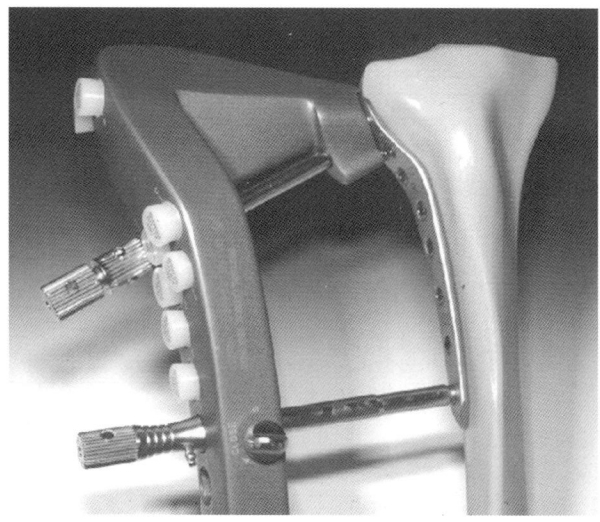

图 4-24 在拧入锁定螺钉前使用提拉复位装置使骨与接骨板相互靠拢

在将接骨板与骨固定前,必须注意确保接骨板位置和骨折复位满意。接着用锁定螺钉将关节骨块与接骨板固定。骨折远端骨干至少需放置 4 枚直径为 5mm 的单皮质锁定螺钉,应优先考虑邻近骨折的近远端放置螺钉,接骨板两端各放置 2 枚螺钉。在胫骨远三分之一放置螺钉时需要特别注意,避免损伤重要结构(如胫前动脉和腓浅神经),确保沿胫骨外侧面中心放置的接骨板位置正确(P. Kregor)。

如前所述,使用闭合技术时,术中判断肢体对线是必需的。虽然通过体格检查即可容易地判断胫骨对线情况,直接的前后位和侧位 X 线片有助于判断内外翻和前后屈畸形,但是术中透视能对胫骨的对线情况作出总体判断。米尺技术用来测量小腿长度:外侧胫骨平台至距骨体上缘。股骨髁与内踝间夹角可以判定胫骨旋转情况。将摄片测量结果与健侧肢体进行比较。

髁锁定加压接骨板手术技术

近年来,4.5mm 髁部锁定加压接骨板(Synthes,Paoli,Pennyslvania)已应用于临床(图 4-25)。该系统允许在骨干和干骺端置入锁定螺钉或非锁定螺钉。其在股骨远端骨折的使用指征包括:内侧柱粉碎性骨折,髁上骨折,关节内外髁部骨折以及股骨远端的畸形愈合或不愈合。该系统的固定角度设计能抵抗内翻塌陷。接骨板的弹性较 LISS 差,它采用的是不锈钢结构,而非钛合金。接骨板体部的钉孔结合了动力加压孔和锁定螺钉孔,能在接骨板全长提供轴向加压和锁定能力。锁钉与接骨板锚合成一角固定性构件,可提高对骨质疏松骨和粉碎性骨折固定能力。股骨髁的多螺钉固定使得许多关节内骨折的固定得到改善。接骨板为低切迹、解剖型,并根据股骨远端分左右侧设计。接骨板远端与股骨远端外侧髁塑形帖服,减少了术中接骨板折弯的概率。锁定螺钉分为自钻型和自攻型。如果必要,接骨板近端可连接张力装置提供加压和牵张作用。接骨板体部螺钉为 4.0mm 锁定螺钉或者 4.5mm 皮质骨螺钉。

使用股骨髁锁定加压接骨板经皮固定技术治疗股骨远端骨折,类似于 LISS 插入技术。然而,该接骨板螺钉的定位装置还未批准入市。接骨板既可以经皮放置,也可以开放放置。应用标准技术,一旦暴露和关节面复位完成,即将接骨板放置在股骨的外侧面。在螺钉放置前,接骨板远端用 3 枚克氏针暂时固定。与 LISS 不同,术中将骨折的骨干部分复位和克氏针临时固定不是关键。只要用 3 枚克氏针将接骨板暂时固定在股骨上,螺钉即可以拧入关节区。

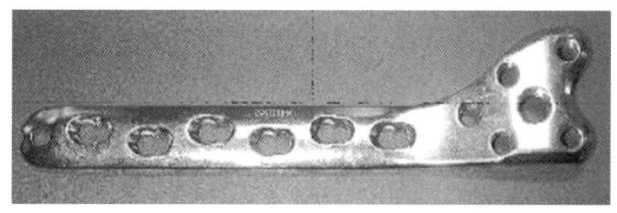

图4-25 锁定股骨髁加压接骨板治疗股骨髁上骨折，能结合使用常规螺钉和锁定螺钉（Synthes授权提供）

当使用一块兼容锁定螺钉和传统螺钉的接骨板时，有几个技术要点须熟记：螺钉选择基于预期效果；如果需要骨折块间或者接骨板与骨间的加压，那么必须使用传统的双皮质骨螺钉；如果因为骨的质量不好（骨质疏松或粉碎性骨折）需要额外的稳定性，那么应该选择锁定螺钉；在锁定之前，需要注意牵拉骨折块；如果在放置拉力螺钉之前就使用了锁定螺钉，拉力螺钉将起不到拉力作用，或者会导致锁定螺钉在骨骼上固定不可靠；当接骨板固定在股骨远端时，接骨板最远端后面的孔常位于Blumensaat线以远；如果该孔（或者其他任何孔）处于Blumensaat线以远时，选择的螺钉应足够短以免进入关节切迹，损害前后交叉韧带（图4-26）。这是使用单皮质锁定螺钉的理想指征。

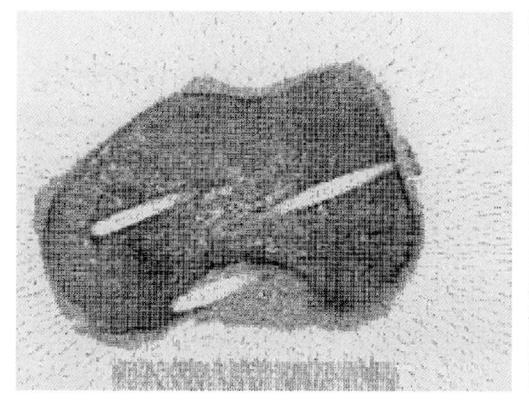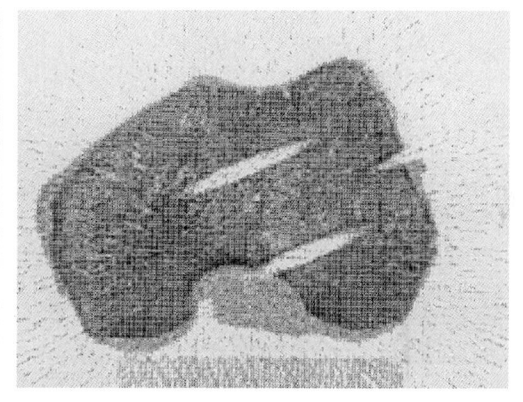

图4-26 使用股骨髁锁定加压接骨板时螺钉拧入股骨切迹（AO国际组织授权提供）

当有效使用锁定和传统螺钉牢固固定关节骨块和接骨板时，应检查骨干与关节区的复位，必要时可修正。另外，如果需在骨干部骨块使用拉力或传统螺钉，那么将接骨板与骨折锁定前必须先置入拉力螺钉。建议骨折近端至少使用4枚螺钉。如果使用单皮质骨锁定螺钉，那么必须确认接骨板置于股骨外侧中部。由于现在的接骨板是直的，而股骨是有曲线的，因此对于长的髁加压锁定接骨板目前趋于在股骨近端侧行偏心固定。接骨板的偏心安装会导致皮质骨内锁定，抗拔出强度差（图4-18）。

4.5mm胫骨近端锁定加压接骨板手术技术

与4.5mm髁锁定加压接骨板类似，4.5mm胫骨锁定加压接骨板也允许在骨干上置入锁定或非锁定螺钉。使用指征包括关节内胫骨平台双柱骨折，近侧干骺端骨折和胫骨近端的骨不愈合和畸形愈合。接骨板近侧部分解剖塑形，能与胫骨近端帖服。近端3枚锁定螺钉呈筏型结构以支撑胫骨平台关节面，不需要经内侧安置第二块接骨板或使用外固定。接骨板近端设计有2个直径为2mm的孔，可用于克氏针穿针固定或者半月板修复缝合。接骨板有3个5mm集中锁定螺钉孔，可安置5mm直径的锁定螺钉或皮质骨螺钉。必要时，接骨板远端可连接张力装置提供加压和牵张作用。接骨板体部可以使用4.0mm锁定螺钉或4.5mm皮质骨螺钉。髁锁定加压接骨板的应用原理也适用于胫骨锁定加压接骨板。如果希望获得骨折块或接骨板—骨之间加压，应使用非锁定皮质骨螺钉。如果因骨质疏松或粉碎性骨折造成的骨质量下降，即有使用锁定螺钉的指征。如果使用两种螺钉，则必须在锁定前完成加压。

胫骨远端锁定接骨板手术技术（视频4-6，光盘1）

胫骨远端内侧锁定接骨板是专为胫骨穹隆骨折的固定设计。与其他胫骨远端内侧接骨板一样，该接骨板较突出，可能会刺激皮肤。胫骨远端锁定接骨板可以经皮置入或开放手术置入（图4-27）。其使用指征在不断演变，包括治疗干骺端粉碎且波及骨干的胫骨穹隆骨折。在接骨板置入前,必须注意软组织条件。如果存在明显水肿、水疱形成或其他软组织不稳定的因素,应采取临时性手术,如跨骨折端的外固定,以确保降低伤口裂开和深部感染的概率。在出现皮肤褶皱和软组织情况稳定以后,再行接骨板固定。首先进行开放或闭合的踝关节面解剖复位。一旦关节面复位,关节面固定应遵循标准关节骨折的固定原则。这包括接骨板外螺钉放置,先用克氏针临时固定最后再用接骨板固定,然后将关节骨块与骨干连接固定。这些操作可以借助透视经皮完成,无须大范围暴露。前述原则也适用于接骨板的锁定螺钉和传统螺钉的选择和置入的先后顺序。骨折固定尽可能使用最小的切口,轻柔的软组织操作是减少并发症的关键。

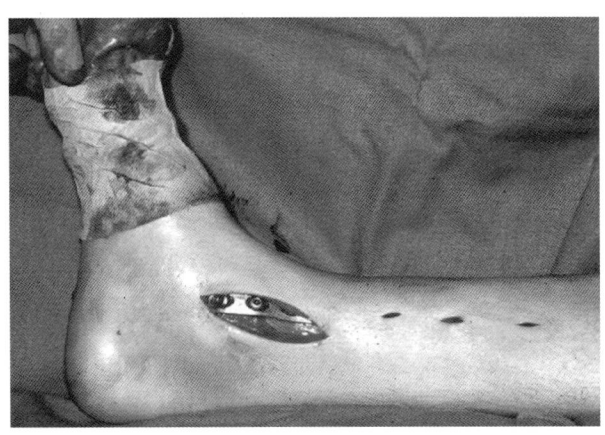

图4-27 经皮置入胫骨远端锁定接骨板

桡骨远端接骨板手术技术

桡骨远端掌侧锁定接骨板用于不稳定、背侧粉碎骨折的固定。虽然这些骨折过去都是在背侧使用接骨板以避免塌陷,但也合并较高的内植物相关并发症发生率,包括伸肌腱滑动减少和肌腱断裂[41,46]。由于这些并发症,经掌侧入路结合掌侧锁定接骨板固定被用来治疗桡骨远端背侧粉碎性骨折。该技术的力学研究显示,尽管某些掌侧锁定接骨板不如背侧用的支撑接骨板坚强,但是其他的锁定接骨板则有较强的刚度,这取决于制造商[47]。掌侧锁定接骨板能为背侧粉碎性不稳定骨折提供长度和旋转稳定,适合经掌侧入路治疗此类骨折。锁定接骨板尤其适用于明显骨质疏松和粉碎性骨折的患者。接骨板按桡骨远端掌侧面轮廓塑形。接骨板内的锁定螺钉呈筏型结构以支撑桡骨远端关节面。能使用掌侧支撑接骨板固定的骨折不一定要使用锁定接骨板。

沿桡侧腕屈肌肌腱做一掌侧切口,向深部切至旋前方肌。将桡动脉和静脉牵向桡侧。沿桡骨远端边缘锐性切开旋前方肌并向尺侧牵开,暴露骨折端并行复位。先行关节面复位,用克氏针临时固定。确认骨折对线良好后,选择一个合适长度的接骨板置于桡骨远端。透视有助于骨折正确对位和接骨板的正确放置。当接骨板位置合适、骨折复位良好后,经接骨板长椭圆形孔向远端拧入1枚双皮质骨螺钉以维持接骨板位置,固定接骨板和桡骨。必要时,接骨板可以旋转或向近远端移动。一旦接骨板位置满意,即用锁定螺钉将远端骨块与接骨板固定。注意应确保接骨板与骨折的位置关系要正确(图4-28),以及接骨板与骨的帖服情况,这是因为锁定螺钉能将远端骨折块原位固定。总之,骨折的近远端需用3~4枚螺钉固定,这取决于骨折类型和接骨板的型号。接骨板内的锁定螺钉呈筏型结构以支撑桡骨远端关节面(图4-28B)。然后在骨折近端剩余的螺钉孔内放置双皮质螺钉。

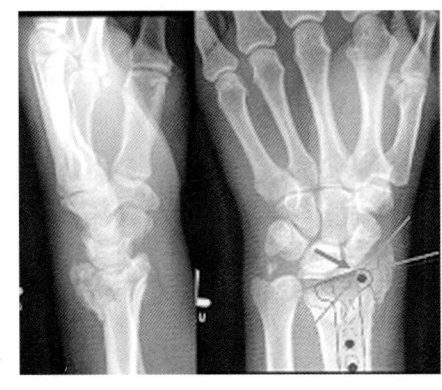 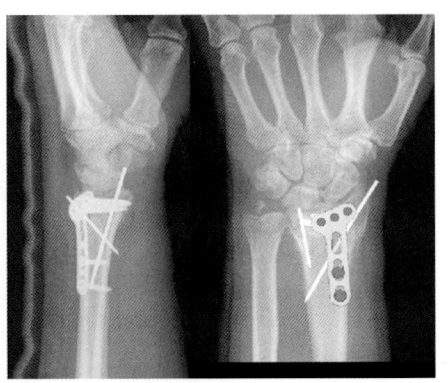

图4-28 桡骨远端掌侧接骨板固定术。A.术前评估确保接骨板的位置正确。B.通过软骨下锁定螺钉拧入获取稳定的固定,即便是对于骨质疏松骨

康 复

由于锁定接骨板固定获得的稳定性,大多数病人可以在术后第一周内就进行关节的活动。病人可以点地或非负重行走,这取决于关节损伤程度、合并伤以及病人自身原因。术后十天拆线。放射学检查在术后 6、12、16、20 周进行,随访 6 个月评估骨折对线和愈合情况。根据临床和影像学表现决定是否能部分负重。

> **要点与技巧**
>
> 锁定接骨板的使用不同于传统的双皮质接骨板。外科医生必须注意这些不同点和熟悉植入物的特点。闭合复位和锁定接骨板固定技术具有一定的难度。这些技术上的困难须借助透视评估,而非在开放直视下进行骨折复位和固定。以下是成功使用锁定接骨板的技巧和窍门:
>
> - 遵循微创操作的 4 个步骤:①关节重建;②肌下接骨板置入;③关节区接骨板的固定;④近端螺钉的经皮固定。
> - 各主要骨折块的第一颗螺钉决定了对线情况,各平面复位满意后再置入锁定螺钉。
> - 当需要结合使用拉力螺钉和锁定螺钉时,多数情况下先放置拉力螺钉,后置入锁定螺钉。
> - 锁定螺钉不能使骨折块向接骨板靠拢复位。使用一提拉复位装置(或者近端和远端各一)复位骨折块或将骨和接骨板拉拢。这一装置也会阻止螺钉将骨推离接骨板。复位钳也有助于使骨贴近 LISS 接骨板。
> - 避免锁定螺钉偏心放置(或螺钉完全位于骨外),否则会使锁定结构近端抗拔出强度减弱。保证锁定接骨板近远端良好的对线是必需的。
> - 改变骨与接骨板间距可以改善对线。如果间距过大,会妨碍关节的活动。
> - 对细节要倍加注意,特别是术中影像学分析,保证正确的骨折对线和植入物的位置。术中影像学技术确保正确的肢体长度,以及额状面、矢状面和旋转对线。
> - 在锁定螺钉置入后,通过松动螺钉可以进行小角度的改变。主要的对线调整则需要取出整个植入物。
> - 如果对于植入物和相关技术不熟悉,那么可以从微创入路开始,向微创技术过渡。

结 果

经皮接骨板置入技术在逐渐演变,包括锁定接骨板的使用,目的在于减轻已损伤组织的手术创伤。通过更好地保存骨折区的软组织和血供,以及可能的骨折端血肿,外科医生希望能促进愈合,减少并发症。Krettek 等回顾了他们早期的经验,对 15 例股骨远端关节内骨折经皮接骨板置入与 112 例骨折传统开放接骨板置入的研究结果进行比较[48]。病人骨折平均愈合时间[(12.0±3.0):(21.6±13.9)],一期骨移植(2:61),二期骨移植(0:24),感染(1:7),再骨折(0:4),假关节(0:7),翻修手术(0:12)。因此得出结论:微创技术对骨折愈合有生物学优点。随后,另一些学者开始介绍使用 LISS 接骨板技术的研究结果。作为 AO 组织一项前瞻性多中心研究的一部分,Schutz 等公布了 96 例平均随访 13.7 个月的病人(99 例股骨远端骨折)的研究结果[49]。21 例病人进行了 23 次手术翻修,这是由于严重的创伤和缺乏对植入物的了解。2 例植入物失败,伴假关节形成。他们没有常规行骨移植。这些经验与其他学者报道的一致[50,52]。Schutz 等报道使用 LISS 治疗股骨远端骨折获得成功,结果 NEER 评分高(73.9~77.2 分),感染(0~4%)、延迟愈合(2.4%~6.1%)、骨移植(0~1.6% 一期,0~5% 二期)、螺钉松动(0)、植入物失败(7.4%)发生率低。

胫骨 LISS 接骨板的使用结果已有报道,临床效果与 LISS 固定治疗股骨远端骨折的疗效相当[53]。Stannard 等报道了 35 例胫骨平台和胫骨近端骨折(32 例病人)的治疗效果。34 例骨折愈合,1 例骨不连[54]。17 例开放骨折的病人中,2 例发生感染。没有复位丢失,平均活动范围 2°~116°。Schutz 等报道 20 例 LISS 治疗的胫骨近端骨折的病人。随访率 91%,19 例骨折愈合[55]。其中 1 例骨不连,二期进行植骨。1 例软组织感染反复手术治疗后最终愈合。

最近,也发表了一些关于髁锁定加压接骨板

早期使用结果的报道[56,57]。Sommer 等报道一项169 例骨折(114 例病人)的前瞻性多中心研究结果,其中胫骨 57 例、股骨 18 例、肱骨 45 例、桡骨 19 例。130 例病人骨折愈合(占 86%),没有并发症。19 例病人出现 27 种并发症,13 例病人进行了 18 次翻修手术(5 例接骨板失败,1 例骨不连,2 例感染,5 例植入物附近骨折)[58]。

并发症

正如本章所述的,微创接骨板置入技术在临床上已取得成功。与传统接骨板固定技术相比,微创接骨板固定技术在感染率、延迟愈合率、骨不连率、二期植骨率和植入物松动率上更显优势。但是,微创接骨板固定术技术上的要求更高。文献报道的一个常见问题是这些技术引发的对线不良。尽管相对接受传统开放接骨板固定术(112 例骨折),经皮接骨板固定技术(15 例关节内骨折)骨折愈合满意,但是 Krettek 等报道该技术的对线不良率高:内翻/外翻 > 10°(2∶4),肢体缩短 > 1cm(3∶1),旋转畸形大于 15°(2∶2)。Krettek 的经验与其他学者使用 LISS 治疗股骨远端和胫骨近端骨折以及使用髁锁定接骨板的经验类似[49,58]。这些临床结果提示外科医师需要精细的技术、术中对对线情况的评估以及认识到掌握这些技术需要一个学习曲线。

经验

- 微创操作的 4 个主要步骤:①关节重建,②肌下接骨板置入,③关节区用接骨板固定,④近端螺钉的经皮固定。
- 锁定接骨板适用于骨干和干骺端粉碎性骨折,也适用于骨质疏松和创伤后骨量减少的病人。使用双皮质螺钉的传统接骨板适用于需要支撑的简单干骺端骨折,对位好的简单干骺端骨折、截骨术和关节融合。
- 锁定螺钉接骨板结构失败是整体性的。相反,双皮质螺钉接骨板结构失败是个别螺钉旋出所致。
- 当在一块接骨板上同时使用拉力螺钉和双皮质螺钉时,必须在锁定钉置入前使用拉力螺钉才能达到需要的拉力效果。

DVD 内容提要

视频 4-1(光盘 1)锁定接骨板原则 这段视频演示回顾了术者应用锁定接骨板时应当遵守的"原则",使用的是设计用于微创肌下固定的单皮质锁定接骨板,以及包括混合锁定和非锁定螺钉的混合接骨板,强调了螺钉应用的正确顺序。

视频 4-2(光盘 1)股骨远端经皮微创接骨板接骨(MIPPO)术 视频显示了应用 MIPPO 技术和桥接骨板置入技术通过 DCS 接骨板对病人进行治疗。术者展示了如何成功应用 MIPPO 的技巧,包括对长度和旋转的判断。

视频 4-3(光盘 1)使用肌下锁定接骨板对假体周围骨折进行切开复位内固定(ORIF) 视频显示了对全膝关节成形术后,手术侧膝上股骨远端骨质疏松性骨折病人,使用 LISS 固定治疗股骨远端骨折,强调了对骨折的最小显露和闭合复位技术。

视频 4-4(光盘 1)使用肌下锁定接骨板对 C2 型股骨远端骨折进行 ORIF 肌下锁定接骨板治疗枪伤性股骨远端 C2 型骨折的 34 岁男性。对血管损伤进行修补后放置支撑外固定架,随后进行延迟重建。

视频 4-5(光盘 1)使用锁定接骨板对胫骨平台粉碎性骨折进行 ORIF 视频显示了如何处理严重粉碎性双髁骨折,强调了将接骨板置于骨中心,推荐螺钉自远端置入。

视频 4-6(光盘 1)使用锁定接骨板对胫骨远端骨折进行 ORIF 视频显示了对胫骨远端骨折病人使用锁定接骨板和微创入路进行治疗。

参考文献

1. Gray RN. Disability and cost of industrial fractures. J Bone Joint Surg 1928;10:27 – 38
2. Bagby GW, Janes JW. The effect of compression on rate of fracture healing using a special plate. Am J Surg 1958;95: 761 – 771
3. Muller M, Allgower M, Willenegger H. Manual of Internal Fixation. 3rd ed. Berlin: Springer-Verlag; 1991
4. Muller ME. Principes d'osteosynthese. Helv Chir Acta 1961; 28: 196 – 206
5. Muller ME, Allgower M, Willenegger H. Tecknik der operativen Frakturenbehandlung. Berlin: Springer; 1963
6. Perren SM, Russenberger M, Steinemann S, Muller ME, Allgower M. A dynamic compression plate. Acta Orthop Scand Suppl 1969;125: 31 – 41
7. Allgower M, Ehrsam R, Ganz R, Matter P, Perren SM. Clinical experience would add new compression plate 'DCP'. Acta Orthop Scand Suppl 1969;125:45 – 61
8. Wagner M. General principles for the clinical use of the LCP. Injury 2003;34 (Suppl 2):B31 – B42
9. Eggers GW. The influence of the contact-compression factor on osteogenesis in surgical fractures. J Bone Joint Surg Am 1949;31A:693 – 716
10. Perren SM. The concept of biological plate using a limited contactdynamic compression plate (LC – DCP): scientific background, design and application. Injury 1991;22(Suppl 1):1 – 41
11. Teptic S, Perren SM. The biomechanics of the PC-Fix internal fixator. Injury 1995; (Suppl 2):5 – 10
12. Perren SM, Cordey J, Rahn BA, Gautier E, Schneider E. Early temporary porosis of bone induced by internal fixation implants: a reaction to necrosis, not to stress protection? Clin Orthop Relat Res 1988;232:139 – 151
13. Granowski R, Ramotowski W, Kaminski E, Pilawski K. "Zespol" – a new type of osteosynthesis, I: An internal self-compressing stabilizer of bone fragments [in Polish]. Chir Narzadow Ruchu Ortop Pol 1984;49:301 – 305
14. Ramotowski W, Granowski R. Zespol. An original method of stable osteosynthesis. Clin Orthop Relat Res 1991;272: 67 – 75
15. Brunner C, Weber B. Besondere Osteosynthesetechniken. New York: Springer; 1981
16. Heitemeyer U, Hierholzer G. Die uberbruckende Osteosynthese bei geschlossennen Stuckfrakturen des Femurschftes. Aktuelle Tramotol 1985;15:205 – 209
17. Perren SM, Klaue K, Pohler O, Predieri M, Steinemann S, Gautier E. The limited contact dynamic compression plate (LC – DCP). Arch Orthop Trauma Surg 1990;109: 304 – 310
18. Perren SM. The concept of biological plating using the limited contact-dynamic compression plate (LC – DCP): scientific background, design and application. Injury 1991; 22:1 – 41
19. Perren SM. Evolution of the internal fixation of long bone fractures: the scientific basis of biological internal fixation: choosing a new balance between stability and biology. J Bone Joint Surg Br 2002;84:1 093 – 1 110
20. Tepic S, Remiger AR, Morikawa K, Predieri M, Perren SM. Strength recovery in fractured sheep tibia treated with a plate or an internal fixator: an experimental study with a two-year follow-up. J Orthop Trauma 1997; 11:14 – 23
21. Miclau T, Remiger A, Tepic S, Lindsey R, McIff T. A mechanical comparison of the dynamic compression plate, limited contactdynamic compression plate, and point contact fixator. J Orthop Trauma 1995;9:17 – 22
22. Eijer H, Hauke C, Arens S, Printzen G, Schlegel U, Perren SM. PC – Fix and local infection resistance: influence of implant design on postoperative infection development, clinical and experimental results. Injury 2001; 32 (Suppl 2):B38 – B43
23. Fernandez Dell' Oca AA, Galante RM. Osteosynthesis of diaphyseal fractures of the radius and ulna using an internal fixator (PC – Fix): a prospective study. Injury 2001; 32(Suppl 2):B44 – B50
24. Johansson A, Lindgren JU, Nord CE, Svensson O. Material and design in haematogenous implant-associated infections in a rabbit model. Injury 1999;30:651 – 657
25. Borgeaud M, Cordey J, Leyvraz PE, Perren SM. Mechanical analysis of the bone to plate interface of the LC – DCP and of the PC – FIX on human femora. Injury 2000; 31 (Suppl 3):C29 – C36
26. Koval KJ, Hoehl JJ, Kummer FJ, Simon JA. Distal femoral fixation: a biomechanical comparison of the standard condylar buttress plate, a locked buttress plate, and the 95-degree blade plate. J Orthop Trauma 1997; 11: 521 – 524
27. Marti A, Fankhauser C, Frenk A, Cordey J, Gasser B. Biomechanical evaluation of the less invasive stabilization system for the internal fixation of distal femur fractures. J Orthop Trauma 2001;15: 482 – 487
28. Goesling T, Frenk A, Appenzeller A, Garapati R, Marti A, Krettek C. LISS PLT: design, mechanical and biomechanical characteristics. Injury 2003; 34 (Suppl 1): A11 – A15
29. Stoffel K, Dieter U, Stachowiak G, Gachter A, Kuster

MS. Biomechanical testing of the LCP: how can stability in locked internal fixators be controlled? Injury 2003; 34 (Suppl 2): B11 – B19

30. Farouk O, Krettek C, Miclau T, Schandelmaier P, Tscherne H. Effects of percutaneous and conventional plating techniques on the blood supply to the femur. Arch Orthop Trauma Surg 1998;117: 438 – 441

31. Mast J, Jakob R, Ganz R. Planning and reduction technique in fracture surgery. New York: Springer; 1989

32. Gerber C, Mast JW, Ganz R. Biological internal fixation of fractures. Arch Orthop Trauma Surg 1990; 109:295 – 303

33. Bolhofner BR, Carmen B, Clifford P. The results of open reduction and internal fixation of distal femur fractures using a biologic (indirect) reduction technique. J Orthop Trauma 1996;10: 372 – 377

34. Ostrum R, Geel C. Indirect reduction and internal fixation of supracondylar femur fractures without bone graft. J Orthop Trauma 1995;9:278 – 284

35. Krettek C, Schandelmaier P, Miclau T, Bertram R, Holmes W, Tscherne H. Transarticular joint reconstruction and indirect plate osteosynthesis for complex distal supracondylar femur fractures. Injury 1997;28(Suppl 1):A31 – A41

36. Krettek C, Schandelmaier P, Miclau T, Tscherne H. Minimally invasive percutaneous plate osteosynthesis (MIPPO) using the DCS in proximal and distal femoral fractures. Injury 1997;28(Suppl 1):A20 – A30

37. Krettek C, Gerich T, Miclau T. A minimally invasi've medial approach for proximal tibial fractures. Injury 2001;32 (Suppll):SA4 – 13

38. Helfet DL, Shonnard PY, Levine D, Borrelli J Jr. Minimally invasive plate osteosynthesis of distal fractures of the tibia. Injury 1997;28(Suppl 1):A42 – A48

39. Schandelmaier P et al, Stabilization of distal femoral fractures using the LISS. Tech Orthop 1999; 14:230 – 246

40. Osada D, Viegas SF, Shah MA, Morris RP, Patterson RM. Comparison of different distal radius dorsal and volar fracture fixation plates: a biomechanical study. J Hand Surg [Am] 2003;28:94 – 104

41. Krettek C, et al. Techniques for assessing limb alignment during closed reduction and internal fixation of lower extremity fractures. Tech Orthop 1999;14:247 – 256

42. Herron M, Faraj A, Craigen MA. Dorsal plating for displaced intraarticular fractures of the distal radius. Injury 2003;34:497 – 502

43. Hahnloser D, Platz A, Amgwerd M, Trentz O. Internal fixation of distal radius fractures with dorsal dislocation: pi-plate or two 1/4 tube plates? A prospective randomized study. J Trauma 1999;47:760 – 765

44. Rozental TD, Beredjiklian PK, Bozentka DJ. Functional outcome and complications following two types of dorsal plating for unstable fractures of the distal part of the radius. J Bone Joint Surg Am 2003;85 – A:1 956 – 1 960

45. Jupiter JB, Lipton H. The operative treatment of intraarticular fractures of the distal radius. Clin Orthop Relat Res 1993;292:48 – 61

46. Leibovic SJ, Geissler WB. Treatment of complex intra-articular distal radius fractures. Orthop Clin North Am 1994; 25:685 – 706

47. Fitoussi F, Ip WY, Chow SP. Treatment of displaced intra-articular fractures of the distal end of the radius with plates. J Bone Joint Surg Am 1997;79:1 303 – 1 312

48. Krettek C, Schandelmaier P, Richter M, Tscherne H. Distal femoral fractures [in German]. Swiss Surg 1998;6:263 – 278

49. Schutz M, Muller M, Krettek C, et al. Minimally invasive fracture stabilization of distal femoral fractures with the LISS: a prospective multicenter study: results of a clinical study with special emphasis on difficult cases. Injury 2001;32(Suppl 3):SC48 – SC54

50. Schandelmaier P, Partenheimer A, Koenemann B, Grun OA, Krettek C. Distal femoral fractures and LISS stabilization. Injury 2001; 32(Suppl 3):SC55 – SC63

51. Kregor PJ, Stannard J, Zlowodzki M, Cole PA, Alonso J. Distal femoral fracture fixation utilizing the Less Invasive Stabilization System (L.I.S.S.): the technique and early results. Injury 2001;32(Suppl 3): SC32 – SC47

52. Kregor PJ. Distal femur fractures with complex articular involvement: management by articular exposure and submuscular fixation. Orthop Clin North Am 2002;33:153 – 175

53. Cole PA, Zlowodzki M, Kregor PJ. Less Invasive Stabilization System (LISS) for fractures of the proximal tibia: indications, surgical technique and preliminary results of the UMC Clinical Trial. Injury 2003;34(Suppl 1):A16 – 29

54. Stannard JP, Wilson TC, Volgas DA, Alonso JE. Fracture stabilization of proximal tibial fractures with the proximal tibial LISS: early experience in Birmingham, Alabama (USA). Injury 2003;34(Suppl 1):A36 – A42

55. Schutz M, Kaab MJ, Haas N. Stabilization of proximal tibial fractures with the LIS System: early clinical experience in Berlin. Injury 2003;34(Suppl 1):A30 – 35

56. Sommer C, Gautier E. Relevance and advantage of new angular stable screw-plate systems for diaphyseal fractures (locking compression plate versus intramedullary nail). Ther Umsch 2003;60:751 – 756

57. Wagner M. General principles for the clinical use of the LCP. Injury 2003;34(Suppl 2):B31 – 42

58. Sommer C, Gautier E, Muller M, Helfet DL, Wagner M. First clinical results of the Locking Compression Plate (LCP). Injury 2003,34 (Suppl 2):B43 – B54

第五章 骨折不愈合和畸形愈合的治疗对策

Michael A. Miranda, *Mary S. Moon*

手术治疗骨折不愈合和畸形愈合,需要对内固定的原则和生物力学、骨折愈合的生物学机制,以及所使用的特殊内置物的局限性有正确的认识。由于个体化差异,对骨折不愈合或畸形愈合的患者应制定个体化的治疗方案。本章重点阐述总体治疗原则和策略,使读者掌握个体化治疗。运用这些原则,读者能够制订个体化的治疗计划。通常,对骨折不愈合和畸形愈合的早期评价具有相似性。但是由于各自治疗的不同,本章将对骨折不愈合和畸形愈合的治疗分别进行讨论。

评 估

对骨折畸形愈合患者的初期评估重点,在于判定是否会影响肢体功能或将来出现病理力学的改变[1,2];而另一方面,对于骨折不愈合的评价应注重造成不愈合的潜在病因和功能丧失的程度。两者均需要充分了解病史、初次治疗的情况以及治疗产生的任何并发症。应记录疼痛的严重程度和发生频率以及每日服药量。全面系统的评价是必要的,包括患者用药清单,尤其要记录激素、止痛剂、非甾体类消炎药(NSAIDs)、抗凝剂和抗癫痫药的使用。

应充分考虑骨折不愈合或畸形愈合患者的肢痛症状,评估潜在的病因。以下是造成疼痛的几个可能原因,通常经体检反复诱发疼痛或经选择性局部阻滞可以测定局部疼痛的因素。正如 Mast 所描述的,更多造成疼痛的诱因也许位于相邻或者同侧的关节(表 5-1)。例如,膝关节痛的可能诱因就包括关节病、关节不稳,或者由于半月板撕裂产生的机械症状。由于周围神经的解剖特点和牵涉痛的可能,对膝关节疼痛的患者通常应仔细检查髋关节有无滑膜炎症。

表 5-1	骨折后疼痛的潜在病因
局部	远位
神经瘤	同侧关节或腰背部
内置物	相邻部位
异位骨化	远位但相关

体格检查首先观察步态。测量冠状面与矢状面的对线情况。关节运动包括末端刚度以及过度的活动应记录。同侧关节挛缩的问题应仔细评估并列入患者问题列表。注意骨不连部位的活动并与关节活动鉴别,与健侧比较测量患侧旋转对线情况。要评价肢体不等长,注意明显真实的肢体长度。

影像学评价应包括患肢的正侧位片,而由于很多畸形愈合在标准正侧位片都可能不太明显,因此有些时候也很有必要拍摄斜位片[3]。应力位像有助于判定骨不连反常活动的程度,特殊位置照片如胫骨平台像也是必需的。站立位髋膝踝照片对测定畸形愈合的下肢力线是必需的[4]。健肢正侧位片对术前计划很重要。二维 CT 成像有助于评估旋转畸形、骨折愈合程度和肢体不等长[5]。高质量的三维 CT 扫描常能提供普通 X 线平片无法获取的综合图像。不管是否能借助三维 CT,术中平片和透视时仔细全面地阅片对手术决策很必要。MRI可诊断其他疼痛和功能障碍的可能原因（图5-1），如韧带、半月板损伤以及缺血坏死。

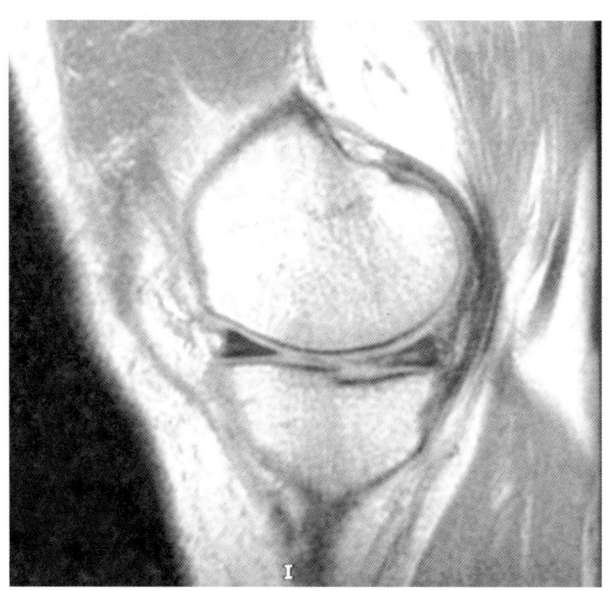

图5-1 一例骨折后持续膝关节痛患者，MRI证实关节内台阶以及半月板撕裂

畸形愈合的手术治疗

手术适应证

遗憾的是，目前为止都没有针对畸形愈合是否需要手术介入的科学依据。因此，功能受限一直被大多数骨科医师列为手术指征。上肢畸形愈合的手术指征在于患者是否能正常行使手的功能，其中主要的一条指征是日常生活不能自理，相对指征是不能进行某项日常活动。至于对线不良，各负重关节主要症状是不同的。下肢骨折不愈合，由于相邻软骨面、关节囊和韧带的损害，关节过度负重可出现明显的远期并发症[6,7]。

除了对线不良之外，肢体不愈合的治疗须考虑患者的年龄、活动能力、对功能的要求以及身体健康状况，明确评估可能的风险和利弊。例如，髓内钉固定后的下肢畸形愈合是常见的并发症，但是症状与畸形程度并不成正比[8]。这可能是因为半球形的股骨头在行走时旋转代偿的结果。尽管Muller等[6]建议采用10°~15°以上的去旋转截骨，但是没有明确的证据支持。因此，畸形愈合的手术指征应个体化，在临床实践中常反映患者行走时畸形代偿的能力。

病人常表现出对骨折畸形后美观的关注。主要问题是是否存在功能受限以及对患者身心的影响程度。畸形愈合潜在的手术指征包括：①机械负载过度[8]；②功能障碍；③关节囊韧带扭伤；④有主观主诉；⑤影响美观。

术前计划

术前计划有助于改善复杂病例的治疗效果。虽然术前绘画很重要，但是这只是整个术前计划的一个阶段。术前计划应该阐明治疗目的，记录患者存在的所有问题，明确手术策略，包括详细的复位技巧和最终的影像学追踪。

无论是否简化，术前计划的第一步应是阐明手术要解决的问题和目的。这将有助于明确治疗原则，便于医患间的解释沟通。

患者问题列表应清楚记录存在的问题（如骨干畸形愈合）和可能的问题（如关节退变的发生）。其他项目应包括前次手术情况、目前是否存在内置物和其后果（如螺钉孔或者骨缺损等）、全身因素（如糖尿病），然后在单独的一列上对每个条目进行解释。表5-2列出了下肢畸形矫正的关键原则。

表5-2　下肢畸形矫正原则(Hierholzer)

---

1. 恢复正常轴线。力学轴经踝、膝关节和股骨头中心[12~14]
2. 恢复踝膝关节线与地面平行[15]
3. 恢复髋关节同心覆盖、容纳股骨头。大粗隆尖位于股骨头中心平面以恢复力臂和有效步态
4. 肢体长度相差应小于2cm，以免出现步态或脊柱异常

手术按计划中逐条进行，并兼顾对应问题列表中每一条目。手术应分为几个阶段，每个阶段均有各自目标。如果将该过程分为一系列小的阶段，各自完成各自目标并获得满意结果，那么此类复杂患者手术治疗成功的概率更高。

手术者术前应采用剪纸模拟骨折块进行手术复位，以保证手术能获得满意的效果。对很复杂的畸形愈合有时需借助可塑性的骨模型来模拟畸形，这有助于制订手术矫正计划。要知道非数字化照片放大率约为20%。数字照片的放大率也不一样，但是通常在照片的底部会标注放大倍数。其他的影像学检查也有助于确定术前计划[9]。

局部软组织条件差的患者需特别对待。首先，需选择恰当的手术切口，不显露内固定物、肌腱和骨，以免发生伤口并发症。例如，胫骨远端存在前内侧伤口，那么后内侧入路手术[10]就能尽量减少对局部软组织血供的破坏[11]。其次，软组织缺乏意味着局部可供愈合的血供有限。采用带血管的骨移植或者软组织移植可改善血供。最后，若局部软组织覆盖较差时，可考虑采用牵张成骨技术逐步矫正畸形（Ilizarov 技术）。

解剖

骨骺部或关节内畸形愈合者，若站立位照片关节面有台阶或膝、踝关节线倾斜，则需要手术治疗[12]。正如 Schatzker[12] 提出的，治疗目的是获得关节面准确复位、坚强内固定和术后持续被动活动（CPM）。早期活动可以促进关节软骨愈合，同时减少术后关节僵硬的发生。以下方法可达到 Schatzker 提出的目标：关节内截骨复位、干骺端截骨恢复力线、关节退变者应矫枉过正以减少负荷（图 5-2）。

当髋—膝—踝站立位照片提示关节面倾斜或者力线不正时，干骺端畸形愈合需要手术矫正。通过患侧与健侧的重叠摹图最容易评价畸形矫正的程度（图 5-3）。这种摹图技术清楚显示畸形

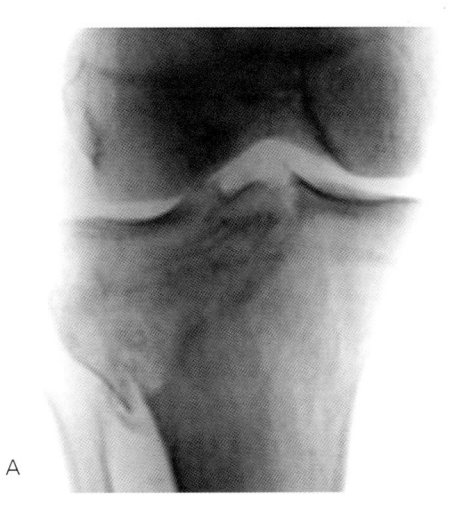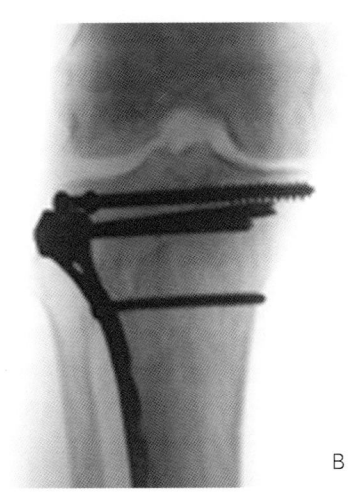

图 5-2 A. 图示关节内畸形愈合。B. 通过截骨矫正畸形

改变，对将肢体矫正正常是很重要的。在下肢，为了避免任何影响力线的移位，每个术前计划都应采用站立位髋—膝—踝站立位照片的重叠摹图技术。最常见于髋关节周围畸形，没有行股骨干外移的外翻截骨将会导致外翻对线不良（图 5-4）。尽管截骨类型取决于摹图，但是截骨选择仅限于斜行截骨、开放和闭合截骨。截骨可达到目的，产生内在稳定性[13]。图 5-5 列举了同一病人的两个术前计划。图 5-5A，B 显示 120°角接骨板充分矫正畸形，内侧开口区缺乏足够稳定；图 5-5C，D 表明首选的术前计划是采用成人 90°角接骨板矫正，最大限度地减少内侧区开口，提高了最终结构的稳定性。

Hierholer[7] 指出，下肢的开放楔形截骨因内在不稳定而应避免使用。在没有植骨的情况下，我们同意该说法。相反，闭合截骨和斜行截骨容易达到稳定。只要可能，手术者都应将截骨面做成斜行，这样可使得骨的接触面增大而促进愈合，同时也利于使用拉力螺钉固定。截骨技巧见图 5-5C，D。然而，应用宽接触面的器械使骨折块的移动以最大限度减少对骨的压迫。骨干复位也有助于将骨折块重新对位（如外翻粗隆间截骨）[14]。

相对皮质骨而言，干骺端截骨固定必须考虑松质骨把持皮质骨螺钉的有限能力[15]。因此，对松质骨较好的选择是采用有角度固定的器械，如角接骨板或者锁定螺钉，以提供更大的接触面，避免螺钉切出（图 5-6）。锁定的螺钉和接骨板失效是因为螺钉周围骨质的过度切割，这与传统接骨板固定失效的螺钉继发松动拔出不同。当将角接骨板或者锁定接骨板安置于干骺端时，通过截骨面加压最大限度地增加了骨—接骨板结构的刚度，防止失效。术者应确保植入的角接骨板或者锁定接骨板有足够的骨质把持力，以防止在加压过程中因内置物松脱拔出而失效（图 5-7）[7,16]。

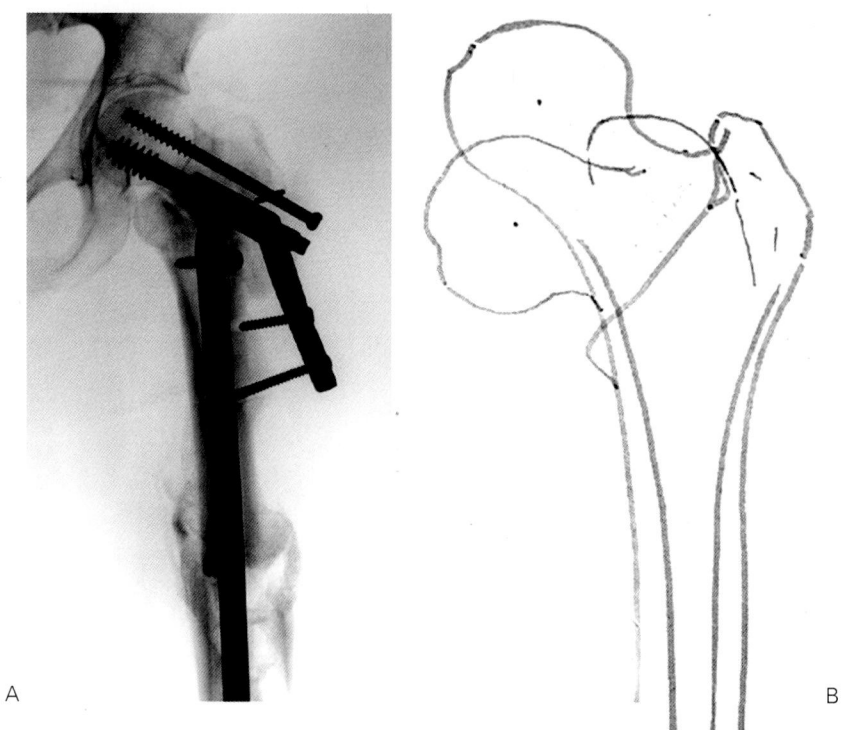

图5-3 A.同侧股骨粗隆间和股骨干骨折,内固定失效。B.健侧摹图翻转后与患侧重叠(素描由术者完成)

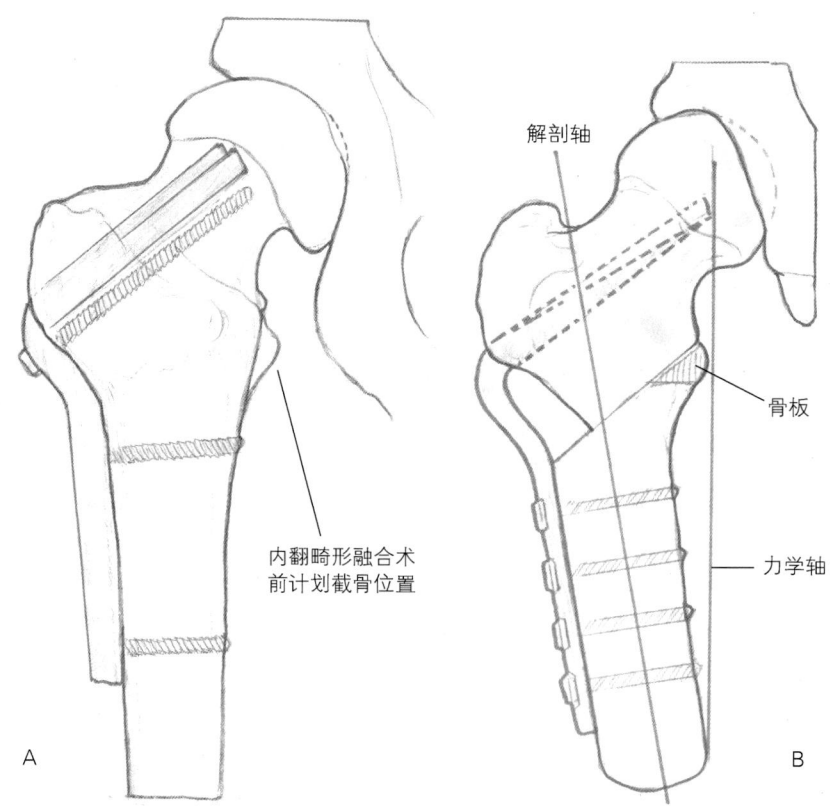

图5-4 A.股骨近端内翻畸形愈合。B.股骨干部分外移行股骨近端外翻截骨术,重建正常的解剖和力学轴

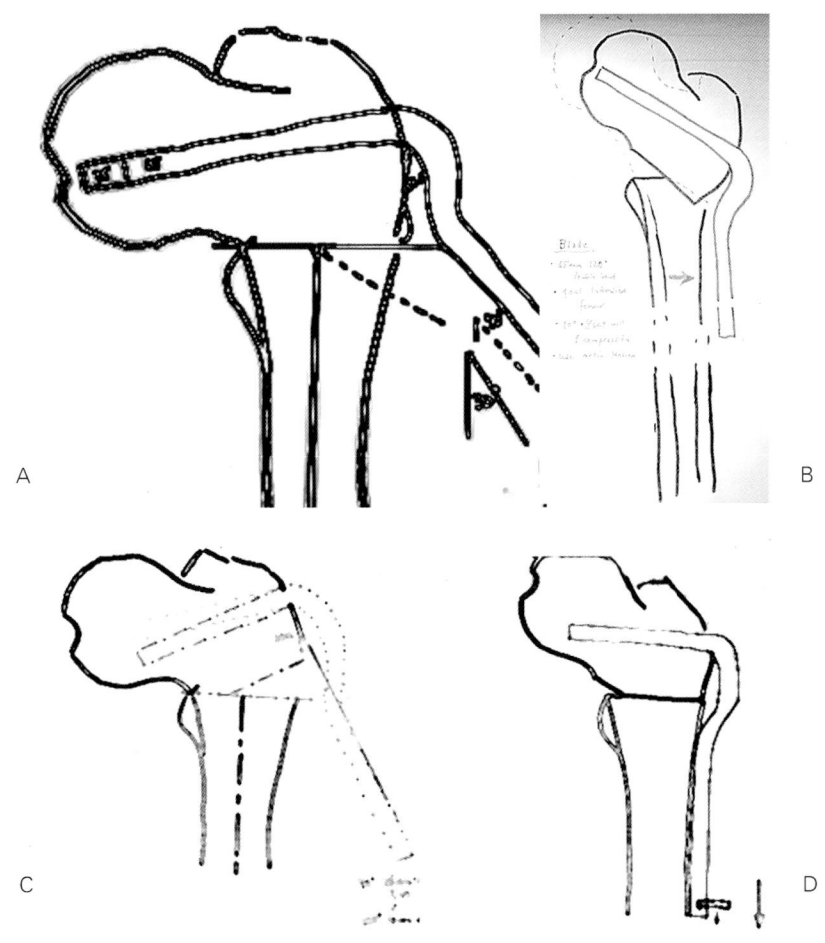

图5-5 术者绘出轮廓图,显示治疗同一畸形的两种不同计划。A. 内翻畸形愈合。B. 畸形矫正但稳定性差,不是最佳选择。C. 内翻畸形愈合。D. 该计划能获取足够稳定性,畸形矫正充分

骨干畸形愈合因多平面对位不良而需要全面评估。Milch[3,17]已经证明:基于下肢力学轴是否与解剖轴共线,可将长骨分为直型或者弧型。直型骨包括胫骨、尺骨和肱骨。这非常重要,因为畸形愈合或者弧形骨如股骨需从各平面完全矫正很困难,通常需要经计算后的斜行截骨[16]。

除了冠状面或者矢状面异常外,骨干畸形通常伴有短缩。因此,术前制订计划时必须评估肢体长度。如果存在肢体短缩,闭合楔形截骨将会进一步减少肢体长度。由于能同时矫正肢体短缩和对线不良,因此斜行截骨也许是更好的选择。如果进行斜行截骨的话,则有必要先预弯接骨板[19]并结合应用拉力螺钉。

畸形愈合内固定治疗的总体原则

传统骨折固定在骨骺部采用螺钉,干骺端采用接骨板,骨干用髓内钉。尽管此原则对骨折急诊处理是适用的,但是加压才是成功治疗骨折畸形愈合和不愈合的基本条件。畸形截骨后或者不愈合治疗后的骨折固定,应该重视在骨缺损处产生加压。例外的是股骨和一些胫骨的骨不愈合,扩髓型髓内钉固定将使骨膜血流量增加[20],同时钉体直径增加相应提高了固定构架的刚度,足以使骨折处愈合。然而,大多数骨折不愈合或者畸形愈合需要经接骨板的拉力螺钉[20],或者胫骨近端、远端使用外固定[21]所产生的加压作用。内固定治疗畸形愈合或者不愈合有着明确优势,如生物力学强度的可预见性、美观、术后护理方便。切开复位内固定的缺点是矫正不精确,如果术中认识不足将需要再次翻修[20]。

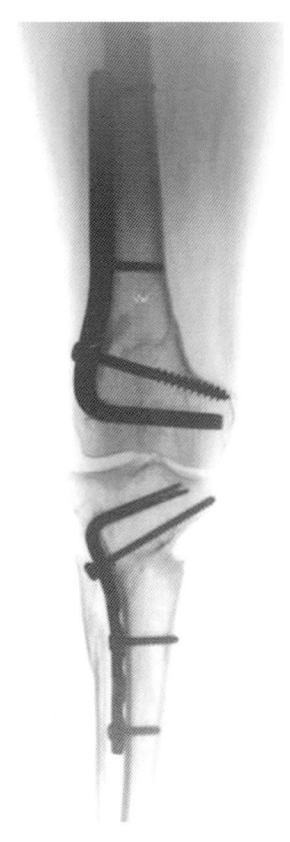

图 5-6　影像显示股骨远端和胫骨近端角接骨板固定

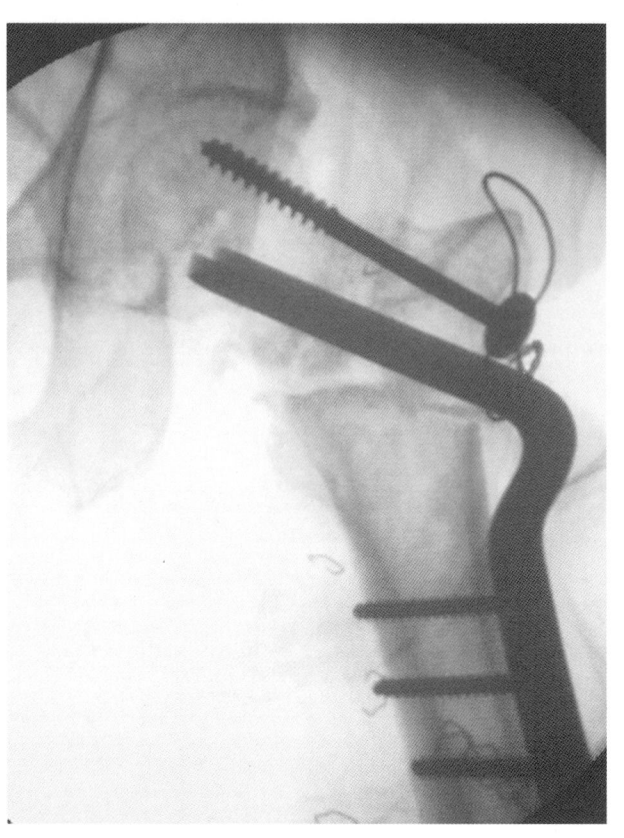

图 5-7　影像显示角接骨板肩翼下少量骨桥,造成对近端骨块的固定失效

成功的内固定需要合理的力学构架,能抵抗术后早期功能锻炼中肌肉的反复收缩[14]。作为内固定,接骨板需要有足够的长度抵抗扭转应力。Ring 等[22]发现对骨质疏松的肱骨骨折不愈合,采用长度为肱骨 80% 的接骨板可以获得满意效果。现代治疗倾向于选择更长的接骨板进行重建,这与目前骨折治疗趋势一致[23]。应用铰链张力装置(Synthes)有助于在骨质疏松骨或者股骨产生加压作用,可获得超过 100kPa 的压力[25]。成功的内固定治疗需要满意的折端骨皮质接触,获得骨稳定,防止内固定物固定失效。截骨处或骨不愈合部位存在骨缺损则需要植骨。

畸形类型

旋转畸形

旋转畸形常见于髓内钉固定后。遗憾的是,在文献中至今没有可行的标准能证实下肢旋转畸形的程度要达到多少才会有病理意义。一旦决定畸形矫正,横行截骨是理想的手术方式。继发髓内钉固定的股骨短缩和旋转畸形,Samuel[25]报道采用斜行去旋转截骨来矫正适度的畸形。采用这种方法限制矫正读数很重要,因为过度矫正会造成截骨部位对合不良。在进行横行截骨时应直接手术显露。认真放置 Homan 拉钩,最大限度地减少对软组织附着处的剥离。根据畸形旋转的程度,以类似角度插入带螺纹的克氏针。畸形旋转角度可据术前临床检查或者 CT 扫描测量(图 5-8,图 5-9)。用摆锯进行截骨,小心操作避免骨表面皮肤坏死。接着行去旋转,应用外固定或者夹板暂时固定。然后通过比较事先植入的克氏针位置,或者与对侧肢体比较来评估矫正效果。

成角畸形

明显的下肢单平面畸形常见于额状面。治疗目的是恢复下肢力线。虽然常采用开放或者闭合楔形截骨[20],但是采用患侧照片与健侧进行重叠比较的方法将可阐明如何进行矫正(图 5-5)。

双平面畸形

Paley[26]曾指出对双平面畸形,在前后位和侧位照片所测量的畸形程度常低于实际畸形程度。因此还应加拍斜位像,这将能证实畸形的真正平面。该平面可通过描绘冠状面 X 轴的畸形程度和矢状面 Y 轴畸形程度,从前后位和侧位像计算得

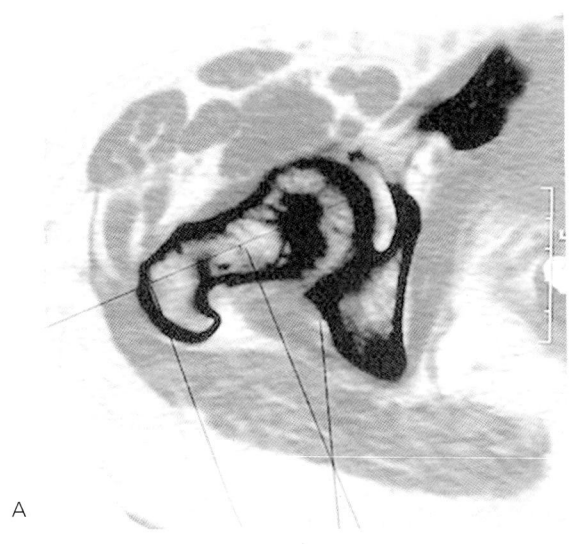
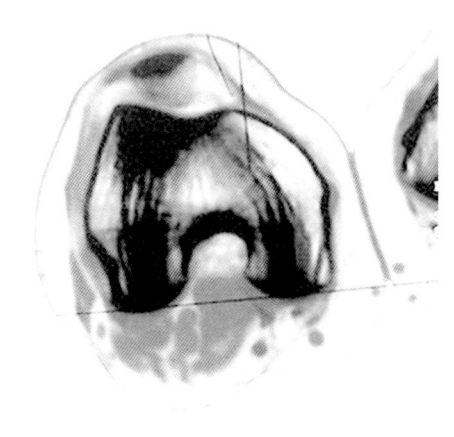

图5-8 股骨近端(A)和股骨远端(B)的CT扫描切面,证实有严重后倾,临床提示为外旋畸形

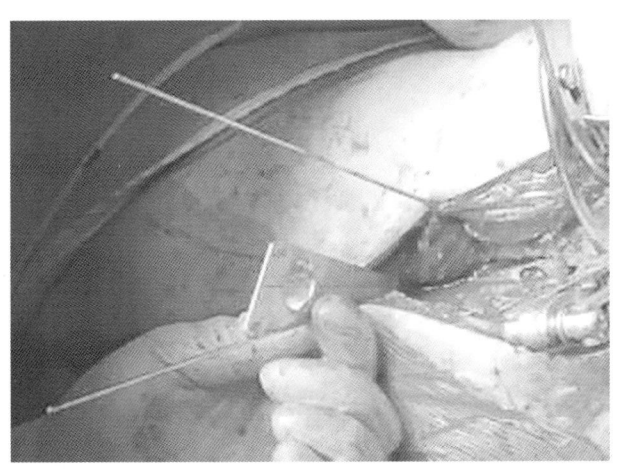

图5-9 据畸形情况在近远端骨块置入克氏针,为手术矫正做准备

出。综合矢量将是最大畸形的程度和方向。这可通过透视以及旋转影像增强器来完成,直到证实最大畸形为止,然后从影像增强器记录该平面。

闭合楔形截骨或单独斜行截骨是矫正两平面畸形的最佳选择。闭合楔形截骨需测量各平面需矫正的程度,切除具代表性的梯形骨块(图5-10,图5-11)。该技术的缺点是不能在楔形截骨后放置拉力螺钉,因为截骨平面最终是横行的;另一缺点是导致了两侧肢体的不等长[27]。相反,采用单一楔形截骨[27]可以放置拉力螺钉,不会增加肢体长度不一的程度。截骨平面应垂直畸形愈合处[16,27]。

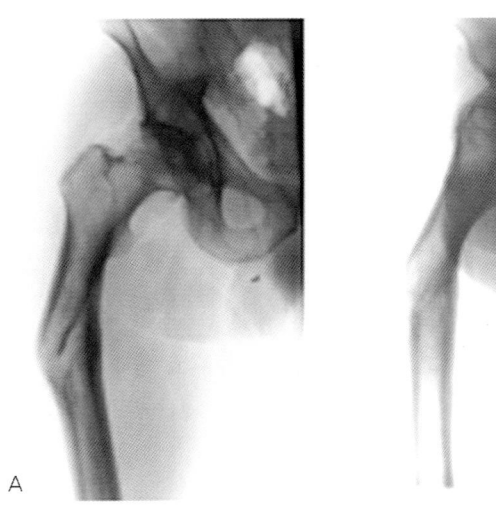

图5-10 正位(A)和侧位(B)影像显示股骨近端畸形愈合

三平面和四平面畸形

三平面和四平面畸形最好用单一斜行截骨治疗[17,28]。如果选择该方法,三角测量分析[17]和正确的截骨方向会自行矫正旋转不良。另外,也可选择闭合楔形截骨术。但是闭合楔形截骨需要截除一梯形骨块,而且首先矫正旋转是必要的。初期未能矫正旋转将会影响矢状面和冠状面的矫正,尤其是诸如股骨的弧形骨。对复杂的畸形,制作模拟畸形的塑性模型有助于术前计划的制订。这将可能在术前制定有计划的矫正方案。

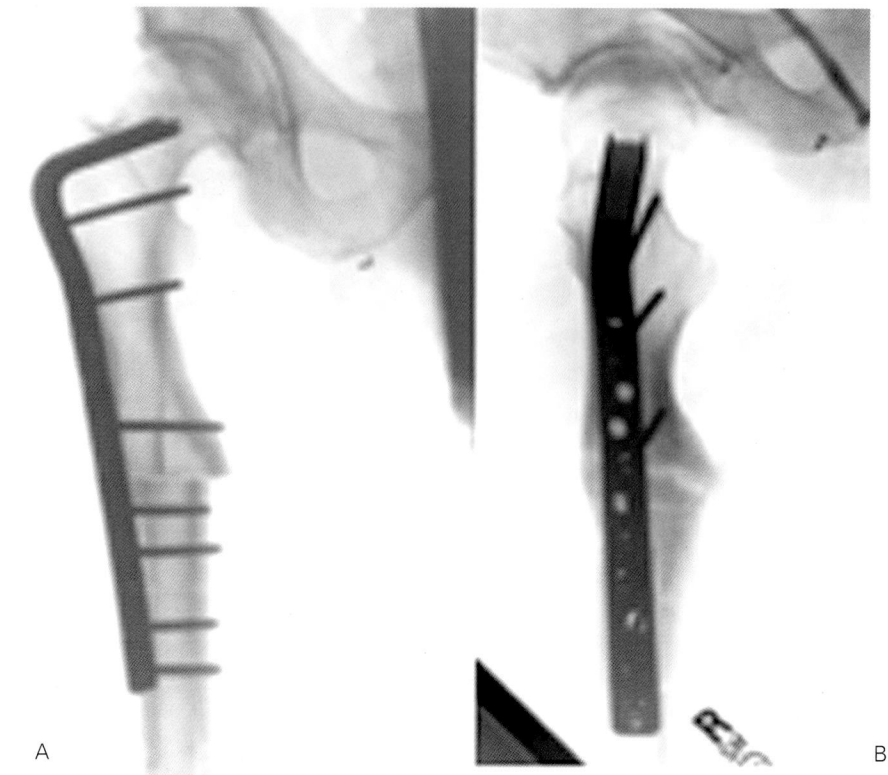

图 5-11 正位(A)和侧位(B)影像显示截除一梯形骨块来矫正畸形,矫正后遗留横行截骨面

畸形愈合的截骨矫正

采用截骨的方法来矫正畸形愈合,需要掌握各种不同截骨方式的优缺点。对每种截骨方式的局限性作出预测和准备,将最大限度地降低并发症的发生。只要可能就应选择可产生内在稳定性的截骨方法,这样避免了内置物和固定构架的失效。畸形矫正应优先选择在畸形突出的部位,以免又产生新的畸形[7,28]。例外情况如局部皮肤条件或骨质量差,选择健康皮肤或骨更有优势[9,21]。

横行截骨

骨干的横行截骨有助于矫正旋转畸形。在承受扭转和弯曲应力时,横行截骨是不稳定的[29],因此最好采用静力型髓内钉固定。由于皮质骨阶梯内陷的风险,干骺端横行截骨必须注意,可导致矫正过度[12](图 5-12)。

斜行截骨

斜行截骨矫正畸形效果理想,这是因为该法能恢复肢体长度,同时矫正冠状面和矢状面畸形。斜行截骨还使骨接触面更宽,促进愈合;具有更好的弯曲和旋转稳定性;能使用拉力螺钉进行折断加压。拉力螺钉经接骨板放置可使固定构架强度

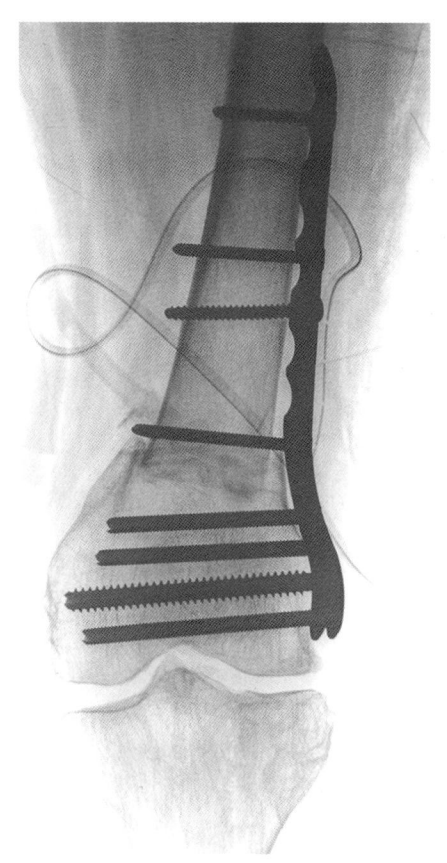

图 5-12 影像显示截骨后骨内陷,肢体短缩

增加25%[20]。

斜行截骨非常适用于干骺端畸形,尤其当采用对侧的不全截骨以提高稳定性时。手术者能添加或移除楔形骨块,以调整肢体长度、力线和旋转对线。楔形截骨也可采用张力带的方式进行固定。截骨时斜面不要过大以避免剪切,除非采用Brunner和Weber描述的防滑接骨板固定[30](图5-13)。

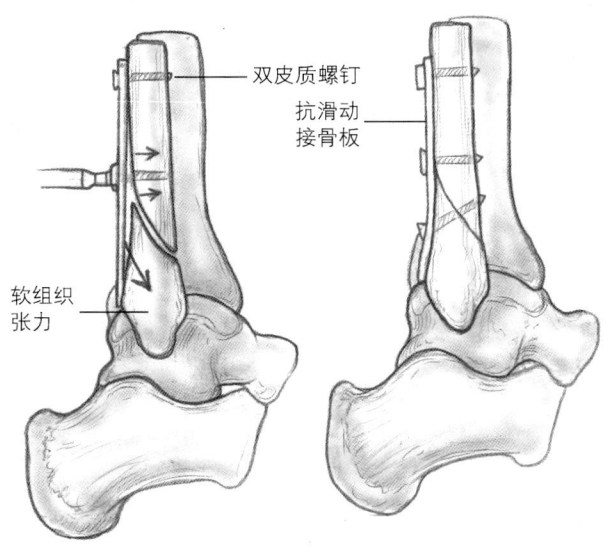

图5-13 腓骨远端斜行截骨,防滑接骨板固定

分期截骨

虽然术前计划时分期截骨法很有诱惑力,但是该法也有明显的缺点,如需增加暴露才能做有限固定、成角或旋转畸形的矫正能力有限。

开放楔形截骨

在骨干,开放楔形截骨可在不牺牲长度的情况下进行轴向矫正。但是,开放楔形截骨存在内在不稳定,需要对产生的新的缺损处行皮质—松质骨移植。在综述中,作者推荐对5mm以上的开放楔形矫形行骨移植。

特殊部位畸形愈合的手术矫正技巧

肱骨近端畸形矫正的目的是重建正常的肩关节生物力学特性。根据解剖特点,需要将大小结节固定于干骺端的正常位置,恢复关节面的正常朝向,颈干角125°。通过拍摄健侧照片与患侧对比来判定畸形程度,以重建正常对位关系。计划截骨并设计成斜面,拉力螺钉固定,恢复肢体长度。截骨后用接骨板固定,能获取防滑的效果。

肱骨近端畸形愈合

术前采用以下方法将有助于放射学评估:患者躺于可透射线的台上,受累侧肩胛后垫高约45°。影像增强器置于对侧,通过45°斜位X线片可看到标准前后位的盂肱关节,同时简单旋转C型臂即可获得特有的Y形肩胛骨图像。手术显露采用经胸大肌三角肌入路[31]、肱骨近端暴露后置入拉钩显露畸形愈合处。在肱骨近端头侧和两侧放置钝Homman拉钩可获取更好的显露。小心牵拉避免损伤腋神经。切口远侧可通过剥离肱骨干部分三角肌止点而获取充分暴露。在设计截骨区域按部位钻入克氏针(图5-14),楔形骨块截除后将上臂外展以闭合截骨间隙。置入角固定装置如角接骨板或者锁定接骨板和螺钉确保干骺端稳定固定。通过接骨板预负荷获取截骨处的加压。逐层闭合切口。

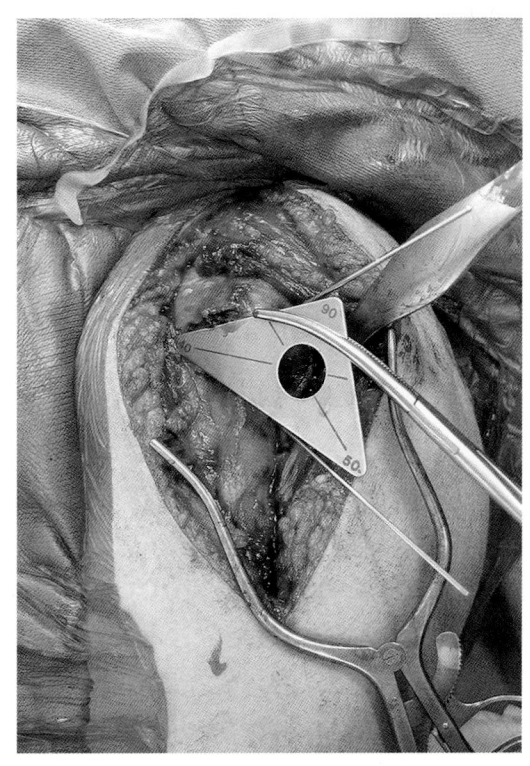

图5-14 肱骨近端畸形愈合,克氏针标记拟截骨位置

桡骨远端(视频5-1,光盘1)

桡骨远端骨折畸形愈合常见于老年人群。由于多数老年患者功能需求低,通常耐受性较好。桡骨远端畸形愈合者常表现肌力下降,这是因为桡骨正常掌倾角丢失。开放楔形或者楔形截骨能重建正常掌倾角,使下尺桡关节关系和桡骨远端长度恢复正常。

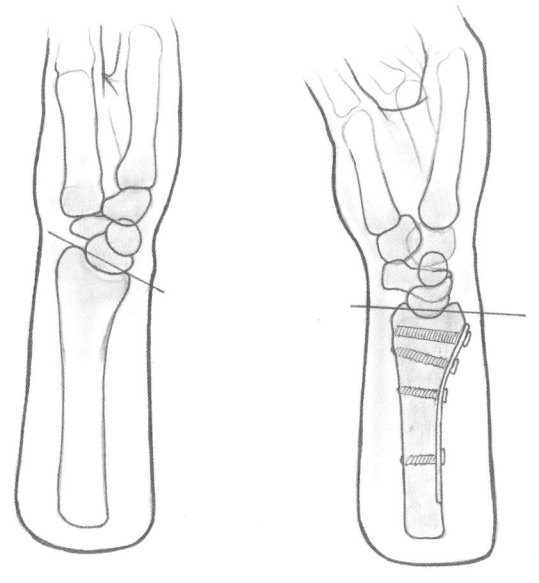

图 5-15 计划行桡骨远端楔形截骨加骨移植

开放性桡骨远端楔形截骨首选经第四间室的标准背侧入路(图 5-15)。通过桡、尺侧切开可充分显露整个桡骨远端背侧干骺部。一旦充分暴露背侧桡骨关节面,置入带螺纹克氏针以估计截骨平面。放射学证实克氏针放置正确。用 1 英寸(0.25m)微型摆锯截骨,遗留部分完整的掌侧骨皮质。插入骨刀,轻柔撑开截骨间隙,注意尽可能减少对软组织损伤。可用数把巾钳维持截骨背侧间隙撑开。

术前计划从髂嵴取带三面皮质的楔形骨块。髂嵴楔形骨块的宽度要是需矫形宽度的 2 倍。插入楔形骨块完成矫形。所取移植物的深度即是 X 线片上桡骨的宽度。必须注意在非数字化照片上测量的程度有约 20% 的放大率。当移植骨块插入后,使用背侧加压接骨板固定(图 5-15)。闭合切口,注意保护,避免拇长伸肌的磨损断裂。这可以通过横行切开伸肌支持带来悬吊保护拇长伸肌。

股骨远端

股骨远端畸形愈合常是多平面的,可以为内翻、外翻、屈曲或者伸直畸形,常伴有肢体短缩(图 5-16)。闭合楔形截骨常会加重短缩,因此斜行截骨更受欢迎。必要时楔形截骨可重新恢复肢体长度。Miranda 和 Mast 采用双斜行截骨法矫正复杂股骨远端畸形愈合(相关病例未公开发表),该技术示例见图 5-16、图 5-17。

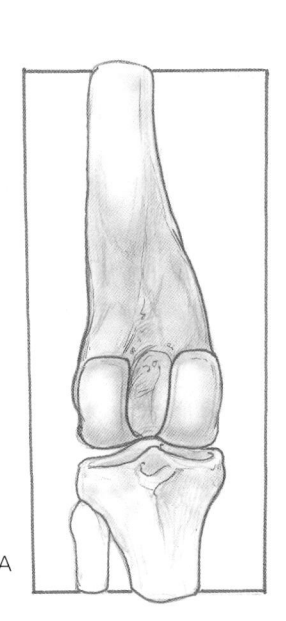
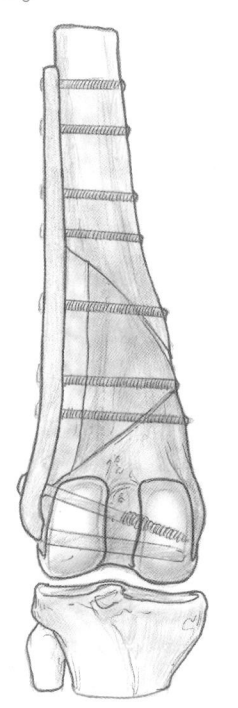

图 5-16 A.复杂股骨远端畸形愈合。B.双平面斜行截骨,角接骨板固定

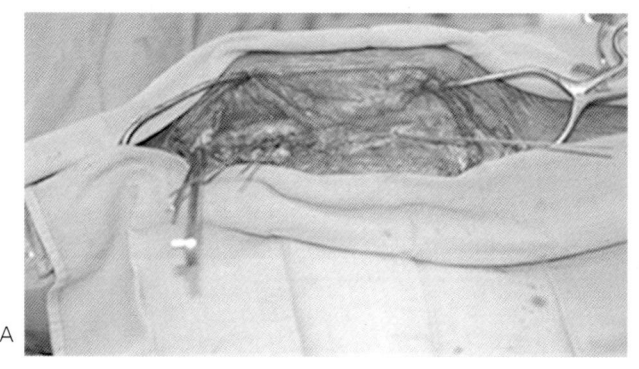
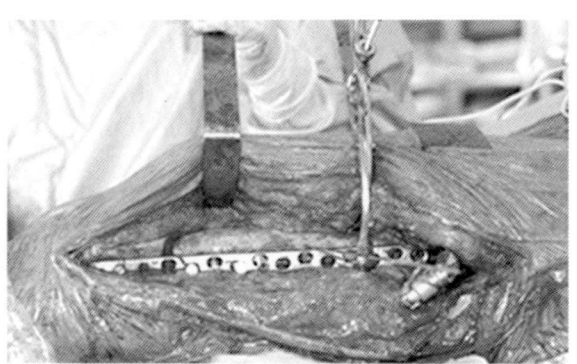

图 5-17 A.术中照片示角接骨板插入的隧道。B.使用结合加压装置

作者优选股骨远端标准外侧入路,仅在拟截骨部位做骨膜外剥离。Homan 拉钩利于手术显露和保护神经血管组织。将小腿置于圆枕或三角形垫上,使得股骨髁附着部的腓肠肌松弛。笔者首选95°角接骨板固定,因为平行关节面放置角接骨板将可重新恢复正常力线,使截骨处获得加压。

开始时,置入克氏针估计截骨位置。然后骨凿凿出角接骨板放置通道(图 5 – 17A)。需注意隧道与截骨部位间应保留 1.5~2cm 的骨桥。一旦置入,角接骨板的刃口在截骨前应保持松弛,否则将难以拔出。应先截骨,再插入角接骨板。此时,应用 Verbrugge 钳和接骨张力装置(图 5 – 17B),远端骨块被牵伸,中间折块内移。一旦位置满意,采用张力装置获取截骨端加压,可获超过 100kPa 的压力。中间骨块须固定,否则将沿着倾斜截骨面向外下方移位。可能的话,拉力螺钉应跨越截骨面以进一步增加稳定性。术后,患者以足面触地负重行走,鼓励主动与被动运动,无须支具或者夹板固定。

胫骨近端

胫骨近端畸形愈合的治疗目的是最大限度地降低关节面台阶(图 5 – 2),重建正常的膝关节力线。正常膝关节面应与地面平行。

关节外胫骨近端骨折畸形愈合(图 5 – 18)采用内侧入路,该入路能充分显露截骨部位。患者仰卧,膝关节后侧垫高保持屈曲位,止血带充气至 250mmHg。术中透视确认畸形部位,标记截骨线。用骨刀截骨,术者应确认半月板未卡入原骨折部位。近端和后侧使用 Kerrison 咬骨钳以免损伤后方的神经血管。采用拉力加压技术经截骨线置入螺钉,再安置支撑接骨板(图 5 – 19)。

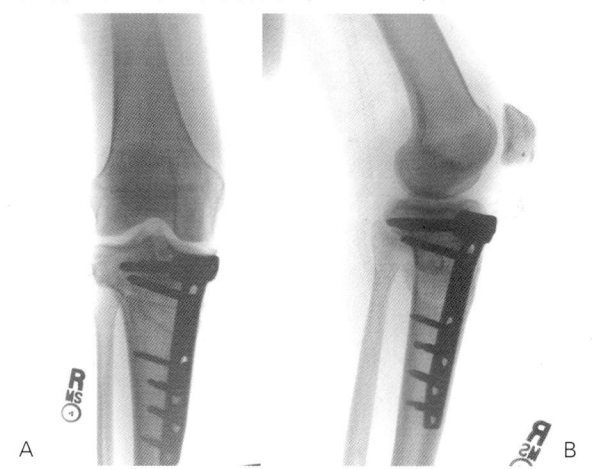

图 5 – 19 术后正侧位影像示胫骨近端畸形愈合截骨情况

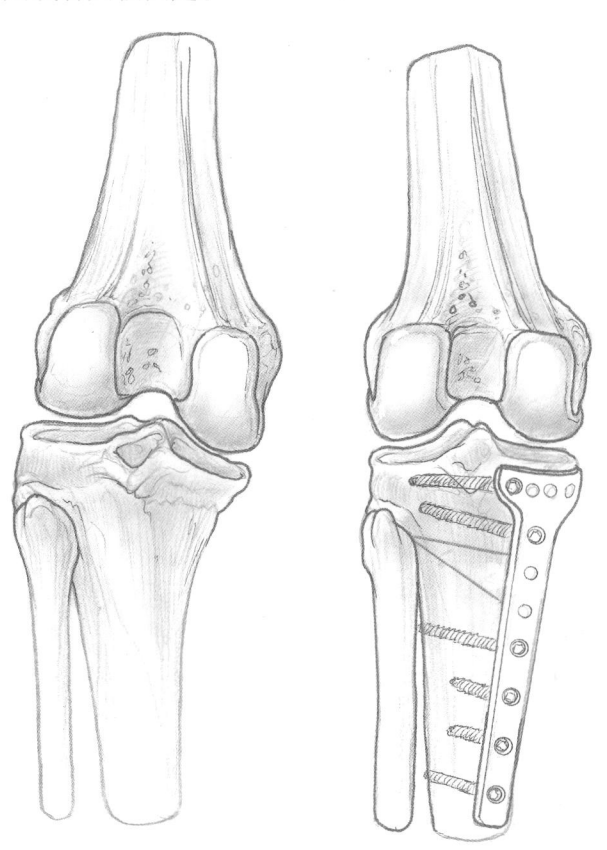

图 5 – 18 胫骨近端畸形愈合,内侧开放性楔形截骨

> **要点与技巧**
>
> - 确信畸形愈合相邻关节是活动的。
> - 关节挛缩可能会影响功能结局并造成截骨处不愈合。
> - 放置内固定减少软组织刺激,尤其在肩关节、踝关节和膝关节。
> - 畸形愈合手术成功直接与术前计划相关,截骨处获取骨性稳定。
> - 术前要确保手术计划可行,通过重叠描画技术裁剪以获取满意效果。
> - 重视正确的复位机制。
> - 术中需要逐步复位以获取矫正,耐性测量才能保证成功。

畸形愈合矫正的新技术

采用 Taylor 空间构架（Smith & Nephew, Memphis, Tennessee），一种相对较新的器械，能通过一系列连接撑杆和制造商提供的计算机程序控制进行三维矫正。矫正通过程序控制自动缓慢地进行。该系统早期应用报道令人鼓舞，三维矫正复杂畸形，精确性令人印象深刻。

畸形愈合矫正效果

最近系列报道表明复杂畸形矫正成功率为 84% ~ 100%[17,19,21,29]。Sanders 等[28]回顾 12 例胫骨斜行截骨患者，依从性好的患者均取得满意效果。Sangeorzan 等[16]报道 4 例胫骨畸形愈合患者，截骨后均获得 100% 骨愈合，没有任何并发症。Chiodo 等[32]采用斜行截骨治疗 6 例患者，获得满意效果；与健肢对比，患肢畸形矫正后变异不超过 10°；没有主要并发症发生，没有一例患者需要二次手术。

畸形愈合并发症

畸形愈合手术最常见的并发症包括矫正不足或者过度（0 ~ 15%），骨不连（0 ~ 12%），神经损伤（0 ~ 8%），感染（1% ~ 3%），延迟愈合（3% ~ 5%）和血栓栓塞（2% ~ 4%）。

> **经验**
> - 与手术相关的最常见并发症（可达 15%），主要是因为未能获得正确的解剖对线。
> - 畸形愈合近端或者远端关节应有良好的活动度，这样才能获取满意的功能恢复。
> - 严格说来，大多数畸形愈合不会发生于正交平面，应加拍斜位片以充分评价畸形。

骨折不愈合的流行病学

Bhandari 和 Schemitsch[34]对骨折不愈合作了详尽描述。文献报道下肢长骨骨折不愈合率为 3% ~ 48%[34]。在美国，估计每年有 60 万骨折患者会发生延迟愈合[35]，其中约有 10 万患者将进展为不愈合[36]。骨折不愈合的危险因素包括骨折方面因素，如骨折移位情况和骨折块丢失[36~39]、高能量损伤[38]、严重软组织损伤[40,41]，以及患者方面因素，如糖尿病[40,41]、酗酒[44]、吸烟[44,45]、接受特殊治疗（激素和非甾体类抗炎制剂[47~49]，抗惊厥药[50]，抗生素[51]和抗凝血制剂）[52,53]和血管疾病或者血管损伤[54]。感染是骨折不愈合一个重要原因。

Einhorn 将骨折不愈合描绘成"所有愈合进程的停止，没有发生骨愈合"[55]。延迟愈合被界定为骨愈合进程仍在继续，但在预期时间没有获得愈合或者不能确定是否愈合[55]。多数情况下，在 3~9 个月内骨折未能愈合即可诊断骨不连。影像学上表现为没有骨痂桥接骨折两端。尽管随访中可见大块骨痂形成，但是骨皮质连续性才是判断骨折抗扭转强度的唯一最佳预测指标，而骨痂大小与面积对预测骨愈合没有意义[56]。

干骺端不愈合较难诊断[57]。干骺端骨折不愈合常见骨痂过度增生，这是由于骨折端活动或者一期手术时植骨造成的[57]。实际上，干骺端骨愈合是通过骨折处原有骨小梁上新骨形成而发生的。此种骨愈合机制意味着 X 线片上可能看不到骨痂。不过，骨皮质连续性恢复才是影像判断骨愈合的最主要的指标。

骨不连分类

骨不愈合可分为肥大性骨不连或者缺血性骨不连，各自有自己的亚型[57]（图 5-20）。肥大性骨不连有充足的血液供应却缺乏足够稳定性以使骨折愈合。Weber 和 Cech[58]根据影像学表现将增生骨不连分成几个亚型。象足形骨不连富含骨痂，血供丰富但缺乏力学稳定；马蹄形骨不连发生于血供丰富、固定欠牢固的情况，影像学表现极少量骨痂形成，轻度硬化；营养不良型骨不连缺乏骨痂，无肥大表现。骨不连常发生于骨折块分离或者内固定时骨折端未能对位。

缺血性骨不连缺少血液供应，也可能缺乏稳定性。可进一步划分为 4 个亚型：前两种亚型有中间骨块变小的扭转楔形骨不连或缺乏血供的粉碎性骨不连；第三种骨不连为骨干存在骨缺损，需要植骨治疗；第四种亚型为萎缩性骨不连，骨不连断端骨质疏松，缺乏成骨潜能。

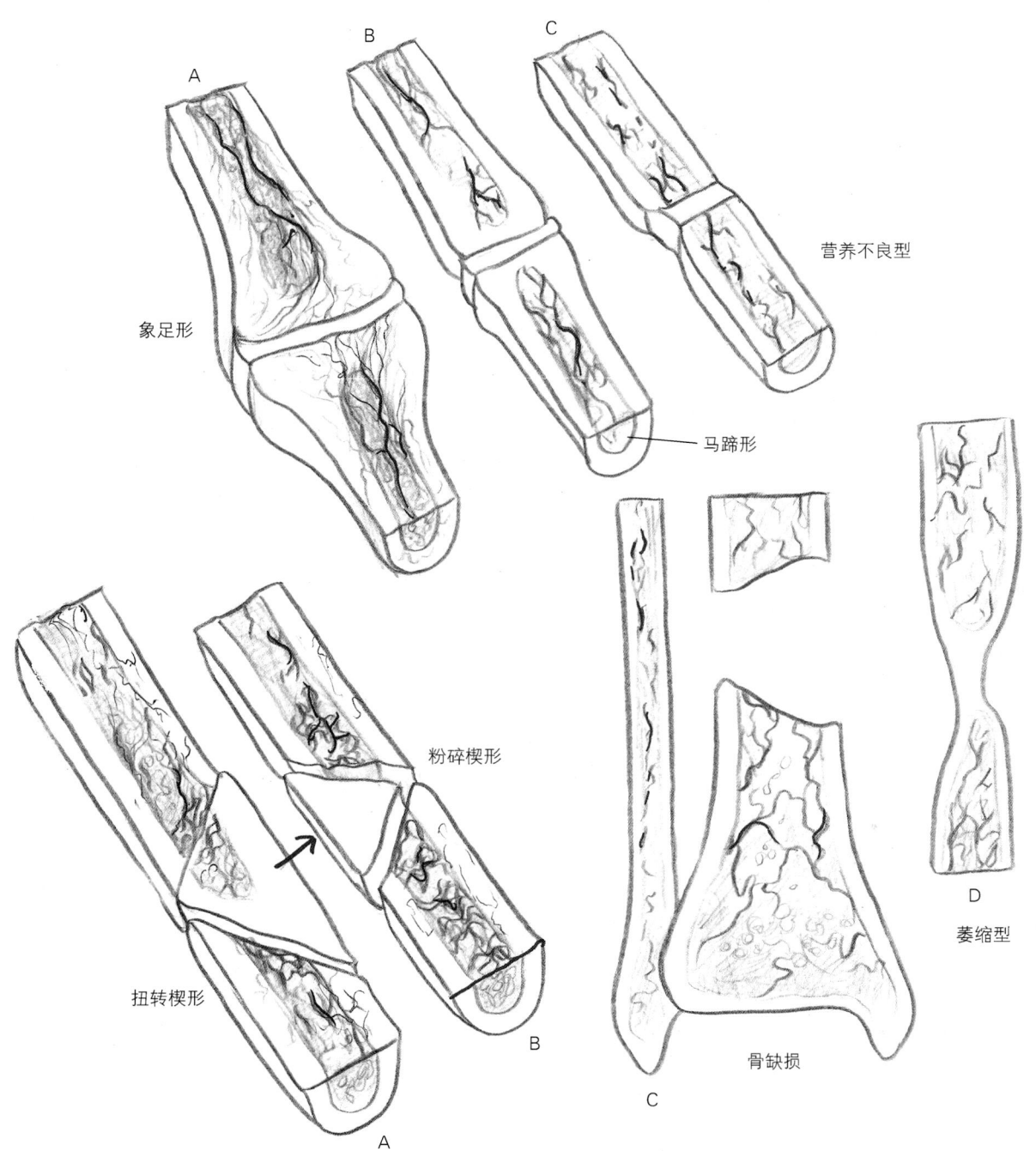

图 5-20 骨不连分类

骨不连的评价

本章前部已对骨不连的初期评价作了详细阐述。骨不连特异性试验指标应包括全血细胞计数,红细胞沉降率和 C-反应蛋白。然而,必须注意对慢性疾病患者来说,这些试验检查可以是正常的。应当长时间监测试验指标、观察结果走势,上述检查则更显有用。对怀疑感染的骨不连区进行穿刺抽吸也许有用,但是开放伤口或者皮肤擦拭涂片在确认感染病原方面通常不准确。正确证实病原的唯一方法是切开活检。

骨不连影像学诊断应包括前后位、侧位和斜位片[39]。应力试验有助于评估不稳定性。MRI,尤其是静脉用钆造影剂,有助于评估骨和软组织病理改变。但是在区分水肿、感染和术后改变三方面,MRI 结果不一定正确。另外,对有金属内置物的部位,MRI 的使用也受限制。CT 可用于有金属内置物的患者,有助于评价骨愈合的程度、细微的骨改变、死骨和无活力的骨。

放射性核素扫描常用于评估急性或者慢性感染。现有的可用放射性药物有数种,各自有不同的特性。铟标记的白细胞闪烁描记法、$^{99m}Tc-ABs$ 免疫描记法和 ^{99m}Tc-标记纳米胶体有助于评价感染,尤其在金属内置物固定的术后一年内。可疑的慢性低度感染最好采用 ^{111}In 标记的白细胞闪烁描记法,因为它可以在 48 小时后追踪出细胞移动。

手术治疗骨不连(视频 5-2,光盘 1)

骨不连治疗的原则在于恢复骨愈合所需的环境。换句话说,治疗需要确保存活骨骨膜内间充质细胞有活力、有刺激其分化的骨生长因子、充足的血液供应和骨折块的足够稳定[59~63]。术前评价应该判断这些条件是否达到,同时是否存在某些阻碍骨愈合进程的因素。对感染性骨不连患者,充分控制感染是骨愈合的必需条件。由于畸形炎症期间释放细胞因子造成骨吸收,因此感染会导致骨不稳定而影响骨愈合。

除了股骨与胫骨骨不连外,其他所有部位的骨不连均应采用骨不连区域加压技术进行治疗。肥大性骨不连是典型固定不牢靠的结果。稳定固定、不进一步损伤血液供将可促进骨愈合。采用骨折块间加压的张力带接骨板结合间接复位技术[65],是治疗肥大性骨不连的有效方法。

萎缩性骨不连是局部血供不足的结果。病因可能包括无血供骨、骨与骨膜分离、有骨形成潜能的细胞不够和骨折固定不充分[58]。这些情况可被预测,如严重的骨折块移位骨断端不连续、高能量损伤,以及内固定后局部血供破坏、感染。遇到这些情况,应切除无血运骨至骨断面渗血,骨折块间进行加压,然后行骨移植提供骨诱导因子。对周围软组织血供匮乏的骨不连(如胫骨远端),也许需要行软组织移位覆盖。

Weber 和 Cech 描述的缺损性骨不连需采用骨移植或者骨运输的方法来获得愈合。此种类型骨不连可见于此前曾经历过多次手术者、先前有感染或广泛骨损伤的患者[58]。内固定失效也能导致显著的骨缺损,需要植骨治疗。植骨同时可辅以去皮质术、瓣状成形术(叠瓦术)(图 5-21)。波形接骨板经接骨板[65,66]塑形以致可放置并离开骨不连处骨面(图 5-22),以保护局部血供。理论上,对复杂股骨[65]和肱骨[22]骨不连允许更快速和可预测的大量植骨。

因为可带来即刻和长期的结构支撑,故带血管自体腓骨移植具有优势[67]。这与松质骨移植相反,在骨愈合前移植的松质骨逐渐被爬行替代,结构强度下降。带血管腓骨移植的缺点是手术费时、技术难度高。牵张成骨技术将骨输送至缺损区。软组织同时被牵张,因而没必要进行软组织移位。这项技术的缺陷是耗时、耗材,并发症发生率高[68]。

电或超声波刺激曾被用于治疗血运丰富的骨不连[69,70]。缺点是无法处理畸形,需要长时间肢体制动,后者可伴随是肢体的萎缩和挛缩。

股骨和胫骨干骨不连可用髓内钉治疗。对于此类患者,经股骨常规进针点进入髓腔,通过扩髓而获取更坚强的固定。扩髓导致骨膜血运增加以刺激骨形成[71]。扩髓也使得骨不连处骨沉积,无须剥离骨不连部位软组织。对骨不连处髓内钉折断的情况,需要暴露骨不连部位取出髓内钉,同时清除无血供组织。此时,接骨板固定也许比更换髓内钉的创伤更小。

粗隆间截骨术治疗股骨颈骨不连

Pauwel 描述的股骨粗隆间截骨术对治疗股骨颈不愈合是有效的且一直被使用[2]。术前计划应拍摄髋关节内旋、外旋以及侧位平片。这里描述的截骨方案改编自 Muller 的方法[71]。第一步是确定股骨颈骨不连的斜度。在髋关节前后位片上,于髋关节上方做一垂直于股骨干的直线,然后再做一平行于股骨颈骨不连的直线,两线交角就是股骨颈骨不连区的角度。股骨粗隆间闭合切取的楔形骨块角度就是骨不连区角度减去 25°,理想情况下该截骨角度能使尽可能多的关节应力通过骨不连区。

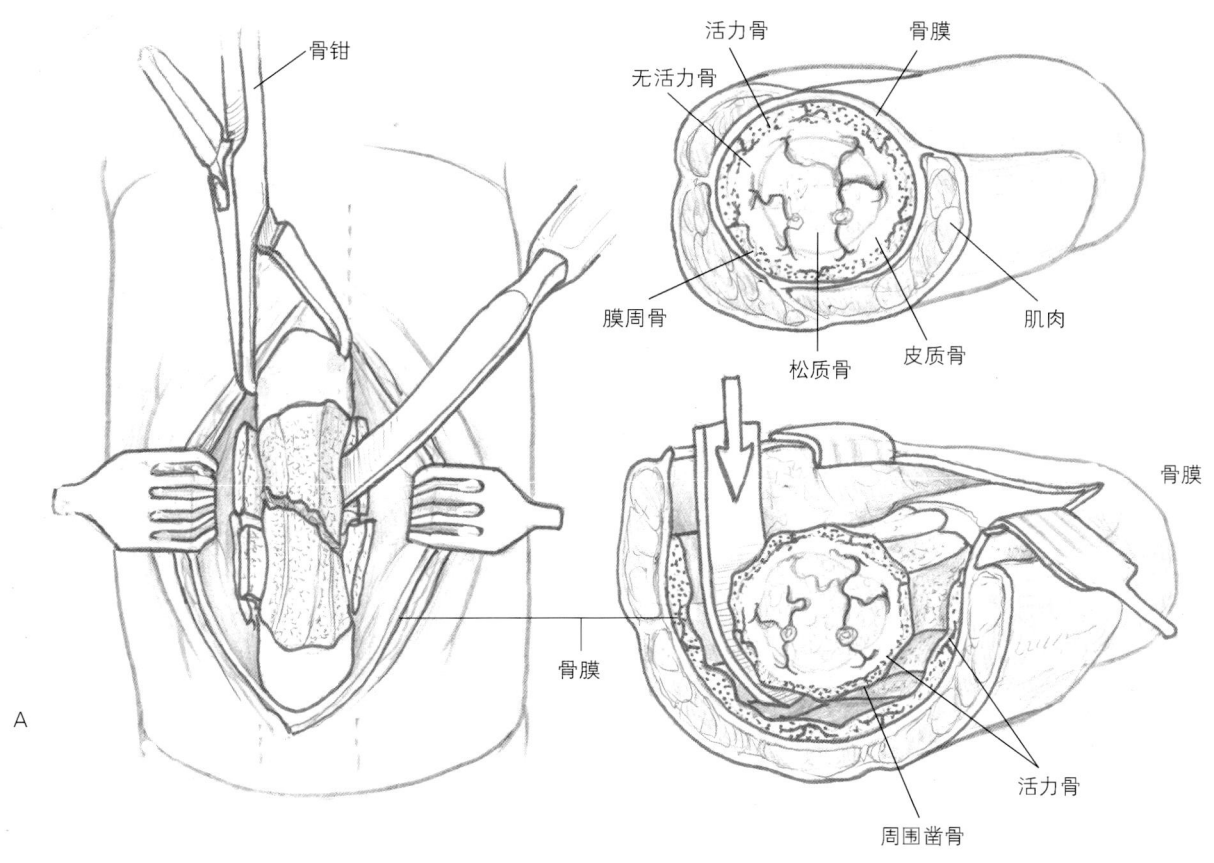
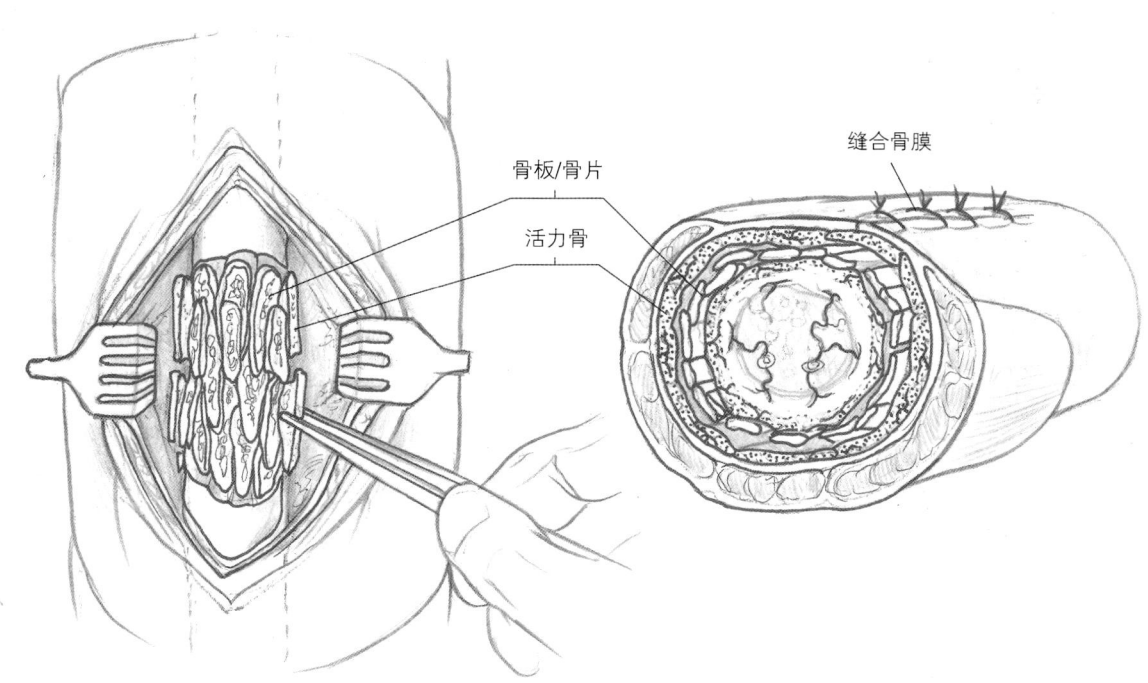

图 5-21 A. 瓣状成形显露有活力骨。B. 围绕活力骨放置骨片以获取骨愈合

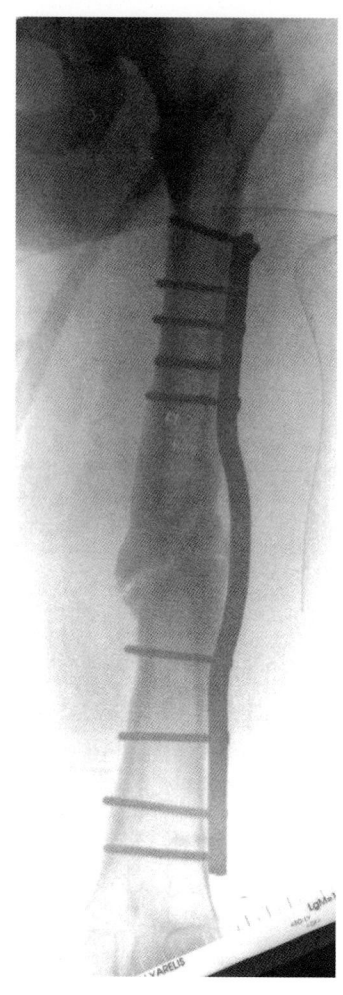

图 5-22 波形接骨板在股骨干的应用

患者取仰卧位。作者选择股骨外侧直切口，经水平 T 形切开将骨外侧肌近端从粗隆间嵴剥离，以便于缝合肌筋膜覆盖内置物。首选 95°角接骨板或者成人截骨专用接骨板（Synthes，Paoli，Pennsylvania）。首先，根据计划截骨平面置入克氏针。其次，股骨近端准备以安置角接骨板刃口，确认恰当的开口点，用插入角接骨板内的三联导向器确立出安置定位凿的隧道。在导向器内插入三枚 4.5mm 钻套，检查正侧位片三个钻套位于皮质开口上 2~3mm。影像学上这有助于最终定位凿位置的确定。一旦定位凿跨越骨不连区，前后位和侧位像上位置满意，则在截骨前退出定位凿。截骨并切取楔形骨块后再置入角接骨板。需注意安置刃口时要留出余地以在刃口和近端骨块之间置入楔形骨块，这将使股骨外移，避免了膝关节外翻。当角接骨板的刃口固定于近端骨块，远端股骨即会外展直至与接骨板接触。要注意股骨干向近端移动而造成的不匹配。拧入远端螺钉固定股骨干与接骨板。拧入最近端螺钉将股骨干拉向角接骨板刃面。随螺钉拧入，股骨干斜行面即与近端骨折端接触，加压作用逐渐增加。这提高了骨—接骨板构架的稳定性和刚度。由于此项技术产生的压力，必须保证定位凿入口与截骨处有至少 1.5~2.0 厘米的距离，否则会发生刃口切出（图 5-7）。图 5-23 显示了一例股骨颈骨折不愈合患者采用粗隆间截骨后 3 年随访的效果。

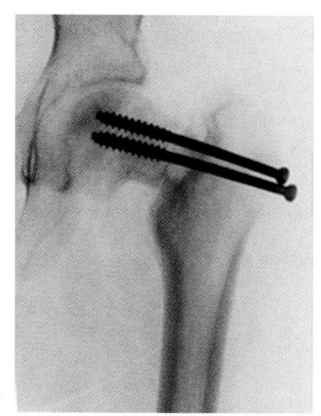
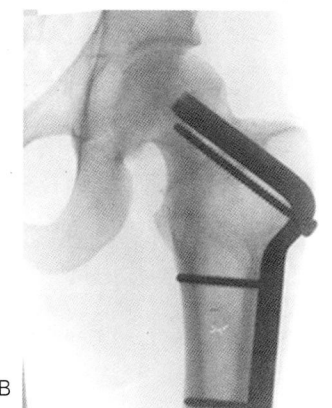
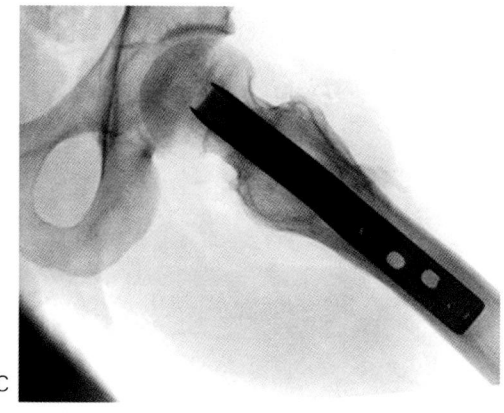

图 5-23 （A）螺钉固定后股骨颈骨不连。术后 3 年随访，正位（B）和侧位（C）影像显示用角接骨板治疗股骨颈骨不连的情况

肥大性胫骨干骨不连

肥大性骨不连的治疗目的是提高骨不连处的刚度和稳定性，尤其是要获得加压作用。采用前侧入路，小心剥离骨不连周围组织。早期切口的选择取决于能判断真正骨不连处，这可以通过术前的放射学评估或者术中透视来判断。一旦确定确定真正骨不连平面，就可以计划手术入路以致

能置接骨板于畸形的张力侧。剥离在骨膜外进行。骨不连周围用 Homan 拉钩牵开。然后用骨刀使骨不连处松动,需尽量将对血供的破坏降低到最小。一旦力线恢复,经骨不连处置一枚拉力螺钉,在 90°相交平面置入接骨板。偶尔应用接骨板时,拉力螺钉可经接骨板置入。图 5-24 和 5-25 示一例 33 岁女性,13 年的增生性胫骨骨不连。

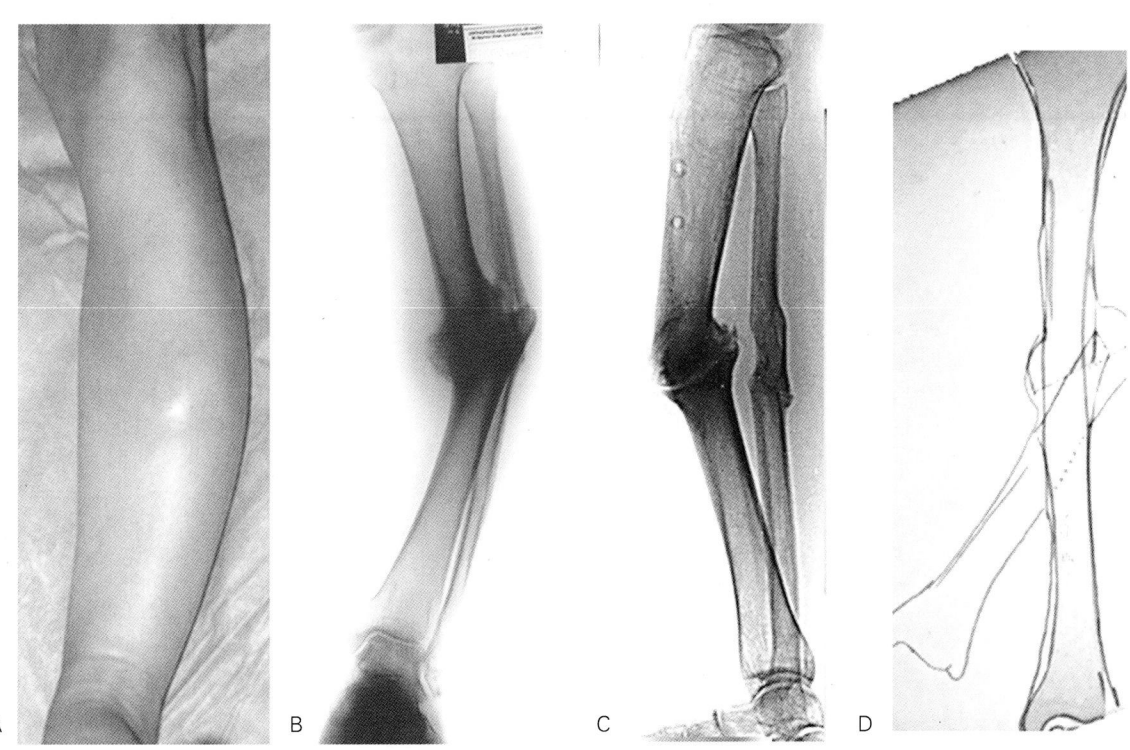

图 5-24　A. 照片示骨不连造成的小腿畸形。B. 正位片情况。C. 侧位片情况。D. 术前采用与健肢重叠摹图的方法测量患肢畸形情况

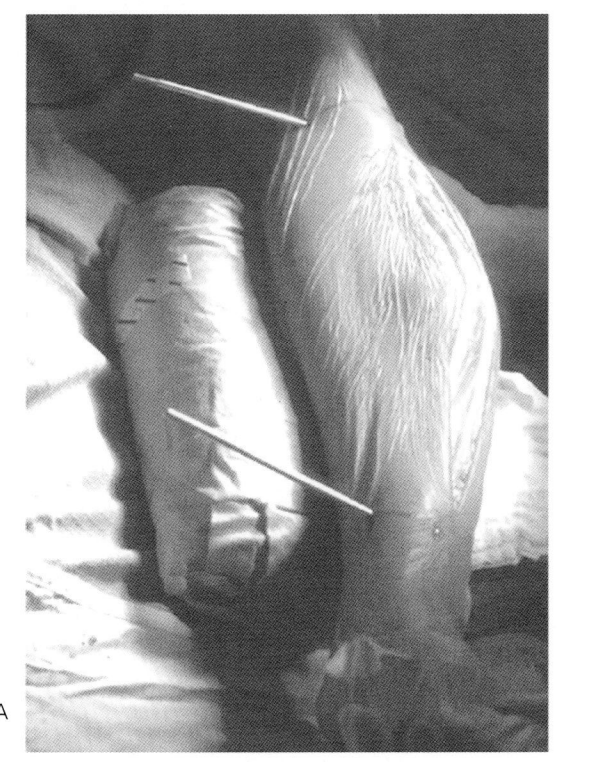
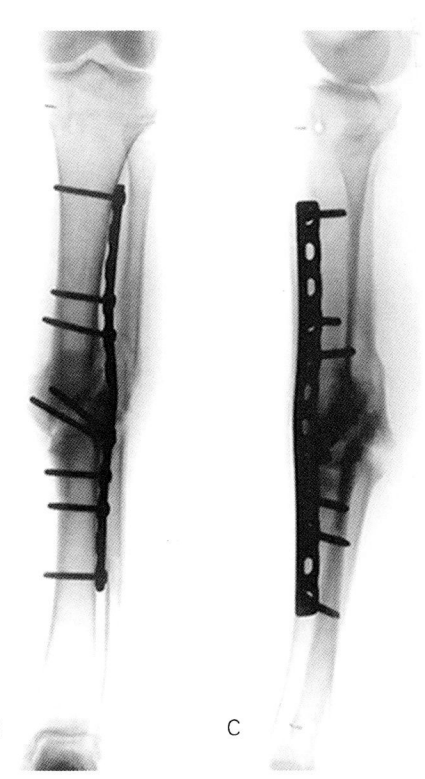

图 5-25　A. 置钉以安装股骨用的大牵开器。B,C. 术后影像显示复位、加压接骨板治疗骨不连后情况

肱骨干萎缩性骨不连

治疗肱骨骨不连,接骨板固定较髓内钉固定具有更高的愈合率。这可能与肱骨远端的骨性解剖有关[73]。肱骨远端髓腔向远侧逐渐变小且有朝前的弧度,这使得需扩髓才能置入较大的髓内钉。然而,肱骨远端皮质骨特性使得扩髓时经历热坏死。图5-26、27示一例骨不连,用加压接骨板治疗。

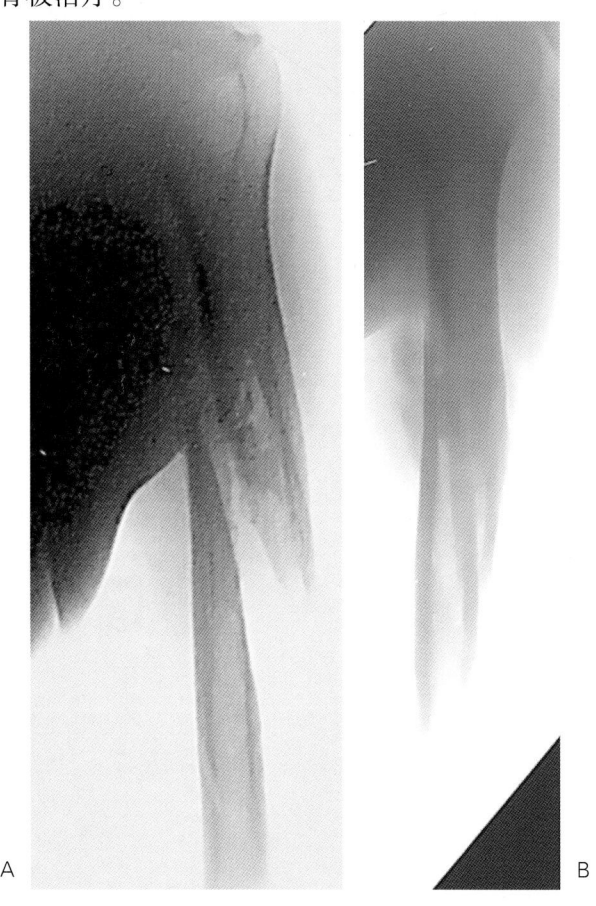

图5-26 正位(A)和侧位(B)影像证实肱骨干骨不连

触及喙突和三角肌粗隆,采用前外侧入路。切口远端可沿肱二头肌边缘继续向前外侧延伸。切口近端从胸大肌和三角肌间隙进入。远端则将肱二头肌向内侧牵拉,劈开其下的肱肌。骨膜外入路用于深部软组织剥离。切口可向近远端延伸以容纳接骨板置入。治疗肱骨骨不连可用锐利骨刀将骨不连周围骨皮质以花瓣状凿成小片,连同周围骨膜一起剥离。此过程也称为叠瓦术。通常,骨不连区缺乏骨膜,骨端被显微组织覆盖。

应暴露骨断端进行清创直至显露有血运骨,产生类似辣椒粉的红斑。如果可能,给骨修整成

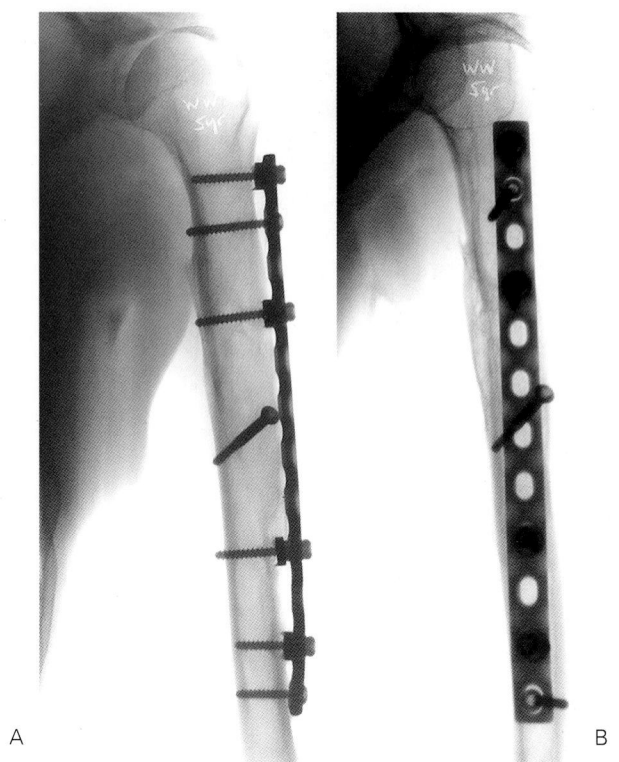

图5-27 正位(A)和侧位(B)影像显示带Schuli垫圈的中和接骨板固定结合拉力螺钉加压以增加稳定性,最大限度减少对血供的破坏

形使骨端对合时能保持稳定。通常放置长度为10或12孔的接骨板,骨不连区长生加压。要获取足够的加压常需在接骨板外置入一枚螺钉。该螺钉置于接骨板一侧,使用Verbrugge夹进行加压(图5-28)。骨不连两侧各需6~8层皮质固定以抵抗由前臂造成的扭转应力。

锁骨骨不连

接骨板治疗锁骨骨不连需要平行于锁骨做一横切口。锐性分离,全层切开直达骨膜。除骨折区外,操作均在骨膜外进行。确定骨折近端的外侧缘,暴露骨断端。经骨不连区仔细分离暴露骨折远端的内侧缘。确认骨折远端内侧缘后用一小的钝头Homan拉钩滑过折断,撬起骨折近端外侧部分使两端对合恢复骨长度。偶尔需要在术中或者最后复位时,将骨两端修整一致以产生稳定。然后在骨不连区下方(锁骨复位造成的软组织缺损区)行松质骨植骨。以加压的方式置入一8~10孔的重建接骨板。接骨板需要适当扭转以适应锁骨上缘由内至外的解剖形态变化(图5-29)。一般无须行双平面接骨板固定。仔细缝合软组织

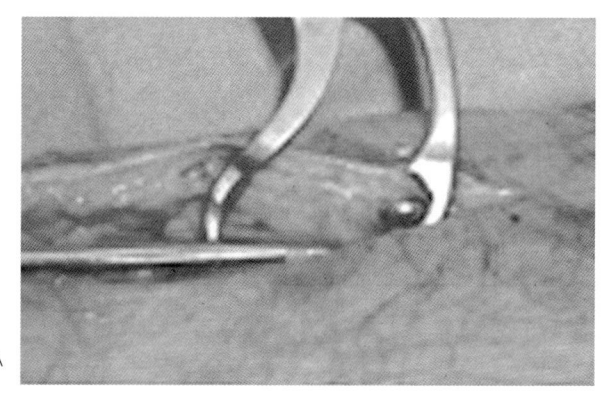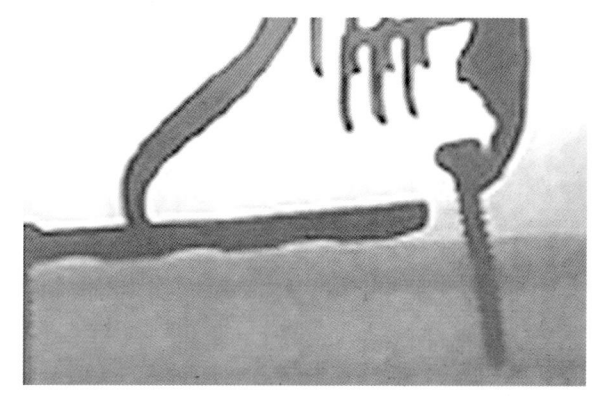

图 5-28 术中照片。(A)和影像(B)示 Verbrugge 夹应用以获取经骨不连区的加压

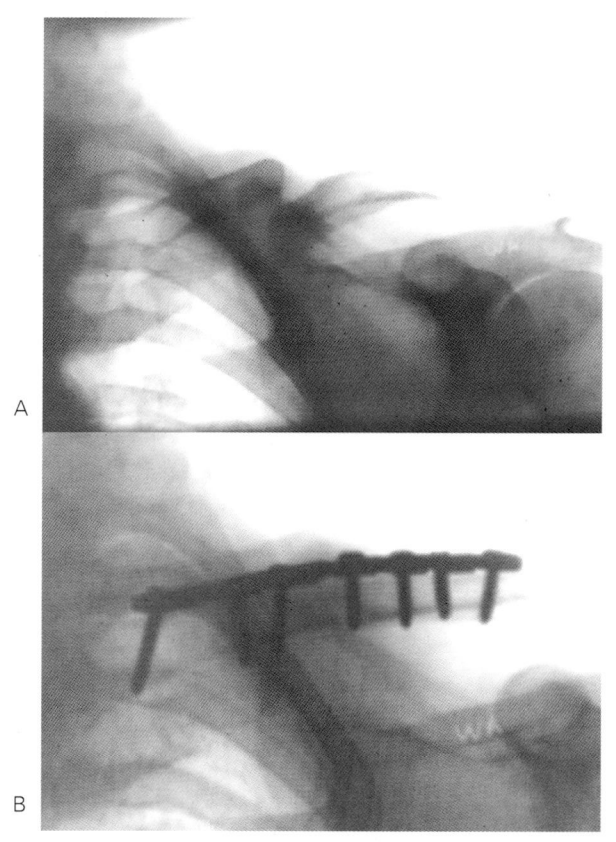

图 5-29 A. 骨折后 10 月锁骨骨不连。B. 切开复位内固定术后 8 月骨不连愈合

使接骨板尽可能被全层软组织覆盖。如果怀疑锁骨有明显缩短，可拍摄对侧锁骨照片以做比较。必要时可采用带三皮质的髂骨植骨以重建锁骨正常长度。

骨不连手术后康复

骨不连术后康复取决于骨不连的位置和所采用的治疗。通常，鼓励术后立即主动活动。任何力量训练需推迟，直至随访中照片提示骨皮质愈合才开始。

处理畸形愈合与骨不连的新技术

骨移植与骨移植替代物

采用骨移植和骨移植替代物以增加稳定性、获取骨愈合是治疗骨不连与畸形愈合所必需的。尽管与其他植骨相比自体植骨是金标准，但是某些情况下正确的异体骨移植和骨移植替代物能降低患者潜在风险，减少自体骨移植带来的并发症。任何骨移植都应理解何时植骨以及采用什么类型的骨移植。目前已经有对各种植骨选择的详细描述，超过了本章叙述的范围，但是我们将要讨论一般的植骨原则和选择。

新鲜骨折骨缺损区的生化和细胞学环境与非新鲜骨折有着很大不同。治疗非新鲜骨折，术者必须重建使骨折愈合的类似新鲜骨折的生化及细胞学环境。骨移植能够提供活骨骨膜内发现的间充质细胞和促进成骨的骨生长因子。骨移植也可以用于提高大块骨缺损或骨干缺损的结构稳定性。在获取生化和细胞学环境的同时应通过合理的骨性固定来获得最优的力学环境[74]。假定骨折获取稳定，就必须考虑骨缺损的大小和部位以及生物学环境。

在稳定环境下，小于 6cm 的骨干缺损需要支架进行骨传导和细胞及生化因子促进骨愈合。因此，自体松质骨移植是最佳选择。异体松质骨结合自体骨髓移植可取得同样的愈合率，但是在前瞻性临床试验中并没有被清楚证实。

超过 6cm 的骨干缺损，需要移植带皮质骨的自体骨或者异体骨以提供结构稳定性。带血管和皮质骨的自体骨移植效果优于不带血管的自体骨移植或者异体骨移植，因为它能更快速和完全地长入,具有增殖能力[74]。但是,Finkemeier[74]指出异体皮质骨移植最好用在血供丰富区,如干骺端或有着丰富肌肉围绕的股骨周围。对血供差或者中断的骨区域,笔者强烈建议采用带血管的自体骨来获得愈合。

干骺端骨缺损性骨不连最好采用有骨诱导特性的自体松质骨移植。其他干骺端骨缺损如压缩或囊肿,局部血供丰富,采用骨移植替代物或者异体皮质松质骨移植即可。骨骼修复系统(SRS; Norian, Cupertino, California)是骨移植替代物的代表。它在植入12小时后会硬化形成磷酸钙,可产生55MPa的压力。由于其晶体结构,最终将被吸收和替代。因此与异体松质骨移植不同,SRS移植可产生即可稳定性,通过爬行替代逐渐被吸收,强度也随着时间下降。

自体骨移植。目前,BMP7已表现出接近自体骨移植的效果。虽然 OP-1(Howmedica, Rutherford, New Jersey)移植可有效治疗骨不连,但是(美国)食品与药品管理局(FDA)已经指出 BMP 的有效性不如自体骨移植。有 FDA 批准标注的 BMP OP-1 产品表明其可上市使用,使用指征是作为难治性长骨骨不连自体骨移植的替代,前提是在这些部位采用自体骨移植不可行且其他治疗失败。

要点与技巧

- 骨不连成功治疗需要产生经折块的加压。
- 除了偏心置钉技术外,有三种加压方式:Verbrugge 夹,接合加压装置(Synthes)和股骨牵张器(Synthes)。后两者有助于产生加压和牵张。接合加压装置上不同颜色的导向孔会提示产生多大的加压。
- 我们推荐应用长接骨板(骨长度的80%)来治疗骨不连。
- 如果可能,对干骺端骨不连应用角接骨板或锁定螺钉固定。
- 最后我们应用髋臼钻在髂骨外侧皮质上取骨。通过覆盖于位于髋臼上后方臀肌止点表面做一垂直切口。通常能容易取出40~75立方厘米的骨做移植(图5-30)。

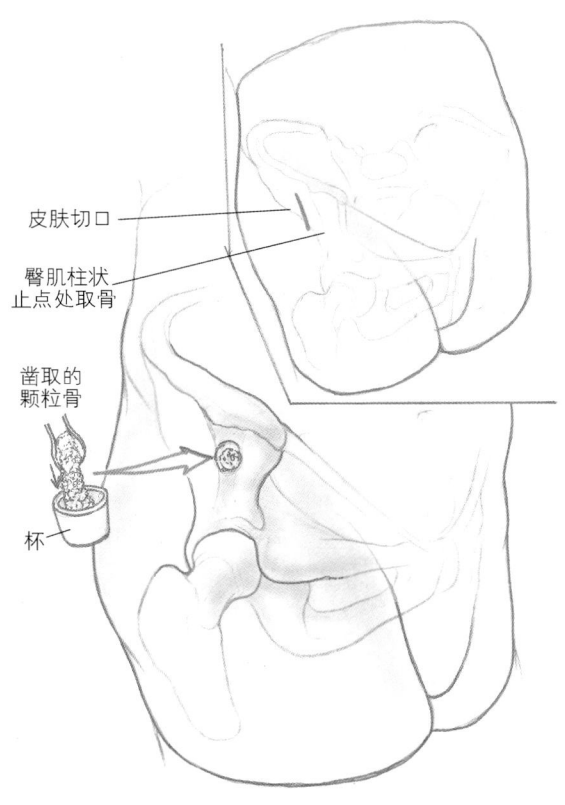

图5-30 用髋臼凿在髂骨外侧皮质凿取移植骨

骨折愈合是个复杂的过程,需要局部和全身调控因子的参与。已有试验或者临床研究开始评价是否添加一些这类因子,如骨形成蛋白(BMPs)、转化生长因子(TGF-β)、血小板源性生长因子(PDGF)、类胰岛素生长因子(IGF)和成纤维生长因子(FGF),会促进骨愈合或者能够替代

骨不连手术的效果

骨不连治疗效果可有明显差异,取决于患者的身体情况、局部血液供应、损伤能量以及骨不连部位。Ring 等[75]治疗超过10年的14例难治性骨不连患者,平均4个月愈合。骨不连都发生在长骨,包括2例锁骨、5例肱骨、3例股骨和4例胫骨。对长骨骨不连,相信有着良好成骨潜能结合正确的治疗就可获得愈合。

骨不连手术的并发症

骨不连手术常见并发症包括不愈合(0~20%),伤口裂开(0~15%)和感染(0~3%)。自体取骨主要并发症发生率为8.6%,次要并发症发生率为20.6%。

经验

- 美国每年有60万例患者发生延迟愈合。
- 美国每年有10万例患者发生骨不连。
- 骨不连的危险因素包括骨折有移位、吸烟、节段性骨缺损、高能量损伤、软组织损伤程度、糖尿病、酗酒、血管疾病和某些用药治疗。
- 象足形、马蹄形骨不连与固定不牢靠相关。
- 营养不良性骨不连与骨折端分离有关。
- 萎缩性骨不连与组织嵌入骨折端有关。
- 粉碎性缺血型骨不连常有中间死骨。
- 肱骨近端骨不连最常见的类型是两部分外科颈骨折。
- 骨皮质连续性是骨折扭转受力的唯一最佳评测指标。骨痂大小和部位对判断骨愈合意义不大。
- 自体取骨主要并发症率为8.6%,次要并发症率为20.6%。

DVD 内容提要

视频5-1(光盘1)截骨矫正肱骨近端内翻畸形愈合 根据术前制订的手术计划,对肱骨近端内翻畸形愈合病人,通过闭合楔形截骨和锁定接骨板进行治疗。

视频5-2(光盘1)加压接骨板治疗股骨骨折不愈合 视频显示了使用钛制宽LCDCP对股骨骨折不愈合进行加压接骨板固定。对股外侧入路、骨折不愈合处的清理以及对有活性骨折碎片的加压进行了强调。

视频5-3(光盘1)钻孔—冲洗—吸引器的使用 视频显示了使用钻孔—冲洗—吸引器(Synthes,Paoli,Pensylvania)获取自体骨植骨块和生物活性物质的技术。

参考文献

1. Morscher E. Pathophysiology of posttraumatic deformities of the lower extremity. In：Hierholzer G, Muller KH, eds. Corrective Osteotomies of the Lower Extremity after Trauma. New York：Springer-Verlag；1986:3-9

2. Pauwels F. Biomechanical principles of varus/valgus intertrochanteric osteotomy. In： The interotrochanteric osteotomy. J. Shatzker, ed. Springer Verlag 1984:3-24

3. Mast JW, Teitge RA, Gowda M. Preoperative planning for the treatment of nonunions and the correction of malunions of the long bones. Orthop Clin North Am 1990；21:693-714

4. Oest O. Special diagnosis and planning of corrective osteotomies. In：Hierholzer G, Muller KH, eds. Corrective Osteotomies of the Lower Extremity after Trauma. New York：Springer-Verlag；1986:29-39

5. Dugdale TW, Degnan GG, Turen CH. The use of computerized tomographic scan to assess femoral malrotation after intramedullary nailing: a case report. Clin Orthop Relat Res 1992；279:258-263

6. Muller KH, Strosche H, Scheuer I. Plate osteosynthesis in posttraumatic deformities of the femoral shaft. Arch Orthop Trauma Surg 1984；103:303-319

7. Hierholzer G, Hax PM. Corrective osteotomies of the lower extremities after trauma. In：Hierholzer G, Muller KH, eds. Corrective Osteotomies of the Lower Extremity after Trauma. New York：Springer-Verlag；1986:9-28

8. Liebrand B, MD de Ridder VA, De Lange, S, Ulrich C, Hermans F, Westeinde Hospital, Va Den Haag, Holland. The clinical relevance of the rotational deformity after femoral shaft fracture treated with intramedullary nailing. J Orthop Trauma 2000；14:133

9. Mast JW, Jakob R, Ganz R. Planning and Reduction Technique in Fracture Surgery. New York：Springer-Verlag；1989

10. Oznur A, Cemalettin A, Mazhar TZ. Posteromedial approach and posterior plating of the tibia. J Trauma 2002；53:722-724

11. Hiem U, Muller-Gerbl M. The clinical consequences of the anatomy In：Hiem U. The Pilon Tibial Fracture；Classification, Surgical Techniques, and Results. Berlin：Springer-Verlag；1991:31-32

12. Schatzker J. Intraarticular malunions and nonunions. Orthop Clin North Am 1990；21:743-759

13. Stahelin T, Hardegger F, Ward JC. Supracondylar osteot-

omy of the femur with the use of compression osteosynthesis with a malleable implant. J Bone Joint Surg Am 2000; 82:712-722
14. Muller ME. Intertrochanteric osteotomy: indications, preoperative planning and technique. In: Schatzker J, ed. The lntertrochanteric Osteotomy. New York: Springer-Verlag; 1984:36-66
15. Perren S. Mechanical and technical principles of the internal fixation of corrective osteotomies. In: Hierholzer G, Muller KH, eds. Corrective Osteotomies of the Lower Extremity after Trauma. New York: Springer-Verlag; 1986: 39-45
16. Sangeorzan BJ, Sangeorzan BP, Hansen ST Jr, Judd RP. Mathematically directed single-cut osteotomy for correction of tibial malunion. J Orthop Trauma 1989;3:267-275
17. Milch H. Osteotomy of the Long Bone. Springfield, IL: Thomas; 1947
18. Müiiler M, Allgöwer M, Willineger H. Manual of Internal Fixation. 2nd rev. ed. New York: Springer-Verlag; 1988
19. Klein MP, Rahn BA, Frigg R, et al. Reaming versus nonreaming in medullary nailing: interference with cortical circulation of the canine tibia. Arch Orthop Trauma Surg 1990; 109:314-316
20. Stevens P. Principles of osteotomy. In: Chapman MW, ed. Operative Orthopedics. Philadelphia: Lippincott-Raven; 1993:489-509
21. Marti RK, Besselaar FP, Raaymakers ELFB. Malunion. In: AO Principles of Fracture Management. New York: Thieme; 2000:779-797
22. Ring D, Perey BH, Jupiter JB. The functional outcome of operative treatment of ununited fractures of the humeral diaphysis in older patients. J Bone Joint Surg Am 1999;81: 177-190
23. Rozbruch SR, Muller U, Gautier E, Ganz R. The evolution of femoral shaft plating technique. Clin Orthop Relat Res 1998;354:195-208
24. Texshammar R, Colton C. AO/ASIF Instruments and Implants. New York: Springer-Verlag; 1984:67
25. Samuel AW. Malrotation of the femur after intramedullary nailing. Injury 1996;27:438-440
26. Paley D. Oblique plane deformity analysis. Bull Hosp Joint Dis; 52:35-36
27. Sanders R, Anglen JO, Mark JB. Oblique osteotomy for the correction of tibial malunion. J Bone Joint Surg Am 1995;77:240-246
28. Murray DW, Kambouroglou G, Kenwright J. One stage lengthening for femoral shortening with associated deformity. J Bone Joint Surg Br 1993;75:566-571
29. Evans EG, Dunn HK, Daniels HU. Comparison of transverse and oblique osteotomies. Trans Orthop Res Soc 1985; 10:187
30. Brunner CF, Weber BG. Special techniques in internal fixation. New York: Springer-Verlag; 1982
31. Ruedi T, von Hochsteteer AHC, Schlumpf R. Surgical Approaches for Internal Fixation. New York: Springer-Verlag; 1984
32. Chiodo CP, Jupiter JB, Alvarez G, Chandler HP. Oblique osteotomy for multiplanar correction of malunions of the femoral shaft. Clin Orthop Relat Res 2003;406:185-194
33. Bhandari M, Schemitsch EH. Clinical advances in the treatment of fracture nonunion: the response to mechanical stimulation. Clin Orthop Relat Res 2000;11:372-377
34. Bhandari M, Guyatt GH, Adili A, et al. Reamed versus non-reamed IM nailing of lower extremity long bone fractures: a systematic overview and meta-analysis. J Orthop Trauma 2000;14:2-9
35. Caplan AI. Mesenchymal stem cells. J Orthop Res 1991; 9:641-650
36. Sarmiento A, Sharpe FE, Ebramzadeh E, et al. Factors influencing the outcome of closed tibial fractures treated with functional bracing. Clin Orthop Relat Res 1995;315: 8-24
37. Tytherleigh-Strong GM, Keating JF, Court-Brown CM. Extra-articular fractures of the proximal tibial diaphysis: their epidemiology, management and outcome. J R Coll Surg Edinb 1997;42:334-338
38. Oni OO, Dunning J, Mobbs RJ, et al. Clinical factors and size of the external callus in tibial shaft fractures. Clin Orthop Relat Res 1991;273:278-283
39. Sarmiento A. On the behaviour of closed tibial fractures: clinical/radiological correlations. J Orthop Trauma 2000; 14:199-205
40. Gaston P, Will E, Elton RA, et al. Fractures of the tibia: can their outcome be predicted? J Bone Joint Surg Br 1999;81:71-76
41. Templeman DC, Gulli B, Tsukayama DT, et al. Update on the management of open fractures of the tibial shaft. Clin Orthop Relat Res 1998;350:18-25
42. Cozen L. Does diabetes delay fracture healing? Clin Orthop Relat Res 1972;82:134-140
43. Funk JR, Hale JE, Carmines D, et al. Biomechanical evaluation of early fracture healing in normal and diabetic rats. J Orthop Res 2000;18:126-132
44. Nyquist E Berglund M, Nilsson BE, Obrant KJ. Nature and healing of tibial shaft fractures in alcohol abusers. Alcohol Alcohol 1997; 32:91-95
45. Schmitz MA, Finnegan M, Natarajan R, et al. Effect of smoking on tibial shaft fracture healing. Clin Orthop Relat Res 1999;365: 184-200
46. Kyro A, Usenius JP, Aarnio M, Kunnamo I, Avikainen

V. Are smokers a risk group for delayed healing of tibial shaft fractures? Ann Chit Gynaecol 1993;82;254-262
47. Hogevold HE, Grogaard B, Reikeras O. Effects of short-term treatment with corticosteroids and indomethacin on bone healing: a mechanical study of osteotomies in rats. Acta Orthop Scand 1992;63;607-611
48. Altman RD, Latta LL, Keer R, et al. Effect of non-steroidal antiinflammatory drugs on fracture healing: a laboratory study in rats. J Orthop Trauma 1995;9;392-400
49. Engesaeter LB, Sudmann B, Sudmann E. Fracture healing in rats in- hibited by locally administered indomethacin. Acta Orthop Scand 1992;63;330-333
50. Frymoyer JW. Fracture healing in rats treated with diphenylhydantoin (Dilantin). J Trauma 1976;16;368-370
51. Huddleston PM, Steckelberg JM, Hanssen AD, et al. Ciprofioxacin inhibition of experimental fracture healing. J Bone Joint Surg Am 2000;82;161-173
52. Dodds RA, Catterall A, Bitensky L, et al. Effects on fracture healing of an antagonist of the vitamin K cycle. Calcif Tissue Int 1984;36;233-238
53. Stinchfield F Sarkanan B, Samilson R. The effect of anticoagulant therapy on bone repair. J Bone Joint Surg Am 1956;38;270-282
54. Dickson KF, Katzman S, Paiemont G. The importance of blood supply in the healing of tibial fractures. Contemp Orthop 1995;30;489-493
55. Einhorn TA. Breakout session 1: definitions of fracture repair. Clin Orthop Relat Res 1998;355(Suppl);S353
56. Panjabi MM, Walter SD, Karuda M, et al. Correlations in radiographic analysis of healing fractures with strength: a statistical analysis of experimental osteotomies. J Orthop Res 1985;3;212-218
57. Ebraheim NA, Skie, MC, Heck BE, Jackson WT. Metaphyseal nonunion: a diagnostic dilemma. J Trauma 1995;38;261-268
58. Weber BG, Cech O. Pseudarthrosis. New York: Grune and Stratton; 1976
59. Bruder SP, Fink DJ, Caplan AI. Mesenchymal stem cells in bone development, bone repair and skeletal regeneration therapy. J Cell Biochem 1994;56;283-294
60. Lindholm TS, Nilsson OS, Lindholm TC. Extraskeletal and intraskeletal new bone formation induced by demineralized bone matrix combined with bone marrow cells. Clin Orthop Relat Res 1982;171;251-255
61. Takagi K, Urist MR. The role of bone marrow in bone morpho-genetic protein-induced repair of femoral massive diaphyseal defects. Clin Orthop Relat Res 1982;171;224-231
62. Tiedman JJ, Connolly JF, Strates BS, Lippiello L. Treatment of nonunion by percutaneous injection of bone marrow and demineralized bone matrix: an experimental study in dogs. Clin Orthop Relat Res 1991;268;294-302
63. Werntz JR, Lane JM, Burstein AH, et al. Qualitative and quantitative analysis of orthotopic bone regeneration by marrow. J Orthop Res 1996;14;85-93
64. Helfet DL, Jupiter JB, Gasser S. Indirect reduction and tension-band plating of tibial nonunion with deformity. J Bone Joint Surg Am 1992;74;1 286-1 297
65. Blatter G, Weber BG. Wave plate osteosynthesis as a salvage procedure. Arch Orthop Trauma Surg 1990;109;330-333
66. Weber BG, Brunner C. Special Techniques in Internal Fixation. Berlin: Springer-Verlag; 1982
67. Jupiter JB, Bour CJ, May JW Jr. The reconstruction of defects in the femoral shaft with vascularized transfers of fibular bone. J Bone Joint Surg Am 1987;69;365-374
68. Paley D. Problems, obstacles, and complications of limb lengthening by the Ilizarov technique. Clin Orthop Relat Res 1990;250;81-104
69. Brighton CT, Pollack SR. Treatment of recalcitrant non-union with a capacitively coupled electrical field: a preliminary report. J Bone Joint Surg Am 1985;67;577-585
70. Sharrard wJ. A double blind trial of pulsed electromagnetic fields for delayed union of tibial fractures. J Bone Joint Surg Br 1990;72;347-355
71. MUller M. Intertrochanteric osteotomies. In: Schatzker J, ed. The Intertrochanteric Osteotomy. New York: Springer-Verlag; 1984;25-35
72. Bray EA. The use of intramedullary nailing for nonunion of the femur. Clin Orthop Relat Res 1968;60;69-75
73. McKee MD, Miranda M, Riemer BL, et al. Management of humeral nonunion after failure of locking intramedullary nails. J Orthop Trauma 1996; 10;492-499
74. Finkemeier CG. Bone-grafting and bone-graft substitutes J Bone Joint Surg Am 2002;84-A;454-464
75. Ring DB, Barrick WT, Jupiter JB. Recalcitrant nonunion. Clin Orthop Relat Res 1997;340;181-189

第六章 颅颈结合部损伤

Carlo Bellabarba, *Sohail K. Mirza*, *Jens R. Chapman*

颅颈结合部是由从颅骨底部延伸至 C2 的骨性、韧带和神经血管组织所构成的,包括颅颈交界区以及 C1、C2 的椎间关节。

颅颈结合部容易受损主要与以下因素有关:①侧块力臂大;②颅侧制动而尾侧结构运动幅度相对过大,且颅颈区的稳定多依靠于韧带而非固有的骨性结构来维持。这个脆弱的功能单位由特殊的 C1 和 C2 骨性部分,通过一个复杂而尚未完全了解的韧带系统相互关联而成。这种韧带系统的脆弱特性使得整个颅颈交界区结构的完整性易于受到破坏。

由于邻近重要神经、血管结构,上颈椎损伤不仅破坏了颅颈区的完整性而且有很高的死亡率。但是,随着创伤医护水平的不断提高,颅颈损伤患者存活的概率已大大增加,同时也增加了医护人员及时诊治这类危及生命的损伤的责任。

本章主要集中阐述 6 种类型损伤的治疗,其中许多是相互合并发生的:①枕骨髁骨折;②颅颈分离;③寰椎骨折;④C1-2 不稳;⑤齿状突骨折;⑥C2 外伤性滑脱(Hangman 骨折)。为达到我们的主要目标——阐述颅颈损伤的手术治疗方法,我们对颅颈不稳的模式进行了必要的背景介绍。颅颈不稳的复杂性不仅包括其诊断与分类,还包括如何利用这些原则以用于指导不同治疗方法的选择。

非手术治疗

基本概念

初次治疗的关键在于及时明确地诊断颅颈部损伤并辨明其稳定性。手法复位通常在急诊室透视下,持续颅骨骨牵引辅助即可完成。但分离性的颈椎损伤是牵引的禁忌证,对于此类分离性的颈椎损伤应早期应用 Halo 支架,或在 Rotorest 床(Kinetic Concepts Inc., San Antonio, Texas)上进行姿势复位,并在头部周围放置沙袋,以完成闭合复位。但两者通常都是暂时性措施,需等待手术固定。

进行心肺复苏的同时,还应当对神经性休克患者进行血压支持,对潜在颅内创伤患者进行紧急评估。神经系统损伤的患者应按照第三次(美国)国立急性脊髓损伤研究(NASCIS Ⅲ)协议给予静脉注射甲强龙,尽管当前类固醇在治疗急性脊髓损伤中的作用已日趋模糊。

上颈椎损伤患者很少需要急诊手术干预。对脱位和分离性上颈椎损伤的患者而言,切开复位后行坚强内固定是十分有益的干预策略。出现脊髓损伤表现通常意味着需要手术固定;可能的话,还应尽可能对脊髓进行减压以期受损神经得到恢复。

非手术治疗包括卧位骨牵引,支具制动和 Halo 外固定架固定。闭合复位的效果可通过侧位和正位片进行评估。外固定时间,通常为 2~4 个月不等,主要取决于损伤的具体类型和患者的年龄大小。通常外固定术持续应用 6~12 周,根据多方面的需要,建议外固定的时间各不相同。

支具治疗

当上颈椎骨折无移位或微小移位时,方可考虑单纯使用支具治疗。尸体实验研究显示,胸骨—枕—下颌制动(SOMI)型支具已经能最大限度地限制上颈椎运动[1]。

Halo 固定架

Halo 环和背心矫形器可提供给上颈椎最稳定的外部固定[1]。Halo 固定架已推荐用于下列患者：单纯枕骨髁骨折，不稳定的寰椎环骨折，齿状突骨折和神经弓移位的枢椎骨折[2]。与支具治疗不同，Halo 支架还可进行骨折的复位与矫形，但约 1/2 的患者可出现继发性的复位丢失[3]。Halo 架固定下发生骨折移位，常见的是由仰卧位和直立位时颈椎椎体间发生"曲折位移（snaking）"现象所致[4]。虽然这种现象可能不会对伴有大的松质骨接触面的内在稳定的上颈椎骨折的愈合产生不利影响，但是对骨折端接触面小的不稳定骨折如Ⅱ型齿突骨折，就可能无法有效地达到满意的制动效果[5,6]。

骨牵引

除了应用于急性骨折复位外，骨牵引还可在较长的时间内保持脊柱序列和稳定性，在获得 Halo 或坚固支具制动前，实现初步固定不稳定骨折的效果。虽然没有公认的针对颈椎损伤固定的准则，但建议的骨牵引时间从数天至数周各不等[3,7]。长期卧床伴随着并发症和死亡率上升的风险，应考虑使用 Rotorest 床、加强力学刺激以及使用抗凝药物进行预防[8]。

损伤的分类和手术适应证

枕骨髁骨折

分 类

尽管枕骨髁骨折多是稳定的，但颅颈部重要稳定结构出现骨块撕脱时，枕骨髁骨折则可能非常不稳定。Anderson 和 Montesano 描述了其分类系统（图 6-1），包括三型：Ⅰ型骨折通常是稳定，轴向负载下的粉碎性骨折；Ⅱ型骨折的骨折线由枕骨髁斜行延伸到颅底，骨折端可产生剪切力，有潜在不稳定可能；Ⅲ型骨折是不稳定的撕脱性骨折，骨折线横行通过枕骨髁（图 6-2）[9]。任何类型的枕骨髁骨折均应当考虑枕颈脱位的可能。

手术适应证

枕骨髁骨折的手术治疗一般只针对Ⅲ型损伤，表现为翼状韧带撕裂并导致颅颈不稳定（图 6-2）。因此手术指征等同于随后描述的颅颈分离的手术指征。

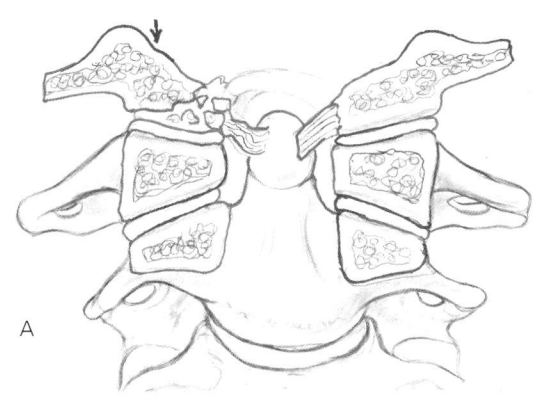

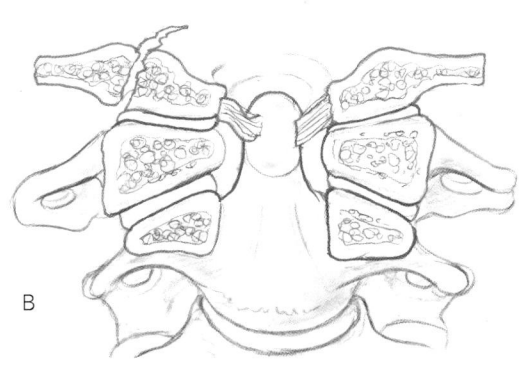

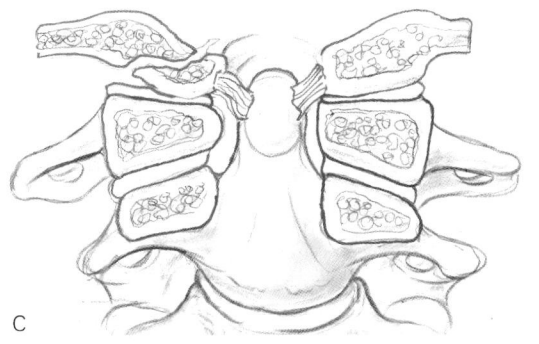

图 6-1 Anderson 与 Montesano 枕骨髁骨折分型。A.Ⅰ型骨折是由轴向负载力导致的稳定性粉碎性压缩骨折。B.Ⅱ型是压缩或剪切骨折，骨折线延伸至颅骨基底部，常为不稳定性。C.Ⅲ型骨折是伴翼状韧带撕裂的骨折，表现为枕颈交界区分离型不稳定骨折

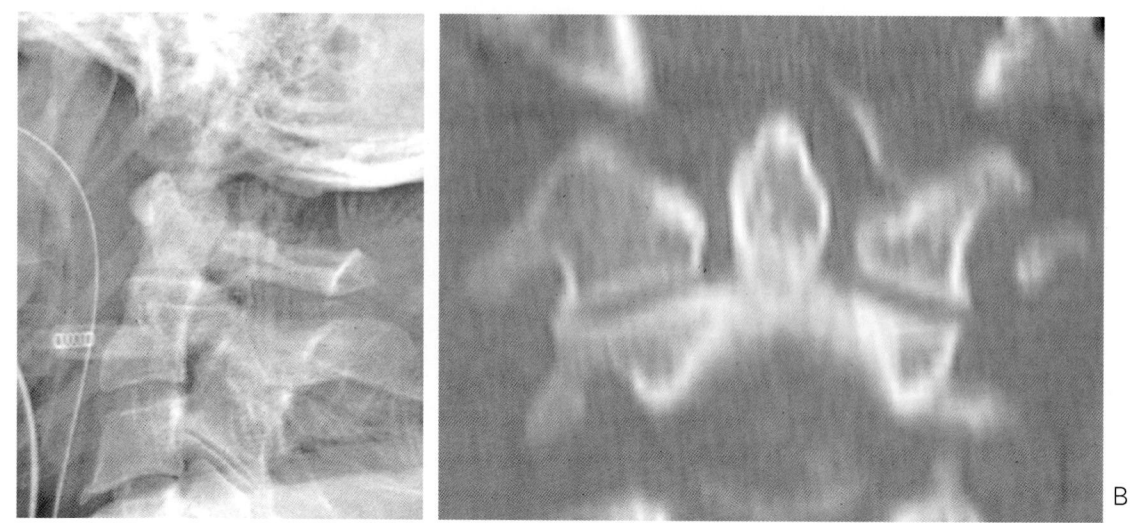

图6-2 Ⅲ型枕骨髁骨折是枕颈分离损伤的一种。A.颈椎侧位片显示一位经历高速车祸的48岁男性患者出现寰枕关节脱位。B.冠状位CT扫描图显示左侧枕骨髁撕脱性骨折,导致连接的翼状韧带功能受损

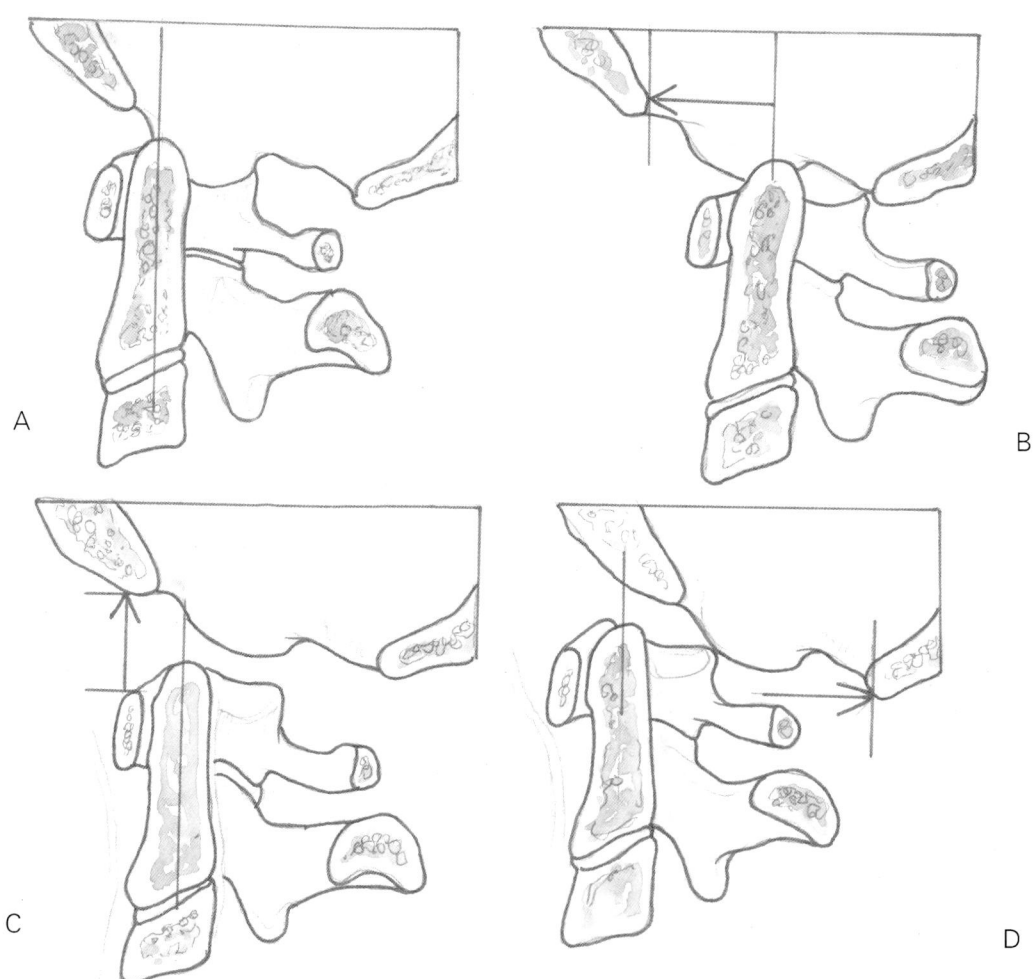

图6-3 枕颈分离的Traynelis分型:A.正常寰枕序列。B.Ⅰ型,枕骨向前移位。C.Ⅱ型,寰枕分离。D.Ⅲ型,枕骨向后移位

枕颈分离

分 类

Traynelis 等依据颅骨—颈椎相对移位的方向,将枕颈脱位分为三种模式(图6-3)[10]。然而,我们发现这类极度不稳定的损伤,头颈部相对移位的方向完全是随意的,多与外力相关,而本身并无固有的损伤特点。此外,这种分类模式不能反映损伤的严重程度和骨折自发复位的可能性。以上争议的存在使得以骨折移位方向为依据的分类系统,由于骨折移位的程度可能低估其实际不稳程度,其实际效用并不大。而且,位移方向对骨折预后和治疗方法的选择也几乎不产生影响。

一个有用的分类系统应当能够量化颅颈交界区的稳定性。骨折不稳的征象包括:在任一平面骨折移位或脱位幅度 >2mm[11],伴随神经损伤或脑血管损伤[12]。移位微小(≤2mm)的颅颈损伤的问题在于:是将其归类到相对稳定的、可以非手术治疗的骨折类别,还是归类至那些极不稳定、因部分复位而移位减少的需要手术治疗的类别?我们认为有必要使用手动牵引试验对这些微小移位(≤2mm)患者进行分类,对Ⅱ、Ⅲ型颅颈损伤的患者,我们定义其为脱位,采用手术治疗(表6-1)。

手术适应证

无论静态或诱发性牵引测试,寰枕关节移位≥2mm 者(表6-1,图6-4)或存在神经损伤者,都是颅颈固定的指征。多发伤伴神经功能障碍的患者,在全身情况稳定后,应尽早进行手术固定。

表6-1 Harborview 颅颈损伤分类

分期	损伤的描述
1	磁共振证据显示颅颈区骨与韧带稳定结构的损伤。颅颈分离在正常的 2mm 以内,诱发性牵引(provocative traction)片显示分离≤2mm
2	磁共振证据显示颅颈区骨与韧带稳定结构的损伤。颅颈分离在正常的 2mm 以内,诱发性牵引片显示分离 >2mm
3	静态摄片显示颅颈分离 >2mm

注:阴影区域的损伤,被定义为颅颈分离

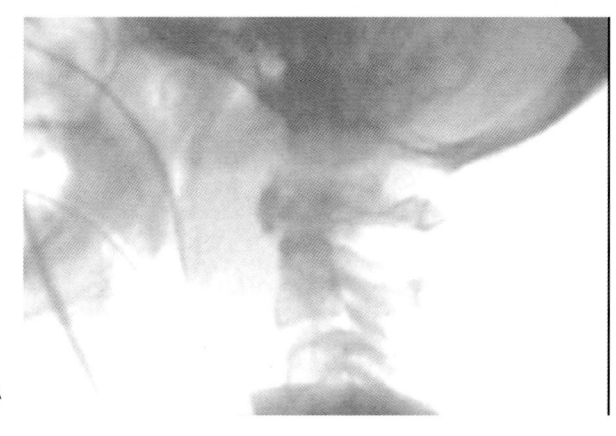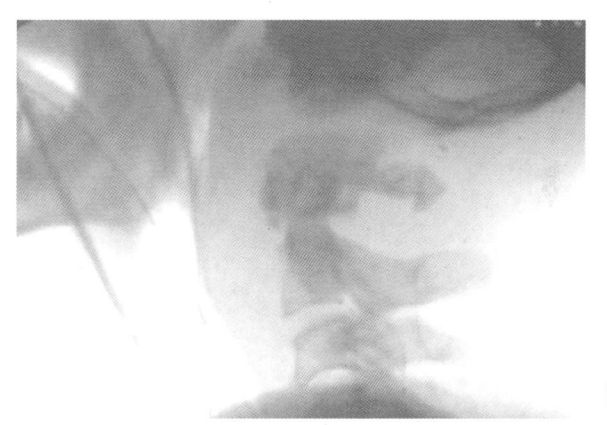

图6-4 利用诱发性牵引(provocative traction)片对枕颈不稳进行分期。A. 22岁男性高速摩托车祸后颈椎侧位片,患者诉有颈痛,CT和MRI(未给出)显示寰枢关节的微小(1mm)半脱位并局部信号增高。透视下,手持颅骨弓持续牵引,显示寰枕间距 >2mm,且手感寰枕分离无遇阻力。B. 诱发性牵引试验阳性证实高度不稳定的颅颈韧带损伤,需行手术固定。根据 Harborview 颅颈损伤分型系统,应归类为Ⅱ型损伤

寰椎骨折

分 类

将寰椎骨折分为稳定和不稳定骨折是有益的[13]。寰椎不稳定性骨折总是伴随寰椎横韧带(TAL)的功能不全。这可以通过直接的检测手段,如用计算机断层扫描(CT)明确骨性撕脱,或用磁共振成像(MRI)观察韧带的撕裂与否,也可通过间接的方法测量寰椎侧块相对C2侧块外移的幅度。在 X 线片等比放大数倍时(详见后述)外移幅度≥7mm,证明寰椎横韧带功能不全(图6-5)[14,15]。

Levine 和 Edwarts[16]引入了实用性更高的分类系统:①后弓骨折,②侧块骨折,③单纯前弓骨折,④爆裂型骨折。如前所述,侧块的外移程度较骨折块的数量多少更为重要。

手术适应证

多数 C1 骨折采用的是非手术治疗。而手术

选择的指征主要与寰椎横韧带（TAL）的完整性相关，伴随侧块外移≥7mm（标准放大倍数X线片上为8.1mm），则考虑侧块进行性分离、C1-2不稳和假关节形成[14,15]。单纯Halo架制动可能不足以维持正常的椎体序列。患者佩戴Halo架摄正位片，侧块进行性移位或寰齿前间隙增宽（ADI）>3mm者，应在颅骨牵引（图6-5）下延长卧床时间或追加手术固定。手术通常选后方C1-2或枕骨-C2固定。

手术固定方式的选择包括：C1-2经关节突

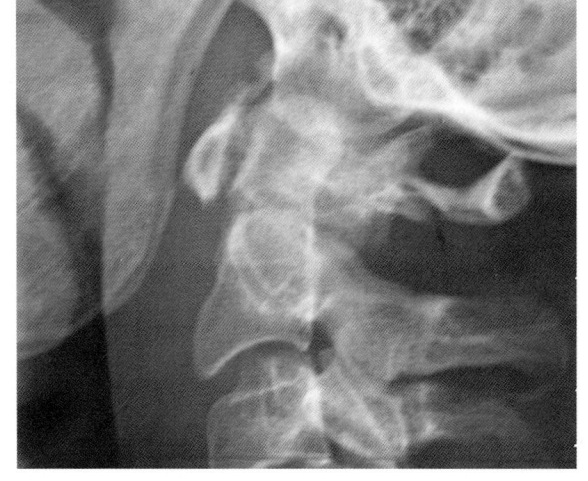

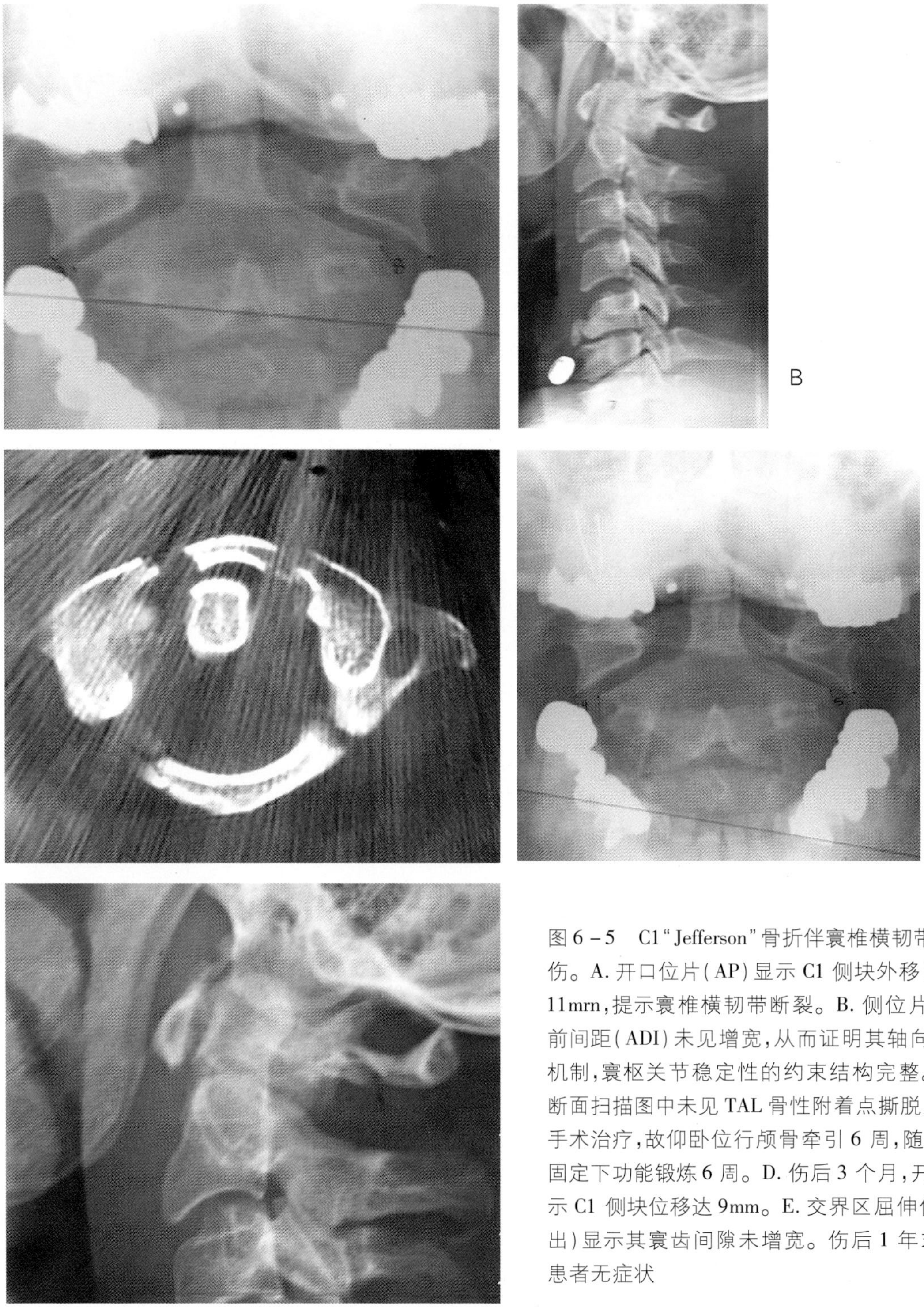

图6-5 C1"Jefferson"骨折伴寰椎横韧带（TAL）损伤。A. 开口位片（AP）显示C1侧块外移（overhang）11mm，提示寰椎横韧带断裂。B. 侧位片显示寰齿前间距（ADI）未见增宽，从而证明其轴向负载损伤机制，寰枢关节稳定性的约束结构完整。C. CT横断面扫描图中未见TAL骨性附着点撕脱，患者不愿手术治疗，故仰卧位行颅骨牵引6周，随后Halo架固定下功能锻炼6周。D. 伤后3个月，开口位片显示C1侧块位移达9mm。E. 交界区屈伸位片（未给出）显示其寰齿间隙未增宽。伤后1年末次随诊，患者无症状

螺钉固定或节段性 C1 侧块、C2 椎弓根钉棒固定[17]。后述之固定方法还可在棒间安放横连,缩短侧块间宽度。C1 半环状内固定器械,通过侧块螺钉连接横行的弯棒(图 6-6)可缩短侧块间距。此种固定方法有效性目前还未得到证实,但理论上可以保留 C1-2 运动节段。直接修复不稳 C1 骨折的不足之处在于:寰椎横韧带(TAL)的缺陷仍会影响 C1-2 稳定性。然而,与剪切或牵张损伤不同,导致 C1 环骨折时 TAL 撕裂的轴向负载机制可使得继发性保护机制维持完整。因此,一旦寰椎骨折得到稳定,我们应最小化残存的寰枢不稳[18]。

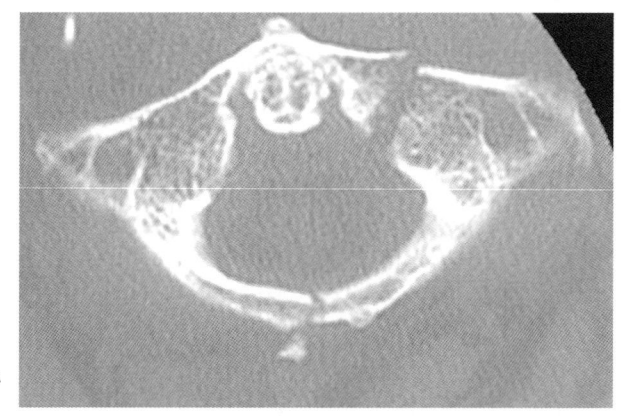
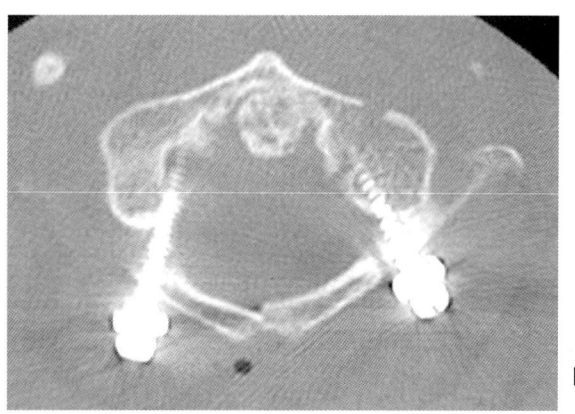
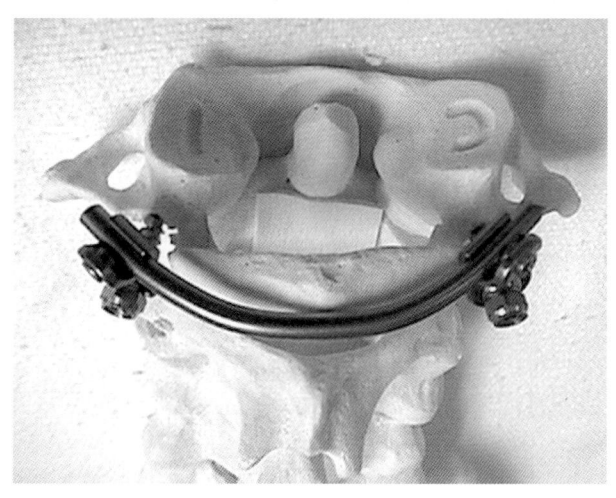

图 6-6　直接修复 C1 侧块骨折。A. 横断面 CT 扫描显示年轻男性左侧 C1 侧块并后弓骨折。B. 术后 CT 扫描横断面显示 C1 侧块螺钉加横行棒固定 C1 骨折。C. 模型方式,但该手术的指征尚未明确

寰枢不稳

分　类

寰枢不稳的三种损伤模式或表现为孤立性损伤,或表现为复合性损伤。A 型寰枢不稳表现为横向平面的旋转移位,B 型寰枢不稳为 TAL 损伤所致的矢状面移位不稳,而 C 型寰枢不稳以垂直寰枢脱位为特点,表现为一系列的颅颈脱位征象。

A 型损伤(图 6-7)寰枢椎旋转移位多为非外伤性的,很少描述。外伤性损伤也有被描述,其严重程度不一,从轻微旋转半脱位到完全寰枢椎侧块脱位均可出现[19]。

B 型损伤　移位性寰枢椎不稳由寰椎横韧带功能不全所致。这类高度不稳的损伤在治疗的选择上主要基于韧带撕裂(Ⅰ型)和骨撕脱(Ⅱ型)的鉴别(图 6-8)[13,20]。

C 型损伤(图 6-9)分离性寰枢椎损伤,或称寰枢椎脱位,由于断裂的主要韧带稳定结构——寰椎横韧带和覆膜——从 C2 延伸至枕后部,表现为颅颈脱位且常伴发寰枕关节牵张性损伤(图 6-10)。

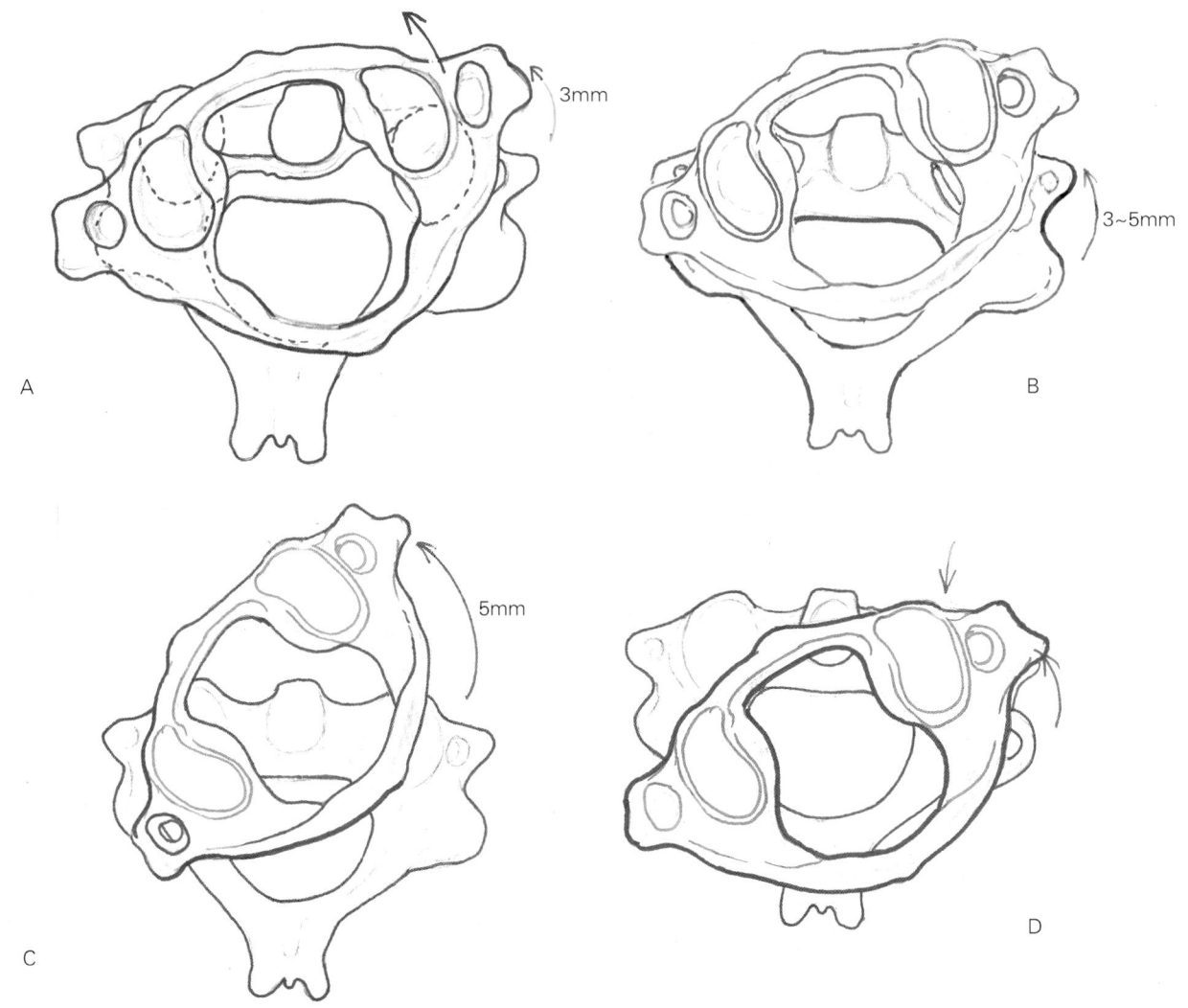

图6-7 寰枢椎旋转不稳的Fielding与Hawkins分型。A. Ⅰ型。B. Ⅱ型。C. Ⅲ型。D. Ⅳ型

手术适应证

移位不稳

此种高度不稳的损伤类型通常需要后方寰枢关节融合。但是出现骨性撕脱时,经过短期的卧床牵引并随后的Halo或SOMI制动,约3/4患者可达到骨性愈合[13]。制动3个月后复查颈椎后伸位片,如ADI>3mm则提示保守治疗失败,需行寰枢关节融合。

分离型损伤

C1-C2分离型损伤并移位≥2mm者需要手术固定。这类损伤类似寰枕关节的颅颈分离,参考其类似的治疗原则进行处理。

齿突骨折

分类

齿突骨折是最常见的枢椎骨折(41%)[21]。所有齿突骨折均被视为不稳定骨折。Anderson与D'Alonzo's的齿突骨折分类系统已成为齿突骨折的治疗基础(图6-11)[22]。Ⅰ型损伤为翼状韧带在齿突外上缘附着骨块的撕脱,表现为颅颈分离。Ⅱ型损伤发生在TAL覆盖的齿突颈区域,发生假关节概率最高。这可能与骨折横行接触面小以及骨折端血供破坏有关。Ⅱa亚型齿突骨折由Hadley等首先描述,是高度不稳定的粉碎性损伤,骨折线由齿突颈延伸到枢椎椎体[23]。Ⅲ型骨折的骨折线延伸至枢椎松质骨椎体,骨折接触面宽大,血供好。

手术适应证

Ⅰ型

由于Ⅰ型齿突骨折涉及相关韧带对颅颈稳定性的影响[22]。此类损伤的手术指征与之前讨论的颅颈不稳指征相同(图6-10C)。

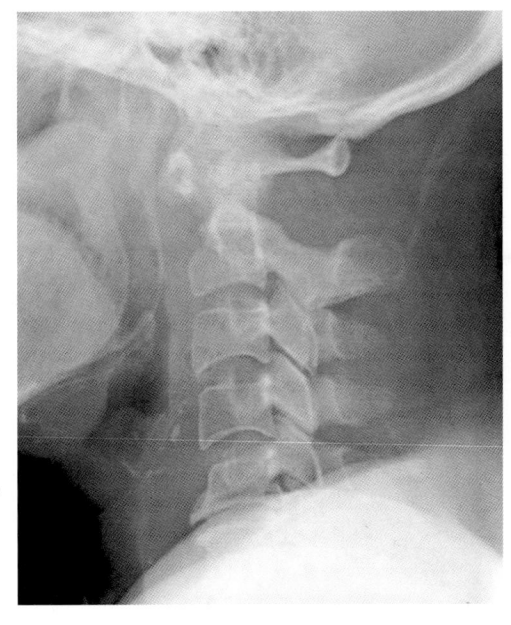
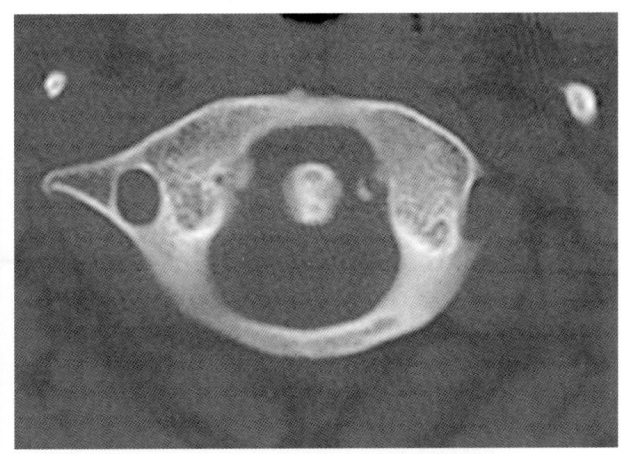

图6-8 65岁男性,高速摩托车祸伤致移位性(B型)寰枢关节半脱位并寰椎横韧带(TAL)撕脱。A. 颈椎侧位片显示寰齿前间距增宽。B. 横断面CT扫描显示左侧TAL撕脱性骨折,行开放复位并后路C1-C2融合术。C. 由于椎动脉解剖结构不利于经关节螺钉置入,采用C1侧块+C2关节峡部螺钉固定

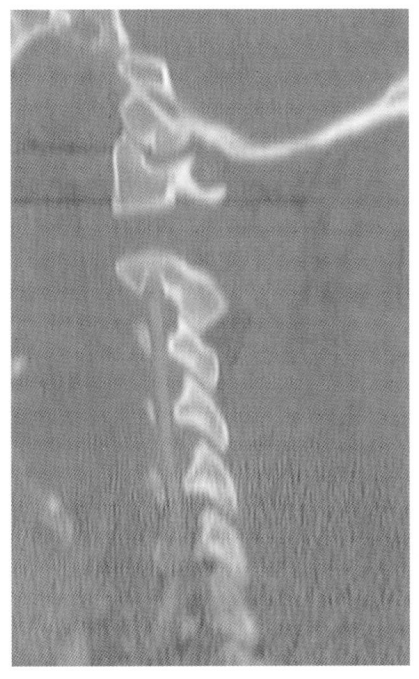

图6-9 分离型(C型)寰枢关节不稳。CT矢状位图显示寰枕分离型损伤,位移大,超过C1-C2关节。注意伴随的轻微C0-C1前方半脱位。由于主要的颅颈韧带稳定结构均从枕骨大孔延伸至C2,分离损伤最常发生在这两个关节,引起邻近关节不稳,因此需要仔细评价以确定手术固定的范围

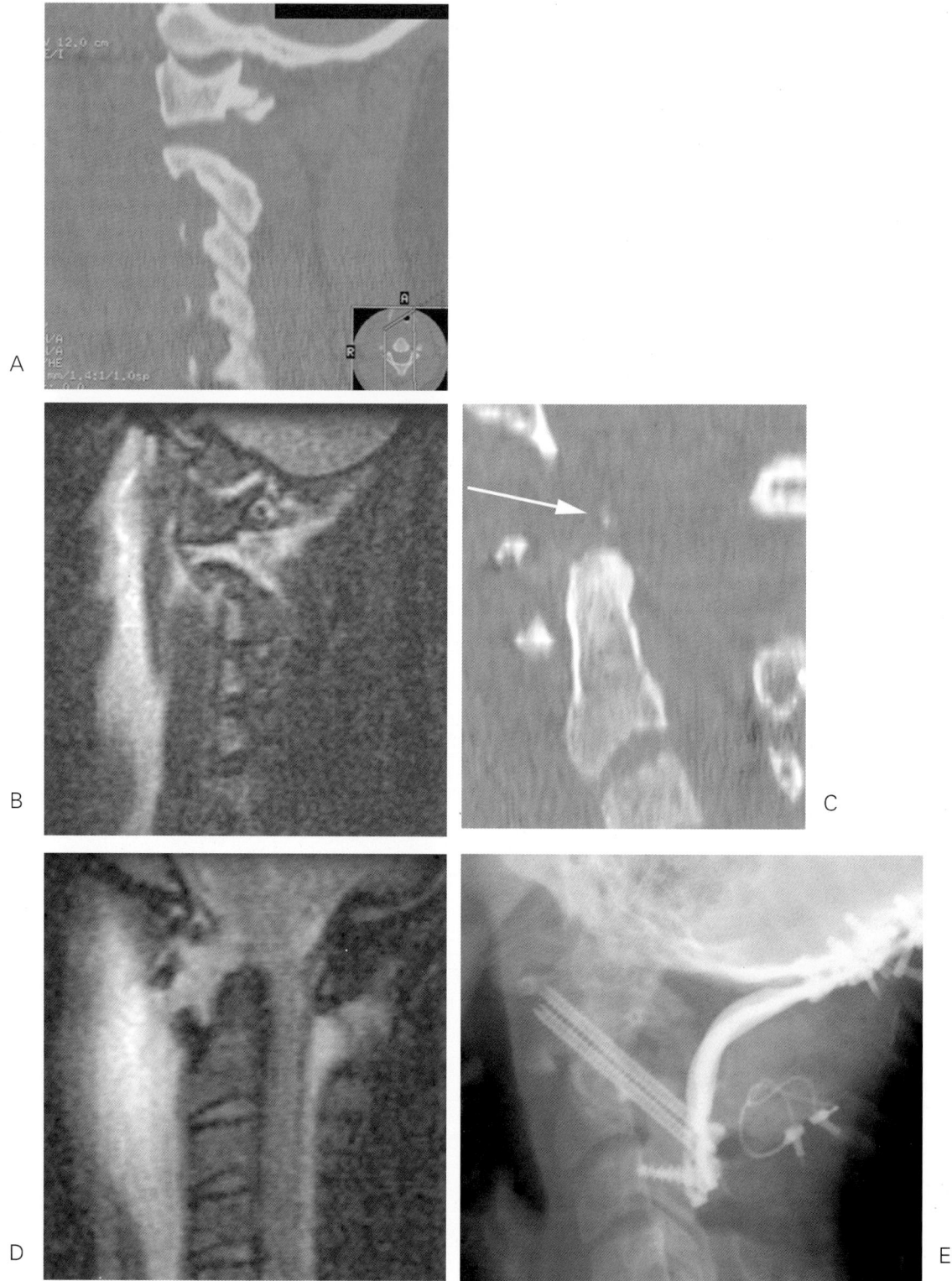

图6-10 颅枕分离伴有寰枕和寰枢关节半脱位。17岁女性,车祸后枕颈区的(A)旁正中矢状位CT和(B)MRI,及(C)正中矢状位CT和(D)MRI显示颅颈分离并半脱位,C0-C1、C1-C2关节分离并韧带撕裂。正中矢状位CT(C)提示患者颅颈分离伴有Ⅰ型齿突骨折(箭头)。(E)患者脊髓损伤进展,急诊行枕骨-C3骨折稳定,术后患者神经症状逐渐改善

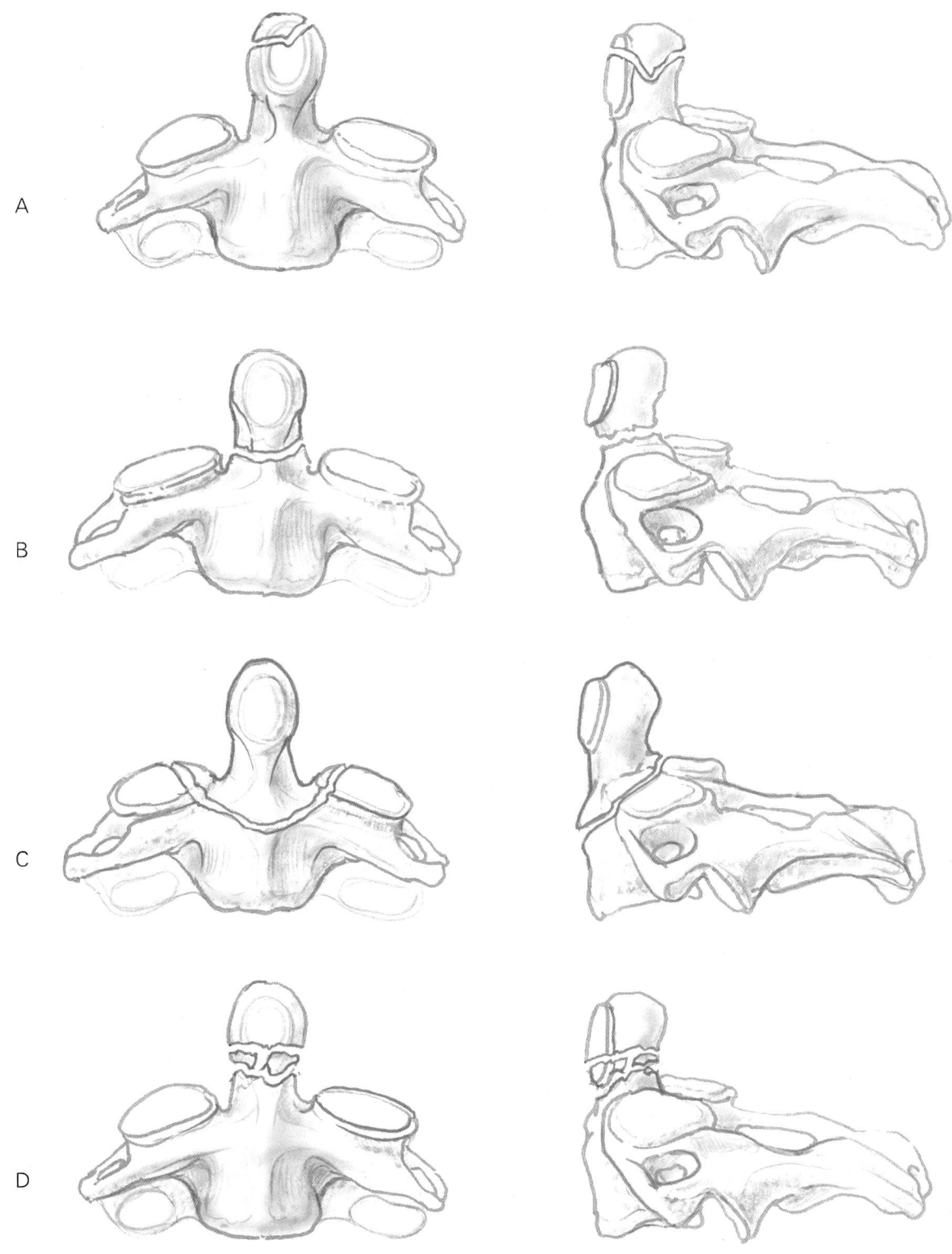

图 6-11 Anderson 与 D'Almro 齿突骨折分型系统由 Hadley 等补充。A. Ⅰ型齿突骨折并齿突尖翼状韧带撕裂。B. Ⅱ型骨折发生于 C2 侧块上方的齿突颈。C. Ⅲ型骨折延伸至齿突颈下方的 C2 体部和侧块。D. Hadley 等提出Ⅱa 型骨折为齿突基底部节段粉碎性骨折

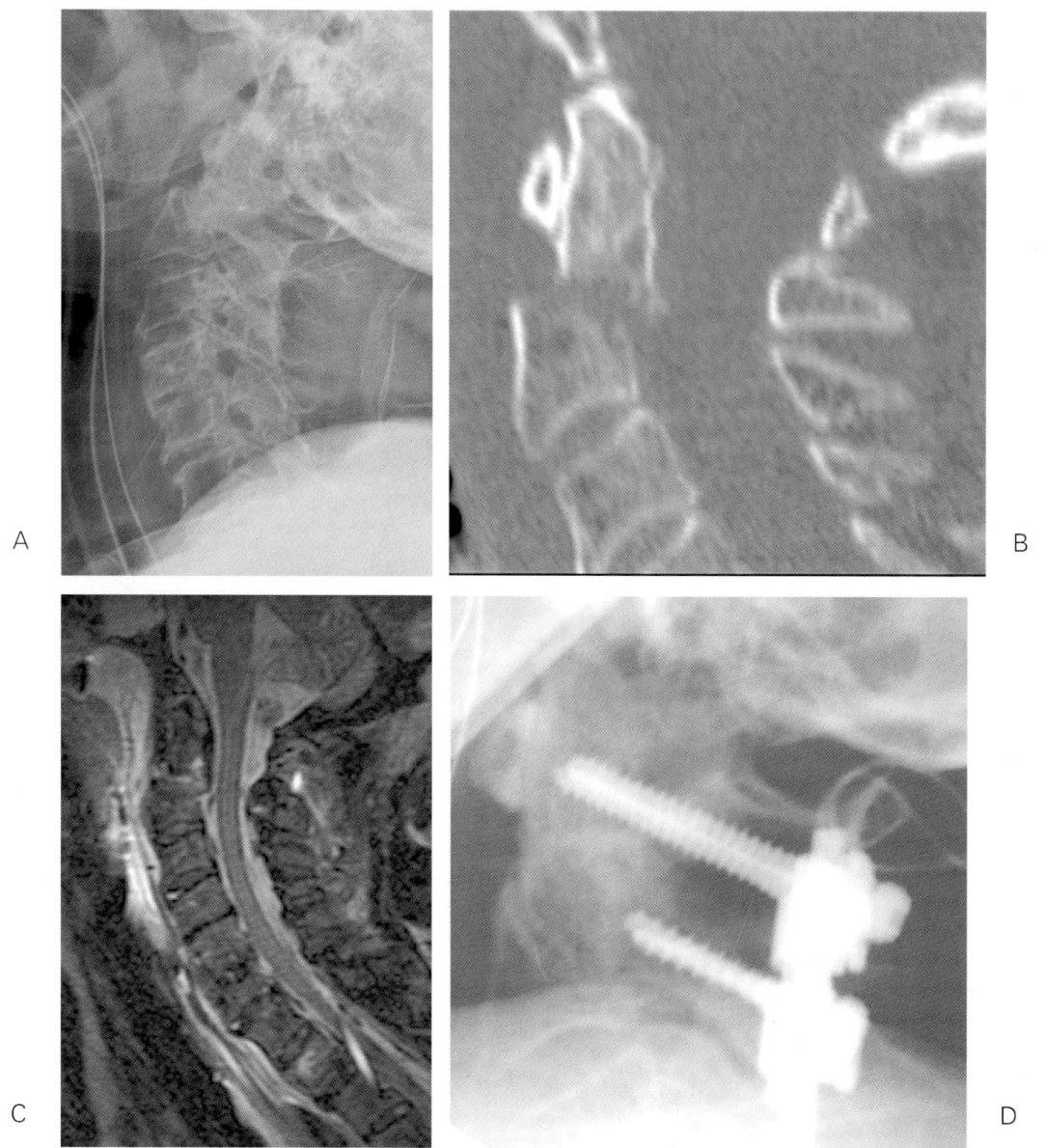

图6-12 Ⅱ型齿突骨折并脊髓不完全损伤。(A)79岁女性患者,Ⅱ型齿突骨折并移位,侧位片和(B)矢状位CT扫描。(C)全美脊髓损伤协会(ASIA)D级不全性脊髓损伤,磁共振像中未见脊髓信号改变。(D)患者接受后路C1-C2器械固定融合术,如术后侧位图所示

Ⅱ型

Ⅱ型齿突骨折的治疗仍然存争议。我们主张以下情况采用手术固定:骨折不可复位者,骨折伴分离移位者,或骨折伴脊髓损伤者(图6-12)。相对适应证包括多发伤合并颅脑闭合性损伤,初始位移≥4mm,角度>10°,迟发骨折(>2周),存在多种骨不连危险因素,高龄,不能使用Halo固定架[8],合并颅脑或胸腹部损伤的上颈椎骨折。

骨质和体质好的非粉碎性骨折患者,很适合行前方齿突螺钉固定[25],可保留部分寰枢活动。

对于大范围粉碎性骨折或骨质差的,以及由于体型、牵引后颈部位置不佳,或前方齿突螺钉钉道建立困难的患者,我们更愿意选择后方寰枢椎融合术,辅以关节突螺钉或节段性C1-C2后方固定器械[17,26]。后方寰枢椎融合是Ⅱ型齿突骨折两亚型的推荐手术方式,这两种亚型骨折既不适合保守治疗也不适合齿突加压螺钉固定:Ⅱa型齿状突骨折由于齿突基底部粉碎性骨块,为不稳定骨折[23];而"矢状位斜行"齿突骨折[27]的骨折线平行于经典齿状突螺钉钉道,固定后可导致复位丢

失和加压固定不足[28]。后方 C1-C2 关节突螺钉辅助下关节融合被认为是治疗该两亚型骨折的固定方法中促进骨愈合效果最佳者[4,26,27]。

选择合适的患者利于将前方齿突螺钉固定高达 28% 的并发症率最小化[25,27,29]。

Ⅲ型

Ⅲ型齿突骨折几乎无需手术固定。对骨折合并脊髓损伤或分离型不稳者(图 6-13),提倡采取手术固定。前方齿突螺钉固定的失败率较高[28],而后路 C1-2 融合可作为另一种手术治方式的选择。其相对适应证包括:骨折高度移位、复位困难者,骨折移位但因前述原因不能使用 Halo 支架者,骨折移位≥5mm 有较高骨不愈合可能者,老年人群尤甚[24]。手术治疗预后往往难以预测,但据报道非手术治疗患者延迟愈合或假关节形成率可达到 54%[24],这些患者也可采用后路 C1-C2 固定。

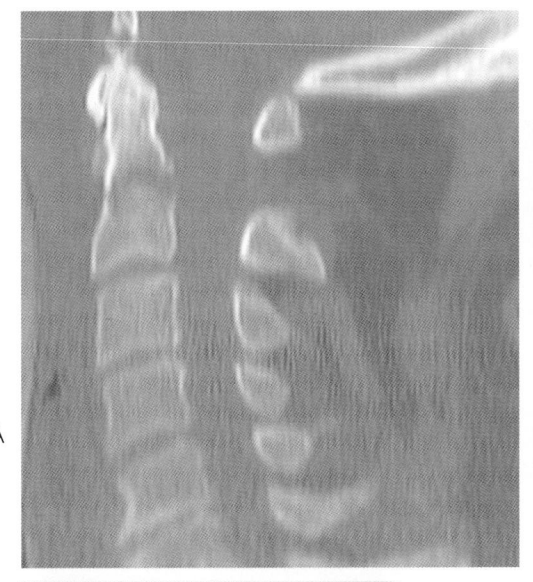
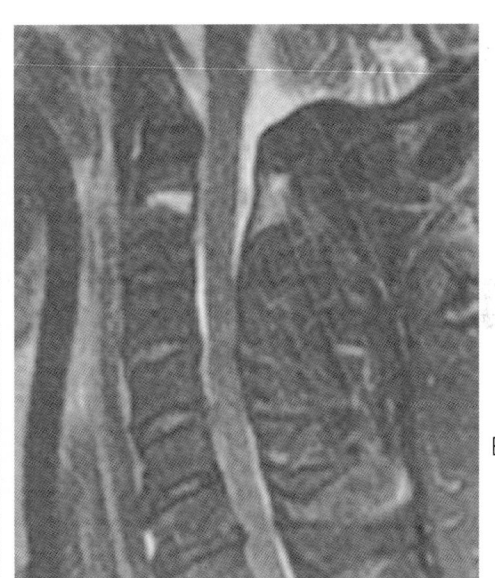
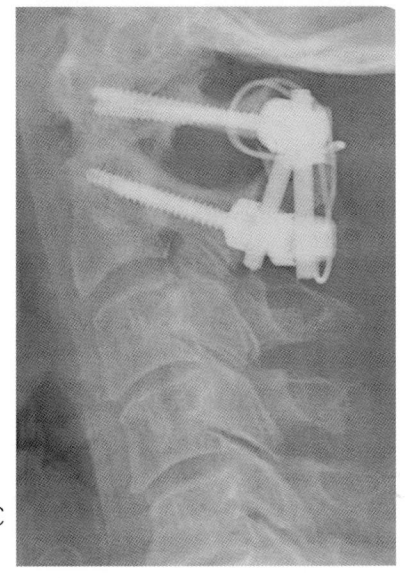

图 6-13 Ⅲ型齿突骨折并分离损伤。(A)矢状位 CT 扫描和(B)磁共振像(MRI)显示Ⅲ型分离型齿突骨折。寰枢分离性损伤伴有广泛的韧带撕裂,见 MRI 中 C1-C2 后方信号增强影。(C)后路器械固定 C1-C2 关节融合术后 3 个月侧位片,显示齿突及寰枢序列得到恢复

创伤性枢椎滑脱(Hangman 骨折)

分 类

Hangman 骨折是次最常见的枢椎骨折(38%)[21]。Effendi 等提出以下简单分型系统,随后 Levine 和 Starr 等进行了修改(图 6-14)[30~32]。

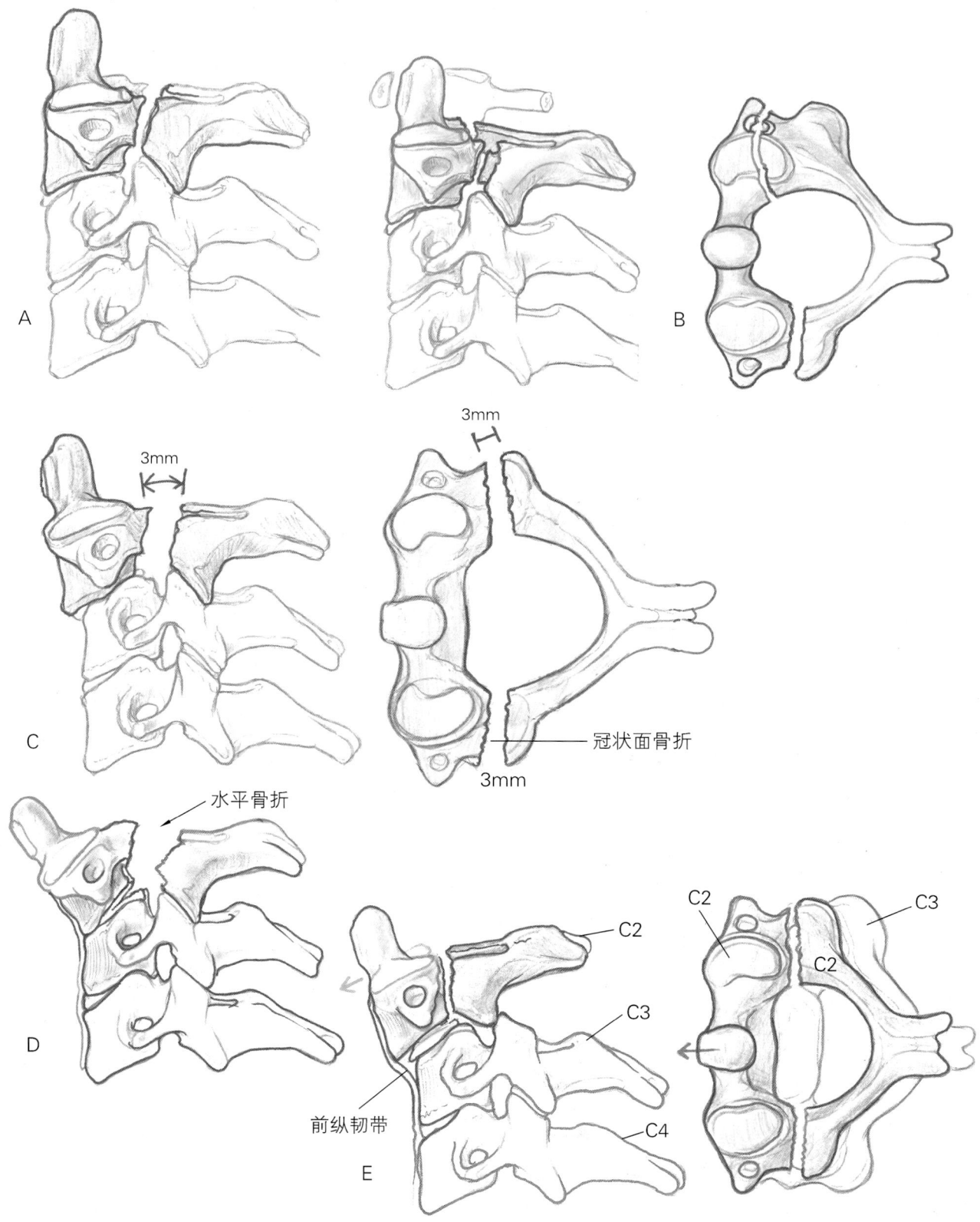

图 6-14 Effendi 提出 Hangman 骨折分型并随后由 Levine 修订。A. Ⅰ 型。B. Ⅰa 型。C. Ⅱ 型。D. Ⅱa 型。E. Ⅲ 型

Ⅰ型骨折损伤移位小，相对稳定，多由于过度后伸状态下轴向负载引起峡部骨折。Ⅰa 型骨折是非典型的、不稳定的、侧方屈曲型骨折，其斜行移位常累及一侧峡部，并向前延伸至对侧椎弓峡

部[32]。骨折的斜行平面使得骨折线在侧位片上并不明显,表现为峡部延长的征象(图6-15)。Ⅱ型骨折损伤是过度后伸位承受轴向负载,随后在屈曲外力作用下造成的移位骨折。Ⅱ型骨折在仰卧位片上表现类似Ⅰ型损伤,但在直立位片时,多显示出骨折端移位。Ⅰ型骨折损伤提倡在医生监护下屈伸位摄片,与自发复位的Ⅱ型骨折相鉴别[7]。多数人认为Ⅱa型骨折损伤的发生缘于屈曲分离机制,而且由于伴随C2-C3椎间盘撕裂,更为不稳定。由于是屈曲分离型损伤,其后凸畸形较移位更为常见(图6-16)。Ⅱa型损伤的特点在于:其特殊的损伤机制,使得关节峡部骨折线较标准Ⅱ型骨折更为水平。Levine认为,在仅10磅(约9.14kg)牵拉力下C2-C3椎间隙增宽的损伤均应考虑是Ⅱa型骨折。Ⅲ型损伤是不常见的、高度不稳定型骨折。关节突峡部骨折多伴随单、双侧C2-3小关节脱位,这种脱位一般非手术治疗难以复位。极少数情况下,这些损伤也会自发复位,在起始的仰卧侧位片上表现出Ⅰ型损伤的特点(图6-17)。其他分类系统依据横向移位和角状旋转的程度来评价骨折的稳定性和C2-3椎间盘韧带组织的完整性[33]。

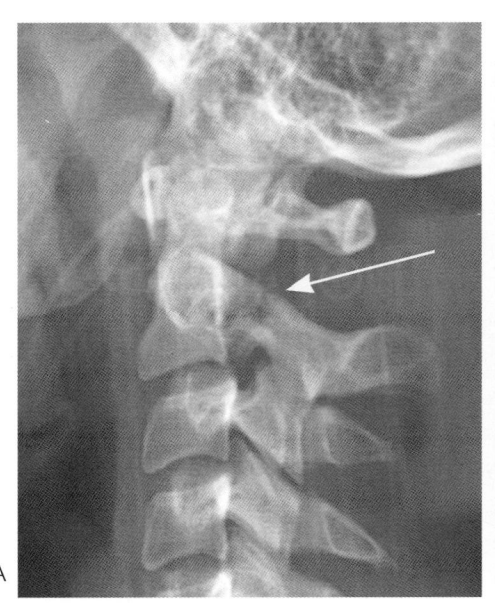
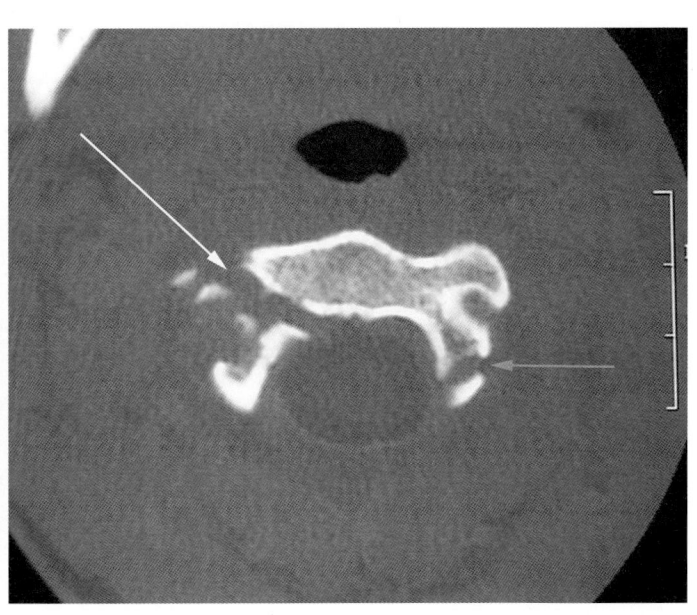

图6-15 Ⅰa型创伤性C2滑脱。A.侧位片上骨折线相交错,枢椎峡部延长(白色箭头)。B.CT扫描横截面显示一侧小关节峡部骨折(灰色箭头),对侧不典型骨折延伸至椎体和横突孔(白色箭头)。Ⅰa型损伤椎管内骨折导致脊髓损伤的风险高于Ⅰ或Ⅱ型损伤。该患者脊髓完好,采用Halo架固定,骨折成功治愈

手术适应证

目前创伤性枢椎滑脱的治疗很少应用手术固定[33]。大多数枢椎滑脱可以通过早期应用支具制动12周来治疗Ⅰ型(大多Ⅰa型)骨折,或Halo架固定大多数Ⅱ型骨折[30]。Ⅱa型损伤如椎体序列维持较好的话,Halo固定架制动即可;禁忌使用牵引,因为它可加重后凸畸形。

若果Halo固定架不能很好控制后凸畸形,可考虑手术治疗。前路C2-3椎间盘切除并接骨板辅助下椎间融合术(ACDF)允许尽可能少地融合运动节段,保留寰枢关节运动功能(图6-17)[34,35]。然而,由于前纵韧带为最常见的、唯一的C2-3稳定结构,后方稳定仍是合适的选择。后路的缺点在于:无法将C2螺钉直接穿过骨折端,且由于固定需延伸至C1节段,因此丢失了寰枢运动功能(图6-16)。

Ⅲ型骨折一般不能牵引复位,需要手术复位并固定。固定方法包括:①后路C1-C3融合(图6-18);②经骨折端C2螺钉辅助下后路C2-C3融合;③C2螺钉辅助下后路C2-C3关节突融合,将骨折转为Ⅰ或Ⅱ型损伤以防止骨折短缩,随后以围领或Halo架制动;④前路C2-C3 A、C、D、F(图6-17),一般配合闭合复位的方式。后三种手术方式的优点在于保留了寰枢关节运动[7]。

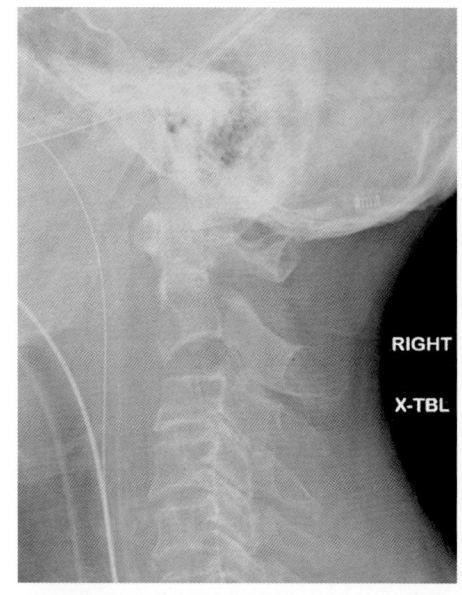
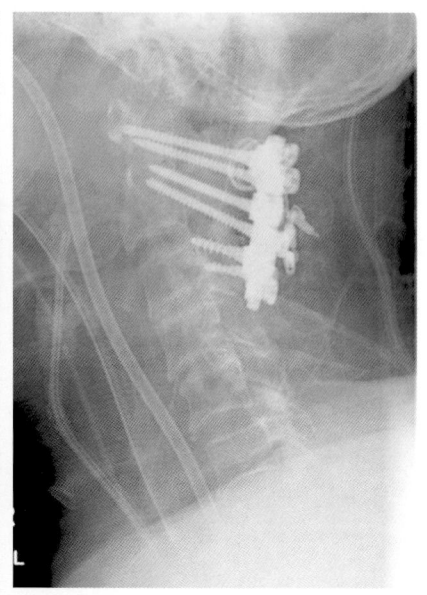
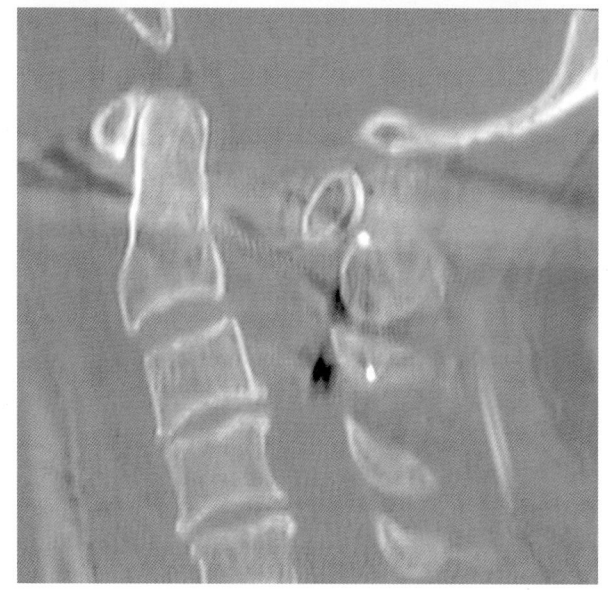

图 6-16 79 岁老年男性，摩托车祸发生 Ⅱa 型创伤性 C2 滑脱。（A）颈椎侧位片可见 Ⅱa 型骨折，骨折成角较移位更为明显。开放复位并 C1-C3 后方融合术后（B）侧位片及（C）矢状位 CT 扫描。由于存在椎间盘撕裂，C2-C3 必须稳定。尽管已双侧行经 C2 峡部螺钉固定，但由于患者为高龄且患有骨质疏松，内固定上延至 C1 水平

手术治疗

手术方式的选择

基本手术方式包括减压术、接骨术和脊椎运动节段融合术。

减压术

由于椎管直径宽，上颈椎骨折很少需要神经减压。一般来说，如果骨折复位的间接减压失败才需要手术减压。而且，颅颈交界区的后部结构为骨融合提供了很重要的愈合表面，因此不应当常规切除。有病例报道经口齿突切除治疗肥厚性齿突骨折骨不连[36]。有时，寰枢椎凹陷型骨折需要手术提升或切除。在部分选择性患者中需要行小凹减压。

接骨术（Osteosythesis）

上颈椎骨折端接骨术的两个指征与 Ⅱ 型齿突骨折治疗[37]及经骨折端螺钉固定 Ⅱ 型 Hangman 骨折治疗相关。直接固定骨折端治疗 Ⅱ 型 Hangman 骨折，由于未处理 C2-3 椎间盘损伤，其有效性尚存质疑。

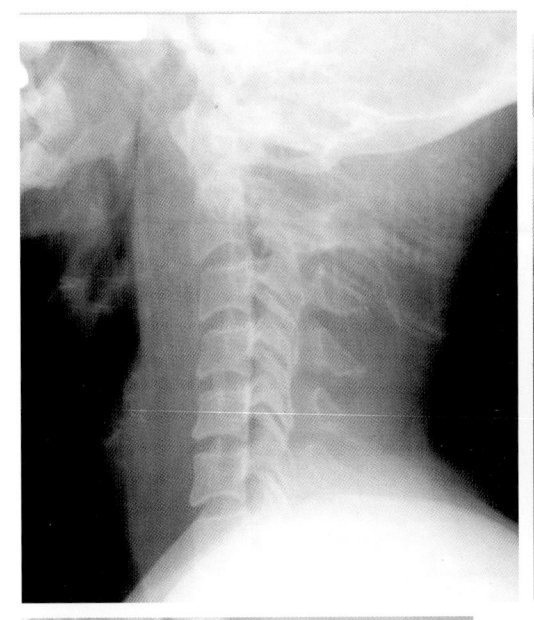
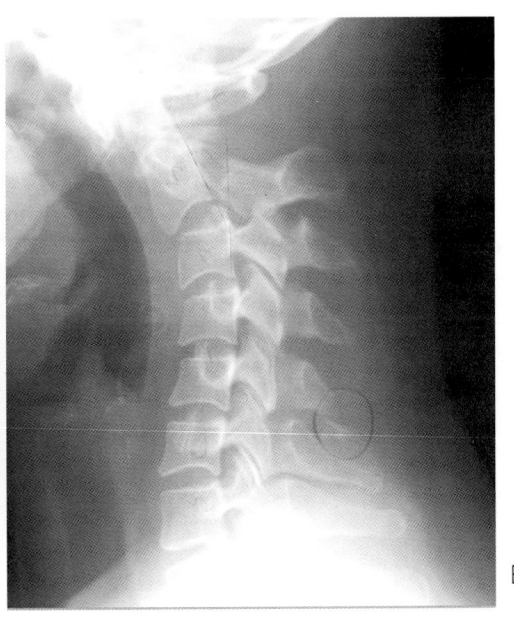
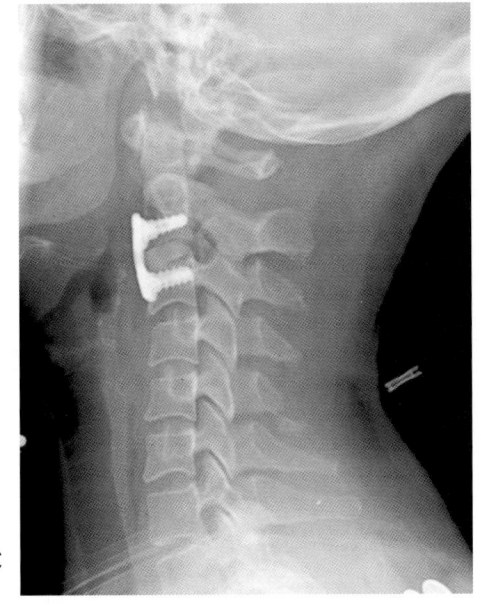

图 6-17 Ⅲ型创伤性 C2 滑脱采用前路 C2-C3 椎间盘切除+椎间融合术。A. 仰卧位的颈椎侧位片显示：37 岁女性车祸后损伤看似 Ⅰ 型创伤性枢椎滑脱，患者未拍摄直立位片就佩戴硬性颈围出院。B. 随后患者诉颈痛加重并上肢感觉异常，此时支具固定下直立颈椎侧位片提示 C2-C3 小关节脱位，符合 Ⅲ 型 C2 滑脱。C. 手法闭合复位成功后，行 C2-C3 前路椎间盘切除并椎间融合术

脊柱融合术

手术治疗上颈椎骨折和脱位的主流仍是内固定辅助下的脊柱融合术，且多在后路完成。按使用频度排序，最常用的上颈椎融合手术分别是寰枢融合术、枕颈融合术和 C1-C3 脊柱融合术。前路上颈椎固定常包括 C2-C3 脊柱融合术治疗 Ⅱa 型 Hangman 骨折。前路寰枢融合可作为 C1-C2 后路融合手术失败的补救措施；前路枕颈手术则极少使用，在此不作讨论。

患者体位

不稳定的上颈椎骨折/脱位需要在精细操作下无创建立呼吸通道。患者保持清醒、纤支镜下插管和合适的患者体位利于临床进行神经监护。电生理神经监护可作为清醒状态下调整患者体位的一个选择。对于上颈椎损伤无合并颅骨骨折的患者，头部一般以 Gardner-Wells 或 Mayfield 三钉架保护。手术台必须能够透射 X 线。

仰卧体位多用于安置齿突螺钉、前路 C2-C3 椎间盘切除、脊柱融合术。前方枕颈入路包括经口入路和下颌骨下外侧入路，但很少使用。俯卧体位多用于寰枢和枕颈融合术以及神经减压。轻微头高脚低位（反 Trendelenburg 位）可降低上颈椎静脉的充血，减少术中失血量。确定体位后，摄

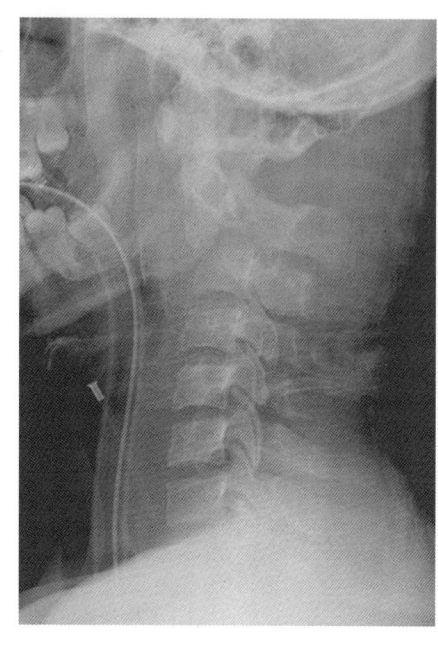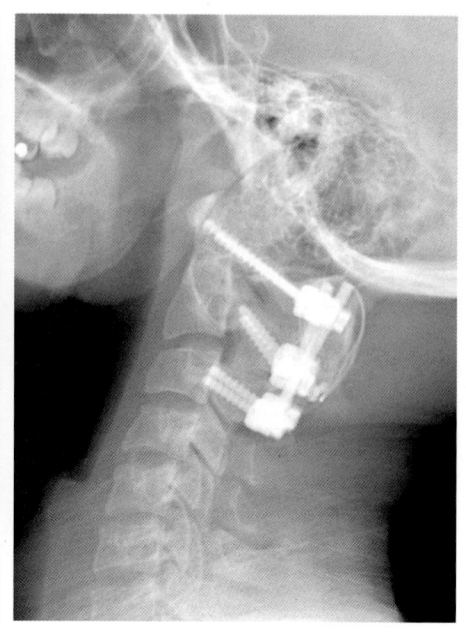

图6-18 A.19岁男性坐于摩托车后座发生车祸,发生Ⅲ型创伤性C2滑脱合并ASIA(美国脊髓损伤学会)C级不完全性脊髓损伤。B.正如大多数Ⅲ型损伤,小关节脱位无法行闭合复位,遂行紧急开放复位并C1-C3后路融合术

片检查骨折复位状况,并通过临床查体或电生理检测以评估神经功能。

术中照片

由于神经血管组织靠近上颈椎骨性组织,准确的置钉需要行术中X线监视。我们倾向于前路置放齿突螺钉等特别操作,进行双平面透视,而不用笨重的三维影像系统。使用透射X线的牙垫(bite block)可以更清晰地进行前后位齿突成像。

手术入路

上颈椎后方入路

适应证

大多数上颈椎骨折手术可采用后侧入路。其适应证包括从单纯减压术,如C1后弓减压和后颅窝减压术(Posterior fossa decompression),到单纯C1-C2节段性融合术或枕骨融合术(视频6-1,光盘1)。后方入路有以下优势:解剖结构熟悉,显露切口可延伸;从生物力学角度上看,后路脊柱内固定普遍优于前路固定。

手术技术

从后方显露脊柱之前,应当研究影像片以明确脊柱后部结构的完整性。取后正中切口,中线处牵开肌肉,骨膜下剥离暴露脊柱后部结构。如拟暴露枕部,切口应延伸至枕外粗隆。开始剥离肌肉时,枢椎粗大、分叉的棘突有助于局部解剖定位。如果拟融合节段不超过C2,则C2-C3棘突间韧带应予保留。寰椎后部结构应严格骨膜下剥离,注意椎动脉走行于寰椎后外侧弓的上缘。同样,椎板下钢丝或钢缆穿过寰椎后弓时,均应在骨膜下操作。若采用椎弓根钉或关节突螺钉固定枢椎,我们推荐以直视下C2椎弓根上内侧壁作为参考点,此前需将寰枢间膜从枢椎椎板上缘进行剥离[38]。C1后弓完全缺失的情况下,融合C1-C2运动节段时有必要先暴露C1-C2关节[26]。由于硬膜静脉丛广泛覆盖其上,这些部位的剥离可能会导致大量出血。为利于局部显露,C2神经根应牵向颅侧。在剥离寰枢关节或局部去皮质时,应当考虑到椎动脉行程恰好在关节的外侧。

上颈椎前方入路

适应证

按照使用频率排列,上颈椎前侧入路手术的三个主要适应证分别是:①Ⅱ型齿突骨折齿突螺钉固定术(视频6-2,光盘1),②前方椎间融合并C2-C3接骨板固定治疗Ⅱa或Ⅲ型Hangman骨折,③前方寰枢融合,作为后路寰枢融合失败的挽救手术[28,35,39]。

手术技术

Smith和Robinson首先描述的颈椎前外侧入路,该入路可在颈椎前方暴露C2基底部至颈胸交界区。McAfee 等描述了改进后的下颌骨咽后入路，此入路可暴露寰枢关节的前方，故可用于前路寰枢关节融合。有研究报道，为置入前方经关节螺钉，需行双侧下颌骨暴露以利于建立置钉钉道。幸运的是，由于其并发症率高，该手术入路很少应用。而且，有研究表明前方经关节螺钉固定可以通过标准的、并发症发生率低的颈前入路完成[39]。

手术切口的准确选择对降低手术难度至关重要。拟置入齿突螺钉或经关节螺钉的患者，常以 C5 为中心做 Smith-Robinson 入路横行切口，横行皮肤切口从胸锁乳突肌内侧缘延至颈前正中线。行 C2-C3 前方椎间融合的患者，宜取右侧下颌骨下皮肤切口。沿肌间隙分离颈阔肌，暴露胸骨舌骨肌内侧与胸锁乳突肌外侧缘之间的肌间隙。纵行切开颈深筋膜浅层后，暴露胸锁乳突肌内侧，并暴露其深层的软组织。触及颈动脉鞘后轻牵向外侧。纵行切开颈深筋膜中层至颈动脉鞘，用钝性拉钩将气管和食管整体牵向内侧。在 C2-C3 节段，甲状腺上动静脉横行过手术野，需要结扎。其余暴露同常规。在中线处纵行切开椎前筋膜，牵开颈长肌肌腹，向侧方剥离过多可能导致颈交感链损伤，应当避免。术中限制椎体侧方剥离范围于无软组织覆盖的椎间关节外侧以内，就可避免椎动脉的损伤。在特殊的撑开器辅助下，还可暴露 C2-3 椎间隙和齿突，利于齿突螺钉固定；或者清晰暴露 C2 侧块前方，便于前方 C1-C2 经关节螺钉的固定。

经口入路

适应证

经口入路适用于上颈椎前方结构持续压迫脊髓的患者[36]。

少数情况下，经口入路可用于伴神经损伤的，畸形愈合或假性不愈合的齿突骨折患者。尽管经口入路用于切除齿突很有效，但是它会导致颅颈区失稳，且其暴露有限并有感染的高风险而不可实施前柱重建手术[42]。

手术技术

经口入路手术暴露上颈椎看似直接。由于此入路存在固有的感染风险和软组织开裂所带来的一系列潜在后果，我们建议耳鼻喉科医师参与手术。而且，术中可能需要行复杂的硬腭切开术以获得足够的暴露。术中使用经口腔气管内插管和可扩张口腔撑开器。随着管道（tube）向侧方撑开、劈开并以缝合固定的方法将软腭向侧方牵开，建立到达齿突的入路。寰椎前弓、齿突和枢椎椎体就在薄层黏膜和椎前筋膜下方。如果手术目的在于切除齿突，则在寰椎前弓与左、右侧块间交界区域切除寰椎前弓，切除范围保持在中线旁开 15mm 内，并摄前后位片确认。随后从顶部到底部，全长切除齿突。硬膜前软组织诸如覆盖膜一类，如果可能压迫脊髓的话，均需去除。是否有必要切除硬膜前软组织，应当仔细权衡潜在的手术区硬膜撕裂的可能。齿突畸形愈合时的矫正性截骨可在寰椎前弓下方进行，这样就无须切除寰椎前弓和整个齿突[6,43]。

手术技术

枕颈融合

我们倾向于选择节段性后方坚强固定并联合结构性植骨技术。

内固定选择

我们倾向于选用颅颈交界区独立双颈椎接骨板或钢棒行坚强固定。尽管在理论上接骨板置于枕骨中线处可允许在枕骨部位使用长钉，但这一优势也存在显著的问题。首先，结构性植骨必须放置在内植物的上端，若内固定脱落或取出时，结构性植骨也会出现移位或需要去除。第二，如果单一中线枕骨固定，内植物提供的旋转稳定性是次优的。因此我们不推荐使用 Y 型接骨板。

植骨

我们倾向于将结构性皮质松质骨移植至枕骨与上颈椎之间，作为内固定的附属结构。典型方式是在枕外粗隆与枕骨大孔正中线中点两侧做一对小孔。角状刮匙辅助下，双侧小孔由上至下穿过待锁定装置的钢缆。成对椎板下 C2 钢缆即可植骨固定颈椎。去骨皮质并安装坚强内固定后，将移植骨附着在颅颈交界区。

手术技术

插管后患者取俯卧位，Mayfield 钉或 Halo 固定架固定头部，利于术中增强透视。透视下枕颈交界区复位，恢复枕颈区中立位序列，预防下颈椎代偿性脊柱序列异常发生。行中线暴露枕外粗隆至 C3 节段，必要时可向骶侧延伸，钢缆穿过植骨块并将其紧缚在颅骨与上颈椎间。随后行 C1-C2 关节突融合（见前述）。预弯颈椎棒或接骨板以适应颅颈交界区弧度。接骨板预弯不恰当可导致术后枕颈分离或移位,因此应当避免。关于尾侧固定范围,一对经关节螺钉固定已足够(图6-19)(参见经关节螺钉)[44]。另一固定方法为,使用C1侧块螺钉或同时联用C2椎弓根螺钉,而非经关节螺钉[17,45](参见C1侧块和C2椎弓根螺钉技术)。当坚强固定C1-C2不可能时,使用侧块螺钉固定范围应至少到C3。在并发颈椎损伤或上颈椎固定强度不够的个别情况下,追加尾侧固定是必要的。固定结构通过3~4枚3.5 mm双皮质螺钉固定至枕骨。由于有器械凸起和横静脉窦损伤的风险,枕外粗隆水平以上不应钻孔,接骨板间距4~6cm为佳,利于放置相应大小的结构植骨块。植骨块头侧悬吊与枕外粗隆,尾侧骑跨在C2棘突。之前的颈颅钢丝或钢缆穿过钻孔将植骨块缚紧。拧紧钢丝前,后方骨性部分去皮质,将髂骨块置于结构自体移植骨与原有主体骨之间。

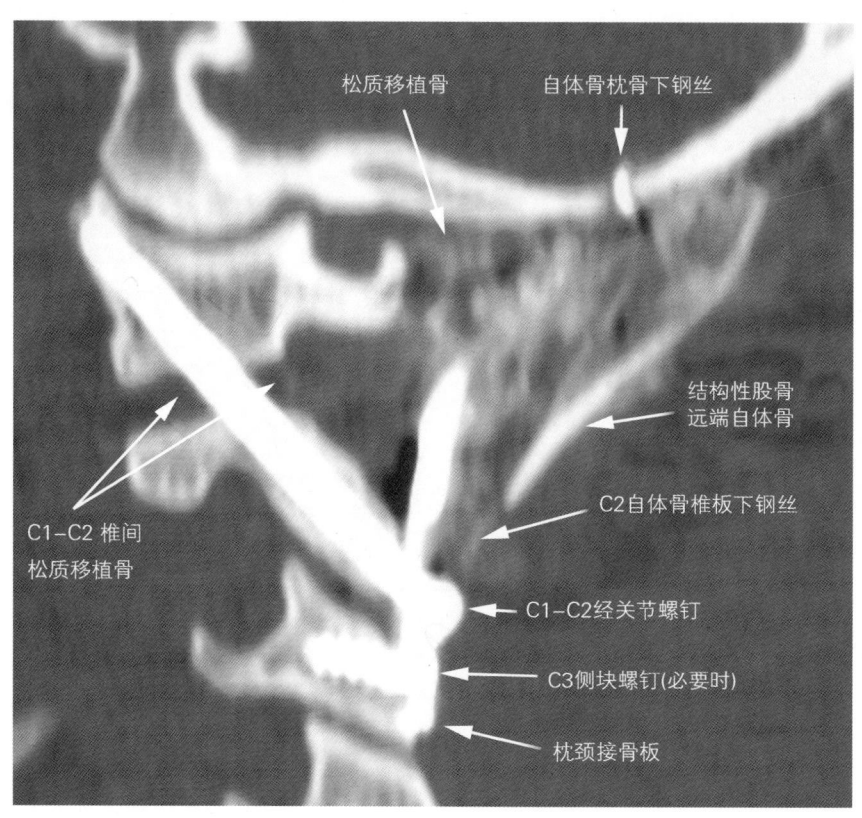

图6-19 颅颈融合技术。颅颈脱位涉及C0-C1、C1-C2关节突并伴有C2-C3半脱位的17岁男性,术后矢状位CT成像。我们偏爱的枕颈融合技术的基本要素已在图中标明

寰枢椎融合

我们喜欢选择后方经关节螺钉固定,C1-C2关节去皮质后,以Gallie钢缆辅助皮质结构骨移植。由于椎动脉解剖位置变异或解剖置钉的限制,经关节螺钉被视为不安全技术,而C1侧块螺钉联合C2椎弓根螺钉固定可作为替代方法。其他手术技术同前。

钢缆与椎板下钩技术

后路钢缆固定技术相对熟悉、简单,且与螺钉技术比,损伤椎动脉的风险更低[46],损伤神经的风险也较低。当寰枢关节半脱位并脊髓空间减少时,应避免使用钢丝。单独使用此项技术的主要缺陷在于:①旋转稳定性相对差,需要术后颈胸支具或Halo支架制动;②后路治疗C1-C2半脱位并齿突骨折移位时,力的矢量不正确,此技术会加重移位;③C1后弓缺失或损伤时无法使用。它可作为坚强器械固定的辅助连接。

经关节螺钉技术

C1-C2经关节螺钉可提供寰枢综合稳定结构最坚强的固定[47](图6-20)。其次,它不要求C1或C2后弓完整。该手术技术挑战大,且需要寰枢关节协同复位。解剖结构的变异,如C2节段

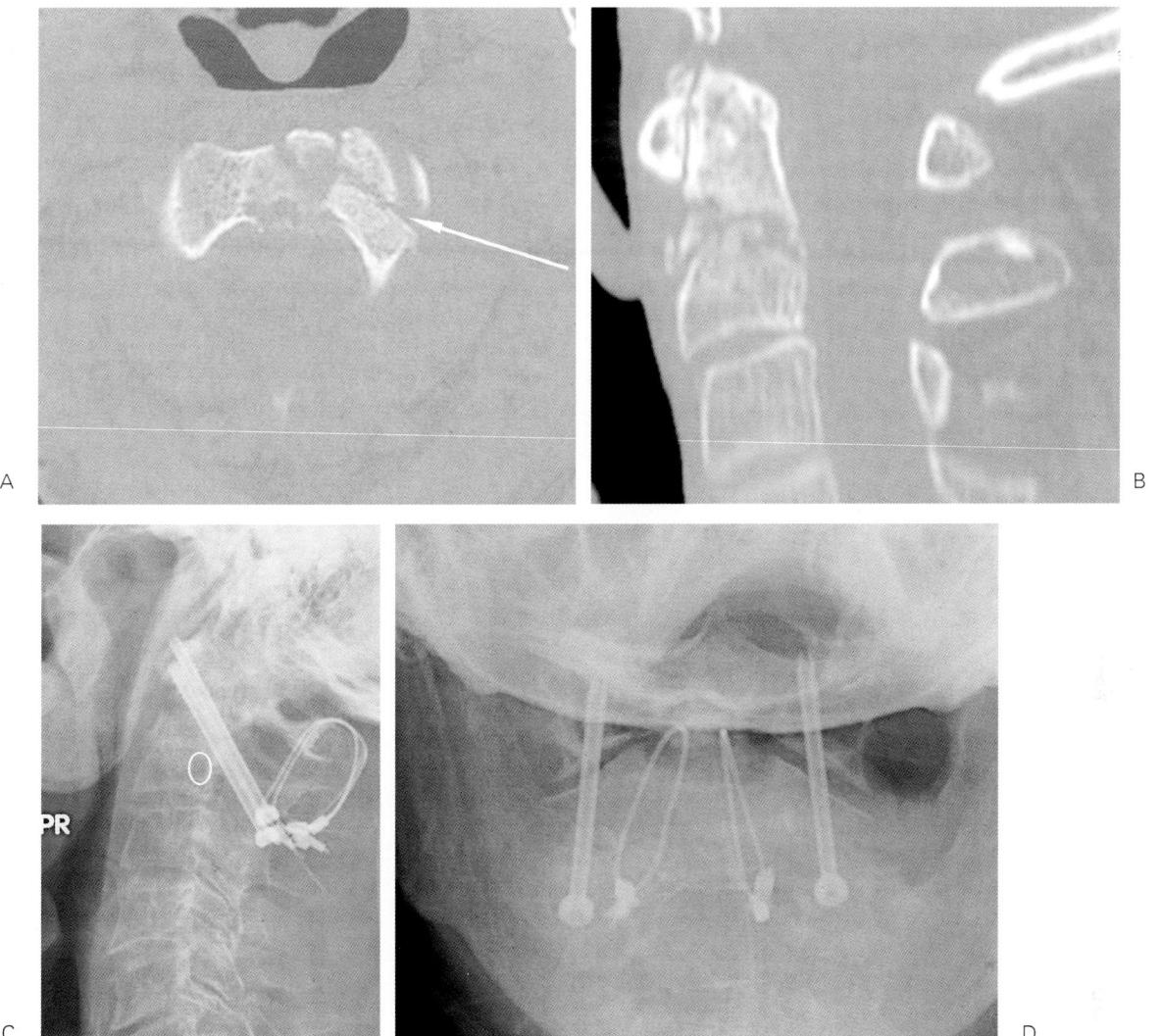

图6-20 经关节螺钉技术固定不稳定性齿突骨折。(A)横截面和(B)矢状位CT影像显示:粉碎性Ⅲ型齿突骨折,骨折线延伸至C2左侧侧块(白色箭头)。患者采用经关节突螺钉固定手术。(C)手术后侧位片显示螺钉指向C1前弓的上缘,这需要行上胸椎旁正中经皮切口。预留足够的颅区通道可避免在C2横突孔内的椎动脉(白圈区域),提高螺钉在C1侧块的把持力。(D)术后开口前后位片显示经关节螺钉钉向稍偏向矢状面。应避免螺钉偏向外侧,防止椎动脉损伤。手术安全性通过直视峡部内侧壁入钉可大大提高,使得手术医生可明确矢状位钉道恰行于标志点的外侧,并以沿此路径选择合适进针点,使其途经C2-3关节突关节

椎动脉走行过度内偏或椎骨发育不良,都会给手术的安全实施带来显著的障碍。由于人群中椎动脉变异的概率达到20%[48,49],术前行CT扫描进行正确评价对于该手术的实施至关重要。此外,患者的体型或骨折后合适的头颈序列亦可能影响合适的椎弓根钉钉道的建立。如果经关节螺钉置放稳定性可疑,可考虑C1侧块和C2椎弓根钉间置放板或棒固定。其他的一些无奈的选择(bail-out options),如Brooks-Jenkins钢丝固定或融合范围延伸至颅枕部,仅很少一部分病例需要。

病人俯卧位,头由Halo头环或Mayfield三钉架安全固定,侧位使用增强透视。患者的体位必须精确,为获得足够的颅侧的经关节钻孔通道,患者的头颈要求轻度屈曲,同时在透视下维持骨折复位。术前可使用一个金属物体在透视下体外模拟经关节螺钉的钉道方向,以保证术中充分的操作空间。

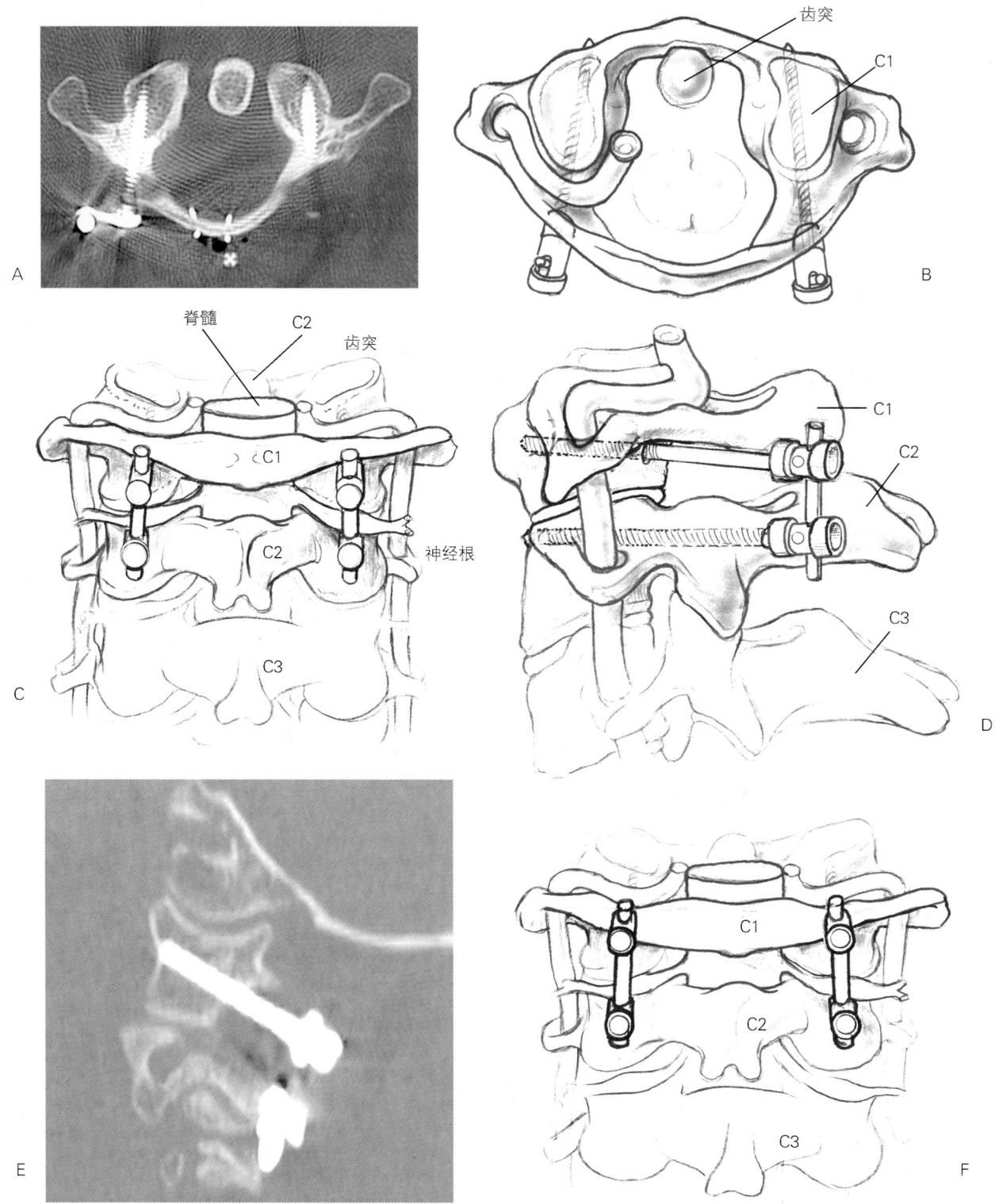

图 6-21 C1 侧块和 C2 椎弓根螺钉固定。(A)计算机扫描成像 CT 和(B)C1 轴向素描图显示最佳的 C1 侧块螺钉置钉位置。(C)前后位素描图。(D)侧位素描图和(E)矢状位 CT 显示 C1 侧块螺钉进针点恰位于 C1 后弓与侧块后方交界处的下缘。暴露这一进针点需牵开 C2 神经根,且可能出现周围静脉丛出血。(F,G)另一进针点,为 C2 后弓与侧块交界处,如素描图及(H)矢状位 CT 图像所示。后一进针点无须牵开 C2 神经根及椎静脉丛周边的剥离,但进针点紧邻椎动脉,必须注意保护其沿 C1 后弓的走行

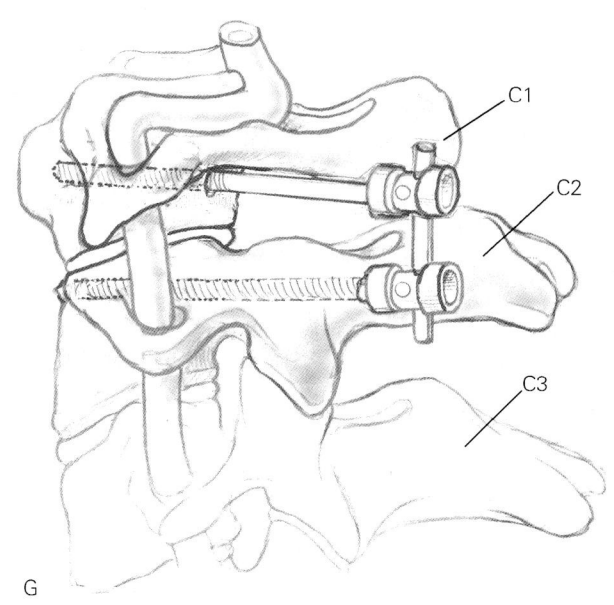
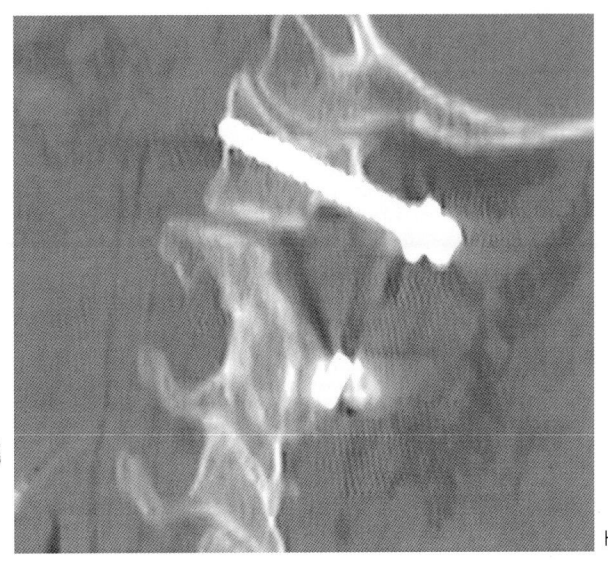

图 6-21(续)

同前方法暴露枕外粗隆至 C3 手术区,明确 C1-C2 和 C2-C3 关节突关节。无过度出血情况下,可行双侧寰枢关节去皮质。如 C1-C2 后部结构不能行钢缆辅助植骨,应考虑关节处去皮质。必要时,穿椎板下钢丝应在钻入螺钉前完成。为防止椎管壁穿透,应用神经拉钩牵开软组织直视枢椎峡部的内侧壁。随后在颈胸交界区做两个旁正中切口,以用于经皮钻孔建立通道并通过空心充塞器(obturator)和导钻置入螺钉。经关节螺钉进针点定位在枢椎下关节突中内 1/3 处。C 形臂侧位引导下,用长斯氏针或中空螺钉系统的导针,以 45°~60°垂直倾斜角指向寰椎前结节中上 1/3 方向钻入。直视关节下,确定钻头或导针的关节内通道。内偏 0°~15°最佳,可获得良好的 C1 侧块把持力,也避免通道过度偏外导致的椎动脉[38] 和舌下神经损伤[26,50]。尽量避免钻头穿入 C1 侧块前皮质的程度过深或置入过长螺钉,以避免舌下神经的损伤,同时也保护甲状腺动脉[26,51,52]。尸体和放射学研究显示:当侧位片上螺钉尖部处于 C1 前弓前端后方约 7 mm,侧块前皮质即已牢固把持[51,52]。

若使用中空螺钉,导针应进入 C1 侧块前皮质而不穿破。随后测量钻的长度和探针的深度。若有可能,寰枢关节内可放入松质碎骨。随后植入直径 3.5 或 4.0mm 螺钉,螺钉长度应正好把持寰椎侧块前皮质。经关节螺钉的最佳长度一般在 34~48mm[50,52,53]。由于术中椎动脉损伤可能会不被发现,在开始对侧处理之前,应完全置入一侧螺钉。对部分损伤不确定的病例,多普勒超声评估 C1 后弓椎动脉损伤相当有效。如置入第一颗螺钉时,怀疑椎动脉损伤,则不应置入对侧经关节螺钉。螺钉置入后,应用 Gallie 技术完成标准中线处的融合术[46]。

C1 侧块和 C2 椎弓根钉技术

随着螺钉钉道和椎动脉损伤等相关并发症的不断减少,后路 C1 侧块螺钉和 C2 椎弓根螺钉技术[17,45],已演变成为生物力学[54]和临床上[45,55]均可获得重建寰枢稳定性的固定方法。由于无需经寰枢关节钻孔,齿突骨折愈合后去除内固定恢复寰枢的运动功能成为可能[45]。

C1 侧块螺钉和 C2 椎弓根螺钉固定寰枢关节技术(图 6-21A~H)(视频 6-1,光盘 1)是 C1-C2 经关节突螺钉固定的另一有价值选择,显著胸椎后凸畸形的老年患者、肥胖患者、椎动脉结构变异不适合经关节突螺钉固定的患者尤其适合。

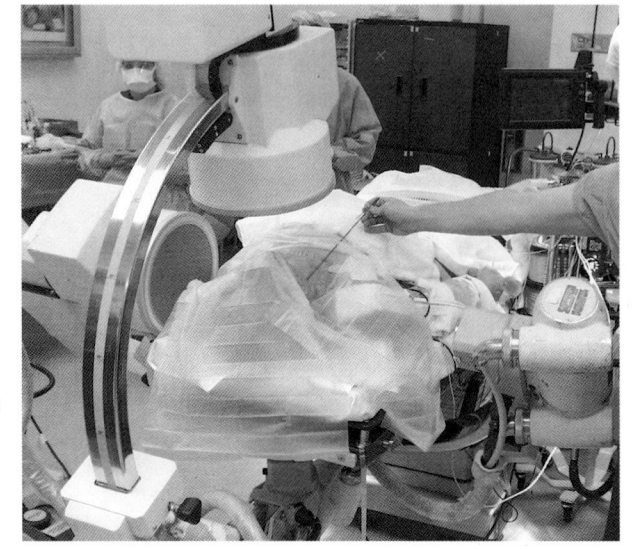

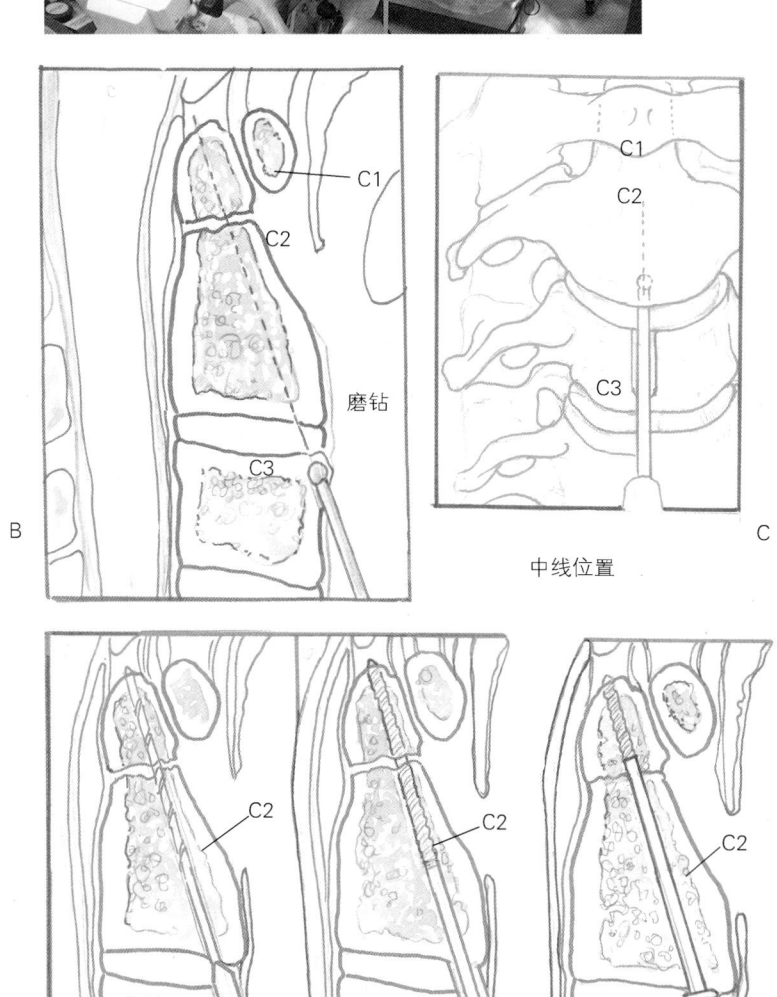

B 磨钻

C 中线位置

D,E 钻孔穿透齿突尖部

攻丝穿透齿突尖部皮质

F 螺钉位置

图 6-22　前路齿突螺钉固定技术。A. 使用双平面透视可大大简化手术。在手术区铺巾之前，可使用金属标志物并侧位透视以明确患者颈部和胸部位置可较好建立螺钉通道。透光有利于提高前方透视的清晰度。B. 第一步且关键一步是切除 C2-3 椎间盘前方纤维环和 C3 椎体前上部分和终板，留出足够的进针点和颅侧螺钉钉道。C. 合适冠状位螺钉起始点必须在 AP 透视下明确。单钉的中线位置容易确定。作者惯用双螺钉，故双侧进针点需定在旁正中位。D. 钻孔钉道平行于齿突前皮质。钻孔穿过齿突尖部皮质很重要，最好在尖部或稍偏后穿过皮质。E. 建议全钉道攻丝，包括齿突尖部的皮质。F. 使用半螺纹螺钉可使骨折端加压更简单。为优化骨折固定和加压，螺钉螺纹应把持齿突尖部皮质而螺钉头接触齿突基底部，螺纹应全部位于骨折近端

Goel[55]首先描述,和Harms与Melcher[45]随后改进的方法进针点均在C1侧块的后部,侧块与后弓交界处的尾侧。显露进针点需要剥离上方的静脉丛,这有可能导致问题性出血[55],或需要牵开[45]及切断C2神经根[17],这都会导致枕骨区感觉麻木和触动感。我们倾向于在侧块与后弓交界处取C1进针点,这样可尽量减少经静脉丛的剥离和降低C2神经根的损伤风险。另外还有个好处就是:在后弓与侧块交界区进钉,皮质更厚,螺钉把持力更强。

手术患者取俯卧位,头部以Halo架或Mayfield三钉架固定。按手术复位需要,调节头颈位置。与经关节突螺钉固定比较,对实施本项手术所需头颈位置的限制更少。

与经关节突螺钉固定一样,行后正中线暴露。C1后弓行钝性剥离,向外延伸至与侧块交界区。用窄角刮匙环绕C1后弓完成骨膜下剥离后,可直视或触及C1侧块的内侧壁。严格骨膜下剥离C1后弓的上缘可避免椎动脉的损伤。按类似经关节螺钉和C2椎弓根螺钉方式,暴露确认C2神经弓内侧壁。如计划直接植骨,应在剥离C2椎间峡部后,切开后方关节囊,直视C1-C2小关节。操作中一般需要双极电凝对底部大量的椎静脉丛进行止血。

随后行C1侧位透视,用以引导2.0mm磨钻头建立双皮质钉道,起始点位于C1后弓与侧块交界处外侧约2mm处。通常就在椎动脉沟与后弓狭窄部的内侧。以弯曲形器械置于后弓上缘空隙,进针起始点与椎动脉间。建议以磨钻建立骨性小凹,防止磨钻沿狭窄而突起的骨缘偏移。在矢状面上,钻头指向侧位片的C1前缘中线处。以上所述起始点与孔道有助于避开椎动脉孔、椎管及寰枕关节,随后置入3.5或4.0mm螺钉。关于X线片上如何确定螺钉长度的问题以及钻头前方过深或螺钉穿透皮质损伤甲状腺动脉、舌下神经的风险与经关节突螺钉同样存在[26,50~52]。

前路齿突螺钉固定术

此手术适用于枢椎椎体完整的非粉碎性齿突骨折(图6-22)(视频6-2,光盘1)[25,28,29]。为避免围术期的并发症和降低手术失败率,应当严格地选择患者和进行精细的技术操作。枢椎椎体骨折、齿突粉碎性骨折、患有骨质疏松均提示器械固定不良预后。治疗齿突骨不愈合一般不建议单纯行前方固定,尽管有报道称伤后6个月骨折端延迟愈合[28]。由于手术操作完全取决于放射透视,以双平面增强透视获取足够清晰的图像是手术最关键的部分。取适合建立螺钉通道的头颈位,同时保持闭合复位的解剖位置。如果以上任何一个先决条件不能满足的话,就应调整手术计划,考虑后方寰枢固定。另外一个可能的手术障碍在于患者胸腔的大小,它可影响器械固定所需的水平倾斜角。因此巨大的桶状胸患者或颈椎、颈胸段僵硬后突患者不适合做此项手术。透视下轻度后伸颈部调整患者头部位置有助于获得良好的螺钉钉道。透视下置金属物于胸腔上,证实有足够的体位以建立齿突螺钉钉道。由于齿突螺钉固定可能无法实施,常要另行设计手术方案。

患者仰卧位,头部以颅部固定器固定,如Mayfield三钉架。传统的左侧或右侧Smith-Robinson入路以C5为中心,到达椎前筋膜后,牵开颈长肌,剥离至C2-3椎间隙。置弯曲的牵开器于C2椎体前缘。C2-3椎间盘前方髓核切除并暴露C3前上缘和C2前下缘。用高速磨钻在磨除前缘皮质,准备光滑骨面,减轻枢椎基底部前皮质破碎。齿突螺钉允许骨折端加压,无论用螺钉末端螺纹或过度钻入骶侧骨折块,而且可选用1~2颗钉固定。临床和力学实验报道单螺钉即可获得足够的力学稳定[37]。双钉固定位置良好有降低旋转移位的优势,同时技术要求也高。我们倾向于置入两颗3.5mm×4.0mm螺钉,如两颗大号螺钉不合适,则可用双2.7mm螺钉。螺钉固定的目的在于与齿突长轴一致。螺钉螺纹仅把持骨折边缘,螺钉末端螺纹把持齿突尖的后侧皮质。具体技术(单/双、空心/实心螺钉)仍依术者喜好,考虑患者具体情况而定。如使用传统实心螺钉,由于断裂的低风险和取出后的骨缺损,我们更愿意使用斯氏针。

前路C2-C3椎间盘切除并融合技术

此手术主要适用于移位的Ⅱ型和Ⅱa型Hangman骨折。需强调的是绝大多数Ⅱ型Hangman骨折患者可采用保守治疗。手术入路,椎间盘切除,植骨融合以及接骨板固定与下颈椎手术类似,因此不再赘述(见前讨论)。由于骨折复位及内固定安放的复杂性,我们建议侧位透视下行前路C2-3椎间融合。以C3-4椎间隙为中心的Smith-Robinson入路足以暴露C2-3椎间隙。角状、透射 X 线的长拉钩,如齿突骨折手术中使用者,有助于获得良好的上颈椎暴露。McAfee 等报道的右侧食管后入路亦能用于体型较大的患者[40]。

前路 C2-3 椎间融合术的技术要点主要在于:暴露完全,避免枢椎相对 C3 椎体前移位,椎体腹侧放置接骨板。如置于 Hangman 骨折,前方接骨板主要做支持接骨板用。为避免继发的复位丢失,颈前接骨板应选低切迹锁定螺钉。

要点与技巧

- 轻度头高脚低位(反 Trendelenburg 体位)可减轻术中上颈椎静脉充血,降低出血量。
- 术后气道管理对上颈椎固定手术患者十分重要。过早拔管可导致气道阻塞,需要紧急插管。常规术后拔管前的气道肿胀程度评估及延迟拔管时间,直至气道水肿消失,有助于减少并发症的发生。应考虑术后早期患者暂时性咽反射消失作为降低误吸发生率的重要手段之一。
- 使用透光牙垫可增加上颈椎术中齿突 AP 位摄片的清晰度。
- Ⅱa 型 Hangman 骨折有不稳定可能,可自发复位,并在早期仰卧侧位片上表现为Ⅰ型骨折。牵引是Ⅱa 型 Hangman 骨折的禁忌,因为它可加重后凸畸形。
- 我们选择独立的旁正中双板或颈椎棒牢固固定颅颈交界区。双板固定较单一板或 Y 型板固定旋转稳定性更好,还便于植骨。
- C1-2 经关节突螺钉固定术中可能发生未发现的椎动脉损伤,应在完成一侧置钉后再考虑开始对侧操作。对可疑椎动脉病例,术中超声多普勒(Doppler)评估 C1 后环上方的椎动脉是否损伤很有效。

术后护理

术后气道管理对上颈椎固定手术患者十分重要。过早拔管可导致气道阻塞,进而需要紧急再插管[56]。术后拔管前,常规进行气道肿胀程度评估及相应延迟拔管时间,直至气道水肿消失,均有助于降低并发症的发生。术后早期患者暂时性咽反射消失应重点考虑,作为降低误吸发生率的重要手段。

术后外固定类型的选择和固定时间的确定各不相同,需要考虑多种因素。手术稳定后,患者应一般固定在直立位。稳定内固定治疗的患者,坚强支具,如 Miami 和 Philadelphia 围领通常均能提供足够的术后外固定支持。少数情况下,Halo 固定仍是不错的辅助固定形式,面部骨折、多节段骨折、骨质疏松或内固定不确切的患者尤其如此。外固定仅需要固定至术后 2~3 个月。去除外固定时,无论何种手术方式,均应给予屈曲后伸位、张口齿突正位片以明确骨折稳定性。需要明确颅颈区稳定性时,可行牵引位摄片。

新技术

内固定器械的主要进步是万向螺钉的应用,它使新的寰枢固定技术成为可能[17,45,57]。这些技术为治疗寰枢不稳提供了多元化的选择,跨越了实现 C1-C2 坚强固定的技术上和解剖结构上的障碍。通过 C1 侧块螺钉并 C2 螺钉,无论使用椎弓根、峡部或椎板螺钉均可实现 C1-C2 固定;在大多数情况下,被证明其生物力学固定强度等同于牢固的但更不适用的经关节螺钉固定技术。

术中影像导航系统的不断发展,也使得在解剖结构复杂多变的颅颈区植入内固定的安全性得到提高,由于毗邻重要的神经血管和脏器结构,允许内固定器械偏差的空间极度狭小。当前应用的三种主要影像导航系统如下:

1. 三维 CT 或透视下可视导航系统需要特殊的设备,并且要求将影像与固定相关解剖结构知识相融合。这些导航系统可提供术中实时的影像图以观察拟行螺钉钉道的位置,同时还可测量并选择合适长度、直径的螺钉。不足之处在于价格昂贵、手术时间延长和系统成像的记录误差,可能导致术中影像图与实际解剖差异。

2. 三维透视可通过透视影像的整合提供轴位、冠状位和矢状位的图像重建。其主要缺陷是由于三维(3-D)成像的好坏完全依赖于用于重建的透视片的质量,对于透视可见度差的区域,其重建难度高,成像分辨率低,因此实用性最差。此外,3-D 透视只能验证螺钉的位置,而无法如前述成像系统一样,正确引导螺钉钉道的建立。

3. 术中 CT 扫描。有些笨拙，成像分辨率较差。由于相对缺乏变通且笨重，这些器械可能很快被三维透视成像系统所取代。尽管前述各种成像技术在不断改进，但现阶段多种原因使其切实实施产生困难，阻碍了它们的广泛应用。

此外，缺乏临床证据，验证其与标准透视和实际解剖学相比安全性的提高。然而，术中成像系统可能不仅最终能提高当前手术技术的安全性，而且能促进新型固定方法的产生。

结果与并发症

上颈椎损伤患者的预后，与其说取决于脊柱的损伤程度，还不如说取决于相关颅内损伤的程度。致死致残率不一，同伤异果和治疗手段多样性选择，都使得现实中可获得的临床结果更为复杂多变。了解损伤类型的相关知识是降低其发生率的必要的第一步。

各种类型损伤的结果及并发症

枕骨髁骨折

枕骨髁骨折的具体死亡率尚不得而知[58]。很大程度上，其结果如何取决于诸如头部损伤等各种并发症的发生。Ⅲ型枕骨髁骨折的预后结果将在随后的颅颈脱位中讨论。尽管创伤后关节炎的发生率如何尚不清楚，但骨折后的结果偶尔表现为创伤性关节炎的症状，如颈痛、枕区痛、颅颈活动受限。斜颈可由慢性寰枕半脱位引起。有研究报道近 1/3 枕骨髁骨折病例合并邻近脑神经麻痹（Ⅸ，Ⅹ，Ⅺ，Ⅻ）[59,60]。

颅颈分离

大多数颅颈分离是致命性的。幸存者的预后结果取决于：①损伤类型与合并损伤的严重程度，尤其是闭合性头部损伤；②神经受损的严重程度；③诊断并手术稳定颅颈脱位的时间长短。研究显示幸存者骨折移位小或发生自发骨折复位，神经损伤也较为轻微。鉴于以上原因，尽管神经成像技术已有巨大进步，但是颅颈脱位仍常常被漏诊。早期诊断和及时的手术固定可防止神经的进一步损伤，从而改善预后。

延误诊断这一类高度不稳的骨折损伤，可发生继发性神经损伤，甚至 75% 患者死亡[61]。这些数据凸显了改善我们现有颈椎创伤排查手段的重要性。

寰椎骨折

单纯寰椎骨折并发严重并发症很少见。除了枕大神经分布区域疼痛或感觉减退以外，其他神经后遗症并不常见。若出现，则很可能伴发其他损伤。后弓骨折的患者可在无症状情况下达到愈合。侧块移位可引起上颈椎关节炎。侧块轻微移位或 Jefferson 爆裂骨折经保守治疗的患者，80% 残留部分颈部不适，骨不连发生率达 17%[20]。骨折移位幅度多少时上颈椎关节骨折不发生创伤性关节炎尚不清楚。不稳定寰椎骨折发生严重畸形愈合可导致疼痛性斜颈，如侧块骨折移位明显需要重塑脊柱序列，可行 C2 至枕外粗隆融合术（图 6 – 23）。

寰枢关节不稳

创伤性横韧带损伤：TAL 急性撕裂，除了因轴向负荷下寰椎骨折移位外，往往是致命的[62]。幸存者可表现为严重的神经功能受损，尽管患者可能表述无神经功能障碍[63]。由于枕外粗隆的撞击可产生 C1 相对 C2 过度前屈或移位，头部损伤常合并发生，对患者预后亦产生重大影响[18,62]。椎基底动脉系统的损伤引起假死和眩晕症状。

据报道Ⅱ型 TAL 骨性附着部撕脱伤患者，26% 接受非手术治疗后仍有局部不稳[13]。屈伸位片显示迟发型寰枢关节不稳，或 CT、骨扫描图提示疼痛性寰枢关节炎的患者，可考虑行 C1 – C2 融合。对长期、难复位的畸形病例，局部减压并颅部后伸融合至枕骨粗隆常是必需的。

TAL 撕裂可发生在少数的齿突骨折病例，即使齿突骨折已愈合，亦可能存在持续的 C1 – C2 不稳，可作为早期 C1 – C2 固定的指征[64]。

寰枢关节分离：此型损伤的临床预后和并发症已在之前的颅颈分离部分行讨论过。

齿突骨折

齿突骨折伴发较高的并发症率甚至致死率。骨折不愈合和遗漏诊断是出现并发症最常见的原因。原发性或继发性神经系统损伤合并齿突骨折均很少见[43]。Ⅱ型齿突骨折假关节形成是继发性神经损伤的首要原因[43]。齿突假关节形成的定义是治疗后 4 个月，骨折处尚无骨桥形成[65]。实际上，大多数齿突游离小体（os odontoideum）的病例可表现为Ⅰ型或Ⅱ型齿突骨折的骨不连[22]。

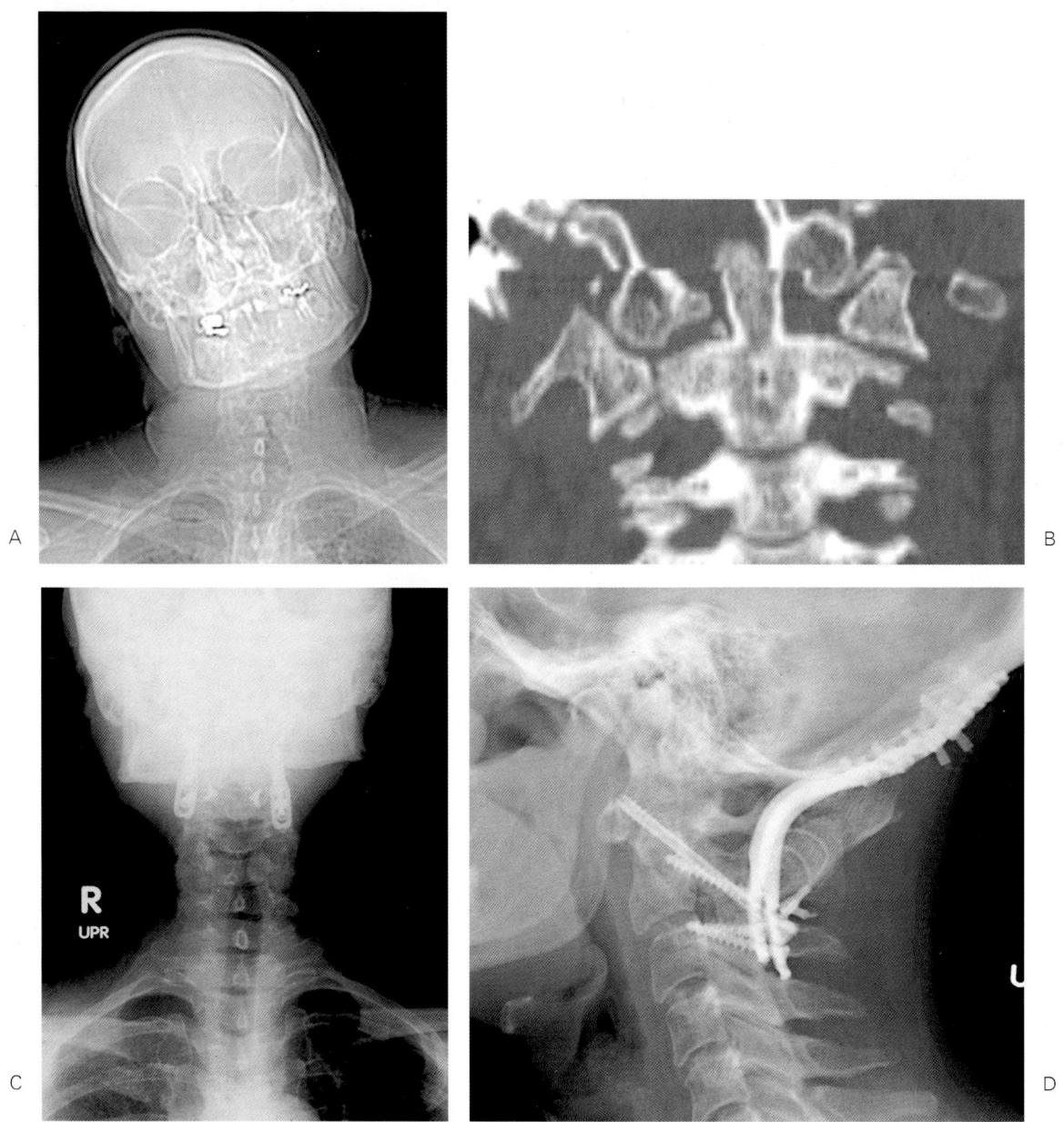

图 6-23 寰椎侧块畸形愈合并颅颈对位不佳。A. 47 岁患者,前后位片提示其 C1 右侧侧块骨折行保守治疗后进展性的斜颈和颅颈交界区旋转。B. 冠状位 CT 显示 C1 右侧侧块外侧移位并畸形愈合,导致枕骨髁与 C2 侧块直接关节连接。(C)前后位和(D)侧位片显示患者行截骨矫形并后方器械固定下颅颈融合术后情况

Ⅰ型骨折很少见。根据数量有限的、无伴发颅颈不稳的病例文献报道[5,66],外固定治疗单纯性Ⅰ型齿突骨折后,几乎无发生相关并发症和残留症状。

Ⅱ型齿突骨折,无论何种非手术治疗干预,其不愈合率均较高。不予以制动,Ⅱ型齿突骨折不愈合率达 100%[5,66]。有报道称,采用支具或 Halo 架辅助的非手术治疗其不愈合率为 15% ~ 85%[5,22,65]。成功的非手术治疗的前提在于维持骨折解剖复位,且骨端不分离[5,67]。张口位或侧位片显示Ⅱ型齿突骨折移位超过 20% 者,意味着骨端接触面积不足以形成有效骨愈合[68]。在众多骨折不愈合危险因素中,骨折移位达 4~5mm 一直被认为是最重要的因素[5,65,66]。其他危险因素包括:年龄超过 60 岁,骨折端成角 >9° 和治疗时机延误[4,27,67,68]。

有研究报道,应用齿突螺钉,10%患者出现骨不愈合[27,29],总的围术期并发症发生率高达28%[27,29]。据报道,经关节螺钉联合钢丝及结构性植骨行 C1-C2 融合术,其骨不愈合率≤4%[5,26,29]。

Halo 架辅助下非手术治疗Ⅲ型齿突骨折,其假关节形成率为 9%~13%[5,22]。骨折移位≥4mm 或成角≥10°,不愈合发生率为 22%~54%[5,24,65]。如手术治疗Ⅲ型齿突骨折,应选择寰枢椎固定,因为据报道齿突螺钉固定不融合率过高(55%)。

尽管脊髓损伤,作为上颈椎骨折损伤的结果之一,比下颈椎或胸椎更少见,但Ⅱ型齿突骨折是最常见的主要表现为神经损伤的非分离性上颈椎骨折。Ⅱ型齿突骨折神经损伤并发症率为 18%~25%[5,22],从单纯颅神经损伤到 pentaplegia(五肢瘫,即影响头、颈与四肢的脑麻痹,通常伴有严重的运动失能,并累及咀嚼肌、呼吸肌——译者注),其损伤程度不一。

上颈椎骨折的死亡率高。尽管健康个体骨折死亡率高,由于一般是高能创伤,总体的高死亡率似乎主要与老年人口比重大相关。对这些老年人而言,骨折的发生意味着体质的不断虚弱。据报道Ⅱ型齿突骨折老年人的住院病死率为 27%~42%[8,67,70]。早期手术固定后[8]这一高死亡率降低至 0。早期手术固定并颈围制动普遍被认为是这一年龄段上颈椎损伤患者的优良选择[8,70]。

创伤性枢椎滑脱(Hangman 骨折)

尽管枢椎骨折在受伤现场的死亡率高达 25%~71%[66],但入院后死亡率却仅为 2%~3%[66]。神经系统并发症的发生率达 3%~10%[31,33]。Ⅲ型骨折,因伴发小关节脱位,其神经损伤风险最高,可达到 60%[7]。Ⅰa 型骨折伴发脊髓损伤概率为 33%,可能是斜形骨折发生骨块移位致椎管变窄引起(图 6-15)。Ⅰa 型骨折由于椎动脉孔受累[32],其椎动脉损伤的风险也高。据报道,C2 创伤性滑脱骨愈合率接近 95%[31]。非手术治疗即可获得优良结果,即使关节突峡部出现移位。并发上颈椎、枢椎以下脊椎和头部损伤对骨折预后的影响大于 C2 骨折本身。由于骨折线走行方向不典型和韧带的损伤,Ⅰa、Ⅱa 和Ⅲ型骨折治疗更具挑战。

人们认为 10%的 C2-C3 关节突退变患者可出现症状而需要行关节融合,而这最容易发生在Ⅰ型骨折中,因为大多数Ⅱ型骨折可自发前方融合[23]。这就可以解释为何骨折移位患者后方峡部骨折不愈合情况下,很少出现长期的持续的症状。骨折严重后凸愈合的患者会残存颈后伸困难。

有症状的假关节并不多见。就Ⅰ型骨折而言,治疗包括后路直接加压连接峡部骨折端,或前路 C2-C3 椎间融合[33]。Ⅱ型骨折由于畸形和移位更为严重,前路融合往往较后路接骨术更为合适。

血管损伤

上颈椎创伤中血管损伤并不少见,尽管其发生率尚不清楚且取决于诊断性并发症[12,71]。任何分离牵张性的上颈椎损伤,如寰枢关节脱位、Ⅲ型或Ⅳ型寰枢旋转脱位、横突孔骨折移位时,都应当考虑椎动脉损伤的可能。尽管椎动脉临近寰椎后环的椎板,但寰椎环的骨折并不常合并局部椎动脉的损伤。受迫性过屈性损伤,比如前方移位的Ⅲ型齿突骨折,可不伤及椎动脉但可能导致甲状腺动脉的栓塞。

各种治疗方法的效果与并发症

骨牵引与 Halo 固定架

骨牵引的并发症包括局部并发症和源于长期卧床的全身并发症。局部并发症包括钉道感染、固定松动、枕部压疮形成、硬膜刺破及颅骨骨折。全身并发症与长期的骨牵引有关,包括呼吸道损伤、血栓栓塞、褥疮和败血症[72]。伴有急性脊柱骨折时,预防血栓栓塞的药物治疗硬膜外血肿形成的危险性更高。总的来说,上颈椎骨折长期牵引越来越不受欢迎,尽管尚无具体数据报道其并发症发生率。颈椎牵引的正确应用,在某种情况下,仍是一项有效的治疗措施。对老年患者而言,长期牵引伴随着显著的并发症率升高,常常更不受欢迎[8]。

Halo 固定架相关并发症发生率较高。46%患者矫正丢失,11%出现压疮,1%患者发生硬膜刺破。固定钉相关并发症较为常见:36%患者出现钉子松动,20%感染,18%置钉处疼痛,9%瘢痕残留。对应用 Halo 固定架的老年患者,肺部并发症和呼吸并发症率有所提高[8]。尽管有诸多并发症,但在北美,Halo 仍是一项广受欢迎的治疗上颈椎骨折的治疗方式。

颅颈融合

颅颈脱位对大多数病例而言是致命的,其治疗效果的有意义的报道少之又少。有报道表面植骨并非坚强固定(钢丝固定)下,假关节形成率高达23%[73~76]。有报道称单纯表面植骨融合率达89%,它消除了器械相关并发症,但需要积极的术后制动技术,包括卧床、颅骨牵引、Minerva夹克和Halo固定架[77]。环扎钢丝并表面植骨可相对提高骨融合率[75],但有其不足:需要术后综合外固定制动,78%患者钢丝断裂[78],15%患者植骨再骨折[79]。这些问题应用弯曲环替代钢丝后可得到解决[80,81]。

应用坚强的钉—棒或钉—板系统可将骨不连发生率降至<6%[74,76]。应用钉—棒(板)并穿枕骨下、椎板下钢丝的移植骨块,已可将融合率提高至接近100%;尽管需融合的运动节段更少[82],但几乎不发生不稳所引起的器械失败和补救手术。其潜在的技术问题包括牵引不正,可导致神经症状加重及颅骨内层皮质穿透,引起血管、神经结构损伤。治疗颅颈脱位的幸存者的最大挑战在于意识到其影像片中不稳轻,但实际不稳情况重;多发伤患者的术前早期治疗阶段,除必要的复苏和多系统评价外,注意维持局部稳定,保护神经功能。最近研究表明:颅颈脱位后,后路颅颈固定有神经保护作用,而诊断延误的患者[82]神经功能恶化发生率达40%。

后路寰枢融合

结构移植骨与钢丝

尽管钢丝固定是一项安全、直接的寰枢固定技术,但即使在应用较坚强的外固定情况下[46,83],其假关节发生率也达到25%。这一问题与单纯后路钢丝固定维持旋转、部分移位能力不足有关[65,84]。另一并发症是融合块延伸至枕骨粗隆[85]。随着现代内固定技术的问世,钢丝技术作为固定的辅助方法,在保持结构移植骨位置方面仍有用途[86]。

后路钢丝技术对于寰椎相对枢椎后方移位的损伤,无固定效果。此类损伤后路钢丝非但不能矫正畸形,反而有加重畸形的可能。

后路钢丝不能提供坚强固定,不适合于后方移位的齿突骨折。有研究报道指出,单纯后方植骨并钢丝固定出现复位丢失现象。尽管并不多见,但穿钢丝过程中可能会出现脊髓损伤,故在完全复位前不应穿钢丝,以避免其发生[5]。

经关节螺钉

经关节螺钉的问世,使得寰枢固定较前更为稳定,已成为上颈椎损伤治疗必不可少的技术[44,53,84]。有研究报道经关节螺钉联合后方植骨、钢丝固定技术,融合率接近100%[26,69]。关注的主要问题在于置钉不准确,可导致椎动脉、脊髓、舌下神经和甲状腺动脉的损伤。

椎动脉邻近经关节螺钉的钉道,临床报道的椎动脉损伤率为0~6%,神经损伤概率达0.2%,死亡率为0.1%[38,86,87]。若怀疑有椎动脉损伤,可应用骨蜡或伤侧拧入经关节螺钉的方式局部止血,而不应在对侧再使用经关节螺钉。术后,选择性给予栓塞以保证满意的止血效果,预防动静脉瘘、动脉栓塞或中风。

过度钻透寰椎前皮质可能损伤甲状腺内动脉或舌下神经[26]。甲状腺动脉的损伤术中不易发现。可通过颈椎侧位片发现咽后软组织过度肿胀并诊断。试验性动脉内球囊扩张阻断后,血管造影辅助下的栓塞技术可用于控制局部出血。这些并发症可通过观察侧位片上C1侧块前皮质投影位于C1前弓后方7mm来避免,通过术后寰椎轴向位来评价[51]。

据文献报道,经关节螺钉固定的融合率超过95%。早期内固定失败少发生,主要是螺钉在寰椎内或螺钉体部在枢椎峡部断裂。患者解剖变异,如浅弓状峡部,会限制螺钉在枢椎内的把持力。类似的,头侧钉道不足可导致螺钉在C1侧块前下缘的把持力不足。晚期的器械失败由假关节导致,补救手术为后路寰枢椎融合,枕颈融合或寰枢前方融合[39,41,88]。取出断裂的螺钉远端常无必要且不切实际。

C2神经根邻近寰椎后弓峡部,C1-C2小关节后方融合时有损伤可能,但枕区麻木或吞咽困难报道罕见[26,29]。

据估计C1-C2融合后头部旋转会丢失50%[89]。尽管这会影响部分功能,但对创伤后患者头部运动功能的影响究竟如何尚未见报道。

C1侧块螺钉和C2椎弓根螺钉

在过去的10年间,C1侧块钉联合C2椎弓根或峡部螺钉固定越来越受欢迎,可能由于其相对经关节突螺钉更为多变[45]。这种固定方式可达到经关节突螺钉联合后方植骨并钢丝固定相似的力学效果[54]。其主要优势在于C2椎弓根钉的使用，C2椎弓根钉钉道更为简便，椎动脉损伤的风险更小。当经关节突螺钉固定技术被视为安全时，或由于椎动脉解剖结构及患者体位、解剖影响关节突螺钉置放时，这种固定方式更有价值。只有极少数、非对比性病例报道使用这项技术，并获得与经关节突螺钉固定相等同的高融合率和低固定丢失率[17,45,55]。

前方入路

前方入路的风险包括神经损伤和咽喉、气管或血管等结构的损伤。以上并发症发生较少，<5%患者出现。前方入路引起的吞咽困难相对常见，上颈椎手术发生更为普遍[40,41,56,90]。上颈椎左/右侧入路手术，喉返神经的损伤发生率看似无显著差异。

前路齿突螺钉固定

前方齿突螺钉固定的效果文献报道不一。尽管绝大多数研究显示其出色的成功率，且无论年龄和骨质状况如何，治疗后6个月融合率接近90%[28,91,92]，但亦有部分文章报道其并发症（固定丢失）发生率高，尤其以骨质疏松患者为甚[93]。除骨质外，矢状位斜形骨折，骨折线与齿突螺钉入钉方向一致者多伴随较低的骨愈合率（75%）[28]。总的来说，前方移位的齿突骨折患者，与后方移位者比较，其齿突螺钉固定更有挑战性。无法获得解剖复位或骨折端间无法加压，会影响齿突螺钉固定的效果。

既往大量研究显示，齿突螺钉固定主要并发症发生率可高达28%[25,27-29,37]，主要包括器械相关并发症（10%）、浅表伤口感染（2%）[28]。器械相关并发症中，一半是Ⅲ型骨折患者C2椎体螺钉松动问题，这就提出是否应当将齿突螺钉固定于C2椎体。第二多见的器械并发症是齿突螺钉退出，主要发生在螺钉头部没有较好把持齿突尖部皮质。螺钉固定失败可带来灾难性后果，正如报道所述 quadriplegia（四肢瘫，累及四肢的脑麻痹——译者注）和死于呼吸衰竭、固定失败后骨块移位[28]。齿突螺钉固定的类似后遗症也有其他文献报道[91]。器械并发症为螺钉固定位置错误，齿突螺钉固定的失败看似不受固定螺钉数量的影响[28,37,94]。其他的技术失误包括：进针点过于靠前，使得枢椎仅薄层骨皮质不足以容纳螺钉体部；如使用空心螺钉，应注意避免导针边缘进入齿突尖部；尽管罕见，术中脊髓和颅神经的损伤亦有报道[27,29]。文献显示此复杂手术存在陡峭的学习曲线[5,27]。

尽管骨折愈合不受延迟6个月手术的影响，长期的齿突假关节对前路螺钉固定几乎无效，伤后18~48个月残存假关节的18例患者仅25%达到骨愈合[28]。这组患者中，25%器械相关并发症与既往齿突螺钉固定假关节的文献经验一致[27]。

已报道的Smith-Robinson入路的并发症，如咽喉与血管神经的损伤、吞咽困难、咽部水肿，在前路齿突螺钉固定术中亦有报道[27,28,91,95]。

不能使用齿突螺钉固定的技术考虑，主要源于患者因生理特点，不能有效建立螺钉钉道，如显著的胸椎后凸、桶状胸、骨折特点，需要屈曲位以维持骨折复位者均不利于齿突螺钉的应用。

前路C2-3椎间盘切除并植骨融合

创伤性枢椎滑脱的治疗上，往往手术并不是必需的，因此很少文章报告了前方C2-3椎间盘切除并融合治疗创伤性损伤的结果。一篇病例数为5的文献报道了此项技术的成功，未见并发症[35]。作者采用三皮质自体髂骨移植并前方接骨板固定，术后Halo支架外部制动，用以治疗Ⅱ型创伤性枢椎滑脱并上颈椎损伤。有神经损伤的患者术后恢复良好。

手术相关并发症包括前述的上颈椎前路手术并发症[56]假关节形成和固定丢失。上颈椎手术似乎气道相关并发症发生率更高[56]。限于患者数量不足，尚无后路器械固定手术的对比研究。Mandible常影响上颈部手术的暴露，增加手术的复杂性。已报道C2-C3融合术的问题主要在技术上，如充分的前方减压、移植骨块恰当位置、稳定的低切迹内固定置放。突出的器械可能引起吞咽困难甚至食管瘘。这些均应当避免。此类手术治疗创伤性枢椎滑脱常报道发生Horner综合征和与C2-3退变相关的枕后区疼痛[34]。

由于椎动脉走行变异率达20%，行C1-2经关节突螺钉固定前，仔细评价术前CT尤为关键。

经验

- 任何分离型上颈椎损伤、Ⅲ型和Ⅳ型寰枢旋转半脱位、横突孔骨折移位时，均应考虑到椎动脉撕裂的可能。
- 任何枕骨髁骨折均应考虑颅颈脱位和局部不稳定的可能。
- TAL是否完整是决定寰椎损伤稳定性的决定性因素。TAL不稳征包括骨性撕脱、X线片或CT扫描下侧块间距增宽和MRI片上的韧带撕裂。
- Ⅱ型齿突骨折是最常见的、合并神经损伤的、非分离型的上颈椎骨折。Ⅱ型齿突骨折合并神经损伤的概率为18%~25%，神经损伤的严重程度从独立的颅神经损伤到五肢瘫（pentaplegia）不等。
- Ⅱ型齿突骨折如不予固定，则骨不连发生概率为100%。初期非手术治疗使用支具和Halo固定架后，骨不连发生概率为15%~85%。众多齿突不连的危险因素中，骨折移位4~5mm是最重要的因素。
- 与第5条相比，Ⅲ型齿突骨折采用Halo固定治疗，假关节发生率为9%~13%。
- Ⅲ型齿突骨折，后路C1-2关节融合是外科手术的较好选择，因为对这类损伤，前方齿突螺钉固定失败率较高[28]。
- Ⅱ型Hangman骨折直接接骨（osteosynthesis）并不能解决C2-3椎间盘的损伤。

DVD 内容提要

视频6-1（光盘1）C1-C3后路器械融合 病人表现为C1-C2轻微骨折并半脱位。采用C1侧块螺钉固定行C1-C3后路器械融合。

视频6-2（光盘1） ORIF治疗齿状突骨折 病人表现为Ⅱ型齿状突骨折，行切开复位内固定治疗。

参考文献

1. Johnson RM, Hart DL, Simmons EF, Ramsby GR, Southwick WO. Cervical orthoses: a study comparing their effectiveness in restricting cervical motion in normal subjects. J Bone Joint surg Am 1977;59:332-339
2. Govender S, Grootboom M. Fractures of the dens: the results of non-rigid immobilization. Injury 1988;19:165-167
3. Whitehill R, Richman JA, Glaser JA. Failure of immobilization of the cervical spine by the halo vest: a report of five cases. J Bone Joint Surg Am 1986;68:326-332
4. Lind B, Nordwall A, Sihlbom H. Odontoid fractures treated with halo-vest. Spine 1987;12:173-177
5. Clark CR, White AA Ⅲ. Fractures of the dens: a multicenter study. J Bone Joint Surg Am 1985;67:1 340-1 348
6. Guiot B, Fessler RG. Complex atlantoaxial fractures. J Neurosurg 1999;91（Suppl 2）:139-143
7. Levine AM, Edwards CC. The management of traumatic spondylolisthesis of the axis. J Bone Joint Surg Am 1985;67:217-226
8. Bednar DA, Parikh J, Hummel J. Management of type Ⅱ odontoid process fractures in geriatric patients: a prospective study of sequential cohorts with attention to survivorship. J Spinal Disord 1995;8:166-169
9. Anderson PA, Montesano PX. Morphology and treatment of occipital condyle fractures. Spine 1988;13:731-736
10. Traynelis VC, Marano GD, Dunker RO, Kaufman HH. Traumatic atlanto-occipital dislocation: case report. J Neurosurg 1986;65:863-870
11. Dvorak J, Schneider E, Saldinger P, Rahn B. Biomechanics of the craniocervical region: the alar and transverse ligaments. J Orthop Res 1988;6:452-461
12. Song WS, Chiang YH, Chen CY, Lin SZ, Liu MY. A simple method for diagnosing traumatic occlusion of the vertebral artery at the craniovertebral junction. Spine 1994;19:837-839
13. Dickman CA, Greene KA, Sonntag VK. Injuries involving the transverse atlantal ligament: classification and treatment guidelines based upon experience with 39 injuries. Neurosurgery 1996;38:44-50

14. Spence KF Jr, Decker S, Sell KW. Bursting atlantal fracture associated with rupture of the transverse ligament. J Bone Joint surg Am 1970;52:543-549
15. Heller JG, Viroslav S, Hudson T. Jefferson fractures: the role of magnification artifact in assessing transverse ligament integrity. J spinal Disord 1993;6:392-396
16. Levine AM, Edwards CC. Fractures of the atlas. J Bone Joint Surg Am 1991;73:680-691
17. Goel A, Laheri V. Plate and screw fixation for atlanto-axial subluxation. Acta Neurochir (Wien) 1994;129:47-53
18. Fielding JW, Cochran GB, Lawsing F, Hohl M. Tears of the transverse ligament of the atlas: a clinical and biomechanical study. J Bone Joint Surg Am 1974;56:1 683-1 691
19. Fielding JW, Hawkins RJ. Atlanto-axial rotatory fixation: fixed rotatory subluxation of the atlanto-axial joint. J Bone Joint Surg Am 1977;59:37-44
20. Levine AM. Avulsion of the transverse ligament associated with a fracture of the atlas: a case report. Orthopedics 1983;6:1 467-1 471
21. Ryan MD, Henderson JJ. The epidemiology of fractures and fracture-dislocations of the cervical spine. Injury 1992;23:38-40
22. Anderson LD, D'Alonzo RT. Fractures of the odontoid process of the axis. J Bone Joint surg Am 1974;56:1 663-1 674
23. Hadley MN, Browner CM, Liu SS, Sonntag VK. New subtype of acute odontoid fractures (type IIa). Neurosurgery 1988;22(1 Pt 1): 67-71
24. Apuzzo ML, Heiden JS, Weiss MH, Ackerson TI, Harvey JR Kurze T. Acute fractures of the odontoid process: an analysis of 45 cases. J Neurosurg 1978;48:85-91
25. Bohler J. Anterior stabilization for acute fractures and non-unions of the dens. J Bone Joint Surg Am 1982;64:18-27
26. Jeanneret B, Magerl E Primary posterior fusion C1/2 in odontoid fractures: indications, technique, and results of transarticular screw fixation. J Spinal Disord 1992;5:464-475
27. Aebi M, Etter C, Coscia M. Fractures of the odontoid process: treatment with anterior screw fixation. Spine 1989;14:1 065-1 070
28. Apfelbaum RI, Lonser RR, Veres R, Casey A. Direct anterior screw fixation for recent and remote odontoid fractures. J Neurosurg 2000;93(Suppl 2):227-236
29. Etter C, Coscia M, Jaberg H, Aebi M. Direct anterior fixation of dens fractures with a cannulated screw system. Spine 1991;16(Suppl 3): S25-S32
30. Effendi B, Roy D, Cornish B, Dussault RG, Laurin CA. Fractures of the ring of the axis: a classification based on the analysis of 131 cases. J Bone Joint surg Br 1981;63:319-327
31. Levine AM, Edwards CC. Traumatic lesions of the occipitoatlantoaxial complex. Clin Orthop Relat Res 1989;239:53-68
32. Start JK, Eismont FJ. Atypical hangman's fractures. Spine 1993;18:1 954-1 957
33. Francis WR, Fielding JW, Hawkins RJ, Pepin J, Hensinger R. Traumatic spondylolisthesis of the axis. J Bone Joint Surg Br 1981;63:313-318
34. Cornish BL. Traumatic spondylolisthesis of the axis. J Bone Joint Surg Br 1968;50:31-43
35. Tuite GF, Papadopoulos SM, Sonntag VK. Caspar plate fixation for the treatment of complex hangman's fractures. Neurosurgery 1992;30:761-764
36. Goto S, Tanno T, Moriya H. Cervical myelopathy caused by pseudoarthrosis between the atlas and axis associated with diffuse idiopathic skeletal hyperostosis. Spine 1995;20:2 572-2 575
37. Sasso R, Doherty BJ, Crawford MJ, Heggeness MH. Biomechanics of odontoid fracture fixation. Comparison of the one-and two-screw technique. Spine 1993;18:1 950-1 953
38. Solanki GA, Crockard HA. Peroperative determination of safe superior transarticular screw trajectory through the lateral mass. Spine 1999;24:1 477-1 482
39. Reindl R, Sen M, Aebi M. Anterior instrumentation for traumatic C1-C2 instability. Spine 2003;28:E329-E333
40. McAfee PC, Bohlman HH, Riley LH, Robinson RA, Southwick WO, Nachlas NE. The anterior retropharyngeal approach to the upper part of the cervical spine. J Bone Joint surg Am 1987;69:1 371-1 383
41. Vaccaro AR, Ring D, Lee RS, Scuderi G, Garfin SR. Salvage anterior C1-C2 screw fixation and arthrodesis through the lateral approach in a patient with a symptomatic pseudoarthrosis. Am J Orthop 1997;26:349-353
42. Zavanone M, Guerra P'Rampini P'Crotti F, Vaccari U. Traumatic fractures of the craniovertebral junction: management of 23 cases. J Neurosurg Sci 1991;35:17-22
43. Fairholm D, Lee ST, Lui TN. Fractured odontoid: the management of delayed neurological symptoms. Neurosurgery 1996;38:38-43
44. Magerl FSCS. Stable posterior fusion of the atlas and axis by transarticular screw fixation. In: Kehr PWA, ed. Cervical Spine. Berlin: Springer-Verlag; 1986:322-327
45. Harms J, Melcher RP. Posterior C1-C2 fusion with polyaxial screw and rod fixation. Spine 2001;26:2 467-2 471
46. Gallie WE. Fractures and dislocations of the cervical

spine. Am J Surg 1939;46:494-499
47. Grob D, Magerl F. Surgical stabilization of C1 and C2 fractures [in German]. Orthopade 1987;16:46-54
48. Madawi AA, Casey AT, Solanki GA, Tuitie G, Veres R, Crockard HA. Radiological and anatomical evaluation of the atlantoaxial transarticular screw fixation technique. J Neurosurg 1997;86:961-968
49. Tokuda K, Miyasaka K, Abe H, et al. Anomalous atlantoaxial portions of vertebral and posterior inferior cerebellar arteries. Neuroradiology 1985;27:410-413
50. Ebraheim NA, Misson JR, Xu R, Yeasting RA. The optimal transarticular C1-2 screw length and the location of the hypoglossal nerve. Surg Neurol 2000;53:208-210
51. Nadim Y, Sabry F, Xu R, Ebraheim N. Computed tomography in the determination of transarticular C1-C2 screw length. Orthopedics 2000;23:373-375
52. Gebhard JS, Schimmer RC, Jeanneret B. Safety and accuracy of transarticular screw fixation C1-C2 using an aiming device: an anatomic study. Spine 1998; 23: 2 185-2 189
53. Hanson PB, Montesano PX, Sharkey NA, Rauschning W. Anatomic and biomechanical assessment of transarticular screw fixation for atlantoaxial instability. Spine 1991; 16:1 141-1 145
54. Melcher RP, Puttlitz CM, Kleinstueck FS, Lotz JC, Harms J, Bradford DS. Biomechanical testing of posterior atlantoaxial fixation techniques. Spine 2002; 27: 2 435-2 440
55. Goel A. C1-C2 pedicle screw fixation with rigid cantilever beam construct: case report and technical note. Neurosurgery 2002;51: 853-854
56. Sagi HC, Beutler W, Carroll E, Connolly PJ. Airway complications associated with surgery on the anterior cervical spine. Spine 2002;27:949-953
57. Wright NM. Posterior C2 fixation using bilateral, crossing C2 lambnar screws: case series and technical note. J Spinal Disord Tech 2004;17:158-162
58. Noble ER, Smoker WR. The forgotten condyle: the appearance, morphology, and classification of occipital condyle fractures. AJNR Am J Neuroradiol 1996; 17:507-513
59. Urculo E, Arrazola M, Arrazola M, Riu I, Moyua A. Delayed glossopharyngeal and vagus nerve paralysis following occipital condyle fracture: case report. J Neurosurg 1996;84:522-525
60. Crisco JJ III, Panjabi MM, Dvorak J. A model of the alar ligaments of the upper cervical spine in axial rotation. J Biomech 1991;24: 607-614
61. Montane I, Eismont FJ, Green BA. Traumatic occipitoatlantal dislocation. Spine 1991;16:112-116
62. Krantz P. Isolated disruption of the transverse ligament of the atlas: an injury easily overlooked at post-mortem examination. Injury 1980;12:168-170
63. Wigren A, Sweden U, Amici F Jr. Traumatic atlanto-axial dislocation without neurological disorder: a case report. J Bone Joint surg Am 1973;55:642-644
64. Greene KA, Dickman CA, Marciano FF, Drabier J, Drayer BP, Sonntag VK. Transverse atlantal ligament disruption associated with odontold fractures. Spine 1994;19: 2 307-2 314
65. Schatzker J, Rorabeck CH, Waddell JP. Fractures of the dens (odontold process): an analysis of thirty-seven cases. J Bone Joint Surg Br 1971;53:392-405
66. Greene KA, Dickman CA, Marciano FF, Drabier JB, Hadley MN, Sonntag VK. Acute axis fractures: analysis of management and outcome in 340 consecutive cases. Spine 1997;22:1 843-1 852
67. Alander DH, Andreychik DA, Stauffer ES. Early outcome in cervical spinal cord injured patients older than 50 years of age. Spine 1994; 19:2 299-2 301
68. Southwick WO. Management of fractures of the dens (odontoid process). J Bone Joint Surg Am 1980;62:482-486
69. Haid RW, Subach BR, McLaughlin MR, Rodts GE, Wahlig JB. C1-C2 transarticular screw fixation for atlantoaxial instability: a 6-year experience. Neurosurgery 2001;49:65-68
70. Lieberman IH, Webb JK. Cervical spine injuries in the elderly. J Bone Joint Surg Br 1994;76:877-881
71. Friedman D, Flanders A, Thomas C, Millar W. Vertebral artery injury after acute cervical spine trauma: rate of occurrence as detected by MR angiography and assessment of clinical consequences. AJR Am J Roentgenol 1995; 164:443-447
72. Garfin SR, Botte MJ, Waters RL, Nickel VL. Complications in the use of the halo fixation device. J Bone Joint Surg Am 1986;68:320-325
73. Sherk HH, Snyder B. Posterior fusions of the upper cervical spine: indications, techniques, and prognosis. Orthop Clin North Am 1978;9:1 091-1 099
74. Abumi K, Takada T, Shono Y, Kaneda K, Fujiya M. Posterior occipitocervical reconstruction using cervical pedicle screws and plate-rod systems. Spine 1999;24:1 425-1 434
75. Wertheim SB, Bohlman HH. Occipitocervical fusion: indications, technique, and long-term results in thirteen patients. J Bone Joint Surg Am 1987;69:833-836
76. Smith DC. Atlanto-occipital dislocation. J Emerg Med 1992;10: 699-703
77. Elia M, Mazzara JT, Fielding JW. Onlay technique for

occipitocervical fusion. Clin Orthop Relat Res 1992;280: 170 – 174
78. Haher TR, Yeung AW, Caruso SA, et al. Occipital screw pullout strength: a biomechanical investigation of occipital morphology. Spine 1999;24:5 – 9
79. Hamblen DL. Occipito-cervical fusion: indications, technique and results. J Bone Joint Surg Br 1967;49:33 – 45
80. Ransford AO, Crockard HA, Pozo JL, Thomas NP, Nelson IW. Craniocervical instability treated by contoured loop fixation. J Bone Joint Surg Br 1986;68:173 – 177
81. Itoh T, Tsuji H, Katoh Y, Yonezawa T, Kitagawa H. Occipito-cervical fusion reinforced by Luque's segmental spinal instrumentation for rheumatoid diseases. Spine 1988; 13:1 234 – 1 238
82. Sasso RC, Jeanneret B, Fischer K, Magerl F. Occipitocervical fusion with posterior plate and screw instrumentation: a long-term follow-up study. Spine 1994; 19: 2 364 – 2 368
82. Bellabarba C, Mirza SK, West GA, Mann FA, Dailey AT, Newell DW, Chapman JR. Diagnosis and treatment of craniocervical dislocation in a series of 17 consecutive survivors during an 8-year period. J Neurosurg Spine 2006 4:429 – 440
83. Hajek PD, Lipka J, Hartline P, Saha S, Albright JA. Biomechanical study of C1 – C2 posterior arthrodesis techniques. Spine 1993;18:173 – 177
84. Grob D, Crisco JJ, Panjabi MM, Wang P, Dvorak J. Biomechanical evaluation of four different posterior atlantoaxial fixation techniques. Spine 1992; 17:480 – 490
85. Fielding JW, Hawkins RJ, Ratzan SA. Spine fusion for atlanto – axial instability. J Bone Joint Surg Am 1976;58: 400 – 407
86. Grob D, Jeanneret B, Aebi M, Markwalder TM. Atlantoaxial fusion with transarticular screw fixation. J Bone Joint surg Br 1991;73: 972 – 976
87. Wright NM, Lauryssen C. Vertebral artery injury in C1 – 2 transarticular screw fixation: results of a survey of the AANS/CNS section on disorders of the spine and peripheral nerves. American Association of Neurological Surgeons/Congress of Neurological Surgeons. J Neurosurg 1998;88: 634 – 640
88. Vaccaro AR, Lehman AP, Ahlgren BD, Garfin SR. Anterior C1 – C2 screw fixation and bony fusion through an anterior retropharyngeal approach. Orthopedics 1999;22: 1 165 – 1 170
89. Panjabi M, Dvorak J, Duranceau J, et al. Three-dimensional movements of the upper cervical spine. Spine 1988; 13:726 – 730
90. Bazaz R, Lee MJ, Yoo JU. Incidence of dysphagia after anterior cervical spine surgery: a prospective study. Spine 2002;27:2 453 – 2 458
91. Henry AD, Bohly J, Grosse A. Fixation of odontoid fractures by an anterior screw. J Bone Joint Surg Br 1999;81: 472 – 477
92. Borm W, Kast E, Richter HP, Mohr K. Anterior screw fixation in type II odontoid fractures: is there a difference in outcome between age groups? Neurosurgery 2003;52: 1 089 – 1 092
93. Andersson S, Rodrigues M, Olerud C. Odontoid fractures: high complication rate associated with anterior screw fixation in the elderly. Eur Spine J 2000;9:56 – 59
94. Graziano G, Jaggers C, Lee M, Lynch W. A comparative study of fixation techniques for type II fractures of the odontoid process. Spine 1993; 18:2 383 – 2 387
95. Daentzer D, Deinsberger W, Boker DK. Vertebral artery complications in anterior approaches to the cervical spine: report of two cases and review of literature. Surg Neurol 2003;59:300 – 309

第七章　下颈椎损伤

John Charles France

下颈椎损伤的后果可能十分严重,因此要求医生在诊治时时刻保持警惕,确保及时发现并恰当处置这类损伤。由于下颈椎(C3-C7)的几个椎体结构相似,因此每个节段的损伤类型也类似,我们在这里一起进行讨论。而上颈椎(枕骨-C2)由于椎体结构各异,损伤类型也不尽相同,因此对于上颈椎损伤,并不能建立标准的处理流程,而仅有指导方针[1]。这一点在阅读每一章节时都应牢记在心。

损伤的评估和分类

下颈椎损伤的分类方法很多,可以根据骨折形态、解剖结构、损伤的生物力学特点,以及是否合并神经症状或结合上述几个方面进行多种分类。每种分类方法都独具意义,对具体病例而言,可以结合运用多种分类方法,以准确判明损伤情况,制定针对性的治疗方案。正确处理下颈椎损伤,重点之一是判断患者的神经功能状况。如果患者表现出神经损害症状,需进一步明确是完全性还是不完全性神经损伤,这一点决定了不同的治疗方法和治疗的不同时间。完全性神经损伤,损伤节段以下的运动和感觉功能均丧失;如果能检查出任何的运动或感觉残留,均应归为不完全性神经损伤。神经损伤的区域决定于骨质损伤的部位,因此在损伤节段的相邻的尾端节段仍存在功能的情况并非少见,但这类患者却常被归类为完全性脊髓损伤。由于支配肩部感觉的神经根发自较高处的颈髓,肩部的感觉常得以幸存。在脊髓休克期(损伤的前24~48小时)并不能准确诊断完全性脊髓损伤;但如果在损伤的前24小时内[2,3]仍无末端脊髓的功能表现(骶髓幸免,sacral sparing),则损伤神经恢复的可能性不足3%。不完全性脊髓损伤可能仅表现为骶髓幸免,即仅残留肛周感觉及足趾屈肌反射(toe flection),但这也意味着神经功能具有恢复的潜能。中央脊髓综合征是一种比较典型且常见的损伤类型,通常是由于撞击性暴力使周围组织压迫脊髓,应力集中于脊髓的中央,其损伤特点与解剖结构有关:由于支配颈部的纤维分布在脊髓中央,而司骶部纤维分布在外围,因此上肢受损较下肢更严重,该型损伤预后相对较好,一般可以恢复步行能力。前脊髓综合征仅累及脊髓前部的纤维束,而脊髓后柱得以保全,因而振动觉、本体感觉和深压力觉正常,但运动功能、痛/温度觉受损严重。此型损伤的基础是血管受损,因此预后较差。后脊髓综合征本质上与前脊髓综合征相反,但是临床上由于创伤而造成的后脊髓综合征很少见,此型仅脊髓后柱受累,可能继发于椎板骨折。脊髓半切综合征(Brown-Sequard)的症状也是基于脊髓的解剖学特点,损伤部位以下同侧运动丧失,对侧痛觉温度觉丧失。这是由于支配运动的神经纤维在头侧的脑干内已经交叉,而司痛觉温度觉的纤维在相应的脊髓节段附近才交叉。这类损伤常由穿透伤所致,但也可见于钝器伤累及脊髓一侧。最后,神经根损伤与前述的各型损伤不同,属于下运动神经元损伤,神经功能恢复较好。

Frankel 分级[4]是基于神经学的分类方法,它以患者的神经功能为分类依据,共分5级。Frank A级为损伤节段以下的运动和感觉完全丧失;B级为感觉正常,但损伤平面以下的运动丧失;C级为损伤平面以下残存非功能性运动;D级为损伤平面以下残存有用的感觉和运动功能;E级即损伤平面以下的感觉和运动功能均正常。

Allen 回顾了165例颈椎损伤的患者,参照生物力学原理提出了以下分级(图7-1)[5]。他们根据创伤发生时颈椎所处的位置(如前屈或后伸)和受力特点(如压缩或分离)将损伤分为六型。这种分型方法相对复杂,且需从静态X线片上进行推断。该分型可以指导医生从损伤机制的反方向制定治疗方案,以防止复发颈椎不稳。例如,屈曲—分离型可以导致后方韧带以及小关节囊的撕裂,如果致伤力量足够强还可能导致椎间盘后部纤维环的破裂,由于后部张力带断裂,因此理论上治疗方式应选择后路手术恢复张力带。但创伤机制并不总是与损伤的形态一致。Torg 等[6]对美国国家足球协会头颈部损伤数据库的调查发现,同样的创伤机制可以造成不同的骨折形态,这取决于创伤发生的部位。例如,轴向应力作用于中位的椎体(如C3-C4)时,容易造成小关节脱位或椎

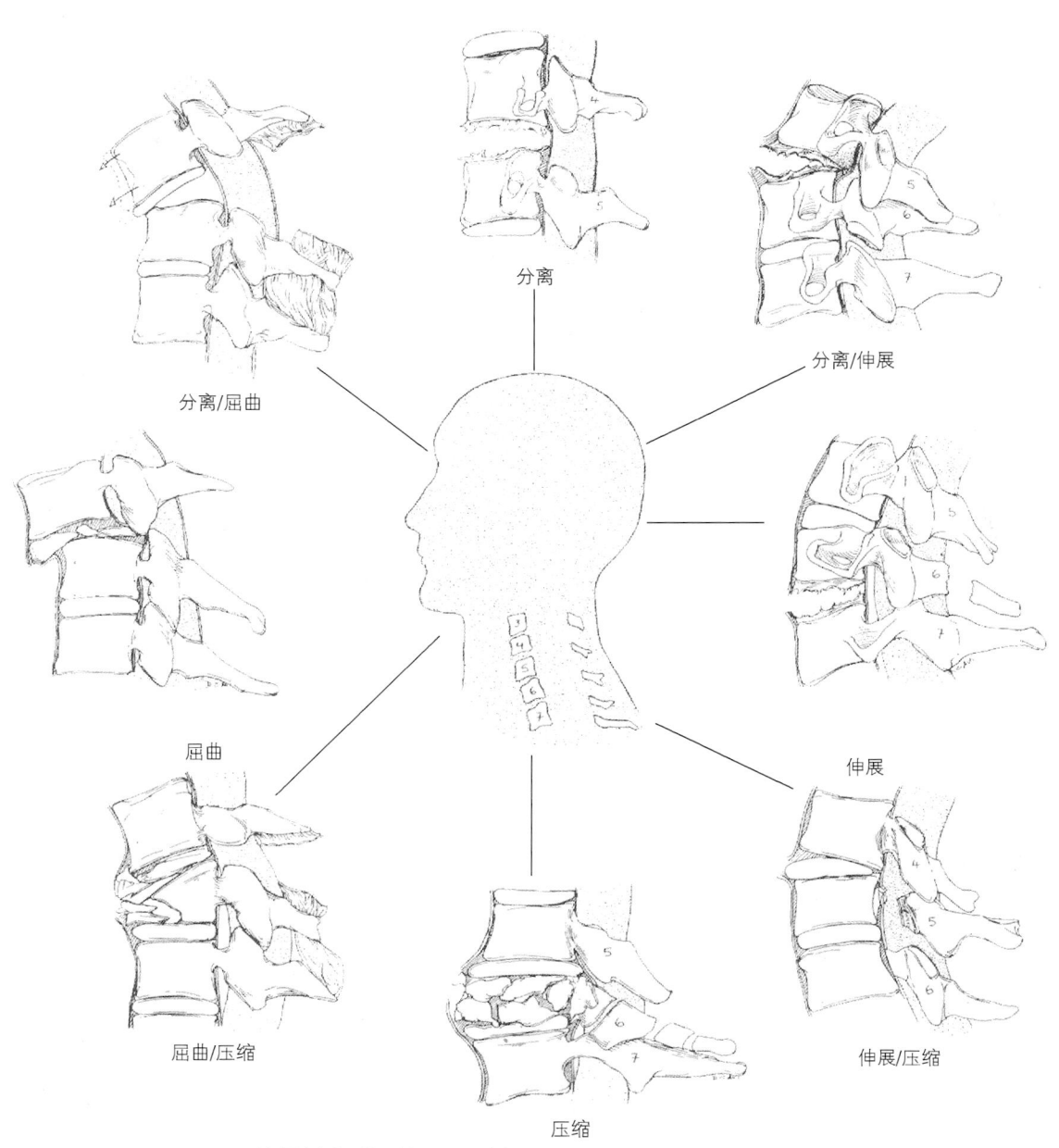

图7-1　Allen-Ferguson下颈椎骨折分型机制图示(引自 Chapman JR, Anderson PA. Cervical spine trauma. In: Frymoyer J, ed. The Adult Spine: Principles and Practice. 2nd ed. Philadelphia: Lippincott-Raven; 1997:1 270.)

间盘突出,而较少造成像低位椎体那样的爆裂性骨折或泪滴样骨折[7]。合并旋转应力时骨折形态更加复杂[8]。多种不同的损伤机制可以作用于同一患者,例如,摔倒时除了头部着地导致的颈部屈曲外,同时还伴随身体旋转导致的颈部旋转。

文献中应用最广的分类方法是一种基于病理解剖的简易分型方法。典型的损伤类型包括小关节骨折—脱位(单侧或双侧),轴向型损伤(压缩骨折,泪滴样骨折,爆裂骨折)以及伸展型损伤(泪滴样撕脱骨折,棘突骨折,侧块骨折)。虽然这种分类方法简单,但可能导致一些特殊类型的损伤无法分类,而这些特殊因素可能决定骨折治疗的方案。例如,小关节脱位伴随上关节突或下关节突骨折时,颈椎的稳定性可能比没有骨折的情况更差。虽然这种情况复位更为容易,但再脱位的可能性也更大,对此,可以选择前路或后路手术进行处理,这一点我们在后文会详细讨论。也有学者尝试将神经学分类与形态学分类结合起来建立新的分类方法,但似乎对个别患者作用不大[9]。

影像学

良好的影像学资料是进行正确分类的前提[10]。初筛时,需拍摄正位片、侧位片及张口位片。为了更好地观察颈胸交界处的情况,游泳者位或创伤斜位(患者不动而将 X 线探头倾斜)片也可应用[11]。许多特征性改变,如关节突裸露征(naked facet)、汉堡翻转征(reverse hamburger sign)等都已有描述,有助于损伤的诊断和分型[12,13]。X 线片可以发现 90% 以上的损伤[14],当损伤位于低位颈椎及颈胸交界处不易看清时,应行 CT 扫描以准确诊断[15]。侧块骨折[16~19]和部分颈椎退变患者的骨折[20]也同样难以诊断,当这类患者存在颈痛且 X 线片未发现异常时,CT 扫描有助于发现一些细微的骨折[21]。螺旋 CT 具有良好的分辨率并可进行矢状位和冠状位重建,也是一种有效的影像学诊断方式,一些医生建议使用螺旋 CT 来鉴别严重损伤和轻微伤[22]。对于脊柱关节僵硬的老年患者,诊断时更需谨慎,虽然这类患者的骨折可能不典型或影像学上看似轻微,但可能极不稳定,应把该类患者归类于晚期发生神经系统并发症的高危人群(图 7 - 2)[23]。当 X 线平片发现骨折后,CT 扫描仍能对骨折的性质作进一步的判断[24,25]。一旦颈椎骨折确诊,需加摄胸椎及腰椎正侧位片,以排除跳跃性脊柱骨折,这种骨折在患者中的发病率为 6.4%[26]。对不能行 MRI 扫描的患者,宜行脊髓造影以评估椎间盘突出或硬膜外血肿造成的椎管占位情况[27,28]。

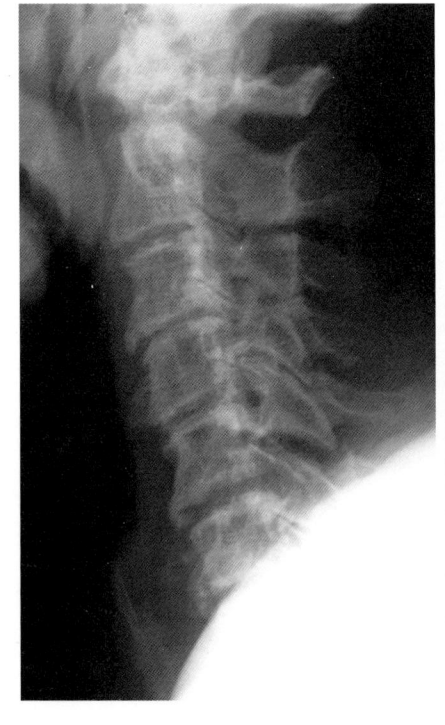 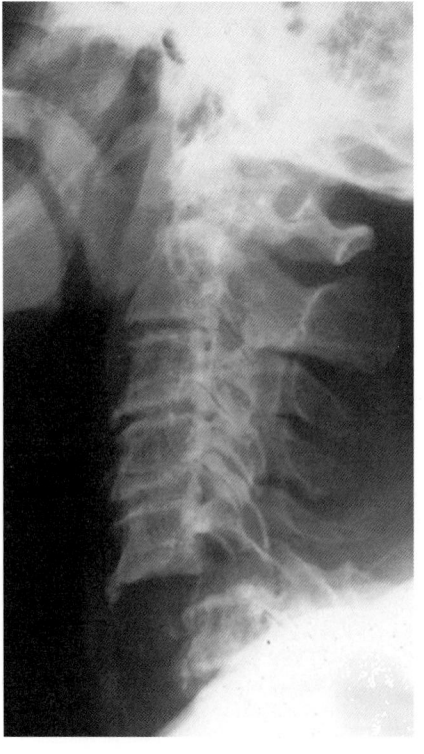

图 7 - 2 A. 一例老年患者,初始 X 线片误诊为正常。B. 在去掉颈围后发生了双侧小关节脱位。颈椎的退变增加了阅片的难度,颈椎弹性的丢失使其更加坚硬,骨折更易发生

MRI 对于颈椎损伤的诊断价值越来越高,其对韧带、椎间盘及神经组织的显影良好[29]。对小部分存在韧带损伤但初始影像可能显示正常的患者(图 7-3)[30,31],评估其颈椎稳定性时,可以拍摄屈伸动力位片,但这种做法具有危险性,可能导致继发性脱位的发生(医生不希望看到的确诊方式),此时改行 MRI 扫描更安全。这种情况可能见于 X 线平片表现正常的年轻人,也可能见于因严重颈椎退变掩盖了韧带损伤的老年人。后者由于韧带骨化,其损伤方式更倾向于骨折而非普通的韧带撕裂。MRI 在诊断小关节脱位方面也可以发挥十分重要的作用,但何时检查阳性率最高,如何对影像学资料进行判读等仍存在争论[32]。Vaccaro 等评估了韧带损伤合并小关节脱位患者的 MRI 资料[33],同时也利用 MRI 对小关节脱位复位术前后的椎间盘突出的可能性进行研究。他

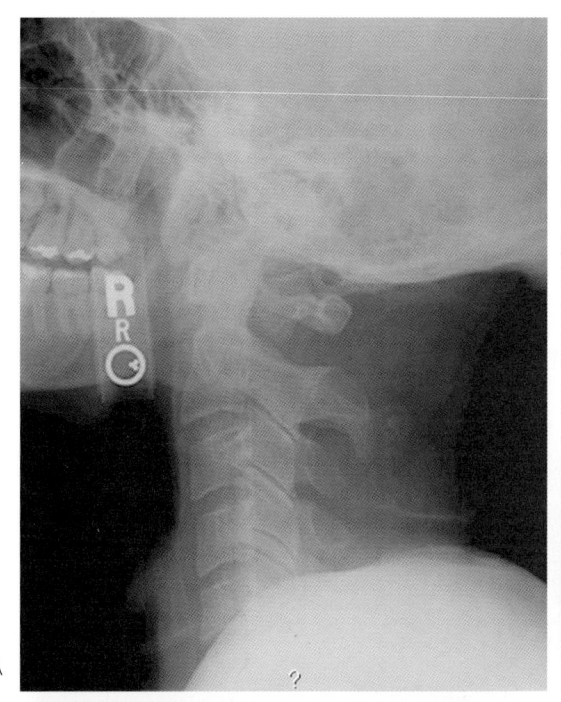
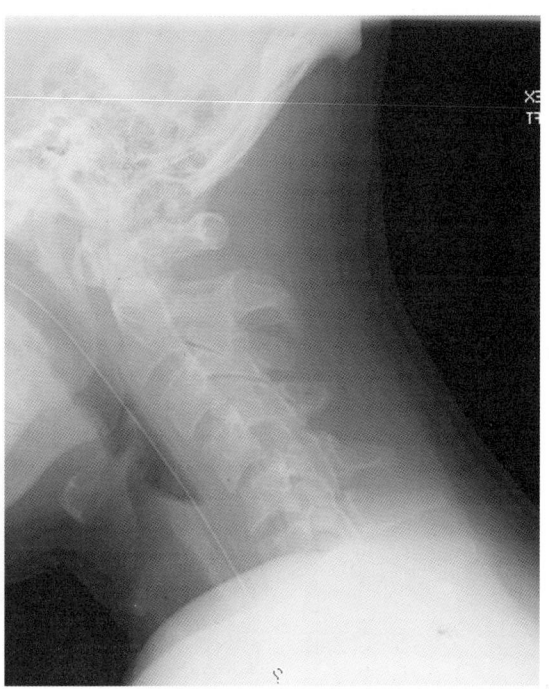
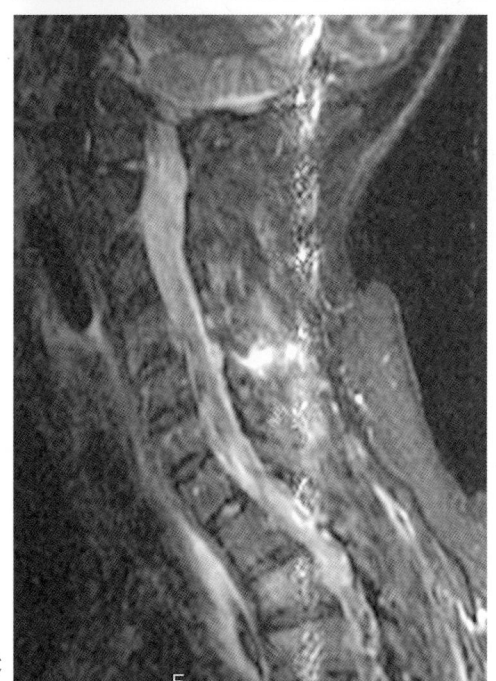

图 7-3 A. 由于颈椎序列无异常,单纯韧带损伤在初始平片中可能被漏诊。B. 颈椎不稳可由屈伸动力位片来评价。C. 通过矢状位 MRI 进一步明确

们发现[34]，11例患者中有2例在复位前存在椎间盘突出，其他9例通过清醒状态下的持续闭合牵引获得完全复位后，其中5例发生了椎间盘突出；所有患者均未出现神经症状。最后，MRI还可以应用于镇痛后患者的颈椎损伤的诊断。这种情况下，MRI筛查应适时运用反转恢复（inversion recovery）或脂肪饱和T2加权序列，以便使水肿和韧带撕裂得到更好的显示[35]。对于镇痛后的患者，诊断颈椎损伤的方法还包括牵引和屈伸运动下的动态X线透视检查[36]。

非手术治疗

许多下颈椎损伤可以进行非手术治疗，具体方法从忽视疗法到Halo支架固定各不相同。例如，棘突骨折和横突骨折为稳定性骨折，可简单地采用硬质颈围固定6周；如患者要求舒适，也可采用软质颈围或忽视疗法。虽然棘突骨折常见的损伤机制为伸展、肌肉牵拉（如典型的铲土者骨折）[38,39]，或直接暴力机制[38]，但在诊疗时也要联想到，有时屈曲机制[37]也能引起棘突骨折。当棘突骨折是由屈曲机制所致时，极可能并发潜在的后纵韧带损伤，造成颈椎不稳，从而需要更有效的治疗方式甚至手术治疗（图7-4）。屈伸运动下的X线透视及MRI都可用于鉴别屈曲性损伤和普通的伸展性损伤。单纯经横突孔的骨折通常为良性损伤，可通过颈围固定直至无不稳定征象，其间辅以对症治疗。损伤累及椎孔时，须警惕椎动脉损伤的可能[40]。

泪滴样撕脱骨折即椎体前下部的一小块骨被

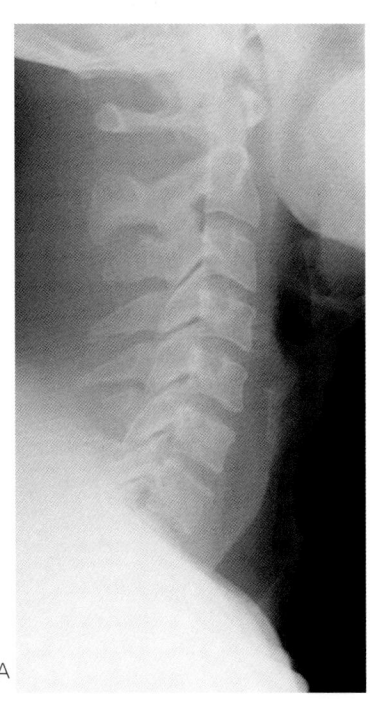 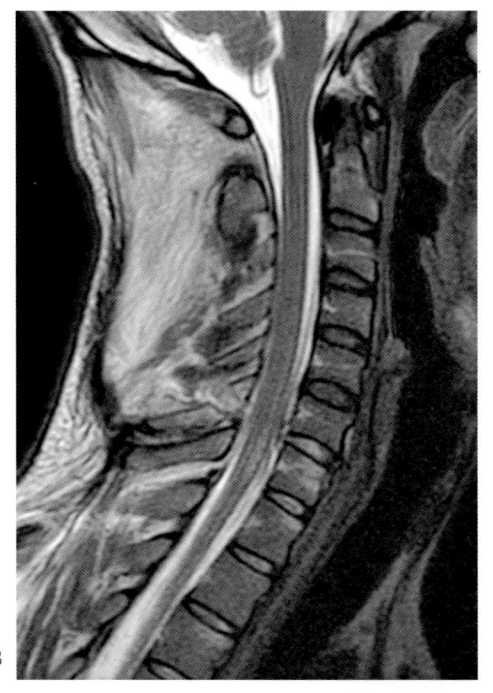 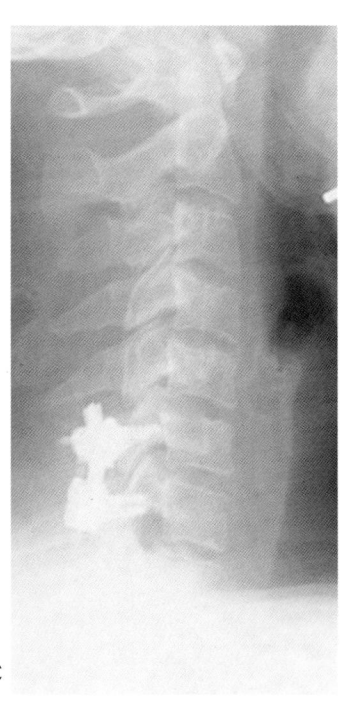

图7-4　一例不典型颈椎棘突骨折，骨折发生在棘突基底部，伴有后侧韧带损伤和椎间盘后侧的破裂。A. 颈椎侧位X线片显示C6棘突基底部骨折。B. 矢状位T2像MRI显示椎间盘后侧破裂，椎间盘信号增高，说明存在明显的屈曲损伤。C. 这些发现说明损伤的机制可能是屈曲性损伤且可能需要行手术治疗

椎间盘纤维环撕下，为典型的伸展机制所致的轻微骨折，可以采用颈围制动6周。若致伤时伸展程度较大，可能造成过伸性脱位[41]。这种情况多伴有颜面部创伤。泪滴样撕脱骨折不能与泪滴样骨折混淆，后者是由于屈曲压缩机制造成的，损伤较前者严重得多（图7-5）。后者的典型特点为四边形骨折块，这种骨折非常不稳定，只有极少数病例可采用非手术疗法。影像学上鉴别泪滴样骨折的关键包括前下方的四边形骨折块（一大块并非一小片），骨折头侧椎体向后移位，小关节增宽，椎体典型的矢状面劈裂[42,43]。

侧块骨折的严重程度各异，大多数可以通过非手术治疗成功治愈。选择治疗方式需考虑的第一个问题是患者的神经功能状况。如果存在脊髓

损伤则诊断为不稳定性骨折,需手术治疗;如果只存在单纯的神经根损伤,则可能可以采用非手术治疗,以期恢复神经根的功能;如果骨折轻微或不存在脱位,那么神经根的损伤是由于撞击造成的,此时应仔细观察影像学上的脱位情况后,选择硬质外固定支架或更加稳定的外固定,如胸—枕—颌固定器(SOMI)或Minerva石膏固定。如果骨折脱位严重,对神经孔造成危害,则应考虑手术治疗。这种脱位通常是由于旋转暴力造成,虽然可通过牵引复位,但复位后即使采用Halo架坚强固定,其再脱位发生的可能性仍然极大[44]。

对于小关节脱位的患者,少有可进行非手术治疗的情况,尤其是双侧小关节脱位。这是由于后侧韧带损伤很难达到良好愈合而足以重建颈椎的稳定性。即使采用坚强的Halo支架,复发脱位的情况也时有报道[45,46]。在一项研究中[44],仅有44%的脱位(单侧与双侧相似)采用Halo支架治疗后获得了临床稳定性,但其中多数产生了解剖结构紊乱。值得一提的是,解剖结构紊乱并未使临床疗效变差[44]。单侧小关节脱位有时比较特殊,可能可以进行非手术治疗。据报道,一名患者曾有过颈部外伤史,发生单侧小关节脱位,但当时未经治疗(图7-6)。由于对侧小关节囊是完整的,脱位侧的小关节被"锁定"在新的位置,由此形成了相对的稳定结构。如果骨性结构保持完整,患者可能不会产生临床症状,但也可能发生新的损伤或形成慢性颈痛;伤侧的小关节可能自发性融合。实际上,过去所采用的多种治疗方法,包括

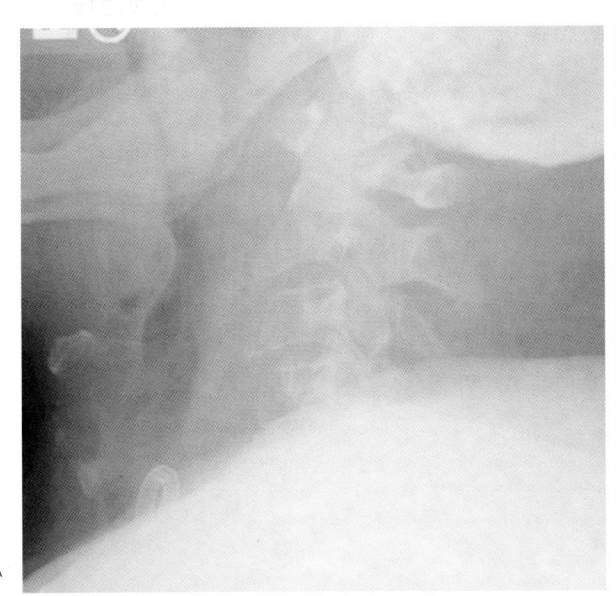
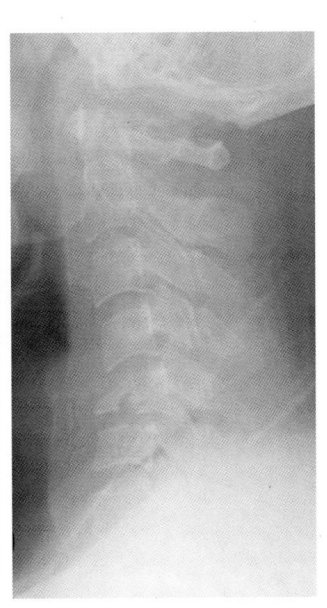
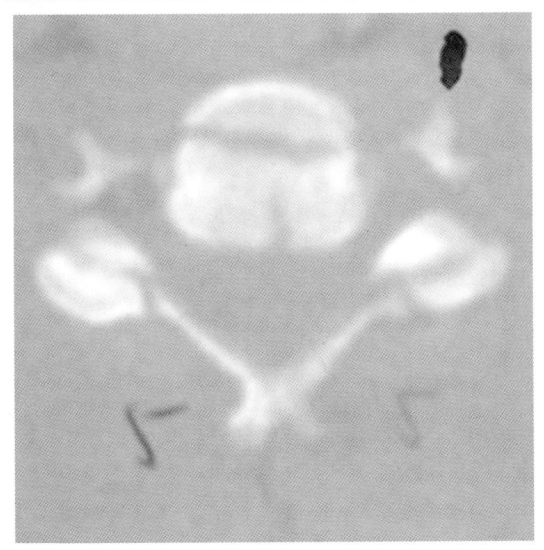

图7-5 A.泪滴样撕脱骨折为轻微损伤,其表现为椎体前下缘的一小块骨质碎片。B.这是更为严重的泪滴样骨折。C.椎体前下缘有大块的骨折块,头侧椎体后移,CT显示矢状位裂隙

对小关节脱位不予处理使其长期保持脱位状态，或采用外固定手段减少脱位程度等，其远期疼痛的发生率可能更高。

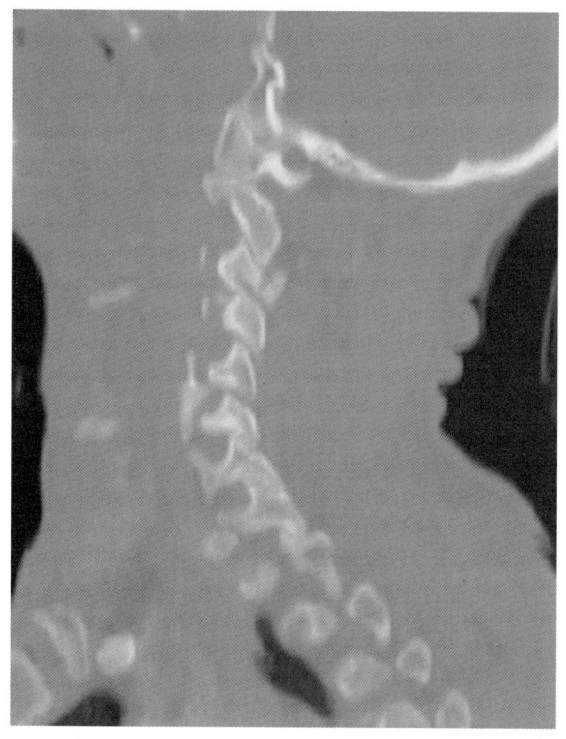

图 7-6 一例无症状已愈合的单侧小关节脱位，表现为单纯的棘突骨折

轴向应力造成的骨折，如压缩型、爆裂型及泪滴样骨折，也存在非手术治愈的可能（图 7-7）。当合并脊髓损伤时，应进行手术治疗。当无脊髓损伤时，则由韧带和骨的损伤程度来决定治疗方法，但这种情况下判断骨折的稳定性比较困难。White 和 Panjabi 曾尝试将多种损伤相关因素结合起来，采用定量的方法判断颈椎的稳定性[47]。当存在明确的后侧韧带损伤并伴有前侧骨性损伤时，应采用手术治疗。这类损伤通过 X 线平片和 CT 常可诊断，如果仍存在疑问，则 MRI 有助于进一步明确。外固定支架不能维持牵引后的复位效果，所以非手术治疗仅适用于治疗前 X 线平片上位置尚可的骨折。由于这类损伤容易发生颈椎后凸畸形，所以采用的外固定材料应该足够坚固且能提供良好的后伸力矩。尸体标本的研究证实，在压缩后伸运动时，椎管狭窄进一步加重，神经损伤的风险增加[48]。因此，采用 SOMI、Minerva 石膏或 Halo 支架固定颈椎是最佳选择。Fisher[49]等对比了 Halo 支架外固定及前路椎体次全切除术后颈椎的稳定性，发现 Halo 支架组颈椎后凸较对照组严重（分别为 11.4°与 3.5°），但与最终疗效并不相关。然而，保守治疗组 24 例中的 4 例由于颈椎解剖位置恢复不佳或神经功能损害而需转为手术治疗。

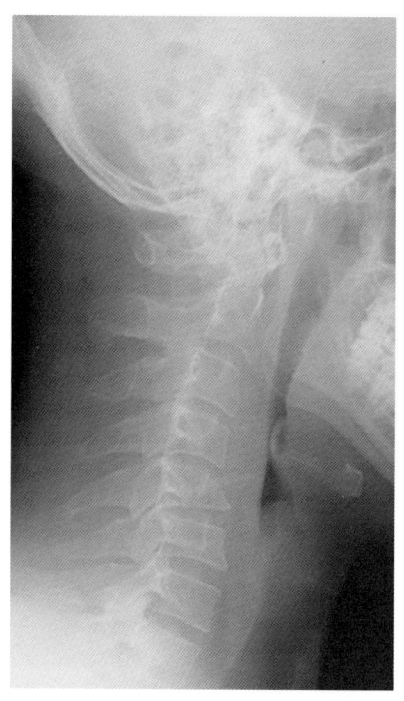
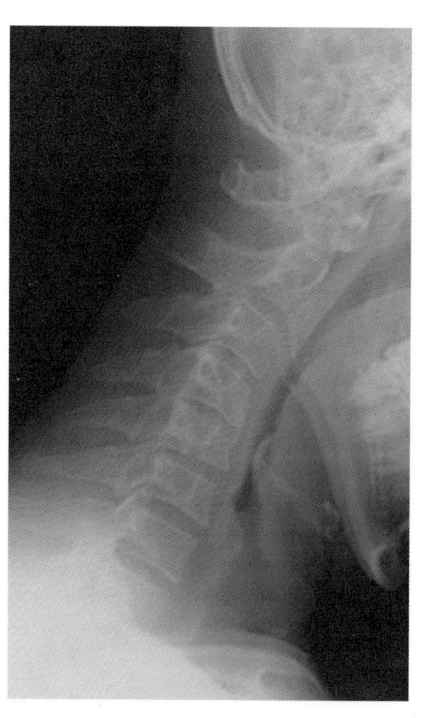
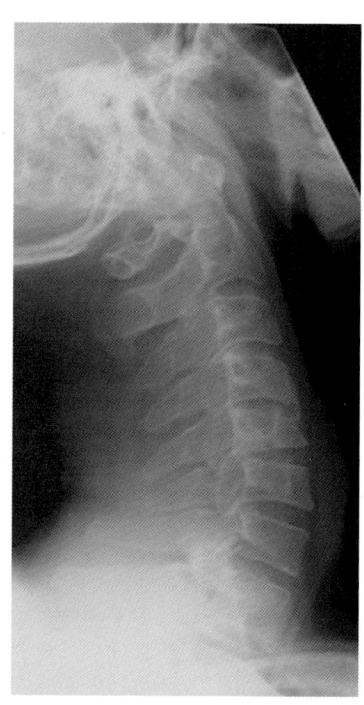

图 7-7 A.一例受伤后 4 天表现为颈痛的患者，侧位 X 线片显示轴向压缩性泪滴样骨折。患者成功地接受了 Minerva 支架固定治疗，6 个月后自由活动无颈椎移位和神经并发症，屈伸稳定。B. 受伤 6 个月后屈曲位片。C. 受伤 6 个月后伸侧位片

手术指征

一般指征

手术治疗的目的本质上与保守治疗相同,即重建颈椎稳定性,恢复解剖关系,解除致压因素,保护神经功能,减轻后发疼痛。当非手术治疗达不到上述几个目的时,需考虑手术治疗。虽然骨折形态及神经功能是决定手术的主要因素,但是也必须同时考虑患者的年龄、基础疾病、一般情况、合并损伤、并发症以及患者意愿与期望等。

神经功能障碍

神经功能障碍是最重要的手术指征。当存在神经功能障碍时,需进一步明确是脊髓损伤还是神经根损伤,脊髓损伤又分为完全性损伤和不完全性损伤。如果神经功能障碍局限于神经根,则手术指征不强烈,因为神经根是下运动神经元,即使采用非手术疗法其恢复的潜力仍然很大。如果神经根功能障碍是继发于无脱位或轻微脱位的骨折,则倾向于采取非手术疗法。但如果骨折不稳定,或骨折部位可能再次移动而造成反复损伤时,则应手术治疗。当神经功能障碍来自脊髓损伤时,则强烈提示造成脊髓损伤的骨折不稳定。虽然造成脊髓损伤的主要原因是创伤当时的撞击,但是不稳定性骨折反复移动造成脊髓进一步压迫的可能性仍然很大,因此应采取手术治疗,以进一步解除压迫,防止损伤加重。这些原则适用于所有的下颈椎损伤,但是由于损伤的类型不同,具体处理方式也各异。例如小关节脱位的病例,可以通过牵引等非手术治疗恢复颈椎结构,从而对神经进行减压;而手术则能达到稳定颈椎,防止再脱位与继发性神经损伤的目的。爆裂骨折由于骨折片向后压迫脊髓,单纯牵引并不能达到良好的复位,只能通过手术直接解除椎管压迫。

稳定性

手术的另一个主要目的是重建颈椎的解剖序列,恢复稳定性。从颈椎的稳定程度判断手术的必要性有时存在矛盾。例如,骨性损伤与韧带损伤就是比较典型且重要的一种差异,因为骨性损伤最终会随着骨质的愈合而稳定,而韧带损伤则可存在长期的颈椎不稳。

小关节脱位

双侧小关节脱位时,由于存在韧带损伤,必须进行手术以重建颈椎的稳定性,这一观点已被广泛接受[50]。对于单侧小关节脱位,治疗方法尚存在争议。单侧小关节脱位复位后的稳定性较双侧更好。决定复位后稳定性的因素之一是是否伴有上关节突或下关节突的骨折。如果存在关节突骨折,则更容易发生再脱位。如果仅通过较轻重量牵引便得以复位,则再脱位发生的可能性也更高。过度屈曲易发生小关节脱位,然而当下关节突在上关节突上前移并轻度屈曲时,脱位更容易发生。从理论上讲,不伴有骨折的小关节脱位复位后应该比较稳定;而实际上,其自发性愈合的发生率小于50%[51],在未复位的单侧小关节脱位患者中亦然。如果对单侧小关节脱位行牵引复位,则复位后的稳定性不如复位前[52],可能更加需要进行手术治疗。Beyer 等比较了 Halo 支架固定术与后侧融合术治疗小关节脱位的疗效[51,53],发现采用 Halo 支架的患者中只有25%恢复了解剖结构,而这一比例在手术组为60%。这也解释了为何非手术治疗的患者术后疼痛的发生率更高。对于这些患者,手术融合可以减轻疼痛[53~55]。对于单侧小关节脱位,如果没有其他特殊情况,作者更倾向于通过手术重建稳定性。

爆裂骨折和泪滴样骨折

由于爆裂骨折和泪滴样骨折均由压缩应力造成,因此韧带可能保持完整,而骨质破坏成为主要矛盾。如果压缩的同时伴有屈曲,则可能造成严重的韧带断裂,增加了后期颈椎不稳的可能[56]。如果患者的神经功能完好,则由畸形的程度和韧带损伤的严重性决定治疗方案。但是通常大部分患者都合并神经损害,需进行椎管减压,因此这类患者须进行手术治疗。神经症状的产生是较高的损伤能量通过脊柱传导的结果,这也增加了颈椎不稳的可能性[57]。一项研究回顾分析了针对爆裂骨折和压缩性骨折的手术治疗和非手术治疗效果,作者统计了神经恢复情况(Frankel 分级)、椎管复原情况以及矢状序列恢复情况,发现手术组的效果显著好于非手术组[58,59]。即使神经功能完全缺失,手术减压仍能促进损伤节段远端的神经根功能的恢复[60,61]。

侧块骨折

侧块骨折一般不伴有脊髓损伤；最常见的神经并发症为单一神经根损伤，但神经根症状并非手术的决定因素。这类骨折通常在 X 线平片上难以发现，而 CT 扫描的敏感度较高。骨折不稳的程度与是否并发韧带和椎间盘破损有关，这在 MRI 上更容易发现。这种损伤的不稳定多由旋转暴力造成，因此即使采用 Halo 架固定，仍很难取得良好疗效[62]。如果 X 线平片或 CT 上发现脱位大于 15% 或后伸成角大于 10°，则需进行手术治疗[44]。侧块骨折比较小，在一般的 X 线平片上很难发现，因此 Halliday 等主张应行 MRI 扫描，同时观察是否包含韧带损伤，以此来对骨折的稳定性进行判断[63]。他们总结认为，如果关节囊、棘间韧带、前纵韧带或后纵韧带中的至少三者受累，则须考虑手术治疗恢复稳定性。

手术治疗

一般原则

颈椎骨折的手术治疗只能达到三个目的：改善/重建颈椎解剖序列，通过最终融合达到稳定以及对神经结构进行减压。最佳手术方案的制订要综合考虑骨折类型、颈椎的对线和稳定性，以及是否需要对神经进行减压等。为了达到这些目的，可以选择前路、后路或前后联合入路手术。决定治疗方式最重要的因素是是否存在神经功能损害，这是必须首先考虑的一点。

如果有神经功能损害，则手术首先需要考虑如何进行减压，是否需要立即减压是个值得讨论的问题。有时牵引也可以间接达到减压的目的。例如，通过牵引可以恢复小关节脱位造成的椎管结构紊乱。但在其他情况下，如爆裂骨折，由于骨折块向后移位压迫脊髓，因此必须通过手术移除骨折块才能达到减压的效果。理想情况下我们尽量通过一次手术同时达到减压和稳定颈椎的目的，如果不行，则可能需要进行前后路联合手术。这一问题将在后面具体骨折类型中进行讨论。

小关节骨折—脱位

屈曲牵张机制是造成小关节骨折—脱位，后侧张力带结构损伤的主要原因。如果同时伴有旋转，则必然存在单侧小关节脱位，因此适合行后路手术以重建后侧张力带（视频 7-1，光盘 1）。通常在手术前通过牵引可以使小关节复位。患者收入急诊室后，当 X 线平片和 CT 扫描明确诊断时应立即进行牵引。对于意识清醒、在牵引过程中能配合进行神经系统查体的患者，牵引治疗是安全可靠的[64]。对于神经功能损害特别是部分损害的患者，及时进行急诊牵引更加重要[65,66]。有些医生建议在行闭合牵引前进行 MRI 检查，如果发现椎间盘突出，则应改行前路颈椎间盘切除术[67]。然而现有的文献并未表明当存在颈椎间盘突出时，手术治疗的效果优于非手术牵引[68,69]。牵引时，Gardner-Wells 牵引弓应置于双侧外耳道连线上，或根据骨折的不同特点（伸展性或屈曲性）适当前移或后移。牵引过程中也可利用患者的体位来保持颈椎的屈曲或伸展，以达到复位的目的[70]。值得注意的是，牵引弓须置于颅骨最大周长的尾侧端，以防止其向头侧端滑动，导致固定失败。另外，医生应确认在牵引弓的颅骨钉固定处无闭合性头部损伤导致的颅骨骨折。

初始的牵引重量从 10~15 磅开始，根据疗效逐步调节。牵引装置安装好后，需拍摄床旁牵引下颈椎侧位片，以防止发生过度牵引或枕颈分离而造成副损伤。然后开始增加牵引重量，每次增加 5~10 磅，并同时进行神经系统检查和床旁摄片。可以辅助应用一些温和的镇静药物缓解患者的紧张情绪。床旁摄片之前应间隔足够的时间，以使患者颈部的肌肉能充分松弛。在神经查体过程中，患者应时刻集中注意力并充分配合，以保证检查的有效性，这一点十分重要。牵引力量逐渐增加，直至颈椎复位，或牵引重量达到体重的三分之二[71]，或骨折处或临近椎体发生过度牵引，或患者发生了新的临床症状以及疼痛加重时停止。临床试验和尸体标本研究都支持最大的牵引重量为 140 磅[72,73]。如果需进行大重量牵引，则须采用钢制的 Gardner-Wells 牵引弓替代不影响 MRI 扫描的碳纤维牵引弓，后者的最大支持重量仅为 60 磅。对双侧小关节脱位未交锁的患者，先采用屈曲位辅助牵引，复位后将颈椎变为后伸位以恢复解剖序列。

大多数双侧小关节脱位可以在术前通过牵引达到复位。单侧小关节脱位由于倾向于发生前述的"锁定"机制，给牵引复位增加了困难。有时，当牵引使脱位的小关节彼此分离达到一定程度后，采用轻柔的手法将脱位侧的小关节屈曲并沿脱位反方向旋转，可有助于小关节复位[70]。如果在牵引复位过程中神经症状加重，不能盲目地认为是常见的椎间盘髓核突出所致而行前路手术。此时，在进行手术之前，应行 MRI 扫描尽快找到症状加重的原因，并确定手术节段和入路。Ludwig 等报道了一例因牵引过程中硬膜外血肿导致进行性神经症状加重的病例[74]。在此病例中，神经压迫来自脊髓后方，因此应行后路椎板切除减压而非前路椎间盘切除术。

对于少数闭合复位失败的病例，须行手术切开复位[75]。在进行切开复位之前，应行 MRI 检查，以明确是否并存椎间盘髓核突出，因为突出的髓核会加重术中神经功能的损伤[76]。在一项对 55 例颈椎损伤患者 MRI 的研究中，有 42% 的患者同时存在急性颈椎间盘突出。伴有前脊髓综合征的患者，其椎间盘突出的发生率则为 100%。如果存在明显的椎间盘突出，则在开放复位之前需行前路手术摘除突出的椎间盘。在椎间盘切除后，可采用多种方法达到小关节复位的目的[78]。前路手术时，可以直视椎体前缘，因此可以达到良好对线的目的，但复位后仍需拍摄术中侧位 X 线片，以确认复位满意。X 线照片观察复位的方法在下颈椎如 C6-C7 中应用较为困难（图 7-8）。对于这类情况，虽然生物力学研究显示前路手术的稳定性没有后路手术的强[79~81]，但采用前路椎间植骨接骨板内固定的处理方式可以达到充分的临床稳定。如果单纯采用前路手术处理这类损伤，需注意椎间植骨块不能太大而造成小关节过度撑开。如果存在潜在的小关节突骨折，则医生更应注意，因为骨折的形态决定了小关节的平移稳定性较屈伸稳定性更差（图 7-9）。这种情况下，需考虑再行后路手术以增强颈椎的稳定性：如果患者不伴有颈椎间盘突出，则可行后路手术；如果术中仍难以复位，可以先轻柔撑开相邻的椎板，使小关节"解锁"，然后将其移动复位[82]。也可以采用小关节突部分切除的方法，以便更加方便直接地移动小关节，而不需进行额外的撑开；但这种方法存在一定的弊端，即小关节部分切除后使相邻的小关节间接触面积减少，从而降低了后方结构的稳定性。小关节部分切除的术式适用于那些脱位时间较长，延误诊治，复位困难的病例[83~85]。

闭合复位成功后，椎管已经获得了减压，因此应选择合适的时机重建脊椎的稳定性。此时可进行 MRI 检查，评估是否存在椎间盘突出导致的椎管容积继发性减少。有时后侧张力带修复、小关节复位后，也会使脱位的椎间盘因压力增大而还纳。如果存在明显的椎间盘突出，则须行前路手术，这一点前面已经有所论述。如果无椎间盘突出，则倾向于采用后路手术的方式。后路手术需要患者俯卧于手术台上，这一步骤危险性极大，需考虑应用一些神经监测手段，包括清醒状态下的气管插管，将患者摆至俯卧位并进行神经功能检查，或在摆体位前后监测诱发电位。另外，当将患者摆至俯卧位时，须立即行床旁 X 线检查，以了解颈椎的对线关系。

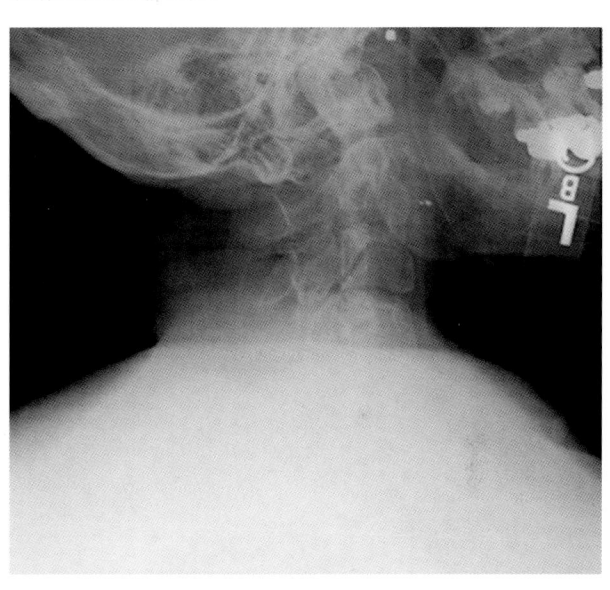

图 7-8 一例肥胖患者的颈椎侧位片，很难看清下颈椎的情况。如果对其实行颈椎前路手术，则很难在术中通过 X 线照片准确判断小关节复位的情况

后路手术时，行标准的后正中切口，注意保护椎旁软组织，不要过度破坏而影响颈椎稳定性。多种棘突间钢丝固定加棘突间植骨（或不植骨）融合的技术之前已有人详细论述[86~91]。Hadra 在 1891 年首次将棘突间钢丝作为一种内固定技术应用于临床[86]，Rogers 的棘突间钢丝技术在 1942 年广泛使用[87]。Davey 等和 Segal 等介绍了 Dewar 技术，即将髂嵴取出的两块骨的松质面修整到与颈椎形状相符，放于棘突两侧，在相邻融合节段经皮穿刺植入克氏针，固定骨块与棘突，然后在棘突和克氏针上固定 8 字钢丝。另外也有医生对 Dewar 技术进行了改良[90]。Bohlman 三重钢丝技术中钢丝不仅仅是在棘突表面环绕,而且将钢丝卡在棘突内进行 8 字固定,并采用两根独立的钢丝固定植骨块[91]。虽然这些技术已经成为历史,但它们作为一种固定技术单独应用或与现代技术结合应用时,仍是具有生机和活力的。Feldborg 等对 34 例患者采用了单纯后路钢丝固定不植骨的处理方式[92],平均随访 38 个月(12~78 个月),颈椎前凸平均丢失 7.5°,8 例发生钢丝断裂,10 例发生固定针移位,但仍有 26 例显示出前方或后方融合的征象;24 例发生后期疼痛,但大部分程度较轻。这一不太令人满意的研究结果说明,在固定的同时使

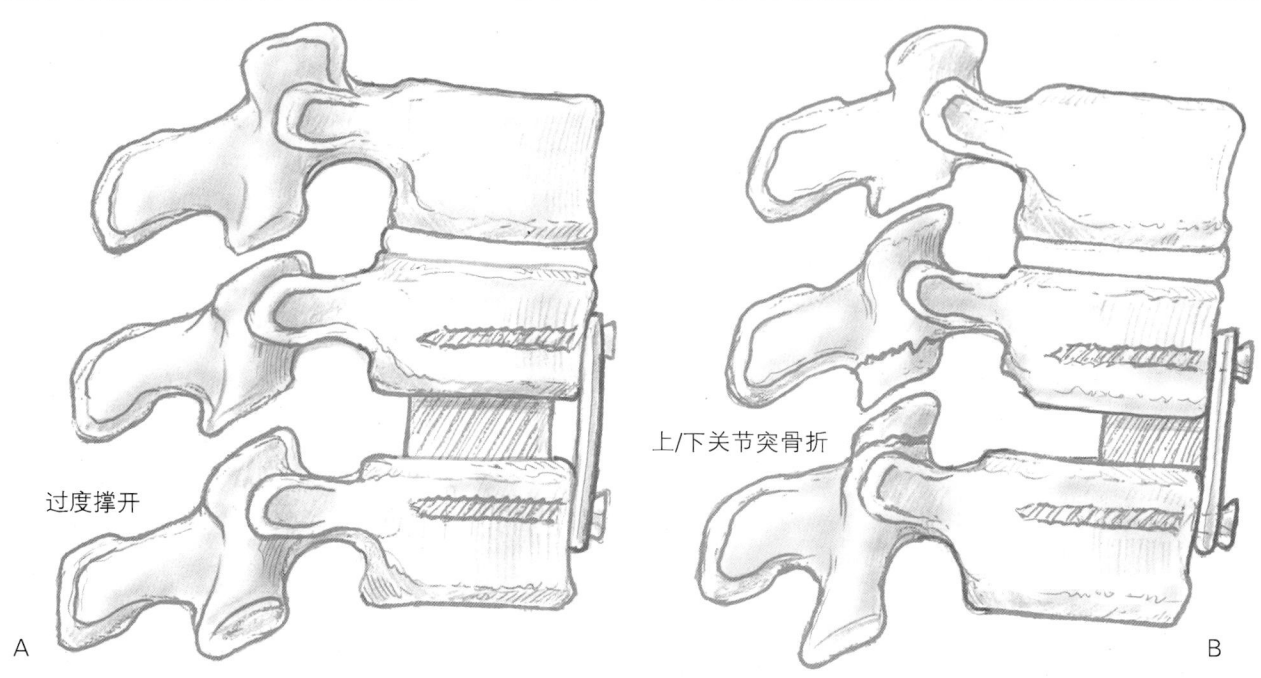

图 7-9 A. 椎间植骨使小关节过牵可使小关节解锁,同时也降低了单纯前路接骨板固定的生物力学稳定性。B. 同样的情况发生在小关节突骨折的情况下,无须屈曲颈椎即可解锁小关节,但也可以使小关节发生前后移动,降低稳定性

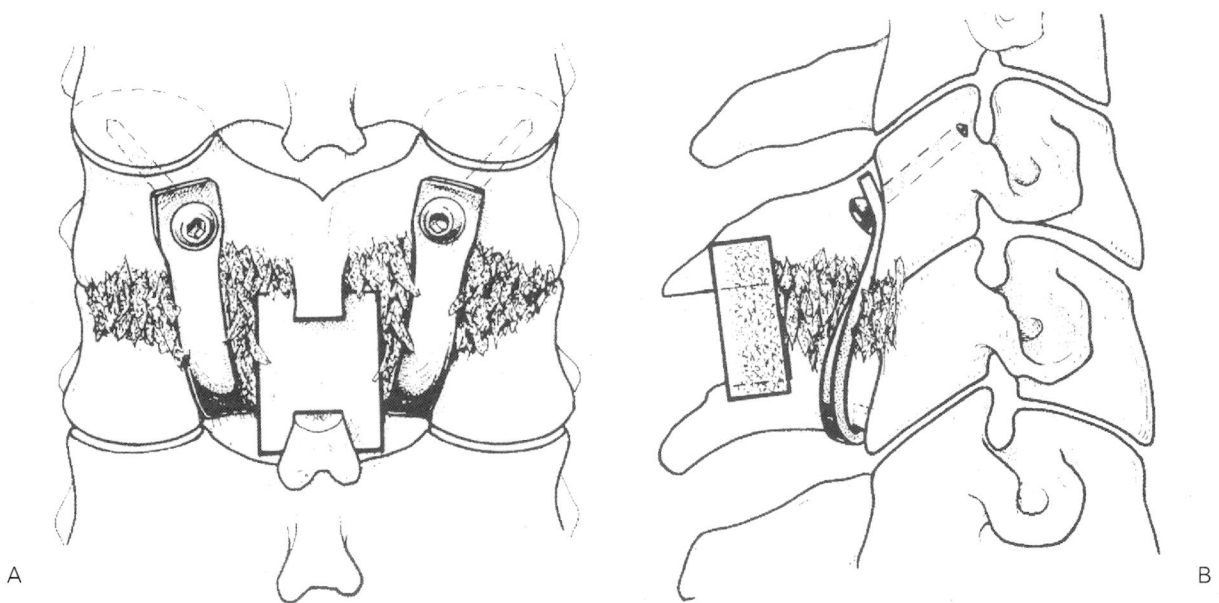

图 7-10 钩状接骨板的结构。A. 后面观。B. 侧面观[引自 Jeanneret B, Magerl F, Ward EH, Ward JC. Posterior stabilization of the cervical spine with hook plates. Spine 1991;16(Suppl 3):56~63.]

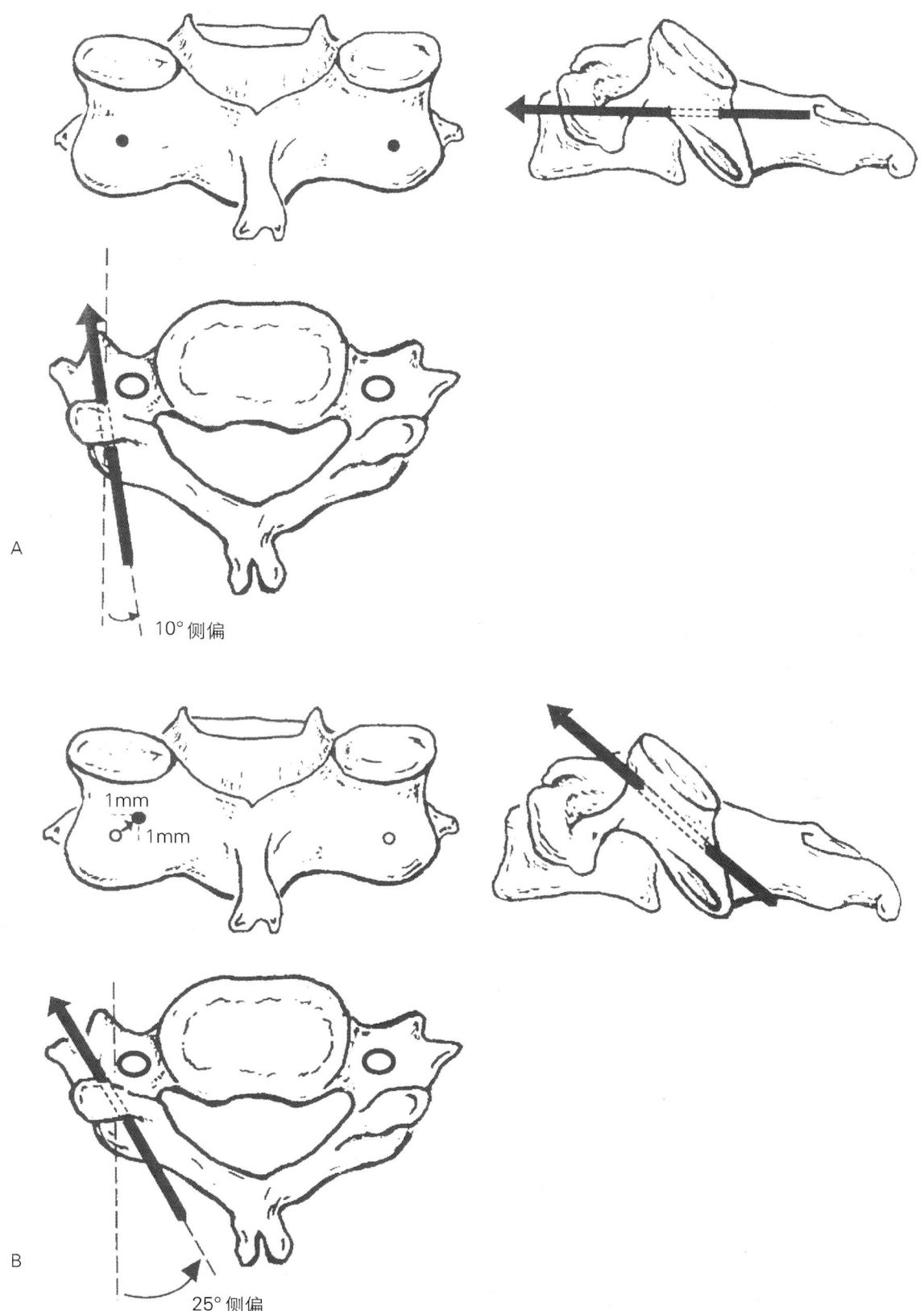

图7-11 A. Roy-Camille 技术侧块螺钉置入。B. Margerl 技术(引自 Choueka J, Spivak JM, Kummer FJ, Steger T. Flexion failure of posterior cervical lateral mass screws: influence of insertion technique and position. Spine 1996;21:462~468)

其融合是非常有必要的。生物力学研究显示,在棘突间钢丝固定的同时应用聚甲基丙烯酸甲酯可以提高固定初期植骨块表面的刚度[93],然而考虑到远期骨性融合后稳定性的恢复,以及其应用的失败率,应用于临床的必要性不大[94]。

由于钢丝直接在后正中线上对颈椎进行固定,生物力学特性表明其控制旋转的能力较差,因此对单侧小关节脱位,这一方法的治疗效果不甚理想。为了解决这一问题,可以同时应用斜行钢丝固定的方法,即钢丝从脱位节段头侧的小关节穿过,再穿过尾侧节段的棘突并固定。不管是否存在椎板骨折,斜行钢丝都可以作为一种有用的固定手段[95]。钩状接骨板是专门设计用来进行颈椎后路稳定性重建的,并可以在原位固定小关节后对棘突间植骨块进行加压(图7-10)[96]。这种装置抵抗屈曲牵张的力量较后路钢丝更强[81]。对小关节脱位的处理,除非存在椎板骨折直接压迫脊髓后方,否则不应行椎板切除[97]。因为椎板的存在有利于颈椎稳定,且椎板表面区域也为融合提供了植骨床。

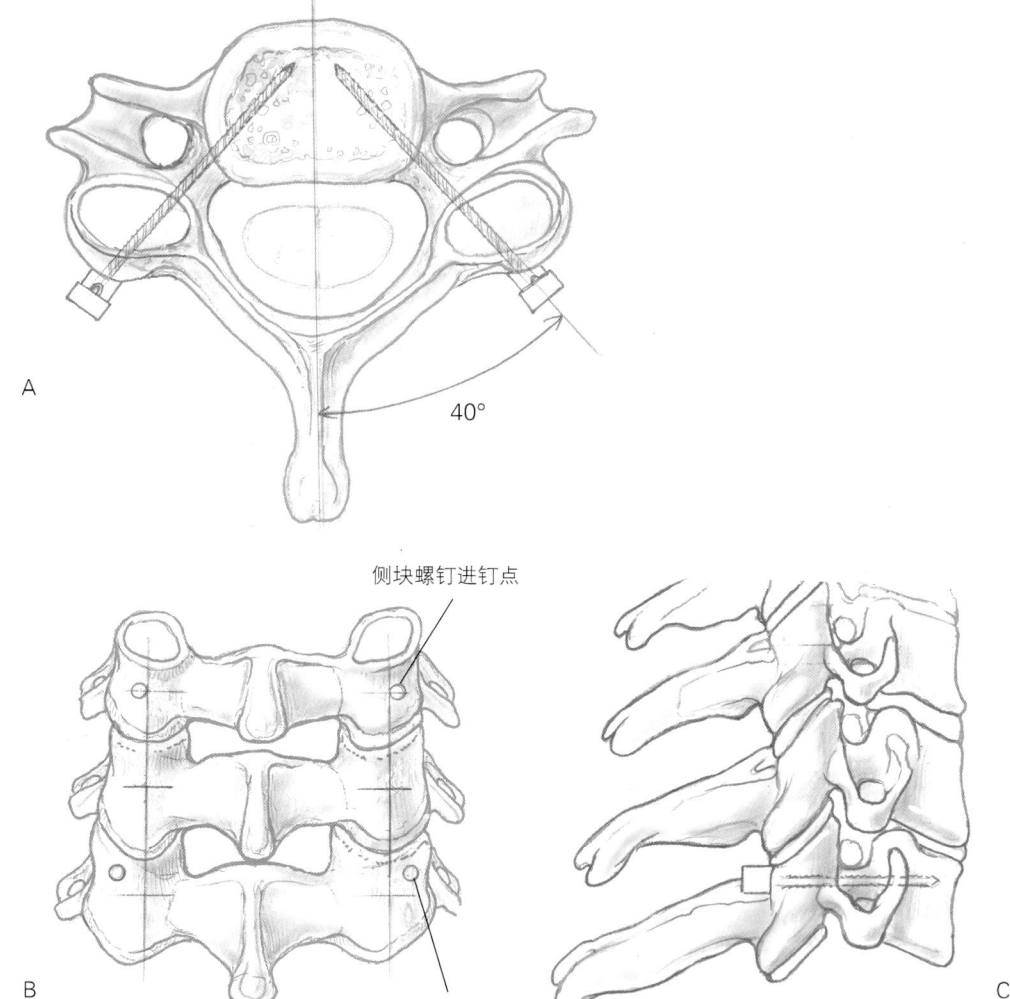

图7-12　A.C7椎弓根螺钉的水平位观。B.C5(最上节段)侧块螺钉和C7(最下节段)椎弓根螺钉不同进钉点的比较的后面观。C.显示螺钉轨迹的侧面观

Roy-Camille等首次描述了利用颈椎侧块螺钉接骨板技术进行后路固定的方法[98]。由于非中线固定,其控制旋转的效果更好,这使接骨板固定适用于单侧或双侧小关节脱位的治疗。Grob和Magerl强调,如果要达到侧块螺钉最佳的生物力学稳定性,其进钉角度要向头侧偏30°并向外侧偏10°,而非水平直接进钉(图7-11)。目前已有大量关于侧块螺钉固定技术的报道,其已成为广泛应用的后路固定技术[101,102]。在C7椎体,侧块螺钉固定强度可能不够,此时可改行椎弓根固定(图

7-12)。如果侧块螺钉滑丝或侧块存在解剖变异,可应用经关节突螺钉进行固定。尸体标本生物力学测试显示,其拔出力与侧块螺钉相似,但是该测试并未模仿侧块螺钉失败的前提[103]。最近又提出了经皮置入侧块螺钉的技术[104],但这种微创技术在临床的应用前景目前还很难预料。

作者倾向于后路固定技术,如侧块钉板固定加棘突间钢缆锁定术(图7-13),即行标准的后路正中入路。骨膜下分离椎旁肌,但不过度剥离,注意保护未损伤处软组织的附着。剥离的外侧缘应达到但不超过侧块外缘,更不应剥到侧块的前缘,以减少由此产生的静脉出血。固定的第一步先进行简单的棘突间钢丝固定。在损伤节段头尾两侧棘突的基底部分别钻一小洞,尽量靠近上位棘突的上缘和下位棘突的下缘钻孔,以降低钢缆脱出的可能。钢缆锁定后,小心置入侧块螺钉。先确定侧块的边缘和中心,然后用锥钻在中心内侧1mm预钻一孔,这可以防止在钻孔过程中器械向外侧打滑。作者喜欢用克氏针钻孔,这样可以使钻出的孔充满骨质,有利于螺钉的把持。在安装连接棒之前,先将小关节去皮质化,然后将髂骨块直接安放到小关节间。安装好连接棒后,将剩余的髂骨填充到暴露出的椎板和棘突间。术后用硬质颈围固定6~12周,具体时间根据手术重建稳定性的满意程度来决定。

也曾有人对前路手术处理小关节脱位进行过研究[105,106]。Aebi等报道了64例接受前路手术的患者,只有1例固定失败[107]。Razack等也报道了采用前路单皮质钉板固定的良好效果[108]。在闭合牵引复位后,进行前路手术也相对较为简单。如果牵引后未达到复位,则前路手术具有一定的挑战性。首先,如果医生想要通过前路手术处理难复性的小关节脱位,那么必须在手术中完成复位。许多技术可以达到这一目的(图7-14)[78,109]。其次,在行内固定之前,须证实小关节已经获得复位但未发生过度撑开。对于肥胖、颈部肌肉发达以及颈短的患者,尤其是当脱位发生在C6-C7等低位椎体时,拍摄术中影像会非常困难。这种情况下可能需要将患者翻转至俯卧位进行复位,然后再翻转至仰卧位进行内固定,这被称为"720°翻转术"。此外,如果存在较大的小关节骨折,则其稳定性更差[110],对坚强内固定的要求更高。这种情况下应考虑再进行后路手术以达到稳定的目的。术者应非常熟悉并熟练掌握各种技术,以便妥善地处理各种损伤。

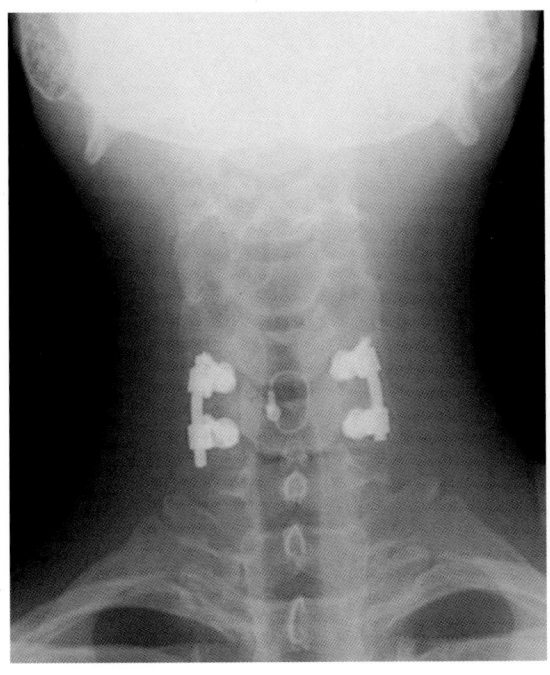
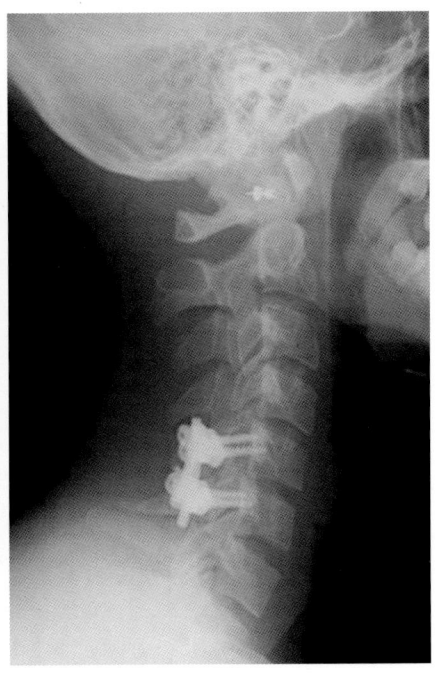

图7-13 采用后侧入路时作者(JCF)喜欢的固定小关节脱位的方法。先用棘突间钢缆固定小关节,然后行侧块钉板固定,棘突钻孔时应位于上位棘突的上端和下位棘突的下端进行,以免钢缆收紧后发生"切出"。A. 内固定置入后的正位片。B. 侧位片

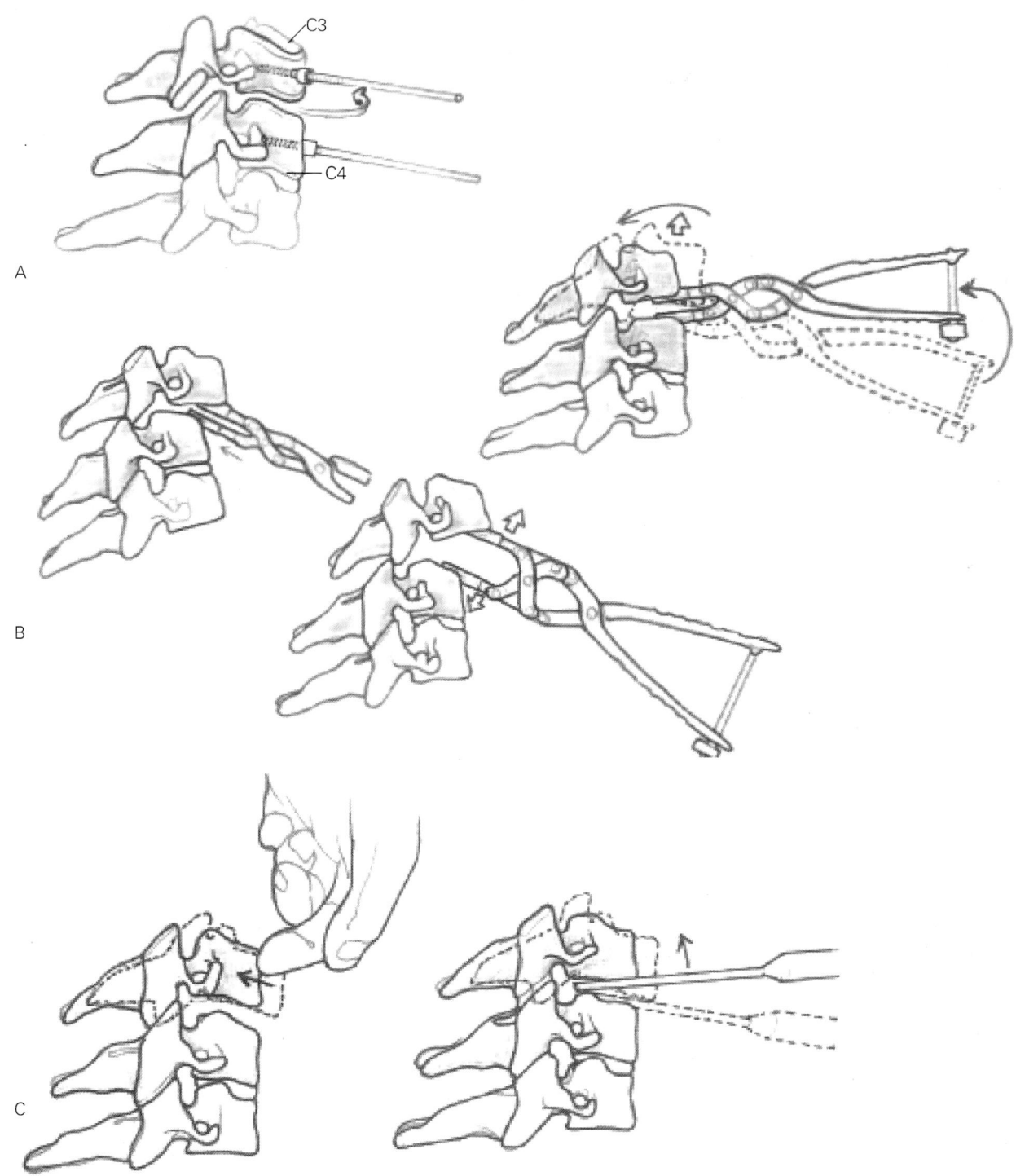

图 7-14 前路达到小关节复位的多种技术。A. 将 Caspar 装置的撑开针固定至图示位置,可以进行屈伸及旋转,有利于使小关节复位。B. 椎体扩张器可以用来使上位椎体向后移动,以达到复位的目的。C. 最后,用 Cobb 剥离器插入椎间盘后部,使颈椎牵开并使其屈曲,这样可以将上位椎体推向后达成复位[引自 Ordonez BJ, Benzel EC, Naderi S, Weller SJ. Cervical facet dislocation: techniques for ventral reduction and stabilization. J Neurosurg 2000;92(suppl 1):18~23.]

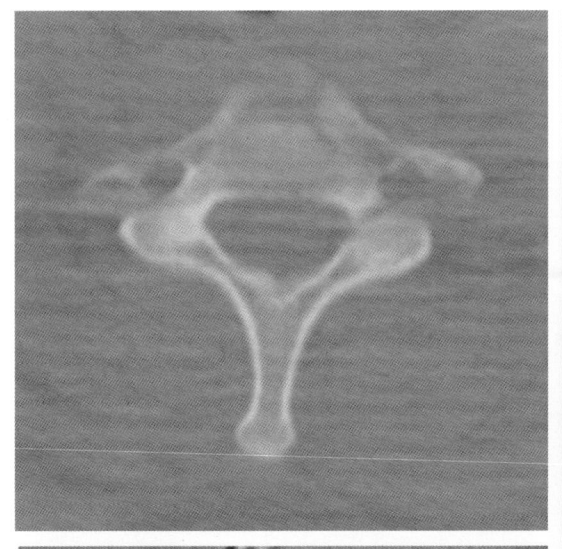
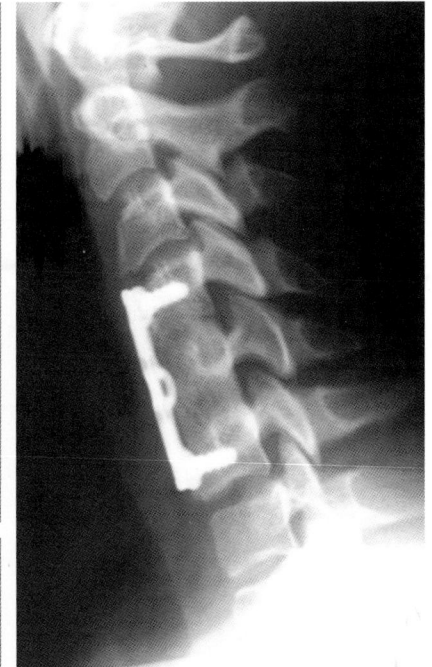
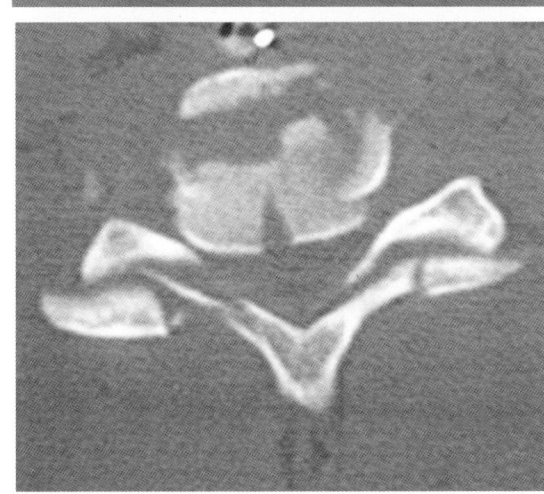
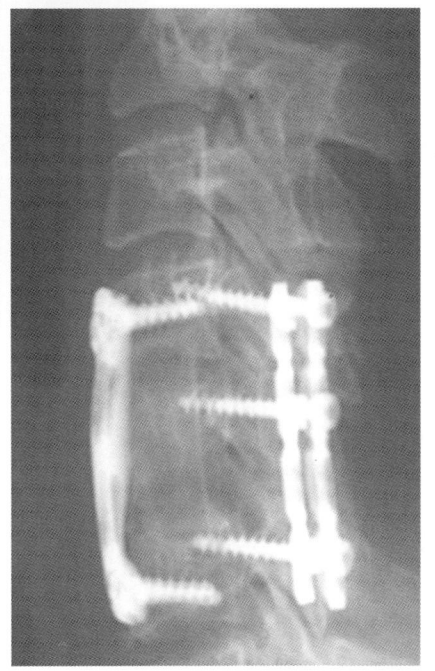

图7-15 在压缩爆裂型骨折,后侧结构的损伤情况决定是单纯行前路融合还是前后路联合融合,以确保颈椎的稳定性。A. CT横扫图像显示椎体后侧结构基本完整。B. 对A图所示的骨折,采用简单的前路固定。C. 另一例损伤CT横扫图像显示,不仅存在椎体前方损伤,同时也存在椎体后侧结构的严重损伤。D. 对C所示的病例采用前后路联合手术进行治疗

要点与技巧

- 后路手术在生物力学上具有最强的稳定性,最适合不伴有椎间盘突出的患者。
- 前路手术适用于并发椎间盘突出的患者,同时可以达到减压的目的。
- 如果采用前路手术,需注意确认复位满意且没有过度牵开;如存在小关节骨折则应比较轻微,此时可将小关节行原位固定,以获得平移的稳定性。

压缩型、爆裂型和泪滴样骨折

轴向应力导致的骨折使前柱高度丢失,最适于采用前路手术,可以直接到达病灶并进行处理[105]。典型的例子是爆裂型骨折。以往曾经采用单纯后路手术处理不稳定的颈椎骨折。但是Favero和Van Peteghem回顾了这些仅采用后路钢丝固定的病例,发现固定失败、颈椎前凸和疼痛的发生率都非常高。于是他们改为采用前路手术处理这类损伤,并也对此进行了统计分析,发现其效

果明显改善。有趣的是,他们的研究也显示,残存的颈椎后凸与疼痛密切相关。前路手术的优点是,可以为损伤的前柱提供直接的生物力学支持,而且可以在直视下将突入椎管的骨块确切取出[107,112]。前路椎体次全切除术适用于大部分椎体爆裂型、压缩型和泪滴样骨折。次全切的宽度应至少与脊髓相当,长度应从上位椎体的下终板到下位椎体的上终板。减压后采用自体或异体骨植骨加钉板固定。如果患者同时存在明显的后侧结构骨折或韧带损伤,则还需进行后路手术进一步治疗(图7-15)[113]。泪滴样骨折经常伴有后侧结构的损伤,因为其损伤机制为屈曲合并旋转。如果附加后路手术,可以行后路侧块钉—棒系统内固定。

> **要点与技巧**
>
> - 主要入路为前路,以重建前柱稳定性并进行任何必要的减压。
> - 是否附加后路手术视后侧小关节和韧带等结构的损伤程度而定。

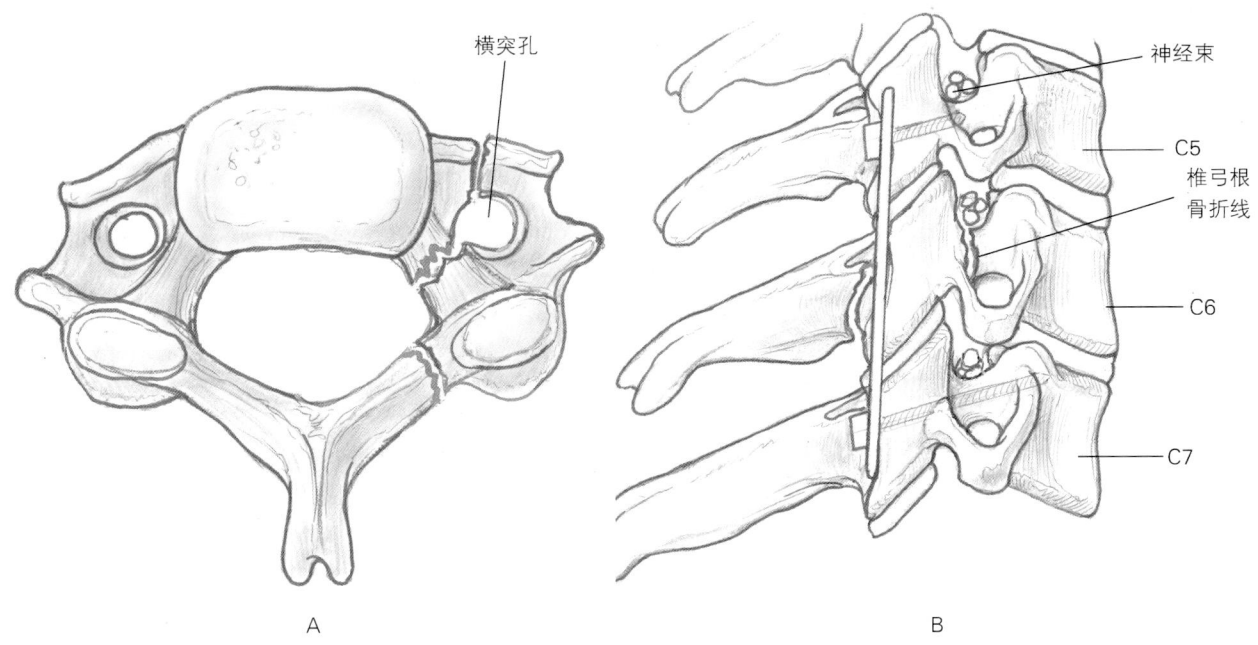

图7-16　A.如果采用后路手术固定侧块骨折,则须跨越两个节段,以对骨折达到有效的固定。B.因为当侧块骨折发生时,其与椎体的联系中断,上下小关节都失稳

侧块骨折

侧块骨折的发生机制是伸展压缩。因为侧块包含上关节突和下关节突,因此涉及两个运动节段。在有些骨折中,侧块作为其旋转轴,往往仅累及一个节段的椎间盘,使骨折更不稳定,必须行手术固定。累及的椎间盘有时可通过X线平片判断,但MRI的诊断更清楚。因为损伤首先波及的是后侧结构,典型的处理方式是后路手术。后路固定应跨越两个运动节段,因为侧块骨折后其与椎体的联系已经中断,具有极高的旋转不稳定性[114]。从生物力学的观点来看,类似棘突间钢丝固定的单纯后正中线固定并不能提供足够的抗旋转力(类似单侧小关节突脱位)。因此,C5侧块骨折时,需行后路C4-C6融合,跨越骨折的节段。侧块螺钉应置于非骨折侧的C4-C6的三个椎体的侧块,及骨折侧C4和C6椎体的侧块。

为了避免后路手术需融合两个运动节段的弊端,在椎间盘损伤节段行前路椎间盘切除椎间融合术已成为治疗这种损伤的公认术式(图7-16)[115]。由于融合节段的上或下位椎体仍受骨折影响,因此术后仍要用硬质颈围进行保护。Lifeso和Colucci比较了一系列后路和前路手术治疗侧块骨折后椎体的稳定性,发现前路手术椎体塌陷和晚期颈椎后凸的发生率更低。作者也推荐采用前路手术进行固定,因为这样就可以只进行一个节段的融合。融合的节段要依据半脱位情况或MRI上对损伤的评估来决定。需注意相邻的节段仍然存在损伤造成的不稳,但通常可以通过术后进行颈围固定而使骨折愈合。另一种可行但不常用的治疗方法是通过椎弓根钉直接固定侧块,可以使骨折直接愈合且避免了节段融合(图7-17)[116]。Magerl描述了这种技术,但是关于其预后的临床数据及操作的技术资料较少。

要点与技巧

- 后侧结构的损伤跨越两个运动节段,但前侧结构损伤常仅累及一个运动节段。
- 前路固定可以仅融合一个节段,而后路要融合两个节段。
- MRI可用于确定前方的损伤节段。

治疗结果

对下颈椎(C3-C7)损伤的患者,其神经功能的恢复情况是评价结果的主要指标,残留疼痛也影响患者的预后。然而疼痛是一种主观的描述,受到很多因素的影响,包括椎体对线情况、过度运动、残存的神经根压迫、骨不连以及多种社会心理因素等。

影响疗效的因素

椎管大小

虽然损伤前椎管的大小可以影响因骨折或脱位造成的脊髓损伤的严重程度[117,118],但是总体上对其恢复能力无太大影响[119]。然而,对爆裂型骨折的患者,通过椎管容积可以预测患者神经损害的程度以及神经恢复的潜能[120]。

减压的时机

从脊髓损伤后到实施减压手术的时间间隔可能影响神经功能的恢复和预后。Hadley等回顾了68例因颈椎小关节骨折—脱位而接受闭合或切开复位的病例[66]。在神经功能显著恢复的病例,及时减压发挥着关键的作用,且与处理方式无关。最近,Papadopoulos等基于长期对大量患者MRI资料椎管容积的研究,提出了处理颈椎损伤的早期减压原则[121]。他们对连续的91例患者进行了回顾,其中66例行早期减压,25例因各种原因而拖延了脊髓减压的时间。在早期减压组,50%的患者神经功能的Frankel分级得以显著改善,而晚期减压组这一比例仅为24%。动物实验已经证实了早期减压对神经功能恢复的意义[122~125],但是这些实验良好的结果都是建立在脊髓损伤至手术减压的时间很短的基础上,如此及时的减压在临床上并不容易实现。从创伤过程的视频来看,创伤当时发生在颈椎的瞬间形变远大于患者到达急诊室后医生看到的情形。因此很多由于创伤瞬间引起的脊髓损伤,其神经功能并不会因减压而改善。但如果残留脊髓压迫,则可能在患者移动过程中造成脊髓的进一步损伤,并可能因继发缺血或其他因素对脊髓造成二次损害。早期减压与甲泼尼龙的治疗类似,都可以减轻患者的二次损害。

Jarmundowicz等利用兔子模型研究了减压后脊髓微环境改善的情况,进一步支持了这一理论[126]。大部分脊柱外科医生都认可早期减压的意义,但当时间仓促、手术难度高时,早期减压的利弊需权衡考虑,这一观点最近以来正逐步受到重视[127]。Fehings等[129]正试图在现有文献基础上确定一些指导性原则,他们在全面细致地进行文献综述后指出,虽然神经功能Ⅱ级和Ⅲ级是早期减压的依据,但是目前并没有对神经功能Ⅰ级进行早期减压的证据。Fehlings等最后强调,尚需大量对神经损害患者的前瞻性对照研究,以确定更合理的早期减压时机与方案。

效价分析

如果对颈椎骨折的治疗进行效价分析,则可以清楚显示手术重建颈椎稳定性后,神经功能得到良好的恢复,器械康复的时间明显缩短[130]。Cotler等对比分析了手术治疗和非手术治疗患者的医疗花费情况,表明手术组较非手术组平均节省18 407.00美元[131]。

疼痛

疼痛本身尚存在许多问题,在疗效评估中的作用很复杂。疼痛的程度受到社会心理因素影响非常明显,如诉讼、工伤赔偿、抑郁以及麻醉品依赖等。这是一个复杂的需要详细讨论的问题,本章不作详细论述。无论手术治疗还是非手术治疗,恢复解剖序列都是治疗的目的,本章所引用的文献也一致说明了这一点。在一些对比非手术治疗和手术治疗同样类型骨折(应用现代的稳定方法)的文章中,作者都倾向于用手术方法重建颈椎

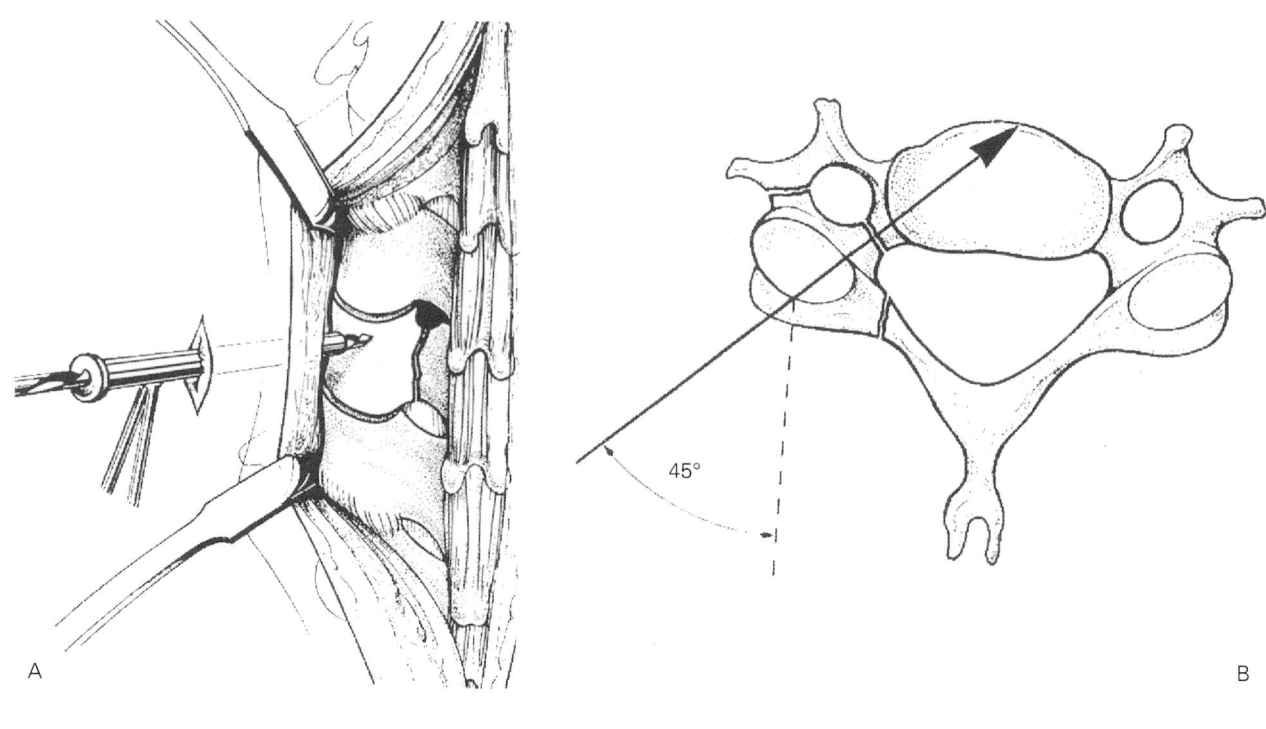
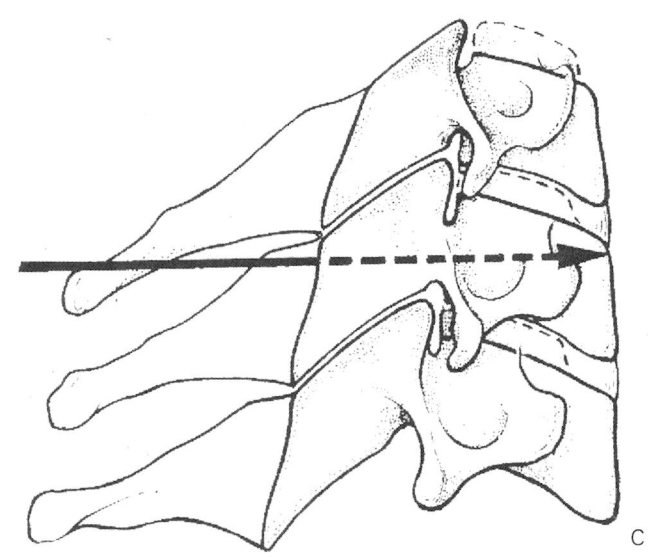

图7-17 侧块骨折时直接固定骨折的椎弓根。A. 图示通过置入螺钉对骨折进行直接固定,由图可见椎弓根螺钉置入的通道在切口的外侧。B. 横截面上理想的钉道。C. 矢状位上理想的钉道(引自 Jeanneret B, Gebhard JS. Magerl F. Transpedicular screw fixation of articular mass fracture - separation: results of an anatomical study and operative technique. J Spinal Disord 1994;7:222~229)

的稳定性并维持正常的解剖序列,但是最终颈椎解剖序列的恢复程度与疼痛并无明显相关性[44,49,51,53]。如果进行长期随访,解剖序列恢复不良的患者由于平衡失稳,邻近节段退变可能更严重,颈椎序列与疼痛的关系或许会得到新的认识。在单侧小关节脱位行原位固定的患者,后期疼痛的发生率似乎较高[132]。

手术方式的选择

在前文手术稳定性部分已提到,目前存在多种研究对不同的融合技术进行探讨,但是很少有研究对两种技术的有效性进行对比。Shapiro 等对比了治疗单侧小关节交锁的两种后路稳定技术[133],分别应用后路棘突间钢缆、侧块钉板固定术(作者推荐的术式)以及棘突间与小关节钢丝固定髂骨支撑植骨术,认为接受后路侧块钉板固定的患者颈椎后凸的发生率较低,且临床效果更好。这一结论反映了在刚度方面接骨板优于钢丝,由此可以推测,如果使用当前流行的锁定接骨板,效果可能会更好。

并发症

下颈椎损伤的并发症在很多文献中均有报

道。内固定技术相关并发症,尤其是后路接骨板技术的并发症越来越多,应引起特别注意。Heller等回顾了78例患者置入654枚侧块螺钉的相关情况,发现螺钉置入相关的神经根损伤发生率为0.6%,小关节损伤发生率为0.2%,无椎动脉损伤发生,螺钉断裂发生率为0.3%,松脱发生率为1.1%。为降低神经根损伤的发生率,医生必须熟悉侧块及其周围结构的解剖。Xu等对尸体标本进行了研究,认为侧块中点是置钉的安全位置[135]。研究表明固定失败与置钉技术不佳有关。Choueka等比较了Roy-Camille技术与Magerl技术,发现Margerl技术的优越性更为突出[136]。

另一个需要牢记的问题是,并非只有累及横突孔的骨折可以损伤椎动脉,多种情况都可能造成椎动脉的损伤[137~139]。对于需行内固定的严重骨折,据报道其发生率高达46%[140]。屈曲牵张型损伤最容易累及椎动脉[141]。屈曲牵张的程度越重,其并发椎动脉损伤的风险越高[142]。磁共振血管造影(MRA)有助于发现这类损伤[143],然而对于如何处理无症状的椎动脉损伤的患者尚无统一意见。这种情况下,MRA适用于对有椎动脉损伤症状的患者,或已明确一侧损伤,对侧椎动脉在治疗过程中也可能受损的患者进行评估。双侧椎动脉损伤的病例也有报道,其后果严重,甚至死亡[144]。一旦发现椎动脉损伤,则须对任何紊乱的颈椎结构进行复位和固定,并在患者无抗凝禁忌的情况下尽可能地进行抗凝治疗。除了椎动脉损伤,颈动脉和食管的损伤也曾有报道[143]。

新技术及展望

像许多其他部位的骨折一样,颈椎创伤处理的新技术正向着微创、减轻非损伤处手术创伤,以及促进功能恢复的方向发展。当前,髂骨植骨融合术仍然为最常见的融合方式,但是这种方式存在很多并发症。由于骨形态发生蛋白(BMP)技术的日益成熟,从髂嵴取骨的手术方式会逐渐减少。在本文撰写时,重组BMP仅获准在脊柱前路手术中应用,且美国FDA只批准其在腰椎前路融合术中与融合器合用。另外,高额的费用也限制了其在融合术中的广泛应用。当这些问题得以解决后,髂骨取骨的并发症可能会逐渐消失,通往经皮脊柱融合技术的大门可能会打开。

经皮脊柱融合术仍处在临床应用的初期,现有的资料主要是来自胸腔镜辅助侧弯矫形,前路融合器植入及后路融合技术。很少有文献介绍其在颈椎中的应用。随着影像导航技术的发展,这类颈椎手术的风险会降低,技术的准确性也会提高。目前任何关于此技术应用于下颈椎损伤的研究都尚处于试验阶段。

DVD 内容提要

视频 7-1(光盘 1)后路 C6、C7 开放复位,C6~T1 后路内固定融合术 该患者为 C6、C7 双侧小关节脱位并脊髓损伤。手术首先将持续性半脱位的小关节行开放复位,然后行后路 C6~T1 的内固定并融合,其中 T1 椎体置入椎弓根钉。

参考文献

1. Hadley MN. Treatment of subaxial cervical spinal injuries. Neurosurgery 2002;50(3 Suppl):S156-S165
2. Stauffer ES. Neurologic recovery following injuries to the cervical spinal cord and nerve roots. Spine 1984;9:532-534
3. Bohlman HH. Acute fractures and dislocations of the cervical spine. J Bone Joint Surg Am 1979;61:1 119-1 142
4. Frankel HL, Hancock DO, Hyslop G, et al. The value of postural reduction in the initial management of closed injuries of the spine with paraplegia and tetraplegia, I. Paraplegia 1969;7:179-192
5. Allen BL Jr, Ferguson RL, Lehmann TR, O'Brien RP. A mechanistic classification of closed, indirect fractures and dislocations of thelower cervical spine. Spine 1982;7:1-27
6. Torg JS, Sennett B, Vegso JJ, Parlor H. Axial loading injuries to the middle cervical spine segment: an analysis and classification of twenty-five cases. Am J Sports Med 1991;19:6-20
7. Torg JS, Pavlov H, O'Neill MJ, Nichols CE Jr, Sennett B.

The axial load teardrop fracture: a biomechanical, clinical and roentgenographic analysis. Am J Sports Med 1991;19: 355 – 364

8. Argenson C, de Peretti F, Ghabris A, Eude P, Hovorka I. Traumatic rotatory displacement of the lower cervical spine. Bull Hosp Jt Dis2000;59:52 – 60

9. Dall DM. Injuries of the cervical spine, I: Does the type of bony injury affect spinal cord recovery? S Aft Med J 1972;46:1 048 – 1 056

10. Babcock JL. Cervical spine injuries: diagnosis and classification. Arch Surg 1976;111:646 – 651

11. Ireland AJ, Britton I, Forrester AW. Do supine oblique views provide better imaging of the cervicothoracic junction than swimmer's views? J Accid Emerg Med 1998;15: 151 – 154

12. Lingawi SS. The naked facet sign. Radiology 2001;219: 366 – 367

13. Daffner SD, Daffner RH. Computed tomography diagnosis of facet dislocations: the "hamburger bun" and "reverse hamburger bun" signs. J Emerg Med 2002;23:387 – 394

14. Diliberti T, Lindsey RW. Evaluation of the cervical spine in the emergency setting: who does not need an x-ray? Orthopedics 1992;15:179 – 183

15. Matz SR, Reeder JD. Spinous process fractures in a jockey: a case report. Am J Orthop 1999;28:365 – 366

16. Smith GR, Beckly DE, Abel MS. Articular mass fracture: a neglected cause of post-traumatic neck pain? Clin Radiol 1976; 27:335 – 340

17. Pech P, Kilgore DP, Pojunas KW, Haughton VM. Cervical spinal fractures: CT detection. Radiology 1985;157: 117 – 120

18. Lee C, Woodring JH. Sagittally oriented fractures of the lateral masses of the cervical vertebrae. J Trauma 1991; 31:1 638 – 1 643

19. Nyunt BA. Unrecognized fracture through the base of superior articular facet of cervical spine presenting with transient tetraparesis. Injury 1995;26:563 – 564

20. King SW, Hosler BK, King MA, Eiselt EW. Missed cervical spine fracture-dislocations: the importance of clinical and radiographic assessment. J Manipulative Physiol Ther 2002;25:263 – 269

21. Yetkin Z, Osborn AG, Giles DS, Haughton VM. Uncovertebral and facet joint dislocations in cervical articular pillar fractures: CT evaluation. AJNR Am J Neuroradiol 1985;6:633 – 637

22. Daffner RH, Brown RR, Goldberg AL. A new classification for cervical vertebral injuries: influence of CT. Skeletal Radiol 2000;29:125 – 132

23. Mahale YJ, Silver JR. Progressive paralysis after bilateral facet dislocation of the cervical spine. J Bone Joint Surg Br 1992;74:219 – 223

24. Clark CR, Igram CM, el-Khoury GY, Ehara S. Radiographic evaluation of cervical spine injuries. Spine 1988; 13:742 – 747

25. Shanmuganathan K, Mirvis SE, Levine AM. Rotational injury ofcervical facets: CT analysis of fracture patterns with implications for management and neurologic outcome. AJR Am J Roentgenol1994;163:1 165 – 1 169

26. Keenen TL, Antony J, Benson DR. Noncontiguous spinal fractures. J Trauma 1990;30:489 – 491

27. Apple DF Jr, McDonald AP, Smith PA. Identification of herniated nucleus pulposis in spinal cord injury. Paraplegia 1987;25:78 – 85

28. Harrington JF, Likavec MJ, Smith AS. Disc herniation in cervical fracture subluxation. Neurosurgery 1991;29:374 – 379

29. Leite CC, Escobar BE, Bazan C III, Jinkins JR. MRI of cervical facet dislocation. Neuroradiology 1997;39:583 – 588

30. Herkowitz, HN, Rothman RH. Subacute instability of the cervical spine. Spine 1984;9:348 – 357

31. Rifkinson-Mann S, Mormino J, Sachdev VP. Subacute cervical spine instability. Surg Neurol 1986; 26: 413 – 416

32. Hart PA. Cervical facet dislocation: when is magnetic resonance imaging indicated? Spine 2002;27:116 – 117

33. Vaccaro AR, Madigan L, Schweitzer ME, Flanders AE, Hilibrand AS, Albert TJ. Magnetic resonance imaging analysis of soft tissue disruption after flexion-distraction injuries of the subaxial cervical spine. Spine 2001; 26: 1 866 – 1 872

34. Vaccaro AR, Falatyn SP, Flanders AE, Balderston RA, Northrup BE, Cotler JM. Magnetic resonance evaluation of the intervertebral disc, spinal ligaments, and spinal cord before and after closed traction reduction of cervical spine dislocations. Spine 1999;24:1 210 – 1 217

35. Stabler A, EckJ, Penning R, et al. Cervical spine: postmortem assessment of accident injuries-comparison of radiographic, MR imaging, anatomic, and pathologic findings. Radiology 2001; 221:340 – 346

36. Davis JW, Parks SN, DetJefs CL, Williams GG, Williama JL, Smith RW. Clearing the cervical spine in obtunded patients: the use of dynamic fluoroscopy. J Trauma 1995;39:435 – 438

37. Matar LD, Helms CA, Richardson WJ. "Spinolaminar breach": an important sign in cervical spinous process fractures. Skeletal Radiol 2000;29:75 – 80

38. Dellestable F, Gaucher A. Clay-shoveler's fracture. Stress fracture of the lower cervical and upper thoracic spinous processes. Rev Rhum Engl Ed 1998; 65: 575

-582
39. Meyer PG, Hartman JT, Leo JS. Sentinel spinous process fractures. Surg Neurol 1982;18:174-178
40. Rodriguez M, Tyberghien A, Matge G. Asymptomatic vertebral artery injury after acute cervical spine trauma. Acta Neurochir (Wien) 2001;143:939-945
41. Edeiken-Monroe B, Wagner LK, Harris JH Jr. Hyperextension dislocation of the cervical spine. AJR Am J Roentgenol 1986;146:803-808
42. Kim KS, Chen HH, Russell EJ, Rogers LF. Flexion teardrop fracture of the cervical spine: radiographic characteristics. AJR Am J Roentgenol 1989;152:319-326
43. Lee C, Kim KS, Rogers LF. Sagittal fracture of the cervical vertebral body. AJR Am J Roentgenol 1982;139:55-60
44. Sears W, Fazl M. Prediction of stability of cervical spine fracture managed in the halo vest and indications for surgical intervention. J Neurosurg 1990;72:426-432
45. Whitehill R, Richman JA, Glaser JA. Failure of immobilization of the cervical spine by the halo vest: a report of five cases. J Bone Joint surg Am 1986;68:326-332
46. Stauffer ES. Subaxial injuries. Clin Orthop Relat Res 1989;239:30-39
47. White AA 3rd, Southwick WO, Panjabi MM. Clinical instability of the lower cervical spine: a review of past and current concepts. Spine 1976;1:15-27
48. Ching RP Watson NA, Carter JW, Tencer AF. The effect of post-injury spinal position on canal occlusion in a cervical spine burst fracture model. Spine 1997;22:1 710-1 715
49. Fisher CG, Dvorak MF, Leith J, Wing PC. Comparison of outcomes for unstable lower cervical flexion teardrop fractures managed with halo thoracic vest versus anterior corpectomy and plating. Spine 2002;27:160-166
50. Wolf A, Levi L, Mirvis S, et al. Operative management of bilateral facet dislocation. J Neurosurg 1991;75:883-890
51. Beyer CA, Cabanel a ME, Berquist TH. Unilateral facet dislocations and fracture-dislocations of the cervical spine. J Bone Joint Surg Br 1991;73:977-981
52. Crawford NR, Duggal N, Chamberlain RH, Park SC, Sonntag VK, Dickman CA. Unilateral cervical facet dislocation: injury mechanism and biomechanical consequences. Spine 2002;27:1 858-1 864
53. Beyer CA, Cabanela ME. Unilateral facet dislocations and fracturedislocations of the cervical spine: a review. Orthopedics 1992;15:311-315
54. Andreshak JL, Dekutoski MB. Management of unilateral facet dislocations: a review of the literature. Orthopedics 1997;20:917-926
55. Shapiro SA. Management of unilateral locked facet of the cervical spine. Neurosurgery 1993;33:832-837
56. Romanelli DA, Dickman CA, Porter RW, Haynes RJ. Comparison of initial injury features in cervical spine trauma of C3-C7:predictive outcome with halo-vest management. J spinal Disord 1996;9:146-149
57. Carter JW, Mirza SK, Tencer AF, thing RP. Canal geometry changes associated with axial compressive cervical spine fracture. Spine 2000;25:46-54
58. Koivikko MP, Myllynen P, Karjalainen M, Vornanen M, Santavirta S. Conservative and operative treatment in cervical burst fractures. Arch Orthop Trauma Surg 2000;120:448-451
59. Bohlman HH, Anderson PA. Anterior decompression and arthrodesis of the cervical spine: long-term motor improvement, I: Improvement in incomplete traumatic quadriparesis. J Bone Joint Surg Am 1992;74:671-682
60. Yablon IG, Palumbo M, Spatz E, Mortara R, Reed J, Ordia J. Nerve root recovery in complete injuries of the cervical spine. Spine1991;16(Suppl 10):S518-S521
61. Anderson PA, Bohlman HH. Anterior decompression and arthrodesis of the cervical spine: long-term motor improvement, II: Improvement in complete traumatic quadriplegia. J Bone Joint Surg Am 1992;74:683-692
62. Bucholz R, Cheung KC Halo vest versus spinal fusion for cervical injury: evidence from an outcome study. J Neurosurg 1989;70:884-892
63. Halliday AL, Henderson BR, Hart BL, Benzel EC. The management of unilateral lateral mass/facet fractures of the subaxial cervical spine: the use of magnetic resonance imaging to predict instability. Spine 1997;22:2 614-2 621
64. Grant GA, Mirza SK, Chapman JR, et al. Risk of early closed reduction in cervical spine subluxation injuries. J Neurosurg 1999;90(Suppl 1):13-18
65. Lee AS, MacLean JC, Newton DA. Rapid traction for reduction of cervical spine dislocations. J Bone Joint Surg Br 1994;76:352-356
66. Hadley MN, Fitzpatrick BC, Sonntag VK, Browner CM. Facet fracture-dislocation injuries of the cervical spine. Neurosurgery 1992;30:661-666
67. Doran SE, Papadopoulos SM, Ducker TB, Lillehei KO. Magnetic resonance imaging documentation of coexistent traumatic locked facets of the cervical spine and disc herniation. J Neurosurg 1993;79:341-345
68. Hadley MN. Initial closed reduction of cervical spine fracturedislocation injuries. Neurosurgery 2002;50(Suppl 3):S44-S50
69. Vaccaro AR, Nachwalter RS. Is magnetic resonance imaging indicated before reduction ora unilateral cervical fac-

70. Cotler HB, Miller LS, DeLucia FA, CotlerJM, Davne SH. Closed reduction of cervical spine dislocations. Clin Orthop Relat Res 1987; 214:185-199
71. Sabiston CP, Wing PC Schweigel JF, Van Petcghem PK, Yu W. Closed reduction of dislocations of the lower cervical spine. J Trauma 1988;28:832-835
72. Star AM, Jones AA, Cotler JM, Balderston PA, Sinha R. Immediate Closed reduction of cervical spine dislocations using traction. Spine 1990;15:1 068-1 072
73. Cotler JM, Herbison GJ, Nasuti JE Ditunno JF Jr, An H, Wolff BE. Closed reduction of traumatic cervical spine dislocation usingtraction weights up to 140 pounds. Spine 1993;18:386-390
74. Ludwig SC, Vaccaro AR, Balderston PA, Cotler JM. Immediate quadriparesis after manipulation for bilateral cervical facet subluxation: a case report. J Bone Joint Surg Am 1997;79:587-590
75. Lu K, Lee TC, Chen HJ. Closed reduction of bilateral locked facets of the cervical spine under general anaesthesia. Acta Neurochir(Wien) 1998;140:1 055-1 061
76. Eismont FJ, Arena MJ, Green BA. Extrusion of an intervertebral disc associated with traumatic subluxation and dislocation of cervical facets. J Bone Joint Surg Am 1991;73:1 555-1 560
77. Rizzolo SJ, Piazza MR, Cotler JM, Balderston PA, Schaefer D, Flanders A. Intervertebral disc injury complicating cervical spine trauma. Spine 1991;16 Suppl 6): S187-S189
78. Allred CD, Sledge JB. Irreducible dislocations of the cervical spine with a prolapsed disc: preliminary results from a treatment technique. Spine 2001;26:1 927-1 930
79. Do Koh Y, Lim TH, Won You J, EckJ, An HS. A biomechanical comparison of modern anterior and posterior plate fixation of the cervical spine. Spine 2001;26:15-21
80. Coe JD, Warden KE, Sutterlin CE, McAfee PC. Biomechanical eval-uation of cervical spinal stabilization methods in a human cadaveric model. Spine 1989;14:1 122-1 131
81. Sutterlin CE III, McAfee PC, Warden KE, Rey RM Jr, Farey ID. A biomechanical evaluation of cervical spinal stabilization methods in a bovine model: static and cyclical loading. Spine 1988;13:795-802
82. Fazl M, Pirouzmand F. Intraoperative reduction of locked facets in the cervical spine by use of a modified interlaminar spreader:technical note. Neurosurgery 2001;48:444-445
83. Kahn A, Leggon R, Lindsey RW. Cervical facet dislocation: management following delayed diagnosis. Orthopedics 1998;21:1 089-1 091
84. Bartels RH, Donk R. Delayed management of traumatic bilateral cervical facet dislocation: surgical strategy: report of three cases. J Neurosurg 2002;97(Suppl 3):362-365
85. Thompson GH, Hohl M. Healed untreated anterior cervical spine dislocation: a case report. Spine 1978;3:113-115
86. Hadra BE. Wiring the spinous process in injury and Pott's disease. Trans Am Orthop Assoc 1891;4:206-210
87. Rogers W. Treatment of fracture-dislocation of the cervical spine. J Bone Joint Surg Am 1942;24A:245-258
88. Davey JR, Rorabeck CH, Bailey SI, Bourne RB, Dewar FP. A technique for posterior cervical fusion for instability of the cervical spine. Spine 1985; 10:722-728
89. Segal D, Whitelaw GP, Gumbs V, Pick RY. Tension band fixation of acute cervical spine fractures. Clin Orthop Relat Res 1981;159:211-222
90. al Baz MO, Mathur N. Modified technique of tension band wiring in flexion injuries of the middle and lower cervical spine. Spine1995; 20:1 241-1 244
91. Bohlman HH. Acute fractures and dislocations of the cervical spine;an analysis of three hundred hospitalized patients and review of the literature. J Bone Joint Surg Am 1979;61:1 119-1 142
92. Feldborg Nielsen C Annertz M, Persson L, Wingstrand H, Saveland H, Brandt L. Posterior wiring without bony fusion in traumatic distractive flexion injuries of the mid to lower cervical spine. Long-term follow-up in 30 patients. Spine 1991;16:467-472
93. Whitehill R, Reger S, Weatherup N, et al, A biomechanical analysis of posterior cervical fusions using polymethylmethacrylate as an instantaneous fusion mass. Spine 1983;8:368-372
94. Whitehill R, Cicoria AD, Hooper WE, Maggio WW, Jane JA. Posterior cervical reconstruction with methyl methacrylate cement and wire: a clinical review. J Neurosurg 1988;68:576-584
95. Cahill DW, Bellegarrigue R, Ducker TB. Bilateral facet to spinous process fusion: a new technique for posterior spinal fusion after trauma. Neurosurgery 1983; 13:1-4
96. Jeanneret B, Magerl F, Ward EH, Ward JC. Posterior stabilization of the cervical spine with hook plates. Spine 1991;16(Suppl 3):S56-S63
97. Jacobs B. Cervical fractures and dislocations (C3-7). Clin Orthop Relat Res 1975;109:18-32
98. Roy-Camille R, Saillant G, Berteaux D, Marie-Anne S. Early management of spinal injuries. In: McKibbin B, ed. Recent Advances in Orthopaedics. Edinburgh: Churchill-Livingstone; 1979:57-87

99. Grob D, Magerl E Dorsal spondylodesis of the cervical spine using a hooked plate. Orthopade 1987; 16:55-61
100. Montesano PX, Juach EC. Anatomic and biomechanical study of posterior cervical plate arthrodesis. Orthop Trans 1989;13: 205-206
101. Anderson PA, Henley MB, Grady MS, Montesano PX, Winn HR. Posterior cervical arthrodesis with AO reconstruction plates and bone graft. Spine 1991; 16 (Suppl 3):S72-S79
102. Ebraheim NA, Rupp RE, Savolaine ER, Brown JA. Posterior plating of the cervical spine. J spinal Disord 1995;8:111-115
103. Klekamp JW, Ugbo JL, Heller JG, Hutton WC. Cervical transfacetversus lateral mass screws: a biomechanical comparison. J spinal Disord 2000;13:515-518
104. Wang MY, Prusmack CJ, Green BA, Gruen JR Levi AD. Minimally invasive lateral mass screws in the treatment of cervical facet dislocations: technical note. Neurosurgery 2003;52:444-447
105. Goffin J, Plets C, Van den Bergh R. Anterior cervical fusion and osteosynthetic stabilization according to Caspar: a prospective study of 41 patients with fractures and/or dislocations of the cervical spine. Neurosurgery 1989;25:865-871
106. Jonsson H Jr, Cesarini K, Petren-Mallmin M, Rauschning W. Locking screw-plate fixation of cervical spine fractures with and without ancillary posterior plating. Arch Orthop Trauma Surg 1991;111:1-12
107. Aebi M, Zuber K, Marchesi D. Treatment of cervical spine injuries with anterior plating: indications, techniques, and results. Spine 1991; 16 (Suppl 3): S38-S45
108. Razack N, Green BA, Levi AD. The management of traumatic cervical bilateral facet fracture-dislocations with unicortical anterior plates. J Spinal Disord 2000; 13:374-381
109. Ordonez BJ, Benzel EC, Naderi S, Weller SJ. Cervical facet dislocation: techniques for ventral reduction and stabilization. J Neurosurg 2000;92(Suppl 1): 18-23
110. Raynor RB, Pugh J, Shapiro I. Cervical facetectomy and its effect on spine strength. J Neurosurg 1985;63:278-282
111. Favero KJ, Van Peteghem PK. The quadrangular fragment fracture: roentgenographic features and treatment protocol. Clin Orthop Relat Res 1989;239:40-46
112. Cabanela ME, Ebersold MJ. Anterior plate stabilization for bursting teardrop fractures of the cervical spine. Spine 1988;13: 888-891
113. Richman JD, Daniel TE, Anderson DD, Miller PL, Douglas RA. Biomechanical evaluation of cervical spine stabilization methods using a porcine model. Spine 1995; 20:2 192-2 197
114. Levine AM, Mazel C, Roy-Camille R. Management of fracture separations of the articular mass using posterior cervical plating. Spine 1992;17(Suppl 10):S447-S454
115. Lifeso RM, Colucci MA. Anterior fusion for rotationally unstable cervical spine fractures. Spine 2000;25:2 028-2 034
116. Jeanneret B, Gebhard JS, Magerl F. Transpedicular screw fixation of articular mass fracture-separation: results of an anatomical study and operative technique. J Spinal Disord 1994;7:222-229
117. Kang JD, Figgie MR Bohlman HH. Sagittal measurements of the cervical spine in subaxial fractures and dislocations: an analysis of two hundred and eighty-eight patients with and without neurological deficits. J Bone Joint Surg Am 1994;76:1 617-1 628
118. Ersmark H, Lowenhielm P. Factors influencing the outcome of cervical spine injuries. J Trauma 1988;28:407-410
119. Lintner DM, Knight RQ, Cullen JP. The neurologic sequelae of cervical spine facet injuries: the role of canal diameter. Spine 1993;18:725-729
120. Sapkas G, Korres D, Babis GC, et al. Correlation of spinal canal posttraumatic encroachment and neurological deficit in burst fractures of the lower cervical spine (C3-7). Eur Spine J 1995;4:39-44
121. Papadopoulos SM, Selden NR, Quint DJ, Patel N, Gillespie B, Grube S. Immediate spinal cord decompression for cervical spinal cord injury: feasibility and outcome. J Trauma 2002;52:323-332
122. Delamarter RB, Sherman J, Carr JB. Pathophysiology of spinal cord injury:recovery after immediate and delayed decompression. J Bone Joint Surg Am 1995;77:1 042-1 049
123. Dolan EJ, Tacute CH, Endrenyi L. The value of decompression for acute experimental spinal cord compression injury. J Neurosurg1980;53:749-755
124. Carlson GD, Minato Y, Okada A, et al. Early time-dependent decompression for spinal cord injury: vascular mechanisms of recovery. J Neurotrauma 1997; 14:951-962
125. Guha A, Tator CH, Endrenyi L, Piper I. Decompression of the spinal cord improves recovery after acute experimental spinal cord compression injury. Paraplegia 1987;25:324-339
126. Jarmundowicz W, Tosik D, Chlebinski J, Gorkiewicz Z. The effect of early decompression on the extent of changes in spinal cord microcirculation in experimental traumatic injury to the cord in rabbits [in Polish]. Neurol Neuro-

chir Pol 1997;31:1 167 - 1 175
127. Rosenfeld JF, Vaccaro AR, Albert TJ, Klein GR, Cotler JM. The benefits of early decompression in cervical spinal cord injury. Am J Orthop 1998;27:23 - 28
128. Fehlings MG, Sekhon LH, Tator C. The role and timing of decompression in acute spinal cord injury: what do we know? What should we do? Spine 2001;26(Suppl 24): S101 - S110
129. Silber JS, Vaccaro AR. Summary statement: the role and timing of decompression in acute spinal cord injury: evidence-based guidelines. Spine 2001; 26 (Suppl 24):S110
130. Murphy KP, Opitz JL, Cabanela ME, Ebersold MJ. Cervical fractures and spinal cord injury: outcome of surgical and nonsurgical management. Mayo Clin Proc 1990;65:949 - 959
131. Cotler liB, Cotler JM, Alden ME, Sparks G, Biggs CA. The medicaland economic impact of closed cervical spine dislocations. Spine1990;15:448 - 452
132. Rorabeck CH, Rock MG, Hawkins RJ, Bourne RB. Unilateral facet dislocation of the cervical spine: an analysis of the results of treatment in 26 patients. Spine 1987; 12:23 - 27
133. Shapiro S, Snyder W, Kaufman K, Abel T. Outcome of 51 cases of unilateral locked cervical facets: interspinous braided cable for lateral mass plate fusion compared with interspinous wire and facet wiring with iliac crest. J Neurosurg 1999;91(Suppl1):19 - 24
134. Heller JG, Silcox DH, Sutterlin CE. Complications of posterior cervical plating. Spine 1995;20:2 442 - 2 448
135. Xu R, Ebraheim NA, Nadaud MC, Yeasting PA, Stanescu S. The location of the cervical nerve roots on the posterior aspect of the cervical spine. Spine 1995;20: 2 267 - 2 271
136. Choueka J, Spivak JM, Kummer FJ, Steger T. Flexion failure of posterior cervical lateral mass screws: influence of insertion technique and position. Spine 1996;21:462 - 468
137. Handa Y, Hayashi M, Kawano H, Kobayashi H, Hirose S. Vertebral artery thrombosis accompanied by burst fracture of the lower cervical spine: case report. Neurosurgery 1985; 17:955 - 957
138. Vaccaro AR, Urban WC, Aiken RD. Delayed cortical blindness and recurrent quadriplegia after cervical trauma. J Spinal Disord 1998;11:535 - 539
139. Schwarz N, Buchinger W, Gaudernak T, Russe E Zechner W. Injuries to the cervical spine causing vertebral artery trauma: case reports. J Trauma 1991;31:127 - 133
140. Willis BK, Greiner F, Orrison WW, Benzel EC. The incidence of vertebral artery injury after midcervical spine fracture or subluxation. Neurosurgery 1994;34:435 - 441
141. Louw JA, Mafoyane NA, Small B, Neser CP. Occlusion of the vertebral artery in cervical spine dislocations. J Bone Joint Surg Br 1990;72:679 - 681
142. Sim E, Vaccaro AR, Berzlanovich A, Pienaar S. The effects of staged static cervical flexion-distraction deformities on the patency of the vertebral arterial vasculature. Spine 2000;25:2 180 - 2 186
143. Veras LM, Pedraza-Gutierrez S, Castellanos J, Capellades J, Casamitjana J, Rovira-Canellas A. Vertebral artery occlusion after acute cervical spine trauma. Spine 2000;25:1 171 - 1 177
144. Vishteh AG, Coscarella E, Nguyen B, Sonntag VK, McDougall CG. Fatal basilar artery thrombosis after traumatic cervical facet dislocation. Case report. J Neurosurg Sci 1999;43:195 - 199
145. Tomaszek DE, Rosner MJ. Occult esophageal perforation associated with cervical spine fracture. Neurosurgery 1984; 14:492 - 494

第八章 胸椎骨折

Rajiv K. Sethi, *Kirkham B. Wood*, *Mitchel B. Harris*

胸椎骨折通常指 T1～T10 的骨折,而 T11～T12 骨折一般归类于胸腰段骨折。胸椎骨折占到了所有脊柱骨折的 10%～20%[1~3]。由于其多合并其他损伤,而且行急诊放射学检查时显像不满意,因此在急诊室时往往被忽视,从而导致了较高的病死率。由于胸椎的特殊解剖学特点,较高的暴力应力才足以破坏其骨结构,因此胸椎骨折往往合并多发伤及脊髓损伤[4~8]。Meyer[1] 曾报道在一项历时 15 年的回顾性研究中,发现 63% 的上胸椎骨折病人合并完全性脊髓损伤。因此,首诊的创伤医生需要非常熟练地掌握骨折模式、生物力学以及胸椎骨折的处理等。

生物力学

胸椎的生物力学不同于颈椎和腰椎。胸椎通过肋椎关节(costovertebral joint)与肋骨相连。肋椎关节由肋横突关节(costotransverse articulation)和肋骨头构成,其对于胸椎的节段稳定性发挥着重要作用,尤其是胸椎在进行伸展、侧方弯曲和旋转运动时[9]。因此,绝大多数胸椎骨折都发生在屈曲时,此时肋骨的抗负荷能力下降,而脊柱的轴向负荷进行性改变。当肋椎关节受损时,胸椎运动节段的稳定性即显著性下降。当判定病人伴有肋椎关节损伤时,必须审慎评估脊柱的临床稳定性。尽管肋骨对脊柱有坚强的支持,但临床中那些发生侧方肋骨骨折、采用保守治疗的病人,并未见发生晚期的畸形[7]。

胸骨是维持胸椎稳定性的另一个重要因素。当胸部受到高能量创伤时,胸骨亦会发生变形(buckling),甚至骨折。这一类型的损伤最多见于交通事故急刹车时,(胸部)受到方向盘或仪表盘的撞击[10]。胸骨的这种变形或者骨折具有非常重要的意义,缘于肋骨和完整的胸骨可以被视为"第四柱"(位于前方),其有助于增加胸椎的稳定性,抵抗屈曲和伸展的应力[11,12]。Andriacchi 等计算发现,肋骨和胸骨存在时,脊柱承受压应力的能力可增加 4 倍[13]。脊柱手术中为了显露而切除 1～2 根肋骨,通常并不会影响胸椎的稳定性,除非胸骨的一部分也同时被切除[13]。因此,即便是仅有轻微的胸椎楔形压缩骨折,如果伴有胸骨骨折移位或重叠,都应视为潜在的脊柱不稳定,均须行连续性评估以避免发生进一步的后凸畸形,以及慢性背痛、畸形和神经损伤的可能[14]。

骨折分型

临床常用的胸、腰椎骨折分型是基于 Margel 等首先提出的分类系统的[15,16],几乎涵盖了所有类型的骨折(图 8-1)。在这一分类中,骨折根据其骨和软组织破坏严重程度的增加而依次排列,相应脊柱的稳定性也逐渐降低。共有三种主要的骨折类型:A 型骨折为主要累及前方椎体的压缩骨折;B 型为牵张型损伤,包括以后方的韧带结构损伤(B1 型)为主,或骨性结构损伤(B2 型)为主;C 型骨折为多方向的损伤,多见于水平方向和旋转,常同时累及前柱和后柱。C 型骨折通常表现

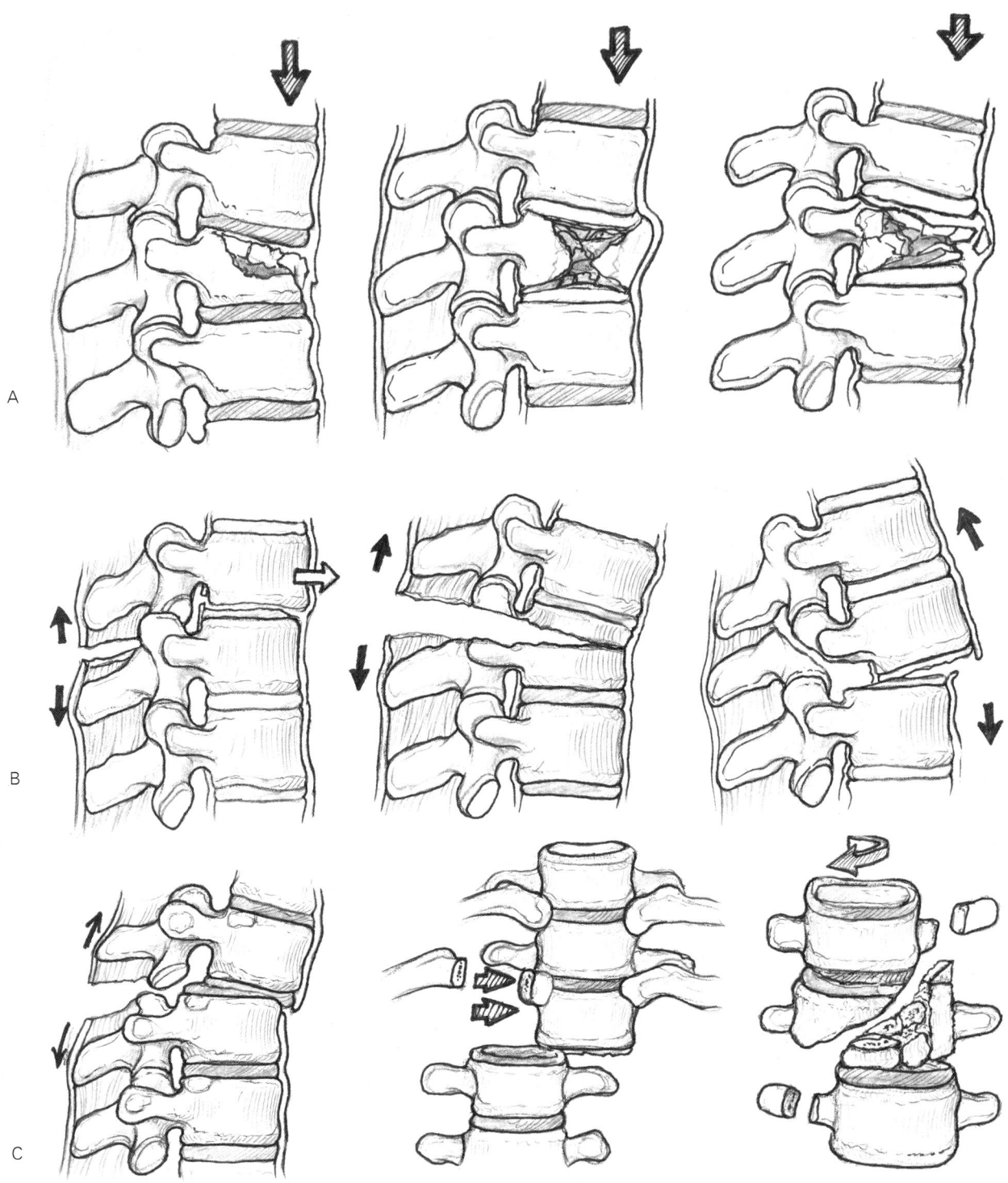

图 8-1 Gertzbein 提出的胸椎骨折分类系统简图。A.（由左至右）压缩骨折；矢状面劈裂压缩骨折；爆裂骨折。B.（由左至右）后方分离，韧带结构为主；后方分离，骨结构为主；前方经椎间盘的分离。C.（由左至右）压缩损伤伴旋转，B 型损伤伴旋转；旋转剪切型损伤（引自 Gertzbein SD. Spine update. classification of thoracic and lumbar fractures. Spine 1994；19：626~628）

为骨折—脱位,也是所有脊柱损伤中最不稳定的一种,往往在转运至医院的过程中神经损伤加重[17]。

轻度损伤

胸椎轻度损伤主要包括棘突、横突和椎弓峡部的骨折,或者单独小关节或椎板的骨折。这一类型损伤很少并发神经系统的后遗症,并且多不影响脊柱稳定性。对这类骨折的处理通常使用非手术疗法,包括密切观察或支具治疗。根据症状的严重程度进行镇痛或者限制活动。

严重损伤

压缩性骨折

胸椎压缩性骨折(A1、A2 型)表现为压应力所致的椎体前方的破坏(图 8-2)。单纯压缩性骨折椎体后方结构并未遭破坏,亦未有骨性结构突入椎管。压缩性骨折是胸椎最常见的骨折,占所有严重脊柱创伤的 50%[13]。尽管胸椎的各个节段均可发生压缩性骨折,但最常见于 T6~T8 水平,这是由于这一水平处于胸椎生理弯曲的顶点,其前柱所承受的轴向负荷最大。

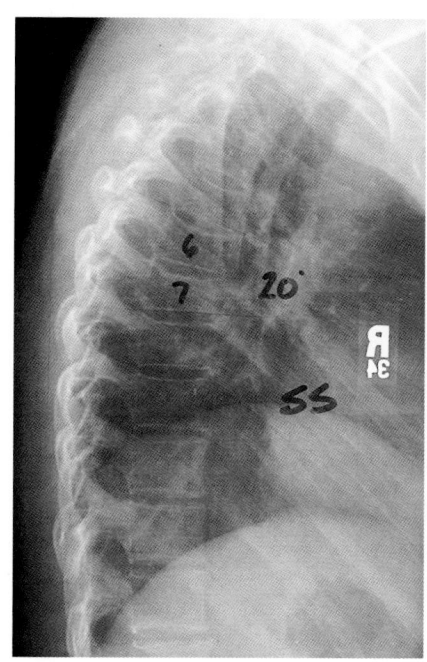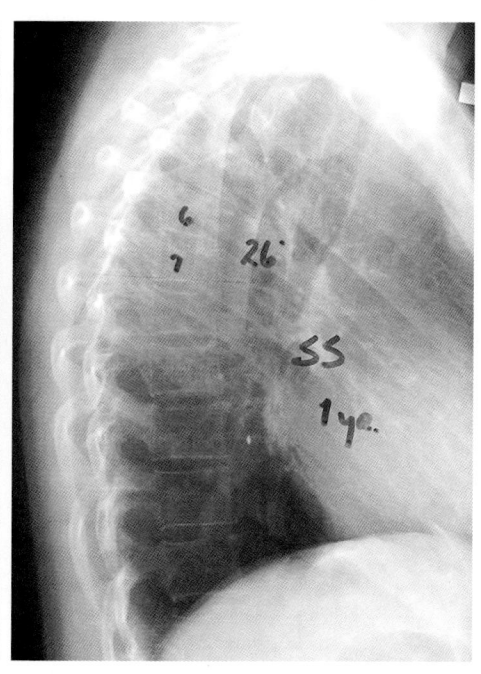

图 8-2 A.23 岁女性车祸伤,胸椎侧位片示 T7 压缩骨折,治疗措施为胸—腰支具固定 2 个月;B.12 个月后侧位片显示椎体轻微楔形变,病人无疼痛

爆裂骨折

与单纯压缩骨折相比,胸椎爆裂骨折(A3 型)表现为更严重的椎体的轴向损伤,椎体的后方皮质可突入椎管并造成神经损伤。胸椎的爆裂骨折并不如胸腰段(T10~L2)那样常见,这可归因于多方面的因素。其中主要是由于胸段脊柱的生理性后凸,使得应力作用于椎体的前方;此外,周围的肋骨也对之提供了有力的支撑[3,18]。如果拍摄侧位片,可以显示椎体后缘的连线中断,椎体高度丢失(图 8-3)。与胸腰段和腰椎相比,胸段脊髓的体积近似而椎管容积相对较小,因此上胸椎的爆裂骨折往往导致不同程度的脊髓损伤。

屈曲—牵张型损伤(Flexion-Distraction Injuries)

胸椎的屈曲—牵张型损伤(安全带损伤,seat-belt injury),表现为在屈曲和牵张应力下,胸椎后方以韧带结构为主(B1 型)或以骨结构为主(B2 型)的损伤(图 8-4)。屈曲—牵张型损伤实际上多见于胸腰段和腰椎,此处缺乏肋骨和胸骨的支撑,而胸椎少见。根据骨和韧带结构损伤的程度,屈曲—牵张型损伤又可分为多种亚型[19]。前方的椎体楔形变多比较轻,而前纵韧带(ALL)可保持完整。

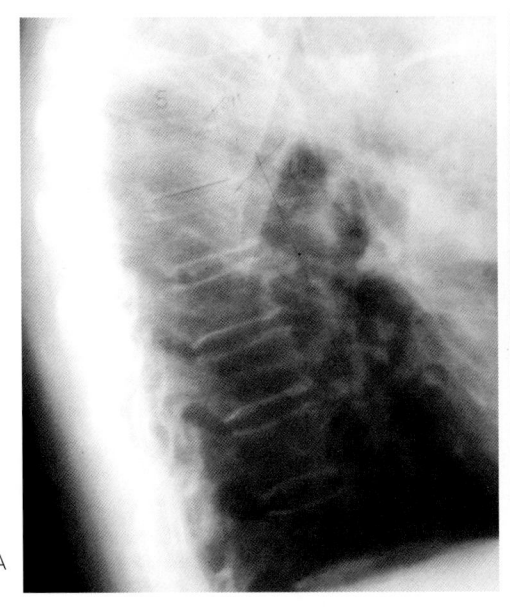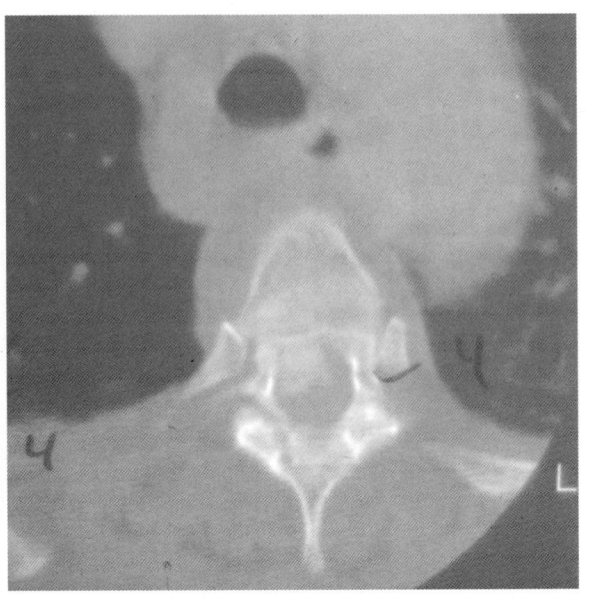

图 8-3　A.39岁男性,被金属横梁击中上背部,侧位片示 T4 椎体爆裂骨折,注意椎体前、后缘高度的丢失。B. 通过骨折平面的轴向 CT 扫描,可精确地显示骨折的形态,注意肋椎关节仍保持完整

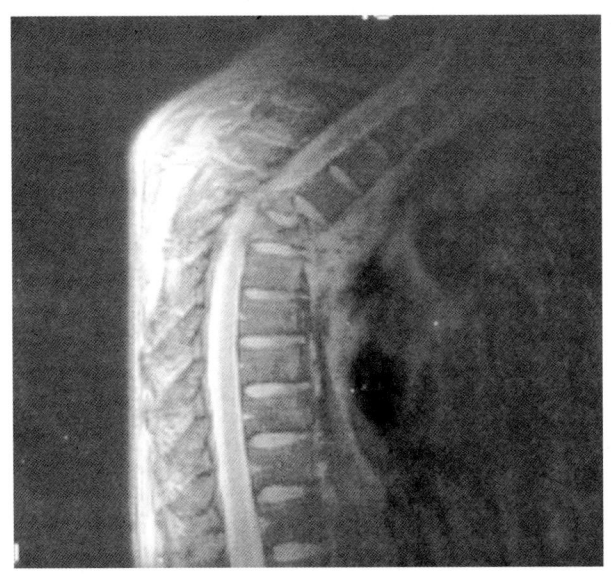

图 8-4　17 岁男孩从 2 楼阳台跌下,矢状位 MRI 图像显示中段胸椎屈曲—牵张型损伤

骨折—脱位

骨折—脱位(C 型)是胸椎损伤中最为严重的一种,其表现为在压应力、张应力、旋转和剪切应力的联合作用下,脊柱的前方、后方结构均发生破坏,极度不稳定[18]。胸椎骨折—脱位为高能量损伤造成,多合并神经损伤[1,3]。

X 线片检查(the radiographic hallmark)往往显示椎体在冠状位或矢状位的水平或旋转移位(图 8-5),CT 检查易于发现骨折。然而,轴位像通常难以发现潜在的水平移位,此时有必要行矢状位成像和重建。

过伸型损伤(Hyperextension injuries)

胸椎的过伸型损伤(B3)主要表现为前柱的破坏,由于胸骨、肋骨和前纵韧带的保护作用,这一类型的损伤少见。通常见到的胸椎过伸型损伤中,明显的前柱损伤少见,而往往合并后柱的压缩。前方的椎间隙增宽、矢状面上的移位,以及椎体下终板的撕脱骨折是这类骨折的影像学特点(图 8-6)。前方韧带的撕裂在 MRI 上显示得最为清晰。

由于前纵韧带撕裂和后柱的压缩,这类骨折都是不稳定型骨折。手术固定时应避免过牵,亦不能单纯作为后方张力带来进行固定。椎弓根钉系统能提供节段性三维固定,特别适合于这类不稳定性的损伤。

强直性脊柱炎(AS)/弥漫性特发性骨肥厚(DISH)

病理性骨病变如 AS 和 DISH 造成骨的脆性增加,即便是轻微外伤也使骨折的机会增加[20]。DISH 引起的骨折大多通过椎体,而强直性脊柱炎所致的骨折则多是通过椎间盘。两者的预后取决于损伤的机制、骨韧带损伤的严重程度,以及是否合并神经损伤[21]。强直性脊柱炎的病人由于大多

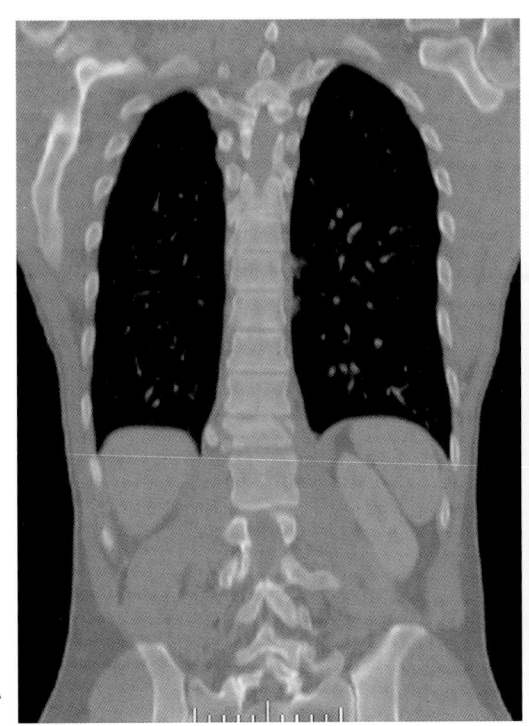
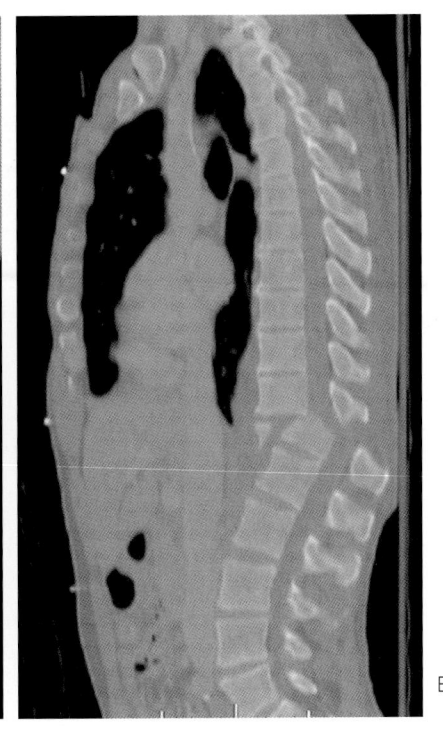

图8-5 35岁男性,从20英尺高房顶坠下,背部着地,双下肢全瘫。A. 冠状位CT重建。B. 矢状位CT重建

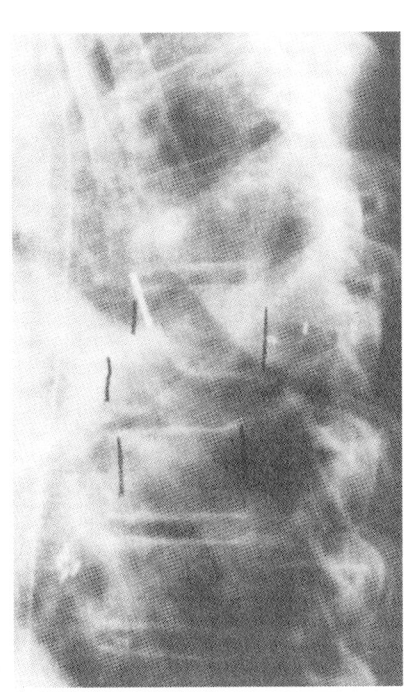

图8-6 63岁女性,车祸伤后致伸展型骨折—脱位。侧位像显示前方椎间隙增宽,椎体向后方移位

数韧带已经骨化,难以抵抗过伸应力。因此即使仅合并轻微的创伤,强直性脊柱炎病人也较普通病人更容易发生硬膜外血肿。MRI可以很好地显示硬膜外出血,其表现为硬膜外的占位,向远端逐渐变细并压迫脊髓。根据神经受损的严重程度和潜在可能性,通常行急诊椎管减压以解除压迫。值得注意的是,这类病人多伴有高病残率和死亡率。

放射学评估

对多发伤病人而言,诊断上胸椎骨折相当棘手。其临床表现往往难以鉴别,尤其是在合并肢体骨折、脑外伤,或者胸部外伤需要辅助呼吸时[21]。如果病人不伴有神经损伤,潜在的不稳定骨折可能会被漏诊。只有5%~27%的病人的多发性,经常为非连续性脊柱骨折能够被发现,而且通常见于下腰椎或颈胸交界处[4,5,8,22,23]。如果发现有明显的胸椎骨折,则对于脊柱的其他部位均应行详细的影像学检查;反之亦然,当发现颈椎或腰椎骨折时,亦应对整个脊柱进行轴向的评估,这可以通过高速CT扫描和重建来完成。

如果考虑有孤立性的胸椎损伤,应首先于卧位(adequate supine)行前后位(AP)和侧位(cross-table lateral radiographs)X线检查。病人就诊时常常已经(在其他医院)做过了脊柱的CT扫描和影像学重建。颈胸交界处的成像可能会比较困难,颈椎侧位X线片通常难以清楚显示C6、C7。上肢伸展位拍摄"游泳者"位片则可以较好地显露下颈椎和上胸椎,或者必要时也可用CT扫描来检查这一区域。前辈们积累的经验和教训告诉我们，对于侧位片务要仔细观察。当然，对前后位像亦须认真甄别。前后位片只要拍摄条件设置准确，可足以辨别终板的损伤以及观察脊柱序列的细微改变。

CT检查通常被用于详细了解脊柱骨折的情况。随着成像技术的进步，CT已成为急诊室和创伤中心的常规必备设备，且常被用于替代X线平片的检查。CT检查应该用于那些反应迟钝或无意识的（obtunded or sedated）多发伤病人，或从受伤机制上可能导致胸椎骨折的病人。Albrecht等最近进行的一项大样本对照研究显示，对于多发伤的病人，CT可以轻易分辨出不稳定的脊柱骨折，而单纯使用X线平片的漏诊率则高达50%[24]。在这项研究中，所有需要紧急处理的脊柱损伤都是通过CT发现的，而非传统的X线片。

MRI正越来越多地被用于创伤的诊疗，尤其是对于软组织损伤和脊髓病变的评估。MRI能够相对迅速地提供损伤区域的多种图像，包括脊髓、椎间盘、脑脊液、硬膜外腔、后方韧带结构（如安全带骨折）和骨髓等结构。MRI能够分辨水肿、出血以及脊髓的撕裂。MRI的表现已被证实与神经功能的恢复具有密切相关性[25,26]。MRI还可用于分辨前纵韧带和后纵韧带等在CT上难以辨别的结构[27]。MRI应用于急症创伤检查的一个不利之处是：在密闭的MRI扫描仪内难以对创伤病人进行监测，而大多生命支持仪器无法在MRI机内使用。

胸椎骨折影像学检查的另一个重要方面是评估主动脉的损伤，这与胸椎骨折的临床表现和影像学检查是一致的。由于主动脉破裂可以累及脊髓动脉侧支循环的血供，引起脊髓的缺血性坏死，从而导致下肢的轻瘫或者截瘫。纵隔增宽、胸腔积液、血胸、纵隔积气、椎旁沟变浅（obliteration of the paraspinous stripe）以及肺尖帽（apical cap）等，都是潜在的主动脉横断的特征性影像[29,30]。然而，同样的平片表现，也可见于许多并不复杂的上胸椎骨折的病人[5,29]。

早期在前后位胸片上即可发现主动脉损伤的线索。单纯脊柱骨折时，左主支气管的位置是正常的；然而，如果合并主动脉的损伤，左主支气管将部分受压。如果病人留置有鼻胃管，在主动脉横断时其将向右侧移位[4]。由于主动脉损伤病人的死亡率高（80%的病人在转运至医院前即死亡），Bolesta和Bohlman建议对于高能量损伤的病人，在进行脊柱稳定性手术前常规检查血管的情况以排除主动脉损伤[29]。

治疗计划

判定胸椎损伤后的稳定性是制订治疗计划中最重要也是最为困难的一个步骤。White和Panjabi对于临床不稳定的定义为：在生理载荷下，脊柱失去了维持其正常位移方式（运动范围）的能力，以至发生原发或继发的神经损害、明显畸形，以及影响工作和生活的疼痛[31]。对于胸椎损伤不稳定的最终判定需要考虑几个方面的因素：损伤机制、暴力程度、骨的质量、X线片所显示的特殊征象，以及病人的神经症状等。脊柱不稳定是作为一个连续状态（continuum）而存在，而非一个"全或者无"的现象。前面曾经提到，胸椎损伤如果合并胸骨骨折，即应认为存在潜在的脊柱不稳定。任何后方结构的损伤（棘突骨折、小关节脱位/半脱位），特别是合并前方韧带结构损伤时，都可能降低脊柱的稳定性。屈曲合并旋转的暴力可以损伤前纵韧带，从而破坏脊柱的稳定性。但是也不能总是仅通过一张静态的平片来判定临床不稳定，因为即使同样的生物力学机制也可能导致不同的损伤。全面理解损伤的生物力学和生物学机制方面，是完善治疗计划中的重要一环。

良好的治疗结果可定义为以下几个方面：①稳定脊柱，防止继发畸形；②允许早期活动；③避免（进一步的）神经损害；④减轻疼痛；⑤尽可能降低康复费用。

非手术治疗

大多数胸椎骨折都是相对稳定的，可以采用非手术治疗。压缩骨折和大部分爆裂骨折只要肋椎关节正常、肋骨结构完整，均可采用支具治疗6～12周。也有越来越多的轻微压缩骨折病人早期行走且未接受支具治疗，亦取得了同样的治疗效果[7,23]。腰背肌的功能锻炼可以让大多数病人获益匪浅。当屈曲—牵张型（安全带损伤）损伤仅表现为骨结构破坏时（B2型），则可以通过支具获得很好的骨性愈合。但是 T6 以上的胸椎骨折,如果不限制颈部和头部活动,则难以仅通过矫形支具而获得良好的固定,而如果使用颈胸支具则很多病人难以耐受。

手术治疗

手术指征主要取决于损伤后脊柱的稳定性和神经情况。骨折—脱位(C 型)是最常见的需要手术复位、固定和融合的损伤类型。但是,如果压缩骨折椎体高度丢失超过 50%,为了避免进行性的疼痛和后凸畸形,通常也采用手术治疗[3,7,33,34]。Hanley 和 Eskay 研究发现,每 8 例采用保守治疗的压缩骨折病人中,有 6 例会由于椎体塌陷和后凸畸形而遗留长时间站立后疼痛[3]。偶有压缩骨折的病人特别是老年人会出现神经症状,这通常是由于椎间盘的突出和进行性的后凸和成角畸形造成的,对于这个年龄组的病人宜行早期减压和固定。但是,如果没有脊髓受压的放射学证据,CT 和 MRI 也没有提示韧带的损伤,那么对这类压缩骨折的手术治疗应慎重考虑。

胸椎骨折的手术入路采用前路还是后路,不仅取决于对神经减压的考虑,还应考虑到骨折的特殊部位。不同的手术入路和用途如图 8-7 所示。前路手术需要重建前柱结构以恢复前柱的负荷承载能力。如果前柱的承载结构未发生粉碎骨折,那么可能只需要后路手术,特别是对于那些多发外伤的病人。

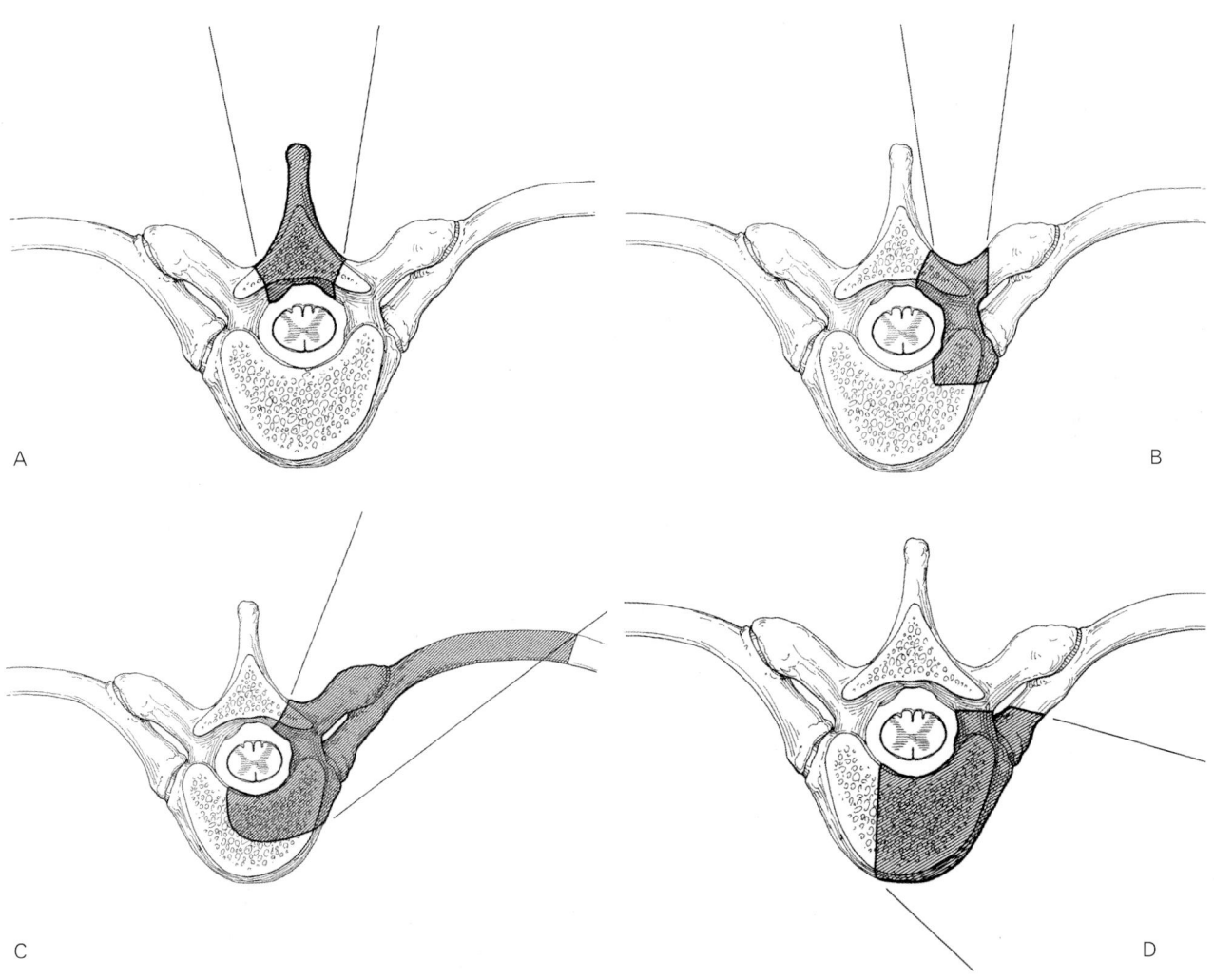

图 8-7 胸椎管减压的不同入路。A. 后路椎板切除减压。B. 经椎弓根的椎管侧壁减压。C. 肋椎横突切除术(costo-transversectomy),可以行椎管侧方减压同时处理前方的椎体。D. 经胸腔显露,需开胸但可很好地显露椎管前壁(引自 Lemole GM, Henn JS, Sonntag VKS. Thoracic fractures. In: Vaccaro AR, ed. Fractures of the Cervical, Thoracic and Lumbar Spine. New York: Marcel Dekker; 2003:407~439)

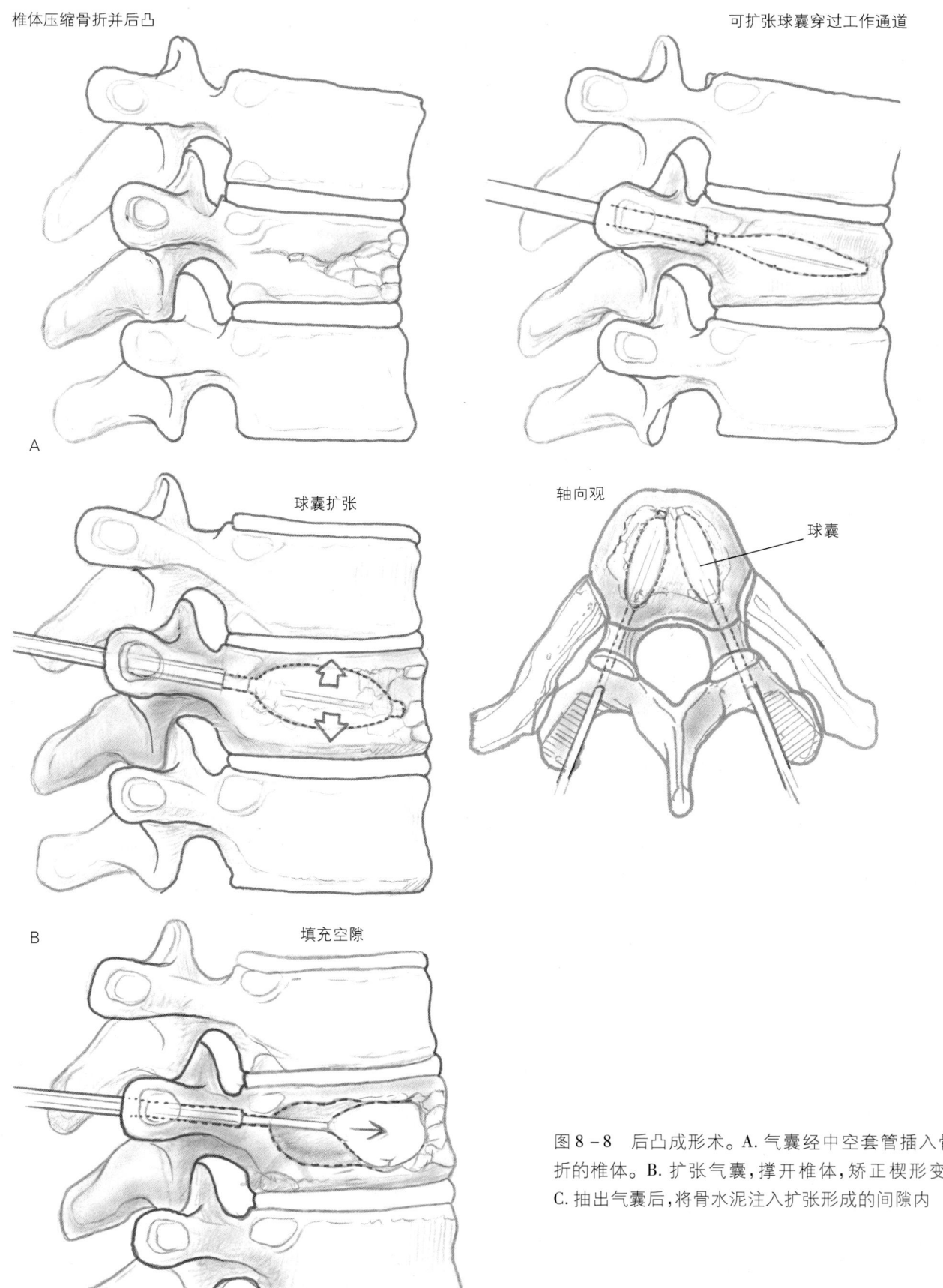

图8-8 后凸成形术。A. 气囊经中空套管插入骨折的椎体。B. 扩张气囊,撑开椎体,矫正楔形变。C. 抽出气囊后,将骨水泥注入扩张形成的间隙内

椎体成形术、后凸成形术

近年来,椎体压缩骨折尤其是合并骨质疏松的病人,接受椎体成形或后凸成形术的数量明显增加[35~37]。椎体成形术是在荧光屏监视下进行的,经皮行后路经椎弓根穿刺向骨折的椎体内注入多聚甲基丙烯酸甲酯(骨水泥)。这种方法常常在门诊即可进行,由运动医学专家、神经放射学家和脊柱外科医生来实施。这种技术最初是被研究用于处理孤立椎体的转移灶如多发性骨髓瘤,但很快即被用于非病理性的压缩骨折。后凸成形术与之相类似,只不过在注入骨水泥之前,在骨折的椎体内置入一个小球囊,通过扩张球囊抬起塌陷的椎体终板,从而恢复损伤节段正常的矢状面形态。骨折复位后减压球囊并注入骨水泥,即可填充缺损并维持矫正的畸形(图8-8)。这一方法不但有助于增加椎体的强度,而且提高了胸椎后凸的矢状面稳定性。

椎体成形术和后凸成形术已经证实可以减轻疼痛、缩短住院时间,并改善身心的功能状态。Coumans等在麻省总医院的经验表明,经过后凸成形术治疗后病人的SF-36评分显著提高,且该结果可持续至术后1年[38]。McKiernan等对46例接受了椎体成形术的病人随访6个月,该前瞻性研究结果表明,术后疼痛迅速缓解,具有显著的统计学意义;而骨质疏松病人的生活质量量表(quality of life questionnaire)显示,在整个6个月的观察期中,每个项目的每个评估指标结果均显著提高($P<0.007$)[39]。但是,目前尚没有与其他保守疗法如支具、卧床和药物治疗等更长期的比较结果。由于上述两种方法都需将骨水泥注入至一个相对受限的空间内,因此如果椎体后方皮质受累则属禁忌证。如果椎体后部有骨折如爆裂骨折,注入的液状骨水泥就可能渗入椎管。此外,如果挤压出的聚甲基丙烯酸甲酯突入椎旁组织,甚至可能导致远处脏器损伤,如心肌梗死或肺栓塞[35,37]。

后路固定

大多数的创伤性脊柱不稳定(爆裂骨折、屈曲—牵张型损伤、骨折—脱位),都可以使用多节段的后路固定系统。通常,由于脊柱的正常后凸承载了强大的屈曲应力,损伤水平上下的多个节段均应包括在融合范围之内(视频8-1,光盘1),而手术后使用支具保护也是有利的(图8-9)[40~42]。现代的多节段固定系统可以提供坚强的固定,特别是椎弓根钉系统,即使对于相对短节段的固定亦毫不逊色(图8-10)[8,43,44]。椎弓根钉特别适用于需要三维固定的脊柱移位,如骨折—脱位或过伸型损伤。

近年来,内窥镜下进行固定和融合是治疗胸椎骨折的一个较新的方法[45,46]。但胸腔镜下手术显然学习曲线较为曲折,而对于有经验的医生而言,其严重并发症的发生率亦相当之低($<2\%$)。而且与开胸手术比较,其术后所需的镇痛药物用量也较少。

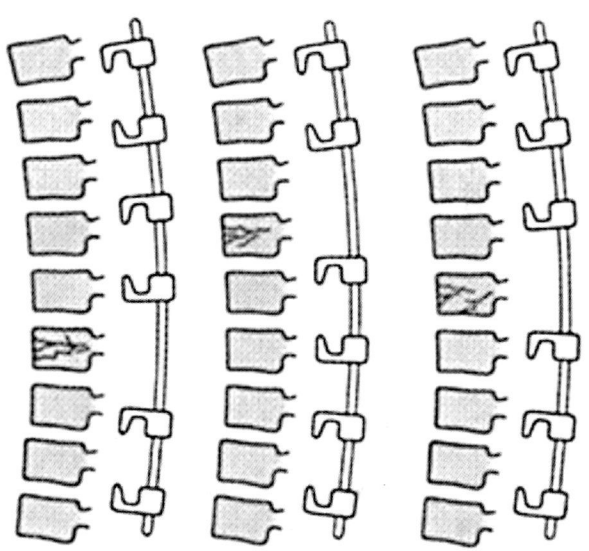

图8-9 胸椎骨折各节段的后路固定物。注意骨折处的上下多点固定(引自 Lewandroski KU, McLain RG. Thoracolumbar fractures: evaluation, classification, and treatment. In: Frymoyer JW, Weisel SW, eds. The Adult and Pediatric Spine. 3rd ed. Philadelphia: Lippincott, Williams and Wilkins;2004:817~843)

椎管减压

一般而言,椎管减压的手术指征是神经症状加重或不完全性神经损伤,包括骶髓幸免(sacral sparing),并且伴有影像学所证实的软组织或骨造成的神经压迫。神经损伤的表现也有助于医生决定是否需行减压手术。完全性脊髓损伤可能提示严重的解剖结构破坏或脊髓的功能性横断。以上经验也证实,这类病人很少能通过手术来获得改善[5,7,34,47]。年龄是另一个重要的因素,已经发现50岁以上脊髓损伤病人预后的神经恢复情况,要差于年轻的病人[48]。

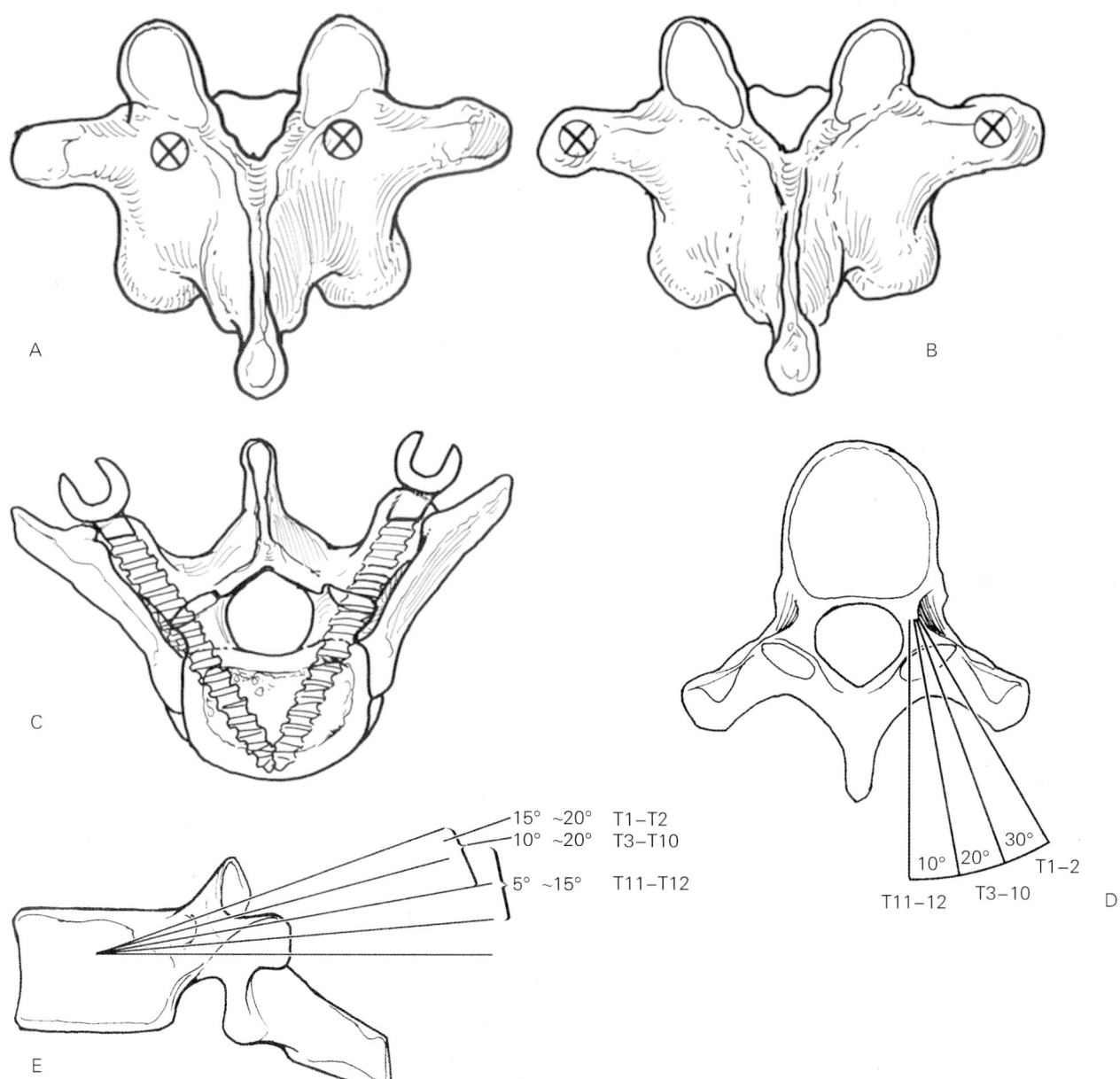

图 8-10 A. 椎弓根螺钉入点后面观。B. 侧方入路胸椎椎弓根螺钉入点的后面观。C. 胸椎椎弓根钉的水平面。D. 胸椎不同节段的椎弓根螺钉水平方向的进钉角度示意图。E. 侧面观胸椎椎弓根螺钉在矢状面上的进钉角度不同,亦取决于不同的胸椎节段(引自 Fisher C. Thoracic pedicle screw placement. In: Vaccaro AR, Albert TJ, eds. Spine Surgery: Tricks of the Trade. New York: Thieme: 2003:90~91)

大多数胸椎骨折病人可以从前路去除突入椎管的骨块而获得良好的减压[34,47]。与前路相比,后路减压和操作往往导致术后神经症状恶化[5,47,49]。不完全性脊髓损伤可以通过骨折复位、恢复脊柱序列和重建脊柱稳定性手术来获得恢复。

手术减压的时机目前仍存争议。至今尚没有证据支持,初始神经损伤的程度与椎管直径的狭窄程度之间具有显著的相关性。因此,单纯的椎管内占位病灶本身并不能成为椎管减压的指征[5,50]。另一方面,已有多项动物实验研究表明,神经恢复的程度与脊髓受压的时间长短直接相关[51,52]。对人类而言,急症行椎管减压确实效果显著,但目前仍缺乏对照研究[12,53~56]。Krengel[57]及其他研究者们[3,5,22,58]发现,对胸椎骨折合并不全脊髓损伤的病人进行早期减压、恢复脊柱序列和重建稳定性,可以使神经功能获得显著改善和不同程度的恢复。上述结果与以往的利用姿势复位或晚期手术干预的研究结果相对照,显然处于有利的地位。由于缺乏临床对照研究,使得难以就手术减压时机和神经功能的恢复程度之间,给出一个准确的因果关系;而后者与非手术治疗病人有限的神经功能恢复程度相比较而言,可能仅略有不同。但普遍认为,对于多发外伤病人早期行手术治疗,的确可以有效减少脊髓损伤的相关并发症,如肺炎、深静脉血栓形成、肺栓塞和皮肤破溃等。同时,住院时间、ICU 监护时间以及住院费用等亦均可获得有效控制[59]。

另一个争论的焦点是,对于已确定完全神经损伤的胸椎骨折病人,是否须行手术进行稳定[5,47]。支持者认为手术可以缩短住院时间、降低费用、早期进行活动和功能康复,以及避免可能进行性加重的疼痛和后凸畸形[60]。另外,还有许多作者报道了延长胸椎融合节段后的相关并发症,包括截瘫平面上升、伤口感染、肺炎、脑脊液漏和假关节形成等[5,7,34,41,60,61]。

前路减压融合技术

如前所述,普遍接受的胸椎骨折前路手术适应证包括:不稳定的爆裂骨折伴神经损伤需急症减压和固定;后凸畸形需行手术矫正;重建承载前柱以预防后凸畸形的进行性加重。

T4～T9 的前路手术需要开胸;T10～L1 需胸腹联合切口;T12～L5 则需经腹膜后入路。经胸入路时,对 T10 以上水平通常经右侧进入,以避开重要结构。手术节段的上 1～2 根肋骨需要切除以协助显露;随后显露壁层胸膜(parietal pleura),并在椎间孔和前方的椎体之间切开。术中透视可协助确定正确的手术节段。分离并结扎病椎的节段血管,在胸膜和骨膜下分离,以放置拉钩并向前牵开前方的血管等组织;另一把窄拉钩置于椎管侧缘的椎间孔内,以利于向侧方牵开组织。锐性切除临近的椎间盘并切除肋骨头,即可显露椎弓根,随后以 Kerrison 咬骨钳或高速磨钻切除椎弓根。一旦拿掉椎弓根后,即可清除显露椎体后缘,病椎则可被切除。切除椎体直至可见对侧椎弓根的内侧缘,减压才达彻底[62]。减压完成之后,即可行相应的前柱重建,并随之以前路或后路的固定。最后关闭胸腔,放置闭式引流;常规关闭切口并放置浅层引流管。

当不合并后方的骨或韧带结构破坏时,前方融合辅以双棒或钉—板系统固定即可;亦可使用结构性同种异体或自体植骨,或使用骨笼以重建承载前柱的稳定性。

后路减压融合技术(视频 8-1,光盘 1)

本章作者所使用的标准后路减压技术如下所述。自头端棘突至尾端棘突做后正中切口,电刀向下分离至棘突,将棘突从侧方剥离显露之后,可以巾钳夹住棘突行术中透视以协助术中定位。

手术节段确定无误之后,以电刀仔细剥离棘突和椎板上附着的肌肉。如果没有计划融合减压的节段,则不应破坏小关节的关节囊。随后以 Leksell 咬骨钳彻底咬除棘间韧带,以骨剪完整切除棘突。接下来行椎管减压,首先行中央管减压,以高速磨钻打薄椎板,但须注意保持黄韧带的完整以保护硬脊膜。术者应仔细操作,不可破坏椎弓峡部。随后以 Kerrison 咬骨钳自头端向尾端咬除椎板。椎板切除之后,因爆裂骨折而进入椎管内的碎片即可取出。如需行侧隐窝和神经根管的减压,则要部分切除小关节的内侧部。行侧隐窝和椎间孔减压与否取决于骨折类型和详细的术前计划。切除一个或多个椎板之后即可很好地显露椎管的后部结构。肋横突关节切除和经椎弓根入路可以进一步切除侧方和前方(部分病例)的异常结构。

在过去的几十年里,内固定技术的发展从无到有,从单纯融合不用内固定,到钩、棒、线缆,再到近年来使用日益广泛的椎弓根钉系统(图 8-11;视频 8-1,光盘 1)。椎弓根钉可以同时固定脊柱的两柱,满足三维矫正。椎弓根固定技术最适于处理骨折—脱位,其常用于跨越多个节段的固定,而同时还可以保留如腰椎等重要节段的活动。所有后方内固定器械的使用,均须辅以仔细地进行后方去皮质和骨移植,首选自体骨移植。虽然新型内固定物不断出现,但融合技术均是其中重要的一环。

胸椎椎弓根钉的植入较为困难,术前需仔细研究影像学资料以评估螺钉植入的可行性。上方的肋横关节和关节突关节可能会妨碍椎弓根的定位。此外,对胸段硬膜囊的处理无法像腰椎一样,可以向内侧牵开以暴露椎弓根的内壁。导航技术的使用或者有助于确定置钉的可行性和安全通

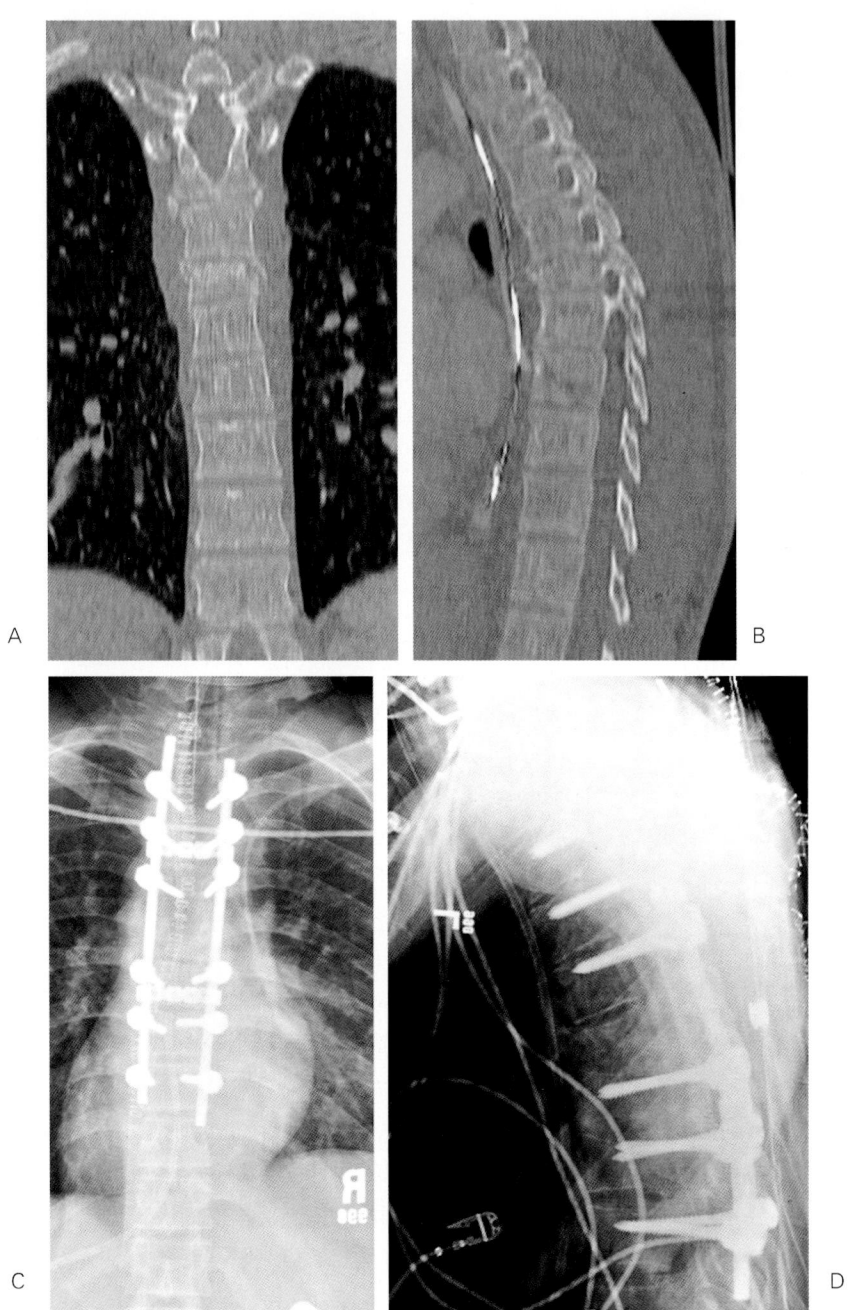

图 8-11 T4 爆裂骨折。(A)前后位和(B)矢状面的 CT 重建,(C)前后位(D)矢状面 X 线平片,显示椎弓根螺钉跨多节段固定后重获稳定性

道[63]。Fayyazi 等通过尸体研究发现,CT 对于确定椎弓根钉的植入位置,并不比开放手术更为敏感。这些研究结果可以使得导航手术被更为广泛地接受[64]。

康 复

新型内固定系统和坚强固定,有利于术后进行早期的康复。在内固定系统出现之前,脊柱外科医生往往使用外支具来获得和维持脊柱的正常序列,以保证良好的融合。当椎弓根螺钉以及更新、更坚强的固定系统出现之后,术后的制动时间已显著缩短。而支具的使用则还必须从病人的生物学、生物力学和社会心理学等多个方面进行考虑。对于胸腰椎创伤,外科医师对融合范围的选择应考虑到病人的特殊生物学情况。例如,吸烟者需要更长的骨愈合时间,因此往往需辅助支具固定以减少的内植物的作用应力,否则在骨融合之前可能发生内植物的疲劳断裂。

在制订特殊的术后康复计划时,病人的年龄、健康状况、预期活动水平等多个因素均应考虑在内。多数外科医生建议病人在术后 4~6 周即早期进行康复锻炼,包括腰背肌锻炼和心血管适应训练,其最终目标是让病人恢复工作,达到可以接受的功能水平。

结 果

压缩骨折

大多数压缩骨折可以通过使用支具或石膏固定而获得良好的疗效。而当后凸畸形超过 30°和前柱压缩超过 50% 时,多提示预后不良。

爆裂骨折

大多数不伴有神经损伤的爆裂骨折通过非手术治疗可以获得良好的疗效。需注意鉴别是否存在后方的韧带结构损伤和前方的胸骨骨折,其可以严重影响整个脊柱的矢状面稳定性。如本章中前面所述,这些并发的损伤往往可导致后凸畸形的增加和预后不良。

胸椎骨折的通常结果

在 McLain 等所做的前瞻性研究中,对 70 例行后路固定的不稳定胸椎和胸腰椎骨折病人进行了连续随访,其中半数合并神经损伤。作者对其术后 5 年以上的功能恢复程度和工作的恢复情况进行评估,结果显示 70% 的病人恢复了原工作,而其中 54% 的病人在其原工作岗位且不伴有任何功能的限制。神经损伤较其他因素对于功能恢复的影响最大[65]。现代的多节段固定系统可以分散多节段的矫正应力,似乎可以降低脱钩和断棒等的风险;而在早期的使用第一代 Harrington 系统的病人当中,多达 15% 已出现各种问题。

目前的对于屈曲—牵张型损伤和骨折—脱位病人手术治疗的结果分析,多为病例序列研究而少对照性资料或功能性结果的信息,而这些研究对于治疗方式的选择、决定手术还是非手术、手术入路、手术技术、手术时机、康复方法和长期结果等均有帮助。

并发症

虽然前路手术行减压和融合的效果确切,但并发症仍然存在[56~69]。Oskouian 和 Johnson 回顾性分析了 207 例行前路减压和重建的病人,12 例病人有血管损伤(5.8%),其中 2 例死亡(1%);有 5 例病人发生 DVT(2.4%),其中 1 人死于肺栓塞[70]。

血管损伤应予即刻修复。偶有非致命性的静脉出血,也可行填塞止血。仔细关闭胸膜,有助于减少术后出血。经皮的腹膜后或者胸腔闭式引流管可以预防血肿的形成,但如果引流量突然增加,则提示可能有新的损伤。前路手术也可能会损伤淋巴系统,但术中却不易发现。如果怀疑淋巴系统损伤且胸腔引流中检出脂肪,则可确诊。胸腔引流管即应长期保留,直至引流液中脂肪含量降低为止。低脂饮食也有助于减少淋巴液的引流。呼吸系统的损伤包括术后肺不张和手术显露过程中对肺实质的损伤。前者可予以大力拍击胸背或变换体位以协助清除气道分泌物(aggressive pulmonary toilet),必要时使用抗生素并放置引流。肺实质的损伤包括气胸可以采用负压闭式引流,直至病情稳定。少数明显且严重的肺损伤需要经胸腔行手术修补。开胸术后的疼痛可以使用长效镇痛剂经肋下给药进行处理。对于术后感染,尽管前路手术较后路少见,但其处理同样应遵循清创、冲洗、引流和敏感抗生素治疗的原则。减压过程中还存在损伤脊髓的风险,但术后应用类固醇药物还存在着争议。术中应进行细致的神经生理监测,包括体感和运动诱发电位等,特别是对于需行手术减压的病人。麻醉师需注意术中维持好血压,避免产生低血压,特别是高度怀疑合并脊髓损伤时。

但另一方面,后路对于手术医生而言更为熟悉,可延展性也更大;如果必要,也便于经后方行椎管减压和对胸腰段脊柱进行固定。Danisa 等对于不稳定胸腰椎爆裂骨折的手术治疗的回顾性分析研究显示,前路和后路手术对于神经的改善程度是等同的,但后路手术具有手术时间短、失血量少的优点[71]。

后路手术对于生命体征的潜在威胁较小,但是可能比前路手术更为常见。术后感染的早期通常采用冲洗、清创和应用敏感抗生素等治疗。在术后感染早期如果内固定物仍然稳定,则无须去除,因为其提供的稳定性更有助于对感染的处理。如果感染发生或被确诊时已经发生了坚强的融合,则内固定物可以去除。新型的真空抽吸设备不仅解决了急性感染的问题,而且有利于伤口的愈合。急性脊髓损伤不仅可发生在前路减压时,后路手术中同样可以发生,处理原则是一样的。后方血肿的存在可能是术后疼痛、切口裂开和感染的潜在原因,故在仔细关闭切口后应放置引流,持续负压吸引直至每日的引流量已减少至最低。内固定物失效是另一个潜在的并发症,如果发现即应采取修复、去除或重新植入等相应处理。

新技术

新技术对于胸椎骨折的治疗已经产生了一定的影响。相对而言,颈椎、胸腰段和下腰椎骨折的治疗技术发展最快,这主要是由于其较高的发病率和最大限度保留运动节段的重要性所要求的。现代后路内固定系统的发展已经使得胸椎椎弓根钉的植入愈加普及。椎弓根钉技术的应用增加了固定强度和后路内固定物的通用性,同时还解决了以往常见的应用单纯撑开装置(如 Harringtong 棒)所致的医源性胸椎后凸丢失的问题。椎弓根钉的植入技术和对椎弓根形态测量的掌握,对于有经验的脊柱外科医生非常重要。特别是鉴别 T3~T7 间的"分水岭"区域,此处的椎弓根通常很细而难于植入螺钉[72]。

椎体成形术和后凸成形术在胸椎中的应用越来越广泛[73~75]。这两项技术最初应用于骨髓瘤和一些溶骨性的脊柱肿瘤[76,77]。然而,随着应用于肿瘤的经验逐渐增加以及缓解疼痛确实效果显著,其逐渐开始应用于胸椎常见的骨质疏松性压缩骨折[78]。当前的大量文献研究结果显示,这两项技术治疗胸椎压缩骨折的疗效确切;但是,目前仍然缺乏充分的、强有力的科学数据,证实该种治疗方式确实可以安全、显著地提高功能性治疗结果[79]。

内窥镜和微创技术在脊柱手术中的发展和应用日新月异。胸腔镜下椎间盘摘除术的疗效已被证实,但学习曲线较长[80]。该技术可用于解决罕见的伴有脊髓病的胸椎间盘突出,但更常用于需行畸形矫正的前路松解术。更重要的是,随着内镜技术的提高和设备的发展,其正被用于内镜下胸椎骨折的治疗。同样,胸椎转移瘤也可以使用内窥镜进行处理[81]。随着内镜技术的完善和医生经验的成熟,胸椎骨折终将可以通过内镜和微创技术得到安全有效的治疗。

DVD 内容提要

视频 8-1(光盘 1)后路切开 T4-T5 复位,T2-T7 固定融合　该病人 T4-T5 骨折脱位合并脊髓损伤,行后路椎弓根钉复位,T2-T7 融合。内固定跨越了损伤节段上下各两个节段,以保证充分融合。

参考文献

1. Meyer PRJ. Fractures of the thoracic spine: T1 to T10. In: Meyer PRJ, ed. Surgery of Spine Trauma. New York: Churchill Livingstone; 1989:525-571

2. Miyasaka Y, Satomi K, Sugihara S, Tahara Y, Hayashi T, Ishii Y. Posterior fracture dislocation of the thoracic spine without neurologic deficit: a case report and short literature review. Spine 1993; 18:2 351-2 354

3. Hanley EN, Eskay ML. Thoracic spine fractures. Orthopedics 1989;12:689-696

4. Brandser EA, el-Khouri GY. Thoracic and lumbar spine trauma. Radiol Clin North Am 1997;35:533-557

5. Petitjean ME, Mousselard H, Pointillart V, Lassie P, Senegas J, Dabadie P. Thoracic spinal trauma and associated injuries: should early spinal decompression be considered? J Trauma 1995;39:368-372

6. Saboe L, Reid DC, Davis LA. Spine trauma and associated injuries. J Trauma 1991;31:43-48

7. Capen DA, Gordon ML, Zigler JE, Garland DE, Nelson RW, Nagelberg S. Nonoperative management of upper thoracic spine fractures. Orthop Rev 1994;23:818-821

8. Argenson C, Boileau P, de Peretti F, Lovet J, Dalzotto H. Fractures of the thoracic spine (T1 - T10): Apropos of 105 cases [in French]. Rev Chit Orthop Reparatrice Appar Mot 1989;75:370 - 386

9. Oda I, Abumi K, Lu D, Shono Y, Kaneda K. Biomechanical role of the posterior elements, costovertebral joints, and rib cage in the stability of the thoracic spine. Spine 1996;21:1 423 - 1 429

10. Hills MW, Delprado AM, Deane SA. Sternal fractures: associated injuries and management. J Trauma 1993;35: 55 - 60

11. Berg EE. The sternal-rib complex: a possible fourth column in thoracic spine fractures. Spine 1993;18:1 916 - 1 919

12. Grootboom MJ, Govender S. Acute injuries of the upper dorsal spine. Injury 1993;24:389 - 392

13. Andriacchi T, Schultz A, Belytschko T, Galante J. A model for studies of mechanical interactions between the human spine and rib cage. J Biomech 1974;7:497 - 507

14. Lund JM, Chojnowski A, Crawford R. Multiple thoracic spine wedge fractures with associated sternal fracture: an unstable combination. Injury 2001;32:254 - 255

15. Gertzbein SD. Spine update: classification of thoracic and lumbar fractures. Spine 1994;19:626 - 628

16. Magerl F, Aebi M, Gertzbein SD, Harms J, Nazarian S. A comprehensive classification of thoracic and lumbar injuries. Eur Spine J 1994;3:184 - 201

17. Gertzbein SD. Neurologic deterioration in patients with thoracic and lumbar fractures after admission to the hospital. Spine 1994; 19:1 723 - 1 725

18. Denis F. The three column spine and its significance in the classifi- cation of acute thoracolumbar spinal injuries. Spine 1983;8: 817 - 831

19. Gertzbein SD, Court-Brown CM. Rationale for the management of flexion-distraction injuries of the thoracolumbar spine based on a new classification. J Spinal Disord 1989; 2:176 - 183

20. Israel Z, Mosheiff R, Gross E, Muggia-Sullam M, Floman Y. Hyperextension fracture-dislocation of the thoracic spine with paraplegia in a patient with diffuse idiopathic skeletal hyperostosis. J Spinal Disord 1994;7:455 - 457

21. van Beek EJ, Been HD, Ponsen KK, Maas M. Upper thoracic spinal fractures in trauma patients: a diagnostic pitfall. Injury 2000;31: 219 - 223

22. Bohlman HH. Treatment of fractures and dislocations of the thoracic and lumbar spine. J Bone Joint Surg Am 1985;67:165 - 169

23. Marczynski W, Kroczak S, Baranski M. Fractures of thoracic and lumbar spine: treatment and follow-up. Ann Transplant 1999;4:46 - 48

24. Albrecht T, von Schlippenbach J, Stahel PF, Ertel W, Wolf KJ. The role of whole body spiral CT in the primary workup of polytrauma patients: comparison with conventional radiography and abdominal sonography. Rolo 2004; 176:1 142 - 1 150. German

25. Bondurant FJ, Colter HB, Kulkarni MV, McArdle CB, Harris JHJ. Acute spinal cord injury: a study using physical examination and magnetic resonance imaging. Spine 1990;15:161 - 168

26. Kulkarni MV, McArdle CB, Kopanicky D. Acute spinal cord injury: MR imaging at 1.5T. Radiology 1987;164: 837 - 843

27. Brightman RP, Miller CA, Rea GL, Chakeres DW, Hunt WE. Magnetic resonance imaging of trauma to the thoracic and lumbar spine: the importance of the posterior longitudinal ligament. Spine 1992; 17:541 - 550

28. Meyer S. Thoracic spine trauma. Semin Roentgenol. 1992;27:254 - 261

29. Bolesta MJ, Bohlman HH. Mediastinal widening associated with fractures of the upper thoracic spine. J Bone Joint Surg Am 1991;73:447 - 450

30. Groskin SA. Selected topics in chest trauma. Radiology 1992;183: 605 - 617

31. White AA, Panjabi MM. Clinical Biomechanics of the Spine. 2nd ed. Philadelphia: Lippincott; 1990

32. Ohana N, Sheinis D, Rath E, Sasson A, Atar D. Is there a need for lumbar orthosis in mild compression fracture of the thoracolumbar spine? A retrospective study comparing the radiographic results between early ambulation with and without lumbar orthosis. J Spinal Disord 2000; 13: 305 - 308

33. Nash CLJ, Schatzinger LH, Brown RH, BrodkeyJ. The unstable thoracic compression fracture: its problems and the use of spinal cord monitoring in the evaluation of treatment. Spine 1977;2:261 - 265

34. Schweighofer F, Hofer HP, Wildburger R, Stockenhuber N, Bratschitsch G. Unstable fractures of the upper thoracic spine. Langenbecks Arch Chit 1997;382:25 - 28

35. Lee BJ, Lee SR, Yoo TY. Paraplegia as a complication of percutaneous vertebroplasty with polymethylmethacrylate: a case report. Spine 2002;27:E419 - E422

36. Kallmes DF, Schweickert PA, Marx WE, Jensen ME. Vertebroplasty in the mid-and upper thoracic spine. AJNR Am J Neuroradiol 2002;23:1 117 - 1 120

37. Zoarski GH, Snow P, Olan WJ, et al. Percutaneous vertebroplasty for osteoporotic compression fractures: quantitative prospective evaluation of long-term outcomes. J Vasc Interv Radiol 2002;13:139 - 148

38. Coumans JV, Reinhardt MK, Lieberman IH. Kyphoplasty for vertebral compression fractures: 1 year clinical out-

comes from a prospective study. J Neurosurg 2003; 99 (Suppl 1):44-50
39. McKiernan F, Faciszewski T, Jensen R. Quality of life following vertebroplasty. J Bone Joint Surg Am 2004;86-A:2 600-2 606
40. Nasca R, Lemons JE, Walker J, Batson S. Multiaxis cyclic biomechanical testing of Harrington, Luque, and Drummond implants. Spine 1990;15:15-20
41. Sasso RC, Colter HB, Reuben JD. Posterior fixation of thoracic and lumbar spine fractures using DC plates and pedicle screws. Spine 1991; 16(Suppl 3):S134-S139
42. Sasso RC, Colter HB. Posterior instrumentation and fusion for unstable fractures and fracture-dislocations of the thoracic and lumbar spine: a comparative study of three fixation devices in 70 patients. Spine 1993; 18:450-460
43. Yue JJ, Sossan A, Selgrath C, et al. The treatment of unstable thoracic spine fractures with transpedicular screw instrumentation: a three-year consecutive series. Spine 2002;27:2 782-2 787
44. Suk SI, Kim WJ, Lee SM, Kim JH, Chung ER. Thoracic pedicle screw fixation in spinal deformities: are they really safe. Spine 2001;26:2 049-2 057
45. Khoo LT, Beisse R, Potulski M. Thoracoscopic-assisted treatment of thoracic and lumbar fractures: a series of 371 consecutive cases. Neurosurgery 2002;51(Suppl):S104-S117
46. Hertlein H, Hartl WH, Piltz S, Schurmann M, Andress HJ. Endoscopic osteosynthesis after thoracic spine trauma: a report of two cases. Injury 2000;31:333-336
47. Bohlman HH, Freehafer A, DeJak J. The results of treatment of acute injuries of the upper thoracic spine with paralysis. J Bone Joint Surg Am 1985;67:360-369
48. Bracken MB, Shepard MJ, Collins WF. A randomized, controlled trial of methylprednisolone or naloxone in the treatment of acute spinal-cord injury: results of the Second National Acute Spinal Cord Injury Study. N Engl J Med 1990;322:1 405-1 411
49. Morgan TH, Wharton GW, Austin GN. The results of laminectomy in patients with incomplete spinal cord injuries. Paraplegia 1971;9:14-23
50. Braakman R, Fontijne WP, Zeegers R, Steenbeek JR, Tanghe HL. Neurological deficit in injuries of the thoracic and lumbar spine: a consecutive series of 70 patients. Acta Neurocn. ir (Wien) 1991;111: 11-17
51. Carlson GD, Minato Y, Okada A. Early time-dependent decompression for spinal cord injury: vascular mechanisms of recovery. J Neurotrauma 1997; 14:951-962
52. Guha A, Tator CH, Endrenyi L, Piper I. Decompression of the spinal cord improves recovery after acute experimental spinal cord compression injury. Paraplegia 1987;25: 324-339
53. Aebi M, Mohler J, Zach G, Morscher E. Indication, surgical technique, and results of 100 surgically-treated fractures and fracturedislocations of the cervical spine. Clin Orthop Relat Res 1986;203: 244-257
54. Wilberger JE. Diagnosis and management of spinal cord trauma. J Neurotrauma 1991;8(Suppl 1):S21-S30
55. Tator CH, Duncan EG, Edmonds VE, Lapczak LI, Andrews DF. Comparison of surgical and conservative management in 208 patients with acute spinal cord injury. Can J Neurol Sci 1987;14:60-69
56. Benzel EC, Larson SJ. Functional recovery after decompressive operation for thoracic and lumbar spine fractures. Neurosurgery 1986;19:772-778
57. Krengel WFI, Walter F Anderson PA, Henley MB. Early stabilization and decompression for incomplete paraplegia due to a thoraciclevel spinal cord injury. Spine 1993;18: 2 080-2 087
58. Sapkas GS, Papagelopoulos PJ, Papadakis SA, Themistocleous GS, Stathakopoulos DP, Efstathiou P. Thoracic spinal injuries: operative treatment and neurologic outcomes. Am J Orthop 2003;32:85-88
59. McKinley W, Meade MA, Kirschblum S, Barnard B. Outcomes of early surgical management versus late or no surgical intervention after acute spinal cord injury. Arch Phys Med Rehabil 2004;85: 1 818-1 825
60. Place HM, Donaldson DH, Brown CW, Stringer EA. Stabilization of thoracic spine fractures resulting in complete paraplegia: a longterm retrospective analysis. Spine 1994; 19:1 726-1 730
61. Rechtine GR, Bono PL, Cahill D, Bolesta MJ, Chrin AM. Postoperative wound infection after instrumentation of thoracic and lumbar fractures. J Orthop Trauma 2001;15: 566-569
62. Singh K, Eichenbaum M, Fitzhenry L, et al. Evaluation and management of thoracolumbar fractures:, anterior approach. In: Reitman CA, ed. Management of Thoracolumbar Fractures. Rosemont, IL: American Academy of Orthopaedic Surgeons; 2004:79-84
63. Lemole GM, Bartolomei J, Henn JS, Sonntag VKH. Thoracic fractures. In: Vaccaro A, ed. Fractures of the Thoracic, Cervical and Lumbar Spine. Manhattan: Marcel Dekker. 2002:407-441
64. Fayyazi AH, Hugate RR, Pennypacker J, Gelb DE, Ludwig SC. Accuracy of computed tomography in assessing thoracic pedicle screw malposition. J Spinal Disord Tech 2004; 17:367-371
65. McLain RF, Burkus JK, Benson DR. Segmental instrumentation for thoracic and thoracolumbar fractures: prospective analysis of construct survival and five-year follow-

up. Spine J 2001;1:310－323
66. Hamilton A, Webb JK. The role of anterior surgery for vertebral fractures with and without cord compression. Clin Orthop Relat Res 1994;300:79－89
67. Bradford DS, McBride GG. Surgical management of thoracolumbar spine fractures with incomplete neurologic deficits. Clin Orthop Relat Res 1987;218:201－216
68. Knop C, Fabian HF, Bastian L, et al. Fate of transpedicular intervertebral bone graft after posterior stabilization of thoracolumbar burst fractures. Eur Spine J 2002;11:251－257
69. Knop C, Bastian L, Lange U, Oeser M, Zdichavsky M, Blauth M. Complications in the surgical treatment of thoracolumbar burst injuries. Eur Spine J 2002;11:214－226
70. Oskouian RJ, Johnson JP. Vascular complications in anterior thoracolumbar spinal reconstruction. J Neurosurg 2002;96:1－5
71. Danisa OA, Shaffrey CI, Jane JA, et al. Surgical approaches for the correction of unstable thoracolumbar burst fractures: a retrospective analysis of treatment outcomes. J Neurosurg 1995;83:977－983
72. McLain RF, Ferrara L, Kabins M. Pedicle morphometry in the upper thoracic spine: limits to safe screw placement in older patients. Spine 2002;27:2 467－2 471
73. Chiras J, Depriester C, Weill A, Sola-Martinez MT, Deramond H. Per－cutaneous vertebral surgery: technics and indications. J Neuroradiol 1997;24:45－59
74. Heini PF, Walchli B, Berlemann U. Percutaneous transpedicular vertebroplasty with PMMA: operative technique and early results: a prospective study for the treatment of osteoporotic compression fractures. Eur Spine J 2000;9:445－450
75. Cortet B, Cotten A, Boutry N, et al. Percutaneous vertebroplasty in the treatment of osteoporotic vertebral compression fractures: an open prospective study. J Rheumatol 1999;26:2 222－2 228
76. Galibert P, Deramond H, Rosat P, Le Gars D. Preliminary note on the treatment of vertebral angioma by percutaneous acrylic vertebroplasty. Neurochirurgie 1987;33:166－168
77. Cotten A, Dewatre E Cortet B, et al. Percutaneous vertebroplasty for osteolytic metastases and myeloma effects of the percentage of lesion filling and the leakage of methylmethacrylate at clinical follow-up. Radiology 1996;200:525－530
78. Lieberman IH, Dudeney S, Reinhardt MK, Bell G. Initial outcome and efficacy of "kyphoplasty" in the treatment of painful osteo-porotic vertebral compression fractures. Spine 2001;26:1 631－1 637
79. Jarvik JG, Kallmes DF, Mirza SK. Vertebroplasty: learning more, but not enough. Spine 2003;28:1 487－1 489
80. Huntington CF, Murrell WD, Betz BR, Cole BA, Clements DH, Balsara RK. Comparison of thoracoscopic and open thoracic discectomy in a live bovine model for anterior spinal fusion. Spine 1998;23:1 699－1 702
81. McLain RF, Lieberman IH. Endoscopic approaches to metastatic thoracic disease. Spine 2000;25:1 855－1 857

第九章 胸腰段和腰椎损伤

Steven M. Theiss

虽然脊柱骨折较常见,但是胸腰段和腰椎骨折相对较少,发生率为每年 64/100 000。这些骨折通常有伴发的损伤,需要住院治疗[1]。胸腰段是最常见的压缩骨折的部位,发生的次序依次是 L1、L2、L3 和 T12[2],而最常见的腰椎骨折是棘突骨折。经过评估,6% 有一处钝性损伤的病人经过影像学检查伴有胸腰段的损伤。

胸腰段外伤的高发生率,如一些特殊的椎体骨折的主要原因包括以下几个方面:首先是胸椎和腰椎节段的解剖特点,这包括从胸椎的后凸到腰椎前凸的过渡,小关节面方向从冠状位到矢状位方向的改变,以及从腰椎到胸椎运动活动度的相对改变[2];其次,椎体的这些解剖特征也影响着在该节段的骨折类型。应力往往集中于椎弓根的基底部,这里的骨皮质最薄,也是拉应力和压应力集中的部位,最容易发生骨折[3,4]。

分 型

无论是任何分型系统,都存在着几个基本的目的和要求:通俗易懂,便于沟通和探讨;便于了解损伤的严重程度;便于指导和选择治疗方案[5]。腰椎和胸腰段的骨折有多种分类方法。这些分类方法分别基于损伤的不同方面、损伤的解剖关系、损伤的生物力学,以及损伤后的脊柱稳定性[5~13]。尽管有多种分类方法,但并没有一种分类方法被大多数人接受。实际上,没有任何的分类方法可以为临床医生对于大多数胸腰段骨折提供明确的治疗计划。

其中最简单也是应用广泛的是 Denis 的分类方法[8,9]。Denis 最早提出了三柱理论和脊柱稳定性的概念。三柱理论是在先前提出的两柱理论的

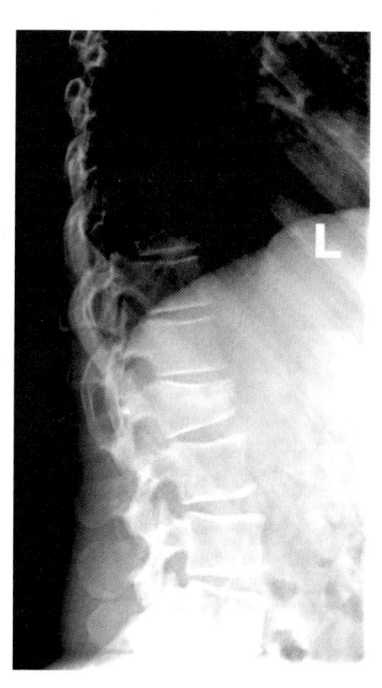

图 9-1 L1 压缩骨折,前柱压缩但椎体后方皮质完整。前柱如果压缩超过 50%,则后柱会发生张力性破坏

基础上简单扩展而成。Denis 认为后柱包括后方的骨性结构(包括椎弓根、椎板、棘突和横突)和韧带结构,后者即棘上韧带、棘间韧带、小关节囊和黄韧带;中柱包括后纵韧带、后方纤维环和椎体的后壁;前柱包括前方的椎体、前纵韧带和前方纤维环。使用这种分类方法,Denis 描述了胸腰段骨折的 4 种解剖学类型,且均分为亚型。分类的每一种骨折都涉及机械原理,但这仍然只是一种解剖学分类方法。在上述分类中,第一种是压缩骨折,包括前柱压应力下的骨折和后柱张应力损伤所导致的前柱塌陷(图 9-1)。这类损伤的特点是中柱完整,没有半脱位或者突入椎管内的骨块;压缩

性骨折可进一步分为前方和侧方压缩的亚型。第二型称为爆裂骨折,是由于轴向压力所致。这类骨折有前柱和中柱的骨折,椎体后方皮质突入椎管。后柱也经常累及,通常还伴有椎板劈裂和椎弓根间距加宽(图9-2)。这类骨折可进一步分为 A~E 亚型:A~C 型骨折代表上下终板的移位和骨折;D 型爆裂骨折代表的是一类爆裂旋转骨折,其 X 线表现类似于骨折合并脱位,但带有爆裂骨折的主要特征性表现;E 型骨折代表椎体侧方皮质的爆裂骨折。第三类骨折被 Denis 描述为"安全带骨折"。这类骨折描述了中柱和后柱张应力下的骨折,且合并以前柱为轴的如铰链一般的旋转(图9-3)。最后,Denis 描述了包括全部三柱损伤的骨折脱位类型(图9-4)[9]。不稳定被定义为机械性和神经源性的,或二者兼有,而其根本则在于中柱的完整性。Denis 假设中柱的完整性受到破坏,合并前柱或后柱的损伤,从而导致不稳定。但尽管这种分类已被普遍接受,其并未就治疗给出任何有效的建议。

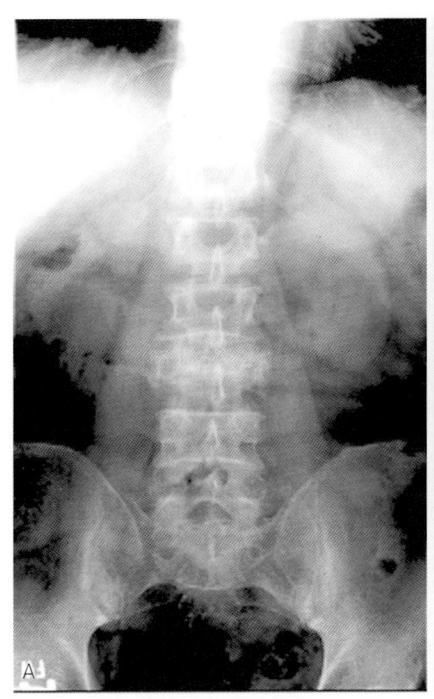
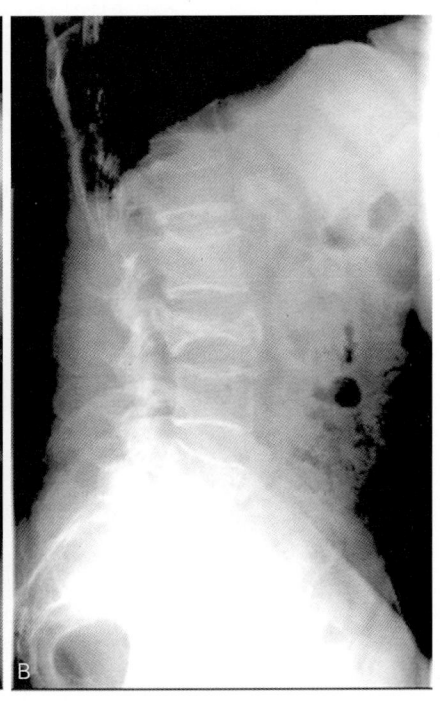

图 9-2　前后位(A)和侧位(B)片显示 L3 爆裂骨折伴椎体高度丢失,后方骨质突入椎管。注意前后位显示椎弓根间距加宽

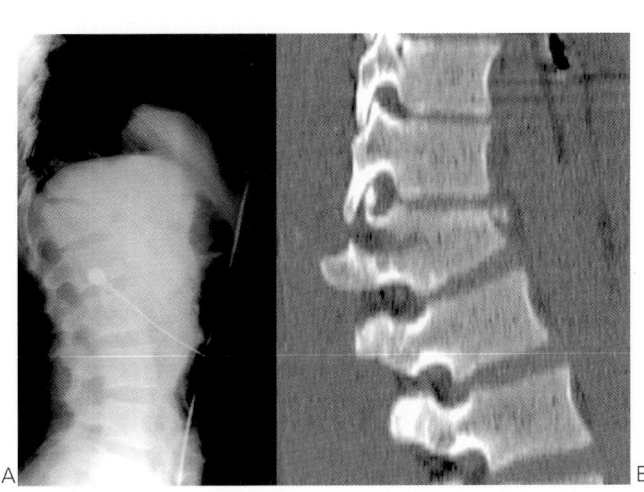

图 9-3　(A)侧位和(B)矢状位 CT 重建,显示"安全带"骨折后柱中柱的牵张损伤。这种特殊骨折显示了前柱的压缩

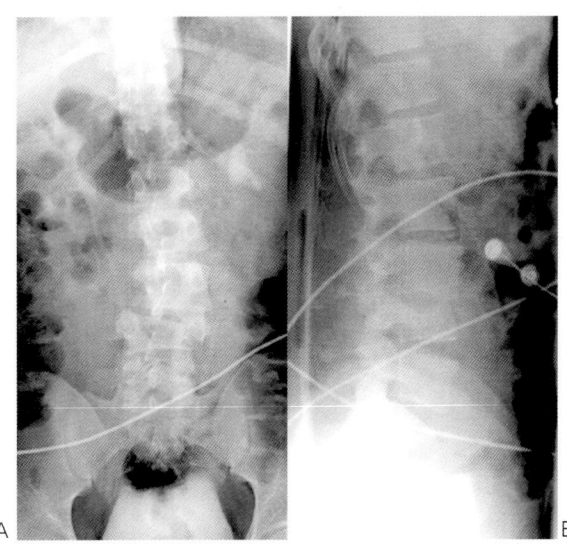

图 9-4　(A)前后位和(B)侧位 X 线片显示 L3、L4 的骨折脱位。这一损伤导致了整个三柱的破坏

为帮助术者制订个体化的治疗计划,有学者将分类进一步细化综合分类,包括考虑到联合损伤的因素,如粉碎程度、畸形以及移位等[6,7,11,14]。其中广为接受的是 Magerl 等的分类法[5],具体见表 9-1,其基于损伤的病理形态学特征,易于理解和指导治疗。第一类是基于三种脊柱损伤类型之一,其可以通过普通 X 线片辨别。这三种损伤是:压应力导致的椎体压缩,拉应力造成的前后结构

表 9-1　　　　　　　　　　　　　　　　　AO 胸腰段骨折分类

A 型　椎体压缩
 A1　嵌入骨折(Impaction Fractures)
  A1.1　终板嵌入
  A1.2　楔形嵌入
   1. 上方楔形嵌入骨折
   2. 侧方楔形嵌入骨折
   3. 下方楔形嵌入骨折
 A2　分离骨折(Split Fractures)
  A2.1　矢状面分离骨折
  A2.2　冠状面分离骨折
  A2.3　钳夹样骨折(Pincer fracture)
 A3　爆裂骨折(Burst Fractures)
  A3.1　不全爆裂骨折
   1. 上方不全爆裂骨折
   2. 侧方不全爆裂骨折
   3. 下方不全爆裂骨折
  A3.2　爆裂—分离骨折
   1. 上方爆裂分离骨折
   2. 侧方爆裂分离骨折
   3. 下方爆裂分离骨折
  A3.3　完全分离骨折
   1. 钳夹爆裂骨折(Pincer burst fractures)
   2. 完全屈曲爆裂骨折
   3. 完全纵轴向爆裂骨折
B 型　前方及后方结构牵张性损伤
 B1　后方韧带结构损伤(屈曲—牵张型损伤)
  B1.1　伴有间盘横贯性损伤
   1. 屈曲半脱位
   2. 前方脱位
   3. 屈曲半脱位/前方脱位伴关节突骨折
  B1.2　伴有 A 型椎体骨折
   1. 屈曲半脱位 + A 型椎体骨折
   2. 前方脱位 + A 型椎体骨折
   3. 屈曲半脱位/前方脱位伴关节突骨折 + A 型椎体骨折
 B2　后方骨性结构损伤(屈曲—牵张型损伤)
  B2.1　双柱横贯性骨折
  B2.2　伴有椎间盘破裂
   1. 损伤通过椎间盘及椎弓根
   2. 损伤通过椎间盘及峡部(屈曲—峡部裂)
  B2.3　伴有 A 型椎体骨折
   1. 损伤通过椎弓根 + A 型椎体骨折
 B3　经间盘的前方损伤(过张—剪切损伤)
  B3.1　过伸—半脱位
   1. 不伴有后柱损伤
   2. 伴有后柱损伤
  B3.2　过伸—峡部裂
  B3.3　后方脱位
C 型　前方及后方结构旋转损伤
 C1　A 型损伤伴旋转(压缩损伤伴旋转)
  C1.1　旋转楔形骨折
  C1.2　旋转分离骨折
   1. 矢状面旋转分离骨折
   2. 冠状面旋转分离骨折
   3. 钳夹样旋转分离骨折
   4. 椎体分离
 C2　B 型损伤伴旋转
  C2.1　B1 型损伤伴旋转(屈曲—牵张型损伤伴旋转)
   1. 屈曲旋转半脱位
   2. 屈曲旋转半脱位伴单侧关节突骨折
   3. 单侧脱位
   4. 前方旋转脱位伴/不伴关节突骨折
   5. 屈曲旋转半脱位伴/不伴单侧关节突骨折 + A 型骨折
   6. 单侧脱位 + A 型骨折
   7. 前方旋转脱位伴/不伴单侧关节突骨折 + A 型骨折
  C2.2　B2 型损伤伴旋转(屈曲—牵张型损伤伴旋转)
   1. 两柱横贯性旋转骨折
   2. 单侧屈曲—峡部裂伴椎间盘损伤
   3. 单侧屈曲—峡部裂 + A 型骨折
  C2.3　B3 型损伤伴旋转(过伸—剪切损伤伴旋转)
   1. 旋转过伸半脱位伴/不伴后方结构骨折
   2. 单侧过伸—峡部裂
   3. 后方旋转脱位
 C3　剪切—旋转样骨折
  C3.1　切片样骨折(Slice fracture)
  C3.2　斜行骨折

引自:Magerl F, Aebi M, Gertzbein SD, Harms J, Nazarian S. A comprehensive classification of thoracic and lumbar injuries. Eur Spine J. 1994;3:184-201.

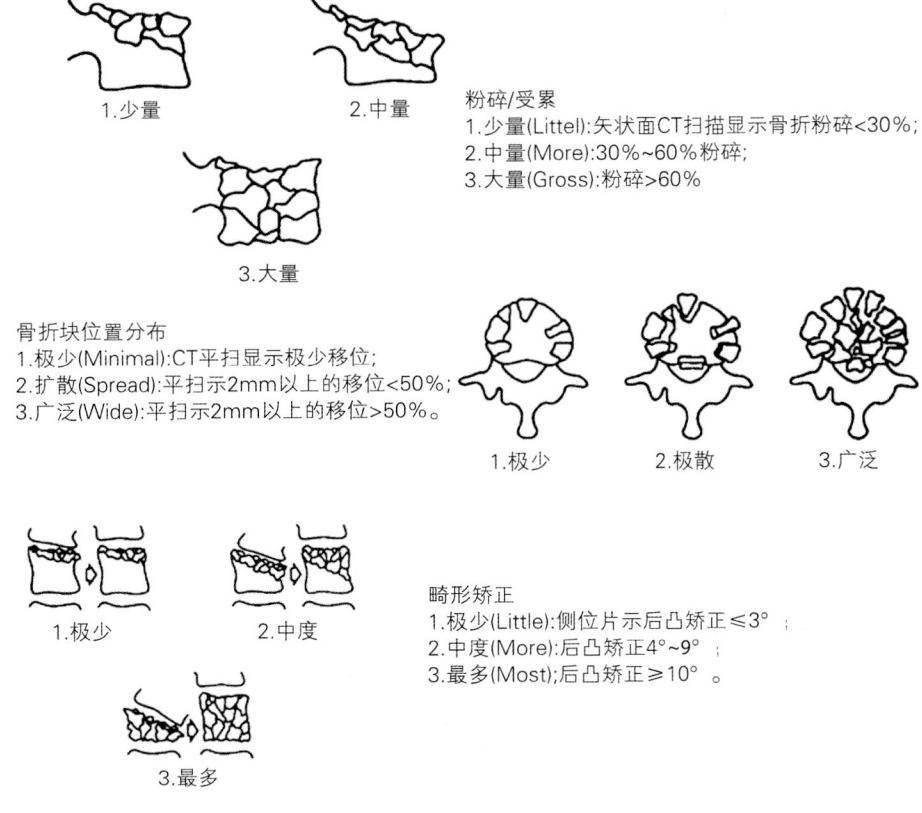

图9-5 loading-sharing分型用于明确哪一类三柱骨折适于行后路短节段固定。评分小于7分的骨折可行后路短节段固定（引自Parker JW, Lane JR, Karaikovic EE, Gaines RW. Successful short-segment instrumentation and fusion for thoracolumbar spine fractures: a consecutive 41/2-year series. Spine 2000;25:1157-1170.）

的分离,和轴向扭转应力造成的前后方结构的损伤伴旋转。每一类型损伤可分为三种亚型,而每一亚型根据详细的形态学标准又可继续细分为三种次亚型。尽管这种分类方法比Denis分类法复杂得多,但却可以明确指导采用手术还是非手术治疗[5]。

临床上也许最有用的分类系统是McCormack等所提出的负荷—分担分类法（load-sharing classification）[11]。这是唯一一种旨在制订手术计划的分类方法。这种分类法特别应用于三柱骨折需要手术治疗,并且尽量界定了什么样的骨折需要行短节段固定,什么样的骨折需要行前柱植骨重建或多节段固定。这一分类法根据骨折段的粉碎、移位和畸形程度,每一项记为1~3分,其中3分为最严重（图9-5）,总分9分则意味着可能最不稳定。作者推荐评分不足7分可以考虑后方短节段固定,大于7分则应行前柱重建或多节段固定[11]。

非手术治疗

胸腰段骨折的治疗目的非常明确:恢复脊柱稳定性和脊柱序列,为神经功能的恢复创造条件。对于任何胸腰段骨折,非手术治疗如果疗效显著且不伴有病死率的上升,则都是值得期待的。尽管非手术治疗已经证实对某些类型的胸腰段骨折切实有效,但对于其他一些类型的骨折则仍然存在较大争议。实际上,临床医生在制订治疗方案时非常缺乏Level I证据。但遗憾的是,即便是为了获得良好结果而需要最终达到的解剖学参数也存在着争议[15~17]。显然,脊柱的稳定性是必须恢复的,以避免在治疗当中或治疗后发生新的或渐进性的神经损害。脊柱的稳定性通常也难以定义。Whitesides定义脊柱的稳定性为:脊柱可以承受多方应力而不会发生渐进性的畸形或神经损害[18]。脊柱稳定性的最重要的意义在于保护神经结构。如果损伤导致脊柱的骨性结构和椎间盘—纤维结构完全破坏，脊柱不能承受任何应力，则需要行手术来重获脊柱稳定性。尽管有医生建议对于某些病人可通过延长卧床时间来进行治疗，但这仅限于那些确实不能耐受手术或手术亦无法获得稳定性重建的病人[19~21]。例如，脊柱对于单独某一方向应力的稳定性差，则手术指征相对不明确，需要结合损伤的性质综合分析。因此，我们需要对 Denis 分型中每一种特定骨折手术治疗的可行性进行探讨。

压缩骨折

Denis 分类中的大多数压缩骨折都可以通过非手术治疗，这些骨折类型相当于 Magerl 分型中的 A1、A2 型损伤。从压缩骨折的定义而言，其通常不伴有神经损害，但在屈曲应力和压缩应力下存在着潜在不稳定[5]。因此，非手术治疗着重于对抗这些应力。一般而言，行手术固定的指征在于椎体塌陷的程度和所致的后凸畸形，但究竟何种程度需要行内固定治疗，目前尚无定论[15,22~24]。不同的作者报道，认为骨折部位的后凸角度可接受的范围在 15°~50°之间[15]，将此问题进一步复杂化。目前研究尚未在最终的后凸畸形与遗留疼痛或功能障碍之间发现显著的相关性[15,23~25]。非手术治疗是否改善椎体塌陷和后凸畸形的程度仍不确定。过伸支具和石膏治疗可以改善后凸或者塌陷，但随着时间的推移，畸形又有复发的倾向[15,26,27]。

目前大多数压缩骨折仍为非手术治疗。手术适用于 20°以上的后凸畸形，或者有进行性后凸加重提示有后方韧带张力带结构性损伤患者，此时通常伴有前方椎体的塌陷超过 50%[28]。近年来，MRI 已经用于评估后方韧带结构的完整性，以预测是否会因为保守治疗导致椎体进行性的塌陷。然而，并不存在一个进行手术干预的绝对界限。其他一些必须考虑的因素还包括，矢状面上脊柱的整体序列、疼痛以及损伤的节段等。病人应该主动活动，避免长期卧床[15,26,29]。过伸支具可以应用，但必须明白不能指望通过支具来显著改善塌陷和后凸畸形。塌陷低于 30%的病人尽管可以不使用支具治疗，但支具可以减轻疼痛[15]。在出院之前和随访中均应拍摄站立负重位片，以早期发现脊柱不稳。如果应用支具治疗，建议佩戴 3 个月。骨折应随访 6 个月。通过认真的随访，进行性塌陷或不可接受的后凸畸形可以（早期）发现并进行手术固定。

爆裂骨折

关于非手术治疗争议最多的骨折类型是 Denis 分型的爆裂骨折或 Magerl 分型中的 A3 型骨折。非手术治疗适于没有神经症状的病人或者仅仅是单一神经根损害的爆裂型骨折病人。尽管没有 level I 证据证明经过减压或者稳定性手术后，病人的神经症状可以得到显著性改善；但有确切神经损害的病人均具有手术指征[30]。通常来讲，有三个因素是腰椎爆裂骨折手术治疗的指征：椎管容积减小、椎体塌陷和后凸畸形[31]。上述每项因素已经在非手术治疗的胸腰段爆裂骨折病人身上得到了细致的研究。有作者发现，经非手术治疗的病人，突入椎管内的骨块可以被吸收[26,32~36]；偶有病人神经症状恶化，但其发生率较低[37,38]。因此，由于椎管受累的程度可以有效改善，而且神经症状恶化的概率极低，对于没有神经症状的压缩骨折病人，如果仅根据椎管受累便决定手术治疗是不妥当的。

尽管非手术治疗可以确切地改善椎管容积，但不能说非手术治疗对于后凸畸形和椎体塌陷也同样有效。椎体塌陷本身并不是手术治疗的绝对指征，其存在的主要问题是会最终导致脊柱的后凸畸形。很多作者已发现非手术治疗不能改善后凸畸形[16,36,39~42]；即使采用了坚强的石膏固定，最初改善的后凸畸形也往往丢失[16,43]。实际上，即使有后方结构骨折的病人，采用外固定的治疗效果与使用支具的病人相比，畸形也不会加重[44]。因此，如果骨折后出现脊柱后凸畸形且需进行复位，就必须采用手术治疗。然而，何种程度的后凸畸形是可以接受的还存在着争论。有长期的随访研究显示，在一组后凸畸形平均 20°~25°的病人中，后凸的程度与疼痛和功能障碍并无关联[23,41]。非手术治疗局部后凸畸形效果有限，大于 30°的 Denis 爆裂骨折或者 Magerl A3 型骨折都要行切开复位稳定脊柱。局部后凸畸形 20°~30°就要考虑手术治疗，其他一些创伤相关的因素也需考虑在内，包括脊柱的矢状位顺列、继发损伤、并发症状和病情进展的情况。没有手术指征的病人需要佩戴胸腰骶支具（TLSO），以减轻站立位时的脊柱压力。

小于 20°的后凸畸形可以考虑非手术治疗,这已经被对于没有神经损害的胸腰段骨折手术和非手术治疗的前瞻性随机对照研究所证实。该研究表明,对于没有神经损害的病人平均大于 10°的后凸畸形,非手术治疗较手术治疗有优良的效果[36]。据此,大量的胸腰段粉碎骨折的病人可以采用非手术治疗。而手术指征则应限定于病人至少有 20°以上畸形,或者有进行性脊柱塌陷。下腰椎骨折(L3 及以下)与胸腰段骨折相比,更多采用非手术治疗。有报道指出单个神经根损害的病人尽管手术效果可能更好,但采用非手术治疗亦可改善[45,46]。下腰椎与胸腰段相比由于有骨盆的韧带附着,发生后凸和畸形的可能性很小[47]。

屈曲—牵张型损伤

Magerl B 型骨折,包括 Denis 分型中的"安全带骨折",不适于进行非手术治疗。根据定义,这类骨折至少累及脊柱的两柱,其在应力状态下是不稳定的,不能采用非手术治疗。由于这类骨折通常伴有软组织的撕裂,非手术治疗是无效的。这类骨折要求恢复脊柱的稳定性。但是后柱和中柱横贯性骨折的病人,可以进行非手术治疗。这类骨折可归于 Magerl 的 B2.1 型或者单节段的"安全带骨折"[9]。Denis 认为这类病人可以采用伸展复位,并使用 TLSO 支具或者石膏固定。如果使用 TLSO 支具,则必须全天佩戴。由于上述损伤是一种完全的骨性结构损伤,其预后良好。治疗过程中,应密切随访并拍摄站立位、负重位像,以及早发现复位丢失或进行性畸形的可能。支具或者石膏需要连续制动 12 周,制动结束后拍摄屈曲和后伸位片,以确定是否获得了稳定的愈合。

骨折—脱位

Magerl C 型骨折或者 Denis 分型中的骨折—脱位型采用保守治疗效果很差。由于是多柱损伤导致的整体不稳定,没有手术治疗的病人,搬动时无法保持脊柱顺列。如果必须使用非手术治疗,则病人须长时间卧床;而由于长期卧床导致住院时间延长和相关并发症增加,如深静脉血栓、褥疮和肺部并发症等。尽管有回顾性研究表明使用可活动式床即使延长卧床时间,亦不会较手术治疗产生更多的并发症,但非手术治疗显著延长了住院时间[21]。对于骨折脱位的标准治疗仍然是手术治疗和早期活动。

手术治疗

适应证

不同类型骨折手术治疗的适应证不同,我们将分别就每一骨折类型展开讨论。

压缩骨折

如前所述,Denis 分型中的压缩骨折相应的 Magerl 分型中的 A1、A2 型骨折,很少需要手术治疗。这类骨折一般不会导致神经损害。手术适应证是胸腰段后凸畸形大于 30°,或者后凸较少但是有脊柱矢状面的失衡。这种情况往往发生在多节段骨折。最终的手术适应证是 Magerl 分型中的分离型骨折(A2)不愈合或者是有大块的劈裂块,提示有不愈合的潜在可能。

爆裂骨折

Denis 分型中的爆裂骨折或者是 Magerl 分型中的 A3 型骨折是否是手术指征仍存争议。如果存在神经损害则是手术的绝对适应证。如前所述,伴有单个神经根损伤的下腰椎骨折,特别是 L3、L4、L5 骨折,可以采用非手术治疗[48]。然而,文献证实上述观点的依据并不充分[48]。一般原则是,存在神经症状的胸腰段骨折都应该采用手术治疗。手术指征基于椎管的受累程度,椎体压缩百分比和所致的脊柱畸形程度仅是相对指征[51]。手术计划的制订还须充分考虑病人的个体情况,尤其是目前的资料还不足以确认病人的预后与最终的畸形或椎体塌陷程度相关联[36,49,50]。然而,有时候后凸畸形或塌陷也是手术的适应证。不伴有神经症状时,公认的手术指征为后凸畸形大于 20°、塌陷大于 50% 或椎管容积缩小 50%[51]。上述参数中,最重要的决定手术治疗的因素是畸形或后凸程度。保守治疗的椎管压缩率改善的病人,神经损害加重的概率很低[33,34,52]。因此,对于不伴有神经症状的病人,要决定手术治疗必须以后凸畸形或椎体塌陷为依据,并且充分借鉴影像学检查的证据。

这些参考值不是所有病人手术的绝对参考值。如果后凸畸形大于 30°,或者是进行性加重的后凸畸形造成了矢状面的失平衡就需首先考虑手术治疗。后凸小于 20°的稳定的骨折很少考虑手术治疗。爆裂骨折如果有广泛的移位或者是骨折块有不愈合的倾向,就要考虑手术治疗(图9-6)。压缩骨折的病人,MRI检查可用于评估后方韧带的情况。如果后方韧带存在损伤,意味着采用保守治疗可能有进一步加重椎体塌陷的可能。

最后,爆裂骨折如果合并分离的骨块且骨块移位明显,通常需要行手术治疗,否则会有骨不愈合的可能(图9-6)。

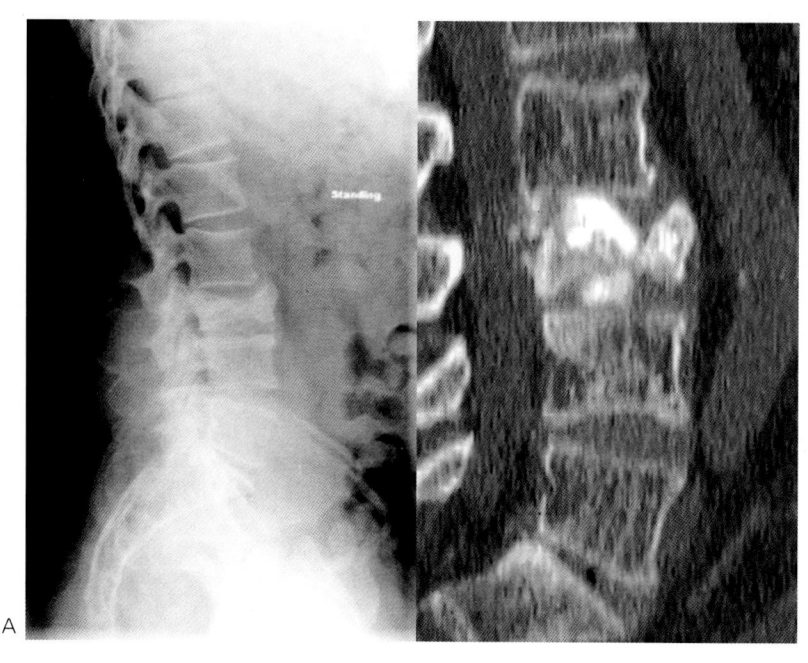

图9-6 A.侧位片示一例爆裂骨折,病人伴有顽固的疼痛。B. CT椎间盘造影显示,造影剂已进入分离骨块之间的无连接区域

屈曲—牵张型损伤

Magerl B型骨折或屈曲—牵张型损伤原则上需要手术治疗。非手术治疗仅限于那些单纯的骨性结构损伤、小关节完整并且不伴有神经损伤的少数病人。如果骨折可以通过改变体位得到复位并且可通过定制的TLSO支具或石膏固定得到维持,则其愈合通常没有悬念,因为骨折在过伸位上是稳定的。然而,24h佩戴支具病人大多难以耐受,而且必须严密随访以防止复位的丢失。因此,屈曲—牵张型损伤的病人能够顺从非手术治疗的很少,通常都需要手术治疗。尤其是合并韧带或椎间盘损伤的病人,即使能够获得解剖复位,通过非手术治疗也难以得到愈合。因此,通过椎间盘的屈曲—牵张型损伤均要求行手术治疗。在主要骨结构无法获得解剖复位或并发椎体损伤导致明显畸形时,也需行手术治疗。

骨折—脱位

Denis分型中的骨折—脱位型或者Magerl C型骨折(有旋转移位)通常是不稳定的,常伴有神经损害[5]。由于损伤的内在不稳定,非手术治疗非常困难,难于维持脊柱的稳定和序列,因此通常需要手术治疗。非手术治疗仅适用于那些由于体质原因不能耐受手术的病人。

解剖及手术入路

一旦决定手术治疗,一般有三种入路可以选择,即前入路、后入路或前后联合入路。最佳入路的选择一般基于多方面的考虑。手术治疗的目的是行神经结构的减压、恢复脊柱序列、固定脊柱的不稳定节段,以最终使不稳定的节段获得骨性融合。如果需要行节段融合,则融合的节段越少越好。

神经结构减压

对合并神经损伤的病人,手术的第一目的是行神经结构减压。最佳入路的选择,取决于受累的脊柱区域、神经压迫的程度,以及椎管内神经结构受压的具体部位。对于胸腰段和腰椎损伤而言,受压的神经结构包括脊髓、圆锥和马尾。圆锥的位置在胸腰段有所变化,但通常位于L1椎体下缘或是L1-2椎间盘水平。圆锥的尾端连接马尾,每一腰椎的椎弓根下方发出相应的神经根。脊髓圆锥的定位非常重要,在减压时绝不可对其进行直接操作。减压还包括减轻对神经结构的牵张及对蛛网膜下腔的累及。前方和后方入路均可处理前方的压迫,而对于后方的由于软组织或骨性撞击造成的压迫,则须行后方入路。在减压过程中,为了去除骨性或者软组织块的压迫,可以对马尾神经进行轻微的牵拉。无论是何种手术入路,这一操作均利于在此解剖区域获得更多的灵活性。对马尾神经的来自前方的压迫,通过前方或后方入路均可予以解除,而来自后方的压迫则最好通过后方入路进行减压。对于腰椎骨折还需考虑的是椎间孔的受累,如果在诊断性评估过程中发现,通过前或后方入路均可予以解决。为了彻底减压神经结构而使用环形入路(前后联合入路)几乎从无必要。

脊柱畸形的纠正

在选择手术入路时另外一个必须考虑的因素是所选入路是否有利于对损伤的复位。最常见的情况是小关节脱位。单纯前方入路通常难以对小关节进行间接复位,而往往需要经后方直视下进行复位。如果不考虑这一点的话,大多数胸腰段损伤无论是前方还是后方入路均可获得理想的治疗效果[53~82]。对某一既定的损伤,对其损伤类型和稳定性的理性的评估,有助于选择最佳的手术入路。任何情况下,对于胸腰段骨折的固定均应直接重建损伤的骨性和韧带结构,包括纠正继发畸形和恢复稳定性。手术应该避免对任何残留的稳定结构的破坏。稳定性的恢复将使得应力作用于内固定物上,从而恢复脊柱的序列,重获冠状面和矢状面的平衡。最终稳定性的恢复取决于固定节段的数目,复位后重建节段须承受的应力,以及初始的不稳定的程度。总之,应该尽量减少对运动节段的融合。最后,所选择的入路必须能够获得牢固的固定(融合),以能够维持最终的矫形效果和脊柱序列。单纯的后路植骨术,特别是在处理高能量损伤的骨折时,其融合效果并不确定。与椎体间植骨相比,后者借助于椎体间丰富的血运可以大大提高融合的成功率[66,83]。

除了上述讨论的内容之外,一些解剖学因素也会影响对特定损伤的入路选择。我们此前已提到相关的神经解剖,以及其对于手术减压节段的影响。决定前方入路是否合适的主要决定因素是脉管系统的解剖。胸腰段的前方入路应首选左侧经腹膜后入路,这是基于左侧主动脉较右侧的腔静脉易于处理。对L2以上节段的显露和重建,通常需要打开膈。然而,如果上腰椎损伤合并一些其他问题需要处理时,则前入路不应只单一考虑血管的问题。胸腰段损伤前路手术最大的困难是对血管的处理。主动脉分叉位于L4-5椎间盘水平,髂总动、静脉位于L5椎体水平。这使得前入路对L5或S1置入内固定非常困难,主要是与血管结构过于接近。后入路则没有这些解剖上的限制,但是其对前柱的重建则非常困难,特别是当损伤造成椎体粉碎性骨折时,经后路对前柱的稳定和重建变得尤为困难。

后方入路

胸腰段各个水平的前入路和后入路基本手术技术是类似的。后入路在手术节段的棘突上方纵形切口进行显露(视频9-1,光盘1),经皮下注射1:500 000的肾上腺素可以减少切口的出血,但对于急性损伤的病人不宜应用,因为肾上腺素可能会损伤暴露的神经结构。当切至胸腰筋膜时,用电凝沿棘突劈开胸腰筋膜。用Cobb剥离子将竖脊肌沿棘突、椎板和小关节囊自尾端向头端做骨膜下剥离,这一方向有利于充分撬起多裂肌(multifidi muscle),其走行方向即由尾端向头端斜行附着于后部结构。侧方显露至横突,其位于上关节突的外侧。进行骨膜下剥离和在显露新的区域时将已显露好的区域用纱布填塞,是止血的重要方法。

前方入路

胸腰段以及以远的前方入路首选腹膜后入路(图9-7)(视频9-2,光盘1),也可以采用侧方以病椎为中心的斜切口,或者是与腹直肌鞘外侧缘相平行的旁正中切口。旁正中切口最适于L4~S1的显露。斜切口可以进行多节段的显露,包括腰骶结合部,也可以切开膈、切除肋骨和显露下胸椎。上述两种入路均为经腹膜后显露。经腹腔入路可用于显露腰骶结合部,但是经腹膜后显露比经腹腔显露发生并发症的风险要低。切开皮肤、皮下后,平行于切口劈开三层斜肌。电刀切开腹内斜肌和腹外斜肌后,钝性分离腹横肌。腹膜从腹横筋膜上分离后,进入腹膜后间隙,此时需注意保护腹膜。进入腹膜后间隙后,分段分离和结扎节段动、静脉,这样即可显露椎体和间盘的前外侧。腰骶结合部可以通过触摸骶岬来确定节段,当然术中还要结合X线片来进行定位。在两根大的髂血管之间非常容易地显露腰骶结合部,仔细地

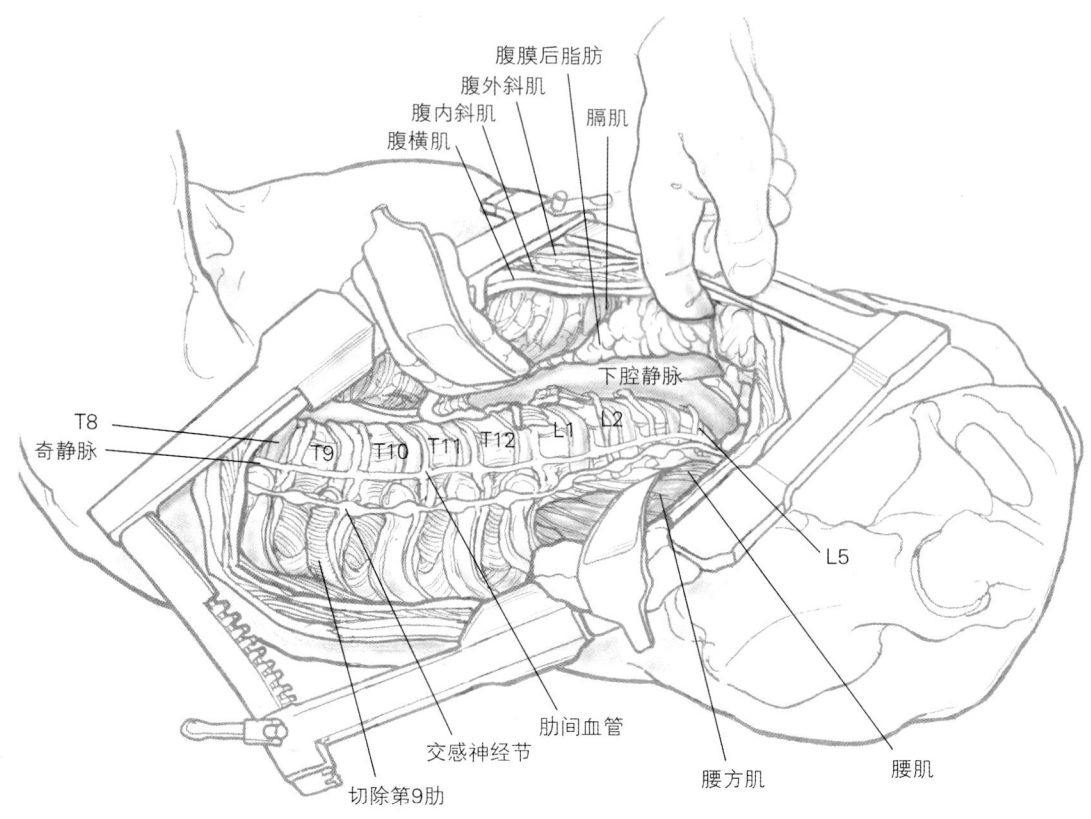

图 9-7 胸腰段前方腹膜后入路示意图

向外侧牵开同侧髂静脉。显露 L4-5 椎间盘及以上水平最好从大动脉的侧方进行。

手术时机

目前关于胸腰段损伤的手术时机尚未有统一的意见,对于神经恢复的最佳手术时机亦未有定论。动物实验表明,早期减压有利于神经功能的恢复,减压手术必须在神经损伤后 6 小时以内完成[84],但上述结论迄今还没有在人体上得到验证[85]。对急性脊髓损伤早期行手术治疗,并不像以往想象得那样会加重神经的损害。回顾性群组研究表明:尽管最佳手术时机尚未获得验证,但是早期手术确可以改善神经功能的恢复[86,87]。在得出结论之前有必要进行进一步的前瞻性研究[88],对于神经症状进行性加重的病人还是需要早期手术[85]。另外一个影响胸腰段损伤病人手术时机的因素是病人的一般身体状况。如前所述,胸腰段损伤往往合并其他损伤[1],虽然缺乏有关急症手术的询证医学的有利证据,但在手术之前使病人一般状况达到一个最佳的状态非常重要。

手术技术

压缩性骨折

Denis 分型的压缩骨折或者 Magerl 分型的 A1 型骨折,最宜采用后路内固定和融合以重建脊柱稳定性。由压缩骨折的定义可知,其所导致的严重畸形或难以接受的后凸常伴有后方韧带的张力带样破裂。因此,手术重建应着重于此张力带结构的重建。

如前所述,固定和融合的节段宜越少越好。对于胸腰段损伤,固定节段可以包括病椎近端的两个节段和远端一个节段[64]。腰椎损伤需要固定损伤节段的上下各一个节段,但对于椎体的粉碎性骨折应予例外。尽管 McCormack 等的分型适用于三柱的胸腰段骨折,但对于粉碎骨折应避免短节段固定同样适用于压缩骨折。这种情况下可以选择后路的长节段固定或者是前方结构重建[11]。采用后入路时,病人应俯卧于透射 X 线的手术台上,而俯卧位本身即可帮助骨折复位。过伸髋关节,在大腿下方垫垫枕即可获得胸腰段后凸畸形的复位(图 9-8)。如前所述,后方入路可用于显露相关节段的后方结构,X 线片或 X 线透视常用于术中定位。所有需固定节段的横突均需显露。根据定义,这种特殊类型的损伤并不伴有神经结构的受压,从而无须进行减压。如果可能应尽量进行椎弓根固定,因为其生物力学特性要优于椎板钩[89]。完成显露之后,需明确椎弓根钉置入的标记点。腰椎的进钉点是横突、上关节突和椎弓峡部的交点。以气钻或手锥开路,并用探子确定椎弓根。椎弓根的矢状位方向可以在操作过程中进行透视定位,其冠状位的方向在不同的节段有所变化。椎弓根向内侧的倾斜角度自尾端向头端逐渐变小。S1 水平的椎弓根内倾角度约为 35°,到 T11、T12 则逐渐减少至不到 10°。在椎弓根钉植入时可利用透视进行定位,但在有明确标记的情况下则并不必要。

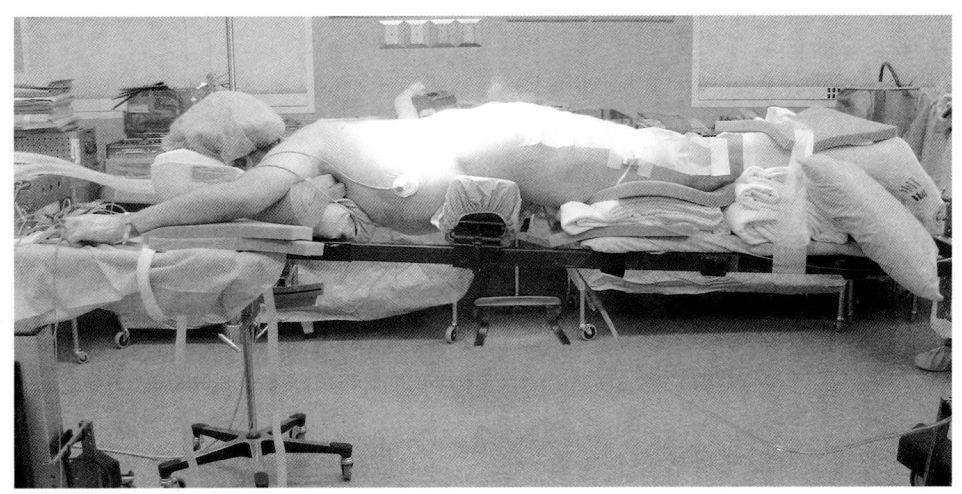

图 9-8　病人俯卧于可透 X 线的 Jackson 手术台上。过伸髋关节,以较好地纠正后凸畸形

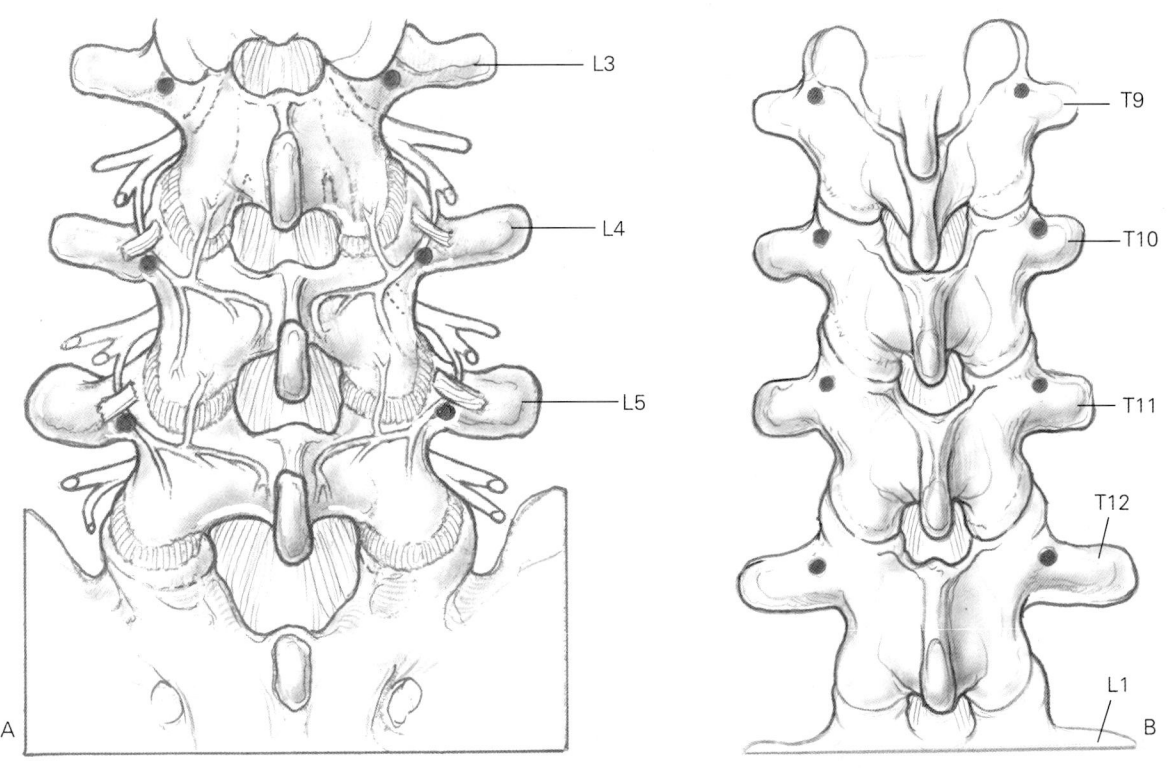

图 9-9　(A)腰椎和(B)下胸椎椎弓根钉入点的解剖标志

钉植入后,需摄X线片以证实椎弓根钉的位置。胸椎椎弓根钉的植入点在头尾方向上横突上缘与上关节突外1/3的交点(图9-9AB)。植入所有椎弓根钉后,即可对骨折进行复位和固定。连接棒在矢状面上进行轻微预弯后,应首先放入骨折近端的钉上,然后仔细将连接棒固定于尾端的椎弓根钉上。须注意不可过度旋转近端螺钉,尤其是对于骨质疏松的病人,易于造成椎弓根钉的把持力下降。此时可暂时拧紧近端螺钉,即可通过内固定物加压,其也是此类骨折的主要复位操作,而非通过杠杆力矫正(cantilever bending)。复位过程中的杠杆力矫正或原位弯曲,均可增加短节段固定中螺钉拔出的概率[90]。连接棒放置完成后,通过另外切口或同一切口在髂后上棘取骨,并植于去皮质的横突之间。尽管自体骨首选,早期临床研究表明,使用BMP或自体干细胞也是一种不错的选择[91]。最后固定两个横连以加强固定。

爆裂骨折

正如对爆裂骨折的手术指征目前尚存争议一样,对手术入路的选择问题同样处于争议之中。有多种手术入路已经获得了广泛的认同,包括前方入路、后方入路、双切口前后联合入路,以及单纯后方入路行前后柱固定等[54,63,83,91~94]。

由于针对每一个体骨折的最佳手术入路的选择尚缺乏科学依据,这也许是处理此类型骨折最具挑战性的方面。上述每种入路均已有优良效果的报道[53,87,93,95]。目前已有诸多研究比较了前方和后方入路的临床疗效,结果显示后方入路可以显著缩短手术时间和减少术中出血[91,92,96]。但后方入路短节段固定治疗椎体粉碎的爆裂骨折,已被证实失败率较高且易于残留后凸畸形(图9-10)[11]。

前路手术的理想适应证是椎管压缩超过80%且伴有不完全性神经损害,严重的椎体爆裂骨折,或后凸畸形超过30°(图9-11)(视频9-2,光盘1)[97]。前方入路行减压、复位及固定,病人取右侧卧位于手术台上,肾区垫高,折叠手术床拉伸腹外斜肌以增加肋弓下缘与髂嵴间的距离。屈膝以维持体位,注意患肢下方加垫以保护腓总神经。双下肢穿大腿防血栓长筒袜和气压长筒袜(pneumatic compression stockings)以预防深静脉血栓(DVT)的形成。前方腹膜后入路的显露应包括骨折上位椎体的上终板到下位椎体的下终板。术中透视定位以明确手术节段,注意不要损伤非融合或重建节段的椎间盘。用电刀对腰大肌行骨膜下剥离,以显露病椎及上下椎,显露范围应向外侧直至病椎椎弓根的基底部以及上下椎的椎弓根,以利于准确地放置内固定物。

完成显露之后,首先切除病椎上下椎间盘。用Cobb剥离子和刮匙从软骨下骨分离软骨终板,非常有利于椎间盘的切除。椎间盘切除后即可确定病椎椎体的宽度并显露椎管。接下来就可进行椎体切除,在切除椎体之前应首先明确与椎管的关系,以尽量减少切除松质骨时的失血。沿病椎的上、下终板分离或切除病椎的椎弓根即可达椎管。一旦明确椎管的位置,即可用骨刀或咬骨钳将椎体前2/3迅速切除,骨蜡填塞或压迫以减少失血。术前应明确来自椎体的那一部分的骨片突入了椎管,以便决定术中使用何种方法将之去除。例如,如果骨片来自于上终板,则最好采用旋转的方法自下方将之从椎管内移除(图9-12)。减压时常伴有明显的硬膜外出血,如果双极电凝仍无法止血,则最好在减压在硬膜外轻柔地放置明胶海绵填塞。前方入路的缺点是不能够直接修补原发伤所致的硬脊膜后方的撕裂。在这种情况下,脑脊液漏只能采用手术后严格卧床来进行治疗。

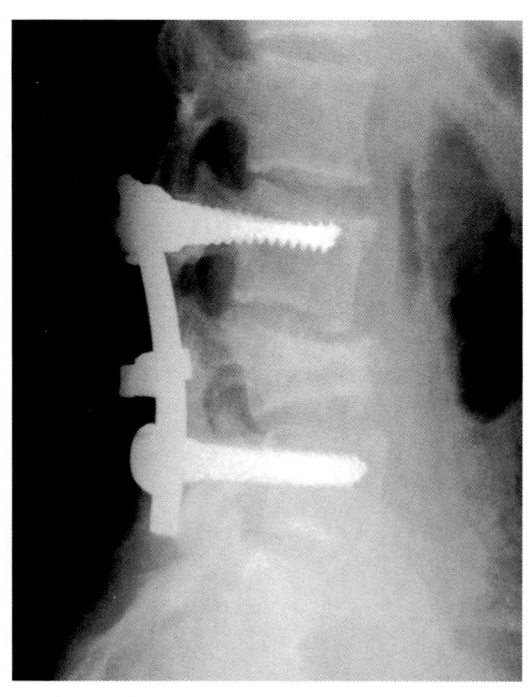

图9-10 L4爆裂骨折短节段固定。术后6周矫形丢失,后凸加重

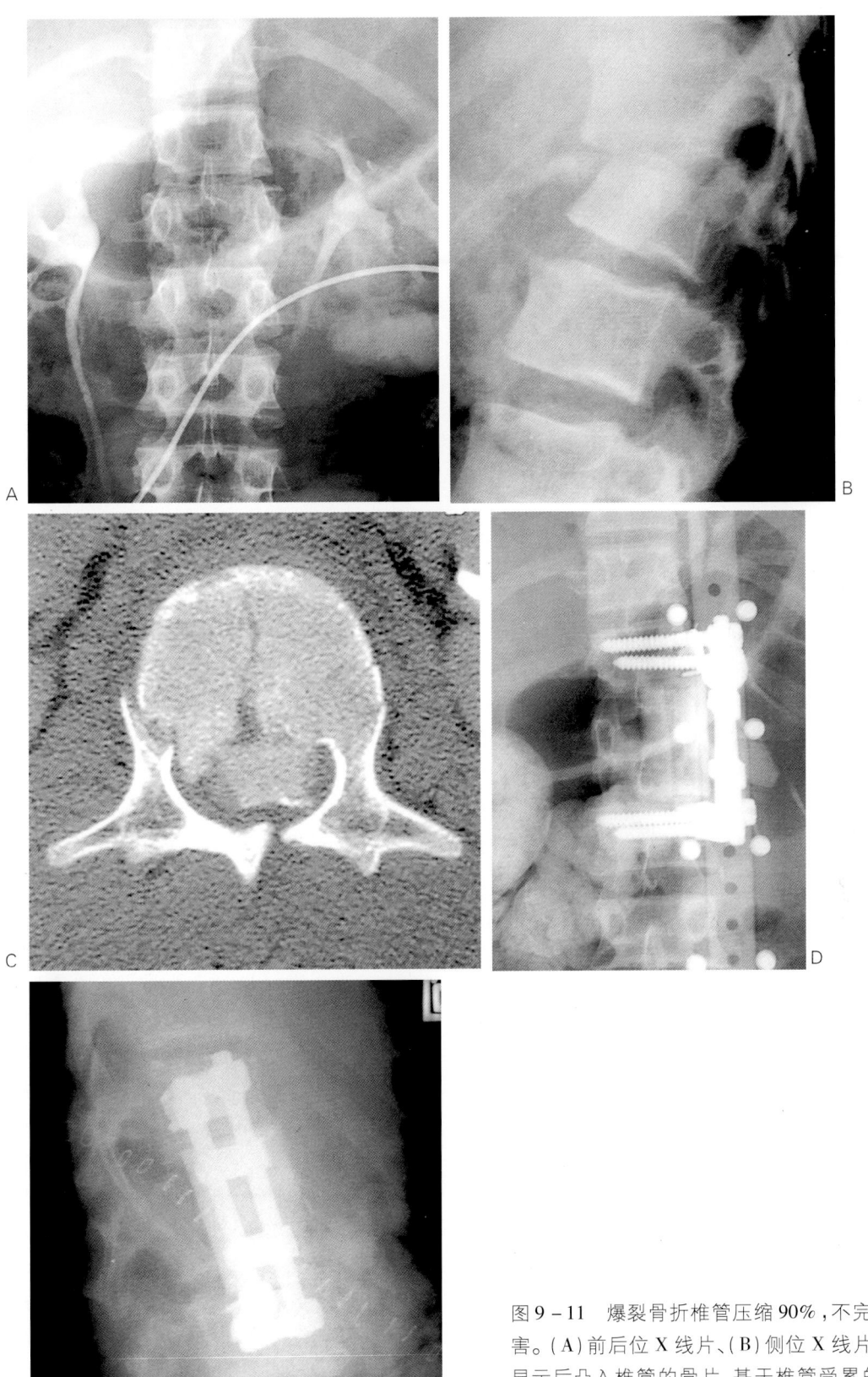

图9-11 爆裂骨折椎管压缩90%,不完全神经损害。(A)前后位X线片、(B)侧位X线片与(C)CT显示后凸入椎管的骨片,基于椎管受累的考虑,对此病人采取前路减压、植骨和重建;手术后(D)前后位和侧位(E)X线片

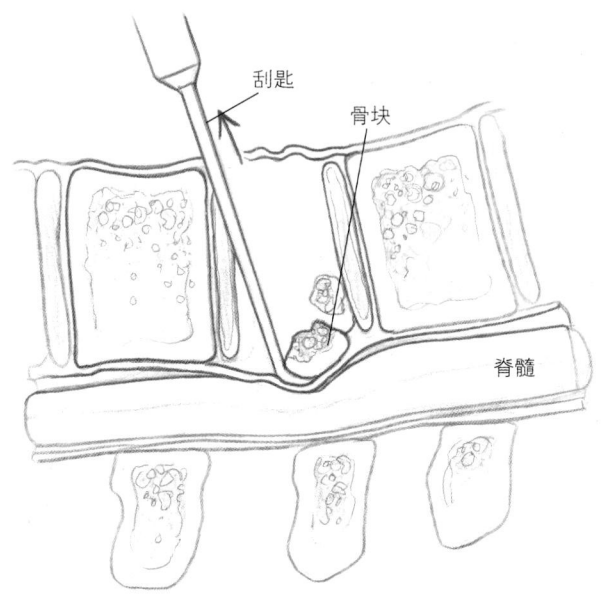

图9-12 如果来自上终板的骨块突入椎管,最好采用刮匙从下方和前方刮除,以避免医源性神经损害

完成椎体切除和止血后,下一步是进行复位和融合。植骨融合有多种方法可供选择:使用带三面皮质骨的自体髂骨植骨、结构性同种异体骨移植,或者使用椎间融合器(cage)。每种方法都各有其优、缺点。自体骨移植可能会引起供区疼痛,同种异体骨移植或有不融合而致假关节形成的风险[98],或许最好的方法是使用椎间融合器,既可以提供一个良好的前柱支撑,而且由于融合器内可以填塞切除的椎体松质骨,从而获得良好的自体骨移植的融合率[99]。在植骨前必须首先达到良好的解剖复位。对于爆裂骨折的前路手术,可以通过跨越病椎进行撑开来获得复位。有多种不同的前路内固定系统可供选择,包括钉—棒系统、传统接骨板和锁定接骨板,已有诸多研究证实其疗效相当[63,65,96,100,101]。在病椎的上下椎植入螺钉后即可进行撑开,为了保证内固定物的准确放置,必须精确定位固定椎的椎弓根基底部。确定后方一颗螺钉的植入点,即可安全地避开椎管而进入椎体,获得最长的固定长度和把持力。但如果内固定物放置地过于靠前也会出现问题,这实际会导致螺钉成角并朝向椎管。行椎间撑开后,即可进行前方的植骨重建(图9-13)。病椎上下终板要先行去皮质以达到良好的融合。术后病人早期下地活动,带TLSO支具保护3个月。

后方入路适用于根据负荷—分担分类法需行短节段固定的骨折[11],不适于行短节段固定的病人也可通过增加固定节段的方法进行后路固定。后方入路的病人需俯卧于可透射X线手术台上,髋关节过伸以尽量减轻骨折部位的后凸畸形。穿防血栓长筒袜和气压长筒袜以预防DVT。手术显露范围需包括骨折部位和上下需固定椎的横突。

术中首先安装内固定物。短节段固定包括骨折水平上下椎的椎弓根钉。借助于术中透视,按照如前所述的解剖定位标志,即可植入螺钉。随后安装单侧连接棒,进行骨折部位的上下撑开。这也通过韧带的复位作用对神经结构间接进行了减压。接下来对神经结构进行直接减压,对圆锥及以上水平的减压只能采用后外侧入路,对马尾的减压可以采用后方入路。后外侧入路应首先切除同侧椎板的外侧部分和小关节(图9-14)。探查椎弓根及其下方走行的神经根,保护好神经根和硬膜后,气动钻在椎弓根中部钻洞,并以刮匙刮除椎弓根的内侧壁,即可直视骨折椎体的后侧皮质。对压缩椎体进行复位后即可在椎体中产生空隙,此时可将突入椎管内的骨块向前推入此空隙内,即可对蛛网膜下腔进行直接减压。如果遇到背侧硬脊膜撕裂,则应进行严密修补。通常,后外侧减压只需从一侧即可对全椎管进行减压。在马尾区,可以常规行椎板切除,通过仔细地分离同侧神经根后,即可将后突入椎管的骨块还纳。减压后置入对侧连接棒,也可跨越骨折节段进行撑开。为了避免撑开后的平背畸形,连接棒在置入之前可先行预弯成前凸状以预防造成相对后凸畸形(图9-15)。由此,创伤性后凸畸形即可通过病人体位和连接棒获得矫正。注意绝不可采用原位弯棒,否则必然会导致短节段固定术后复位的丢失[102]。随后,置入两个横连接杆,后方结构去皮质后行自体髂骨植骨。病人术后在TLSO支具保护下可早期下地活动。

胸腰椎爆裂骨折也可采用环形减压。尽管其明确的适应证目前尚无定论,但已有优良手术效果的报道[59,91,93]。这一入路最适于具备前路手术指征而后柱可疑不稳定的病人。该入路需首先完成前路减压和融合,在椎体切除部位进行撑开,进行前方植骨而无需施加内固定。随后,后路植入椎弓根钉以稳定前方的椎体间植骨块并恢复生理前凸。

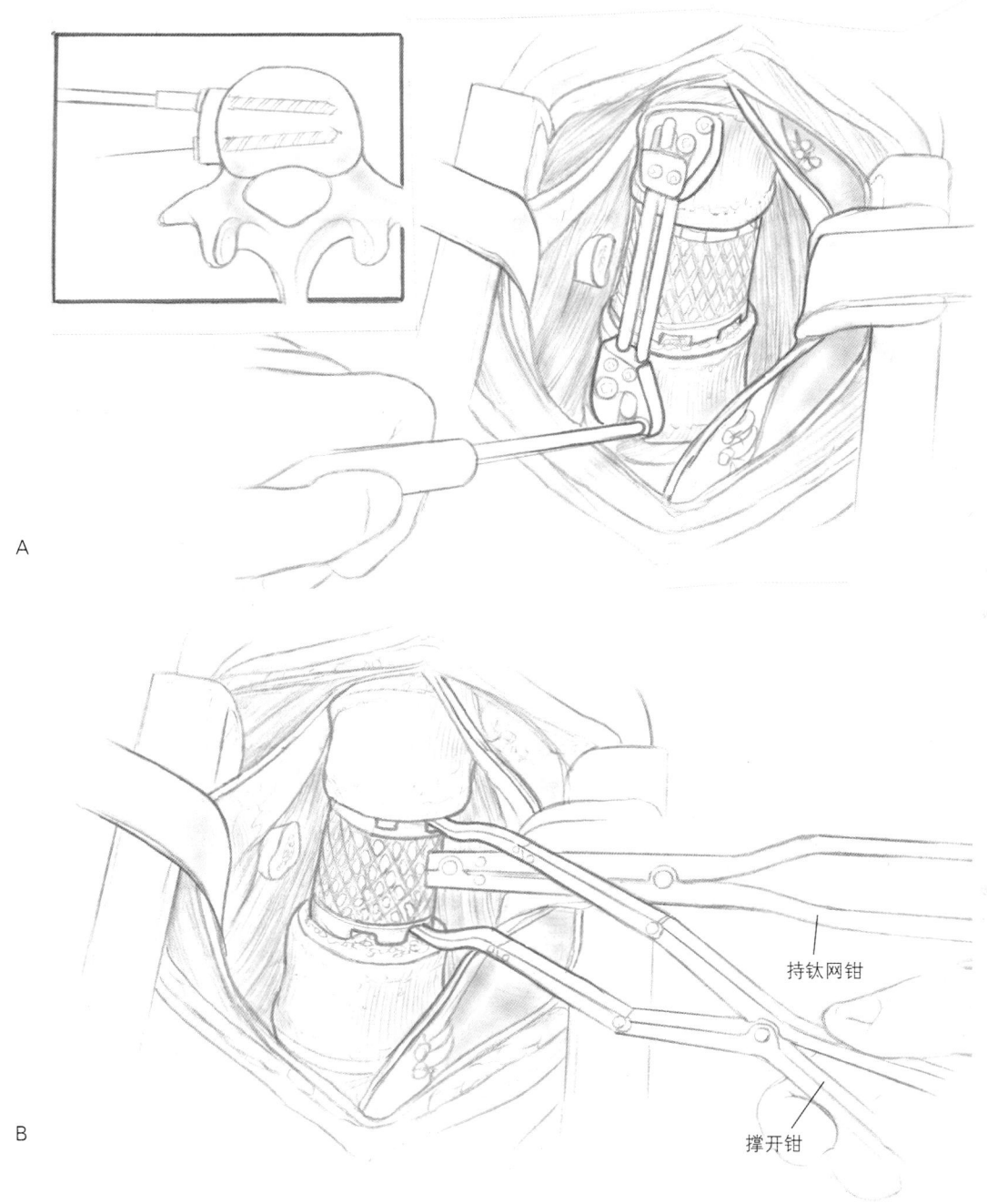

图 9-13 A. 椎体植入螺钉。B. 椎体切除部位撑开并植骨,使用椎体撑开钳可以方便地进行椎体撑开

屈曲—牵张型损伤(Flexion-Distraction Injuries)

由屈曲—牵张型损伤的定义,这一类型的损伤可造成后柱韧带或骨性结构的分离。Denis 所描述的"安全带骨折"和经典的"安全带骨折"只是屈曲—牵张应力所造成损伤的一个亚型[8]。Magerl 和 Gertzbein 分型对这一类型的损伤进行了深入的阐述[5,103]。进行术前计划时,最重要的是判定稳定性的破坏程度。在实际上所有这种类型的骨折中,后柱在张应力下发生破坏,中柱的损伤机制几乎也都是张应力下的破坏,合并韧带、椎间盘损伤,或者是椎体后部皮质的破坏。前柱损伤的类型则取决于脊柱旋转轴的位置。如果旋转轴位于前纵韧带的前方,前柱也会在张应力下发生破坏;相反,如果旋转轴位于椎体本身,前柱也会发生压应力下的破坏。区别这种前方的挤压伤和

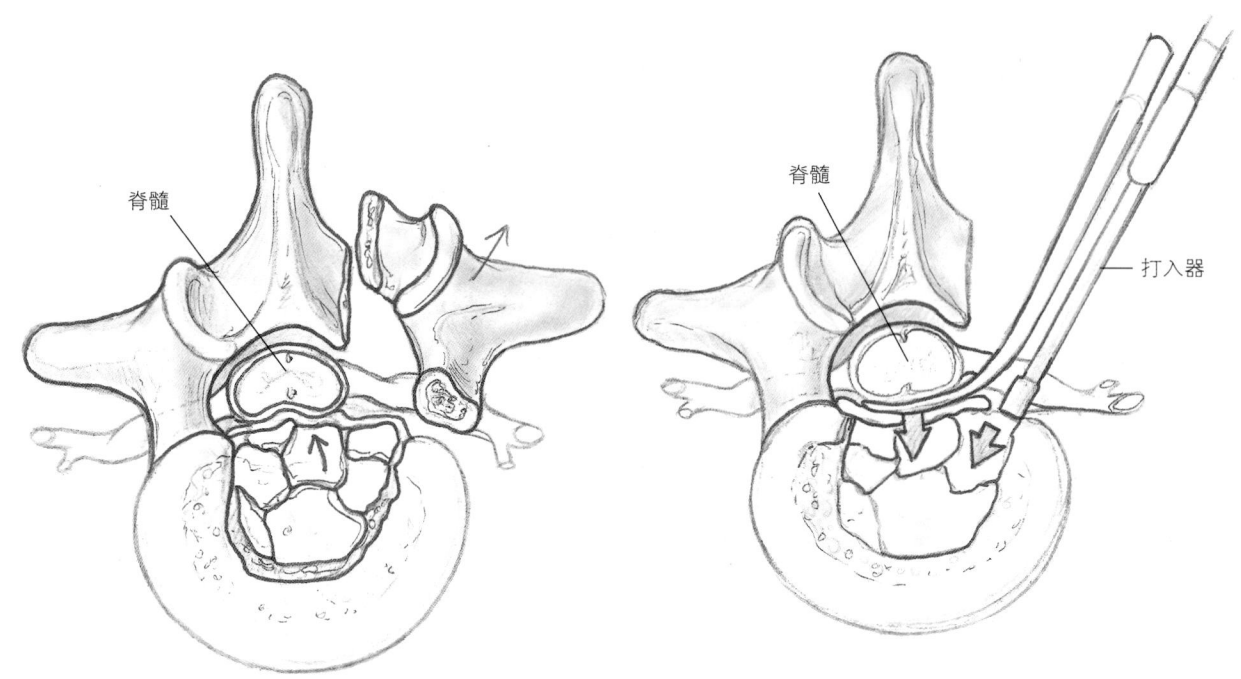

图9-14 A.切除一侧小关节和椎弓根进行后外侧减压。B.通过椎体内形成的空隙将突入椎管的骨片进行复位

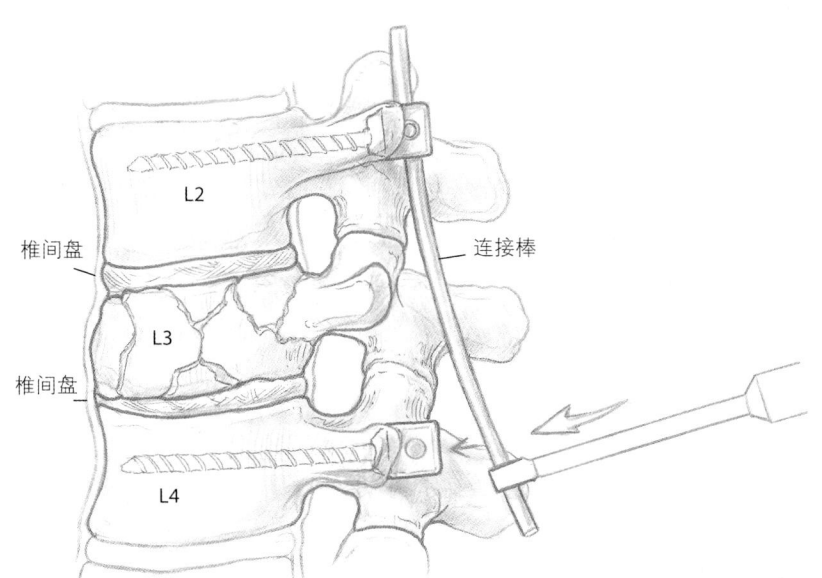

图9-15 在伤椎上下撑开以恢复椎体的高度。为避免造成相对后凸和平背畸形,棒需预弯以恢复生理前凸

压缩骨折非常重要,因为屈曲—牵张型损伤发生进行性畸形和半脱位的概率很大(图9-16)。由于屈曲—牵张型损伤主要是屈曲不稳定,对这类骨折最好的治疗方法是经后路内固定进行加压(视频9-1,光盘1)。这样可以利用中柱作为支点,恢复因压缩骨折造成的前柱高度丢失。病人需俯卧于手术台上,过伸髋关节以尽可能减轻畸形,取标准后方入路切口,显露损伤节段及上下节段的后方结构。如果存在椎板和棘突骨折,术前即需予以明确以避免显露过程中发生医源性神经损伤。常规技术在损伤上下节段植入椎弓根螺钉。在合并韧带和后柱损伤时,应采用短节段固定[104]。对于单纯的韧带损伤,可以仅行单节段固定。对伴有后方结构骨折时行固定节段的数目,依赖于受累椎弓根的完整性。

通常骨折仅仅累及椎弓根下面的骨质,所以伤椎仍可植入椎弓根螺钉。在这种情况下,有时可以使用仅跨过单个椎的内固定进行加压而无须融合。置入加压椎弓根螺钉和在同一节段置入椎板下钩,骨折即可复位和获得稳定。如果伤椎螺

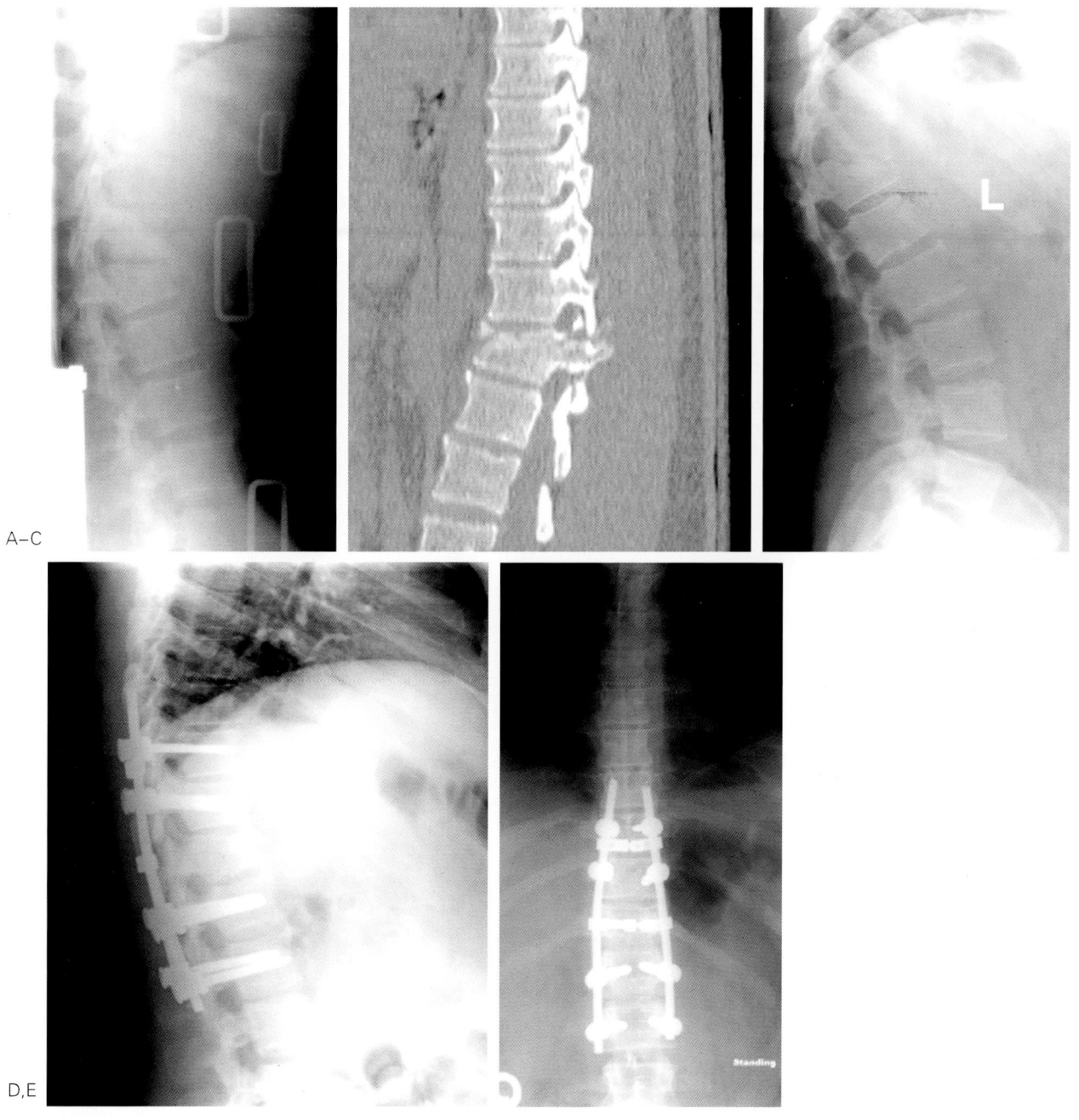

图 9-16　A. 该病人被误诊为压缩骨折。B. CT 显示为屈曲—牵张型损伤。C. 8 周后病人出现进行性后凸畸形,要求手术治疗。由于是亚急性损伤,需要固定损伤上下各两个节段来纠正畸形和维持矫形。术后(D)前后位和(E)侧位像显示畸形得到良好的复位和固定

钉无法置入,则固定范围需向头侧增加一个节段[105]。椎弓根螺钉植入并经 X 线透视位置满意后,即可预弯并置入连接棒。内固定置入后,通过后方加压机制即可复位后凸畸形并恢复后方的张力带结构。在加压之前,必须清除任何有褶皱或撕裂的黄韧带,以避免在复位过程中发生医源性神经损伤。如果合并椎间盘破裂,手术医生必须了解在内固定加压时纤维环破裂和椎间盘突出的可能性。因此,一旦术后发生神经症状加重,需急诊行影像学检查判断神经损伤的情况;如果必要,需即刻行椎间盘切除术[106]。最后,融合节段后方结构去皮质后,进行植骨融合和放置横连接杆。

屈曲—分离型损伤中一种少见的损伤模式,即椎体后部皮质压缩骨折后骨块突入椎管内。如此可导致后柱分离,而中柱和前柱发生压缩。此时便不宜再使用经后方加压的内固定器,因为椎

体后部皮质破坏后已不能再作为复位的支点。所以处理这种类型的损伤时，经后路内固定的作用机制应如处理爆裂骨折一样，必须进行撑开以恢复中柱的高度和间接对椎管进行减压。然而，由于这种特殊类型的损伤后方结构也同时受到了张力性破坏，此点与压缩骨折不同，进行撑开时操作务必谨慎以避免过牵。撑开还可能会导致以伤椎为中心的后凸畸形增加，因此，术中需注意通过弯棒和病人体位来纠正后凸畸形。一旦后方张力带结构恢复，如果仍需进一步减压，此时可以从侧后方来完成操作。也可以使用短节段固定，但这取决于前柱粉碎的程度，其使用指征与以短节段内固定处理爆裂骨折相类似（图9-17）。

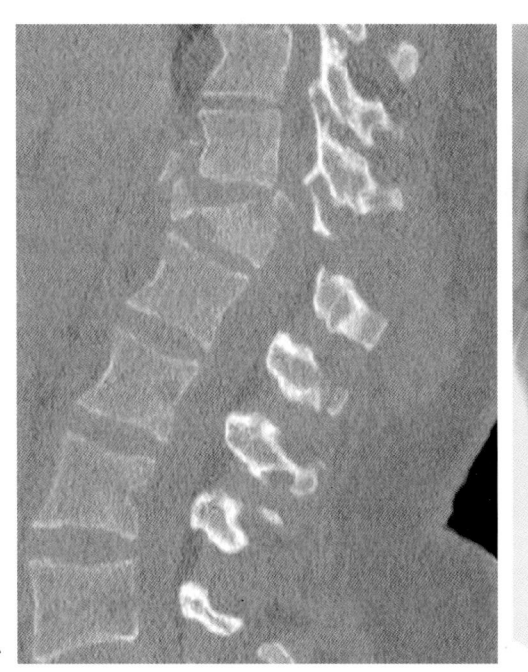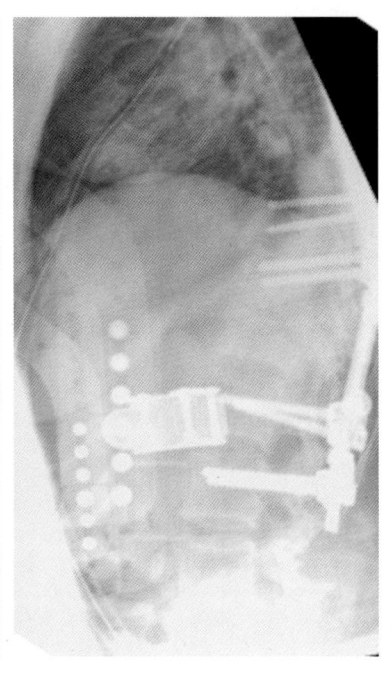

图9-17 A.矢状面CT重建显示屈曲—牵张型损伤椎体后方的皮质突入椎管，病人伴有下肢轻瘫。这种后柱的张应力性破坏与爆裂骨折明显不同。B.该病人接受了后路减压和复位/融合

屈曲—牵张型损伤并非单纯前路手术的指征。单纯前方支撑并不足以重建屈曲—牵张型损伤的屈曲稳定性。前方支撑不可避免地恰好位于或与失稳的轴线相近，使得其在力学上并不可靠。在缺乏完整的后方张力带结构的情况下，单纯前路撑开尚不足以恢复脊柱的生理前凸。因此，如果椎体粉碎或椎管压迫需行前方重建，则应先行后路的复位和固定。

骨折—脱位

骨折—脱位可以是多种应力作用于脊柱的结果，包括牵张、旋转和剪切力[5,8]。这一类型损伤往往累及脊柱的全部三柱，高度不稳定且多并发神经症状。因此除了极个别情况外，绝大多数需要手术治疗。脱位可以导致多运动节段、多平面的受累和移位。行前路复位和固定大多困难，主要应采用后路手术。后路手术可以多节段地广泛显露后方结构，复位准确、固定牢靠[105]，减压简便且安全可靠（图9-18）。

病人俯卧于可透射X线的手术台上（具体如前述），取标准胸腰段后方入路，显露损伤水平上下各两个运动节段。显露过程中须注意避免医源性神经损害。后者最多见于骨折或后结构缺陷的部位，而术前往往对其预见不足。显露完成之后即可放置内固定。由于骨折—脱位多伴有显著的脊柱不稳定，短节段固定由于已被证实的高失败率而通常不予考虑[107]。如果条件允许，应尽可能行椎弓根钉固定[108]。严重骨折脱位需要多平面的应力来进行复位，而同时固定三柱的椎弓根螺钉则非常有助于完成这一操作。胸腰段和腰椎的椎弓根螺钉技术均非常成熟，即便是合并骨折脱位，有经验的医生也可以非常准确地将其植入，但需注意创伤后的脊柱畸形可能会误导邻近节

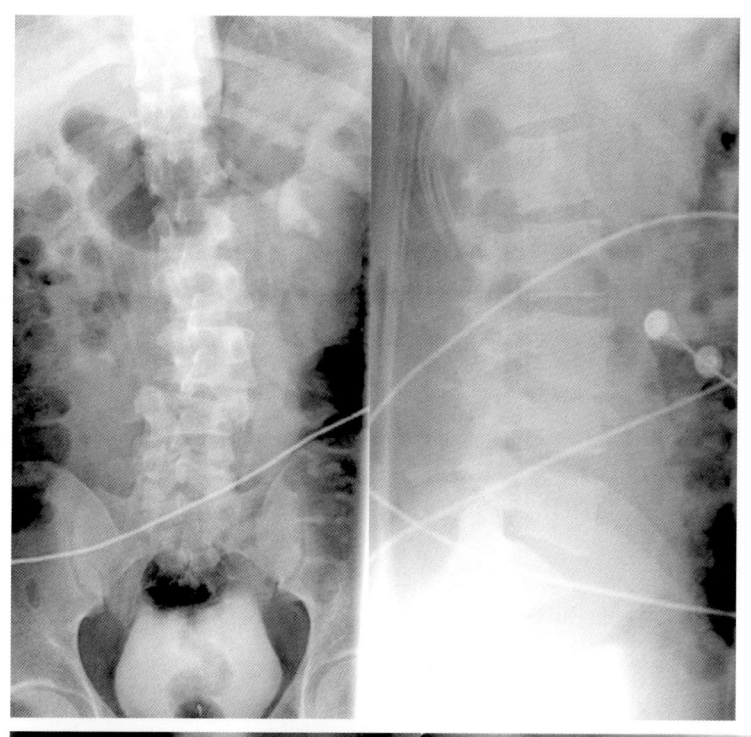

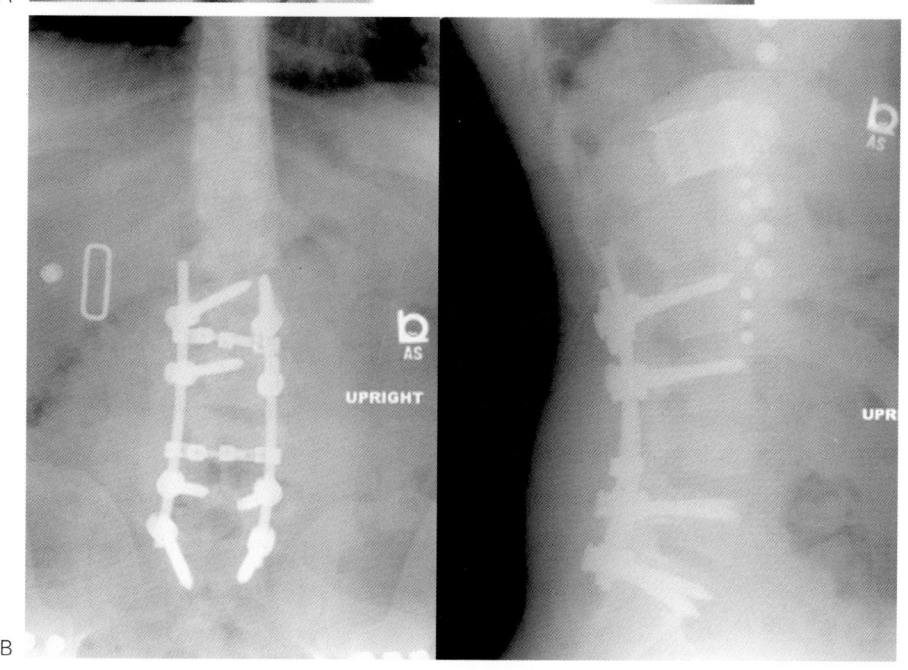

图 9-18　A. L3-L4 骨折脱位病人的术前、术后 X 线片。手术为后路复位/减压和内固定、融合。B. 该病人损伤水平的上下两个节段均予融合

段置钉时的方向[108]。术中须至少固定损伤水平的上下各两个节段，只有一种情况可以例外，即单纯脱位。在这种情况下，仅行短节段固定即足以恢复损伤节段的稳定性，后方结构的完整也有助于最终的稳定[108]。植入椎弓根螺钉之后，去除所有直接压迫神经结构的骨折碎片，修复撕裂的硬脊膜，最后行骨折复位。依据损伤所导致的骨折—脱位类型，复位的方式各异。通常，首先将预弯出生理弧度的连接棒与尾端螺钉固定，随后控制头端的螺钉进行平移，以与连接棒固定；然后进行撑开或者加压即可获得最终的复位。连接两个横连接杆，后方结构去皮质并植骨。

胸腰段骨折脱位行后路复位和固定，已被诸多研究证实效果良好[58,60,69,80,108~112]。然而也有

作者认为少数情况下后路固定后需辅助行前路手术[59,105]。如果后路手术后仍遗留持续性的前方神经压迫症状，或者椎体骨折过于粉碎而需行前方结构性重建时，则应考虑行前路手术。但是，目前尚无法在术前预测椎体粉碎骨折后长节段固定失败的概率。因此，要决定是否需行前路椎体切除和结构性重建，通常取决于手术医师对病人个体情况的综合考虑。

要点与技巧

- 腰椎椎弓根与矢状面的夹角（内倾角），由尾侧向头侧逐渐减小。S1椎弓根与矢状面的夹角约为35°，而T11-T12水平此角度则小于10°。
- 如果损伤合并小关节脱位，则需经后路在直视下复位。
- 胸腰段损伤前路手术最大的障碍是下腰段部位血管的解剖。主动脉分权部位于L4-5椎间隙水平，髂总动静脉通常跨过L5椎体，这使得前路在L5和S1水平置入内固定物非常困难，原因即与血管过于毗邻。
- 胸腰段部位的压缩骨折，内固定融合范围应包括伤椎的近端两个节段和远端一个节段[64]。腰椎压缩骨折的固定范围则只需包括伤椎的近、远端各一个节段即可。
- 腰椎爆裂骨折椎体粉碎，单纯后路短节段固定极易失效及并发后凸畸形[11]。
- 爆裂骨折行单侧后外侧减压即可减压整个椎管。
- 当使用后方撑开装置来复位和稳定腰椎爆裂骨折时，需注意其可能会导致后凸畸形。为避免撑开后的平背畸形，连接棒须在置入前预弯成轻度前凸的形状。
- 腰椎爆裂骨折理想的前路手术指征为：椎管受累超过80%且伴有不全神经损害，椎体严重粉碎，或后凸畸形大于30°[97]。
- 如果从前方入路来处理爆裂骨折，一个常见的错误即内植物放置过于靠前，这实际上使得螺钉成角并朝向椎管。
- 如果使用前后联合入路治疗胸腰段爆裂骨折，则应先行前路减压和融合。
- 在评估屈曲—牵张型损伤时，必须根据旋转轴（支点）的位置，仔细分析骨折类型和明确其三种可能的改变，如下所述：
  (1) 如果支点位于前纵韧带前方，则前柱亦有可能发生张力性的破坏。
  (2) 相反，如果旋转轴位于椎体内或其后方，则前柱可能发生压力性破坏。这种前柱的压缩性损伤与普通压缩骨折的鉴别非常重要，这是因为屈曲—牵张型损伤往往合并更高的进行性畸形和半脱位的发生率。
  (3) 少数情况下，椎体的后方皮质发生压缩性损伤，骨块可突入椎管。此类型损伤的旋转轴（支点）位于椎管，从而导致后柱的牵张及前、中柱的压缩。在这种情况下，不宜进行后方内固定的加压，因为其旋转轴位于椎体后方皮质而其本身已被破坏。在处理该类型损伤时，应从后方予以撑开，以恢复中柱的高度和对椎管进行间接减压。但是，由于后柱结构已经发生张力性破坏（此点可与爆裂骨折相鉴别），撑开时必须非常小心以防止过牵。
- 后方结构的破坏在术前阅片即应明确，以避免在骨折复位过程中神经结构受到骨折椎板的卡压。
- 如果屈曲—牵张型损伤合并椎间盘破裂，医生必须意识到后方纤维环损伤的可能性，并应警惕在内固定压缩时发生椎间盘的突出。
- 由于经前入路对胸腰段骨折—脱位进行复位和固定较为困难，后路手术仍是处理这类损伤的主要方式。
- 由于骨折—脱位多不稳定，应慎用短节段固定，已有报道其失败率较高[107]。
- 对胸腰段骨折—脱位经后路复位和固定后，如果仍遗留持续性的前方神经压迫症状，或者椎体骨折过于粉碎而需行前方结构性重建时，则应考虑再行前路手术。
- 如果明确有伤口感染，则应行手术引流、清创和术中培养等积极处理。

并发症

与所有需行广泛重建的严重损伤一样，胸腰段骨折的外科治疗也可伴有多种并发症。这些并发症可以与其他任何大手术的并发症相类似，也可特定性地仅与胸腰段骨折的复位和固定相关联。实际上，并发症的发生率可以非常高。由 Knop 等的一篇综述可知，胸腰段骨折围术期并发症的发生率高达 15%，而其中半数病人最终须行翻修手术[113]。因此，外科医师必须时刻意识到并发症可能发生，并对之进行迅速而恰当的处理。

胸腰段骨折病人最为致命的并发症也许就是 DVT 和肺栓塞（PE）了。已知大型脊柱内固定手术后 DVT 诊断率很低[114]。然而对于急性胸腰段脊柱损伤的病人，并不可以上述资料来进行类推，因为这类病人 DVT 和 PE 的发生率均显著增高。已有证据显示，血栓栓塞最好发于脊髓损伤、长骨骨折或老年病人[115,116]。然而，即便是对于上述高危人群，对所推荐的预防措施的使用也通常受个人观点和群组研究的结果所左右，而不是取决于 1 类资料（class 1 data）。实际上，近期的一项 Meta 分析结果表明，创伤病人无论是否接受预防措施，其 DVT 和 PE 的发生率均相当[117]。但是，胸腰段骨折病人接受 DVT 的预防措施仍属必要。最简单的预防方法是进行连续性正压通气。对接受脊柱重建手术以及脊髓损伤（SCIs）病人的两个单独群组研究结果证实，其确可以降低血栓栓塞并发症的发生率[114,115]。脊髓损伤病人如果合并长骨骨折，则其发生 DVT 的风险会显著增加。因此，对于高危病人特别是合并创伤性脊髓损伤和长骨骨折时，应该联合使用包括机械和药物两种预防措施。预防性地放置下腔静脉滤器（inferior vena cava filter, VCF）并未被确定证实安全有效[118]。但是如果病人手术后发生了肺栓塞，急性期进行抗凝往往并发症较高，这时可以考虑放置 VCF 来进行替代[119]。

多数情况下，胸腰段骨折手术治疗的并发症与手术操作以及损伤本身相关。这些并发症包括感染、假性脊膜膨出、创伤后畸形、假关节形成和进行性神经损害等。胸腰段骨折手术后切口感染必须及早发现并予以积极处理。感染最多见于后路固定手术后[120]。然而并没有证据表明骨折稳定手术后的感染率与其他脊柱重建手术有任何差别。文献报道的感染率为 5% ~ 10%[21,59,121,122]。治疗手术后切口感染的关键在于早期发现和诊断。除非被证明有其他原因，任何放置了引流的切口都应被怀疑术后切口感染的存在。在行后路内固定融合术后，对于切口引流的处理切不可仅行局部处理和口服抗生素，否则必然失败。一旦确定有切口感染，即需行手术引流、清创和术中细菌培养[120]。术中暴露浅层组织并彻底清创，如果筋膜层还是完整的，则可以从远离切口处抽吸切口深部，以防止筋膜下间隙的感染。如果筋膜已经缺损，则应彻底开放切口并仔细清创。内固定予以原位保留，但任何明显的死骨均应彻底清除。如果只是表浅感染、少许坏死组织，则可在清创引流后关闭切口。如果存在深部感染或大量坏死组织，则应行反复多次清创。作者提倡使用真空辅助引流海绵（vacuum - assisted closure, VAC）来进行感染的持续引流，并促进肉芽组织形成。海绵应放置于伤口深处，并直接覆盖于暴露的骨和内固定上方。48 ~ 72 小时内应再次清创。如果健康肉芽组织已覆盖创面，则可关闭创面并留置深层和浅层引流。如果使用 VAC 后仍可见大量坏死组织，亦可多次使用直至创面干净为止。局部创面处理还应结合长期应用第Ⅳ代头孢类抗生素，抗生素的选择需根据细菌培养的结果来决定。

硬脊膜的撕裂多见于胸腰段骨折，文献报道其好发于屈曲—牵张型损伤、骨折—脱位和爆裂骨折[124~126]，而大多数文献报道硬脊膜撕裂与爆裂骨折关系密切。硬脊膜撕裂往往伴发神经结构损伤和椎板骨折[124,127~129]，但利用某种特定的骨折特点来预测硬脊膜撕裂的可能性目前尚存争议。撕裂既可以发生在硬脊膜的前部，也可见于其后部[130]。少数情况下马尾神经甚至也会卡入骨折的椎板内。因此，术前的影像学分析非常重要，可以避免神经结构在复位过程中受到骨折进一步卡压[127,131]。如果术中发现硬脊膜撕裂，应予直接修复。假性硬脊膜膨出可以行再次探查修补，或行蛛网膜下腔引流[132]。

胸腰段骨折在治疗后可以发生创伤后畸形，各种类型的胸腰段骨折都可能会出现这样的并发症。其有多种原因，包括初始稳定性重建不足、内植物失效、假关节形成和椎板切除术等[133]。最常见的创伤后畸形是胸腰段的进行性后凸畸形，疼痛是主要症状(图 9-19)。Gertzbein 在一项多中心的回顾性研究中发现,胸腰段骨折病人治疗后如遗留超过 30°的后凸畸形,则其疼痛发生率明显增加[134];而胸腰段骨折治疗后凸畸形进行性加重,疼痛发生率亦明显增加[135]。诚然,对创伤后畸形最有效的治疗就是预防其发生。进行性的后凸畸形的发生主要缘于对三柱损伤的稳定性重建不足,而其最常见于对后柱损伤合并前柱压缩骨折的认识不足。术前细致的临床和影像学评估对于避免创伤后畸形的发生至关重要。MRI 在术前评估中具有重要作用,特别是对于合并后方韧带损伤的病人[135]。而畸形一旦发生,治疗则可能比较棘手。手术治疗适用于畸形或神经损害进行性加重时的情况。疼痛本身并非手术指征,尽管 Vaccaro、Silber 和 Bohlman 等报道对于创伤后遗留椎管狭窄的病人,手术治疗可以缓解其持续疼痛[133,136],但作者认为靠矫正畸形来缓解疼痛并不可靠。对于创伤后畸形的病人进行术前计划时,有多种手术入路可供选择,包括单纯前方入路、后方截骨和稳定性重建,以及前后联合入路[133]。

实际上,在目前已发表的所有治疗胸腰段骨折的手术方式中,无论采用哪种入路,假关节形成都可作为一种并发症而存在[55~57,64,66,71,74,80,93,98,100,137,138]。尽管有作者认为胸腰段骨折稳定术后假关节的发生率要低于行选择性融合者,但其真实的发生率目前仍未可知[139]。目前已有研究证实,多种因素可以导致假关节形成的发生率增加。这些因素包括同种异体骨移植、吸烟、抗菌药物的应用,以及营养缺乏[98,140]。鉴于上述原因,术中应尽可能使用自体植骨,并加强术后营养支持。对假关节形成的诊断主要靠影像学诊断,须结合动力位片和薄层 CT 扫描矢状位、冠状位重建。其手术指征为进行性加重的畸形或神经损害症状。由于假关节形成可以不伴有症状,所以仅仅为了缓解疼痛而对之行手术治疗的效果并不确定[140]。

胸腰段骨折手术后如果神经症状加重,需要即刻作出诊断并进行评估。诊断有时比较困难,特别是对于反应较迟钝的病人。此时即需行体感诱发电位(SSEPs)来帮助鉴别潜在的神经损害。尽管 SSEPs 在骨折手术中的应用经验远不如矫形手术,但是持续性的波幅下降在骨折病人中往往意味着术后的神经损害[141]。如果手术后发现病人的神经症状有改变,需即刻对其进行评估。潜在的可逆性因素包括以下几方面:内固定放置不当、复位过程中椎间盘突出、骨块后突进入椎管,以及硬膜外血肿等。不可逆性因素包括手术操作和脊髓缺血等所致的神经损害。无论如何,即刻行神经影像学检查都是必不可少的。如果确实发现有可逆性的病因,特别是位于脊髓或圆锥水平,就需要马上行手术治疗。

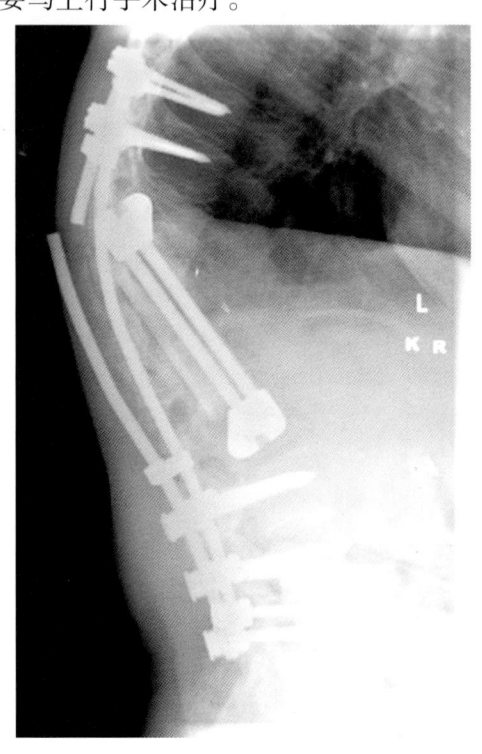

图 9-19 多个临近节段骨折行多节段椎体切除重建和后路固定,术后畸形加重,原因是假关节形成

结 果

由于胸腰段骨折类型繁多,而手术入路、手术技术、内固定系统种类等也各不相同,因此难以对疗效作出一个统一的概括。原因之一是只有小部分临床结果属于队列研究,而绝大多数都是回顾性研究[72,134,142~146]。在进行结果分析时实际上有两个因素需要进行检查,一是神经恢复的速度,其二是病人的总体功能恢复情况。胸腰段骨折手术后神经损害切实可以得到改善,对于不全性神经损害的病人尤为如此,而与使用哪种手术方法并无相关[72,142,143,145]。如前所述,手术时机和神经恢复的效果关系面前尚无定论[88],病人最后的神经状态与其最终的功能恢复情况关系密切[144]。就

功能而言,尽管有相当病人可能合并部分功能缺陷,但队列研究已证实,70%~80%的病人可以回到原来的工作岗位[70,143~145],而事业上较有建树的病人恢复工作的可能性更大[145]。有残余疼痛的病人,往往神经性疼痛较轴向的背疼更令人难以耐受。大多数有明显背疼的病人往往具有某种潜在性的因素,如假关节形成、畸形和不稳定等[144]。手术前需要选择一种最有利于病人恢复到受伤前活动范围的治疗方法。

新技术

胸腰段骨折致病残率高,手术治疗也就比较普遍,新技术因此多集中于微创治疗上。手术的目的是复位骨折和纠正后凸畸形,特别是对于压缩骨折或爆裂骨折的病人。后凸成形术已经成功应用于骨质疏松的压缩骨折病人,以纠正后凸畸形、稳定脊柱和缓解疼痛[147]。这一技术也已被用于急性创伤性爆裂骨折的病人。对伤椎进行后凸成形有助于纠正后凸和加强前柱,从而作为后方短节段固定和融合的辅助治疗。已有初步结果表明,接受后凸成形术有助于保持后凸畸形的矫正效果[148]。

胸腰段骨折也可以采用微创固定系统,在前路和后路稳定和融合中均可使用。其目的是通过更小的切口获得骨折复位和稳定并减少病残率。目前,前路微创固定系统应用于胸腰段骨折的经验较多[79,149~151]。后路固定系统大多用于其他胸腰段疾病,当然毫无疑问也可用于创伤[152]。导航技术也可以帮助医生治疗胸腰段损伤。例如,全胸腰段椎弓根螺钉均可通过导航的指引而准确植入[153]。导航技术还可协助行减压、减少手术时间和医源性的神经损害等。

最后,已在脊柱手术中广泛应用的生长因子和骨形态发生蛋白,显然亦可在胸腰段骨折的治疗中找到用武之地。迄今为止,骨形态蛋白(BMPs)已成功地用于选择性的椎体间融合和后外侧融合[154]。其在创伤应用中的潜在价值为,在骨折椎体内局部应用生长因子以刺激骨形成和减少愈合时间。尽管个别有限的研究表明,经椎弓根注入BMP-7并未能有效地促进骨的愈合,但该研究的样本数太少[155]。在未来的研究中,或将进一步阐明胸腰段损伤后生物学治疗在脊柱重建中的重要价值。

> **经验**
>
> - 来自一所level I创伤中心的资料显示,6%的钝性伤病人可合并脊柱的损伤。
> - 圆锥在胸腰段的位置并不恒定,但通常位于L1椎体或L1-2椎间盘水平。
> - 爆裂骨折如不合并神经损伤,则其手术适应证为:后凸畸形超过20°、50%以上的椎体塌陷,和50%以上的椎管容积受累。其中后凸畸形的角度是最为重要的标准,椎管受累程度次之。
> - 相比较而言,爆裂骨折和合并神经损害者,必须进行手术治疗。
> - 胸腰段骨折脱位不宜进行非手术治疗;但当病人无法接受手术时,非手术治疗也不失为一种选择。由于前路行复位和固定比较困难,应首选后路手术。
> - 术中致神经损害的潜在可逆性因素包括:内固定放置不当、复位过程中椎间盘突出、骨块后突进入椎管,以及硬膜外血肿等。
> - 治疗后如果残留后凸畸形超过30°,则疼痛发生率明显增加。

DVD 内容提要

视频9-1(光盘1) 开放复位,T12的后外侧减压,T10-L2的后路固定、融合 病人为T12的屈曲—牵张型损伤。手术治疗包括:骨折开放复位后,行T10-L2的固定和融合,T12水平后外侧减压。

视频9-2(光盘1) 前路L1椎体切除,使用可扩张型骨管和内固定行前路T12-L2融合 该病人L1爆裂骨折并神经损伤。行前路椎体切除后,使用可扩张型融合器和内固定行前路T12-L2水平的重建和融合。

参考文献

1. Hu R, Mustard CA, Burns C. Epidemiology of incident spinal fracture in a complete population. Spine 1996;21:492-499
2. Holmes JF, Miller PQ, Panacek EA, Lin S, Horne NS, Mower WR. Epidemiology of thoracolumbar spine injury in blunt trauma. Acad Emerg Med 2001;8:866-872
3. Heggeness MH, Doherty BJ. The trabecular anatomy of thoracolumbar vertebrae: implications for burst fractures. J Anat 1997;191(Pt 2):309-312
4. Hongo M, Abe E, Shimada Y, Murai H, Ishikawa N, Sato K. Surface strain distribution on thoracic and lumbar vertebrae under axial compression: the role in burst fractures. Spine 1999;24:1 197-1 202
5. Magerl F, Aebi M, Gertzbein SD, Harms J, Nazarian S. A comprehensive classification of thoracic and lumbar injuries. Eur Spine J 1994;3:184-201
6. Aligizakis AC, Katonis PG, Sapkas G, Papagelopoulos PJ, Galanakis I, Hadjipavlou A. Gertzbein and load sharing classifications for unstable thoracolumbar fractures. Clin Orthop Relat Res 2003;411:77-85
7. Capen DA. Classification of thoracolumbar fractures and posterior instrumentation for treatment of thoracolumbar fractures. Instr Course Lect 1999;48:437-441
8. Denis F. The three column spine and its significance in the classification of acute thoracolumbar spinal injuries. Spine 1983;8:817-831
9. Denis F. Spinal instability as defined by the three-column spine concept in acute spinal trauma. Clin Orthop Relat Res 1984;189:65-76
10. Ferguson RL, Allen BL Jr. A mechanistic classification of thoracolumbar spine fractures. Clin Orthop Relat Res 1984;189:77-88
11. McCormack T, Karaikovic E, Gaines RW. The load sharing classification of spine fractures. Spine 1994;19:1 741-1 744
12. Vollmer DG, Gegg C. Classification and acute management of thoracolumbar fractures. Neurosurg Clin N Am 1997;8:499-507
13. Magerl F, Aebi M, Gertzbein SD, Harms J, Nazarian S. A comprehensive classification of thoracic and lumbar injuries. Eur Spine J 1994;3:184-201
14. Gertzbein SD. Spine update: classification of thoracic and lumbar fractures. Spine 1994;19:626-628
15. Folman Y, Gepstein R. Late outcome of nonoperative management of thoracolumbar vertebral wedge fractures, J Orthop Trauma
16. Tropiano P, Huang RC, Louis CA, Poitout DG, Louis RP. Functional and radiographic outcome of thoracolumbar and lumbar burst fractures managed by closed orthopaedic reduction and casting. Spine 2003;28:2 459-2 465
17. Weinstein JN, Collalto P, Lehmann TR. Thoracolumbar "burst" fractures treated conservatively: a long-term follow-up. Spine 1988;13:33-38
18. Whitesides TE Jr. Traumatic kyphosis of the thoracolumbar spine. Clin Orthop Relat Res 1977;128:78-92
19. Hartman MB, Chrin AM, Rechtine GR. Non-operative treatment of thoracolumbar fractures. Paraplegia 1995;33:73-76
20. Ramieri A, Domenicucci M, Passacantilli E, Nocente M, Ciappetta P. The results of the surgical and conservative treatment of nonneurologic comminuted thoracolumbar fractures. Chir Organi Mov 2000;85:129-135
21. Rechtine GR, Cahill D, Chrin AM. Treatment of thoracolumbar trauma: comparison of complications of operative versus nonoperative treatment. J Spinal Disord 1999;12:406-409
22. Denis F, Armstrong GW, Searls K, Matta L. Acute thoracolumbar burst fractures in the absence of neurologic deficit: a comparison between operative and nonoperative treatment. Clin Orthop Relat Res 1984;189:142-149
23. Weinstein JN, Collalto P, Lehmann TR. Long-term followup-of nonoperatively treated thoracolumbar spine fractures. J Orthop Trauma 1987;1:152-159
24. Whitesides TE Jr. Traumatic kyphosis of the thoracolumbar spine. Clin Orthop Relat Res 1977;128:78-92
25. Chow GH, Nelson BJ, Gebhard JS, Brugman JL, Brown CW, Donaldson DH. Functional outcome of thoracolumbar burst fractures managed with hyperextension casting or bracing and early mobilization. Spine 1996;21:2 170-2 175
26. Aligizakis A, Katonis P, Stergiopoulos K, Galanakis I, Karabekios S, Hadjipavlou A. Functional outcome of burst fractures of the thoracolumbar spine managed nonoperatively, with early ambulation, evaluatecd using the load sharing classification. Acta Orthop Belg 2002;68:279-287
27. Chow GH, Nelson BJ, Gebhard JS, Brugman JL, Brown CW, Donaldson DH. Functional outcome of thoracolumbar burst fractures managed with hyperextension casting or bracing and early mobilization. Spine 1996;21:2 170-2 175
28. Denis F, Armstrong GW, Searls K, Matta L. Acute thoracolumbar burst fractures in the absence of neurologic deficit: a comparison between operative and nonoperative

treatment. Clin Orthop Relat Res 1984;189:142 – 149

29. Chow GH, Nelson BJ, Gebhard JS, Brugman JL, Brown CW, Donaldson DH. Functional outcome of thoracolumbar burst fractures managed with hyperextension casting or bracing and early mobilization. Spine 1996;21:2 170 – 2 175

30. Boerger TO, Limb D, Dickson RA. Does "canal clearance" affect neurological outcome after thoracolumbar burst fractures? J Bone Joint Surg Br 2000;82:629 – 635

31. McAfee PC, Yuan HA, Lasda NA. The unstable burst fracture. Spine 1982;7:365 – 373

32. Cantor JB, Lebwohl NH, Garvey T, Eismont FJ. Nonoperative management of stable thoracolumbar burst fractures with early ambulation and bracing. Spine 1993;18: 971 – 976

33. Dai LY. Remodeling of the spinal canal after thoracolumbar burst fractures. Cl'in Orthop Relat Res 2001;382: 119 – 123

34. de Klerk LW, Fontijne WP, Stijnen T, Braakman R, Tanghe HL, van Linge B. Spontaneous remodeling of the spinal canal after conservative management of thoracolumbar burst fractures. Spine 1998;23:1 057 – 1 060

35. Mumford J, Weinstein JN, Spratt KF, Goel VK. Thoracolumbar burst fractures: the clinical efficacy and outcome of nonoperative management. Spine 1993;18:955 – 970

36. Wood K, Butterman G, Mehbod A, Garvey T, Jhanjee R, Sechriest V. Operative compared with nonoperative treatment of a thoracolumbar burst fracture without neurological deficit: a prospective, randomized study. J Bone Joint Surg Am 2003;85-A:773 – 781

37. Denis F, Armstrong GW, Searls K, Matta L. Acute thoracolumbar burst fractures in the absence of neurologic deficit: a comparison between operative and nonoperative treatment. Clin Orthop Relat Res 1984; 189:142 – 149

38. Mumford J, Weinstein JN, Spratt KF, Goel VK. Thoracolumbar burst fractures: the clinical efficacy and outcome of nonoperative management. Spine 1993;18:955 – 970

39. Cantor JB, Lebwohl NH, Garvey T, Eismont FJ. Nonoperative management of stable thoracolumbar burst fractures with early ambulation and bracing. Spine 1993;18: 971 – 976

40. Chow GH, Nelson BJ, Gebhard JS, Brugman JL, Brown CW, Donaldson DH. Functional outcome of thoracolumbar burst fractures managed with hyperextension casting or bracing and early mobilization. Spine 1996;21:2 170 – 2 175

41. Domenicucci M, Preite R, Ramieri A, Ciappetta P, Delfini R, Romanini L. Thoracolumbar fractures without neurosurgical involvement: surgical or conservative treatment? J Neurosurg Sci 1996;40:1 – 10

42. Shen WJ, Liu TJ, Shen YS. Nonoperative treatment versus posterior fixation for thoracolumbar junction burst fractures without neurologic deficit. Spine 2001;26:1 038 – 1 045

43. Cantor JB, Lebwohl NH, Garvey T, Eismont FJ. Nonoperative management of stable thoracolumbar burst fractures with early ambulation and bracing. Spine 1993;18: 971 – 976

44. Shen WJ, Shen YS. Nonsurgical treatment of three-column thoracolumbar junction burst fractures without neurologic deficit. Spine 1999;24:412 – 415

45. Mick CA, Carl A, Sachs B, Hresko MT, Pfeifer BA. Burst fractures of the fifth lumbar vertebra. Spine 1993; 18:1 878 – 1 884

46. Seybold EA, Sweeney CA, Fredrickson BE, Warhold LG, Bernini PM. Functional oucome of low lumbar burst fractures:a multicenter review of operative and nonoperative treatment of L3-L5. Spine1999;24:2 154 – 2 161

47. An HS, Simpson JM, Ebraheim NA, Jackson WT, Moore J, O'Malley NP. Low lumbar burst fractures: comparison between conservative and surgical treatments. Orthopedics 1992; 15:367 – 373

48. Mick CA, Carl A, Sachs B, Hresko MT, Pfeifer BA. Burst fractures of the fifth lumbar vertebra. Spine 1993; 18:1 878 – 1 884

49. Shen WJ, Liu TJ, Shen YS. Nonoperative treatment versus posterior fixation for thoracolumbar junction burst fractures without neurologic deficit. Spine 2001;26:1 038 – 1 045

50. Weinstein JN, Collalto P, Lehmann TR. Thoracolumbar "burst" fractures treated conservatively: a long-term follow-up. Spine1988;13:33 – 38

51. McAfee PC, Yuan HA, Lasda NA. The unstable burst fracture. Spine 1982;7:365 – 373

52. Mumford J, Weinstein JN, Spratt KF, Goel VK. Thoracolumbar burst fractures: the clinical efficacy and outcome of nonoperative management. Spine 1993;18:955 – 970

53. Akalm S, Kis M, Benli IT, Citak M, Mumcu EF, Tuzuner M. Results of the AO spinal internal fixator in the surgical treatment of thoracolumbar burst fractures. Eur Spine J 1994;3:102 – 106

54. Akbarnia BA, Crandall DG, Burkus K, Matthews T. Use of long rods and a short arthrodesis for burst fractures of the thoracolumbar spine: a long-term follow-up study. J Bone Joint Surg Am 1994;76:1 629 – 1 635

55. Aydin E, Solak AS, Tuzuner MM, Benli IT, Kis M. Z-plate instrumentation in thoracolumbar spinal fractures.

Bull Hosp Jt Dis 1999;58:92 - 97
56. Bailey SI, Bartolozzi P, Bertagnoli R, et al. The BWM spinal fixator system: a preliminary report of a 2-year prospective, international multicenter study in a range of indications requiring surgical intervention for bone grafting and pedicle screw fixation. Spine 1996;21:2 006 - 2 015
57. Carl AL, Tranmer BI, Sachs BL. Anterolateral dynamized instrumentation and fusion for unstable thoracolumbar and lumbar burst fractures. Spine 1997;22:686 - 690
58. Chavda DV, Brantigan JW. Technique of reduction and internal fixation of thoracolumbar fracture-dislocation using pedicle screws and variable screw placement plates. Orthop Rev 1994; Suppl:25 - 31
59. Defino HL, Rodriguez-Fuentes AE. Treatment of fractures of the thoracolumbar spine by combined anteroposterior fixation using the Harms method. Eur Spine J 1998; 7:187 - 194
60. Devilee R, Sanders R, de Lange S. Treatment of fractures and dislocations of the thoracic and lumbar spine by fusion and Harrington instrumentation. Arch Orthop Trauma Surg 1995;114:100 - 102
61. Fabris D, Costantini S, Nena U, Gentilucci G, Ricciardi A. Cotreldubousset instrumentation in thoracolumbar seat belt-type and flexion-distraction injuries. J Spinal Disord 1994; 7:146 - 152
62. Gardner VO, Thalgott JS, White JI, Lowery GL. The contoured anterior spinal plate system (CASP): indications, techniques, and results. Spine 1994;19:550 - 555
63. Ghanayem AJ, Zdeblick TA. Anterior instrumentation in the management of thoracolumbar burst fractures. Clin Orthop Relat Res 1997;335:89 - 100
64. Glaser JA, Estes WJ. Distal short segment fixation of thoracolumbar and lumbar injuries. Iowa Orthop J 1998;18: 87 - 90
65. Hamilton A, Webb JK. The role of anterior surgery for vertebral fractures with and without cord compression. Clin Orthop Relat Res 1994;300:79 - 89
66. Kaneda K, Taneichi H, Abumi K, Hashimoto T, Satoh, S, Fujiya M. Anterior decompression and stabiliazation with the Kaneda device for thoracolumbar burst fractures associated with neurological deficits. J Bone Joint Surg Am 1997;79 - 83
67. Khoo LT, Beisse R, Potulski M. Thoracoscopic-assisted treatment of thoracic and lumbar fractures: a series of 371 consecutive cases. Neurosurgery 2002; 51 (Suppl 5): S104 - 117
68. Korovessis P, Piperos G, Sidiropoulos P, Karagiannis A, Dimas T. Spinal canal restoration by posterior distraction or anterior decompression in thoracolumbar spinal fractures and its influence on neurological outcome. Eur Spine J 1994;3:318 - 324
69. Korovessis PG, Baikousis A, Stamatakis M. Use of the Texas Scottish Rite Hospital instrumentation in the treatment of thoracolumbar injuries. Spine 1997; 22: 882 - 888
70. Leferink VJ, Keizer HJ, Oosterhuis JK, van der Sluis CK, ten Duis HJ. Functional outcome in patients with thoracolumbar burst fractures treated with dorsal instrumentation and transpedicular cancellous bone grafting. Eur Spine J 2003; 12:261 - 267
71. Liu CL, Wang ST, Lin HJ, Kao HC, Yu WK, Lo WH. AO fixateur interne in treating burst fractures of the thoracolumbar spine. Zhonghua Yi Xue Za Zhi (Taipei) 1999;62:619 - 625
72. Louis CA, Gauthier VY, Louis RP. Posterior approach with Louis plates for fractures of the thoracolumbar and lumbar spine with and without neurologic deficits. Spine 1998;23:2 030 - 2 039
73. Macchiarola A, Di Carlo FP, Di Pietro FP, Scisco A. USS internal fixator in lumbar and thoracolumbar vertebral fractures. Chir Organi Mov 2000;85:177 - 184
74. Markel DC, Graziano GP. A comparison study of treatment of thoracolumbar fractures using the ACE Posterior Segmental Fixator and Cotrel-Dubousset instrumentation. Orthopedics 1995;18:679 - 686
75. Matsuzaki H, Tokuhashi Y, Wakabayashi K, Ishihara K, Shirasaki Y, Tateishi T. Rigix plate system for anterior fixation of thoracolumbar vertebrae. J Spinal Disord 1997;10:339 - 347
76. Okuyama K, Abe E, Chiba M, Ishikawa N, Sato K. Outcome of anterior decompression and stabilization for thoracolumbar unstable burst fractures in the absence of neurologic deficits. Spine 1996;21:620 - 625
77. Parker JW, Lane JR, Karaikovic EE, Gaines RW. Successful shortsegment instrumentation and fusion for thoracolumbar spine fractures: a consecutive 41/2-year series. Spine 2000;25:1 157 - 1 170
78. Ruan DK, Shen GB, Chui HX. Shen instrumentation for the management of unstable thoracolumbar fractures. Spine 1998;23: 1 324 - 1 332
79. Schultheiss M, Kinzl L, Claes L, Wilke HJ, Hartwig E. Minimally invasive ventral spondylodesis for thoracolumbar fracture treatment: surgical technique and first clinical outcome. Eur Spine J 2003;12:618 - 624
80. Shiba K, Katsuki M, Ueta T, et al. Transpedicular fixation with Zielke instrumentation in the treatment of thoracolumbar and lumbar injuries. Spine 1994;19:1 940 - 1 949
81. Thalgott JS, Kabins MB, Timlin M, Fritts K, Giuffre

JM. Four year experience with the AO Anterior Thoracolumbar Locking Plate. Spinal Cord 1997;35:286-291

82. Zheng ZG, Cheng MH, Dong TH. Unstable fracture of thoracolumbar spine treated with pedicle screw plating: a report of 90 cases. Chin Med J (Engl) 1994;107:281-285

83. Schnee CL, Ansell LV. Selection criteria and outcome of operative approaches for thoracolumbar burst fractures with and without neurological deficit. J Neurosurg 1997; 86:48-55

84. Delamarter RB, Sherman J, Carr JB. Pathophysiology of spinal cord injury: recovery after immediate and delayed decompression. J Bone Joint Surg Am 1995;77:1 042-1 049

85. Fehlings MG, Sekhon LH, Tator C. The role and timing of decompression in acute spinal cord injury: what do we know? What should we do? Spine 2001;26(Suppl 24): S101-S110

86. Clohisy JC, Akbarnia BA, Bucholz RD, Burkus JK, Backer RJ. Neurologic recovery associated with anterior decompression of spine fractures at the thoracolumbar junction (T12-L1). Spine 1992;17(Suppl 8):S325-S330

87. Gaebler C, Maier R, Kutscha-Lissberg F, Mrkonjic L, Vecsei V. Results of spinal cord decompression and thoracolumbar pedicle stabilisation in relation to the time of operation. Spinal Cord 1999;37:33-39

88. Fehlings MG, Tator CH. An evidence-based review of decompressive surgery in acute spinal cord injury: rationale, indications, and timing based on experimental and clinical studies. J Neurosurg 1999;91(Suppl 1):1-11

89. An HS, Singh K, Vaccaro AR, et al. Biomechanical evaluation of contemporary posterior spinal internal fixation configurations in an unstable burst-fracture calf spine model: special references of hook configurations and pedicle screws. Spine 2004;29:257-262

90. Yerby SA, Ehteshami JR, McLain RF. Offset laminar hooks decrease bending moments of pedicle screws during in situ contouring. Spine 1997;22:376-381

91. Been HD, Bouma GJ. Comparison of two types of surgery for thoraco-lumbar burst fractures: combined anterior and posterior stabilisation vs. posterior instrumentation only. Acta Neurochir (Wien) 1999;141:349-357

92. Danisa OA, Shaffrey CI, Jane JA, et al. Surgical approaches for the correction of unstable thoracolumbar burst fractures: a retrospective analysis of treatment outcomes. J Neurosurg 1995;83:977-983

93. Dimar JR, Wilde PH, Glassman SD, Puno RM, Johnson JR. Thoracolumbar burst fractures treated with combined anterior and posterior surgery. Am J Orthop 1996;25:159-165

94. Muller U, Berlemann U, Sledge J, Schwarzenbach O. Treatment of thoracolumbar burst fractures without neurologic deficit by indirect reduction and posterior instrumentation: bisegmental stabilization with monosegmental fusion. Eur Spine J 1999;8:284-289

95. Arino VL. Our experience in 33 cases of thoracolumbar fracture treated by transpedicle instrument. Chir Organi Mov 2000;85:161-165

96. Stancic MF, Gregorovic E, Nozica E, Penezic L. Anterior decompression and fixation versus posterior reposition and semirigid fixation in the treatment of unstable burst thoracolumbar fracture: prospective clinical trial. Croat Med J 2001;42:49-53

97. Kirkpatrick JS. Thoracolumbar fracture management: anterior approach. J Am Acad Orthop Surg 2003;11:355-363

98. Finkelstein JA, Chapman JR, Mirza S. Anterior cortical allograft in thoracolumbar fractures. J Spinal Disord 1999;12:424-429

99. Lange U, Knop C, Bastian L, Blauth M. Prospective multicenter study with a new implant for thoracolumbar vertebral body replacement. Arch Orthop Trauma Surg 2003;123:203-208

100. Kirkpatrick JS, Wilber RG, Likavec M, Emery SE, Ghanayem A. Anterior stabilization of thoracolumbar burst fractures using the Kaneda device: a preliminary report. Orthopedics 1995;18:673-678

101. Mariotti AJ, Diwan AD. Current concepts in anterior surgery for thoracolumbar trauma. Orthop Clin North Am 2002;33:403-412 vii.

102. McLain RF, Sparling E, Benson DR. Early failure of short-segment pedicle instrumentation for thoracolumbar fractures: a preliminary report. J Bone Joint Surg Am 1993;75:162-167

103. Gertzbein SD, Court-Brown CM. Rationale for the management of flexion-distraction injuries of the thoracolumbar spine based on a new classification. J Spinal Disord 1989;2:176-183

104. Finkelstein JA, Wai EK, Jackson SS, Ahn H, Brighton-Knight M. Single-level fixation of flexion distraction injuries. J Spinal Disord Tech 2003;16:236-242

105. Bellabarba C, Mirza SK, Chapman JR. Surgical treatment of thoracolumbar fractures-posterior approach. In: Reitman CA, ed. Management of Thoracolumbar Fractures. Rosemont, IL: American Academy of Orthopaedic Surgeons; 2004:65-78

106. Heller JG, Garfin SR, Abitbol JJ. Disk herniations associated with compression instrumentation of lumbar flexion-distraction injuries. Clin Orthop Relat Res

1992;284:91-98
107. Yu SW, Fang KF, Tseng IC, Chiu YL, Chen YJ, Chen WJ. Surgical outcomes of short-segment fixation for thoracolumbar fracture dislocation. Chang Gung Med J 2002;25:253-259
108. Yue JJ, Sossan A, Selgrath C, et al. The treatment of unstable thoracic spine fractures with transpedicular screw instrumentation: a 3-year consecutive series. Spine 2002;27:2 782-2 787
109. Katonis PG, Kontakis GM, Loupasis GA, Aligizakis AC, Christoforakis JI, Velivassakis EG. Treatment of unstable thoracolumbar and lumbar spine injuries using Cotrel-Dubousset instrumentation. Spine 1999;24:2 352-2 357
110. Razak M, Mahmud M, Mokhtar SA, Omar A. Thoracolumbar fracture-dislocation results of surgical treatment. Med J Malaysia 2000;55(Suppl C):14-17
111. Stambough JL. Posterior instrumentation for thoracolumbar trauma. Clin Orthop Relat Res 1997;335:73-88
112. Stavrev P. Thoracolumbar spine stabilization in fracture-dislocations. Folia Med (Plovdiv) 1994;36:59-65
113. Knop C, Bastian L, Lange U, Oeser M, Zdichavsky M, Blauth M. Complications in surgical treatment of thoracolumbar injuries. Eur Spine J 2002;11:214-226
114. Smith MD, Bressler EL, Lonstein JE, Winter R, Pinto MR, Denis F. Deep venous thrombosis and pulmonary embolism after major reconstructive operations on the spine: a prospective analysis of three hundred and seventeen patients. J Bone Joint Surg Am 1994;76:980-985
115. Maxwell RA, Chavarria-Aguilar M, Cockerham WT, et al. Routine prophylactic vena cava filtration is not indicated after acute spinal cord injury. J Trauma 2002;52:902-906
116. Velmahos GC, Kern J, Chan LS, Oder D, Murray JA, Shekelle P. Prevention of venous thromboembolism after injury: an evidence-based report, II: Analysis of risk factors and evaluation of the role of vena caval filters. J Trauma 2000;49:140-144
117. Velmahos GC, Kern J, Chan LS, Oder D, Murray JA, Shekelle P. Prevention of venous thromboembolism after injury: an evidencebased report, I: Analysis of risk factors and evaluation of the role of vena caval filters. J Trauma 2000;49:132-138
118. Deep K, Jigajinni MV, McLean AN, Fraser MH. Prophylaxis of thromboembolism in spinal injuries: results of enoxaparin used in 276 patients. Spinal Cord 2001;39:88-91
119. Cain JE Jr, Major MR, Lauerman WC, West JL, Wood KB, Fueredi GA. The morbidity of heparin therapy after development of pulmonary embolus in patients undergoing thoracolumbar or lumbar spinal fusion. Spine 1995;20:1 600-1 603
120. Theiss SM, Lonstein JE, Winter RB. Wound infections in reconstructive spine surgery. Orthop Clin North Am 1996;27:105-110
121. Boriani S, Palmisani M, Donati U, et al. The treatment of thoracic and lumbar spine fractures: a study of 123 cases treated surgically in 101 patients. Chit Organi Mov 2000;85:137-149
122. Shen WJ, Liu TJ, Shen YS. Nonoperative treatment versus posterior fixation for thoracolumbar junction burst fractures without neurologic deficit. Spine 2001;26:1 038-1 045
123. Yuan-Innes MJ, Temple CL, Lacey MS. Vacuum-assisted wound closure: a new approach to spinal wounds with exposed hardware. Spine 2001;26:E30-E33
124. Cammisa FP Jr, Eismont FJ, Green BA. Dural laceration occurring with burst fractures and associated laminar fractures. J Bone Joint Surg Am 1989;71:1 044-1 052
125. Denis F, Burkus JK. Shear fracture-dislocations of the thoracic and lumbar spine associated with forceful hyperextension (lumberjack paraplegia). Spine 1992;17:156-161
126. Sar C, Bilen FE. Thoracolumbar flexion-distraction injuries combined with vertebral body fractures. Am J Orthop 2002;31:147-151
127. Aydinli U, Karaeminogullari O, Tiskaya K, Ozturk C. Dural tears in lumbar burst fractures with greenstick lamina fractures. Spine 2001;26:E410-E415
128. Pau A, Silvestro C, Carta F. Can lacerations of the thoraco-lumbar dura be predicted on the basis of radiological patterns of the spinal fractures? Acta Neurochir (Wien) 1994;129:186-187
129. Silvestro C, Francaviglia N, Bragazzi R, Piatelli G, Viale GL. On the predictive value of radiological signs for the presence of dural lacerations related to fractures of the lower thoracic or lumbar spine. J Spinal Disord 1991;4:49-53
130. Carl AL, Matsumoto M, Whalen JT. Anterior dural laceration caused by thoracolumbar and lumbar burst fractures. J Spinal Disord 2000;13:399-403
131. Denis F, Burkus JK. Diagnosis and treatment of cauda equina entrapment in the vertical lamina fracture of lumbar burst fractures. Spine 1991;16(Suppl 8):S433-S439
132. Nairus JG, Richman JD, Douglas RA. Retroperitoneal pseudomeningocele complicated by meningitis following a lumbar burst fracture: a case report. Spine 1996;21:1 090-1 093

133. Vaccaro AR, Silber JS. Post-traumatic spinal deformity. Spine 2001;26(Suppl24):S111-S118
134. Gertzbein SD. Scoliosis Research Society: multicenter spine fracture study. Spine 1992;17:528-540
135. Oner FC, van Gils AP, Faber JA, Dhert WJ, Verbout AJ. Some complications of common treatment schemes of thoracolumbar spine fractures can be predicted with magnetic resonance imaging: prospective study of 53 patients with 71 fractures. Spine 2002;27:629-636
136. Bohlman HH, Kirkpatrick JS, Delamarter RB, Leventhal M. Anterior decompression for late pain and paralysis after fractures of the thoracolumbar spine. Clin Orthop Relat Res 1994;300:24-29
137. Razak M, Mahmud MM, Hyzan MY, Omar A. Short segment posterior instrumentation, reduction and fusion of unstable thoracolumbar burst fractures: a review of 26 cases. Med J Malaysia 2000;55(Suppl C):9-13
138. Stambough JL. Cotrel-Dubousset instrumentation and thoracolumbar spine trauma: a review of 55 cases. J Spinal Disord 1994;7:461-469
139. Edward CCLAM. Complications associated with posterior instrumentation in the treatment of thoracic and lumbar injuries. In: Garfin S, ed. Complications of Spine Surgery. Baltimore: Williams and Wilkins; 2004:164-199
140. Reitman CA. Complications. In: Reitman CA, ed. Management of Thoracolumbar Fractures. Rosemont, IL: American Academy of Orthopaedic Surgeons; 2004:119-128
141. Tsirikos AI, Aderinto J, Tucker SK, Noordeen HH. Spinal cord monitoring using intraoperative somatosensory evoked potentials for spinal trauma. J Spinal Disord Tech 2004;17:385-394
142. Gaebler C, Maier R, Kukla C, Vecsei V. Long-term results of pedicle stabilized thoracolumbar fractures in relation to the neurological deficit. Injury 1997;28:661-666
143. McLain RF, Burkus JK, Benson DR. Segmental instrumentation for thoracic and thoracolumbar fractures: prospective analysis of construct survival and five-year follow-up. Spine J 2001;1:310-323
144. McLain RF. Functional outcomes after surgery for spinal fractures: return to work and activity. Spine 2004;29:470-477
145. Tasdemiroglu E, Tibbs PA. Long-term follow-up results of thoracolumbar fractures after posterior instrumentation. Spine 1995;20:1 704-1 708
146. Weyns F, Rommens PM, Van Calenbergh F, Goffin J, Broos P, Plets C. Neurological outcome after surgery for thoracolumbar fractures: a retrospective study of 93 consecutive cases, treated with dorsal instrumentation. Eur Spine J 1994;3:276-281
147. Berlemann U, Franz T, Orler R, Heini PF. Kyphoplasty for treatment of osteoporotic vertebral fractures: a prospective non-randomized study. Eur Spine J 2004;13:496-501
148. Cho DY, Lee WY, Sheu PC. Treatment of thoracolumbar burst fractures with polymethyl methacrylate vertebroplasty and shortsegment pedicle screw fixation. Neurosurgery 2003;53:1 354-1 360
149. Horn EM, Henn JS, Lemole GM Jr, Hott JS, Dickman CA. Thoracoscopic placement of dual-rod instrumentation in thoracic spinal trauma. Neurosurgery 2004;54:1 150-1 153
150. Olinger A, Hildebrandt U, Mutschler W, Menger MD. First clinical experience with an endoscopic retroperitoneal approach for anterior fusion of lumbar spine fractures from levels T12 to L5. Surg Endosc 1999;13:1 215-1 219
151. Schultheiss M, Hartwig E, Kinzl L, Claes L, Wilke HJ. Thoracolumbar fracture stabilization: comparative biomechanical evaluation of a new video-assisted implantable system. Eur Spine J 2004;13:93-100
152. Khoo LT, Palmer S, Laich DT, Fessler RG. Minimally invasive percutaneous posterior lumbar interbody fusion. Neurosurgery 2002;51(Suppl 5):S166-1
153. Gebhard F, Weidner A, Liener UC, Stockle U, Arand M. Navigation at the spine. Injury 2004;35(Suppl 1):S-A35-45
154. Boden SD, Kang J, Sandhu H, Heller JG. Use of recombinant human bone morphogenetic protein-2 to achieve posterolateral lumbar spine fusion in humans: a prospective, randomized clinical pilot trial:2002 Volvo Award in clinical studies. Spine 2002;27:2 662-2 673
155. Laursen M, Hoy K, Hansen ES, Gelineck J, Christensen FB, Bunger CE. Recombinant bone morphogenetic protein-7 as an intracorporal bone growth stimulator in unstable thoracolumbar burst fractures in humans: preliminary results. Eur Spine J 1999;8:485-490
156. McAfee PC, Yuan HA, Lasda NA. The unstable burst fracture. Spine 1982;7:365-373

第十章 肩胛带损伤

Peter Alexander Cole，*Daniel Joseph Marek*

肩锁关节脱位

肩锁关节脱位是一种较为常见的损伤，主要由于肩锁关节突出于肩外上部，肩胛带的骨性解剖使得肩锁关节很容易遭受施加于肩部的任何暴力，如跌倒肩部着地。

肩锁关节为滑膜关节，具有一个由纤维软骨构成的圆形关节盘。锁骨远端通过喙锁韧带、喙肩韧带及肩锁关节囊与上肢相连接。这些结构部分损伤就会发生肩锁关节脱位。肩锁关节损伤后，必须准确地诊断"肩锁关节分离"，并选择合适的患者进行手术干预，以减少关节炎、不稳及功能障碍的发生。

肩锁关节在上肢与中轴骨的连接中起着重要的悬吊作用。该关节允许超过20°的旋转[1]，另外，上肢的重力作用及肩周肌肉收缩力也可影响肩锁关节活动度。这些因素有助于解释内固定经常发生失败的原因，以及为何修复该关节骨折和脱位的方法如此之多。

锁骨远端骨折将会在本章结尾部分单独论述。然而，许多关于肩锁关节脱位诊断及治疗的讨论也与锁骨远端移位性或关节内骨折相关。

分 类

Tossy[2]等及Allman[3]根据韧带损伤程度及移位的影像学表现，提出了肩锁关节脱位的分类系统（表10-1）。随来，Rockwood等[4]基于脱位的方向及程度描述了另外三种更严重的损伤类型（Ⅳ～Ⅵ型）。Rockwood Ⅳ型损伤为肩锁关节完全脱位，锁骨向后移位；Ⅴ型损伤为Ⅲ型损伤的极度变异，锁骨远端"键孔"样交锁于斜方肌内，穿入皮下组织；而Ⅵ型损伤为锁骨远端向下移位至喙突下方。

临床评价

损伤的肩锁关节出现肿胀、压痛。如果可以观察到或可触及台阶及锁骨远端不稳，那么至少是Ⅱ型损伤。由于Ⅰ型和Ⅱ型损伤通常关节为不完全脱位且仍有部分韧带结构维系其相对位置，因而忍受病痛的时间比Ⅲ型损伤更长的情况也并不少见。如果考虑手术，则必须注意肩外上部的擦伤，因为手术必须延期到皮肤再上皮化以后才能进行。

表10-1　　肩锁关节分离的Tossy和Allman联合分类系统

Ⅰ型	韧带部分撕裂，疼痛轻微，肩锁关节处压痛，肩锁关节无松弛；X线片正常
Ⅱ型	肩锁韧带及关节囊断裂，喙锁韧带完整，肩锁关节处疼痛、压痛，可出现畸形；X线片显示锁骨远端上抬，但上抬高度不超过锁骨的直径
Ⅲ型	肩锁韧带及喙锁韧带均断裂，肩锁关节及锁骨远三分之一疼痛、压痛；出现明显畸形；X线片显示喙突与锁骨间隙明显增宽

拍摄肩关节正位 X 线片便可显示损伤，然而，以肩锁关节为中心的向头侧倾斜 10°进行拍摄，也就是 Zanca 位 X 线影像能更好地显示肩锁关节。同一张 X 线片上的双侧肩锁关节影像有助于明确肩锁关节相应的移位和解剖变异。

非手术治疗

非手术治疗的适应证

Rockwood Ⅰ型及Ⅱ型肩锁关节损伤通常采用非手术治疗，可取得满意的近、中期疗效。如果后期发生有症状的肩锁关节炎，锁骨远端切除通常可以缓解疼痛并恢复功能[5]。对于Ⅲ型肩锁关节损伤，从目前的资料来看，非手术治疗与手术治疗效果相当[6,7]。有学者建议，需做过头运动的投掷运动员和手工劳动者应该进行手术修复[8,9]。

复位、石膏技术与支具

在急性期，可以进行冰敷以缓解疼痛及肿胀，吊带悬吊上肢有助于对抗重力。闭合复位没有任何好处，因为没有任何一种器具能维持关节的复位，包括 8 字绷带固定。

康复

在疼痛的急性期，可用吊带悬吊患肢 2~3 周。只要疼痛可以耐受，就应开始进行功能锻炼。根据扭伤或脱位的严重程度，需要或长或短的相对休息。在症状逐渐消退的几个月内，必须鼓励患者使其有信心进行功能锻炼。

手术适应证

Rockwood Ⅳ~Ⅵ型肩锁关节损伤是手术治疗的指征，以避免慢性疼痛及功能障碍。Ⅲ型损伤的治疗仍有争议，大多数学者主张非手术治疗，也有学者认为需进行过头运动的投掷运动员和手工劳动者应该进行手术治疗[10~12]。

手术治疗

外科解剖

肩锁关节的次级骨化中心在肩峰端 17 岁时融合，而锁骨远端在 24 岁时融合[10]。肩锁关节的平均大小为 9mm×19mm[11~12]。腋神经、肩胛上神经及胸外侧神经的分支支配肩锁关节[4]。Urist 发现，约一半的人锁骨略高于肩峰，21% 的人肩锁关节不匹配[7]，3% 的人锁骨远端低于肩峰[8,12]。了解个体的差异有助于诊断和手术时的解剖判读。Moseley 指出，关节面为垂直型和俯冲型（underriding，关节面倾斜，肩峰侧在外上，锁骨侧在内下——译者注）的肩锁关节在脱位后出现慢性问题的可能性更大[12]。肩锁关节囊的上部和后部最为坚强，锁骨通过喙锁韧带悬吊肩胛骨，喙锁韧带由斜方韧带和锥状韧带组成，起于喙突基底，止于锁骨下方。斜方韧带在喙突基底部的起点位于锥状韧带起点的外侧。这些强有力的韧带可限制锁骨上抬。

手术方法

修复肩锁关节脱位的手术方法很多，包括直接将肩峰固定于锁骨远端，加强喙锁韧带或两者相结合。尽管每种术式均适用于早期或延期手术的病例，但进行晚期重建时，通常同时做锁骨远端切除。

最常用的是 Weaver 和 Dunn 描述的手术方式：喙肩韧带转移固定在远端切除的锁骨末端[13]。许多外科医生对这一修复方法进行了增强，包括经肩锁关节固定，以及穿入或绕喙突颈进行固定[12]。

该手术方式也被用于锁骨远端骨折的治疗，尤其是那些由于喙锁韧带断裂引起锁骨干向上移位的患者（图 10-1）。关于维持复位，锁骨远端骨折的固定和修复与肩锁关节脱位的手术存在类似的挑战。

体位

患者取"沙滩椅"位，消毒整个患肩及上肢；铺无菌巾，上至颈部。该体位不建议在肩胛间或患肩下垫入毛巾卷，因为这会增加锁骨的致畸应力。最好在铺巾前患肩下置入 X 线暗盒，这样有助于以肩关节为中心获得良好的术中影像。消毒整个上肢便于在肩锁关节复位时了解其旋转活动的细微变化。

切口

以锁骨远端前缘为中心取切口长约 6cm，以显露脱位的肩锁关节。切口沿 Langer 线（皮纹）垂直走向，呈"刀砍"形，以便直接暴露撕裂的韧带并充分显露喙突。仔细解剖三角肌与斜方肌之间的肌瓣，以便手术结束时三角肌斜方肌组织各层准确对合。显露锁骨远端与肩锁关节后，清理破裂的肩锁关节囊，评价肩锁关节的完整性，如果有分离的关节软骨碎片应予以清除。对于新鲜损伤，

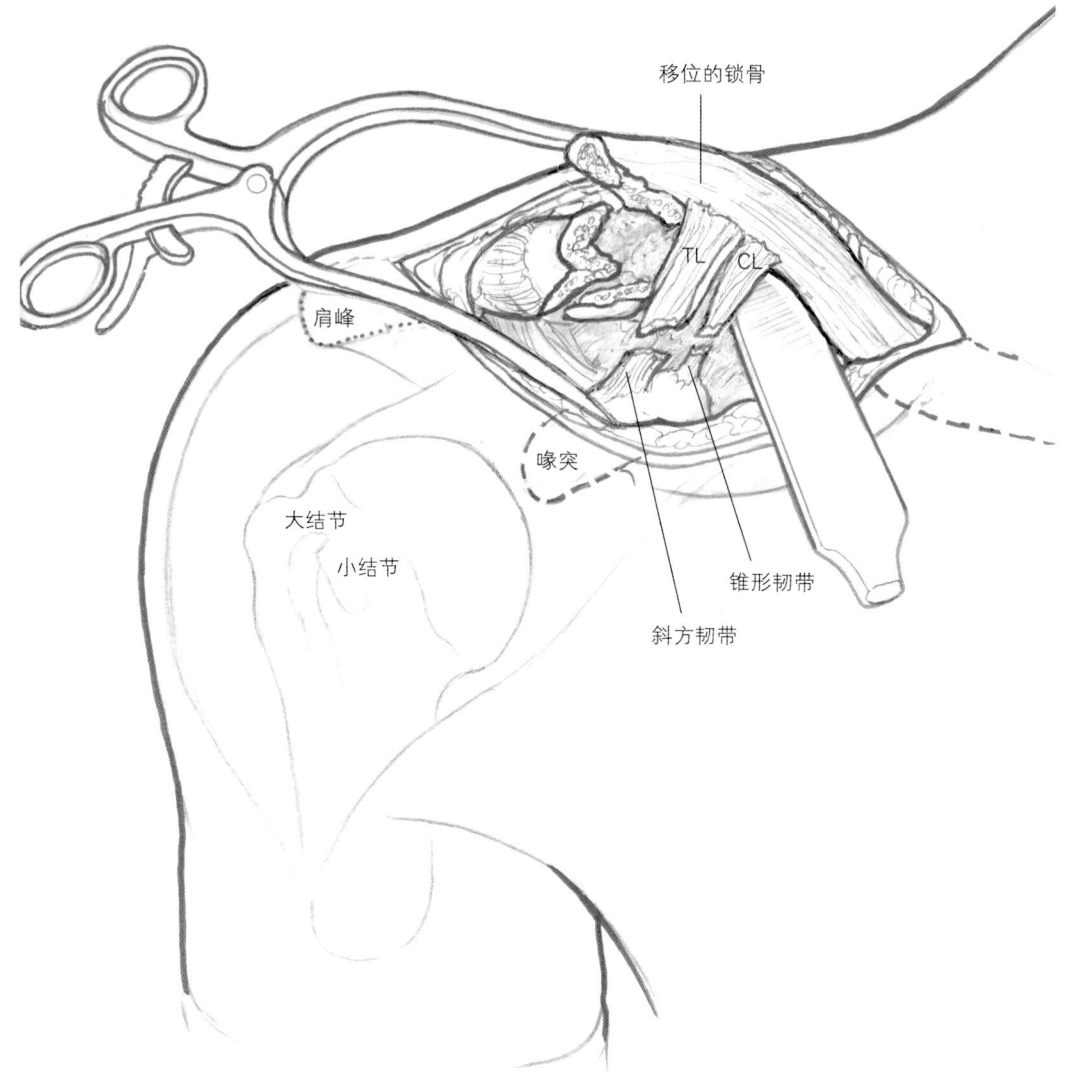

图 10-1 一例锁骨远端关节外骨折。注意,喙锁韧带撕裂,胸锁乳突肌牵拉使锁骨向上方移位。无论骨折线是否向关节内延伸,一期直接复位这些碎骨片不仅没有必要,反而可能有害

锁骨复位非常容易。然后检查喙锁韧带的完整性,如有断裂应尽可能予以修补。

对于新鲜的肩锁关节损伤,如果选择保留锁骨远端,应在邻近喙锁韧带附着处的锁骨上钻孔。用 Mersilene 带在联合腱下方穿过喙突基底部,到达钩形喙突的前方,然后向上穿过锁骨的骨孔,复位锁骨后缝合固定。不可吸收的合成条带比粗壮的缝线更为合适,因为用后者进行缝合固定后自骨孔"切出"的可能性更大。当然,由于施加强大的致畸应力,Mersilene 带"切出"也曾有过报道。接下来一期缝合喙锁韧带。可从锁骨上面向喙突基底部置入一枚螺钉以加强固定,通常选用 6.5mm 部分螺纹的螺钉,这样通过其拉力作用可减轻 Mersilene 带的负荷。如前所述,作者倾向于在术后 3 个月左右,喙锁韧带愈合后有选择地取出螺钉。

对于有症状的慢性脱位、关节炎或锁骨远端粉碎的患者,应该行锁骨远端切除,然后重建喙锁韧带。锁骨仅切除远端至喙锁韧带止点的部分,长约 1.5cm。清理锁骨远端,开放髓腔出口并打磨光滑,然后在稍近端处的锁骨头侧钻孔。喙肩韧带自肩峰上的止点处离断,用 2 号编织缝线以 Krackow 技术或改良 Bunnell 技术缝合,并通过锁骨末端髓腔引入骨孔,这样在切除的锁骨远端形成袢状缝合。这就是 Weaver-Dunn 描述的手术方法,对这些临床难题通常很实用[13]。

要点与技巧

- 通过某种形式的固定对重建的韧带进行加强是明智的，以减轻修复韧带的载荷。从锁骨上面向喙突置入一枚螺钉（如改良 Bosworth 钉[4,14]，或 6.5mm 半螺纹螺钉），可能优于通过肩锁关节的克氏针或横跨肩锁关节的接骨板，因为固定与致畸应力的方向垂直。然而，由于肩锁关节的旋转运动，随着时间推移，螺钉有可能会出现松动，因此外科医生应有选择地去除螺钉。另外，由于喙突末端弯曲、细长，外科医生应沿其近端和后缘解剖，显露其更为宽阔的基底部，在此处置入螺钉以获得较好的把持力。否则，较易发生喙突骨折或螺钉抓持力差的情况。
- 补充麻醉有利于肩部手术。混合肾上腺素的局麻药皮内或皮下浸润注射，可减少出血，阻断局部疼痛通路。此外，进行斜角肌间隙阻滞麻醉是有益的，斜角肌间隙内置管 1~2 天有利于术后早期治疗。

康复

肩锁韧带损伤的患者行手术重建后宜用吊带保护 4~6 周，在此期间鼓励患者进行被动功能锻炼，但应避免推拉、伸展活动。术后 6 周开始主动活动，8 周开始力量练习，16~20 周可开始进行对抗性运动。

新技术

一种新型器械——钩形接骨板（hook plate，Synthes USA. Paoli，Pennsylvania）的应用越来越广泛[15,16]，其可降低内固定松动的风险。接骨板置于头侧固定在锁骨远端，末端的钩部伸入肩峰后部的下方，从而可限制锁骨向上弹起（图 10-2）（视频 10-1，光盘 2）。钩形接骨板也可用于肩胛颈部与锁骨远端联合损伤（图 10-3），外科医生可通过一次消毒铺巾同时方便地进行两个部位的手术。

尽管钩形接骨板可提供巨大的力矩（杠杆作用）以对抗作用于锁骨远端的致畸应力，但常有"侵蚀"肩峰下表面的危险，甚至可能导致骨折[17,18]；而且钩形接骨板突起较为明显，因此外科医师应在骨折（或韧带）愈合后，有选择地去除内置物。

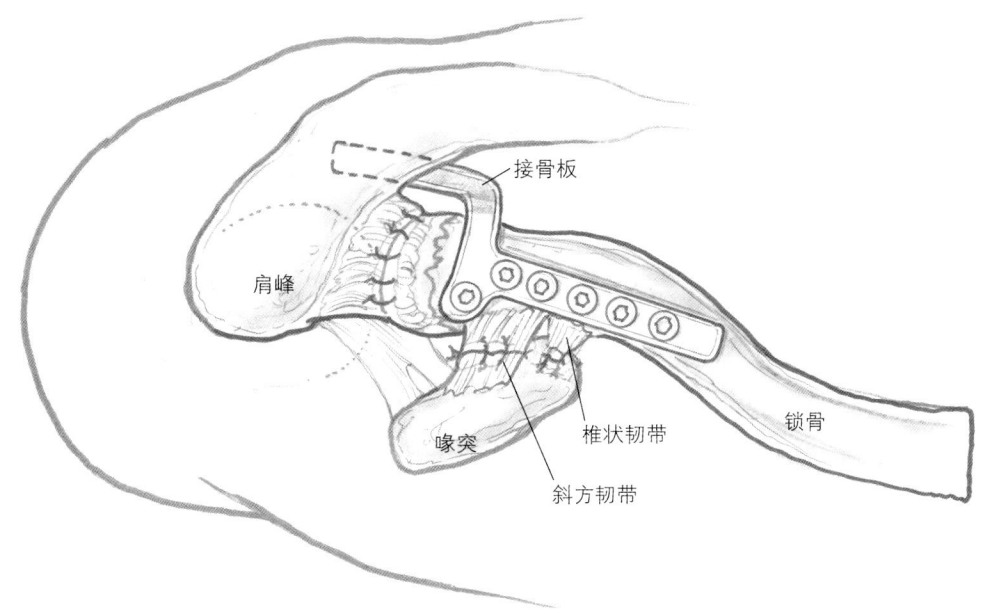

图 10-2 钩形接骨板（Synthes USA. Paoli，Pennsylvania）是固定锁骨远端骨折或肩锁关节脱位的一个非常有效的方法。如图所示，该内植物对骨折起到强大的间接复位作用，便于螺钉固定于锁骨干上，钩部置于肩峰下形成稳定的杠杆作用。一般应于术后 4~6 个月去除钩板，因为通常肩锁关节的运动可引起内置物的松动或断裂以及肩峰的骨质溶解。因此，必须进行软组织修复以促进韧带和/或关节囊的愈合。如果锁骨远端粉碎，可切除锁骨远端 1cm，并将喙肩韧带通过骨孔引入锁骨远端重建喙锁韧带

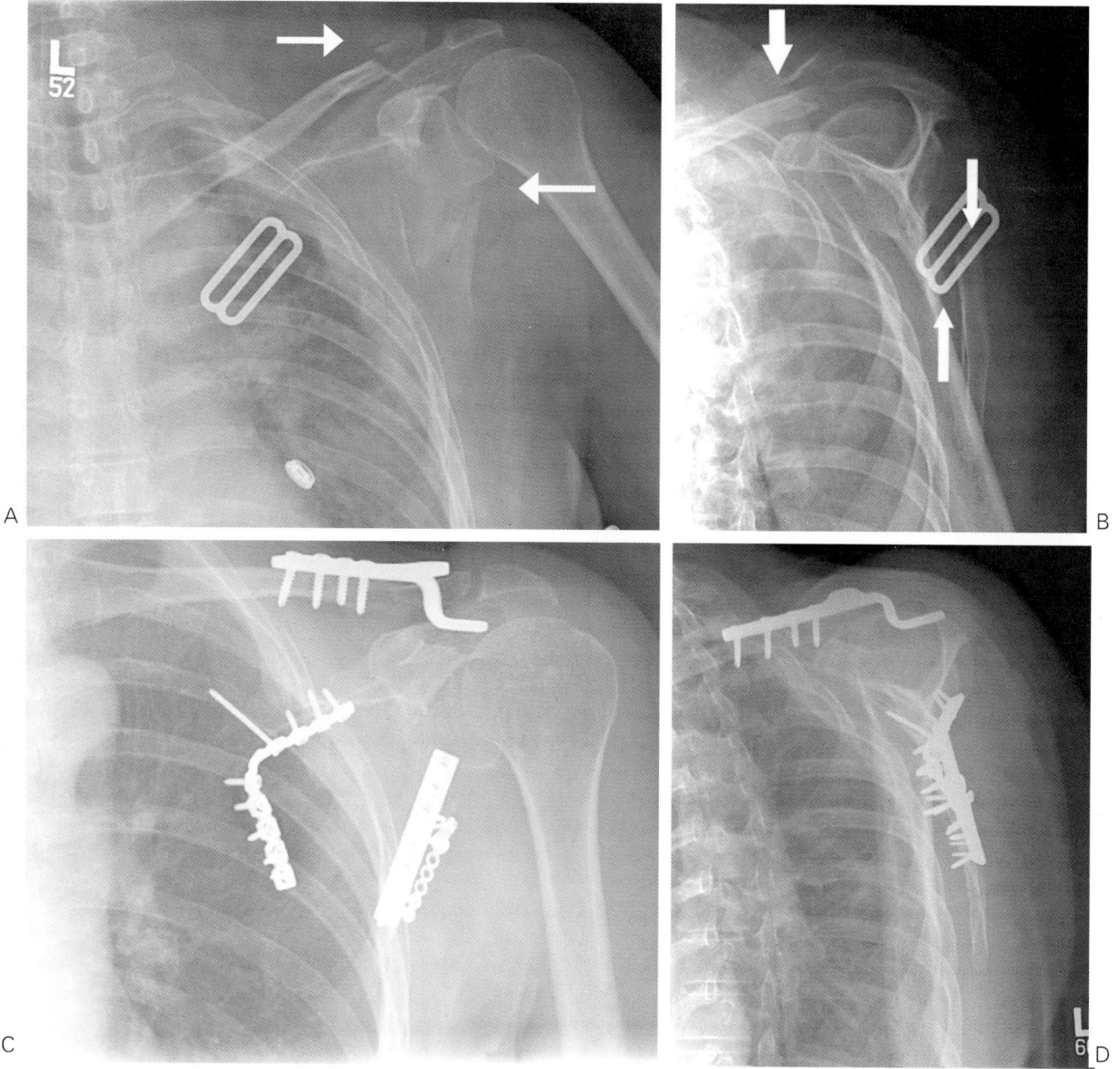

图 10-3 A. 肩关节正位 X 线片显示多发损伤,包括锁骨远端骨折(向右箭头)、肩胛颈骨折(向左箭头)及多发肋骨骨折。B. 肩胛骨 Y 位 X 线片清楚地显示锁骨移位(宽箭头)。另外,尽管 X 线片上有吊带的卡扣干扰,但仍显示了肩胛骨外侧缘骨折的移位(窄箭头),伴有骨折块间轻度成角畸形,外侧缘枪刺样排列。C. 锁骨远端及肩胛颈骨折固定术后 3 个月的正位 X 线片。锁骨远端通过钩接骨板有效固定。D. 术后肩胛骨 Y 位 X 线片显示肩胛骨外侧缘和肩锁关节恢复正常关系

治疗结果

Ⅰ型损伤进行保守治疗预后最佳,而Ⅱ型损伤远期预后为优或良[4]。少部分病人,通常是Ⅱ型患者,将出现有症状的肩锁关节关节炎,需要切除锁骨远端[4,19]。如果保守治疗失败,关节镜下或切开将锁骨远端切除 1.5~2cm,术后结果通常满意[4]。

并发症

手术相关的并发症包括内固定失败、不稳定、锁骨远端再次突起以及疼痛。任何手术方式均可能发生内置物失效,包括克氏针滑移、喙锁螺钉切出、移植物失效或缝线在锁骨远端或喙突处切出等。各种各样的失败形式说明,重建对技术要求比较高。

肩胛骨骨折

肩胛骨骨折占所有肩胛带骨折的 3%~5%[20~26],而根据 Wilson[21] 1938 年对 4 390 例患者进行的回顾,该骨折占所有骨折的比率不到 1%。存在肩胛骨骨折通常意味着发生了严重的创伤。导致肩胛骨骨折的暴力通常十分巨大,因为肩胛骨所处的位置有很多肌肉包绕,并且肩胛骨与胸廓以及周围的骨骼肌肉结构(包括肱骨近端、肩锁关节以及锁骨)之间存在一定的活动度,而通常这些结构会先于肩胛骨发生损伤[22]。

同样,肩胛颈及体部骨折通常发生于高能量创伤,如患者遭受后上方及外侧的直接碰撞。由于这种损伤机制,此类患者 90% 存在合并损伤也就不足为奇了[23~24]。

分类

由于这一损伤相对少见,目前仅有几个关于肩胛骨骨折的分类系统被普遍认可。Ada 和 Miller[25] 分类系统以及 Hardegger 等[26] 的分类系统均是以解剖学为基础进行的综合分类。

其后,为肩胛盂关节内骨折专门提出了两种分类系统,分别是 Ideberg[27] 分类系统和 Mayo[28] 分类系统。Ideberg 分类系统是基于 100 例肩胛盂骨折的研究而提出的,而 Mayo 分类系统实际上是 Ideberg 分类系统的改版,综合考虑了 27 例肩胛盂关节内骨折的影像及手术所见(表 10-2)。Mayo 等旨在建立一种能指导制定手术决策的分类方案,因此尤其强调肩胛体及相应突起的骨折与肩胛盂骨折的联合。该分类系统对肩胛盂的手术治疗最为有用。

骨科创伤学会(OTA)分类系统是按照关节内与关节外骨折进行分类的系统,最大的弊端是不能根据损伤的相关类型指导治疗或判断预后。

表 10-2　Mayo 等改良的 Ideberg 分类系统[28]

Ⅰ型	横向,关节盂前部
Ⅱ型	横向,关节盂上部
Ⅲ型	横向,关节盂下部
Ⅳ型	横向,经肩胛体部
Ⅴ型	横向经过肩胛体及关节盂,伴有喙突、肩峰或肩胛颈骨折

临床评价

首先,通过体格检查必须了解常见的伴发损伤情况,尤其是哪些危及生命的合并损伤。重要的是,脱去患者衣物并仔细评价患肩是否存在内移或下沉。通常,这些移位十分明显并影响体形。该畸形也提示患肩向中线移位的程度,以及患者是否需要接受手术治疗。

肩胛带损伤常合并神经血管损伤,要注意正确地评价臂丛神经以及远端血液循环情况,13% 的肩胛骨骨折患者发生臂丛神经损伤[28]。通常肩胛上神经及腋神经也存在特有的危险(图 10-4),但由于骨折移位及疼痛,通常不可能对他们的运动功能进行评价。然而,应注意记录腋神经的感觉情况。肩胛冈及肩峰常发生擦伤,因此应注意评价皮肤的完整性以确定合适的手术时机。

密切随访移位性肩胛颈或体部骨折的 X 线片非常重要。根据作者的经验,在外侧缘分离或粉碎的情况下,最初 2~3 周内骨折成角及内移增加并非少见(图 10-5)。

非手术治疗

非手术治疗的适应证

以往肩胛骨骨折一直采用非手术治疗,这可能是由于缺乏有关治疗结果的信息,再加上对这种损伤的治疗相对生疏[28]。当然,单纯的、无明显移位的肩胛骨骨折应采用期待疗法,治疗着重于缓解症状及早期活动。事实上,由于肩关节是一个活动关节,允许一定程度的移位,但临床研究还没有明确容许移位的限度。最初的 4~6 周恢复活动以后,治疗的重点主要在于肩袖的康复以及提高肩胛周围肌肉的力量。由于 90% 以上的肩胛骨骨折移位不明显,故非手术治疗对大多数患者是有效的[24,25,30~40]。

复位、石膏技术与功能性支具

闭合复位或石膏固定对于肩胛骨骨折没有已知的或明确的作用,也没有证据表明支具治疗肩胛骨骨折具有很好的疗效。

康复

如果肩胛骨骨折进行非手术治疗,则采用吊带悬吊上肢制动 2 周,鼓励患者进行肘、腕关节的主动活动,以减轻肿胀和不适。接下来,开始被动

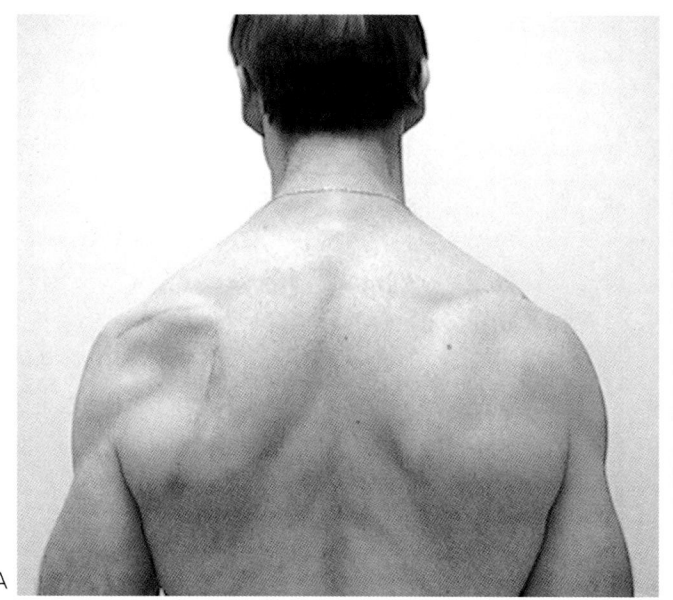
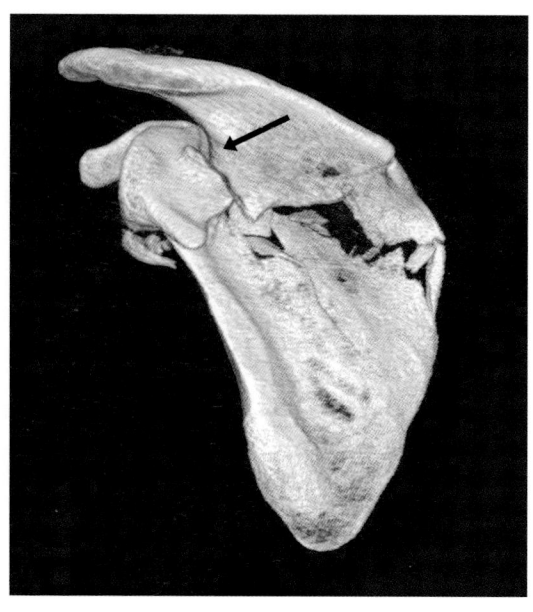

图 10-4 A. 改良 Ideberg Ⅵ 型骨折患者切开复位内固定术后 3 年的临床照片。注意，冈下肌发生萎缩。术后通过肌电图及神经传导学检查证实为肩胛上神经损伤。B. 如图所示，改良 Ideberg Ⅴ 型损伤的移位骨折常引起肩胛上神经损伤。如三维 CT 影像所示，该型损伤的骨折延伸至肩胛切迹。箭头所示的是神经血管束自肩峰下出口的关键部位。如果患者为此型损伤，并且伤后超过 2 周，则对神经的完整性进行评价的做法是明智的

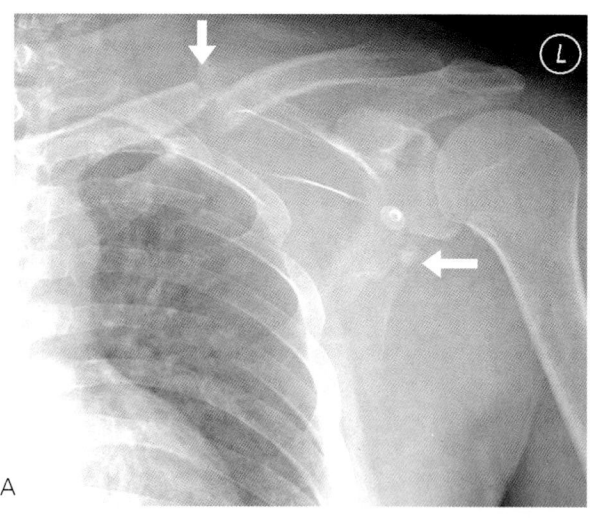
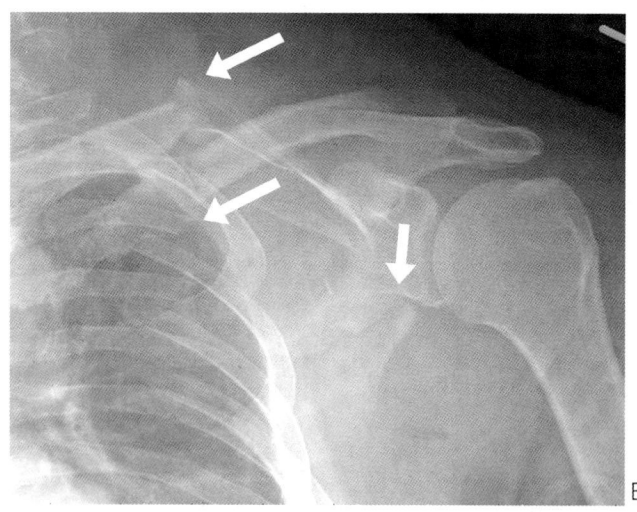

图 10-5 A. 伤后不久的肩部正位 X 线片显示肩胛颈骨折及同侧锁骨骨折（箭头）。锁骨无短缩，关节盂没有明显的内移。因此，最初选择保守治疗。B. 尽管进行了固定，一周后的正位 X 线片仍显示对线发生明显的改变。患者注意到肩部明显下沉且疼痛加重。值得注意的是，锁骨短缩加剧，肩胛盂向下成角及内移增加（上、下箭头）。肋骨移位更加明显（中箭头）。最终患者选择了手术干预

活动肩关节，在症状允许的情况下恢复最大的关节活动范围。在理疗师的指导下开始钟摆式运动并增加被动关节活动是有益的。应教会患者利用健肢辅助锻炼。由于肩胛骨血运丰富，骨折多能迅速愈合。因此，可在伤后 4 周后开始主动活动，并尽快达到最大的关节活动度。伤后 8 周开始抗阻练习，术后 3 个月症状允许的情况下开始有限制的上举（包括持重）。

手术适应证

移位大于 4mm 的肩胛盂关节内骨折是最明确的手术适应证。另外，为预防肱骨头半脱位、早期关节炎以及疗效不佳，应进行切开复位内固定[23,29,31,32]。

如果肩胛颈骨折移位或成角引起肩胛周围肌肉的功能性失衡,也应选择手术治疗。对于关节盂向内移大于 9mm,或成角大于 40°的肩胛颈骨折,Miller 和 Ada 推荐切开复位内固定[33]。我们建议,对于肩胛盂内移超过 15mm,或外侧缘成角大于 25°的骨折,可考虑手术干预。

上肩部悬吊复合体双重损伤是肩胛骨骨折手术治疗的另一个指征。上肩部悬吊复合体是由肩胛盂、喙突、肩峰以及锁骨远端、肩锁关节和喙锁韧带构成的骨—软组织环[34]。上方支柱为锁骨中段,下方支柱为肩胛骨外侧缘。理论上,涉及该复合体的两处或两处以上的损伤会使肩关节失稳,形成"漂浮肩"损伤。因此,推荐稳定一处或两处损伤以恢复上肩部悬吊复合体的完整性,从而保存其维持上肢与中轴骨稳定关系的功能,为肩关节周围的软组织提供坚强的附丽点。

合并同侧锁骨骨折的肩胛颈骨折是否需要手术治疗仍存在争议。一般来讲,如果有其他手术指征(如Ⅳ型肩锁关节脱位,或锁骨向内移位大于 2cm),作者对这些双重损伤的治疗方法是,通过锁骨或肩锁关节的切开复位内固定来恢复上肩部悬吊复合体的完整性。如果符合前面提到的手术指征(肩胛盂内移大于 15mm,或肩胛骨外侧缘成角大于 25°),锁骨或肩锁关节固定后应进行肩胛骨的固定,以恢复盂肱关节正常的生物力学功能(图 10-6A,B)。作者常应用对侧肩关节的正位 X 线片及 CT 扫描来作出这些决策,也可以利用胸部 X 线平片(图 10-6C)。仅凭一张患肩正位 X 线片可能会被误导,因为由于肩胛盂明显的移位和成角,常无法获得垂直于肩胛骨平面的盂肱关节的"真正"正位片。清晰的盂肱关节间隙常被用来作为判断是否获得"真正"正位片的标准。

总之,我们认为,肩胛骨关节外骨折切开复位内固定的指征包括肩胛骨外侧缘的完全移位,在半冠状面上(也就是肩胛骨 Y 位)肩胛盂 25°的成角畸形,或关节盂内移 1.5cm。这些标准并非绝对,必须综合考虑患者的年龄、活动需求以及是否优势肢体等因素(图 10-6D~F)。其他需要切开复位内固定的肩胛骨关节外骨折还包括肩胛冈、喙突及肩峰的移位性骨折,因为这些骨折非手术治疗的预后较差[30,31,33,35~37]。

关节内骨折手术治疗的指征包括关节面 4mm 及以上的台阶或间隙,涉及的关节面超过 20%,或骨缺损导致肱骨头不稳等(图 10-7)。

手术治疗

外科解剖
肩胛骨为三角形扁骨,中央菲薄,边缘增厚为

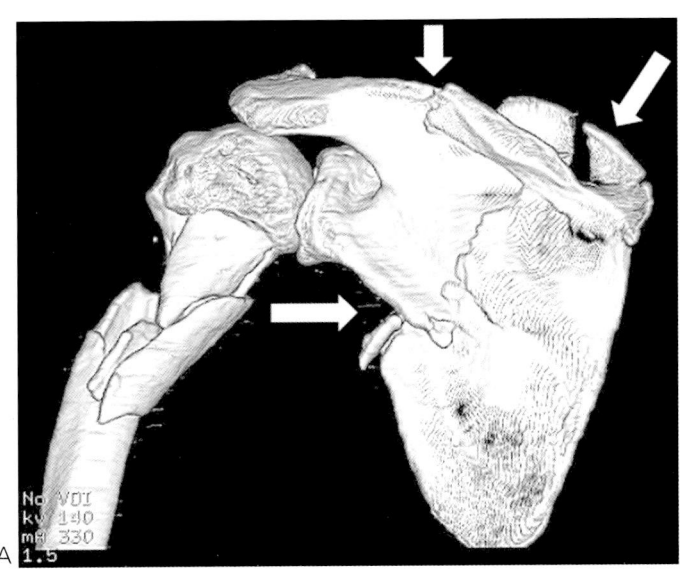
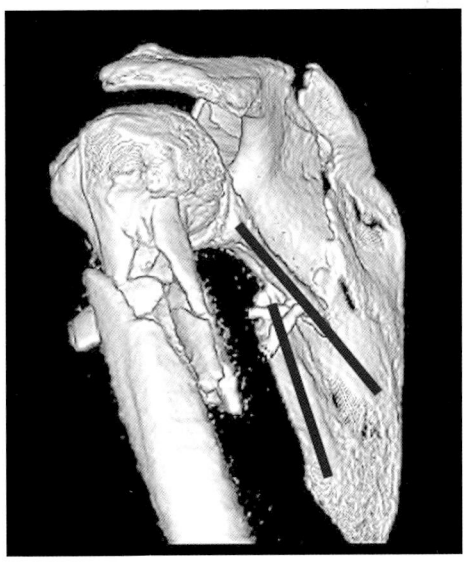

图 10-6 A. 肩胛骨三维 CT 重建。患者,52 岁,在车祸中受伤。骨折包括移位的肋骨骨折、左锁骨骨折、肱骨近端骨折以及肩胛颈骨折。肩胛盂内移约 15mm,箭头指示为肩胛骨的骨折线。B. 同一患者的侧位三维 CT 显示,外侧缘在半冠状面上 15°的成角畸形,图中以相应的线条标示

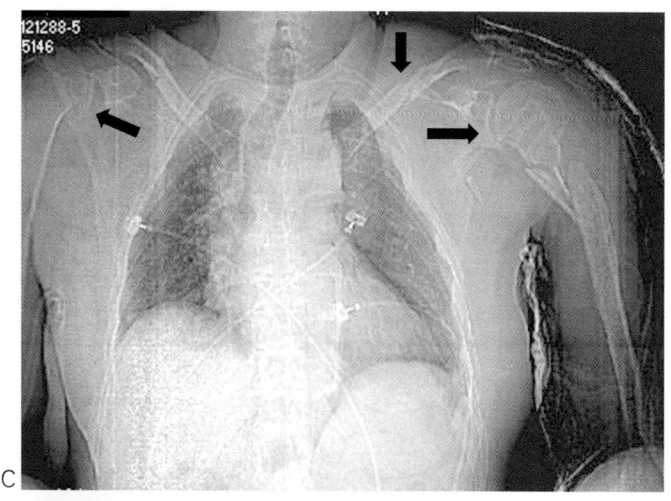
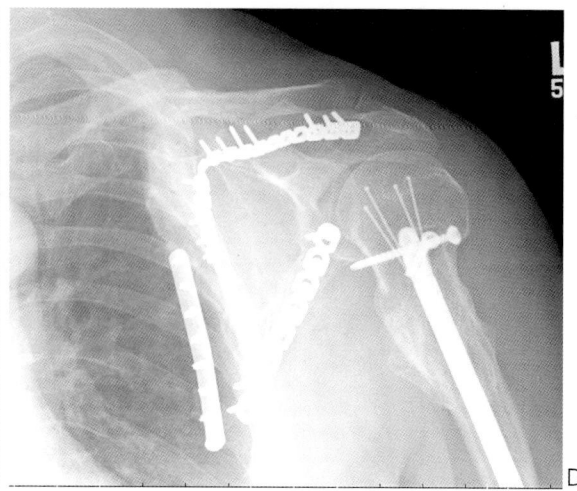
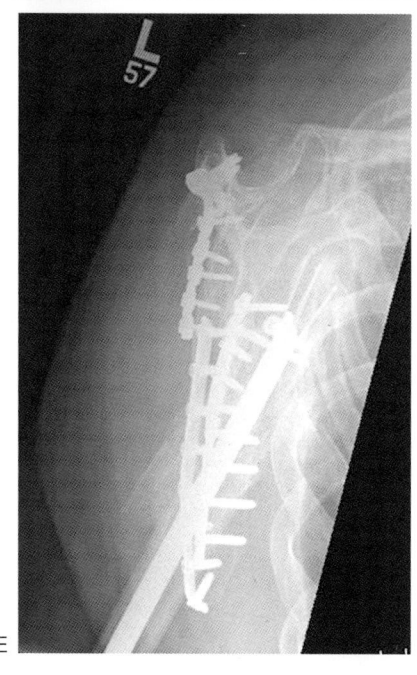
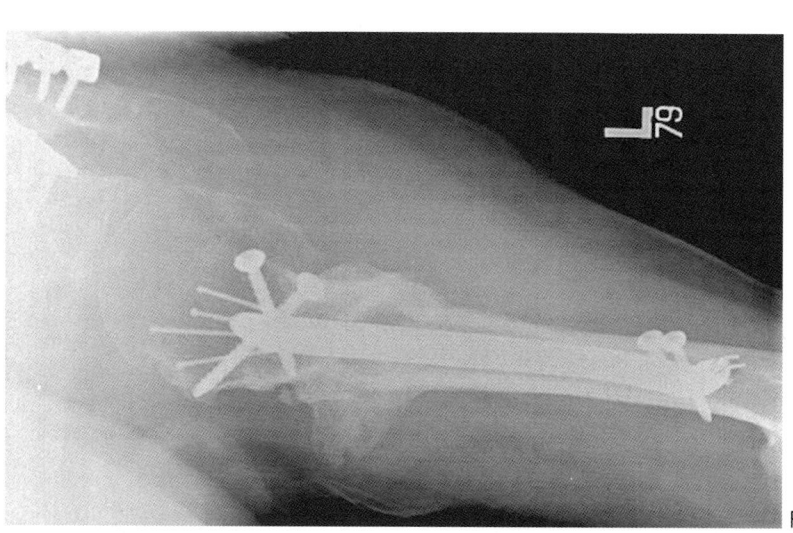

图 10-6(续) C. 包括双肩的胸部平片有助于评价肩部的不对称。注意,在多发肋骨骨折区左肩胛带明显内移,同时左肩胛盂较右侧明显朝向下方(相应的左、右箭头标示),出现"漂浮肩"损伤典型的畸形。该损伤为"漂浮肩",即肩胛骨骨折合并同侧锁骨骨折(向下箭头)。D. 对所有骨折进行固定。术后 6 个月的肩正位 X 线片显示肩胛骨和肱骨的固定及愈合情况。E. 术后 6 个月肩胛骨 Y 位 X 线片。逆行肱骨髓内钉用于固定肱骨近端骨折,这样两个内固定手术均可在漂浮侧卧位下完成。F. 肩关节腋位 X 线片显示肱骨头确切地复位于关节内,证实内固定物没有进入关节。在 2 年随访时,肩关节恢复前屈 165°、外旋 40°以及两侧对称的内旋及外展。最大力量与耐力测试几乎相同,但 6 个月时 DASH 评分仅为 43 分

肌肉提供起止点。当发生骨折时,由于肌肉的牵拉移位,骨性标志更加难以定位(图 10-8)。肩胛冈将肩胛骨分成冈下、冈上两部分,形成冈上窝和冈下窝,为同名肌肉提供起点(图 10-9)。其凹陷的前面为肩胛下肌提供宽广的起点。

肩胛冈向外延伸的末端形成肩峰,弓形骑跨肱骨头,其间有肩袖与肩峰下滑囊分隔。肩胛冈及肩峰连同锁骨一起为三角肌提供附丽点。斜方肌也起于肩峰及肩胛冈前部。前锯肌附丽于肩胛骨内侧缘,可使肩胛骨前伸。菱形肌使肩胛骨向脊柱靠拢。肩胛提肌起于肩胛骨内缘上部,该肌是按照功能来命名的。外侧缘自下角向肩胛颈处延伸,骨质增厚形成骨嵴。大圆肌、小圆肌起于肩胛骨外侧缘,肱三头肌长头起于肩胛颈,部分背阔肌起于肩胛下角。喙突为弯曲的骨性突起,位于肩胛颈内侧的前部,喙锁韧带、喙肩韧带以及喙肱

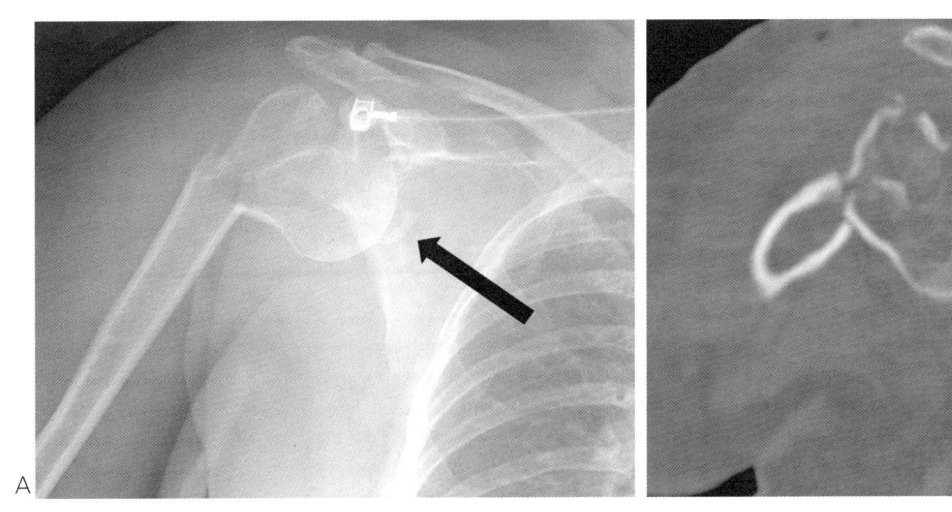

图 10-7　A. 72 岁女性的肩关节正位片,显示肱骨近端三部分骨折脱位,合并肩胛盂前部骨折(箭头)。肩胛骨 Y 位及腋位 X 线片不能清楚地显示此骨块。B. CT 扫描有助于测量,骨块长 3cm。箭头所示为冠状位重建上所见的关节盂骨块。采取三角肌胸大肌间沟入路复位、固定肱骨,并同时固定肩胛盂骨折(亦可见图 10-22)

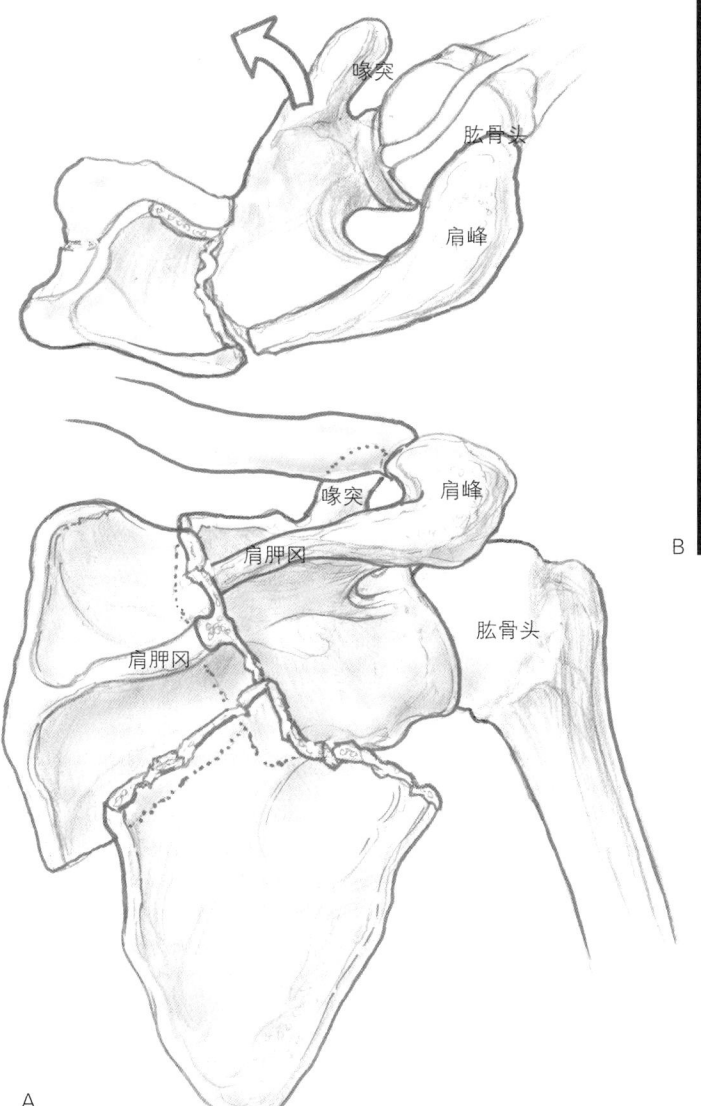

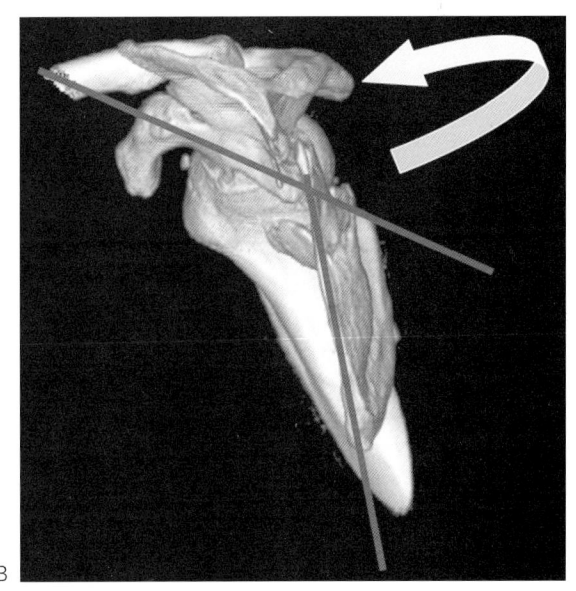

图 10-8　A. 图例为肩胛骨关节外骨折的常见类型。如图所示,主要骨折线从外侧缘向脊柱缘和/或肩胛冈延伸。而骨折线从外侧缘向上通过肩胛上切迹较为少见。下图中,肩胛盂相对于体部骨块内移。如图所示,外科医生会在术中发现外侧缘有典型的台阶样改变。在上图中上下观(由上往下),旋转箭头反映了肩胛颈的前倾畸形。B. 从脊柱缘看的肩胛骨三维 CT 重建的实例,显示了图 10-8A 所示的典型的骨折类型。注意,相对于肩胛体的其余部分,肱盂关节通常前倾。因此,本例患者不仅肩胛骨外侧缘成角畸形,而且肩胛颈也发生旋转畸形(弯箭头)

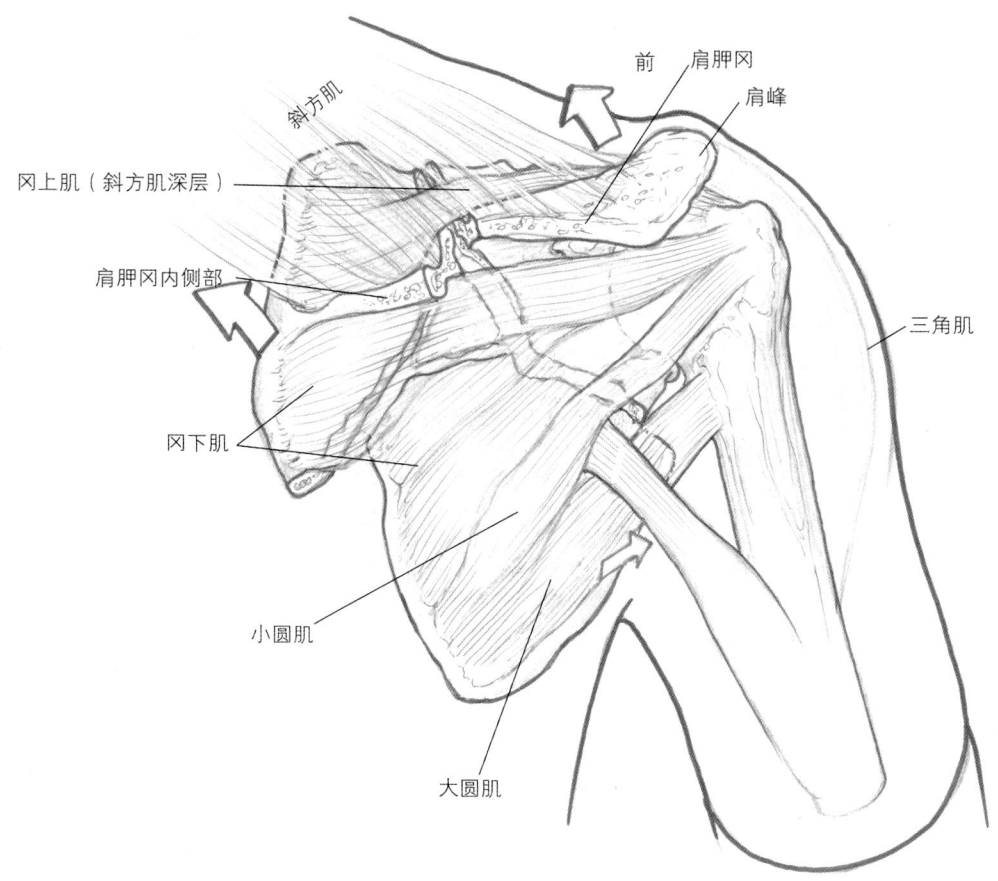

图10-9 尽管肌力的动态平衡导致骨折块的畸形,但我们仍不清楚每块肌肉如何影响骨折移位。该图示显示了覆盖于骨折的肩胛骨上的肌肉组织,使我们易于理解这些肌肉是如何促使骨折发生畸形的。此处没有显示的其他重要肌肉包括起于肩胛骨内上角的肩胛提肌,以及起于肩胛骨脊柱缘的大、小菱形肌。背阔肌(没有显示)通过肱骨近端间接地加重肩胛盂的内移和下沉。注意理解这些肌肉是如何促使骨折发生畸形的

肌、肱二头肌短头和胸小肌均起于此骨突。肩胛上切迹位于喙突正上方的肩胛骨上缘,其上有肩胛横韧带横越,肩胛上动脉位于肩胛横韧带之上,肩胛上神经穿越其下方。

梨形的关节盂窝位于肩胛骨外侧,其周缘由纤维软骨唇覆盖并在上方汇合,肱二头肌长头腱附丽于盂上结节。盂唇增加关节盂50%的深度[38]。肩胛盂上下径为39mm,下半的前后径为29mm,较上半的前后径宽20%[39]。

肩胛骨是上肩部悬吊机制的一部分,通过锁骨使上肢与中轴骨连接。18块肌肉起止于肩胛骨[33],有助于其发挥作用,为盂肱关节的运动提供稳定的基础[40]。

手术方法

理想的手术入路应能充分暴露骨折,尽可能减少结构性损伤,并考虑生物学修复过程的恢复能力。大多数肩胛骨骨折通过Judet后方入路或前方三角肌胸大肌间沟入路都能得到很好的手术治疗。

后方入路

体位 患者取侧卧位,并略微前倾以便更好地显露肩后部。恰当地放置腋垫。使用扶手、毛巾或特别设计的体位垫支撑上肢于轻度外展前屈90°位(图10-10)(视频10-2,光盘2)。消毒整个上肢及肩部,铺无菌巾,以便于操控肩部。从后面看,皮肤消毒应该上至下颈部,内至脊柱,下至背阔肌皱襞。

切口 肩关节后部有丰厚的肌肉软组织覆盖,包括肩袖肌及三角肌。准确触摸肩胛冈及脊柱缘等骨性标志是手术切口正确的关键。触摸突起的肩峰后外侧,向内一直到肩胛内上角,然后沿脊柱缘向下触摸。抓持上臂并内外推拉,使肩胛骨内收和外移产生肩胛胸壁间的相对移动,有助于外科医生触摸这些骨性标志。值得注意的是,切口在肩胛骨的内上角处形成锐角。

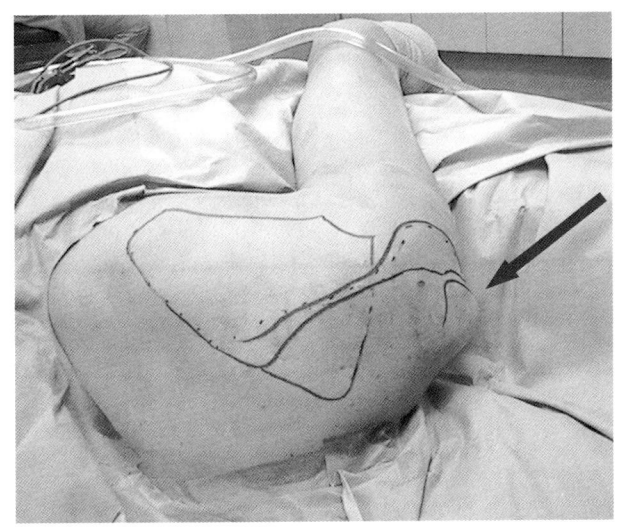

图 10-10　术前照片显示便于后方入路的患者体位。患者取侧卧位(略前倾),消毒整个上肢。较大的术野有利于手术。整个患肢暴露在术野中,便于术中活动,以操控上肢帮助骨折复位,也可以在固定后活动肩关节以松解外在的粘连。由于这一骨折类型,该病例存在肩锁关节脱位(箭头),且肱盂关节明显下沉。设计切口时触摸并画出骨性标志是个良好的习惯

利用这些骨性标志,沿肩峰向下平移1cm,并沿脊柱(内侧)缘向外平移1cm,设计Judet后方切口。这些调整使瘢痕错开突起的骨嵴,以利于更好地放置接骨板,向外翻起的巨大皮瓣也可略小一些。

切开皮下组织,直达肩胛冈的骨嵴,绕过内上角向下至内侧脊柱缘的骨嵴。为显露肩胛骨外侧缘,切口必须足够大以便牵开皮瓣。沿肩胛冈及内侧缘正确地切开筋膜层,形成整体的组织袖套,以便于手术结束时将其缝回其骨性起点。

暴露的选择　此时,根据外科医生需要有限暴露还是完全暴露肩胛骨的后面来选择手术入路(见"要点与技巧"部分)。有限的"术野"用于显露特殊部位的骨折,包括外侧缘、肩胛冈及脊柱缘(视频10-2,光盘2);而广泛入路用于暴露整个肩胛骨后面。谨记,开放的广泛入路尽管似乎会使肩胛骨发生坏死,但其前面肩胛下肌的附着点仍保留完整,掀起的皮瓣考虑了血管平面,保留了肩胛上血管神经蒂的营养支配。因此,广泛入路在生物学上是合理的。作者采用后方入路对100多例肩胛骨进行固定,其中一半以上为广泛入路,没有发生肩胛颈或肩胛体的骨不连。

有限"术野"围绕肩胛骨周缘进行暴露,常用来治疗某些特殊的骨折。肩峰缘处的肌肉界面位于起自上缘的斜方肌(不干扰)与起于下缘的三角肌(需要掀起)之间。将三角肌自冈下肌的起点处分离,并做好标记以便后期重建其起点(图10-11)。在肩峰上缘附近或内侧脊柱缘,用拉钩将冈下肌自冈下窝掀起(图10-12)。

在肩胛骨的脊柱缘,肌肉之间的界面位于冈下肌与菱形肌(不干扰)之间,菱形肌使肩胛骨内收。最重要的暴露位于冈下肌与小圆肌之间,通常必须经此间隙暴露肩胛骨外侧缘,必要时还可以显露盂肱关节(视频10-2,光盘2)。必须清晰地显露这些肌肉的筋膜,以辨别这两块肌肉之间的间隙。这两块肌肉的纤维走行差别不大,特征也仅稍有不同。如果肌肉分离靠上,将不可避免地发生部分冈下肌失神经支配;如果肌肉分离靠下,就可能损伤四边孔内的腋神经及旋肱后动脉。这一重要的间隙分离后,即可进入肩胛骨外侧缘,此处是矫正肩胛盂翻转、内移以及接骨板固定的关键部位。值得一提的是,脊柱缘及外侧缘的间隙也可以通过如图10-13A所示的直切口进入。简单的肩胛体横行骨折,或单纯的关节盂后部骨折可采用直切口。如果必须暴露肩胛盂关节面,那么将关节囊垂直切开,这样可以在盂肱关节的关节盂侧保留可修复的肩袖组织(图10-13B)。

冈下肌、小圆肌连同三角肌自起点处作为一个肌皮瓣掀起,进行更广泛的暴露,但这会严重影响血运,限制肩关节的显露(图10-14)。手术结束时通过钻孔修复肌肉的起点非常重要。

复位技术　肩胛骨外侧缘及肩胛颈的骨质最厚,因此,最好在此区域进行复位及固定(图10-15A,B)。4mm Schanz针及T型柄工具可用于操纵主要骨折块,但应避开接骨板安放的部位(图10-15C)(视频10-2,光盘2)。一般情况下,至少沿外侧缘安放一块直的2.7mm接骨板以稳定此区域的骨折(图10-5D)。

复位完成后,如果骨折不稳定,必须应用接骨板螺钉固定。如果Schanz针去除后复位不稳定,那么可用小的点式复位钳维持复位(图10-15E)。如果复位仍有不稳,那么助手可于略偏内侧植入2.0mm接骨板及螺钉临时固定,以维持外侧缘的正常关系,但应预留出空间进行最终的接骨板(2.7mm动力加压接骨板)固定(图10-3C,图10-15D)。如果骨折明显移位,致畸应力难以克服,此时可以用小型外固定器维持外侧缘的复位。

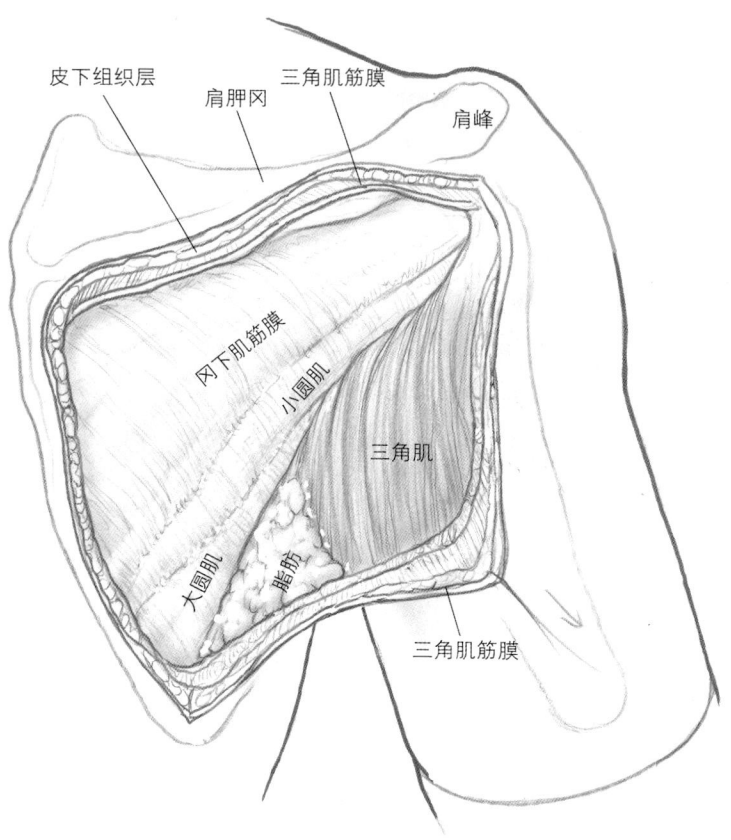

图10-11 切开皮肤并将皮下及三角肌自肩胛冈及脊柱缘解剖后的肩部后面图示。外科医生拟经冈下肌及小圆肌间隙显露外侧缘时使用该入路,如图10-13A所示。如果外科医师需要自冈下窝掀起全部的肌层,那么不应解剖三角肌及皮下组织,以形成整体的肌皮瓣,如图10-14及图10-15所示。如果掀起整个肌皮瓣,那么外科医生就不能进行后关节囊切开并评价关节内的移位情况,因为大的肌皮瓣会妨碍充分的外侧牵开及显露

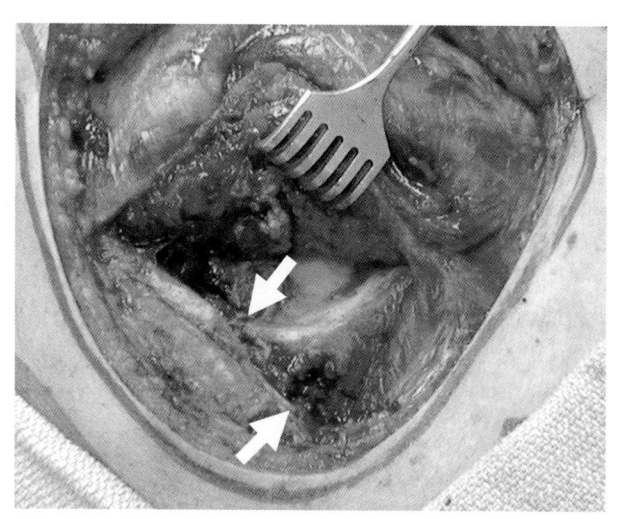

图10-12 术中照片显示冈下肌自肩胛骨脊柱(内侧)缘的内上角掀起。后方Judet切口已经切开,三角肌自肩袖肌上解剖下来,可以建立两个内、外侧窗口用于骨折复位及固定。注意在内上角骨折移位大约4cm,如箭头所示

有时肩胛骨的其他骨折线也会妨碍外侧缘的复位。如果出现这种情形,应当首先按照骨折类型显露肩胛冈或/和脊柱缘,解剖复位其他部位的骨折。在接骨板固定前,通常在外侧缘、内侧缘及肩峰联合应用复位钳进行精确的复位(图10-14)。

内植物选择

通常,2.7mm薄接骨板最适合安放在肩胛骨周缘,并能提供足够的强度。3.5mm接骨板不能提供多点固定,塑形困难,在肩峰及脊柱缘会过于突起。

由于外侧缘对抗大部分应力,应使用2.7mm动力加压接骨板进行固定(图10-16),通常不需要塑形就可以直接使用。对简单类型的骨折,最好在骨折远端应用4枚螺钉,而在肩胛颈应用3枚螺钉,以获得平衡固定。

另一方面,对于肩峰及肩胛骨脊柱缘骨折,2.7mm重建接骨板足够坚强,有利于沿内上缘进行塑形,此处的接骨板常跨越2条骨折线(图10-16)。由于需要在三个平面上折弯接骨板,将其塑形以适合内上角通常比较困难(图10-17)。两把小Kocher钳有助于预弯接骨板。在此区域,骨折的每一侧争取植入6枚螺钉,因为每枚螺钉通常8~10mm长,固定力较差。以不同的方向拧入螺钉有助于提高螺钉的把持力。

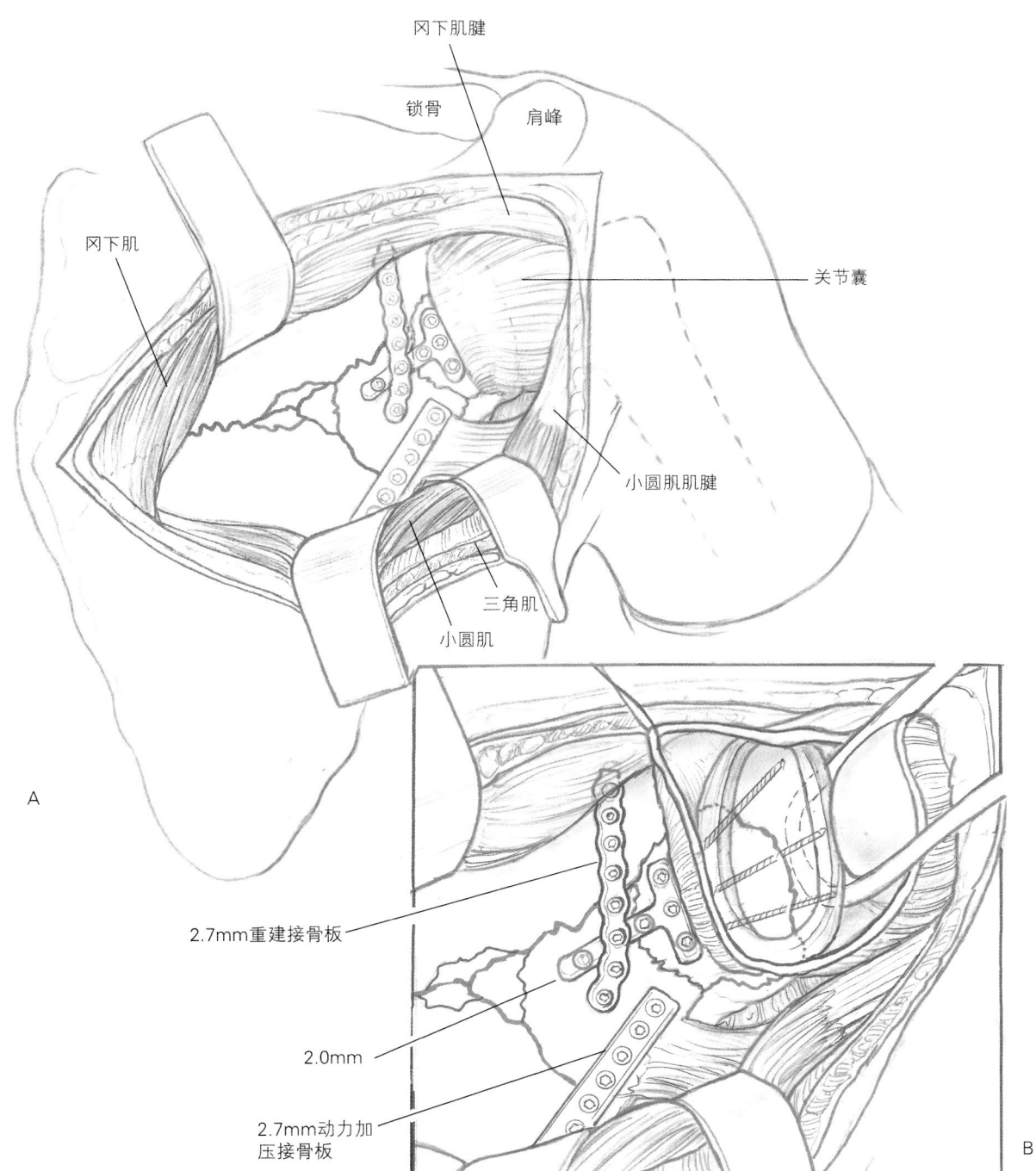

图 10-13　A. 图显示的是小圆肌与冈下肌间隙的入路,皮肤直切口,可以进入肩胛骨外侧缘、肩胛颈及肩峰基底。当骨折容易复位时,此手术入路对伤后数天内的骨折已经足够。微型接骨板(2.0mm)用于固定小的关节内骨块,2.7mm重建接骨板预弯后沿肩峰基底固定。B. 图示 Fukuda 拉钩通过后关节囊进入盂肱关节将肱骨头牵开,可以改善肩胛盂窝的显露

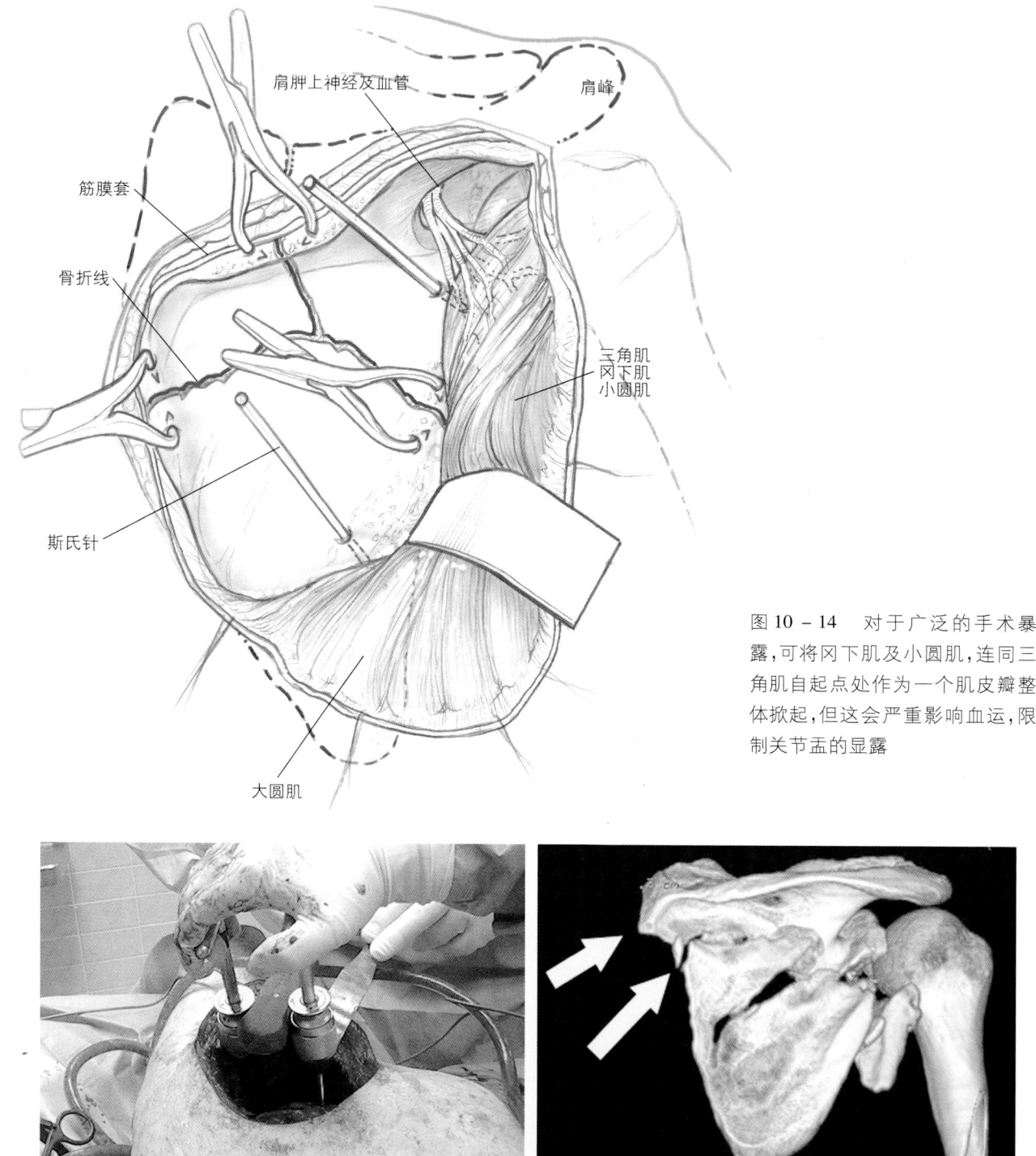

图10-14 对于广泛的手术暴露,可将冈下肌及小圆肌,连同三角肌自起点处作为一个肌皮瓣整体掀起,但这会严重影响血运,限制关节盂的显露

图10-15 A. 术中照片显示植入两枚5mm Schanz针后的后方入路。一枚Schanz钉置于肩胛颈近端骨折块,另一枚置于外侧缘的远端骨折块。4mm Schanz针对这些骨折块更合适,但当需要进行用力复位时不够坚固。每一骨折块植入一个T型柄工具,以便外科医生操纵这些骨折块复位。图中还显示了两枚Schanz钉之间的木手柄,作为支点使骨块分离,以便于移动。这对于手术延迟3周以上的患者是非常有用的。B. 34岁患者的三维CT重建,摩托雪橇事故引起改良Ideberg Ⅳ型的关节内骨折。图为肩胛骨后面观,显示约2cm的关节内台阶,肩胛颈及内上角移位(箭头)。该图像与图10-15A、C、E的术中图片一致

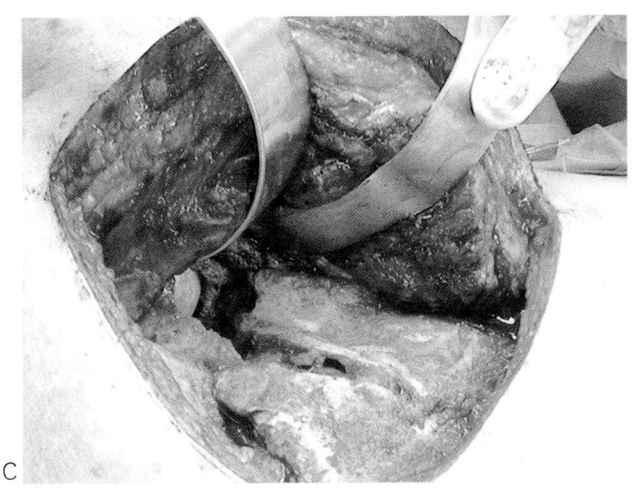
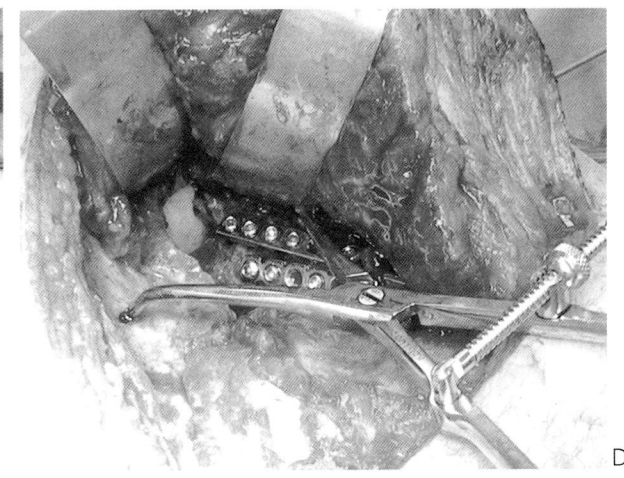
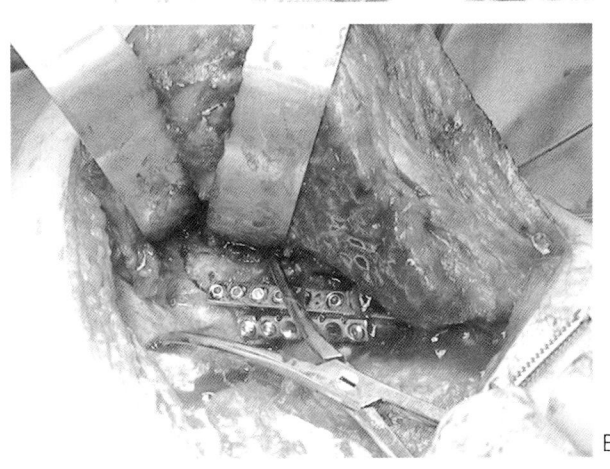

图 10-15（续） C. 广泛的后方暴露显示移位的骨折块。冈下肌及小圆肌位于拉钩的后面，读者是由内向外观看伤口。值得一提的是，由于肩胛盂下方骨折块完全移位（如图 10-15B 所示），肱骨头下沉。D. 通过 2.7mm 的重建接骨板，肩胛盂下部及其颈部骨折块固定于外侧缘远端。Schanz 针去除后，用 2.0mm 的接骨板临时维持肩胛颈复位，然后用 2.7mm 的接骨板进行固定。Weber 钳的一个头置于肩胛颈下部，另一个头置于骨孔中，帮助复位图 10-15B 所示的两个主要关节骨折块。E. 通过夹紧 Weber 钳，最终的复位操作将关节及相应的体部骨折块对合在一起。接下来通过接骨板连接内、外侧缘的上下骨折块

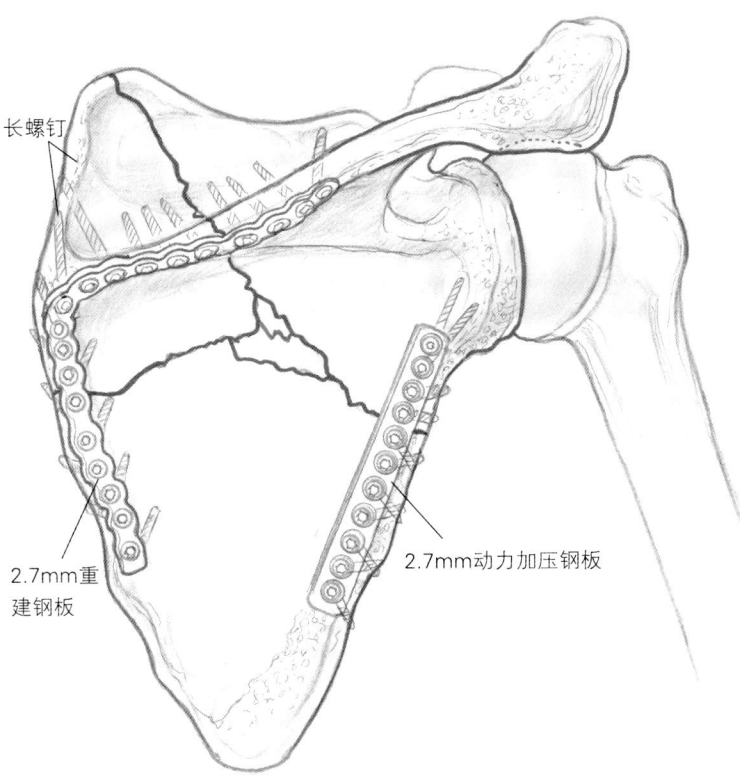

图 10-16 大部分常见的肩胛颈及肩胛骨体部骨折较为成功的固定方式。外侧缘使用一枚 2.7mm 动力加压接骨板，无须预弯，允许平衡固定。对简单的骨折类型，8 孔接骨板已经足够，但边缘粉碎时需要更长的接骨板。2.7mm 重建接骨板用于跨越肩胛冈及脊柱缘的骨折。塑形接骨板以适合内上角通常比较困难，但这是减轻外侧缘内固定的应力的有效方法。值得一提的是，改变通过接骨板的螺钉方向有助于提高固定能力，这非常重要，因为肩胛骨边缘较薄，在内侧一般为 8~10mm 厚。通常，对肩胛体部中央的粉碎骨块不予处理

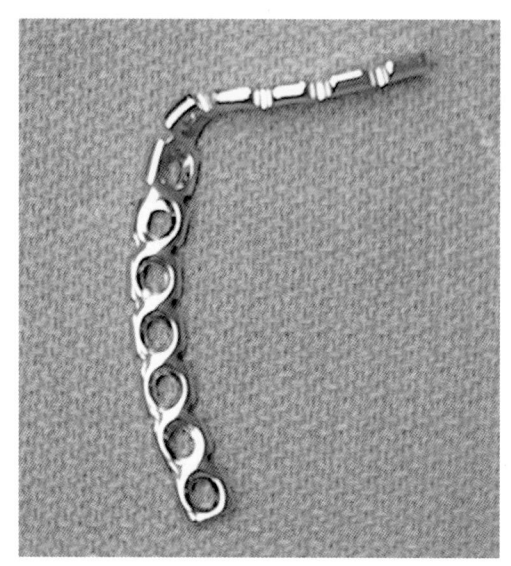

图 10-17 2.7mm 重建接骨板按照肩胛内上角典型的、可重复的塑形。上部置于肩胛冈内侧段,下部置于脊柱缘。该接骨板固定于脊柱缘,有助于减轻外侧缘的负荷,使肩胛骨以一个整体进行活动

关闭切口 固定完成后,活动上肢以观察肩胛骨的稳定性。必须在患者苏醒前松解所有外在的粘连及僵硬,特别是由于肩胛骨或其他损伤而使手术延迟较长时间的患者。

关闭切口前清除失活的肌肉组织。在肌皮瓣下放置引流管,出口位于伤口的近端偏前,引流管通过较长的皮下通道以减少由于仰卧位导致的持续引流不畅。

在肩胛冈钻 3 个 2.5mm 的骨孔以便修复肌皮瓣,在脊柱缘至少钻 3 个骨孔,以便将筋膜缝回其骨性起点。必须保证肌筋膜层严密关闭,以防止三角肌、冈下肌或小圆肌在康复过程中撕脱。

用粗的 2 号不可吸收编织缝线将肌筋膜瓣缝回其骨性起点(通过骨孔),1 号可吸收编织缝线加固筋膜。如果损伤超过一周,作者倾向于用可吸收的皮下缝线做皮内缝合,因为此区域瘢痕形成比较严重。

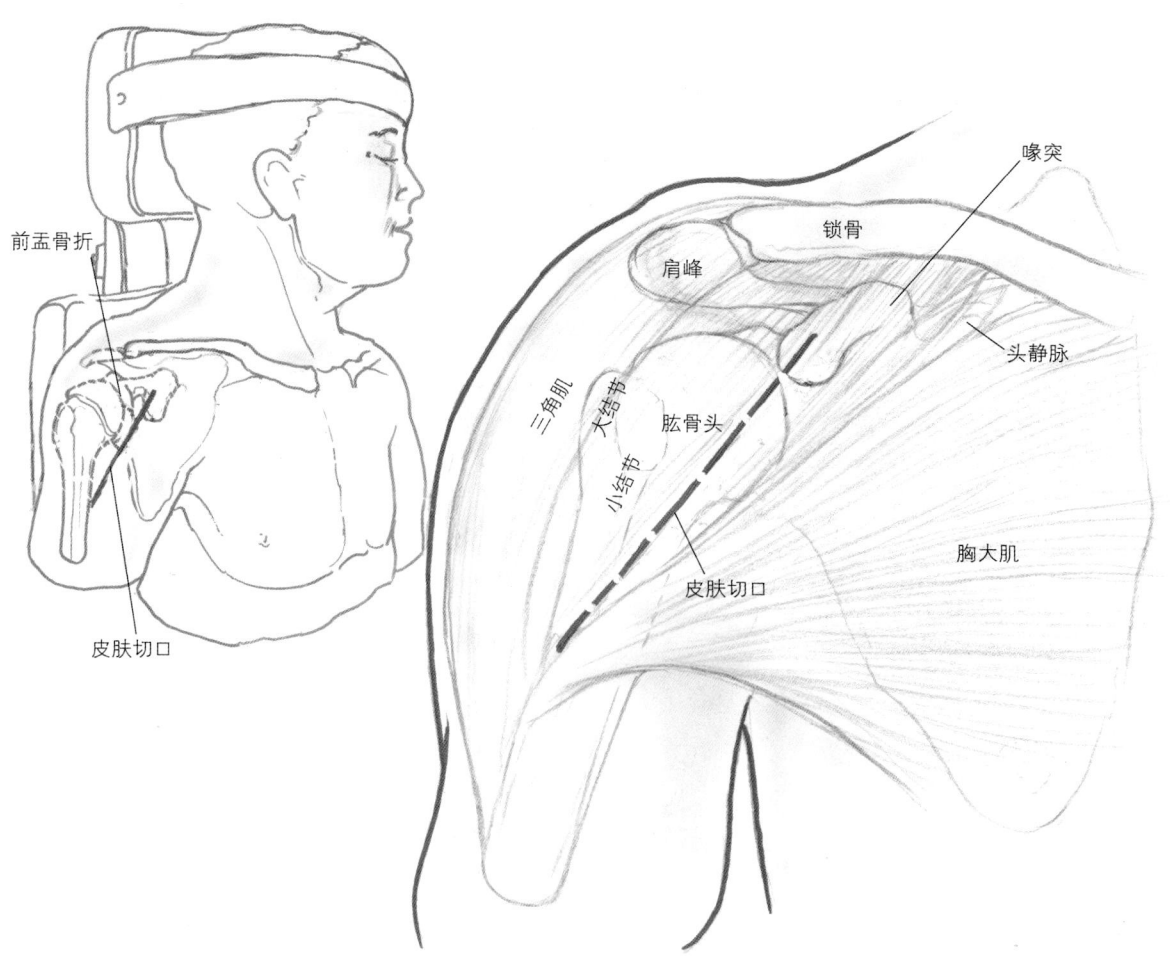

图 10-18 切口起于喙突,沿胸大肌三角肌间沟至三角肌止点。头静脉标志两块肌肉的间隙。插图显示正确的沙滩椅体位,头转向对侧并固定。前侧入路适用于 Ideberg Ⅱ 型骨折和肩胛盂前部骨折

前路手术

体位 患者取"沙滩椅"体位，用上臂托板支撑上肢。在摆放体位时时将X线板置于肩后，这样便于术中拍片。在同侧肩下放置毛巾卷，有助于前推肩部。由于前侧入路用于固定肩胛盂前部骨折，直视关节面可以减少术中透视的需要。

切口 切口起于喙突直到腋前襞的外侧，通常称之为胸大肌三角肌间沟（图10-18）。沿胸大肌三角肌间隙切开，注意识别此处的头静脉。为更好地显露，切口向远端可延至三角肌止点，向近端可延至锁骨。

暴露 在胸大肌三角肌间隙识别头静脉后，将其连同三角肌一起牵向外侧，并在手术过程中予以保护。沿三角肌与胸大肌之间的间隙解剖，直达锁胸筋膜，其覆盖喙肱肌及肩胛下肌的肌腱（图10-19）。

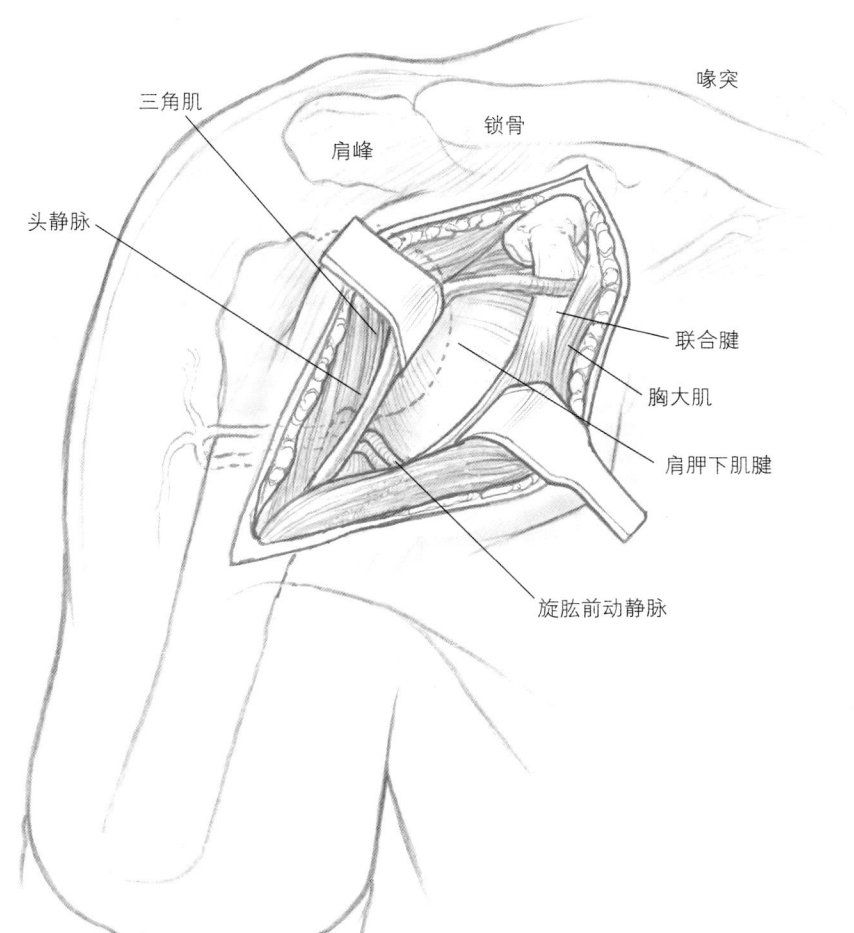

图10-19 胸大肌、三角肌间隙已经切开，头静脉牵向外侧（或内侧）。切开锁胸筋膜（未显示）后，暴露喙肱肌并牵向内侧，这样显露出宽大扁平的肩胛下肌腱，肩关节囊紧贴其下。切开最好限于旋肱前动脉血管束以上

先沿上下缘安放牵开器，旋转肱骨，以明确肩胛下肌腱的张力及其在小结节上的止点。旋肱前动脉横行通过肩胛下肌腱的下缘，术中应予以结扎或烧灼止血。在此血管束的下方，有损伤腋神经的危险，没有必要向下延长切口。在肱骨中立位下，于肩胛下肌止点内侧1cm将其切断，以保留组织袖便于术毕修复。通常，肩胛下肌很难与关节囊分离。尽管区分这两层有助于确切的关闭，但有时稍有不慎就会进入关节囊，这时必须将这两层同时修复。应在肩胛下肌两端留置缝线标记，以便缝合时识别，也可防止肌肉移向内侧。

此时关节囊已显露，触及肩胛盂缘后在其内侧纵向切开关节囊，以进行关节内探查（图10-20）。或者，外科医生可以通过骨折冲洗关节，然后通过复位骨折块的关节外部分，以获得关节面的间接复位。如果关节面粉碎，则必须切开关节囊，术者需要对关节囊两侧进行处理。为更好地探查关节，术者应在关节内、肩胛盂的后缘置入牵开器，以将肱骨头撬向外侧与肩胛骨关节面分离（图10-21）。

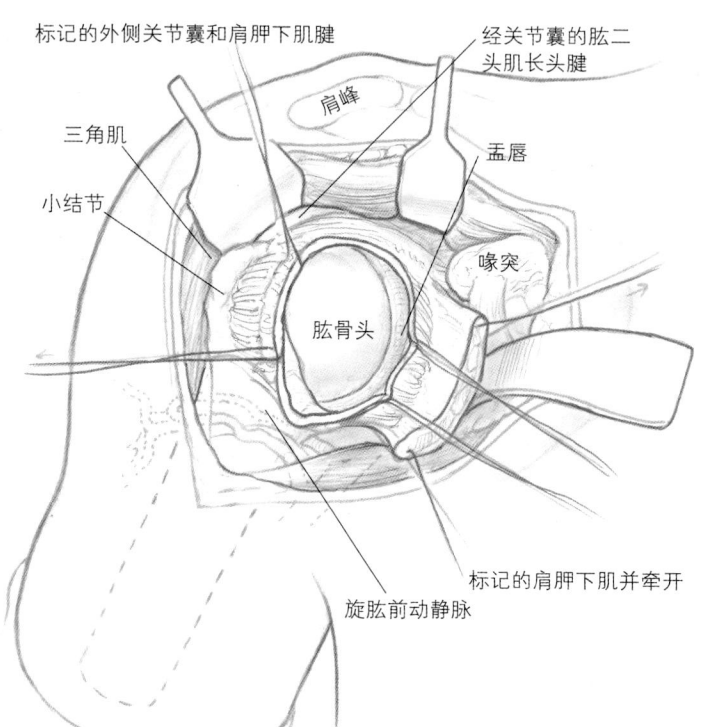

图 10-20 切开肩关囊的技术图解,显示关节囊及肩胛下肌腱留置缝线标记,以牵开和更好地显露关节。肩胛盂唇及肱骨头均容易显露

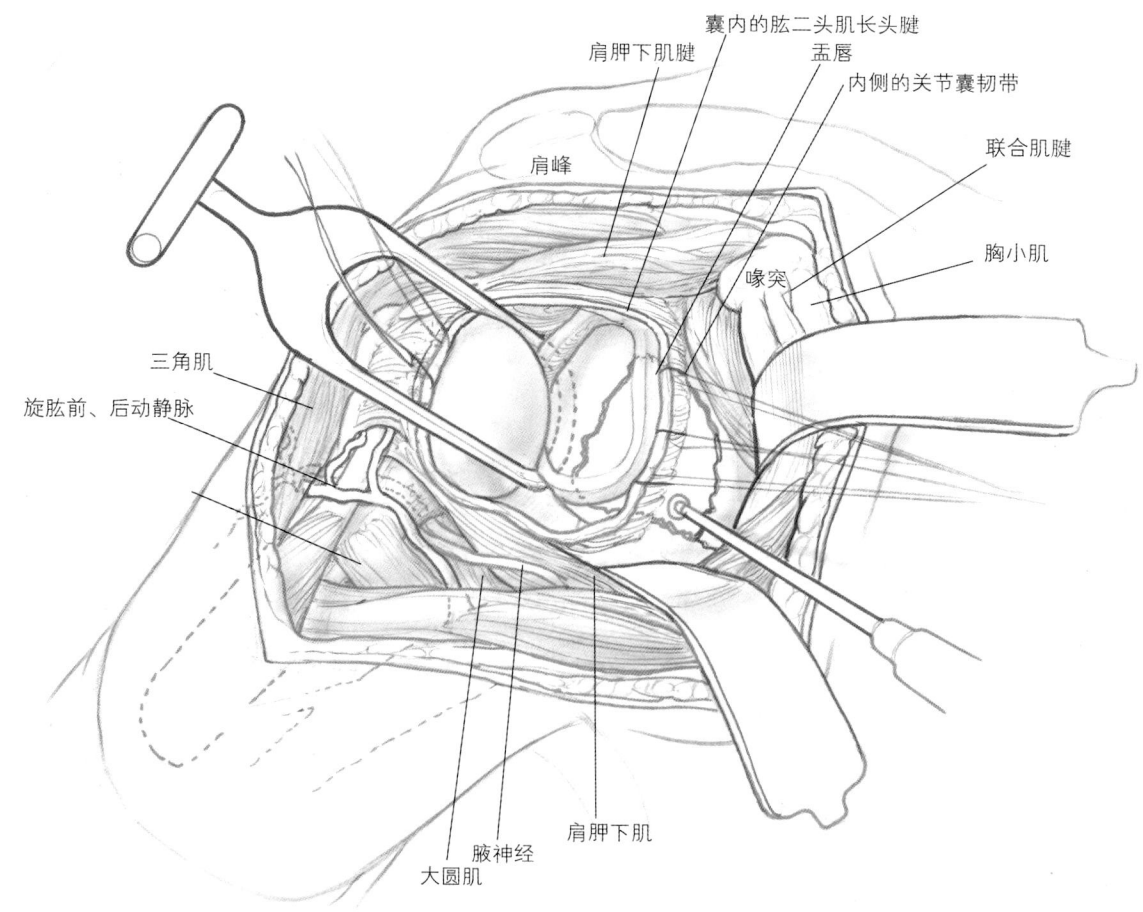

图 10-21 图示肱骨头牵开器帮助肱骨头移向后方,以改善关节盂的暴露,然后评价关节面复位的情况。剥离肩胛颈的骨膜以评价关节外复位。点式复位工具辅助复位,克氏针临时固定。注意下方牵开器下残余的肩胛下肌腱,予以保留以保护血管束。如图所示,尽可能保留骨折块上的关节囊及盂唇附着,以保留血运

通过锐口牙科刮匙或肩钩（shoulder hook）可有效地复位骨折，然后用克氏针临时固定。由于在直视下操作，不需要对关节进行透视。根据骨折块大小及粉碎程度，可选择2.0~3.5mm的内植物（图10-22）。通常，微型支撑接骨板可于肩胛盂的前下缘，尤其是有粉碎骨折时（图10-23）。

2号编织缝线缝合关节囊及肩胛下肌，2-0缝线缝合皮下组织，皮肤用单股可吸收线行皮内缝合。

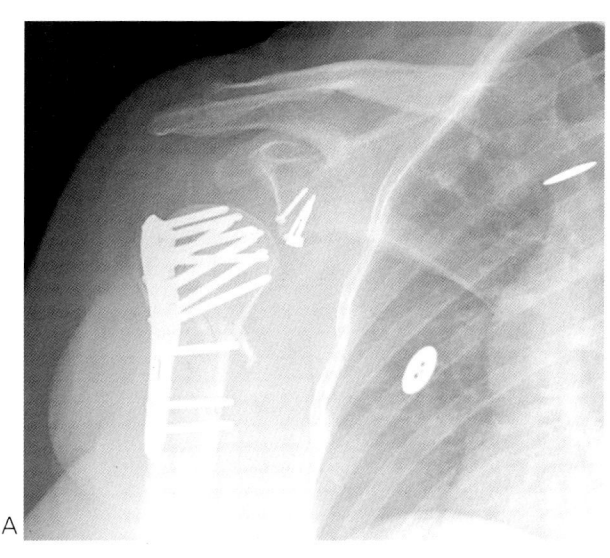
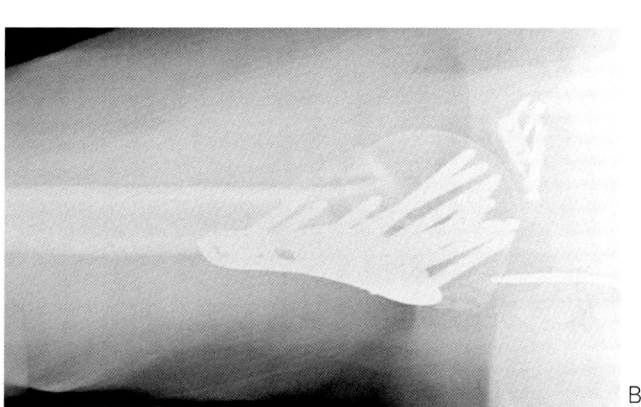

图10-22 A.图10-7所示的同一患者，肱骨近端及肩胛盂前部骨折，切开复位内固定术后6周肩正位X线片。由于三角肌无力，此类损伤常出现肩关节向下半脱位。B.腋位X线片显示肱骨与肩胛盂关节面恢复，匹配良好

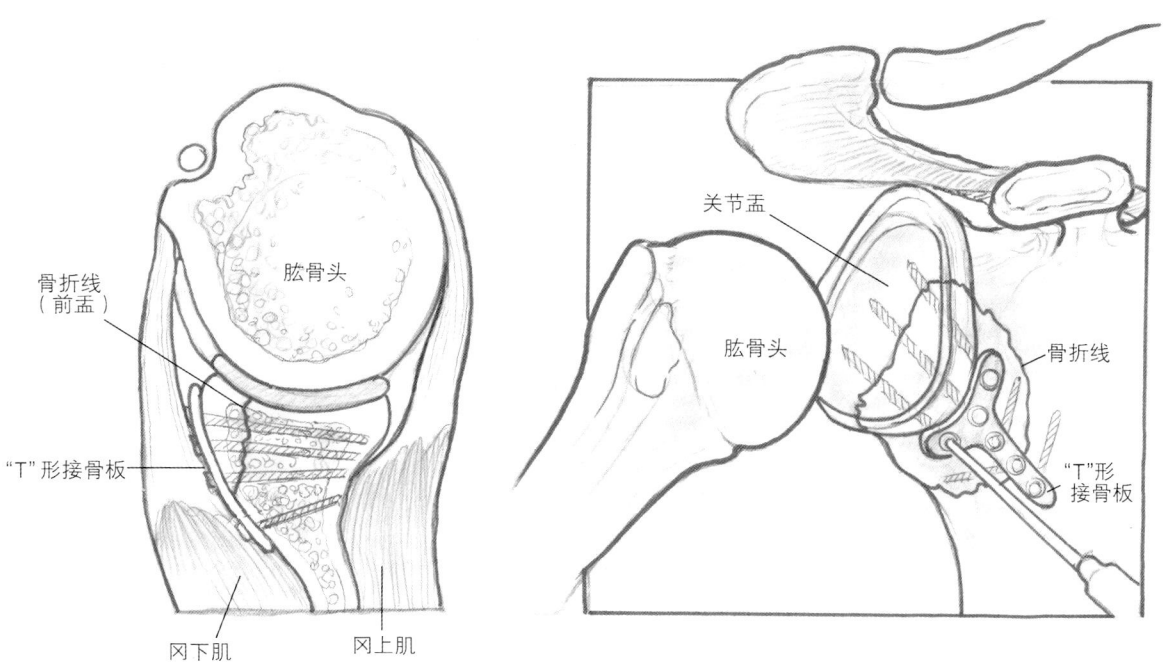

图10-23 两个位相显示肩胛盂前部骨折的支撑接骨板技术。2.0mm微型螺钉及接骨板非常奏效，尤其在压缩骨折或有多个碎片的骨折。插图（左）显示肩胛盂横切面，强调了接骨板的支撑效果，软骨下螺钉对肩胛盂折块进行加压

要点与技巧

后入路

- **延期治疗** 由于肩胛骨骨折的患者常合并其他需要立即处理的严重损伤,复杂肩胛骨骨折的患者到骨科就诊相对较晚的情况并非少见。然而,尽管手术更加困难,在伤后6周内进行肩胛骨骨折的手术仍是可行的,需要耐心地去除骨痂,并有赖于医师对骨折类型的特征以及致畸应力的完全理解。即使延迟重建,由于手术能恢复外形、减轻疼痛并改善活动度,患者满意度仍很高。
- **合并的脊柱损伤** 超过1/5的肩胛骨骨折患者合并颈椎及胸椎损伤[26]。对于这部分病例,在摆体位及麻醉诱导前应与神经科或脊柱外科医生进行沟通。如果可能,应首先稳定(固定)脊椎;如果脊柱选择非手术治疗,那么术中应小心操作,维持同轴环形牵引。为了安全和便于铺巾,牵引最好在颈领保护下进行。
- **擦伤** 由于肩胛骨骨折常由钝性创伤引起,局部皮肤擦伤常见。手术前,这些皮肤病损必须消除,或将其排除出手术野。通过简单的处理,这些皮肤病损通常在2周内再上皮化。2周也是等待软组织修复的合理期限。
- **后入路的体位** 外科手术的目标决定体位。对修复关节外骨折,患者应取侧卧位并轻度前倾;而如果希望从后方进入盂肱关节,那么患者的躯干应保持垂直,以正确地调节肩胛骨在胸廓上的前倾。这样可以避免外科医生对抗重力,还可以避免在肩胛盂关节内重建时"倒立"工作。

后入路的选择

- **广泛暴露** 暴露的选择取决于骨折的类型以及手术的时机。当骨折超过一周或肩胛"环"有三处以上折线时,采取掀起整个三角肌、冈下肌和小圆肌的完全开放入路是有帮助的。广泛暴露允许外科医生在多个部位直视和控制骨折,在延期手术的病例,还能通过打断骨痂以活动骨折块。在这些病例,一定注意不要过分牵拉皮瓣,否则可能会危及肩胛上神经血管束。重要的是,当牵开整个旋转肌瓣时不可能直接显露关节(关节内探查)。
- **直切口** 肩胛盂后部骨折或累及肩胛颈的关节内骨折,或移位的肩胛冈及脊柱缘骨折,可采用简单的后方直切口。对这些简单骨折的所有病理状况,复位及固定等操作均可通过小圆肌与冈下肌之间的间隙进行。
- **冈下肌腱切断术** 如需要更好地显露肩胛盂窝或肩胛盂上部,可进行冈下肌腱切断术,保留1cm的袖状止点以便修复(图10-24)。这样可以将冈下肌的腱肉结合部自肩胛盂上部牵开,容易进入盂肱关节。这种方法对肌肉发达的 Ideberg Ⅱ型骨折特别有用。

复位及固定

- **外侧缘的复位** 在普通的肩胛颈骨折,有必要在外侧缘的远端及肩胛颈的内侧使用操纵杆。小型工具,比如4mm的Schanz针或小型外固定器,有助于维持外侧缘的复位。这些工具也可为正确的钻孔方向、应用复位钳及植入螺钉预留了充分的空间。相反,由于可能干扰皮瓣,标准的骨折复位钳不适用于这些骨折类型。
- **脊柱缘的复位** 由于肩胛骨脊柱缘很薄,点式复位钳应垂直钳夹体部后内面的小骨孔,而不是钳夹内侧缘本身。因为这样如果不去除复位钳,就几乎不可能安装接骨板。

增强内置物塑形及把持力

- 为提高肩胛内侧缘螺钉的把持力,每个螺钉以不同方向置入(互相成30°角),以减少螺钉拔出。这个方法还可以使每个螺钉的长度增加1~2mm,进一步提高把持力。按照作者的经验,在不同的角度植入6枚8mm长的螺钉足以避免内固定失效。
- 利用冈上窝基底良好的骨质,以提高肩胛骨内上角的固定。如果钻孔方向正确,此区域可以使用超过20mm长的螺钉。触摸肩胛提肌起点下的区域以明确螺钉置入的正确方向。

康复

前方和后方入路的康复基本一样。外科手术旨在获得稳定的固定,可对抗生理的被动活动。成人肩关节通常很快会发生僵硬,因此应尽力维持充分的关节活动。手术中骨折应坚强固定,如果骨折不稳定,那么应设法获得稳定,以避免发生内固定失败或因制动而引起僵硬。手术后应立即开始充分的被动活动。

术后最初4周的康复目标是恢复和维持运动,而不是恢复肌力,患者应牢记这一点。牢固固定的骨折术后很快感觉非常舒适,患者通常愿意使用患肢。医生应向患者强调,四周内严禁主动运动、上举以及持重。

持续被动运动(CPM)机器可选择性地用于不能进行标准物理疗法的患者。所有臂丛神经损伤的患者均应考虑CPM锻炼。滑轮和推拉杆(对侧肢体提供动力)以及仰卧位辅助运动是必需的康复方式。适当的疼痛控制对于患者获得最大的运动范围十分必要。术后最初48~72小时内,斜角肌间隙置管局麻药阻滞是促使患者早期获得信心的很好的辅助措施。鼓励患者进行同侧肘、腕、手部的锻炼[3~5磅(2.7~4.6kg)]。这些锻炼会减轻上肢的肌肉萎缩,促进消肿。

术后护理

术后医嘱

- 悬吊患肢;
- 充分的肩关节被动活动;
- 禁止肩关节主动活动、上举及持重;
- 手、腕及肘功能锻炼,充分的被动活动+主动活动;
- 每8小时引流量少于15mL时,拔除引流管。

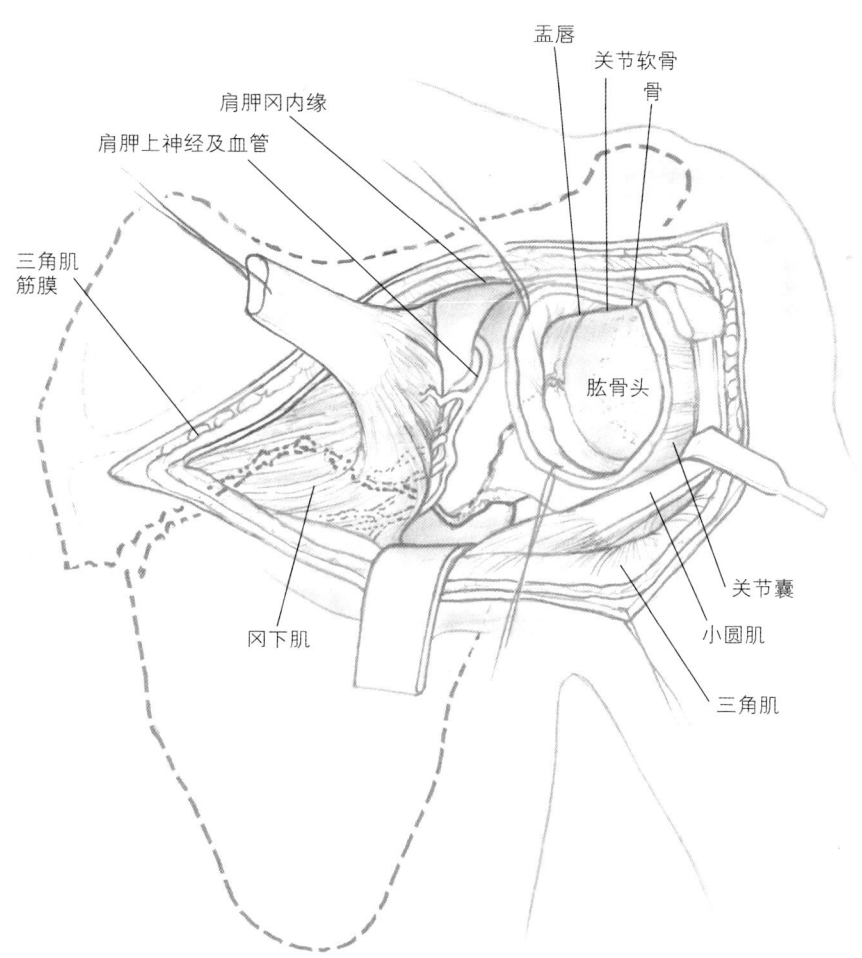

图10-24 利用冈下肌与小圆肌间隙加上冈下肌腱切断的手术显露,有助于提高肩胛盂的显露。此入路显示肩胛盂缘的后侧关节囊切开,注意不要切到盂唇。必须避免过分牵拉,保护肩胛上神经血管束。值得一提的是,皮肤切口略有改变,为直行切口。如果接骨板需要通过不同的区域,此切口还可以显露肩胛内上角

随访

通常于术后第2、6及12周随访。每次随访时，应拍摄正位、肩胛骨Y位片及腋位X线片。此后一年，每6个月随访一次，以记录最佳的功能情况。这期间，必须拍摄普通的X线正位片。有伴发伤的患者应随访更长时间，尤其是伴有臂丛神经损伤的患者。

术后2周应检查伤口，鼓励患者进行被动活动。直到第四周才可以开始上举患肩，使用肩部肌肉，但不对抗阻力（重力除外）。

6周随访时患者开始举重的计划，从3～5磅开始，在症状允许的情况下逐步增加。这6周内，理疗师必须对运动情况没有改进的患者进行干预。这种情况在伴有臂丛神经损伤、颅脑损伤、用halo支架的脊柱损伤，或同侧肢体复杂骨折的患者中更为常见。对患者而言，此期间是麻醉下推拿以便开始活动的最佳时间。如果此期间没有恢复肩关节的活动范围，患者可能会出现功能的永久性缺失。

3个月随访时必须再次确定患者的进展情况。注意继续逐步锻炼力量、耐力以及协调能力，持续到18个月。告知患者预期的康复时间很重要。

警告

对于肩关节前方入路，6周内应予以保护，避免肩关节的强力被动外旋超过中立位，或对抗阻力内旋。这是修复（显露盂肱关节时）切断的肩胛下肌腱所必需的。6周后，可解除这些限制。

对于冈下肌和小圆肌自其起点上游离、三角肌自肩胛冈剥离（见后方广泛入路）的后方入路，这些肌肉也必须保护6周。完成前面描述的术后康复方案。4周后允许肩关节的主动外旋及后伸，不必过分强调这些肌肉的修复。

重点强调的是，对6周内进展缓慢的患者，应在麻醉下推拿肩关节，因为瘢痕化3个月以后就为时太晚了。肩关节僵硬风险较高的患者包括合并颅脑或臂丛神经损伤者（他们可能完全依赖他人帮助治疗），伴同侧肢体复杂损伤的患者以及脊柱骨折halo支架固定的患者。推拿后，关节内注射10mL局麻药及甾体类药物会减少关节内粘连的复发。

治疗结果

移位的粉碎性肩胛盂关节内骨折有明确的手术指征。Mayo等[28]报道了最大的一组肩胛盂关节内骨折手术治疗的病例，在术后43个月经临床及放射学评价，27例患者的疗效优良率为82%。

许多研究支持下述观点，即如果肩胛颈骨折移位或成角导致肩胛周围肌肉的功能性失衡，那么应该进行手术治疗。Miller和Ada建议，如果肩胛盂内移超过9mm或成角移位大于40°，就应该进行切开复位内固定[33]。该建议主要基于16例非手术治疗的此类患者的随访结果，经最少15个月的随访，50%的患者存在疼痛，40%的患者劳动能力下降，20%的患者活动范围减小。同一项研究中，一组8例患者行手术治疗，所有的患者恢复了无痛的关节活动。Hardegger等[26]的一组37例手术治疗的患者中，疗效优良率达到79%，但仅5例患者为"严重移位或不稳定"的肩胛颈骨折，没有单独进行分析。Nordqvist和Petersson[43]报告了一组68例患者，平均随访14年，发现50%的有残余畸形的患者具有肩关节症状。Armstrong与Van Der Spuy[30]注意到，11例移位肩胛颈骨折的患者中，6例在6个月时残留关节僵硬[30]。

有几篇文献探讨了上肩部悬吊复合体双重损伤的治疗。Herscovici等[35]报道了7例锁骨骨折合并同侧肩胛颈骨折的患者进行了切开复位内固定，术后48.5个月随访时，所有患者均获得了优良的功能结果，没有发生畸形。该组中，另外2例非手术治疗的患者有明显的肩下沉及活动范围下降。也有学者提倡仅对锁骨内固定，以恢复肩关节的长度和充分的稳定[26,44]。Leung与Lam[45]对15例此类患者进行了双处骨折的内固定，结果显示，术后25个月时14例取得良或优的效果。此外，Ramos等[46]回顾了16例同侧锁骨及肩胛颈骨折保守治疗的患者，平均随访7.5年，92%的患者疗效为优或良。上述三项研究的明显缺陷是没有记录肩胛颈骨折的移位程度。最后一项研究中，除一例外放射学结果均良好，提示骨折原始移位轻微。Edwards等[47]在最近一项回顾性研究中，在平均28个月的随访时对同侧锁骨及肩胛骨骨折行非手术治疗的结果进行评价，20例中19例骨折顺利愈合，活动范围及功能优良。该研究中记录了锁骨及肩胛骨骨折的移位程度。有趣的是，该研究的大部分病例为移位轻微的损伤，仅2例肩胛骨骨折和8例锁骨骨折移位超过1cm。

并发症

事实上,肩胛骨骨折最严重的并发症并不发生于肩胛骨本身,而出现在受伤时发生的邻近和远隔结构的合并损伤。由于肩胛骨骨折常见于高能量损伤,最常见的合并损伤为同侧肩、上肢、肺及胸壁损伤。肩胛骨骨折患者的死亡率为2%,10%~40%的病例伴有脑挫伤,15%~55%的病例有肺损伤,比如气胸或肺挫伤。

肩胛骨骨折本身的并发症极为罕见。报道的此类并发症包括骨不连、畸形愈合、盂肱关节退行性关节炎以及关节不稳。关节不稳可能是由肩胛颈成角引起。如果肩胛颈成角,那么可能发生盂肱关节痛及功能障碍。另外,不正确的康复方案可能导致严重的肩关节僵硬[48]。

锁骨骨折

锁骨是中轴骨与四肢骨的骨性连接。上肢吸收的任何暴力均可经由肩锁关节、锁骨、锁胸关节转移至胸廓。锁骨骨折是最常见的骨折,占所有骨折的5%~10%[49,50],占所有肩胛带骨折的35%[51]。锁骨骨折多见于儿童及青少年[52],最近几十年其发生率有所增加,特别在骨质疏松的情况下。

分类

目前,学者们已经提出了几个分类系统。Allman简单地按照解剖部位将锁骨骨折分为三组,Ⅰ组为锁骨中1/3骨折,Ⅱ组为锁骨远1/3骨折,Ⅲ组为锁骨近1/3骨折(表10-3)[3]。Neer[53]将锁骨远端1/3骨折定义为斜方韧带内侧缘以远的骨折,并将其进一步进行分类(表10-4)。

表10-3 锁骨骨折的Allman分类系统

Ⅰ组	中1/3
Ⅱ组	远1/3
Ⅲ组	近1/3

表10-4 锁骨远端1/3骨折的Neer分类系统

Ⅰ型	锁骨远端骨折,喙锁韧带完整
Ⅱ型	锁骨远端骨折,喙锁韧带撕裂,骨折明显移位,骨不连的危险性较高

> **经验**
> - 锁骨局部的疼痛与畸形是最典型的临床表现。可见到皮肤淤斑及隆起。体格检查经常可发现骨擦音,应注意检查与开放性骨折相关的皮肤穿透及撕裂伤。由于锁骨直接位于臂丛神经和锁骨下动脉前方,因此体格检查应包括神经血管的评估,特别是高能量的损伤。

非手术治疗

非手术治疗的适应证

锁骨近端、中段及无明显移位的远端骨折主要采取非手术治疗。就锁骨远端骨折而言,如果喙锁韧带保持完整,近端锁骨的移位不会很大。移位小于1cm的关节外骨折可通过简单的悬吊或sling-and-swath固定器治疗,使患者舒适。

锁骨远端关节内骨折也最常采用非手术治疗。对锁骨远端关节内骨折的病例,如果存在肩锁关节的台阶形成或粉碎骨折,应该告知患者有出现创伤性关节炎症状的可能。这种情况可延期行锁骨远端切除。对于儿童,在骨痂形成前需要2周的相对制动,以提供骨端愈合所必需的夹板样固定作用。对于成人,需要1个月的相对制动。然而,患者必须每周随访一次直到牢固愈合,因为在骨折愈合前可能发生移位(图10-25)。如果继发移位,则可能需要改为手术治疗。

复位 石膏技术

锁骨骨折后典型的畸形是由止于锁骨近端的胸锁乳突肌向上牵拉近(内侧)折端所致,作用于上肢的重力向下牵拉远(外侧)折端,从而使畸形加重(图10-26)。与肩锁关节脱位相似,不必常规对移位的锁骨骨折进行闭合复位,很大程度上是由于复位后不稳定,外固定维持复位困难。

功能性支具

利用吊带制动肩部,对患者进行对症处理。一些骨科医生更倾向于8字绷带的应用[54~56],但一般认为这种方法与简单的吊带悬吊相比没有优势。对照研究显示,二者在关节功能、残余畸形以及完全恢复关节活动的时间上没有差异[55]。幼儿要求8字绑带或吊带制动3~4周,青少年4~6周,成年人6~8周[57]。

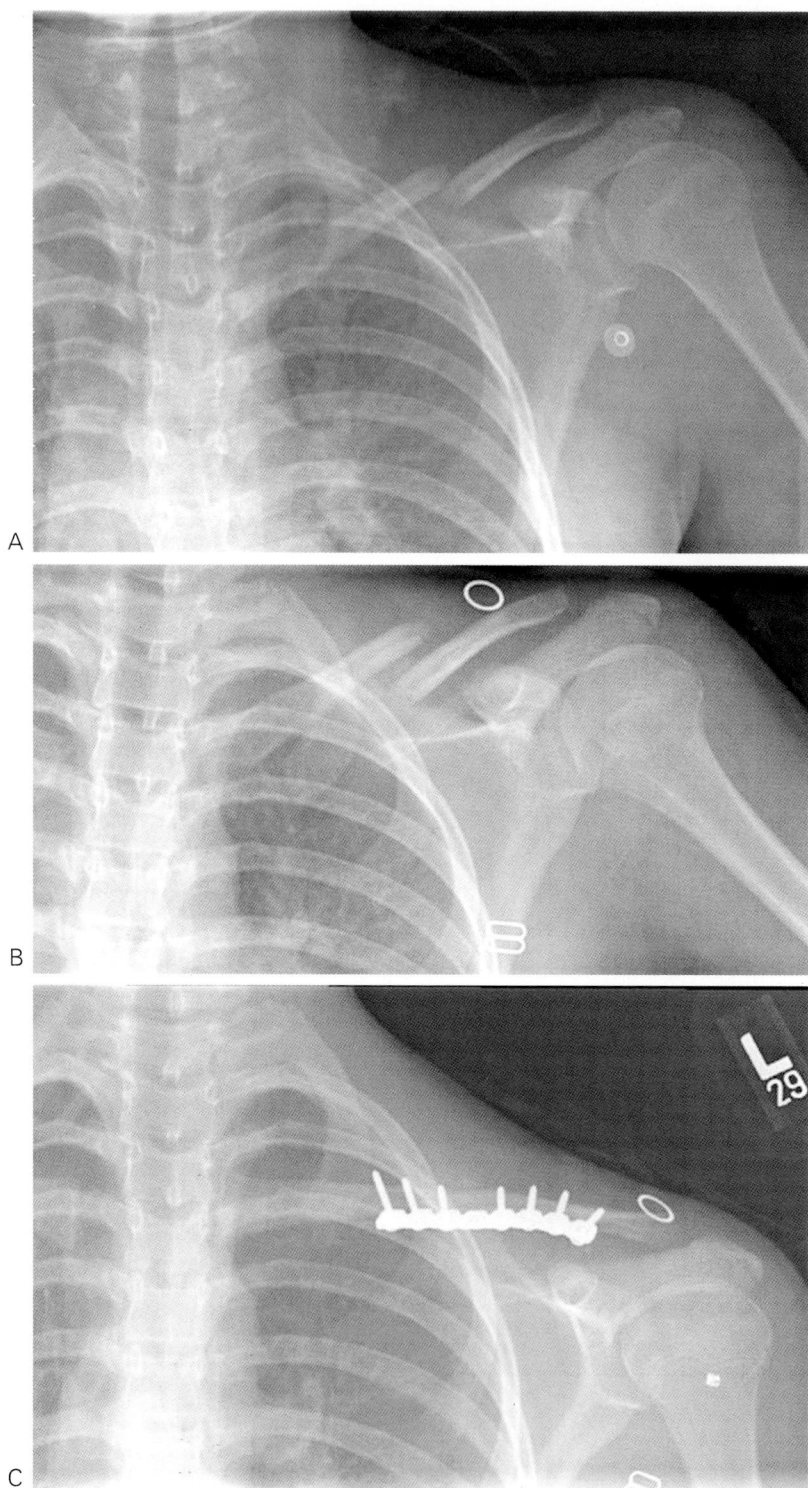

图10-25 A. 肩关节正位X线片。患者为16岁的女性,花样滑冰运动员,左锁骨中段骨折行保守治疗。B. 2周后随访的肩关节正位X线片,显示锁骨明显短缩,重叠超过2cm。此时,由于潜在的畸形愈合相关的功能障碍,以及肩部的形体畸形,建议手术治疗。C. 患者的术后正位X线片。手术后6周恢复正常的肩关节功能

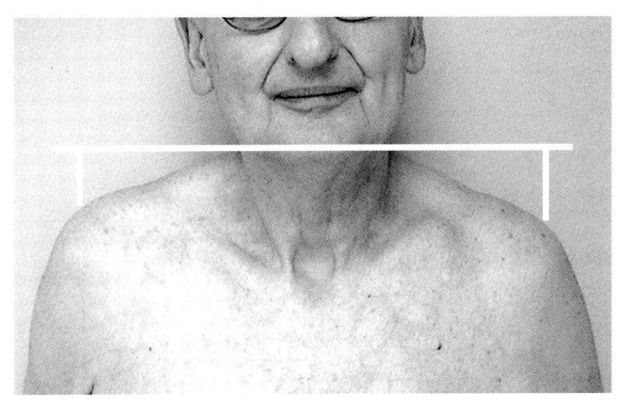

图10-26 该患者有明显移位的锁骨骨折,正位X线片上重叠约3cm。该图片显示伤后3个月,患者内收肩部的外观。画线有助于明确肩下沉的程度。患者在家庭劳动,特别是过头活动时功能不良,有明显的症状,自称左肩感觉沉重。患者选择了手术重建

康复

吊带去除后,即开始进行改善关节活动度的锻炼,比如肩部被动钟摆运动和主动前屈/外展。确认骨折愈合后,逐步开始加强患肩肌力的锻炼。

手术适应证

锁骨骨折手术治疗有以下几个指征。最明确的指征是开放性骨折,需要冲洗、清创及固定。最常用的内固定方式为接骨板螺钉固定。喙突外侧的骨折可能合并喙锁韧带撕裂,这些病例的近端锁骨倾向于向上移位,而远折端仍锚定在肩峰上(图10-27)。这种损伤类型骨不连的风险较高。保守治疗应与患者充分沟通,并结合患者的活动水平、优势手、年龄及并存疾病等进行综合考虑。如果这种远端骨折移位超过1cm,应考虑切开复位内固定(图10-27)。

另一个相对的手术适应证是肩内移大于2cm,可根据锁骨重叠的多少来判断(图10-25)。Mckee等的资料表明,对于短缩超过2cm的患者,耐力测试相关的功能很差[58],并显示对这类畸形愈合进行手术矫形能改善功能和力量(视频10-3,光盘2)[59]。

如果锁骨骨折伴有肩胛颈骨折,应考虑手术修复锁骨,以稳定"漂浮肩"(图10-3,图10-5)[41]。这种复合损伤被描述为上肩部悬吊复合体的双重损伤,提示肱盂关节失去支撑[34]。对于这种情况,有学者建议行肩胛骨固定而无需固定锁骨[25],也有学者主张同时固定双处损伤[45]。

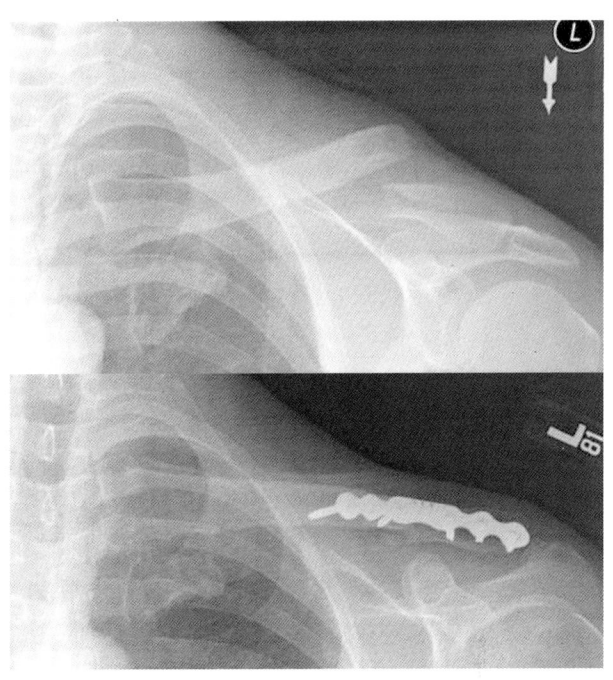

图10-27 伤后3个月的肩部X线正位片。患者42岁,从自行车上跌落致锁骨外侧端移位性骨折(上图)。主诉肩部疼痛和无力,对畸形无法接受。此时,患者选择了手术重建。下图显示重建后的肩部正位X线片。锁骨远端采用的是为耻骨联合设计的特殊接骨板固定,接骨板中央强化使此区域更坚固,允许积极的术后康复

手术治疗

外科解剖

Abbort和Lucas[60]对锁骨的外科解剖进行了详尽的描述,Craig[61]对此进行了综述。胸锁乳突肌止于锁骨内侧1/3的上方,此处仅有疏松的脂肪组织。浅筋膜向外侧延伸,组成斜方肌的下表面。深筋膜层的上部向外侧延伸,形成肩胛舌骨肌倒置的筋膜带;下部与浅筋膜融合,包绕锁骨下肌[54,62]。

腋窝的前壁由两层构成,浅层包括胸大肌及胸肌筋膜,深层包括胸小肌及锁胸筋膜。胸肌筋膜止于锁骨的下面。锁骨下三角由锁骨构成上缘、外下缘为三角肌前部,胸大肌构成其内下缘。锁胸筋膜包绕锁骨下肌,附丽于锁骨,向下延伸形成腋筋膜。锁骨下肌起于第一肋及胸骨柄,止于锁骨的下面[60,61]。

由肩胛舌骨肌筋膜和锁胸筋膜构成的肌筋膜层位于锁骨的后方,覆盖由颈部向腋部延伸的大血管和神经。该肌筋膜层可保护在十分接近锁骨中内1/3处分界的锁骨下静脉和腋静脉。该筋膜

层还可保护颈内静脉和锁骨下静脉，两者在胸锁关节附近汇合成头臂静脉[54,62]。

手术方法

以骨折端为中心，在锁骨下约1cm处做横行直切口（视频10-3，光盘2）。锁骨上神经位于皮下，难以辨认，通常可见2~3条分支，损伤这些神经可引起麻木，偶尔也可出现前胸部疼痛性感觉迟钝。当骨折粉碎必须广泛暴露锁骨时，难以保护这些皮神经。然而，作者推荐一种分离方法，能对它们进行识别，尽可能予以保护（图10-28）。

切开浅层后，用手术刀沿锁骨前缘锐性切开颈阔肌。骨膜下剥离锁骨前缘，以显露骨折端。向下或尾端解剖，切开胸大肌的部分起点（由于其起点广泛，允许部分切断）。在简单的斜形骨折，通过点式复位钳容易复位骨折，然后用2.7mm或3.5mm拉力螺钉垂直骨折线植入。必要时，去除复位钳、塑形接骨板时，可临时用克氏针辅助维持复位。然后应用中和接骨板，骨折两侧每侧至少进行6层皮质固定（图10-28）。首选将内置物置于锁骨前下方，以减少皮下的内置物突起，尤其是对于体形偏瘦或需要背包的患者（图10-29）。该位置也可使术者避开锁骨下重要的神经血管结构。另外，大多数患者首选3.5mm动力加压接骨板，但对于体形较小的个体，也可使用2.7mm动力加压接骨板。年轻患者由于骨折愈合快，3.5mm重建接骨板已经足够。

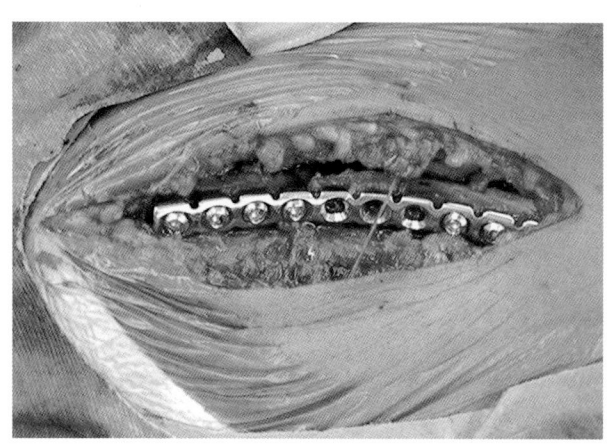

图10-28 锁骨骨折前方暴露的术中图片。本例中，接骨板固定于锁骨前下方。使用该技术，内置物突出少见，可减少患者的烦扰。图中可见锁骨上神经的分支横越接骨板。如果可能，应设法保护这些神经，避免术后出现皮肤感觉障碍。本例使用的是重建接骨板，比标准接骨板更容易发生失败。我们不推荐常规使用重建接骨板，而骨折愈合较快的年轻患者除外

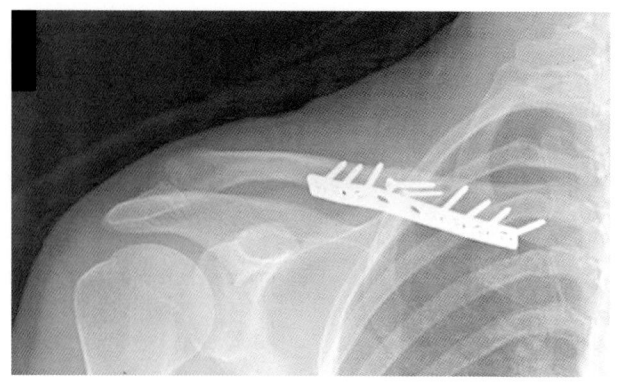

图10-29 正位X线片显示接骨板放置锁骨前下缘非常合适，此处术后不能扪及。该例中，拉力螺钉植入后应用3.5mm动力加压接骨板以"中和"的方式固定，骨折一期愈合。目前，预塑形的接骨板必须置于锁骨的上面，这是一大缺点

锁骨骨折手术中的主要困难之一就是对抗使近折端向上移位的致畸应力，而由于重力作用使远折端下沉则进一步增加了复位的难度。当有明显的中间粉碎时，骨折复位尤其困难，点状骨钩不易奏效。因此应使用桥接接骨板，而不是试图将粉碎骨块进行拼接，因为这样肯定会破坏骨块的血运，发生延迟愈合或骨不连。首先，在内侧骨折端置入一块足够长的接骨板，不少于6层皮质固定。然后，通过上肢操控肩部，将远折端复位于内侧骨折端。如果上臂没有铺进手术野，可通过无菌巾完成该操作。在骨折的外侧使用点式复位钳，恢复远折端的长度以匹配接骨板的外形。这样没有"碰触"骨折块就完成了固定。然后进行远折端固定也不应少于6层皮质。

2-0编织可吸收缝线缝合颈阔肌与皮下。4-0单股可吸收缝线进行皮内缝合，关闭切口。

康复

患者应于术后一周复诊，此期间，吊带悬吊上肢。第一周，鼓励患者进行钟摆式活动。此后，鼓励患者进行被动、轻柔的主动辅助的关节活动，直到第6周。此后开始进一步的主动活动以及轻微上举，从3~5磅开始，逐渐增加。伤后3个月通常能恢复良好的功能，但上举通常受限。此时，放射学的骨折愈合基本完成，但通常需要数月的时间恢复肩部力量，老年人尤其如此。

新技术

锁骨钩形接骨板是处理锁骨远端骨折，以及前面提到的肩锁关节脱位（见肩锁关节一节的新技术部分）的相对较新的手术技术（视频10-1，

光盘2）。一项对比克氏针与锁骨钩形接骨板的研究显示，两种方法均能完全消除症状，恢复功能，但锁骨钩形接骨板的并发症更少[63]。

最近引入了预塑形的锁骨内置物，以匹配锁骨的头侧段。而在锁骨中远1/3弯曲的接骨板也不需要塑形，这一点优势明显，可轻松实现间接复位，尤其是粉碎性骨折。它们不宜置于锁骨前侧，而应置于有生物力学优势的骨折"张力"侧（图10-30）。

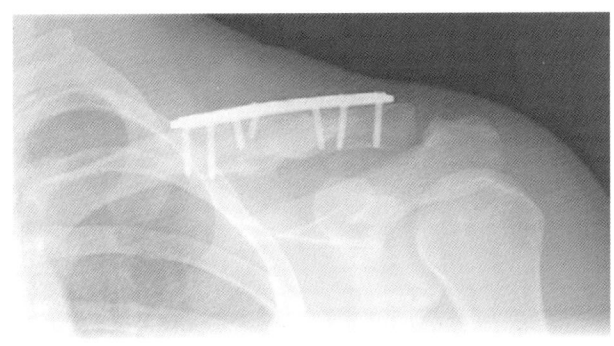

图10-30 一种新型预塑形锁骨接骨板。由于其置于张力侧具有更好的生物力学效应，不需要塑形，使用方便，因而受到一些外科医师的青睐。作者将其应用到同侧肩胛骨和锁骨骨折的病例，可通过一次消毒铺巾暴露锁骨上方以及肩臼后突（posterior glenoid process）

结　果

许多学者认为对锁骨骨折常规进行手术治疗是没有指征的[49,57]。非手术治疗时，骨不连发生率低，为0.1%~0.8%[49,57]。然而，这些数据可能会产生误解，因为大多数的锁骨骨折都见于儿童及青少年，无移位的锁骨中段骨折更容易发生在儿童，而移位的锁骨内端骨折则更常发生老年人[51,63]。因此，由于老年患者移位骨折的比例高，发生骨不连的可能性更大。Stanley及Norris[56]报告，患者损伤时的年龄影响恢复，20岁以上的患者中，33%的人在伤后3个月仍然会有症状。

并发症

如果进行非手术治疗，从一开始就应该告诉患者，很可能会在骨折区域形成隆起。以前报告的骨不连发生率为0.1%~0.8%[49,57]。然而，研究还表明，锁骨远端的骨不连率更高，达30%[45,64,65]。骨不连已知的危险因素包括骨折移位及年龄[66]。近期研究不愈合率较高很可能与高能量损伤导致的各种不同的骨折类型有关。与骨不连相关的并发症包括肩关节功能受限、神经症状、胸廓出口综合征以及动脉缺血等[67-70]。

要点与技巧

- 有时术前按照骨模型的前表面预塑形接骨板是非常有帮助的，因为术中判断塑形非常困难，尤其是骨折复位不良或骨折严重粉碎时。在此区域，应用预塑形接骨板也是有帮助的。
- 尽管一般认为对简单骨折进行6层皮质固定是足够的，但是对于粉碎性骨折或骨质疏松的患者，应在骨折的两侧植入更多的螺钉。在这两种情况下，锁定接骨板能提供更好的固定。当骨折两端没有足够的长度获得6层皮质以上的固定时，使用锁定接骨板可能更可取。
- 推荐在无菌巾的下方放置一个X线暗盒，这样在手术结束时能在标准的位置拍片。该手术没有必要进行透视。

经验

- 肩锁关节次级骨化中心，肩峰端在17岁时融合，而锁骨远端在24岁时融合。
- 肩锁关节囊的上部及后部最为强大。
- 90%的肩胛骨骨折伴有其他损伤。
- 13%的肩胛骨骨折患者有臂丛神经损伤，1/5以上的肩胛骨骨折患者合并颈椎和胸椎损伤。

> **DVD 内容提要**
>
> **视频 10-1（光盘 2）锁骨远端骨折切开复位钩接骨板内固定** 该视频演示了应用锁骨钩接骨板复位、固定锁骨远端及肩锁关节，还对该患者伴发的肩胛骨骨折进行了切开复位内固定。
>
> **视频 10-2（光盘 2）利用后方入路及肌间隙途径进行肩胛骨的切开复位内固定** 该视频演示了利用 Judet 入路修复粉碎性肩胛骨骨折，并利用肌间隙途径暴露并修复肩胛骨外侧缘。
>
> **视频 10-3（光盘 2）锁骨畸形愈合的重建** 该视频演示了畸形愈合的锁骨骨折的切开复位内固定。锁骨骨折 6~8 周，移位明显，在过头动作时引发疼痛。清除骨痂解剖复位后通过接骨板行拉力螺钉固定。

参考文献

1. Inman VT, Savujon JB, Abbot LC. Observation in the function of the shoulder joint. J Bone Joint Surg Am 1944; 26A: 1-70
2. Tossy JD, Mead NC, Sigmond HM. Acromioclavicular separations: useful and practical classification for treatment. Clin Orthop Relat Res 1963; 28: 111-119
3. Allman FL Jr. Fractures and ligamentous injuries of the clavicle and its articulation. J Bone Joint Surg Am 1967; 49: 774-784
4. Rockwood CA Jr, Williams GR Jr, Young DC. Disorders of the acromioclavicular joint. In: Rockwood CA Jr, Matsen FA III, eds. The Shoulder. Vol 1. 2nd ed. Philadelphia: WB Saunders; 1998: 483-553
5. Shaffer BS. Painful conditions of the acromioclavicular joint. J Am Acad Orthop Surg 1999; 7: 176-188
6. Bannister GC, Wallace WA, Stableforth PG, Hutson MA. The management of acute acromioclavicular dislocation: a randomized prospective controlled trial. J Bone Joint Surg Br 1989; 71: 848-850
7. Urist MR. Complete dislocation of the acromioclavicular joint: the nature of the traumatic lesion and effective methods of treatment with an analysis of 41 cases. J Bone Joint Surg Am 1946; 28A: 813-837
8. Powers JA, Bach PJ. Acromioclavicular separations: closed or open treatment? Clin Orthop Relat Res 1974; 104: 213-233
9. Buss DD, Watts JD. Acromioclavicular injuries in the throwing athlete. Clin Sports Med 2003; 22: 327-341
10. Tiurina TV. Age-related characteristics of the human acromioclavicular joint [in ???] Arkh Anat Gistol Embriol 1985; 89: 75-81
11. Bosworth BM. Complete acromioclavicular dislocation. N Engl J Med 1949; 241: 221-225
12. Moseley HF. Athletic injuries to the shoulder region. Am J Surg 1959; 98: 401-422
13. Weaver JK, Dunn HK. Treatment of acromioclavicular injuries, especially complete acromioclavicular separation. J Bone Joint Surg Am 1972; 54: 1 187-1 194
14. Kwon YW, Iannotti JP. Operative treatment of acromioclavicular joint injuries and results. Clin Sports Med 2003; 22: 291-300
15. Faraj AA, Ketzer B. The use of a hook-plate in the management of acromioclavicular injuries: report of ten cases. Acta Orthop Belg 2001; 67: 448-451
16. Ryhanen J, Niemela E, Kaarela O, Raatikainen T. Stabilization of acute, complete acromioclavicular joint dislocations with a new C hook implant. J Shoulder Elbow Surg 2003; 12: 442-445
17. Sim E, Schwarz N, Hocker K, Berzlanovich A. Repair of complete acromioclavicular separations using the acromioclavicular hook plate. Clin Orthop Relat Res 1995; 314: 134-142
18. Flinkkila T, Ristiniemi J, Hyvonen P, Hamalainen M. Surgical treatment of unstable fractures of the distal clavicle: a comparative study of Kirschner wire and clavicular hook plate fixation. Acta Orthop Scand 2002; 73: 50-53
19. Mumford EB. Acromioclavicular dislocation. J Bone Joint Surg 1941; 23: 799-802
20. Butters KP. The Scapula. Philadelphia: WB Saunders; 1990
21. Wilson PD. Experience of the Management of Fractures and Dislocations (based on analysis of 4,390 cases) by Staff of the Fracture Service MGH Boston. Philadelphia: JB Lippincott; 1938
22. Cole PA. Scapula fractures. Orthop Clin North Am 2002; 33: 1-18
23. Ideberg R, Grevsten S, Larsson S. Epidemiology of scapular fractures: incidence and classification of 338 fractures. Acta Orthop Scand 1995; 66: 395-397
24. McGahan JP, Rab GT, Dublin A. Fractures of the scapula. J Trauma 1980; 20: 880-883

25. Ada JR, Miller MD. Scapular fractures: analysis of 113 cases. Clin Orthop Relat Res 1991;269:174-180
26. Hardegger FH, Simpson LA, Weber BG. The operative treatment of scapular fractures. J Bone Joint Surg Br 1984;66:725-731
27. Ideberg R. Fractures of the scapula involving the glenoid fossa. In: Bateman JE, Welsh RP, eds. Surgery of the Shoulder. Philadelphia: Decker; 1984:63-66
28. Mayo KA, Benirschke SK, Mast JW. Displaced fractures of the glenoid fossa: results of open reduction and internal fixation. Clin Orthop Relat Res 1998;347:122-130
29. Goss TP. Scapular fractures and dislocations: diagnosis and treatment. J Am Acad Orthop Surg 1995;3:22-33
30. Armstrong CP, Van Der Spuy J. The fractures scapula: importance and management based on a series of 62 patients. Injury 1984; 15:324-329
31. Goss TP. Fractures of the glenoid cavity. J Bone Joint Surg Am 1992; 74:299-305
32. Guttentag IJ, Rechtine GR. Fractures of the scapula: a review of the literature. Orthop Rev 1988; 17:147-158
33. Miller MR, Ada JR. Injuries to the shoulder girdle. In: Browner BD, Jupiter JB, Levine AM, eds. Skeletal Trauma. Philadelphia: WB Saunders; 1998:1 657-1 670
34. Goss TP. Double disruptions of the superior shoulder suspensory complex. J Orthop Trauma 1993;7:99-106
35. Goss TP. The scapula, coracoid, acromial and avulsion fractures. Am J Orthop 1996;25:106-115
36. Ogawa K, Naniwa T. Fractures of the acromion and the lateral scapular spine. J Shoulder Elbow Surg 1997;6: 544-548
37. Ogawa K, Yoshida A. Fracture of the superior border of the scapula. Int Orthop 1997;21:371-373
38. Howell SM, Galinat BJ. The glenoid-labral socket: a constrained articular surface. Clin Orthop Relat Res 1989;243:122-125
39. Iannotti JP, Gabriel JP, Schneck SL, et al. The normal glenohumeral relationships, an anatomical study of one hundred and forty shoulders. J Bone Joint Surg Am 1992; 74:491-500
40. Van der Helm FC, Pronk GM. Three dimensional recording and description of motions of the shoulder mechanism. J Biomech Eng 1995; 117:27-40
41. Herscovici D Jr, Fiennes AGW, Allgöwer M, et al. The floating shoulder: ipsilateral clavicle and scapular neck fractures. J Bone Joint Surg Br 1992;74B:362-364
42. Bateman JE. Surgical approaches to the shoulder. Orthop Clin North Am 1980;11:349-366
43. Nordqvist A, Petersson C. Fracture of the body, neck or spine of the scapula: a long-term follow-up study. Clin Orthop Relat Res 1992;283:139-144
44. Reüdi T, Chapman MW. Fractures of the scapula and clavicle. In: Chapman MW, ed. Operative Orthopaedics. Philadelphia: JB Lippincott; 1998:197-202
45. Leung KS, Lam TP. Open reduction and internal fixation of ipsilateral fractures of the scapular neck and clavicle. J Bone Joint Surg Am 1993;75:1 015-1 018
46. Ramos Mencia R, Alonso A, Ferrandez L. Conservative treatment of ipsilateral fractures of the scapula and clavicle. J Trauma-Injury Infection & Critical Care 1997; 42:239-242
47. Edwards SG, Whittle AP, Wood GW. Nonoperative treatment of ipsilateral fractures of the scapula and clavicle. J Bone Joint Surg Am 2000;82A:774-780
48. Goss TP, Cantu RV. Scapula Fracture. eMedicine. 2002; http://www.emedicine.com/orthoped/topic554.htm
49. Neer CS II. Nonunion of the clavicle. JAMA 1960; 172:1 006-1 011
50. Moore TO. Internal pin fixation for fracture of the clavicle. Am Surg1951;17:580-583
51. Nordqvist A, Petersson C. The incidence of fractures of the clavicle. Clin Orthop Relat Res 1994;300:127-132
52. Robinson CM, Cairns DA. Primary nonoperative treatment of displaced lateral fractures of the clavicle. J Bone Joint Surg Am 2004;86-A:778-782
53. Neet CS. Fractures of the distal third of the clavicle. Clin Orthop Relat Res 1968;58:43-50
54. McCandless DN, Mowbray MAS. Treatment of displaced fractures of the clavicle: Sling versus figure-of-eight bandage. Practitioner 1979;223:266-267
55. Andersen K, Jensen PO, Lauritzen J. Treatment of clavicular fractures: figure-of-eight bandage versus a simple sling. Acta Orthop Scand 1987;58:71-75
56. Stanley D, Norris SH. Recovery following fractures of the clavicle treated conservatively. Injury 1988; 19: 162-164
57. Rowe CR. An atlas of anatomy and treatment of midclavicular fractures. Clin Orthop Relat Res 1968;58:29-42
58. McKee MD, Pederson EM, Wild LM, et al. Previously unrecognized deficits after nonoperative treatment of displaced midshaft fracture of the clavicle detected by patient based outcome measures and objective muscle strength testing. Conference Proceedings, Defining Indications for New Techniques in Fracture Fixation, OTA Specialty Day, 2003, San Francisco, CA
59. McKee MD, Wild LM, Schemitsch EH. Midshaft malunions of the clavicle. J Bone Joint Surg Am 2003;85-A:790-797
60. Abbott LC, Lucas DB. The function of the clavicle: its surgical significance. Ann Surg 1954;140:583-599
61. Craig EV. Fractures of the clavicle. In: Rockwood CA

Jr, Matsen FA III, eds. The Shoulder. Vol 1. 2nd ed. Philadelphia, PA: WB Saunders;1998:428 - 482
62. Flinkkila T, Ristiniemi J, Hyvonen P, Hamalainen M. Surgical treatment of unstable fractures of the distal clavicle. Acta Orthop Scand 2002;73:50 - 53
63. Taylor AR. Some observations on fractures of the clavicle. Proc R Soc Med 1969;62:1 037 - 1 038
64. Edwards DJ, Davanagh TG, Flannery MC. Fractures of the distal clavicle: a case for fixation. Injury 1992;23:44 - 46
65. Anderson K. Evaluation and treatment of distal clavicle fractures. Clin Sports Med 2003;22:319 - 326
66. Robinson CM, Court - Brown CM, McQueen MM. Estimation of the risk of nonunion after a fracture of the clavicle. Paper presented at: Defining Indications for New Techniques in Fracture Fixation, OTA Specialty Day, 2003, San Francisco, CA
67. Jupiter JB, Leffert RD. Non - union of the clavicle: associated complications and surgical management. J Bone Joint Surg Am 1987;69:753 - 760
68. Der Tavitian J, Davison JN, Dias JJ. Clavicular fracture non - union surgical outcome and complications. Injury 2002;33:135 - 143
69. Toledo LC, MacEwen GD. Severe complication of surgical treatment of congenital pseudarthrosis of the clavicle. Clin Orthop Relat Res 1979;139:64 - 67
70. Guilfoil PH, Christiansen T. An unusual vascular complication of fractured clavicle. JAMA 1967;200:72 - 73

第十一章　肱骨近端骨折和肩关节脱位

Andrew H. Schmidt

肱骨近端骨折约占全身骨折的5%，有骨质疏松的老年人摔倒是最常见的原因。肱骨近端骨折的发生率随着人口的老龄化而在不断地增加。骨折也可能发生于年轻患者，通常是高能量创伤的结果，这时发生合并损伤（包括臂部神经血管损伤以及颈椎和胸部的损伤）的概率也很高。在过去20年中，关于肱骨近端骨折的保守和手术治疗效果的优劣，以及内固定或半关节置换哪种疗效更佳等问题，一直存在广泛争议[1~4]。在此期间，无论是肱骨近端骨折的复位和固定，还是骨折后的半关节置换，其手术技术和植入物都得到了长足的发展[5~7]；当前所进行的疗效研究将帮助骨科医师决定此类损伤的治疗决策[8]。

盂肱关节脱位也是常见损伤，可发生于各个年龄段的人群。治疗的目的是进行恰当的复位以使肩关节功能得到全面恢复。在肩关节脱位的自然史中，再脱位的风险仍未明确[9,10]。年轻创伤性脱位患者最易发生肩关节复发性失稳。尽管这时一般不考虑早期手术，但对新近脱位的肩关节进行关节镜评估，对于确认与迟发性不稳定有关的损伤有一定帮助，而且能早期修补，降低慢性不稳定的发生率[11,12]。老年患者经常合并肩袖损伤；如果发现肩袖损伤，应该考虑进行手术修补。

肱骨近端骨折

肱骨近端骨折的总体治疗原则是恢复肩部功能活动范围。肩部运动依赖于肱骨头、肩袖和三角肌之间的相对滑动。来自关节囊的限制或这些滑动面的丧失将导致肩部僵硬、疼痛，疗效也随之变差。目前已经证实：早期功能锻炼，即使对于无移位的肱骨近端骨折，也极为重要[14]。与延迟活动相比，损伤后2周内进行主动锻炼即可改善疗效[14]。如果肱骨近端骨折由于难以接受的移位或由于不太稳定而无法进行早期活动，那么对于需要或希望恢复肩部功能的患者，都应考虑进行手术干预。手术的最佳方式，无论是骨折复位、固定，或者是肩部假体置换，都取决于患者的功能需要和主观期望、骨折类型、骨质量、可用的植入物以及术者的经验。对于肱骨骨折合并多发伤患者，目前仍提倡能允许早期活动和患侧肢体承重的固定方式，新型固定物如髓内钉和锁定接骨板的设计理念，还能使之以微创的方式进行[15]。然而，目前只有为数不多的研究报道了这些新型固定物，所以其疗效还有待证实。

分　类

肱骨近端骨折的治疗，首先需要对患者功能需求和关节活动的实际水平、是否存在认知或身体缺陷，骨折类型、骨质量、患者期望以及患者执行康复计划的能力等方面进行彻底评估。治疗的目的是获得骨折愈合的同时保持肩部功能，还要避免并发症。术者的技巧和所能调动的资源也须考虑在内。

治疗肱骨近端骨折和肩关节脱位需要掌握复杂的肩胛带的解剖知识。典型的肱骨近端骨折类型是受肌肉止点影响的，每个骨折块都有特定的移位方式（图11-1）。肱骨近端的肌肉和神经血管的解剖也影响治疗和并发症。

肱骨近端骨折的Neer分类是对此类损伤进

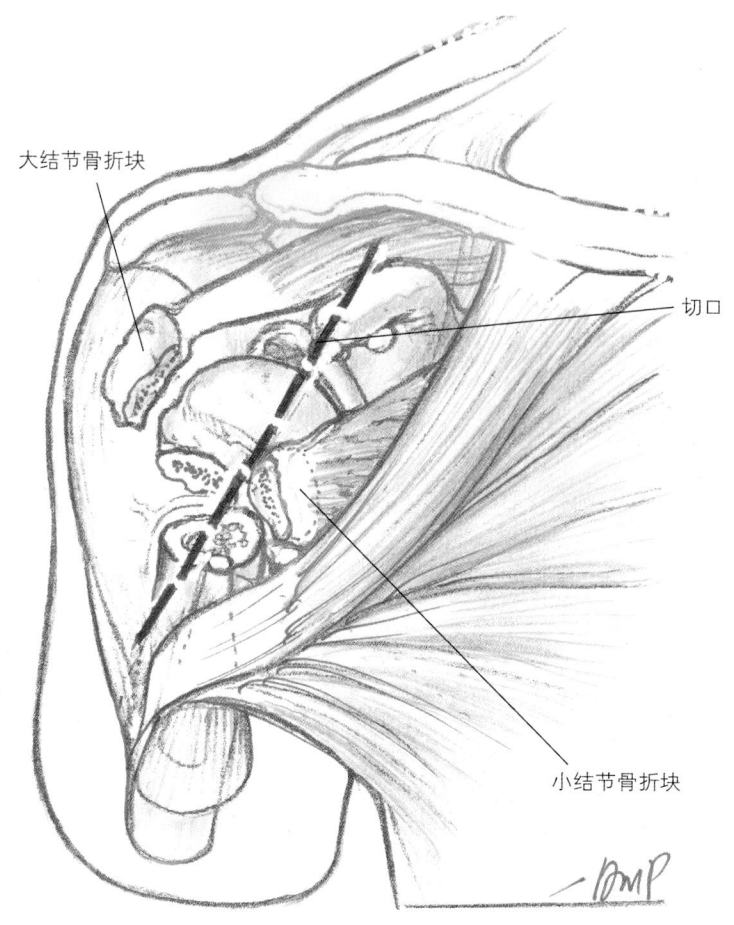

图11-1 肱骨近端骨折的入路解剖。注意由于止点肌肉变形力导致的可预知的移位方式

行评估和讨论所使用的世界通用分类[16]。Neer分类顾及了肱骨近端四个主要骨折块(肱骨头,大结节,小结节,肱骨干)的移位或成角情况。AO/OTA(Arbeitsge - meinschaft für Osteosynthesefragen/ Orthopaedic Trauma Association)分类系统强调肱骨头的血液供应系统的重要性,有27个亚组,对于骨折的分类非常具体。但是此分类的骨折名称用数字代替而非描述性词汇,所以难以操作及理解。

目前已经证实,肱骨近端骨折很难用一种可重复的方法进行分类。若干研究表明其分类的观察者之间的信度和观察者的自信度都较差,通过简化分类方案或辅助CT检查也不能提高上述信度[17~20]。四部分骨折一般还需要再分亚组,因为外翻压缩型的预后明显好于四部分骨折中的其他各型[7]。

肱骨近端骨折的诊断比较简单。患者的主诉一般是肩部损伤后出现疼痛及肿胀。影像学检查可证实诊断。先拍摄平片,内容包括众所周知的肩部创伤系列照片:肩胛骨水平的正确的前后位和侧位片,以及腋侧位片(图11-2)。尽管骨折分类时强调腋位片的重要性[21],但是医师应该了解其局限性。患者和放射技师常不愿照此体位照片,原因是疼痛和需要移动受伤的臂部,而且已证实腋位片并不能精确反映外科颈的实际成角情况[22]。腋位片的一种替代方法是拍摄类似体位的片子,但射线方向相反(这时臂部在吊带中制动);还有一种方法是使用轴向CT扫描。无论哪种方法都能证实肩部是否复位、关节腔内有无游离体,诊断关节盂骨折以及大小结节的移位程度和方向。

即使是先进的成像技术也不一定能帮助医生进行可靠的分类,CT对于评估肱骨近端骨折是一种有效的方法,对于某些特殊类型的骨折来说甚至是必要的检查手段[23]。CT能提供有价值的信息,诸如粉碎程度、是否有关节内骨折线、有无盂肱关节半脱位或关节面压缩以及有无小结节骨折等(图11-3)。进行临床决策时,很重要的一点是区分损伤属于三部分还是四部分骨折[23],这一问题取决于小结节是否骨折。当小结节无骨折,

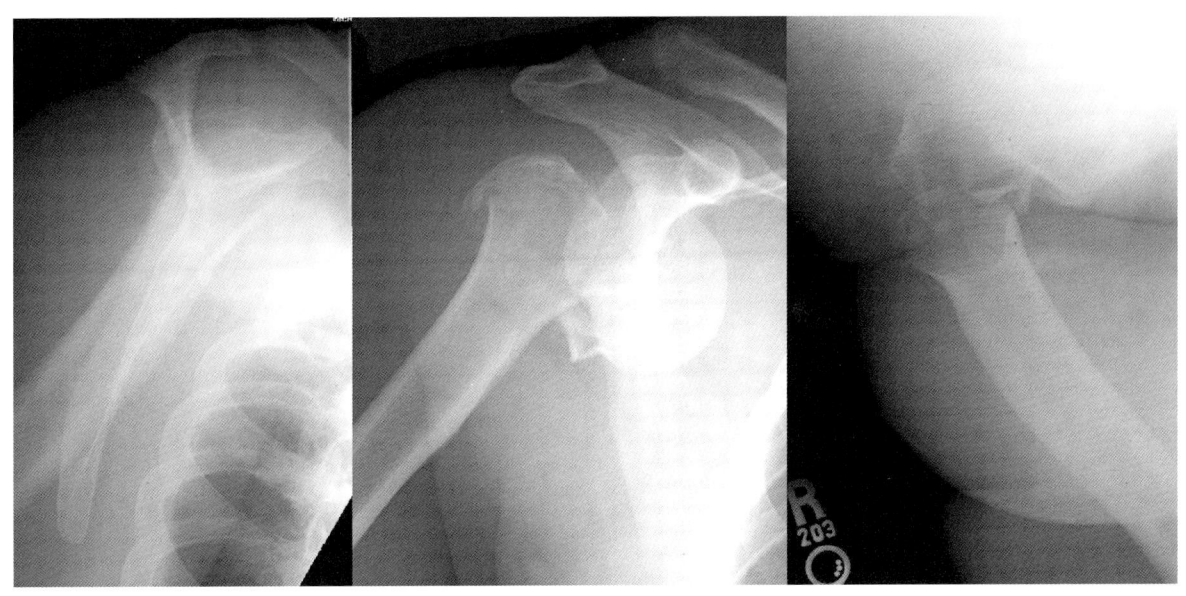

图 11 - 2　肩关节创伤系列片,包括前后位(中)、肩胛侧位(左)和腋侧位(右)

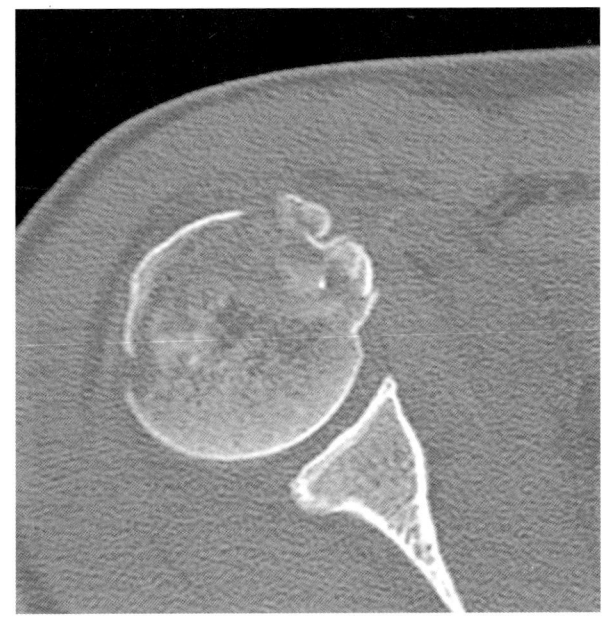

图 11 - 3　一例肱骨近端骨折的轴位 CT 片。显示在小结节附近有几条无移位的骨折线。骨折线对于判断骨折块的活力有一定意义。片中盂肱关节关系正常。如果有脱位的话,此片能清楚显示,此片还能显示肱骨头有无压缩

仍附着于肱骨头时,肱骨头的血运可视为保持完好,骨折的治疗为恢复肱骨头与肱骨干的对线以及纠正大结节移位。如果大小结节都有移位,骨折便属于四部分骨折,这时骨折的预后和治疗面临的较高风险是损伤后肱骨头坏死[23]。

目前已发现有一特殊骨折类型,需要引起格外注意。1991 年 Jakob 等描述了肱骨近端四部分骨折中的外翻压缩型[24]。骨折由于其关节面骨折块呈现为较特别的"冰淇淋"(popsicle)外形而易于识别,其形成是由于大结节移位后局部空虚,关节面骨块下沉后关节面转向上方所致(图 11 - 4)。这时尽管为粉碎骨折,但关节骨折块的软组织附着点保持完整,这样既方便骨折块的复位还保证其血运。Jacob 等在最先描述此骨折后,又在包括 19 例此类患者的病例系列中得出坏死率为 26%,低于一般四部分骨折患者的坏死率[24]。

保守治疗

大多数肱骨近端骨折都属于轻度移位骨折。这类稳定骨折只需简单的吊带制动(图 11 - 5),只要患者能忍受疼痛即可开始功能锻炼。Koval 及其同事已经证实,伤后 14 天内进行正规保守治疗能改善关节功能[14]。

由于肱骨近端骨折缺乏屡试不爽的成功手术技巧以及手术经常出现并发症,导致大部分病例都进行保守治疗。总体来说,文献中并未提供太多比较保守与特定手术方式治疗肱骨近端骨折的高质量文献。新近发表的一篇关于三部分和四部分骨折治疗的荟萃(meta)分析发现,与内固定或关节置换相比,保守治疗的患者疼痛症状更严重,关节活动更差[2]。Court - Brown 报道了一组 125 例进行保守治疗的外翻压缩型骨折患者,伤后 1 年,患者(以老年患者为主)中的 80% 疗效为良到优,尽管患者的力量和活动范围方面仍有缺陷[25]。

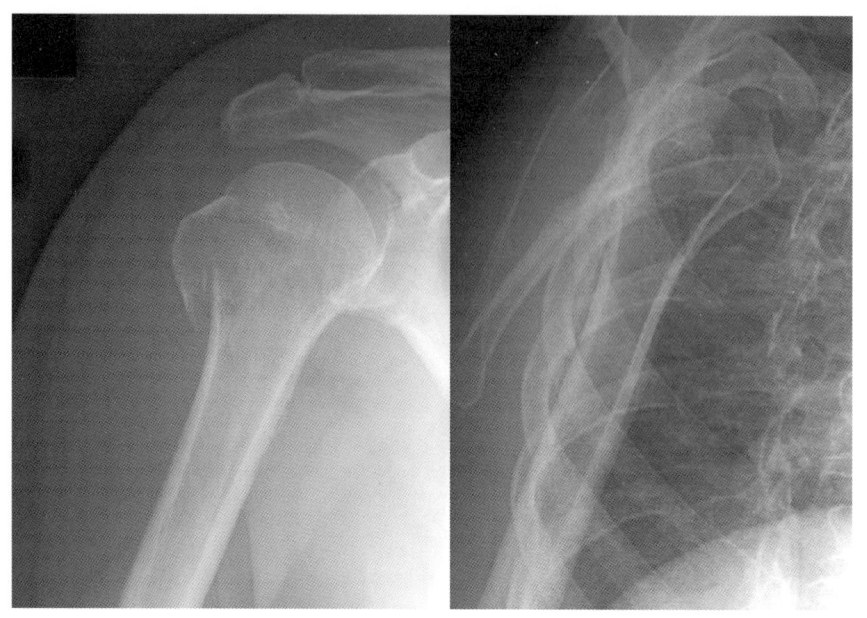

图 11-4 稳定的外翻压缩型骨折的 X 线片骨折类型的标志是肱骨头指向上方关节盂。大结节通常有移位

保守治疗指征

骨折应该足够稳定,能进行早期功能锻炼,无或仅有少许移位(图 11-5)。在最初检查患者时应确认肱骨骨折的近端能够活动,而且活动是在肩关节而非骨折端;肱骨大结节应该没有显著向后或向上移位,如果大结节骨块有移位将影响肩袖功能,而外科颈畸形愈合能影响肩关节的活动范围。对功能要求较高或骨折移位明显的患者,最好行手术治疗以尽早恢复活动范围。

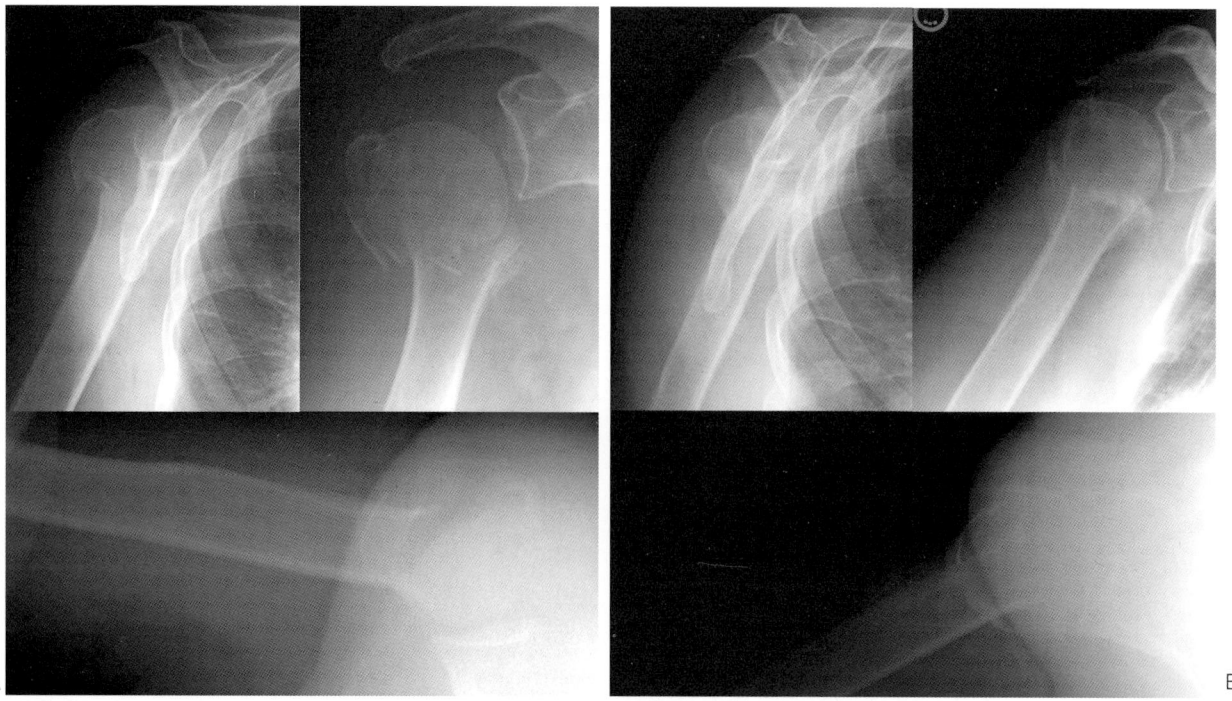

图 11-5 A. 一位老年女性患者三部分(外科颈和大结节)骨折。患者行吊带固定,早期功能锻炼。B. 12 周随访看到骨折愈合,对线尚可。患者肩部无痛,手可轻易触及头顶

手法复位和夹板固定技术

大小结节移位难以通过保守方法复位。例外的情况是大结节骨折合并肩关节脱位，这时复位肩关节时大结节可能也被同时复位。

移位的外科颈骨折有时通过在内收位纵向牵引患肢而复位。肱骨内收能使胸大肌在远折端的止点放松而消除其产生的移位力量。如果骨折压缩能维持稳定的话，则进行保守治疗较为合适。

功能支具

功能支具本身不太适于治疗肱骨近端骨折，原因是骨折块上肌肉止点很多，移位应力较大。在极少数情况下，可将臂部制动于一种"飞机夹板"（airplane splint）中，这时臂部在外展或前屈位。由于患者通常难以耐受这种体位，所以其适应范围很小。

康复

要想获得最佳疗效，很重要的一点是早期进行功能锻炼。Koval 等证实在伤后 14 天内进行功能锻炼能改善疗效[14]。其锻炼程序包括：最初使用夹板来缓解疼痛；所有患者在伤后一周内再次就诊，告知臂部功能锻炼的注意事项，然后转诊至指定理疗师处。该理疗师将指导患者进行肘、腕、手部的主动活动以及肩部的被动功能锻炼，1 周 2 次。肩部锻炼首先从仰卧位开始，练习前屈、内旋及外旋，要求患者在家每天锻炼，最多 4 次。吊带继续使用 4～6 周，直至骨折临床愈合。一旦停用吊带，患者就开始主动进行肩部功能锻炼，先从仰卧位开始，逐渐过渡到坐位。最后开始等长三角肌和肩袖肌力练习。一旦肩部获得了相当程度的主动活动，就开始三角肌和肩袖的对抗练习。大约骨折后 12 周开始更剧烈的伸展练习。

手术适应证

尽管 Neer 分类经常被用于手术决策，但作者使用一种更为详尽的方法来描述骨折，而此方法是基于对骨折线和骨折移位的理解。肱骨近端骨折可看成一种涉及外科颈、大小结节或兼而有之的骨折，而骨折移位影响肩部生物力学功能以及骨折块的血运。对于每一骨折块都要考虑这两方面的影响。手术决策的另一关键因素是骨折的稳定程度。稳定骨折的概念是指骨折能足以承受早期的功能锻炼。总之，当骨折稳定性不足以进行早期功能锻炼或骨折类型具有某些不良特征时（随后将会讨论），应该手术治疗。

外科颈骨折可分为无移位或有移位骨折，以及单纯或粉碎骨折。有移位的外科颈骨折要纠正侧方移位和成角畸形。目前有效的固定方法很多，包括接骨板固定、经皮骨圆针或张力带钢丝固定，以及弹性髓内钉或交锁髓内钉固定（图 11-6）。偶尔，半关节置换是最佳选择。对于某一特定患者的最佳治疗选择取决于多重因素，包括粉碎程度、骨质量以及术者的经验。单发的解剖颈骨折极为少见，年轻人可予骨圆针或螺钉固定，而老年人可行半关节置换。更多见的情形是，所谓的外科颈骨折还合并更复杂的损伤，包括大小结节和干骺端的骨折（图 11-7），这时干骺端粉碎而关节面部分保持完整。此类损伤的手术适应证存在更多争议，随后将予以讨论。

单发大结节骨折常常合并肩关节前脱位，典型的骨折移位形式是向上、向后或向后上移位。向后移位在 X 线片上更难发现，可能需要 CT 扫描才能发现。向后或上移位都提示骨折块与肩峰可能有撞击。移位的大结节骨折块应予复位、固定（图 11-8）。至于何种程度的移位能被接受还存在争议。一项研究显示，对于运动员来说，只要有 3mm 的移位就可能会出现撞击症状[26]。一项众所周知的适应证是：对于需要举臂过头的患者，大结节大于 5cm 的移位即符合手术指征。使用钢丝或粗缝线的张力带技术效果优异（图 11-9）；螺钉只在轻度粉碎及骨质量好时才考虑选用。术者应该牢记移位的大结节骨折可合并肩袖撕裂，所以固定大结节骨折时勿遗漏肩袖的修补。

单发的小结节骨折少见，可在肩关节后脱位时合并出现。小结节骨折块较大且有移位时应该切开复位内固定。

许多肱骨近端骨折是上述骨折组成要素的各种组合。三部分骨折一般代表外科颈和小结节骨折（图 11-4，图 11-5）。此类损伤的治疗效果主要与小结节的残留移位或肱骨头与颈的成角情况有关[23]。约 27% 的三部分骨折会发生缺血坏死，但通常无症状，原因是只有一部分肱骨头发生病变[23]（图 11-10）。因此，三部分骨折的治疗应该基于骨折的生物力学后果而非对于肱骨头血运的担忧[23]。对于需要恢复患肢上臂功能的患者，纠正移位的结节部骨折块，纠正肱骨头的不良对位是必不可少的（图 11-7）。任何一种固定技术

240 创伤骨科手术学

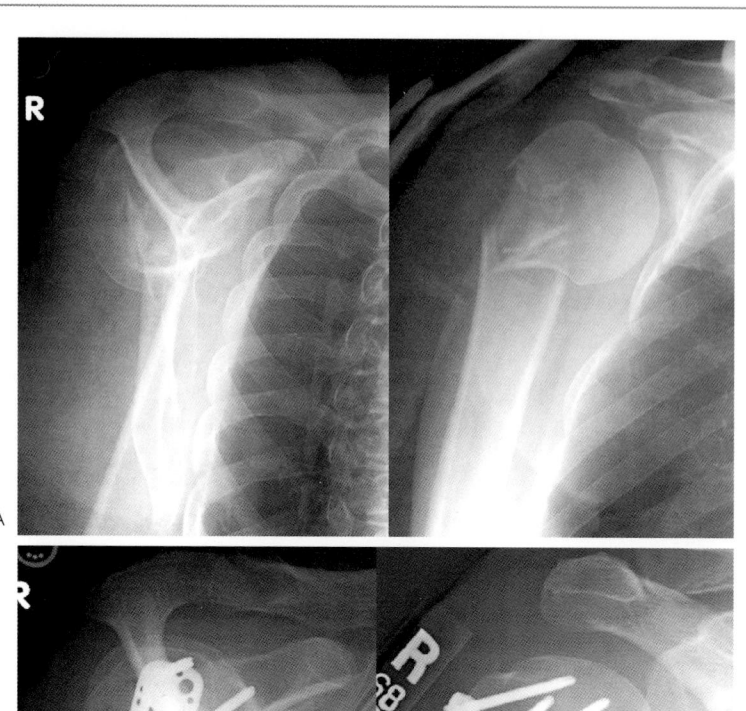

图 11-6 A. 一例有移位外科颈骨折的年轻患者。此患者的肱骨头内翻成角。明显的部分粉碎骨折。注意在肩胛侧位上看到结节间内影（左）。B. 肱骨近端锁定接骨板固定后的 X 线片。注意前方螺钉中一颗略长，看似穿透了软骨下骨

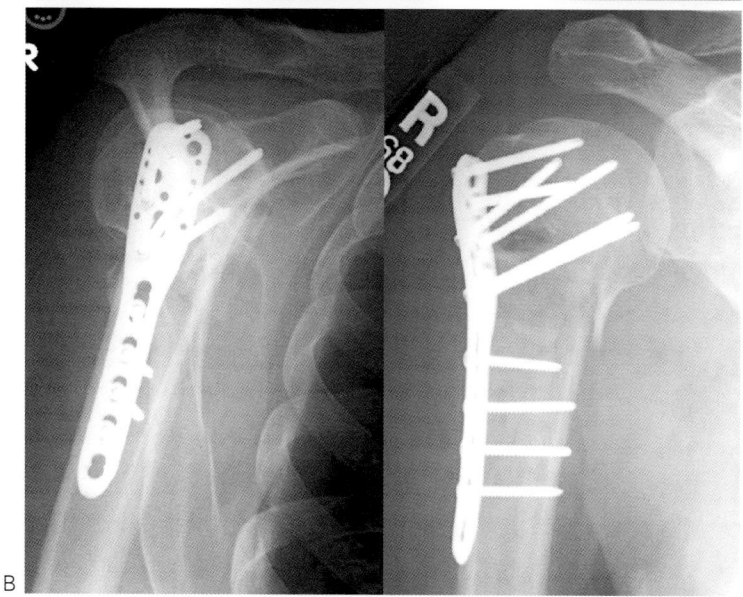

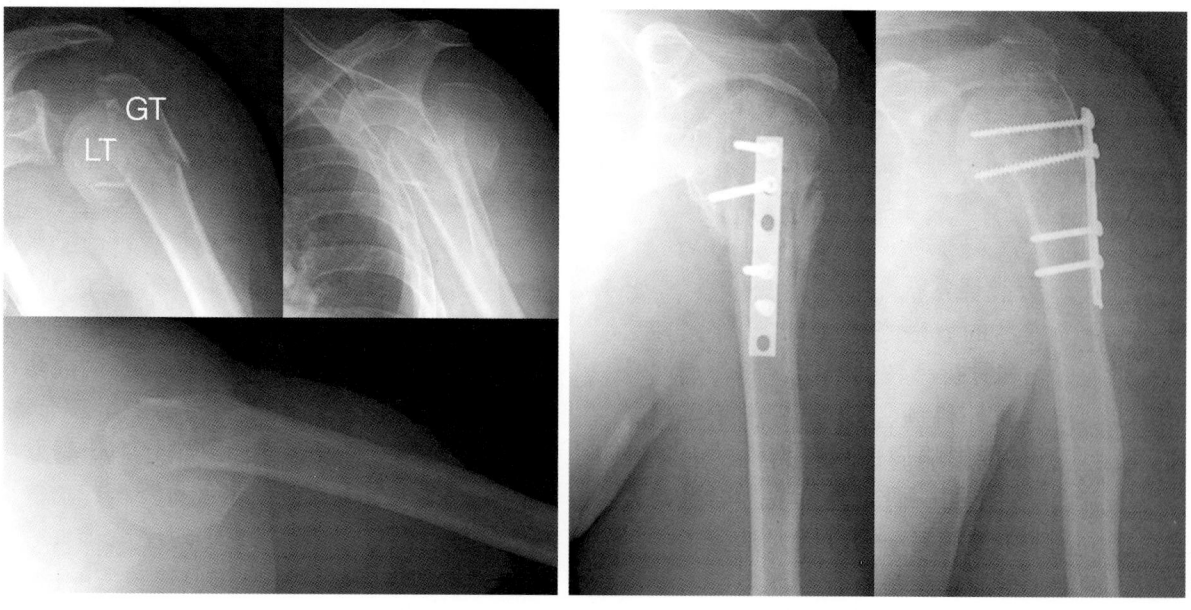

图 11-7 A. 粉碎骨折。仔细阅片会发现大小结节及肱骨头都有骨折。属于四部分骨折。B. 使用半管型接骨板及不可吸收缝线行有限内固定术后 6 个月的 X 线片。仍有少许残留移位以及干骺端塌陷。患者已恢复工作

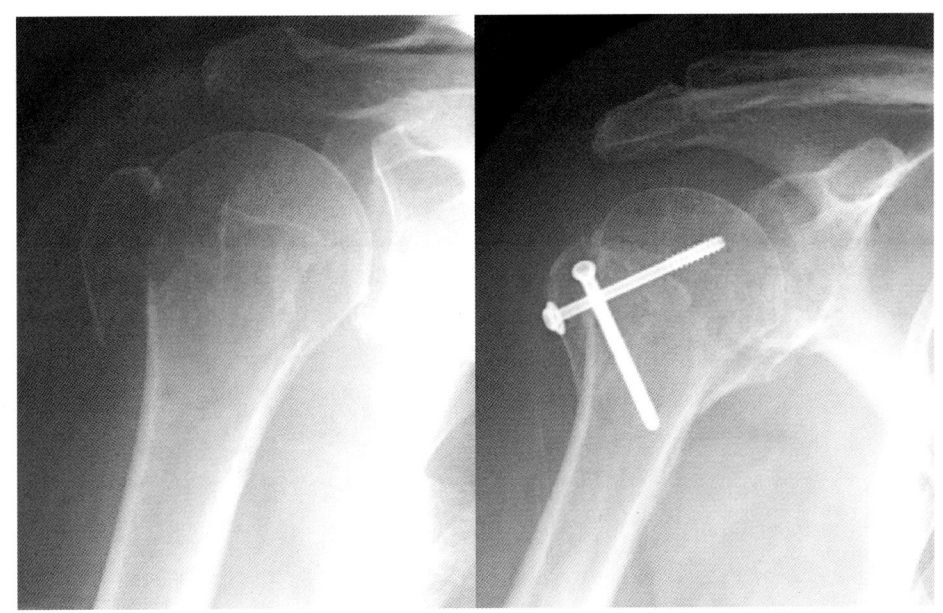

图 11-8 有移位的大结节骨折。此例中肱骨头为外翻压缩型的稳定骨折。通过撬起肱骨头、两枚螺钉固定以及张力带缝合(图中未显示)的方法复位大结节骨折块

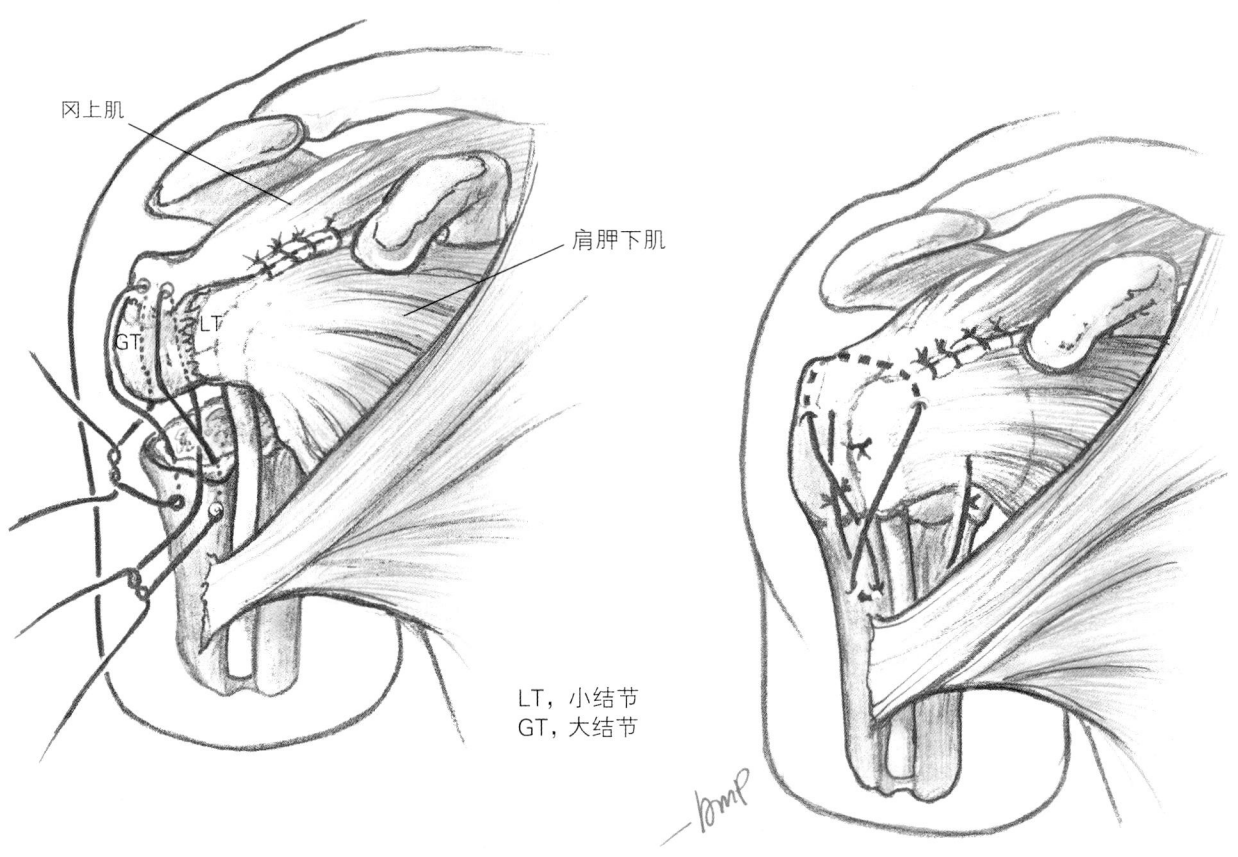

图 11-9 有移位的三部分骨折行切开复位、张力带缝合固定。缝线穿过移位的大结节和小结节/肱骨头骨折块

(接骨板或髓内钉),结合骨圆针或张力带固定大结节都可用于治疗外科颈骨折[27]。

与三部分骨折相比,缺血性骨坏死更常见于四部分骨折,一般会导致整个肱骨头病变,发生严重的肩部疼痛和僵硬[23,28]。此类骨折常有骨质量差、骨折粉碎等特点,使得切开复位内固定治疗易于失败。因此,对于有移位的四部分骨折,治疗应基于生物学原则而非力学原则,许多专家建议行半关节置换术。但有几位作者报道其使用切开复位、有限内固定的方法成功治疗四部分骨折,并认为对于生活状态积极的患者应该用上述方法治疗[27]。有趣的是,手术治疗外翻压缩型四部分骨折的并发症要明显少于其他各型四部分骨折,故此类骨折是内固定的良好适应证[7]。当确认为外翻压缩型四部分骨折时,骨科医师应该仔细寻找肱骨头向外侧移位的证据(图11-11)。如果的确发现有的话,那么供应关节面的内侧骨膜血管可能已经断裂,所以发生缺血坏死的概率增大。如果没有发现确实的外侧移位的证据,那肱骨头可能仍有活力。然而最近的研究显示,保守治疗外翻压缩型四部分骨折的疗效也满意[25]。要明确外翻压缩型四部分骨折的手术指征,需要进行临床随机试验。根据能获得的此类资料,术者必须依靠自己的判断和患者的意愿来作出选择。目前已经证实:缺血性坏死症状的严重程度与骨折块残留移位的程度相关度最高。如果肱骨头解剖在术后得以恢复,则发生缺血坏死患者的临床疗效与无坏死的患者相仿[26]。

肩关节半关节置换的典型适应证是:有移位的四部分骨折老年患者;四部分骨折脱位;肱骨头劈裂骨折;以及有明显关节压缩的骨折(图11-12)。某些有移位的、严重骨质疏松的三部分骨折患者也可考虑关节置换,但新近出现的固定技术在改变其适应证,因为术后骨坏死率很低。

外科治疗

外科解剖学

肱骨近端骨折的手术治疗主要有两种方法:切开或经皮手术。切开手术绝大多数通过三角肌胸大肌间入路完成(图11-13),而三角肌劈裂入路偶尔用于单发大结节骨折(图11-14)。

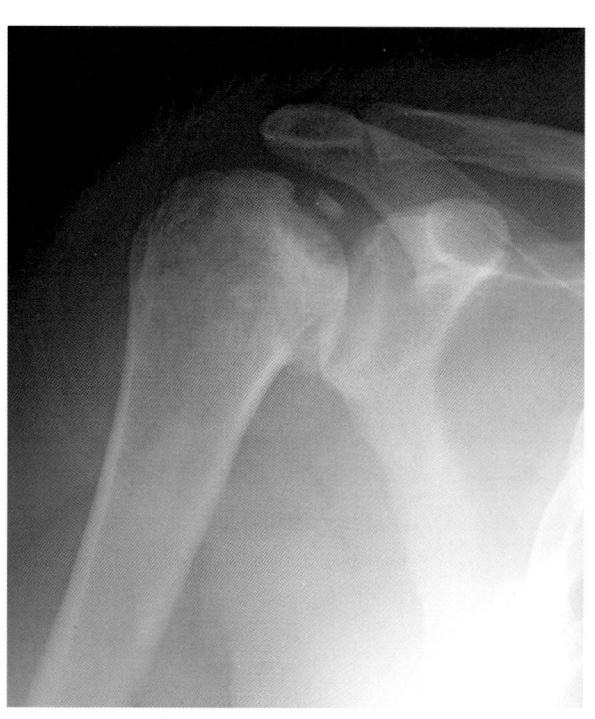

图11-10 图中所示为在轻度移位骨折后出现的肱骨头骨坏死。患者几乎没有症状

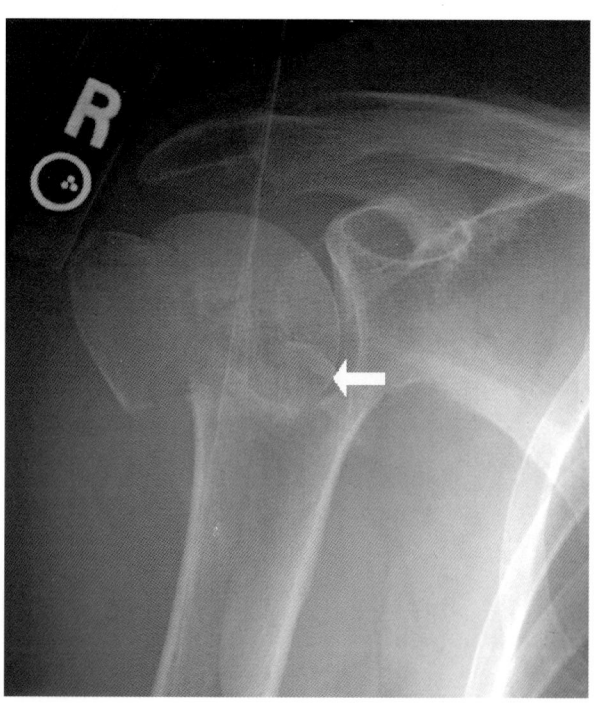

图11-11 一例外翻压缩型骨折,肱骨头与肱骨干相比移位超过1cm(箭头处),这会加重肱骨头的血运破坏程度

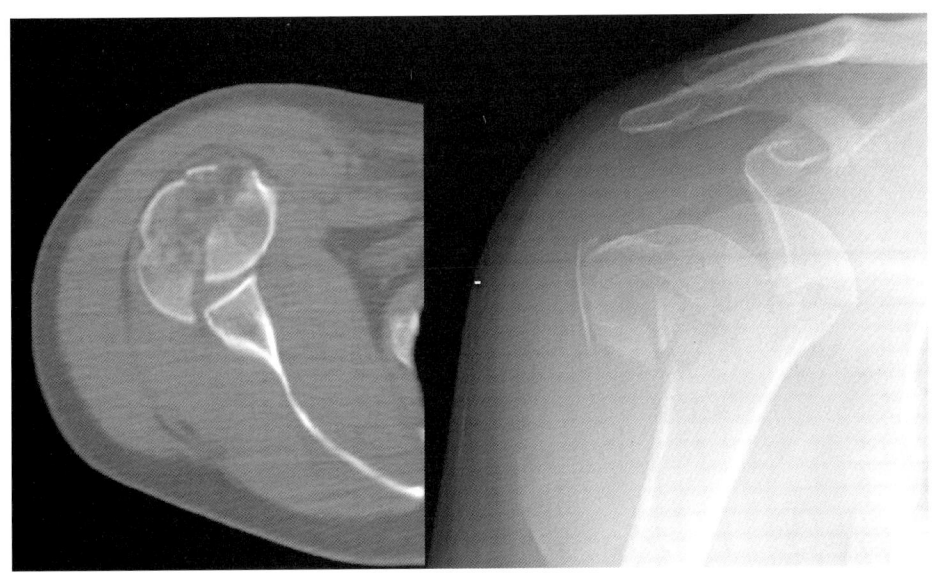

图 11-12　A. 前后位 X 片显示肱骨头劈裂骨折。注意"双气泡"表现。B. 轴位 CT 片显劈裂关节面的肱骨头骨折

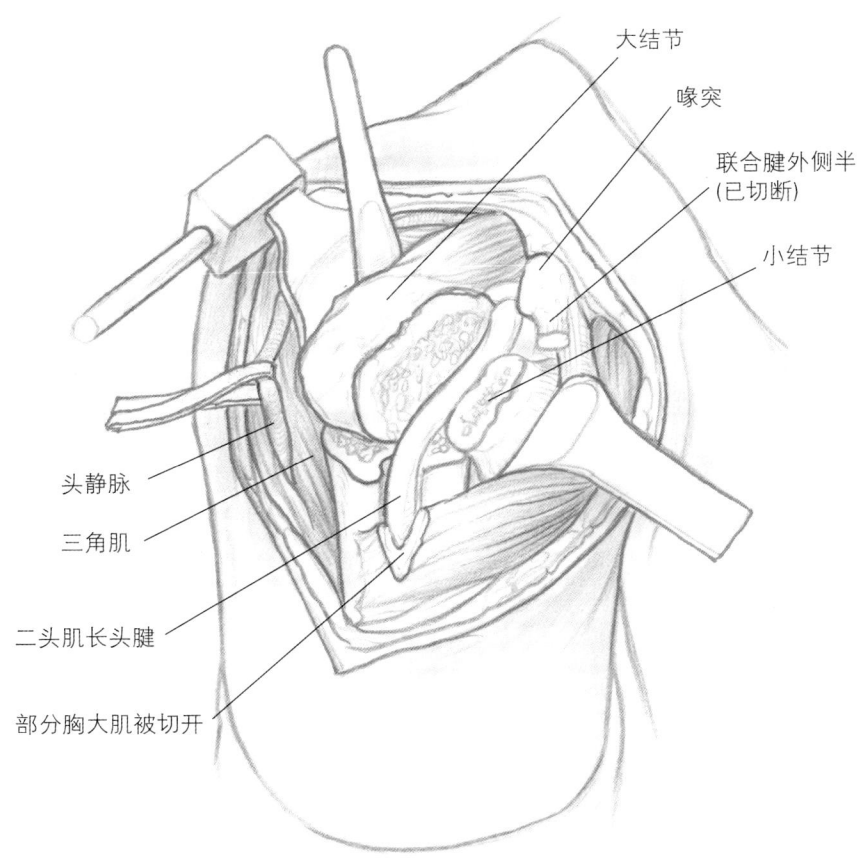

图 11-13　三角肌胸大肌间入路解剖

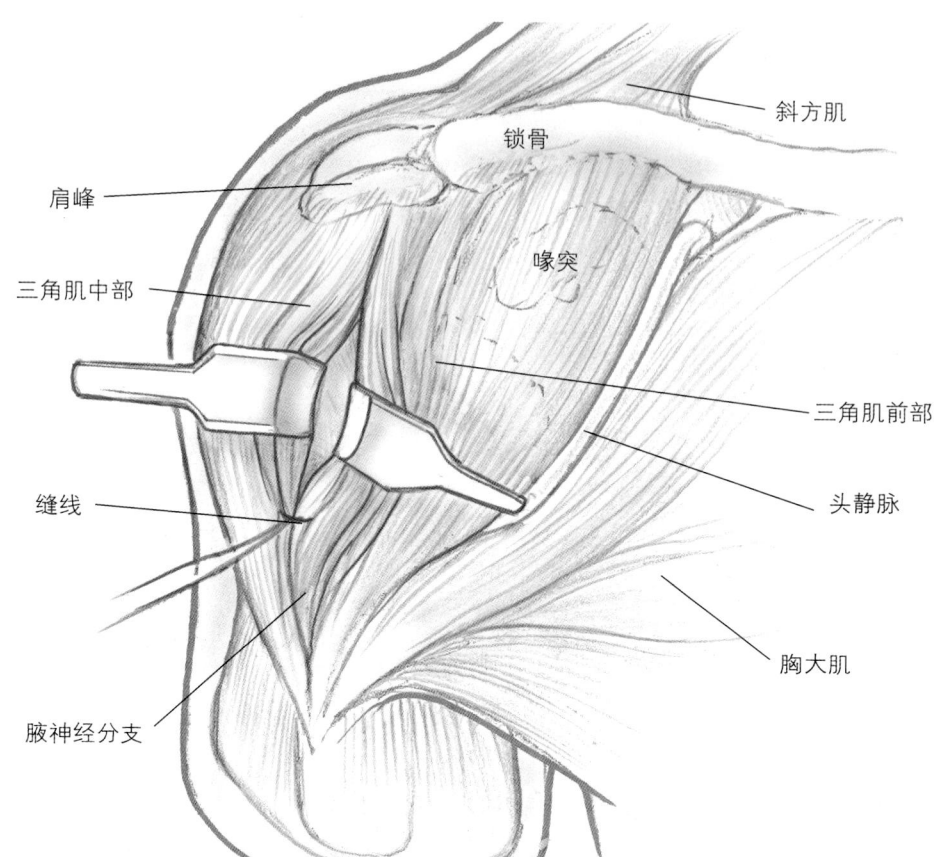

图 11-14 劈裂三角肌入路。注意腋神经分支在肩峰下至少 5cm 处。肌肉缝线可避免不必要的神经损伤

经皮入路的用途是骨圆针固定肱骨近端以及髓内钉治疗时打入交锁钉。其主要风险是腋神经分支的医源性损伤(图 11-15)。腋神经出自四边孔,在三角肌下面分支。一项尸体解剖研究评估了经皮骨圆针损伤腋神经的风险,发现近端侧方骨圆针与腋神经平均只有 3mm 距离[30]。其余可能损伤的解剖结构包括:肱二头肌长头(与前方骨圆针平均距离为 2mm;10 例样本中 3 例被刺穿)、头静脉(平均距离 11mm,1 例被刺穿),大结节部的骨圆针距离腋神经和旋肱后动脉的距离都是 6~7mm[30]。顺行髓内钉也会有同样的风险;采用钝性分离和使用导向器将使交锁钉的打入更安全。尽管理论上有上述风险,临床上明确的神经血管并发症还是非常罕见。

三角肌胸大肌间入路没有太大的风险(图 11-13)。头静脉标志着三角肌与胸大肌之间的间隙,应先予辨认并同三角肌一同牵向外侧。在游离深部时,三角肌胸大肌入路的一个重要标志是喙突及与之相连的带状肌。肱二头肌腱的长头可用于辨认大小结节(分别位于肌腱的内侧和外侧)。在最初暴露和活动骨折端时,术者应该谨记,旋肱前动脉发出的弓形支和肩袖发出的分支,是供应肱骨头血运的重要组成部分(图 11-13)。

尽管骨折形式多变,肱骨近端骨折还是由相对恒定的骨折块组成的(图 11-1)。最常见的骨折形式是外科颈骨折和大结节部粉碎。肱骨头的移位形式取决于其上残留的软组织附着以及受伤的性质。仔细骨折部的解剖以及肱骨头的移位方式常有助于制订合理的计划,以复位骨折。例如,在外翻压缩型骨折中大结节有移位,肱骨头"掉"至留出的空隙处。在肱骨头与干之间的内侧部分,常有完整的软组织附着。此类骨折需要向近端和内侧推挤肱骨头的外侧面以恢复肱骨头的正常位置,这一动作其实是依靠内侧完整的软组织链来旋转肱骨头的。一旦肱骨头复位,大结节才会被恢复回原先的骨折床,这样大结节才能起到维持肱骨头于复位位置的作用。

手术技巧

概述

进行手术的肱骨近端骨折患者应该在手术开始 1 小时内接受预防性抗生素注射。合并多发伤患者应该排除颈椎损伤,因为术中需要搬动头部

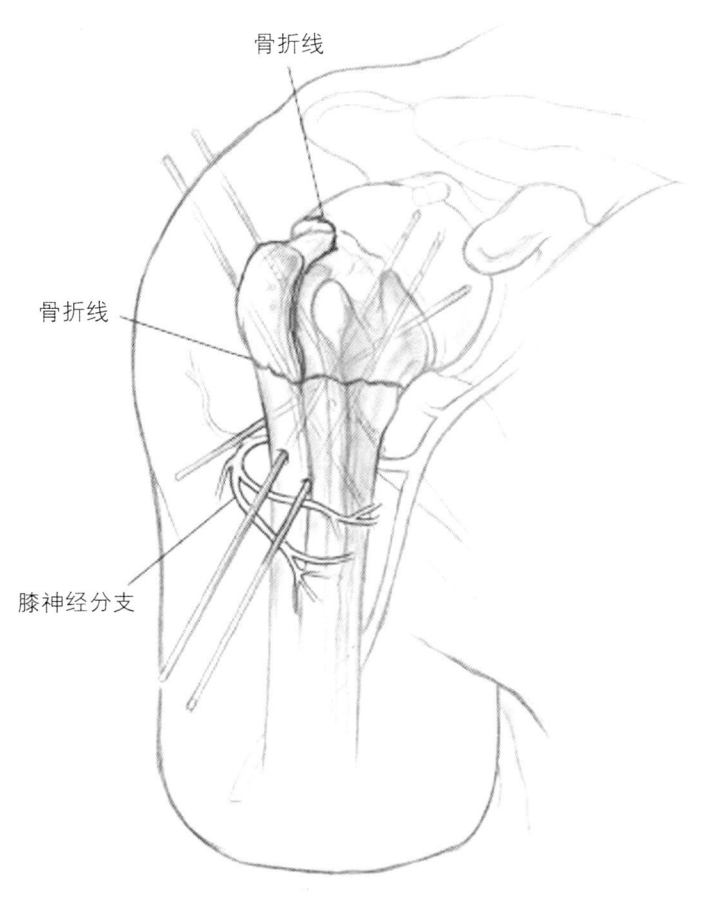

图 11-15 经皮骨圆针的理想位置及其与腋神经的相对关系

（摆体位）。

由于肱骨近端骨折常合并肱骨头骨质丢失（骨质疏松），所以并非所有固定装置都适用。最近一项生物力学研究表明，螺钉固定的力量与螺钉在肱骨头内的位置有关[31]。使用成对的尸体标本的试验表明，当螺钉在肱骨头中心处打至软骨下时拔出力最大[31]。

新近的生物力学研究比较了肱骨近端骨折的各种固定方法的相对强度[5]。在使用接骨板固定时，固定角接骨板的表现优于普通支撑接骨板[5]。Koval 等比较了 10 种肱骨近端骨折的固定方法，使用的标本是经过速冻或防腐处理的尸体标本[6]。速冻标本（代表骨质量好的患者）中，T 形接骨板的固定强度最大；在防腐处理标本中（代表骨质疏松患者），Enders 钉联合张力带技术的固定强度最大；而两组中单纯张力带的固定强度最低[6]。而对于截骨后产生的模型，联合钙磷酸盐骨水泥加强了骨圆针或三叶草接骨板的固定强度，即使是骨质疏松骨折也有同样的作用[32]。

经皮骨圆针固定

经皮骨圆针固定是一种兼容性好的技术，理论上适用于许多类型的肱骨近端骨折，其仅有的前提是要能够通过闭合或经皮方法复位骨折（视频 11-1，光盘 2）。因此，术者要想能够识别并矫正变形力，就必须掌握特定骨折的解剖特点。除了复位骨折外，还有一个最重要的步骤是在打入多根骨圆针以稳定骨折端时，要保证骨圆针在多个平面上都要分散分布（图 11-15）。生物力学研究显示，当侧方至少打入 2 根骨圆针同时加用前后方向的 2 根骨圆针，大结节上的骨圆针穿过双皮质时，固定强度最大[33]。

患者取仰卧位或沙滩椅位。影像增强器放置于术者一侧的患者头部附近，与手术台平行。这样可以投照前后位和腋位片。

在进行手术准备前应该练习复位骨折的必要步骤。几乎所有患者都有顶点向前的骨折成角畸形，可通过在骨折端向地板方向施压同时抬起上臂远端的方法加以纠正（图 11-16）。大小结节以及肱骨头的最终复位可能需要经皮操纵

246 创伤骨科手术学

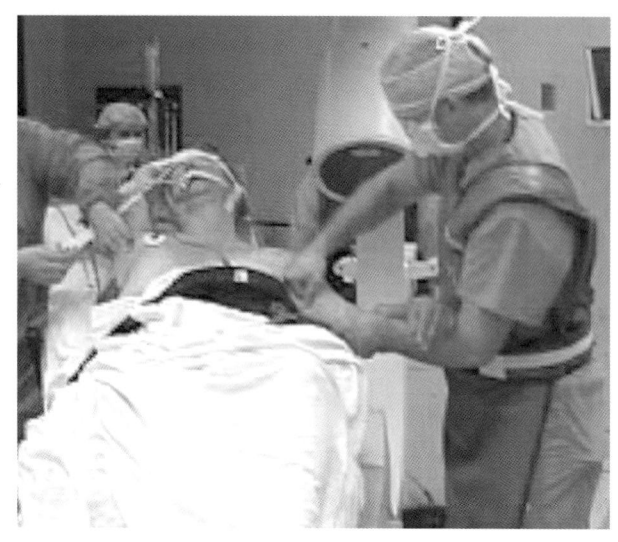

图 11-16 术中照片显示如何对肱骨近端施加向后压力来复位常见的顶端向前成角的外科颈骨折

杆（joystick）技术来复位。

经过操纵杆技术复位后，骨折端被多个末端带螺纹的 2.5mm 骨圆针固定（图 11-15，图 11-17）。骨圆针经附近的骨皮质钻入，但要徒手打入肱骨头。首先，利用前述技术复位肱骨头、干。如有必要，单独使用骨圆针打入肱骨头作为操纵杆将肱骨头复位于肱骨干上。可经过另一稍稍不同的角度打入另一枚骨圆针，要求骨圆针在肱骨头内分散开来。小心推进骨圆针，打入其余必需的骨圆针，从大结节尖端到肱骨颈内侧以及从前方打入的自小结节到肱骨后方的骨圆针。通常需要 7~8 根骨圆针来完成固定过程。打完后，尽可能埋入皮下深部。

术后需要仔细随访。骨圆针不利之处是限制了肩部活动范围，但应鼓励患者进行钟摆练习。可

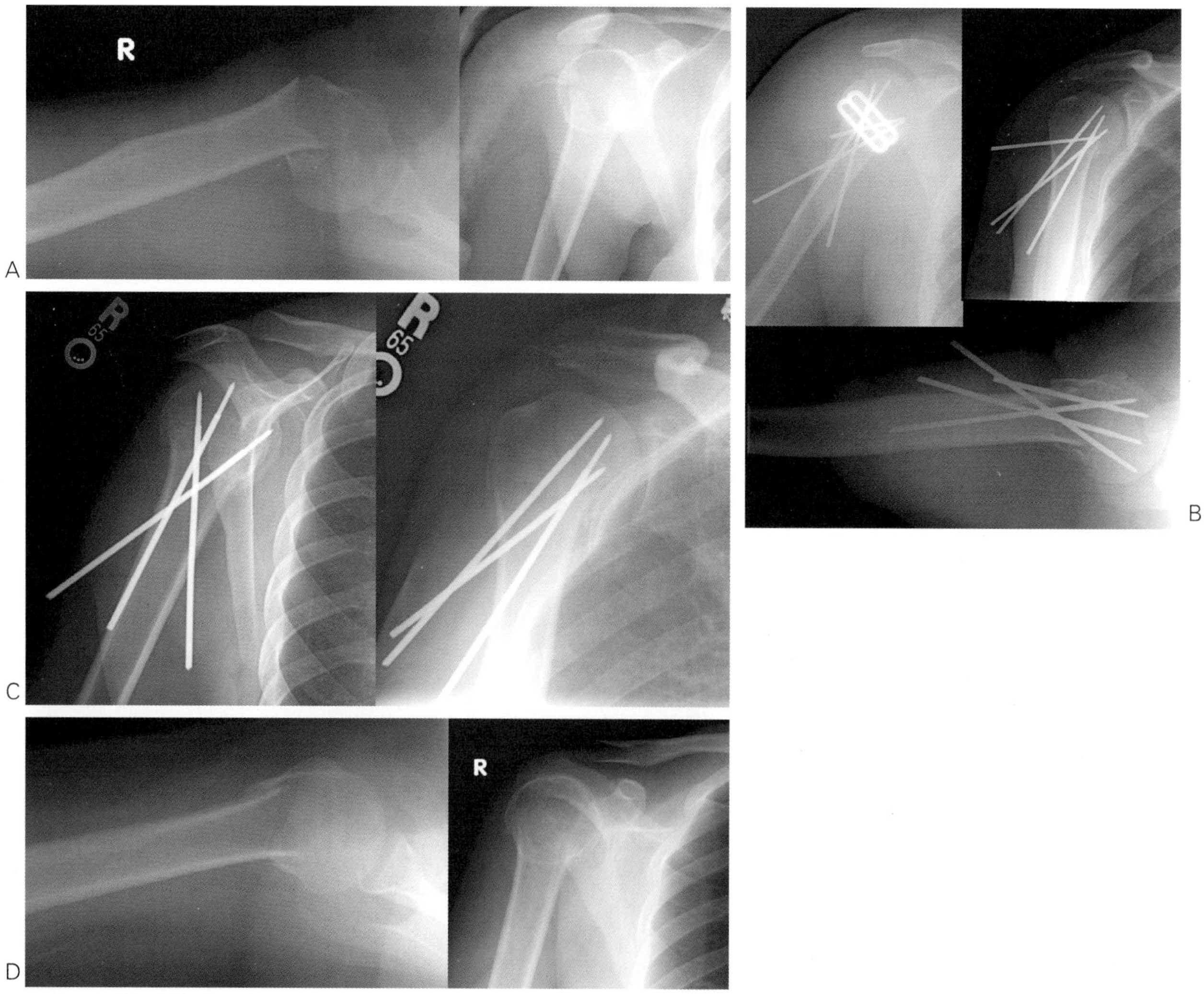

图 11-17 A. 图中显示成角的外科颈骨折。B. 闭合复位、四枚末端带螺纹骨圆针固定术后的 X 线片。C. 术后 6 周 X 线片，注意其中一枚由于松动而拆除。D. 术后 3 个月骨折愈合 X 线片

能有必要每周随访来监控康复过程；偶尔在软组织肿胀减退后，骨圆针末端会突起，需要再剪短。大结节骨圆针在术后4周拆除，剩余的在6~8周拆除，然后患者开始进行更积极的理疗康复训练。

接骨板固定

使用接骨板的接骨术是另一种兼容性较好的技术，在理论上同样适用于许多类型的肱骨近端骨折，包括简单的有移位的外科颈骨折到复杂的粉碎骨折(图11-6，图11-7)(视频11-2，视频11-3；光盘2)。尽管有人描述使用有限切开三角肌的入路，但最好通过三角肌胸大肌入路来进行接骨板固定。

患者取沙滩椅位，影像增强器的放置与经皮骨圆针固定类似。经三角肌胸大肌间隙入路进入。肩关节外展，可放松三角肌并且利于显露。可用钝性的牵开器放置在肱骨近端的外侧缘，如有必要可松解三角肌在肱骨前部的止点。辨认联合腱，用另一钝性的牵开器将其牵向内侧，注意肌皮神经和腋神经。如有需要，可将胸大肌在肱骨止点的上缘也行松解(图11-13)。

对骨折块使用无创的方法进行辨认、显露。肱二头肌腱长头是确认大小结节的有用标志。在肩袖止点处放置缝线。大结节常向后移位，能通过外展臂部而复位。在肌腱止点的缝线比持骨钳能更有效地控制骨折块。保留软组织附着点，必要时打开肩袖间隙。如果肱骨头脱位，可用克氏针帮助复位关节骨折块。

使用经过预塑形的接骨板固定。先用钝的骨膜剥离子或骨圆针操纵杆在影像增强器下复位肱骨头。作者倾向于使用一种接骨板，可打入角度稳定的锁定螺钉，此接骨板尤其适用于骨质疏松患者(图11-6)。先在肱骨干打入1~2枚螺钉，影像增强器透视接骨板长度以免接骨板过长而突起。位置合适后在接骨板远端再打入一枚螺钉以保证接骨板与肱骨干对线。使用锁定接骨板时需将导钻顺螺纹拧入锁定螺钉孔处。在影像增强器下将导针打入肱骨头(两平面确认)，再用另一导针打入另一螺钉孔中。使用非锁定接骨板时，术者须确认螺钉在肱骨头内恰当分散。测深，打入锁定螺钉。将其余的螺钉打入肱骨头、干。

将大小结节复位至肱骨干处。前面放置的牵引缝线可用不可吸收缝线代替，绑至接骨板或骨洞中。缝线最好能在肱骨干与大结节之间且水平环扎，连接骨板一起环扎也可。大小结节必须解剖复位、牢固固定，以恢复肩袖的肌肉肌腱运动单位的正常功能，利于早期锻炼。在直视修补的同时，术者还要向各活动肩关节以确认活动受限的部分，来指导术后功能锻炼。

髓内钉

肱骨远端的髓内钉治疗适用于骨质疏松患者、转移癌导致的病理性骨折以及骨折延伸至骨干者(图11-18)(视频11-4，视频11-5；光盘2)。外科颈骨折时可经皮打入髓内钉，但在治疗三部分或四部分骨折时需要进一步劈开三角肌的前外侧。影像增强器必不可少，术者最好有一定使用髓内钉固定肱骨干骨折的经验。

有两种放置患者和C型臂的方法。作者偏好的方法是患者仰卧，躯干向健侧倾斜30°。C型臂从对侧推入，简单将其跨过患者就可获得肩部前后和侧位成像。还有一种方法是患者取沙滩椅位，C型臂置于健侧，靠近患者头部(参见经皮骨圆针部分的方法)。无论哪种体位，都要在消毒铺巾以前试行拍摄以保证视野良好，能对复位起指导作用。

患者的臂部进行消毒铺巾。切口斜行在肩峰前外侧，长约2cm。对于更复杂的骨折，可做长5cm的切口。由于发生肩部疼痛的风险增加、植入钉更困难等原因，不应使用外侧三角肌劈裂入路[34]。

使用C型臂协助确认进针点。这时如果有大小结节骨折，应在肩袖止点放置缝线，然后游离骨折块。在肱骨头打入一根克氏针来调整肱骨头，使其恢复与关节盂的正常解剖关系。至于特定的复位方法取决于骨折类型。术者应该能看到肱骨头关节表面与大结节之间的骨沟。有必要的话，可以用克氏针将肱骨头固定于关节盂的方法来临时维持复位后的位置。

将一根导针打入肱骨近端，针尖向下打入肱骨干。确切的进针点取决于所选髓内钉的形状，术者在使用前应该咨询制造商具体的用法。在侧位片上，髓内钉应该严格保持在肱骨头的中心位置。然后手法复位骨折远端。

在导针打入肱骨干后，用空心钻在进针点开口。术者根据情况决定是否扩髓，对于老年患者，髓腔宽阔者常无需扩髓；确认髓内钉的长度，轻柔地打钉入髓腔。

肱骨近端的锁定螺钉用瞄准器打入，通常需

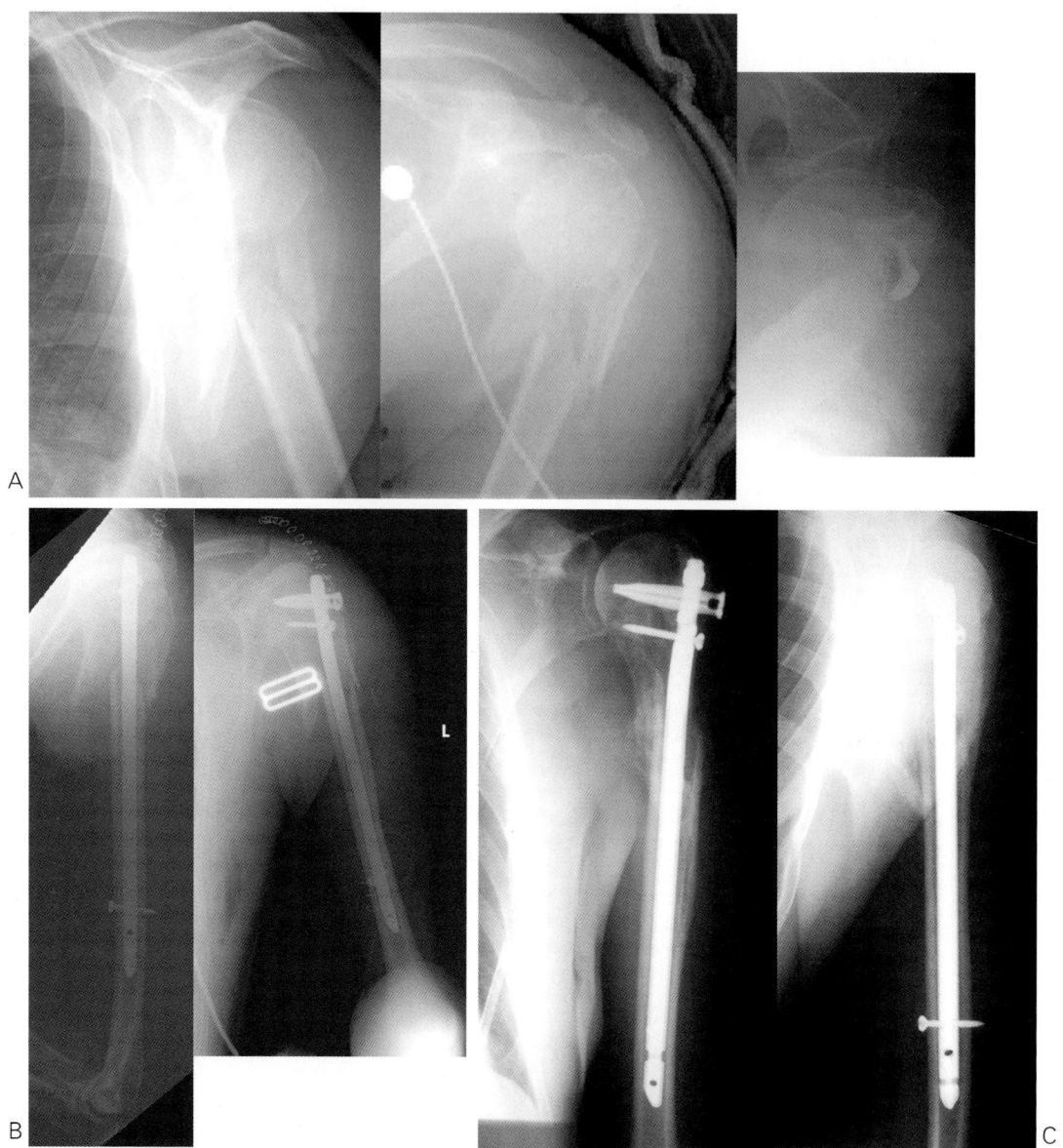

图 11-18　一例肱骨近端骨折的前后位、腋位侧位和肩胛侧位片,伴有肱骨上三分之一粉碎骨折

要在多个平面打入螺钉。大小结节通过使用牵引固定缝线、克氏针或持骨钳等方法复位。利用瞄准器将交锁螺钉打入复位的大小结节。最后打入更多螺钉来加强大小结节的固定。

术者根据情况决定是否打入远端锁定钉(绝大多数情况下建议使用)。

半关节置换

肩关节置换治疗肱骨近端骨折仍存在争议[4](图 11-19)。近来的报告显示半关节置换术后的疗效并不如一般想象得那么好[1,4,35],而且早期关节置换的效果要优于内固定失败或保守治疗后畸形愈合才进行关节置换的效果[1]。肱骨骨折后半关节置换的成功要点是恢复肱骨头的正常后倾角度以及肱骨的长度(图 11-20)。

肱骨骨折后半关节置换与常见的盂肱关节炎后肩关节置换有几点重要区别(视频 11-6,光盘 2)。这些区别来自解剖结构和骨量丢失的不同,都会导致假体安放更加困难。由于肩部功能依赖于肩袖的功能,所以肩部半关节置换的一个最重要的步骤是在假体周围重建肩袖和大小结节的止点。

即使计划关节置换,仔细阅读骨折平片也是术前计划的一项重要内容。可能的话,拍摄健侧上肢的前后位片。通过比较,术者能得到肱骨头高度以及肱骨颈偏移和成角等方面的数据。

使用前述的三角肌胸大肌入路。常需要松解胸大肌腱在肱骨止点上部的 1~2cm。用钝头、弧形

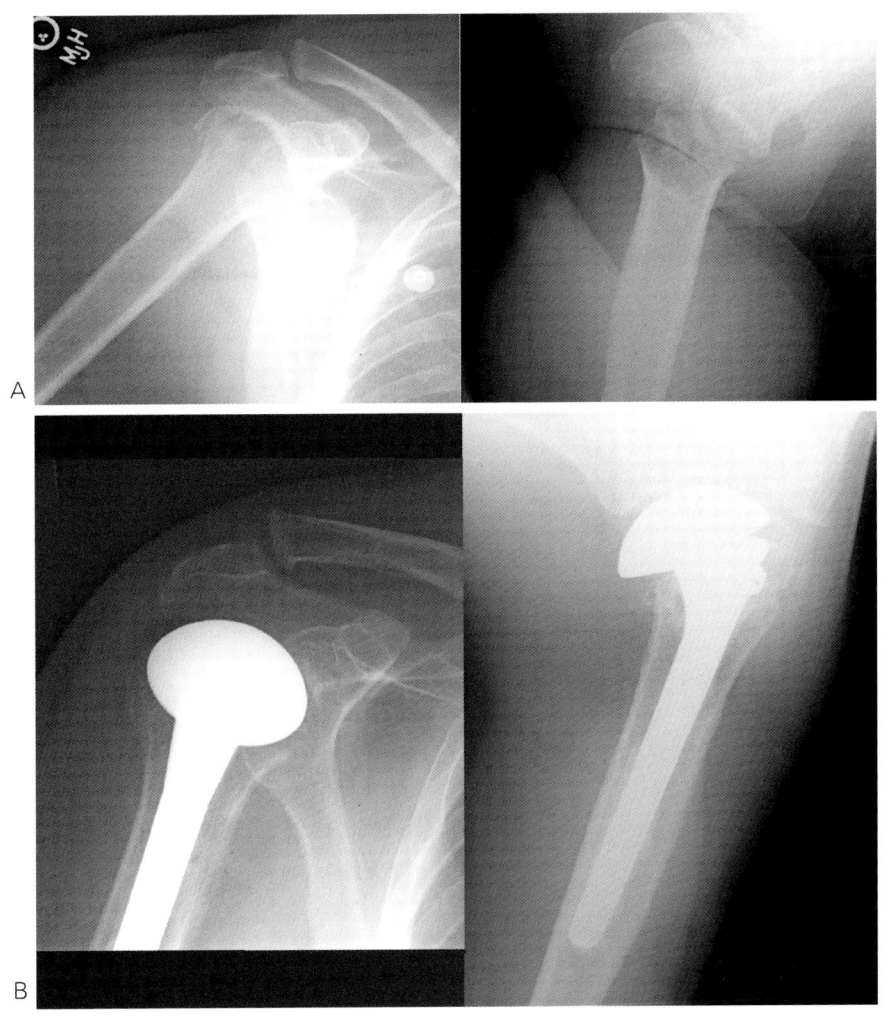

图 11-19　图中所示为半关节置换治疗粉碎的四部分骨折脱位后 X 线片。A. 骨折的前后位和腋位侧位 X 线片。B. 低截面骨体柄置换和大小结节重建术后 1 年前后位和腋位 X 线片

的牵开器牵开三角肌和联合腱。保留喙肩韧带。

第一步是确认肱二头肌腱,此腱是辨认大小结节骨折块的关键。在其周围做一环扎带,在肩袖于小结节的附着点处用多根不可吸收粗缝线做水平缝合。可切开肩袖间隙以增加关节显露并游离大小结节骨块,移除肱骨头骨块;如果可能,用标尺或模版测量来确认合适的假体尺寸。

辨认肱骨干并清出髓腔。轻柔地扩髓(主要是肱骨干),选择合适的假体柄试模插入髓腔。如果有的话,使用稳定器将假体柄试模固定于肱骨干。与经肱骨内外髁的横轴相比,假体柄试模的轴线呈 20°后倾。将恰当型号的假体肱骨头试模安装于假体试模柄,试行复位。最后利用先前安放的缝线复位大小结节。

复位效果需要经过多个步骤加以检验。首先,检查肱二头肌腱的张力和大结节与假体柄试模之间的重叠情况;当肌腱张力适中并且大结节与柄之间无重叠时,才说明假体柄试模的高度合适。大结节的尖端应该略低于肱骨头的顶点。旋转情况的估计方法:上臂在中立位时,肱骨头应该是面向关节盂;大结节应该与假体上的侧孔重叠。一旦肱骨头复位至恰当的位置,就应该做好高度和旋转的标志作为参考。移除假体柄试模,在肱骨干前外侧至少钻两孔,穿入不可吸收缝线。

康复

肱骨外科颈骨折手术修补后的康复与前述保守治疗的康复过程类似。Hodgson 等发现术后立即开始理疗者与制动 3 周者相比,疼痛程度更低,活动范围更好[36]。一般术后立即开始钟摆活动。一旦伤口疼痛减退就开始轻柔地在辅助下进行主动功能锻炼。经皮骨圆针固定后应该对功能锻炼有所限制,一方面由于疼痛,另一方面是固定效果

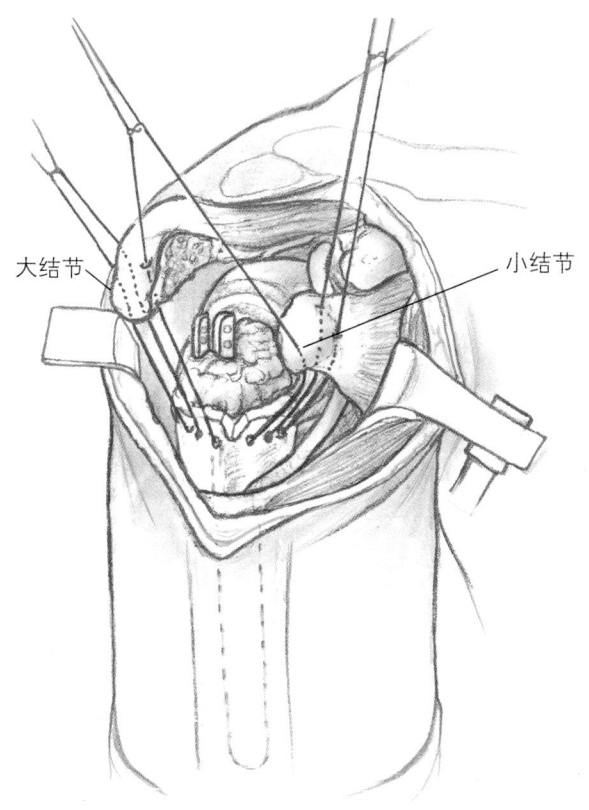

图 11-20 半关节置换后的大小结节重建。大小结节穿入垂直缝线,在大小结节间穿入水平位的环扎缝线

相对较弱。在接骨板和髓内钉固定后,应该进行被动功能锻炼,原因如下:大结节骨折修补后,应该在软组织愈合后进行主动外展和外旋活动。在半关节置换或小结节骨折修补后,应该限制主动内旋或被动外旋以保护肩胛下肌。一般来说,主动活动应该在术后 6~8 周开始,而对抗性练习应该在骨折愈合后 10~12 周进行。

要点与技巧

- 几乎所有肱骨近端骨折患者都有外科颈顶点向前的成角畸形;通过抬举肢体远端同时向下按压骨折端的方法能纠正畸形(患者仰卧位)。
- 无论骨折固定采取何种入路,在消毒铺巾前,要用 C 型臂透视以确保充分观察骨折端对位对线情况以及手法复位效果。
- 使用多根经皮骨圆针固定时,第一层骨皮质用电钻钻透,但应徒手敲入肱骨头。
- 接骨板固定时,肩部内收,能松弛三角肌并改善显露。

新技术

目前已经出现几项新的治疗选择和植入物用于固定肱骨近端骨折,但其中许多还未经过比较性试验证实其疗效。目前市场上已经出现多种骨移植替代物。Kwon 等研究了在尸体模型上使用钙磷酸骨水泥固定肱骨近端截骨模拟骨折的效果。无论采用哪种固定方式(多根骨圆针,三叶草接骨板,角接骨板),加用钙磷酸骨水泥后都能显著增加其生物力学特性[32];而且加用骨水泥还提高了大多数骨质疏松样本的刚度,其刚度高于大多数单独行内固定治疗的无骨质疏松样本[32]。

疗效

许多研究报道了治疗肱骨近端骨折的疗效,使用的评价方法多种多样[3,37]。回顾性研究结果显示,三部分骨折或外翻压缩型骨折的老年患者,无论是保守还是手术治疗,疗效都满意[3,25]。一项研究中,96% 的老年患者在三部分骨折 3 年后,仍对其肩部功能满意[3]。与之相比,67% 的四部分骨折患者无法接受其肩部功能状况,而且大多数不满意的患者都有肩部骨关节炎或缺血性骨坏死的放射学证据。Constant 评分与患者自身满意度相关性高,而 Neer 评分要差一些[3]。在目前已经完成的为数不多的前瞻性随机试验中,Zyto 等未能发现三部分和四部分骨折患者在进行保守或张力带固定术治疗后的疗效有任何区别[8]。

一个决定疗效的潜在因素是肩袖功能。一项研究显示,Constant 评分与超声证实的肩袖的完整程度具有相关性[37];结果发现,肩袖病变与骨折移位程度之间存在真正的相关关系,继而肩袖的完整性与疗效也具有联系[37]。此研究支持对肱骨近端骨折患者的肩袖病变采取更积极的诊断和治疗。

半关节置换术后的疗效与内固定相比更难以评估[4]。半关节置换后,对于疼痛缓解尚属满意,但关节活动范围的恢复程度则不容易预测[35]。不同的疗效评价方法对于同一患者的疗效评价结果间存在不小的差距[1]。很明显,还需要更多前瞻性随机对照试验来评价其确切疗效。

锁定接骨板

所谓的锁定接骨板是受欢迎的固定装置,至今很少有关于其治疗肱骨近端骨折疗效的文献报道(图 11-6)。理论上锁定接骨板更适于骨质疏松骨,所以是治疗肱骨近端骨折的理想方式。一项在美国全国性会议上报告的病例系列的结果显示,老年患者与很少有并发症的年轻患者的疗效一样好,但我们还需等待经过同行评议的比较性研究发表来确认这类接骨板的适应证和疗效。尽管缺乏已发表的研究结果支持,但是很多骨科医生对于锁定接骨板持非常乐观的态度。

半关节置换

1970 年,Neer 报道肩部半关节置换术治疗肱骨近端骨折的疗效满意度达 90%[16]。此后半关节置换术便被认为是一种治疗这种老年人复杂骨折(肱骨近端骨折)的成功方法。然而使用当代疗效评估方法进行更彻底的分析后发现,半关节置换的疗效可能并不像以前认为的那么好。尽管半关节置换缓解疼痛的效果不错,但最终的疗效却并非如此[35]。Movin 等评估了 29 位肱骨骨折行半关节置换后 2~12 年的患者,结果发现疗效令人失望[38]:所有患者的肩部功能都有不同程度的丧失,平均 Constant 评分只有 38 分(16~69 分);疼痛(通过视觉分析表打分)在休息时平均得分是 21 分,而肩部活动时是 47 分[38]。疗效之间的差别与手术时间和所用假体类型无相关性[38]。

并发症

概述

肱骨近端骨折术后取得最佳疗效需要以下条件:解剖复位,牢固内固定(无肩峰下撞击),无肱骨头血管损伤,神经功能正常,早期功能康复。上述指标很难全部达到,常会出现一些并发症。此类损伤常会遇到患者骨质量差的问题,这会使牢固内固定产生困难。肱骨近端有为数众多的肌肉止点,其产生的骨折变形力须加以消除,这些应力通常会导致固定丢失或最初复位不全(图 11 - 1)。必须恢复三角肌下和肩峰下滑动机制,以使肩部能正常活动。由于外伤、手术或制动,在上述区域造成的粘连将会导致肩部功能变差。

肱骨近端骨折中有 5%~6% 会发生明显的神经血管并发症。绝大多数肱骨近端骨折患者可能在电生理学上发现亚临床神经表现[39]。腋动脉是最常见的血管损伤,而腋神经是最常见的神经损伤。

肱骨头的血供很少。缺血性坏死是复杂肱骨骨折的一项众所周知的并发症,而其对骨折的影响还没有确切结论[28]。骨坏死的风险与骨折类型、移位程度及治疗方法有关。四部分骨折的骨坏死风险最高(高达 40%),三部分骨折的风险略低(15%),而外科颈骨折很少见到骨坏死。有研究指出:四部分骨折中的外翻压缩型骨折发生骨坏死的风险,远较其他各型为低[24]。近来关于骨坏死的研究又有新进展,认为三部分骨折很少发生骨坏死,即使发生也只会牵涉肱骨头的一部分,几乎不会引起不适[23];相比之下,完全性缺血性常见于大部分的移位的四部分骨折,而且经常会产生明显症状使肢体出现功能障碍[23,28]。Gerber 等指出,骨坏死患者的临床疗效取决于骨折的解剖对位情况;有骨坏死但骨折对位好的患者,其疗效明显优于有骨坏死但骨折对位差的患者[28]。

肱骨近端骨折很少发生不愈合,如果发生也常在外科颈骨折之后。一般在平片上即可发现不愈合迹象,有时需要 CT 才能确诊。补救手术通常是切开复位、牢固内固定。我们发现使用同种异体腓骨干移植髓内支撑固定也很有好处(图 11 - 21)。只有极少情况下,假体置换才是更好的选择。

畸形愈合比不愈合更为常见,处理上可能非常棘手。结节畸形愈合可损害肩袖功能,同时引起肩峰下撞击(图 11 - 22)。一项生物力学研究中,大结节向上移位 5mm 就会使三角肌外展臂部所需力量增加 16%。而大结节向后向上移位 1cm 将使三角肌外展所需力量增加 29%[40]。肱骨头或外科颈畸形愈合可引起肩部活动范围减小,影响整个肩部功能(图 11 - 23)(视频 11 - 7,光盘 2)。

切开复位内固定

对肱骨近端骨折试行切开复位内固定可能引起的并发症可分为几大类,包括骨坏死、固定丢失、畸形愈合或不愈合。

由于肱骨近端骨折常合并骨质疏松,此类损伤常出现固定丢失以及植入物松动。根据选择的方法不同,发生上述问题的概率也各异。据报道,闭合复位、经皮骨圆针固定的患者的畸形愈合率为 19%[41]。新型接骨板有角度稳定螺钉,出现固定丢失的可能性要小一些。

肱骨近端骨折后肱骨头骨坏死可能是部分坏死或全部坏死,此并发症究竟对骨折有何影响还存在争论。Wijgman 等在伤后平均 10 年的时间里检查了 60 例行接骨板或钢丝环扎固定的三部分或四部分肱骨近端骨折的患者[42],尽管有 22(37%)例

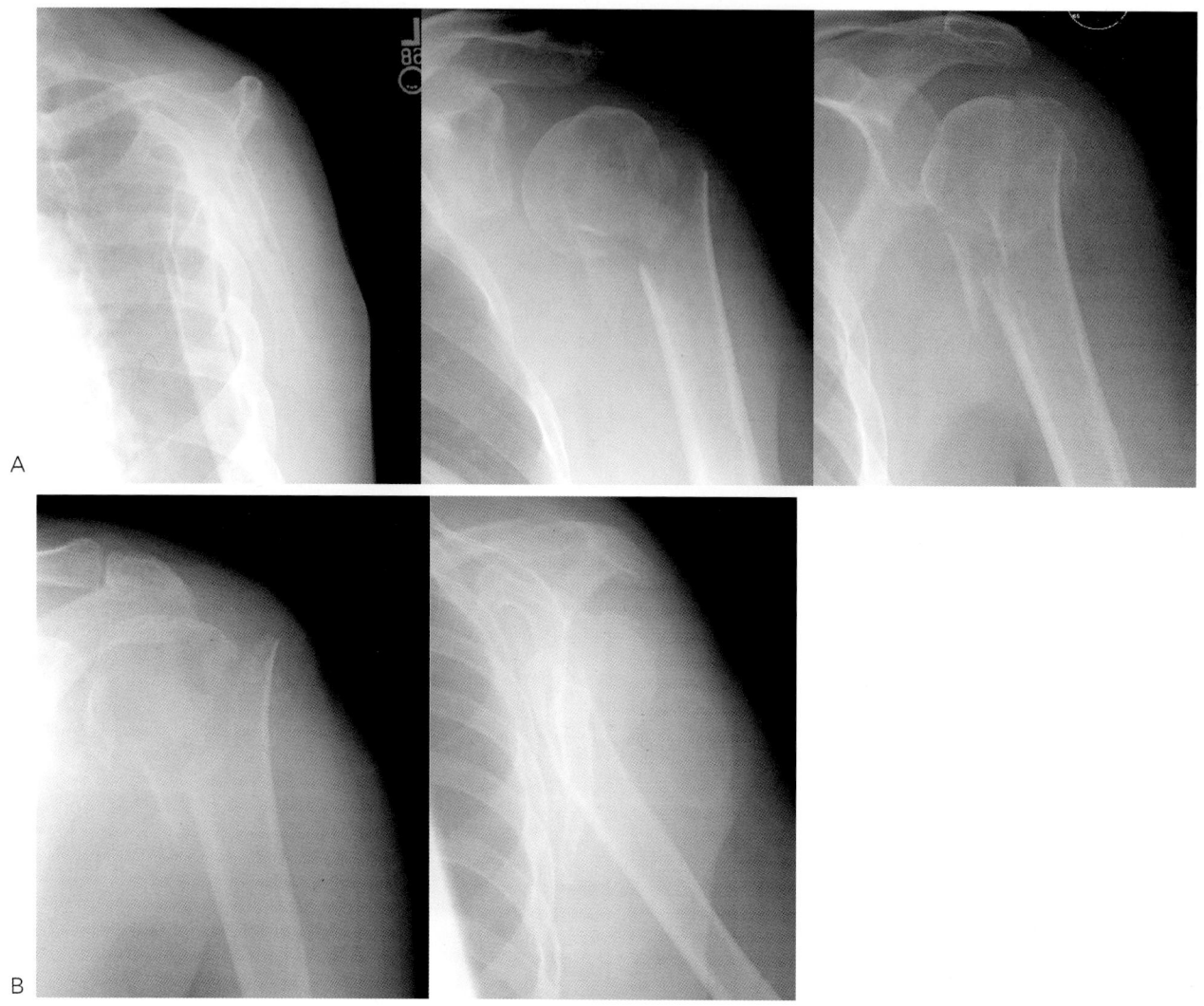

图 11-21　A. 一例粉碎性外科颈骨折 X 线片。B. 8 周后随访 X 线片显示骨折不愈合

发生骨坏死,但其中 17 例(占骨坏死患者总数的 77%)的功能为良或优。从此研究看来,固定方式与骨坏死的发生之间没有任何联系[42]。

闭合复位、经皮骨圆针固定的并发症包括:复位不良及畸形愈合,针道感染,骨圆针松动。骨坏死的风险看似与骨折类型有关,而与固定方法无关。同样,固定丢失在三部分和四部分骨折中更为常见。

切开复位接骨板内固定需要更为广泛的显露,骨坏死风险增加可能与此有关,具体也要看是哪种固定方法。另一方面,更坚固的固定可更好地恢复肱骨头的血液供应,原因是发生爬行替代以及可减轻骨质疏松患者的关节塌陷程度。肱骨近端骨折行内固定所特有的并发症包括:技术失误(复位不全,植入物过大或位置欠佳),固定丢失,医源性肩袖断裂。过去使用传统 T 型接骨板,患者固定丢失发生率高达 14%[43]。使用角度稳定接骨板(如角接骨板)或有锁定螺钉,和/或使用聚甲基丙烯酸甲酯(polymethyl methacrylate, PMMA)或钙磷酸骨水泥加强骨折,能降低此风险的发生。

肱骨近端骨折行髓内钉治疗是一有吸引力的选择,因为植入物不像接骨板那样依赖螺钉在肱骨内的把持力,因此发生固定失败的风险也较低。但是在一些病例系列中,髓内钉的螺钉在肱骨头内的把持也曾发生过一些问题[44],而且骨折复位不太方便,所需入路会侵犯肩袖而有引起慢性肩部疼痛的风险。

半关节置换术

肱骨近端骨折进行肩部关节置换术的潜在并

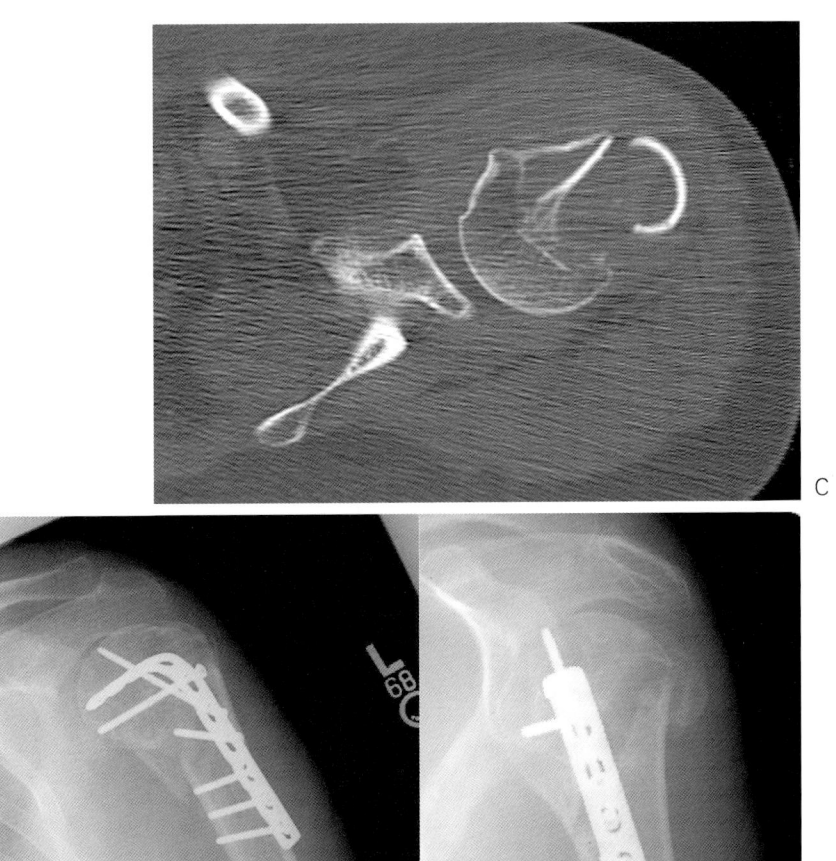

图11-21(续) C.轴位CT片显示不愈合。D.使用由3.5mm重建接骨板改制的锁定角接骨板固定6个月后愈合的X线片

发症为数众多,包括肩部不稳(肱骨头假体从关节盂脱位)、大小结节畸形愈合、假体配件位置不良(假体高度或旋转角度欠佳或两者兼而有之)等。

假体配件位置不良很常见,部分原因是肱骨假体柄试模安放不稳。多数情况下,截骨后的肱骨干残端呈管状,在试行复位和安放假体柄时,很难确认和维持其高度和旋转角度。如未恢复正常肱骨头的高度,会导致疼痛和活动障碍(假体太高),以及不稳或无力(假体太低)。如肱骨假体柄的旋转角度欠佳,将影响肩部的后倾角度及其生物力学特性。由于正常肱骨头后倾,存在着较大的生理差异,所以恢复其正常后倾角更为困难。肱骨近端二头肌结节间沟常被用做判断旋转的参考,但骨折后此标志常常会消失。肘关节的携带角由于存在变异,据此判断前臂轴线也不可靠。这些问题可以通过使用有一个带的假体柄试行复位以及在假体柄上做标记,来判断高度的方法来解决。

肩关节脱位

肩部的稳定这一复杂现象,现在仍是广泛研究的课题。肩部稳定的机制仍不清楚。由于缺乏内在的骨性支撑,肩部稳定主要由软组织提供,其中关节囊韧带结构提供静态的稳定而肌肉组织提供动态稳定。

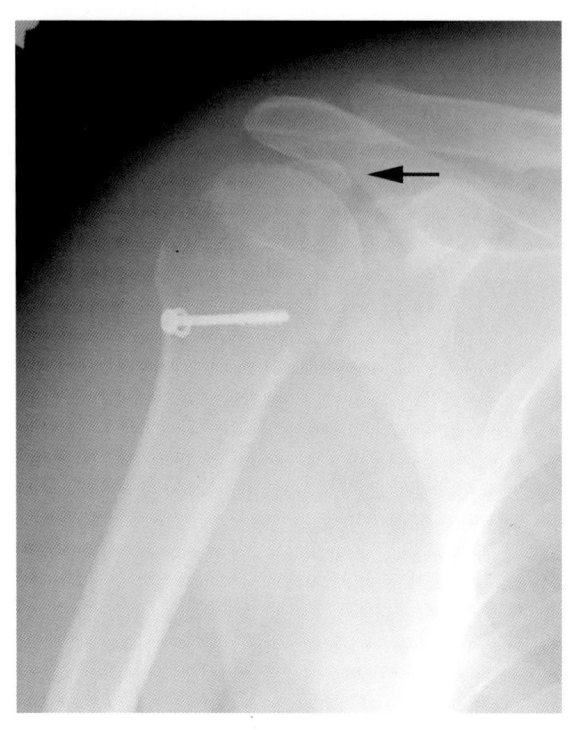

图11-22 肩关节前后位X线片显示在切开复位螺钉固定后大结节仍有残留移位(箭头处)

分 类

肩关节脱位根据其病因、脱位方向及诊断时间进行分类,在本章只讨论外伤性脱位。多数脱位是前下脱位,但后脱位和少见的下方脱位也有报道。肩部损伤患者必须要考虑到盂肱关节后脱位的可能。后脱位经常会延迟诊断,在肩部前后位片上可能会漏诊。

早期MRI比延期检查在显示关节内病理方面更具有优越性[45]。一般来说,肩关节脱位后复发脱位的风险因素包括:患者年龄,产生损伤的暴力大小,以及对关节盂前唇和关节囊附着点的破坏情况。在急性脱位后立即行关节镜检查能协助确认高危损伤(指易于发生复发脱位者),这样可以早期修补损伤,减少长期功能障碍的发生[12]。肩袖撕裂更易于发生在40岁以上的患者,如果未能诊断并加以修补将引起持续功能障碍[9]。

保守治疗

急性肩关节前脱位的治疗方法是立即进行轻柔的闭合复位。肩关节脱位可能伴有神经损伤[39]。尽管臂丛的任何一部分都有可能被伤及,但损伤机会最大的是腋神经。在复位前后都必须进行彻底的神经学检查并加以记录。复位前拍摄X线片记录脱位情况并明确有无合并骨折。尽管脱位前常规要拍摄X线片,一研究发现此项检查的阳性率极低,所以从花费的时间和金钱看,此检查并无必要[46]。关于复位后是否制动目前还存在争议。

保守治疗的适应证

几乎所有的急性肩关节脱位都可进行保守治疗。除了无法整复的脱位、合并无移位外科颈骨折的脱位(手法复位可能导致骨折移位)以及合并大结节有移位骨折外,极少需要全麻下闭合复位[47]。

复位技巧

关于肩关节脱位的整复,在文献中描述了很多方法,大多数都是在患者适当放松的情况下,单独依赖纵向牵引或是利用伤臂杠杆力复位,有时

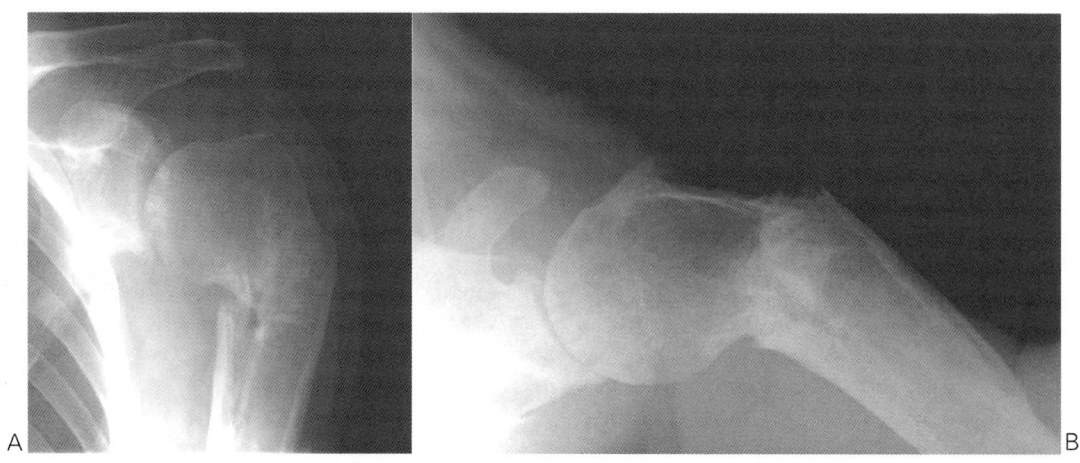

图11-23 外科颈骨折畸形愈合后的(A)前后位及(B)腋位侧位片。X线片显示了此类骨折几乎都会出现的内翻、向前成角畸形

要两者结合。经典的"Hippocratic"复位法是术者以脚跟抵在患者腋下用力来使脱位复位。另一传统的复位方法是一位助手用布单绕过患者胸部对抗牵引,另一助手牵引患肢来复位。上述方法都会引起疼痛,偶尔会失败,还有可能发生肱骨骨折及神经血管损伤等并发症。

文献中还描述了多种"无创"复位方法。其中一种最为广为人知的方法是"Kocher"法,具体过程是:患者先屈肘,臂部尽量外旋后内收,在鹰嘴部用力上抬臂部,内旋上臂完成复位。根据Zahiri等的报告,此方法由Kocher在1869年首次提出,之后经常遭人诟病[48]。但Thakur和Narayan报告应用此方法成功治疗16例肩关节脱位,未进行麻醉或镇静,也无并发症发生[49]。

Milch在1938年描述了另一种简单的复位方法[50]:医师站在患侧,距离肩部近的手置于肩部前方,大拇指抵在脱位的肱骨头上,另一手握持患者前臂;然后令患肢外展外旋(肘部略屈曲),直至抬举臂部过头;这时在医师拇指按压之下,肱骨头应该会旋回而复位。

一项更新的方法称为外旋法,也同样安全、可靠并且舒适[51]。患者取仰卧位,医师站在患侧;患者肘部屈曲90°,臂部抵于患侧胸部,轻柔抬起臂部至前屈20°;医师托住患者腕部及肘部然后轻柔外旋臂部直至复位。最近一项研究显示,外旋法治疗40例急性肩关节前脱位,成功36例,其中29例未进行术前麻醉或镇静[47]。但还是有4例复位失败,其中2例合并移位的大结节骨折。作者建议合并移位大结节骨折者在全麻下复位[47]。

另一种实用的复位方法是Stimson法:患者取俯卧位,患侧臂部系重物悬吊于检查台边,肩关节可无需手法而复位,虽然有时肩胛部的手法可帮助复位。

无论使用哪种手法,充分的肌肉松弛和麻醉对复位都很有帮助。新型的快速麻醉药物如丙泊酚和美索比妥(两者基础量都是1mg/kg,追加量为每2分钟0.5mg/kg)都可安全地在急诊室使用[52]。关节内注射局麻药是另一种有价值的麻醉方法,特别是在无法行静脉镇静或有禁忌证时。Miller等比较了用Stimson法复位30例肩关节脱位时,分别使用静脉镇静或关节内注射利多卡因的效果[53]。结果局麻药组在急诊室停留的时间更短(75分钟:185分钟,$P<0.01$)。两组在镇痛效果、复位成功率或复位时间上的差异没有统计学意义。静脉镇静的费用较注射利多卡因更高[53]($97.64:$0.52)。

康　复

关于在外伤性肩关节脱位后是否应该制动还存在很大争议。尽管以前曾认为制动将帮助受伤的软组织更好地进行修复,已发表的一些研究并未能证实延长制动时间能带来明确的益处[10]。Maeda等发现:年轻橄榄球运动员在肩关节脱位的头两年中,制动4~7周比制动少于3周的脱位复发率要低[54]。

最近,关于肩关节脱位的制动位置又引起了研究者的兴趣。Itoi等进行了一项尸体研究,结果发现上臂在外旋位时与肩关节囊前部的对合关系最佳[55]。一项临床随访研究中,40例急性肩关节脱位的患者分为两组,一组接受传统的内旋位制动方法,而另一组在外旋位制动[56]。结果在平均15.5个月随访时,前组的复发率为30%而后组的复发率为0。两组中30岁以下人群的复发率差异更大(前组45%,后组0)。作者的结论是臂部在外旋位制动能减少肩关节初次脱位后的复发率[56]。

手术适应证

肩关节脱位的治疗需要考虑两方面内容:急性损伤的治疗以及对于所损伤结构的最终修补。外伤性肩关节脱位与肩部关节囊韧带结构的损伤和撕裂以及血肿形成有关。一些研究者认为早期关节镜灌洗能减压肩关节,使撕裂的前部关节囊对合更好并改善本体感觉[57]。尽管存在争议,对于年轻、功能要求高的肩关节前脱位患者(尤其是不愿意改变生活方式,以前没有肩部脱位、半脱位及神经损伤史,无大结节骨折者),还是建议早期手术稳定肩关节[58]。考虑到21%至其诊所就诊的肩关节脱位患者都是在脱位1年内复发(43%在15~22岁之间),Davy和Drew建议首次外伤性肩关节前脱位的年轻患者应该至少在伤后10日内行关节镜灌洗[59]。

对于有早期再脱位的患者应该进行详细的检查。Robinson等证实:在伤后一周内发生再脱位者,可能或是有一大的肩袖撕裂,或是关节盂边缘骨折,或是关节盂边缘及大结节都有骨折[60]。对于有上述情形之一的患者以及有严重不稳定证据的患者,应该进行早期手术修补。

有交锁的肩关节后脱位是很难处理的损伤。如果脱位是亚急性或慢性的,可进行切开复位。如果有逆 Hill-Sachs 损伤,应该转移小结节填充缺损。如果关节软骨有广泛破坏,如 45% 的肱骨头发生逆 Hill-Sachs 损伤或持续脱位超过 6 个月,则应该进行肩关节置换术[61]。在肩关节置换治疗交锁的肩关节后脱位时,可能需要另做后方切口来解处理脱位的肱骨头[61]。

手术治疗

手术解剖

外伤性肩关节脱位可有多种病理改变。经典的 Bankart 损伤是指关节盂的前下方撕脱。尽管此损伤常见,也必须强调此损伤同时有某种程度的关节囊损伤发生。相对少见的情况是盂肱韧带从肱骨上撕脱,即所谓的盂肱韧带肱骨撕脱(humeral avulsion of glenohumeral ligment, HAGL)损伤。

Hintermann 和 Gachter 对 212 例至少一侧肩关节脱位的患者进行了关节镜检查,发现其病理改变种类繁多[11]。关节盂前唇撕裂是最常见的病变,发生率是 87%。其他病变(发生率递减)为:肩关节囊前部破裂(79%);肱骨头 Hill-Sachs 损伤(68%);盂肱韧带断裂(55%);完全性肩袖撕裂(14%);后唇撕裂(12%);上唇前后(superior labrum anterior and posterior, SLAP)损伤(7%)。Talor 和 Arciero 也发现有类似的疾病谱[12]。

手术技巧

本章不讨论肩关节不稳定反复发作的后期修补的繁多术式及所存在争议等具体内容,读者如感兴趣可到其他著作寻找有关讨论。以下将简要讨论早期关节镜灌洗术以及关节镜辅助关节囊缝合术的作用,原因是上述方法属于伤后早期处理,肩关节脱位患者初诊临床医师可能会感兴趣。

关节镜

外伤性肩关节脱位后的早期关节镜治疗为较多的作者所提倡,具有诊断和治疗上的价值[12,57,59]。关节镜灌洗能减压肩关节腔使得受伤组织对合更佳,或改善本体感觉功能。但一项新近研究反驳了"早期关节镜术有益"这一观点。Slaa 等在其包括 31 例 16~39 岁患者的病例系列中发现,在关节镜下发现的关节病变并不能作为预测肩关节不稳定发生的依据;而且作者并未发

现在从事运动和肩关节不稳定之间存在任何联系;作者发现年轻急性脱位患者进行关节镜灌洗不大可能减少再脱位的发生[62]。

关节镜辅助关节囊缝合

Bottoni 等进行了一项随机对照试验,比较了关节镜治疗与保守方法治疗损伤 10 日之内的肩关节脱位的疗效[63]。其中 10 例患者进行了手术治疗,使用 Suretac 器械(Acufex Microsurgical. Inc, Mansfield, Massachusetts)对 Bankart 损伤进行镜下修补。10 例中只有 1 例肩关节不稳定复发,而保守治疗组的复发率为 75%。Larrain 等在一项非随机研究中发现,非手术治疗的再脱位率是 95%,而急诊关节镜修补的再脱位率为 4%[54](方式为经关节盂缝合或使用骨锚)。建议读者参阅肩关节手术的专著以了解肩关节镜手术的具体技巧。

疗效

令人惊奇的是,对于外伤性肩关节脱位的自然史目前还了解不多。最近报道了一项为期 3 年、包括 538 例初次肩关节前脱位患者的观察性研究[60]。结果发现 17 例(3.2%)在原脱位一周内都发生了早期再脱位。早期再脱位的风险因素包括:高能量损伤(相对风险 13.7),合并神经功能障碍(相对风险 2.0),大的肩袖撕裂(相对风险 29.8),关节盂边缘骨折(相对风险 7.0),以及关节盂边缘和大结节两处骨折[60](相对风险 33.5)。

并发症

肩关节脱位常伴有神经损伤。评估神经功能很困难,原因是损伤本身带来的疼痛即可引起明显的、不同程度的肌无力。Visser 等进行了一项包括 215 例患者的肌电图方面的队列研究,结果发现有 62% 的患者有异常。运动和感觉试验并不能预测肌电图所显示的神经损伤;因此大量的此类损伤实际并未能被诊断[39]。

经验

- 60% 的肩部创伤患者有亚临床神经改变。
- 肩袖撕裂更易发生于 40 岁以上的肩关节脱位患者。

DVD 内容提要

视频 11-1（光盘 2）闭合复位与经皮针 视频显示了不稳定外科颈骨折的闭合复位与经皮针固定。

视频 11-2（光盘 2）非锁定关节周围板 ORIF 治疗前肩骨折—脱位 此例病人有肱骨头前脱位和肱骨干近端斜形骨折。视频显示了使用关节周围板对损伤进行修复的技术。

视频 11-3（光盘 2）肱骨近端粉碎性骨折开放复位与锁定板固定 视频显示了使用肱骨近端锁定接骨板，对外翻—冲击骨折伴肱骨大、小结节粉碎与移位的损伤进行修复。

视频 11-4（光盘 2）肱骨近端锁定髓内钉 视频显示了使用髓内钉对外科颈不稳定骨折进行修复，使用锁定螺钉对肱骨头进行固定。

视频 11-5（光盘 2）螺旋刀片交锁髓内钉治疗肱骨近端骨折 视频显示了使用螺旋刀片交锁髓内钉固定肱骨头，治疗肱骨近端骨折的技术。

视频 11-6（同视频 5-1，光盘 1）肩关节半关节成形术治疗肱骨近端骨折 视频显示了使用肩关节半关节成形术治疗肱骨近端骨折的技术，重点是大小结节重建。

视频 11-7（同视频 5-1，光盘 1）肱骨近端内翻畸形愈合截骨矫正 视频显示了使用闭合楔形截骨和锁定接骨板，治疗肱骨近端内翻畸形愈合的技术。

参考文献

1. Bosch U, Skutek M, Fremerey R, Tscherne H. Outcome after primary and secondary hemiarthroplasty in elderly patients with fractures of the proximal humerus. J Shoulder Elbow Surg 1998;7:479-484

2. Misra A, Kapur R, Mafulli N. Complex proximal humeral fractures in adults: a systematic review of management. Injury 2001;32:363-372

3. Zyto K, Kronberg M, Broström L-Å Shoulder function after displaced fractures of the proximal humerus. J Shoulder Elbow Surg 1995;4:331-336

4. Zyto K, Wallace WA, Frostick SP, Preston BJ. Outcome after hemiarthroplasty for three-and four-part fractures of the proximal humerus. J Shoulder Elbow Surg 1998;7:85-89

5. Chudik SC, Weinhold P, Dahners LE. Fixed-angle plate fixation in simulated fractures of the proximal humerus: a biomechanical study of a new device. J Shoulder Elbow Surg 2003;12:578-588

6. Koval KJ, Blair B, Takei R, Kummer FJ, Zuckerman JD. Surgical neck fractures of the proximal humerus: a laboratory evaluation of ten fixation techniques. J Trauma 1996;40:778-783

7. Resch H, Povacz P, Frohlich R, Wambacher M. Percutaneous fixation of three-and four-part fractures of the proximal humerus. J Bone Joint Surg Br 1997;79:295-300

8. Zyto K, Ahrengart L, Sperber A, Törnkvist H. Treatment of displaced proximal humeral fractures in elderly patients. J Bone Joint Surg Br 1997;79:412-417

9. Pevny T, Hunter RE, Freeman JR. Primary traumatic anterior shoulder dislocation in patients 40 years of age and older. Arthroscopy 1998;14:289-294

10. Hovelius L, Augustini BG, Fredin H, Johansson O, Norlin R, Thorling J. Primary anterior dislocation of the shoulder in young patients: a ten-year prospective study. J Bone Joint Surg Am 1996;78:1 677-1 684

11. Hintermann B, Gachter A. Arthroscopic findings after shoulder dislocation. Am J Sports Med 1995;23:545-551

12. Taylor DC, Arciero RA. Pathologic changes associated with shoulder dislocations: arthroscopic and physical examination findings in first-time, traumatic anterior dislocations. Am J Sports Med 1997;25:306-311

13. Gumina S, Postacchini F. Anterior dislocation of the shoulder in elderly patients. J Bone Joint Surg Br 1997;79:540-543

14. Koval KJ, Gallagher MA, Marsicano JG, Cuomo F, McShinawy A, Zuckerman JD. Functional outcome after minimally displaced fractures of the proximal part of the humerus. J Bone Joint Surg Am 1997;79:203-207

15. Lin J, Hou S-M, Hang Y-S. Locked nailing for displaced surgical neck fractures of the humerus. J Trauma 1998;45:1 051-1 057

16. Neer CS II. Displaced proximal humerus fractures: part I. Classification and evaluation. J Bone Joint Surg Am 1970;52:1 077 – 1 089
17. Bernstein J, Adler LM, Blank JE, et al. Evaluation of the Neer system of classification of proximal humerus fractures with computerized tomographic scans and plain radiographs. J Bone Joint Surg Am 1996;78:1 371 – 1 375
18. brien H, Noftall F, MacMaster S, Cummings T, Landells C, Rockwood P. Neer's classification system: a critical appraisal. J Trauma 1995;38:257 – 260
19. Sallay PI, Pedowitz RA, Mallon WJ, Vandemark RM, Dalton JD, Speer KP. Reliability and reproducibility of radiographic interpretation of proximal humeral fracture pathoanatomy. J Shoulder Elbow Surg 1997;6:60 – 69
20. Sjödén GO, Movin T, Gfintner P, et al. Poor reproducibility of classification of proximal humeral fractures: additional CT of minorvalue. Acta Orthop Scand 1997;68:239 – 242
21. Sidor ML, Zuckerman JD, Lyon T, Koval K, Cuomo F, Schoenberg N. Classification of proximal humerus fractures: the contribution of the scapular lateral and axillary radiographs. J Shoulder Elbow Surg 1994;3:24 – 27
22. Simon JA, Puopolo SM, Capla EL, Egol KA, Zuckerman JD, Koval KJ. Accuracy of the axillary projection to determine fracture angulation of the proximal humerus. Orthopedics 2004;27:205 – 207
23. Schai P, Imhoff A, Preiss S. Comminuted humeral head fractures: a multicenter analysis. J Shoulder Elbow Surg 1995;4:319 – 330
24. Jakob RP, Miniaci A, Anson PS, Jaberg H, Osterwalder A, Ganz R. Four-part valgus impacted fractures of the proximal humerus. J Bone Joint Surg Br 1991;73:295 – 298
25. Court-Brown CM, Cattermole H, McQueen MM. Impacted valgus fractures (B1.1) of the proximal humerus: the results of nonoperative treatment. J Bone Joint Surg Br 2002;84:504 – 508
26. Park TS, Choi IY, Kim YH, Park MR, Shon JH, Kim SI. A new suggestion for the treatment of minimally displaced fractures of the greater tuberosity of the proximal humerus. Bull Hosp Jt Dis 1997;56:171 – 176
27. Ko J-Y, Yamamoto R. Surgical treatment of complex fractures of the proximal humerus. Clin Orthop Relat Res 1996;327:225 – 237
28. Gerber C, Hersche O, Berberat C. The clinical significance of posttraumatic avascular necrosis of the humeral head. J Shoulder Elbow Surg 1998;7:586 – 590
29. Kamineni S, Ankem H, Sanghavi S. Anatomical considerations for percutaneous proximal humeral fracture fixation. Injury 2004;35:1 133 – 1 136
30. Rowles DJ, McGrory JE. Percutaneous pinning of the proximal part of the humerus: an anatomic study. J Bone Joint Surg Am 2001;83:1 695 – 1 699
31. Liew AS, Johnson JA, Patterson SD, et al. Effect of screw placement on fixation in the humeral head. J Shoulder Elbow Surg 2000;9:423 – 426
32. Kwon BK, Goertzen DJ, O'Brien PJ, Broekhuyse HM, Oxland TR. Biomechanical evaluation of proximal humeral fracture fixation supplemented with calcium phosphate cement. J Bone Joint Surg Am 2002;84:951 – 961
33. Naidu SH, Bixler B, Capo JT, Moulton MJR, Radin A. Percutaneous pinning of proximal humerus fractures: a biomechanical study. Orthopedics 1997;20:1 073 – 1 076
34. Riemer BL, Butterfield SL, D'Ambrosia R, Kellam J. Seidel intramedullary nailing of humeral diaphyseal fractures: a preliminary report. Orthopedics 1991;14:239 – 246
35. Wretenberg P, Ekelund A. Acute hemiarthroplasty after proximal humerus fracture in old patients: a retrospective evaluation of 18 patients followed for 2 – 7 years. Acta Orthop Scand 1997;68:121 – 123
36. Hodgson SA, Mawson SJ, Stanley D. Rehabilitation after two-part fractures of the neck of the humerus. J Bone Joint Surg Br 2003;85:419 – 422
37. Wilmanns C, Bonnaire F. Rotator cuff alterations resulting from humeral head fractures. Injury 2002;33:781 – 789
38. Movin T, Sjödén GOJ, Ahrengart L. Poor function after shoulder replacement in fracture patients: a retrospective evaluation of 29 patients followed for 2 – 12 years. Acta Orthop Scand 1998;69:392 – 396
39. Visser CP, Tavy DL, Coene LN, Brand R. Electromyographic findings in shoulder dislocations and fractures of the proximal humerus: comparison with clinical neurologic examination. Clin Neurol Neurosurg 1999;101:86 – 91
40. Bono CM, Renard R, Levine RG, Levy AS. Effect of displacement of fractures of the greater tuberosity on the mechanics of the shoulder. J Bone Joint Surg Br 2001;83:1 056 – 1 062
41. Jaberg H, Warner JJ, Jakob RP. Percutaneous stabilization of unstable fractures of the humerus. J Bone Joint Surg Am 1992;74:508 – 515
42. Wijgman AJ, Roolker W, Patt TW, et al. Open reduction and internal fixation of three and four-part fractures of the proximal part of the humerus. J Bone Joint Surg Am 2002;84-A:1 919 – 1 925
43. Hessmann MH, Blum J, Hofmann A, Küchle R, Rommens PM. Internal fixation of proximal humeral fractures: current concepts. Eur J Trauma 2003;5:253 – 261
44. Bernard J, Charalambides C, Aderinto J, Mok D. Early

failure of intramedullary nailing for proximal humeral fractures. Injury 2000; 31:789-792
45. Wintzell G, Haglund-Akerlind Y, Tengvar M, Johansson L, Eriksson E. MRI examination of the glenohumeral joint after traumatic primary anterior dislocation: a descriptive evaluation of the acute lesion and at 6-month follow-up. Knee Surg Sports Traumatol Arthrosc 1996;4: 232-236
46. Hendey GW, Kinlaw K. Clinically significant abnormalities in postreduction radiographs after anterior shoulder dislocation. Ann Emerg Med 1996;28:399-402
47. Eachempati KK, Dua A, Malhotra R, Bhan S, Beta JR. The external rotation method for reduction of acute anterior dislocations and fracture-dislocations of the shoulder. J Bone Joint Surg Am 2004;86-A:2 431-2 434
48. Zahiri CA, Zahiri H, Tehrany F. Anterior shoulder dislocation reduction technique-revisited. Orthopedics 1997; 20:515-521
49. Thakur AJ, Narayan R. Painless reduction of shoulder dislocation by Kocher's method. J Bone Joint Surg Br 1990;72:524
50. Milch J. Treatment of dislocation of the shoulder. Surgery 1938;3:732-740
51. Plummer D, Clinton J. The external rotation method for reduction of acute anterior shoulder dislocation. Emerg Med Clin North Am. 1989;7:165-175
52. Miner JR, Biros M, Krieg S, Johnson C, Heegaard W, Plummet D. Randomized clinical trial of propofol versus methohexital for procedural sedation during fracture and dislocation reduction in the emergency department. Acad Emerg Med 2003;10:931-937
53. Miller SL, Cleeman E, Auerbach J, Flatow EL. Comparison of intraarticular lidocaine and intravenous sedation for reduction of shoulder dislocations: a randomized, prospective study. J Bone Joint Surg Am 2002;84-A:2 135 -2 139
54. Maeda A, Yoneda M, Horibe S, Hirooka A, Wakitani S, Narita Y. Longer immobilization extends the "symptom-flee" period following primary shoulder dislocation in young rugby players. J Orthop Sci 2002;7:43-47
55. Itoi E, Hatakeyama Y, Urayama M, Pradhan RL, Kido T, Sato K. Position of immobilization after dislocation of the shoulder: a cadaveric study. J Bone Joint Surg Am 1999;81:385-390
56. Itoi E, Hatakeyama Y, Kido T, et al. A new method of immobilization after traumatic anterior dislocation of the shoulder: a preliminary study. J Shoulder Elbow Surg 2003;12:413-415
57. Wintzell G, Hovelius L, Wikblad L, Saebo M, Larsson S. Arthroscopic lavage speeds reduction in effusion in the glenohumeral joint after primary anterior shoulder dislocation: a controlled randomized ultrasound study. Knee Surg Sports Traumatol Arthrosc 2000;8:56-60
58. Arciero RA, St. Pierre P. Acute shoulder dislocation: indications and techniques for operative management. Clin Sports Meal 1995;14: 937-953
59. Davy AR, Drew SJ. Management of shoulder dislocation: are we doing enough to reduce the risk of recurrence? Injury 2002;33:775-779
60. Robinson CM, Kelly M, Wakefield AE. Redislocation of the shoulder during the first six weeks after a primary anterior dislocation: risk factors and results of treatment. J Bone Joint Surg Am 2002;84-A:1 552-1 559
61. Cheng SL, Mackay MB, Richards RR. Treatment of locked posterior fracture-dislocations of the shoulder by total shoulder arthroplasty. J Shoulder Elbow Surg 1997; 6:11-17
62. te Slaa RL, Brand R, Marti RK. A prospective arthroscopic study of acute first-time anterior shoulder dislocation in the young: a five-year follow-up study. J Shoulder Elbow Surg 2003; 12: 529-534
63. Bottoni CR, Wilckens JH, DeBerardino TM, et al. A prospective, randomized evaluation of arthroscopic stabilization versus nonoperative treatment in patients with acute, traumatic, first-time shoulder dislocations. Am J Sports Med 2002;30:576-580
64. Larrain MV, Botto GJ, Montenegro HJ, Mauas DM. Arthroscopic repair of acute anterior shoulder dislocation in young athletes. Arthroscopy 2001;17:373-377

第十二章 肱骨干骨折

David C. Templeman，*Stephen Andrew Sems*

在创伤登记中,肱骨干骨折占到了所有新鲜骨折的1%。尽管髓内钉技术已经成为下肢长骨骨折普遍接受的治疗方法,但对于很多肱骨干骨折而言,非手术治疗仍然是一种重要的选择。接骨板固定和髓内钉固定均能满足这类骨折的稳定性要求,尽管两者在并发症方面有所不同。每一种治疗都有其固有的优缺点,这些都将在本章节中详细讨论。

6%~17%的肱骨干骨折合并桡神经损伤,而以中段移位的横形骨折尤为多见。因此,每例肱骨干骨折都必须进行腕关节背伸检查以排除桡神经损伤。不过这里有一个常见的错误需要引起注意,即当前臂和腕关节被夹板固定后观察手指的背伸功能,这一功能是由尺神经而非桡神经支配的手内在肌完成的。因此,应通过检查腕关节背伸运动的分级来评估桡神经的功能。

非手术治疗

一般概念

目前,大多数单纯的肱骨干骨折都可考虑进行非手术治疗。应用功能支具通常可获得良好的治疗效果。Sarmiento报道采用功能支具治疗闭合性或低能量开放性骨折的愈合率为99%[1~3]。其他的非手术治疗方式还包括接合夹板、前臂悬垂石膏及各种吊带。每种治疗方式都将在后文分别进行讨论。

非手术治疗对于某些情况下特定类型的骨折而言,并不是非常理想的治疗方法。例如,单纯的肱骨干骨折如果是移位的横形骨折,那么采用非手术治疗易于导致骨不连以及骨折端大于20°的永久性成角,这一成角将使肩关节的活动度明显减少,尤其是内翻成角会导致肩关节外展功能障碍。不过,肱骨短缩似乎不会引起任何功能问题。Castella等报道了一组30例肱骨干骨折非手术治疗后骨不连的病例,其中9例为老年女性,骨折类型相似:肱骨中远1/3处外侧均存在长的蝶形骨折块[4]。

接合夹板(coaptation splinting)

接合夹板是急诊室处理肱骨干骨折通常最先采用的固定工具。夹板呈U形,其内侧应尽可能地接近腋窝部位,外侧起自肘部并延伸至三角肌止点以上(图12-1)。对于偏近端的骨折,夹板的外侧部分延伸至颈部可以加强肩关节的制动,有利于控制伤后一周骨折局部的疼痛。为增强超肩关节固定的稳定性,可以在夹板的外面套上管状的弹力袜套,松松地绕过颈部打结,对于超肩固定的夹板,这一方法还可防止其向下滑落。由于前臂与躯干相对的位置关系,应用夹板治疗肱骨干骨折容易形成内翻畸形,当骨折端位于或高于内侧夹板近端时尤其如此(图12-2)。为了防止出现内翻畸形,夹板通常先预塑成外翻形状(香蕉形状)。应仔细填塞夹板的内侧上缘,必要时应用干燥粉剂以避免局部区域出现皮肤并发症。每周行影像学检查以确认骨折始终处于良好的复位状态。同前臂悬垂石膏一样,夹板仅应用于患者创伤后的最初阶段,之后改用功能支具进行最终治疗。

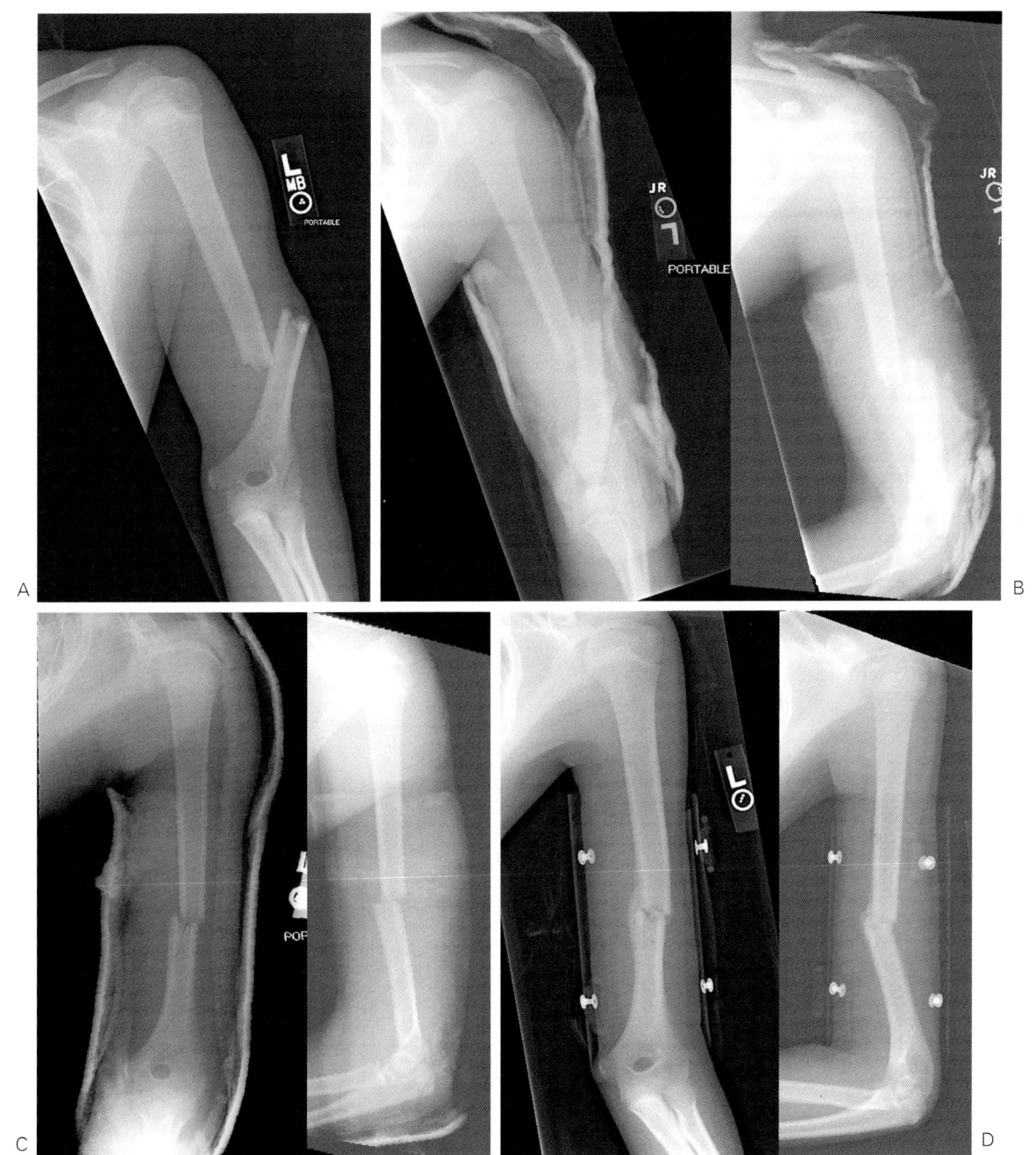

图 12-1 肱骨接合夹板治疗的病例。A. 肱骨干中段骨折正位 X 线片。B. 正位和侧位 X 线片显示夹板治疗不当,骨折位置无明显改变。C. 改用更贴合的夹板后,复位情况改善。D. 应用功能支具后最终的 X 线片

功能支具

功能支具是治疗肱骨干骨折的有效方法,可在允许肩、肘关节活动的情况下促进骨折的愈合,并能在软组织周围形成环形压力增高骨折周围的流体静力压。而肌肉的主动活动有助于减少骨折成角和旋转[3]。

肱骨干骨折支具包括两个半管状护套,其中一个套住另外一个(图 12-3),分别包裹肱二头肌和肱三头肌。支具的下方不能影响肘关节的活动。外壳上附带有 2~3 个尼龙拉链,收紧后可使支具与患肢紧密贴合。该功能性支具具有很强的适应性,因此外伤后 5~7 天即可开始使用。而在此之前的 1~2 周,我们推荐采用接合夹板、前臂悬垂石膏或 Velpeau 绷带进行制动。病人可以在患肢能忍受的情况下进行主动活动,但是在骨折

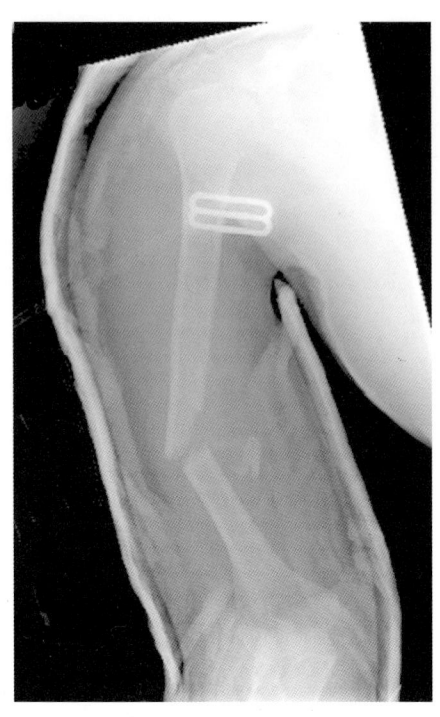

图 12-2 X 线片显示夹板固定后骨折内翻畸形。该畸形对无法直立的患者很难避免,本例患者住在重病监护病房。重力可以协助直立状态的病人矫正骨折力线

愈合之前要限制肩关节外展,以降低内翻成角发生的概率。功能支具应至少固定 8 周左右,或者持续到病人能进行无痛活动并且出现骨折愈合的影像学证据为止。几项临床病例研究显示,采用功能支具治疗肱骨干骨折很少出现骨不连[1~3]。

前臂悬垂石膏

所谓前臂悬垂石膏是根据重力原理,利用石膏自身的重量使前臂始终保持悬垂位置,通常用于治疗移位性的肱骨干骨折。肱骨干骨折为短缩重叠移位、长斜形或螺旋形骨折时,适合应用前臂悬垂石膏进行治疗。以上几种骨折类型在治疗过程中骨折端可允许存在一定的间隙。由于可能造成过度牵引和骨不连,因此前臂悬垂石膏并不适用于肱骨干横形骨折。在伤后 1 周应用悬垂石膏可使骨折端获得复位,但如果长时间使用将导致患肢肩肘关节僵硬,因此需及时更换为功能支具。由于悬垂石膏依赖重力原理发挥作用,因此为维持骨折的复位状态,病人需时刻保持直立位,否则石膏重量将导致骨折移位。采用前臂悬垂石膏治疗要求病人即使睡觉时也要保持直立状态,因此病人通常不愿意接受此项治疗。悬垂石膏的重量应稍小于造成最小过牵的重量,固定的范围起自骨折端稍近端,维持肘关节屈曲 90°,前臂中立位,石膏不可限制患肢腕关节和手指的活动。绷带环绕患者颈部并连接至悬垂石膏临近腕关节的部位。可根据骨折分离移位的具体情况调整绷带固定悬垂石膏的位置。骨折内翻畸形则将吊带固定在腕部偏外侧(远离身体),外翻畸形则调整吊带偏内侧固定(靠近腹部)。肱骨骨折向前成角,将吊带朝伤肢远端(手腕方向)移动,反之朝相反方向移动。

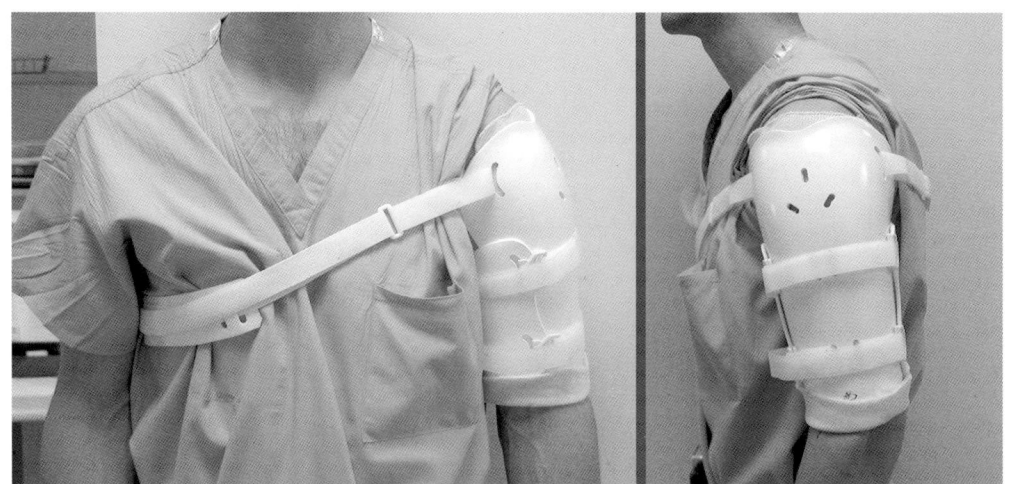

图 12-3 肱骨骨折功能支具。先穿入弹力袜套然后再包裹半管式支具。病人需每天勒紧尼龙拉链以保持支具与身体贴合

其他非手术治疗方法

还有其他几种用于治疗肱骨干骨折的非手术治疗方法。Velpeau 绷带可将患肢完全制动,但仅能用于临时固定,应及时更换为其他固定方式。肩"人"字石膏用于需严格限制肩关节外展活动的情形,然而这种石膏过于笨重,不便于使用佩戴。因此对于需采用肩"人"字形石膏的患者可首先考虑手术治疗。之前曾有人应用经尺骨鹰嘴穿针骨牵引治疗肱骨干骨折,但外固定支架应用更为简便,已经完全取代了骨牵引治疗。

损伤分类

肱骨干骨折的分类系统非常完善,骨折的多种特征都在分类体系中得以体现。骨干骨折按部位可分为近段 1/3、中段 1/3 和远段 1/3 骨折。但是另一种根据骨折端与肌肉止点相对位置来描述骨折的方法更为实用。胸大肌和三角肌止于肱骨骨干的近端,如果骨折部位位于胸大肌止点上方,骨折远端受到胸大肌的牵拉将向内侧移位。同时骨折近端外展并在肩袖作用下发生旋转。如果骨折部位位于胸大肌止点和三角肌止点之间,骨折近端受胸大肌牵拉向内侧移位,骨折远端由于受到三角肌的牵拉将向近端及侧方移位(图 12 - 4)。如果骨折部位位于三角肌止点的下方,那么相对更强大的三角肌将牵拉骨折近端发生外展移位。

除骨折的部位以外,分类还应包括骨折的形式,即在描述骨折时加入诸如横形、螺旋形、斜形、粉碎和节段性等术语。另外,对骨折的分类描述还应考虑肢体软组织条件,闭合骨折采用 Tscherne 和 Gotzen 的分类方法[5],开放性骨折则采用 Gustilo 和 Anderson 的分类方法[6]。

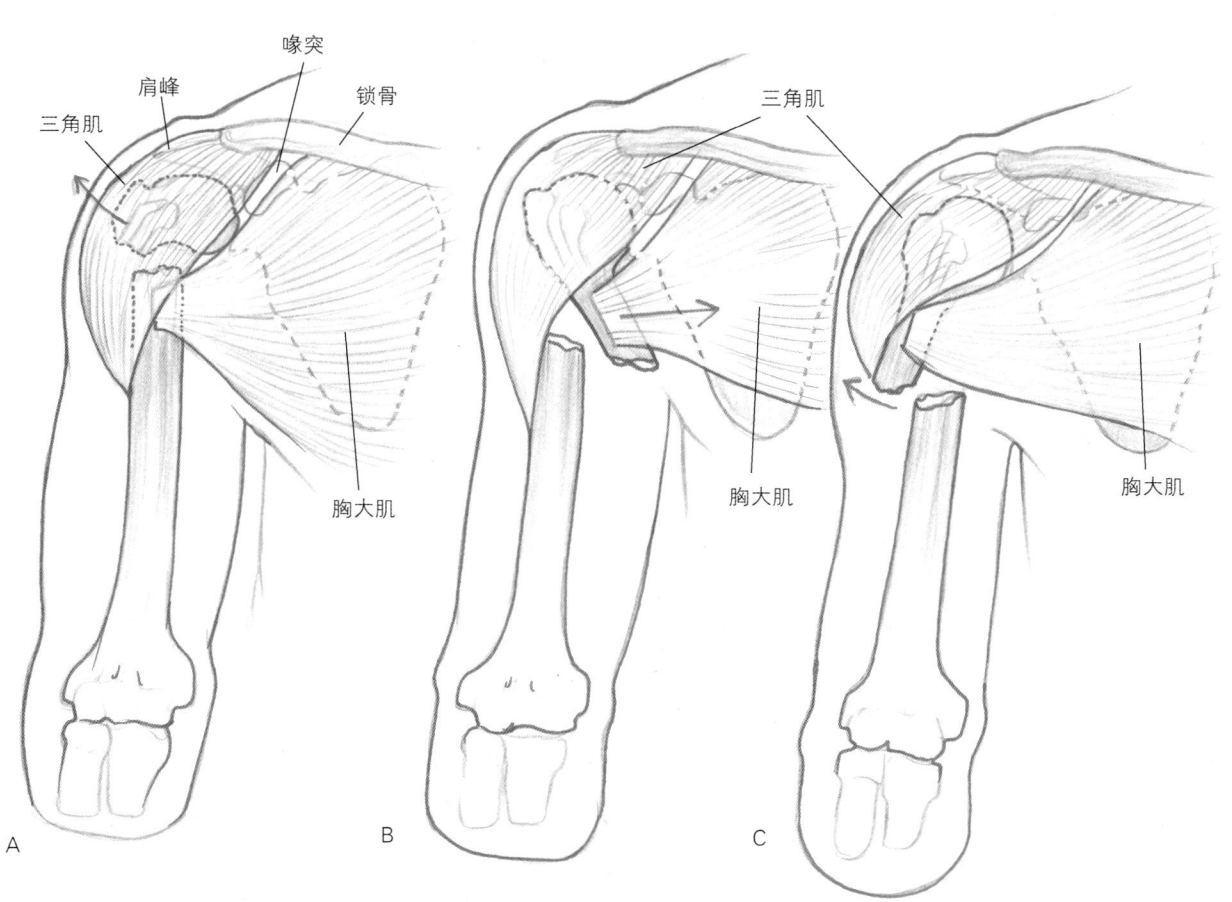

图 12 - 4　肱骨中段骨折的受力机制

手术指征

对线不良

90%以上的病例应用非手术治疗即可实现骨折愈合。手术治疗仅适用于一些特定的情况，即非手术治疗无法维持骨折复位，超出骨折复位可接受的标准时可考虑进行手术治疗。Klenerman指出，对于前后成角不超过20°、内翻或外翻成角不超过30°以及骨折短缩不超过3cm的肱骨干骨折，均可采取非手术治疗[7]。

开放骨折

由于创伤使皮肤破损并导致骨折端与外界相通的患者应进行手术治疗，对失活的软组织及死骨进行彻底的清创并固定骨折。骨折固定对开放性骨折具有重要意义，不仅可保护软组织免受进一步的伤害，还有利于伤肢更好更快地康复。

合并关节损伤

肱骨干骨折合并肩/肘关节的关节内骨折时，如后者须行手术治疗，则肱骨干骨折的手术也应同时进行（图12-5）。此类骨折既可以是肱骨干骨折延伸至肩/肘关节，也可以是肱骨多段骨折同时累及肩/肘关节和肱骨干。关节内骨折固定后，术后处理必须包括关节的早期活动，而固定肱骨干骨折则对此很有帮助。如果不进行肱骨干骨折固定，必定妨碍关节的功能锻炼并使关节僵硬的风险明显增加。

血管神经损伤

桡神经损伤是肱骨干骨折最常见的神经损伤，文献报道发生率为1.8%~34%[8~11]。多数肱骨干骨折合并的原发性或继发性桡神经麻痹均属于机能性麻痹，具有自发缓解的倾向。因此，有关神经探查的手术指征目前尚存在争议。比较统一的意见是，肱骨干远1/3纵向或螺旋形骨折（Holstein-Lewis骨折）合并桡神经损伤时应考虑手术治疗，因为这类骨折桡神经容易被尖锐的骨折断端割断刺伤或卡入骨折断端之间[8]。与此相反，肱骨中1/3骨折通常只导致神经的肿胀挫伤，引起神经机能障碍[12]。一般来说，多数肱骨干骨折合并桡神经损伤采取非手术治疗都能取得良好的治疗效果[10~11]。

对闭合手法复位产生的医源性桡神经损伤是否进行手术干预是争议最大的问题之一，特别是肱骨干下段1/3长的尖刺状骨折。虽然这种类型的损伤通常要求手术治疗，但大量的病例研究结果显示多数继发性桡神经损伤都具有自愈倾向[13]。另外，开放性肱骨干骨折导致的桡神经损伤通常是神经撕裂[14]。作者认为，如果桡神经卡压在骨折端，那么一般情况下骨折端会存在间隙；也就是说，如果术后出现桡神经症状，骨折端又存在一定的间隙，则可作为桡神经卡压的证据（图12-6）。

肱骨干骨折合并血管损伤常见于贯通伤的患者[13]。通过手术重建伤肢的稳定性能给血管的修复提供良好的条件，有利于血管功能的恢复，避免因骨折失稳导致血管扭结或过度牵拉。因此，在进行血管修复或植骨前应及早恢复骨骼的稳定性，而这通常需要多学科的协同治疗。

浮肘损伤

前臂双骨折合并肱骨干骨折应尽早进行手术固定治疗，为伤肢的早期功能锻炼创造条件（图12-5）[15~17]。如果其中一处或两处手术固定失败，则可能因术后制动时间延长导致肩/肘关节僵硬。

即将发生的病理性骨折（Impending Pathological Fractures）

由转移瘤或代谢性骨病引起的病理性肱骨骨折是导致病人疼痛和残障的重要原因。通过多种手术技术可以实现即将发生病理性骨折的肱骨的稳定。如果正侧位X线检查显示骨破坏导致的骨缺损达到50%~75%，则应考虑手术固定[18]。内固定结合放疗能有效缓解疼痛，并能达到与稳定肢体同样的功能状态。内固定结合骨水泥增强能加强局部的稳定性，且有助于缓解疼痛。

多发伤

合并肢体多发骨折是肱骨干骨折手术固定的指征。合并脑外伤的患者通常在重症监护病房停留的时间较长，早期坚强内固定便于护理、搬运及限制病人的异常活动。对于合并四肢多发创伤的病人，肱骨骨折坚强固定后，伤肢可在拐杖、助步器等辅助下逐步负重。肱骨干骨折接骨板内固定

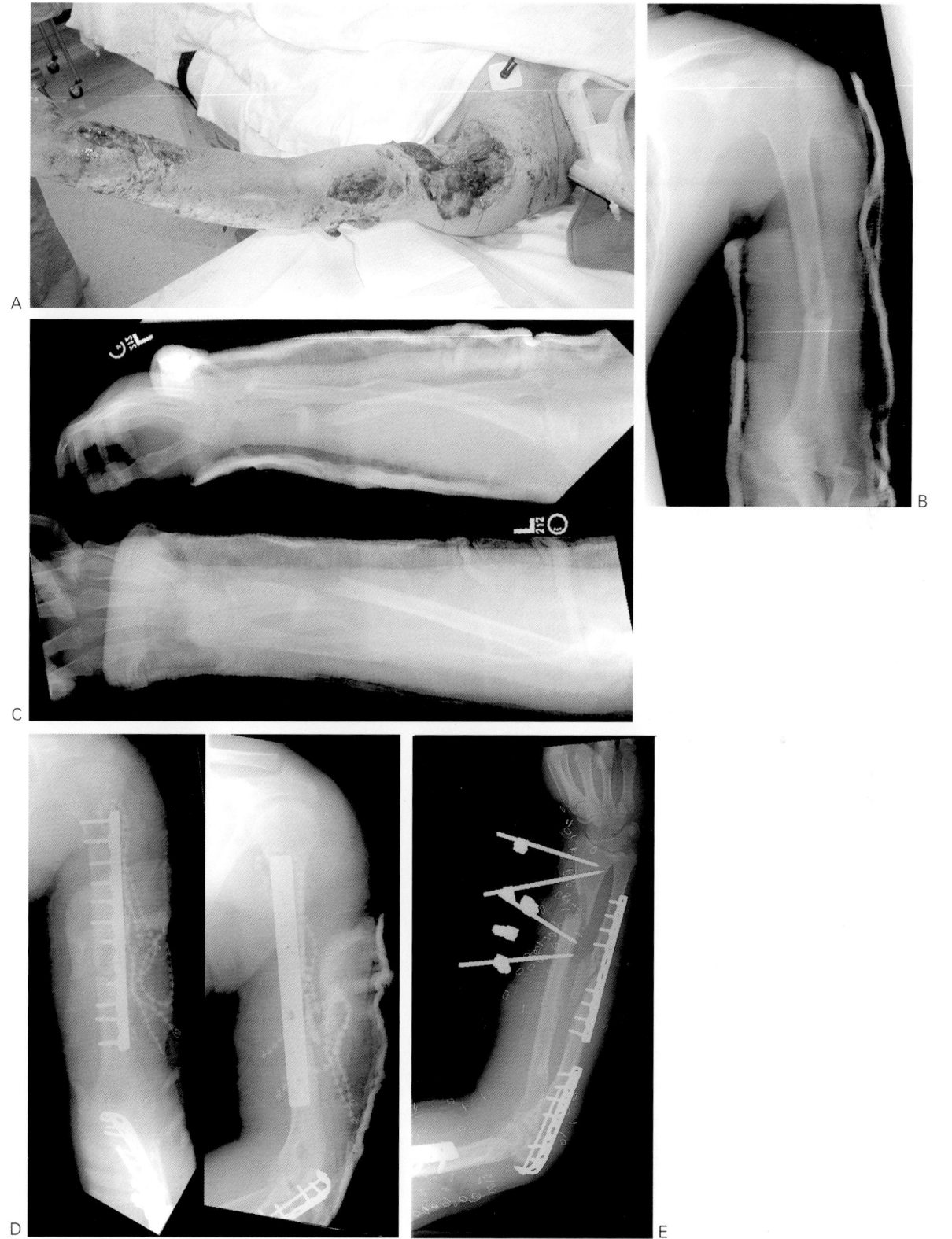

图12-5 肱骨干开放骨折合并同侧前臂骨折。A. 患者伤肢外观照片,因汽车碾压致伤。B. 肱骨正位X线片,可见桡骨头脱位、尺骨近端骨折。C. 前臂正侧位X线片显示尺桡骨中段粉碎性骨折合并肘关节骨折脱位。D. 肱骨开放复位接骨板内固定术后正侧位X线片,软组织中可见抗生素珠链。E. 前臂内固定术后X线片

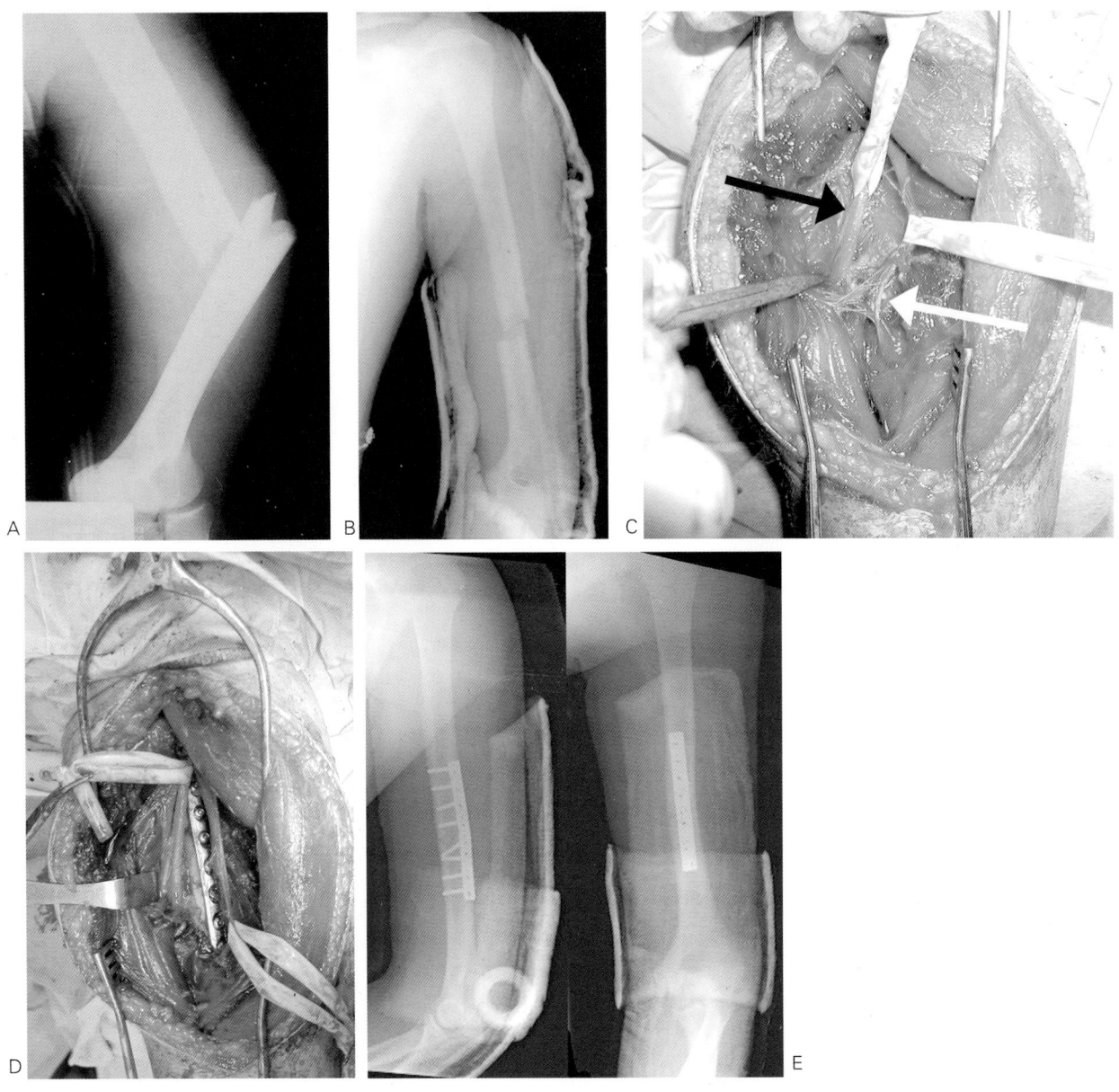

图 12-6　A. 正位 X 线片显示肱骨中段骨折成角移位,桡神经功能完好。B. 复位后 X 线片显示肱骨横形骨折,对线良好,但骨折端存在间隙,桡神经麻痹。C. 术中发现桡神经(黑色箭头)卡在骨折端(白色箭头)。D. 神经复位接骨板内固定后的术中照片。E. 切开复位内固定术后的 X 线片

后伤肢即可完全负重,而不会增加发生并发症的风险[19]。对于双上肢同时骨折的病人,手术固定有助于增强病人日常活动和自理能力。

手术治疗

一般概念

目前公认的肱骨干骨折手术固定的指征包括开放性肱骨骨折、双侧肱骨骨折、病理性骨折、肱骨骨折合并同侧前臂骨折(浮肘)以及多发创伤。

能否坐起及在半卧位睡觉是决定采取非手术治疗的重要参考因素,这一体位有助于通过施加在前臂的重量牵引复位骨折端。

肱骨骨折合并下肢骨折的病人通常需进行部分负重功能锻炼,而肱骨骨折手术固定后,则可允许患者使用拐杖或其他助行器。Tingstad 等注意到,有学者估测在使用双侧腋拐时上肢可承担身体 80% 以上的重量,并且已经证实,按照内固定的应用原则对肱骨干骨折进行有效的固定后,可为患者提供足够的强度,确保其安全地使用拐

杖[19]。此外，很多骨科医生还认为，对于稳定型肱骨骨折进行髓内钉固定后，患者同样也可以负重。髓内钉治疗的肱骨中段横形骨折就是一个例子。不过目前尚不清楚复杂骨折或其他不稳定型骨折髓内钉治疗后能否负重。

接骨板和髓内钉固定是肱骨干骨折最常见的手术固定方式。外固定支架应用非常少，这是因为置针时容易损伤局部的神经血管，且后期容易继发肩/肘关节活动障碍及针道感染等。

选择何种接骨板固定以及是否采用髓内钉治疗仍然存在争议，取决的因素包括骨折的类型和部位、合并的软组织损伤和神经血管损伤、骨质疏松、合并同侧肢体损伤以及手术医生的经验等。

髓内钉治疗肱骨干骨折直到交锁髓内钉出现才逐步得到广泛应用，交锁髓内钉拓展了肱骨干骨折髓内固定的手术适应证，并提高了手术成功率。虽然目前普遍认为接骨板和髓内钉手术治疗的愈合率没有太大差异，但仍然存在一些争议。髓内钉闭合穿针能减少手术创伤，但顺行穿针会增加术后肩部疼痛的危险。支持接骨板固定的学者认为髓内钉闭合穿针有可能损伤桡神经，而支持髓内钉固定的学者则认为开放手术损伤神经的概率更高。有几项研究对肱骨干骨折接骨板固定和髓内钉固定的优点以及存在的问题进行了比较[20~23]。小样本前瞻性随机对照研究和Meta分析认为，接骨板和髓内钉都能获得较高的愈合率，两种治疗方法之间的主要差别是各自固有的并发症。

手术方法：切开复位接骨板内固定

手术体位

患者选择何种体位取决于拟采用的手术入路。通常前外侧入路采用仰卧位，手术床边放置可透视上肢手术桌，便于术中透视。对于多发性创伤仰卧位也是首选，对于合并脊柱创伤或对脊柱是否存在损伤仍不太明确时尤其如此。将患者的头部稍偏向对侧，这样不仅便于铺巾隔离，还可避免术中相关器械放置不当误伤患者的颜面部。气管导管放置在病人口部远离手术的一侧。病人躯干应尽可能靠近可透视上肢手术桌。肩胛骨下方加小沙垫稍抬高患肩，以使肩臂部铺巾更为方便。肩部外展60°以充分暴露肱骨干。肱骨中段或近段1/3骨折如需使用止血带，非无菌的止血带可能无法满足手术入路的要求，而应选用无菌止血带。

应用外侧或后侧入路的患者应取侧卧位，并用布袋支撑。将一个大的亚麻垫置于于患者胸前作为手术操作台。将用于腘窝的托脚垫放置在肘前区并与手术床固定，也可以提供类似的操作台。取侧卧位的病人在保证安全的情况下，其躯干也应尽可能靠近手术床的边缘。同时肩关节外展90°以充分暴露手术区域。

患者取俯卧位时进行后路手术更为简便（视频12-1，光盘2）。肩关节外展90°，取外展中立位。患者胸前稍加垫使肩部轻度前屈避免过度牵拉臂丛神经。可透视上肢手术桌置于侧方与手术床连接，可为手术提供一个良好的工作平台，便于术中进行X线透视。

X线摄像

术前X线检查应包括两个垂直平面的肱骨全长，一般拍摄肱骨正位和侧位X线片。临床上还有一些特殊的X线投照方式用于显示肱骨近段和远段，不过普通的正侧位X线片即可清楚显示肱骨干。

多数肱骨骨折可以在直视下直接复位固定，而术中X线透视适用于几乎任何类型的肱骨骨折，能帮助判断术中骨折复位、接骨板螺钉的位置以及长度等情况。病人侧卧位时，C型臂置于患者前侧垂直拍摄可获得肱骨正位片，肩关节外旋90°即可拍摄侧位片。患者仰卧或俯卧位时，C型臂垂直于可透射X线的上肢手术桌进行拍摄，通过旋转肩关节分别获得相应的正侧位X线片。

手术入路

前入路

前外侧入路（图12-7）是肱骨干骨折切开复位内固定最常用的手术入路。该入路可以充分显露包括远近端在内的整个肱骨骨干。沿肱二头肌和肱肌外侧做切口，分离牵开外侧肌间隔前方的肱肌直达肱骨。该切口可不必分离牵开桡神经，但在切口远端需谨慎操作，勿损伤前臂外侧皮神经。

后侧入路

后侧入路可显露肱骨干下3/4，主要用于肱骨下1/3骨折。这是因为肱骨干的后侧表面相对平

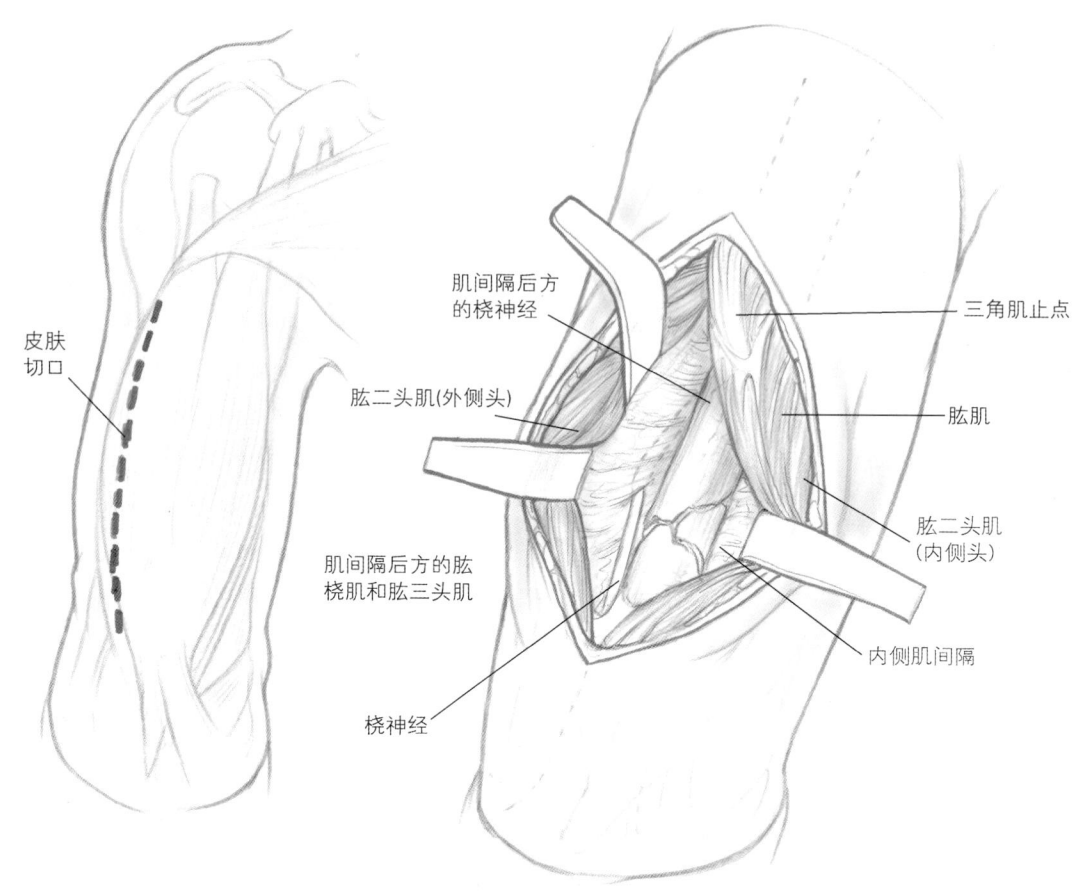

图 12-7 肱骨前外侧入路

坦,适合接骨板固定(图 12-8)。后侧入路易伤及桡神经,操作时应仔细辨别并加以保护[24]。俯卧位是进行后侧入路手术最合适的体位,虽然也可应用侧卧位。上臂后侧正中做皮肤切口,在浅层,自肱三头肌长头和外侧头之间的间隙进入(图 12-9)。至深层,分离牵开肱三头肌内侧头,显露伴行于桡神经沟的桡神经和肱深动脉。

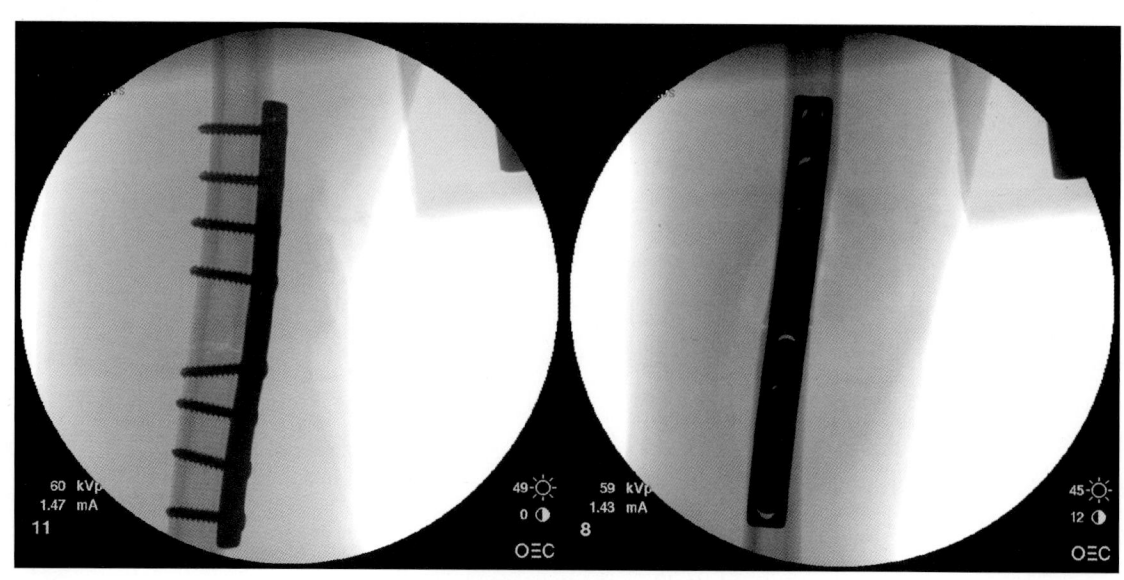

图 12-8 肱骨后侧接骨板。注意接骨板中点处轻度预弯以实现对骨折的均匀加压

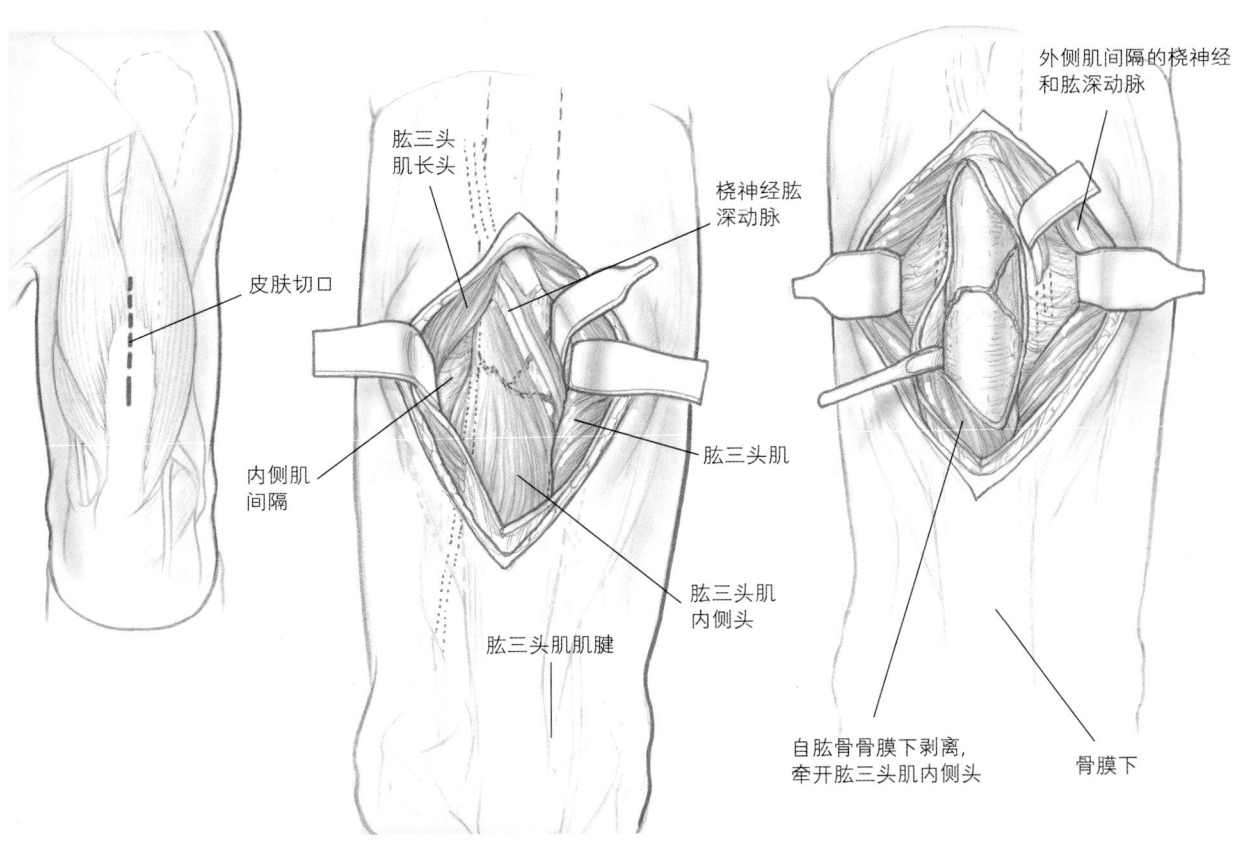

图 12-9　肱骨后侧入路。A. 虚线表示皮肤切口。B. 浅层解剖结构。C. 深层解剖结构

其他手术入路

临床上较少采用直接内侧或外侧入路。内侧入路通常在开放性骨折合并内侧创口或术中需显露血管时才考虑应用。外侧入路可用于仰卧位，并且无需进行肌肉分离[25]。

复位固定

临床上一般采用 AO 内固定研究学会（AO/ASIF）所倡导的切开复位接骨板内固定的标准技术[26]，这就涉及针对不同的患者和骨折类型选择适合的接骨板类型（见后文讨论）。简单骨折，包括横形骨折、短斜形骨折和折弯楔形骨折可采用直接切开复位。术中需保护附着的软组织，不可用环形钳夹骨面。接骨板通常可以协助骨折复位。复杂的骨折最好采用桥接接骨板，即将接骨板跨越骨折部位固定于骨质完好的远折端和近折端，术中需注意恢复骨干的长度、旋转和对线。这种方法可通过有限切开，减少骨折粉碎区域软组织的分离，但却可能增加桡神经损伤的概率[27]。近来有文献报道了经皮接骨板技术，通过位于骨折远近端的两个小切口置入并直接跨越骨折端，术中不必对骨折端进行暴露[28]。

内固定物的选择

临床上通常采用合适长度的 4.5mm 动力加压接骨板（其长度应满足在骨折每一端至少能置入 4 枚双皮质螺钉）。尽管对于肱骨和股骨首先推荐宽动力加压接骨板，但 4.5mm 动力加压接骨板一般就能满足要求；对于一些体型较小的患者，窄的 4.5mm 动力加压接骨板可能更合适。而目前的趋势是选用较长接骨板并用较少的螺钉进行固定。

固定横断骨折前，接骨板应先进行预弯以便压力能均匀地分布在骨折表面（图 12-8）。固定斜形或螺旋形骨折通常需要拉力螺钉，拉力螺钉如能通过接骨板固定则更为理想。对于肱骨下段骨折，试图在接骨板不影响尺骨鹰嘴窝的情况下对远折端进行穿透 8 层皮质的常规固定似乎不太可能的。在这种情况下，可考虑用两块接骨板，第二块接骨板与第一块接骨板呈 90°放置，固定肱骨远端外侧柱或内侧柱（图 12-10）。

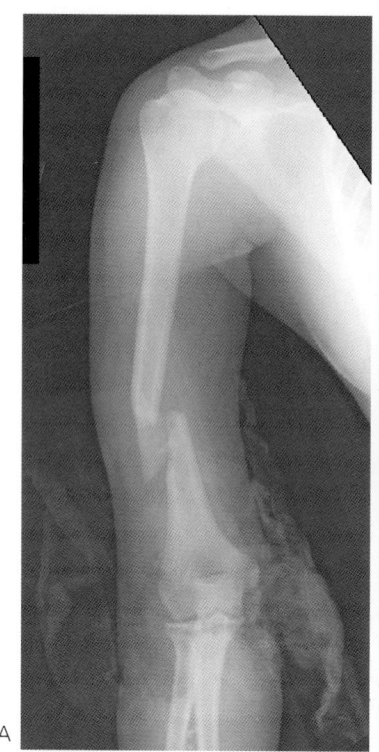
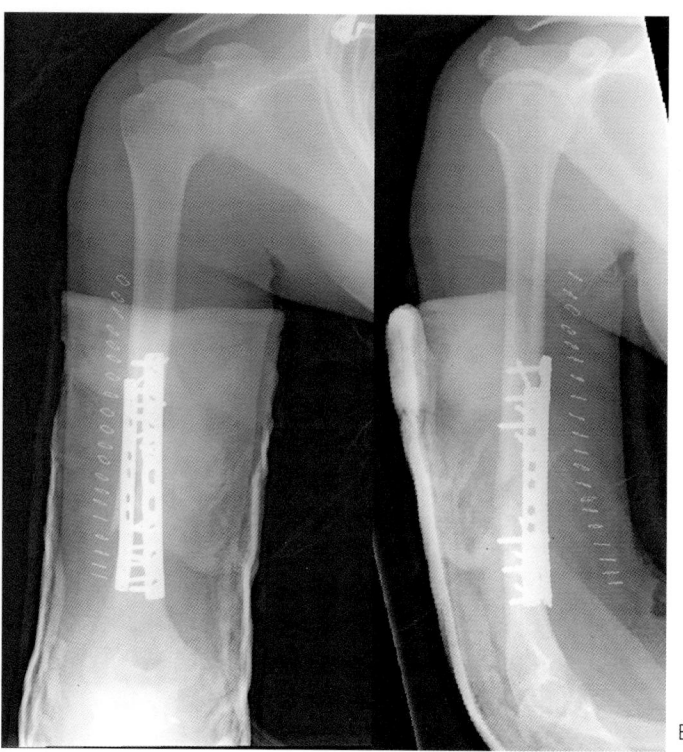
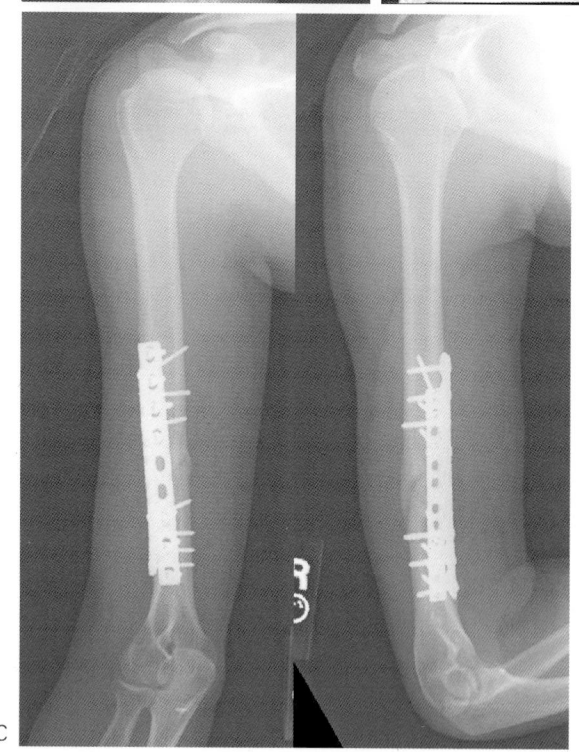

图 12-10　A. 肱骨正位 X 线片显示肱骨远端 1/3 粉碎性骨折。本例患者为肘关节开放性损伤,内侧副韧带完全断裂。B. 采用 2 块成 90°放置的接骨板内固定。单一接骨板固定无法提供足够固定强度。C. 最终 X 线片

植骨

肱骨干骨折在进行接骨板内固定时是否需要植骨,目前还没有明确的意见。与这一问题相关的大多数文献(包括回顾性队列研究、病例对照研究)报道,其研究都是在当前强调的骨折间接复位技术得到广泛应用之前做的;是否进行植骨,术者可根据自己的喜好进行选择。目前仅有一项随机对照研究对植骨或不植骨的动力加压接骨板与 Enders 钉固定进行了比较[29]。在这项研究中,Chiu 等发现接骨板固定并植骨的患者与接骨板固定未植骨的患者相比,其骨折愈合时间提前了 3 周[29]。然而,尚没有证据表明应用当前的接骨板

固定技术必须同时植骨。因此笔者一般不进行预防性植骨,而是应用间接复位和桥接接骨板技术处理粉碎性骨折。

肱骨内固定术后的护理

肱骨干骨折牢固内固定之后通常没有必要辅助外固定,除非认为有必要应用后侧夹板短期临时固定以保护创口,否则单纯用柔软敷料覆盖伤口即可。术后立即开始鼓励患者进行肩肘关节的功能锻炼,如果有需要还可允许患者用患肢扶拐行走。在患者能耐受的情况下,鼓励其不断加强活动,但在骨折出现影像学愈合之前,必须限制病人抬举重物及高应力的活动。

肱骨干骨折髓内钉固定

有学者认为髓内钉对于肱骨干骨折是一种可靠的固定方式,甚至可以作为首选[30,31]。但是,同身体其他部位的长骨相比,肱骨骨折采用髓内钉或接骨板孰优孰劣尚无明确的答案,临床上还存在很大争议。

肱骨干骨折治疗早年曾推荐使用细的弹性髓内钉,如 Enders 钉和 Rush 棒。弹性髓内钉的优势主要在于可以于偏心位插入髓腔,而无须干扰肩袖组织。此外,还可以通过肱骨髁上逆行插入髓腔。弹性髓内钉系统的主要缺点是固定不够牢固,常发生髓内钉移位。但如果正确使用,Enders 钉、Hackethal 钉和 Rush 棒治疗肱骨干骨折的愈合率可高达 90%[29,32,35]。

交锁髓内钉的应用克服了弹性髓内钉强度不足的问题,同时也可满足骨折固定闭合穿针的需要。外科医生也可以应用交锁髓内钉技术处理弹性髓内钉难以固定的粉碎性骨折。虽然交锁髓内钉的适应证范围较广,但也应考虑到这种内固定装置也存在不少潜在的并发症[36,37]。插入交锁髓内钉可能会导致神经血管损伤[38,39]。另外,刚性交锁髓内钉要求进针点大体上位于髓腔的轴线上。因此,其进针点通常与弹性髓内钉不同。顺行髓内钉从肩袖插入,而逆行髓内钉则需要在鹰嘴窝或鹰嘴窝稍上方自更大的进针点导入。这些与入路相关的及其独特的并发症都将在后文进行讨论。

交锁髓内钉可以扩髓也可以不扩髓,但正如在其他长骨所遇到的问题一样,究竟哪种方法更好目前也还存在诸多争议。与股骨和胫骨不同,扩髓并没有显示能增加肱骨髓内钉治疗的愈合率[40]。不过,由于肱骨的骨髓腔直径较小且缺乏宽阔的远端干骺端,因此有创伤学者认为扩髓有助于避免髓内钉远端的嵌顿以及骨折端的过牵,而这一弊端则被认为可能会增加骨不连的危险。但另外也有学者认为扩髓造成的热坏死反而会导致骨不连。尽管如此,由于髓腔的直径相对较小,通过扩髓可以使较大直径(更坚强)的髓内钉顺利插入。所谓有限扩髓,即不强求对所有骨内膜进行积极的扩髓,而只是获得一个与髓内钉直径相匹配的通道。为避免损伤桡神经,应手动插入扩髓钻通过粉碎的骨折端,而不能用电动扩髓。有一项研究对扩髓与不扩髓髓内钉进行了比较,结果发现两种处理方式对骨折愈合率或并发症的影响并没有明显差异[40]。因为肱骨远端的直径较小,逆行髓内钉扩髓时应注意一定的角度。

术前准备和术中透视

顺行髓内钉

顺行髓内钉固定常用的手术体位有两种,但无论采用何种手术体位,患者的伤肢均应置于手术床的边缘。第一种为沙滩椅体位,C 型臂置于手术床的头侧上方,向肩关节远侧投照(图 12-11)。这样可以很方便地拍摄肱骨正位 X 线片。如果将 C 型臂调整为水平位则可以获得标准的经腋侧位 X 线片。另一种为仰卧位,向健侧侧身30°~45°,手术巾垫高。C 型臂侧经手术床进行拍摄,通过旋转 C 型臂,无需移动伤肢即可获得肱骨正位 X 线片和穿肩胛位"Y"形侧位 X 线片(图12-12)(视频 12-2,视频 12-3;光盘 2)。

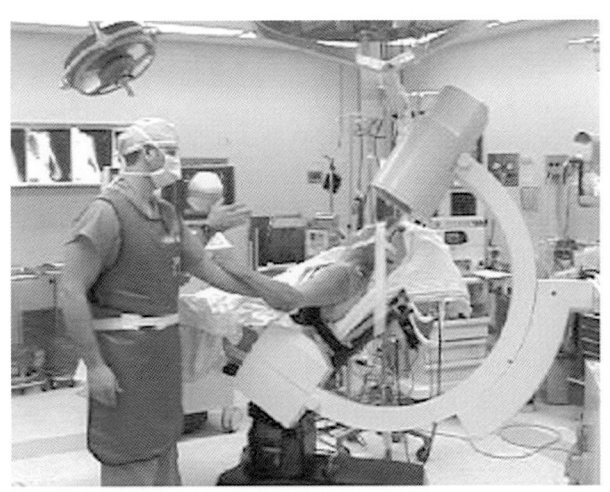

图 12-11 顺行髓内钉采用沙滩椅体位

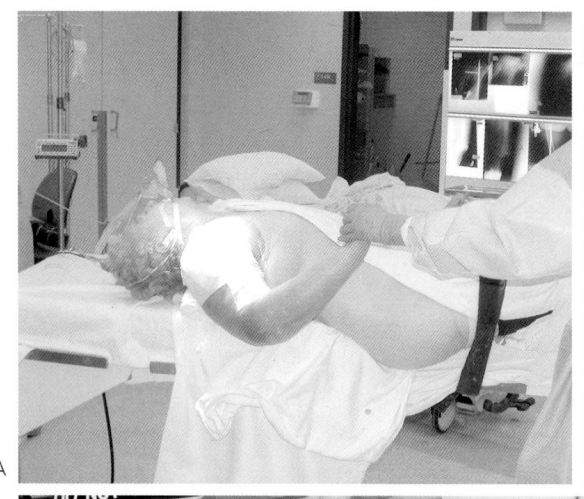
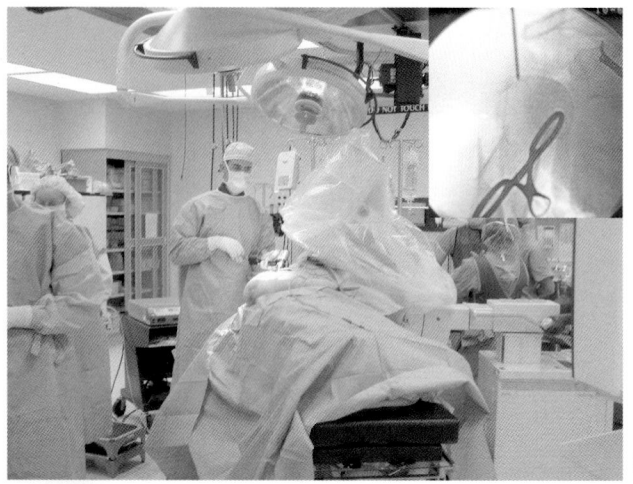
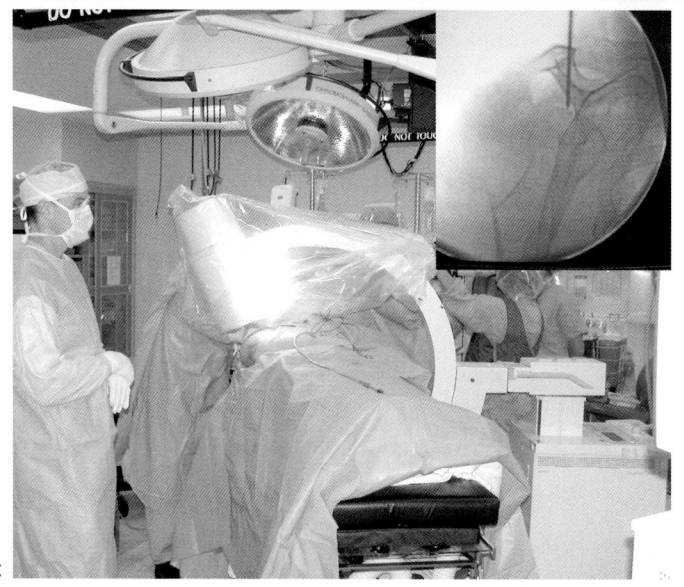

图 12-12 对患者或 C 型臂的位置进行调整可以获得正位和穿肩胛骨 Y 型侧位 X 线片。A. 病人仰卧位,"滚木状"侧向健侧,并用手术巾加垫。B. C 型臂定位并拍摄肩关节正位片,图片右上方即为相应的图像。由于患者躯干向手术对侧倾斜,因此必须转动 C 型臂才能获得真正的正位 X 线片。C. 不搬动病人,C 型臂向后旋转,即可拍摄如图片右上方所见的肩胛骨侧位片

获得足够的影像学资料后,术区消毒铺无菌手术单。对开放伤口进行切口延长、冲洗和清创。开放性骨折可以采用手法复位并可在肉眼直视下观察确认桡神经是否被骨折断卡压。

顺行髓内钉肩峰前侧入路

适应证 同肱骨大结节骨折的治疗一样,肱骨髓内钉通常采用外侧入路劈开三角肌进针。但是 Riemer 等认为这种手术入路同肩峰前侧入路相比,肩部疼痛和功能障碍的发生率更高[41]。人体解剖标本显示,经三角肌的外侧入路需将肩袖组成之一的冈下肌在其止点附近横断,而肩峰前侧入路的切口方向刚好与冈上肌腱纤维的走行方向一致。

并且,肩峰前侧入路的进针点在肩峰的前侧,这样就避免了进针时肩峰对插入髓内钉的阻挡。因此肩峰前侧入路适用于所有病例,其操作方法如下。

手术方法 在肩峰的前外侧做 2~3cm 长的切口(图 12-13)。劈开三角肌及其深筋膜并小心地牵开。暴露深面的冈上肌腱并锐性分离、牵开,并用缝线标记。在肱骨大结节间沟插入一枚导针,通过 C 型臂拍摄前后位和侧位 X 线片确定其位置(图 12-12)。导针在两个平面都应位于肱骨髓腔的中心线上。位置确定无误后,将导针向肱骨髓腔插入几厘米,然后用中空钻套住导针并沿导针方向手动扩大开口(图 12-14)。开口完毕后,将一枚扩髓导针插入髓腔并穿过骨折端达到肱骨远端。至少应进行最小幅度的扩髓,以免髓内钉卡在肱骨远端。

接下来,沿导针插入髓内钉。插钉时应特别

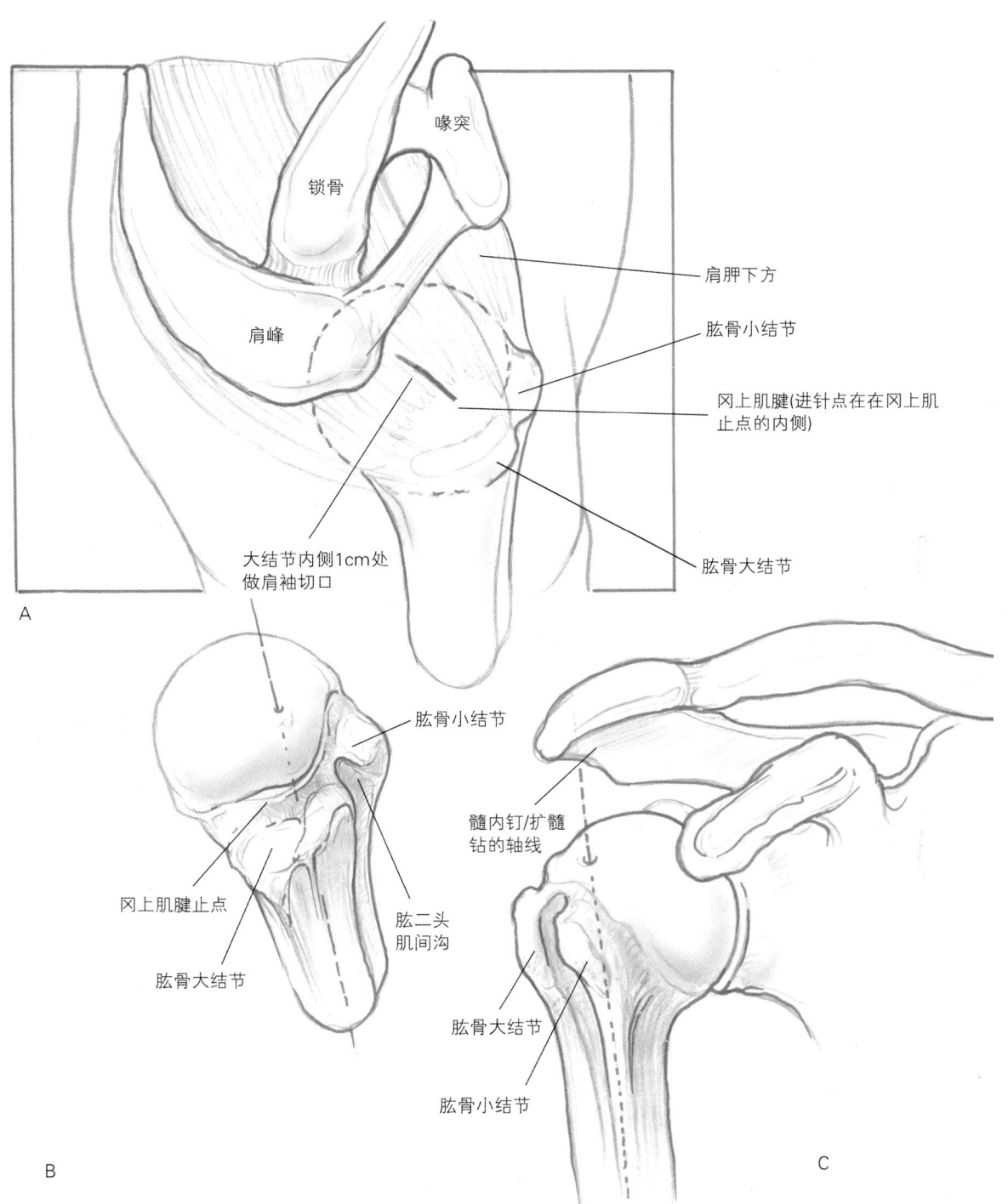

图 12-13　A. 在肩峰前外侧起做一个小的皮肤切口,并斜向外侧延长。切口方向与冈上肌腱纤维的方向一致。B. 在肱骨大结节内侧 1cm 的关节软骨边缘处开孔直达骨髓腔。C. 图显示髓内钉进钉点与周围骨性结构的位置关系。通过伸展内收肩关节,髓内钉可以安全地避开肩峰插入骨髓腔

注意确保骨折端不出现分离,通过尺骨近端进行轴向加压可以避免骨折端分离移位。应用配套器械在髓内钉的近端置入锁钉,一般推荐从外向内置钉,但不管锁钉置入的方向如何,都应注意锁钉穿出对侧皮质的长度不应过长,以免造成神经血管损伤[39]。在距离肘横纹 2~4 个横指处做 3~4cm 的皮肤切口,从前往后置入远端锁钉。钝性分离肱二头肌和肱肌。将正中神经和肱动脉牵向内侧,即可直接显露骨表面(图 12-15)。

逆行髓内钉

为避免顺行髓内钉相关的肩部疼痛等并发症,一些学者推荐采用肱骨逆行髓内钉[42]。逆行髓内钉的一个很好的手术适应证是肱骨骨折合并同侧尺骨鹰嘴骨折,通过一个肘后皮肤切口即可同时治疗两处骨折(图12-16)。

经肱三头肌入路逆行髓内钉固定

适应证 肱骨近端1/3骨折以及骨干骨折可行逆行髓内钉治疗。远端1/3骨折则更适合行顺行髓内钉或接骨板内固定,这是因为逆行髓内钉难以为远端骨折提供足够的固定强度。

手术方法 行逆行髓内钉固定时,患者取俯卧位操作最为方便。应用上肢手术桌或其他可透X线的装置放置伤肢。消毒铺巾的范围必须包括整个上肢,多数病人无需使用止血带。屈曲肘关节确认鹰嘴窝,在肱骨远端后正中做纵行皮肤切口。沿肱三头肌肌纤维方向分离,显露肱骨后侧骨面。有两种逆行髓内钉进针方法。Ingman和

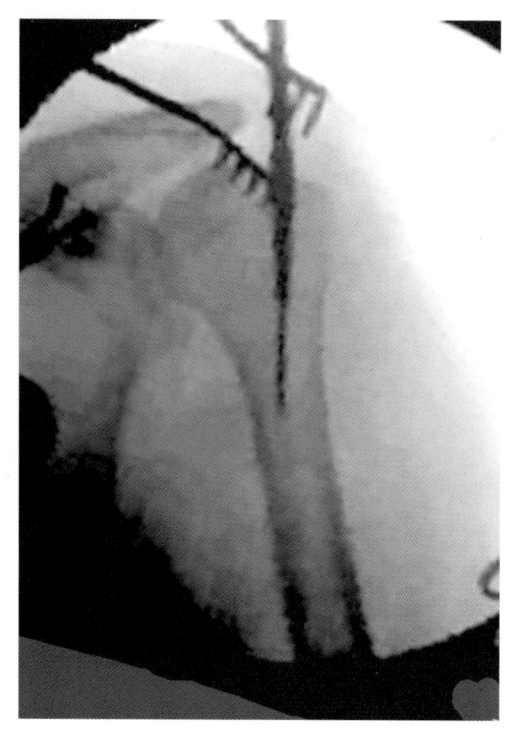

图12-14 术中影像显示空心钻通过导针在肱骨近端开口

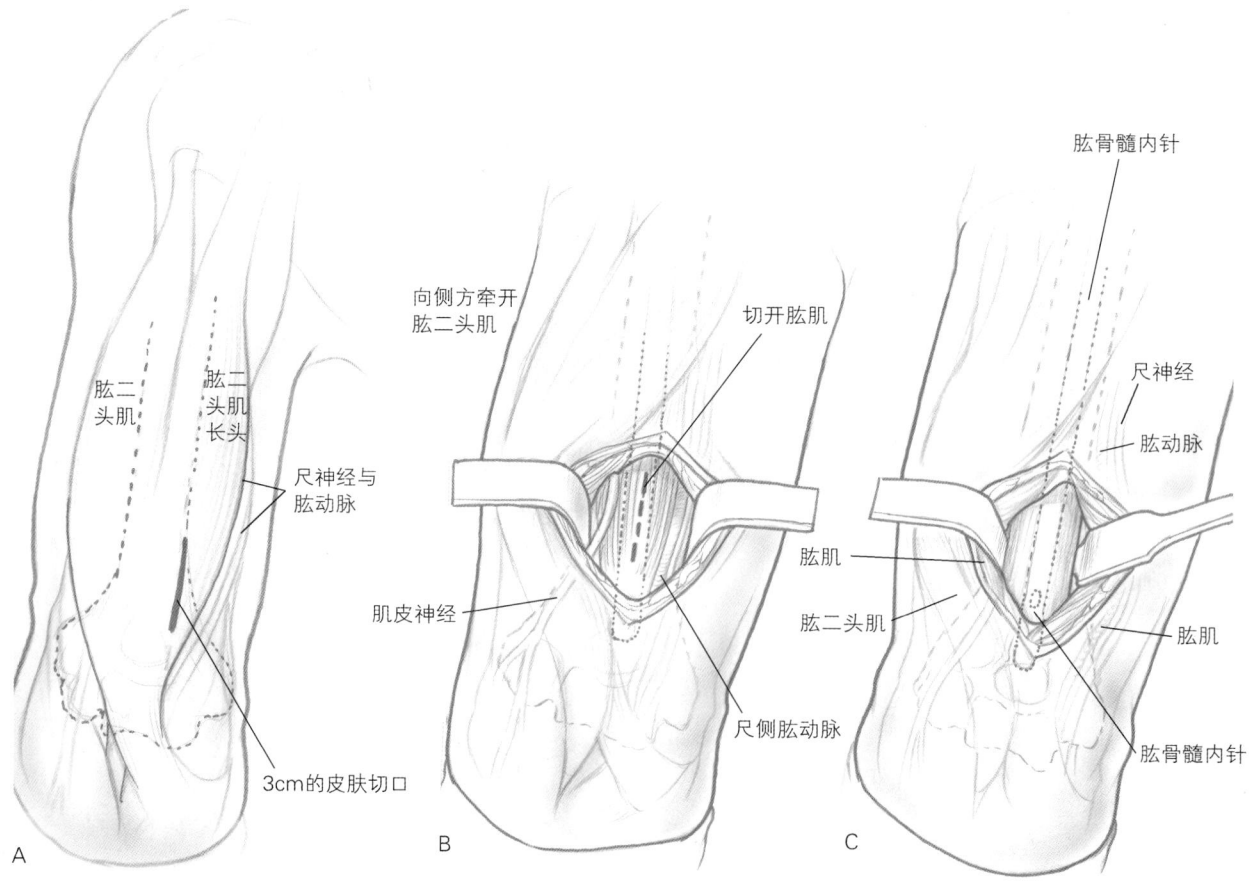

图12-15 A.在锁钉孔处做3cm的皮肤切口(使用X线透视)。B.将肱二头肌牵向一侧,显露肱肌。C.纵向切开肱肌肌纤维,显露骨表面,用钝头拉钩维持显露

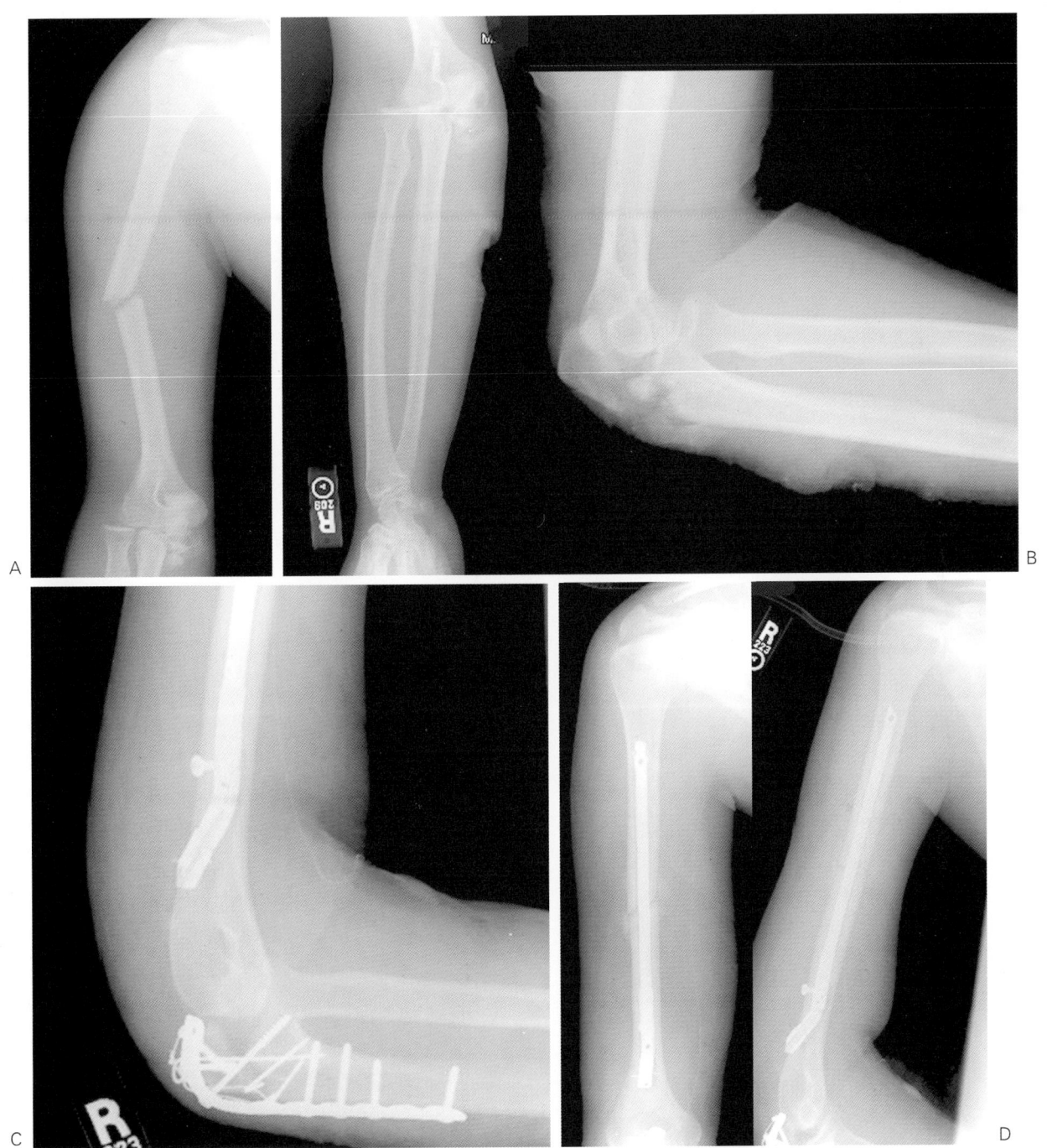

图 12-16　肱骨逆行髓内钉图示。A. X 线片显示肱骨骨折合并尺骨近端粉碎性骨折。B. 侧位 X 线片。C. 采用同一皮肤切口，肱骨骨折逆行髓内钉固定，尺骨骨折接骨板固定，图示为肘关节 X 线片。D. 随访时的肱骨正侧位 X 线片

Waters[31]在肱骨后方鹰嘴窝的斜面上建立进针点（图12-17，左），Rommens 等[42]则主张在肱骨远端鹰嘴窝近侧进针（图12-17，右）。由于这些进针点偏于髓腔一侧，为便于插入相对坚硬的髓内钉，髓内钉入口应是斜向肱骨纵轴方向。一般来说，利用配套的钻头建立的髓内钉入口应为椭圆形，宽约 1cm，长 2~3cm。操作时应十分谨慎，避免穿破前侧菲薄的骨皮质（图12-18）。应用专门的髓内钉按照其推荐的操作技术进行操作，如果操作过程中遇到任何阻碍，应扩大进针点以避免发生肱骨远端骨折。术中应用 X 线透视确认骨折复位是否满意，髓内钉是否顺利穿过骨折端以及锁钉置入是否恰当。

Blum 等[43]报道了 4 个不同医疗中心 84 例接

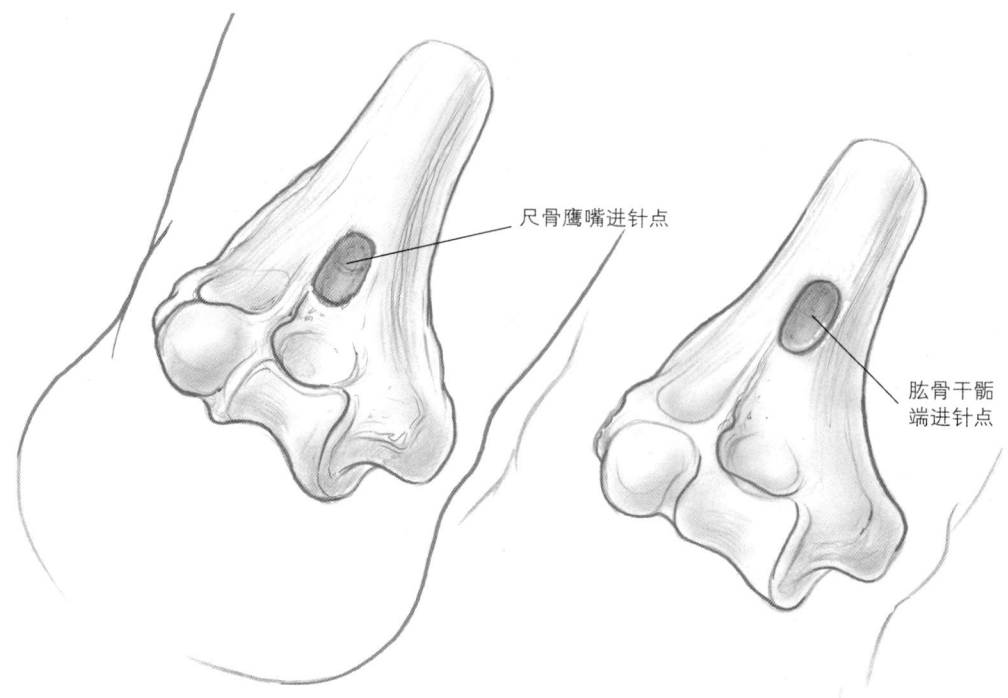

图 12-17　逆行髓内钉的两种进针点。左图显示位于尺骨鹰嘴向头侧的进针点；右图显示的进针点位于更靠近肱骨近端的背侧骨皮质

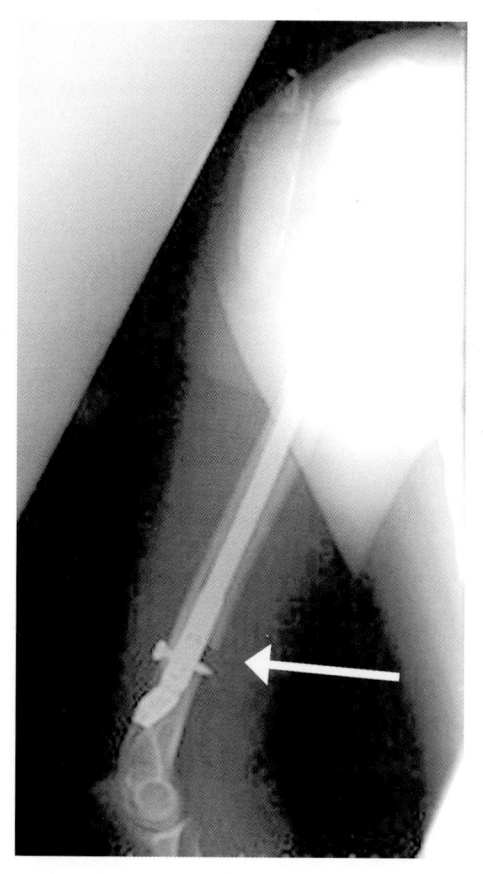

图 12-18　置入逆行髓内钉偏心位扩髓时不慎将肱骨前侧骨皮质穿破（箭头所示）

受肱骨髓内钉治疗的患者，结果指出逆行髓内钉操作的技术要求比顺行髓内钉更高，这是因为肱骨远端独特的解剖结构以及插入髓内钉时产生的应力所致；甚至在髓内钉插入时肱骨远端还可能会发生骨折或骨质劈裂。为避免这一并发症，对不扩髓髓内钉一般推荐采用宽 10mm、长 20mm 的进针点[43]。

术后护理　肱骨骨折逆行髓内钉术后伤口局部用柔软的无菌敷料包扎即可，经坚强内固定后往往无须进行保护性外固定制动。鼓励病人早期进行肩/肘关节的功能锻炼。应严格按照每个病人的具体情况决定其负重的状态。对于合并严重粉碎性骨折或骨缺损的病人，应推迟其负重时间直到出现骨折愈合的征象。不过，一些骨折端有部分皮质接触的患者术后即刻便可开始负重。

外固定

肱骨干骨折的外固定治疗仅限于不能用其他方式进行治疗的患者，多为骨折合并广泛的软组织损伤，如骨折合并严重烧伤、战伤和枪弹伤等[44~46]。因此，对于合并软组织损伤或大段骨缺损无法进行内固定治疗的病人，可应用外固定进行治疗。尽管应用外固定可以直至骨折愈合，但通常外固定只是用于临时固定制动，一旦软组织情况好转则应改用其他固定方式。

手术方法 病人取仰卧位,伤肢置于手术床旁可透射线的上肢手术桌上。调整患者的体位,使整个肱骨可以通过 C 型臂进行透视。在远离骨折部位的远端和近端分别置入 2 枚双皮质 Schanz 针。置入 Schanz 针时应在直视下操作避免损伤神经血管。在 X 线透视下进行调整,确认骨折对位对线满意,然后安装外固定支架。如果术后早期发现骨折愈合欠佳,则可进一步调整外固定支架对骨折端进行加压。

并发症 据报道,外固定术后针道感染的发生率最高可达 53%[47]。这可能是由于肱骨固定针穿过部位的肌肉都很丰厚。固定针周围软组织持续的活动可能是导致针道相关并发症高发的原因。也有文献报道肱骨干骨折外固定治疗可能会导致桡神经损伤[48]。该并发症一旦发生,则应立即进行神经探查。

术后护理 肱骨干骨折外固定治疗后,应在可耐受的范围内尽可能鼓励患者进行伤肢功能锻炼。但在出现骨折愈合的影像学证据之前,伤肢不宜进行负重提举。与接骨板或髓内钉固定的肱骨干骨折不同,外固定支架固定不允许术后即刻负重。不过应鼓励肩/肘关节术后即刻开始活动。

结果和并发症

畸形愈合

肱骨干骨折对畸形愈合的接受度较高,通常小于 30° 的成角以及 2~3cm 的短缩不会对功能造成明显影响。对于有症状的肱骨骨折畸形愈合病人,手术入路同原先肱骨干骨折相同。截骨矫正后坚强内固定通常能取得良好的治疗结果。

骨不连

肱骨干骨折采用非手术治疗后骨不连发病率据报道可高达 5%[3]。手术治疗发生骨不连的概率比非手术治疗稍高,在一项应用切开复位接骨板内固定治疗的大样本研究中,有 7% 的患者术后出现骨不连或内固定失效[49]。肥大性骨不连是由于骨折端有足够的成骨刺激,但固定不够牢固所致。而萎缩性骨不连则是由于骨折区域愈合过程无法正常启动。是否能成功治疗骨不连取决于是否能找到导致骨折愈合不良的根本原因。首先应通过检查血液中白细胞总数、总蛋白、白蛋白和转铁蛋白水平来评估患者的营养状态,并积极纠正营养不良。肥大性骨不连未合并明显骨缺损的患者应考虑骨折端固定不可靠,可采用外固定制动。总的来说,骨不连经坚强内固定后通常最终都能获得骨愈合。固定方式可以采用髓内钉内固定或接骨板内固定。

加压接骨板内固定是肥大性骨不连和萎缩性骨不连标准的治疗方式。显露萎缩的骨折端,仔细清除纤维组织,修整骨边缘。彻底清除两骨折端时间残留的纤维组织是非常重要的,因为这些组织通常会阻碍骨愈合。对于接骨板内固定合并少量骨缺损的患者,可用自体髂嵴的松质骨移植;如果骨不连合并大段骨缺损,则需应用更为复杂的植骨方法,如带部分皮质的松质骨块或自体带血管腓骨移植。肥大性骨不连只需接骨板加压固定,无需清创和植骨。

除接骨板内固定外,对于没有合并大段骨缺损或骨折端纤维组织增生明显的患者,也可选择应用髓内钉内固定。髓内钉特别适用于骨不连合并病理性骨折或骨质量差无法进行接骨板内固定的患者。髓内钉两端均应锁定以提供足够的旋转稳定性,对于节段性骨缺损的病例还可维持骨骼的长度。此外,闭合置入髓内钉也可通过髓腔直接对骨折端进行植骨。

神经血管

对于闭合性骨折,桡神经麻痹通常是由于损伤时骨折移位导致的神经功能障碍。约 90% 的患者在伤后 3~4 个月可自然痊愈,期间应采用包括前臂腕关节夹板支撑腕部和手指直到运动功能恢复。如果超出这一时段患者仍然没有恢复,则应行肌电图(EMG)检查以确定是否需要进行手术探查。闭合性骨折合并桡神经损伤早期手术探查并不能提高治愈率[50]。与此相反,开放性骨折一般推荐早期手术探查,因为此时大多数桡神经损伤都是由于神经撕裂引起的[14]。最近有学者对桡神经撕裂早期修复的病例进行了回顾,发现治疗结果并不令人满意,作者认为这是由于桡神经撕裂的范围较大所致[51]。

有关闭合复位夹板固定治疗所致桡神经麻痹的治疗仍然存在争议。仅有少量的病例报道,因此尚未就治疗方案达成统一意见。不过有一篇回顾性研究总结了20年的经验,报道了16例继发性神经麻痹,早期手术探查也没能提高治愈率[13]。

治疗相关结果及并发症

接骨板内固定

接骨板内固定相关的并发症包括桡神经麻痹、感染和内固定失败。桡神经麻痹并不常见,切开复位内固定术后仅有不超过1%~2%的病例发生桡神经麻痹,这可能是由于术中牵拉桡神经所致。选择何种手术切口对神经麻痹没有明显影响。如果接骨板内固定术后出现神经麻痹,比较一致的观点是先观察其功能恢复的情况。闭合性骨折接骨板内固定术后感染发生率为1%~2%,这与上肢其他部位骨折接骨板内固定术后的感染率类似。接骨板内固定术后固定失败也较少见,不超过5%。固定失败通常是由于手术经验不足或病人相关的因素,如饮酒。手术经验不足通常表现为术中选择的接骨板太短或未在骨折远端或近端拧入足够多的螺钉。有时对体型较大的病人,不恰当地使用小接骨板固定也可能是造成固定失败的原因。病人相关的因素包括吸烟,这可能延迟骨折的正常愈合,以及酗酒。在决定对某一患者进行内固定治疗前,这两个因素必须认真考虑。根据我们的经验,酗酒的病人因饮酒后跌倒导致骨折,这些病人出院后由于术后伤口疼痛或创伤的限制,可能再次饮酒并导致术前类似的情况。

顺行髓内钉

肱骨骨折顺行髓内钉治疗主要的并发症包括骨不连和肩关节疼痛。髓内钉内固定术后骨不连的发生率较接骨板内固定更常见,可达5%~10%。插入髓内钉时所造成的骨折端分离是导致骨不连的重要原因,应注意避免。肩关节疼痛可能与髓内钉进针点的位置有关。早期的病例研究提示肩关节疼痛的发生率高达20%~40%。据报道,随后对进针点进行修整能显著减少这一并发症[52]。

顺行髓内钉内固定术后最常见的并发症是肩关节疼痛。劈开三角肌的外侧入路(图12-19)因靠近后侧并且需切断冈下肌腱的止点,从而导致肩袖损伤。与之不同的是,前侧入路纵向切开冈上肌腱,术后可以修复(图12-20)。另外,早期理疗也是非常重要的。

三角肌异位骨化是非常罕见的并发症,我们曾经报道过1例合并严重脑外伤的肱骨干骨折出现三角肌异位骨化的病例[53]。因此,对于髓内钉内固定治疗的脑外伤病人应采取适当的措施预防异位骨化。肱骨髓内钉内固定术后骨不连通常和骨折端分离有关。在进行肱骨髓内钉手术时,应时刻谨记避免出现骨折端间隙。最后,在扩髓或插入髓内钉时可能发生桡神经损伤。尽管这种并发症并不常见,但是对于易出现这种情况的病例(例如髓内钉内固定治疗开放性骨折),应注意观察神经是否完好无损。目前尚不清楚髓内钉手术是否适合合并桡神经损伤的病人。因为桡神经在这种情形下可能会卡入骨折端。所以如果没有必须采用髓内钉内固定的特殊理由,神经探查和接骨板内固定可能是更为稳妥的选择。

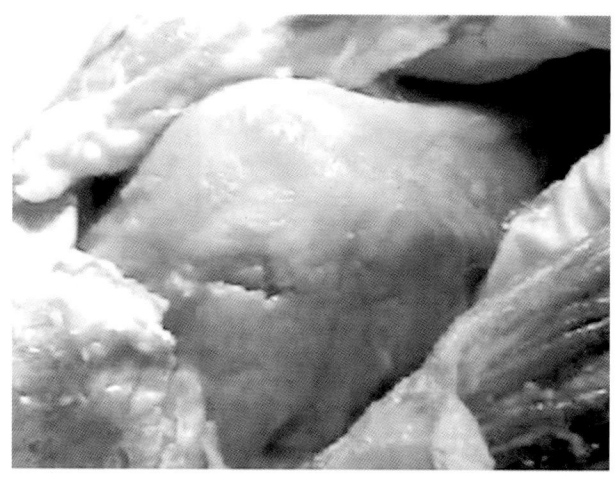

图12-19 尸体标本可见采用劈开三角肌的外侧入路肩袖遭到破坏。皮肤切口与冈下肌腱纤维垂直,通常需横断冈下肌腱纤维

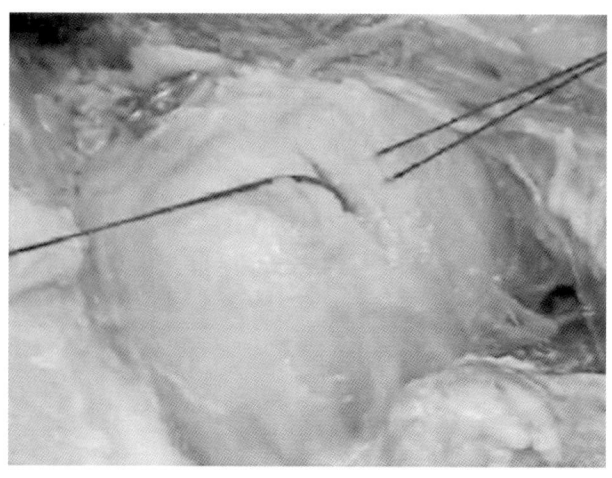

图12-20 前侧切口与冈上肌腱纤维的方向一致,对冈上肌肌腱的损伤较小

逆行髓内钉

由于需要去除一部分骨质,肱骨远端将变得薄弱,髓内钉进针点部位可能易于发生骨折。一项生物力学研究指出髓内钉内固定术后导致肱骨骨折所需的扭矩能量减少80%[54]。另外,也有一些文献报道在进针点插入髓内钉时发生医源性骨折[55]。据我们观察,髓腔狭窄的(<10mm)肱骨骨折容易在扩髓时穿破肱骨远端前侧的骨皮质,这将进一步降低肱骨远端的骨强度(图12-18)。此时,髓内钉插入后骨重塑的期限尚不得而知。

要点与技巧

- 采用功能支具治疗肱骨干骨折的关键是注意时常收紧两块护套,通过对软组织周围形成环形压力增高骨折端周围的流体静力压,维持骨折对位。另外,在骨折愈合期间应鼓励患者进行肩/肘关节的活动以避免关节僵硬。
- 值得注意的是,分离移位的肱骨干横形骨折应用非手术治疗骨不连的风险较大。
- 肱骨前外侧入路时,在切口远端应注意避免损伤前臂外侧皮神经。

经验

- 桡神经损伤是肱骨干骨折最常见的神经损伤,文献报道发生率为1.8%~34%。
- 对肱骨干骨折的患者进行检查时,很常见的一个错误是将手指的背伸功能作为桡神经功能完好的指征,这一功能其实是由尺神经支配的手内在肌完成的。应通过评估腕关节背伸的运动功能等级来评价桡神经的功能。
- 骨折复位过程中导致的桡神经损伤通常具有自愈倾向,因此并不是神经探查或其他手术干预的绝对指征。
- 肱骨干骨折可以接受的复位标准是前后成角不超过20°、内翻或外翻成角不超过30°以及骨折短缩不超过3cm。

DVD 内容提要

视频12-1(光盘2)肱骨骨折后路接骨板固定
视频演示肱骨干横形骨折合并浮肘损伤的患者采用后路接骨板固定的手术过程。

视频12-2(光盘2)肱骨骨折髓内钉固定 该视频演示的是空心髓内钉治疗肱骨干骨折的手术步骤。演示了进针点开口、肩袖处理以及消除骨折端间隙等技术要点。

视频12-3(光盘2)肱骨骨折弹性髓内钉固定
该视频演示的是肱骨弹性髓内钉的使用。演示了合适的进针点、进针角度以及加固机制步骤。

参考文献

1. Sarmiento A, Kinman PB, Galvin EG, Schmitt RH, Phillips JG. Functional bracing of fractures of the shaft of the humerus. J Bone Joint Surg Am 1977;59:596-601
2. Sarmiento A, Horowitch A, Aboulafia A, Vangsness CT Jr. Functional bracing for comminuted extra-articular fractures of the distal one-third of the humerus. J Bone Joint Surg Br 1990;72:283-287
3. Sarmiento A, Zagorski JB, Zych GA, Latta LL, Capps CA. Functional bracing for the treatment of fractures of the humeral diaphysis. J Bone Joint Surg Am 2000;82:478-486
4. Castellá FB, Garcia FB, Berry EM, Perelló EB, Sánchez-Alepuz E, Gabarda R. Nonunion of the humeral shaft: long lateral butterfly fracture: a nonunion predictive pattern? Clin Orthop Relat Res 2004;424:227-230
5. Tscherne H, Gotzen L. Pathophysiology and classification of soft tissue injuries associated with fractures. In: Tscherne H, Gotzen L. Fractures with Soft Tissue Inju-

ries. Berlin: Springer - Verlag; 1984
6. Gustilo RB, Anderson JT. Prevention of infection in the treatment of one thousand and twenty - five open fractures of long bones: retrospective and prospective analyses. J Bone Joint Surg Am 1976;58:453 - 458
7. Klenerman L. Fractures of the shaft of the humerus. J Bone Joint Surg Br 1966;48:105 - 111
8. Holstein A, Lewis GB. Fractures of the humerus with radial nerve paralysis. J Bone Joint Surg Am 1963;45:1 382 - 1 388
9. Mast JW, Spiegel PG, Harvey JP, Harrison C. Fracture of the humerus shaft: a retrospective study of 240 adult fractures. Clin Orthop Relat Res 1975;112:254 - 262
10. Pollock FH, Drake D, Bovill EG, Day L, Trafton PG. Treatment of radial neuropathy associated with fractures of the humerus. J Bone Joint Surg Am. 1981;63:239 - 243
11. Shah JJ, Bhatti NA. Radial nerve paralysis associated with fractures of the humerus: a review of 62 cases. Clin Orthop Relat Res 1983;172:171 - 176
12. Böstman O, Bakalim G, Vainionpaa S, Wilppula E, Patiala H, Rokkanen P. Immediate radial nerve palsy complicating fracture of the shaft of the humerus: when is early exploration justified? Injury 1985;16:499 - 502
13. Böstman O, Bakalim G, Vainionpaa S, Wilppula E, Patiala H, Rokkanen P. Radial palsy in shaft fracture of the humerus. Acta Orthop Scand 1986;57:316 - 319
14. Foster RJ, Swiontkowski MF, Bach AW, Sack JT. Radial nerve palsy caused by open humeral shaft fractures. J Hand Surg [Am] 1993;18:121 - 124
15. Seligson D, Ostermann PA, Henry SL, Wolley T. The management of open fractures associated with arterial injury requiring vascular repair. J Trauma 1994;37:938 - 940
16. Solomon HB, Zadnik M, Eglseder WA. A review of outcomes in 18 patients with floating elbow. J Orthop Trauma 2003;17:563 - 570
17. Yokoyama K, Itoman M, Kobayashi A, Shindo M, Futami T. Functional outcomes of "floating elbow" injuries in adult patients. J Orthop Trauma 1998;12:284 - 290
18. Frassica FJ, Frassica DA. Evaluation and treatment of metastases to the humerus. Clin Orthop Relat Res 2003; 415(Suppl): S212 - S218
19. Tingstad EM, Wolinsky PR, Shyr Y, Johnson KD. Effect of immediate weight-bearing on plated fractures of the humeral shaft. J Trauma 2000;49:278 - 280
20. Chapman JR, Henley MB, Agel J, Benca PJ. Randomized prospective study of humeral shaft fixation: intramedullary nails versus plates. J Orthop Trauma 2000;14:162 - 166
21. Flinkkila T, Hyvonen P, Siira P, et al. Recovery of shoulder joint function after humeral shaft fracture: a comparative study between antegrade intramedullary nailing and plate fixation. Arch Orthop Trauma Surg 2004; 124:537 - 541
22. Gregory PR, Sanders R. Compression plating versus intramedullary fixation of humeral shaft fractures. J Am Acad Orthop Surg 1997;5:215 - 223
23. McCormack RG, Brien D, Buckley RE, McKee MD, Powell J, Schemitsch EH. Fixation of fractures of the shaft of the humerus by dynamic compression plate or intramedullary nail: a prospective, randomized trial. J Bone Joint Surg Br 2000;82:336 - 339
24. Uhl RL, Larosa JM, Sibeni T, Martino LJ. Posterior approaches to the humerus: when should you worry about the radial nerve? J Orthop Trauma 1996;10:338 - 340
25. Mills WJ, Hanel DR Smith DG. Lateral approach to the humeral shaft: an alternative approach for fracture treatment. J Orthop Trauma 1996;10:81 - 86
26. Vander Griend, Tomasin J, Ward EF. Open reduction and internal fixation of humeral shaft fractures: results using AO plating techniques. J Bone Joint Surg Am 1986; 68:430 - 433
27. Livani B, Belangero WD. Bridging plate osteosynthesis of humeral shaft fractures. Injury 2004;35:587 - 595
28. Apivatthakakul T, Arpornchayanona O, Bavornratanavech S. Minimally invasive plate osteosynthesis (MIPO) of the humeral shaft fracture: is it possible? A cadaveric study and preliminary report. Injury 2005;36:530 - 538
29. Chiu F-Y, Chen C - M, Lin C-FJ, et al. Closed humeral shaft fractures: a prospective evaluation of surgical treatment. J Trauma 1997;43:947 - 951
30. Lin J, Hou SM. Antegrade locked nailing for humeral shaft fractures. Clin Orthop Relat Res 1999;365:201 - 210
31. Ingman AM, Waters DA. Locked intramedullary nailing of humeral shaft fractures: implant design, surgical technique, and clinical results. J Bone Joint Surg Br 1994; 76:23 - 29
32. Hall RF Jr, Pankovich AM. Ender nailing of acute fractures of the humerus: a study of closed fixation by intramedullary nails without reaming. J Bone Joint Surg Am 1987;69:558 - 567
33. Shazar N, Brumback RJ, Vanco B. Treatment of humeral fractures by closed reduction and retrograde intramedullary Ender nails. Orthopedics 1998;21:641 - 646
34. Henley MB, Chapman JR, Claudi BF. Closed retrograde Hackethal nail stabilization of humeral shaft fractures. J Orthop Trauma 1992;6:18 - 24
35. Qidwai SA. Treatment of humeral shaft fractures by closed fixation using multiple intramedullary Kirschner wires. J

Trauma 2000; 49:81 - 85
36. Flinkkila T, Hyvonen P, Lakovaara M, Linden T, Ristiniemi J, Hamalainen M. Intramedullary nailing of humeral shaft fractures: a retrospective study of 126 cases. Acta Orthop Scand 1999;70:133 - 136
37. Farragos AF, Schemitsch EH, McKee MD. Complications of intramedullary nailing for fractures of the humeral shaft: a review. J Orthop Trauma 1999; 13:258 - 267
38. Albritton MJ, Barnes CJ, Basamania CJ, Karas SG. Relationship of the axillary nerve to the proximal screws of a flexible humeral nail system: an anatomic study. J Orthop Trauma 2003;17:411 - 414
39. Moran MC. Distal interlocking during intramedullary nailing of the humerus. Clin Orthop Relat Res 1995;317:215 - 218
40. Crates J, Whittle AP. Antegrade interlocking nailing of acute humeral shaft fractures. Clin Orthop Relat Res 1998;350:40 - 50
41. Riemer BL, Butterfield SL, D'Ambrosia R, Kellam J. Seidel intramedullary nailing of humeral diaphyseal fractures: a preliminary report. Orthopedics 1991; 14: 239 - 246
42. Rommens PM, Blum J, Runkel M. Retrograde nailing of humeral shaft fractures. Clin Orthop Relat Res 1998; 350:26 - 39
43. Blum J, Janzig H, Gahr R, Langendorff HS, Rommens PM. Clinical performance of a new medullary humeral nail: antegrade versus retrograde insertion. J Orthop Trauma 2001;15:342 - 349
44. Zinman C, Norman D, Hamoud K, Reis ND. External fixation for severe open fractures of the humerus caused by missiles. J Orthop Trauma 1997;11:536 - 539
45. Mostafavi HR, Tornetta P III. Open fractures of the humerus treated with external fixation. Clin Orthop Relat Res 1997;337:187 - 197
46. Wisniewski TF, Radziejowski MJ. Gunshot fractures of the humeral shaft treated with external fixation. J Orthop Trauma 1996;10: 273 - 278
47. Marsh JL, Mahoney CR, Steinbronn D. External fixation of open humerus fractures. Iowa Orthop J 1999; 19:35 - 42
48. Kamhin M, Michaelson M, Waisbrod H. The use of external skeletal fixation in the treatment of fractures of the humeral shaft. Injury1978;9:245 - 248
49. Heim D, Herkert F, Hess P, Regazzoni P. Surgical treatment of humeral shaft fractures: the Basel experience. J Trauma 1993; 35: 226 - 232
50. Böstman O, Bakalim G, Vainionpää S, et al. Radial palsy in shaft fracture of the humerus. Acta Orthop Scand 1986;57:316 - 319
51. Ring D, Chin K, Jupiter JB. Radial nerve palsy associated with highenergy humeral shaft fractures. J Hand Surg [Am] 2004;29: 144 - 147
52. Riemer BL, D'Ambrosia R, Kellam JF, Butterfield SL, Burke CJ. The anterior acromial approach for antegrade intramedullary nailing of the humeral diaphysis. Orthopedics 1993;16:1 219 - 1 223
53. Schmidt AH, Templeman DC, Grabowski CM. Antegrade intramedullary nailing of the humerus complicated by heterotopic ossification of the deltoid: a case report. J Orthop Trauma 2001;15:69 - 73
54. Strothman D, Templeman DC, Varecka T, Bechtold J. Retrograde nailing of humeral shaft fractures: a biomechanical study of its effects on the strength of the distal humerus. J Orthop Trauma 2000; 14:101 - 104
55. Lin J, Hou SM, Hang YS, Chao EY. Treatment of humeral shaft fractures by retrograde locked nailing. Clin Orthop Relat Res 1997; 342:147 - 155

第十三章　肱骨远端骨折

Lisa Cannada

肱骨远端关节内骨折虽然仅占所有骨折的2%，但其治疗对于骨科医生而言始终具有挑战性。此类损伤的患者可分为两个亚组[1]。第一组为高能量损伤，多发生于年轻患者（图13-1）；第二组为低能量骨折，多为老年人摔倒所致，通常与骨质疏松有关。这些骨折往往移位明显，且粉碎严重（图13-2）。

高能量损伤与低能量损伤的不同之处在于开放性骨折所占的比例较多，且多有一个以上的脏器受损。高能量损伤常造成关节面及干骺端的广泛粉碎，在开放性损伤中可伴有骨缺损（图13-1）。此外，当选择治疗方案及时机时必须考虑到相关的软组织损伤。

低能量损伤也可致严重粉碎，这主要是因为骨质量差，与损伤的能量关系不大。对骨科医生来说，此类损伤进行保守治疗和手术治疗面临着不同的挑战。老年患者往往伴有多种内科疾病，难以耐受手术。此外，骨质疏松也很难获得可靠的固定。

在以往此类损伤行保守治疗是可接受的，部分原因可能是早期进行内固定治疗的报道疗效不佳。如今，手术已成为此类骨折公认的治疗标准。复习以往的文献发现，手术治疗预期可以获得75%的优良结果（50%～90%）[2~9]。

肱骨远端骨折理想的治疗结果是获得满意的肘关节活动且无痛。实现这一目标需要详尽的手术计划、关节面的解剖重建以及整体解剖结构的修复，并为早期活动提供稳定的固定。在实际操作中，必须意识到对于骨质疏松、严重粉碎性骨折或伴有软组织损伤的患者，要实现这些目标是有困难的。以往报道的并发症很多，包括挛缩、感染、

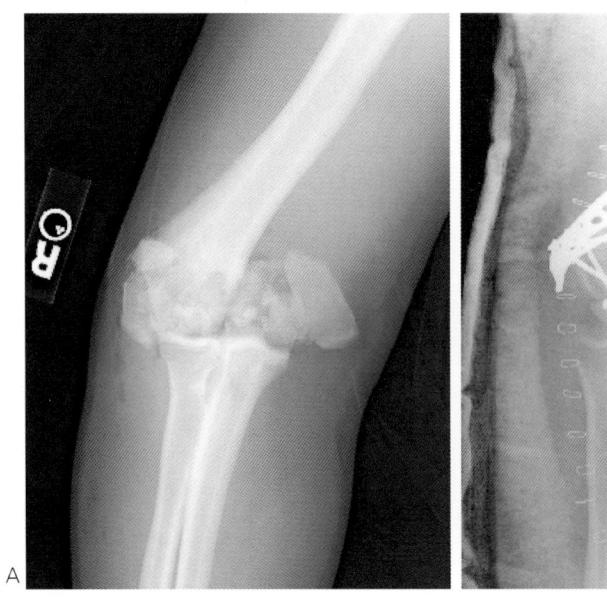
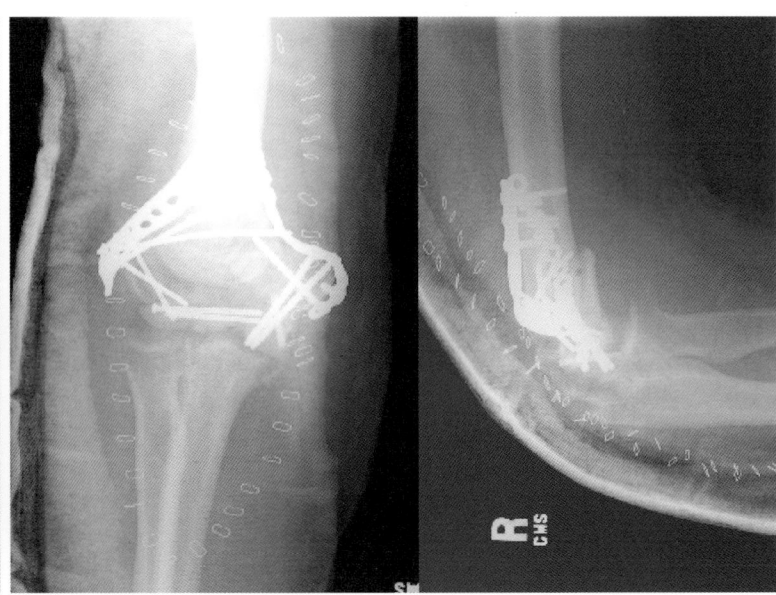

图13-1　A. 24岁的摩托车手，高能量损伤致肱骨远端骨折。B. 切开复位内固定术后

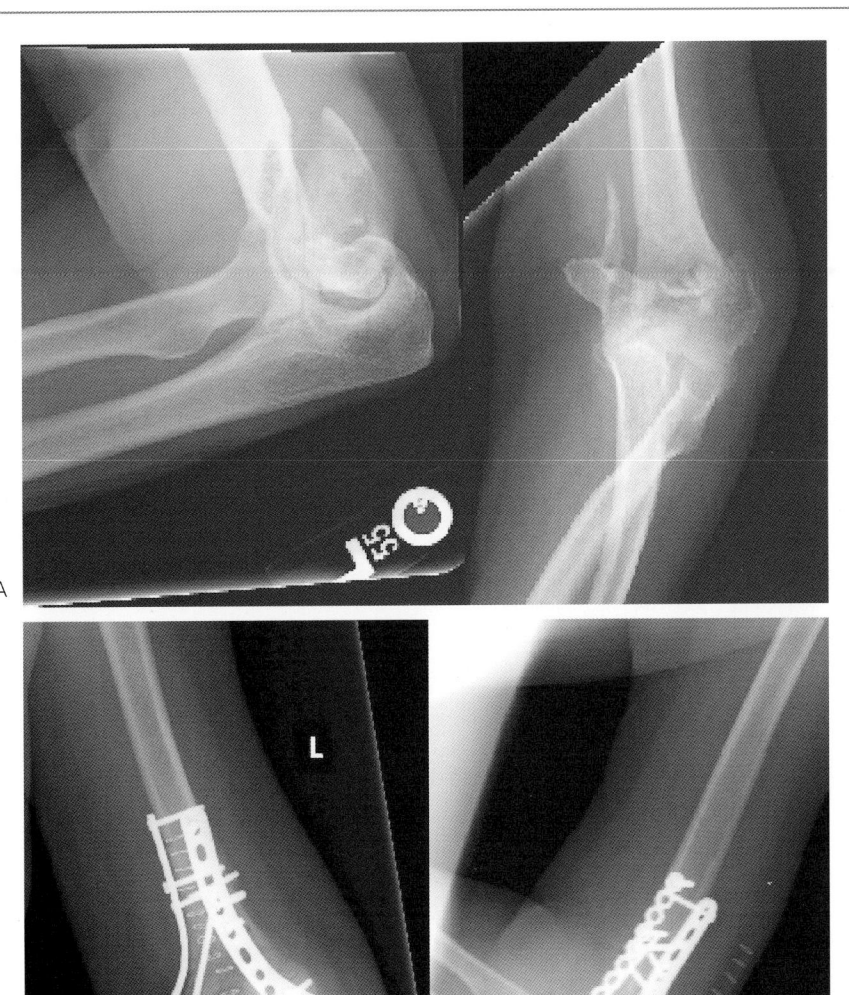

图13-2 A.一例老年女性肱骨远端骨折,注意其伴有骨质疏松且为粉碎性骨折,此类骨折多为低能量损伤。B.经鹰嘴截骨切开复位内固定术后

骨不连、固定失败、有症状的内固定物突起(特别是经鹰嘴截骨时)、尺神经功能障碍和异位骨化等。

手术适应证

体格检查

肱骨远端骨折患者的评估,应包括骨折、软组织和神经血管等结构。影像学检查可为骨的损伤提供进一步的相关信息。这些骨折大多为开放性,开放性损伤的风险与其损伤机制有关。当后方有开放伤口时,对软组织应行特别详尽的评估。肱骨干靠近干骺端的部分和肱骨髁劈裂所致的伤口常见于后方。后方开放性伤口表明损伤涉及伸肘装置,在制订手术计划时应予注意。

有几条神经血管结构跨越肘关节,而分析骨折的畸形也有助于评估血管损伤的情况。肱动脉穿过肘前方,若骨折明显向前移位,则可能需要更仔细地评估肱动脉。通过对远端脉搏的评估并与对侧进行比较可了解血管的情况。当远端脉搏有差异或出现毛细血管充盈时间延迟时,进一步进行血管造影等检查是有必要的。另外,有三条重要的周围神经通过肘关节:正中神经、桡神经和尺神经。神经的运动与感觉功能应作为体格检查的一部分,因此,在进行全身查体之外,还应检查包括损伤部位以上、以下关节的功能。对于高能量损伤的患者来说,机体其他系统的损伤可能改变最终的手术决策,影响治疗方法及手术时机的选择。

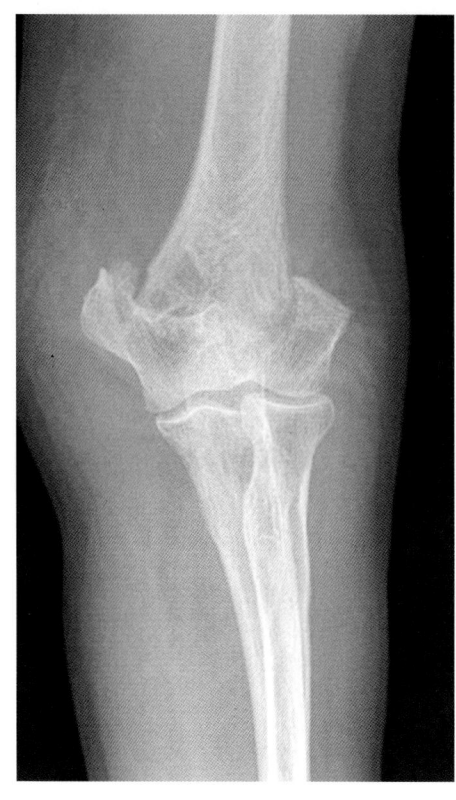

图 13-3　肱骨远端骨折正位 X 线片

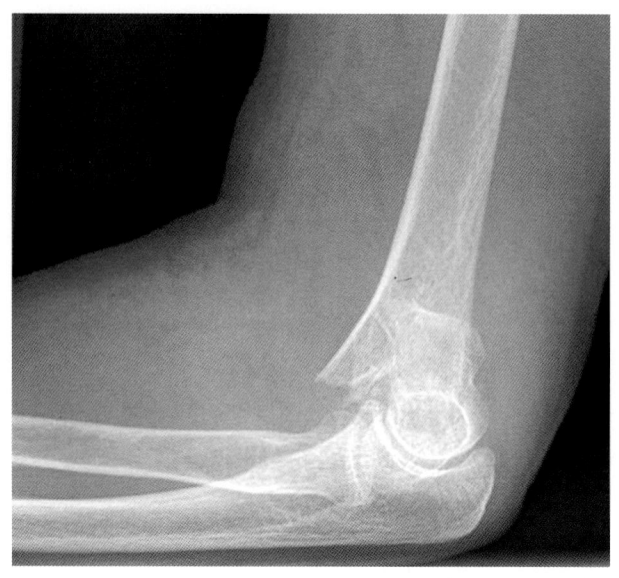

图 13-4　肱骨远端骨折侧位 X 线图像

要点与技巧

- 牵引状态下的 X 线片在制订术前计划时很有价值。

影像学评估

肘部创伤如肱骨远端骨折,通常拍摄正位及侧位 X 线片。拍摄肘正位 X 线片时,手与前臂放置在水平位并置于透光台上,肘关节完全伸直,手指略屈曲。射线方向与肘关节垂直。这个位置可在冠状面上显示肱骨干的远端、肘关节和尺桡骨近端(图 13-3)。

肘关节的侧位 X 线投影,肘关节屈曲 90°,前臂尺侧在下,拇指指尖朝上,手指略屈曲。射线方向与桡骨头垂直。这个位置的 X 线片可在矢状面上显示肱骨干的远端、鹰嘴以及桡骨头(图 13-4)。

高质量的 X 线片非常必要,这有助于制订手术计划。然而,由于疼痛,很难获取如前所述的标准正侧位片。通过应用止痛药和/或镇静剂,拍摄牵引位 X 线片有助于制订合理的手术计划。拍摄 X 线片时,患者肘关节伸直位,可轻柔地纵向牵引手臂。这样便可以获得更高质量的 X 线片。同样,受伤的肘关节无法屈曲,这时可在伸直位拍摄侧位片。

评估肱骨远端骨折通常不将 CT 扫描作为常规,我们也不推荐,因为它并不会影响手术决策或手术入路。

损伤分型

任何骨折分型系统的目标均是为治疗提供指导,有助于判断损伤的预后,并为外科医生和研究人员间的彼此沟通提供一个框架体系。如其他部位骨折一样,虽然有肱骨远端骨折有多种分类系统,但没有一种被普遍接受。以往将肱骨髁间骨折分为 T 型或 Y 型骨折[10]。然而,由于逐步认识到此类骨折解剖上的复杂性,目前使用柱的概念来分型而不用髁,这能更准确地描述此类骨折。

Riseborough 与 Radin 建议对此类骨折分为四型,包括无移位骨折(Ⅰ型)、移位的 T 或 Y 型骨折(髁间分离或髁干分离)(Ⅱ型)、髁旋转移位(Ⅲ型)、髁旋转移位合并关节内粉碎骨折(Ⅳ型)[11]。此肱骨远端骨折分型系统是最简单的,而正因为简单,也限制了其在描述肱骨远端骨折类型方面的使用价值。

正如 Jupiter 和 Mehne 所报道的,Mehne 与 Matta 将肱骨远端双柱骨折分为六个主要类型,包括高位 T 型骨折、低位 T 型骨折、Y 型骨折、H 型骨折以及内、外侧"人"字形骨折[12]。Mehne-

Matta 分类系统在描述低柱骨折时非常有用。Ring 和 Jupiter 注意到此分型系统未考虑骨折的多个平面,包括冠状面[13]。应该充分认识冠状面上的骨折修复极为困难。

AO/创伤骨科学会(AO/OTA)骨折综合分型将肱骨远端骨折分为三组,每组再分为九个亚型[14]。这一骨折分型系统为整体骨骼系统提供了一种综合分型系统。该骨折综合分型系统将骨折分为关节外(A 型)、部分关节内(B 型)及完全关节内骨折(C 型),并根据关节外与关节内骨块的情况进一步细分。这个分型系统为描述骨折提供了更多的选择,但对治疗指导意义不大,除基本的分型外(A、B、C 型),在临床决策中作用有限(图 13-5)[15]。

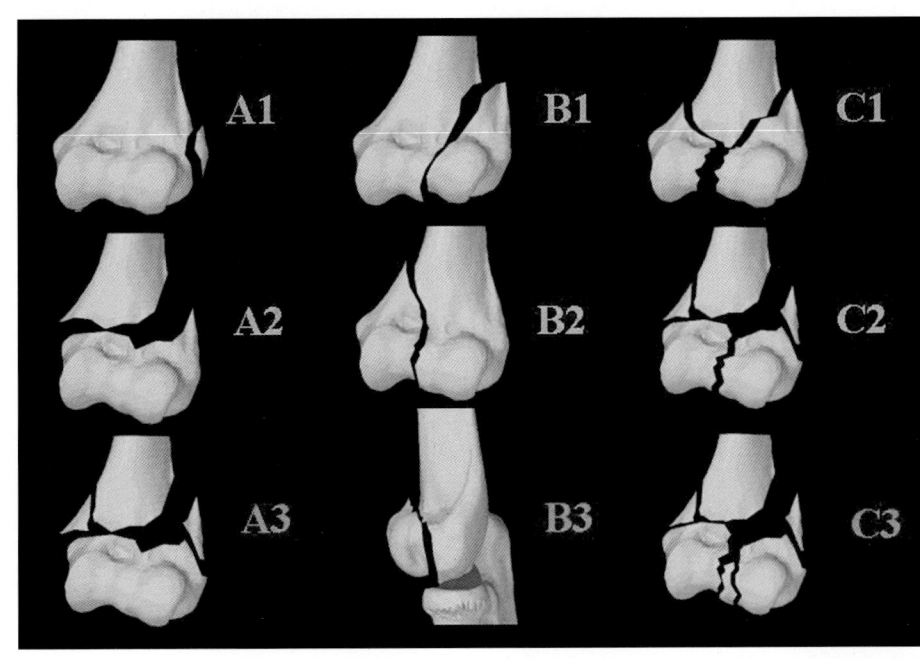

图 13-5 肱骨远端骨折 AO/OTA 分型(引自 AO Dialogue 2/01. Copyright © 2001, AO Publishing, Zurich, Switzerland.)

Ring 等人描述了 21 例肱骨远端"关节内"骨折(位于鹰嘴窝或以远),并指出了 5 个可能出现的关节内骨块(图 13-6)[16]。而常规的分型并没有认识到这些类型的损伤,最好从解剖学上直接描述(图 13-7)。

非手术治疗

肱骨远端骨折的非手术治疗仅适用于部分骨折类型和部分人群。手术风险很高或具有全身性手术禁忌证的患者较为少见。只要可以维持较满意的对线,可考虑采用非手术治疗方法治疗稳定的关节外肱骨远端骨折(AO/OTA 的 A 型)。通过适当的轴向牵引和中立位上轻柔的旋转可使骨折复位,然后在后方放置夹板进行固定。如果软组织条件允许,可以更换成石膏固定。2~3 周后,应用铰链式支具或石膏开始早期活动。多发伤患者难以获得并维持满意的复位,即便是稳定的肱骨远端骨折也需要手术治疗。固定骨折后有利于多发伤患者的护理及活动。

另一非手术治疗的适应证为有明显骨质疏松的严重粉碎性骨折(此类骨折无法重建)。而一项被称为"骨袋"("bag of bones")技术的治疗方法其实主要就是用吊带或领袖固定装置进行制动,通常可按照以下两种方式进行:①固定于屈肘 100°~125°,在接下来的 3 周逐渐伸直;②固定于屈肘 90°,制动 2 周后开始主动活动[13]。考虑到这些患者的全身或局部状况,他们可以获得足够的活动度,无痛的肘关节,并且并发症较少见。最近也有人考虑对可耐受手术的此类患者行全肘关节置换(视频 13-1,光盘 2)[17,18]。

若选择非手术治疗,对患者应进行严密的影像学随访来确保复位的维持。一般来说,维持骨折复位通常需要直立位并对上臂进行加压。然而,若随访的 X 线片显示有移位,可能需要多次调整夹板以及反复复位。

286 创伤骨科手术学

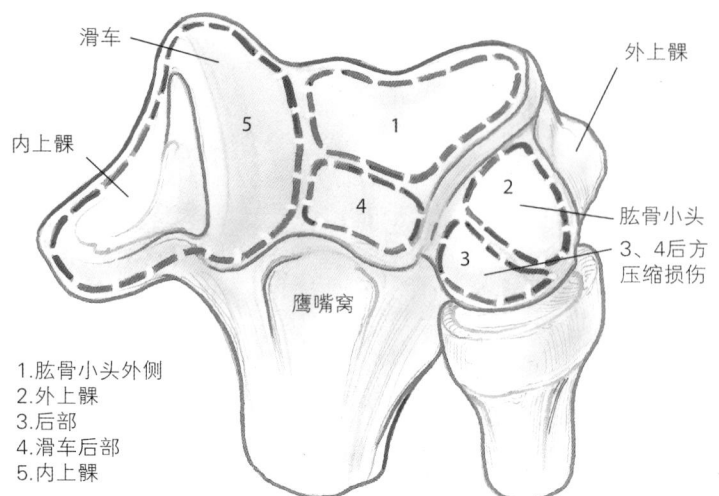

图 13-6 图示肱骨远端关节面，显示关节内骨折可能出现的 5 个骨折块

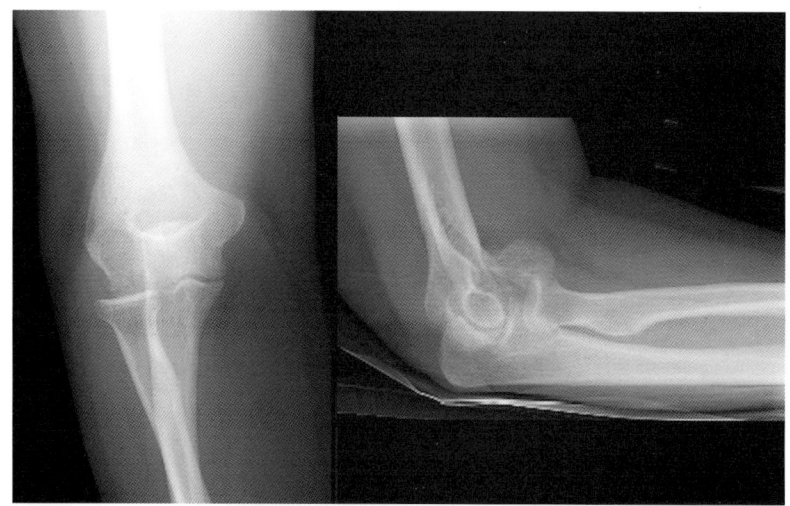

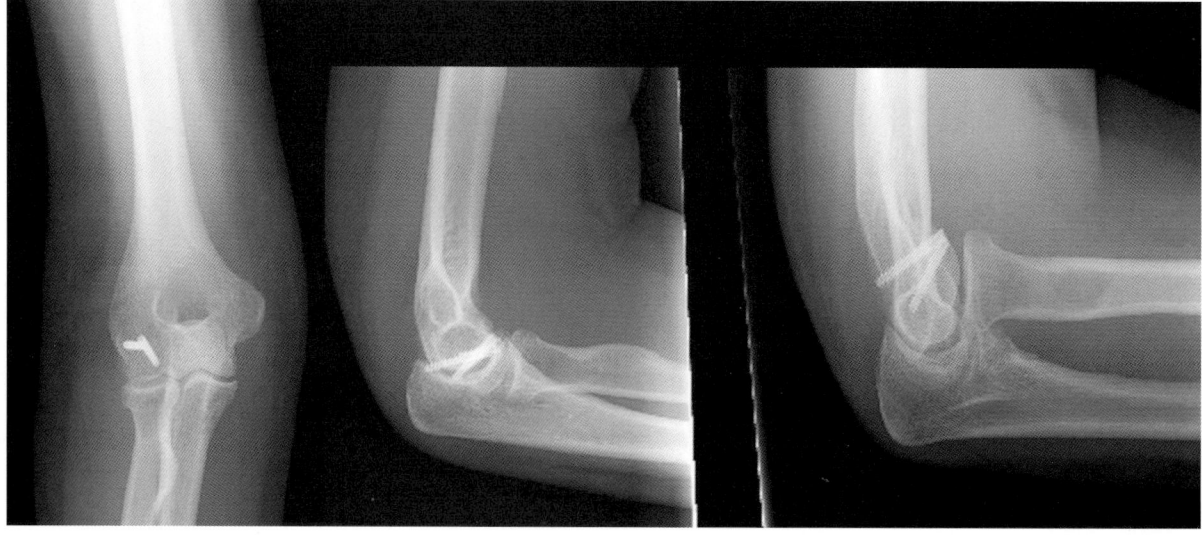

图 13-7 A. 正侧位 X 线片显示移位的肱骨小头骨折。B. 术后影像

要点与技巧

- 对所有的肱骨远端骨折来说，骨科医生不在于记住某一特殊骨折分类系统，更应认识多个平面的骨折线及其与关节面的关系，确定滑车是否粉碎，并了解其内外侧柱与鹰嘴窝骨折的范围。

手术治疗

基本概念

肱骨远端骨折内固定的最终目标是获得稳定且灵活的肘关节、骨愈合（干骺端和骨干之间）、促进软组织修复、减少感染的机会并使患者尽快恢复上肢功能。Cassebaum 于 1952 年首次描述了肱骨远端关节内骨折手术治疗的原则。他阐述了 5 条原则：第一为恢复髁间、髁与尺骨之间的结构关系；第二为原则保持鹰嘴窝开放；第三为保持或重建髁关节面的前倾角；第四为固定肱骨髁与骨干；第五为获得稳定的固定。他曾报道遵循这些原则治疗的 9 例患者，其中 4 例结果为优，4 例良，仅 1 例差。这些准则到今日仍然适用，并为当今手术治疗复杂性骨折奠定了基础（视频 13-2，光盘 2）。

手术治疗的注意事项

累及关节的肱骨远端骨折可见于高能量或低能量损伤。老年患者可能是单纯的摔倒，而且因骨的质量差可导致严重的粉碎性骨折。此类损伤的性质与高处坠落伤、机动车撞击或其他高能量损伤机制不同，后面这些类型的损伤多发生于年轻人，高能量的损伤也可造成严重粉碎骨折。必须谨记的是伴有软组织损伤的肱骨远端骨折可能影响手术时机及手术计划的选择。移位明显且锐利的骨块可顶于皮下，由内而外的应力作用于皮肤最终可引起皮肤破裂。若手术延迟，应闭合复位矫正移位以减少骨折块对皮肤产生的张力。另外，软组织可能存在严重的淤伤甚至擦伤。虽然切口经过淤斑区域可能并不会明显增加感染的概率，但切口经过表浅的擦伤或撕裂伤可能会影响伤口的愈合。皮肤条件应作细致的评估，手术应在软组织条件允许的情况下进行，所做的手术切口不能由于存在严重的软组织损伤而增加切口感染或皮肤坏死的风险。

高能量或低能量损伤均可导致开放性肱骨远端骨折。与其他开放性骨折一样，这样的损伤必须进行积极清创，为减少感染的风险，最佳清创时机为受伤后 6~8 小时以内。无论何种类型的开放性骨折，对皮肤、皮下组织、肌肉和骨进行彻底的清创都是至关重要的。而且，外伤后的伤口并不一定在手术计划的切口范围内。扩大清创的创口须考虑到手术充分暴露，以便于植入内固定物。如果首次清创在深夜，手术室没有足够的人员与设备，或病情不稳定，可将上肢用一夹板或外固定支架先临时固定，以等待更合适的时机。

术前与术中计划

肱骨远端骨折内固定术应尽早实施，受伤后 1 周以内较为理想。早期内固定可避免皮肤从夹板处破裂的风险，保护软组织不被移位的骨折块压迫，也可减少创伤后导致的僵硬，避免关节活动受限。需要特别注意多发性创伤患者，应待其他更为严重的损伤稳定后再考虑骨折的修复。如果手术需要延迟，患者的手臂可暂用后方夹板固定，后方应使用衬垫，并在内外侧用石膏加固。如果患者行气管插管，术前应经常评估皮肤。特殊情况下，对于没有条件进行急诊手术的多发伤患者来说，最好采用外固定支架临时固定开放性骨折。

制订手术计划时，必须骨折类型进行细致的影像学评估。合适的 X 线片应包括正位（牵引下拍摄较好）与侧位片（图 13-3，图 13-4）。若需切开复位内固定治疗肱骨远端骨折，接骨板是唯一可行的选择。因此，制订术前计划时主要须考虑到两个方面：接骨板的类型、数量及长度，是否需要鹰嘴截骨。肱骨远端关节内骨折，往往需要行鹰嘴截骨以充分暴露肱骨远端的关节面。应用模板制订术前计划以确定合适的手术设备。此外，必须备有各种大小的螺丝钉、克氏针及复位钳。应考虑到取髂骨植骨、使用止血带的可能。

对大多数的肱骨远端骨折，推荐使用双接骨板固定肱骨远端（图 13-8）。单髁损伤很少见，可用内侧柱或外侧柱接骨板进行固定。标准的接骨板有小的动力加压接骨板、易于塑形的肱骨远端重建接骨板、各厂家专为肱骨远端设计的预塑形的接骨板。

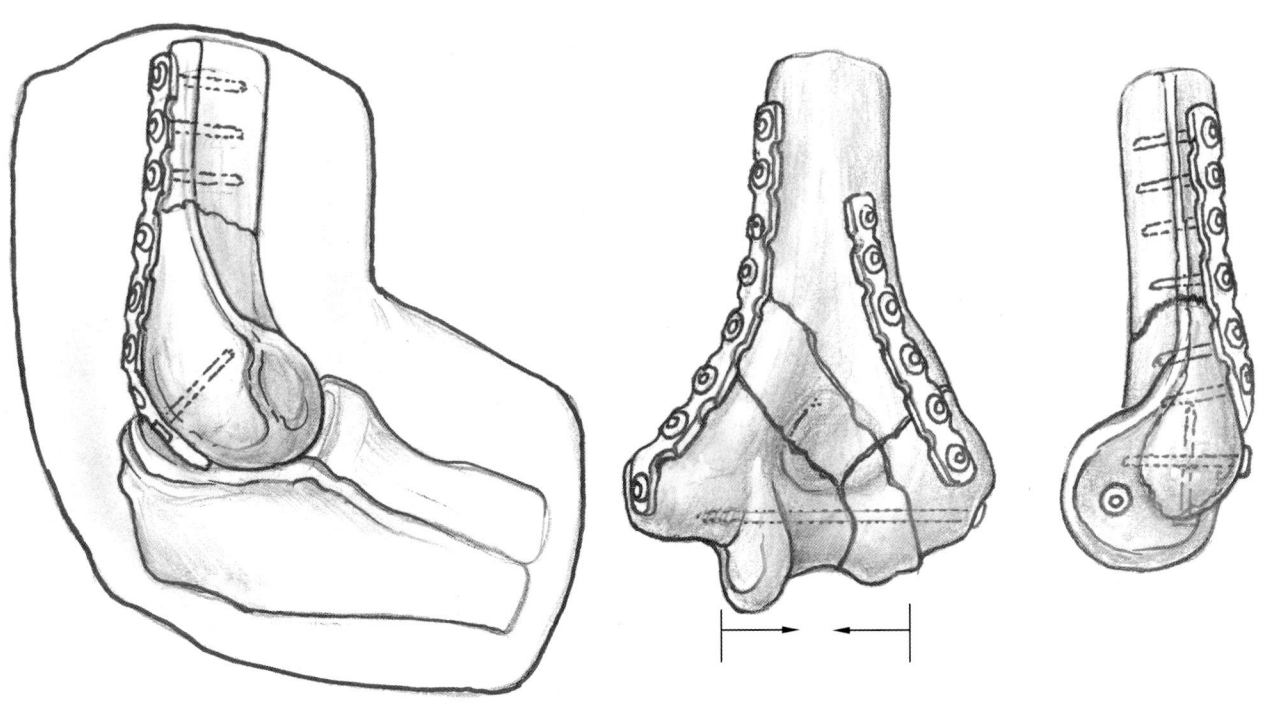

图 13-8　图示肱骨远端双接骨板固定。一接骨板固定于外侧柱后方，另一接骨板固定于内侧柱的内侧

患者体位

患者选择何种体位也应考虑，因为仰卧、侧卧及俯卧均可行。侧卧位最常用，当需要自体骨移植时可暴露髂嵴（视频 13-2，光盘 2）。侧卧位时，患者肘关节屈曲，放置在一托盘或支架上。腋窝处放一小沙袋，骨突部位要有衬垫（图 13-9）。

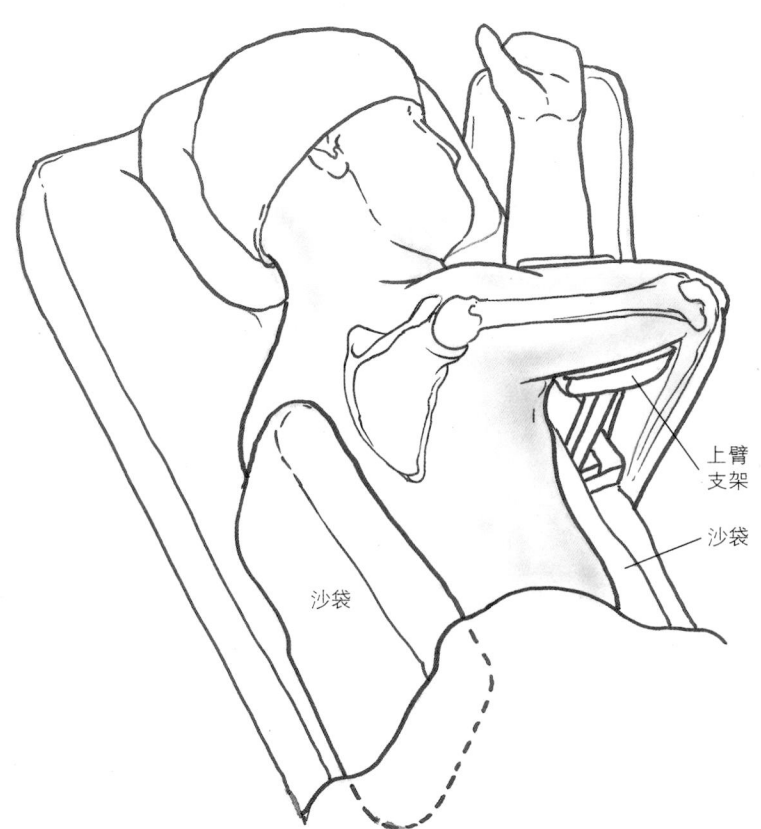

图 13-9　患者手术体位，侧卧位。注意使用沙袋和衬垫

俯卧位同样可以很好地暴露肱骨远端,但屈曲较为困难,除非将手臂悬挂在手术床旁上肢手术桌的边缘。当患者不适合侧卧位及俯卧位时,可考虑仰卧位。仰卧位时肩屈曲并内收,助手将前臂放置于患者胸前。患者的体位大多数时候只取决于术者的喜好。

无论选择何种体位,在摆放体位时建议悬吊手臂以防止骨折块错动而对软组织造成进一步的损伤。铺单范围应包括腋窝区域。在消毒之后,用酒精脱去聚维酮碘,放置无菌止血带,然后再铺手术巾。术前应预防性的应用抗生素。

术中影像

为方便固定肱骨远端骨折,要完全暴露骨折部位与关节面。然而,术中应拍摄X线正侧位来确认关节面完全复位、整个上肢的对线以及内植物的位置。根据患者所处的体位拍摄的术中影像应有助于医生了解关节面的临时固定及接骨板的位置。参照患者的体位摆放C型臂,在消毒铺单之前,应试行拍摄,确认可以获得满意的图像。

手术入路

后方入路:肱三头肌肌间隙或劈开肱三头肌

做肱骨远端后正中切口,绕过鹰嘴尖再向远端延长。切口不应直接跨过鹰嘴尖,因为这有可能影响切口愈合或导致术后不适。锐性切开皮肤直至肱三头肌筋膜(图13-10)。切开皮肤后可采用的深部手术入路有两种。可以劈开肱三头肌肌纤维直达骨面,也可经肱三头肌的肌间隙进行分离(图13-11)。应用前述的肱三头肌肌间隙入路,保留肱三头肌的止点,经肱三头肌任一侧的移动窗口进行暴露(图13-12)。术中应尽可能减少对软组织的损伤。首先,肱骨远端的切口应偏外侧。沿着肱骨远端的外侧面向远端分离可以充分显露后方的桡侧副动脉系统,注意保护此动脉系统。继续向远端锐性分离,在鹰嘴窝处,剥离附着在远折端的肱三头肌。在切口近端,沿着上臂外侧面显露桡神经。接着在肱骨后方可发现桡神经的走行。

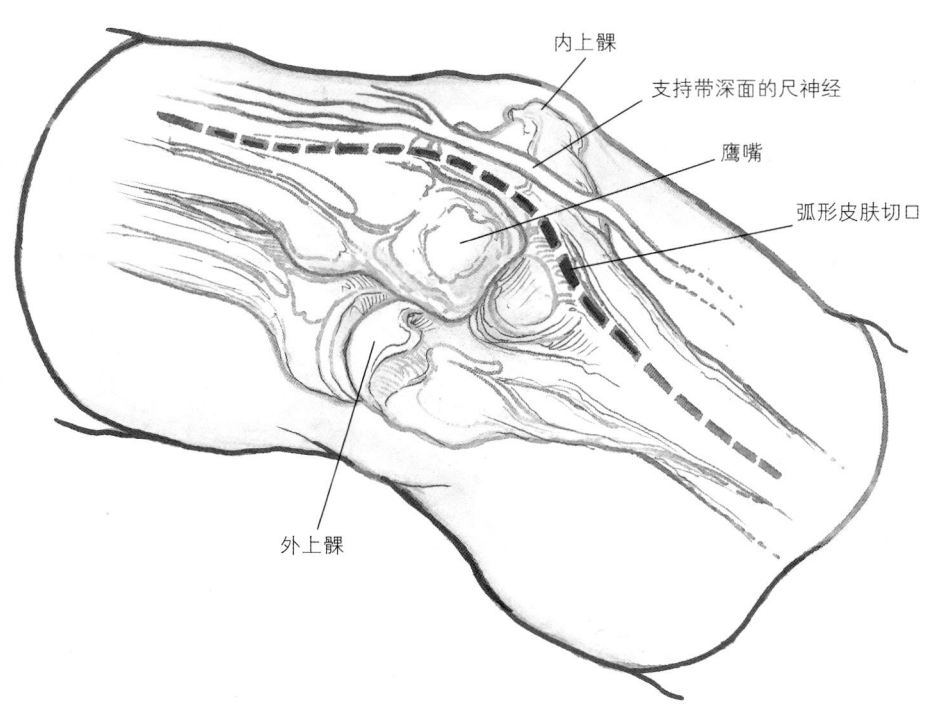

图13-10　推荐的后侧入路。注意在肘部切口绕开鹰嘴尖,以减轻患者术后不适

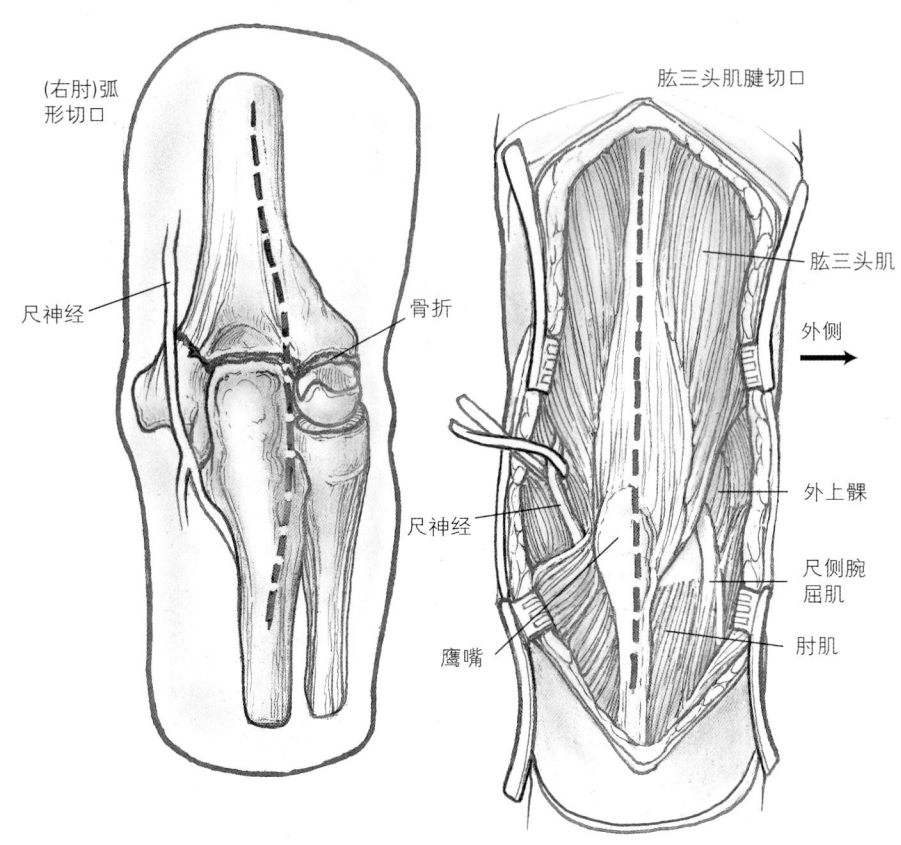

图 13-11 肱三头肌劈开入路的手术暴露。注意勿伤及周围的尺神经和尺侧腕屈肌

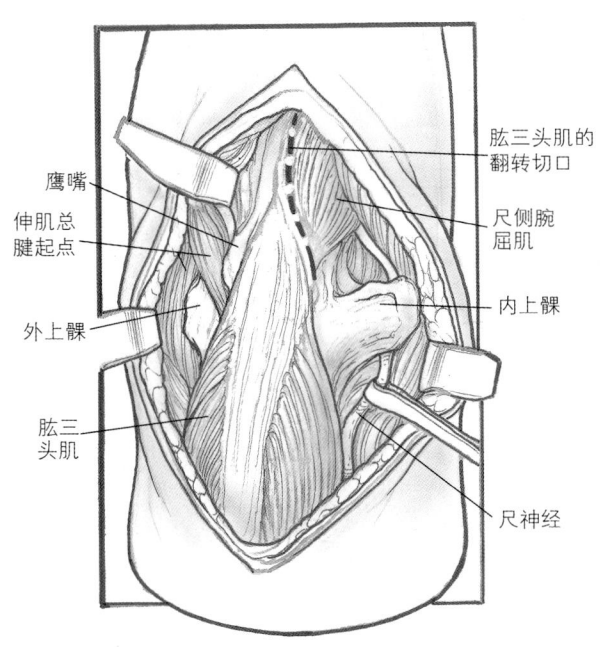

图 13-12 翻转肱三头肌暴露骨折

如有必要的话,此时松开并去除止血带以便更好地显露。接着可将肱三头肌向内侧牵开,注意勿伤及桡神经及其感觉支与伴行静脉。继续沿肱骨锐性分离,确认尺神经,向下经过内上髁。确认尺神经与桡神经后,必要时可行鹰嘴截骨。对于某些轻微骨折或不累及关节面的骨折,按照上述的方法牵开肱三头肌就足以获得充分的手术暴露。若需要暴露关节面,在两种选择:尺骨鹰嘴截骨,或从尺骨近端将肱三头肌腱膜翻转(与前臂筋膜连续)。

劈开肱三头肌入路也属于后方切口。确认尺神经,用潘洛斯(Penrose)引流条保护。与切口平行劈开肱三头肌直达骨面(图 13-13),必要时可再向远端劈开直至鹰嘴。保留内外侧的腱膜,手术结束前应将其缝合修复。劈开肱三头肌入路的优势在于——如果获得足够的显露,则不需要行鹰嘴截骨。

后侧入路,尺骨鹰嘴截骨

鹰嘴截骨时需要用 3.2mm 的钻头预钻孔(图 13-14)(视频 13-2,光盘 2),然后用电锯做楔形截骨。截骨的顶点应在远端,这样可以尽可能保留较多的近端骨块,使用锐利的骨凿来完成截骨,以避免关节面处的骨丢失。关节面截骨的位置应位于鹰嘴相对非关节面的横沟处。截骨完成后,可将鹰嘴及附着的肱三头肌向近端翻转。沿着伴行的侧副血管松解尺神经。此入路对骨折及肱骨远端关节面的暴露非常充分。骨折暴露后,用刮匙仔细清理骨折断端。牙科刮匙可以用来清理粉碎性骨折片。

文献报道了几种尺骨鹰嘴截骨后的固定方法。鹰嘴截骨术后的骨不连可导致疼痛和僵硬。建议在鹰嘴截骨前先用钻头钻孔,用6.5mm半螺纹松质螺钉将鹰嘴截骨后的两端固定在其解剖位置上(图13-14)。螺钉所选择的长度应能确保其在尺骨的近段和中段可获得足够的把持力,常规使用垫片。在植入螺钉后,置入张力带钢丝。在6.5mm的松质骨螺钉后方,用2.0mm的钻头钻孔直达冠突远端。"8"字张力带钢丝穿过骨孔,在尺骨近端的后侧面交叉,并埋入在肱三头肌下方。使用一根14号或16号的血管导管将钢丝穿至肱三头肌腱的深层。适当地拧紧钢丝,打结。将6.5mm的松质钉与垫圈拧紧。使肘关节进行最大范围的屈伸活动,确认钢丝张力带确实对截骨部位加压(图13-15)。

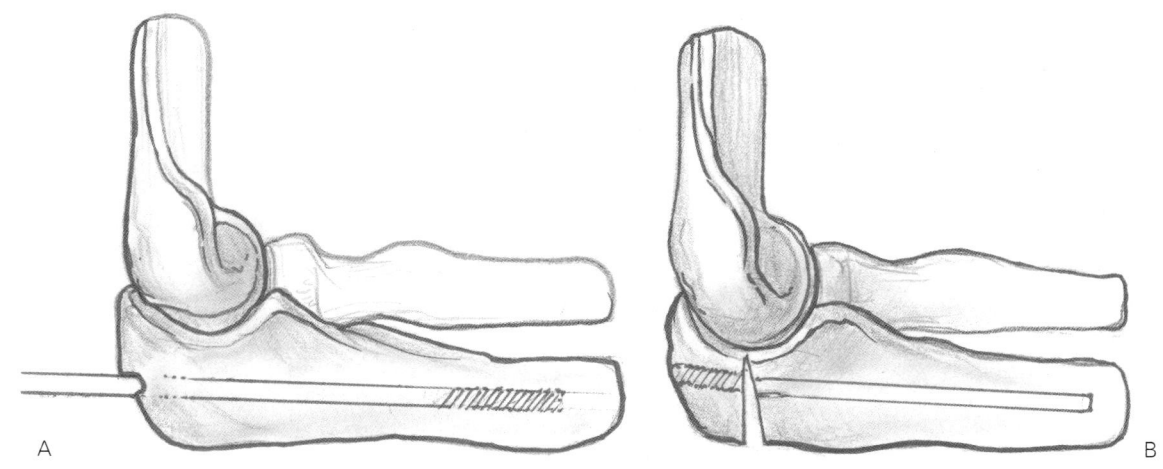

图13-14　鹰嘴截骨。A.用3.5mm的钻头预钻孔。B.截骨完成。螺钉固定后,截骨部位应处于解剖位置

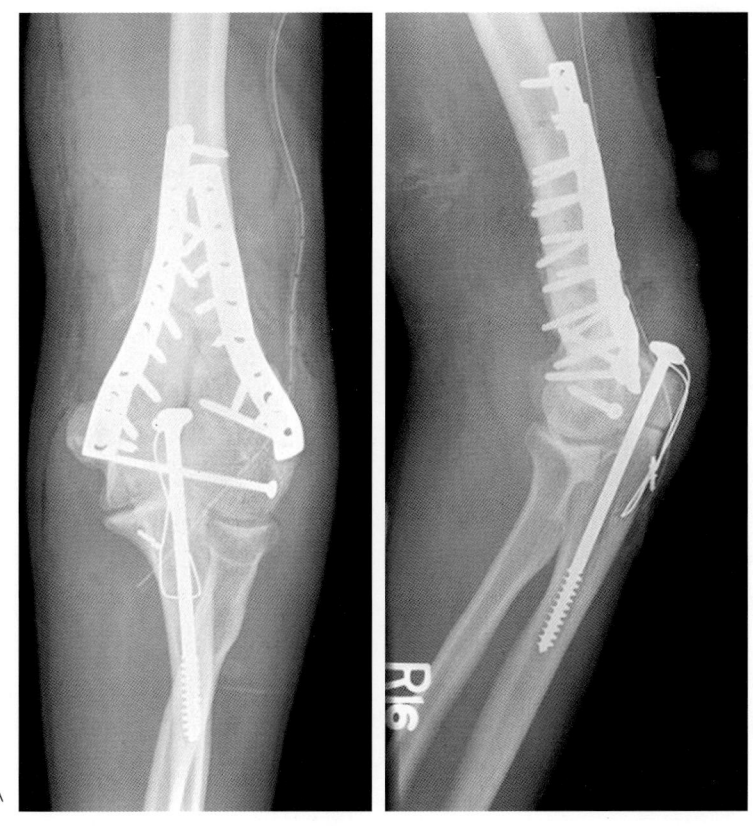

图13-15　图为鹰嘴截骨内固定。A.正位X线片。B.侧位X线片

截骨固定也可用两枚平行的克氏针结合张力带钢丝固定，这常用于固定鹰嘴骨折（图13-2B）。根据标准的骨折固定技术，两枚平行的克氏针应斜穿至尺骨近端，由后向前达前侧骨皮质。如前所述用钢丝行张力带固定，钢丝的近端位于两枚克氏针下方。Ring等曾报道，采用这种技术，6个月内的愈合率为98%，虽然13%的患者因内固定物突起导致的症状而需取出内固定物[20]。

最后一种方法是使用接骨板固定鹰嘴截骨的两断端，但很少应用。如果伴有尺骨近端粉碎性骨折或因疏忽导致截骨部位过远时，可能用到这种方法。标准的有限接触动力加压接骨板或预塑形的尺骨近端接骨板都可以使用。

后侧保留肘肌神经蒂的肱三头肌翻转入路

保留肘肌神经蒂的肱三头肌翻转入路（Triceps-Reflecting Anconeus Pedicle，TRAP）是后侧固定肱骨远端骨折的另一入路[21]。后侧入路常用鹰嘴截骨来暴露肱骨远端关节内骨折。然而，已知的鹰嘴截骨术并发症较多，包括畸形愈合、骨不连、因疼痛需要再次手术取出内固定物等。O'Driscoll认为鹰嘴截骨常导致肘肌失神经支配[21]。肘肌由尺神经的分支支配，在鹰嘴截骨术中分离软组织的同时切断了尺神经的分支。肘肌为肘关节提供动态稳定性，其功能丧失可导致肘关节失稳。然而，无论是否鹰嘴截骨，失稳并不是肱骨远端骨折的严重并发症。实际上，肱骨远端骨折后关节僵硬更为常见。

TRAP入路固定肱骨远端骨折不会破坏尺骨近端的骨质。另外，应考虑患者将来可能需再次手术，如全肘关节置换术，如果没有行鹰嘴截骨的话，可以更顺利地进行手术。此入路的弊端是不能很好地显露肱骨远端的最远部分。选择此入路时，显露远端部分需要极度屈曲肘关节。如果外科医生不熟练肱骨远端骨折的修复，那么传统的后侧鹰嘴截骨入路更为合适。

患者体位

患者可置于侧卧位或仰卧位。O'Driscoll倾向于让患者仰卧，并在肩胛骨及手臂下方垫枕[21]。

手术暴露

做15cm长的后侧切口。无论使用何种后侧入路，在鹰嘴尖端时均应弧向内侧或外侧，以避免可能发生的皮肤切口愈合问题。在肱三头肌腱处进行分离，确认尺神经并将其游离。如果在肱骨远端的内侧放置接骨板，应将尺神经前置。采用改良的后侧入路形成TRAP的外侧面。确认肘肌和尺侧腕伸肌的肌间隔并切开，从鹰嘴远端10cm开始，延至外上髁，接着沿着髁上嵴向近端延伸。在尺骨骨膜下剥离肘肌，最后从环状韧带及外侧副韧带复合体上剥离。注意保留肘关节的环状韧带和外侧副韧带。在鹰嘴尖端切开关节，此时可进一步的分离关节囊。

TRAP的内侧部分与Bryan和Morrey所描述的肱三头肌翻转入路类似[22]。此入路从远端距鹰嘴10cm处开始，沿着鹰嘴和尺侧腕屈肌的边缘向近端延伸。骨膜下剥离进一步暴露尺骨。这个步骤的关键点是术中用缝线在肱三头肌止点位置的骨膜进行缝合标记。这可确保最后对肌腱附着点进行解剖修复。向近端分离，然后在肱骨从肱三头肌下方进行分离，在尺骨从肘肌下方进行分离，最终内外侧入路相互汇合。从肱三头肌上松解肘肌远端的附着点，然后向近端翻转肘肌瓣。这时屈肘即可暴露肱骨远端。然后开始行接骨板内固定。

肱三头肌附着点的修复

修复肱三头肌附着点时，在尺骨近端钻2.0mm的骨孔，在鹰嘴近端表面通过骨孔交叉固定肱三头肌的附着点。在这两个孔的远端再横向钻另一个孔。使用粗的不可吸收缝线（改良Mason-Allen锁结法）重建肱三头肌的止点。缝线穿过肌腱，然后通过骨孔，将肌腱缝合在骨表面。缝合线打结，接着近端用Bunnell法呈叠瓦状编织肌腱，这样也可降低附着点的张力。用连续锁边缝合关闭筋膜套。

经该入路重建了肌腱的止点后，术后可立即进行康复训练，包括非对抗性的肘关节完全主动或被动活动。

尺神经的处理

尺神经功能障碍是肱骨远端骨折及其固定的主要并发症。神经在创伤及手术操作时均易受损。外科医生必须考虑是否要进行神经前置，这将影响最终的结果。肱骨远端骨折的软组织损伤较为广泛，并且尺神经周围软组织可能纤维化。手术创伤可能进一步导致瘢痕形成。然而，将尺神经转移至没有张力的位置，需要松解尺神经的近端或远端。这样的话，有时候甚至比手术其他的步骤要求更多的手术分离。如果尺神经不与内固定物接触,且术中不做过多的剥离,避免牵拉尺神经,只要能保留其营养供应,则可将尺神经放回原处。如果必须行尺神经转位术,应松解其近端与远端,转移时必须没有张力。根据术者喜好,神经可放置在肌肉下或皮下。

骨折复位与固定

一旦骨折获得充分暴露,下一步就是进行骨折复位(视频13-2,光盘2)。累及关节面的肱骨远端骨折复位通常相当困难。内侧和外侧柱的缺失可导致严重的不稳定。干骺端和关节部分往往粉碎严重,骨块太小使螺钉固定困难。此外,远端关节面主要由松质骨组成,要获得稳定的固定较困难。通常情况下,复位与固定从远端开始,首先重建关节面,然后将修复的关节骨块复位至相应的柱上。除大多数单纯性骨折类型之外,必须先用克氏针重建关节面。一旦关节面暂时重建,可使用螺钉完成最终的固定。注意避免在肱骨远端关节面使用拉力螺钉固定。若关节粉碎,用拉力螺钉固定可能导致关节面压缩,并改变肱骨远端的实际形状。关节骨折片固定后,复位肱骨远端并与肱骨干固定。

生物力学与临床研究表明,两块接骨板成90°角植入可提供最佳固定[23~25]。为实现这一目标,一般将一块接骨板置于外侧柱的后方,另一接骨板置于内侧柱的内侧。如果用普通的接骨板,塑形是必要的,并使用模板辅助接骨板折弯。内固定物必须避开关节面,固定时将内固定物适当折弯以获得力学上的稳定性,这样可允许病人术后进行完全的关节活动。通常内侧接骨板必须折弯包绕内上髁,因此在内侧常采用重建板,因为它更易塑形。接骨板与肱骨远端相服帖后,可在远端用螺钉固定,螺钉应与关节面垂直,这在生物力学有很大的优势。外侧接骨板通常不需要较多的塑形,建议使用有限接触动力加压接骨板,大小取决于患者肱骨远端的解剖形态。接骨板应在避开关节面的情况下尽可能置于偏远端的位置。从接骨板最远端的孔置入一枚长的"贯穿螺钉"(home run screw),在肱骨外侧柱上抓持住肱骨干对侧的骨皮质。很多厂家都有预塑形的接骨板,通常无需塑形,但这往往需要反复尝试置入。

单纯的关节骨折块可用无头螺钉修复[16]。小的骨软骨块最好用可变螺距的加压螺钉进行固定,垂直骨折线置入,头埋在关节面下。螺钉头部最好置于软骨下骨的位置,尽量获得最大的把持力,并避免在软骨缺损的部位突起过高。另外,微小骨块可用2.0或2.7mm的螺钉固定,在关节面处也必须埋头,或用细的有螺纹的钢针,剪断并埋入软骨面(图13-5)。

当骨折和鹰嘴截骨(如果有的话)固定妥当后,拍摄X线片后闭合切口。术中应用X线片或透视来确认骨折的复位与固定。必须确认所有螺丝都没有穿透关节面并且获得了满意的骨折复位。通常情况下,肱骨远端前侧皮质的延长线将肱骨小头平分,且关节面应该是平整的,桡骨头应该与肱骨小头匹配,并恢复正常的肘关节的外翻提携角。此外,要检查患者的肘关节活动,确保没有与内固定物撞击。注意检查前臂的旋转以及肘关节的屈伸。前面所述的肱三头肌肌间隙入路无需缝合肌层。若使用劈开肱三头肌的入路,肌肉可以松弛地靠在一起。深层皮下缝合,对于皮肤我们更倾向于进行缝合以避免任何可能发生的摩擦,而这在使用皮钉时较为多见。术后使用衬垫良好的夹板进行固定。

肘关节夹板的使用是具有争议的。多数情况下,在肘部轻度屈曲位行夹板固定,这样术后可以很舒适地使用吊带。然而,这可能导致术后肘部伸直困难,术后夹板在肘部完全伸直时固定可最大限度地减少这一问题。此外,夹板完全伸直固定可减少切口张力。如果肘部屈曲,建议避免极度屈曲(超过90°)。保留夹板固定直至软组织愈合,尽早开始关节活动,术后第一周即可行轻柔的主动和辅助下主动活动。

要点与技巧

- 要显露关节面时,对于尺骨鹰嘴截骨术无须顾虑。
- 采用肱三头肌肌间隙入路的患者可能有较好的肌力及活动度,但由于外科医生不太熟悉此入路,因而使用时比较困难。
- 注意拉力螺钉跨过关节面可能使滑车变窄。
- 应用埋头或无头螺钉固定骨软骨块。

术后护理

切开复位内固定的目标之一就是获得坚强的内固定,这样可使患肢进行早期功能锻炼。坚强内固定后,患者可以早期活动,减少并发症。对于软组织覆盖充分的骨折进行切开内固定术,术后应用夹板固定可减少软组织肿胀和疼痛。我们建议术后 7～10 天开始主动或辅助下主动功能锻炼。应避免被动活动,因其可使内固定物应力集中,并可能致异位骨化。职业疗法有利于术后早期恢复腕、手及肩的活动。

肘关节创伤的异位骨化也是一个常见的并发症。这在肘部烧伤和脑外伤的患者中发生较多,但肱骨远端骨折可能也有此并发症。有研究发现,在第一个 48 小时内早期固定,可降低患者发生异位骨化的风险[26]。预防异位骨化的方法包括放疗和服用非甾体类抗炎药[27]。有证据支持术后进行单次、低剂量的肘关节放疗[27]。预防异位骨化并不是肱骨远端骨折的治疗常规,但有脑外伤时应考虑。

要点与技巧

- 注意预防异位骨化。

治疗结果

文献中有关肱骨远端骨折的报道有许多不足之处。虽然研究很多,但比较这些研究却很困难,因为研究对象的骨折类型、患者年龄、损伤能量、手术方法等存在多样性,而且功能结果的评价方法也存在差异。无明显关节内粉碎骨折块的单纯性肱骨远端骨折(OTA C1)进行内固定的疗效,与更严重的关节内粉碎的骨折类型(OTA C2-3)不同。一些研究纳入了单纯性肱骨远端骨折,而另一些仅研究了严重的关节内骨折。骨折类型比例上的差异使得无法直接比较这些研究,因为研究结果可能会发生偏倚。

对比这些研究时,患者年龄的明显差异是一个主要的问题。由于年龄与骨质疏松有关,在老年患者比例较多的研究中,内固定术后的结果可能比年轻人为主的研究要差。事实上,最近的研究表明,65 岁以上的患者行全肘关节置换术可以获得比切开复位内固定术更好的疗效[17]。伴有骨质疏松的 C2 或 C3 型骨折患者,可能为低能量损伤所致。年轻患者往往伴有其他损伤,其损伤机制可能为高能量损伤。骨的质量和相关的软组织损伤均会影响骨折的结果。另外,患者年龄、损伤机制不同,很难对各项研究的功能结果进行比较。

研究这些文献时的第二个问题是功能结果评估方法不一。理想的情况是,有一个标准化的方法对治疗方法和治疗结果进行评价。一个有效的功能结果评估应包括患者的自我评估及客观评价。结果分析的目标之一是为了了解特定方法中的技术因素是怎样影响结果的。虽然人们普遍认同使用双接骨板修复这些骨折,但固定肱骨远端骨折的方法有很多,有关手术方法及暴露的方式就存在争议。在这两个较大范围的争议中,尺神经前置和鹰嘴截骨的固定方式便是两个更具体的问题。有一项研究专门纳入了高能量损伤的患者。Henley 等报道了 33 例在 1 级创伤中心治疗的患者,其中 20 例为高能量损伤[4],67% 为多发伤,27% 伴有同侧上肢创伤,开放性骨折为 42%。最终获得随访 25 例,其中结果优良率为 92%。然而,并发症发生率为 45%,29 例鹰嘴截骨中 9 例有并发症。其中 8 例患者采用平行克氏针张力带固定鹰嘴。使用 6.5mm 松质骨螺钉及张力带钢丝固定的只有 1 例出现并发症。

如前所述,肱骨远端骨折治疗中的一个争议是就是关于尺神经的处理。Wang 等报道了 20 例肱骨远端关节内骨折的治疗,使用后侧入路,常规将尺神经前置至皮下[8]。大部分患者为复杂的 OTA C2 和 C3 型骨折。双接骨板固定,一块放置在内侧,另一块置于后外侧。根据 Cassebaum 分级和主观的功能状态评估,结果为优或良 15 例、可 2 例、差 3 例。没有术后尺神经麻痹的报道。

McKee 等报道了一组后路手术治疗肱骨远端关节内骨折的功能结果[6]。这项研究的独特之处在于,不是基于外科医生和放射影像学为基础的结果评价,而是进行了更多的功能结果评估——客观的肌力测量和基于患者的问卷调查,包括臂肩手功能障碍评分表(DASH)、简明健康状况调查量表-36(SF-36)和客观的肌力测量。此研究共纳入了 25 例患者,平均年龄为 47 岁,均为有移位的肱骨远端关节内闭合性骨折。所有骨折均从后路固定内外侧柱。其中 11 例行鹰嘴截骨,其余患者经肱三头肌劈开入路,平均随访 37 个月,平均关节活动范围为 108°。客观肌力测量发现,屈曲 90°以及伸直 45°、90°和 120°时的肌力下降。DASH 评分平均为 20 分,表明有中度的功能障碍。SF-36 量表评分显示躯体功能评分轻度下降,但差异显著,心理评分没有变化。6 例患者需再次手术,其中 3 例是因为内固定物突出导致的肘部疼痛。

Gofton 及其同事回顾了 23 例 AO 的 C 型(双髁)肱骨远端骨折,用相互垂直的两块接骨板进行固定,平均固定 45 个月[28]。研究者们结合患者定级的评估结果[DASH、患者定级的尺神经评价(PRUNE)、美国肩肘外科评分(ASES-e)和 SF-36],以及临床、X 线影像学和客观评价来评估治疗结果。此研究中患者主观不满意很少,平均满意度为 93%。肘关节屈伸活动度减少(138°减少至 122°,$P < 0.01$),而肘关节屈伸和前臂旋转时的肌力均较差($P < 0.05$)。虽然总的并发症发生率为 48%,大部分无需再次手术即可缓解。常规行尺神经前置术,随访过程中没有发现尺神经病变[28]。

另一研究特别纳入了 24 例女性肱骨远端骨折患者,年龄均大于 65 岁,该研究将内固定与肘关节置换进行比较[17]。可以推断这些患者存在骨质疏松、低能量损伤、非开放性骨折、无神经血管损伤。其中一半行切开复位内固定术,另一半行全肘关节置换术。行切开复位内固定的患者中,疗效为优的 4 例、良 4 例、可 1 例、差 3 例。所有差的疗效均与内固定失败有关,1 例发生于术中,2 例发生在术后。后来均行全肘关节置换术。采用切开复位内固定的患者 Mayo 平均得分为 87.7 分,平均活动范围为 30°~110°。与此相反,行肘关节置换的患者手术时间、止血带时间均减少,疗效为优的有 11 例,还有 1 例为良,没有可或差的患者。在这项研究中,65 岁以上肱骨远端关节内骨折的女性患者,行肘关节置换术比切开复位内固定术的疗效更好[17]。本研究表明 65 岁以上的女性患者应考虑肘关节置换术,尤其是伴有其他疾病的时候,包括风湿性关节炎、骨质疏松及长期使用激素等。

并发症

目前,肱骨远端关节内骨折治疗的趋势倾向于手术固定。然而,尽管对肱骨远端关节内骨折行解剖复位和坚强固定,功能完全恢复可能仍难以实现。这样的损伤常常导致一定程度的活动度丢失,特别是肘关节伸直功能。手术固定肱骨远端关节内骨折也可以出现其他并发症,包括内固定物失败、骨不连和畸形愈合、异位骨化及感染等。

内固定失败

肱骨远端关节内骨折是很难修复的。必须对肱骨远端复杂的解剖有全面的了解,这样才能获得解剖重建。粉碎性骨折和失稳,加上手术暴露困难,使得每位患者的内固定术都是一个挑战。如果骨质疏松严重的老年患者发生粉碎性骨折,获得稳定的复位及内固定更加困难。内固定失败的常见原因为与不恰当的固定方法相关的技术问题[29]。光滑的钢针或克氏针本身不足以固定肱骨远端。接骨板的选择可对治疗结果产生影响。已有报道证实应用三分之一管型接骨板可导致内固定失败,也不建议使用半管型接骨板固定肱骨远端关节内骨折[9,30]。内固定失败还可能与其中一柱固定不可靠有关,对于所有肱骨远端关节内骨折,建议将接骨板相互垂直固定双柱。

内固定失败可导致患者疼痛、活动度降低以及影像学上出现螺钉/接骨板失效或断裂。如果发生这些情况,应考虑行翻修手术。如果在内固定术中没有处理好力学方面的问题,可导致骨不连。应仔细检查初次内固定的技术性错误,再次内固定要确保相关力学结构的完整性。处理这些并发症时,也应仔细考虑是否植骨或通过其他的生物物理学方法来刺激骨折愈合。

骨不连

肱骨远端骨折骨不连是文献中被忽略的一个话题。大多数正式发表的病例研究很少报道此并发症,其发生率为 2%~10%[4,5,7,8,29,31,32]。患者临床表现为疼痛,常伴有软组织问题,包括活动度降低、尺神经病变和异位骨化。因为常常存在骨质疏松、局部解剖的改变,原先置入的内固定物

(可能有或没有力学上的失败)以及关节囊周围广泛的纤维化,这就对肱骨远端骨折骨不连翻修手术的技巧提出了很高的要求。

治疗任何骨不连的目标均为恢复功能、获得稳定的愈合、满意的对线以及恢复关节的功能活动。手术治疗获得成功有几个先决条件:患者骨缺损较少并能耐受手术,尺神经前置且常需要松解关节囊,骨折端活动度较好且能达成满意的复位,以及获得稳定的内固定[33]。对于切开复位内固定术后骨不连的患者,在翻修手术后可能还需要进行再次手术取出内固定物、切除异位骨质、进行尺神经松解和/或麻醉下手法松解等[33]。在目前已发表的样本量最大的一项关于治疗肱骨远端骨不连的病例研究中,Helfet 等人报道了 52 例肱骨远端延迟愈合或骨不连[33]。该研究花费 26 年收集病例。骨不连最常见的原因是初期力学上的固定失败,虽然许多患者为高能量损伤。Helfet 等人发现,对于肱骨远端骨折延迟愈合和骨不连的病例,切开复位时进行软组织广泛松解充分暴露和坚强内固定常可促进骨折愈合[33]。肘关节的活动范围从术前的 71°也增至术后的 94°。需要指出的是,在这组病例中二次手术后仍有 15 例患者(29%)需进一步手术[33]。

对老年和活动要求低以及存在骨缺损的患者,全肘关节置换术治疗骨不连和畸形愈合是较为合适的选择。应对患者进行仔细的评估,以排除感染的情况。建议使用半限制性全肘关节假体,因为通常软组织或骨性结构不足以维持肘关节的稳定性[2]。

畸形愈合

肱骨远端骨折手术治疗发生畸形愈合的并发症较为少见。同骨不连类似,医生必须仔细评估肱骨远端骨折畸形愈合患者的主诉、期望值、放射影像学检查、骨折对线、关节活动范围及神经血管等情况。关节外的畸形愈合可导致成角畸形,通常为肘内翻畸形。此种成角畸形对功能的影响不大。与此相反,关节内畸形愈合可导致创伤性关节炎,产生疼痛和僵硬。

选择合适的患者对其畸形愈合进行手术矫形,可有效地改善最终的治疗结果。一般情况下,关节外的畸形愈合可直接行髁上截骨矫形术,坚强固定,并适当松解软组织,包括尺神经松解。关节内畸形愈合则更难治疗,因为可能损伤关节,暴露也较困难。尽管许多这样的病例更合适行肘关节置换术,但也有个案报道,对某些严重的患者行截骨矫形术也可获得良好的疗效[34]。

感染

幸运的是,肱骨远端骨折内固定后的化脓性感染非常少见。当伤口愈合障碍、出现化脓性感染的一些迹象(如脓性渗出)或早期内固定失败时,应怀疑是否存在感染。当感染发生时,应积极治疗。可连续进行清创,全身及局部使用抗生素。在细菌培养结果出来之前可以经验性使用抗葡萄球菌抗生素。如果内固定稳定,且经几次清创后伤口变为无菌(图 13-16),可保留内固定物。如果多次清创后伤口仍有感染,应去除内固定物。Ring 和他的同事们使用 Ilizarov 外固定支架治疗了 5 例肱骨远端骨折感染的患者[33]。其中 4 例最终获得骨愈合,且这 5 例患者的肘关节活动度均大于 85°。

尺神经病变

尺神经功能障碍是肱骨远端骨折常见的并发症。创伤及手术均易损伤神经。据文献报道尺神经麻痹的发生率为 7%~15%[3~5,8,13]。在制订手术计划前,进行细致的术前检查,评估神经血管功能以明确是否存在神经功能障碍非常重要。多数情况下,尺神经病变主要是由于手术操作、神经松解不彻底和/或术后制动等原因所致。所有这些因素,都可能导致神经周围组织的纤维化。在行内固定术时,外科医生应考虑是否进行神经前置。为避免尺神经相关的并发症,可常规将其前移至皮下[8,36]。Wang 等报道 20 例尺神经前移术,术后没有发生尺神经相关的并发症[8]。类似的结果还有,Gupta 等人报道了一组 55 例肱骨远端髁间骨折的患者行尺神经前移术,仅 1 例发生了尺神经病变[36]。对此,有几个重要的因素值得考虑:手术时仔细处理尺神经,尽量减少瘢痕和纤维化;如果行尺神经前置术,应确保近端与远端的软组织彻底松解并没有张力;获得稳定的固定以便早期活动,这样也可最大限度地减少尺神经相关症状的发生。

有研究曾报道,对伴有尺神经症状的患者行尺神经松解术可获得良好的疗效。McKee 等人报

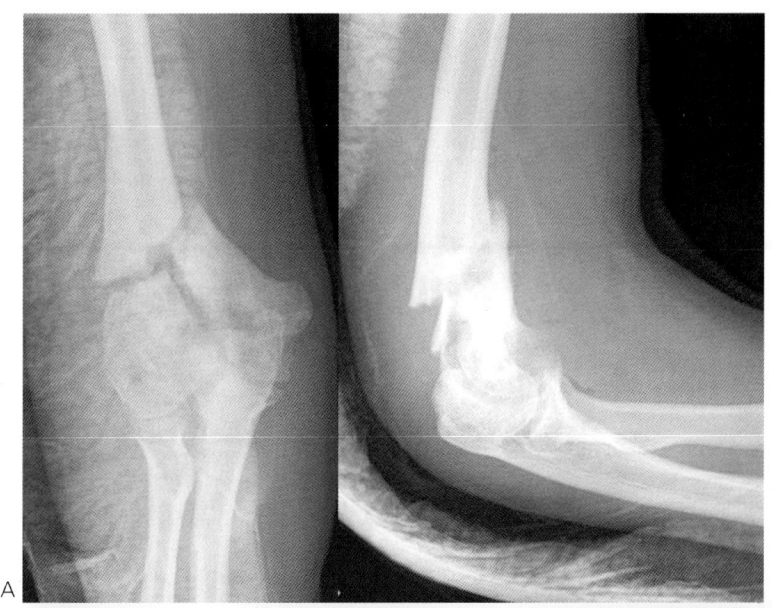
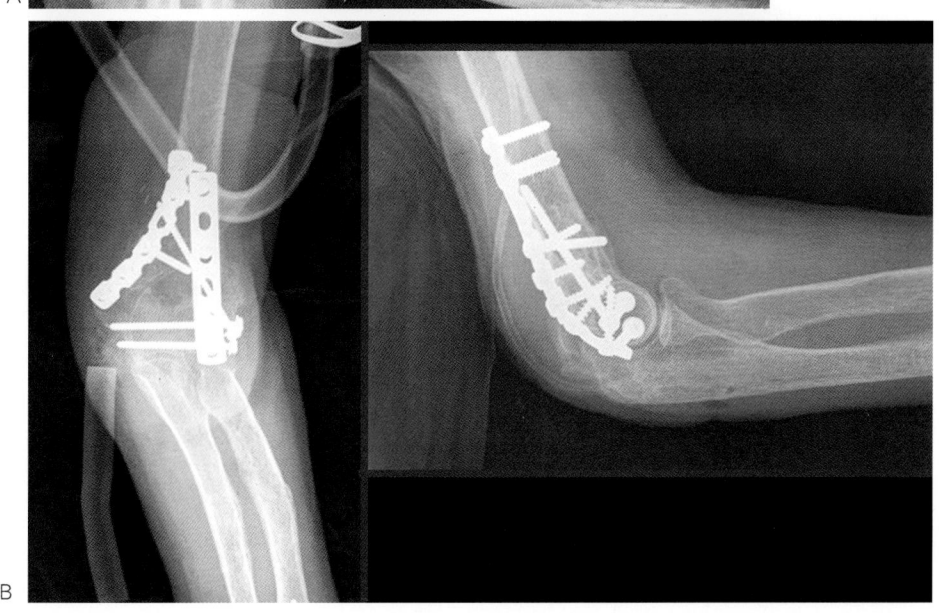

图 13-16　肱骨远端骨折感染。A. 开放性骨折 X 线片。B. 接骨板固定后的 X 线片

道了一组 20 例伴有创伤性尺神经损伤症状的病例,在肘关节重建术中行尺神经松解,结果为优 1 例、良 17 例、差 2 例[37],而治疗结果差与肘关节重建失败有关。

运动功能障碍

功能活动范围的恢复关键在于术后早期活动。肘关节制动时间过长很容易导致关节僵硬。在严重的损伤和大范围的手术中,这种趋势更加明显。因此,获得足够稳定的内固定以便早期活动很重要,建议早期主动和辅助下主动屈伸活动。肱骨远端骨折一般不会对旋前和旋后产生影响,尤其是早期活动的患者。

尽管手术成功,但还是有患者产生严重的僵硬、活动受限而不能完成日常生活与活动。关节僵硬严重的患者可行肘关节挛缩松解术,包括松解前方或后方关节囊和去除内固定物。通常要前置尺神经,因为可能存在神经周围组织的纤维化。异位骨化可减少活动度并导致关节僵硬,如果存在异位骨化的话,可能需要手术切除。

异位骨化

异位骨化是肱骨远端骨折公认的并发症,发生率不足 4%,从 3%~49% 不等[5,32]。异位骨化

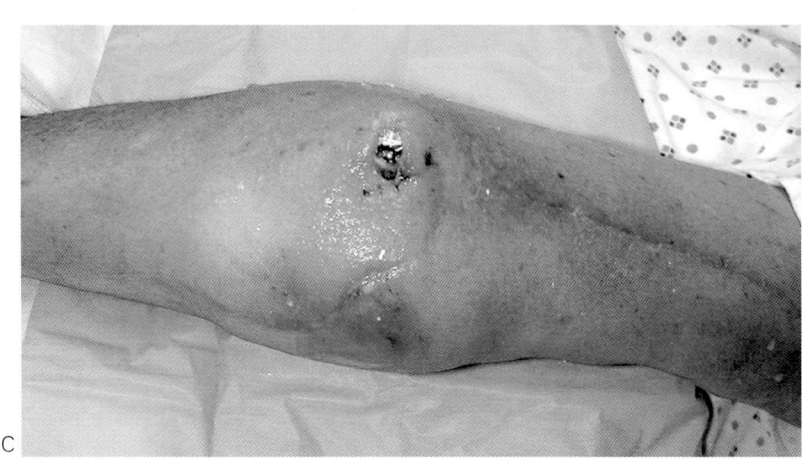
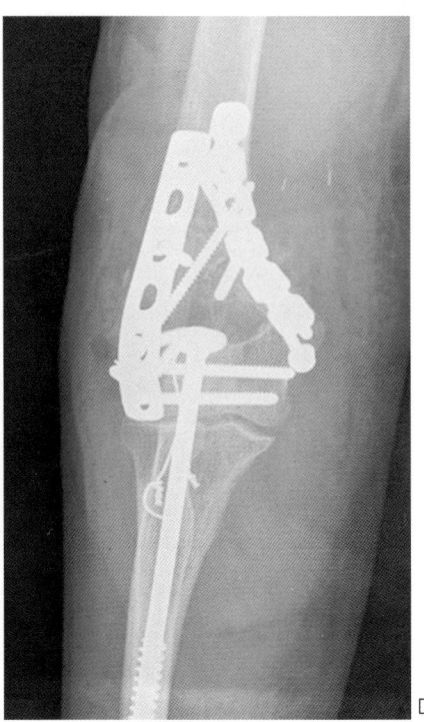

图13-16(续) 发生感染的肱骨远端骨折。C.感染的伤口。D.骨折部位进行清创并去除植入的骨质,为彻底清创行鹰嘴截骨,静脉使用抗生素6周后,最终骨折愈合的X线片

严重限制关节活动,更常见于有脑或脊髓损伤和烧伤的患者。然而,对高能量损伤的患者,原发性损伤可能是纤维化及瘢痕的主要因素。多发伤患者可能有其他因素,包括术后难以获得早期功能锻炼,因为这些患者可能仍需要气管插管或长期使用镇静药物。

异位骨化的问题或许可通过早期使用预防措施来解决。这些内容在讨论手术时机及预防措施时已有论述。预防异位骨化最大的难题是,是否应使用预防措施;如果需要的话,到底选择何种预防措施。对于没有诱发因素(如脑外伤)的患者来说,异位骨化较少见,因此不常规使用预防措施。当确定要预防异位骨化时,低剂量放疗是一种有效的措施[27]。

功能明显受限时,应考虑手术切除异位骨。手术切除异位骨可在损伤后6~9个月进行。手术入路的选择应考虑异位骨的位置和肘关节其他的特殊问题。再进行手术切除时,若有必要应松解关节囊或韧带,保持稳定的同时应恢复其活动度。异位骨切除后,病人应该制定和遵循严格的康复方案。术后应考虑预防性地应用吲哚美辛或/和低剂量放疗。

尺骨鹰嘴截骨相关并发症

尺骨鹰嘴截骨可很好地暴露肱骨远端关节面。然而,手术相关的并发症也曾有报道,包括内固定物突出导致的疼痛以及骨不连等[20]。Jupiter等报道肱骨远端骨折内固定物的取出率高达70%,大部分与鹰嘴固定有关[5]。虽然Henley等的研究表明克氏针平行固定鹰嘴截骨的并发症较高[4],但最近Ring和他的同事们报道,"人"字形截骨后克氏针固定尺骨前侧骨皮质,并行"8"字张力带固定,获得了优良的骨愈合(98%)[20]。另外,也可使用松质骨螺钉和张力带钢丝固定,其优势在于可以预钻孔以便螺钉固定,并获得骨折块间的加压。

鹰嘴截骨术后内固定物突出导致疼痛是最为多见的并发症。简单手术取出内固定物通常是有效的。愈合不良非常少见。当发生延迟愈合,一般只需继续观察。引起症状的骨不连或固定失败而再次手术的情况比较罕见。

新技术

有多种后侧入路可用于暴露肱骨远端关节面。这些方法包括鹰嘴截骨、肱三头肌劈开入路

以及 TRAP 入路。Archdeacon 描述联合使用鹰嘴截骨和肱三头肌劈开后侧入路治疗复杂的肱骨远端骨折[38]。在他的研究中此技术应用于 2 例严重的肱骨远端关节内粉碎骨折(骨折线延伸至肱骨中段)。联合使用这两种入路,可暴露肱骨远端关节面以及肱骨干骨折以获得坚强内固定。目前还没有研究比较或提供此联合入路的疗效。

目前使用的锁定接骨板具有固定角度的螺钉。有证据表明这些接骨板通常可以改善骨质疏松骨的固定效果[39]。然而,在肱骨远端骨折模拟实验中,接骨板的构型(背侧与 90°)比接骨板的类型(重建接骨板与锁定加压接骨板)更为重要[25]。此研究的作者注意到,测试锁定加压接骨板时骨—内植物界面不易失败,这表明其可能对骨质疏松患者的内固定效果有一定改善。然而,这些研究结果的临床意义尚不清楚。

经验

- 肱骨远端骨折发病年龄呈双峰分布:高能量损伤多见于年轻人,而低能量损伤多为年老患者,常伴有骨质疏松。
- 肱骨远端骨折治疗趋向于手术内固定。
- 手术内固定的优良率最高可达 75%。
- 手术的目标是术后早期活动及功能康复。
- 骨不连发生率(2%)和感染率(0~6%)较低。
- 对肱骨远端骨折推荐使用双柱固定,尺骨鹰嘴截骨术有助于暴露关节面。
- 内固定失败常由于技术上的困难和不恰当的固定方式。
- 尺神经功能障碍是肱骨远端骨折常见的并发症,尺神经麻痹发生率为 7%~15%。
- 对尺神经前置存在争议。手术时需要考虑的重要因素包括对尺神经仔细操作,减少纤维化,若要行神经前置术,必须对神经远近端进行充分的松解。
- 文献报道异位骨化发生率不到 4%,从 3%~49% 不等。发生率增加可能与伴有闭合性脑创伤、烧伤或脊髓损伤有关。
- 尺骨鹰嘴截骨可能出现内固定物突出导致的疼痛和骨不连。"人"字形截骨及可靠的固定(松质骨螺钉和钢丝张力带)可降低其发生的概率。
- 对于大于 65 岁伴有骨质疏松的严重粉碎性骨折患者来说,行全肘关节置换术是有利的。推荐使用半限制性的假体。

DVD 内容提要

视频 13-1(光盘 2)全肘关节置换 该视频中演示了一例肱骨远端粉碎性骨折的全肘关节置换术,该老年患者伴有骨质疏松。

视频 13-2(光盘 2)肱骨远端骨折切开复位内固定 该视频演示一例多发伤患者行髁上/髁间(C2)骨折内固定术,视频强调了手术的暴露,包括尺骨鹰嘴截骨、骨折复位、临时固定及内外侧柱的固定。

参考文献

1. Robinson CM, Hill RM, Jacobs N, Dali G, Court-Brown CM. Adult distal humeral metaphyseal fractures: epidemiology and results of treatment. J Orthop Trauma 2003;17:38-47
2. Diana JN, Ramsey ML. Decision making in complex fractures of the distal humerus: current concepts and potential pitfalls. U Penn Orthop J 1998;11:12-18
3. Helfet DL, Schmeling GJ. Bicondylar intraarticular fractures of the distal humerus in adults. Clin Orthop Relat Res 1993;292:26-36
4. Henley MB, Bone LB, Parker B. Operative management of intraarticular fractures of the distal humerus. J Orthop Trauma1987;1:24-35
5. Jupiter JB, Neff U, Holzach P, Allgower M. Intercondylar

fractures of the humerus. J Bone Joint Surg Am 1985;67: 226 – 239

6. McKee MD, Wilson TL, Winston L, Schemitsch EH, Richards RR. Functional outcome following surgical treatment of intra-articular distal humeral fractures through a posterior approach. J Bone Joint Surg Am 2000;82;1 701 – 1 707

7. Papaioannou N, Babis GC, Kalavritinos J, Pantazopoulos T. Operative treatment of type C intra-articular fractures of the distal humerus: the role of stability achieved at surgery on final outcome. Injury 1995;26:169 – 173

8. Wang K, Shih H, Shih C. Intercondylar fractures of the distal humerus: routine anterior subcutaneous transposition of the ulnar nerve in a posterior operative approach. J Trauma 1994;36:770 – 773

9. Wildburger R, Mahring M, Hofer HP. Supraintercondylar fractures of the distal humerus: results of internal fixation. J Orthop Trauma 1991;5:301 – 307

10. Cassebaum WH. Open reduction of T & Y fractures of the lower end of the humerus. J Trauma 1969;9:915 – 925

11. Riseborough EJ, Radin EL. Intercondylar T fractures of the humerus in the adult: a comparison of operative and non-operative treatment of twenty-nine cases. J Bone Joint Surg Am 1969;51:130 – 141

12. Jupiter JB, Mehne DK. Fractures of the distal humerus. In: Browner B, Jupiter J, Levine A, Trafton P, eds. Skeletal Trauma. Philadelphia: WB Saunders; 1991:1 146 – 1 176

13. Ring D, Jupiter JB. Complex fractures of the distal humerus and their complications. J Shoulder Elbow Surg 1999; 8:85 – 97

14. Muller ME. The comprehensive classification of fractures of long bones. In: Muller ME, Allgower M, Schneider R, Willenegger H, eds. Manual of Internal Fixation: Techniques Recommended by the AO-ASIF Group. 3rd ed. Heidelberg: Springer-Verlag; 1991;p.

15. Wainwright AM, Williams JR, Carr AJ. Interobserver and intraobserver variation in classification systems for fractures of the distal humerus. J Bone Joint Surg Br. 2000;82:625 – 626

16. Ring D, Jupiter JB, Gulotta L. Articular fractures of the distal part of the humerus. J Bone Joint Surg Am 2003; 85:232 – 238

17. Frankle MA, Herscovici D, DiPasquale TG, Vasey MB, Sanders RW. A comparison of open reduction and internal fixation and primary total elbow arthroplasty in the treatment of intraarticular distal humerus fractures in women older than age 65. J Orthop Trauma 2003; 17: 473 – 480

18. Garcia JA, Mykula R, Stanley D. Complex fractures of the distal humerus in the elderly: the role of total elbow replacement as primary treatment. J Bone Joint Surg Br 2002;84:812 – 816

19. Cassebaum WH. Operative treatment of T and Y fractures of the lower end of the humerus. Am J Surg 1952;83:265 – 270

20. Ring D, Gulotta L, Chin K, et al. Olecranon osteotomy for exposure of fractures and nonunions of the distal humerus. J Orthop Trauma 2004; 18:446 – 449

21. O'Driscoll SW. The triceps-reflecting anconeus pedicle (TRAP) approach for distal humeral fractures and nonunions. Orthop Clin North Am 2000;31:91 – 101

22. Bryan RS, Morrey BF. Extensive posterior exposure of the elbow: a triceps-sparing approach. Clin Orthop Relat Res 1982;166: 188 – 192

23. Helfet DL, Hotchkiss RN. Internal fixation of the distal humerus: a biomechanical comparison of methods. J Orthop Trauma 1990;4:260 – 264

24. Schemitsch EH, Tencer AF, Henley MB. Biomechanical evaluation of methods of internal fixation of the distal humerus. J Orthop Trauma 1994;8:468 – 475

25. Korner J, Diederichs G, Arzdorf M, et al. A biomechanical evaluation of methods of distal humerus fracture fixation using locking compression plates versus conventional reconstruction plates. J Orthop Trauma 2004; 18: 286 – 293

26. Ilahi OA, Strausser DW, Gabel GT. Post-traumatic heterotopic ossification about the elbow. Orthopedics. 1998; 21:265 – 268

27. Stein DA, Patel R, Egol KA, Kaplan FT, Tejwani NC, Koval KJ. Prevention of heterotopic ossification at the elbow following trauma using radiation therapy. Bull Hosp Jt Dis 2003;61: 51 – 154

28. Gofton WT, Macdermid JC, Patterson SD, Faber KJ, King GJ. Functional outcome of AO type C distal humeral fractures. J Hand Surg[Am] 2003;28:294 – 308

29. Sodergard J, Sandelin J, Bostman O. Mechanical failures of internal fixation in T and Y fractures of the distal humerus. J Trauma1992;33:687 – 690

30. Gupta R. Intercondylar fractures of the distal humerus in adults. In jury 1996;27:569 – 572

31. Kinik H, Atalar H, Mergen E. Management of distal humerus fractures in adults. Arch Orthop Trauma Surg 1999; 119:467 – 469

32. Kundel K, Braun W, Wieberneit J, Ruter A. Intraarticular distal humerus fractures: factors affecting outcome. Clin Orthop Relat Res 1996;332:200 – 208

33. Helfet DL, Kloen P, Anand N, Rosen HS. ORIF of delayed and nonunions of distal humerus fractures. J Bone Joint Surg Am 2003;85:33 – 40

34. Kazuki K, Miyamoto T, Ohzono K. Intra-articular corrective osteotomy for the malunited intercondylar humeral fracture: a case report. Osaka City Med J 2002;48:95 – 100
35. Ring D, Jupiter JB, Toh S. Salvage of contaminated fractures of the distal humerus with thin wire external fixation. Clin Orthop Relat Res 1999;359:203 – 208
36. Gupta R, Khanchandani P. Intercondylar fractures of the distal humerus in adults: a critical analysis of 55 cases. Injury 2002;33:511 – 515
37. McKee MD, Jupiter JB, Bosse G, Goodman L. Outcome of ulnar neurolysis during post-traumatic reconstruction of the elbow. J Bone Joint Surg Br 1998;80:100 – 105
38. Archdeacon MT. Combined olecranon osteotomy and posterior triceps splitting approach for complex fractures of the distal humerus. J Orthop Trauma 2003; 17: 368 – 373
39. Egol KA, Kubiak EN, Fulkerson E, Kummer FJ, Koval KJ. Biomechanics of locked plates and screws. J Orthop Trauma 2004;18:488 – 493

第十四章　肘关节损伤

David Ring，Neil Harness

近年来,随着对相关问题的认识逐步加深以及大量有价值的理念和技术的形成,成人肘关节创伤的外科治疗得到迅速发展,其中包括最常见的创伤性肘关节失稳[1]。目前认为,外侧副韧带(而不是内侧副韧带)和冠突都是肘关节失稳的重要原因,大多数单纯肘关节脱位和单纯桡骨头部分骨折采用非手术治疗也可以得到很好的恢复[2,3];但是对于其他大多数的尺桡骨近端损伤,手术治疗可能更可取。外科医师必须熟悉正常和病理状态下肘关节的解剖和各种修复技术。

解　剖

尺骨近端的鹰嘴和冠突共同构成滑车切迹,并与肱骨滑车形成关节。滑车切迹相对非关节面的横向沟槽将滑车切迹分为尺骨鹰嘴关节面和冠突关节面(图14-1)。滑车切迹可以防止尺骨出现相对肱骨的前后移位,也提供了肘关节的内翻外翻旋转稳定性。当肘关节屈曲时,肘关节的骨性结构可提供最大的稳定性,而伸直时则会降低其稳定性。如果逐步切除尺骨近端,肱尺关节所提供的稳定性也会逐渐减少[4]。肱三头肌的止点位于尺骨鹰嘴的背面,并与骨膜和前臂筋膜融合。

冠突是滑车切迹向前的延伸部分,也是前方关节囊和内侧副韧带前束的止点(止于冠突基底前内侧的高耸结节)(图14-1)[5]。肱肌稍向冠突远端延伸止于尺骨前面。内侧副韧带由前束、后束和横束构成。前束是最独立的结构,对于维

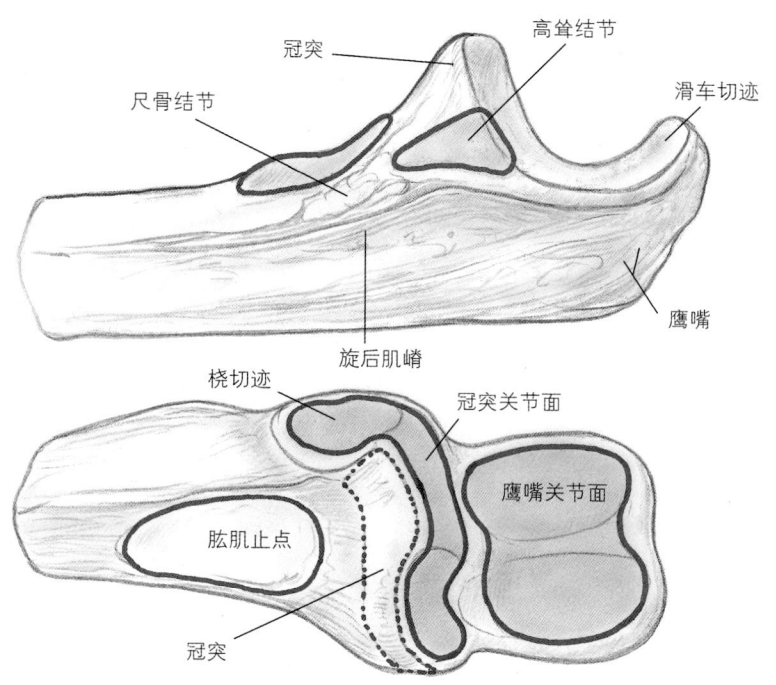

图14-1　滑车切迹分为冠突关节面和鹰嘴关节面。肱肌在尺骨上的止点较为宽阔,通常延伸至冠突的远端。内侧副韧带前束附着在冠突基底部的内侧面

持肘关节的外翻稳定性最为重要[6]。它起自内上髁下表面的中部,止于冠突的高耸结节。冠突的外侧面和尺骨的桡切迹(尺骨小乙状窝)相连续。

桡骨头凹形的关节面与肱骨远端凸形的肱骨小头关节面相关节。相对桡骨干,桡骨颈与桡骨干约成15°角。桡骨头外周约240°的范围被透明软骨覆盖,并与尺骨近端的桡切迹形成关节[7,8]。其余的前外侧三分之一没有覆盖透明软骨,这个区域通常也很容易发生骨折。环状韧带、方形韧带以及骨间膜增加了近侧桡尺关节的稳定性[9]。

对肘关节稳定性来说,外侧副韧带复合体可能是最重要的[1]。当检查后外侧的旋转稳定性(不是内翻)时,其作用最明显。虽然有人强调外侧尺侧副韧带其本身的重要性[10],但也有人发现肘关节后外侧旋转稳定性更为复杂,环状韧带和伸肌总腱的筋膜也发挥了重要作用[11]。

由于广泛的纵向侧支血液循环提供了极佳的血供,因此肘部周围皮肤的处理相对简单。做肘后切口并将皮瓣全层广泛牵开,可以暴露几乎整个肘关节[12]。因为皮神经位于皮瓣内,这样也避免了损伤皮神经的可能[13]。另外,还可以采用有限切开的外侧或内侧入路以及内外侧双切口。

桡骨头骨折

桡骨头骨折治疗方式的选择很大程度上取决于骨折是孤立性损伤还是复杂性损伤(影响肘关节和前臂的稳定性)[14]。对于单纯的无移位或轻微移位的骨折来说,治疗目标就是恢复或维持前臂的旋转,采用非手术治疗也通常可以达到这些目标。对于一些比较复杂的损伤,修复和置换桡骨头有助于重建肘关节和前臂的稳定性[1,16]。

与简单骨折的手术治疗相比,桡骨头粉碎性骨折行切开复位内固定的治疗效果更加不确切[14,17]。而由于早期固定失败、晚期骨不连、骨折部位的塌陷以及前臂旋转受限等问题,对于桡骨头骨折合并前臂和肘关节失稳的病例,金属假体置换似乎更可取。

分类

桡骨头骨折的 Mason 分类应用甚为广泛,但却经常被误用。桡骨头骨折可分为三型:无移位骨折(Ⅰ型);部分移位关节内骨折(Ⅱ型);整个桡骨头发生移位的粉碎性骨折(Ⅲ型)[3]。Johnston 建议将伴有肘关节脱位的桡骨头骨折列为第4型[19]。然而,这样的分类方法似乎并不实用,主要因为:①有几种类型的损伤通常伴有桡骨头骨折,而这些损伤都应该和单纯的桡骨头骨折完全区别开来;②无论整体的损伤类型如何,骨折本身的特征对于其治疗和预后来说,都是非常重要的。值得注意的是,在这个分类系统中,Mason 也并没有评估关节面保持完整的桡骨颈骨折。

通过评价影像学图片上骨折片的大小和移位程度,进而应用 Mason 分型的报道并不少见。然而,极少甚至没有证据支持这些影像学评价标准;而且由于患者摄片时的体位以及使用的测量方法各异,类似的测量本身也是不可靠的。

其他几种损伤因素也可以影响桡骨头骨折的治疗和预后,但在 Mason 分类系统中没有体现出来。对于部分和完全性关节内骨折(Ⅱ、Ⅲ型),骨折片的数量和大小是非常重要的。在很多情况下,骨折片要么对于内固定来说太小,要么丢失在软组织中。通常还可能遇到仅有少量或者没有软骨下骨的骨折片,尤其是老年骨质疏松的患者中较为常见。这些骨折片往往很难修复,甚至是不可能的。骨折片或者整个桡骨头常常被压缩(图14-2)。当关节中心部位的骨折片被压缩时,即使恢复了力线,也仍然缺乏骨性支撑,因此除了内固定外,还需要植骨。桡骨头的主体被压缩也并不少见,通常只有在更小的骨折片不能准确复位时才能彻底显现出这种压缩现象。最后,有时也可见到中心部位压缩的桡骨头向外侧膨出而无法手术修复。所有这些因素可能难以发现和明确。

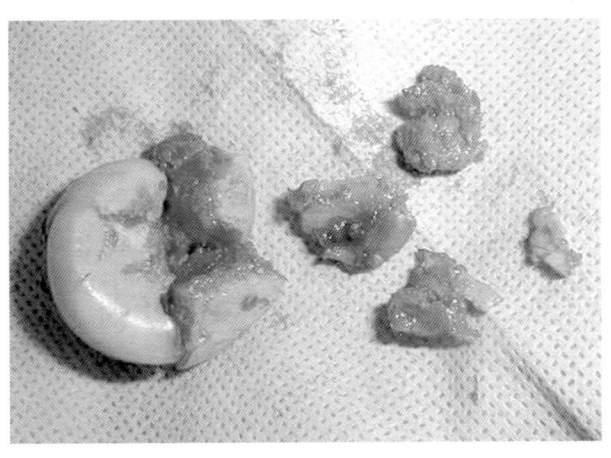

图14-2 桡骨头骨折常常出现压缩的骨折块和无法修复的小骨折片

根据骨折片数量的特定标准,如果关节内骨折片数量大于三块(根据 Muller 等[20]的骨折综合分型),内固定术后并发症发生率更高。

区分桡骨头骨折是否伴有前臂骨间韧带的损伤(所谓的 Essex – Lopresti 损伤)是非常重要的[21]。Essex – Lopresti 急性损伤的治疗很有难度,而早期忽视前臂韧带损伤则会导致极差甚至无法挽回的结果[22]。

超过三分之二的后方孟氏骨折和后侧鹰嘴骨折—脱位的患者可伴有桡骨头骨折[23~26]。

非手术治疗

根据我们的经验,对桡骨头部分关节面骨折(Mason Ⅱ型)而不伴有其他类型的骨折或韧带损伤,如采用非手术治疗通常可获得良好的效果,虽然不止一项研究对此提出异议[27]。据我们所知,没有资料支持使用 X 线影像学测量的方法(如超过 2mm 关节面不平整,超过关节 30% 的骨折片)来决定是否采用手术治疗还是非手术治疗。肱桡关节炎并不是此类损伤的常见并发症。最重要的问题是近侧桡尺关节损伤是否会导致前臂旋转受限。患者早期由于疼痛而表现不明显。然而,数周后再次检查或者局部麻醉下行肘关节穿刺抽吸渗出液,有助于明确是否存在影响前臂旋转的骨性障碍。当前臂活动未受限时,可考虑非手术治疗。

几乎所有的前臂或肘关节复杂损伤都伴有整个桡骨头的粉碎性骨折[28]。治疗 Mason Ⅲ 型桡骨头骨折时,要高度怀疑存在相关韧带损伤或骨折的可能性。因此,选择非手术治疗(或者单纯进行功能锻炼)来治疗Ⅲ型骨折应该非常谨慎。如果采用非手术治疗,Ⅲ型骨折出现前臂旋转受限的可能性很大。

治疗单纯桡骨头骨折(没有限制前臂旋转)的主要风险是肘关节僵硬。虽然受伤后应用吊带或者夹板可以立即缓解肘关节的不适,但是患者应该意识到创伤的恢复直接依靠伤后肘关节尽早的主动活动和功能锻炼[3,15]。伤后前 2 周制动或者不进行功能锻炼,肘关节可能发生持续性僵硬。不必顾虑骨折移位或者骨不连,因为非手术治疗桡骨头骨折出现骨不连的情况很少见,通常不会引起症状,并且也不会导致严重的后果[29,30]。

手术适应证

对于没有发生 Essex – Lopresti 损伤或肘关节骨折脱位(恐怖三联征)的患者来说,切除桡骨头且不行置换术是一种可行的治疗方法,但是采用这种治疗时要特别谨慎。由于维持了前臂和肘关节的稳定,桡骨头的修复或者置换术相对来说更有利于肘关节进行高强度的活动,如抛掷和重体力活动,也可能避免肱尺关节发生早期的关节炎[31]。对于功能要求低的老年患者和某些特定的年轻患者,在肘关节稳定的情况下,进行桡骨头切除且不行假体置换仍然是一种非常有效的治疗方法[32]。

因为桡骨头假体的远期疗效不肯定,所以在可能的情况下,优先考虑修复桡骨头。对于大多数的桡骨头部分骨折(Mason Ⅱ型)必须进行内固定。然而,此类骨折出现多个小的碎骨片,修复效果常常不令人满意。对于一些严重的损伤类型如 Essex – Lopresti 损伤或肘关节恐怖三联征,复杂的桡骨头部分骨折应该考虑行假体置换术。此类损伤早期固定失败可能会影响肘关节或前臂的稳定性,导致严重后果。

对于累及整个桡骨头的骨折(Mason Ⅲ型),手术修复的疗效更加不确切。当骨折片数量超过 3 块,或者骨折块缺失、骨折块无法重建、骨折片被压缩等等情况时,内固定术也无法取得良好的疗效[14],则可以优先考虑桡骨头切除术(行假体置换或者不行假体置换术)。由于大多数 Mason Ⅲ 型骨折常伴有复杂的前臂或肘关节损伤,单独切除桡骨头而不行置换术的要特别慎重,仅限于一些特殊的患者。

手术治疗

外科解剖

由于骨间背侧神经(PIN)位于旋后肌内的部位容易受损,并且邻近桡骨颈,因而在暴露桡骨头的手术过程中容易损伤骨间背侧神经。前臂旋前可使骨间背侧神经偏离手术区域,置于其前内侧约 1cm 处[33]。前臂旋前时,桡骨外侧面的近端 38mm 可以安全地进行暴露(平均近端安全区域 52.0mm ± 7.8 mm)。旋后位使得安全区域减至 22mm(平均 33.4mm ± 5.7mm)[34]。

手术方法

手术显露

对于单纯的骨折,可以充分利用肘肌和尺侧

腕伸肌之间的Kocher间隙。但是外科医生应注意不要切开关节囊后方直至肘肌前缘，因为这样有可能损伤外侧副韧带复合体，导致慢性后外侧旋转失稳[11]。与最初的肌间隙平行，斜行切开关节囊。由Kaplan首次描述的[35]另一更偏前侧的肌间隙入路，近年来为Hotchkiss所推崇[36]，劈开伸肌总腱，大概位于指总伸肌和桡侧腕短伸肌之间。虽然这个手术入路可以更好地保护外侧副韧带复合体，但却使骨间背侧神经处于更危险的位置，并且不利于暴露肘关节内向后移位的骨折片。

如果严格按照手术适应证，大多数需要进行手术治疗的桡骨头骨折都是肘关节骨折脱位的一部分。在此类损伤中，外侧副韧带复合体和部分伸肌总腱通常从外上髁被撕裂（图14-3），而且伸肌总腱内常常存在创伤性间隙，并可据此向远端延伸。换句话说，由于存在韧带损伤，通过损伤的间隙更便于暴露桡骨头。

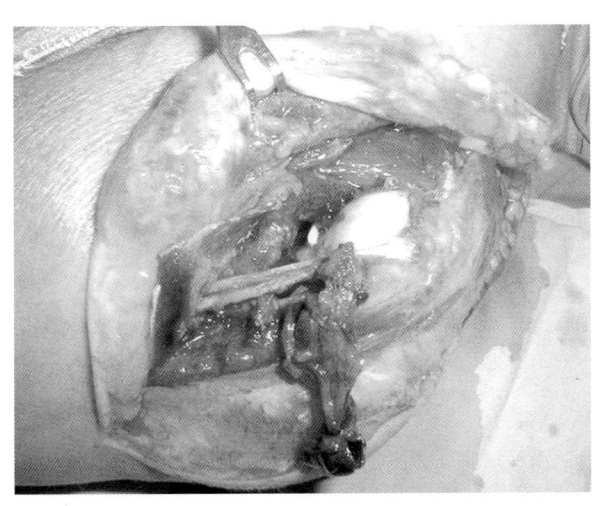

图14-3 肘关节脱位引起外侧副韧带从外上髁撕脱。虽然部分肌腱组织仍附着在外上髁上（如图中所示），但副韧带的起始部分通常被完全撕脱了

当治疗后方鹰嘴骨折脱位时，常常发生后方肌肉损伤，这样便于暴露桡骨头，尤其是鹰嘴骨折片向近端移动进入冠突窝时（视频14-1，光盘2）。应该避免在尺桡骨近端之间切开分离以减少尺桡骨近端交叉愈合的可能性。

当行接骨板内固定术需要暴露远端时，前臂应该旋前以保护骨间背侧神经。对于非常复杂的病例，可考虑钝性分离旋后肌并确定骨间背侧神经的位置。

桡骨头切除

桡骨头切除相对简单，外科医生只需充分安全地暴露后取出骨折片。切除的位置在桡骨头和桡骨颈交界处，如有必要还可进行后期重建术。如果外侧副韧带撕裂，应予修复。

切开复位内固定

不同类型的桡骨头骨折手术内固定的方法和预后差异很大。大多数单纯的部分关节内骨折（MasonⅡ型）移位并不明显。明显的移位通常合并肘关节的骨折—脱位，骨折端旋转移位进入肌间隙（视频14-1，光盘2）。大多数患者骨折存在压缩，但骨膜套保持完整，撬拨并用捣棒使骨折片复位，这一方法在一定程度上可保持被压缩骨折块内在的稳定性。采用0.035英寸的克氏针临时固定后换用2.0mm的螺钉。用螺钉固定骨折块仅适用于软骨下骨的骨质量较好且骨折块较厚的情况。另外，可用骨折复位钳或手指来对骨折片进行加压，然后再置入螺钉。当然，也可以用可变螺距的无头螺钉进行加压固定。

伴有骨折脱位的部分关节内骨折完全移位的可能性更大，而且较少有甚至没有软组织覆盖。这类骨折通常都属于粉碎性骨折，如果出现骨折块缺失、骨折片太小而不能固定、骨折片很少甚至没有软骨下骨，或者骨折块的骨质有严重的骨质疏松等情况，切开复位内固定通常很难，甚至是无法完成的。在肘关节或前臂发生骨折—脱位的情况下，桡骨头部分关节骨折也是影响稳定的重要因素之一，而接受稳定性较差的固定显然是不明智的。因此，对于复杂的桡骨头部分骨折，是否切除剩余的桡骨头并行假体置换术，我们的适应证标准相对较低，而且不主张接受最低可靠程度的固定。如果存在1~2个较大的骨折块，并且软骨下骨有着良好的骨质量，则可以考虑进行复位，置入螺钉。在许多病例中，一个或者更多的骨折块被压缩。另外，在桡骨头骨折块和桡骨颈之间，骨折片常常丢失或者被压缩。在上面这两种情况下，接骨板可用于支撑修复后的骨折块。

累及整个桡骨头的骨折（MasonⅢ型骨折）常合并前臂或者肘关节骨折—脱位。当骨折合并肘关节完全后脱位，外侧副韧带复合体从外上髁上撕裂，这样反而更便于手术暴露桡骨头（图14-3）。当外侧副韧带未发生断裂时（如Essex-Lopresti损伤，桡骨头骨折合并内侧副韧带损伤），须分离外侧副韧带起始部，并用经骨缝合或者缝合锚钉来修复外侧副韧带。有些医生更倾向采用外

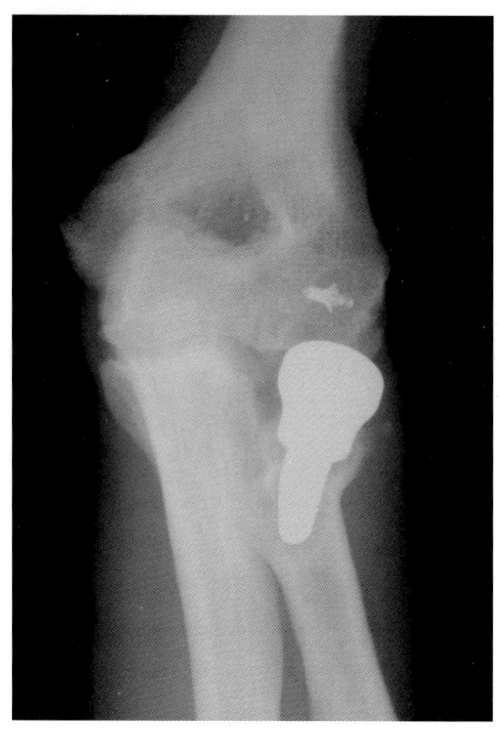

图14-4 桡骨小头假体置换术主要的失误是植入过长的假体,导致肱尺关节外侧部分出现间隙和肱骨小头发生磨损

上髁截骨术,缝合切口时直接行骨对骨的修复[37,38]。在大多数情况下,可从肘部伤口内去除骨折片,在体外直接拼合各骨折片,然后再将重建好的桡骨头置入,并用接骨板和螺钉将其与桡骨颈固定在一起,这一方法或许更便于操作。大多数病例采用1.5或2.0mm螺钉固定小型接骨板。在大多数情况下,可采用微型髁接骨板或者角接骨板。一些具有新型设计的螺钉可以锁定接骨板,形成固定角度的支撑螺钉。如果桡骨颈存在明显的骨缺损,则应该考虑植骨。

桡骨头与尺骨的桡切迹相关节,因此在桡骨头置入接骨板和螺钉时须注意避开,以免发生撞击。在桡骨头置入内固定物存在一个安全区域。根据解剖学研究,桡骨头外侧表面110°的范围内,在手术时应该注意标示出来[7,8]。前臂中立位做第一个水平参照标志,而前臂完全旋前和旋后位时做其他两个水平参照标志。最前方的界限为中立位到完全旋后位标志之间的三分之二。最后方的界限为中立位到完全旋前标志之间的二分之一。

一般来说,在安全区范围内,常规置入螺钉和接骨板一般不会出现撞击现象。在一项解剖学研究中,前臂处于中立位时,2.0或2.7mm T型接骨板置入桡骨头的外侧面,没有发生与尺骨的桡切迹的撞击[39]。在桡骨茎突和Lister结节之间的区域也可作为螺钉安全置入的引导[8]。

拉力螺钉技术可以提供很好的加压作用,并可增加稳定性,但是不一定能够适应于任何情况。在单纯桡骨头骨折的情况下,也可以使用一个或多个可变螺距无头螺钉进行固定。

假体置换

用小的磨钻打磨桡骨颈,不必要求紧密压配。假体大小的选择取决于被切除的骨折片。假体太大可引起肱骨小头的疼痛性磨损和肘关节的对线不良(图14-1),假体太小不能提供足够的稳定性。假体尺寸过大的情况更为常见,因此使用稍微小一些的桡骨头假体出现误差的可能性更小。用被切除的桡骨头中最大的骨折片作为模板,选用直径稍小的假体。标准长度的假体几乎适用于所有患者。一个误区是通过最大的骨折片来估测桡骨头的长度。假体应安放在桡骨颈最高的部位,这个位置相当于桡骨头最短的部位。切除的水平应该位于头—颈交界处,即桡骨颈刚开始向外侧展开的部位。

要点与技巧

- 单纯的部分桡骨头骨折属于最容易固定的桡骨头骨折,但很少需要手术治疗。复位时,注意保护外侧副韧带,保留骨折内在稳定性,确保螺钉不要太长。只要不出现并发症,就能获得良好的疗效。
- 许多伴有骨折—脱位的部分桡骨头骨折通常无法重建桡骨头。准备行桡骨头假体置换时,要确保前臂或肘关节的稳定性。
- 整个桡骨头骨折(少于三块骨折片)并且没有骨折片的丢失、压缩或者畸形,以及软骨下骨充足的情况下,才考虑行手术内固定。为了便于手术暴露,不要犹豫去牵开外侧副韧带以及去除少量的软组织附着物,从伤口内取出骨折片以便更好处理。
- 大多数桡骨头假体置换术的误区在于关节的装填过度。桡骨头远端延伸不应超过冠突关节面的外侧唇。假体在髓腔内不必紧密压配。

桡骨头假体作为一个刚性的间隔物,不需要在髓腔内紧密压配。有人认为稍小的桡骨颈以及在髓腔内轻度松动压配的假体柄,可以适应这种未达到自然解剖结构的桡骨头。另一个解决办法是通过使用可活动的双极头桡骨假体。双极假体要求切除桡骨颈直至肱二头肌结节,并需骨水泥固定,一旦发生并发症则很难补救。

新技术

有几种新型的接骨板和假体正在不断改进。接骨板具有锁定支撑螺钉,可以支撑关节面和干骺端骨折片。假体常常含有一个铰链,在解剖轮廓上允许更大的弯曲度。

治疗结果

切开复位内固定

一项回顾性分析对单纯 Mason Ⅱ 型桡骨头骨折切开复位内固定术和非手术治疗进行了比较。手术治疗获得 90% 的优良率,而非手术治疗优良率仅为 44%。所有骨折类型均为 Mason Ⅱ 型,且都采用螺钉固定[27]。但根据我们的经验,大多数 Mason Ⅱ 型骨折采用非手术治疗也可获得良好的恢复,很少发生肱桡关节炎等并发症。

1991 年 King 等比较 Mason Ⅱ 型和 Ⅲ 型骨折内固定术的疗效。他们发现单纯非粉碎性 Mason Ⅱ 型骨折 100% 均可获得良好的疗效。Mason Ⅲ 型仅有 33% 获得良好的疗效,因此作者建议桡骨头粉碎性骨折应行切除术或者关节置换术[17]。

Ring 和其同事的研究发现,单纯 Mason Ⅱ 型骨折采用手术治疗可获得良好的疗效,但是 Mason Ⅱ 型骨折合并复杂性损伤的 15 例患者中,有 4 例疗效不满意。在 Mason Ⅲ 型骨折(骨折片少于 3 块)发生 2 例骨不连(其中一例损伤后 2 年最终获得愈合),所有患者前臂旋转良好。此外,在 14 例 Mason Ⅲ 型患者中(关节骨折片大于 3 块),仅有 1 例获得满意的结果(3 例早期失败,6 例骨不连,4 例前臂旋转受限)[14]。

假体置换

由于可能发生假体断裂、脱位、滑膜炎、淋巴结炎,以及整个关节的破坏,影响了硅树脂假体的使用[40]。尽管大多数患者整体损伤非常复杂,但 70%~82% 的患者桡骨头金属假体置换都取得了良好的中短期疗效[18,41,42],远期疗效还不清楚。有学者对桡骨头金属关节相关的并发症心存顾虑。目前已经明确的是,过大尺寸的假体可能导致早期肱骨小头的改变,并伴有疼痛、滑膜炎、活动受限等。

并发症

采用手术治疗和非手术治疗,都可能发生桡骨头骨折骨不连。在这两种情况下,骨不连通常仅伴有轻微的症状或者没有症状,当然也可能发生延迟愈合。如果出现与金属内置物相关的功能障碍和疼痛,通常需要再次手术切除桡骨头。

与桡骨头畸形愈合相关的活动受限往往需要通过桡骨头切除术来挽救。

> **经验**
> - 一般来说,单纯桡骨头部分骨折采用非手术治疗的疗效是很好的。但这些损伤的手术指征目前仍不清楚。
> - 整个桡骨头粉碎性骨折常常合并前臂或肘关节骨折—脱位。应该慎重选择单纯切除而不行置换术的方法,此方法仅仅适用于术中没有发现前臂或者肘关节韧带损伤的情况。
> - 应该尽量保留自身的桡骨头,但仅适合相对简单的骨折(不多于 3 块骨折片),此类骨折可以获得可靠的固定。否则,还是应该考虑行假体置换术,尤其是在 Essex-Lopresti 损伤和肘关节骨折—脱位(恐怖三联征)的情况下,因为桡头接触是获得良好疗效的关键。

单纯的肘关节脱位

虽然肘关节是内在稳定的,但其脱位率仅次于肩关节,这就说明了肘关节还是很容易受到损伤的[43]。虽然当发生脱位时大多数关节囊韧带结构肯定都会受到破坏,但大多数不合并骨折的患者一般不会发生再次脱位[2,45]。不合并骨折的肘关节脱位被认为是单纯的肘关节脱位,而骨折—脱位则代表复杂的脱位。

分类

大多数肘关节脱位和骨折脱位会使所有维持肘关节稳定的关节囊韧带结构遭受损伤[44,46~48]。例外的是鹰嘴骨折脱位和其他累及整个冠突的损伤,这些骨折极不稳定,即使伴随的软组织损伤很轻微,仍有可能发生肘关节脱位[1,16,26,49]。

在肘关节脱位的过程中,关节囊韧带损伤从外侧向内侧延伸。即使在内侧副韧带完整的情况下,肘关节也可能完全脱位(图14-5)[44]。而屈肌总腱和伸肌总腱也可能存在不同程度的损伤[46,47,50,51]。

近年来的一项研究表明,75%的肘关节脱位均发生了外上髁撕脱,导致外侧副韧带复合体失效(图14-3)[52]。笔者个人也观察了60多例肘关节骨折-脱位,结果同样发现外侧副韧带通常从外上髁撕脱下来。许多患者的韧带碎片和长条状肌肉肌腱组织可能导致外科医生判断错误(图14-3)。临床实践已经证实,软组织袖套往往都能够再次完全附着在外上髁上。

判断肘关节脱位方向的意义不大,前脱位比较少见,内侧和外侧脱位可能意味着复位不完全的后脱位。几乎所有的脱位方向都是向后方的,虽然后内侧脱位常常合并内侧软组织薄弱,但目前还没有明确的指标来区分后内侧和后外侧脱位[43,44]。

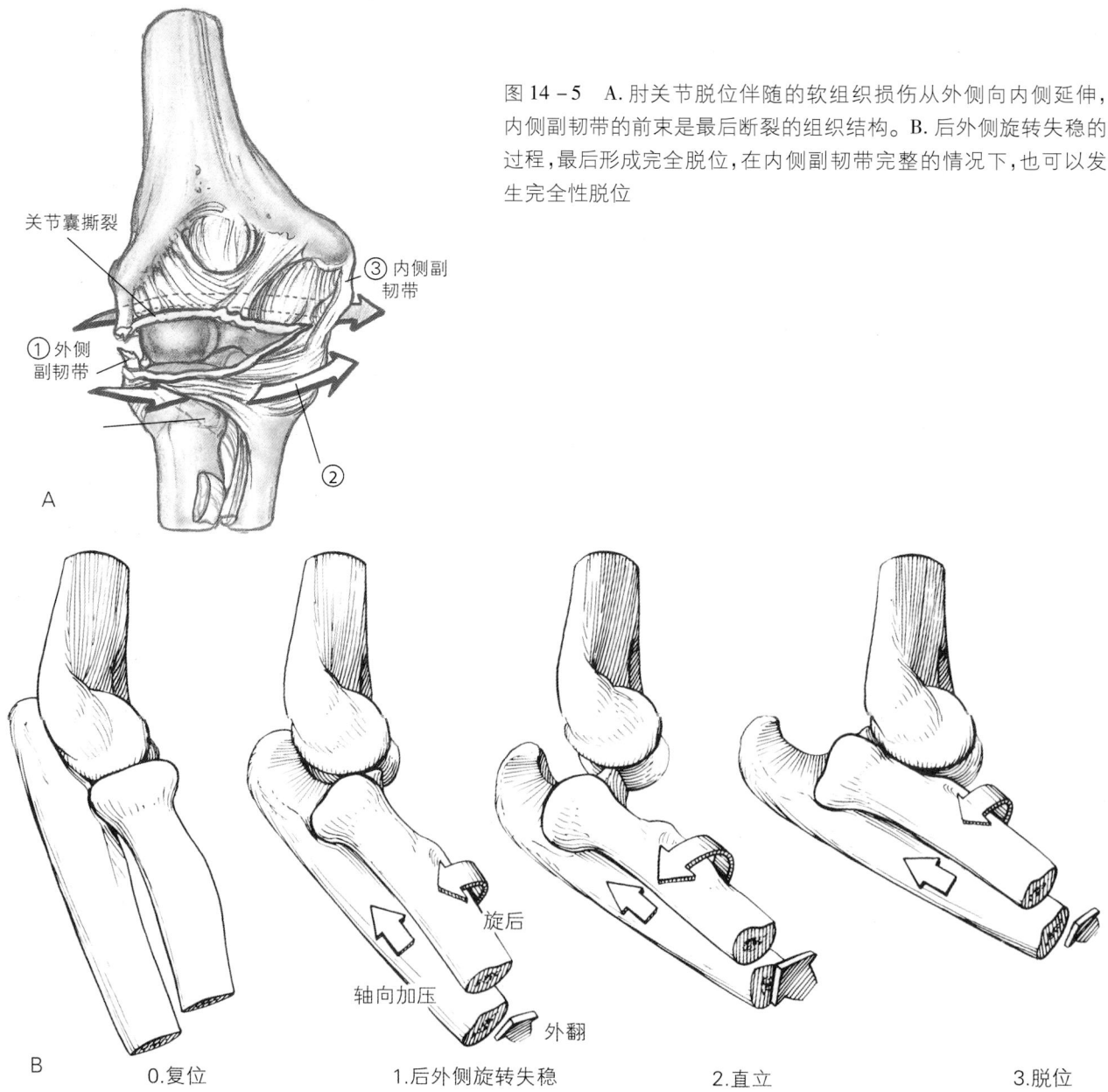

图14-5 A.肘关节脱位伴随的软组织损伤从外侧向内侧延伸,内侧副韧带的前束是最后断裂的组织结构。B.后外侧旋转失稳的过程,最后形成完全脱位,在内侧副韧带完整的情况下,也可以发生完全性脱位

O'Driscoll 等描述了肘关节失稳的分级[44]：1度即部分或完全性外侧副韧带断裂，导致轻度的桡骨头后方半脱位（相对肱骨小头）。2度即不完全后脱位，伴有外侧韧带复合体的断裂，还可能存在骨性和韧带支持结构（前方、后方，或者前后方）的损伤，尺骨内侧缘可能位于滑车上，因此侧位片上出现冠突位于滑车上的影像[44]。3度分为三个亚组（A～C）：3A度，即除了内侧副韧带前束外，其他所有的软组织支持结构均被损伤。肘关节向后外侧方向脱位，围绕完整的前内侧副韧带旋转。3B度，整个内侧韧带复合体被破坏，导致内翻、外翻、旋转失稳。3C度，由于从肱骨远端的位置上软组织完全性断裂，损伤极不稳定，即使采用石膏固定，也可能发生脱位[1]。

非手术治疗

对于单纯的肘关节脱位首先考虑保守治疗；经手法复位后主动活动时仍出现持续性失稳的情况较为罕见，应该进行手术治疗。通常可在清醒镇静状态下，于急诊室内完成手法复位。如果肘关节脱位已经发生较长的时间，则应该首先考虑行全麻和局部阻滞麻醉。少数极不稳定的新鲜脱位（如参加比赛的运动员，伸肌损伤的老年人），在无麻醉的情况下也可以完成复位。

在手法复位过程中，要注意保持肘关节在相对屈曲的位置，避免卡压正中神经和肱动脉。通常先矫正前臂的内外平面的对线，接着在鹰嘴后方直接推压，前臂旋后，纵向牵引，使肘关节复位。当没有助手提供上肢对抗牵引时，可以让患者处于侧卧位或者仰卧位以便于手法复位。

在复位后上夹板和摄片之前，触摸解剖标志可以协助判断肘关节对线的情况。在冠状位上，内外上髁和鹰嘴背侧顶点形成肘三角。如果鹰嘴顶点仍位于上髁的后方，说明肘关节没有完全复位。

手法复位后，检查内翻和外翻失稳不会影响治疗方法的选择。除了少见的伴有不完全内侧副韧带损伤的脱位外，都可发生外翻失稳，而内翻失稳也不太可能单独发生[53]。由于同样的原因，没有必要检查后外侧的旋转失稳（所谓肘关节轴移[10]）；肘关节完全松弛时，其阳性率可达100%，但这不会改变治疗方案的选择。

更重要的是明确肘关节伸直位时是否会存在发生半脱位或者再次脱位的可能性，以及什么情况下可能发生。如果肘关节在屈曲30°之前就发生了再次脱位，前臂完全旋前时应再次检查。一些学者建议，如果手法复位可以恢复稳定性，带铰链的支具可以维持前臂处于旋前，这可能是有益的[54]。也有学者建议佩戴带铰链的支具数周，以防止过度伸直导致的失稳[54]。根据我们的经验，石膏固定后不稳定的肘关节也可以发生脱位[55]，患者自身可能不会察觉，所以我们一般不选择支具固定；如果在伸直位肘关节发生再次脱位，则建议手术治疗。

患者夹板固定1～2周可以缓解不适。虽然前臂有时可以维持旋前位，但固定位置通常是肘关节屈曲90°和前臂旋转中立位。夹板固定超过2周通常会导致明显的疼痛和僵硬[2,45,50]。活动量大的脱位患者一般无须用夹板固定肘关节[56]。

在2周内患者应该去骨科复诊，鼓励其伤肢进行轻度的功能锻炼。从影像学检查发现一些患者肘关节轻度对线不良（图14-6）[47,57]。因为这常常是一种典型的"假性半脱位"（疼痛导致的肌肉松弛，类似于肩关节），因此我们建议先积极地主动活动一周，如果维持肘关节稳定性的动态肌肉结构还不能恢复对线，或者合并冠突骨折，则可考虑手术治疗。

手术适应证

一般来说，两类单纯性肘关节脱位的患者可能难以达到同轴复位：高能量损伤脱位的年轻患者（如高处坠落）和摔跤的老年患者。这些情况都可能发生了肌肉和关节囊韧带结构相关起点的广泛撕裂[51]。

手术治疗

外科解剖

一些老年患者肱骨的内侧肌肉附着相对比较分散，外侧肌肉和韧带广泛的断裂使得肘关节形成外侧张开的铰链（图14-7）。大多数不稳定的单纯脱位的患者，起自于肱骨远端的肌肉往往都会受到广泛的损伤。

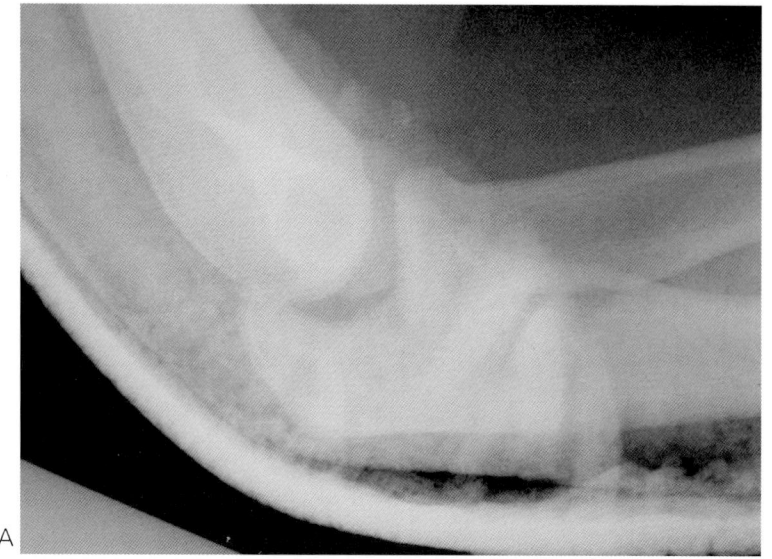

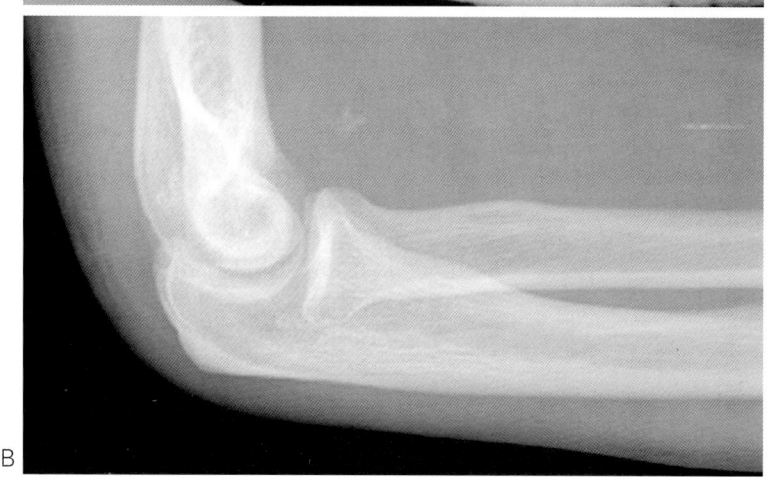

图14-6 A.脱位后或骨折脱位后发生轻度半脱位。B.主动活动和肘关节锻炼增加肘关节的动态稳定性并达到完全复位

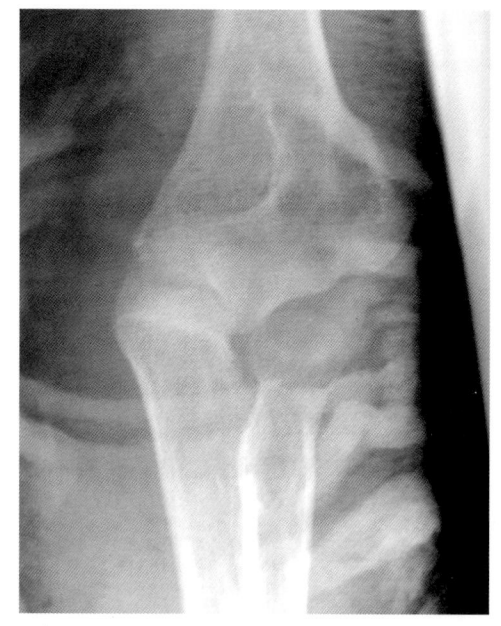

图14-7 一些单纯肘关节脱位其内侧软组织保持相对完整,导致复发性外侧开放的铰链

手术方法

软组织修复

老年患者不稳定的单纯肘关节脱位通常由于内侧相对分散的软组织铰链而可旋转脱出于关节之外,通过修复外侧副韧带和伸肌总腱,使其重新附着在肱骨外上髁上即可获得稳定(图14-8)。如果仅修复外侧软组织稳定结构没有达到要求的话,可能需要暴露内侧,前移皮下的尺神经,采用缝合锚钉或骨隧道修复内侧副韧带和屈曲旋前肌的止点,使其重新附着在内上髁上(图14-8C,D)。外侧副韧带起点也就是肘关节的旋转中心,通常位于外上髁小结节的下方,术中重建其起点时应尽可能靠近这一解剖位置。而内侧副韧带的起点则应该重建在内上髁的下表面。屈肌总腱和伸肌总腱也应被附着在这些部位,必要的时候甚至可更靠近近端一些。

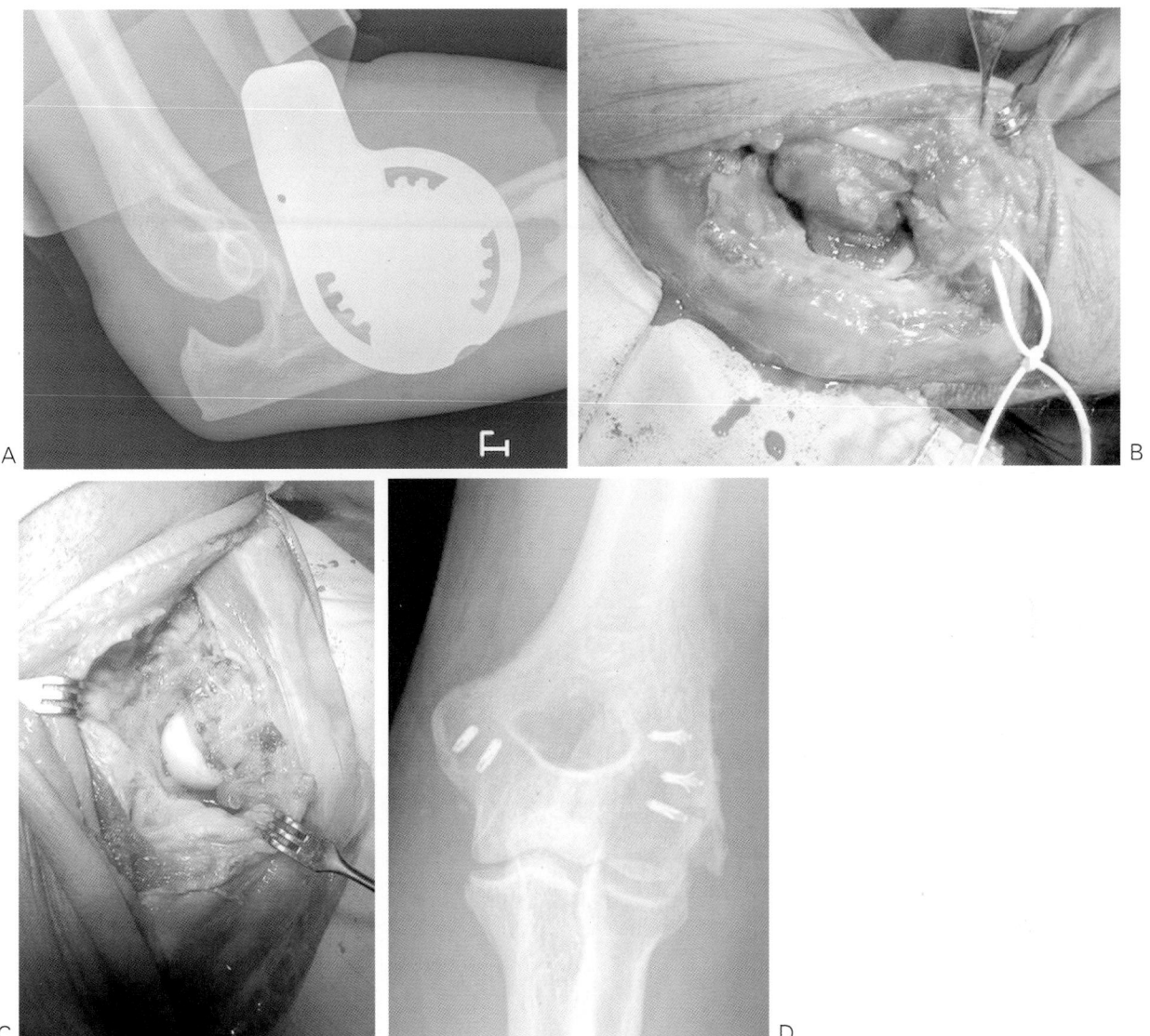

图 14-8 A. 38 岁男性患者的肘关节侧位片,从四楼坠落,闭合复位后采用铰链式肘关节支具固定。B. 内侧副韧带及屈肌-旋前肌的大部分从内上髁上撕脱下来。C. 外侧副韧带和大部分的伸肌总腱从外上髁上撕脱下来。D. 采用缝合锚钉重建内侧和外侧软组织的起点

经关节穿针固定

对于年老体弱的患者,如功能要求不高而麻醉风险较高,则闭合手法复位经肘关节穿针固定或许就足够了。通常应用两根坚硬光滑的克氏针,注意避开肘关节内侧及尺神经。一些医生更倾向于用螺钉固定,因为他们认为克氏针强度不够。但对于这个特殊的手术适应证,我们使用克氏针没有出现过任何问题。应用肘上石膏保护克氏针,固定四周后,取下石膏,拔除克氏针(图 14-9)。

铰链式外固定支架

对于高能量损伤的年轻患者,有时候仅仅修复内外侧副韧带可能还是不够的[51],更重要的是考虑经关节穿针固定或者采用铰链式外固定支架(图 14-10)。我们更愿意使用铰链外固定支架,这样可以允许患者早期活动,因为肘关节制动会增加异位骨化的风险。然而在治疗肘关节创伤时,稳定总是比活动度更为重要,如果外科医生不能很好地应用铰链式外固定支架,也可以使用交叉穿针固定。

确定肘关节同轴的旋转中心是使用铰链式外固定支架的关键。经肱骨远端的旋转中心临时置入一枚轴向的导针,该旋转轴大致经过内上髁前下方的滑车内侧面和肱骨外上髁小结节最远端的

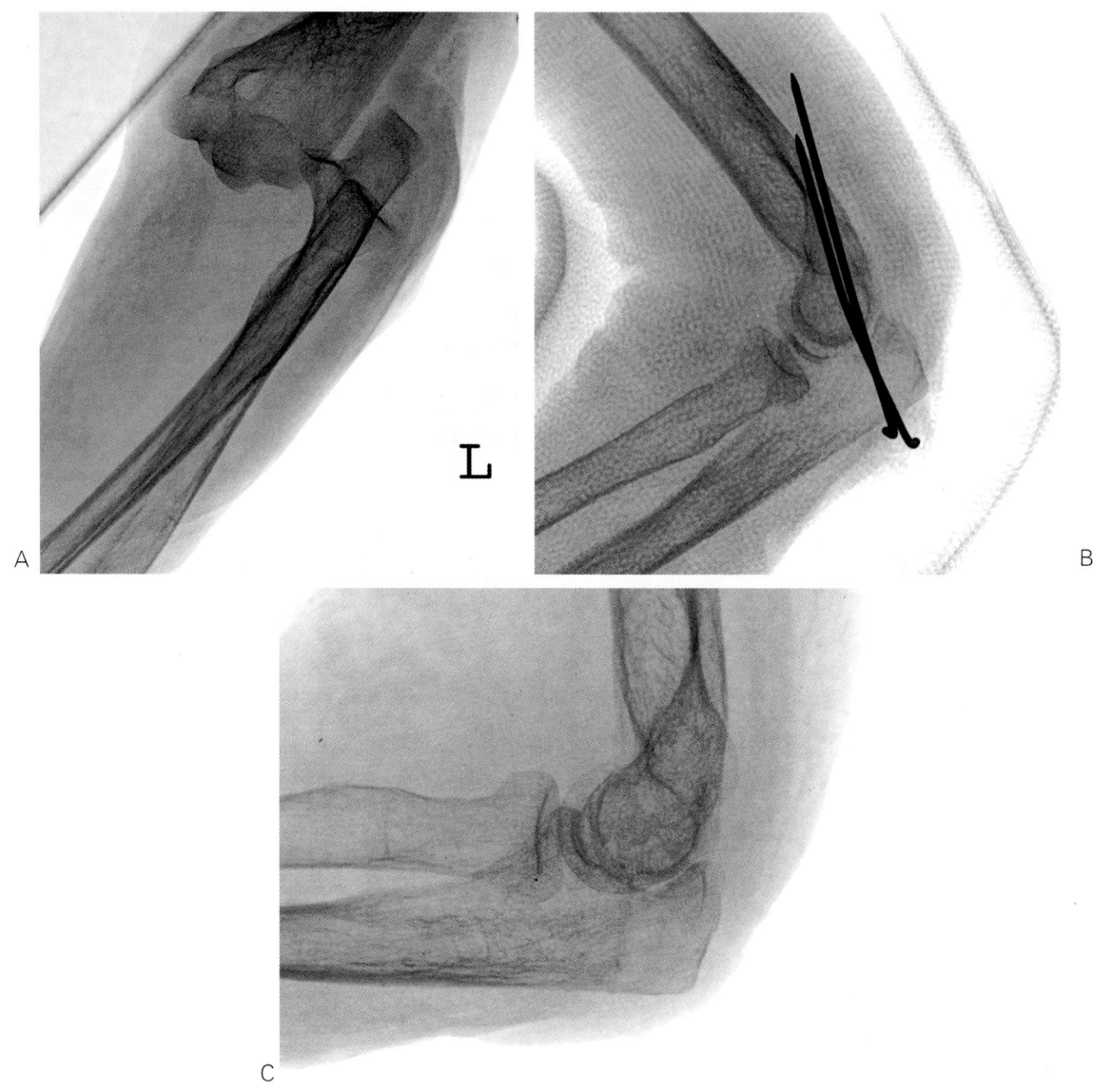

图14-9 A.80岁身体状况较差的患者发生了单纯性肘关节脱位,不能维持复位。B. 在局麻镇静下,肘关节屈曲90°时,两枚光滑坚固的克氏针穿过肘关节。C. 四周后取出克氏针,开始主动活动。肘关节保持同轴复位,恢复了功能活动

肱骨小头中心。影像学检查可以确认旋转轴导针的位置是否满意。通常首先安装肱骨上的外支架,然后再固定前臂。

目前有几种类型的铰链式外固定支架。Compass Hinge 借助后内侧和后外侧的固定针可提供额外的稳定性。该装置具有蜗杆齿轮,可以在术后最初的疼痛期辅助关节活动,而在后期康复时还可进行静态的进行性伸肘练习。其他大多数外固定支架都是单边的,虽然有些医生也会用贯穿针进行固定以增加额外的稳定性。单纯应用外侧支架可以避免内侧支架和固定针导致的不适感,同时也能提供足够的稳定性。无论使用何种外固定支架,肱骨外侧进针时必须充分切开暴露,以保护桡神经。

治疗结果

大多数单纯性肘关节脱位的患者采用闭合治疗可以获得满意的疗效。最大伸直度数丢失5°~15°较为常见[57]。恢复肘关节活动度的关键在于避免长期的制动。在一项研究中,Mehlhoff 和其同事发现制动超过3周的患者发生僵硬和疼痛的风险明显增加[2]。

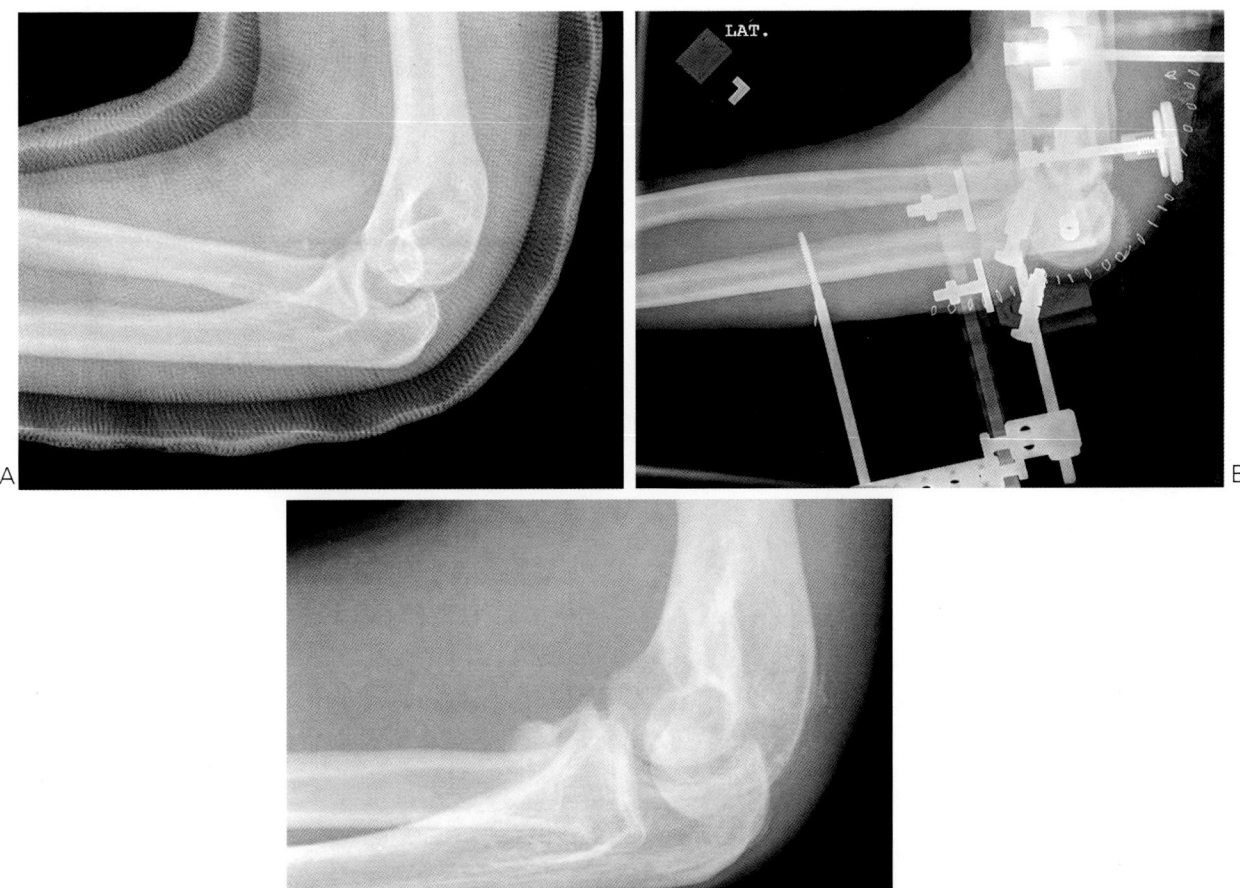

图 14-10　A. 30 岁男性患者，高能量损伤导致的单纯性肘关节脱位，三周后仍表现为持续性肘关节半脱位。B. 行切开复位铰链式外固定支架固定。C. 获得同轴复位，为了恢复功能活动需再次手术去除异位骨化的骨质

要点与技巧

- 许多外科医生通过建立骨隧道来修复副韧带和屈肌总腱或伸肌总腱。其潜在的优点包括软组织与骨充分的接触，在骨质量较差的骨质上可获得更加可靠的固定。而笔者认为缝合锚钉使修补操作更为简便，可继续用于大多数患者。
- 铰链式外固定支架的应用是具有挑战性的。为了简化手术，稳定肱尺关节，维持良好的对线，在安装铰链式外固定支架是可经关节置入一或两枚坚硬光滑的克氏针，进行临时固定。
- 为了安全地置入肱骨外侧的固定针，我们通常会做较大的手术切口（至少 2 英寸）。然后向深部分离直至骨面，使用小的 Hohman 拉钩牵开，以确保桡骨神经安全。我们应用了 20 例以上的铰链式外固定支架，仍有一例发生了桡神经麻痹。

对于低能量损伤的老年患者,手术方法治疗不稳定肘关节脱位,即使肘关节制动超过一个月,也通常可以获得非常好的疗效;而对于高能量损伤的年轻患者,手术方法治疗不稳定的肘关节脱位出现僵硬的可能性较大。

经验

- 单纯性肘关节脱位的软组织损伤的通常从外侧向内侧延伸,内侧副韧带前束保持完整时,肘关节也可以发生脱位。
- 单纯肘关节脱位后,肘关节应该制动 2~3 周。
- 外侧副韧带通常都会从外上髁的起点处撕脱。

并发症

单纯性肘关节脱位偶尔可以发生僵硬,不能进行功能锻炼,而需要手术治疗。有时也可能是由于异位骨化。肘关节脱位后也可发生尺神经病变、失稳、对线不良以及关节炎。

肘关节骨折—脱位:肘关节脱位伴有桡骨头骨折

伴有单发或多发关节内骨折的肘关节脱位增加了脱位复发或慢性失稳的风险[16,48,58]。肘关节骨折—脱位通常是以下几种明确的损伤类型中的一种:①后脱位伴有桡骨头骨折(图 14-11);②后脱位伴有桡骨头骨折和冠突骨折,即所谓的恐怖三联征(图 14-12);③内翻旋转失稳肘关节后内侧脱位(冠突前内侧面骨折和外侧副韧带从外上髁起点处撕脱)(图 14-13);④(经)鹰嘴骨折肘关节前脱位(图 14-14);⑤鹰嘴骨折肘关节后脱位(图 14-15)(视频 14-1,光盘 2)。每一种类型都与受损结构的特征以及骨折的形态有关,理解这些内容有助于我们的治疗。

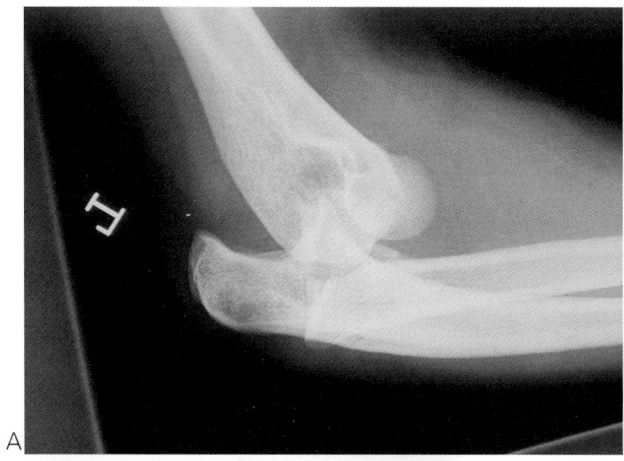
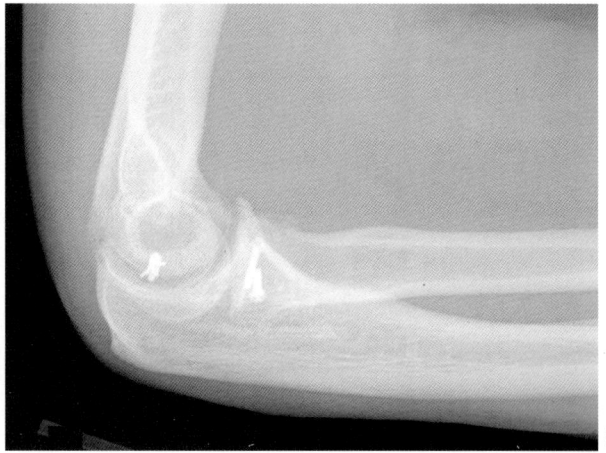
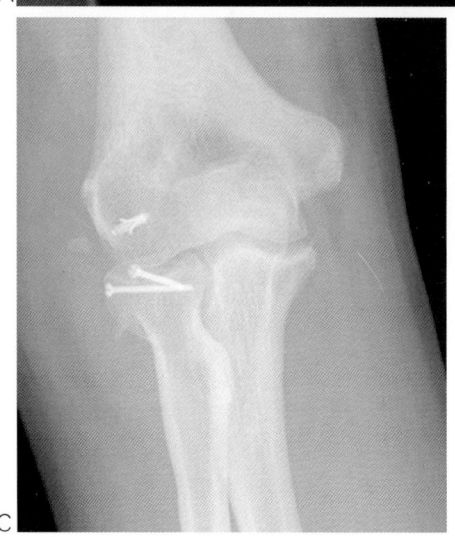

图 14-11 肘关节后脱位伴有桡骨头骨折。A. 肘关节骨折—脱位的最基本的类型便是脱位仅伴有桡骨头骨折。B. 螺钉修复桡骨头,缝合锚钉重建外侧副韧带的起点。C. 肘关节同轴复位,且关节活动良好

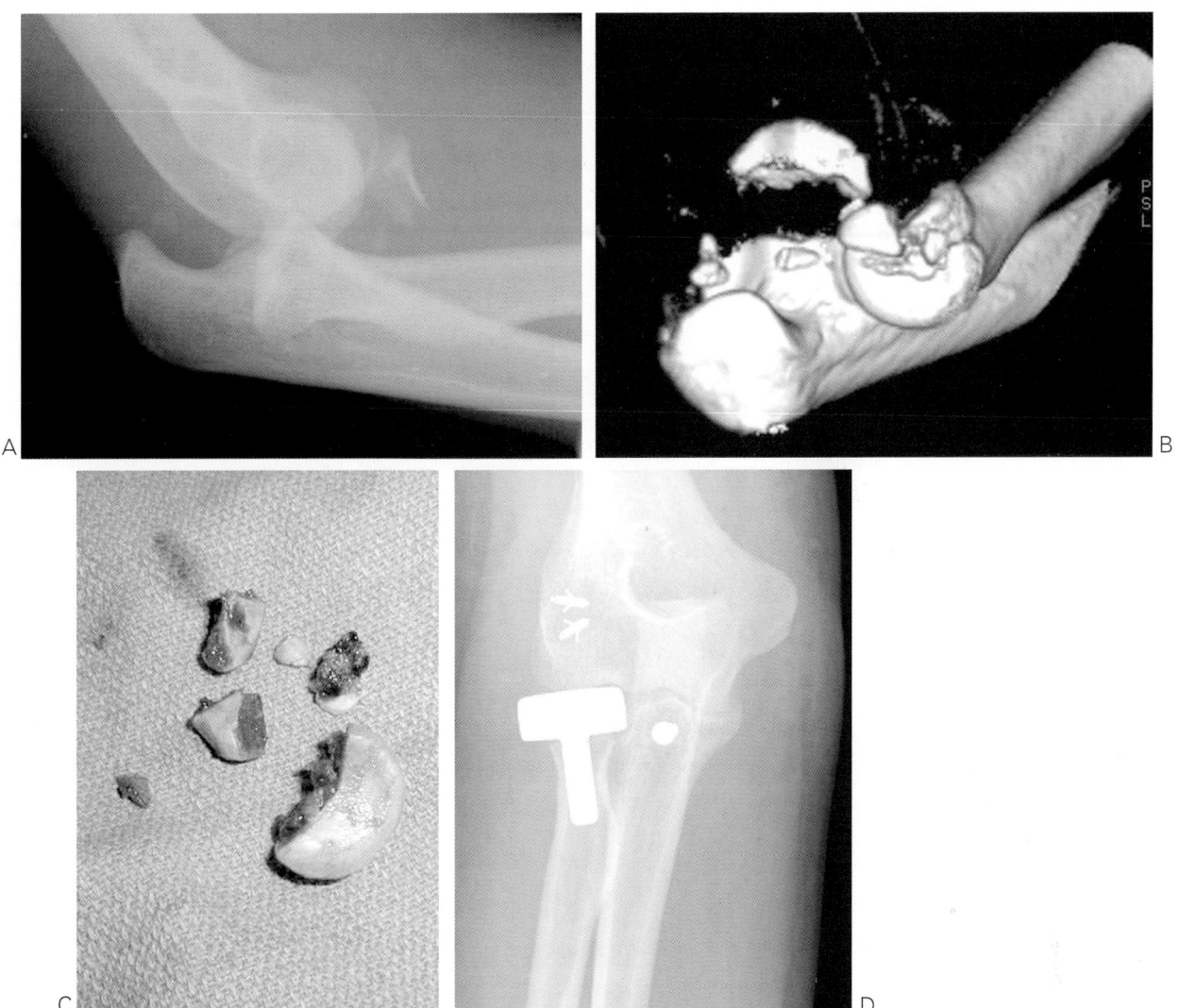

图 14-12 肘关节骨折—脱位恐怖三联征。A. 恐怖三联征指的是肘关节脱位、桡骨头骨折，以及冠突骨折（滑车前方三角形的骨折片）。B. 三维 CT 扫描显示冠突小的横形骨折，同时伴有复杂的部分桡骨头骨折。C. 复杂的桡骨头骨折无法重建。D. 桡骨头假体置换，冠突螺钉以及缝合固定，修复外侧副韧带，从而维持了肘关节的复位

内翻旋转失稳的肘关节后内侧脱位和鹰嘴骨折—脱位不是真正意义上的脱位，其关节面的位置关系并没有发生变化。更确切地说，对于骨折—半脱位损伤来说，其主要问题是滑车切迹的破坏。鹰嘴骨折—脱位则可被认为是伴随鹰嘴骨折而导致的。通常合并小的冠突骨折的骨折—脱位一般也可归属于冠突骨折—脱位。

非手术治疗

伴有桡骨头骨折的肘关节脱位可采用非手术治疗。然而，即使是非常小的冠突骨折也明显增加了非手术治疗的风险。因此，只要怀疑存在冠突骨折，就应该行 CT 扫描。Broberg 和 Morrey[59] 以及 Joseffson 等[48] 应用非手术治疗或者桡骨头切除石膏固定治疗肘关节的骨折—脱位，都获得了良好的疗效，但是要注意以下两点：①伴随的冠突骨折可能使肘关节的复位无法维持；②桡骨头骨折是疗效的最终决定因素，很多情况下为了恢复前臂旋转需要后期行桡骨头切除[59]。没有发生冠突骨折的情况下，桡骨头切除或者不切除桡骨头并行石膏固定 4 周均可获得稳定性，并可恢复良好的活动度。我们曾应用这些方法处理过少数几例此类损伤，这些患者没有行手术治疗也没有行桡骨头置换术（不能重建桡骨头）。然而，在疼痛允许的前提下，我们提倡即刻开始肘关节和前臂的主动活动。根据我们的经验，加强功能锻炼的患者可以恢复良好的肘关节功能（图 14-16）。

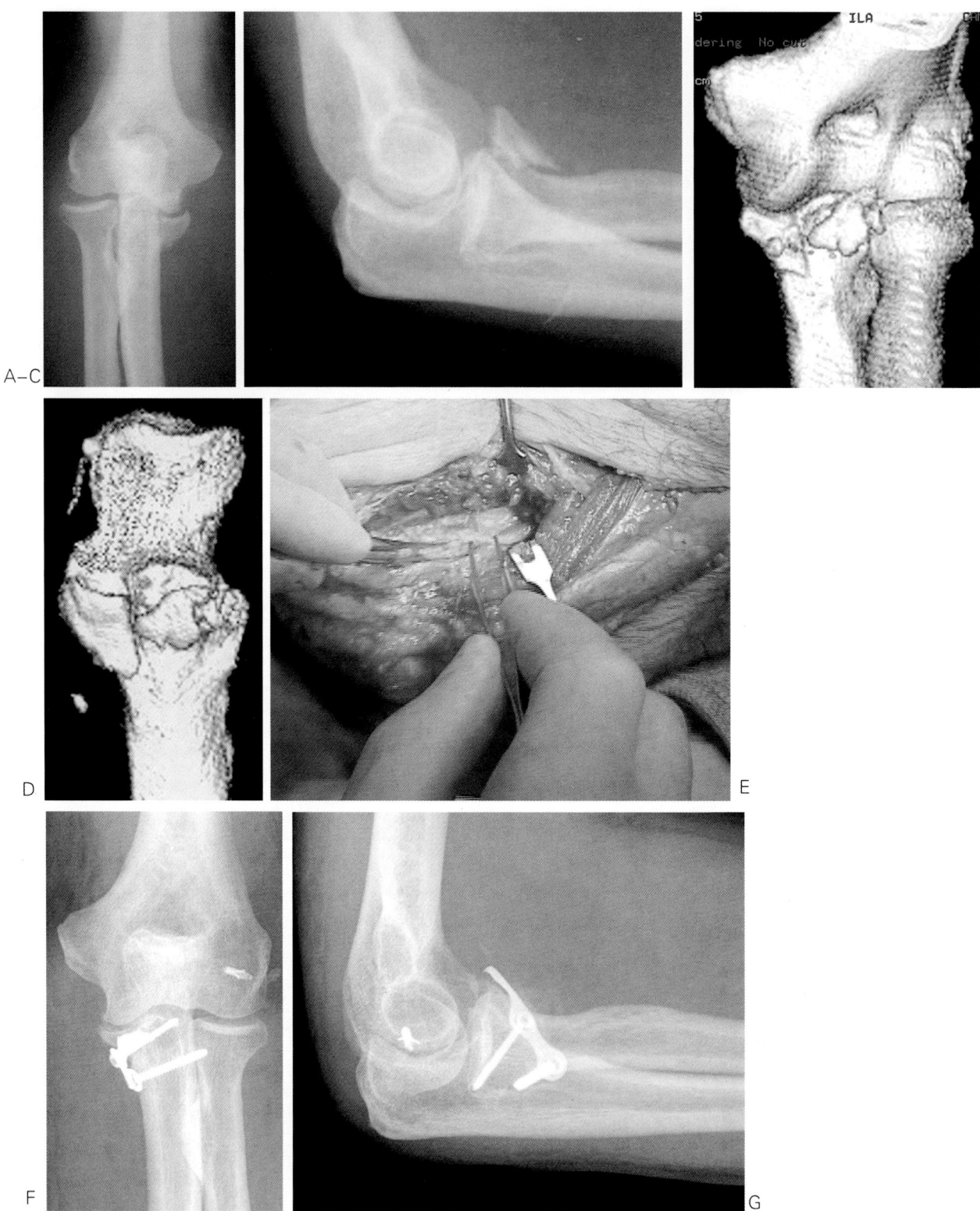

图 14-13 内翻后内侧脱位。A. 这一类型损伤伴有肱骨远端前内侧面的骨折,值得注意的是,该损伤表现为外侧的肱桡关节张开的铰链。B. 侧位片显示冠突存在小块的尖端部位的骨折。C. 三维 CT 显示肱骨外旋至冠突缺损部位。D. 尺骨冠突通常存在尖端和前内侧面的骨折片。E. 在尺侧腕屈肌两头之间暴露内侧(尺神经前置后),可复位固定冠突骨折块,同时保留内侧副韧带。F. 应用接骨板和螺钉修复冠突,并用缝合锚钉重建外侧副韧带的起点。G. 肘关节获得同轴复位,并恢复了极佳的活动度

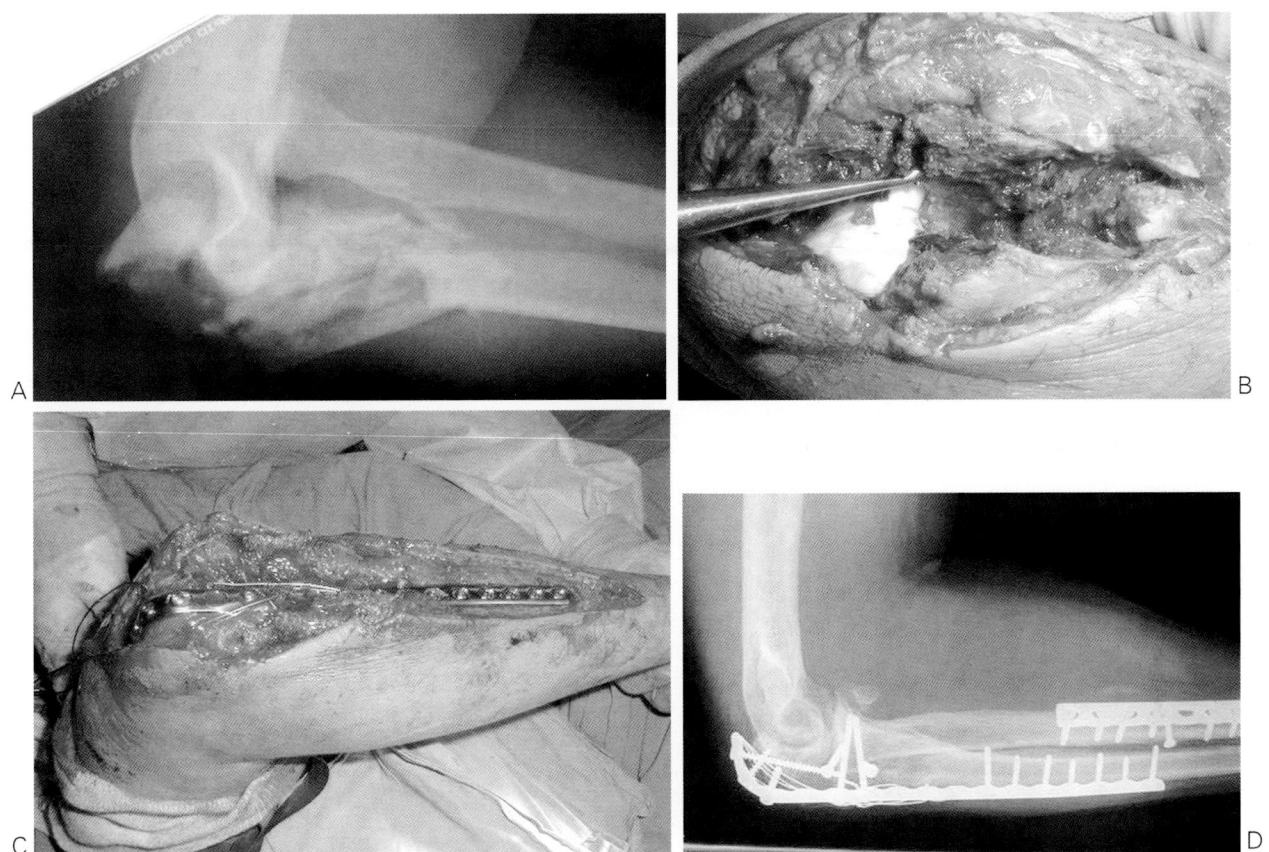

图 14-14 经鹰嘴骨折肘关节前脱位。A. 前方骨折—脱位类似于孟氏骨折,存在肱桡关节前脱位。然而,虽然发生肱尺关节的损伤,但尺桡关节很少受到影响。B. 此例患者冠突矢状面上劈开,修复相对较为简单。C. 长的接骨板桥接粉碎的干骺端骨折片,张力带固定肱三头肌止点。D. 6 个月后患者骨折愈合,肘关节同轴复位,获得良好的活动度

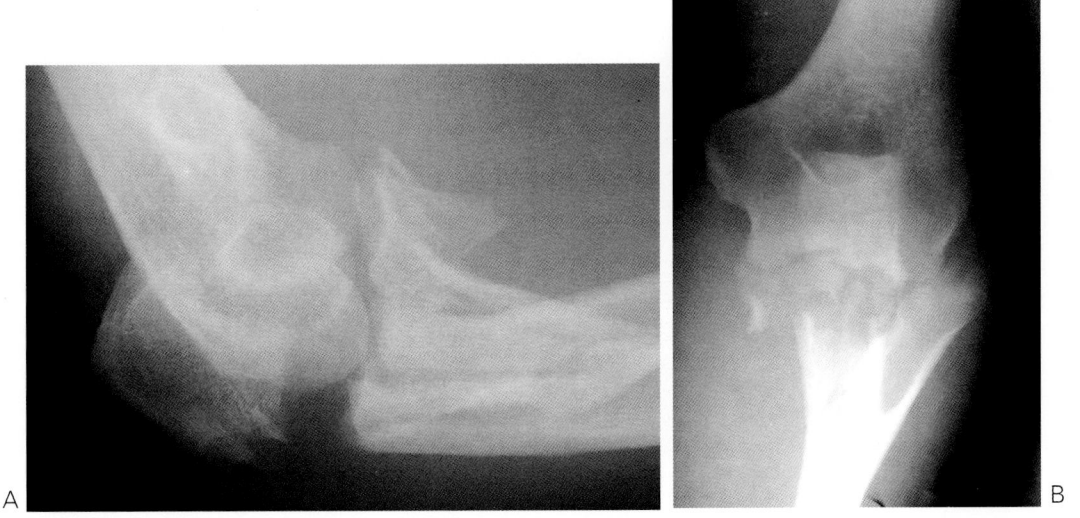

图 14-15 鹰嘴骨折肘关节后脱位。A. 鹰嘴骨折肘关节后脱位也可认为是后方孟氏骨折的一部分。存在尺骨向后方成角畸形,桡骨头骨折伴后脱位,冠突大块骨折。B. 冠突粉碎性骨折,有三块大的关节面骨折片,其中包括冠突前内侧面的骨折片

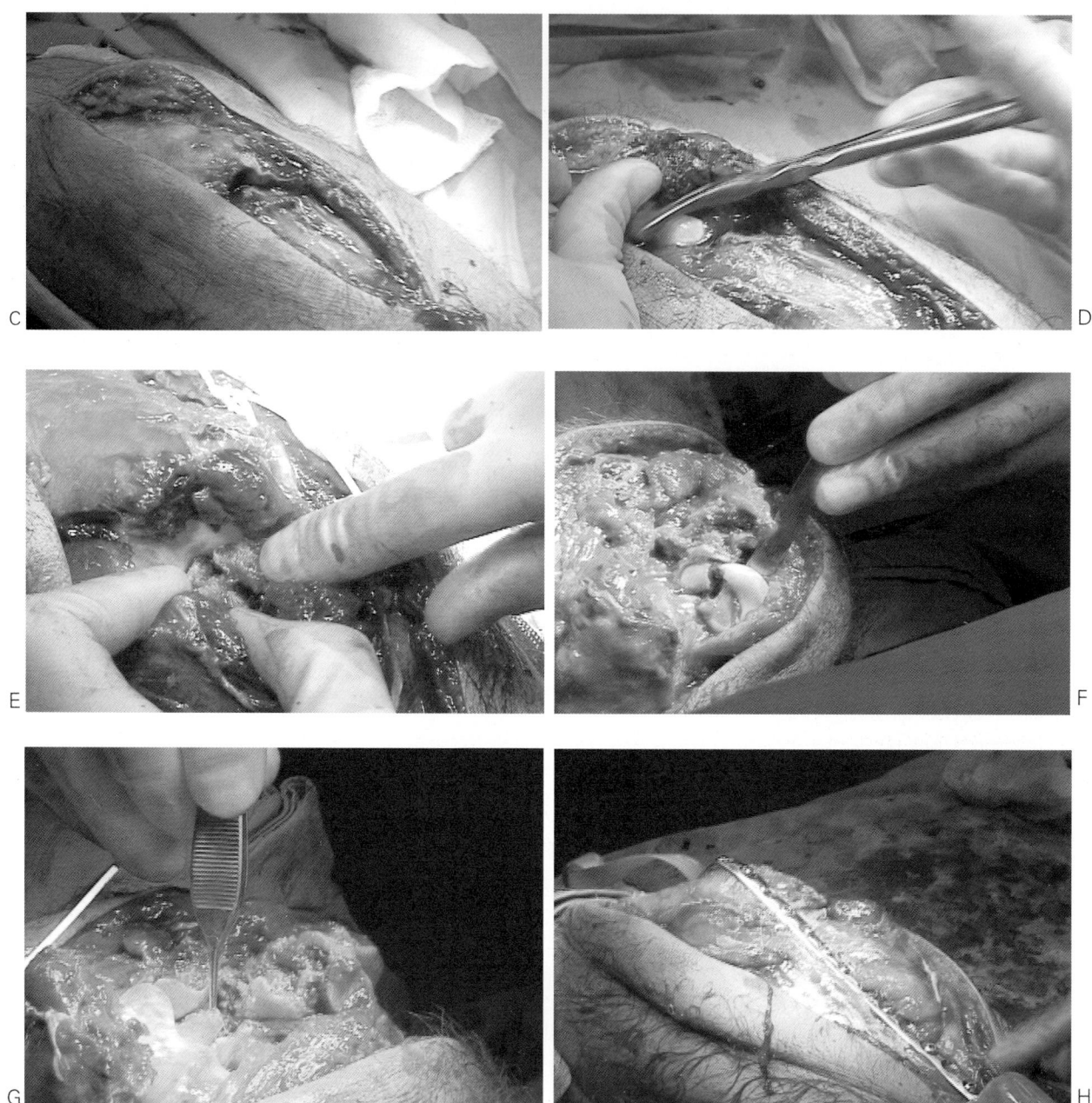

图 14-15(续) C. 切开皮肤显示肌肉结构的创伤性撕裂。D. 向近端移动骨折的鹰嘴,类似于行鹰嘴截骨术,彻底清除血肿,可充分显露冠突和桡骨头。E. 图示为冠突骨折手法复位。F. 通过重复受伤机制,造成畸形,将桡骨头置于创口后方,进行固定、切除或假体置换。G. 三块大的冠突骨折片,分别是前内侧面,尺骨桡切迹和中部的骨折片。H. 使用长的背侧预塑形的接骨板

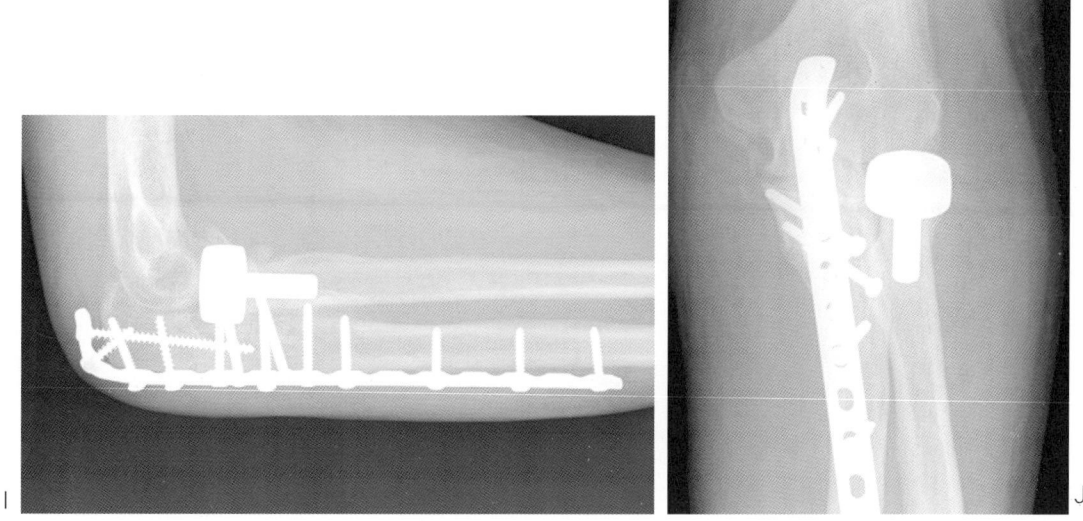

图 14-15（续） I. 骨折愈合，获得良好的肘关节活动度和功能。J. 独立的螺钉便于固定冠突的前内侧面

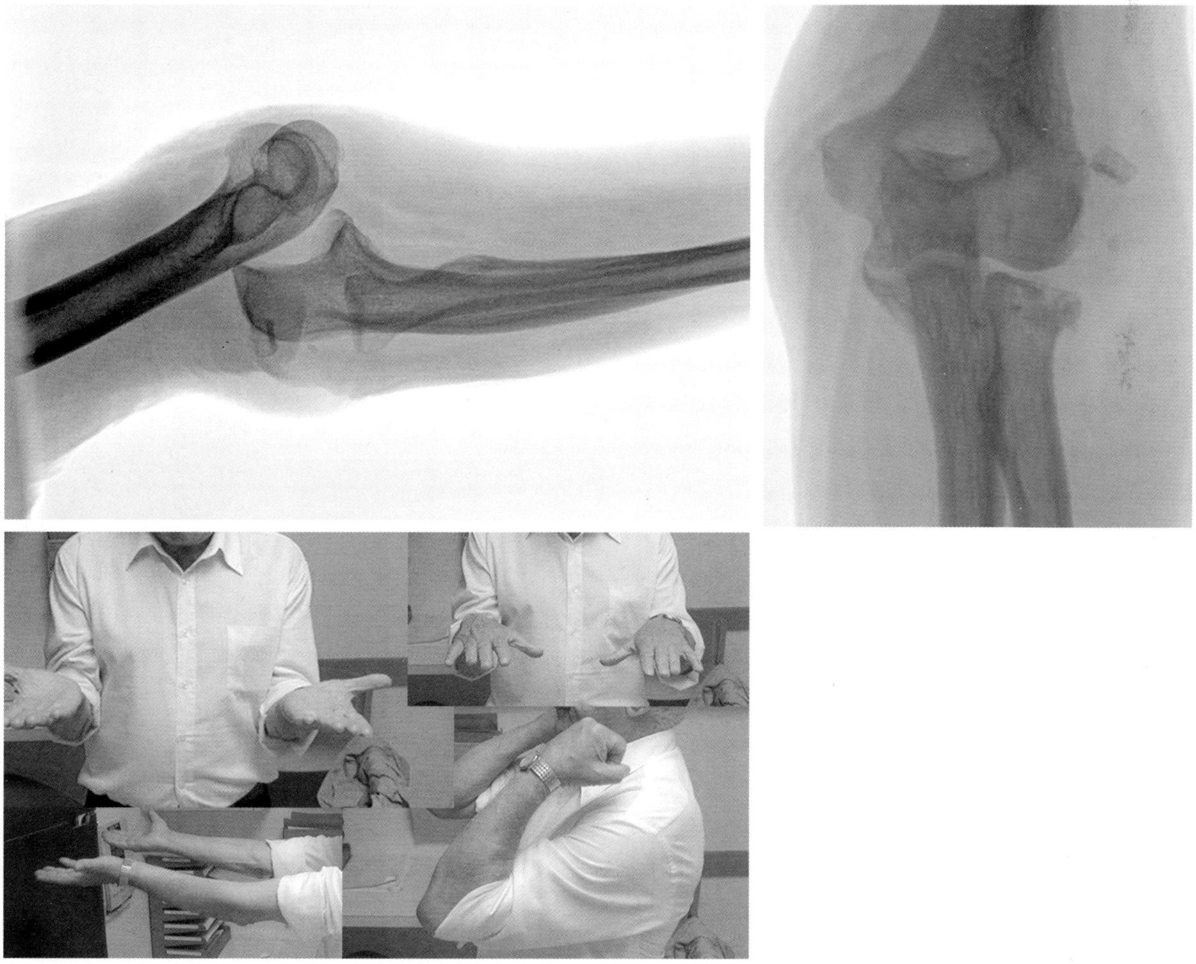

图 14-16 有些骨折—脱位的患者可以采用非手术治疗。A. 70 岁男性，肘关节脱位合并桡骨头复杂性骨折。患者极度犹豫选择手术，受伤后一周前臂可完全旋转。B. 采用吊带和手臂主动活动来进行治疗，肘关节韧带愈合，对线良好。C. 患者获得优良的功能结果，没有出现疼痛

手术适应证

我们更愿意选择手术治疗伴有桡骨头骨折的肘关节骨折,这样允许即刻的主动活动,因而可避免关节僵硬,改善桡骨头骨折的疗效,获得最佳的肘关节远期功能。

手术治疗

手术方法

可以选择外侧或者直接后侧皮肤切口。桡骨头骨折时,按照前述的方法处理桡骨头。当单纯性肘关节脱位时,按照前述的方法修复外侧副韧带。必须修复内侧副韧带的情况比较少见。

> **要点与技巧**
> - 每例患者都会发生外侧副韧带损伤。这样其实更便于术中暴露桡骨头。

治疗结果

Joseffson 和其同事曾报道,受伤后平均 14 年几乎所有的患者都没有出现复发性失稳,但出现了平均 20° 的屈曲挛缩以及关节炎表现,而关节炎表现较重的患者都曾实施了桡骨头切除术[47]。Sanchez-Sotelo 和他的同事也认为,在骨折—脱位后,桡骨头切除可以增加关节炎的风险[31]。

Broberg 和 Morrey 对 24 例患者随访 10 年,其中有 18 例获得了优良的疗效。他们没有观察到关节失稳的情况。制动超过 4 周或者采用非手术治疗粉碎性桡骨头骨折(再次手术切除桡骨头来补救)的患者疗效较差。这些病例研究的不足在于没有区分损伤伴有或不伴有冠突骨折[59,60]。

肘关节骨折—脱位:冠突骨折—脱位

近年来关于肘关节失稳的研究报道强调了冠突的重要性[1,16,55]。在这些损伤中对外科医生最棘手的是恐怖三联征,内翻失稳肘关节后内侧脱位以及合并冠突骨折的鹰嘴骨折—脱位[1]。在所有损伤病例中,冠突的骨折最为重要并且是很有挑战性的。Regan 和 Morrey[61] 根据骨折片的大小将冠突损伤进行分类,但是目前已经明确的是,整体损伤类型与骨折形态可能同等重要甚至更重要。因此,我们按照尺骨冠突骨折的情况来对肘关节骨折—脱位进行讨论。合并小的冠突骨折的损伤通常被认为是冠突骨折—脱位。合并大的冠突骨折常常被认为是鹰嘴骨折—脱位的一部分。

分类

Regan 和 Morrey 根据骨折片的大小对冠突骨折进行分类:Ⅰ型,冠突尖端撕脱;Ⅱ型,简单或粉碎性骨折,累及不超过 50% 的冠突;Ⅲ型,简单或粉碎性骨折,累及大于 50% 的冠突[61]。后来他们对这一分类方法进行了改良,将合并肘关节脱位者归为 B 型,不合并肘关节脱位归为 A 型。

O'Driscoll 等主张采用一种根据骨折解剖部位来对冠突骨折进行分类的系统。骨折可能累及尖端、前内侧,或冠突的基底面。根据冠突骨折的严重程度,将这三种类型进一步被分为几个亚组。O'Driscoll 分类系统考虑到了相关骨折和软组织损伤的损伤机制,有助于指导下一步的治疗(图 14-17)[1]。

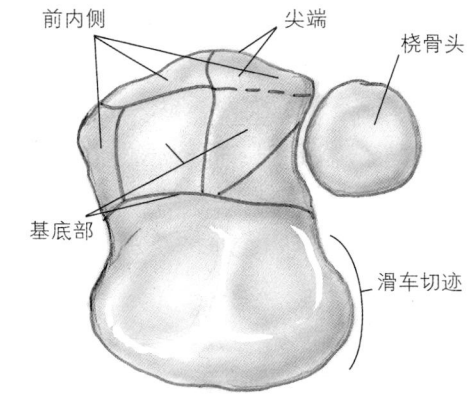

图 14-17 冠突骨折的 O'Driscoll 分类。Ⅰ型,尖端骨折与恐惧三联征相关;Ⅱ型,前内侧面骨折与内翻不稳肘关节后内侧脱位相关;Ⅲ型,基底骨折与鹰嘴骨折—脱位相关

第一类冠突骨折累及其尖端,但是没有向内侧延伸超过高耸结节或延伸至主体。尖端,Ⅰ亚型骨折冠突受累少于 2mm,可出现分离或骨折—脱位。Ⅱ亚型骨折冠突受累超过 2mm,大部分合并恐怖三联征。

第二类冠突骨折累及冠突前内侧面。前内侧Ⅰ亚型骨折从冠突尖端的内侧到高耸结节的前半部分(内侧副韧带前束止点)。前内侧Ⅱ亚型是Ⅰ亚型骨折损伤伴有骨折线向尖端延伸。前内侧Ⅲ

亚型累及前内侧缘和整个高耸结节,可累及或不累及冠突尖端。损伤的机制通常是轴向负荷导致的内翻/后内侧旋转损伤。除非鹰嘴也发生骨折,外侧副韧带复合体通常都会断裂。桡骨头骨折也见于高能量Ⅲ亚型损伤。前内侧冠突骨折引起肱尺关节面不匹配,可能导致较早发生创伤性关节炎。

冠突基底部骨折属于第三类骨折,至少累及冠突高度的50%。基底Ⅰ亚型骨折仅累及冠突,而Ⅱ亚型骨折合并鹰嘴骨折(视频14-2,光盘2)。与仅累及冠突尖端的骨折比较,此类骨折的软组织一般较少发生断裂。

以下是我们和部分其他学者的观点,可以用于指导治疗:①恐怖三联征损伤常常存在冠突尖端的横行小骨折,包括前侧关节囊附着处。冠突出现大骨折片或累及冠突前内侧面的情况是相对少见的。②前内侧面的冠突骨折通常属于内翻旋转失稳肘关节后内侧脱位的一部分。此类损伤也常常发生冠突尖端和高耸结节骨折(内侧副韧带前束止点)。③在鹰嘴骨折—脱位的情况下,冠突骨折可以是单个大骨折片,也可以碎裂成2~3块骨折片(前内侧面、中部和桡切迹,伴或不伴尖端骨折),甚至可能发生粉碎性骨折。

肘关节脱位伴冠突和桡骨头骨折(恐怖三联征)

非手术治疗

恐怖三联征骨折—脱位特别容易发生失稳。由于非手术治疗效果不理想,因此应非常谨慎。根据我们的经验,能够无痛且积极主动活动的患者采用非手术治疗可以获得良好的疗效。但石膏固定不能维持肱尺关节复位。积极的肘关节主动活动可以增加动态肌肉组织的稳定性,这似乎也是非手术治疗的重要组成部分。

手术适应证

肘关节恐怖三联征骨折—脱位患者应该积极采用手术治疗。

手术方法

采用后侧或外侧皮肤切口(图14-18A)。切开皮瓣之后,可看到筋膜相对保持完整,或在伸肌总腱处可见小的裂隙。在深部找到肌肉之间的间隙,这通常是由于创伤造成的,或者经Kocher间隙、Kaplan间隙,这样就可以显现,从外上髁上撕脱下来的外侧副韧带和不同程度的伸肌总腱(图14-18B)。

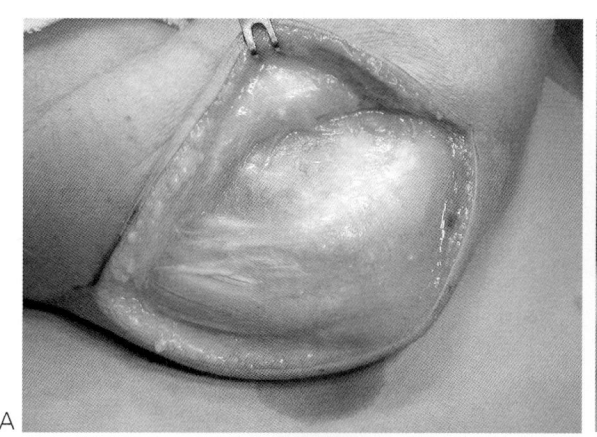
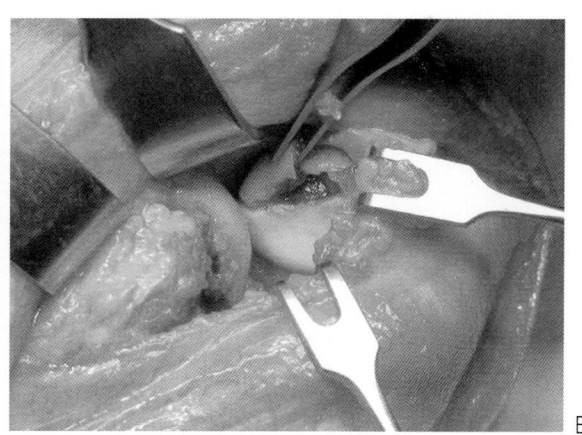
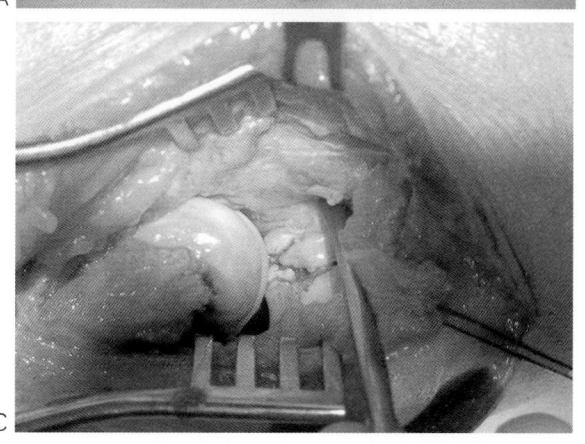

图14-18 A.牵开皮瓣时,覆盖外上髁的筋膜通常是完整的。B.切开筋膜后,可以明显发现外侧副韧带起点和不同程度的伸肌总腱被撕脱,清除桡骨头骨折块,暴露冠突。C.应用钻孔缝合的方法固定冠突骨折,并行桡骨头置换和外侧副韧带修复

在内侧做较大的皮瓣，通常只有行尺神经松解术，修复内侧副韧带或者处理冠突前内侧面骨折时才有必要。应特别注意保留全厚皮瓣，以避免损伤皮神经。我们遇到了许多肘关节创伤后出现亚急性和慢性尺神经功能障碍的患者，目前对每个病例都应该考虑行尺神经松解，通常行原位松解而不做前移，除非神经在屈曲时会发生移动。

大多数恐怖三联征损伤的患者其冠突往往伴有小的横形骨折（通常是单个小骨折片），可以通过外侧入路进行修复（图14-18C）[1,16]。经创伤所致的韧带和肌肉裂口，进一步延长，切开和剥离桡侧腕伸肌的起点，沿肱肌暴露冠突骨折。去除桡骨头骨折片，劈开环状韧带及其远端的旋后肌以增加手术暴露。必要时为了便于显露，可以使肘关节处于半脱位状态。

对于恐怖三联征，肱骨小头和桡骨的接触对肘关节的稳定性是非常关键的。因此，甚至很多部分桡骨头骨折（Mason Ⅱ型）也须考虑行假体置换术。粉碎性骨折，存在小的骨折块或骨缺损，或者骨质差等都是很常见的。桡骨头切除可以便于冠突的暴露。

冠突尖端的横形骨折可通过在尺骨上钻孔缝合来固定。如果骨折片非常小，在骨折片周围进行环形缝合，并穿过关节囊止点。对于较大的横形骨折片，可在骨折片上钻孔进行缝合，同时也要经过关节囊止点。缝合的方法提供了比螺钉更可靠的固定，恢复了前方的支撑和关节囊的附着，但是关节的对线通常不够完美。根据我们的观点，这是无关紧要的。对于较大的骨折片，缝合固定后，应用螺钉加固可以改善对线，但是穿过关节囊止点进行缝合的方法仍不能替代，因为螺钉固定这些小的骨折片通常是不可靠的。

在固定冠突，置换或修复桡骨头，重建外侧副韧带和伸肌总腱的附着点之后，要检查肘关节的稳定性。具体方法是托住肱骨让肘关节依靠重力自然伸直（图14-19）。如果肘关节足够稳定，手法检查时不会发生脱位，而在X线影像上可能表现为轻度的半脱位。但如发生肘关节脱位或在距离完全伸直还差30°之前就出现严重的半脱位，则需要再行修复。与不稳定的单纯肘关节脱位一节描述的类似，需要修复内侧副韧带和屈曲-旋前肌肉的附着点，也可采用经关节骨圆针固定或铰链式外固定支架固定肘关节。

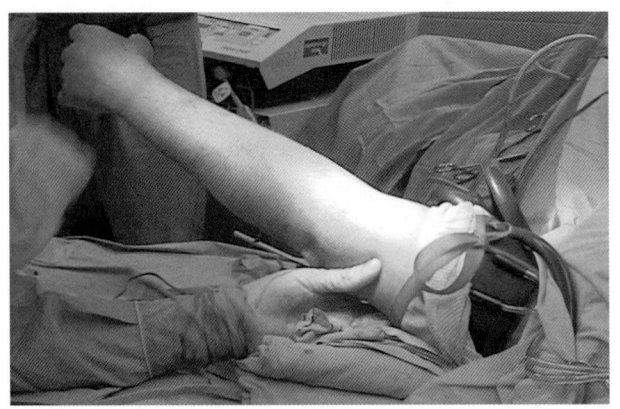

图14-19 依靠重力伸直肘关节来检查稳定性。如果存在脱位或半脱位的趋势，需要应用经关节骨圆针或铰链式外固定支架进行固定

治疗结果

1990年，Regan和Morrey曾报道了一组单纯冠突骨折或伴有肘关节骨折脱位伴的患者，此后传统的观点一般认为较大的冠突骨折比较小的冠突骨折的疗效要差。然而，该研究中大多数患者都采用非手术治疗[61]。目前的观点是较小的骨折片通常与更严重的损伤类型相关（如恐怖三联征），治疗不恰当可导致复发性失稳和早期关节炎[1,16,55]。

恐怖三联征容易出现很多并发症。最近有一项研究报道了11例肘关节后脱位伴尺骨冠突和桡骨头骨折的病例[55]。7例患者采用手法复位夹板固定后肘关节再次发生脱位，这就表明这类骨折类型的稳定程度。在所有患者中，冠突骨折受累不到其高度的一半，且都未进行内固定。5例患者行桡骨头内固定，4例患者切除桡骨头。仅有3例患者修复了外侧副韧带。5例患者术后再次脱位，这其中包括4例桡骨头切除的患者。患者随访至少2年。根据Broberg和Morrey功能评分，2例优，2例良，3例可，1例差。11例患者中共有7例疗效不满意。疗效好的患者要么保留了桡骨头，要么对外侧副韧带进行了修复，或者同时保留了桡骨头并修复了外侧副韧带[55]。

有一项即将要发表的研究显示，对恐怖三联征常规固定冠突和桡骨头并修复外侧副韧带，最终大多数患者都获得了良好的疗效。

并发症

肘关节遭受类似恐怖三联征这样的创伤后通常会发生关节失稳、关节炎、僵硬、异位骨化，以及尺神经病变等并发症。

要点与技巧

- 从尺骨背侧向冠突基底部钻孔,然后通过骨隧道缝合固定冠突的骨折片,通常是很有挑战性的。使用导向器,如同关节镜辅助下膝关节韧带重建术中使用的骨隧道导向器一样,可以更准确地建立骨隧道。
- 将直的缝线穿引器或Keith针穿过骨孔以便穿入缝线,但穿入缝线时必须通过伤口深部小的钢丝环。我们发现,将缝线通过Keith针系一个3或4英寸的环,然后经过该环引入缝线,这样可能会使操作更简便。当然,也可以使用直的关节镜缝线穿引器,但这样也并不比缝线环更好用。
- 修复冠突往往很困难,其实也并非一定要恢复稳定性;然而,目前还不清楚什么样的损伤不修复冠突也可维持肘关节的稳定性。由于修复的顺序是从深层到浅层,因此我们常规首先修复冠突,而不是冒险仅修复外侧副韧带和桡骨头。
- 如果修复冠突、桡骨头以及外侧副韧带后肘关节仍没有恢复足够的稳定性,根据我们的经验,修复内侧副韧带对于增加肘关节的稳定性也不会有很大的帮助。因此,对于外科医生来说,应该考虑应用铰链式外固定支架或经关节穿针进行固定。

经验

- 肘关节脱位合并桡骨头和冠突骨折是极度不稳定的,石膏固定后也可能会发生脱位。因此单纯切除桡骨头而不行桡骨头置换术是不可取的。
- 冠突骨折几乎都是小块的横形骨折。关节囊附着在骨折片上,在影像图片上可能表现为一个小的斑点。骨折片实际上常常比影像学上看到的要大。

内翻旋转失稳肘关节后内侧脱位

近年来发现冠突骨折更容易累及前内侧面,这是一种特殊且潜在问题较多的损伤[1]。这类骨折通常与外侧副韧带损伤相关,除非冠突骨折具有非常大的骨折块或者合并鹰嘴骨折。

非手术治疗

对于这类损伤的认识还不够深入,但对这类损伤进行非手术治疗显然是不可取的[1]。

手术适应证

内翻旋转失稳肘关节后内侧脱位的患者都应该建议其进行手术治疗。

手术治疗

手术方法

首先暴露并修复外侧副韧带,接着从内侧暴露冠突。将尺神经前置并用皮下组织覆盖。尺神经通常在尺侧腕屈肌两头之间的间隙内走行,经此暴露冠突内侧缘通常较为简便[1]。牵开屈肌旋前肌,暴露内侧副韧带前束。处理更大的骨折片时,可参照Taylor和Schha描述的方法,从尺骨内侧完整地剥离牵开屈曲旋前肌[62]。

另外还可以使用更前侧的间隙(劈开屈曲-旋前肌肉,将其前半部分同肱肌一起牵开)[63],两种暴露方法也可同时使用。

冠突前内侧骨折可通过内侧支撑接骨板将内侧的骨折块固定到完整的外侧冠突上。而尖端骨折片常常有前侧关节囊附着,在这样的情况下使用接骨板或克氏针来固定就比较困难。如需获得稳定时,应该考虑缝合方法。

治疗结果

近年来才有学者开始描述合并后内侧旋转失稳的前内侧冠突骨折,并且其疗效目前仍不明确。对于大多数患者来说,可以通过固定冠突骨折片和修复外侧副韧带来恢复肘关节的稳定性[1,64]。

经验

- 冠突前内侧面的小块骨折可能意味着复杂的损伤,通常合并外侧副韧带损伤。

鹰嘴骨折

虽然鹰嘴骨折属于关节内骨折,但出现创伤后关节炎的概率相对较低,这可能是由于大多数骨折发生在滑车切迹相对非关节面的横沟处。鹰嘴骨折治疗的目标是,恢复滑车切迹的大小和正常形态,以重建其稳定性,获得骨折愈合以恢复肱三头肌功能,肘关节早期活动以避免僵硬。大多数骨折都需要手术治疗。特异的手术方法适合特定的损伤类型:对于单纯横形骨折采用钢丝张力带固定(如存在斜形骨折可用螺钉进行骨折块间加压),对于粉碎性骨折和骨折—脱位采用接骨板和螺钉进行修复。

分类

对于鹰嘴骨折,目前有多种分类系统。每种系统都强调一定的损伤特点和治疗方面的问题。Colton 提出了一种基于骨折移位和骨折特点的分类系统[65]。根据这个分类系统,Ⅰ型为无移位稳定骨折,Ⅱ型为移位的骨折。Ⅱ型根据骨折类型可以分为几个亚组:ⅡA 型是撕脱性骨折;ⅡB 型是横形或斜形骨折;ⅡC 型是单纯的粉碎性骨折;ⅡD 型是骨折—脱位[65]。在这个系统中,如果移位不超过 2mm 且骨折端之间的位置仅有轻度的屈伸,则可被认为是无移位且稳定的骨折。

Schatzker 和 Tile 建议将鹰嘴骨折分为 5 型:A 型,单纯横形骨折;B 型,复杂横形骨折伴有关节面中部压缩;C 型,单纯斜形骨折;D 型,粉碎性骨折;E 型,从滑车切迹的远端到中点的斜形骨折[66]。和其他关节骨折相比,鹰嘴被压缩的影响较小,不需要和其他形式的粉碎性骨折区分开来。

在 Muller 等的骨折分类中,尺骨鹰嘴骨折属于尺桡骨近端骨折的范畴[20]。该分类方法中骨折可以分为类型、组、亚组。A 型骨折是关节外骨折,B 型是累及一块骨的关节内骨折,C 型累及两块骨的关节内骨折。骨折可进一步分为组和亚组,主要根据骨折的复杂性。虽然为了达到研究的目的,该分类方法包括了尺骨近端骨折和桡骨近端骨折,但是在临床实践中,与骨折治疗相关的重要特征往往与这些细节的关系并不密切。

Mayo 鹰嘴骨折分类系统考虑了骨折移位,稳定性,粉碎程度等因素(图 14-20)[67]。Ⅰ型是轻微移位的稳定骨折(骨折片之间间隙小于 2mm),Ⅱ型是移位骨折,Ⅲ型骨折伴有肱尺关节失稳。根据是否存在粉碎性骨折,将骨折进一步分为 A 和 B 两个亚组。这种分类解释了大多数重要的问题,有助于治疗。

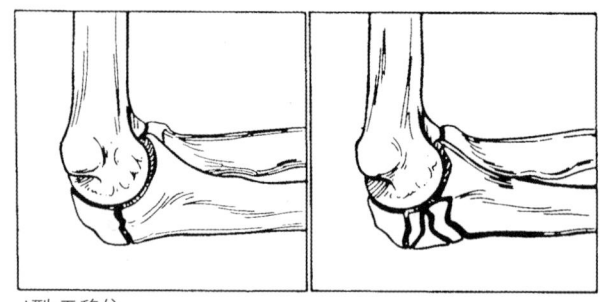

Ⅰ型:无移位

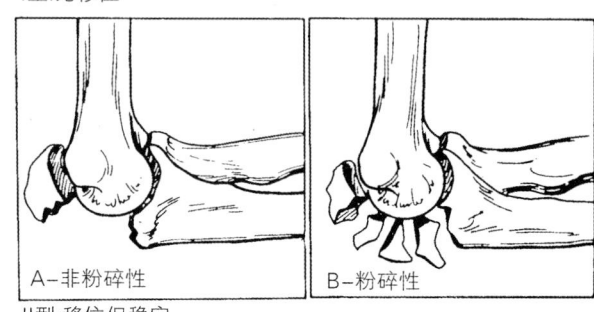

Ⅱ型:移位但稳定

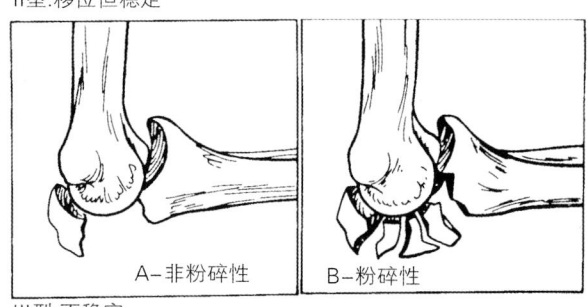

Ⅲ型:不稳定

图 14-20 Mayo 鹰嘴骨折分类系统主要考虑骨折移位,粉碎程度以及关节的半脱位等因素。这些亚组与各种治疗方法的选择密切相关(引自 Morrey BF. Fracture of the radial head. In: Morrey BF, ed. The Elbow and ItsDisorders. 2nd ed. Philadelphia: WB Saunders; 1993:408)

非手术治疗

无移位和轻度移位的骨折可采用非手术治疗。标准的治疗包括石膏或夹板制动 4 周,肘关节保持 90°,前臂旋转中立位。对于这些稳定的骨折来说,不必保持伸直位制动。骨折 4 周后,解除制动,开始在辅助下进行适度的主动活动。拍摄 X 线片明确骨折愈合后才开始抗阻运动,通常是伤后 8 周左右。

手术适应证

所有移位的鹰嘴骨折均须手术固定。

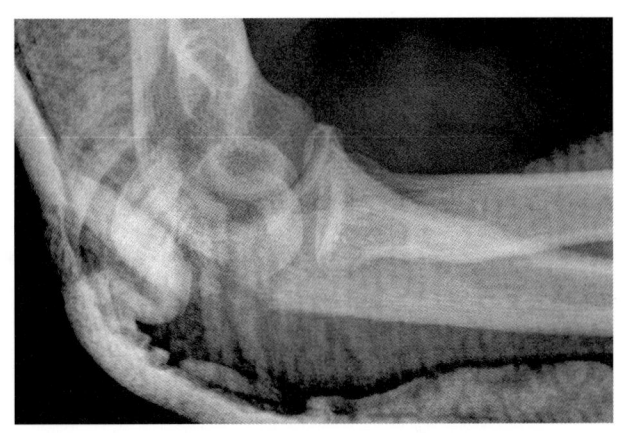

图 14-21 钢丝张力带最适合应用于鹰嘴骨折的治疗，如本例轻度粉碎且关节面完整，应用钢丝张力带后，进行主动活动时，可使其进一步加压

手术治疗

手术方法

移位的非粉碎性鹰嘴骨折

移位的单纯横形骨折是最常见的鹰嘴骨折类型[68,69]，通常可采用钢丝张力带固定（图14-21）（视频14-3，光盘2）。单纯用螺钉固定不能控制旋转，并可能使骨折端分离，且通常无法在远折端获得足够的把持力。螺钉结合张力带进行固定的方法在前文已有描述。采用特异性的手术方法可以避免出现与内置物移位和突出相关的问题[70,71]。

应用张力带原则进行固定，可将来自肱三头肌的张应力转化成骨折端的压应力，控制尺骨背侧面的分离移位[66]。应用张力带原则必须要求骨皮质相对完整，置入物才可进行加压，而粉碎性骨折通常只能采用接骨板进行固定。

患者仰卧位，手臂放于胸前，消毒铺巾（图14-22），侧卧位时手臂用衬垫支撑或者俯卧位。在以上三个体位都可取髂骨进行植骨，但很少需要这样做。应用无菌止血带更便于手术暴露和操作。

虽然一些作者推荐弧形切开皮肤避开鹰嘴尖端，但我们更倾向于采用背侧直切口，并没有遇到过什么问题。只有存在神经损伤，或者相关软组织损伤有可能压迫神经或神经存在扭转等情况下，才须充分暴露，进行尺神经前置。

对于单纯非粉碎性骨折，去除骨折端的血肿，并从骨折边缘剥离部分骨膜，以便于准确的复位。

用大的点状复位钳维持骨折复位（图14-23A）。在远端的骨折片（尺骨干背面）钻一个小孔

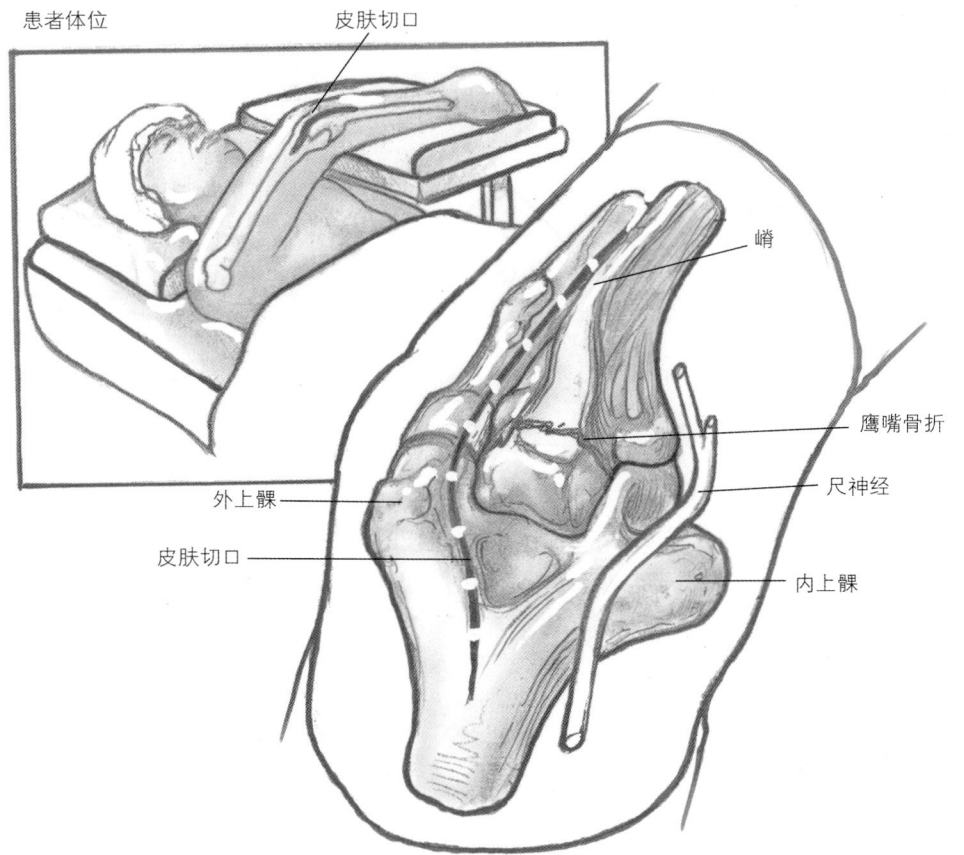

图 14-22 患者伤肢放置胸部的体位

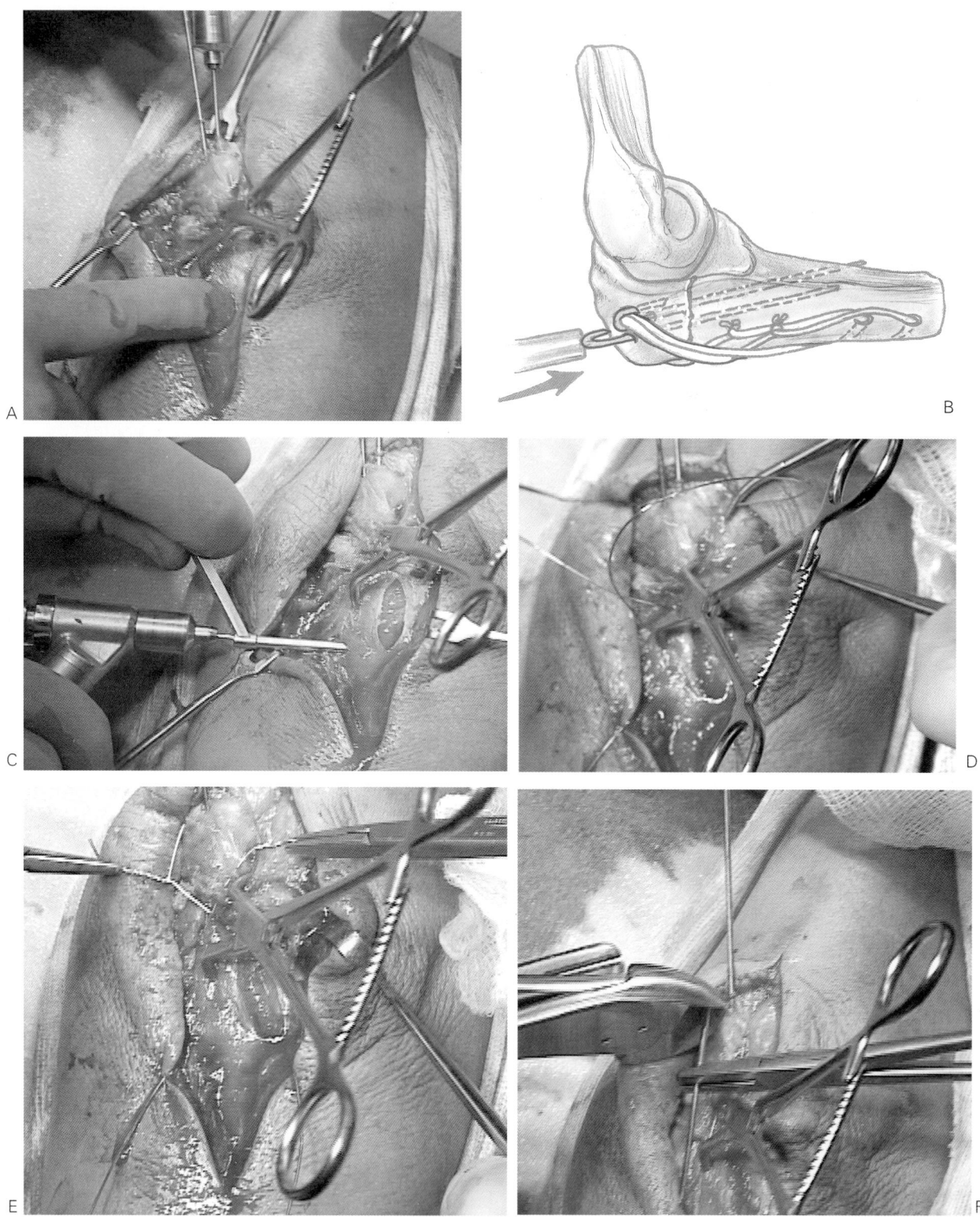

图 14-23 A. 维持骨折复位,2 枚 0.045 英寸的克氏针斜形穿过骨折端,从尺骨前侧皮质穿出,恰位于冠突远端。B. 此图描绘了钢丝张力带的一些重要特征,克氏针斜形穿出尺骨前侧皮质,近端折弯 180°,将其敲入鹰嘴近端(箭头)以避免钢针的突出和移位。C. 不锈钢张力带钢丝(22 号)通过相应的骨孔穿过尺骨骨干,到达骨折的远端。D. 每根钢丝成"8"字形,借助针头穿过肱三头肌在鹰嘴的止点。E. 每根钢丝均在两侧拉紧,打结埋入软组织以避免突出。F. 将钢针折弯并剪断

更便于操作,这样可将点状复位钳的一端把持住骨折片,另一端把持住鹰嘴,给骨折块加压。接着用 2 枚 0.045 英寸的克氏针平行穿过骨折端(图 14-23B)。钢针轻度向前以便可以固定远折端的前侧皮质。近来有一项研究表明,与髓内放置钢针相比,这样固定钢针具有生物力学方面的优势[72],但是固定尺骨前侧皮质,主要是为了减少钢针移位的可能性。在钢针穿过尺骨前侧皮质后,再将其退回几毫米,近端折弯后再敲入鹰嘴。

在骨折端以远的尺骨骨干顶点横向钻两个 2mm 的骨孔(图 14-23C)。用 22 号不锈钢钢丝穿过这两个钻孔,在骨折端背面以"8"字形向前侧穿过克氏针,一般用 14 号导引穿至肱三头肌止点下(图 14-23D)。从内外侧拉紧钢丝,确认钢丝全部拉紧后,两端绞紧,扭曲的钢丝结应位于骨块上(图 14-23E)。修剪钢丝,将末端弯曲埋入软组织内。使用两根 22 号钢丝而不是单根 18 号钢丝,以避免置入的金属物过度突出,同时也可提供足够的固定强度(图 14-24)。

克氏钢针的近端折弯 180°,接着埋入肱三头

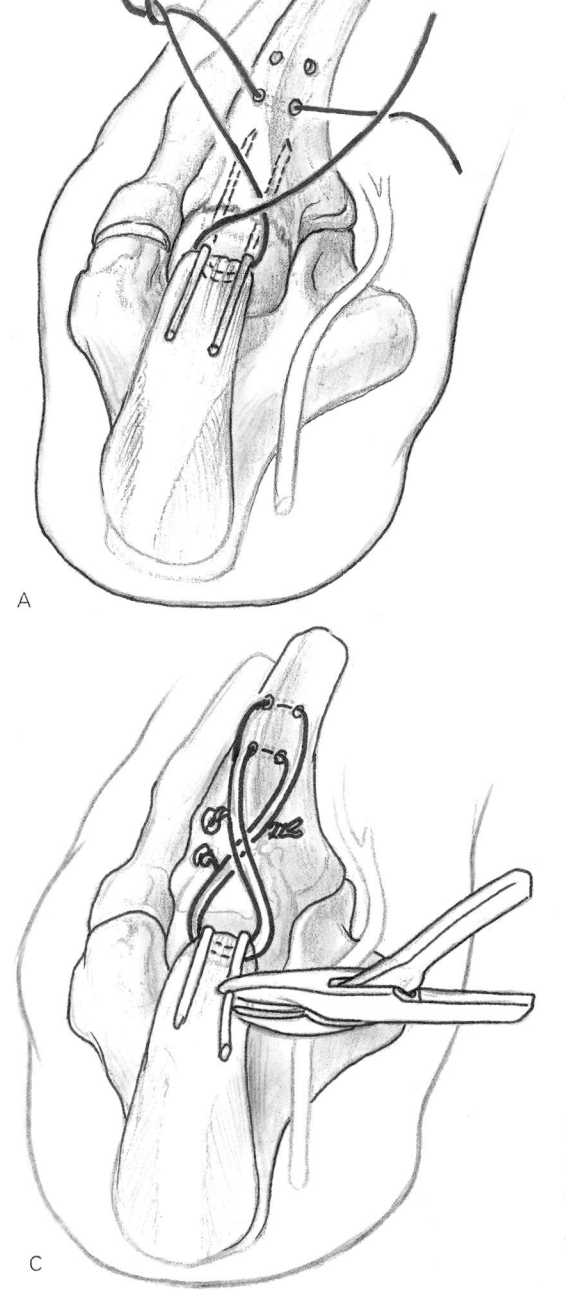

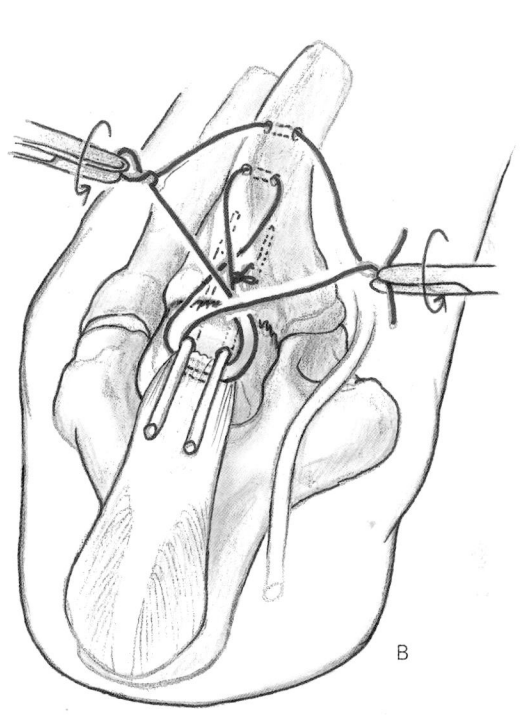

图 14-24 用小的 22 号钢丝进行双 8 字固定可提供足够的强度,而且很少出现植入物突出。A. 穿入第一根张力带。B. 第二根张力带穿过尺骨更远端的骨孔,同时拉紧两侧的钢丝。C. 钢针末端屈曲 180°并剪除,埋入鹰嘴

肌鹰嘴止点的下方(图14-23F,图14-24C)。这样就减少了钢针突出的可能性,也限制了钢针后期移位(图14-25)。

移位的鹰嘴粉碎性骨折

骨折块切除肱三头肌止点前移的手术方法：移位的粉碎性骨折通常采用接骨板和螺钉内固定。而骨折块切除肱三头肌止点前移术则是以往所关注的重点,虽然它们仍然可以用于功能要求不高的患者[67],但骨折片切除术不适合治疗骨折—脱位。

当选择骨折块切除肱三头肌止点前移术时,为了维持稳定,Morrey建议切除鹰嘴不应超过一半[67];然而,对于老年体弱的患者,更多的切除也是可以考虑的。因为肱三头肌可以在滑车上滑动,因此有学者建议尽可能地将肱三头肌止点重建在靠近关节面的位置,以便在关节面和肌腱之间提供平滑的过渡。近来有一项生物力学研究表明,在后方重建肱三头肌的止点可明显改善伸肌肌力[73]。如果将这一方法用于身体状况较差且活动量较小的患者,这些考虑可能就不是那么重要了。应用牢固的不可吸收缝线缝入已去除骨块的肱三头肌止点,可以采用肌腱缝合线如Krackow缝线。然后先将缝线自关节面附近的骨孔穿入,再从尺骨背侧面穿出,最后拉紧打结。

接骨板和螺钉固定的手术方法：对于粉碎性骨折,无须剥离骨膜或附着的肌肉(图14-26A),但须恢复滑车切迹正常的形态和大小,并用接骨板和螺钉将骨折区域桥接起来(图14-26B)。对于不稳定骨折,可用一枚坚固平滑的克氏针(通常5/64英寸)临时将鹰嘴固定在滑车上。

3.5mm有限接触动力加压接骨板(LC-DCP, Synthes, Paoli, Pennsylvania)塑形后包裹鹰嘴,或3.5mm预塑形的接骨板和近端2.7mm螺钉(Zimmer, Inc. Warsaw, Indiana; Acumed LLC, Hillsboro, Oregon)也很适合固定鹰嘴。在近端,接骨板位于平整的鹰嘴背面。在远端,接骨板直接位于鹰嘴的顶部。虽然这样做有些医生可能觉得不够牢固,但是这样确实可以获得稳定的固定,而且需要从骨块上剥离的肌肉和骨膜也很少。背侧面是鹰嘴的张力侧,最适合放置接骨板。接骨板放置在尺骨内侧或外侧面失败的可能性比较高。接骨板远端应该足够长,尤其是在骨折粉碎的范围较大的情况下。在这个区域植入长的接骨板很少有不利之处。如果鹰嘴近端骨折块较小、存在骨质疏松,或粉碎范围较大,则须使用经肱三头肌止点的张力带技术来加强固定效果。

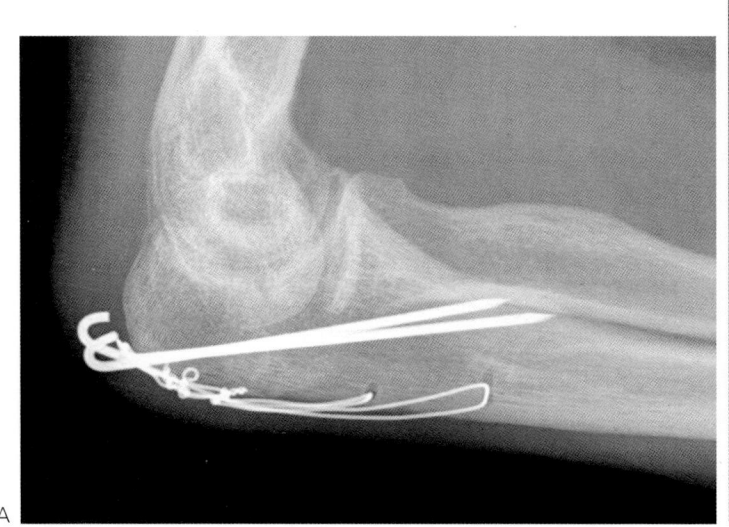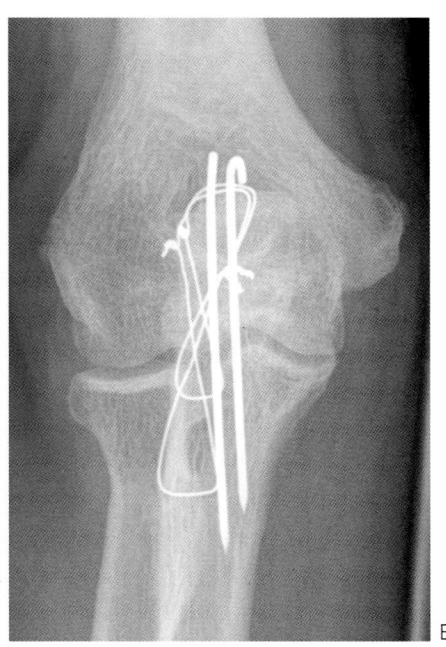

图14-25　A.固定结束时的侧位X线片。B.正位X线片

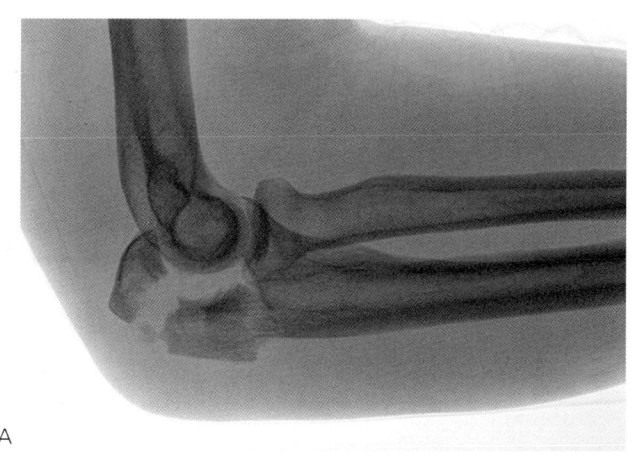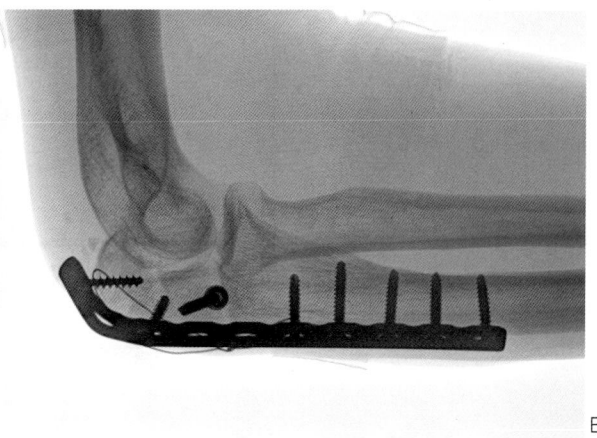

图 14-26 采用接骨板和螺钉固定鹰嘴粉碎性骨折。A. 侧位 X 线片显示鹰嘴骨折近折端存在小的骨折片以及分离的关节内骨折片。B. 在合适的位置上采用背侧接骨板和螺钉固定骨折片。穿入张力带钢丝通过肱三头肌止点进一步固定近折端的小骨折片

> **要点与技巧**
>
> - 预防张力带钢丝相关并发症的关键在于使用相应的技术以避免植入物的突出和松动移位,使用较细的钢针,用骨捣棒将所有突出置入物尽量敲实,特别是打结的部位。在骨干钻孔、骨折复位前,可将钢丝穿过尺骨,这样可以避免使用张力带时骨折复位丢失的问题。应用 14 或 16 号空心血管导管可使钢丝穿过肱三头肌肌腱更为简便。

治疗结果

单纯性骨折

根据 Mayo Clinic 的经验,单纯性鹰嘴骨折骨不连发生率少于 1%[74]。而很多病例系列研究报道,大多数患者都可能出现轻度的屈伸功能障碍,而严重僵硬的情况并不多见[69,75~78]。主要问题是金属植入物突出的相关问题[70]。细致的手术操作可以减少这种并发症的发生[71]。

粉碎性骨折

有几项病例研究报道了骨折块切除肱三头止点前移治疗粉碎性骨折的疗效[76,79]。虽然金属植入物相关的并发症比较常见,但愈合方面的问题比较少见,活动度也较为满意,但目前还没有足够的数据去判断肘关节进行这一手术后是否能满足其更高的功能要求。

三分之一管型接骨板治疗相对简单的骨折通常能获得成功,但是对于粉碎性骨折和骨折—脱位来说,接骨板太小[49]。3.5mm 有限接触动力加压接骨板(Synthes)塑形简便,对于尺骨近端复杂的骨折和骨折—脱位可提供可靠的固定。

Bailey 及其同事回顾了应用接骨板螺钉固定治疗的 25 例复杂性鹰嘴骨折患者(11 例骨折—脱位)。最终伤侧和健侧活动度和肌力没有明显的差异,22 例患者获得了优良的疗效。20% 的患者则要求取出接骨板[80]。

鹰嘴骨折—脱位

当尺骨鹰嘴发生骨折时,近折端通常向近端移位,而冠突和桡骨头仍然与肱骨滑车远端保持正常的解剖对线[67]。鹰嘴骨折—脱位的特征是通常会伴有桡骨头或冠突的移位或骨折,或以上兼而有之。尺骨近端骨折伴有鹰嘴骨折—脱位时通常都是复杂的粉碎性骨折[26,49]。因为尺骨近端骨折常常延伸到骨干或伴有冠突分离,而这些损伤一般不能归为鹰嘴骨折。

分类

鹰嘴骨折—脱位存在前方和后方两种损伤类型。鹰嘴前方骨折—脱位被认为是经鹰嘴的肘关节骨折—脱位,因为肱骨远端的滑车似乎是穿过鹰嘴同前臂一道向前移位的[49]。前方或经鹰嘴骨折—脱位通常是高能量直接暴力作用的结果。鹰嘴骨折可以是单纯的斜形骨折,但更常见的是

复杂的粉碎性骨折。大的冠突骨折块（Regan 和 Morrey 分型Ⅲ型）常见于这种类型的损伤。桡骨头骨折则较为罕见。在近来的病例报道中，此类骨折患者29%存在合并损伤[49]。

前方骨折—脱位和后方骨折—脱位之间的区别是明显的，因为桡骨头相对于肱骨小头是向前移位，而不是向后方移位；然而，这种肱桡关节前脱位，常会被误认为是前方孟氏骨折脱位[26,49]。鹰嘴前方骨折—脱位影响了肱尺稳定性和功能，但是正常的尺桡关系则通常得以保留[49]。与之相反的是，前方孟氏骨折是前臂骨折—脱位，不累及肱尺关节。

鹰嘴后方骨折—脱位属于最近端的后方孟氏骨折的范畴。后方孟氏骨折是以尺骨骨折向后成角以及桡骨头相对肱骨小头向后脱位为特征的，且此类损伤三分之二的病例存在桡骨头骨折[23,24,26,81]。有学者则认为，后方鹰嘴骨折—脱位并不是真正的孟氏骨折，因为在鹰嘴处尺骨发生向后成角的骨折，尺桡关系相对分离[82]。另一方面，后方鹰嘴骨折—脱位，与更远端的后方孟氏骨折一样，严重影响了肘关节和前臂的功能。以下这些情况也可能影响肘关节的稳定和功能，包括鹰嘴骨折、冠突骨折、桡骨头骨折、外侧副韧带复合体损伤。前臂功能则可能受到桡骨头骨折移位，尺骨对线不良或尺桡骨近端交叉愈合的影响。

对于一些尺骨近端复杂骨折的患者，尺骨、桡骨以及滑车之间的关系有时可自行恢复也可通过手法进行整复。如果桡骨头发生骨折，则可能向后方移位，尤其部分骨折块位于后方时。区分这一点非常重要，因为一旦恢复了鹰嘴和冠突的对线后，前方鹰嘴骨折脱位通常都是稳定的（视频14-2，光盘2），并且前臂功能也很少存在障碍[49]。与之相反，后方鹰嘴骨折—脱位通常伴有肱尺关节失稳，而前臂功能也常常存在障碍[25,26]。

手术治疗

手术暴露尺骨时应该保留骨膜和肌肉的附着。将预塑形的背侧接骨板直接放置在近端的肱三头肌止点和远端的尺骨干背侧骨嵴上，不必剥离附着的肌肉。即使骨折粉碎的范围较大，如果保留软组织附着的话，一般也很少需要植骨。

通常经鹰嘴骨折的手术入路来评估和治疗桡骨头和冠突骨折。大的冠突骨折块最为常见，当行鹰嘴截骨术时，向近端移动鹰嘴骨折片后可对冠突进行手法复位。如果冠突骨折碎成一些大的骨折片，可以使用螺钉固定。在冠突内侧面用接骨板进行固定通常有助于处理前内侧关节面分离的骨折片。如果存在一个分离的尖端骨折片，则可进行缝合固定，同时重建关节囊的止点。严重粉碎的骨折则应采用铰链式外固定支架。

术中可用克氏针将骨折块临时固定在尺骨远端干骺端或肱骨滑车上。进行接骨板固定时，使用外部的骨牵引器便于复位和稳定骨折。另外还可参考上文所述处理粉碎性移位骨折的方法，用接骨板固定尺骨近端和鹰嘴的复杂骨折。

治疗结果

一项回顾性病例分析共纳入了17例经鹰嘴骨折脱位的患者，88%都获得了良好的疗效，其中14例（82%）患者为复杂的尺骨粉碎性骨折。研究发现，即使滑车切迹存在较大范围的粉碎骨折或大块的冠突骨折片，只要冠突和鹰嘴关节面的对线恢复满意，并进行了稳定的内固定，就可以获得良好的疗效[49]。虽然大部分骨折是复杂的，但确实获得了良好的疗效。这可能是由于以下几方面的原因，包括在滑车切迹深处属于相对非关节面的区域，侧副韧带相对分散，保留肌肉和骨膜的附着并使用桥接接骨板使骨折端具有优良的愈合能力。治疗的关键在于获得稳定的内固定并且恢复滑车切迹的大小，同时允许早期活动伤肢。

本章第一作者曾总结了成人孟氏骨折的临床经验，获得了比早期研究的预期更满意的疗效。大多数的后方鹰嘴骨折脱位属于孟氏骨折范畴中的近端骨折。后方骨折（Bado Ⅱ型）最为常见（79%），68%的患者合并桡骨头骨折，25%的患者伴有冠突骨折。有几例 Bado Ⅱ型骨折（24%）患者术后3个月须再次行手术治疗。相关的并发症如继发性的内固定物松动和钢针突出以及须行桡骨头切除等，都可能导致早期疗效不佳。然而，再次手术和重建术后，总共83%的患者获得了良好的疗效。不满意的临床结果与合并桡骨头骨折、冠突或尺骨畸形愈合以及尺桡骨近端交叉愈合等关系密切[26]。所以，对于合并的冠突和桡骨头骨折，必须引起重视，力争牢固地固定在其解剖位置上，这也是成功治疗这些复杂骨折的关键。

并发症

鹰嘴骨折的并发症包括固定失败、骨不连、肘关节挛缩、异位骨化、尺神经病变,以及感染等。鹰嘴骨折—脱位,尤其是后方孟氏骨折,可能存在肱尺失稳。虽然内置物突出常被认为属于并发症的范畴,但最好将其作为治疗本身的一部分(可能要求二次手术)。

早期固定失败有时候与患者伤肢活动不当导致的异常应力相关,但最常见的原因还是在治疗复杂骨折时接骨板和螺钉大小以及放置的位置不当导致的。对于粉碎性骨折或骨折—脱位来说,三分之一管型和半管型接骨板太小[49]。治疗早期失败的患者通常直接采用再次复位内固定术,尽管早期再次手术可能增加感染和异位骨化的风险。

如今单纯鹰嘴骨折发生骨不连是非常罕见的。Papagelopoulos 和 Morrey 发现,在 Mayo Clinic,单纯鹰嘴骨折骨不连的发生率不足1%[74]。有2项病例研究对尺骨骨不连进行了报道了,这些患者大多为肘关节骨折—脱位并伴有复杂的尺骨近端粉碎性骨折[74,83]。清除骨不连部位的组织,获得可靠的固定,以及自体骨植骨可获得骨愈合并恢复主要的功能。Papagelopoulos 和 Morrey 描述了如何使用皮质—松质骨接骨板[74]。我们更倾向于使用3.5mm有限接触动力加压接骨板和自体骨植骨[83]。

> **经验**
> - 伴有前臂前脱位的鹰嘴骨折通常前臂功能良好,而不应与前方孟氏骨折相混淆。
> - 在后方鹰嘴骨折—脱位的情况下时,常发生桡骨头骨折。合并桡骨头骨折可能导致前臂旋转功能受限和肱尺关节失稳。
> - 大的冠突骨折通常伴有鹰嘴骨折,恢复对线、固定可靠可以获得良好的疗效。

肘关节损伤的康复

当骨折固定可靠、稳定性恢复后,尽早在无痛状态下进行肘关节活动,对于肘关节功能的康复是很有好处的,术后数天内加强关节活动尤其如此。如果稳定性不确切或骨折固定不可靠,可使用铰链式外固定支架,这样可以使患肢在保护状态下进行早期功能锻炼。低能量损伤和骨质疏松的老年患者,固定不可靠时制动时间可延长至4周。关节稳定性和骨愈合要比关节活动更重要,因为骨折愈合后同轴的关节可以通过关节囊松解来重建,但发生骨不连和关节炎则无法重建。

肘关节功能锻炼包括在健侧肢体辅助下的主动活动,以及通过调整肩关节的位置借助重力进行的肘关节活动。外侧副韧带修复后要避免肩关节外展——所谓的内翻应力预防措施。治疗师对肘关节采取强有力的被动手法通常是无用的,并可能导致内植物松动或异位骨化。

对于是否需要持续被动肢体活动,一直存在争议。在无须住院监护的情况下即可使用并且能够维持患肢持续活动的仪器很难获取。而且,持续被动的肢体活动似乎并不优于主动活动。事实上,恰恰相反,患者积极主动的配合康复治疗似乎可以获得最佳的疗效。

静态牵伸式肘关节支具(如螺旋扣支具)和动态支具常常被用于帮助恢复关节活动度[84]。疼痛消除后,患者通常可以开始使用,并鼓励其加强锻炼,恢复关节活动。

并发症

肘关节骨折—脱位合并麻痹性神经损伤是常见的,但神经撕裂非常罕见。开放性肘关节脱位较易导致肱动脉损伤,一般可采用血管移植来进行处理。肘关节创伤恢复后出现慢性尺神经卡压(肘管综合征)较为常见[85],偶尔在亚急性的状态下甚至可导致肘关节僵硬[86]。我们对创伤性尺神经病变进行松解,获得了较好的疗效,虽然需要几年才能恢复,对于运动功能来说尤其如此[85]。

在复杂性肘关节创伤后,肘关节僵硬几乎不可避免,尤其是轻度屈曲挛缩时。当屈曲挛缩超过30°并且功能性屈曲障碍通过功能锻炼和夹板固定无法改善时,则可考虑行肘关节囊松解[63,87,88]。

肘关节创伤后的异位骨化相对常见(见于75%的患者),但大多数患者活动不会受限[57]。明显的异位骨化可能限制活动或者引起完全性的关节僵硬。伴有中枢神经系统损伤的肘关节脱位患者异位骨化的风险很高[89],可以考虑预防性放疗,但我们不主张对其他患者进行常规的预防性治疗,虽然作为疼痛治疗方案的一部分,我们鼓励大多数患者服用非甾体类抗炎药物。

如果异位骨化限制了关节活动,并且 X 线影像上显示异位骨化已经成熟,则可考虑进行手术切除[90]。虽然过去通常主张观察 12～18 周,但现在大多数肘关节的权威学者都建议受伤后 4 个月时切除异位骨化,此时肿胀消退,没有粘连、瘢痕,异位骨化有明确的边缘和骨小梁。虽然我们曾报道,在没有使用预防性放疗时患者的复发率较低[91],但由于此种治疗方法的有效性和安全性已经明确,如今我们在大多数患者中使用这种治疗。

对于手法复位或手术治疗脱位或骨折—脱位后出现肘关节轻度的半脱位,最好采用主动活动而不是石膏制动,因为常常存在与肌肉松弛相关的半脱位(图 14 – 6)。对于持续性的肱尺关节失稳,可以通过恢复肱骨小头和桡骨的接触,重建或修复外侧副韧带,内固定或植骨(必要时)以及临时性铰链式外固定支架修复冠突等来进行治疗。而关节炎则可通过筋膜瓣肘关节成形术(健康活动量大的患者)或全肘关节置换术(体弱的老年患者)来进行挽救性治疗。

DVD 内容提要

视频 14 – 1(光盘 2)经鹰嘴肘关节骨折脱位 该视频演示了后侧切口修复合并桡骨头/桡骨颈骨折的粉碎性尺骨近端骨折。强调了修复桡骨头和冠突骨折片的重要性。

视频 14 – 2(光盘 2)复杂性肘关节损伤的切开复位内固定术 该视频描述了切开复位内固定治疗合并大块冠突骨折的鹰嘴骨折。这可能代表了自发性复位的前方鹰嘴骨折—脱位。

该患者同时还合并桡骨骨折,应用切开复位内固定以及远端尺桡关节穿针固定进行治疗。

视频 14 – 3(光盘 2)张力带固定鹰嘴 此视频演示后方张力钢丝治疗移位的鹰嘴骨折。张力带钢丝从皮质骨中松脱后,必须使用接骨板重新固定。该视频也展示了挽救性重建手术的方法。

参考文献

1. O'Driscoll SW, Jupiter JB, Cohen M, Ring D, McKee MD. Difficult elbow fractures: pearls and pitfalls. Instr Course Lect 2003;52:113 – 134
2. Mehlhoff TL, Noble PC, Bennett JB, Tullos HS. Simple dislocation of the elbow in the adult: results after closed treatment. J Bone Joint Surg Am 1988;70:244 – 249
3. Mason ML. Some observations on fractures of the head of the radius with a review of one hundred cases. Br J Surg 1959;42:123 – 132
4. An KN, Morrey BF, Chao EYS. The effect of partial removal of proximal ulna on elbow constraint. Clin Orthop Relat Res 1986;209:270 – 279
5. Cage DJN, Abrams RA, Callahan JJ, Botte MJ. Soft tissue attachments of the ulnar coronoid process. Clin Orthop Relat Res 1995;320:154 – 158
6. Sojbjerg JO, Ovesen J, Nielsen S. Experimental elbow stability after transection of the medial collateral ligament. Clin Orthop Relat Res 1987;218:186 – 190
7. Smith GR, Hotchkiss RN. Radial head and neck fractures: anatomic guidelines for proper placement of internal fixation. J Shoulder Elbow Surg 1996;5:113 – 117
8. Caputo AE, Mazzocca AD, Santoro VM. The nonarticulating portion of the radial head: anatomic and clinical correlations for internal fixation. J Hand Surg [Am] 1998;23:1 082 – 1 090
9. Morrey BF. Anatomy of the elbow joint. In: Morrey BF, ed. The Elbow and Its Disorders. 2nd ed. Philadelphia: WB Saunders;1995:16 – 52
10. Nestor BJ, O'Driscoll SW, Morrey BF. Ligamentous reconstruction for posterolateral rotatory instability of the elbow. J Bone Joint Surg am 1992;74:1 235 – 1 241
11. Cohen MS, Hastings H. Rotatory instability of the elbow: the anatomy and role of the lateral stabilizers. J Bone Joint Surg Am 1997;79:225 – 233
12. Patterson SD, Bain Gl, Mehta JA. Surgical approaches to the elbow. Clin Orthop Relat Res 2000;370:19 – 33
13. Dowdy PA, Bain Gl, King GJ, Patterson SD. The midline posterior elbow incision. J Bone Joint Surg Br 1995;

77:696-699
14. Ring D, Quintero J, Jupiter JB. Open reduction and internal fixation of fractures of the radial head. J Bone Joint Surg Am 2002;84-A:1 811-1 815
15. Radin EL, Riseborough EJ. Fractures of the radial head. J Bone Joint Surg Am 1966;48:1 055-1 065
16. Ring D, Jupiter JB. Fracture-dislocation of the elbow. J Bone Joint Surg Am 1998;80:566-580
17. King GJW, Evans DC, Kellam .JF. Open reduction and internal fixation of radial head fractures. J Orthop Trauma 1991;5:21-28
18. Moro JK, Werier J, MacDermid JC, Patterson SD, King GJW. Arthroplasty with a metal radial head for unreconstructible fractures of the radial head. J Bone Joint Surg Am 2001;83:1 201-1 211
19. Johnston GW. A follow-up of one hundred cases of fracture of the head of the radius. Ulster Med J 1962;31:51-56
20. Muller ME, Nazarian S, Koch P, Schatzker J. The Comprehensive Classification of Fractures of Long Bones. Heidelberg: SpringerVerlag; 1990
21. Essex-Lopresti P. Fractures of the radial head with distal radioulnar dislocation. J Bone Joint Surg Br 1951;33B:244-247
22. Szabo RM, Hotchkiss RN, Slater RR. The use of frozen-allograft radial head replacement for treatment of established symptomatic proximal translation of the radius: preliminary experience in five cases. J Hand Surg [Am] 1997;22:269-278
23. Pavel A, Pittman JM, Lance EM, Wade PA. The posterior Monteggia fracture: a clinical study. J Trauma 1965;12:185-199
24. Penrose JH. The Monteggia fracture with posterior dislocation of the radial head. J Bone Joint Surg Br 1951;33-B:65-73
25. Jupiter JB, Leibovic SJ, Ribbans W, Wilk RM. The posterior Monteggia lesion. J Orthop Trauma 1991;5:395-402
26. Ring D, Jupiter JB, Simpson NS. Monteggia fractures in adults. J Bone Joint Surg Am 1998;80:1 733-1 744
27. Khalfayan EE, Culp RW, Alexander AH. Mason type Ⅱ radial head fractures: operative versus nonoperative treatment. J Orthop Trauma 1992;6:283-289
28. Davidson PA, Moseley JB Jr, Tullos HS. Radial head fracture: a potentially complex injury. Clin Orthop Relat Res 1993;297:224-130
29. Ring D, Chin K, Jupiter JB. Nonunion of nonoperatively treated fractures of the radial head. Clin Orthop Relat Res 2002;398:235-238
30. Cobb TK, Beckenbaugh RD. Nonunion of the radial head and neck. Orthopedics 1998;21:364-368
31. Sanchez-Sotelo J, Romanillos O, Garay EG. Results of acute excision of the radial head in elbow radial head fracture-dislocations. J Orthop Trauma 2000;14:354-358
32. Smith AM, Urbanosky LR, Castle JA, Rushing JT. Radius pull test: predictor of longitudinal forearm instability. J Bone Joint Surg Am 2002;84-A:1 970-1 976
33. Strachan. JC, Ellis BW. Vulnerability of the posterior interosseous nerve during radial head resection. J Bone Joint Surg Br 1971;53B:93-97
34. Diliberti T, Botte MJ, Abrams RA. Anatomical considerations regarding the posterior interosseous nerve during posterolateral approaches to the proximal part of the radius. J Bone Joint Surg Am 2000;82:809-813
35. Kaplan EB. Surgical approach to the proximal end of the radius and its use in fractures of the head and neck of the radious. Bone Joint Surg 1941;22:86-92
36. Hotchkiss RN. Displaced fractures of the radial head: internal fixation or excision. J Am Acad Orthop Surg 1997;5:1-10
37. Geel C. Fractures of the radial head. In: McQueen MM, Jupiter JB, eds. Radius and Ulna. Oxford: Butterworth-Heinemann; 1999:159-168
38. Heim U, Pfeiffer KM. Internal Fixation of Small Fractures. 3rd ed. Berlin: Springer-Verlag; 1988
39. Soyer AD, Nowotarski PJ, Kelso TB, Mighell MA. Optimal position for plate fixation of complex fractures of the proximal radius: a cadaver study. J Orthop Trauma 1998;12:291-293
40. Vanderwilde RS, Morrey BF, Melberg MW, Vinh TN. Inflammatory arthritis after failure of silicone rubber replacement of the radial head. J Bone Joint Surg Br 1994;76:78-81
41. Judet T, Garreau de Loubresse C, Piriou P, Charnley G. A floating prosthesis for radial head fractures. J Bone Joint Surg Br 1996; 78:244-249
42. Knight DJ, Rymaszewski LA, Amis AA, Miller JH. Primary replacement of the fractured radial head with a metal prosthesis. J Bone Joint Surg Br 1993;75:572-576
43. O'Driscoll SW. Classification and spectrum of elbow instability: recurrent instability. In: Morrey BF, ed. The Elbow and Its Disorders. 2nd ed. Philadelphia: WB Saunders; 1993:453-463
44. O'Driscoll SW, Morrey BF, Korinek S, An KN. Elbow subluxation and dislocation. A spectrum of instability. Clin Orthop Relat Res 1992; 280:186-197
45. Protzman RR. Dislocation of the elbow ioint. J Bone taint Surg Am 1978;60'539-541
46. Dürig M, Müller W, Rüedi TP, Ekkehard FG. The operative treatment of elbow dislocation in the adult. J Bone

47. Josefsson PO, Johnell O, Wendeberg B. Ligamentous injuries in dislocations of the elbow joint. Clin Orthop Relat Res 1987;221:221-225
48. Josefsson PO, Gentz CF, Johnell O, Wendeberg B. Dislocations of the elbow and intraarticular fractures. Clin Orthop Relat Res 1989;246:126-130
49. Ring D, Jupiter JB, Sanders RW, Mast J, Simpson NS. Transolecranon fracture-dislocation of the elbow. J Orthop Trauma1997; 11: 545-550
50. Josefsson PO, Gentz CF, Johnell O, Wendberg B. Surgical versus non-surgical treatment of ligamentous injuries following dislocation of the elbow joint. J Bone Joint Surg Am 1987;69:605-608
51. McKee MD, Bowden SH, King GJ, et al. Management of recurrent, complex instability of the elbow with a hinged external fixator. J Bone Joint Surg Br 1998;80:1 031-1 036
52. McKee MD, Schemitsch EH, Sala MJ, O'Driscoll SW. The pathoanatomy of lateral ligamentous disruption in complex elbow instability. J Shoulder Elbow Surg 2003; 12:391-396
53. Morrey BF, An KN. Articular and ligamentous contributions to the stability of the elbow joint. Am J Sports Med 1983; 11:315-320
54. Linsheid RL, O'Driscoll SW. Elbow dislocations. In: Morrey BF, ed. The Elbow and Its Disorders. 2nd ed. Philadelphia: WB Saunders;1993;441-452
55. Ring D, Jupiter JB, Zilberfarb J. Posterior dislocation of the elbow with fractures of the coronoid and radial head. J Bone Joint Surg Am 2002;84:547-551
56. Ross G, McDevitt ER, Chronister R, Ove PN. Treatment of simple elbow dislocation using and immediate motion protocol. Am J Sports Med 1999;27:308-311
57. Josefsson PO, Johnell O, Gentz CF. Long-term sequelae of simple dislocation of the elbow. J Bone Joint Surg Am 1984;66:927-930
58. Heim U. Combined fractures of the radius and the ulna at the elbow level in the adult: analysis of 120 cases after more than 1 year [in French]. Rev Chir Orthop Reparatrice Appar Mot. 1998;84:142-153
59. Broberg MA, Morrey BF. Results of treatment of fracture-dislocations of the elbow. Clin Orthop Relat Res 1987; 216:109-119
60. Frankle MA, Koval KJ, Sanders RW, Zuckerman JD. Radial head fractures associated with elbow dislocations treated by immediate stabilization and early motion. J Shoulder Elbow Surg 1999; 8:355-360
61. Regan W, Morrey BF. Fractures of the coronoid process of the ulna. J Bone Joint Surg Am 1989;71A:1 348-1 354
62. Taylor TKF, Scham SM. A posteromedial approach to the proximal end of the ulna for the internal fixation of olecranon fractures. J Trauma 1969;9:594-602
63. Hotchkiss RN. Elbow contracture. In: Green DP, Hotchkiss RN, Pederson WC, eds. Green's Operative Hand Surgery. Philadelphia: Churchill-Livingstone; 1999:667-682
64. Ring D, Jupiter JB. Surgical exposure of coronoid fractures. Tech Should Eib Surg 2002;3:48-56
65. Colton CL. Fractures of the olecranon in adults: classification and management. Injury 1973;5:121-129
66. Schatzker J, Tile M. The Rationale of Operative Fracture Care. 2nd ed. New York: Springer-Verlag; 1996
67. Morrey BF. Current concepts in the treatment of fractures of the radial head, the olecranon, and the coronoid. J Bone Joint Surg am 1995;77:316-327
68. Cabanela M, Morrey B. Fractures of the olecranon. In Morrey B. ed The Elbow and Its Disorders. 3rd ed. Philadelphia: WB Saunders;1999:365-379
69. Murphy D. Greene W. Dameron The Displaced olectanon tracturesn adults. Clinical evaluation. Clin Orthop Relat Res 1987;224:215-223
70. Macko D, Szabo RM. Complications of tension-band wiring of olecranon fractures. J Bone Joint Surg Am 1985; 67:1 396-1 401
71. Chin KR, Ring D, Jupiter JB. Double tension-band fixation of the olecranon. Tech Shoulder and Eib Surgery 2000;1:61-66
72. Mullett JH, Shannon F, Noel J, Lawlor G, Lee TC, O'Rourke SK. K-wireposition in tension band wiring of the olecranon: a comparison of two techniques. Injury 2000;31:427-431
73. Didonna ML, Fernandez JJ, Lim TH, Hastings H 2nd, Cohen MS. Partial olecranon excision: the relationship between triceps insertion site and extension strength of the elbow. J Hand Surg [Am] 2003,28:117-122
74. Papagelopoulos PJ, Morrey BF. Treatmentof nonunion of olecranon fractures. J Bone Joint Surg Br 1994;76:627-635
75. Home J, Tanzer T. Olecranon fractures: a review of 100 cases. J Trauma 1981;21:469-472
76. Inhofe P, Howard T. The treatment of olecranon fractures by excision of fragments and repair of extensor mechanism: historical review and report of 12 fractures. Orthopedics 1993;16:1 313-1 317
77. Johnson R, Roetker A, Schwab J. Olecranon fractures treated with AO screw and tension bands. Orthopedics 1986;9:66-68
78. Wolfgang G, Burke F, Bush D. Surgical treatment of dis-

placed olecranon fractures by tension band wiring technique. Clin Orthop Relat Res 1987;224:192-204
79. Gartsman GM, Scales JC, Otis JC. Operative treatment of olecranon fractures. J Bone Joint surg Am 1981;63:718-721
80. Bailey CS, MacDermid J, Patterson SD, King GJ. Outcome of plate fixation of olecranon fractures. J Orthop Trauma 2001;15:542-548
81. Jupiter JB. Heterotopic ossification about the elbow. Instructional Course Lectures, In Wilkins KE, Morrey BF, Kobe FL et al. The American Academy of Orthopaedic Surgeons 1991;40:41-44
82. Bruce HE, Harvey JP, Wilson JC. Monteggia fractures. J Bone Joint surg Am 1974;56:1 563-1 576
83. Ring D, Jupiter JB, Gulotta L. Atrophic nonunions of the proximal ulna. Clin Orthop Relat Res 2003;409:268-274

第十五章　前臂骨折

Rena L. Stewart

尺骨和桡骨骨折是常见的损伤，美国仅 1998 年就有超过 644 000 例此类骨折[1]。跌倒是最常见的受伤机制，其中 26% 发生在 15 岁以下的儿童[1]。前臂骨折有 4 种主要类型：尺骨和桡骨干部同时骨折（最常见）、尺骨骨折伴桡骨头脱位（Monteggia 骨折）、桡骨骨折伴桡尺远侧关节脱位（Galeazzi 骨折）以及单纯尺骨骨折。和人体的其他长骨不同，前臂骨折的特殊之处在于应该将前臂的两骨视为"关节"，而不是一对"长骨"。对于其他长骨的骨干骨折通常并不要求严格地解剖复位，其手术目标仅限于恢复长度、控制成角和旋转。前臂的旋前、旋后均由桡骨围绕尺骨旋转而产生。因此，为了完全恢复前臂的功能，必须解剖重建桡骨的曲度以及骨间隙的完整性（图 15-1）[2,3]。由于尺骨和桡骨分别在远端和近端形成关节，这些关节的完整性对于损伤后获得良好的

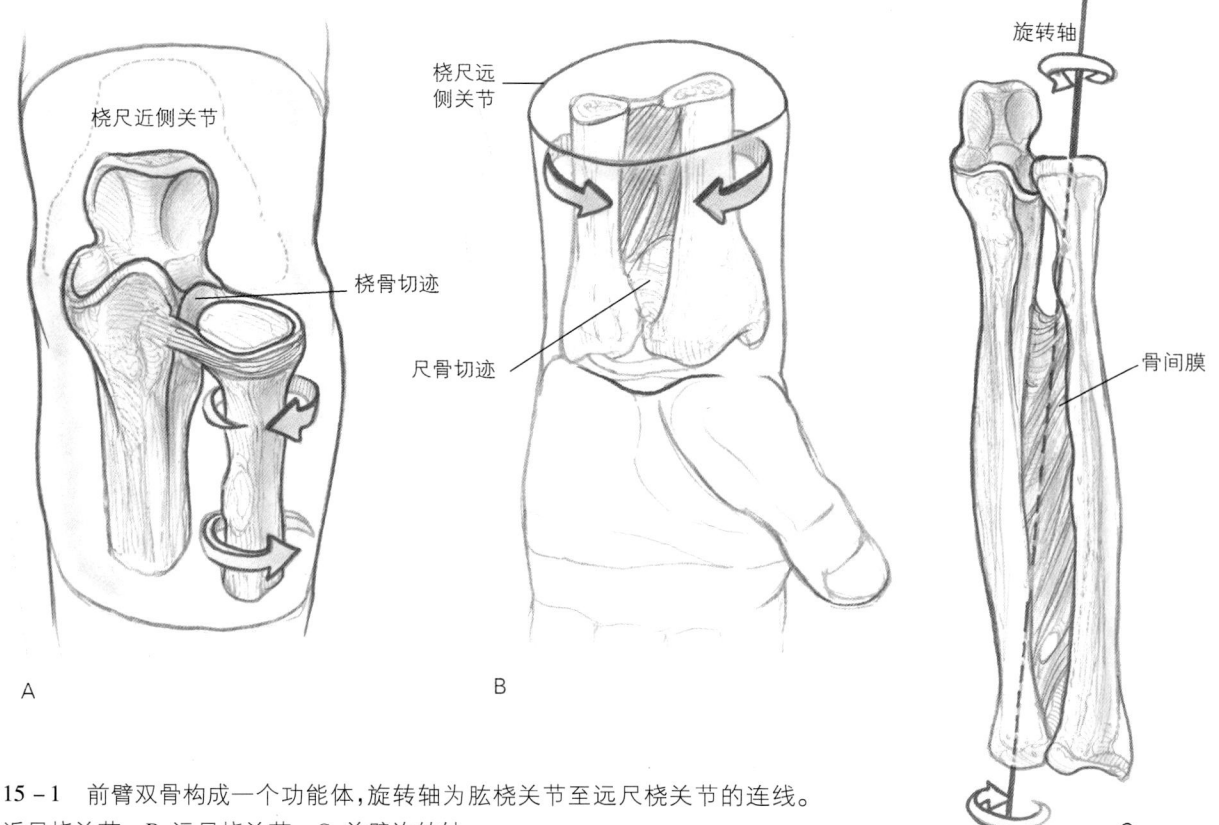

图 15-1　前臂双骨构成一个功能体，旋转轴为肱桡关节至远尺桡关节的连线。
A. 近尺桡关节。B. 远尺桡关节。C. 前臂旋转轴

远期疗效是非常关键的。

除了一些单纯的尺骨干骨折,手术治疗是前臂骨折最基本的治疗方法。注意手术细节可获得极高的骨折愈合率(桡骨98%,尺骨96%)和良好的患者满意度[4~6]。前臂复杂的解剖结构和解剖复位的要求使得手术治疗前臂骨折充满了挑战。

骨折分型

像许多骨干骨折一样,桡骨和尺骨骨折没有一个被广泛接受的分型系统。由于桡骨的手术入路在不同的骨折部位存在一定的差异,桡骨干骨折(以及相邻的尺骨)常简单地分为近1/3、中1/3和远1/3骨折。Galeazzi骨折也同样按照桡骨干的骨折部位来进行分类。根据骨折移位是否超过50%,单纯尺骨骨折通常简单地分为移位性骨折和无移位骨折[7]。Monteggia骨折最常采用Bado分型系统[8]。该分型系统按照桡骨头的脱位方向(与尺骨骨折的顶角一致),分为前方脱位(Ⅰ型)、后方脱位(Ⅱ型)和外侧脱位(Ⅲ型),Ⅳ型骨折为尺桡骨近1/3双骨折合并桡骨头向前方脱位(图15-2)。

非手术治疗

非手术治疗的适应证

前臂骨折的非手术治疗有两个适应证:一为骨骼未发育完全的小儿骨折,这不属于本文讨论的范畴;另一个适应证为直接打击引起的单纯尺骨干骨折,也就是所谓的"警棍骨折/夜盗(杖)骨折"(nightstick fracture)。一般认为,尺骨干骨折适合非手术治疗的标准为骨折移位小于骨干直径的50%,成角小于10°[7,9,10]。经非手术治疗,尺骨干近1/3骨折常较远1/3骨折更容易出现旋前活动丢失,平均分别为12°和5°[2]。因此,有人建议尺骨干近段骨折应该进行手术治疗。应该强调的是,同样的原则不适用于桡骨骨折。通常直接打击很少作用于前臂的桡侧。因此,真正的单纯桡骨骨折极其少见。由于桡尺远侧关节可能自行复位,对看似"单纯"的桡骨骨折应保持警惕,以发现伴发的桡尺远侧关节损伤。必须牢记,前臂是一个环,要使环单处损坏是非常困难的。

复位及石膏技术

单纯尺骨干骨折进行非手术治疗往往无须闭合复位,因为非手术治疗的指征(移位小于50%,成角小于10°)与可接受的骨折复位标准相同[7,9~13]。由于桡骨与骨间膜保持完整,此类骨折也被认为是稳定骨折,不需要坚固的固定[7,14,15]。因此,前臂石膏、夹板及弹性绷带常用来治疗此类骨折,疗效良好[16~18]。有研究表明,超肘石膏明显降低疗效的优良率,一般不推荐应用[19]。

移位的桡骨骨折常出现短缩,成角以及一定程度的桡尺远侧关节损伤。此类骨折基本上无法闭合复位,在成人需要手术治疗。

移位的尺桡骨双骨折极不稳定,尽管有人主张此类损伤都应该进行手术治疗,但此前必须先进行临时的夹板固定。术前应用衬垫良好的掌背侧石膏夹板,使两骨分开,保持前臂对线,通常可提供一定的固定作用。

功能性支具疗法

功能支具的原理,即刚性边界(功能支具)内的液体柱(前臂的软组织)不可压缩,因此具有一定的抗形变能力。Sarmiento等报告了目前最大的一组单纯尺骨骨折,采用功能支具进行治疗,结果显示骨折愈合率达99%,功能结果的优良率达96%[13]。功能性支具允许肘关节与腕关节自由活动,并且轻便、价格低廉。其他一些研究也获得了良好的疗效(图15-3,图15-4)[10,12,13,20,21]。对体液状况经常发生变化的患者,如严重的充血性心力衰竭,或者需要大量液体复苏者,功能性支具可能没有效果。

尽管功能性支具获得了良好的疗效,但也有证据表明,良好的疗效可能与早期活动有关。尸体研究证实,移位小于50%的骨折具有旋转稳定性[7]。一些作者推荐弹性加压绷带固定下早期活动,或者前臂夹板固定1~2周后自由活动[7,9,22,23]。Meta分析显示,与功能性支具治疗相比,早期活动的患者骨愈合更快,而疗效的优良率相似[18]。

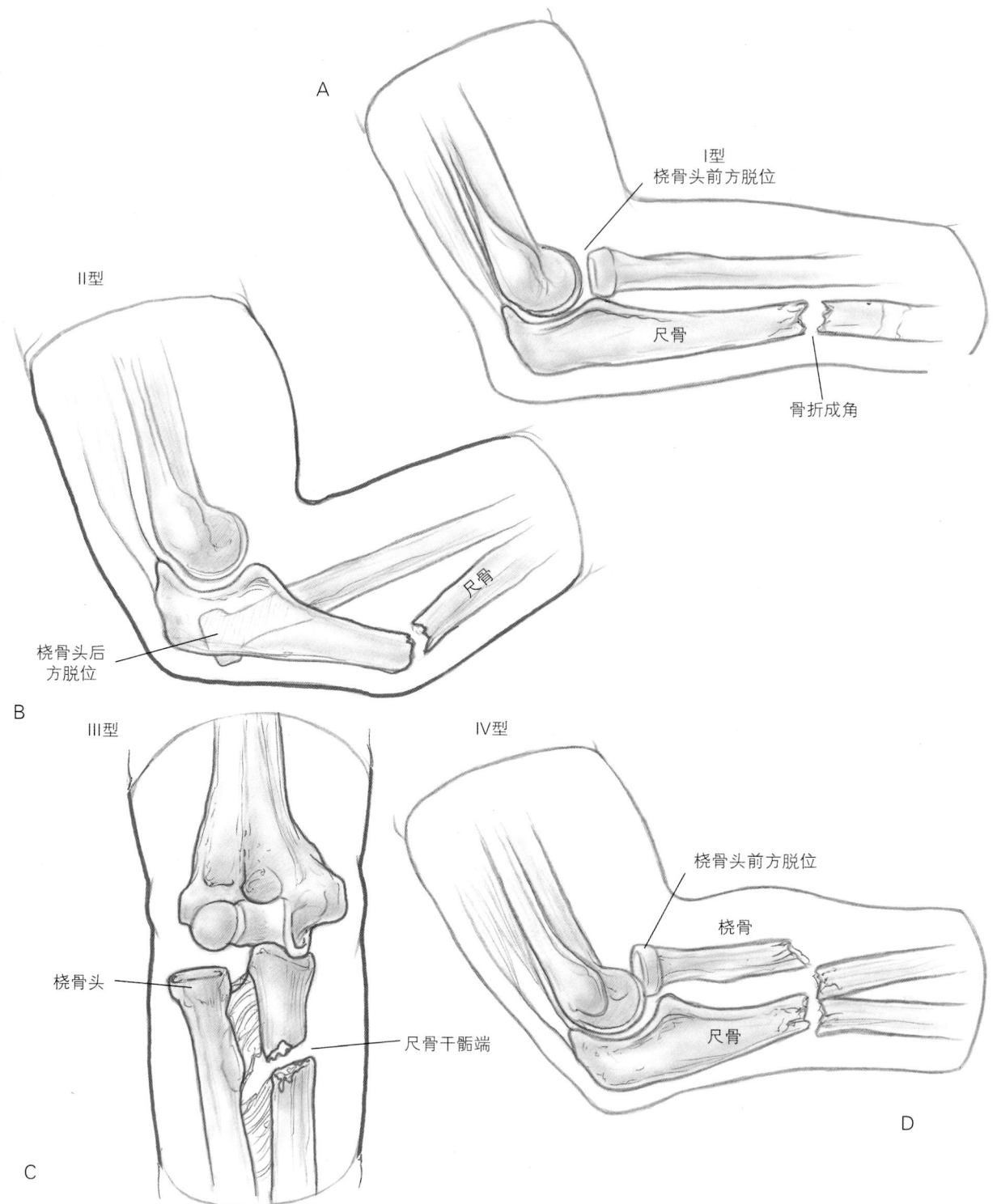

图15-2 Monteggia 骨折的 Bado 分型系统。A. Bado Ⅰ 型损伤伴桡骨头前脱位。B. Bado Ⅱ 型损伤伴桡骨头后脱位。C. Bado Ⅲ 型损伤的特点是桡骨头外侧脱位,通常伴有冠突以远的尺骨骨折。D. Bado Ⅳ 型损伤的特点为尺桡骨双骨折合并桡骨头前脱位

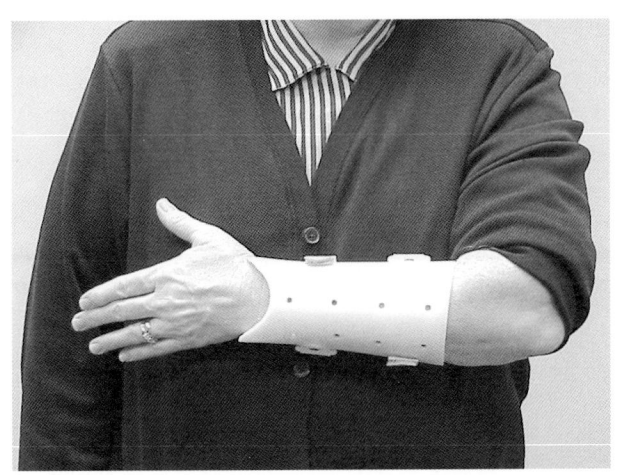

图 15-3 功能性支具治疗单纯尺骨干骨折患者的照片

康复

如果早期开始关节活动,采用上述任何一种非手术方法治疗单纯尺骨干骨折通常均能获得优良的疗效。肘关节和腕关节的主动活动,包括前臂旋前/旋后,应该在疼痛允许的情况下尽早开始,一定不要迟于伤后 2 周。同时也应该强调肩关节的功能活动。患者应该应用患肢进行日常活动,比如梳头、吃饭等。在最初的 4 周内患肢提起的重物不应超过 1 公斤,然后根据耐受情况逐步增加。患者伤后 6 周才允许负重(挂普通拐杖),但在疼痛允许的情况下可以立即使用平台式拐杖(Platform crutch)。

手术适应证

除了上文提及的轻微移位的单纯尺骨干骨折,几乎所有的成人前臂骨干骨折最好进行手术治疗[4,24,25]。值得注意的是,治疗的目标包括两个方面:一方面解剖复位,恢复两骨的长度、旋转、曲度以及两骨之间的间隔关系;另一方面应提供充分的稳定性以允许早期活动。而这些目标只有通过手术治疗才能实现[26]。

手术治疗

一般原则

遵循骨折固定的传统原则,前臂骨折最好能实现坚固内固定。在可能的情况下,利用中和接骨板上的拉力螺钉(斜形或螺旋形骨折)或者加压接骨板(横行骨折)对骨折块间进行加压。为应用

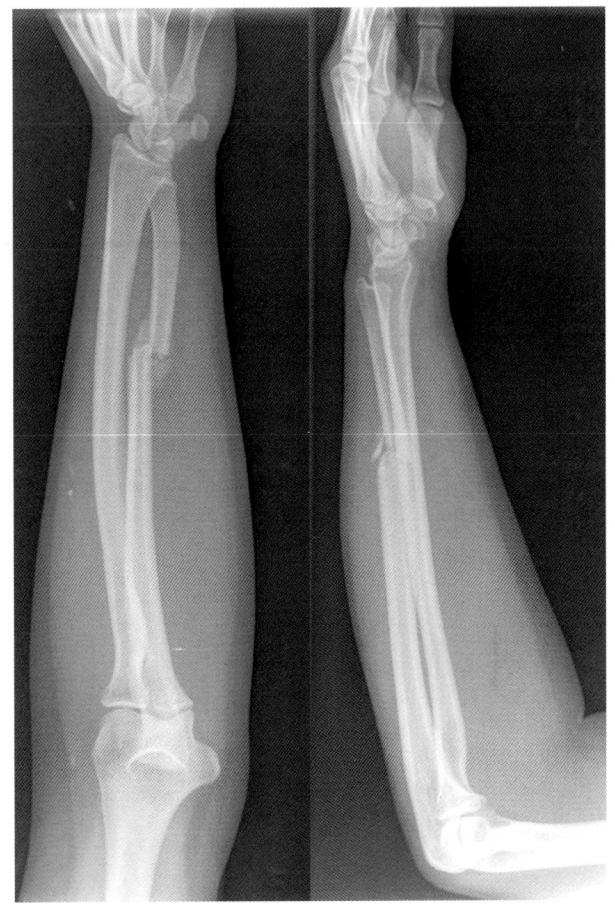

图 15-4 早期活动治疗 8 周后的单纯尺骨干骨折,骨折移位及成角没有变化,并可见早期骨痂

这些加压技术,必须充分显露骨折部位。我们必须谨记,现代的骨折固定原则强调通过仔细的软组织处理和轻柔的复位技术达到保护骨与软组织血供的目的。前臂骨折固定的挑战之一是如何在充分显露骨折与保护软组织之间取得平衡。

术前计划

制订详尽周全的术前计划的重要性怎么强调都不为过。术前计划必须确保所有的设备、人员、特殊工具以及影像系统均已准备就绪。完善术前计划时投入少量时间,可以避免一些术中"无法预料"的问题,比如手术意外、浪费时间,甚至发生危险。

前臂骨折的术前计划相对简单,通常需要高质量的正侧位 X 线片、描图纸、一套用来矫正比例的所有内置物的透明模板,以及几支标记笔。在数字化图像上,放大率是变化的。但这样的 X 线片通常带有标记或比例尺,可以用来计算正确

的尺寸。现在,有计算机化的模板直接在数字化图像上进行术前计划,而不再使用笔—纸的方法。

术前计划应该包括两个关键元素:一个是描绘出骨折块的轮廓以及应用合适的接骨板后的影像;另一个是"手术计划",包括手术操作必需的所有步骤。该计划应该包括所有的环节:体位、铺巾、止血带、麻醉、手术入路、骨折复位步骤、内植物的应用、关闭切口、敷料包扎以及夹板固定等。图 15-5 展示了尺桡骨双骨折的术前计划。与手术计划进行对比应该发现,术后 X 线片与术前的草图非常相似。

体位及铺巾

仰卧位上肢外展 90°置于透 X 线的上肢手术台上可以显露所有的尺骨和桡骨骨折。通过旋后或旋前,可分别应用掌侧或背侧入路。尺骨通常在肘关节屈曲 90°位手术。该体位允许术者与助手坐于上肢手术台两侧。在上臂应用止血带,尽可能靠近近端。铺无菌巾时应将肘关节置于术野中,并留出足够的空间以便充分屈伸肘关节。如果患者取俯卧位或侧卧位处理另一处骨折,那么在处理前臂骨折前,有必要花点时间重新将体位改为仰卧位。

影像

术中必须能够获得整个前臂的 X 线影像。尽管微型 C 型臂辐射较小,便于术者操控,但较小的视野限制了其在评价前臂骨折中的价值。值得一提的是,手术最重要目的之一就是重建桡骨的解剖曲度,这就要求 X 线影像必须在单个视野内包括桡骨全长,仅有普通规格的 X 线透视机或 X 线平片能够提供这种影像。

外科解剖及手术入路的选择

前臂的外科解剖复杂,所有的桡骨入路均有术中损伤血管神经结构的危险。为了概括前臂的外科解剖,最简单的方法是认清三个主要的肌群,每个肌群由不同的神经支配(图 15-6)。可在任意两肌群之间的神经界面处做手术切口。只要理解了这些神经界面,就可以安全地确定每一手术入路中可能遇到的神经血管结构的确切位置。第

一肌群是"移动肌群(mobile wad)"的三块肌肉,旋后时位于前臂的近端外侧。这三块肌肉分别是肱桡肌,桡侧腕长伸肌和桡侧腕短伸肌。桡神经支配肱桡肌和桡侧腕长伸肌;而骨间后神经,也就是桡神经深支,支配桡侧腕短伸肌。尽管该肌群受两条神经支配,我们仍应将移动肌群看做一个肌群,因为没有手术入路需要分离这些肌肉。相反,进入前臂的手术入路位于该肌群的两侧。前臂前面尺侧的另一个肌群是屈曲—旋前肌群。同样,该肌群内的 8 块肌肉也由 2 条神经(尺神经和正中神经)支配。由于桡骨手术入路不通过该肌群的肌肉,无须对其进行分离,因此,从外科角度上应该将其看做一个肌群。屈曲—旋前肌群包括三层:浅层(旋前圆肌,桡侧腕屈肌,掌长肌和尺侧腕屈肌),中间层(指浅屈肌)和深层(指深屈肌,拇长屈肌和旋前方肌)。环前臂顺时针的下一个肌群是伸肌群。尽管该肌群也受不止一条神经支配(桡神经和骨间后神经),但同样没有手术入路通过该肌群,神经界面位于伸肌群的两侧。

明确了前臂的三个肌群,就更容易理解位于这些肌群之间的三条手术入路。尺骨的手术入路直接沿其皮下骨嵴,位于伸肌群与屈曲—旋前肌群之间。桡骨的背侧入路位于伸肌群与移动肌群之间,掌侧入路位于移动肌群与屈曲—旋前肌群之间。确定了神经界面后,就更容易理解每一入路的手术危险。

尺骨全长处于皮下,在伸肌群与旋前—屈肌群之间很容易安全地暴露(图 15-7)。该入路由尺侧腕伸肌和尺侧腕屈肌之间进入,两者通过共同的腱膜附于尺骨边缘。该神经界面位于骨间后神经(支配尺侧腕伸肌)与尺神经(支配尺侧腕屈肌)之间。对肌肉进行仔细的骨膜下剥离能有效地保护这些神经。尺神经走向掌侧进入尺侧腕屈肌,位于指浅屈肌与指深屈肌之间,应注意确保解剖时不要误入肌肉的实质内,以免伤及尺神经。在尺骨入路的最远部分,可能会伤及尺神经的手背支。手背支在腕关节近侧 5cm 处发出,经伸肌支持带的浅面行向手背。当显露尺骨的最远端和尺骨茎突时,应注意识别并向背侧牵开该皮支。尺动脉与尺神经伴行,严格骨膜下剥离尺侧腕屈肌同样也可以保护这些结构。

第十五章 前臂骨折 341

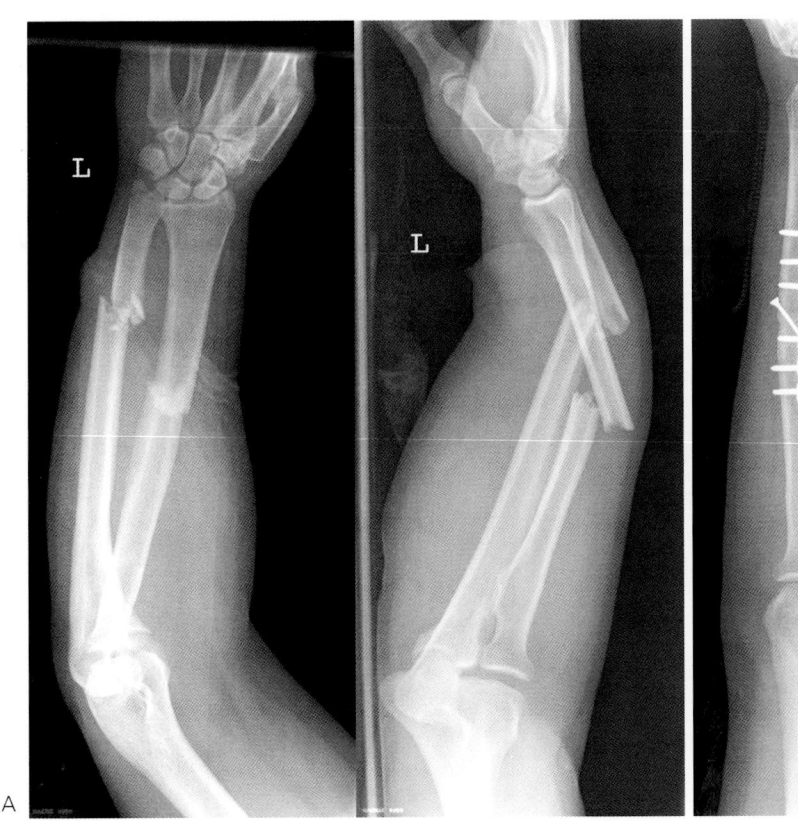
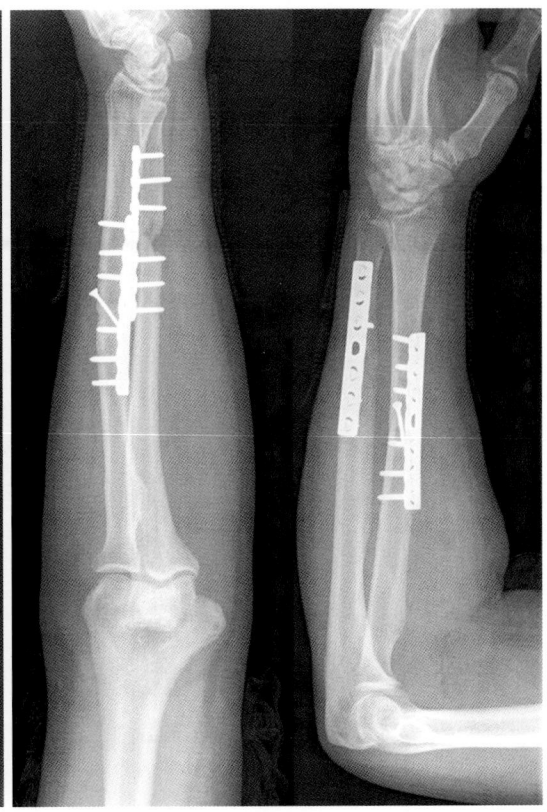
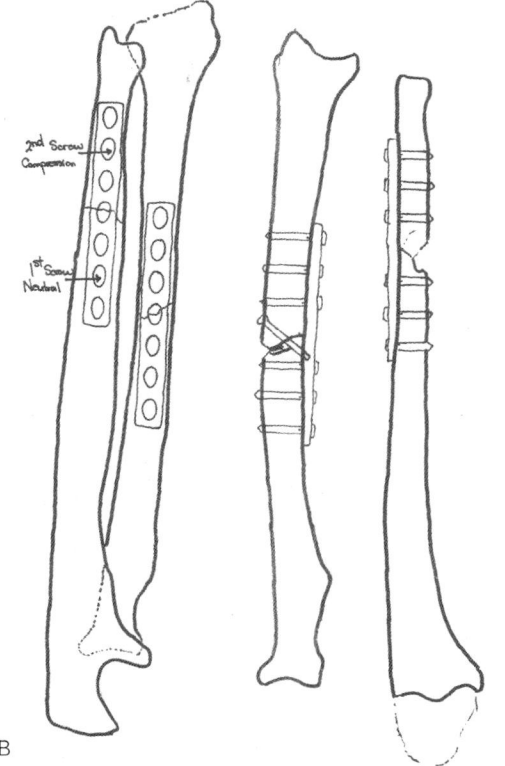

术前计划

1. 仰卧位/上肢手术台/止血带，不驱血
2. 桡骨的Henry（前侧）入路
3. 显露并剥离，特殊：锐口牙科刮匙
4. 复位→折块间螺钉
5. 中和接骨板－7孔LC-DCP（中间孔空出）
6. 尺骨入路：尺侧腕伸肌与尺侧腕屈肌间隙
7. 复位，确定骨间膜上没有粉碎骨块
8. 加压接骨板
    螺钉1－孔6（近侧）中立位
    螺钉2－孔2（远侧）加压位
    中立位拧入1/3/5/7孔螺钉
9. 透视＋充分活动
10. 关闭皮下和皮肤（引流管，必要时）
11. 不需要夹板

图15-5 术前计划实例。A．移位的尺桡骨双骨折的正侧位X线片。B．实际手术计划的图解，列举了手术步骤、内植物以及设备。C．术后X线片。值得一提的是，实际固定与术前的草图极为相似

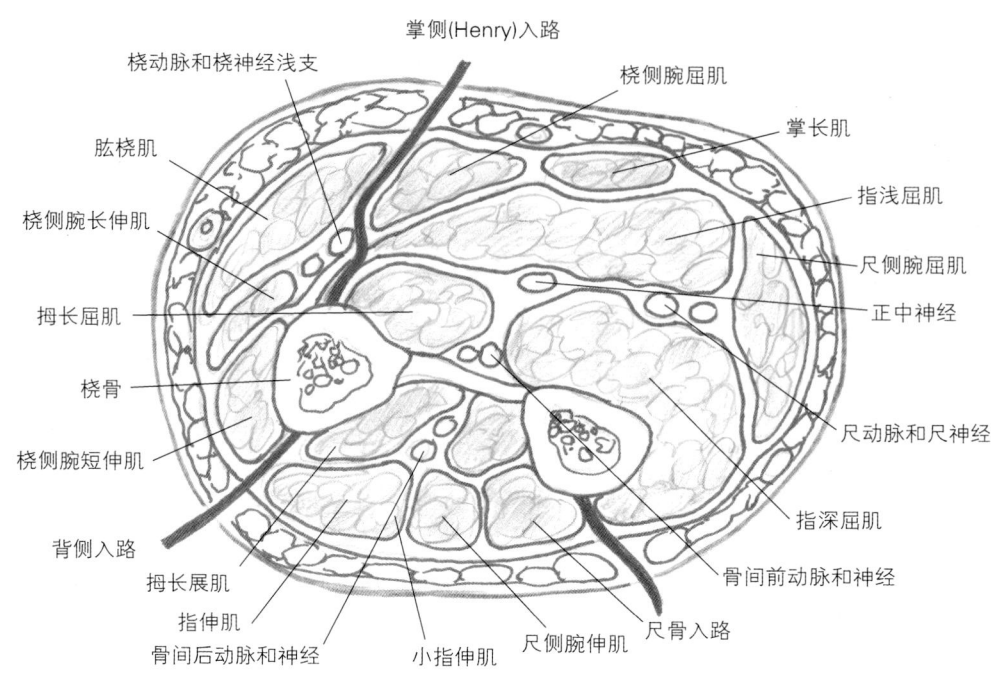

图 15-6 图示"肌群"或"肌块"显现出前臂神经界面。第一肌群为"移动肌群"（mobile wad），第二肌群为屈曲—旋前肌群，第三肌群为伸肌群

经掌侧/前侧经典的 Henry 延长入路[27]（图 15-8）（视频 15-1, 视频 15-2; 光盘 2），或经背侧 Thompsom[28] 入路（图 15-9）显露桡骨。每个入路都有各自的优势和手术危险。在选择掌侧或背侧入路时通常考虑以下几个方面的因素。第一是与作用于骨折的弯曲应力相关的接骨板位置。通过背侧入路将接骨板置于桡骨背侧或桡背侧，也就是骨折的张力侧，是十分有益的[29]。但是背侧入路的瘢痕位于前臂最明显的地方。瘢痕的美学值得考虑，特别是有肥大瘢痕或瘢痕疙瘩倾向的病人。选择手术入路最重要的是可以充分显露骨折，便于操作，对神经血管结构的危险最小。影响入路选择的两个最为重要的结构是骨间后神经和桡动脉分支。骨间后神经支配前臂所有的伸肌，其损伤将引起严重的功能障碍[30]。前臂近侧 1/3 的掌侧和背侧入路均可能危及骨间后神经。骨间后神经在肘窝处肱骨外上髁前方由桡神经分出[31]，然后穿入旋后肌，由旋后肌的两头之间潜至桡骨后面。在 25% 的个体，骨间后神经与桡骨颈直接接触，当拉钩置于桡骨近端周围时会危及骨间后神经。骨间后神经在旋后肌内继续下行，于该肌远侧缘的近侧 1cm 处转向背侧。掌侧入路无法直视骨间后神经，通过充分的前臂旋后（神经向后向外移位）使其尽可能远离术区而避免损伤。远离神经，在位于桡骨内侧面的止点处切开旋后肌。由于旋后肌位于桡骨与骨间后神经之间，仔细行骨膜下剥离，将该肌与神经一同牵离桡骨，可有效保护该神经。

相反，背侧入路可以，实际上是必须直接暴露骨间后神经。利用桡侧腕短伸肌与指总伸肌之间的神经界面进行分离，到达旋后肌。有两种方法显露骨间后神经，神经可以由近向远在旋后肌肌层内解剖出来。通常，识别旋后肌远侧缘较为容易，而远侧缘以近 1cm 处骨间后神经向背侧浅出。在此处寻找该神经，一旦验明，即可由远向近将其从旋后肌中游离出来。

选择桡骨掌侧或背侧入路的第二个解剖学考虑是桡动脉分支。在前臂近端，桡动脉在肘关节下方、桡骨颈水平自肱动脉分叉处发出，并在肘关节附近分出数支。桡侧返动脉在肘关节下方发出，并立即上行，转向后方进入上臂。桡侧返动脉开始位于旋后肌浅面，然后走行于肱桡肌与肱肌之间。在桡骨掌侧入路时，桡侧返动脉位于旋后肌浅面的开始部分有损伤的危险。桡侧返动脉在

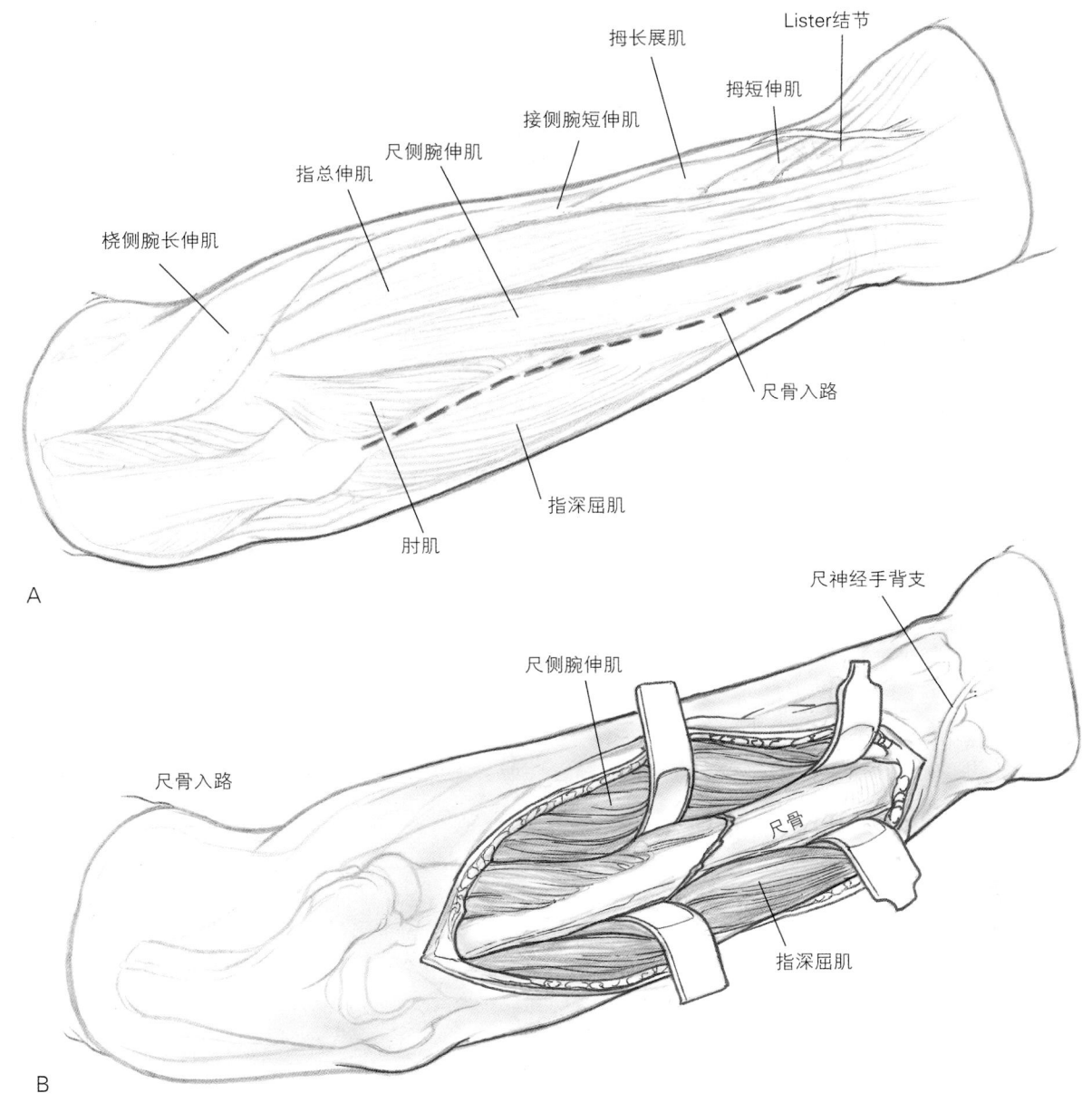

图15-7 尺骨干入路。A.浅层入路位于尺侧腕伸肌与尺侧腕屈肌之间。B.尺骨完全显露的外观

横过掌侧入路手术平面的区域发出数支肌支进入肱桡肌。因此,在显露旋后肌之前必须识别并结扎这些分支。此处的手术切口位置深在,尤其是肌肉丰厚的前臂,识别和结扎这些动脉恰好位于深在手术切口的底部。因此,在选择桡骨手术入路时我们的建议如下:

- 近 1/3:背侧入路,除非很可能发生肥大性瘢痕或瘢痕疙瘩,或者前臂非常瘦弱的患者(这些病例选用掌侧入路)。
- 中 1/3:掌侧入路。
- 远 1/3:掌侧入路。

前臂的其余外科解剖相对简单。桡神经浅支走行于肱桡肌的深面,可以安全地随肌肉牵开。桡动脉为肱桡肌近端内侧缘所覆盖,位于肱桡肌与旋前圆肌之间,然后浅出,位于肱桡肌与桡侧腕屈肌之间,为深筋膜和浅筋膜所覆盖。该动脉全程由两条静脉伴行,这可能有助于识别该动脉。在桡骨掌侧入路时,桡动脉通常与桡侧腕屈肌一起牵向内侧。

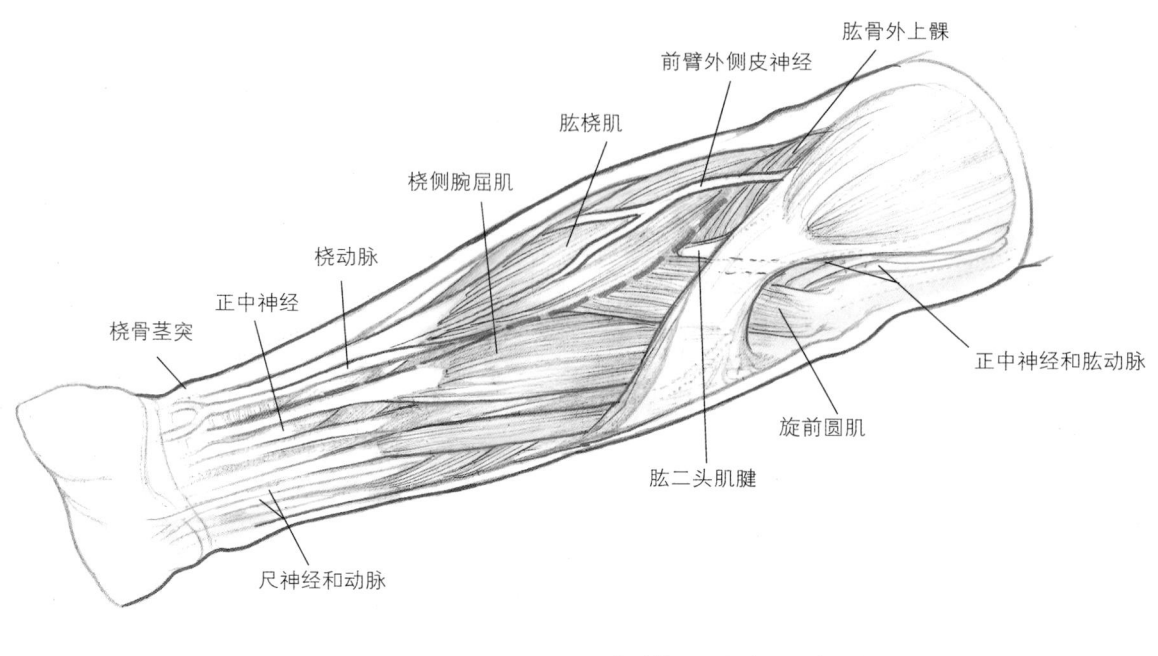

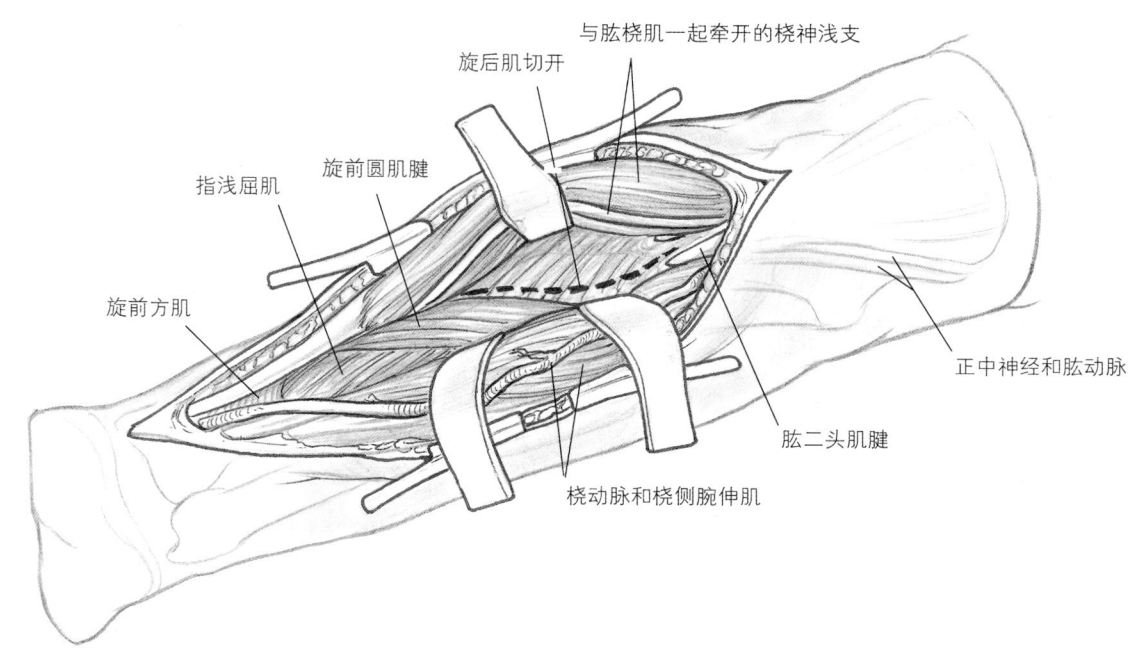

图 15-8 前臂掌侧入路。A. 浅层解剖

手术技术

尺骨

如前所述，患者取仰卧位。通过触摸确定尺骨全长，沿尺骨皮下骨嵴做直行切口（视频 15-2，光盘 2）。根据骨折类型决定切口的长度，通常骨折的两端各延伸 3～5cm。可以先做相对较短的切口，骨折部位显露后根据需要再向两端延伸。需要处理前臂双骨折时，待进行桡骨切口时再充气上止血带是有好处的，因为在没有止血带控制的情况下，进行尺骨手术也相对较为容易。这样可以为手术后期桡骨骨折最需要的时候节约有价值的止血带时间。有证据表明，未使用止血带的患者术后疼痛更轻[32]。一旦切开皮肤，即可见到尺侧腕屈肌与尺侧腕伸肌的共同腱膜。沿该腱膜触摸，辨明该层最薄弱的区域，此处尺骨最容易触及，相当于尺侧腕屈肌与尺侧腕伸肌之间的间隙。沿皮肤切口自远侧锐性切开深筋膜。在最近端，

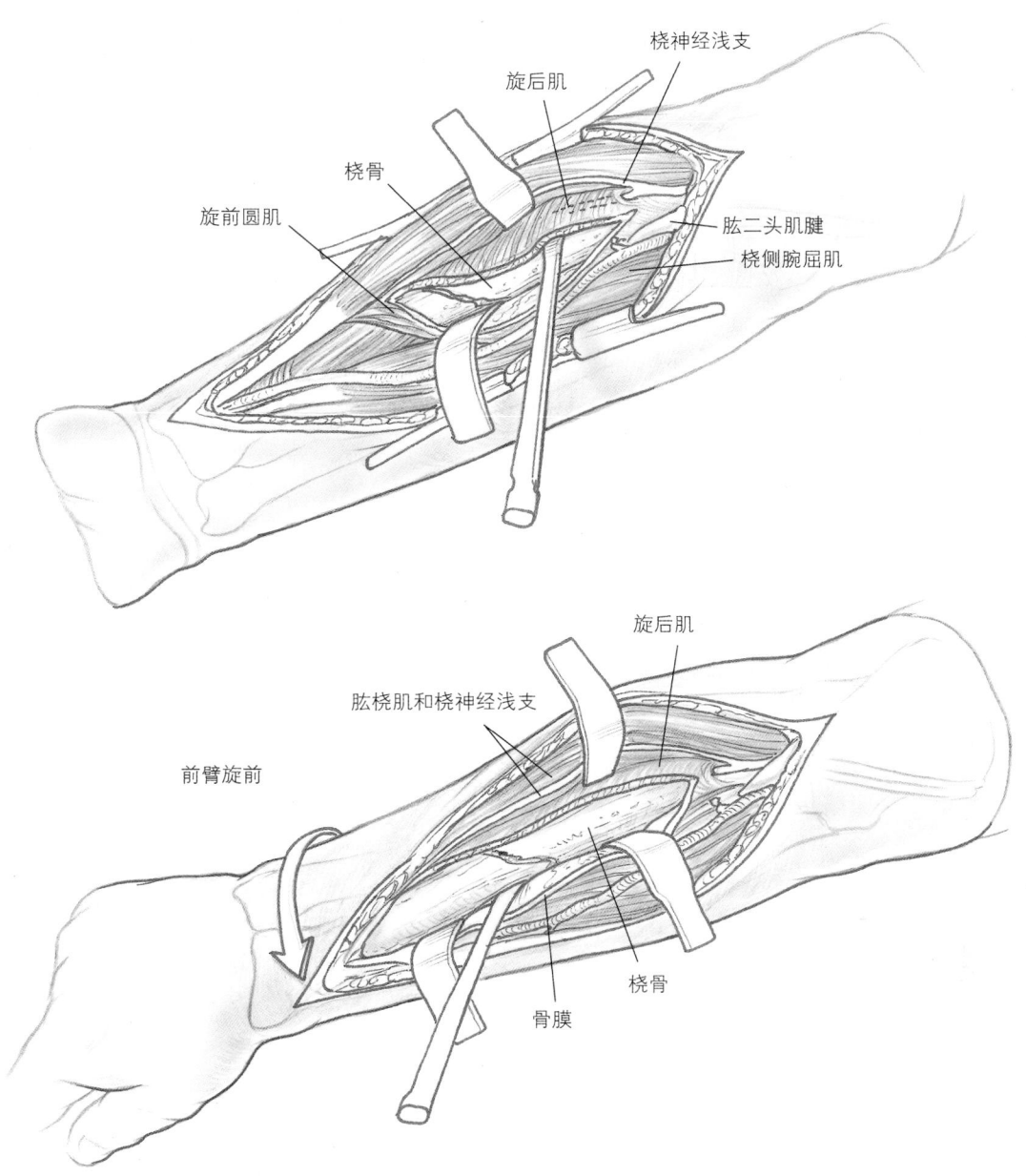

图 15-8（续） B. 深层解剖。注意骨间后神经的毗邻关系

尺侧腕伸肌的部分纤维越过尺骨，在显露尺骨时可能需要切开，当然应尽可能少横断肌纤维。接下来，仔细检查骨折的周围区域，以明确创伤是否引起尺骨掌侧或背侧骨膜的广泛撕裂。尺骨的掌侧或背侧均可放置接骨板（图 15-10），但骨折的特征常决定接骨板置于哪一侧更为合适。然而，如果骨折的类型允许接骨板置于任一侧，那么接骨板应尽可能置于骨膜剥离更重的一侧，这样可以避免骨膜的环形剥离。

必须轻柔地完全清理骨折端间的所有血凝块、骨膜和肌肉组织，然后采用无创技术复位骨折端。用"狮嘴钳"（lion jaw clamp）或"鳄嘴钳"（alligator clamp）复位骨折会进一步剥离骨膜，使钳子下方的骨膜受到挤压而导致损伤。因此，类似的方法应该作为不得已的一种处理措施。骨折复位时，通常在前臂的纵向牵引（常通过助手）下，借助牙科刮匙、穿孔复位钳（piercing reduction clamp）以及术者的手指轻柔地操作。当骨折完全复位后，点式复位钳垂直于骨折线安放并夹紧。这仅适用于斜形和螺旋形骨折，横形骨折无法进行钳夹。

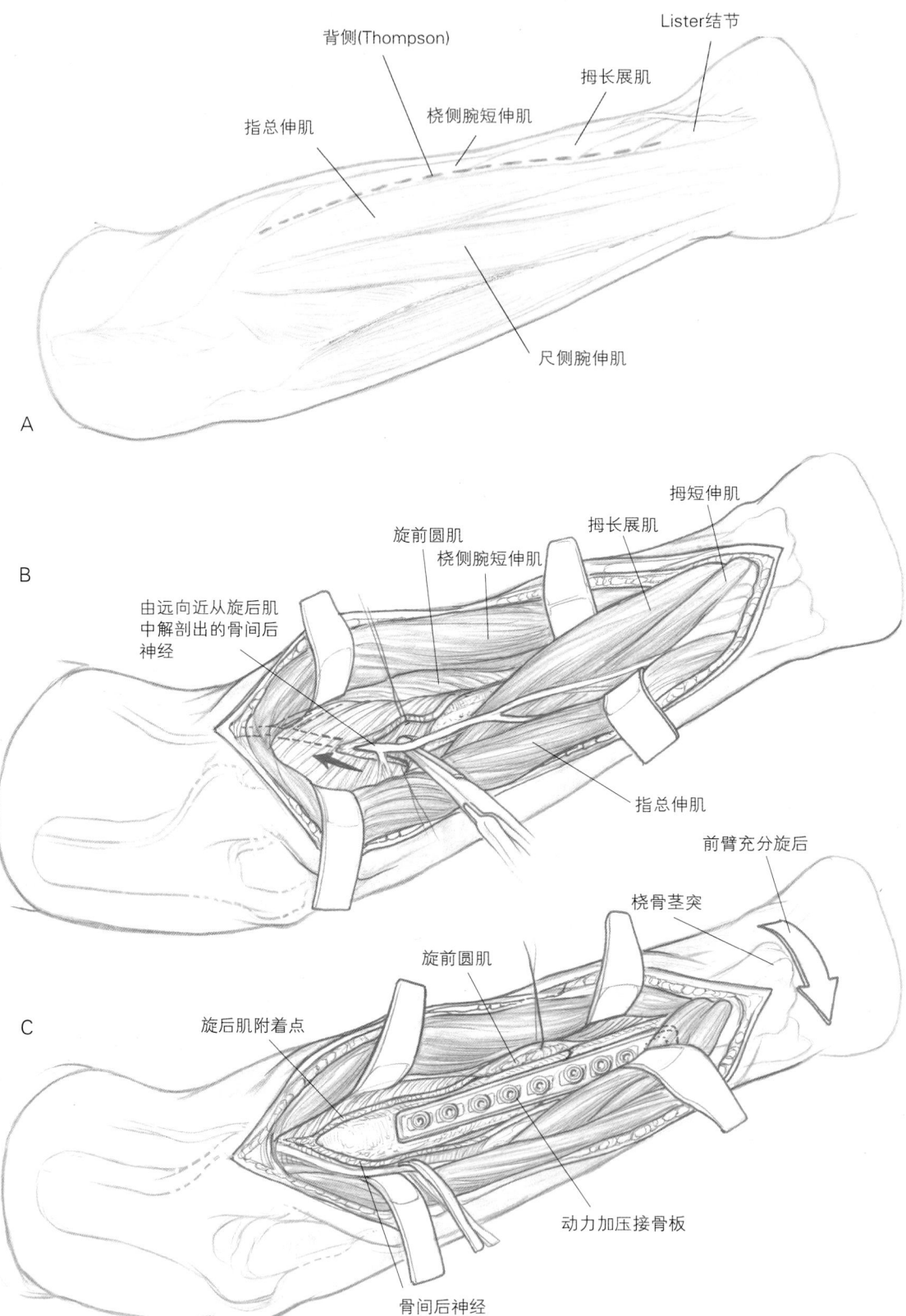

图 15-9 前臂背侧入路。A. 皮肤切口。B. 浅层解剖。C. 深层解剖，注意骨间后神经的毗邻关系

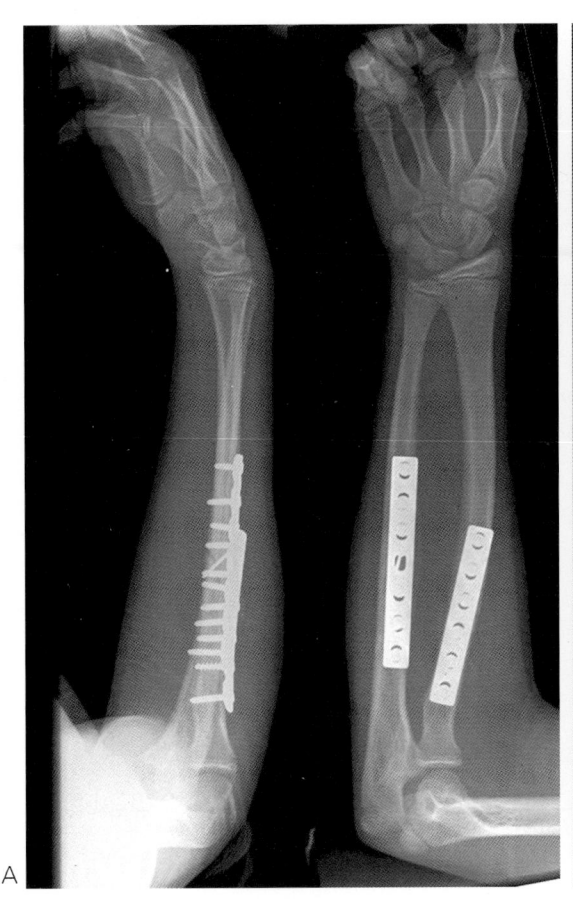 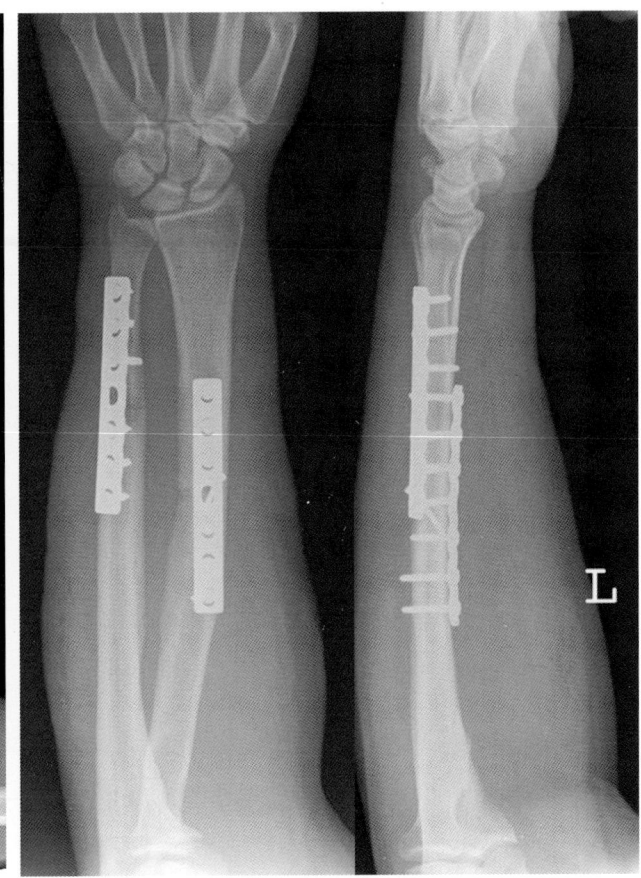

图 15-10 尺骨的背侧(A)和掌侧(B)接骨板

斜形及螺旋形骨折

斜形和螺旋形骨折均应使用折块间拉力螺钉,以最大限度地加压骨折端。在螺钉置入的过程中,骨折必须保持解剖复位并夹紧。折块间螺钉应垂至于骨折线,以标准的拉力螺钉方式拧入[29]。为减少骨折线自钉孔向骨折边缘延伸的危险,螺钉必须置于离骨折边缘最少2倍于螺钉外径的地方(3.5mm 螺钉应离开骨折边缘 3.5mm×2=7mm)。使用更小的螺钉是有益的,因为2.0mm 和 2.4mm 螺钉的头部扁平,必要时可将接骨板置于螺钉上。另外,小螺钉还允许跨骨折线置入2枚折块间螺钉,这样增加了旋转稳定性而不影响拔出力(Stewart,未发表的资料)(图 15-11)。

置入折块间螺钉后,使用中和接骨板固定。由于拉力螺钉已经对骨折端加压,不能再进一步加压,接骨板的所有螺钉均应置于"中立"位。由于尺骨干平直,中和接骨板无需塑形,除非在尺骨的最远端或最近端。对于尺骨近段和中段骨折,理想的接骨板是 3.5mm 动力加压接骨板(DCP,Synthes,Paoli,Pennsylvania)[29,33]。在固定前臂骨折时,大接骨板会增加有害应力(见"并发症"部分关于 4.5mm 接骨板的讨论),而 1/3 管型接骨板不能提供足够的强度[6]。小的 2.7mm 接骨板适合于尺骨远端骨折。一般认为,对螺钉抓持力良好的非骨质疏松骨,骨折远近端各6层皮质(3枚双皮质螺钉)固定能提供充分的固定。必要时,近侧皮质扩孔后,通过接骨板螺钉孔植入1枚折块间拉力螺钉。作者首选的方法是在折块间使用1枚 3.5mm 或 2 枚 2.0mm 拉力螺钉,然后在骨膜已经撕裂的掌侧或背侧单独植入一块中和接骨板(图 15-12)。

横形骨折

由于横形骨折无法使用拉力螺钉,则必须通过接骨板进行加压。对接骨板进行略弯的预塑形,以使接骨板凹面的顶点在骨折水平与骨保持 1mm 的距离。对骨折加压时,预塑形的接骨板将确保接骨板对侧的皮质也获得加压。普遍认为,骨折复位后,首先确定接骨板置于哪一侧,以确保接骨板塑形正确。当第一枚螺钉经接骨板中立位

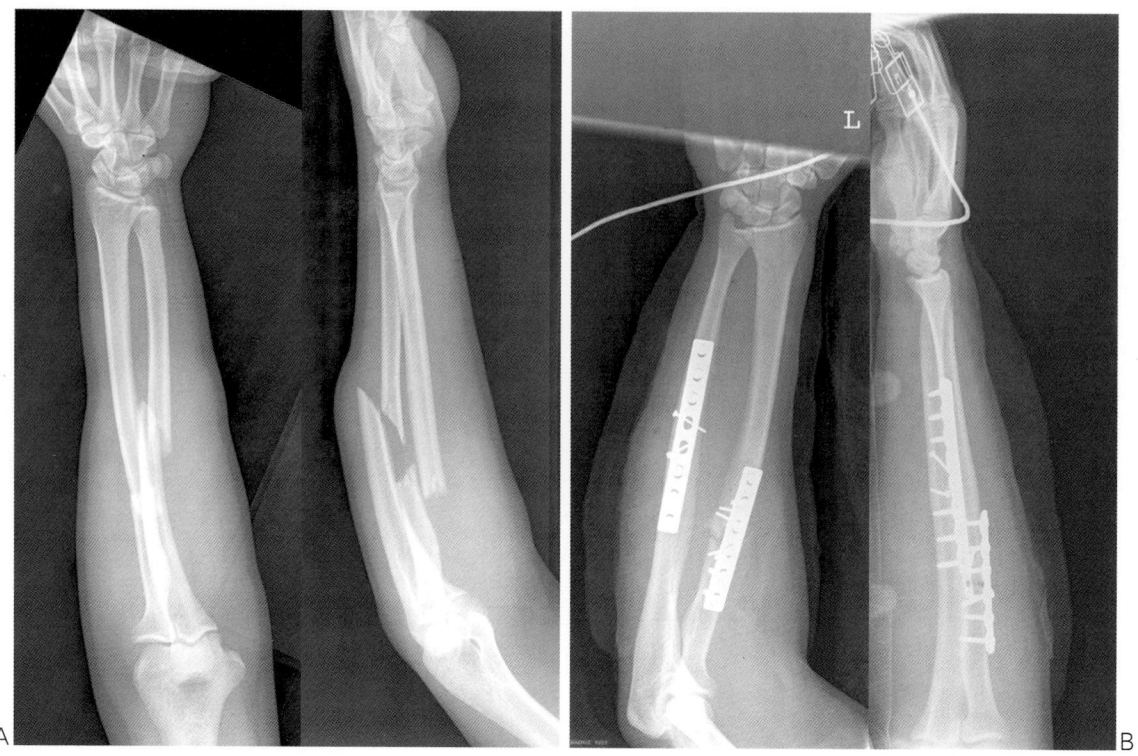

图 15-11 拉力螺钉与中和接骨板的应用实例。A. 前臂的正侧位 X 线片显示尺骨斜形骨折,有一无移位的蝶形骨块,桡骨为横形骨折。B. 术后 X 线片显示尺骨以两枚折块间拉力螺钉和背侧 8 孔中和接骨板固定

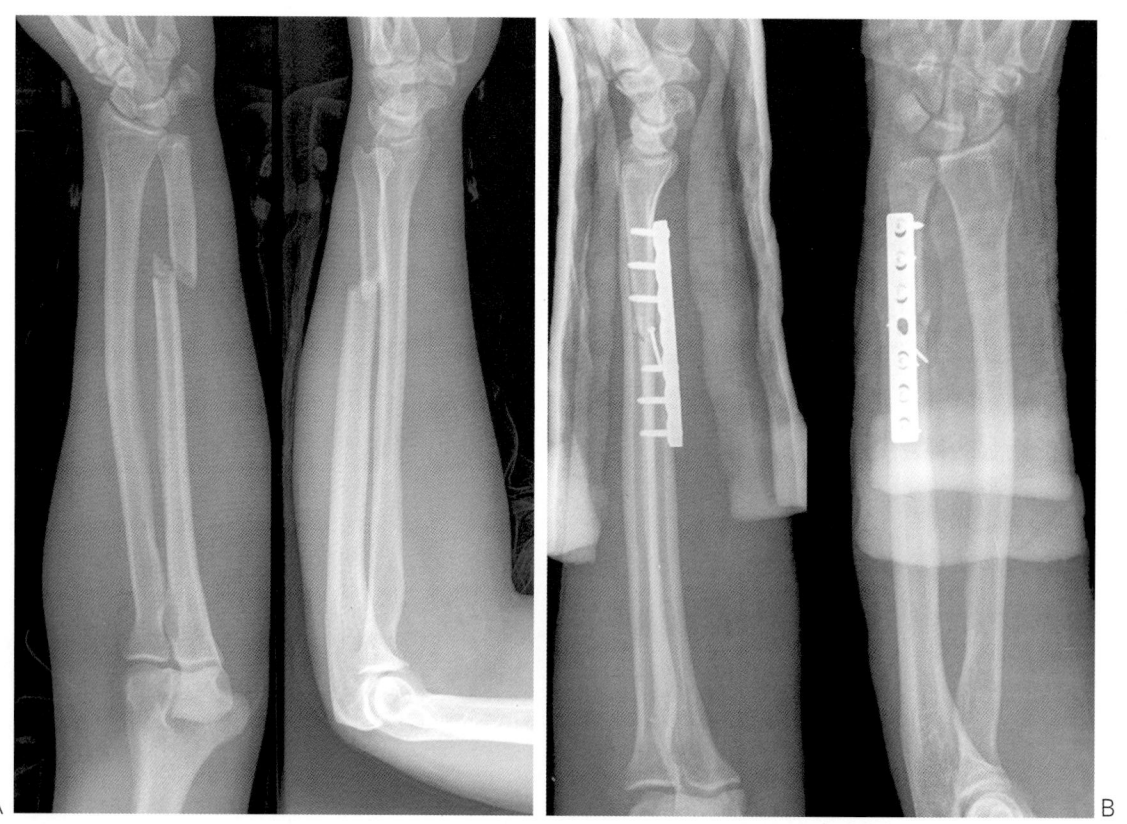

图 15-12 移位的单纯尺骨干骨折内固定。A. 前臂正侧位 X 片显示尺骨移位的短斜形骨折,有一块小蝶形骨块。B. 术后 X 线片显示尺骨以 2.0mm 拉力螺钉和掌侧 7 孔 3.5mm 中和接骨板固定

植入时，术者用手维持接骨板的正确位置。然后，用手指或复位钳将接骨板固定的骨折端与另一端复位。和前面一样，使用复位钳应尽可能减少骨膜剥离或压迫。骨折复位后，在接骨板另一侧的螺钉孔内偏心位植入一枚"加压"螺钉，必要时可以植入多枚加压螺钉。在接骨板的其余钉孔中立位植入螺钉。同样，必须对骨折远近端进行6层皮质固定（图15-13）。

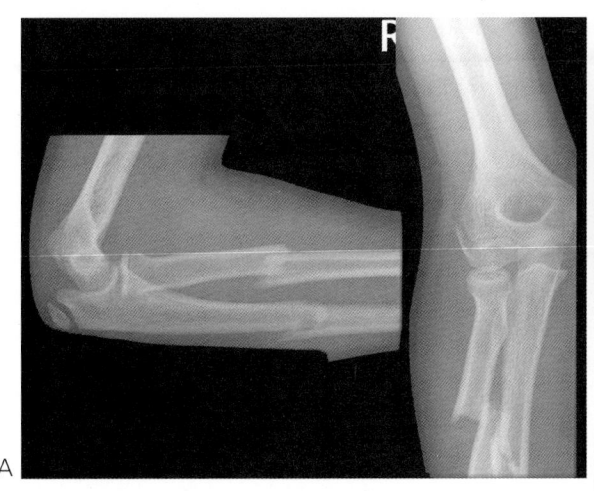

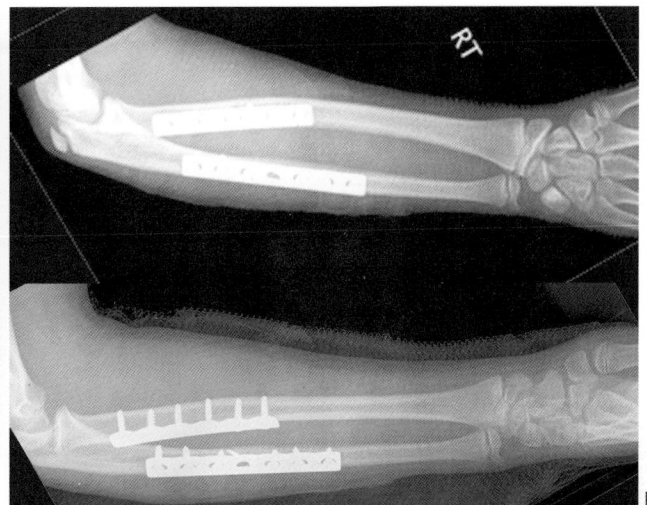

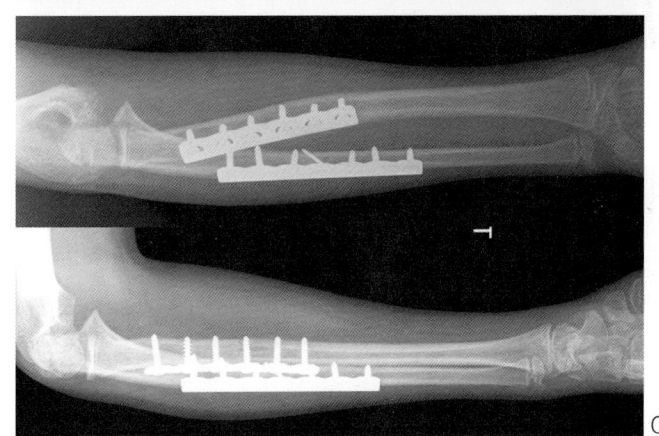

图15-13 加压接骨板固定横形骨折。A. 前臂正侧位X线片显示一青少年患者移位性尺桡骨横形骨折。B. 术后X线片显示尺桡骨解剖复位、加压接骨板固定，注意本例没有折块间拉力螺钉。C. 最终X线片

粉碎性骨折

粉碎性骨折由于骨的血供破坏更为严重，增加了骨折不愈合的发生率，其治疗往往更具有挑战性。因此，减少骨膜剥离尤其重要。而且粉碎骨折通常不能完整地对合骨折块，也无法确定是否恢复了正确的长度或对线。作为一般原则，如果有两块以上的中间骨折块，最好简单地恢复骨的长度及对线，以长接骨板桥接固定骨折。值得注意的是，前臂有良好的再血管化能力，小的骨折块只要保留部分血运，通常都能顺利愈合。

如果中间骨块足够大，适合重建，则必须清理每一骨块边缘所有的血凝块及软组织。在骨折复位时，必须看清骨折的边缘，按照骨块与骨干的轮廓拼接骨折。因此，必须将骨膜自骨折边缘推开1mm，用手术刀操作较为容易。如果有无移位的骨折块，则必须先以折块间螺钉进行固定，以确保这些骨折块在手术过程中不会脱落发生移位。使用小螺钉（2.0mm 或 2.4mm）可以固定非常小的骨折块。将每个分离的骨块依次固定于仍完整的骨干上。理想的情况下，每一骨折线均以2块骨折块间螺钉固定，以防止骨块旋转。采用2.0mm螺钉固定最为简便，所有螺钉均以折块间加压的方式植入。逐一拼接各小骨折块，以确保恢复骨干正常的长度和对线。所有的骨折块以螺钉固定后，选择一块长接骨板跨越整个骨折区（图15-14）。接骨板应该足够长，允许骨折上下端分别进行至少8层皮质的固定。由于前臂骨折的治疗目标是早期功能锻炼，在骨折固定结束后应测试骨

折的稳定性,以确保获得充分的稳定。

如果骨折严重粉碎,不可能对每一骨折块进行解剖重建,那么应采用"桥接"接骨板技术。本例中,整个骨折周围的软组织保持完整(图15-15)。为使接骨板更为服帖,应用桥接接骨板时仅需清理骨折远近端的皮质表面,允许将接骨板置于骨折块和血肿之上。通常需要在透视引导下明确骨折确切的长度。桡尺远侧或近侧关节可以在复位后穿针固定,利用接骨板维持长度[34]。也可以通过术前测量对侧未损伤的尺骨或桡骨的长度,依此作为模板来确定骨的长度。

桡骨背侧入路

患者仰卧位,上肢驱血,上止血带。触摸近端的肱骨外上髁以及远端的桡骨Lister结节。自肱骨外上髁前方取直切口或略弧形切口,向Lister结节的尺侧延伸。为避免切口过长,在骨折远近各3~5cm的范围内做切口。分离皮下脂肪和筋膜层,这样可以看到桡侧腕短伸肌与指总伸肌之间的间隔。两块肌肉的肌纤维均纵向走行,识别该间隙有时较为困难。该间隙的远端较易识别,切开桡侧腕短伸肌与指总伸肌之间的浅筋膜,钝性分离两块肌肉。如果分离肌肉有困难,说明可能误入某一肌肉的肌腹内,而不在肌间隙内。如果发生这种情况,应返回浅筋膜层,剥离筋膜,重新寻找真正的间隙。在远端,拇长展肌和拇短伸肌(有时也称outcroppers)斜行越过手术野。向远端延长切口,钝性分离桡侧腕短伸肌与拇长展肌近侧缘之间的间隙,然后将拇长展肌和拇短伸肌提起并向远侧或近侧牵开,在其深面显露桡骨。

桡侧腕短伸肌与指总伸肌分离后,即可显露覆于桡骨干近1/3的旋后肌。如前所述,骨间后神经位于旋后肌内,必须予以识别。有两种方法识别骨间后神经。由近及远,自肱骨外上髁剥离桡侧腕短伸肌起点和桡侧腕长伸肌起点的一部分,并牵向外侧。然后在旋后肌的近端部分触摸骨间后神经,并将其从肌肉内游离出来。该方法通常比较困难,对肌肉的损伤大。另外,对于不能使用止血带的患者,由于肌肉出血影响神经的安全探查,不能采用这种方法。在旋后肌远侧缘定位骨间后神经是一种更为简单的方法,神经通常在肌肉远侧缘近侧1cm处浅出,可向近端将神经从旋后肌中解剖出来。注意保护骨间后神经向旋后肌发出的肌支。神经充分游离后,将前臂充分旋后,使骨间后神经尽可能远离桡骨。锐性切开旋后肌在桡骨前面的起点。在旋后肌分离的过程中,时刻注意骨间后神经的准确位置。然后骨膜下剥离旋后肌并从桡骨干上牵开,这样在骨和骨间后神经之间保留肌肉组织,以保护神经。

在前臂中1/3,拇长展肌和拇短伸肌斜行越过桡骨。除沿拇长展肌近侧缘切开筋膜外,还需要沿拇短伸肌的远侧缘切开筋膜,这样就可以从桡骨上分离这两块肌肉,并根据需要向远侧或近侧牵开。值得注意的是,由于背侧安放的接骨板形成突起,干扰腕关节处的伸肌腱,该切口不太适合于桡骨远1/3骨折的固定[35]。然而,如果需要,通过简单地分离桡侧腕短伸肌和拇长伸肌并将其从骨膜下掀起,即可显露桡骨远端的背侧面。

桡骨掌侧入路

Henry描述的前侧(掌侧)入路是上肢应用最多的入路,可以从肩部延伸到腕管。该入路适用于桡骨中1/3和远1/3骨折,也可用于桡骨近1/3骨折。患者的体位和前面描述的一样,使用止血带。对该入路而言,在止血带充气前上肢不要驱血。这样,与桡动脉平行走行的两条伴行静脉充盈,更容易识别。切口的标志是桡骨茎突和肘横纹水平的肱二头肌腱。自肱二头肌腱外侧取直切口或略弧形切口,向桡骨茎突方向延伸。切口以骨折为中心,根据需要向两侧延长。剥离皮下脂肪,识别肱桡肌和桡侧腕屈肌之间的间隙,该间隙在远侧更容易识别。在前臂的近端,间隙的浅层位于肱桡肌与旋前圆肌之间。肱桡肌覆盖前臂,其内侧缘常越过前臂中线。仔细地切开肱桡肌与桡侧腕屈肌之间的筋膜。在前臂中部,桡动脉直接位于肱桡肌内侧缘的深面,肌间隙打开后十分靠近切口。桡动脉与两条充盈的静脉伴行,应注意识别,然后全长游离,向内侧牵开。有时桡动脉发出数支肌支,使其难以向内侧牵开。这种情况下,只要注意保护,可以将动脉牵向切口的外侧。桡神经浅支位于肱桡肌深面,应注意识别,一旦损伤,通常会出现神经瘤,处理非常麻烦。

深层解剖根据切口位置不同而存在差异。在前臂远端,旋前方肌和拇长屈肌起于桡骨。前臂旋后位,从这些肌肉的外侧切开桡骨膜,并将肌肉向内侧分离牵开以获得进一步显露。在前臂中段,旋前圆肌和指浅屈肌覆盖桡骨。前臂旋前位,可以看到旋前圆肌在桡骨外侧的止点,然后将其

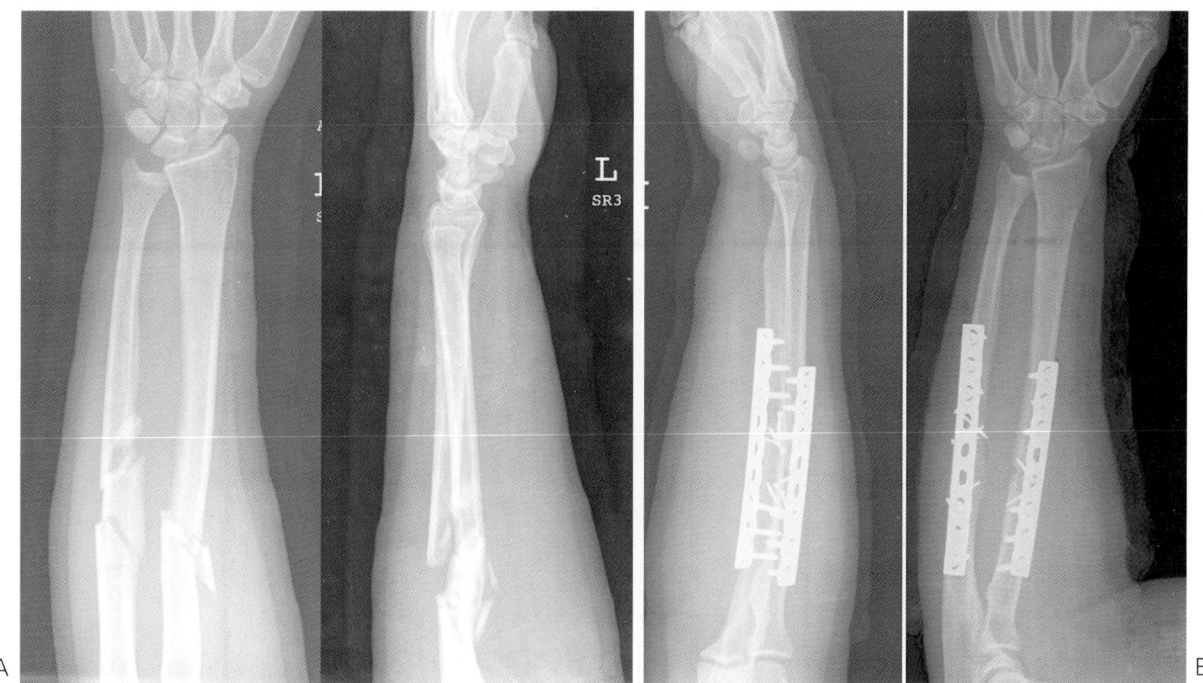

图 15-14 严重粉碎性尺桡骨骨折的固定。A. 前臂正侧位 X 线片显示尺桡骨粉碎骨折。注意尺骨的短节段性骨折。B. 术后 X 线片显示尺骨骨折复位满意,并用几枚骨折块间小拉力螺钉和长的 9 孔中和接骨板进行固定

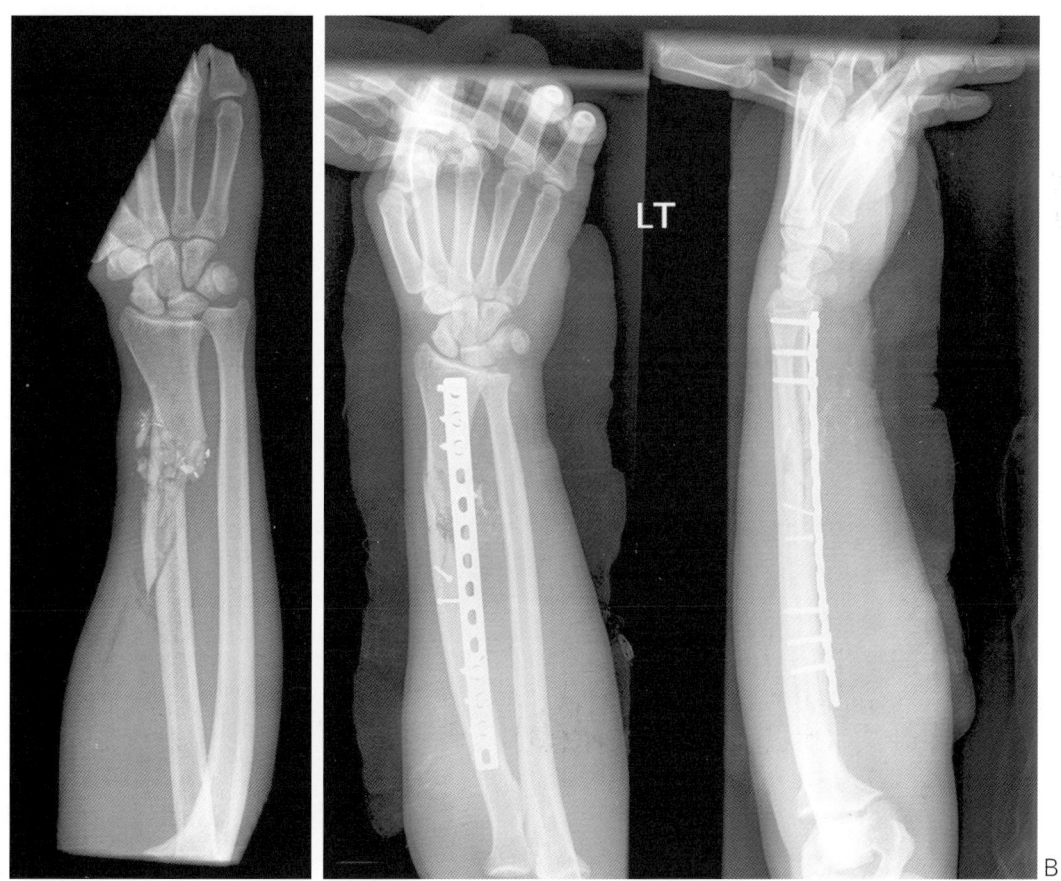

图 15-15 桥接接骨板技术。A. 前臂正侧位 X 线片显示由于枪击引起的桡骨远 1/3 的移位性粉碎骨折。注意,桡骨相对尺骨发生短缩。B. 桥接接骨板固定桡骨后的前臂正侧位 X 线片。利用接骨板对粉碎区进行简单的桥接,恢复桡骨的长度和对线。以 2 枚 2.7mm 拉力螺钉固定 1 块大的蝶形骨块,而没有尝试对所有折块进行解剖复位

剥离并翻向内侧。在前臂近段,手术会危及骨间后神经。为安全地显露桡骨近端,前臂应置于旋后位,使骨间后神经移向外侧远离桡骨。同样的操作显露旋后肌在桡骨前面的止点。沿其宽大的止点切开,并仔细地牵向外侧,但应注意避免过度牵拉。

桡骨接骨板的应用

桡骨接骨板的应用原则与尺骨相同。但由于桡骨不规则的几何形态,使其应用更为复杂一些。尺骨本质上是直形的长骨,接骨板置于掌侧或背侧均能与骨面良好地服帖(图 15 - 16)。这意味着,即使在高度粉碎的骨折,简单地将骨折按照接骨板进行复位,尺骨的对线也能接近正常的解剖形态。

相反,桡骨是弯曲的长骨,向桡侧成弓形。在前臂旋前旋后时,该曲度允许桡骨围绕尺骨旋转。桡骨的弓形解剖结构重建失败将导致前臂旋前旋后功能障碍。桡骨的曲度每丢失 5°,患者将丢失 15°的旋转活动[2,36,37]。因此,无论将接骨板置于桡骨的背侧还是掌侧,桡骨都不可能平行于接骨板。相反,接骨板的两侧,所能看见的桡骨骨质也总是不对等的。在接骨板的某一端,桡骨的凹侧(尺侧缘)通常能看到更多的骨质;而在接骨板的中部,桡骨的凸面(桡侧缘)能看到更多的骨质(图 15 - 16)。当拍摄术中影像时,应仔细地观察是否正确地恢复了桡骨正常的弓形结构,这是非常重要的影像学征象。由于标准的加压接骨板不能进行侧方预弯,当用接骨板跨越桡骨较长节段时有使桡骨变直的倾向。这种情况下,可将接骨板预弯成轻微的弓形,置于桡骨的桡侧,从而恢复桡骨正常的解剖弓。

Monteggia 骨折

尺骨骨折伴桡骨头脱位是相对少见的损伤,占前臂骨折的 1% ~ 16%(图 15 - 17)[25]。众所周知,与前臂其他骨折类型相比,Monteggia 骨折的疗效非常糟糕,通常有 50% 以上的患者认为疗效一般、差或者不满意[38,39]。目前已经报告了多种并发症,包括骨不连、桡骨头再脱位、交叉愈合、神经损伤、活动受限等,其中,Bado Ⅱ型骨折或后方 Monteggia 骨折疗效明显较差,并发症多见[38,40~44]。由于对尺骨骨折需要绝对稳定的固定,以及处理包括尺骨冠突在内的伴发骨折越来越重视,Monteggia 骨折悲观的疗效有了一定程度的改善[45~47]。

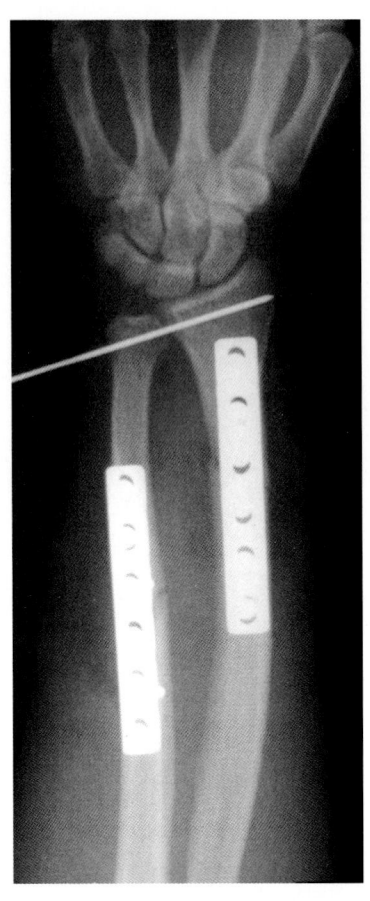

图 15 - 16 前臂接骨板的位置。由于尺骨的外形相对较直,应用直的接骨板即可恢复尺骨的对线。相反,由于桡骨通常呈弓形,如在桡骨的掌侧面或背侧面应用直的接骨板,则其近端或远端必须位于骨干的偏心位

所有的成人 Monteggia 骨折都应该进行手术固定,以便早期活动(图 15 - 18)。如前所述,尺骨骨折应该尽可能以折块间螺钉以及 3.5mm 接骨板进行坚固的内固定。如果骨折粉碎(Monteggia 骨折中常见),没有稳定的皮质接触,则需要植骨[46]。值得注意的是,鹰嘴骨折的张力带技术仅适用于单纯横形的非粉碎骨折,这种病例在 Monteggia 损伤中相当少见。因此,即使尺骨骨折非常靠近近端,也应该用接骨板进行稳定的固定。

沿尺骨的皮下骨嵴,将手术切口向尺骨近端延伸,至鹰嘴顶点处弧形越过。通常最好将切口弧向鹰嘴的外侧,这样可以避免损伤尺神经,也可以避免瘢痕挛缩影响屈肘。当进行鹰嘴手术时,并不一定非要从肘管解剖游离出尺神经,如果谨慎操作,注意神经的位置,也可以将其保留在肘管内。我们接骨板置于鹰嘴的尺侧,这样从尺侧向桡

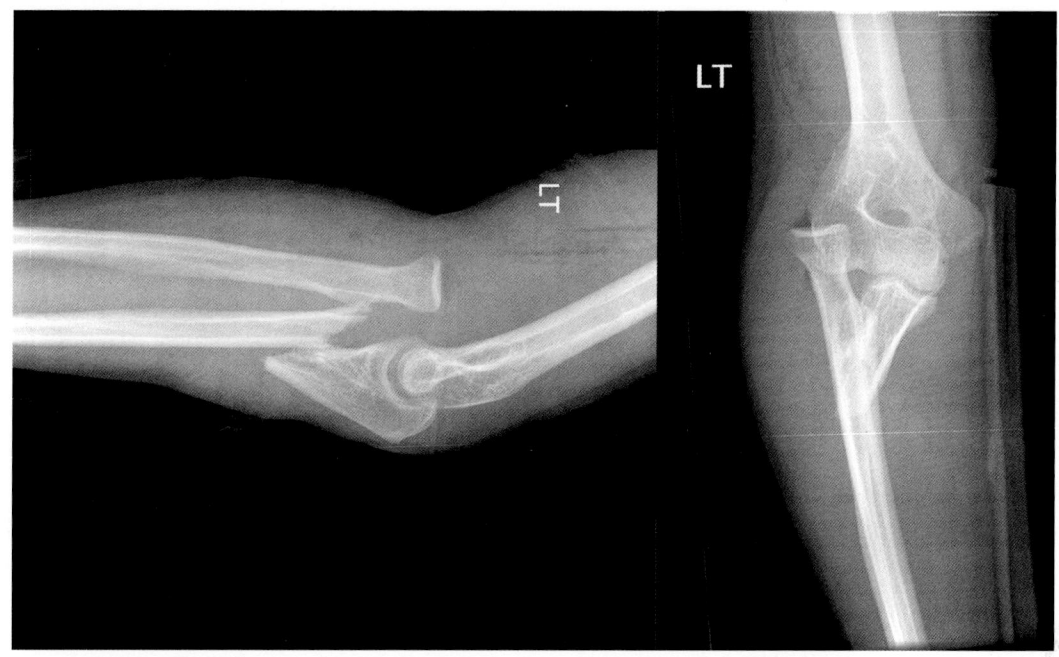

图 15-17　Bado Ⅰ型 Monteggia 骨折,成角的尺骨近 1/3 骨折伴有桡骨头前方脱位

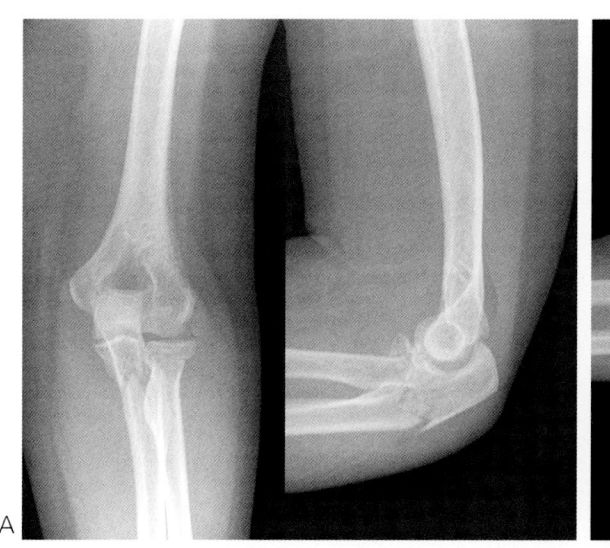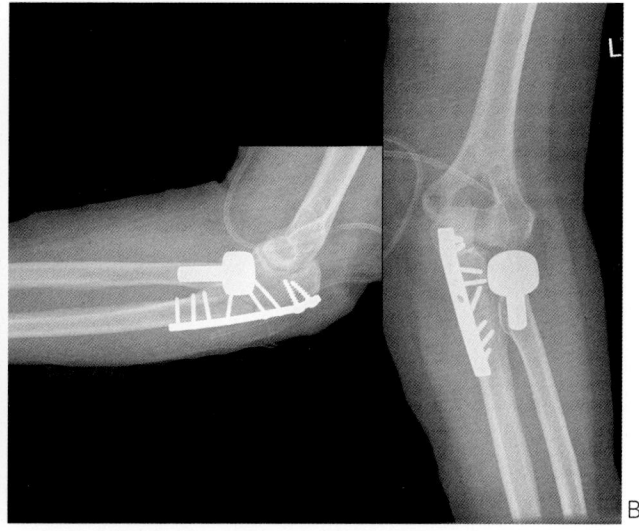

图 15-18　类 Monteggia 损伤,尺骨近端骨折向后成角伴桡骨颈嵌插骨折。本例中,尺骨接骨板固定,桡骨头切除后行桡骨头假体置换

侧钻孔,避免损伤尺神经。当然也可以将接骨板直接置于尺骨的背侧,但这样常导致内固定物突起而需要拆除。后方 Monteggia 损伤是个例外,此时接骨板必须置于背侧,以获得最大的生物力学稳定性,因为背侧是骨折的张力侧(图 15-18)。

由于在骨折的远近端必须用螺钉进行至少 6 层皮质固定,应用 3.5mm 接骨板可能无法在较小的近折端植入足够的螺钉。这种情况下,2.7mm 重建接骨板也许更为合适,而且也具有良好的抗折弯能力。目前市场上有专为尺骨近端设计的关节周围接骨板。无论使用哪种接骨板,在内固定结束后必须进行肘关节充分的屈伸活动,以确认骨折稳定,可以开始关节活动。对于尺骨短缩的粉碎性骨折,应用间接复位的方法恢复尺骨的解剖长度可能更为合适,这样可以避免对骨膜进行广泛的剥离。应用牵开器或接骨板加压装置均可完成,操作过程中必须尽量减少骨膜剥离,以避免发生骨不连、交叉愈合等常见并发症。

随着尺骨骨折的解剖复位，桡骨头通常自行复位。在少数情况下，桡骨头通过关节囊或肘肌发生"键孔"样交锁。如果桡骨头不能复位，需另做切口显露桡骨头，进行开放复位(见第 14 章)。绝不要试图通过尺骨切口显露桡骨头，因为这将大大增加交叉愈合的危险。在 X 线透视下，通过充分活动仔细观察肘关节，特别注意尺骨冠突骨折的可能性。如果存在冠突骨折，肘关节仍不稳定，则必须修复冠突，这不属本章节的讨论范围。

Galeazzi 骨折

像 Monteggia 骨折一样，Galeazzi 骨折也不太常见，仅占前臂骨折的 3%～6%[48,49]。这种骨折为桡骨骨折(最常发生在中远 1/3 交界处)联合桡尺远侧关节脱位(图 15 - 19)(视频 15 - 3，光盘 2)。单纯的桡骨骨折极其罕见，应该保持高度警觉，以免遗漏桡尺远侧关节的损伤。有如下几个影像学征象提示桡尺远侧关节损伤：①正位 X 线片上桡尺远侧关节的间隙增宽；②侧位 X 线片上尺骨相对于桡骨向背侧移位；③尺骨茎突基底部的骨折；④桡骨相对尺骨短缩超过 5mm[48,51]。桡骨骨折最常见的类型为短缩的斜形或横形骨折，

向背侧成角[52~54]。对这些损伤必须进行仔细的神经学检查。

成人 Galeazzi 骨折都应采取手术治疗(图 15 - 19)(视频 15 - 3，光盘 2)。许多作者报告，可能是由于肱桡肌、旋前方肌和拇伸肌强大的致畸应力导致移位，闭合复位石膏固定通常疗效较差[48,53,54]。如前所述，桡骨骨折应该通过掌侧 Henry 入路解剖复位并坚强固定。桡骨解剖固定后，尺骨通常自行回纳至桡尺远侧关节内。必须通过拍摄术中 X 线影像或 X 线透视仔细检查，然后通过前臂充分旋前/旋后评价桡尺远侧关节的稳定性。如果桡尺远侧关节在此范围内，尤其是旋前位保持复位，则不需要进一步处理，术后可以早期开始关节活动。如果桡尺远侧关节在旋前位不稳而旋后位稳定，则应将前臂制动于旋后位。早期夹板固定后，改为铰链式肘关节支具或铰链式石膏，允许肘关节屈伸活动，而肘关节始终保持在充分旋后位。桡尺远侧关节囊等软组织愈合需要 4～6 周的时间。最后，如果桡尺远侧关节在旋前位和旋后位均不稳定，则应经皮穿克氏针固定关节。通常使用两枚钢针，间距 1～2cm，远侧钢

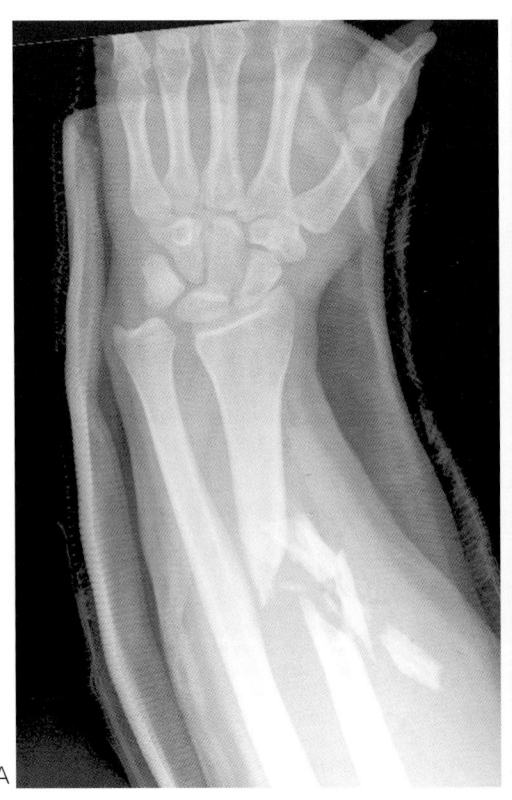
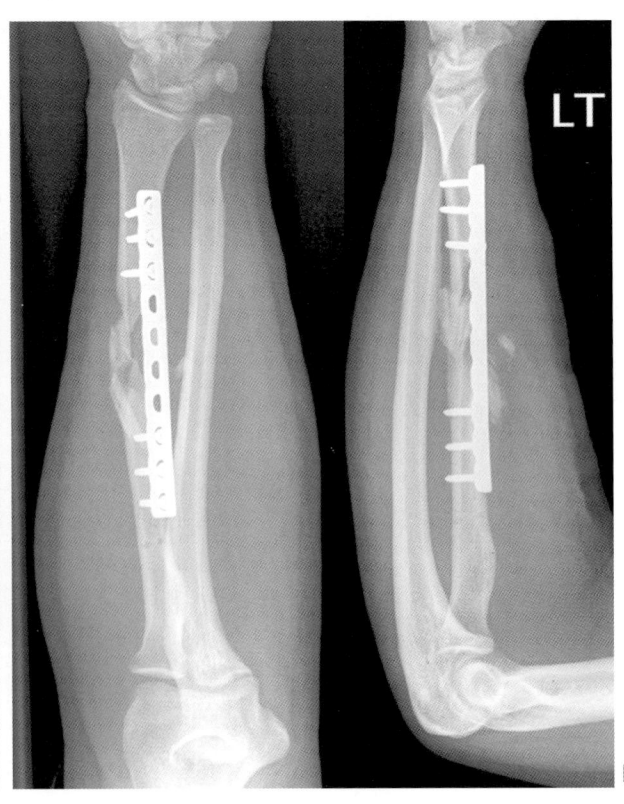

图 15 - 19　Galeazzi 骨折。A. 前臂正位 X 线片显示桡骨干粉碎性骨折伴桡尺远侧关节的明显增宽。B. 尺骨切开复位内固定术后的正侧位 X 线片，固定后桡尺远侧关节稳定

针应紧靠桡尺远侧关节近侧缘的近侧。由于桡尺远侧关节是软骨性关节,钢针不应通过关节本身。为避免钢针断裂,可用稍粗些的钢针,如 2.0mm 克氏针,钢针应于前臂旋后位由尺骨进针,横行通过桡骨的双层皮质。然后用铰链式支具将前臂制动于旋后位,如前所述允许肘关节屈伸活动。

最近,有人对修复桡尺远侧关节囊产生了兴趣。由背侧显露关节,通过尺骨茎突钻孔或锚钉重建关节囊组织的附着点[52]。同样,如果桡尺远侧关节不能复位,从背侧切开,去除嵌入的软组织,通常是尺侧腕伸肌或小指伸肌[55~60]。有作者建议,如果必须切开关节,应同时修复三角纤维软骨复合体,但目前没有研究对这一手术的疗效进行比较[52,59]。修复桡尺远侧关节或/和三角纤维软骨复合体后,关节应该按前面描述的方法进行穿针固定。桡尺远侧关节中立位穿针更为安全而不是旋后位,这样可以减少旋前活动的丧失(由于许多患者日常活动中需要使用键盘,因而前臂旋前变得越来越重要)。最后,伴有尺骨茎突基底部骨折的不稳定性桡尺远侧关节损伤也许需要固定尺骨骨折块。在稳定桡尺远侧关节中起到重要作用的三角纤维软骨复合体也正是附着于该骨块上。切开复位,通过 2.0mm 或 2.4mm 骨折块间螺钉或张力带固定茎突折块有助于桡尺远侧关节获得稳定[52]。

应用坚固的加压接骨板固定,并通过正确的方法确认桡尺远侧关节的稳定性,Galeazzi 骨折通常能取得很好的疗效[48,58]。然而,也有研究注意到并发症发生率非常高,包括术中桡神经损伤(最常见的是骨间背侧神经),在已报告的病例中有 7%~19% 发生损伤。

植骨

按照惯例,当桡骨或尺骨骨折粉碎超过骨直径的 50% 或开放骨折时,推荐植骨[4]。有报告显示,此类损伤常规自体骨移植的愈合率达 98%[4]。而 Wright[6] 和 Wei[62] 采用切开复位内固定处理前臂骨折,没有植骨,同样也达到 98% 的骨愈合率。目前,新鲜前臂骨折似乎没有必要常规植骨,但节段性骨缺损,或有发生延迟愈合的潜在因素(比如吸烟)者仍需考虑植骨。对少数延迟愈合或骨缺损的患者进行二期植骨,往往也可以取得成功[63,64]。

髓内钉

与其他长骨一样,髓内钉治疗前臂骨折在理论上很有优势,如可以减少手术的创伤,获得更好的功能和美学效果[65]。尽管有这些理论上的优势,但成人前臂骨折髓内钉固定实际上没有得到公认,疗效往往不如接骨板固定[65,66]。通常认为,成人前臂骨折髓内钉固定的成角及旋转稳定性不佳,无法满足进行安全早期活动的要求。然而,髓内钉固定在某些桡骨或尺骨骨折病例中也起到了一定的作用,如病理骨折或伴有严重软组织损伤的骨折[67]。尽管有前臂交锁髓内钉,但操作较为困难,也很难恢复桡骨解剖上的弓形。由于尺骨的髓腔较直,鹰嘴处的进钉点操作简便,因此尺骨骨折应用髓内装置相对更为容易[67]。相反,桡骨髓内钉固定需要在桡骨远端背侧面的偏心位建立进钉点。交锁髓内钉可提供更好的稳定性,但在桡骨近端置入锁钉时,可能会危及骨间后神经[68]。如果进行桡骨交锁髓内钉内固定,则应在前臂旋转中立位通过小的开放切口置入锁定钉[68]。

新技术

最近锁定接骨板开始应用于临床,目前已有学者报告了其在前臂中的应用研究[69~71]。锁定接骨板一个主要的优势是对骨不产生压迫,与传统接骨板相比,能更好地保存骨的血供[69-71]。为证实这一点,Hofer 等发现使用点状接触固定器(PC-Fix,Stratec. Winterthur, Switzerland)骨痂形成更好[71]。在动物模型中,与标准接骨板治疗的骨折相比,PC-Fix 修复的骨折具有更强的抗感染能力[72]。然而,在前臂常规使用锁定接骨板可能导致某些并发症,特别是与畸形愈合相关的并发症。锁定接骨板本身不能完成复位骨折,仅在原位固定骨折[73]。这将导致桡骨解剖上的弓形结构恢复不满意,或尺骨隐匿的成角畸形,从而引起桡骨头不稳定。前臂使用小接骨板的并发症非常少,这些内植物仍被认为是治疗的首选。一项临床前瞻性随机对照研究对 PC-Fix 和有限接触动力加压接骨板(LC-DCP,Synthes, Paoli, Pennsylvania)进行了比较,发现两者的手术时间、愈合时间、骨痂形成、疼痛或功能结果等临床效果相当[74]。

结 果

由于大多数病例组报告的患者数量不足,随

访时间短,没有使用有效的一般或特殊疗效评价工具,成人前臂骨折的临床疗效缺乏有价值的文献依据。Goldfarb 等最近描述了成人前臂骨折的功能评价[75]。在术后平均 34 个月时,联合应用客观的临床和影像学结果对 23 例患者 24 处骨折进行综合评价。临床疗效测量指标包括 DASH (the Disabilities of the Arm, Shoulder and Hand)上肢功能调查表、MFA (Musculoskeletal Functional Assessment)肌肉骨骼系统功能评价问卷,以及前臂和腕的活动度、握力及捏力的测定。尽管患者基于 DASH 和 MFA 评分的自我报告总体功能良好,但前臂运动的测量提示旋前、握力以及捏力均有明显丧失,且这些不足与较差的主观疗效具有相关性[75]。

并发症

前臂骨折后可能出现很多一般的或与治疗方法相关的特异的并发症。有篇经典的文献复习了一组接骨板固定治疗的患者,其中 28% 发生了并发症[76]。一般并发症包括软组织和神经血管损伤,如骨筋膜室综合征、周围神经损害以及肌肉肌腱损伤等。复位不良、功能障碍常见于成人前臂骨折的非手术治疗,因此前臂骨折几乎都应该进行手术治疗。手术或非手术治疗均可能发生交叉,特别是合并颅脑损伤的患者[76]。

另外,术后可能发生其他一些并发症,如感染、医源性神经损伤、畸形愈合、骨不连以及内固定物相关的并发症。接骨板固定后的骨不连通常是由于固定不充分。Stern 和 Drury 发现 4 枚螺钉固定骨不连发生率为 17%,而 5 枚或 5 枚以上螺钉固定者为 4%[76]。活动范围与桡骨解剖学上的弓形的恢复密切相关,因此,通过手术治疗重建正常的解剖弓形结构十分重要[3]。

交叉愈合是前臂骨干骨折后少见的并发症。Jupiter 和 Ring 报告了他们 18 例交叉愈合单纯切除的经验,并将交叉愈合分为三型:A 型表示发生在桡骨粗隆或以远愈合,B 型为累及桡骨头和桡尺近侧关节愈合,C 型表示累及肘关节至肱骨远端愈合[77]。平均随访 34 个月,仅 1 例患者交叉愈合复发,是该组中唯一一例初次损伤时合并闭合性颅脑损伤的患者。其他 17 例前臂旋转功能平均为 139°。交叉愈合早期切除疗效更佳[77]。

前臂骨折经常讨论的一个并发症是接骨板取出后发生再骨折,据报告发生率为 4%~20%[33,78]。再骨折的风险与骨痂的多少、内固定物去除后的时间长短以及内固定物的大小有关。在许多再骨折发生率高的报告中,都有使用 4.5mm 动力加压接骨板的患者,这种接骨板相对过大,由于应力遮挡和去血管化而导致明显的骨量丢失。3.5mm 接骨板去除后的再骨折率似乎较低。

前臂的掌侧筋膜室是骨筋膜室综合征次最常见的发生部位,仅次于小腿前筋膜室[79]。值得注意的是,急性骨筋膜室综合征可能发生于尺桡骨干骨折、桡骨远端骨折和单纯的尺骨近端骨折[80]。同其他部位一样,急性骨筋膜室综合征需要立即行掌侧筋膜切开,有时须包括背侧筋膜室。关于前臂骨筋膜室综合征治疗的详细描述,请读者参阅第 3 章。

经验

- 单纯尺骨骨折非手术治疗可接受的标准:移位小于 50%,成角小于 10°。
- 桡骨解剖上的弓形:桡骨曲度每减少 5° 相当于旋前/旋后丢失 15°。
- 一律使用 3.5mm DCP 或 LC-DCP(不用 4.5mm 接骨板)。
- 4.5mm 接骨板去除内固定后再骨折发生率 >20%。
- 接骨板去除后 6 个月内不进行对抗性运动。
- 植骨:仅用于无皮质接触时。
- 25% 的患者骨间后神经与桡骨颈直接接触。

> **DVD 内容提要**
>
> **视频 15-1（光盘 2）单纯桡骨骨折的切开复位内固定** 该视频演示了采用 Henry 前入路对移位性桡骨骨折进行加压接骨板固定，并在桡骨稳定后评价桡尺远侧关节的稳定性。
>
> **视频 15-2（光盘 2）前臂双骨折的切开复位内固定** 该视频演示了成人前臂尺桡骨双骨折的接骨板固定，详细说明了 Henry 入路以及尺桡骨固定适当的顺序。
>
> **视频 15-3（光盘 2）桡骨骨折，桡尺远侧关节穿针（Galeazzi 骨折，复杂肘关节损伤切开复位内固定的一部分）** 该视频演示了鹰嘴骨折以及大的冠突骨折的切开复位内固定。患者还有桡骨骨折，行切开复位内固定以及桡尺远侧关节穿针固定。

参考文献

1. Chung KC, Spilson SV. The frequency and epJdemiology of hand and forearm fractures in the United States: abstract. J Hand Surg [am] 2001;26:908-915
2. Schemitsch EH, Richards R. The effect of malunion on functional outcome after plate fixation of fractures of both bones of the forearm in adults. J Bone Joint Surg Am 1992;74:1 068-1 078
3. Schemitsch EH, Jones D, Henley MB, Tencer AF. A comparison of malreduction after plate and intramedullary nail fixation of forearm fractures. J Orthop Trauma 1995; 9:8-16
4. Chapman MW, Gordon JE, Zissimos AG. Compression-plate fixation of acute fractures of the diaphyses of the radius and ulna. J Bone Joint Surg Am 1989;71:159-169
5. Grace TG, Eversmann WW Jr. Forearm fractures treatment by rigid fixation with early motion. J Bone Joint Surg Am 1980;62:433-438
6. Ross ERS, Gourevitch D, Hastings GW, Wynn-Jones CE, Ali S. Retrospective analysis of plate fixation of diaphyseal fractures of the forearm bones. Injury 1989;20:211-214
7. Dymond IW. The treatment of isolated fractures of the distal ulna. J Bone Joint Surg Br 1984;66:408-410
8. Bado JL, Springfield T. The Monteggia lesion. Clin Orthop Relat Res 1967;50:71-86
9. Brakenbury PH, Corea JR, Blakemore ME. Non-union of the isolated fracture of the ulnar shaft in adults. Injury 1981;12:371-375
10. Zych GA, Latta LL, Zagorski JB. Treatment of isolated ulnar shaft fractures with prefabricated functional fracture braces. Clin Orthop Relat Res 1987;219:194-200
11. Tynan MC, Fornalski S, McMahon PJ, Utkan A, Green S, Lee TQ. The effects of ulnar axial malalignment on supination and pronation. J Bone Joint Surg Am 2000;82-A:1 726-1 731
12. Sarmiento A, Latta LL, Zych G, McKeever P, Zagorski JP. Isolated ulnar shaft fractures treated with functional braces. J Orthop Trauma 1998;12:420-423
13. Sarmiento A, Cooper JS, Sinclair WF. Forearm fractures early functional bracing: a preliminary report. J Bone Joint Surg Am 1975;57:297-304
14. Failla JM, Jacobson J, Van Holsbeeck M. Ultrasound diagnosis and surgical pathology of the torn interosseous membrane in forearm fractures/dislocations. J Hand Surg [Am] 1999;24:257-266
15. McHenry TP, Pierce WA, Lais RL, Schacherer TG. Effect of displacement of ulna-shaft fractures on forearm rotation: a cadaveric model. Am J Orthop 2002;31:420-424
16. De Boeck H, Haentjens P, Casteleyn PP Opdecam P. Treatment of isolated distal ulnar shaft fractures with below-elbow plaster cast: a prospective study. Arch Orthop Trauma Surg 1996;115:316-320
17. Pearce PK, Der Tavetain A, Handoll HH. Interventions for isolated diaphyseal fractures of the ulna in adults: abstract. Cochrane Database Syst Rev 2004(2):CD000523
18. Mackay D, Wood L, Rangan A. The treatment of isolated ulnar fractures in adults: a systemic review. Injury 2000; 31:565-570
19. Gebuhr P, Holmich P, Orsnes T. Isolated ulnar shaft fractures: comparison of treatment by functional brace and long arm cast. J Bone Joint Surg Br 1992;74:757-759
20. Oberlander MA, Seidman GD, Whitelaw GP. Treatment of isolated ulnar shaft fractures with functional bracing. Orthopedics 1993;16:29-32
21. Ostermann PA, Ekkernkamp A, Henry SL. Bracing of stable shaft fractures of the ulna. J Orthop Trauma 1994; 8:245-248
22. Atkin DM, Bohay DR, Slabaugh P, Smith BW. Treatment of ulnar shaft fractures: a prospective, randomized study. Orthopedics. 1995;18:543-547

23. Pollock FH, Pankovich AM, Prieto JJ, Lorenz M. The isolated fracture of the ulnar shaft: treatment without immobilization. J Bone Joint Surg Am 1983;65:339 - 342
24. Moed BR, Kellam JF, Foster JR, et al. Immediate internal fixation of open fractures of the diaphysis of the forearm. J Bone Joint Surg Am 1986;68:1 008 - 1 017
25. Burwell HN, Charnley AD. Treatment of forearm fractures in adults with particular reference to plate fixation. J Bone Joint Surg Br 1964;46:404 - 425
26. Perren SM. Evolution of the internal fixation of long bone fractures: review article. J Bone Joint Surg Br 2002; 84:1 093 - 1 110
27. Henry AK. Extensile Exposure. 2nd ed. Edinburgh: Churchill Livingstone; 1973:100 - 107
28. Thompson JE. Anatomical methods of approach in operations on the long bones of the extremities. Am Surg 1918; 68:309 - 329
29. Muller ME, Allgower M, Schneider R, Willenegger H. Manual of Internal Fixation. Corrected 3rd printing. New York: SpringerVerlag; 1995
30. Hirachi K, Kato H, Minami A, Kasashima T, Kaneda K. Clinical features and management of traumatic posterior interosseous nerve palsy. J Hand Surg [Br] 1998;23: 413 - 417
31. Diliberti T, Botte MJ, Abrams PA. Anatomical considerations regarding the posterior interosseous nerve during posterolateral approaches to the proximal part of the radius. J Bone Joint Surg Am 2000;82:809 - 813
32. Omeroglu H, Ucaner A, Tabak AY, Guney O, Bicimoglu A, Gunel U. The effect of using a tourniquet on the intensity of postoperative pain in forearm fractures: a randomized study in 32 surgically treated patients. Int Orthop 1998;22:369 - 373
33. Deluca PA, Lindsey RW, Ruwe PA. Refracture of bones of the forearm after the removal of compression plates. J Bone Joint Surg Am 1988;70:1 372 - 1 376
34. Ebraheim NA, Elgafy H, Georgiadis GM. Comminuted Monteggia fracture-dislocation: a technique for restoration of ulnar length: case reports. Am J Orthop 2000;29:960 - 963
35. Keogh P, Khan H, Cooke E, Mc Coy G. Loss of flexor pollicis longus function after plating of the radius: report of six cases. J Hand Surg [Br] 1997;22:375 - 376
36. Tarr RR, Garfinkel AI, Sarmiento A. The effects of angular and rotational deformities of both bones of the forearm: an in-vitro study. J Bone Joint Surg Am 1984;66:65 - 70
37. Yasutomi T, Nakatsuchi Y, Koike H, Uchiyama S. Mechanism of limitation of pronation/supination of the forearm in geometric models of deformities of the forearm bone. Clin Biomech (Bristol, Avon) 2002; 17:456 - 463
38. Llusa Perez M, Lamas C, Martinez I, Pidemunt G, Mir X. Monteggia fractures in adults: review of 54 cases. Chir Main 2002;21:293 - 297
39. Reynders P, De Groote W, Rondia J, Govaerts K, Stoffelen D, Broos PL. Monteggia lesions in adults: a multicenter BOTA study. Acta Orthop Belg 1996;62(Suppl 1):78 - 83
40. Arenas AJ, Artazcoz FJ, Tejero A, Arias C. Anterior interosseous nerve injury associated with a Monteggia fracture-dislocation: case report. Acta Orthop Belg 2001;67: 77 - 80
41. Biyani A, Olscamp AJ, Ebraheim NA. Complications in the management of complex Monteggia-equivalent fractures in adults: abstract. Am J Orthop 2000;29:115 - 118
42. Givon U, Pritsch M, Levy O, Yosepovitch A, Amit Y, Horoszowski H. Monteggia and equivalent lesions: a study of 41 cases. Clin Orthop Relat Res 1997;337:208 - 215
43. Preston C, Chen AL, Wolinskxy P, Tejwani NC. Posterior dislocation of the elbow with concomitant fracture of the proximal ulnar diaphysis and radial head: a complex variant of the posterior Monteggia lesion. J Orthop Trauma 2003;17:530 - 533
44. Ring D, Jupiter JB, Gulotta L. Atrophic nonunions of the proximal ulna: abstract. Clin Orthop Relat Res 2003; 409:268 - 274
45. Jupiter JB, Leibovic SJ, Ribbans W, Wilk RM. The posterior Monteggia lesion. J Orthop Trauma 1991;5:395 - 402
46. Ring D, Jupiter JB, Simpson S. Monteggia fractures in adults. J Bone Joint Surg Am 1998;80:1 733 - 1 744
47. Simpson NS, Goodman LA, Jupiter JB. Contoured LCDC plating of the proximal ulna. Injury 1996;27:411 - 417
48. Moore TM, Klein JP, Patzakis MJ, Harvey JP Jr. Results of compression-plating of closed Galeazzi fractures. J Bone Joint Surg Am 1985;67:1 015 - 1 021
49. Moore TM, Lester DK, Sarmiento A. The stabilizing effect of softtissue constraints in artificial Galeazzi fractures. Clin Orthop Relat Res 1985; 194:189 - 194
50. Galeazzi R. Ueber ein besonderes Syndrom bei Verletzungen im Bereich der Unterarmknocken. Arch Orthop Unfallchir 1934;35: 557 - 562
51. Bruckner JD, Lichtman DM, Alexander AH. Complex dislocations of the distal radioulnar joint: recognition and management. Clin Orthop Relat Res 1992;275:90 - 103
52. Morgan WJ, Breen TF. Complex fractures of the forearm. Hand Clin 1994; 10:375 - 390
53. Kraus B, Horne G. Galeazzi fractures. J Trauma 1985:

25:1 093 - 1 095
54. Mikic ZD, Galeazzi fracture-dislocations. J Bone Joint Surg [Am] 1975; 57A: 1 071 - 1 080
55. Alexander AH, Lichtman DM. Irreducible distal radioulnar joint occurring in a Galeazzi fracture: case report. J Hand Surg [Am] 1981;6:258 - 261
56. Cetti NE. An unusual cause of blocked reduction of Galeazzi injury. Injury 1977;9:59 - 61
57. Rettig ME, Raskin KB. Galeazzi fracture-dislocation: a new treatment-oriented classification. J Hand Surg [Am] 2001;26: 228 - 235
58. Beneyto MF, Renu AJM, Claramunt FA, Soler RR. Treatment of Galeazzi fracture-dislocations. J Trauma 1994;36:352 - 355
59. Strehle J, Gerber C. Distal radioulnar joint function after Galeazzi fracture-dislocations treated by open reduction and internal plate fixation. Clin Orthop Relat Res 1993; 293:240 - 245
60. Mohan K, Gupta AK, Sharma J, Singh AK, Jain AK. Internal fixation in 50 cases of Galeazzi fracture. Acta Orthop Scand 1988;59: 318 - 320
61. Wright R, Schmeling GJ, Schwab JP. The necessity of acute bone grafting in diaphyseal forearm fractures: a retrospective review, J Orthop Trauma 1997; 11:288 - 294
62. Wei SY, Born CT, Abene A, Ong A, Hayda R, DeLong WG Jr. Diaphyseal forearm fractures treated with and without bone graft, J Trauma 1999;46:1 045 - 1 048
63. Barbieri CH, Mazzer MR. Use of a delayed cortical bone graft to treat diaphyseal defects in the forearm, Int Orthop 1999;23:295 - 301
64. Davey PA, Simonis RB. Modification of the Nicoll bone-grafting technique for nonunion of the radius and/or ulna: abstract. J Bone Joint Surg Br 2002;84:30 - 33
65. Street DM. Intramedullary forearm nailing. Clin Orthop Relat Res 1986;212:219 - 230
66. Salai M, Segal E, Amit Y, Chechick A. Closed intramedullary nailing of forearm fractures in young patients. Harefuah 1998;134:106 - 108,158 - 159
67. Boriani S, Lefevre C, Malingue E, Bettelli G. The Lefevre ulnar naili Chir Organi Mov 1991;76:151 - 155
68. Tabor OB, Bosse MJ, Sims SH, Kellam JF. Iatrogenic posterior interosseous nerve injury: is transosseous static locked nailing of the radius feasible? J Orthop Trauma 1995;9:427 - 429
69. Fernandez Dell'Oca AA, Tepic S, Frigg R, Meisser A, Haas N, Perren SM. Treating forearm fractures using an internal fixator: a prospective study. Clin Orthop Relat Res 2001;389:196 - 205
70. Haas N, Hauke C, Schutz M, Kaab M, Perren SM. Treatment of diaphyseal fractures of the forearm using the Point Contact Fixator (PC-FIX): results of 387 fractures of a prospective multicentric study (PC-Fix II). Injury 2001;32(Suppl 2):BS1 - B62
71. Hofer HP, Wildburger R, Szyszkowitz R. Observations concerning different patterns of bone healing using the Point Contact Fixator (PC-Fix) as a new technique for fracture fixation. Injury 2001;32(Suppl 2):B15 - B25
72. Eijer H, Hauke C, Arens S, Printzen G, Schlegel U, Perren SM. PC-Fix and local infection resistance: influence of implant design on postoperative infection development, clinical and experimental results. Injury 2001;32 (Suppl 2):B38 - B43
73. Hertel R, Eijer H, Meisser C, Hauke C, Perren SM. Biomechanical and biological considerations relating to the clinical use of the Point Contact-Fixator: evaluation of the device handling test in the treatment of diaphyseal fractures of the radius and/or ulna. Injury 2001;32 (Suppl 2):B10 - B14
74. Leung F, Chow SP. A prospective, randomized trial comparing the limited contact dynamic compression plate with the point contact fixator for forearm fractures: abstract. J Bone Joint Surg Am 2003;85:2 343 - 2 348
75. Goldfarb CA, Ricci WM, Tull F, Ray D, Borrelli J Jr. Functional outcome after fracture of both bones of the forearm. J Bone Joint Surg Br 2005;87:374 - 379
76. Stern PJ, Drury WJ. Complications of plate fixation of forearm fractures. Clin Orthop Relat Res 1983;175:25 - 29
77. Jupiter JB, Ring D. Operative treatment of post-traumatic proximal radioulnar synostosis. J Bone Joint Surg Am 1998;80:248 - 257
78. Hidaka S, Gustilo RB. Refracture of bones of the forearm after plate removal. J Bone Joint Surg Am 1984;66:1 241 - 1 243
79. McQueen MM, Gaston P, Court-Brown CM. Acute compart-ment syndrome: who is at risk? J Bone Joint Surg Br 2000;82:200 - 203
80. Ghobrial TF, Eglseder WA Jr, Bleckner SA. Proximal ulna shaft fractures and associated compartment syndromes. Am J Orthop2001;30:703 - 707

第十六章　桡骨远端骨折

Paul M. Simic，*Jeffrey D. Placzek*

大多数桡骨远端骨折并不复杂，闭合复位石膏外固定往往都可获得较好的疗效。然而，如果骨折不稳定或涉及关节面，则可能会影响腕关节和远尺桡关节的完整性以及关节的活动度。其治疗的目的主要是恢复桡骨远端的功能解剖，且不妨碍手的功能活动。而骨折类型、移位程度、骨折稳定性、患者的年龄以及对活动度的要求，则决定着选择何种治疗方案最为合适。

在美国，近 20% 的骨折都在急诊室接受治疗，其中也包括桡骨远端骨折，该骨折的患者主要集中在两个年龄阶段，青少年或年轻患者以及老年人最易累及[1]。桡骨远端干骺端骨折约有 50% 的病例涉及桡腕关节和/或远尺桡关节[2]。

20 余年来，人们先后研制了多种内固定和外固定器械及技术，用于治疗有移位的桡骨远端骨折。主要包括经皮骨圆针固定、可撑开且允许腕关节屈伸的外固定装置、低切迹锁定接骨板内固定以及关节镜辅助复位等，均明显改善了这一骨折的治疗结果。不仅如此，随着植骨以及骨移植替代材料的应用不断增加，骨折的稳定性以及临床疗效也有了较明显的改善。

解　剖

桡骨远端是腕关节的根基，维持关节的活动度以及传递负荷都须保持骨骼、关节以及韧带结构的完整性。桡骨远端干骺端膨大处，皮质骨变薄，松质骨增多，形成一个易于发生骨折的区域[3]。桡骨远端背侧的皮质增厚形成 Lister 结节，对腕部的伸肌腱起到支撑作用，该骨性突起也是腕部伸肌腱发挥功能的支点[4]。起自背部的支持韧带主要包括桡舟韧带和桡三角韧带。桡骨的掌侧面相对平坦，起自该骨面有一些重要的腕部桡侧支持韧带，如桡侧副韧带、桡头状韧带和桡三角韧带等[5, 6]。

桡骨远端有三个凹陷的关节面——舟状窝、月状窝和乙状切迹。在桡骨远端关节面的中央有一前后方向的嵴将其分为桡舟关节面和桡月关节面，两个关节面在前后方和桡尺方向都有凹陷。干骺端皮质增厚的区域为防止骨折提供了可靠的保障，而一些累及桡骨远端关节面的骨折，则可以预见骨折线常位于桡舟关节面和桡月关节面之间[4, 6, 7]。

桡骨远端有外观呈半圆筒形的乙状切迹与尺骨头相关节。当桡骨围绕尺骨旋转时，如旋至尺骨掌侧则前臂旋前，旋至尺骨背侧则前臂旋后。三角纤维软骨复合体（Triangular Fibrocartilage Complex，TFCC）起自桡骨尺侧面，并附着在尺骨茎突基底部。三角纤维软骨掌侧缘和背侧缘均增厚形成桡尺掌侧和背侧韧带[8, 9]。桡骨畸形，尤其是桡骨短缩，则可明显改变远端尺桡关节和 TFCC 的运动轨迹[5, 10, 11]。

腕关节外部和腕骨间韧带维持着其动态和静态的稳定性。舟月和月三角骨间韧带将舟骨、月骨、三角骨组合成一整体，与桡骨远端以及 TFCC 组成的关节面相关节。腕部的伸肌腱和屈肌腱经由桡骨远端止于腕骨或掌骨基底部，仅肱桡肌腱止于桡骨远端，而这往往会产生异常的应力导致骨折块移位[2, 6]。

腕关节功能取决于桡腕以及远端尺桡关节的

序列及其完整性,这些正常关系的丢失常会严重影响腕关节和手的功能。

骨折分型

一个骨折分型系统应该反映骨折的严重程度,并为治疗方案的选择提供参考。虽然 Mayo 分型可重复性较好,Frykman 和 Melone 分型的可信度却并不高[12]。AO 分型系统最为详细,包容性最好,我们发现其对于创伤登记中不同解剖来源的大量骨折的分类是很有用处的。AO 分型系统从 27 个详细的骨折类型简化到 3 个主要的骨折类型(关节外骨折、关节内伴有部分干骺端骨折以及关节内伴有干骺端完全骨折)后,观察者间有良好的一致性($P < 0.05$)[6, 12, 13]。AO 分型 A 型骨折(关节外骨折)通常为经过干骺端的屈曲损伤,不累及桡腕关节和远端尺桡关节。B 型骨折(部分关节内)为剪切或轴向压缩损伤,常导致掌背侧缘、桡骨茎突、内侧角骨折或中央关节面对冲压缩骨折(die - punch fracture),一部分关节面仍与干骺端连续,而这大大增加了骨折的稳定性。C 型骨折(复杂的关节内骨折)通常为高能量损伤,一般包括剪切与轴向压缩的综合作用,关节面与干骺端的连续性完全中断。桡骨远端干骺端粉碎性骨折可以存在于以上多种损伤中,一般将其定义为在任一方向的 X 线片上骨折粉碎超过干骺端直径的 50%,至少累及两层干骺端骨皮质,或桡骨的短缩超过 2mm[2,6]。

影像学评价

术前准备对于手术成功至关重要,其中当然包括高质量的影像学资料[14]。桡骨远端骨折最初的正侧位及斜位 X 线片非常重要,因为这可以很好地反映骨折初始移位的程度和方向。斜位 X 线片对于观察月状关节面的骨折移位情况是很有帮助的。复位后拍摄 X 线片有利于评估残存的畸形以及粉碎的程度。牵引下拍摄的标准正位 X 线片有利于明确关节外骨折或关节内骨折,也可显示是否存在相关的囊内或腕骨间韧带的损伤。如果桡腕和两排腕骨间平滑的弧线被破坏,则可能提示骨间和/或囊内的韧带存在损伤[13]。影像学上一些重要的关系(给出的均为均值)包括尺偏角(23°)、径向高度(12mm)、掌倾角(11°)、远尺桡关节的对位和径向宽度(与对侧相比正常的差异不超过 1mm)[16]。而对于骨折粉碎、移位或复杂的关节内骨折,单纯普通的 X 线检查可能还无法满足要求,CT 对于更加精确、深入地评价复杂的损伤更有优势。当传统的 X 线片不能充分显示某些细节时,有必要进行 CT 检查,特别是需要对桡腕关节面的塌陷以及断端移位情况进行详细评估,以判断其将来是否会出现桡腕关节骨性关节炎[17, 18]。CT 对于移位类型、骨折块数量以及累及桡腕和桡尺关节的程度等均可提供更为准确的诊断[19]。对于普通 X 线片无法显示的掌侧或背侧移位,CT 可能更有优势,从而有助于确定手术入路。

治疗方式的选择

骨折类型、骨折块的移位程度以及骨折的稳定性决定了是否需要进行手术治疗或石膏固定。临床和生物力学研究都显示,即使移位 1~2mm 的关节内骨折,也可引起关节退变,导致疼痛和腕关节僵硬[5, 6, 20-22]。

桡骨远端短缩 2.5mm 或桡骨远端关节面残留任何程度的背倾,都可使传递到尺骨干的轴向负荷明显增加[23]。生物力学研究显示桡骨远端背倾可使远端关节面与舟骨和月骨的接触面积明显减少,且接触点背移[23,24]。此外,背倾增加使远端尺桡关节无法吻合,并使骨间膜紧张,从而限制前臂旋转[10,25]。这些研究从理论上认识到,关节外骨折畸形愈合导致的生物力学上的紊乱,可引起创伤性关节炎,腕骨间不稳定和疼痛[25-28]。不仅如此,关节外骨折愈合不良的患者可发展成桡腕和桡尺关节创伤性关节炎,并使腕关节活动度减少,握力下降,腕关节不稳、半脱位等[2, 29, 30]。

在此前的一项经典研究中,Knirk 和 Jupiter 报道,桡骨远端关节面 2mm 以上的移位可导致创伤性骨关节炎[22]。其他学者也发现,即使是 1mm 的移位也可导致疼痛和腕关节僵硬[21,31]。学者们一致认为关节内复位不良可加速腕关节退行性改变[20, 22, 26]。尤其值得一提的是,已经证实月状窝的解剖复位具有重要的意义[32, 33]。

大量的临床和实验研究都证实了上述观点,桡骨远端骨折的解剖复位是非常重要的。骨折伴有径向高度丢失 2mm 以上,尺偏角改变 5°以上,掌倾丢失超过 10°,远端尺桡关节的对位丢失和/或超过 1~2mm 的关节面塌陷必须纠正。如果闭合的方法不能获得满意的复位或复位不能维持,则可考虑手术干预。

临床和实验研究都表明,延长固定时间对于关节软骨和周围软组织的重建都是不利的[34],通过稳定的固定允许其早期活动和康复应该作为治疗的目标。通过提高认识,应用当前的技术和方法,在获得解剖对位、牢固可靠的固定、尽可能减少软组织分离以及允许尽早康复等因素之间达成平衡也是可以实现的。

非手术治疗

闭合复位石膏外固定对于无移位的稳定骨折仍是可取的治疗方法。这类骨折往往桡骨干骺端粉碎较轻,高度丢失较少或无丢失,没有明显的移位或成角。应用衬垫合适的夹板将腕关节固定在中立位,不限制掌指关节的活动,外面覆以宽松的套子保护起来,这样对于真正稳定且无移位的骨折可提供可靠的固定,且不会导致肿胀和关节僵硬。

已经复位的骨折在进行外固定时为了防止移位,以往常将腕关节尽量屈曲,前臂极度旋前,手掌尺偏(Cotton-Loder 位)。然而,腕关节过度屈曲可能会累及腕管,干扰正常的屈肌腱功能。目前已经不再提倡将骨折固定在这一位置,主要是因为其可能导致正中神经挤压综合征以及手指/腕关节僵硬[35,36]。

无移位的骨折维持固定直到骨折愈合,一般需要 6~8 周。然后拆除石膏,改用允许腕关节活动的夹板,开始进行功能锻炼。在整个治疗过程中,掌指关节的活动以及手指的功能锻炼应该加强。

手术治疗

手术入路

基本概念

通常,骨折形态决定手术入路。以往背侧成角的骨折都选用背侧入路,以使接骨板能够支撑骨折粉碎的部位,防止骨折再次向背侧移位。而目前很多背侧移位的关节外骨折都采用掌侧入路进行固定,掌侧有多种锁定接骨板可供选用,即使一些极远端的骨折通常也可通过这些方法进行固定[37,38]。虽然关节外掌侧移位的骨折一般均可通过掌侧入路选用简单的支撑接骨板进行固定,而在这一位置应用锁定接骨板则可提供更好的稳定性,从而允许更加积极的康复计划。

外科医生对关节内骨折的治疗可有多种选择。解决这一问题最直接的方案是应用背侧开放入路暴露桡骨远端,切开关节囊,以便在直视下复位关节内骨折块。在这样一个开放的视野下,可以直接将接骨板固定在桡骨远端,并可在关节面下进行支撑性植骨。对于其他情况,外科医生也可在关节镜辅助下进行复位然后经皮穿针固定。这样则可能需要在背侧另外做一个小切口,进行植骨以支撑关节面。关节内骨折有大的骨折块时也可通过腕掌侧入路进行处理,在这种情况下,通常采用桡侧腕屈肌延长入路[39]。松解第一个伸肌间室和肱桡肌的止点,将桡骨近端骨折块旋前,使其置于创口外,充分暴露远折端,如果必要的话还可进行背侧植骨。这一方法还可在术中 X 线透视辅助下评价关节面复位的情况。无论选择什么样的手术顺序,最后都必须通过 X 线透视确认骨折的复位情况,当然,如果可能的话直接目视检查更加妥当。

掌侧入路

桡侧腕屈肌延长入路

桡骨远端掌侧以经桡侧腕屈肌腱鞘的入路最为常用(图 16-1)(视频 16-1,光盘 2)。沿桡侧腕屈肌腱鞘的体表投影做纵向切口长约 8cm,切口可向远端"Z"形延伸跨越掌侧腕横纹,以便于处理桡骨茎突骨折块。分离皮下组织,暴露桡侧腕屈肌腱鞘并切开,将桡侧腕屈肌腱牵向尺侧,锐性切开桡侧腕屈肌腱的深面,将拇长屈肌肌腹和肌腱向尺侧分离,显露旋前方肌。自旋前方肌在桡骨上的附着处锐性切开,如果必要的话可置入一小的套筒以便稍后修补肌肉。用 Freer 或小的骨膜剥离器在桡骨掌侧剥离、掀开旋前方肌,暴露整个桡骨远端掌侧面。小心操作,避免损伤掌侧腕横韧带。通过延长手术切口,可直视并移动骨折块[39]。切口延长后,锐性分离附着在桡骨茎突上的肱桡肌、背侧第一个肌腱间隔、桡侧腕屈肌腱鞘的远端部分,这样可允许骨折近段旋前,使其置于创口外,以便于暴露、复位和植骨(图 16-2)。

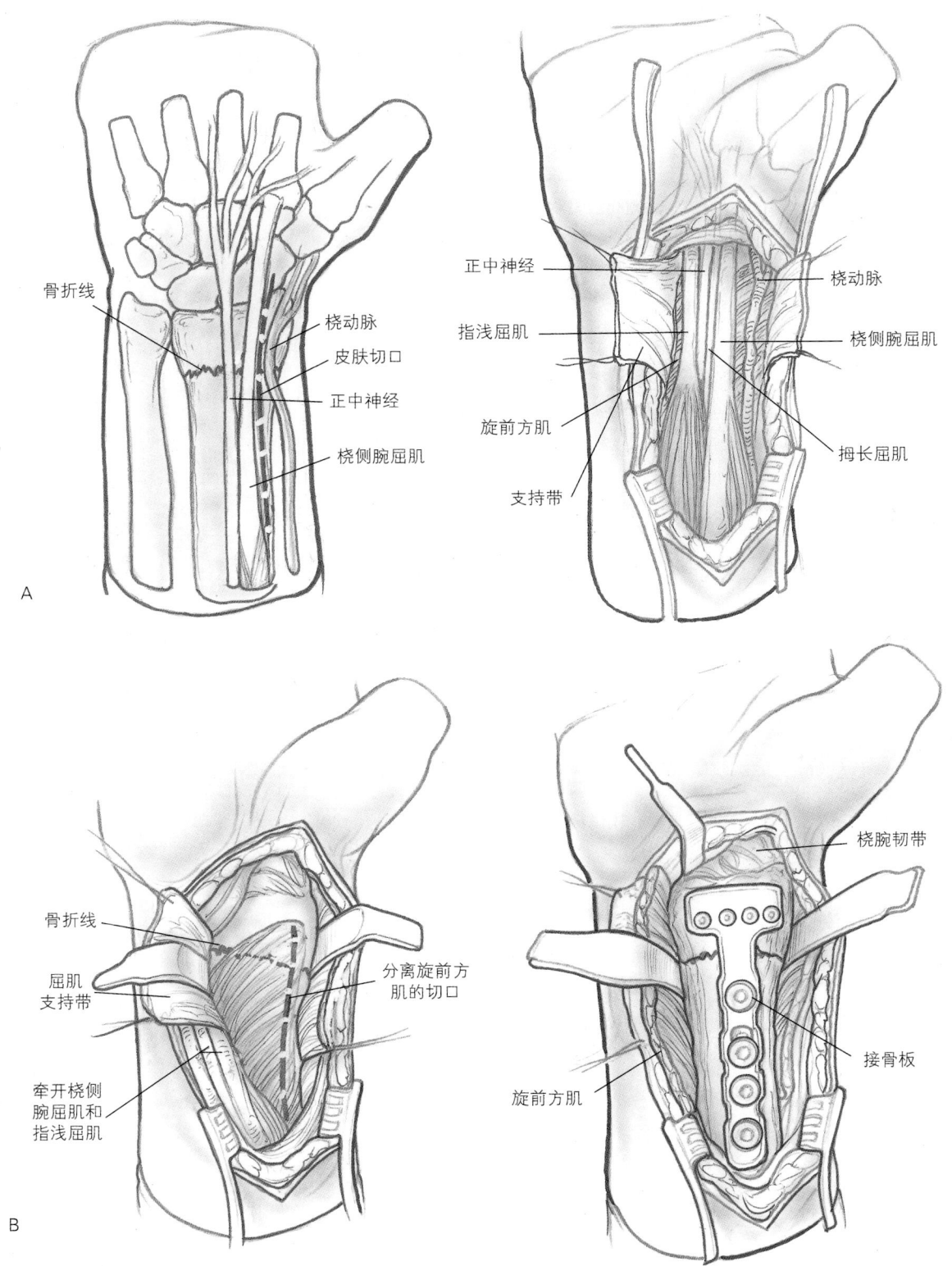

图 16-1 桡侧腕屈肌延长入路。桡骨远端掌侧最为常用的入路经桡侧腕屈肌腱鞘(A),桡侧腕屈肌和指浅屈肌向尺侧牵开后,沿虚线所示切口切开旋前方肌(B)

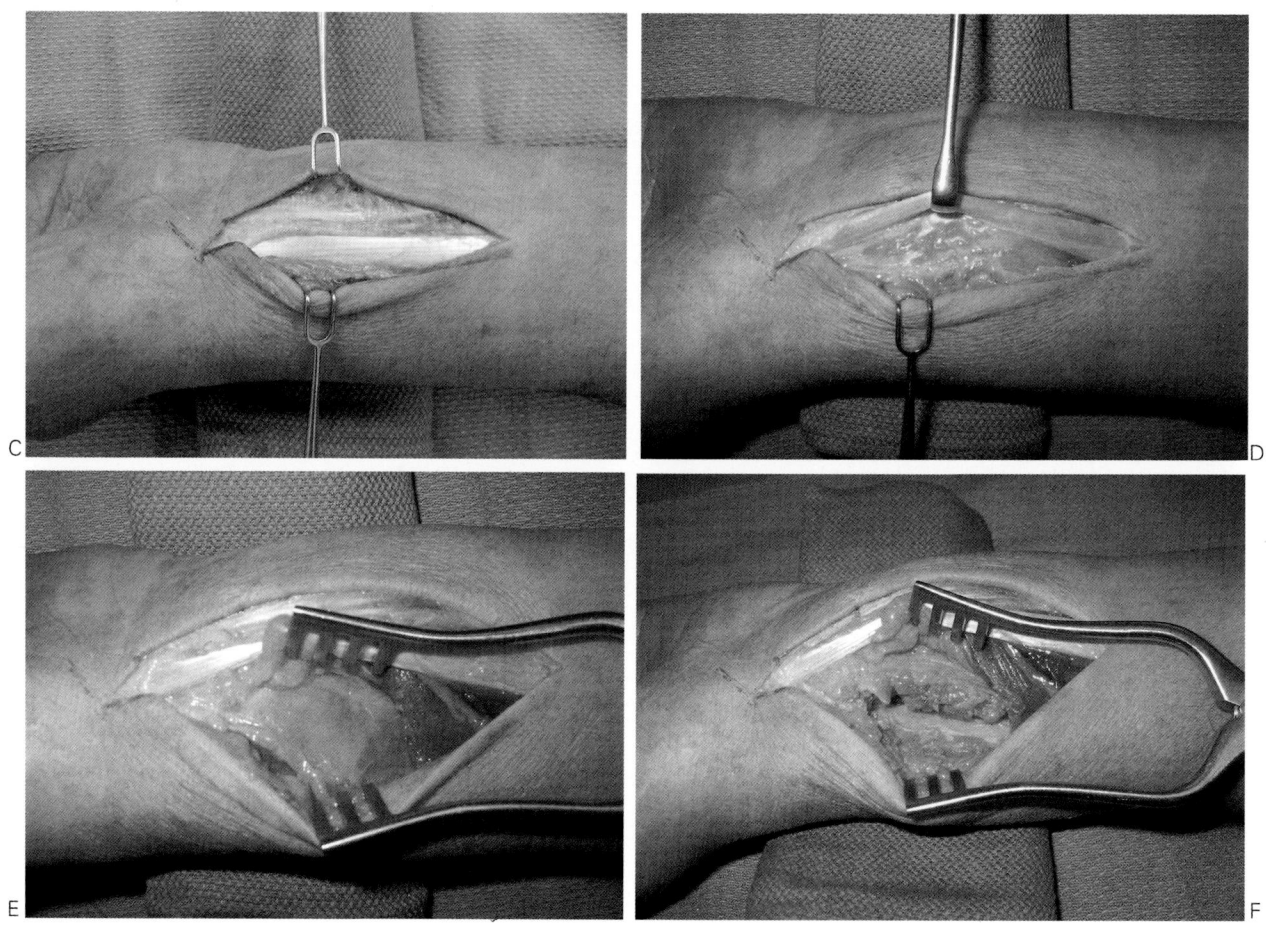

图 16-1(续) 牵开旋前方肌暴露桡骨远端掌侧面。(C)为暴露并切开桡侧腕屈肌腱鞘后,向桡动脉浅支水平以远分离。(D)将桡侧腕屈肌牵向尺侧,保护正中神经。切开腱鞘基地部,并向远端延伸,达舟骨结节水平。(E)分离拇长屈肌与桡侧隔膜之间的间隙,暴露旋前方肌。(F)自旋前方肌桡侧止点剥离该肌,暴露桡骨掌侧面

在最近的尸体研究(Placzek 等[39])中,通过注射黑墨水,我们发现经桡侧腕屈肌延长切口暴露后,桡骨干远端以及干骺端的血供仍然十分丰富。骨间前动脉的分支自桡骨尺侧面穿入,在该入路中仍得以保留。

掌中(可延长)入路

对于骨折累及月状关节面、掌侧腕横韧带、远端尺桡关节,或需要同时松解腕横韧带者,可选用腕管切口的延长入路。切口起自 Kaplan 主线,横过第 4 掌骨轴线,沿鱼际纹屈曲,至腕横纹处稍折向尺侧,然后再向近端延伸直至所需要的长度。按正规操作打开腕管后,松解前臂深筋膜远端,将屈肌腱和正中神经牵向桡侧,显露腕管底部。按照前述的方法掀起旋前方肌,显露桡骨远端。分离过程中,将尺侧血管神经束牵向尺侧,而包含于腕管内的正中神经、指浅屈肌、指深屈肌和拇长屈肌均牵向桡侧。

背侧入路

经背侧第3间室底部的入路

桡骨远端背侧通常采用经第3肌腱室底部的入路(图 16-3)。这一入路可完全暴露桡骨背侧从桡骨茎突至远端尺桡关节的区域,在切口的远端还可进行关节囊切开术,直接探查关节面,并检查月舟韧带的完整性。自腕背 Lister 结节尺侧做 8~10cm 长纵切口,分离皮下组织,注意保护小的皮神经分支。经第3背伸肌间室,分离拇长伸肌牵向桡侧,对第4间室行骨膜下分离,掀起并牵向尺侧,注意不要破入间室。同样,也对第1和第2间室作为一个整体行骨膜下分离,牵向桡侧。经背侧关节囊和桡腕背侧韧带做纵切口,可暴露近侧列腕骨以及桡骨远端关节面。

经腕背第1和第2间室之间的入路

当大块的桡骨茎突骨折块需要进行固定时,则可选用经背侧第1和第2间室之间的入路。在

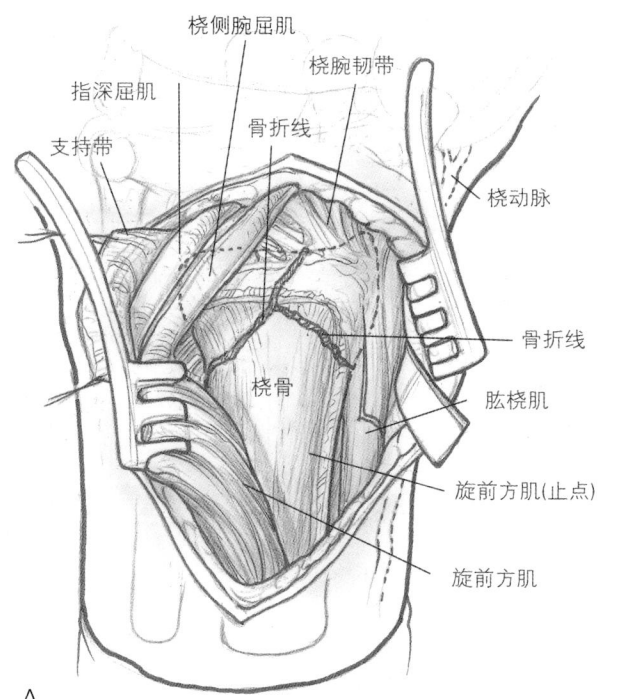
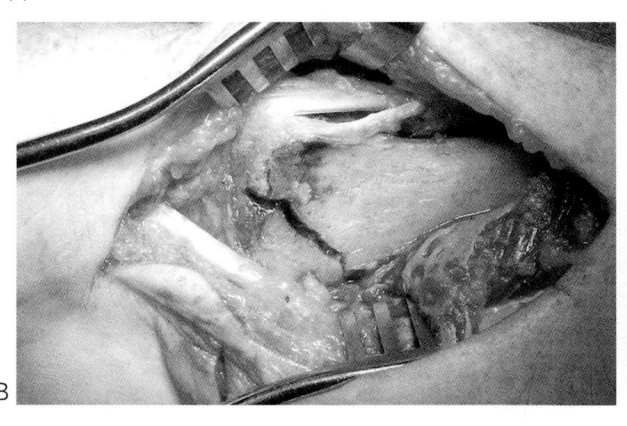
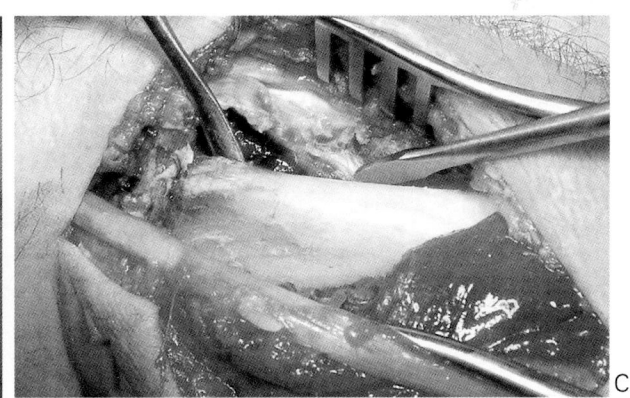

图16-2 经延长的掌侧入路,可在直视下更好地移动骨碎块。A. 为桡骨远端掌侧入路的示意图。B. 锐性分离附着在桡骨茎突上的肱桡肌、背侧第一个肌腱间隔、桡侧腕屈肌腱鞘的远端部分。C. 这样可允许骨折近段旋前,使其置于创口外,以便于暴露、复位和植骨

Lister 结节桡侧做纵切口,分离皮下组织,小心操作保护桡神经的浅表分支和前臂外侧皮神经。在第 1 和第 2 间室之间切开,骨膜下分离,分别向尺侧和桡侧牵开。在切口的远端,桡动脉在背侧第 1 个间室下方走行,应注意避免损伤。该入路也可行关节囊背侧切开,观察关节面复位的情况。

经背侧第 5 间室底部的入路

对于单纯月状窝塌陷的骨折,通过背侧第 5 间室的入路暴露桡骨远端关节面可能最为合适。以远端尺桡关节为中心做纵切口,分离皮下组织,小心操作,注意保护桡神经的浅表分支和尺神经的背侧皮支。打开背侧第 5 间室,分离伸指肌腱牵向尺侧,骨膜下分离第 4 间室暴露骨折块。

具体手术操作

切开复位内固定

越来越多的桡骨远端骨折选用切开复位内固定进行治疗,有限切开复位以及更为规范的延长切口切开复位为其提供了多种选择。一些新的内固定设计如低切迹接骨板系统和其他内固定装置使骨折固定更为确切,且相关的软组织并发症也较少。

桡骨远端关节内骨折切开复位内固定

对于桡骨远端关节内骨折,尤其是骨折粉碎需要直视下进行重建的病例,我们更倾向于应用经背侧第 3 间室底部的入路,选择单纯低切迹的 T

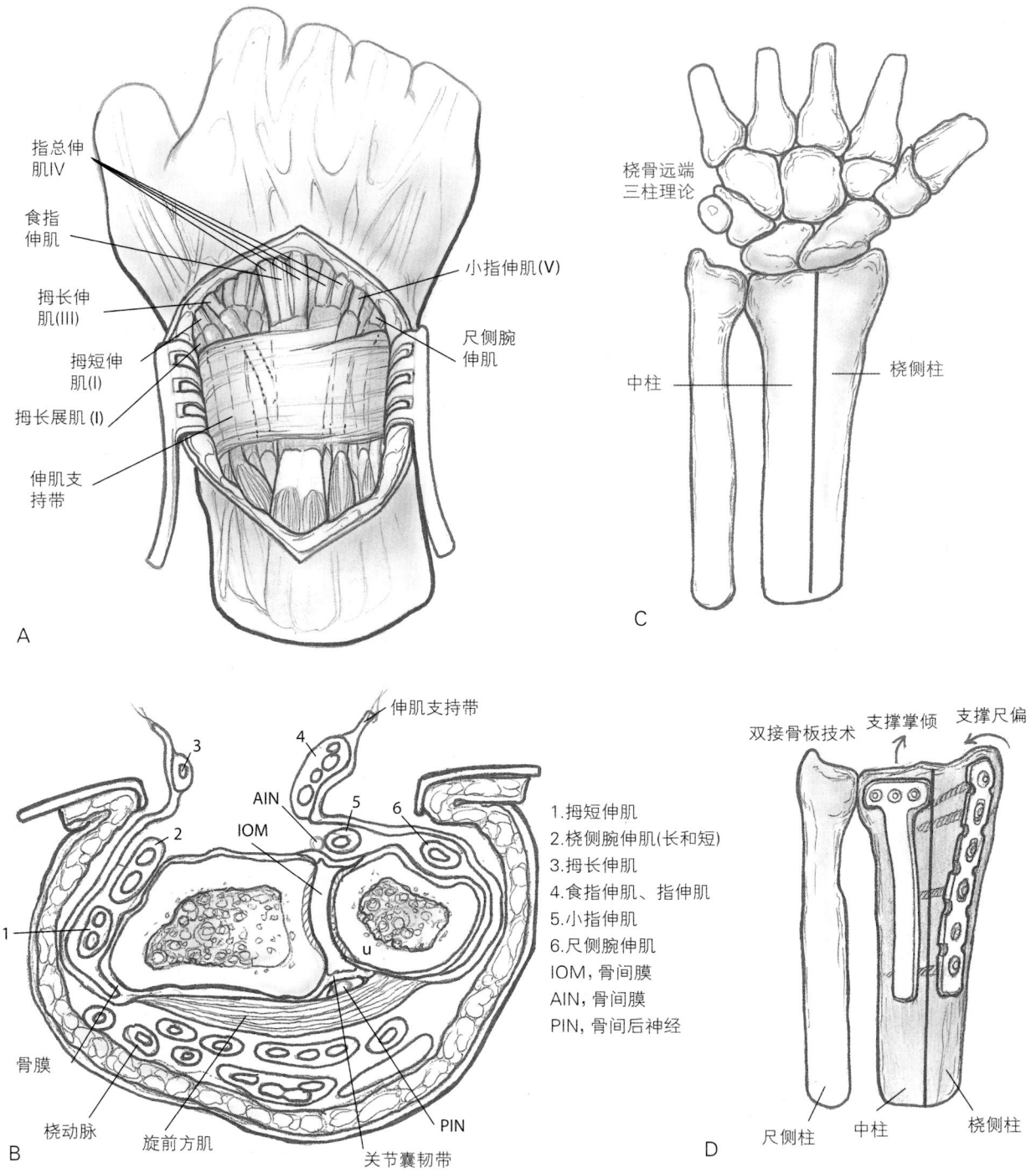

图16-3 背侧入路:桡骨远端背侧通常采用经第3肌腱室底部的入路。这一入路可完全暴露桡骨背侧从桡骨茎突至远端尺桡关节的区域,允许对受累的各柱进行骨折复位和固定。A. 为暴露浅层的示意图,显示伸肌支持带及走行于其下方的肌腱。B. 显示经背侧入路剥离各肌间室后横断面上的解剖结构。C. 为桡骨远端的两柱。D. 为小的针对不同骨折块的接骨板分别固定桡骨远端的桡侧柱和中柱

型接骨板或Rikli等[40-42]所提倡的双接骨板技术进行固定。如骨折没有明显粉碎或骨折块能用一块接骨板妥善固定的病例,我们更倾向于应用背侧Locon-T型接骨板(Wright Medical Technology, Inc., Arlington, Tennessee),该接骨板已经证实不仅可获得良好的固定,且不会导致伸肌腱激惹,而这在应用其他背侧接骨板时常有发生[42a](Simic等,在综述中)。如骨折有多个骨折块,且难以用

一个大的 T 型接骨板进行固定时,则可根据骨折块的特征,选用两块微型接骨板(2mm 或相当)分别固定桡骨的桡侧柱和中柱,接骨板之间的角度在 50°~70°之间。有研究表明,相比其他更厚的接骨板如 AO 3.5mm T 形接骨板或 Synthes π 形接骨板,这一固定方法在各种屈曲模式下具有更好的强度[43]。此外,与其他接骨板固定相比,双接骨板固定技术还可以减少成角畸形,缩小骨折间隙,尽管这些差异没有统计学意义。虽然单独一块 2mm 钛制接骨板的刚度与其他钢制接骨板没有可比性,但两块结合使用,相互之间成 60°角,其刚度则明显改善,且外形更服帖,肌腱激惹的发生率更低[42,43]。此外,Synthes 最新的 2.4mm 锁定加压钢制接骨板(LCP)与 2.0mm 钛制接骨板具有同样的优势,在手模型上安装后,可提供更好的刚度,且其固定角度的刚性装置也是很有用处的。

如上文所述,经背侧第 3 间室底部入路(图 16-3),微型 Hohman 拉钩持续牵开,可见骨折块间往往存在嵌插,用 Freer 剥离器撬开骨折块,清理断端。一般通过牵引拇指或食指和中指,先复位桡骨茎突骨折块,用 0.062 英寸的克氏针自桡骨茎突顶点斜行穿入临时固定骨折端。如果骨折可以用一块大的 T 型钢制接骨板固定,则先选用合适的接骨板如 Lo-con-T 型钢制接骨板,预弯塑形后,固定于桡骨干上,然后再用螺钉固定远端其他骨折块(图 16-4)。

换而言之,两块小的 2mm 接骨板也可应用(图 16-5),根据骨折块的大小,选用外形(即 T 型、L 型、直型)、长度(通常选 6~9 孔)合适的接骨板,按照桡骨茎突骨折块的外观预先塑形。维持合适的长度,将钢制接骨板帖服在桡骨干上,先在近折端最靠近骨折处钻孔,应用标准的 AO 技术进行固定。由于在干骺端骨质中的固定可能相对较为薄弱,远端所有螺钉都必须置入,最后再在近端拧入其余的螺钉,将接骨板固定在桡骨干上。

接下来复位中柱上其他的骨折块,如干骺端有骨缺损,则可用碎的松质骨或其他骨移植替代品植骨,以支撑关节面,促进骨折愈合。选用合适的钢制接骨板固定中柱上的骨折块,一般需应用远端横行 2 或 3 孔的 T 型钢制接骨板,接骨板的置入方法如前所述。骨折固定完成后,应用 3-0 Vicryl(Ethicon, Inc., Somerville, New Jersey)或其他类似缝线缝合骨膜下剥离的支持带等结构覆盖钢制接骨板,这样肌腱不与接骨板直接接触,3-0不可吸收缝线"8"字间断缝合关节囊。如果必要的话放置引流管 24 小时。术后应用掌侧短臂夹板固定,但手指和掌指关节不予固定,允许其自由活动。患者第一次随访复查时更换热塑性材料夹板,并开始进行关节运动功能锻炼。

桡骨远端关节外骨折切开复位内固定

虽然长期以来都用掌侧入路处理掌侧移位的骨折,但直到最近锁定和固定角度的桡骨远端接骨板出现以来,通过掌侧固定处理背侧移位的桡骨远端骨折才被推广开来[37~39,45]。最近已有许多掌侧锁定接骨板应用于临床,最常用的两种固定角度桡骨远端接骨板是 Avanta SCS/V 接骨板(Avanta Orthopaedics, San Diego, California)和 Hand Innovations DVR(桡骨远端掌侧)接骨板(Hand Innovations, Miami, Florida)。这两种接骨板在我们的患者中应用都非常好,且它们各自都有其独特的优点。Avanta SCS/V 接骨板为解剖形设计,接骨板最远端有小孔可置入固定针,对于极远端的骨折,只要远端骨折片上有极少的骨质可供抓持,便可获得满意的固定。此外,所有螺钉可以一次性置入,且有的螺钉无须置入,这样可以加快置入接骨板的速度。Hand Innovations DVR 接骨板允许在不同的平面上置入多枚螺钉,从理论上讲,该螺钉结构使接骨板在远折端抗拔出的优势明显增强。应用这一固定系统,也可在螺纹骨圆针的帮助下,通过远端螺钉固定背侧皮质和远端骨折块。

> **要点与技巧**
>
> - 保持厚的骨膜下支持带的完整性,避免肌腱激惹。
> - 应用 0.062 英寸克氏针进行临时固定,自桡骨茎突顶点斜行穿入,横截面上位于软骨面下方,可分别稳定桡骨的桡侧柱和中柱。
> - 接骨板预弯塑形,对远端小的骨折块进行加压固定,有利于维持正常解剖状态下 10°的掌倾角。
> - 固定中柱时应谨慎操作,避免将接骨板穿入远尺桡关节。
> - 2.4mm 接骨板可在骨骼较大的患者中使用。
> - 参考运用特殊拍摄方法获得的解剖影像,在手术中确保始终维持复位。

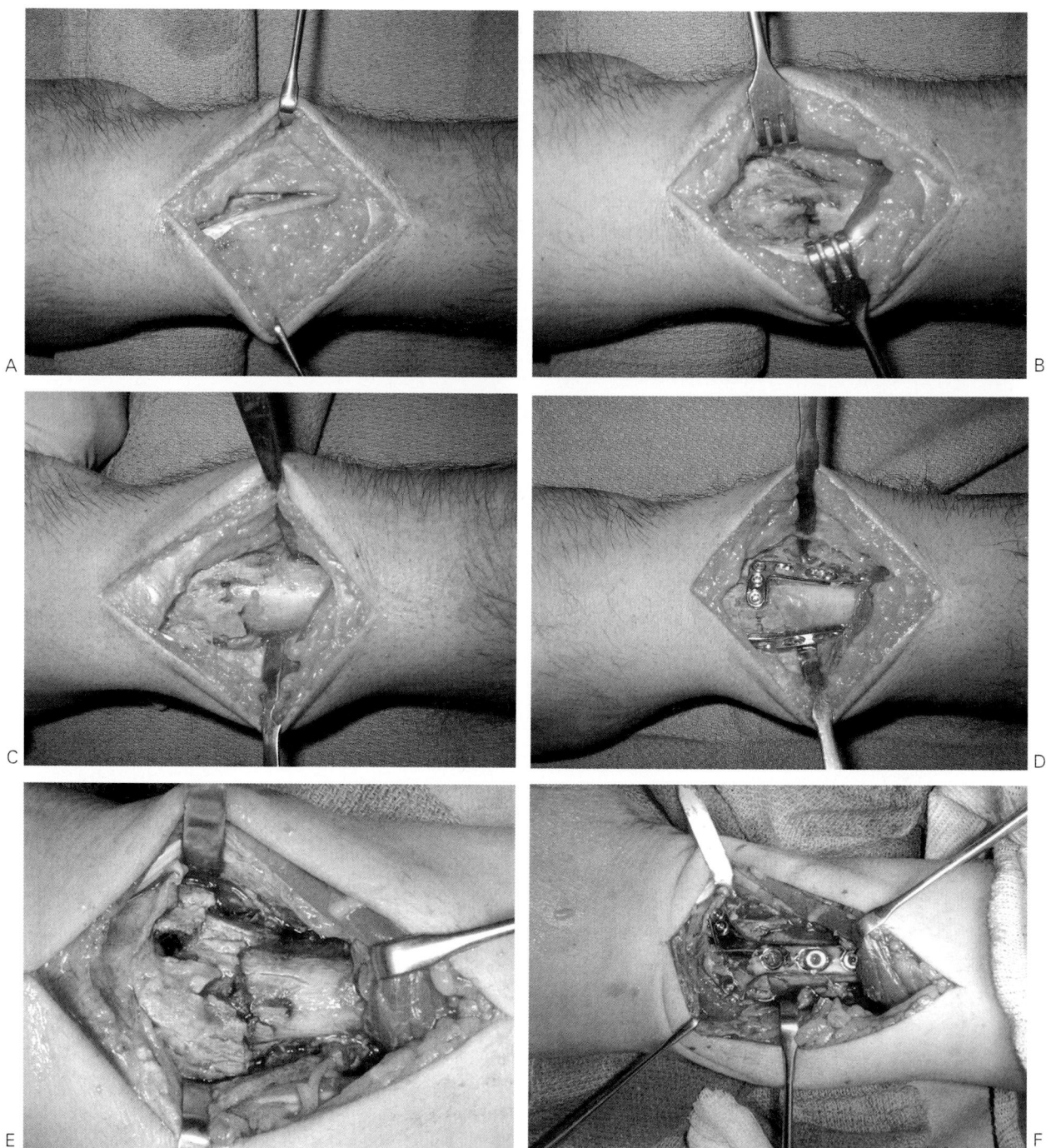

图16-4 应用经第3肌腱室底部的背侧入路,彻底地暴露了骨折部位。(A)和(B)分别为显露浅层和深层时的术中照片。(C)运用直接和间接的手段使骨折复位。(D)根据骨折块的大小,选用外形(即T型、L型、直型)、长度均合适的接骨板,按照桡骨茎突骨折块的外观塑形。然后再选用合适的接骨板固定中柱的骨折块,这通常须应用远端横行2或3孔的T形接骨板。(E)为另一骨折的术中照片,本例单纯用一块大的T型接骨板即可妥善地固定骨折块。(F)骨折复位后可单纯应用大的T型接骨板进行固定时,合适的接骨板如Locon-T,塑形后固定到桡骨干上,然后再通过远端的螺钉分别固定各个骨折块

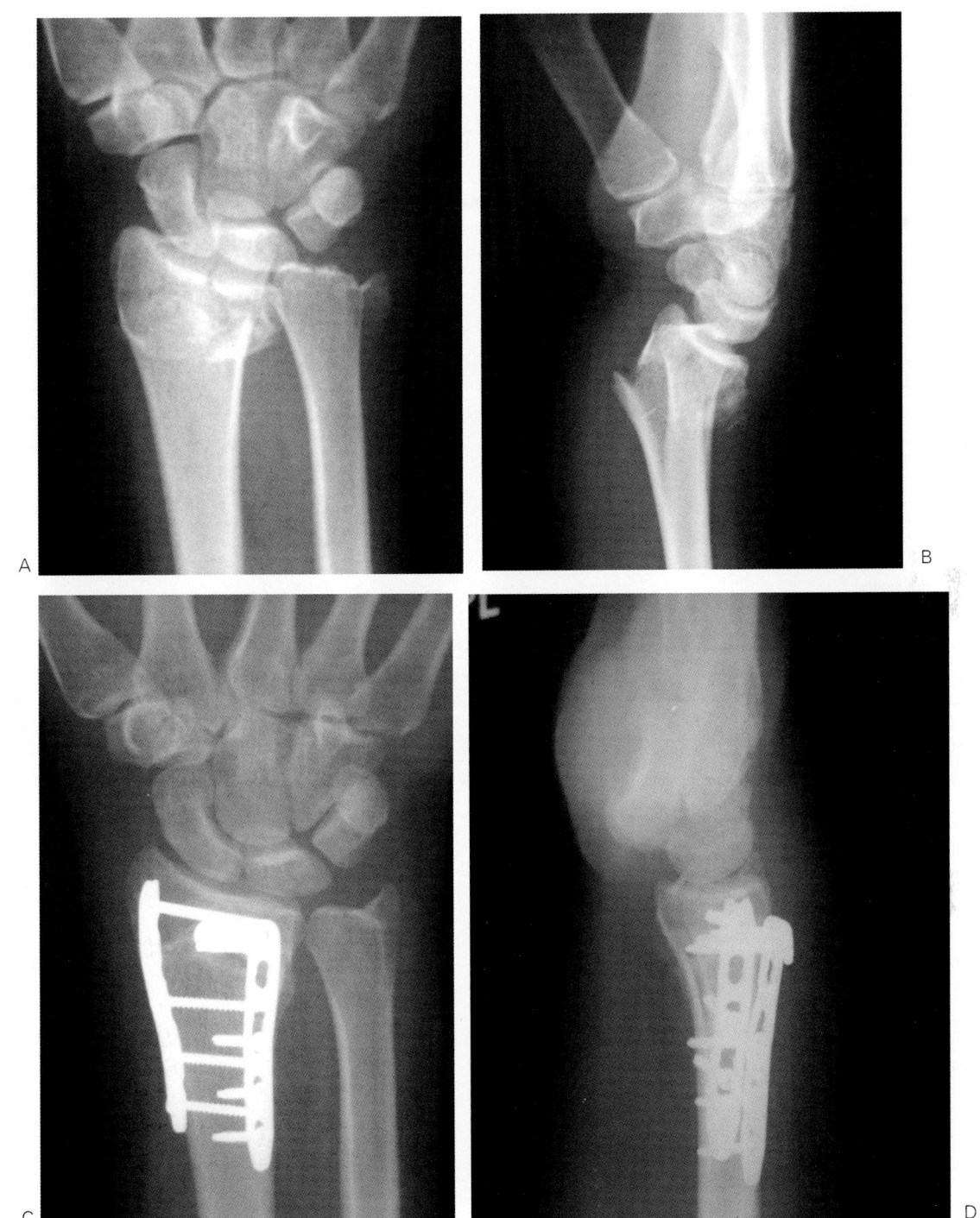

图16-5 （A）和（B）为一例桡骨远端骨折的正侧位X线图像，该骨折背侧粉碎，关节内骨折块分离，塌陷超过2mm。（C）和（D）为经背侧入路切开复位，两块小的低切迹背侧锁定接骨板内固定术后的正侧位X线图像

应用如前所述的桡侧腕长肌入路（图16-1）（视频16-1，光盘2），通过指套或手法牵引辅助复位，恢复长度，并应用Freer剥离器撬拨骨折块，清理断端（图16-6A~E）。应用牵引、Freer剥离器撬拨或直接推压骨折块完成复位，注意不仅要恢复适当的长度、尺偏角和掌倾角，同时也要注意控制旋转（即远端骨折块与骨折近端不能旋前也不能旋后）。可以应用0.062英寸的克氏针临时固定，通常在桡骨茎突直接向近端穿针固定的同时，另一枚针自桡侧近端穿入远折端尺侧面，然后即可按照厂家推荐的方法置入选定的锁定接骨板。

就Avanta接骨板而言，首先通过钻头导向器在

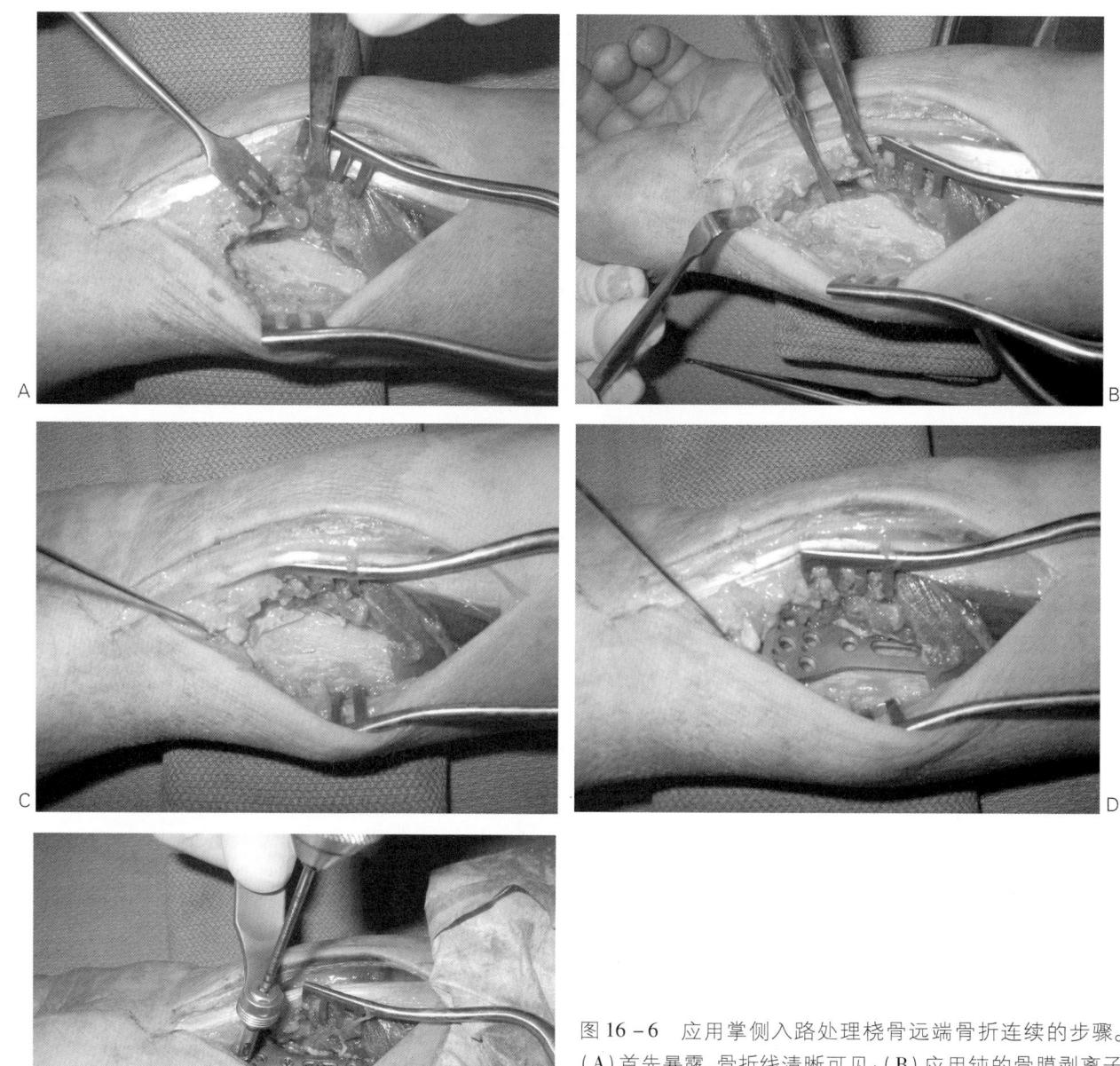

图 16-6 应用掌侧入路处理桡骨远端骨折连续的步骤。(A)首先暴露,骨折线清晰可见;(B)应用钝的骨膜剥离子清理骨折断端;(C)应用 0.062 英寸的克氏针临时复位固定。获得解剖复位后,置入掌侧锁定接骨板(D)。用锁定螺钉或骨圆针固定接骨板的远端,然后再用标准的皮质骨螺钉技术固定接骨板的近端(E)

椭圆形孔钻孔置入导针,然后再向远端中心孔内置入导针。对于复位困难的骨折,这一接骨板也可先固定远端,辅助复位(图 16-6F,G)。置入导针后,透视检查接骨板和导针的位置,如果骨折复位良好且接骨板位置满意,则在远端螺钉孔钻孔。应用接骨板推入器使接骨板与骨干服帖,在椭圆形孔内旋入螺钉,再次透视确认骨折的复位情况。如果复位满意,则依次置入骨干上的其他螺钉。

应用 Hand Innovations DVR 接骨板时,复位满意后,用克氏针临时固定接骨板。同应用 Avanta 接骨板一样,可先通过椭圆形孔将接骨板固定在骨干上,如果需要调整的话,这样也便于接骨板向近端或远端移动。此外,对于复位困难的骨折,也可先将接骨板的远端固定,通过接骨板复位骨折。然后,用 2mm 钻头钻孔,置入接骨板远端近侧列的螺钉。如果骨折粉碎严重或伴有骨质疏松,则可能须在远侧列也置入螺钉进行固定,同时还需要辅以外固定(图 16-7)。

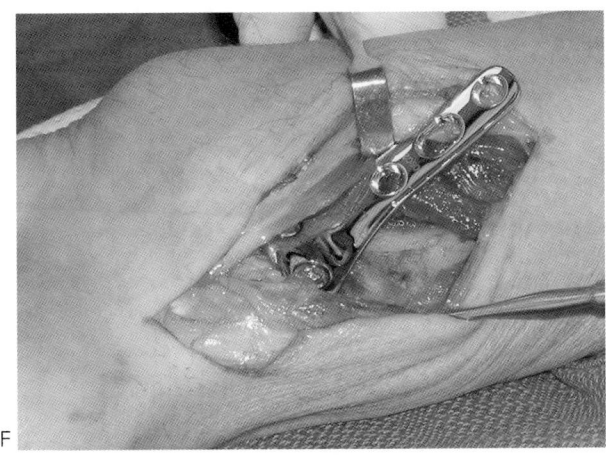
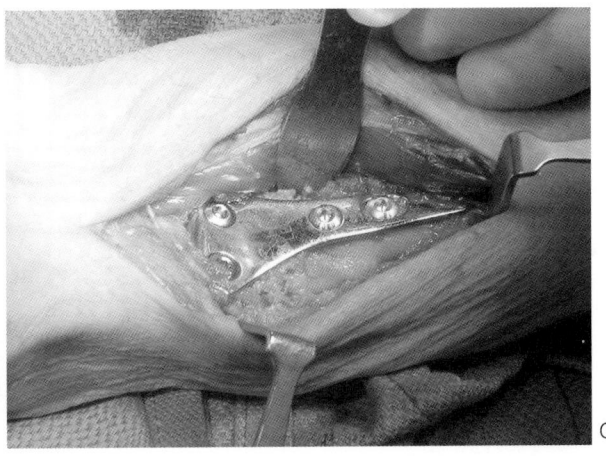

图16-6(续)　对于复位困难的骨折,可先固定接骨板的远端(F),然后再在其辅助下复位骨折(G)

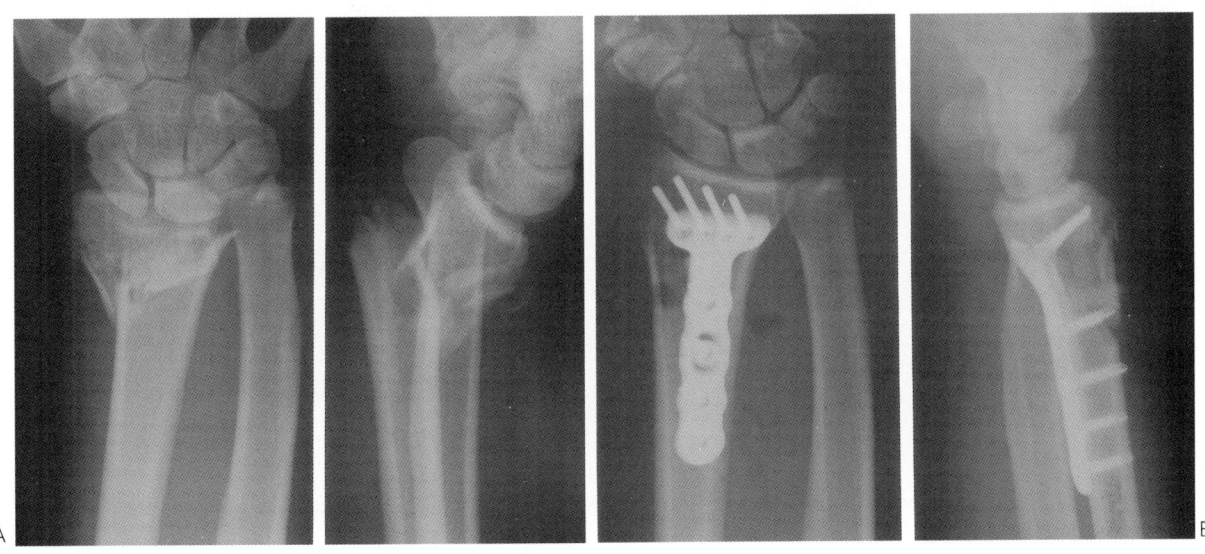

图16-7　桡骨远端骨折,严重粉碎、短缩、背倾、不稳定(A),进行切开复位掌侧锁定接骨板内固定(B)

要点与技巧

- 松解肱桡肌止点、背侧第1肌间室及桡侧腕屈肌腱鞘远端,减轻骨折部位所受的张力,使其复位更简便(图16-2)。
- 通过前面描述的桡侧腕屈肌延长入路,可以处理向背侧移位的骨折块,也可在背侧骨折处植骨。
- 对于复位困难的骨折,可以先固定接骨板的远端,并用其辅助复位(图16-6F,G)。
- 如骨折复位不能完全恢复掌倾角,可先固定接骨板的远端,使接骨板的近端部分与桡骨掌侧保留一定的间隙。然后再将接骨板近端固定在骨干上,从而恢复解剖学上的掌倾角。

- 如不能完全恢复尺偏角,同样也先固定接骨板的远端,使接骨板的近端部分稍偏于桡骨干的尺侧,然后再将接骨板近端部分固定在骨干上,以修复尺偏角。
- 如不能理想地恢复径向高度,则先固定接骨板的远端部分,然后再用片状的撑开器或Freer剥离器撬拨骨折端,恢复径向高度,然后再固定接骨板的近端。
- 推荐放置引流,正中神经对于术后肿胀和血肿压迫的耐受很有限。这样也有利于减少手指粘连,减轻与正中神经压迫相关的反射性交感神经营养不良的症状。

经皮穿针固定

对于一些桡骨远端移位的骨折，经皮穿针固定无论是单独应用还是与外固定联合应用，都是很多学者所推荐的（视频 16-2，光盘 2）。由于干骺端的骨小梁固有的稳定性有限，经皮穿针固定对于桡骨远端粉碎或骨质疏松不太严重的骨折是一种很好的方法。尤其对于一些关节内和关节外的不稳定性骨折，该方法与其他固定方式联合应用是非常有用的。

按照不同的骨折类型，文献中描述了很多种不同的方法，直径 0.045~0.0625 英寸的克氏针可从桡骨茎突进针（横穿茎突），通过骨折部位（经骨折线），穿入远端骨折块以辅助复位，远端尺桡关节严重不稳时也可穿过远端尺桡关节进行固定。在整个操作过程中应用 X 透视评价骨折复位和固定情况是至关重要的[16,46~51]。

AO 分型 B1 型骨折累及桡骨茎突，且有不同程度的移位。复位时不仅要恢复关节面的平整，而且还要注意修复腕关节掌侧关节囊韧带的止点。借助牵引和 X 线透视闭合复位成功后，经桡骨茎突穿入 2 枚克氏针，并穿透桡骨干近端的整个皮质（图 16-8）。桡骨茎突位于桡骨干中轴的稍前方，桡神经感觉支的数条分支分布于此。经皮穿入克氏针或螺钉时，须应用钻头导向器，向近端尺背侧方向旋入，理论上讲固定针应垂直于骨折线[2,52]。

另一种经皮穿针固定的方法便是 Kapandji 骨折端穿针撬拨技术，该方法最适宜于关节外非粉碎的骨折（AO 分型 A2 型）。应用这一方法时，克氏针直接穿入骨折部位，而不是穿入远端骨折块，通过克氏针撬开骨折端进行复位，然后再继续进入，穿透对侧皮质，防止远折端再次移位。操作过程中，先自桡侧向尺侧穿针，然后再垂直第一枚针自背侧向掌侧穿针固定，从而分别恢复并维持尺偏角和掌倾角[2,53]。

经皮穿针技术也可辅助复位、固定小块的关节内骨碎片。对于有多个关节内骨碎块的 AO 分型 C 型骨折，克氏针的作用类似于操纵杆，使关节内骨碎片复位。并经体外穿刺切口应用点状复位钳对骨折块加压。骨折复位后，进一步穿入克氏针，使骨碎块与相邻的干骺端软骨下骨固定在一起。当然也可在骨折部位做一微创切口，直视下穿入克氏针，撬拨复位后再固定小的骨碎块。对于关节内和干骺端均严重粉碎的骨折，为了维持复位，通常须联合应用经皮穿针、内固定和外固定[5,16,21]。

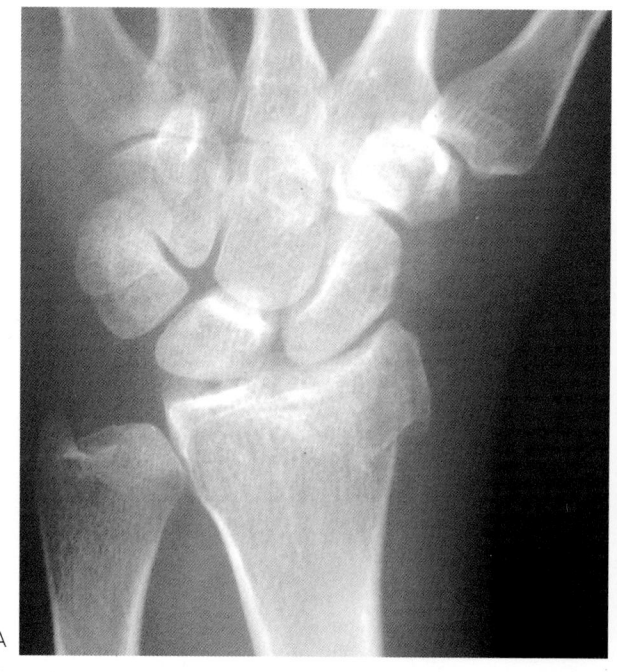
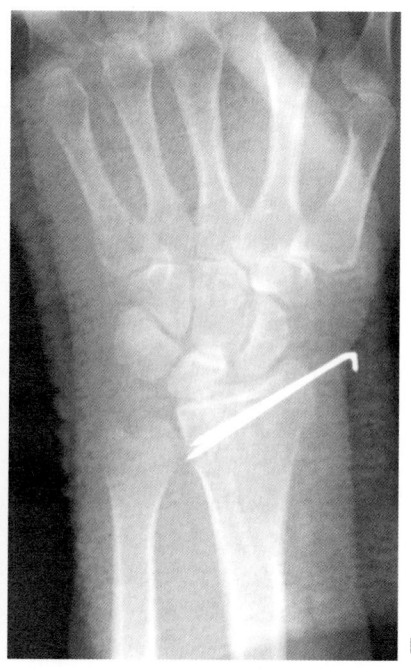

图 16-8　A. 一例桡骨茎突移位的骨折。B. 在牵引和 X 线透视辅助下进行闭合复位后，从桡骨茎突穿入两枚克氏针进行固定，两克氏针均完全穿透骨干近端的骨皮质

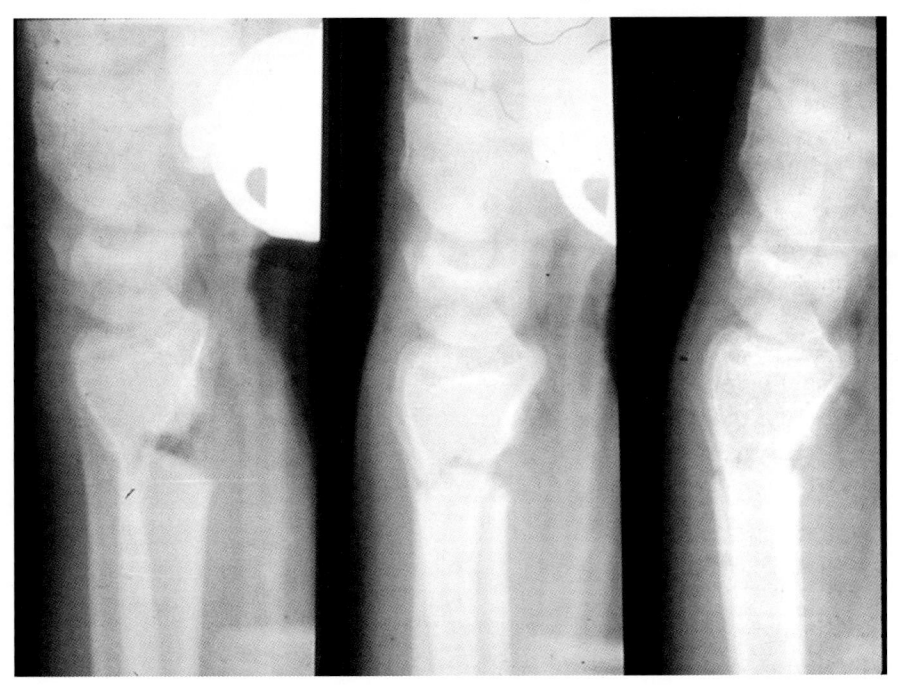

图 16-9 可以观察到单纯纵向牵引未能恢复掌倾角,因而必须对外固定装置及应用方法进行调整。在纵向牵引的基础上再向掌侧平移通常可以恢复掌倾角,维持径向高度

外固定

前臂肌肉的牵拉容易导致桡骨远端粉碎性骨折塌陷、短缩移位,而外固定装置对于对抗这样的变形应力有着重要的意义。干骺端严重粉碎的骨折,关节面重建后很难将其与桡骨干稳定地固定在一起,而在掌侧和背侧皮质均粉碎的情况下,应用外固定装置则可很好地恢复其稳定性[16,54~64]。但仅仅对于骨折无法进行稳定的内固定和早期活动,或有其他禁忌证不能接受开放手术时,方考虑应用外固定。

自 1944 年 Anderson 和 O'Neil[65]通过骨牵引安装外固定支架,提出外固定的理念以来,其技术和装置的设计一直都在不断地推陈出新,期间很多都被人们所熟知,且进行了很多的改进。最初应用这一技术时由于过度牵引、腕关节极度掌屈尺偏以及长期的固定(超过 8 周),经常导致一些问题,如手术后疼痛、腕关节和手指的僵硬、失用性萎缩、骨折不愈合、反射性交感神经营养不良等[66]。随着实践经验的增加,以及对生理学和生物力学原则的理解不断加深,这些并发症已经明显减少[2,67]。

单纯靠韧带进行整复并不能使所有关节内和关节外骨折以及相关的结构获得解剖复位,人们对相关问题的认识促进了新技术的发展和外固定装置的改进。就不稳定的骨折块而言,在经皮穿针或内固定技术的基础上,联合应用外固定装置稍撑开骨折端,可中和伸屈肌作用于骨折部位的应力,防止干骺端出现短缩畸形,且很少甚至无须通过腕关节极度掌屈尺偏促使骨折复位[66~68]。腕关节早期可能需要过牵辅助复位,但牵引的程度随后必须减小到合适的程度,然后再固定起来[16]。

可用于桡骨远端骨折的外固定支架有很多种,但都在桡骨和掌骨置钉,并可对腕关节进行牵引。一些新的外固定装置更轻巧,便于安装,可透射线,且装置固定后还允许进行多平面的调整。

如发现单纯纵向牵引未能恢复掌倾角,则必须对其装置和应用方法进行调整。在纵向牵引的基础上再向掌侧平移通常可以恢复掌倾角,维持径向高度(图 16-9)。一些更为优秀的外固定装置,允许通过骨折部位对掌倾的程度进行调整,亦可固定其位置,应用这样的装置便可促使骨折复位,并可将腕关节背伸,置于理想的生理位置上[67,69](图 16-10)。

腕关节过牵可通过观测头状骨和月骨之间的距离来评价,如果两者之间的间隙大于 2~3mm,则提示牵引力量过大。此外,手指也应能轻易地进行被动屈曲。必须避免腕关节过度屈曲或尺偏,

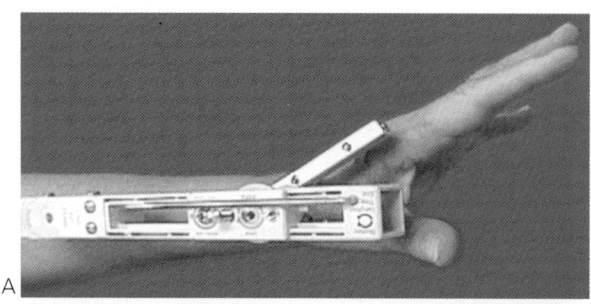
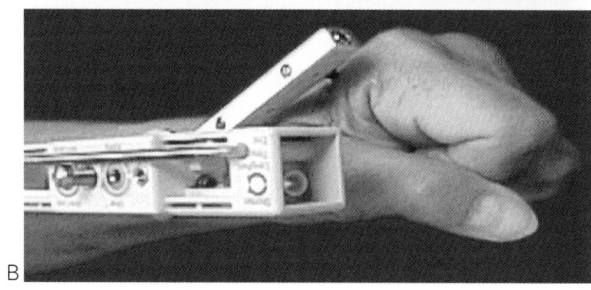

图 16-10 A.应用一些更为理想的外固定装置,允许通过骨折部位对掌倾的程度进行调整,亦可固定其位置,应用这样的装置便可促使骨折复位,并可将腕关节背伸,置于理想的生理位置上。B.患者手指活动功能不受限制,可轻易地完成握拳动作

因为这两个体位都会增加正中神经压迫、反射性交感神经营养不良以及外在紧缩感等风险,并可能导致手指僵硬[16]。通常 5~6 周后,须拆除外固定装置并开始进行腕部活动。

外固定的操作方法

虽然目前应用的外固定装置有很多种,但在我们的实践中最为常用的外固定器则是 Synthes 的小型外固定器组合。操作的步骤主要包括:

- 自桡骨骨折端向近侧做 5cm 长桡背侧切口,注意分离并保护桡神经浅支。
- 经软组织保护套筒用 2mm 钻头在桡骨上钻孔,置入 3mm 部分螺纹固定针。钻入固定针时彼此之间须保持平行或约成 45°角。
- 然后在第 2 掌骨桡背侧做切口,大致范围位于干骺端与骨干呈喇叭形膨大的部位。成 30°自背侧向掌侧置入固定针。这一操作须经侧位 X 线片证实,避免干扰拇指的自由活动。钻入时固定针也应保持平行或彼此之间成 45°,置入 AO 2.5mm 半螺纹固定针。置入固定针时应用食指保持屈曲以防止干扰其背伸装置。而为了便于关闭创口,在安装支架之前即可缝合切口。
- 在 2 根半螺纹固定针之间用固定夹安装连接杆,进行牵引,闭合复位,然后再在 2 个固定夹之间置入碳纤维连接杆,固定。
- 由于纵向牵引和掌侧平移通常不能提供满意的复位,此时通过背侧小切口进行植骨,支撑关节面,恢复其解剖位置。背侧小切口植骨可促进骨折愈合,增加骨折的稳定性,并可直视关节面,最终可缩短患者应用外固定器的时间。
- 此时,再辅以经皮克氏针固定可增加固定结构的稳定性,外固定器亦无需过牵。也可在外固定支架上增加 1 根碳纤维连接杆进行固定,增加外固定装置的稳定性。

应用这一方法再结合使用功能支柱,则可允许提早到 3 周拆除外固定支架,且相关并发症少,极少甚至不会出现塌陷[70]。虽然以往都推荐将非桥接式的外固定装置应用于移位的桡骨远端骨折[71~75],但我们认识则是允许应用非桥接式外固定支架的骨折类型,通常也可进行内固定并可早期活动,而这样还可避免外固定装置引起的不便和相关的并发症。就此而言,我们认为非桥接式外固定支架用于治疗桡骨远端骨折的意义是很有限的。

虽然外固定装置可以维持桡骨的长度,但个别骨折块仍可能愈合在移位或成角的位置上。上文曾提到,辅助应用经皮穿针技术常可提供进一步的稳定性[76,77](视频 16-2,光盘 2)。应用外固定支架时,应允许骨折块复位前置入固定针,安装固定架。这一装置可进一步纠正骨折的对线,促使其复位。支架安装妥当后,则可应用克氏针控制并固定关节内的骨碎片[16](图 16-11)。

无论应用那种类型的外固定支架,对于桡骨远端不稳定的关节外骨折,置入克氏针均可明显改善骨折的稳定性[77]。对于很多桡骨远端骨折,应用外固定装置后,再从背侧穿针即可轻易地矫正背倾[78,79]。

背侧移位的骨折,应用外固定支架牵开腕关节后,可进行有限的背侧切开,通过神经根、Freer 剥离器或经皮置入骨圆针,复位关节内骨折块。如骨折压缩超过 4~5mm,则一般推荐取髂骨、应用骨移植替代材料或同种异体骨进行植骨,以填充干骺端的骨缺损[16,80]。

内固定与外固定的联合应用

复杂的骨折包括掌侧和背侧皮质均粉碎的干骺端骨折,以及关节内的粉碎骨折,则可能无法单纯应用传统的内固定方法进行治疗。同样,单纯应用外固定也无法复位关节内移位的骨折块。处

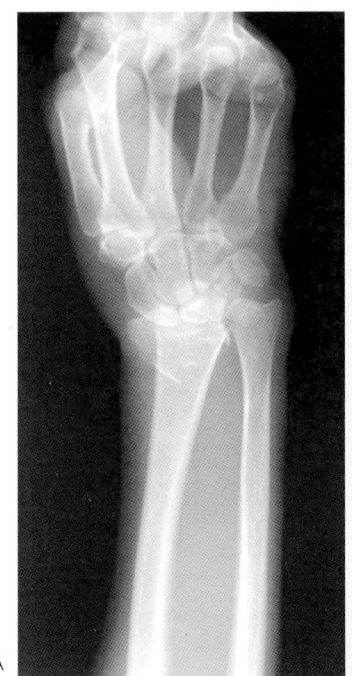
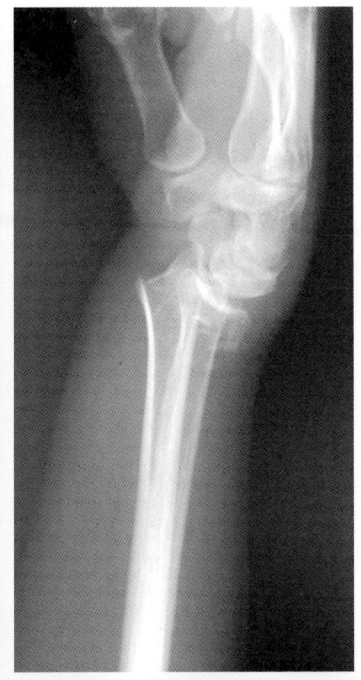
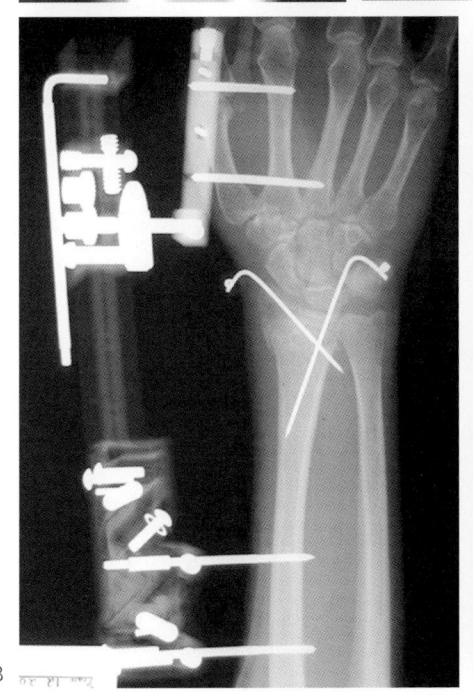
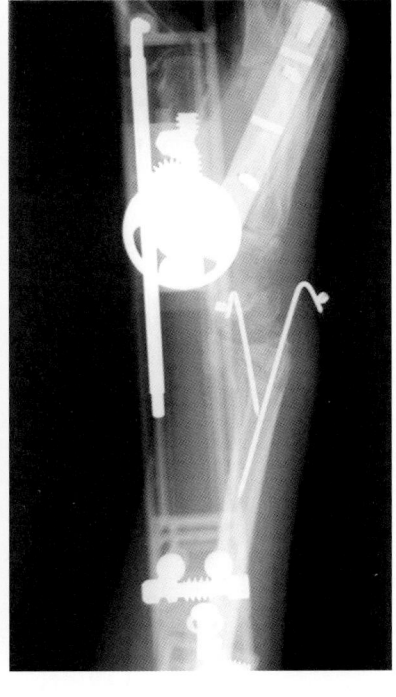

图 16-11　图为 1 例完全移位的桡骨远端骨折。A. 术前正侧位 X 线图像，虽然外固定支架可以维持桡骨的长度，有些骨折块可能仍然会在移位或成角的位置上形成畸形愈合。B. 外固定联合应用经皮穿针固定后的 X 线图像，这样通常能获得良好的稳定性

理这些复杂骨折时通常须联合应用内固定和外固定，外固定装置可以维持桡骨的长度，但个别骨折块须另外进行固定。如辅助经皮穿针不能获得满意的稳定性，则可能通常须联合应用克氏针、接骨板、螺钉、外固定支架以及植骨，以确保骨折复位并顺利愈合。为了获得满意的复位和固定，甚至还可能需联合掌侧和背侧入路[2, 16, 81, 82]。而随着掌侧和背侧锁定接骨板系统的发展，内固定与外固定联合应用的需求正逐渐减小。

关节镜辅助复位

规范的腕关节镜技术在多种腕关节疾病中均有应用，当然也包括桡骨远端关节内骨折。应用这一方法可以减少手术剥离，减轻术后疼痛，且患者恢复时间，可更早重返工作岗位[83]。腕关节镜下可直接观察关节面塌陷或分离以及韧带撕裂等情况。与开放手术相比，关节镜下更易观察腕关节掌侧面以及 TFCC，且单纯在 X 线透视下对桡骨远端关节内骨折进行手术治疗，可能有时无法完

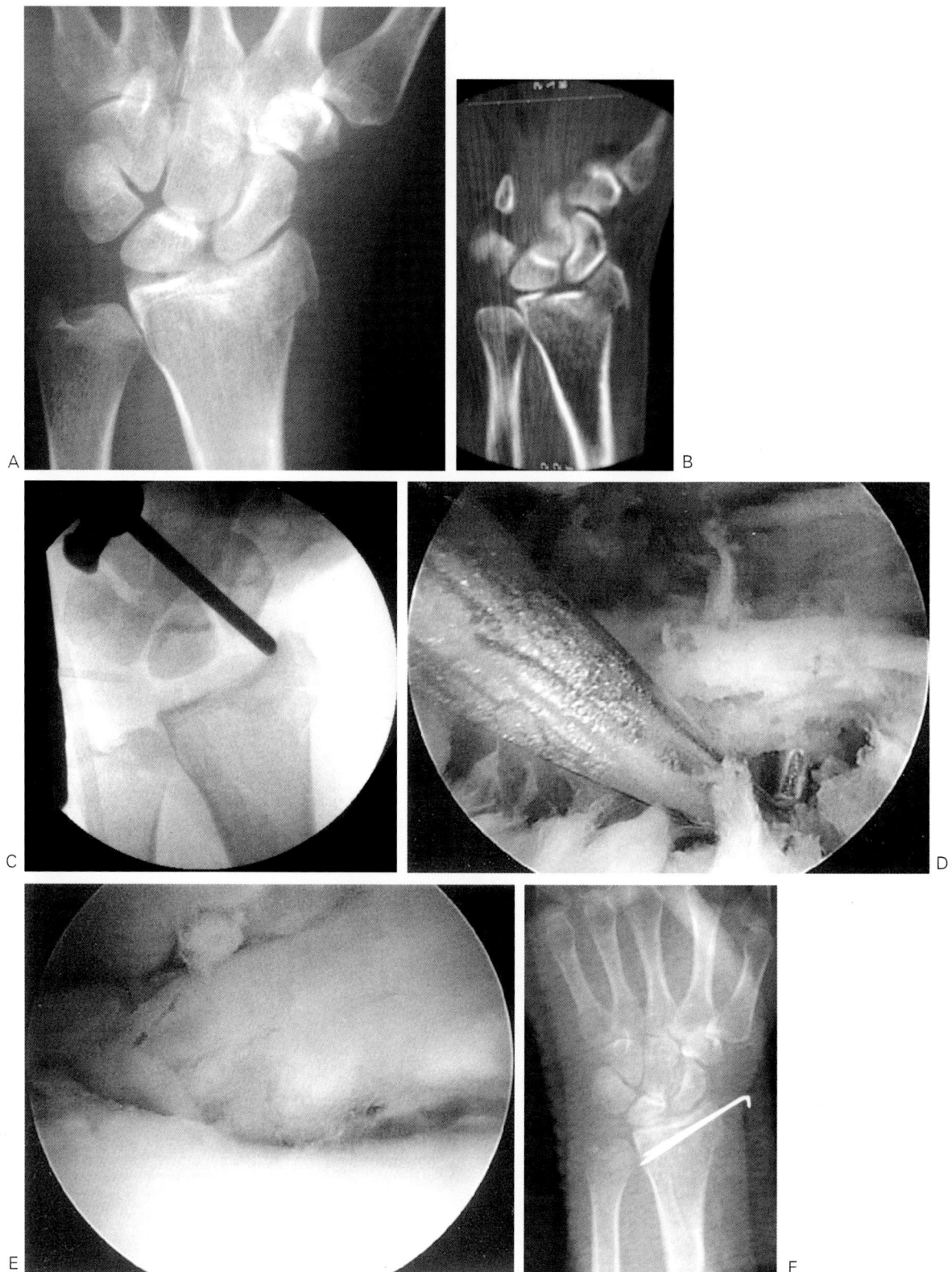

图16-12 图为1例桡骨茎突骨折,关节面不平整伴有压缩。腕关节镜下可直接观察关节面塌陷或分离以及韧带撕裂等情况。此时可应用克氏针撬拨骨折块使其复位,或将骨碎块拼合成一整体,再与干骺端固定在一起。复位固定时经关节镜直视关节面,以确保固定可靠以及关节面的平整。A. 为伤后的X线图像,桡骨茎突明显骨折,且伴有关节面塌陷。B. 为CT扫描证实关节面明显塌陷。C. 术中X线透视图像,显示小关节镜位于桡腕关节腔内。D. 关节面塌陷清晰可见。E. 塌陷的关节面经撬拨复位后的状况。F. 术后X线图像显示2枚克氏针固定,关节面重建满意

全恢复关节面的平整[16, 81, 84~88]。

对桡骨远端关节内骨折进行关节镜检查应延迟到伤后5~7天进行,此时骨和软组织的出血开始减少,肿胀也开始消退。操作过程中,冲洗关节腔以清理关节内的碎片,评价骨折及其移位的程度,并检查舟月韧带和月状三角韧带以及TFCC的完整性。此时也可应用克氏针撬拨骨折块使其复位,或将骨碎块拼合成一整体,再与干骺端固定在一起。此外,通常还需经小切口用Freer剥离器或小的捣棒推顶撬拨复位关节内的骨折块,并进行植骨支撑。复位固定时经关节镜直视关节面,以确保固定可靠以及关节面的平整[16, 88](图16-12)。

进行腕关节镜手术时操作应迅速,因为手、腕和前臂很快会被液体填充,这可能导致医源性的间室综合征。鉴于此,可应用驱血带将前臂远端持续地包扎起来,以减少液体的渗出[16]。

植骨

无论关节内还是关节外桡骨远端骨折,都通常会有干骺端严重的皮质骨碎裂和松质骨缺损。愈合过程中,远折端塌陷及干骺端和软骨下区松质骨缺损会导致继发的移位和复位丢失。

就上述的多种固定方法,植骨可为关节内骨折块提供内在的力学支撑,促进骨折愈合,而对剩下的部分失活的骨质有骨传导和骨诱导的潜力。这一点不仅对于切开复位内固定,进行较为广泛的暴露,还是对于有限切开复位螺钉或经皮穿针固定都是如此。

早期的资料以及集体的经验认为,骨移植替代材料也可改善治疗方法和结果,且不会导致自体骨植骨的某些并发症,也没有同种异体骨植骨的相关风险[89]。在联合应用外固定和克氏针固定时,用珊瑚状的羟基磷灰石植骨可有效维持关节面的复位,且与其他治疗方式相比,具有类似的安全性[77]。

一种可注射的骨浆已被应用于填充骨折缺损,由于其维持复位和稳定的性能,对于稳定和不稳定的骨折,该材料都可维持内固定的稳定性。这一骨浆的化学、晶体以及结构特征都与骨质非常相似,有报道称,随着骨折的愈合,这一材料会逐渐被宿主骨质所替代。

康复进展

理论上讲,手术后24小时内患者就应该开始主动和被动的康复治疗,活动手指、肘关节和肩关节,旋转前臂。由于缺乏早期活动,经常会导致手指僵硬。早期活动可减少肌腱粘连,减轻软组织肿胀[16,34]。石膏和夹板固定不能超过远侧掌横纹,避免限制掌指关节正常的活动范围。如果仅用克氏针进行固定,则需用糖夹状夹板(sugar-tong splint)或短臂石膏固定6~8周,然后再用可拆卸的前臂热塑性夹板固定4周。如果用外固定支架固定,外面用柔软的套子包裹,并套上前臂吊带就足够了,早期即可开始前臂旋转锻炼,尤其是旋后运动。联合应用了经皮穿针固定并进行了植骨的患者,在功能支具的保护下,3周时即可拆除外固定支架,早期活动。采用传统的非锁定接骨板固定妥当后,其治疗还应该包括短臂石膏或夹板,3~4周后腕关节开始做主动活动[16]。如果应用锁定或固定角度的装置进行稳定的固定,则术后首次复诊时即可开始关节活动(图16-13)。

并发症

在本章的前言部分曾提到,以往很多医生都认为很多桡骨远端骨折的患者不管采用那种治疗方法,都能获得较好的治疗结果。然而,事实上桡骨远端骨折的治疗结果通常并不理想,且并发症发生率高。高能量骨折,尤其是累及关节内结构的骨折,治疗结果一般都较差。虽然在减少并发症改善治疗结果等方面取得了不少进展,但进一步改进的空间仍然很大。

正中神经损伤是桡骨远端骨折最为常见的并发症。复位前必须对血管神经进行彻底的检查,并记录在案。轻度的感觉障碍在临床上也很常见,而如果出现急性腕管综合征的症状,则必须立即对骨折进行复位,解除对正中神经的压迫。复位后正中神经损伤症状如仍然存在,则应该急诊行腕管松解术[35]。对于需行手术治疗的骨折患者,如同时存在神经损伤症状,那么就有指征行腕管松解术[16, 91],但不推荐对无神经症状的患者进行预防性的松解[92],而急性腕管综合征的症状在闭合复位后消失的患者也没有必要进行松解。

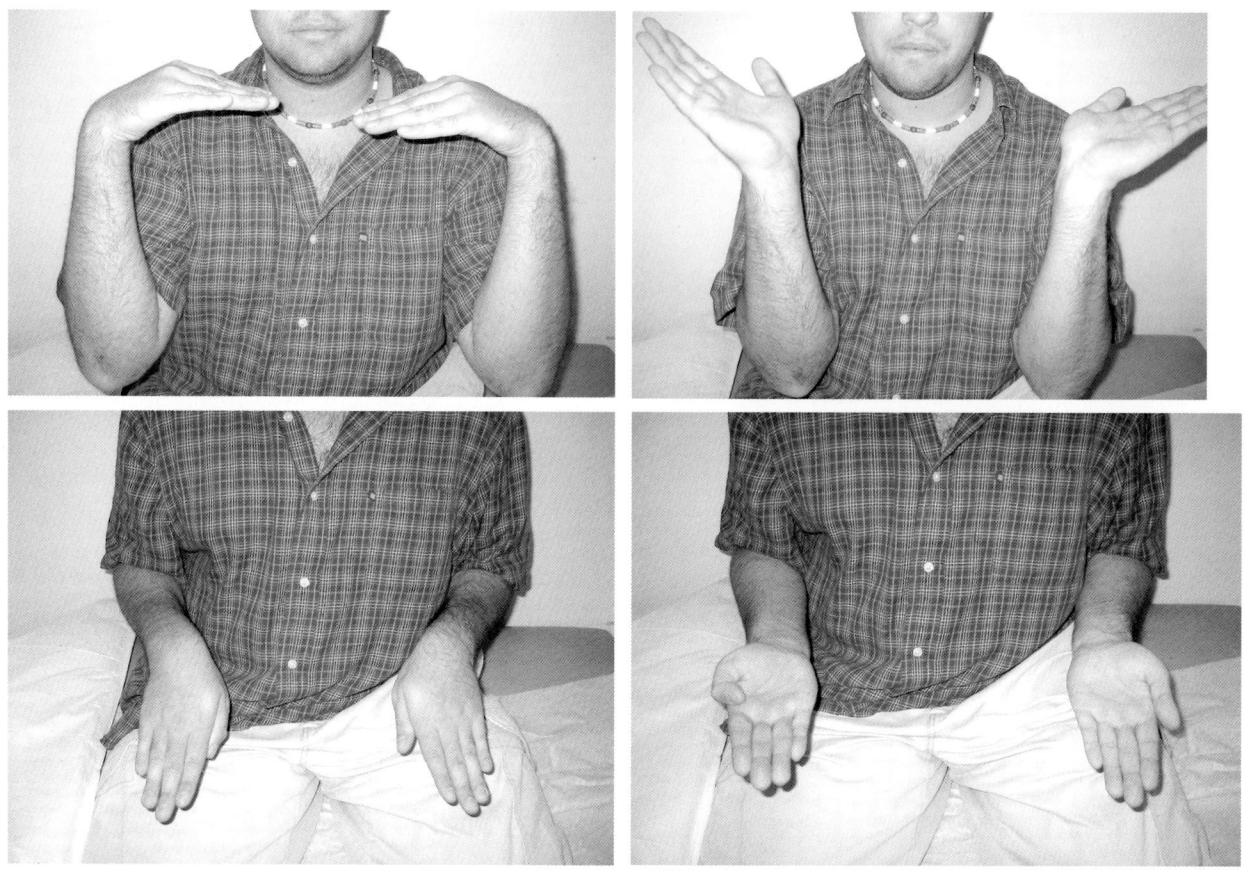

图 16-13 应用锁定或固定角度的装置进行稳定的固定后,术后 1 周内即可开始关节活动锻炼。该患者应右侧桡骨远端骨折,应用背侧锁定接骨板系统进行切开复位内固定,术后 6 周便获得非常优秀的关节活动功能

轻度的反射性交感神经营养不良(reflex sympathetic dystrophy,RSD)在桡骨远端骨折患者中是十分常见的,在骨折愈合过程中出现疼痛增加、肿胀、关节僵硬以及感觉异常,应该尽早注意。急性的正中神经卡压可能对 RSD 的发病起到了一定的作用,但其确切的关系仍不十分清楚[36,93,94]。在用外固定支架进行治疗时,关节过度的牵引被认为是导致 RSD 的一个潜在的因素。

由于下方的接骨板刺激,导致肌腱断裂也有发生,但较为少见,受影响的主要是拇长伸肌(extensor pollicis longus,EPL)和伸肌总腱。背侧接骨板和螺钉突起较明显可能会激惹肌腱,引起滑膜炎,进而导致迟发性的断裂。新的低切迹的接骨板系统应该会降低肌腱并发症的风险。

桡骨远端的畸形愈合会影响桡腕和尺桡关节的生物力学性能,腕关节不正常的生物力学结构可导致桡腕、尺桡和/或尺腕关节的疼痛,关节活动度缩小和/或腕骨间不稳[26]。对于年轻患者桡骨远端关节外的畸形愈合,背侧成角大于 15°,老年患者桡骨畸形导致腕关节桡侧疼痛,则可考虑进行桡骨远端截骨矫形。关节内的畸形愈合,如塌陷大于 2mm,也有人主张进行手术干预[30,95]。恢复远端尺桡关节的解剖关系是获得治疗成功的关键因素。骨折不愈合,虽然很少见,但主要和患者吸烟、固定不确切以及过度牵引等相关[16]。

桡骨远端关节内骨折可导致创伤性关节炎,虽然早期关节内重建恢复关节面的平整可减少迟发性退行性改变的风险,但一些复位很完美的患者也可能会出现继发的创伤性关节炎[96]。对于极少数严重的创伤性关节炎患者,可考虑进行腕关节融合或关节置换[16]。

新技术

骨折固定的方法一直在不断地更新、改进,在一定程度得益于新的、有时是更好的技术上的发展。最近出现的锁定接骨板设计适用于多种骨折类型和骨折部位。掌侧和背侧的锁定接骨板治疗桡骨远端骨折已经显示出明显的优势,这在本章中已经提及。随着这类内置物的竞争,锁定接骨板的设计出现了多角度固定的锁定螺钉和定位针,将来可能还有更进一步的改进。

针对骨折块特征的固定系统也已经发展起来,应用小接骨板和固定角度的装置分别固定骨折块(视频16-1,光盘2)。类似的方法,经背侧入路应用两块小的接骨板进行固定,这一固定系统对于严重粉碎的关节内骨折,对于一些小骨折块也能很好地重建其稳定性。

应用髓内钉治疗桡骨远端骨折,通过微创的方法,经固定角度的支撑,稳定骨折块(视频16-3,光盘2)。通常自桡骨茎突进针,插入髓内钉进行固定,锁定远端数枚固定角度的螺钉或锁钉,对远端骨折块起到固定和支撑作用。

> **经验**
>
> - 影像学上一些重要的关系(给出的均为平均值)包括尺偏角(23°)、径向高度(12mm)、掌倾角(11°)。
> - 如骨折导致径向高度丢失2mm以上、尺偏角改变5°以上、掌倾角丢失超过10°、远尺桡关节的对应关系丧失,和/或关节面塌陷超过1~2mm,都应该进行复位。
> - 闭合复位石膏固定对于无移位的稳定骨折,仍是较为合适的方法。应用衬垫合适的夹板将腕关节固定在中立位,不限制掌指关节的活动,外面宽松地包裹起来,这样对于真正稳定无移位的骨折可提供可靠的固定,且不会导致肿胀和关节僵硬。

DVD 内容提要

视频16-1(光盘2)桡骨远端骨折切开复位掌侧接骨板内固定 该视频显示经桡骨远端掌侧入路切开复位内固定治疗桡骨远端骨折。骨折的固定应用了专门为桡骨远端设计的掌侧接骨板,同时还应用了骨折块特异的桡骨茎突接骨板。

视频16-2(光盘2)桡骨远端外固定支架和克氏针固定 该患者的桡骨远端骨折采用闭合复位,并用桡骨远端外固定支架及经皮克氏针固定。

视频16-3(光盘2)背侧髓内钉固定桡骨远端骨折 该视频展示了一种新的内固定装置,联合髓内固定和背侧接骨板固定治疗桡骨远端骨折。

参考文献

1. Owen RA, Melton LJI, Johnson KA, Ilstrup DM, Riggs BL. Incidence of Colles' fracture in a North American community. Am J Public Health 1982;72:605-607
2. Fernandez DL, Palmer AK. Fractures of the distal radius. In: Green DP, Hotchkiss RN, Pederson WC, eds. Green's Operative Hand Surgery. 4th ed. New York: Churchill Livingstone; 1999:929-985
3. Dobyn JH, Linschied RL. Fractures and dislocations of the wrist. In: Rockwood CA, Green DP, eds. Fractures in Adults. 2nd ed. Philadelphia: JB Lippincott; 1984:411-509
4. Melone CPJ. Distal radius fractures: patterns of articular fragmentation. Orthop Clin North Am 1993;24:239-253
5. Jupiter JB, Fernandez DL, Whipple TL, Richards RR. Intra-articular fractures of the distal radius: contemporary perspectives. In: Cannon WDJ, ed. Instructional Course Lectures. Vol 47. Rosemont, IL: American Academy of Orthopaedic Surgeons; 1998:191-202
6. Trumble TE, Culp RW, Hanel DP, Geissler WB, Berger RAC. Intraarticular fractures of the distal aspect of the radius. In: Zuckerman JD, ed. Instructional Course Lectures. Vol 48. Rosemont, IL: American Academy of Orthopaedic Surgeons; 1999:465-480
7. Lewis OJ, Hamshere RJ, Bucknill TM. The anatomy of the wrist joint. J Anat 1970;106:539-552
8. Palmer AK, Werner FW. The triangular fibrocartilage complex of the wrist-anatomy and function. J Hand Surg [Am] 1981;6:153-162
9. King GJ, McMurtry RY, Rubenstein JD. Kinematics of the distal radioulnar joint. J Hand Surg [Am] 1986;11:798

-804

10. Adams BD. Effects of radial deformity on distal radioulnar joint mechanics. J Hand Surg [Am] 1993;18:492-498

11. Palmer AK, Werner FW. Biomechanics of the distal radioulnar joint. Clin Orthop Relat Res 1984;187:26-35

12. Andersen DJ, Blair WF, Steyers CMJ, Adams BD, el Khouri GY, Brandser EA. Classification of distal radius fractures: an analysis of interobserver reliability and intraobserver reproducibility. J Hand Surg [Am] 1996;21: 574-582

13. Lichtenhahn P, Fernandez DL, Schatzker J. Analysis of the "user friendliness" of the AO classification of fractures. Helv Chit Acta 1992;58:919-924

14. Zanetti M, Gilula LA, Jacob HA, Hodler J. Palmar tilt of the distal radius: influence of off-lateral projection initial observations. Radiology 2001;220:594-600

15. Gilula LA, ed. The Traumatized Hand and Wrist: Radiographic and Anatomic Correlation. Philadelphia: WB Saunders; 1992

16. Duncan SF, Weiland AJ. Minimally invasive reduction and osteosynthesis of articular fractures of the distal radius. Injury 2001;32(Suppl 1):SA14-24

17. Pruitt DL, Gilula LA, Manske PR, Vannier MW. Computed tomography scanning with image reconstruction in evaluation of distal radius fractures. J Hand Surg [Am] 1994;19:720-727

18. Rozental TD, Bozentka DJ, Katz MA, Steinberg DR, Beredjiklian PK. Evaluation of the sigmoid notch with computed tomography following intra-articular distal radius fracture. J Hand Surg [Am] 2001;26:244-251

19. Katz MA, Beredjiklian PK, Bozentka DJ, Steinberg DR. Computed tomography scanning of intra-articular distal radius fractures: does it influence treatment. J Hand Surg [Am] 2001;26:415-421

20. Catalano LWI, Cole RJ, Gelberman RH, Evanoff BA, Gilula LA, Borrelli JJ. Displaced intra-articular fractures of the distal aspect of the radius: long-term results in young adults after open reduction and internal fixation. J Bone Joint Surg Am 1997;79:1 290-1 302

21. Fernandez DL, Geissler WB. Treatment of displaced articular fractures of the radius. J Hand Surg [Am] 1991; 16:375-384

22. Knirk JL, Jupiter JB. Intra-articular fractures of the distal end of the radius in young adults. J Bone Joint Surg Am 1986;68:647-659

23. Short WH, Palmer AK, Werner FW, Murphy DJ. A biomechanical study of distal radial fractures. J Hand Surg [Am] 1987;12:529-534

24. Pogue DJ, Viegas SF, Patterson RM, et al. Effects of distal radius fracture malunion on wrist joint mechanics. J Hand Surg [Am]1990;15:721-727

25. Kihara H, Palmer AK, Werner FW, Short WH, Fortino MD. The effect of dorsally angulated distal radius fractures on distal radioulnar joint congruency and forearm rotation. J Hand Surg [Am] 1996;21:40-47

26. Martini AK. Secondary arthrosis of the wrist joint in malposition of healed and uncorrected fracture of the distal radius [in German]. Aktuelle Traumatol 1986;16:143-148

27. Miyake T, Hashizume H, Inoue H, Shi Q, Nagayama N. Malunited Colles' fracture: analysis of stress distribution. J Hand Surg [Br]1994;19:737-742

28. Taleisnik J, Watson HK. Midcarpal instability caused by malunited fractures of the distal radius. J Hand Surg [Am] 1984;9:350-357

29. Amadio PC, Botte MJ. Treatment of malunion of the distal radius. Hand Clin 1987;3:541-559

30. McMurtry RY, Axelrod T, Paley D. Distal radial osteotomy. Orthopedics 1989;12:149-155

31. Trumble TE, Schmitt SR, Vedder NB. Factors affecting functional outcome of displaced intra-articular distal radius fractures. J Hand Surg [Am] 1994;19:325-340

32. Mekhail AO, Ebraheim NA, McCreath WA, Jackson WT, Yeasting RA. Anatomic and x-ray film studies of the distal articular surface of the radius. J Hand Surg [Am] 1996;21:567-573

33. Wagner WFJ, Tencer AF, Kiser P, Trumble TE. Effects of intra-articular distal radius depression on wrist joint contact characteristic. J Hand Surg [am] 1996;21:554-560

34. Dias JJ, Wray CC, Jones JM, Gregg PH. The value of early mobilization in the treatment of Colles' fractures. J Bone Joint Surg Br1987;69:463-467

35. Cooney WP, Dobyns JH, Linscheid RL. Complications of Colles' fractures. J. Bone Joint Surg Am 1980;62:613-619

36. Grundberg AB, Reagan DS. Compression syndromes in reflex sympathetic dystrophy. J Hand Surg [Am] 1991; 16:731-736

37. Orbay JL. The treatment of unstable distal radius fractures with volar fixation. Hand Surg 2000;5:103-112

38. Constantine KJ, Clawson MC, Stern PJ. Volar neutralization plate fixation of dorsally displaced distal radius fractures. Orthopedics2002;25:125-128

39. Orbay JL, Fernandez DL. Volar fixed-angle plate fixation for unstable distal radius fractures in the elderly patient. J Hand Surg [Am]2004;29:96-102

39a. Placzek JD, Sobel GV, Arnocsky SP, Quinn M, Magnell T. The effect of an extended flexor carpi radialis approach on a blood flow to the distal radius: a cadaveric

study. Orthopedics 2005;28:1 364 – 1 367
40. Rikli DA, Regazzoni P. Fractures of the distal end of the radius treated by internal fixation and early function: a preliminary report of 20 cases. J Bone Joint Surg Br 1996;78:588 – 592
41. Rikli DA, Regazzoni P, Babst R. Dorsal double plating for fractures of the distal radius: a biomechanical concept and clinical experience [in German]. Zentralbl Chir 2003;128:1 003 – 1 007
42. Jakob M, Rikli DA, Regazzoni P. Fractures of the distal radius treated by internal fixation and early function: a prospective study of 73 consecutive patients. J Bone Joint Surg Br 2000;82:340 – 344
42a. Simic PM, Robison J, Gardner MJ, Gelberman RH, Weil AJ, Boye MI. Treatment of distal radius fractures with a low-profile dorsal plating system: an outcomes assessment. J Hand Surg Am 2006;31:382 – 386
43. Peine R, Rikli DA, Hoffmann R, Duda G, Regazzoni P. Comparison of three different plating techniques for the dorsum of the distal radius: a biomechanical study. J Hand Surg [Am] 2000;25:29 – 33
44. Boyer MI, Korcek KJ, Gelberman RH, Gilula LA, Ditsios K, Evanoff BA. Anatomic tilt x-rays of the distal radius: an ex vivo analysis of surgical fixation. J Hand Surg [Am] 2004;29:116 – 122
45. Lee HC, Wong YS, Chan BK, Low CO. Fixation of distal radius fractures using AO titanium volar distal radius plate. Hand Surg 2003;8:7 – 15
46. Habernek H, Weinstabl R, Fialka C, Schmid L. Unstable distal radius fractures treated by modified Kirschner wire pinning: anatomic consideration, technique, and results. J Trauma 1994;36:83 – 88
47. Munson GO, Gainor BJ. Percutaneous pinning of distal radius fractures. J Trauma 1981;21:1 032 – 1 035
48. Naidu SH, Capo JT, Moulton M, Ciccone WI, Radin A. Percutaneous pinning of distal radius fractures: a biomechanical study. J Hand Surg [Am] 1997;22:252 – 257
49. Rayhack JM. The history and evolution of percutaneous pinning of displaced distal radius fractures. Orthop Clin North Am 1993;24:287 – 300
50. Ring D, Jupiter JB. Percutaneous and limited open fixation of fractures of the distal radius. Clin Orthop Relat Res 2000;37:105 – 115
51. Rodriguez-Merchan EC. Plaster cast versus percutaneous pin fixation for comminuted fractures of the distal radius in patients between 46 and 65 years of age. J Orthop Trauma 1997;11:212 – 217
52. Gupta R, Raheja A, Modi U. Colles' fracture: management by percutaneous crossed-pin fixation versus plaster of Paris cast immobi-lization. Orthopedics 1999;22:680 – 682
53. Trumble TE, Wagner W, Hanel DP, Vedder NB, Gilbert M. Intrafocal (Kapandji) pinning of distal radius fractures with and without external fixation. J Hand Surg [Am] 1998;23:381 – 394
54. Graft S, Jupiter J. Fracture of the distal radius: classification of treatment and indications for external fixation. Injury 1994;25 (Suppl 4):S – D14 – 25
55. Huch K, Hunerbein M, Meeder PJ. External fixation of intra-articular fracture of the distal radius in young and old adults. Arch Orthop Trauma Surg 1996; 115:38 – 42
56. Jakim I, Pieterse HS, Sweet MB. External fixation for intra-articular fractures of the distal radius. J Bone Joint Surg Br 1991;73:302 – 306
57. Pennig D, Gausepohl T. External fixation of the wrist. Injury 1996;27:1 – 15
58. Riggs SA, Cooney WPI. External fixation of complex hand and wrist fractures. J Trauma 1983;23:332 – 336
59. Rikli DA, Kupfer K, Bodoky A. Long-term results of the external fixation of distal radius fractures. J Trauma 1998;44:970 – 976
60. Schuind F, Donkerwolke M, Rasquin C, Burny F. External fixation of fractures of the distal radius: a study of 225 cases. J Hand Surg [Am] 1989;14:404 – 407
61. Seitz WH, Froimson AI, Leb R, Shapiro JD. Augmented external fixation of unstable distal radius fractures. J Hand Surg [Am] 1991;16:1 010 – 1 016
62. Seitz WH Jr. External fixation of distal radius fractures: indications and technical principles. Orthop Clin North Am 1993;24:255 – 264
63. Simpson NS, Wilkinson R, Barbenel JC, Kinninmonth AW. External fixation of the distal radius: a biomechanical study. J Hand Surg [Br] 1994;19:188 – 192
64. Weiland AJ. External fixation, not ORIF, as the treatment of choice for fractures of the distal radius. J Orthop Trauma 1999;13:570 – 572
65. Anderson R, O'Neil G. Comminuted fractures of the distal end of the radius. Surg Gynecol Obstet 1944;78:434 – 440
66. Combalia A. Over-distraction of the radio-carpal and mid-carpal joints with external fixation of comminuted distal radial fractures. J Hand Surg [Br] 1995;20:566 – 567
67. Agee JM. External fixation: technical advances based upon multiplanar ligamentotaxis. Orthop Clin North Am 1993;24:265 – 274
68. Kaempffe FA, Wheeler DR, Peimer CA, Hvisdak KS, Ceravolo J, Senall J. Severe fractures of the distal radius: effect of amount and duration of external fixator distraction on outcome. J Hand Surg [Am] 1993;18:33 – 41
69. Agee JM, Szabo RM, Chidgey LK, King FC, Kerfoot C.

Treatment of comminuted distal radius fractures: an approach based on patho-mechanics. Orthopedics 1994; 17:1 115 – 1 122

70. Leung KS, Shen WY, Tsang HK, Chiu KH, Leung PC, Hung LK. An effective treatment of comminuted fractures of the distal radius. J Hand Surg [Am] 1990;15:11 – 17

71. Krishnan J, Wigg AE, Walker RW, Slavotinek J. Intra-articular fractures of the distal radius: a prospective randomised controlled trial comparing static bridging and dynamic non-bridging external fixation. J Hand Surg [Br] 2003;28:417 – 421

72. McQueen MM. Redisplaced unstable fractures of the distal radius: a randomised, prospective study of bridging versus non-bridging external fixation. J Bone Joint Surg Br 1998;80:665 – 669

73. McQueen MM, Simpson D, Court-Brown CM. Use of the Hoffman 2 compact external fixator in the treatment of redisplaced unstable distal radial fractures. J Orthop Trauma 1999; 13:501 – 505

74. Flinkkila T, Ristiniemi J, Hyvonen P, Hamalainen M. Nonbridging external fixation in the treatment of unstable fractures of the distal forearm. Arch Orthop Trauma Surg 2003;123;349 – 352

75. Franck WM, Dahlen C, Amlang M, Friese F, Zwipp H. Distal radius fracture: s non-bridging articular external fixator a therapeutic alternative? A prospective randomized study [in German]. Unfallchirurg 2000; 103:826 – 833

76. Dunning CE, Lindsay CS, Bicknell RT, Patterson SD, Johnson JA, King GJ. Supplemental pinning improves the stability of external fixation in distal radius fractures during simulated finger and forearm motion. J Hand Surg [Am] 1999;24:992 – 1 000

77. Wolfe SW, Austin G, Lorenze M, Swigart CR, Panjabi MM. A biomechanical comparison of different wrist external fixators with and without K-wire augmentation. J Hand Surg [Am] 1999; 24:516 – 524

78. Markiewitz AD, Gellman H. Five-pin external fixation and early range of motion for distal radius fractures. Orthop Clin North Am 2001;32:329 – 335

79. Braun RM, Gellman H. Dorsal pin placement and external fixation for correction of dorsal tilt in fractures of the distal radius. J Hand Surg [Am] 1994;19:653 – 655

80. Swigart CR, Wolfe SW. Limited incision open techniques for distal radius fracture management. Orthop Clin North Am 2001;32:317 – 327

81. Cooney WP, Berger RA. Treatment of complex fractures of the distal radius: combined use of internal and external fixation and arthroscopic reduction. Hand Clin 1993;9: 603 – 612

82. Ring D, Prommersberger K, Jupiter JB. Combined dorsal and volar plate fixation of complex fractures of the distal part of the radius. J Bone Joint Surg Am 2004;86-A:1 646 – 1 652

83. Gupta R, Bozentka DJ, Osterman AL. Wrist arthroscopy: principles and clinical applications. J Am Acad Orthop Surg 2001; 9: 200 – 209

84. Auge WKI, Velazquez PA. The application of indirect reduction techniques in the distal radius: the role of adjuvant arthroscopy. Arthroscopy 2000; 16:830 – 835

85. Geissler WB. Arthroscopically assisted reduction of intra-articular fractures of the distal radius. Hand Clin 1995; 11:19 – 29

86. Geissler WB, Freeland AE. Arthroscopic management of intraarticular distal radius fractures. Hand Clin 1999;15: 455 – 465

87. Hanker GJ. Diagnostic and operative arthroscopy of the wrist. Clin Orthop Relat Res 1991;26:165 – 174

88. Wolfe SW, Easterlling KJ, Yoo HH. Arthroscopic-assisted reduction of distal radius fractures. Arthroscopy 1995; 11:706 – 714

89. Ladd AL, Pliam NB. The role of bone graft and alternatives in unstable distal radius fracture treatment. Orthop Clin North Am 2001;32:337 – 351

90. Cassidy C, Jupiter JB, Cohen M, et al. Norian SRS cement compared with conventional fixation in distal radial fractures: a randomized study. J Bone Joint Surg Am 2003;85 – A:2 127 – 2 137

91. Paley D, McMurty RY. Median nerve compression by volarly displaced fragments of the distal radius. Clin Orthop Relat Res 1987; 21:139 – 147

92. Odumala O, Ayekoloye C, Packer G. Prophylactic carpal tunnel decompression during buttress plating of the distal radius: is it justified? Injury 2001;32:577 – 579

93. Hove LM. Nerve entrapment and reflex sympathetic dystrophy after fractures of the distal radius. Scand J Plast Reconstr Surg Hand Surg 1995;29:53 – 58

94. Monsivais JJ, Baker J, Monsivais D. The association of peripheral nerve compression and reflex sympathetic dystrophy. J Hand Surg [Br] 1993;18:337 – 338

95. Marx RG, Axelrod TS. Intra-articular osteotomy of distal radial malunions. Clin Orthop Relat Res 1996;327:152 – 157

96. Jupiter JB, Fernandez DL, Toh CL, Fellman T, Ring D. Operative treatment of volar intra-articular fractures of the distal end of the radius. J Bone Joint Surg Am 1996; 78:1 817 – 1 828

第十七章　腕部骨折与脱位

Jeffrey Todd Watson, *Martin I. Boyer*

腕关节不稳

腕关节不稳确切的定义是指腕部存在有症状的腕骨排列紊乱,不能承受正常的生理负荷,而且在腕关节活动弧的任何部分活动出现异常运动学表现的病理状态。腕关节不稳可以是腕部的急性损伤所致,也可因关节炎等导致内在的韧带过度松弛或弱化而产生的慢性、进行性过程。由于本书重点是讨论创伤性损伤,所以本章讨论的腕关节不稳也主要是指腕骨与重要韧带结构的急性损伤,通常将这类疾病称之为"月骨周围损伤"。

在讨论腕关节不稳之前,我们先简要回顾一下维系关节稳定、协调运动的腕部关键的解剖结构。手术治疗这些腕部损伤的目的在于恢复腕关节结构相关功能的完整性。概括来说,腕骨通常由近排腕骨(舟状骨、月骨、三角骨和豌豆骨)和远排腕骨(大多角骨、小多角骨、头状骨和钩骨)组成。腕骨之间的静态与动态的位置关系主要通过相邻腕骨间(内在)以及跨越相应腕骨的韧带(外在)来维系。

外在的韧带起于尺骨和桡骨远端的背侧和掌侧面,止于近排或远排腕骨。掌侧的韧带非常坚韧(图17-1),自桡侧至尺侧分别由桡舟头韧带(RSC)、桡月长韧带(LRL)、桡月短韧带(SRL)和尺腕韧带组成。桡舟头韧带穿行于舟骨腰部的掌侧面,附着于头状骨上,对舟骨起到支点作用,在腕关节尺偏和桡偏时,此韧带可使舟骨屈曲伸直。与其相邻的桡月长韧带,起于桡骨掌侧缘,止于月骨掌侧缘,两者可悬吊桡侧的腕骨,并防止腕骨"下沉"(sagging)及腕骨相对桡骨向掌侧半脱位。

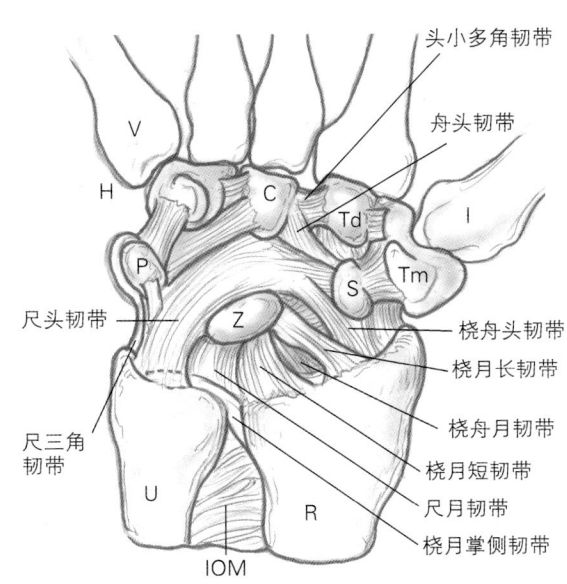

图17-1　腕关节掌侧外在的韧带:桡舟头韧带,桡月长韧带,桡月短韧带和尺腕韧带

桡月短韧带起自桡骨月状窝的掌侧缘,向月骨延伸,止于桡月长韧带的尺侧缘。尺腕韧带起自三角纤维软骨复合体的掌侧缘,止于月骨和三角骨。它们作用主要是支撑尺侧的腕骨,防止其向掌侧沉降以及相对尺骨远端的半脱位。

在腕关节的背侧面,桡腕背侧韧带起自桡骨远端中部背侧缘,与关节囊的纤维共同止于三角骨的背侧面。背侧腕骨间韧带(DIC)主要连接三角骨背侧面和头状骨与大多角骨的背侧面(图17-2)。

当腕关节桡偏和尺偏时,连接舟骨、月骨和三角骨的内在韧带可使近排腕骨完成屈曲、伸展运动(图17-3)。舟月韧带在形态上有三个不同区域,其中背侧部分最厚[1,2];而月三角韧带在掌侧面则更为坚韧[3]。

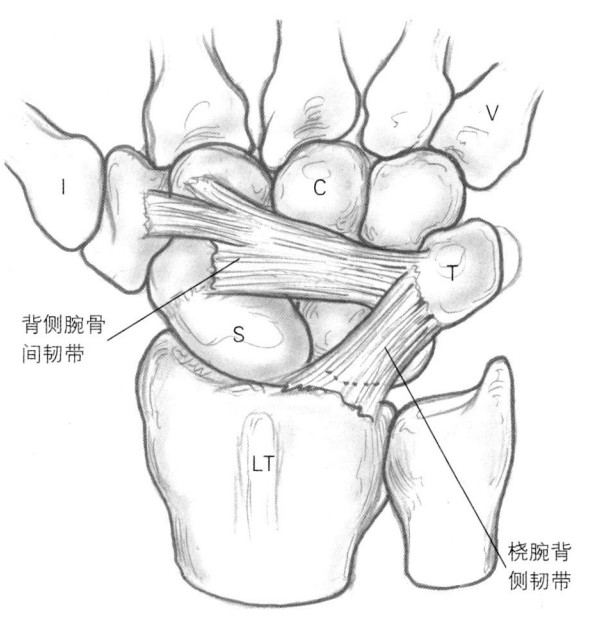

图 17-2 腕关节背侧外在韧带与关节囊融为一体。桡腕背侧韧带起自桡骨远端中部的关节边缘,止于三角骨背侧面。背侧腕骨间韧带,连于三角骨背侧面和舟骨与大多角骨的背侧面,该韧带对于腕骨而言并非真正的外在韧带

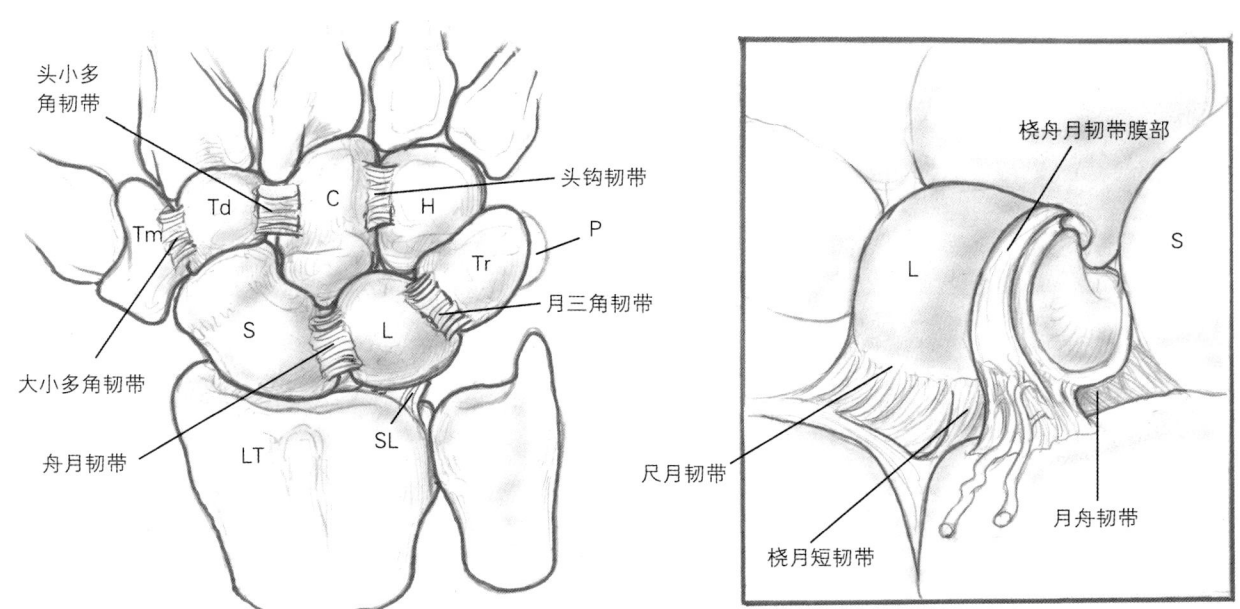

图 17-3 近排腕骨的内部韧带可以在腕骨之间提供连续的机械性连接,可使近排和远排腕骨产生相互协调运动。值得注意的是,舟月韧带是一月形韧带,其背侧部分(韧带部分)比中央部分(膜性结构)更为坚韧,具有更重要的力学性能。而月三角韧带的掌侧部分则比其背侧面具有更高的强度

目前有多种理论被用于解释腕关节运动学,在此不作一一阐述。其中最为关键的是,近排和远排腕骨间的相互运动主要依赖于腕骨间存在的完整而稳定的韧带和骨性连接(图17-4)。对此,"环"的概念则更为大家所接受[4]。尺偏时,近排腕骨伸展而远排腕骨屈曲,桡偏腕骨间运动则相反。近排腕骨任何骨或韧带组织结构出现异常都可导致腕关节运动协调性丧失,并可能伴随进行性骨塌陷、疼痛性关节炎和功能障碍。手术治疗的目的在于恢复腕骨间骨与韧带组织的连接。

分　型

并非损伤导致的所有腕关节不稳都会在X线平片中反映出来。但损伤所致的静态不稳定则通常可在标准平片中有所发现,如腕骨骨折时,舟月关节或月三角骨关节间隙增宽,以及侧位片上舟月关节角度增大等。而动态不稳定一般需在应力

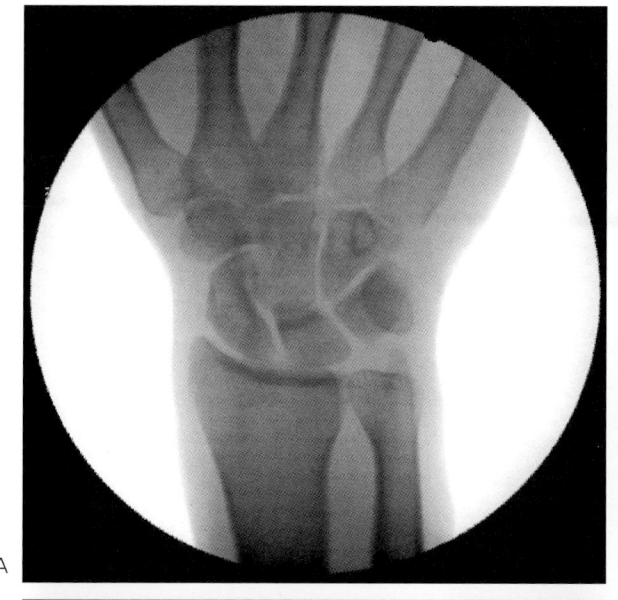
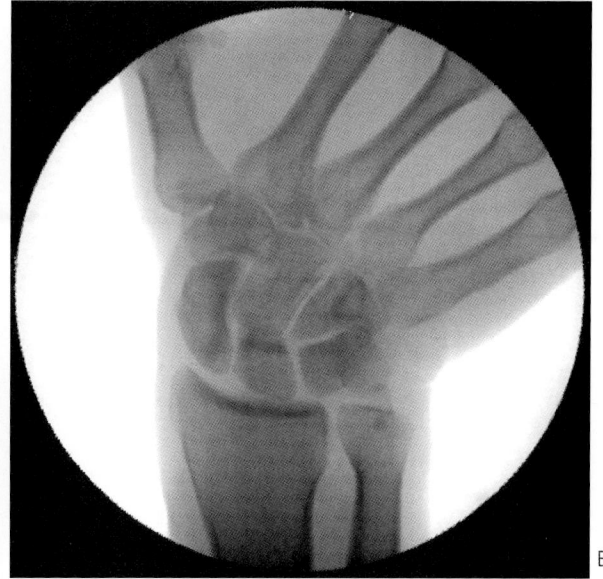
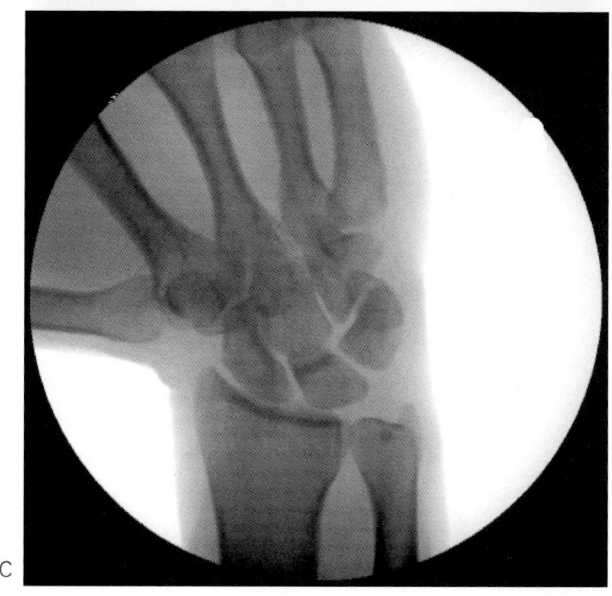

图 17-4　A. 腕关节正位片。B. 腕关节尺偏,近排腕骨伸展,正位片可见舟状骨的轮廓更为狭长。C. 桡偏则相反,可见近排腕骨屈曲和舟骨的"皮质环"。近排腕骨中,骨间韧带的完整性以及腕骨间的正常关系是保持腕骨运动协调性的关键因素

作用下才能评价,如握拳或尺偏时拍摄 X 线平片或进行透视检查[1]。

Mayfield 及其同事[5]根据损伤机制与解剖结构破坏顺序的关系,对月骨周围损伤进行了分类,目前该分型方法在临床上应用最为广泛。当患者摔倒时,腕关节承受载荷,伸腕尺偏,腕部相对于桡骨极度旋后。若暴力使腕关节继续旋后,桡侧的腕骨或韧带首先发生损伤,随后暴力经由腕骨,最终使腕部尺侧也发生损伤。因此,Mayfield 认为月骨周围不稳定应分为 4 型,具体的分型如下:

Ⅰ型　舟月韧带和桡舟头韧带掌侧出现撕裂。在静态或应力作用下,舟月关节间距增宽。侧位片可见舟月关节角度增大(图 17-5)。

Ⅱ型　舟月关节脱位。

Ⅲ型　月骨周围脱位,月三角韧带和尺腕韧带撕裂。在此类型中,月骨仍位于桡骨的月骨窝内,而其余腕骨则向背侧脱位(图 17-6)。

Ⅳ型　月骨脱位,桡腕韧带背侧部分和关节囊撕裂,月骨向掌侧脱位并嵌入腕管中。由于桡月韧带十分坚韧,月骨通常仍帖服掌侧,侧位 X 线片出现"茶杯溢出(spilled teacup)"征(图 17-7)。与Ⅲ型的月骨周围脱位相反,其余腕骨相对桡骨的位置并没有发生变化。

值得注意的是,上述分型方法仅仅从韧带损伤的角度进行分类,而暴力通过腕部往往并不仅仅导致韧带损伤。在暴力传导过程中,从桡侧开

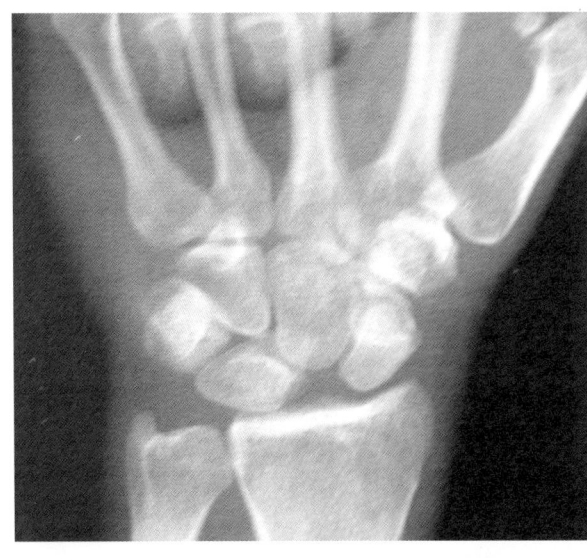

图17-5 Mayfield Ⅰ型X线片。在正位X线片中,舟月关节间隙增宽(>3 mm),侧位片上舟月关节角度增加(超过60°),提示舟月关节分离

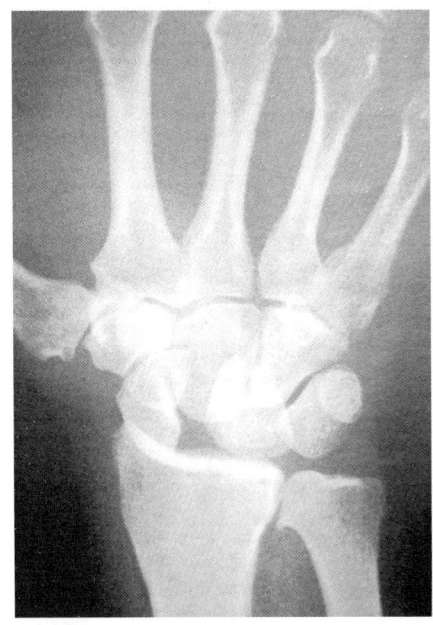
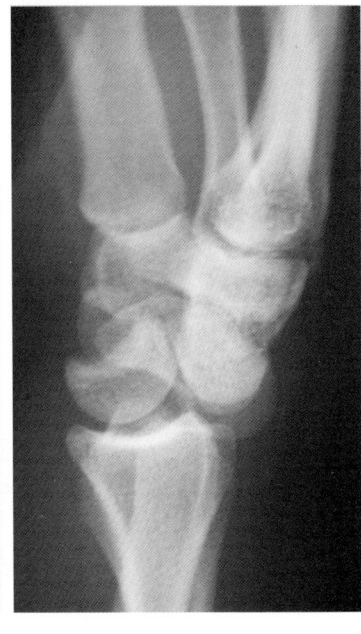

图17-6 Mayfield Ⅲ型的X线表现。作用于月骨周围的暴力向腕关节尺侧缘继续增加,月三角韧带断裂,月骨与其他腕骨之间的实质性的连接中断。其余腕骨(和手)向背侧移位,月骨仍位于桡骨月骨窝内,出现月骨周围脱位。值得注意的是,该脱位也并不总是发生在急性韧带损伤的基础之上

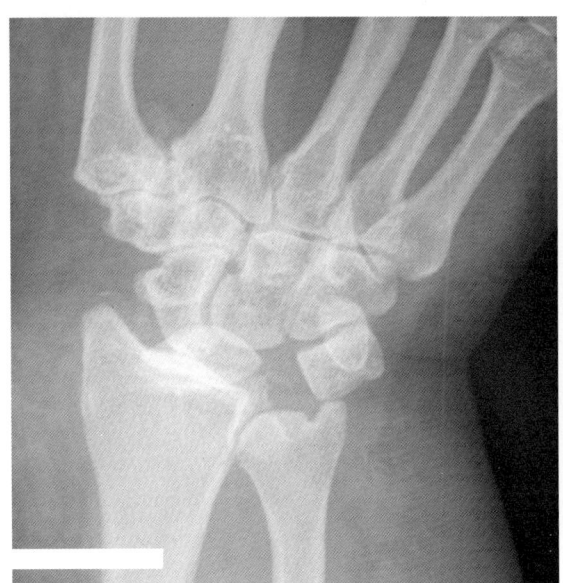
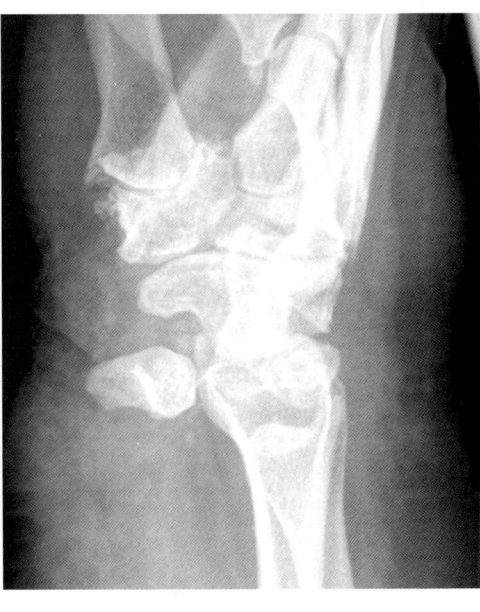

图17-7 Mayfield Ⅳ型X线片。桡腕背侧韧带断裂,月骨脱出桡骨月骨窝向掌侧移位。但由于强韧的桡月韧带仍保持完整,月骨掌侧部分仍紧靠桡骨,侧位片可见月骨"茶杯溢出"征,提示月骨脱位

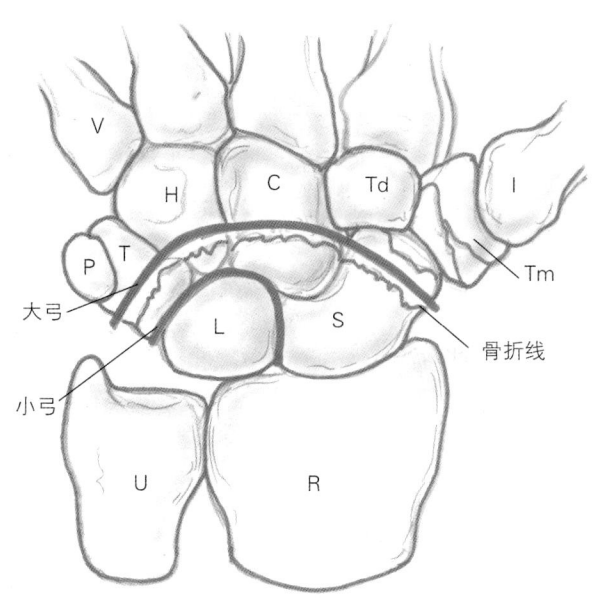

图 17-8 腕骨小弓损伤主要累及韧带,当暴力经腕部自桡侧向尺侧传导时,通常造成舟月韧带和月三角撕裂。腕骨大弓损伤,暴力通过月骨周围更大范围的骨性结构,导致骨、韧带等结构同时损伤的情况(经舟骨月骨周围脱位)也并不少见

始,桡骨茎突、舟骨、头状骨、三角骨和尺骨茎突均可能发生骨折(图 17-8)。如 Mayfield 所描述,腕骨大弓损伤时,暴力通常会通过较大范围的骨性结构,该损伤往往伴有骨折。腕骨小弓损伤主要是指涉及月骨周围小范围内的软组织韧带损伤。腕骨下弓损伤由于暴力自腕骨近端传至月骨,导致桡腕和尺腕韧带撕裂,可伴有或不伴有尺骨或桡骨茎突骨折。急性腕关节不稳通常包含骨与韧带损伤,而且以 III 型经舟骨—月骨周围脱位较为常见(图 17-9)。当暴力传导通过月骨及其周围时,时常会导致相应的腕骨骨折。

单纯月三角关节不稳定,也称为反月骨周围损伤。一般认为,摔倒时手处于背伸桡偏位(在月骨周围损伤中手处于尺偏位置)可造成此类损伤。月三角韧带的背侧和中部损伤一般不会引起腕骨的力学改变。但是该韧带的掌侧部分断裂,合并背侧关节囊副韧带(桡三角韧带和舟三角韧带)损伤,则会引起进行性的近排腕骨掌侧不稳(VISI)畸形(见后面讨论)。

当压缩应力作用于腕关节,如果没有舟骨的稳定连接或支撑桥接作用,则进行屈伸活动时,近排腕骨很容易出现塌陷,且远排腕骨也会向近端移位。近排腕骨背侧不稳(DISI)畸形是指侧位片上月骨相对桡骨处于伸直位,而舟骨向近端移位。同样,月骨相对桡骨呈屈曲位,舟骨向近端移位时发生 VISI 畸形。

非手术治疗

作用于腕骨的载荷传导至有活动度的两排腕骨之间时,两排腕骨在任何体位下都应该保持稳定的位置关系。这主要依赖于舟骨的完整性,舟骨在两排腕骨间起到坚强支撑或连接作用,其内在韧带分别连接舟骨、月骨和三角骨。这些结构

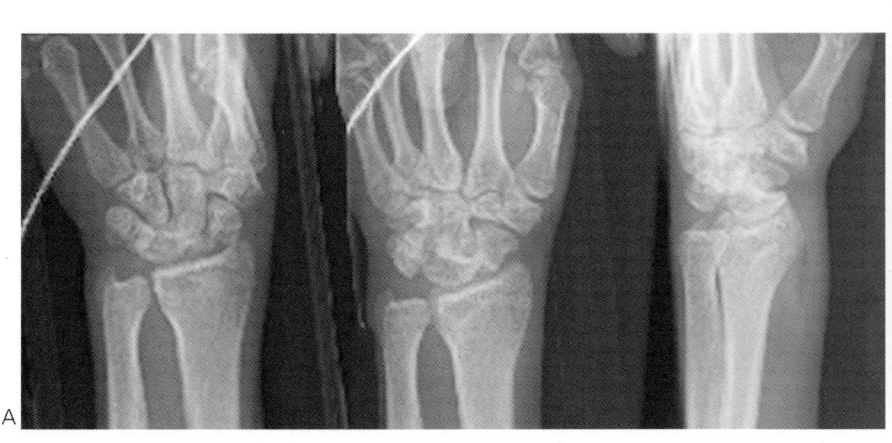
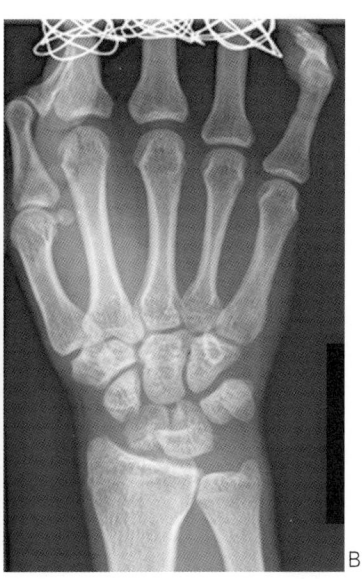

图 17-9 经舟骨月骨周围骨折脱位。在平片上骨性重叠可妨碍损伤类型的判断,牵引位可更好地显示损伤的结构。
A. 为损伤时的普通平片。B. 牵引位 X 线片

任何一部分损伤后,由于桡骨远端以及腕骨的骨性解剖结构与通过腕部的肌腱组织产生的压缩应力,可能会导致进行性腕骨塌陷。通常并不需要强大的外在暴力便可引起近排腕骨进行性塌陷,并进而导致远排腕骨向近端移位以及继发性的关节炎改变。因此,非手术治疗处理这些损伤通常并不是很合适,除非确实无移位且稳定的舟骨腰部骨折或韧带部分撕裂,其他损伤并不能通过单纯的制动而自行愈合。

对于这类损伤尽管手术固定是确切有效的治疗方法,然而在急诊处理时进行临时固定仍然很有必要。在月骨周围脱位和月骨脱位中,必须考虑存在月骨移位压迫正中神经的可能性。对于正中神经感觉障碍的患者,其腕关节可能仍处于未复位的位置,而这种进行性的压缩可能对神经功能的恢复产生不良影响。对于此类损伤,可以参照桡骨远端骨折背侧移位的复位方法,在局部麻醉下进行闭合复位。

辅助应用或不用静脉注射镇静剂,通过指套或徒手牵引手指,与近端的前臂进行对抗,术者用拇指在掌侧按压月骨,头状骨开始伸展,继而向掌侧移位与月骨远端关节面相吻合(图17-10)。复位过程中,可能不会听到或触及关节复位的"咔哒"声。通过透视或拍摄X线平片检查复位情况。然后用糖钳夹板将腕关节固定在伸直位,直至手术时为止。

有时月骨周围脱位或月骨脱位很难进行闭合性复位。由于韧带损伤,月骨单独与其他腕骨分离,则月骨可能"扣锁"在掌侧坚韧的关节囊中(图17-11)。手法整复时牵引腕关节,关节囊的裂口只会更加绷紧,使月骨更难回复到相对于其他腕骨的解剖位置。遇到这种情况,则可能必须进行切开复位。此外,一些合并骨折的月骨周围损伤也很不稳定,在停止牵引后,即使采用塑形很好的夹板固定也无法维持复位。

对于这些损伤,闭合复位失败后,虽然必须通过手术重建其稳定性,但并不一定必须立即手术。一些肢体肿胀较轻,且没有或仅有轻度自主感觉障碍的闭合性损伤,可将其维持在难复性脱位的位置上,然后择期手术。然而,如果患者出现进行性的感觉障碍、肿胀明显,则必须急诊行腕管切开神经减压,并进行切开复位。

手术指征

正如上文所强调的,所有这些类型的损伤都极不稳定,闭合复位外固定治疗通常无效。虽然通过手法操作和牵引能可完成闭合复位,但经骨和经韧带的损伤都可能存在腕骨塌陷和向近端移位的趋势,通常最好在伤后2周内进行手术治疗。超过这个期限,关节囊形成瘢痕,则需要充分地剥离相关的骨与软组织方能完成复位(视频17-1,光盘2),这样腕骨的血供也可能会进一步被破坏。

此外,腕部出现明显肿胀并伴有进行性麻木或运动功能障碍也应急诊行腕管减压。

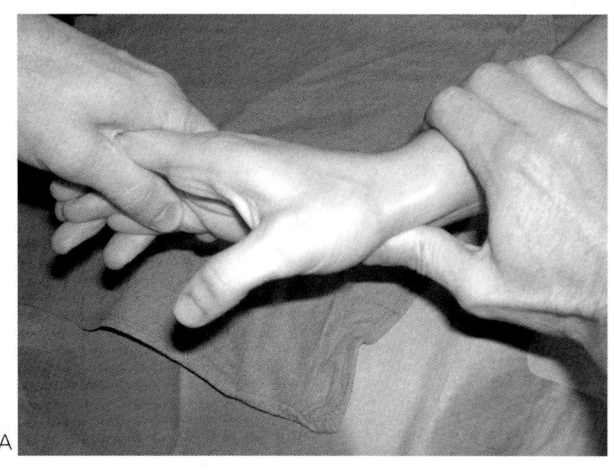 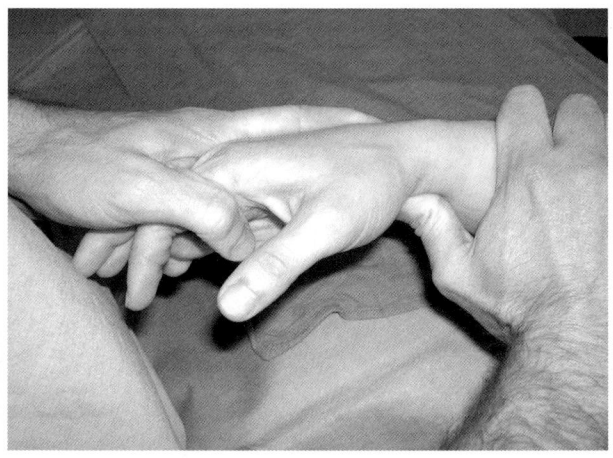

图17-10 A.临时闭合复位月骨和月骨周围脱位的操作技巧。术者一手固定前臂远端,拇指顶于腕管处向月骨施加压力。如果月骨在腕管内脱位,自近端向远端"推挤"月骨复位至月骨窝内。B.术者另一手牵引手部,维持腕部牵引的同时向掌侧移动,以恢复与月骨的正常对线,应用指套进行对抗牵引有利于复位

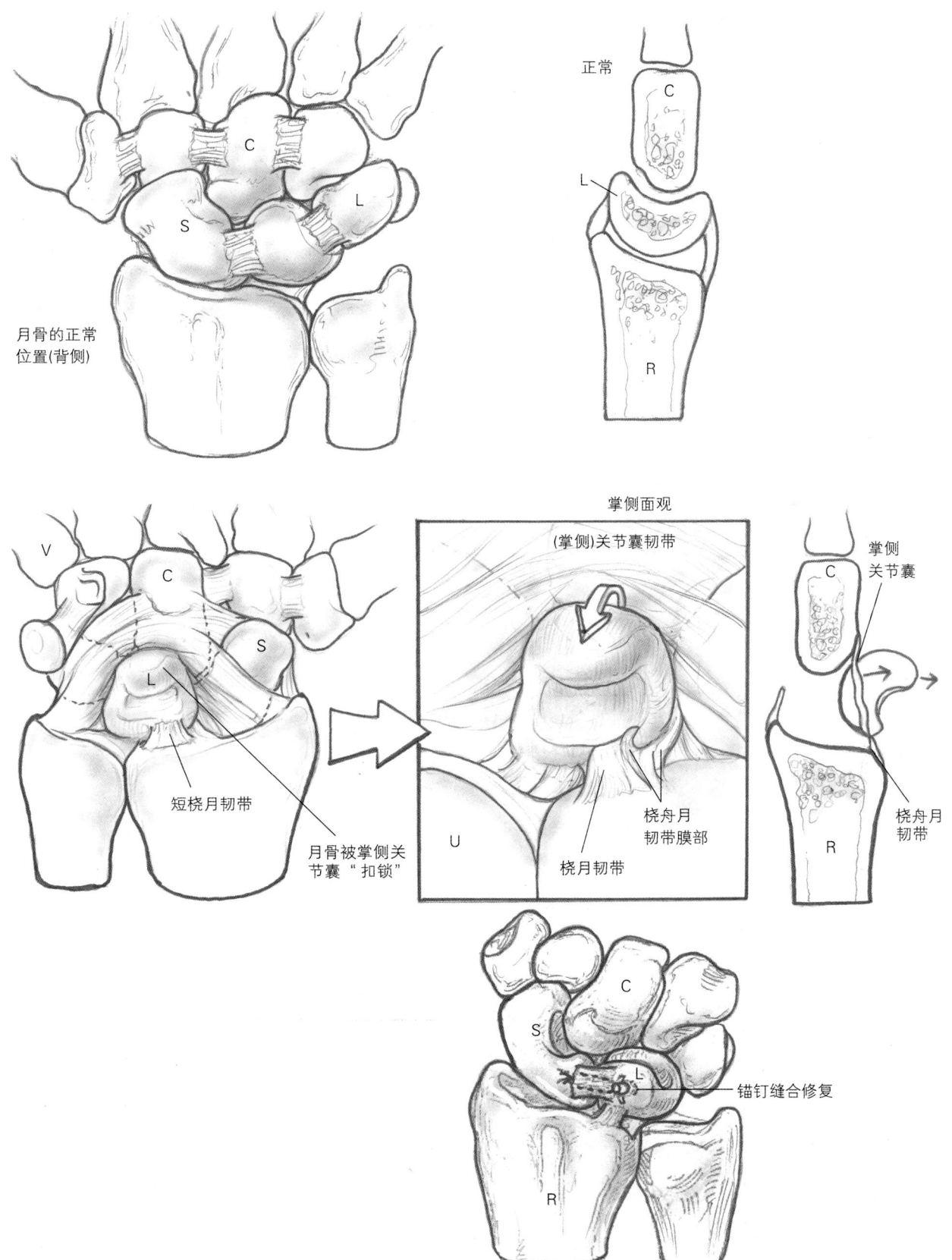

图17-11 脱位的月骨可能像纽扣一样穿过掌侧关节囊而嵌入腕管。单纯牵引只能使关节囊绷紧而无法复位。此类损伤需要通过标准背侧入路切开掌侧关节囊或另做掌侧切口经腕管入路复位月骨

手术治疗

外科解剖与手术方案的选择

制订术前计划时,首先要对损伤的机制和范围进行评价。要意识到当致畸应力经过腕部导致腕关节不稳时,就意味着一系列结构可能被破坏。损伤最初的普通平片可能不能完全反映受损的结构。例如,最初的 X 线片可能仅有小块的桡骨茎突骨折,但这可能是更严重的舟月分离或者舟骨骨折唯一的提示。对于仔细的体格检查(舟月或月三角韧带处出现压痛)或进一步拍摄应力位 X 线片的必要性,怎么强调都不为过。最初在牵引下拍摄 X 线片对于明确诊断可能非常有用(图 17-9)。

明确损伤的结构后,则可制订手术暴露和修复的计划。对于大块桡骨茎突骨折,则必须进行修复,以恢复桡骨关节面的平整;同时也要修复桡舟头韧带,恢复其悬吊作用。舟骨骨折或舟月韧带撕裂则需要切开复位坚强内固定或直接修复韧带;头状骨或三角骨骨折也要求切开复位坚强内固定,但是否有必要直接修复月三角韧带仍有争议。很多外科医生认为单纯应用克氏针固定可以满意地恢复月三角关节的解剖关系,并没有必要通过骨隧道或锚钉进行韧带重建。然而,也有学者推荐通过背侧和掌侧联合入路直接修复更为重要的掌侧月三角韧带(视频 17-1,光盘 2)。如果尺骨茎突的骨折块非常大,累及三角纤维软骨深层的止点,也需要进行修复。然而,如果尺骨茎突骨折的同时,还存在腕关节桡侧的骨或韧带损伤,则提醒检查者,腕部可能存在更为复杂的损伤。

手术方法

手术室合适的设备以及相应的器械准备非常重要(视频 17-1,光盘 2)。患者仰卧于普通手术床上,并附装一张坚固的上肢手术板。进行 X 线检查的标准或微型 C 型臂也必须用无菌巾覆盖,上肢手术板不一定要求可透 X 线。许多外科医生更倾向于将微型 C 型臂侧倾,平行于地板投照,可避免透过手术板成像。常需用到 0.045 和 0.062 英寸克氏针、钻头以及相应尺寸的附件。准备卡头以及配套的卡头附件,钻孔后置入加压螺钉,笔者目前更倾向于置入标准尺寸的 Acutrak 螺钉 (Acumed LLC, Hillsboro, Oregon),当然也可选用其他加压螺钉系统。不论采用哪种螺钉系统,其

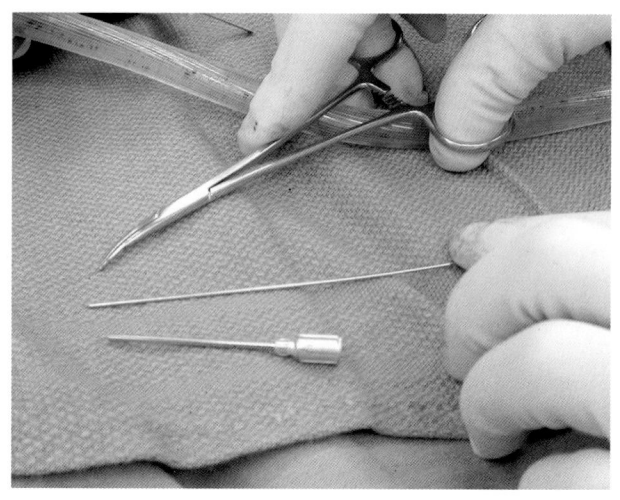

图 17-12　0.045 英寸克氏针,14 号钝头金属针头作为套筒可保护周围软组织

螺钉都必须是空心的,可先准确地置入导针,然后再拧入螺钉固定。修复韧带时,笔者更偏向选用小号(2~4mm)锚钉。最后,为了准确地经皮置入骨圆针,并使卷入周围软组织(桡神经浅支或尺神经背侧感觉支形成疼痛性的神经瘤则可能会影响成功固定的相关结果)的风险降至最低,笔者推荐应用 14 号金属针头作为导管(图 17-12)。术中必须应用止血带,因为当固定骨圆针和螺钉时通常需要术者和助手 4 只手来维持复位,此时很难再同时进行止血或使用吸引器,清晰地显露术野。在可以使用止血带的 2 小时内可以完成大部分手术操作。

除非合并大块的桡骨茎突或尺骨骨折,应用单纯背侧切口通常就已经足够了。若伴有急性腕管综合征或月骨脱位,仅通过背侧入路切开关节囊无法达成复位时,则需要另做掌侧切口。

根据术者个人偏好采用腕背侧纵向或横向切口。横向切口可沿桡骨和尺骨茎突完全暴露腕骨,与纵向切口相比,横向切口产生的瘢痕也不太明显。然而,如果必须暴露桡骨或尺骨干骺端时,应用这一切口则会受到限制。笔者更倾向于采用经 Lister 结节的纵向切口。而暴露、固定桡骨和尺骨茎突时,则推荐另做经相应茎突的纵切口,这样皮瓣坏死的风险也较小(图 17-13)。

以 Lister 结节为中心,做背侧纵向切口,切开皮肤 4~6cm,越过近排腕骨,形成全厚皮瓣直到伸肌支持带,沿拇伸肌腱切开支持带远侧部分。在第三和第四间室之间切开一部分隔膜,应用自动牵开器充分暴露背侧关节囊,将第二和第三间

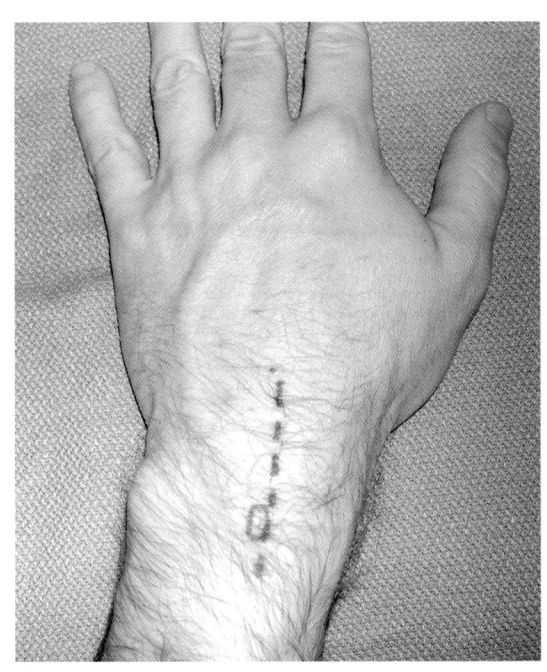

图17-13 腕关节背侧纵向切口,起自腕关节桡背侧(Lister)结节近端,向远端延伸至腕掌关节水平,通常可为骨与韧带的修复提供足够的暴露

室牵向桡侧,第四间室则牵向尺侧。如果背侧关节囊有创伤性撕裂,则可将就该破口行背侧关节囊切开术,否则即可沿Lister结节做2~3cm切口全层切开关节囊。如舟月韧带完整,刀片切入过深则可能造成该韧带的医源性损伤。因此,一经穿透关节囊后,即应将刀片放平,自腕骨背侧关节囊的附着处进行分离。同时也应避免在舟骨远侧做太多的背侧剥离,这样可能会损伤舟骨背侧嵴的主要血供。术中必须充分暴露腕骨背侧自舟骨背侧嵴至三角骨桡侧缘的区域。根据具体个体损伤的程度和部位选择适当的复位和固定技术。

经舟骨损伤无论是经舟骨腰部还是近极,均可在背侧向两骨折块内临时置入0.045英寸克氏针作为操纵杆,这样对于控制和复位骨折块都很有帮助(图17-14)。应用牙科刮匙,并冲洗骨折端,轻柔地清除骨折周围的血肿。一名术者用克氏针操作杆维持复位,另一名术者向舟骨中三分之一部,横穿骨折线置入空心加压螺钉的导针(图17-15)。准确定位该克氏针非常关键。进针点通常位于舟骨的尺背侧"角"。应用无菌巾覆盖的C型臂进行监视,沿舟骨中三分之一的轴线准确地置入导针,不断停下来检查正侧位X线片时,确认导针的位置。检查正位影像伸直腕关节时,应避免桡骨背侧缘碰撞并折弯导针。导针远端不应穿透舟骨远侧皮质骨。确认导针的位置和深度满意后,用附带的测深器或相同长度的导针测量导针穿入的深度。选择置入的螺钉时,应注意螺钉的长度至少应比所测深度短4mm,所选螺钉太长是很常见的错误。

确定螺钉长度后,进一步旋入导针穿过舟大多角骨关节,置入大多角骨内,以防止在用空心钻扩孔时导针不慎退出。为了避免钻孔和拧入螺钉时造成骨折旋转移位,可再置入一枚0.045英寸克氏针,但应注意不要妨碍另一枚导针置入螺钉。

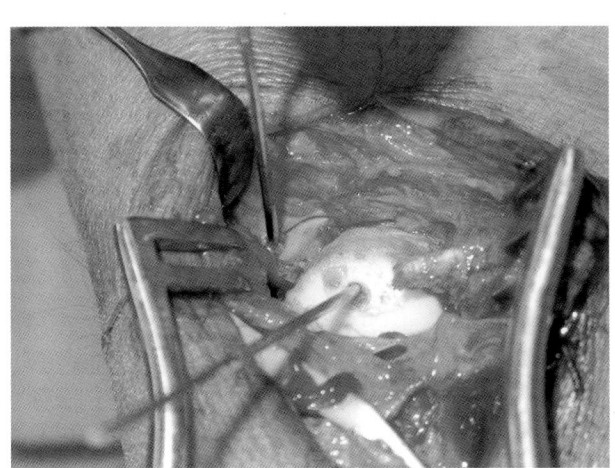

图17-14 应用Joysticks技术,在舟骨近端与远端骨折块分别置入一枚0.045英寸克氏针,获得并维持满意的复位,通过克氏针或置入导针后用空心螺钉固定骨折

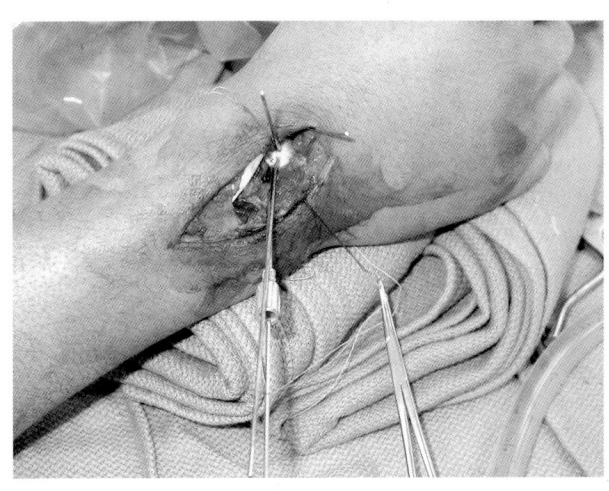

图17-15 向舟骨中三分之一处置入一枚导针固定舟骨骨折

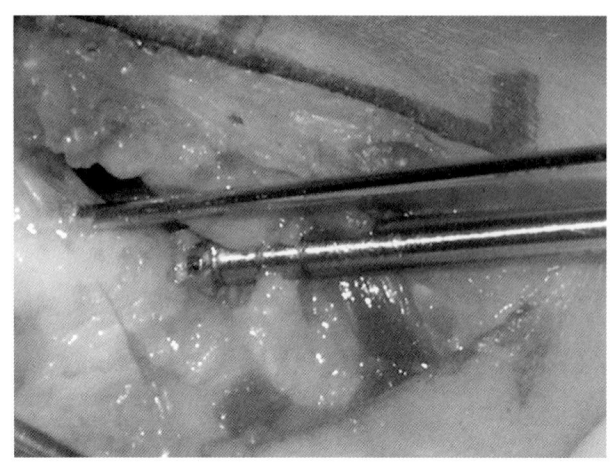

图 17-16 用标记的空心手摇钻穿入一枚导针。一位术者维持复位。在骨折部位再穿入一枚克氏针对抗螺钉固定时造成的移位

用手动空心钻钻孔，注意观测钻头侧面的标志线，钻孔深度要比所选螺钉长 2mm（图 17-16）。扩孔和置入螺钉时，应仔细观察骨折的位置并用操作杆对抗可能发生的移位。穿过导针拧入螺钉，随着螺钉接近扩孔骨道的末端，会对骨折端产生加压，同时阻力也会增加。在拧入螺钉的最后阶段，拔除导针及抗旋钢针，进一步加压骨折块。必须用埋头钻将螺钉近端的头部埋于近端皮质之下。如果有突起，则需要重新安置导针并更换短一些的螺钉。

与上文提到的舟状骨类似，头状骨骨折也可采用空心加压螺钉进行固定。头状骨骨折合并舟骨骨折的病例须先固定头状骨，这样有利于暴露、复位头状骨骨折，并可在其近折端准确地置入螺钉。有时，头状骨近极可能会完全翻转180°，关节软骨面朝向远端。由于头状骨远端骨折块固定不动，可用克氏针操作杆或牙科刮匙复位近端骨折块。骨折块一经复位，穿入导针以及随后其他的固定操作步骤与上文所述的舟骨骨折一致（图 17-17）。

对于月骨完全脱位的患者（Mayfield Ⅳ 型），尚未复位的月骨位于腕管内。如前所述，掌侧关节囊可能会阻碍闭合复位。在这种情况下，可经背侧入路暴露掌侧关节囊，扩大裂口，使月骨"向上翻转"复位至月骨窝内。如果经通过背侧入路未能成功，或者患者合并急性进行性的腕管综合征，则须再行掌侧入路。

月骨复位至月骨窝后，开始进行舟月关节的复位及固定。同样，在月骨背侧和舟骨近极穿入克氏针作为操作杆进行复位。通常由于舟月韧带断裂，月骨相对于舟骨倾向于处在伸展位。因此，在此方向上穿入克氏针作为操作杆，有利于月骨屈曲、舟骨伸直进行复位。检查舟月关节复位时最有效的方法是在直视下观察，因为单纯依赖X线影像可能很难发现轻微的旋转移位。在桡舟月关节间隙用骨膜剥离器进行撬拨，可充分地观察复位的情况。

在确切复位之前，应先行准备好置入 0.045 英寸固定针，这样可以避免损伤桡神经感觉支和桡动脉。为了确定导针皮肤进针点的大致水平，可将克氏针穿置于创口内，估计经舟月关节穿出舟头关节间隙的进针角度（图 17-18）。然后在合适的进针点处，用尖刀穿透真皮层做一小的穿刺切口。用小号有齿血管钳向下分离，暴露覆盖于舟骨远端进针点处的关节囊。撑开血管钳，插入14号金属套管至舟骨表面，透视下确定空心套筒正确的斜度，助手维持复位，确保该方向上导针能准确地穿过舟月间隙。保持空心套筒位于舟骨上，钻入克氏针穿过舟月间隙。穿过的钢针可在月骨内获得足够的把持力而应避免穿透桡腕关节。用同样的方法，将第 2 枚 0.045 英寸克氏针穿过关节至月骨内，以获得更好的稳定性。第 3 枚克氏针则应穿过舟头关节。

舟月关节复位固定后，用带 4-0 缝合线的锚钉编织缝合修复韧带。通常韧带自一侧骨附着点撕脱，而韧带大部分附着于另一侧。用小号咬骨钳或刮匙清创准备一小块骨面进行韧带重建（图 17-19）。将 2~3 个锚钉置入骨的近极以修复韧带，用附带的 4-0 缝合线穿过韧带进行水平褥式缝合，并将韧带打结固定到准备好的骨床上（图 17-20）。

在某些情况下（通常见于损伤几周后亚急性状态），缺乏足够的韧带组织进行坚强的一期修复。很多作者提倡通过背侧关节囊固定术，用近端以背侧关节囊为基底的筋膜瓣进行增强的韧带修复[6]。通过钻孔建立骨隧道或应用锚钉，将背侧关节囊的远侧部分的舌瓣固定在舟骨远极的远侧部（在其复位到相对于月骨的解剖位置以后）。一般制动 8~12 周，这一方法可以防止舟骨屈曲移位，而修复薄弱的舟月韧带则通常是不够的。

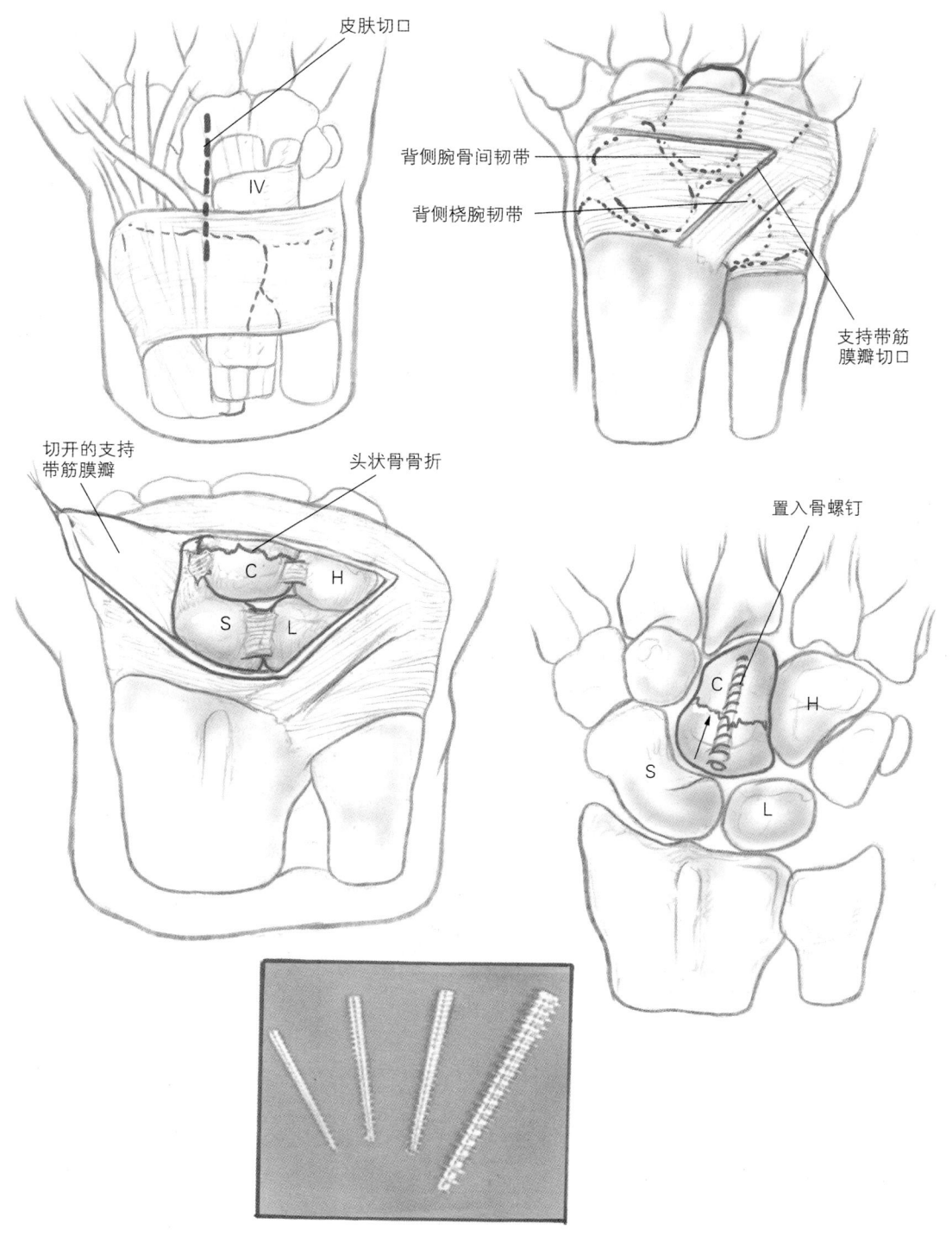

图 17-17　加压螺钉固定头状骨骨折,操作方法与舟骨一样

如上文所述,有些外科医生仅穿针固定月三角关节,而不进行韧带修复。如需进行韧带修复,则可应用上文提到的修复舟月韧带的方法。月三角韧带撕裂后,相对于月骨,三角骨倾向于稍向背侧移位,自三角骨背侧挤压进行复位,然后用骨圆针穿入该关节进行固定。同样,应用 14 号金属套管可使损伤尺神经背侧感觉支的风险降到最低。若月三角韧带有足够的组织,则可用小号的锚钉或者钻孔建立骨隧道后直接进行修复。然而,月三角韧带背侧部分比掌侧韧带更薄弱,因此,有学者主张另做掌侧切口,经腕管底部直进行掌侧韧带修复。

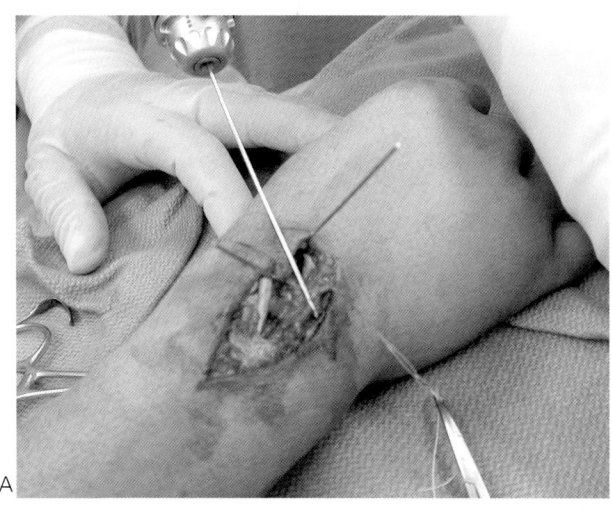
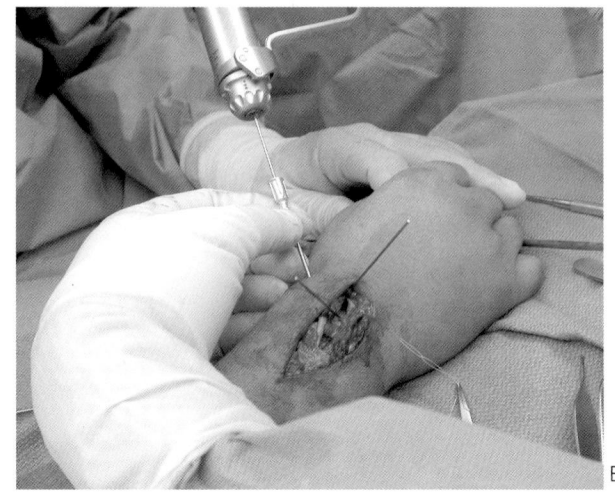

图 17-18　A. 在穿钢针之前，先将导针置于切口内，确定准确的进针角度和进针点。B. 采用钝头针头作为软组织套筒，将钢针穿过舟月关节

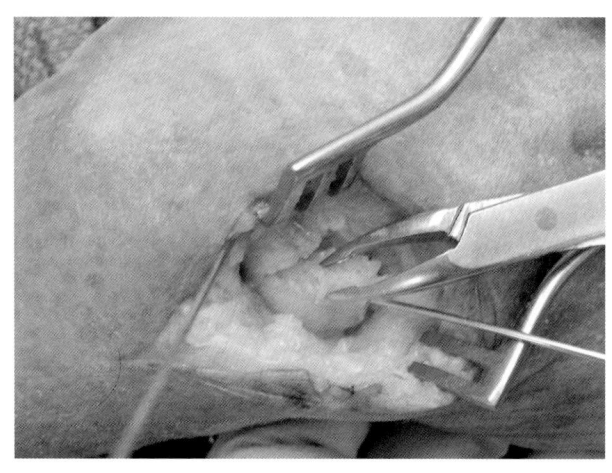

图 17-19　用小型骨刀或牙钻，在韧带附着部进行清创直至骨面出血，用锚钉固定修复韧带

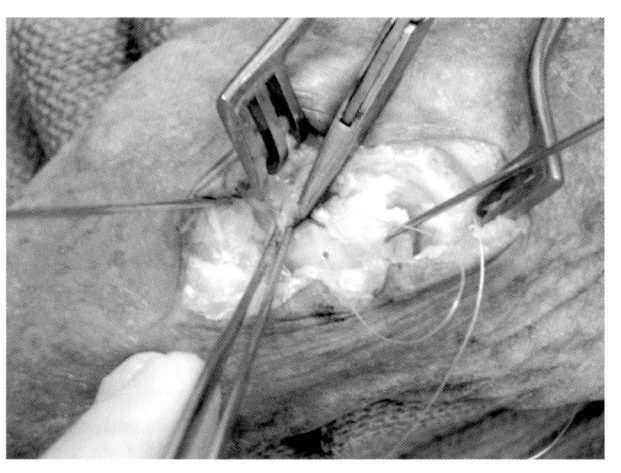

图 17-20　锚钉固定后，通过撕裂韧带残端穿线

腕部固定后，将钢针剪短埋于皮下或者折弯暴露于皮外。如选择剪短了埋于皮下，则须确保针尾被剪得足够短，否则皮下突起的针尾可能最终使局部皮肤侵蚀、穿破，进而在管型石膏下形成感染。

如果桡骨茎突骨折块很大且累及桡舟头韧带，或舟骨窝处出现明显的畸形，则应予以复位固定。若采用横行皮肤切口治疗腕关节不稳，则可向桡侧延伸切口，在背侧第一肌腱间室下暴露桡骨茎突。若选用纵向背侧切口，则可以桡骨茎突为中心另做背侧纵向切口（图17-21）。不论选择哪一种切口，都需要仔细辨别并牵开桡神经感觉支。若损伤此神经会产生疼痛性神经瘤或手背桡侧麻木，有时尽管有望取得良好的结果，但患者则会将注意力集中于这一并发症。辨明神经牵开保护后，在背侧第一间室处分离伸肌支持带，牵开下面的肌腱组织，充分暴露桡骨茎突和肱桡肌肌腱附着点。桡动脉自该肌腱深部走行，位于桡骨茎突的浅面，术中需注意保护。虽然有时桡骨茎突似乎已与桡骨干骺端恢复对位，但经透视或直视下确认其关节面恢复平整也非常重要。骨折块轻微的旋转畸形都可能导致明显的关节不平整。确定复位后，采用一枚加压螺钉穿过骨折线固定于桡骨干骺端。应用一枚4.0mm空心螺钉或3.5mm普通螺钉，通过垫片作为拉力螺钉来固定通常已经足够。加压螺钉会起到良好的固定作用，同时还可避免钉头突起对软组织产生激惹。

当然，并不是所有的尺骨茎突骨折都需要进

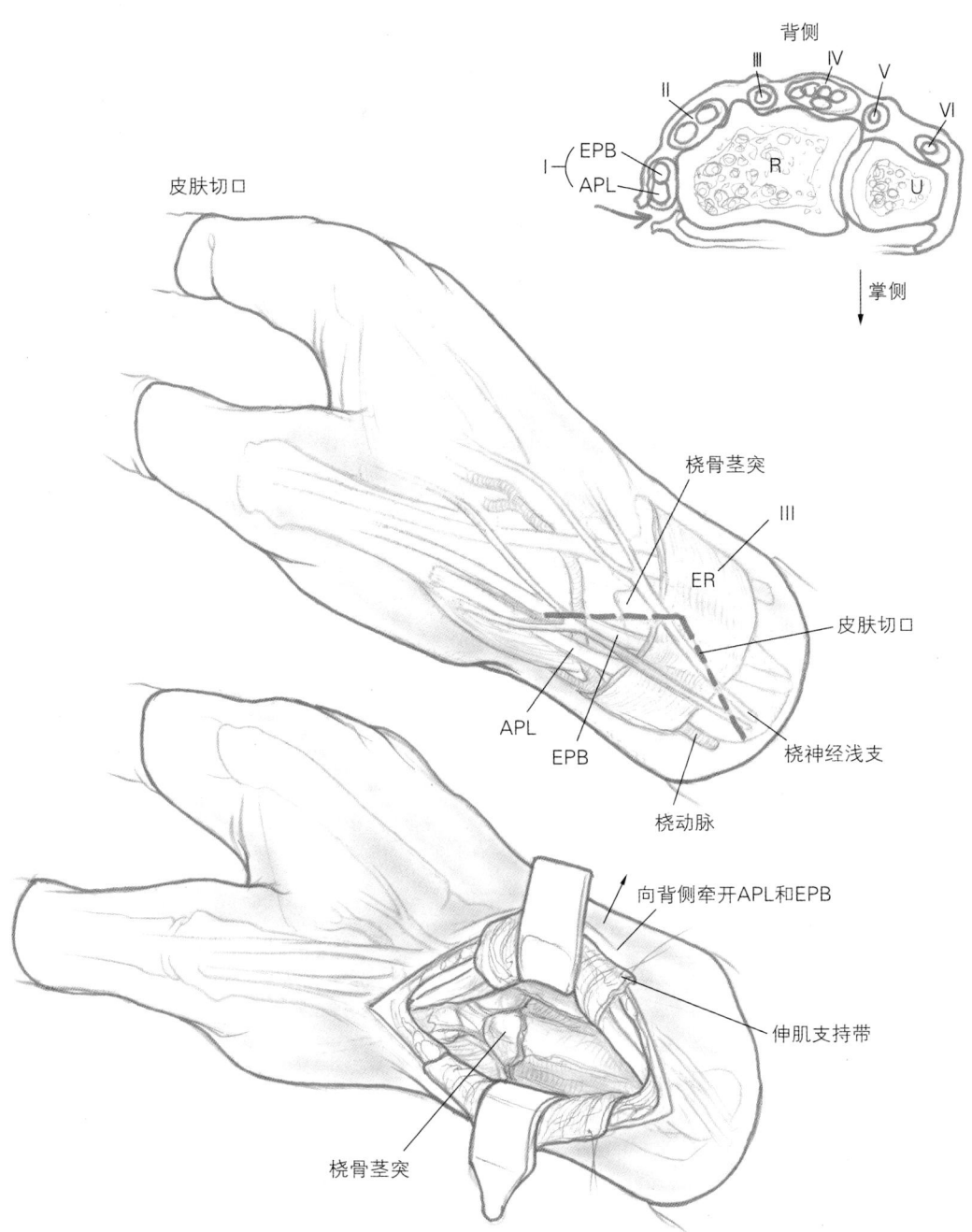

图 17-21 腕关节桡侧入路复位并固定桡骨茎突骨折。切至真皮层,用精细手术剪分离背侧第一间室处的支持带,避免损伤桡神经感觉支。沿其背侧缘切开第一间室,注意避免造成第一间室肌腱向掌侧半脱位

行固定,如尺骨茎突骨折累及三角纤维软骨的深部止点,则须进行固定(图17-23)。在完成桡骨远端和其他腕骨损伤的固定后,可通过在矢状面向桡尺远侧关节施加应力,评价其稳定性。如果关节不稳定,则需要固定尺骨茎突,修复三角纤维软骨在尺骨上附着点。笔者认为应用克氏针张力带技术可提供稳定且对软组织激惹很小的固定(图17-22)。

自尺骨茎突近端4cm处沿皮下可触及的尺骨嵴做纵向切口,充分暴露尺骨远端。在切口远端,尺神经背侧感觉支在茎突尖端附近横向走行,应注意保护。松解伸肌支持带尺侧扩张部,暴露骨折断端。用手术刀或骨膜剥离器暴露尺骨尺侧面的质骨,并向近段剥离2~3cm。用牙科刮匙复位骨折后,用0.045英寸克氏针自尺骨茎突尖端穿入至尺骨干骺端近端的骨皮质进行固定(图

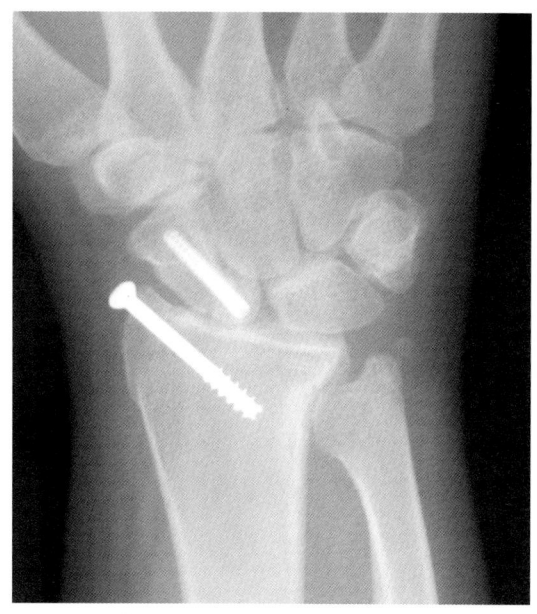

图17-22 桡骨茎突骨折术后X线片（背侧入路修复舟骨近极骨折后）

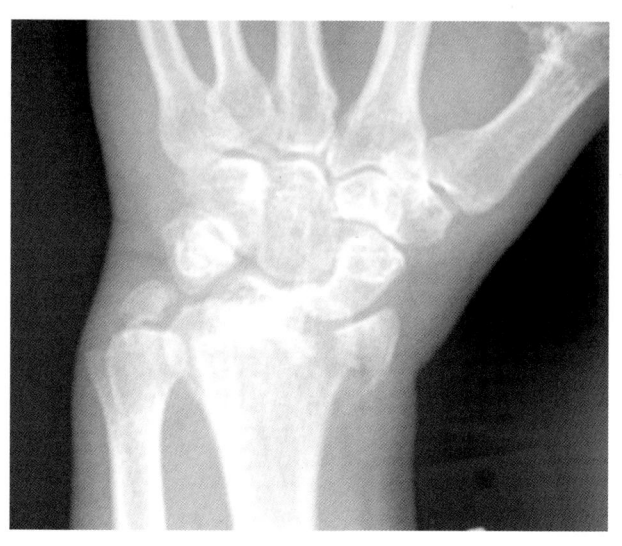

图17-23 大块尺骨茎突骨折需要修复，三角纤维软骨附着点位于不能稳定骨折块的基地部位置

17-24）。采用24号钢丝行张力带固定。在茎突基底部环扎钢丝，这一操作通过折弯的18号针头穿过茎突基底部会更为简便。将钢丝插入针头，向外穿出的尖端并推行穿过。如果钢丝不能穿过针头，可以简单回抽针头并将钢丝推行穿过。钢丝穿至尺骨皮质骨后，在尺骨茎突近端2~3cm处钻一骨洞，将钢丝横行穿过。拧紧环行钢丝形成张力带，对骨折断端形成加压。折弯克氏针，剪短并向尺骨茎突尖部推入（图17-25）。

急诊腕管切开或复位扣锁的月骨脱位则通常须选择掌侧入路。该切口可能比传统的腕管解压切口更长一些，切口起自Kaplan主线水平（图17-26），近端位于鱼际纹与钩骨钩之间，止于掌侧腕横纹近端2cm处。分离皮下组织显露腕横韧带，沿切口全长锐性切开，避免损伤下方的正中神经。清除血肿后，牵开腕管内容物暴露扣锁的月骨。避免沿着正中神经的桡侧面放置拉钩并进行操作，因为可能会造成正中神经（运动）返支损伤。若月骨被扣锁在腕管中，则可稍切开掌侧关节囊进行松解，然后将月骨复位至月骨窝。

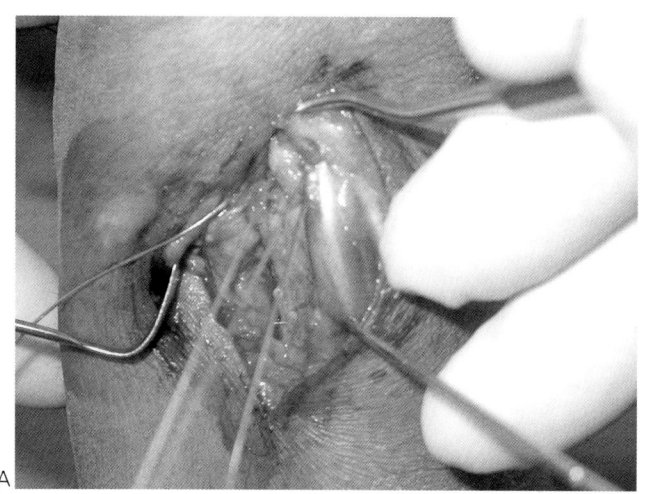
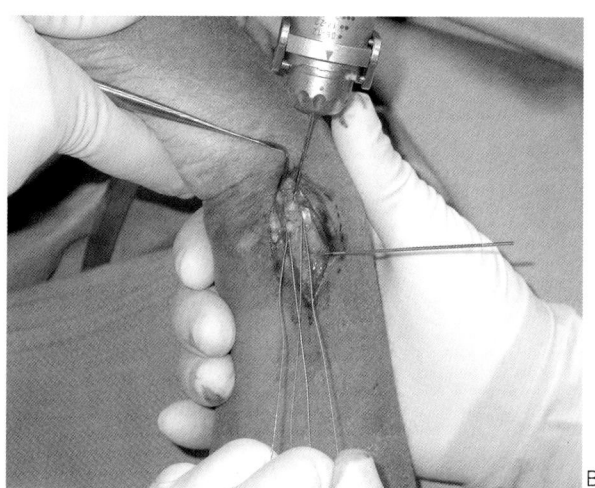

图17-24 A.三角软骨复合体附着的尺骨茎突骨折部分，复位与固定。B.0.045英寸克氏针自尖部进针并穿过骨折断端固定至尺侧皮质骨

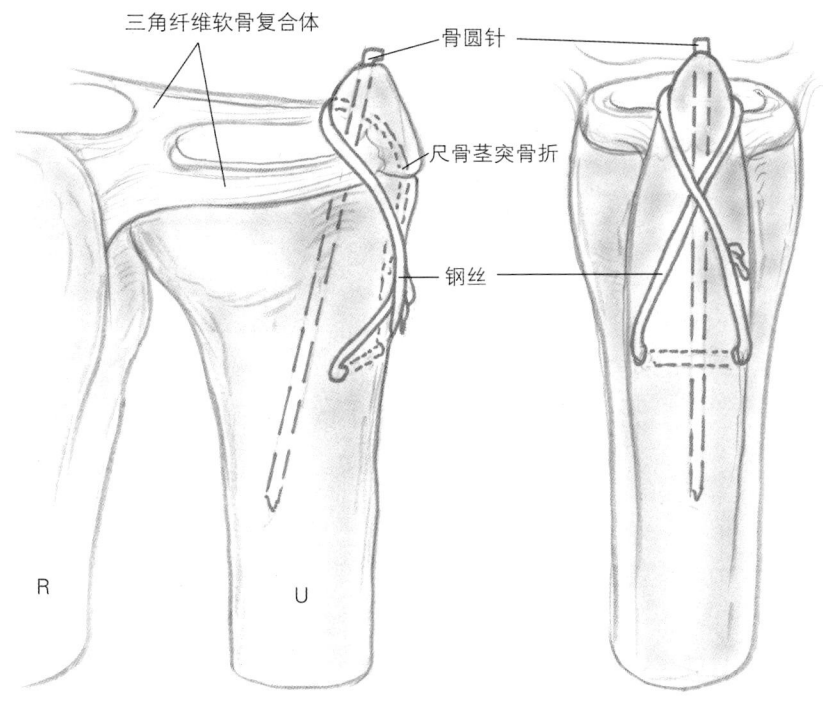

图17-25 钢丝穿过茎突基底部周围并在尺侧干骺端穿过横行骨洞后,用针头旋紧钢丝起到张力带作用,在骨折、TFCC、三角纤维软骨复合体提供加压力

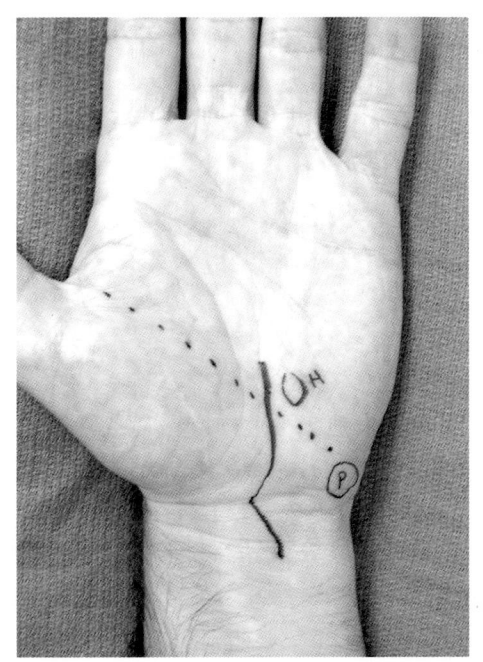

图17-26 腕管减压延长切口的体表标志(皮肤标志),位于鱼际纹和钩骨钩之间。拇指充分外展后延长Kaplan线至豌豆骨远端,可作为定位掌浅弓的标志

要点与技巧

- 仔细触诊整个腕关节的所有结构(桡骨远端、桡尺远侧关节、桡骨和尺骨茎突,特殊的腕骨和关节)是准确评价月骨周围损伤的重要依据。即使对于急性损伤的患者,腕关节出现特殊的骨折或韧带损伤时,特定部位的触痛也会比其他部位更明显。这一点对于避免漏诊一些隐匿的损伤十分关键。
- 在急性损伤的病例中,牵引状态下拍摄X线片有利于明确损伤的类型。
- 尺偏握拳位拍摄的X线片,可以从不同的角度显示普通平片上难以诊断的舟月间隙或舟骨骨折。
- 仔细检查关节内是否存在骨或软骨骨折块,这些都可能出现迟发的问题。

康复

术后,腕关节中立位"人"字形夹板固定4~6周,然后再换成长臂石膏或Muenster石膏固定。术后8周拔除钢针,再换用短臂石膏固定直至12周。术后立即开始进行康复活动,鼓励进行手指主动运动。患者此时可用可拆卸的腕关节夹板固定,同时开始进行强化训练和关节活动的练习。

新技术

有时腕关节镜对于腕部的软组织问题来说也是一种有效的诊断和治疗手段,尤其在尺侧缘(三角纤维软骨撕裂)。随着手术经验不断积累,有些外科医生认为此方法对腕部骨折和不完全性的韧带损伤均可获得较好的治疗效果[7,8]。

对于急性舟月韧带损伤部分撕裂,舟月关节间隙增宽或舟月角度增加,在普通X线平片上可能显示不清,尽管完全损伤时表现得非常明显。如果病人出现肢体肿胀、局部压痛,舟月提拉试验出现疼痛,且存在舟月关节损伤的相关暴力机制,则应用腕关节镜来评价软组织损伤和舟月关节紊乱的程度是一种非常理想的方法。这种关节紊乱,可能是舟骨背侧缘相对于月骨背侧缘向背侧旋转所致,在腕中关节应用腕关节镜可以直接观测。此外,经腕骨间入路用关节镜和探针可更为明确地探明轻微的关节增宽。

对于舟月关节部分损伤的病例,可将关节镜下协助穿针固定作为最终的治疗。关节镜下的复位更为确切,骨圆针置入也更为准确,有文献报道认为此技术是对急性损伤一种有效的终极治疗手段[7,8]。

治疗结果

对此类损伤相关治疗结果的讨论,都应该首先评价漏诊或未处理的月骨周围损伤导致的较差的临床结果。除了骨间韧带部分撕裂且不伴有继发性分离或运动失调之外,其余损伤若单纯应用夹板或制动通常是不够的,可能会发展为进行性腕骨塌陷和不稳定,类似的结果在未经治疗的损伤中较为常见[9]。

尽管对于腕关节不稳的诊断以及病理机制的认识有了很大的提高,但是对于这些损伤,相关治疗结果的可靠数据却很有限。这可能与损伤类型和治疗方法众多难以进行比较有关。然而,延迟治疗、开放性损伤、骨折畸形愈合(舟骨短缩,屈曲)和关节面破坏都可能出现较差的治疗效果[10]。

闭合处理急性舟月关节损伤,无论用或不用克氏针进行固定,远期疗效的满意度以及复位维持的效果都很差。大多数学者推荐采用切开复位克氏针固定,并同时进行韧带修复以恢复腕骨间正常的解剖关系。关节镜辅助下复位和钢针固定也是一种理想的方法(见上文所述)。多位学者报道采用背侧或掌背侧联合入路复位和固定可取得满意的疗效[11~13]。

腕骨间出现分离、脱位、继发退行性改变,并伴有关节活动部分丧失,疼痛无法完全缓解的患者应进行挽救性治疗。其中四角关节融合术以及近排腕骨切除术是最为常用的挽救性手术方法。虽然最近有一项研究发现两种术式短期的主观和客观疗效的差异都很小,但也有一项研究认为行近排腕骨切除的患者关节活动范围和握力略优于关节融合组[14,15]。

并发症

可能大部分造成腕关节不稳的损伤所产生的并发症都无法立即明确或诊断清楚。尽管损伤造成了舟骨骨折或者明显韧带损伤,但最初的X线平片上仍可能显示为正常。如果这些损伤未被发现,则可能进展为腕骨塌陷而导致继发性的关节疼痛和功能障碍。如上文所述,如果手术延迟超过3周,骨折断端会出现硬化,且很难移动发生移位的骨折块,这就需要术中剥离更多的软组织,而且可能很难达到解剖复位。这些不太理想的结果或许也可以算做延迟治疗造成的并发症。

损伤导致的骨软骨损伤以及永久性的对线不良,可能会继发进行性的关节炎。有一项多中心研究证实,手术治疗后56%的病例出现继发的创伤性关节炎[10]。所以要特别注意骨折的复位质量,尤其是舟骨或头状骨的粉碎性骨折,良好的复位对于避免延期愈合和不愈合。应用加压螺钉固定粉碎性骨折可能导致明显的短缩、塌陷和畸形。对于舟骨骨折愈合不良的继发背侧成角畸形的患者,可通过传统的掌侧入路,行舟骨掌侧楔形开口进行复位,并用皮质骨移植[16]。这些损伤不但经常造成退行性关节炎、关节僵硬,而且还可能在韧带撕裂部位和关节囊处形成瘢痕[17]。

正中神经功能障碍通常继发于创伤后肢体肿胀引起的长时间压迫(急性腕管综合征)或者创伤

时直接造成的损伤。很显然,及早诊断并采用合理急诊手术进行急性腕管综合征减压是最理想的方法,以避免延长的甚至永久性正中运动感觉神经缺失。创伤引起神经麻痹则通常需要通过观察来辨别。

钢针穿入损伤组织是常见的医源性并发症。经皮穿刺而不采取软组织保护,就可能存在桡神经和背侧感觉神经浅支损伤的危险。桡动脉走行于桡骨茎突的远端,固定克氏针时也非常容易伤及此动脉。采用套筒保护软组织,轻柔操作扩大进入关节囊的通路,将损伤此些神经可能性降到最低。

最后,不论术者手术技巧有多精湛,韧带修复效果均可能出现弱化或失效,并进展为继发性关节炎。要保证钢针固定8周,石膏固定12周有可能降低此发生率。

经验

- 回顾舟月关节静态失稳的X线片表现:
  (1) 在侧位X线片,舟月关节角度增加(范围30°~60°)。
  (2) 舟月关节间隙>3mm。
  (3) 前后位观察舟骨皮质的"戒指"(ring)征,环至舟骨近端皮质骨的距离<7mm(提示舟骨过度屈曲)。
- 切开复位钢针固定配合韧带修复是治疗急性舟月韧带分离的手术标准。对于月骨周围骨折脱位,需行坚强固定配合相关韧带修复。
- 延迟治疗月骨周围骨折或脱位疗效差。
- 舟月骨进行性塌陷(SLAC)的发病过程,可以预计,大多按照以下顺序依次发生关节炎:桡骨茎突,舟骨窝,舟头关节,头月关节,最后导致全腕关节炎,而月骨窝一般不累及。
- 舟骨骨不连进行性塌陷(SNAC),通常按照以下顺序,首先自桡骨茎突开始,然后进一步累及舟头关节、头月关节,最终可能导致全腕关节炎。同样,月骨窝通常也不受累。

舟骨骨折

在上文中将舟骨骨折作为月骨周围损伤的一部分进行了讨论。然而,舟骨骨折作为最常见的腕骨骨折,通常并不伴有腕部其他结构的损伤。令人遗憾的是,移位的舟骨骨折如进行非手术治疗,导致有症状的骨不连或畸形愈合的发生率高达50%,从而导致棘手的并发症[18]。此外,此类损伤往往症状并不明显而被误诊为扭伤导致治疗不当,通常在后期出现疼痛性骨不连时才被发现。本节将舟骨骨折作为一个独立的损伤,重点讨论其诊断、治疗(非手术治疗和手术治疗)、并发症和治疗结果。

上文讨论腕骨脱位及腕关节不稳时,已对舟骨相关的解剖学和生物力学特点进行过论述,但仍有几点值得强调。如上文所述,舟骨位于近排腕骨的最桡侧,在近排和远排腕骨间起到坚强的支柱作用。舟骨缺失或者出现结构性损伤,往往会导致远排腕骨向近端移位,并逐渐出现塌陷和继发性关节炎改变,与月骨周围韧带损伤后未予治疗的结果类似。

舟骨与月骨相邻,近端与桡骨远端舟骨窝相关节。桡骨远端有一平滑的骨嵴将舟骨窝与月骨窝分开。舟骨与月骨以舟月韧带相连(图17-3),此韧带是舟骨和月骨之间重要的功能连接结构,可保证近排腕骨的稳定性和运动的协调性。舟骨远侧凹陷与头状骨近端相邻。舟骨远端、大多角骨和小多角骨共同构成"三舟"或舟大小多角关节。

舟骨通常分为三个主要的部分:远极、腰部和近极。这一分类也意味着不同部位骨折后其预后也有着很大的差异。远极骨折往往比较容易愈合;腰部骨折即使移位很轻微,应用传统的制动方法,其愈合率也会明显下降[18];而移位的近极骨折不愈合率很高。

在不同部位的骨折预后的差异如此明显,主要是因为舟骨特定的血供。Gelberman 和 Menon 证实自舟骨背侧嵴进入的桡动脉分支是其最主要的血供来源,可提供舟骨70%~80%血供;而近极则为100%,这一部分完全被软骨所覆盖,且没有独立的血供来源。另一个次要的血供来源于桡动脉的另一条分支,从舟骨远端结节进入舟骨,仅提供远端大约30%的血运[19]。因此,任何累及近侧半的有移位的舟骨骨折都会严重危及反折至近侧骨折端的血液供应,并可能导致愈合时间延长以及舟骨近端部分缺血性坏死。

如前所述,舟月韧带和桡舟头韧带是舟骨周围关键性韧带。桡舟头韧带(图17-1)起自桡骨掌侧缘距桡骨茎突 4mm 处，跨过舟骨腰部，止于头状骨的掌侧面。该韧带的功能主要是悬吊桡侧的腕骨，并可作为舟骨的支点，使其在桡偏和尺偏的同时完成屈伸运动。

诊　断

同月骨周围损伤一样，诊断舟骨骨折的关键是，患者腕关节背伸位时摔倒撑地或遭受类似的负荷后，出现轻度的腕关节桡侧疼痛，就应该高度怀疑导致舟骨骨折的可能。当过伸暴力作用于舟骨时，舟骨近端通常会固定在桡骨的舟骨窝中，如暴力继续传导，则可能导致舟骨骨折。另一个比较少见的损伤机制是"钻孔者骨折"（puncher's fracture），是由于舟骨直接遭受轴向负荷而发生骨折。

无论其受伤机制如何，在伤后的不同时期，患者都会出现不同程度的腕部桡侧疼痛、肿胀。在伤后的最初几天，患者腕部桡侧的疼痛肿胀可能相对较为弥散，很难确定疼痛最明显的压痛点；腰部骨折通常在鼻烟窝有压痛点，近极和远极骨折依次在舟骨背侧面和掌侧面有更广泛压痛点。在同样的受伤机制下，也可能造成舟月韧带撕裂而不是舟骨骨折，其压痛通常在腕背侧，Lister 结节稍远端最为明显。

标准的影像学检查包括正位片、侧位片、斜位片（旋前 45°）和尺偏"握拳"正位片。损伤初期，在普通 X 线平片上可能很难观察到骨折。如果通过 X 线片没有发现骨折，但患者有明确的外伤史且体格检查提示损伤，则可考虑将其视为无移位骨折用石膏固定，2~3 周后再重复拍摄这一系列的 X 线片。到那时，如确有骨折，那么骨折端可能会出现比较明显的再吸收，骨折线在 X 线片也会显示得更清晰。

在没有明确诊断存在骨折的情况下，进行 2~3 周固定，有的患者可能并不愿意接受。当然，也可应用其他方法进行早期诊断。损伤初期，当 X 线片不能明确诊断时，以往通常选择进行骨扫描诊断是否存在舟骨骨折。损伤 24 小时后进行骨扫描，其吸收会开始增加。然而，合并的软组织损伤、滑膜炎或伴随的关节炎可能会导致骨扫描的诊断出现假阳性；而且，骨扫描也并不能显示骨折的解剖学特征。

前面已经谈到骨扫描存在诸多不足，而应用 MRI 则可避免这些问题。MRI 诊断隐匿性舟骨骨折的优势越来越明显，已经证实 MRI 比骨扫描有着更高的敏感性和特异性[20]。MRI 不仅没有辐射暴露的弊端，还具有更多优势，如可以更为具体地显示骨折的解剖细节甚至近端骨折块血管的状态等。尤其是各个时期的缺血性坏死都会在 T1 和 T2 加权影像中显现出特征性的信号改变，这对治疗计划具有重要的指导意义。

超声是另一种无辐射的方法，也可用于早期诊断隐匿性的舟骨骨折，且费用远比 MRI 低廉，但是诊断结果的可靠性则更依赖于检查者的经验和技术水平。超声并不能像磁共振一样观测到骨折解剖和血供等细节特征。

CT 也是一种有效的诊断工具，但是其敏感性不如 MRI。对于一些隐匿性的损伤，可能仅仅存在轻度的骨髓水肿和细微的皮质断裂，这些改变在 CT 都无法体现出来。然而，CT 对于明确骨骼的解剖形态以及舟骨骨折后的畸形等方面还是很有价值的。舟骨背侧成角畸形在 X 线平片上可能无法显示出来，但是 CT 对舟骨进行矢状面平扫则可显示骨折的成角畸形，而通常这一成角只能通过手术来证实。由于舟骨骨折确切的愈合很难通过临床表现和平片进行判断，而 CT 则可对骨折部分进行多方位平扫以明确是否有骨桥形成。

非手术治疗

在决定舟状骨骨折进行石膏固定或手术固定哪个更可取时，需要考虑多方面的因素，包括患者相关的因素（年龄、职业、活动度、合并伤）和骨折相关的因素（骨折位置、移位程度、稳定性、血供）。对于真正无移位、稳定的舟骨腰部骨折或者新鲜的远极骨折，都可安全地应用石膏固定进行治疗。而对于 X 线平片上显示移位超过 1mm 的骨折，若采用非手术治疗，骨折不愈合率将明显提高[18]。不仅如此，通常认为 X 线平片可能会低估骨折真实的移位程度，有学者提倡在制订治疗计划之前应进行 CT 扫描，明确骨折的具体状况。

具体采用何种固定方式最有利于促进此类骨折的愈合目前仍存在很大争议。最常争论的问题之一便是长臂石膏还是短臂石膏治疗效果更好。Gellman 等对长臂石膏和短臂石膏固定无移位的舟骨骨折进行了比较研究，结果显示对于舟骨腰部和近极骨折，采用长臂石膏固定 6 周后再换用短臂石膏固定的方法,骨折愈合率率稍高于单纯采用短臂石膏固定的方法,并且前者的固定时间更短[21]。Clay 等则对短臂石膏和短臂拇指人字形石膏处理的无移位骨折进行了比较,结论认为两组并没有明显的差异[22]。Burge2001 年对一组 262 例患者应用拇指人字形石膏和短臂石膏固定进行比较,也得出两组愈合率无明显差异的结论[23]。目前仍无法明确对于舟骨骨折石膏固定最理想的位置和类型,这或许是因为这些骨折都相对稳定,只要妥善保护、避免不当的负荷和异常的活动,一般都能直接愈合。

手术适应证

正如上文所述,患者和骨折相关的因素对于决定行手术治疗还是非手术治疗都可能产生影响。患者活动的需求、骨折的稳定性、骨折位置和合并损伤都可能产生影响,必须都予以考虑。

尽管对于新鲜的真正无移位的舟骨腰部骨折,石膏固定是一种安全且久经验证的治疗方法,但是有研究显示经皮螺钉固定(经背侧或掌侧入路)可促进骨折愈合,且患者可更早恢复到损伤前的活动水平[24]。与单纯石膏固定相比,这一方法可缩短石膏固定的时间,恢复更快,更早恢复对抗性运动或体力劳动,而且与切开复位内固定相比并发症发生率也很低[25~27]。

对于任何有移位的舟骨骨折,很少适合进行保守治疗。有研究指出,新鲜移位的骨折若进行保守治疗,骨折不愈合率接近 50%[18]。切开复位无头加压螺钉固定,可恢复骨骼解剖结构,提高骨愈合能力。此外,坚强固定也可减少固定时间,允许早期功能锻炼。有报道证实经背侧或掌侧入路进行手术,骨折愈合率可达 93%[28]。移位的骨折除了容易出现不愈合外,还可能导致畸形愈合造成腕关节不稳、关节强直以及创伤性关节炎。粉碎性骨折通常也很不稳定,应该进行坚强的内固定。

舟骨近极骨折,由于其血供通常较差,也很容易出现有症状的不愈合(图 17-27)。因此,甚至对于无移位的舟骨近极骨折,目前也开始主张早期手术干预,以避免骨折继发移位,导致愈合时间延长。而通过背侧入路进行空心加压螺钉固定治疗,可以将并发症发生率降到最低[25]。

最后,正如在急性腕关节不稳一节中所述,舟骨骨折如果是任何月骨周围损伤的一部分,则都

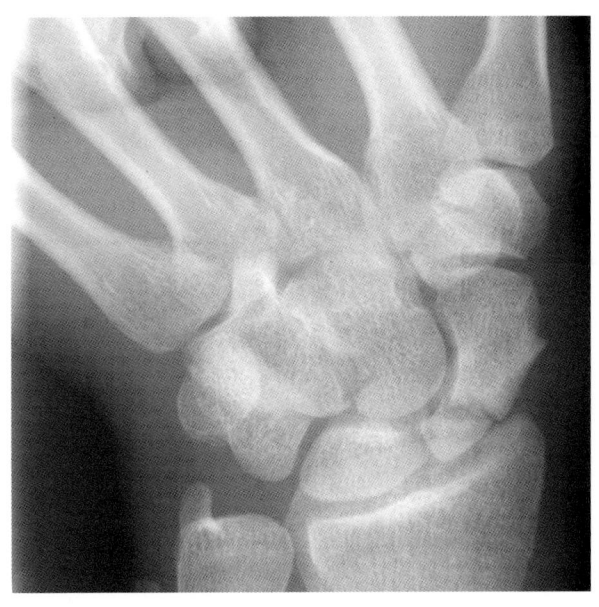

图 17-27 舟骨近极骨折,损伤初期无移位,立即行石膏固定,最终还是出现骨不连

应该进行切开复位坚强内固定。此类损伤通常很不稳定性,闭合的解剖复位而不进行坚强内固定很可能会导致骨不连、持续性不稳定和腕骨塌陷。当舟骨骨折作为这些损伤的一部分时,通常通过同一背侧切口处理舟骨骨折并复位其余腕骨。

手术治疗

外科解剖与治疗方法的选择

舟骨骨折可采用掌侧和背侧两种手术入路进行固定。在有或无关节镜辅助下,从掌侧或背侧都可进行经皮固定。选择何种手术入路主要根据骨折的部位、合并伤、畸形或粉碎的程度以及术者的操作习惯来决定。移位的舟骨远极骨折最好经掌侧入路进行切开或经皮固定,通过这一入路暴露骨折块进行复位和固定,操作更为简便。与之类似,对于舟骨近极骨折,最好从腕关节背侧面进行操作。而舟骨腰部骨折两种手术入路均可选择。早年的非空心加压螺钉固定通常须自掌侧置入,并通过钻模测深钻孔,因此这一方法治疗一些舟骨腰部或近极的骨折会非常困难。目前应用的空心加压螺钉进行固定,均可精确地测量长度,准确地置入螺钉,而且按照术者的习惯,从掌侧和背侧均可操作。对于舟骨背侧成角畸形或典型的掌侧粉碎的腰部骨折,选用掌侧入路进行固定更为合适,这样可以分离掌侧的皮质,并将其放置在合适的位置,起到潜在植骨的作用。如果合并月骨

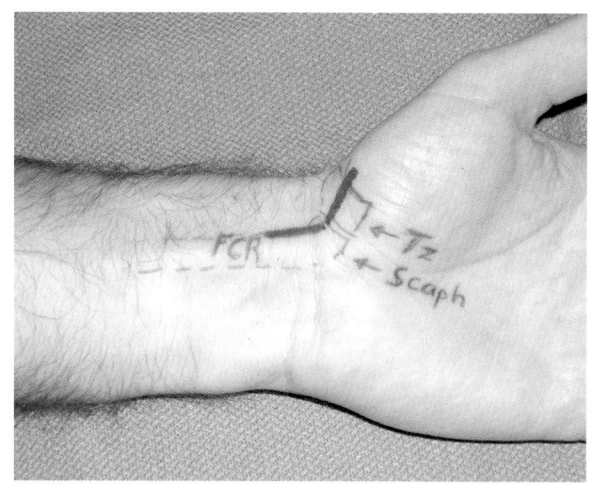

图17-28 掌侧入路的皮肤切口。经大多角掌骨关节(如图示)向下至桡侧腕屈肌与腕掌侧横纹交叉处。经此切口在鞘膜上向近端延伸3cm

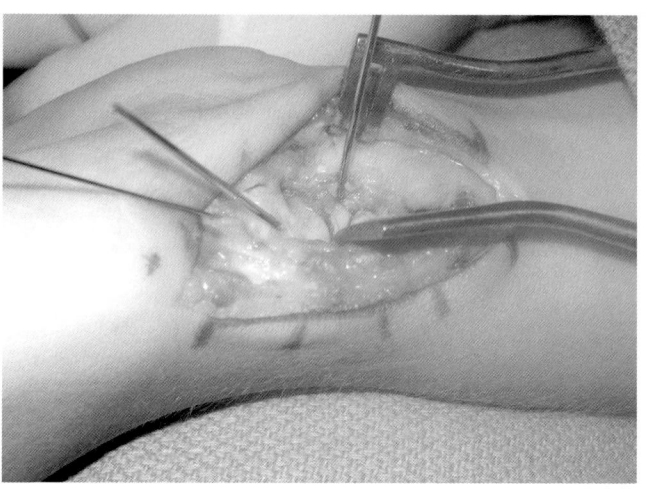

图17-29 经掌侧入路,在舟骨中部置入一枚导针。助手通过操作杆维持复位

周围的骨折或韧带损伤,可通过同一个背侧切口(腕关节不稳章节所描述的技术)进行舟骨的复位和固定。通过背侧入路可将螺钉置入舟骨的中轴线下方,固定更可靠。需要注意的是,这一方法会使近极关节面出现一片缺损,但目前还没有发现与其相关的负面影响。最近关节镜辅助下复位经皮固定的方法最近广受关注。对于一些复位困难的特殊类型的骨折,熟练掌握这一方法还是很有好处的。

对于新鲜的舟骨骨折,如骨折部位存在明显的粉碎和塌陷,一般建议进行植骨。在桡骨远端干骺端的掌侧或背侧用小骨刀开槽,便可获取足量的自体骨进行植骨。由于在新鲜骨折中并不会出现骨吸收或者囊性变,所以通常没有必要取髂骨进行植骨。

手术方法

取掌侧入路,跨过舟大多角关节向近端经桡侧腕屈肌腱至腕掌侧横纹水平处做一斜形切口(图17-28)。桡动脉浅支穿过切口的中部应予电凝或结扎。切除桡侧腕屈肌腱的腱鞘,用自动牵开器拉开此肌腱。在桡骨远端掌侧缘切开屈肌腱鞘的底层组织和掌侧关节囊,暴露舟骨及其腰部。延长关节囊切口暴露远极并穿过舟大多角关节。附于舟骨远极的关节囊通常需用手术刀进行锐性剥离。在此位置切开关节囊会导致桡舟头韧带分离,结束手术前必须予以修复。

用0.045英寸克氏针固定每个骨折片作为操作杆复位骨折,并通过这些操作杆维持复位,将空心加压螺钉的导针自远极经骨折端通过舟骨中1/3向近端置入(图17-29)。此时,大多角骨的近侧部分悬吊于舟骨的远侧,很难确定导针理想的进针点。在此情况下,可以用咬骨钳去除一部分大多角骨突出的骨质,这并不会产生不利影响。将腕部置于卷筒状手术巾上,使腕关节过伸这样有利于暴露舟骨远极进针点。通过多个角度的透视确认导针位置。该导针可以穿入舟骨近极骨皮质,但不能进入桡腕关节。

用附带的测深器或者等长的导针测量导针置入的深度。选择螺钉的长度应比所测得的导针进入的深度短4mm左右。此外,置入比预定长度还要稍短一些的螺钉,所导致的不利影响,总比螺钉过长突出于近端或远端更可取一些。

接下来,再置入一枚克氏针控制旋转,然后用可测深的空心钻头钻孔(图17-30),固定螺钉的

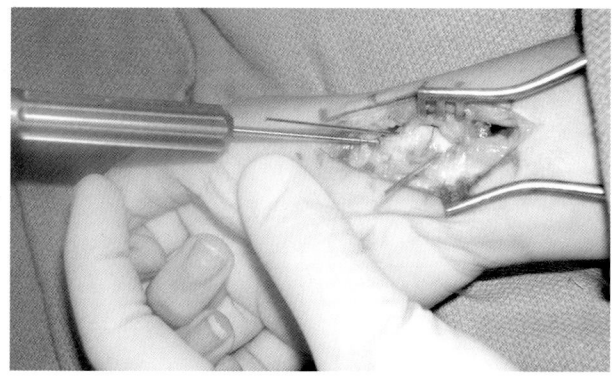

图17-30 抗旋转导针穿过骨折端固定后,通过钻头上的刻度标记,确保钻孔深度比测得的导针深度长2mm

方法与腕关节不稳一节中提及的背侧入路固定骨折的方法一致。需要注意的是在闭合关节囊时，务必修复桡舟头韧带。

背侧入路固定舟骨近极和腰部骨折的手术操作与腕关节不稳一节中提到的方法一致。采用横形皮肤切口，但没有必要与处理月骨或月骨周围骨折脱位时的切口一样长。

对于无移位或轻度移位的舟骨骨折，经皮螺钉固定也可作为一种治疗选择。经皮固定理论上的优势包括避免了韧带的切开与修复，减少可潜在的软组织剥离以及对骨折块血供的破坏，可早期进行运动康复，并可能更快地恢复正常活动或返回工作岗位。

经皮固定通过背侧（图17-31）或掌侧入路均可完成手术。对于近极骨折，背侧入路更有利于螺钉固定小骨折块。而对于腰部骨折，虽然两种入路均可选择，但最近一项尸体研究比较了两种入路，结果发现，背侧近端入路向远极置入螺钉时更有利于将其置于舟骨中央，但在腰部螺钉的位置没有差异[29]。

进行掌侧经皮螺钉固定时，腕关节下方加垫卷筒状手术巾，使其处于过伸尺偏位，这一点与掌侧切开手术类似（图17-32）。导针的进针点位于舟骨远端结节处，朝向舟骨近端偏尺背侧。透视证实导针的轨迹穿过舟骨中三分之一下方并朝向舟骨近端尺侧角。背伸腕关节尽可能牵开大多角骨足部是充分暴露舟骨远极中央部的关键。此外，切除一小部分大多角骨悬垂的足部。置入导针位置满意后，经骨折断端穿入0.045英寸克氏针控制旋转，应避免该克氏针过于接近导针而干扰空心钻钻孔及螺钉固定。螺钉长度、钻孔和螺钉位置的选择都与开放置钉手术的方法一致。通常须以进针点为中心做3～4mm的手术切口，钻孔置入螺钉。

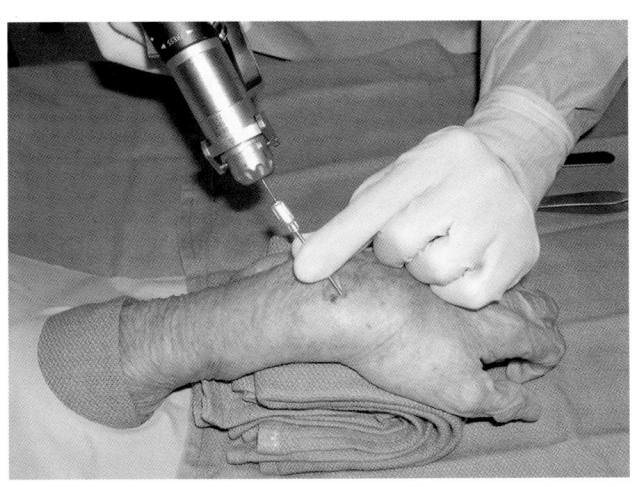

图17-31 采用钝头针头保护软组织，自背侧经皮置钉固定舟骨骨折，保护周围软组织。钻孔和螺钉固定时，背侧第四肌间室很容易造成损伤，需注意牵引保护

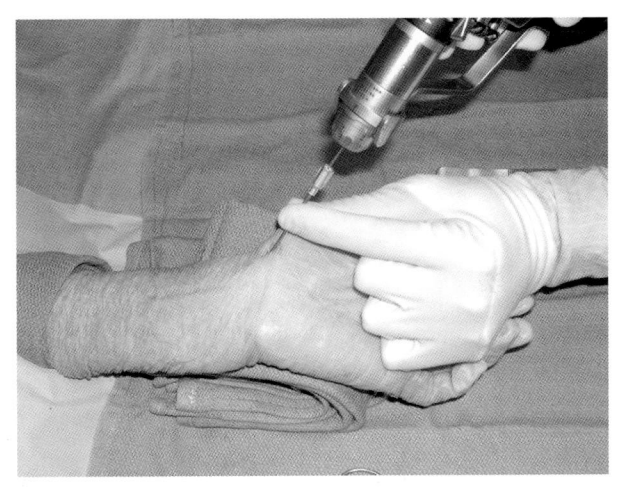

图17-32 经大多角腕掌关节处做纵向切口（1～2cm），于掌侧经皮穿针固定舟骨折端。为获得准确的进针角度，应尽量将钻头平放并与鱼际和腕骨持平，通过该方法可维持导针进针角度，进针时要主要保护周围软组织

要点与技巧

- 移位超过1mm的舟骨骨折都具有手术固定的适应证。通过平片通常会低估移位的程度，CT可更准确地评价骨折的情况。
- 对于隐匿性舟骨骨折的诊断，MRI结合普通X线平片已逐渐取代骨扫描。MRI具有更高的敏感性和特异性。

康 复

舟骨骨折的稳定性决定了术后关节活动以及恢复运动的进程。对于无移位的骨折采用经皮螺钉固定，术后1～2周可以去除夹板。换用可拆卸拇指人字形夹板固定，可允许其解除夹板适当地进行日常活动以及轻度的功能锻炼。术后至少6周内应避免撞击负荷或抗阻运动。

对于移位的粉碎性骨折或者舟骨近极骨折，术后活动的进程则应适当延长。术后可以立即开始进行手指运动,待骨折端有少量骨痂形成,再进行主动和被动的腕关节活动,这通常需要 6 周或更长的时间。必须证实骨折愈合后(可通过 CT 扫描)才能恢复抗阻运动。

新技术

治疗舟骨骨折的新进展主要体现在通过 MRI 进行更明确的诊断(如上文所述),以及更好的螺钉固定器械;尤其是一些低切迹的空心加压螺钉配合微创技术,可对骨折进行准确的固定。

腕关节镜在腕关节不稳的治疗中发挥了重要的作用,这一技术也可有效应用于复位和经皮固定舟骨骨折。Slade 和其同事报道一组 25 例舟骨骨折,都用该技术进行治疗,愈合率达到 100%,平均愈合时间 12 周(早期治疗的病例在 8 周内愈合)[27]。关节镜理论上的优势是可以判断骨折的对线并可评价合并的软组织损伤。

并发症

舟骨骨折最棘手的并发症可能是骨不连。这种并发症的确切发病率目前并不清楚,因为并不是所有骨不连的病人都会去医院就诊。然而,舟骨不连如不进行治疗预后往往更差,进行性的骨塌陷和关节炎的发生几乎不可避免[30,31]。如上文所述,舟骨脆弱的血供是影响骨折愈合的重要因素。另一个原因则是没有对隐匿的损伤作出明确诊断并进行合适的治疗,因此在进行评估这类损伤时应该特别谨慎,以避免这一问题。应该特别注意骨折的特征,包括粉碎性骨折、近极骨折、合并腕骨或韧带损伤(这些特征预示了非手术治疗后发生骨不连的风险),从而尽可能减少治疗不当导致的骨不连。

虽然目前已公认对舟骨骨折进行螺钉固定较为可靠,但仍无法完全避免骨不愈合及其他并发症。将导针准确地置入到舟骨的中三分之一,在固定螺钉时,小心操作避免出现骨折旋转移位或骨折断端分离,这样可以将延迟愈合或不愈合的发生率降到最低。然而,选用过长螺钉固定可能造成螺钉突出,穿入桡腕关节或舟大多角关节造成疼痛。此外,过早进行无保护的完全抗阻或有负荷活动也可能出现造成骨不愈合。一般推荐进行 CT 扫描判断骨折是否愈合,其效果要优于 X 线平片。

一般不主张经背侧入路处理移位的舟骨腰部骨折,因为这可能会破坏自舟骨桡背侧崤进入舟骨的血供。过大的暴露或粗暴的固定操作都可能使近端骨折块的血供丧失,导致骨折不愈合。

舟骨腰部掌侧粉碎性骨折或者延期治疗都可能会出现舟骨背侧成角畸形,使舟骨角度大于 35°。对于这种畸形术前 CT 平扫可进行更好的评价。如果在这一位置进行固定并获得愈合,那么该畸形愈合可能会导致慢性疼痛,活动范围缩小,最终出现创伤性关节炎[18]。

舟骨骨折进行手术或保守治疗通常都可能出现腕关节强直,屈伸运动受限尤其多见。有学者认为这一骨折应该采取更为积极的治疗,如坚强的螺钉固定,以便进行早期功能活动,缩短固定时间,尽可能减少关节强直。然而,有一项随机研究对无移位的骨折分别应用石膏固定和经皮螺钉固定,结果认为,虽然进行早期关节活动者术后 4 个月随访时结果较好,但术后两年随访却发现两组的握力和关节活动范围并没有明显的差异[24]。

此外,还有一些与腕背侧或桡侧入路密切相关的并发症。术中仔细暴露并保护桡神经感觉支和前臂外侧皮神经的终末支,以免术中误伤而产生疼痛性神经瘤。此类手术感染率虽然较低,但术中不注意无菌操作仍有可能导致感染。

治疗结果

评价舟骨骨折的治疗结果必须考虑其骨折类型。可以肯定的是,采用石膏固定治疗无移位的稳定性骨折的效果要好于移位的骨折。多项研究表明保守治疗移位或不稳定的骨折,骨不连的发生率更高。

对于舟骨腰部和远极骨折,石膏固定仍是一种有效的固定方式,必要时可以选用。有报道指出对于无移位骨折,若能早期诊断并予以固定可获得超过 95% 的愈合率[32,33]。其关键在于确认骨折是否真正无移位,而对于不稳定的骨折避免进行不恰当的固定。

对稳定的或无移位的骨折进行手术治疗也越来越受人关注。手术目的在于通过稳定的固定,以便尽早活动关节,恢复运动功能。然而,如前所述,进行石膏固定和经皮螺钉固定治疗后,2 年随访时,最终的活动度和握力差别不大[24]。

多项研究显示,切开复位空心加压螺钉内固定治疗新鲜移位的舟骨骨折的疗效较为理想,其愈合率可达 90% 以上[25]。掌侧和背侧入路均可选择,无论采取哪种入路,最重要的是满意的复位以及螺钉确切地固定骨折块。

由于舟骨近极骨折的血运往往很容易遭到破坏,因此,这一部分的骨折通常很难愈合。固定6个月后,超过1/3的骨折可能仍未愈合,对于外科医生来说这是一个非常棘手的问题[34,35]。因此,采用背侧入路早期进行螺钉固定备受关注。一组17例新鲜的不稳定性舟骨近极骨折进行早期手术固定,结果治疗愈合率达到100%,平均愈合时间为10周[25]。这是唯一的系列病例研究,而其他报告都是与非手术治疗进行比较的研究。

其他腕骨骨折

由于舟骨骨折是最常见的腕骨骨折,且通常不能很好地愈合,因此在讨论腕关节损伤时,自然成为最受关注的话题。当发生其他腕骨骨折时,通常是属于月骨周围损伤的腕骨大弓损伤,这一点在腕关节不稳一节曾进行过讨论。然而,其他腕骨单独骨折也有可能发生,并且可能更加脆弱。与舟骨类似,这些腕骨的表面大部分均覆有软骨,血供较差。此外,这些腕骨的形态复杂,且骨折线往往很不规则,因此在 X 线平片上诊断这些骨折极其困难。如怀疑这些腕骨存在损伤时,一般推荐通过 CT 进行准确评价。

三角骨骨折通常为关节囊撕扯其背侧骨嵴造成的撕脱骨折。小的背侧骨片或小的撕脱骨折,经过4~6周的石膏固定即可。大块撕脱骨折则提示存在明显腕关节不稳,并可能造成背侧桡腕韧带和背侧腕骨间韧带附着点的损伤。一般来说,单纯月三角韧带撕裂并不会导致 VISI 畸形。但是如果合并背侧关节囊撕裂,则很可能形成 VISI 畸形,并需要进行手术治疗。

由于背侧或尺侧的撞击导致的轻微移位的三角骨体部骨折,一般只需石膏固定即可愈合。但如果为三角骨体部骨折是月骨周围大弓损伤的一部分,则推荐采用克氏针或加压螺钉固定。

三角骨骨折通常是由腕骨基底部传递而来的暴力而导致的损伤,这可能导致多种骨折类型,包括垂直劈裂骨折、横形骨折、粉碎性骨折和前嵴(包含腕横韧带起点)骨折[36]。依据骨与关节面的移位程度,大部分三角骨骨折都可经石膏固定

4~6周而获得愈合。若关节面骨折块的间隙和台阶过大,则须用 1.5 或 2.0mm 螺钉固定。若合并第一掌骨基底部骨折则可能会导致明显的轴向不稳定,对于此类损伤也推荐采用手术固定。粉碎性骨折最好牵引并固定第一掌骨进行治疗。

特别值得一提的是,用 0.062 英寸克氏针将第一、二掌骨固定在一起维持牵引,可维持三角骨小粉碎骨折块的位置,促使其愈合,避免造成塌陷。有些三角骨前内侧嵴骨折通常由于挤压损伤腕横韧带过度撕扯而造成的,通常会发生骨不连,可予切除。

钩骨骨折主要有两种类型:钩骨钩骨折和钩骨体骨折。钩骨钩骨折通常由单纯直接打击暴力(如打高尔夫球时挥动的球棒打在坚硬的地面上)或较为复杂的撞伤(如进行网球、棒球等运动时)所引起。这一骨折也可为腕骨直接的挤压损伤,腕横韧带止点撕脱而导致钩骨钩撕脱骨折。掌部触诊时钩骨钩处可出现局限性压痛,活动小指指屈肌腱时疼痛明显。累及邻近的尺侧神经血管束,则可能出现尺神经掌侧支配区域的麻木。如不及时处理,钩骨钩骨折可能会造成持续的腕掌侧疼痛、握力下降以及小指和环指屈肌肌腱的疲劳性断裂。仅通过 X 线平片很难诊断,一般推荐进行 CT 检查。

无移位钩骨钩骨折石膏固定即可。钩骨钩的腰部为血管供应的分界线,这一部位的损伤很有可能造成骨不连。若存在钩骨钩腰部骨折(存在慢性疼痛,CT 显示骨折边缘硬化),推荐采用掌侧入路切除骨折块[37]。

钩骨体骨折通常是腕关节骨折脱位的一部分,通常由腕关节尺侧直接暴力、挤压伤或者握拳时经第五掌骨的纵向暴力冲击所致。轻微移位或无移位骨折可进行石膏固定,固定范围包括或不包括尺侧两个掌指关节均可。移位严重的骨折则须行切开复位内固定。如果第4或第5腕掌(CMC)关节背侧脱位造成钩骨体大块背侧移位的骨折,则须通过轴向牵引进行复位,根据钩骨骨折块的大小选用钢针或螺钉进行固定,防止 CMC 关节复发半脱位。将损伤不稳定的掌骨经基底部用钢针将其与邻近的第三掌骨基底部固定在一起,可减少相关的致畸应力。

没有明确腕部支撑损伤史的月骨骨折,则应持怀疑的态度,或许自发性缺血性坏死(Kienbock

病)才是导致这一损伤的真正原因,且常规对有良好血供的腕骨骨折的处理方法可能并不适用此类骨折的治疗。一般来说,月骨背侧和掌侧的血供很充足,但是有20%的人群月骨只有一条掌侧滋养动脉[38]。骨折累及有血供区的边缘部分,则通常会出现骨不连和骨塌陷。

根据月骨的血供和骨折发生的部位,可将月骨骨折分为5型[39]。对于任何经过月骨体部移位的骨折均主张用钢针或螺钉进行手术固定。月骨近端关节面软骨下骨骨折通常范围较小,可进行临时固定。如疼痛持续,则可考虑切除不稳定的骨折块,以缓解疼痛。

头状骨骨折一般由腕关节极度背伸的暴力造成的,此种骨折可单独出现,也可以是月骨周围骨折脱位的一部分。在上述损伤机制中,常伴发舟骨骨折,须通过全面的影像学检查明确诊断。类似地,如果舟骨腰部出现骨折,也可能会造成头状骨隐匿性骨折。头状骨任何平面都可能发生无移位的骨折,可能通过CT或MRI明确诊断。

头状骨近端部分位于关节内,缺乏独立的血供来源[40]。因此,对于头状骨腰部横形骨折,任何程度的移位都会导致此部分的血供缺失。起初症状轻微、移位很小的骨折可能会进一步发展为疼痛性骨不连。所以切开复位内固定是治疗头状骨移位骨折的主要手段。如果在X线平片或MRI中出现明显的缺血性骨坏死,则可以考虑进行植骨。

在单个腕骨骨折中,小多角骨骨折最为少见,通常由来自第二掌骨的轴向暴力所致。单纯的裂纹骨折采用石膏固定即可。任何移位的骨折或伴有第二掌骨向近端移位的病例均需手术治疗。尤其是经体部的大块骨折则须用1.5或2.0mm螺钉进行固定。如果骨折粉碎,可通过牵引第2掌骨纠正轴向压缩,并将其与第3掌骨基底部固定在一起。如果最终出现骨塌陷或关节炎,可融合小多角骨—掌骨关节。

DVD 内容提要

视频 17-1(光盘 2)月骨周围脱位的修复 视频中对1例伤后6周的月骨脱位进行了手术修复,术中必须准确复位。本例应用了掌侧和背侧联合入路,通过临时置入钢针固定维持其稳定性,重建舟月韧带。

参考文献

1. Linscheid RL, Dobyns JH, Beabout JW, Bryan RS. Traumatic instability of the wrist: diagnosis, classification, and pathomechanics. J Bone Joint Surg Am 1972;54:1 612-1 632

2. Berger RA, Blair WF, Crowninshield RD, Flatt AE. The scapholunate ligament. J Hand Surg [Am] 1982;7:87-91

3. Ritt MJ, Linscheid RI, Cooney WP III, Berger PA, An KN. Lunotriqutral ligament properties: a comparison of three anatomic subregions. J Hand Surg [Am] 1998;23:425-431

4. Lichtman DM, Schneider JR, Swafford AR, Mack GR. Ulnar midcarpal instability-clinical and laboratory analysis. J Hand Surg [Am] 1981;6:515-523

5. Mayfield JK, Johnson RP, Kilcoyne RK. Carpal dislocations: pathomechanics and progressive perilunar instability. J Hand Surg [Am]1980;5:226-241

6. Lavernia CJ, Cohen MS, Taleisnik J. Treatment of scapholunate dissociation by ligamentous repair and capsulodesis. J Hand Surg [Am] 1992;17:354-359

7. Ruch DS, Poehling GG. Arthroscopic management of partial scapholunate and lunatotriquetral injuries of the wrist. J Hand Surg [Am] 1996;21:412-417

8. Whipple TC. Role of arthroscopy in treatment of scapholunate instability. Hand Clin 1995;11:37-40

9. Adkison JW, Chapman MW. Treatment of acute lunate and perilunate dislocations. Clin Orthop Relat Res 1982;164:199-207

10. Herzberg G, Comtet JJ, Linscheid RL, Amadio PC, Cooney WP, Stadler J. Perilunate dislocations and fracture-dislocations: a mul-ticenter study. J Hand Surg [Am] 1993;18:768-779

11. Apergis E, Maris J, Theodoratos G, Pavlakis D, Antionou N. Perilunate dislocations and fracture-dislocations: closed and early open reduction compared in 28 cases. Acta Orthop Scand Suppl 1997;275:55-59

12. Kozin SH. Perilunate injuries: diagnosis and treatment. J Am Acad Orthop Surg 1998;6:114-120
13. Minami A, Ogino T, Oishio I, Minami M. Correlation between clinical results and carpal instabilities in patients after reduction of lunate and perilunar dislocations. J Hand Surg [Br] 1986;11:213-220
14. Wyrick JD, Stern PJ, Kiethaber TR. Motion-preserving procedures in the treatment of scapholunate advanced collapse wrist: proximal row carpectomy versus four-corner arthrodesis. J Hand Surg [Am] 1995;20:965-970
15. Cohen MS, Kozin SH. Degenerative arthritis of the wrist: proximal row carpectomy versus scaphoid excision and four-corner arthrodesis. J Hand Surg [Am] 2001;26:94-104
16. Tomaino MM, King J, Pizillo M. Correction of lunate malalignment when bone grafting scaphoid nonunion with humpback deformity: rationale and results of a technique revisited. J Hand Surg [Am] 2000;25:322-329
17. Cooney WP, Bussey R, Dobyns JH, Linscheid RL. Difficult wrist fractures: perilunate fracture-dislocations of the wrist. Clin Orthop Relat Res 1987;214:136-147
18. Cooney WP, Dobyns JH, Linscheid RL. Fractures of the scaphoid: a rational approach to management. Clin Orthop Relat Res 1980;149:90-97
19. Gelberman RH, Menon J. The vascularity of the scaphoid bone. J Hand Surg [Am] 1980;5:508-513
20. Fowler C, Sullivan B, Williams LA, McCarthy G, Savage R, Palmer A. A comparison of bone scintigraphy and MRI in the early diagnosis of the occult scaphoid waist fracture. Skeletal Radiol 1998;27:683-687
21. Gellman H, Caputo RJ, Carter V, Aboulafia A, McKay M. Comparison of short and long thumb-spica casts for non-displaced fractures of the carpal scaphoid. J BoneJoint Surg Am 1989;71:354-357
22. Clay NR, Costigan PS, Gregg PJ, Barton NJ. Need the thumb be immobilised in scaphoid fractures? A randomised prospective trial. J Bone Joint Surg Br 1991;73:828-832
23. Burge P. Closed cast treatment of scaphoid fractures. Hand Clin 2001;17:541-552
24. Bond CD, Shin AY, McBride M, Dao KD. Percutaneous screw fixation or cast immobilization for nondisplaced scaphoid fractures. J Bone Joint Surg Am 2001;83:483-488
25. Rettig M, Raskin K. Retrograde compression screw fixation of acute proximal pole scaphoid fractures. J Hand Surg [Am] 1999;24:1 206-1 210
26. Slade JF III, Jaskwhich D. Percutaneous fixation of scaphoid fractures. Hand Clin 2001;17:553-574
27. Slade JF III, Gutow AP, Geissler WB. Percutaneous internal fixation of scaphoid fractures via an arthroscopically assisted dorsal approach. J Bone Joint Surg Am 2002;84A(Suppl 2):S21-S36
28. Rettig ME, Kozin SH, Cooney WP. Open reduction and internal fixation of acute displaced scaphoid waist fractures. J Hand Surg [Am] 2001;26:271-276
29. Chan KA, McAdams TA. Central screw placement in percutaneous screw scaphoid fixation: a cadaveric comparison of proximal and distal techniques. J Hand Surg 2004;29:74-79
30. Ruby LK, Stinson J, Belsky MR. The natural history of scaphoid nonunion: a review of fifty-five cases. J Bone Joint Surg Am 1985;67:428-432
31. Mack GR, Bosse MJ, Gelberman RH, Yu E. The natural history of scaphoid non-union. J Bone Joint Surg Am 1984;66:504-509
32. Eddeland A, Eiken O, Hellgren E, Ohlsson N-M. Fractures of the scaphoid. Scand J Plast and Reconstr Surg. 1975;9:234-239
33. Russe O. Fracture of the carpal navicular: diagnosis, nonoperative treatment, and operative treatment. J Bone Joint Surg Am 1960;42:759-768
34. Dickison JC, Shannon JG. Fractures of the carpal scaphoid in the Canadian army. Surg Gynecol Obstet 1944;79:225-239
35. Barton N. Twenty questions about scaphoid fractures. J Hand Surg [Br] 1992;17B:239-310
36. Tracy CA. Transverse carpal ligament disruption associated with simultaneous fractures of the trapezium, trapezial ridge, and hook of hamate: a case report. J Hand Surg [Am] 1999;24:152-155
37. Walsh J, Bishop AT. Diagnosis and management of hamate hook fractures. Hand Clin 2000;16:397-403 viii.
38. Gelberman RH, Bauman TD, Menon J, Akeson WH. The vascularity of the lunate bone and Kienbock's disease. J Hand Surg [Am] 1980;5:272-278
39. Teisen H, HjarbaekJ. Classification of fresh fractures of the lunate. J Hand Surg [Br] 1988;13:458-462
40. Vander Grend R, Dell PC, Glowczewski F, Leslie B, Ruby LK. Intraosseous blood supply of the capitate and its correlation with aseptic necrosis. J Hand Surg [Am] 1984;9:677-683

第十八章　手部骨折与脱位

James P. Higgins，*Thomas J. Graham*

手部管状骨骨折属于常见骨折。手和上肢参与了商务、社交、劳动和体育等几乎所有的活动。总的来说，其中大多数骨折可以用闭合性方法治疗，但也有一部分需要复杂的手术治疗以取得理想的预后。

与那些传统闭合性治疗足以处理的骨折相比，复杂性手部骨折对医生提出了理论和技术上的挑战。因为手的功能要求非常精巧，任何轻微的活动度丧失都会引起明显的功能受损。手处于肢体骨架的末端，故而骨折的受伤机制里有很大一部分是因挤压性损伤引起。

手部有着复杂的骨架，精巧的肌肉、神经、血管组织结构和相对固定的软组织。因而，在手部骨折的处理中，软组织覆盖、神经卡压、筋膜室综合征和手指血供等问题都是需要慎重考虑的。由于手部的肌腱和骨架结构复杂而精密，即使达到了良好的骨折复位、固定和愈合，最终手的功能也可能不够理想。

本章针对腕部以远的手部管状骨——掌指骨的骨折及关节脱位的手术治疗进行讨论。必须强调，在这些损伤的治疗上没有一种损伤有绝对的开放治疗指征，没有一种治疗方法是适于所有病例的首选手段。每个患者的治疗都要考虑到其个体情况和骨折的特点。如果治疗方案个性化，而且医生的手术技术娴熟，康复方案完善，那么理想的预后效果是有望获得的。

手术决策和技术方案针对的骨折和脱位情况包含如下：

1. 开放性骨折；
2. 复合性损伤——合并骨、肌腱、神经、血管、软组织损伤；
3. 不能闭合复位的骨折；
4. 近关节或关节内骨折；
5. 相邻的多发骨折；
6. 干骺骨干区（Metadiaphyseal）骨折；
7. 骨折伴有旋转畸形，特别是螺旋形骨折。

我们以从肢体最远端向近侧的顺序，逐一介绍这些骨折的手术治疗指征和注意事项。

远节指骨骨折

本节讨论远节指骨三类骨折的治疗：关节外的粗隆和骨干骨折，伸肌腱撕脱性骨折和屈肌腱撕脱性骨折。

远节指骨关节外骨折大多是挤压性损伤，造成了粗隆部粉碎性骨折或骨干部骨折。软组织和骨的损伤都要检查，因为在治疗上其间有相互的影响。鉴于指甲的特殊结构及其远节指骨的内在关系，这一点尤其重要。

远侧指间关节（DIP）关节内骨折是骨干部粉碎性骨折的延伸，或是由屈肌腱（运动衫指）或伸肌腱（锤状指）的撕脱性损伤引起（图18-1）。

指深屈肌腱（FDP）撕脱可以发生在DIP关节的屈曲活动受到阻挡的时候，如橄榄球运动员在争夺中试图抓扯对方球员的运动衫。相反，大多数伸肌腱撕脱锤状指是因为对伸直的手指施加了纵向的负荷。此类型骨折中大多数符合上述受伤机制。但是伴有大骨折块的锤状指可能是由于受到了过伸和纵向挤压的暴力。这种特殊的骨折常涉及大部分关节面的破坏，引起远节指骨向掌侧半脱位。

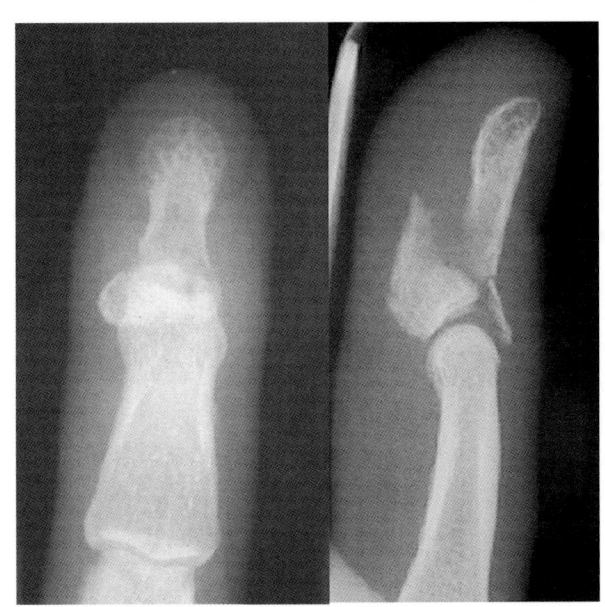

图 18-1 一个远节指骨关节内粉碎性骨折的正侧位影像。掌侧骨折块的屈曲移位提示指深屈肌腱附着处的牵拉作用

非手术治疗

远节指骨的关节外骨折

远节指骨关节外的粗隆挤压性损伤常表现为高度粉碎的骨折,骨折块很细小;伴有甲床损伤提示骨折为开放性,通常需要手术处理。对于甲床的修复不到位会导致后期指甲"翘起"。

开放性骨折伴有骨折块刺入甲床的,可以给予冲洗、清创、复位和支具固定。复位良好的粗隆粉碎性骨折或者骨干中段骨折,常在软组织损伤修复并加以制动之后就获得了足够的稳定。如果骨折类型允许,可以使用克氏针纵行固定来稳定一些骨块,为修复甲床提供基础。要注意从骨折端清除所有嵌入的软组织和甲床等。术后最初几天使用短臂支具制动以减轻水肿和不适。然后改换指夹板固定 DIP 关节于伸直位。不要固定近侧指间关节(PIP),以免活动度过度丧失。

锤状指骨折

伸肌腱撕脱性骨折导致的锤状指常可用伸直位支具行闭合性治疗。手术治疗的相对指征与下列因素有关:受损关节面的大小比例、DIP 关节半脱位或者伸肌结构完整性的破坏对于手指姿态的影响(如形成鹅颈畸形)[1~3]。

对于锤状指治疗更为重要的决定因素是关节的稳定性。如果在伸直位支具支持下仍不能消除远节指骨的掌侧半脱位,则需要对肌腱末端的骨折块进行固定。如果没有发生半脱位,可以用支具维持 DIP 关节于伸直位 6~8 周,在接下来的 2 周逐渐开展主动活动。

远节指骨关节内骨折:指深屈肌腱撕脱性损伤

无论是否合并骨折,指深屈肌腱撕脱性损伤通常经非手术治疗的预后功能较差,通常都采用手术治疗。但有些特殊情况例外,如患者不能配合术后康复治疗,或者(患指)本身无功能,以及患者不能耐受手术。

手术治疗

远节指骨关节外骨折

手术解剖

伸指肌腱的止点位于远节指骨骺端的背侧唇。甲根(由背侧和中间基质组成的指甲生发基质)恰好位于这个止点的远侧。掌板附于远节指骨的骺端和近侧干骺端,而指深屈肌腱附于干骺端。骨质在干骺端形成膨大,且掌侧较背侧明显,使得骨髓腔位于手指中轴的背侧。

手术技术

对所有的远节指骨骨折都要检查甲床。如果怀疑有甲床撕裂,就要拔除指甲修复甲床。指甲可以作为辅助固定或替代固定物来稳定远节指骨的小骨折块,所以如果甲床损伤不严重或者只有少量的甲下积血,就可以保留指甲。

如果骨折块足够大,就可以克氏针固定粗隆骨折。虽然一般而言远节指骨的简单骨折经非手术治疗效果良好,但是对一些更为复杂的损伤作内固定治疗,可以减少有症状的骨不连、指甲畸形和指端软组织垫不稳定的风险[4]。手术常在透视引导下用直径 0.045 或 0.062 英寸的克氏针经皮行逆向穿刺。通常单根针固定已经足够,但是有两个问题:首先,一枚单独的纵向克氏针可以维持骨块对线但不能使其与指骨基底部结合紧密,骨折块需要相互压紧以增加接触和稳定;第二个潜在的问题是骨折即使取得了良好复位,术后也可能轻易地被沿着固定针拉开或者旋转。为此,只要骨折结构容许,就要穿入另一枚克氏针,并与第一枚不平行。

> **要点与技巧**
>
> - 这些骨折愈合缓慢,原则上要尽可能保留克氏针6~8周。然而大多数患者因为会勾到针或者对内置物产生一些不适,需要提前拔除。
> - 尽管位置暴露,但是因克氏针引起的感染率相当低。然而由于缺乏把持力或者重复的微损伤可以引起无菌性松动。为了避免无意中拔出固定针或者过度活动,医生需要把克氏针穿过DIP关节,这可以提供更高的把持力同时稳定软组织,促进骨愈合。DIP关节有可能发生僵硬,但是根据我们运用此技术的经验,这个问题比较轻微。
> - 尝试纵行穿针比看起来更富有挑战性。骨髓腔相对于手指的中轴来说非常靠近背侧,要把克氏针恰好从甲床下钻入。如果有困难,就要寻求术中X线透视辅助。要避免多次穿针导致骨质丢失,从而不能提供足够的把持力来维持精确对线。

远节指骨关节内骨折:指深屈肌腱撕脱性骨折

指深屈肌腱可于止点断裂,或者伴发骨折。此型损伤最常见于环指,但据文献报道可以发生于所有的手指。Leddy和Packer提出一种被广泛接受的分类系统[3]:Ⅰ型撕脱没有撕脱性骨块,肌腱回缩入手掌;Ⅱ型撕脱包含一个小骨折块,回缩至PIP关节水平,被A3滑车阻挡而不能通过腱鞘进一步向近端回缩;Ⅲ型撕脱比较少见,撕脱骨块较大,但仅回缩至A4滑车水平,恰在DIP关节的近侧。上述所有类型都会引起DIP关节主动屈曲活动的丧失,需要手术处理。鉴于肌腱的生理特点以及随着时间的延长会导致肌腱过度挛缩,所以要特别重视手术重建的时机。

Ⅰ型撕脱越早治疗越好。回缩的肌腱已经与正常的掌侧腱膜分离,完全丧失了血供。修复要在伤后7~10天内进行,以避免肌腱残端的退变和回缩。对于Ⅱ型和Ⅲ型撕脱,虽然在7~10天内修复是最容易的,但也可以远期修复。这些损伤的初次修复没有特殊的时间限制,数周或数月的时间都可以。有些情况需要早期手术。虽然骨块位置可以拍X线片确定,但是肌腱—骨块连接部位也可能发生分离,导致肌腱回缩至手掌,而骨块还留在手指里。尽管这种情况不常发生,但在骨折/撕脱分类上还是要与Ⅰ型撕脱一样进行急症处理。此外,因为骨块在屈肌腱鞘中持续占位,所以延迟修复难以获得通常所具有的好处(肿胀减轻,关节活动灵活)。

手术技术

手术入路是侧中线或掌侧Z字形切口。注意避免损伤腱鞘及其内容。对Ⅰ型撕脱,要在手掌A1滑车部位做一个附加切口。可用一根婴儿饲管从由远端穿过腱鞘到近端,引导肌腱通过完整的腱鞘。回缩的肌腱可以在掌部找到,因为蚓状肌起点阻止其进一步向近端移动。在撕脱部位掀起一个以远端为蒂的骨膜瓣,把骨皮质打磨毛糙,供肌腱残端重建后粘连愈合。从重建点到指甲背侧月状线水平预钻孔道,使用牢固的单纤维缝线将肌腱通过孔道,用纽扣或垫片加固。骨膜瓣盖在肌腱重建点掌面并缝合以进一步加固。4周后愈合强度已足够,可剪断缝线,拆除纽扣。目前埋入型锚钉更为常用,通过上述的骨膜窗做止点部位的固定,不需要使用外部的纽扣固定,给愈合期间的修复提供了长期的保护。锚钉必须斜行放置,并小心在取得良好的把持力同时不损伤背侧骨皮质和甲床。

Ⅱ型骨折的骨块通常很小,在切除骨块后或者固定骨折块并缝合修复肌腱—骨块界面后可以同Ⅰ型撕脱一样处理。锚钉或者钮扣固定可以牢靠地维持这些小骨块的良好复位。Ⅲ型骨折的骨块大小足够供克氏针固定,要注意关节面的精确对位。这些骨块可能包含了大部分关节面,如果没有解剖复位的话会存在关节不稳定。DIP关节常需要用至少1枚克氏针固定。

伸肌腱撕脱性骨折

绝大多数锤状指骨折不需要手术固定。这类骨折可以像单纯肌腱撕脱的类型一样使用伸直位支具治疗。即使撕脱骨块在影像上显示没有得到良好复位,DIP关节的关节面也可以很好地重塑,并获得足够的伸直能力。

在少见的情况下,伸肌装置、支持韧带斜束、侧副韧带的合并损伤和远节指骨背侧的骨折可以引起掌侧半脱位。这些严重的锤状指畸形需要进行手术干预。

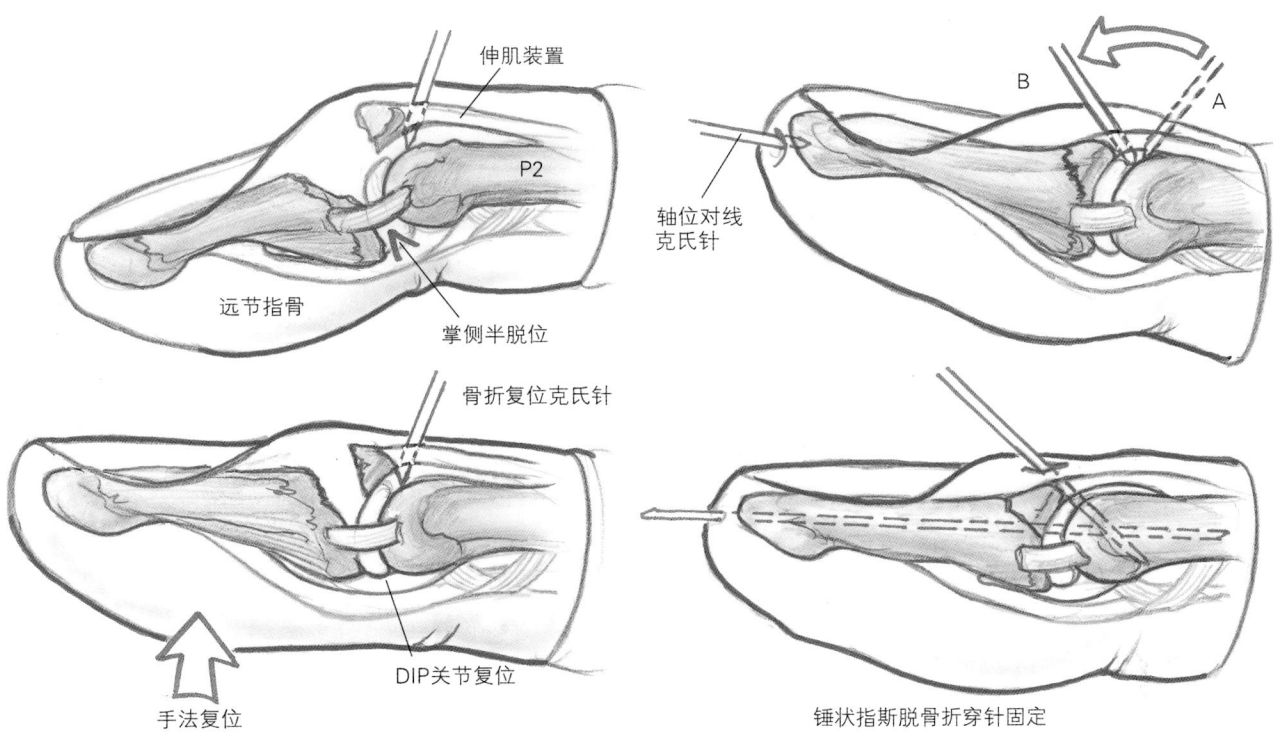

图18-2 伴有掌侧半脱位的锤状指骨折的一种复位固定技术。背侧的克氏针"撬拨"撕脱骨块复位。复位指骨,用经关节克氏针固定

伴有半脱位的锤状指有2种治疗选择:闭合复位克氏针固定或开放修复,两者都需要固定DIP关节。

鉴于皮肤纤薄、指甲潜在畸形和感觉神经末梢分布等因素,远节指骨的开放性治疗非常有挑战性。我们建议首选闭合性治疗。医生必须注意背侧的髁部骨折块和其他部分的关系,达到使DIP关节复位的基本目标;然而,使关节和骨折同时都达到复位的尝试较为合理,而且令人鼓舞。

一种创新的"撬拨"技术可以同时达到两个目标,通过间接穿针和撬拨使移位的背侧骨块复位,同时做纵向穿针获得稳定(图18-2)[6]。"撬棒"针以锐角经皮插到中节指骨背侧,针尖刺过终腱顶到中节指骨髁部的关节背侧边缘,到达移位的远节指骨骨折块的掌侧。撬拨远节指骨骨折块,使其接近于解剖位置,然后把针钻入中节指骨头部。此时,背侧骨折块及相连的终腱位置改善,再用一枚纵向克氏针固定来维持手指的对线。

我们还发现,在这两枚针之间加上张力,可以提高整个结构的稳定性。这可以通过加上一个橡皮圈来实现,或者也可以把克氏针弯折成特殊的结构连接起来。这个方法的主要好处是通过闭合性手段获得足够的复位和稳定,避免为了固定背侧小骨块造成骨折进一步碎裂,或造成终腱撕脱。

和所有复杂性骨折一样,闭合性方法或者经皮穿刺治疗技术都可能达不到理想的效果。

对于闭合性方法不能奏效的一些少见的锤状指损伤,和那些显著的远节指骨掌侧半脱位,需要开放性治疗。在DIP关节背侧横纹处做纵向的Z字形切口。要特别注意去除所有阻挡关节和骨折复位的软组织。反复的骨折固定操作会不可避免地引起骨块碎裂和移位,难以取得良好的预后。

为取得最好的效果,要仔细地遵循几个操作步骤。用一枚直径0.045英寸的克氏针从远节指骨关节面向指尖穿出,进针点位于骨折线的掌侧,将尾端退至关节面以下,在骨折复位后回钻通过DIP关节。不能把针置于骨折线处,否则会阻碍完全复位。屈曲开放DIP关节,伸直PIP关节并过伸掌指(MCP)关节,复位骨折块。

第二枚克氏针与冠状面成45°角在骨块近侧经伸肌腱钻入中节指骨头,作为阻挡钉阻止骨块向近侧移位。这枚钉在矢状面上从中线向侧方偏斜,留出中线上足够的空间。骨折复位后把DIP关节恢复伸直,把纵行克氏针穿过骨折线。此时,若骨折块足够大,则可垂直于骨折面钻入第三枚针。

其他可用于此类骨折的方法有不使用阻挡针的克氏针固定,张力带钢丝和使用纽扣固定的抽出式缝合或锚钉固定等。然而,所有病例的治疗目标都是在使 DIP 关节复位的同时阻止终腱进一步退缩。还有一个注意事项是不能把 DIP 关节固定在极度过伸位(>20°)。虽然 DIP 关节由支具在过伸位固定往往也能获得良好的屈曲功能,但是被克氏针固定在此位置的手指倾向于遗留关节僵硬和功能受限。

近中节指骨的关节外骨折

非手术治疗

近、中节指骨的解剖相似,都是两端有关节面的管状骨,其远端是几乎相同的双髁结构。值得注意的是每节指骨远端都有一个髁下陷窝区域,在关节屈曲时容纳远端的指骨。尽管两者的近端关节面弧度不同,但都是凹陷形并且干骺端膨大。

在考虑这些骨骼的损伤和后续治疗的时候,需要留意软组织关系上有着轻微的不同。MCP 关节和 PIP 关节都有侧副韧带支持,MCP 关节部位韧带附着于干骺端和骺部,PIP 关节部位则只附着于骺部。伸肌腱中央束止于中节指骨的骺端背侧。近节指骨没有伸肌止点,而指浅屈肌止于中节指骨掌侧嵴的中部 60%。

近节和中节指骨的关节外骨折可以按照部位分类,但是因为它们的表现和治疗相当类似,所以可以类同考虑。

指骨颈骨折

指骨颈骨折几乎都见于儿童,但是也见于成人的运动损伤或职业性外伤。骨折没有移位的可以闭合复位,但是通常还是需要开放复位内固定(ORIF)。移位的指骨颈骨折块常常向背侧移位旋转 90°,使得指骨头关节面朝向背侧(图 18-3)。

指骨干骨折

指骨干骨折可以表现为简单骨折(横形、斜形、螺旋形)或粉碎性骨折,可以伴有骨缺损。须检查这些骨折是否可以整复及其稳定性。无移位的骨折可用闭合性治疗,注意保持正确的旋转对位,对于不稳定的骨折要密切随访,发生移位要及时处理。螺旋形骨折倾向于短缩和旋转,很少采用非手术治疗。骨干横行骨折闭合复位后也需要

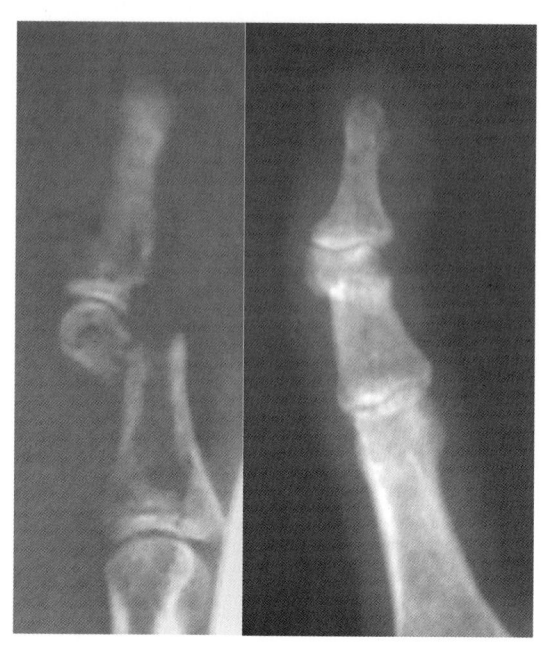

图 18-3 中节指骨髁下或颈部骨折,骨折远端向背侧移位

密切随访,因为骨折容易发生成角移位。近节指骨干骨折因为骨间肌对骨折近端的强力牵拉,可发生向掌侧成角移位。中节指骨的骨折根据受伤机制及骨折线相对于指浅屈肌和伸肌中央束止点位置的不同,可以向掌侧或向背侧成角移位。

近节指骨基底部骨折如果没有移位或者复位后表现稳定,应该采用闭合性治疗。复位操作是先屈曲 MCP 关节和骨折近端,再屈曲骨折远端。要严格检查复位情况,因为很容易发生旋转畸形。要活动手指检查是否有交指畸形,否则难以查出是否有旋转。轻微的掌侧成角和短缩也可以导致功能障碍。闭合复位后,手指要在 MCP 关节最大屈曲同时 PIP 关节伸直位固定 3~4 周,然后在治疗师指导下开展柔和的活动练习。

手术治疗

指骨骨折手术治疗的指征包括开放性骨折、闭合复位失败、骨折类型不稳定(尤其是螺旋形骨折)和旋转畸形。选用适合于骨折类型的固定器械,要努力平衡其稳定性和活动性,要着重于最终恢复手部灵巧的活动能力。手术方案要根据骨折类型来选择。

骨干横形骨折

管状骨横形骨折的治疗选择有克氏针固定及

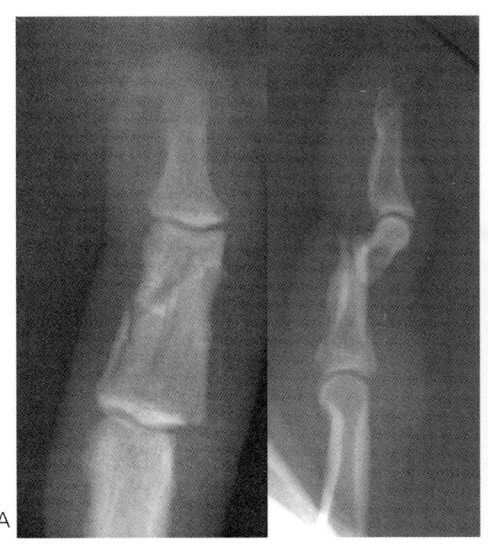
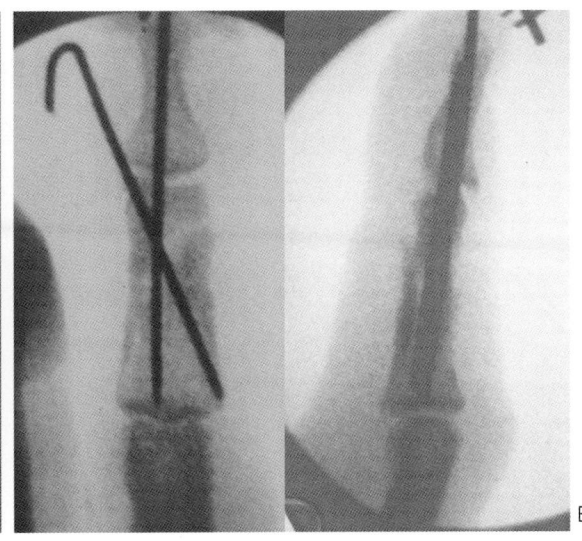

图 18-4　A. 一个中节指骨关节外骨折的正侧位像，伴有骨干部位纵行骨折。B. 术后片显示克氏针经侧隐窝穿针和经关节固定

接骨板固定，不适合用单纯骨块间螺钉固定。选择穿针还是接骨板固定要基于骨折的特征，并且在减少手术并发症（倾向于闭合穿针固定）和早期功能锻炼（倾向于接骨板固定）之间取得平衡。

侧隐窝穿针技术仍然是最有效的方法之一，但是也有技术上的难度。用 1～2 枚克氏针从指骨头部逆行钻入，经过骨折平面，到达软骨下骨或骨折近端的骨内膜下。在骨髓腔内钻入 2 枚克氏针可以控制旋转。为了尽量减轻关节僵硬，克氏针在指骨远端不穿入关节。指间（IP）关节的侧副韧带起于指骨头旋转轴的背侧。在此部位有一个可扪及的骨性标志提示了侧隐窝的位置。指骨干表面的不规则利于克氏针以很斜的角度钻入，而避免在皮质外打滑（图 18-4）。

要点与技巧

在使用侧隐窝穿针技术的时候，可以运用以下两个技巧。一开始时应该把两枚针恰好钻到骨折线处。把其中一枚作为操纵杆，在第二枚针钻入固定的时候于透视下帮助复位。在穿入第二枚针前要检查是否有旋转。把针斜着钻进去是最困难的技术步骤。要先钻好，以免钻入时的手法操作干扰了骨折复位及单枚针的固定。第二个技术问题是软组织的处理。必须在内在肌阳性位（指间关节伸直）时穿针，这可以避免经皮钻入的克氏针刺激软组织或者阻挡指间关节伸直。

近节指骨基底部的关节外横行骨折不稳定，可能不适用髁接骨板，一种特殊的经关节穿针方法提供了骨折的稳定型并固定 MCP 于屈曲位，在此位置下侧副韧带被拉伸。这种技术由 Belsky 等人报道[7]，比侧隐窝穿针简单，并避免影响 PIP 关节处的软组织（图 18-5）。

在 MCP 屈曲位牵引复位骨折。经掌骨头将一枚克氏针钻至近节指骨骨折近端的骨折线处。这一步操作稳定了近端的小骨折块，使得更容易在影像辅助下达到精确复位。然后，克氏针通过骨髓腔钻过骨折线维持复位。当第一枚针到位以后，要仔细检查手指旋转。在第二枚克氏针非平行地钻入以控制旋转之前，还可以对复位做调整（图 18-6）。第二枚针可以经掌骨头或者从侧方皮质钻入，此技术在桡侧边缘的食指和尺侧边缘的小指尤为适用。

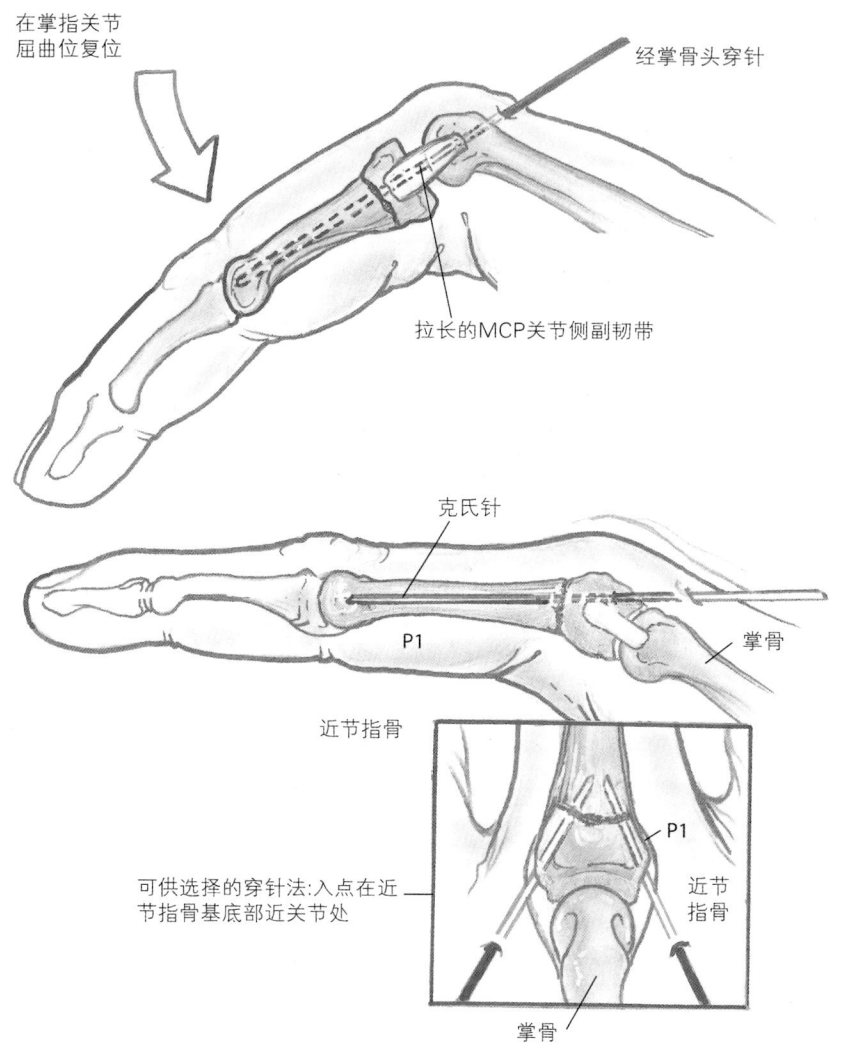

图 18-5 近节指骨基底部骨折的髓内针固定（Eaton-Belsky）。MCP，掌指关节

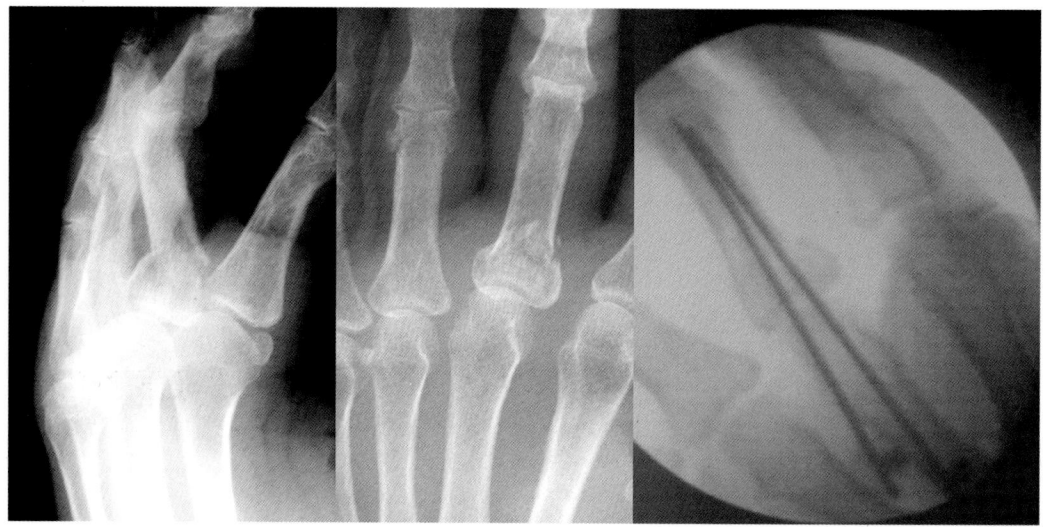

图 18-6 在近节指骨的特殊骨折，可以使用 Eaton-Belsky 技术穿入 1~2 枚克氏针固定。图为一例移位的近节指骨干骺端骨折，使用 2 枚 0.045 英寸克氏针维持骨折复位

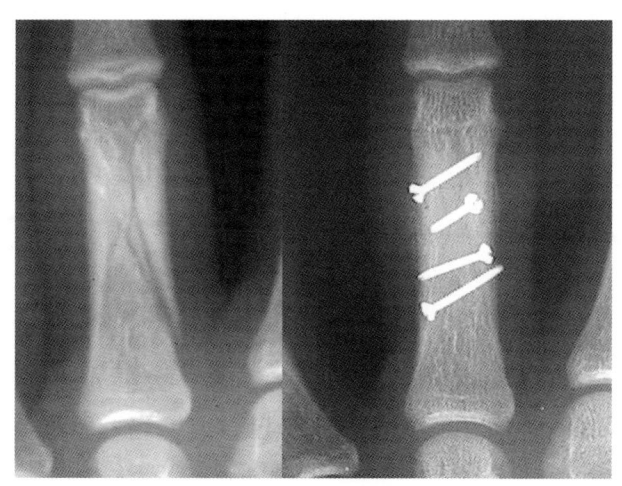

图 18-7　近节指骨斜型骨折术前和术后像。用骨块间螺钉固定

螺旋形骨折

以作者的经验,这类骨折的最佳治疗是骨块间螺钉固定(图 18-7)。这样既固定牢固,利于早期活动,又没有接骨板的凸起和对肌腱过多的干扰。这类骨折大多见于近节指骨。手术入路可用指背弧形切口。切口可以在 PIP 关节水平越过手指侧中线达掌侧以充分暴露。虽然伸指肌腱中央劈开的办法被广泛使用,但是我们推荐另外一些处理伸肌腱的选择,可以完成显露同时又尽可能地减少术后粘连。

可以从 MCP 关节矢状束远侧与伸肌腱中央束的侧方,切除腱帽的一侧斜行纤维以扩大显露(图 18-8)。切除这个三角也减少了术后深部粘连的机会[8]。

另一种供深部显露的 Chamay 法用于骨折线穿行整个骨干,甚至影响到 PIP 关节的情况[9]。这种技术实用但较少用到。在伸肌腱上掀起一个以远端为蒂的 V 形瓣,保留中央束在远节指骨的附着点为基底(图 18-9)。

骨折端间彻底清理,仔细复位,克氏针临时固定和规范技术操作是取得良好预后的要素。与别处的骨块间螺钉固定操作一样,注意螺钉要固定在不同平面,螺钉之间以及螺钉与骨折线之间要有足够的间隔,以避免造成医源性骨折。

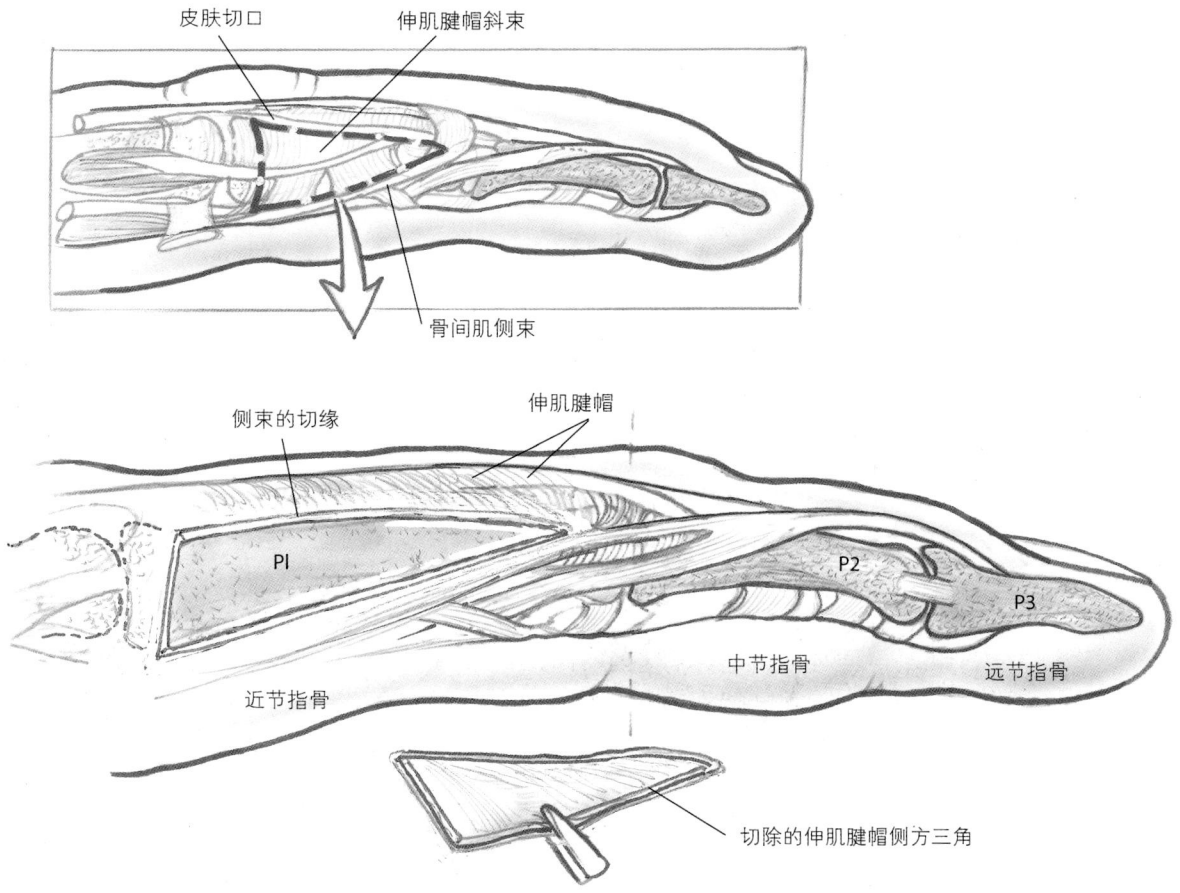

图 18-8　切除伸肌腱帽的侧方"三角"部分,显露近节指骨侧方,可以最低程度干扰背侧伸肌装置

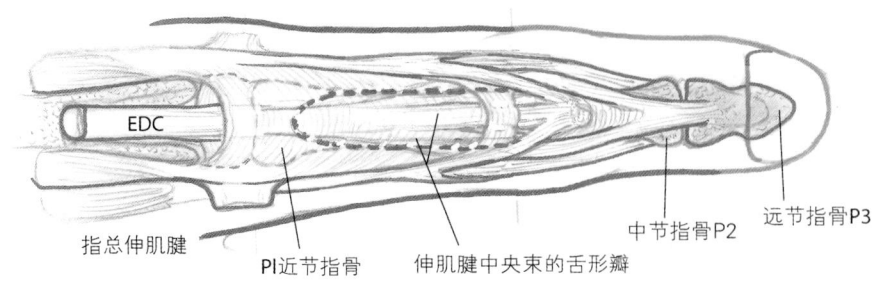

图 18-9 背侧 Chamay 入路显露近节指骨背侧和 PIP 关节。从近节指骨掀起中央束,以远端为蒂,保留其在中节指骨的抵止。侧束保留完整。EDC,指总伸肌腱(extensor digitorum communes tendon)

指骨干粉碎性骨折

这类骨折往往是源自高能量损伤,常伴有软组织损伤。在判断皮肤状况和骨折类型的同时,要重视评估神经血管状况。与指骨干简单骨折相比,其预后较差,内固定更为困难。如果骨折粉碎程度较轻,经皮克氏针固定可以对主要骨块提供足够的把持力,在愈合过程中保持对线。

较为严重或者很严重的粉碎性指骨骨折,主要是骨干部位的破坏而指骨基底部和头部保持完整。这类骨折最好使用微型髁接骨板治疗(图 18-10),其结构牢固,可防止短缩和旋转。在近节和中节指骨要用 1.5mm 微型内固定系统。接骨板尖头用于骨骼长度较短的一端(就是最需要接骨板尖头提供稳定性的一端),置于近端或远端都可以。

接骨板可否放置到理想位置有一些关键的影响因素:接骨板尖头和近关节螺钉的固定,骨折复位后皮质接触最大化和骨干部位螺钉的固定。常把接骨板放置在指骨侧面,这可以减少与伸肌结构的接触,并处理好上述因素。

在取得适当的伸肌腱侧方显露之后,首先置入接骨板尖头。我们常用一枚光滑的 0.045 克氏针行临时复位;这枚针要以稍偏心的方向钻入,这样置入接骨板后可以换用螺钉。在直视下决定尖头的位置。先用 1.5mm 钻头平行于关节面钻孔。测量孔深,将接骨板尖头剪至适宜的长度。大多数产品已塑形以适应干骺端的膨大,但可能还是需要进一步的弯折。把接骨板靠近尖头处的螺钉孔套在克氏针上,把接骨板放置到位。这是放置

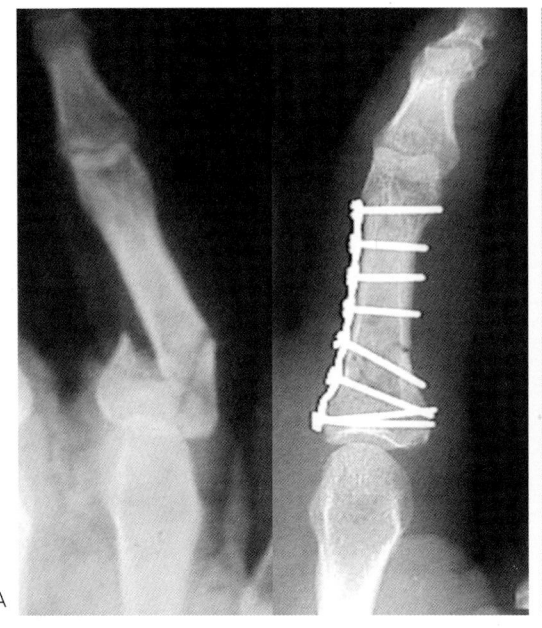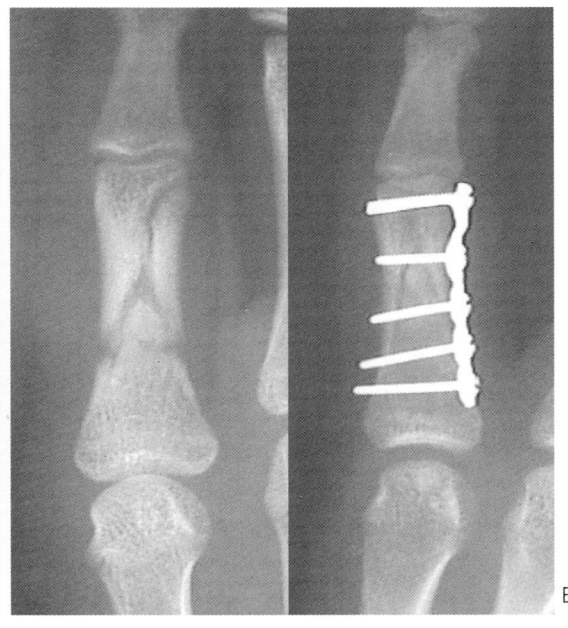

图 18-10 应用微型髁接骨板技术治疗近节指骨粉碎性骨折的手术前后影像。注意接骨板尖头可以放置于近侧或远侧,以稳定更为粉碎的部分。A. 接骨板尖头放置于近侧,治疗 MCP 关节粉碎性骨折。B. 接骨板尖头放置于远侧,治疗 PIP 关节粉碎性骨折

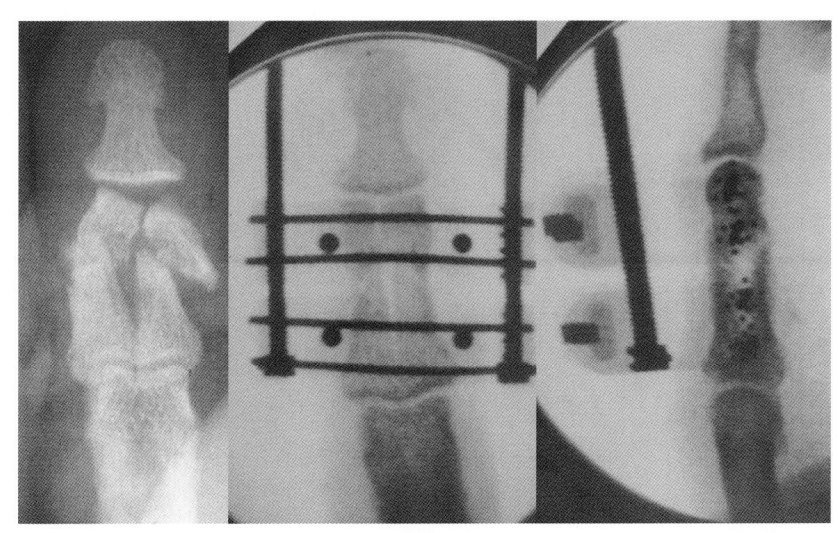

图18-11 一例中节指骨粉碎性骨折使用不跨关节外固定支架固定的术前术后影像

临时固定针的好处。

我们常使用复位钳或其他加压器械来把接骨板尖头确切地安置到位,这很实用。确认复位及接骨板长度和位置合适后,在接骨板基底平行钻入螺钉,锁定接骨板的位置。然后在可供固定的骨皮质上钻入其他的螺钉。

对一些最为严重的指骨粉碎性骨折,接骨板和克氏针都不适用。这种情况下可以考虑选择外固定支架。外固定支架可以用克氏针和弹性材料组装,或者使用市售的外固定器。在接下来的PIP关节骨折部分中将要详细讨论外固定支架在指骨的特殊应用。固定器可以跨越或者不跨关节(图18-11),可以是固定的或者动力化的。

为了取得半针或克氏针足够的把持力,关节周围或关节内骨折可能需要跨关节固定。如果一个关节需要被跨关节固定,那么需要注意两个问题来尽量减轻长期牵引导致关节僵硬的问题。

第一,如果中节指骨粉碎性骨折需要跨关节固定,那么要用侧方安置的动力架,近端的克氏针穿过近节指骨头的旋转轴。这种固定方式在MCP关节较少用到,因为除了在边缘的手指,固定架不能达到掌骨头的位置。

第二个注意事项是关于非动力化跨关节外固定支架。如果被跨越的关节不可活动,则要把关节牵引固定在内在肌阳性位(MCP关节屈曲,IP关节伸直)。这在IP关节要比在MCP关节更容易达到。

无论使用何种方法固定这些粉碎性骨折,都要考虑植骨。这类骨折常受压缩,骨块间缺少接触。少量松质骨可以从第二伸肌间室底部Lister结节近侧截骨获得。有医生推荐从掌侧入路(Henry掌侧入路)取小切口,自指长屈肌和桡动脉之间分离,在旋前圆肌下方取骨。此部位可以获取质量极好的供大段骨缺损区植骨的松皮质植骨块。第三个选择是利用截下的手指。

近侧指间关节

PIP关节的重要性在外科学领域受到特别关注,其曾被称之为"手的中心点",并已成为解剖学、外科学和数学中穷举法(斐波拉契数列,Fibonacci)研究的重要课题。

解 剖

PIP关节对于手部灵巧的活动非常重要,但同时也很容易受伤。其双髁铰链式关节结构提供了110°的屈曲范围,在屈曲状态下只允许7°~10°的侧偏[10]。这种稳定性是由一些解剖学特性形成的。髁状的近节指骨头和中节指骨基底部凹陷的关节面之间的匹配形成了一个稳定结构。坚强的掌板和侧副韧带支撑着关节囊,加强了内在的稳定性。手指的长屈肌和止于中节指骨基底背侧的伸肌腱以及斜行和横行支持带提供了外在的稳定因素。骨骼、内在和外在韧带结构共同维持关节功能及其完整性,这一组合结构抵抗了来自轴向、伸展、旋转和侧翻的应力。

中节指骨基底有110°的关节面,近节指骨头有210°~220°的关节面。两者形成的关节有100°~110°的活动范围。与凸轮形的MCP关节不同,指间关节旋转轴到关节面的距离在整个旋转弧中都是等距的。与其相适应,近节指骨颈部是一个骨性的峡部,髁下有一小窝在最大屈曲时可容纳中节指骨掌侧唇。这些构造上的关系使得PIP关节容易遭受创伤,同时也不能承受即便是轻微的错位。

要透彻地认识PIP关节脱位、中节指骨基底部的骨折—脱位和近节指骨头的骨折,就要检查PIP关节的侧副韧带和掌板结构。侧隐窝是位于近节指骨头旋转轴背侧的骨性凹陷。侧副韧带由此发出,分两束分别向远侧和掌侧延伸。较大的是主要侧副韧带(PCL),止于中节指骨基底掌侧四分之三和掌板远侧边缘。副侧副韧带(ACL)主要止于掌板和屈肌腱鞘的背侧。ACL起着屈肌腱鞘吊索的作用,在关节的整个活动范围中保持同一长度。位于关节屈曲面的掌板(VP)是坚韧的纤维结构,其远侧抵止在中节指骨基底侧方边缘最为坚强,这也是ACL的止点位置。掌板的纤维软骨基质在此是横行的,使得远侧抵止易在纵向应力下损伤导致PIP脱位。

近指间关节的背侧脱位

PIP关节可以向背侧、掌侧和侧方脱位,指的是中节指骨相对于近节指骨头的位置。

PIP关节最常见向背侧脱位,因过伸和轴向负荷造成。脱位可以提示内在支持系统的损伤,首先是掌板止点的撕脱。单纯此类损伤可以表现为关节过伸位的半脱位;如果损伤应力足够强大,则可发生副侧副韧带和主要侧副韧带之间的撕裂。这种情况下,中节指骨可以向背侧完全脱位,留有PCL附着在中节指骨基底部[10]。

生物力学研究发现,作用于PIP的背向负荷其中三分之一的情况会导致"传统"型的骨折脱位[11]。在这种情况下掌板发生撕脱,带有中节指骨掌侧唇中部薄弱的小梁骨。更多的损伤类型表现为在稍大的轴向负荷下引起的中节指骨基底部压缩骨折,也称为Pilon骨折。其特征表现是中节指骨基底部关节面的压缩(图18-12)。掌侧唇(掌板附着部位)和背侧唇(中央束止点)可以保持完整或者因为小梁骨压缩塌陷而"散开"。

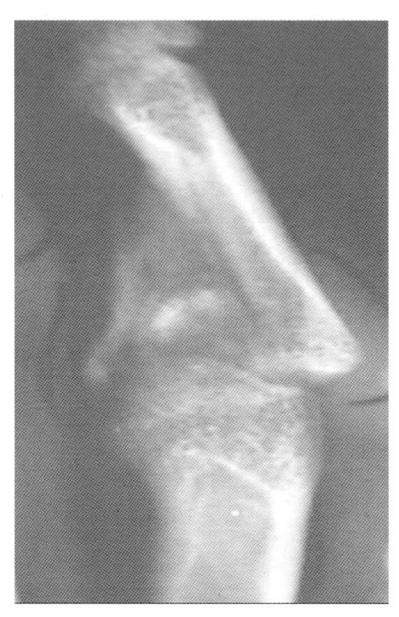

图18-12 中节指骨基底部Pilon骨折的侧位影像。注意关节面中央受压缩的骨块

或许背侧脱位或骨折脱位的最重要特性是能否闭合复位,以及复位是否可以维持关节的同轴关系。因此,可以根据在伸直位下能否保持复位,将这些损伤分为稳定的和不稳定的。

如果骨折块包含大于40%的中节指骨关节面,则由于缺少掌侧唇对关节的支撑,复位后容易发生不稳定(图18-13)。

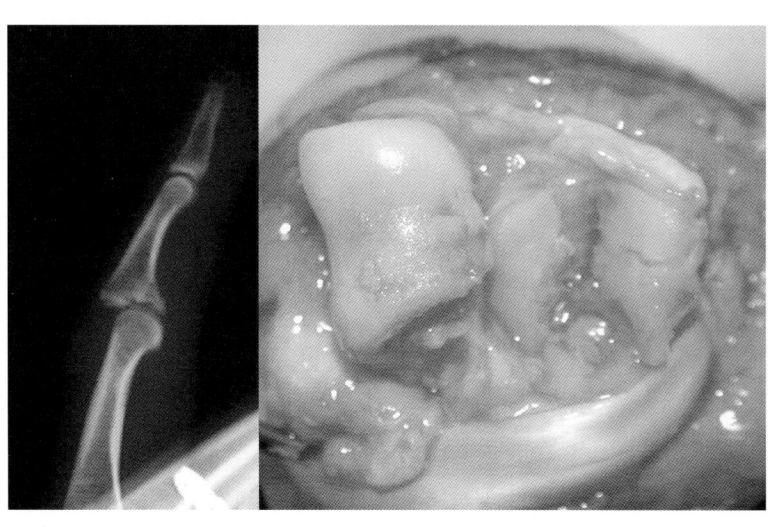

图18-13 不稳定的近侧指间关节脱位。注意X线片和关节探查所见的粉碎并受压缩的掌侧关节面。相对的PIP关节面被翻开以更好地显露骨折

闭合治疗

背侧脱位在指神经阻滞麻醉下可以容易地手法复位。做纵向牵引，同时向掌侧挤压近节指骨头，可以达到满意的复位。要做 X 线检查以确认是否达到同轴复位。使用背侧支持夹板固定 4 天，然后开始积极的关节活动锻炼，避免关节发生永久性的僵硬。

骨折—脱位也可以同样的在指神经阻滞麻醉下进行复位，并检查伸直位下的稳定性。McElfresh 等推荐对于那些伸直位稳定的类型可以用背侧支具固定[12]。如果确认在关节屈曲 30°～45°的范围内复位是稳定的，就可以用背侧支具阻止最后 45°的伸直活动，并允许无痛屈曲活动。5～7天后换用 30°支具，过 1 周后再改用 10°～15°的支具，或者直接与邻指绑扎，后者更为常用。到伤后 3 周，手指可以达到屈曲大于 95°～100°，基本能伸直（可能有 10°的限制），但仍会有轻微肿胀。此时运用更进一步的特殊康复技术以完全恢复活动能力。

极少数情况下，不稳定的骨折—脱位难以复位，表现为顽固的背侧半脱位。这就需要手术整复并维持复位，恢复关节面的对合关系。

不稳定的近侧指间关节骨折—脱位的手术治疗

如果复位不成功和/或复位后反复再脱位，就必须手术治疗。如果牵引并向掌侧推挤中节指骨基底能使不稳定的骨折—脱位复位并达到关节面对合，那么可以考虑给予切开复位内固定（ORIF），使用动力化外固定支架，或者两者组合使用。手法整复不能获得足够关节面复位的骨折需要使用克氏针或螺钉做 ORIF，或者做掌板关节成形术。

动力化外固定支架

动力化外固定支架作为一种治疗手段，可用来中和引起受损骨关节移位畸形的应力，维持复位并保护其他的固定方式。但是，不要把它当做首选的复位和固定方式，或者把外固定支架当做万能药，而抛弃其他近指间关节骨折—脱位的有效治疗手段。

改良的 PIP 关节外固定器的特点是允许患者术后早期活动。对于粉碎性骨折，如果在牵引下活动关节，骨折可以维持复位，那么选择外固定支架就具有优越性，因其只需微创操作，不用充分暴露。架构可以是单边或者双边式，由医生自制或者使用市售的固定器（图 18－14）。以我们的体会，双边式外固定支架的稳定性高于单边式的。不对称的压缩性骨折和广泛的软组织破坏，通常需要双边式外固定支架来提供稳定。单边式外固定支架最适于 PIP 关节的牵张松解，和其他对基本骨关节结构没有影响或很少影响的轻微损伤。

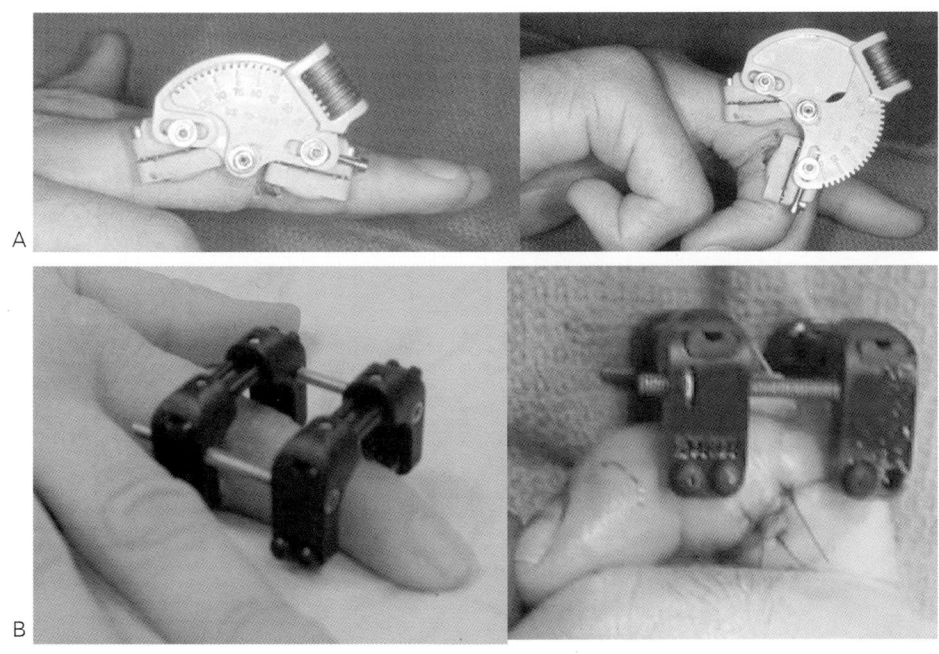

图 18－14　用于近侧指间关节的动力化外固定支架。A. 单侧罗盘式外固定器（Smith-Nephew Richards，Memphis，Tennessee）。B. BioSymMetRic 外固定器（Biomet，Warsaw，Indiana）

在市售的外固定器中,只有 BioSymMetRic 固定器(Biomet, Warsaw, Indiana)这一种可以提供双边式固定,其结构具有生物力学的强度。框架可透过射线,方便在术中术后对 PIP 关节的检查。固定方式可以在静力或动力化之间方便地转换。用在复杂性骨折早期可以行微型(静态)外固定,然后转换为动态牵引装置,允许早期活动。

罗盘式外固定器(Smith-Nephew Richards, Inc. Memphis, Tennessee)是一种普遍使用的单边外固定器,静态固定或动力化的转换非常便捷。然而,一些部件和齿轮装置是不能透过射线的,妨碍了对关节的影像检查。这种外固定器的单边结构对严重骨折—脱位的稳定能力有限。另外,固定指骨的克氏针也会随着时间变形和松弛。它巧妙、独特的设计可以允许关节被动活动,但是依从性好的患者也可以通过有指导的康复训练而达到此目的。不过,罗盘式外固定器是唯一能以被动活动增加 PIP 关节活动度的器械。

双边式动力化外固定支架的应用

无论选择使用何种外固定支架,最关键的步骤是判断 PIP 关节的旋转轴并以此参照安装外固定支架。PIP 关节的旋转轴是一个点,与近节指骨头关节面的掌背侧和远端等距。

在透视下使近节指骨双髁重叠,获得标准的侧位像,然后把一枚固定针的针尖钻入指骨头中心。

在 PIP 关节屈曲时掌侧指横纹与侧中线的交点可以大致确认为旋转轴的位置,平行射线方向把固定针钻入旋转轴。如果位置准确,在标准的近节指骨侧位像上只会看到一个点。

克氏针准确钻入旋转轴之后,再平行地在中节指骨侧中线钻入 2 枚克氏针。外固定支架有不可透过射线的标志物可以用来引导穿针。在安置框架之前,要确认留有最后做牵引的余地。中节指骨的 2 枚克氏针必须平行地垂直于轴线钻入。

框架安装之后,近、中节指骨的对线关系得以维持。四边形结构的框架从双侧控制 PIP 关节,而且对于不对称的压缩性骨折可以对关节做不对称牵引。两条横杆从背侧连接并固定外固定支架的两侧。框架有一定的宽度可以容纳手指的肿胀。用于牵引的螺钉装置位于框架远端,后期可以在门诊调整。框架桡侧和尺侧边都可以做牵张,并允许两侧不对称的牵引矫正,适于更为粉碎的 Pilon 骨折或者用来保护纤细的内固定物或者受损的软组织。

一些情况下(骨缺损、使用纤弱内固定的严重粉碎性骨折、某些儿童的近指关节损伤、骨干中部骨折),可以把固定架用做静力装置。经固定架在近节指骨平行钻入第 4 枚克氏针就可以了。开始功能锻炼时,取掉这枚克氏针就可以把外固定支架动力化,而不需放松外固定支架的牵引。

自制弯针外固定支架(Bent Wire Fixation)

自制的弯针外固定支架成本低廉,材料易得(图 18 - 15),在考虑治疗成本或者没有市售外固定器可用时这是个好的选择。每个医生都要拥有一些可以制作这种架子的工具,在处理复杂性手部创伤时可以使用。在过去五年中出现了发展用克氏针"自制"外固定支架的潮流,Agee、Slade 和其他一些作者曾经报道过他们设计的一些创新装置[13~17]。

大多数这种外固定支架可以做动力化并只能做纵向牵引。而 Agee force - couple 式外固定支架有一个部件能对中节指骨基底施加向掌侧的应力。如果单纯纵向牵引会造成背侧移位,或者透视下发现关节活动会造成复位丢失,就可以采用这种外固定支架。

如前所述,弯针外固定支架的基本构件是把钻入近节指骨头旋转轴的一枚克氏针。第二枚克氏针平行钻入中节指骨骨干。前者在手指的两侧向指尖方向折弯 90°,折弯后的克氏针长度必须

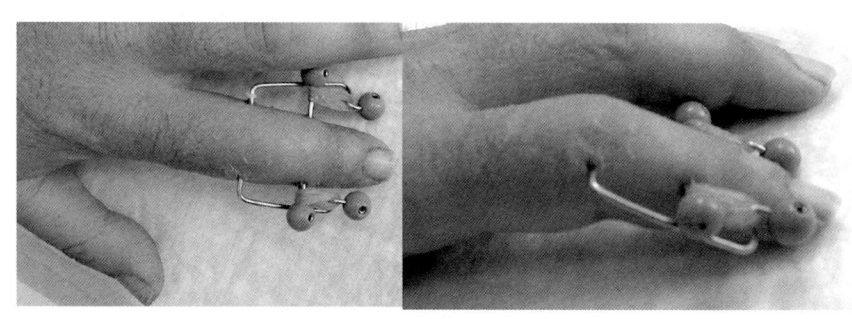

图 18 - 15 结合弹力带做牵引的近侧指间关节外固定支架

足够超过指尖,然后把最前端弯成 S 形。再把中节指骨的克氏针弯成 U 形。这就做成了可供弹力带把两枚针拉拢的系点,从而产生跨 PIP 关节的牵张力。为了让这个架构更加稳定,可以在中节指骨更为近端的位置钻入第三枚针。把针的末端弯成一个"眼状钩"形,绕在旋转轴克氏针的纵向臂上。这可以在手指活动过程中维持纵向臂与手指的对线。增加或者减少弹力带的数量可以调整牵引力,术后在门诊办公室就可以很方便地进行这样的调整。

还有一种值得注意的相当特别的设计。Agee force-couple 式的设计对中节指骨基底部施加了向掌侧的应力,同时对近节指骨头施加向背侧的应力[13]。这种结构简单的外固定支架通过一种巧妙的杠杆和弹性张力作用,在 PIP 关节活动全程提供了持续的复位力量。

Agee force-couple 式外固定支架使用三枚针。第一枚钻入近节指骨头的旋转轴,和前面提到的那些固定架相同。这枚针是第二枚针产生杠杆作用的支点。第二枚针钻入中节指骨基底部,位于骨折线以远,在指骨侧中线偏背侧。针的两端向近端弯折成 90° 角,靠在第一枚针(旋转轴处)掌侧,再于相交处向背侧弯折 90°。

第三枚针至少要有直径 0.062 英寸,约在中央束止点远侧 1cm 处垂直钻入中节指骨背侧,然后把弹力带绑在第三枚和第二枚针的垂直臂间。如前所述,通过远端弯针经旋转轴针的杠杆作用,产生了使关节复位的力量,并且这种应力在手指主动活动过程中持续作用。

固定器械的术后处理

术后 3~5 天,在手外科治疗师的指导下开始主动活动锻炼,控制水肿。每隔 2 周要复查 X 线片。4 周后或者等到 X 线片观察到骨折愈合征象后,可在门诊拆除外固定支架,然后继续主动和被动的关节活动锻炼,并开始逐步加强肌力训练。

近侧指间关节骨—脱位的开放性治疗

如果 PIP 关节关节面不能在牵引下维持复位,则需要行开放复位或结合外固定治疗。对这些骨折行广泛的开放性处理会导致显著的活动度丧失,所以只要可能的话就要采用微创技术。骨折块常可用经皮克氏针撬拨复位并固定(常可结合外固定支架)。

以关节面中央压缩而掌侧边缘完整的 Pilon 骨折为例,牵引不能使其复位,但是微创技术治疗常可采用(图 18-16)。对于这些骨折,可以从手指中节背侧取小切口,切除位于中央束止点远侧的三角韧带,显露背侧皮质。在骨皮质上开窗,达到骨髓腔。植骨到中节指骨基底部并压实,这样可以压下中央压缩的骨块。然后在透视下检查关节面对合情况。这些骨折必须使用外固定支架来中和作用于 PIP 关节的压缩应力(图 18-17)。

如果前述的方法失败,则需要采用更具侵入性的操作,可以取侧中线或掌侧 Brunner 切口暴露位于 PIP 关节处的屈肌腱鞘。如果可以,在避免损伤屈肌腱鞘的情况下把骨折块复位并用克氏针或螺钉固定。在最为严重的不稳定骨折脱位,掌侧基底部过于粉碎,关节面不能复位。这时掌板关节成形术就是合理的选择[18],即对中节指骨基底掌侧部分做软组织修复,以恢复与近节指骨头的关节对合。在 A2 和 A4 滑车之间打开屈肌腱鞘,显露掌板。尽量无创地向侧方牵开屈肌腱。把掌板远端连接的掌侧骨折块清除掉。清理碎骨片,建立平滑横行的软骨边缘。细致操作,使掌板前移,接触到背侧软骨,形成滑顺的近节指骨头关节面。松解侧副韧带可以使掌板达到足够的前移。掌板远端用缝线抽出固定到背侧软骨的邻近位置。通常缝在掌板侧缘,通过钻好的骨道到达中节指骨背侧,即中央束止点远端三角韧带的部位。

近侧指间关节骨折—脱位的术后处理

PIP 关节骨折—脱位的术后康复训练因患者的个体情况而异,与医生对骨折固定稳定程度的把握不同也有关系。骨折解剖复位和固定稳定有利于早期主动活动。

当然,手部的骨折很少有像 PIP 关节骨折开放手术后一样不能接受长期的制动。大多数受伤类型和固定装置可由外固定支架保护,中和向背侧半脱位的应力和轴向压缩负荷,避免半脱位或者骨折压缩,同时允许康复活动。在这些使用外固定支架的病例中,康复要遵循前述章节介绍的原则。

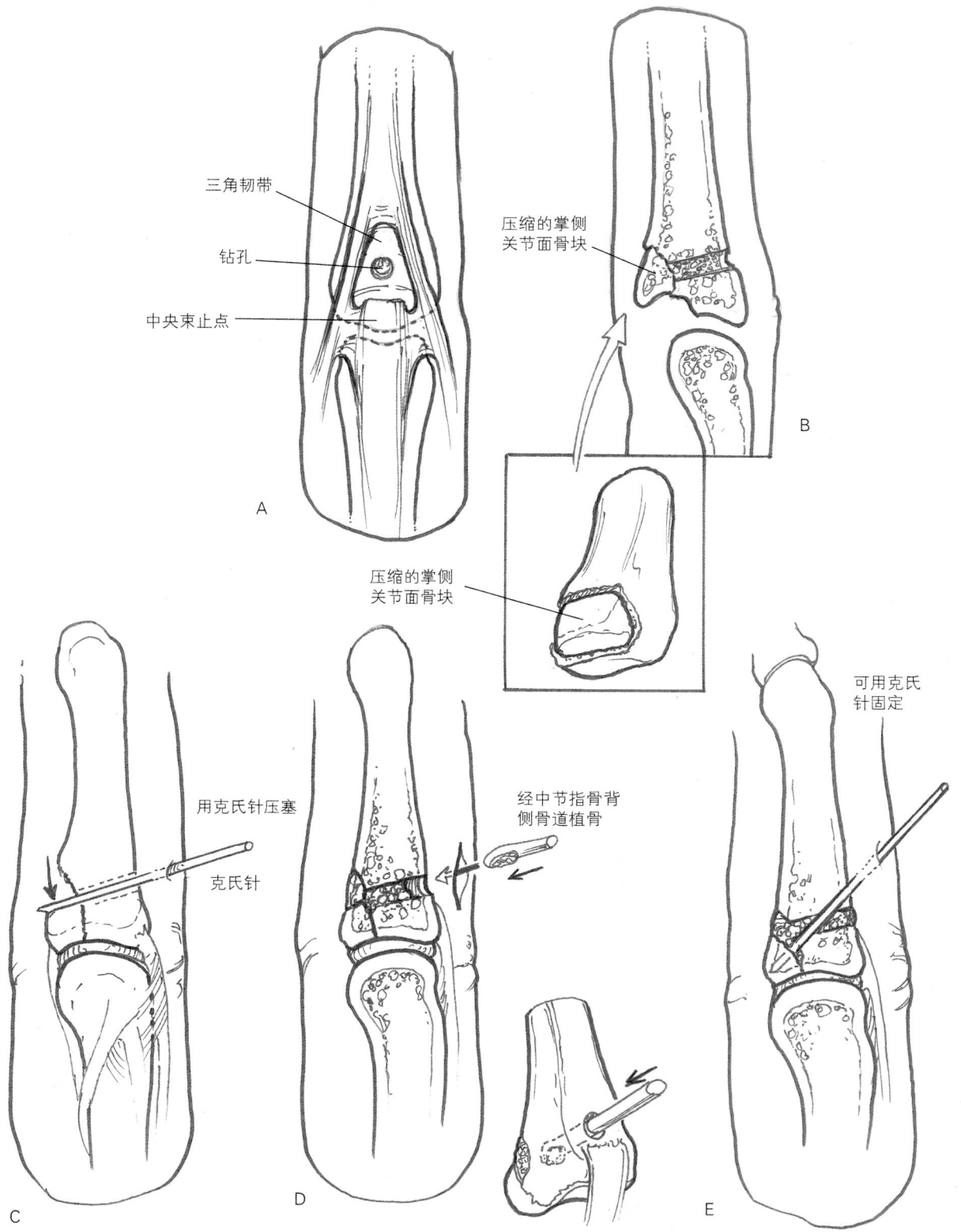

图 18-16 伴有压缩的近侧指间关节骨折脱位的复位植骨技术。在中节指骨背侧切除三角韧带，保留其他伸肌结构的完整性，钻孔打开骨皮质。A. 于中央束止点远端的三角韧带部位做骨皮质开窗。B. 图示经骨窗可以到达掌侧骨折块。C. 经骨窗处插入克氏针，撬拨骨折复位。D. 经相同路径植骨支撑骨折块。E. 克氏针穿针固定骨折块并以外固定稳定

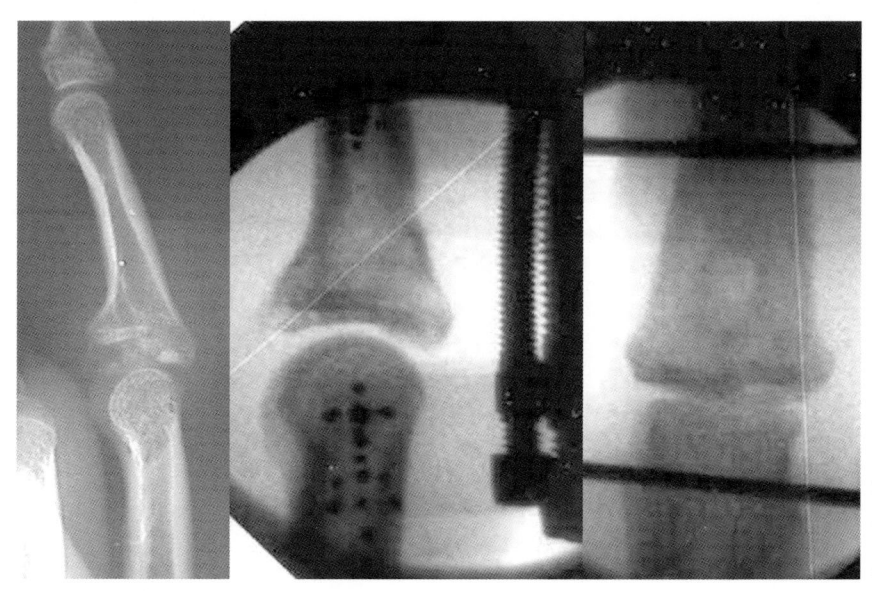

图 18-17　近侧指间关节压缩性骨折脱位的术前术后影像,经中节指骨背侧钻孔复位植骨,并结合外固定支架保护

掌板关节成形术需要在手指屈曲状态下进行,此时掌板—关节面间的张力降低,而关节伸直时会受到可导致背侧半脱位的应力。很多医生会选择术中将 PIP 关节于屈曲位穿针固定,或者在近节指骨头钻入阻挡针保持关节屈曲。术后 3 周拔针,换用背侧阻挡支具。4 周后允许自由主动背伸活动。如果第 5 周还没有达到完全伸直,则要使用动力化伸直支具。

新技术

对于严重粉碎并压缩的中节指骨基底部骨折脱位,有学者建议用钩骨远端关节面行自体关节面移植[19]。钩骨有双关节面与第四、五掌骨基底相联系。这个关节面与近节指骨基底部关节面很相似(图 18-18)。这种技术要求较高,需要较广泛的显露和微型螺钉内固定,但是早期研究结果显示了较好的前景。

近侧指间关节的侧方和掌侧脱位

另外两种骨折脱位类型比较少见。PIP 关节的侧方脱位源自扭曲和/或侧方应力,导致维持关节稳定的软组织结构破裂,特征性地首先发生主要侧副韧带起点从近节指骨侧隐窝的撕裂,然后在副侧副韧带和主要侧副韧带之间发生撕裂,并最终导致掌板远端在中节指骨的抵止撕裂[10]。单纯脱位很少需要手术干预。手术指征有:闭合性方法不能治疗的完全性侧方撕裂引起的不稳定,或者因为侧副韧带嵌顿于关节内导致复位失败[20]。在这些病例中关节的前后位影像显示关节对合不平衡,而且闭合性手法不能获得或维持复位。

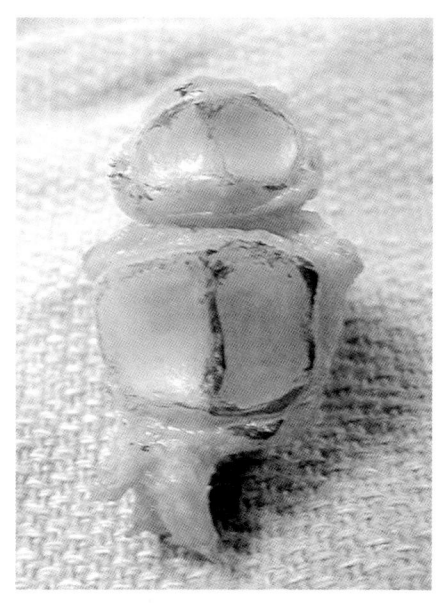

图 18-18　中节指骨基底部(上)和钩骨(下,注意钩部)的掌骨关节面的解剖形态比较

这些侧副韧带撕脱伤也可以表现为主要侧副韧带的起点或止点带有撕脱性骨块的骨折—脱位。这些损伤需要类似于前述的关节面掌侧唇骨折—脱位的治疗步骤。要重建并维持关节的关节面平整,方法包括闭合性手段、克氏针、外固定支架或者开放性螺钉固定。

掌侧脱位在这三种类型中最为少见和特殊,缘于向掌侧的平移或者旋转应力,通常易于复位。处理这类脱位要记住两点。首先,近节指骨头向背侧隆起,髁部可能突出于伸肌腱中央束和侧束之间。如果在 MCP 关节伸直位进行复位,牵引指间关节可能会拉紧环绕髁部的伸肌装置,阻碍复位。复位必须在 MCP 关节和指间关节屈曲位进行,以降低向掌侧移位的侧束的张力。复位失败则需要手术开放复位。第二,要注意可能发生的中央束断裂或撕脱性骨折。所有掌侧脱位都必须在闭合复位后或者开放复位术中检查中央束的完整性。闭合复位后可以按照 Elson 介绍的方法检查[21]。检查者将患者的 PIP 关节顶在坚硬的物体表面如桌面上,被动屈曲成 90°,要求患者抗阻力主动伸 DIP 关节。当中央束完整的时候,侧束会被牵向关节远侧。松弛的侧束不能够伸直 DIP 关节。如果中央束完全断裂,那么侧束则可以不受牵制地向近侧滑移,从而能够主动伸直 DIP 关节。

在轴向的损伤应力下,中央束撕脱伤可能会表现为带有中节指骨背侧唇的撕脱性骨折。这些骨块常常颇为细小;然而,它们提示了中央束的显著损伤,若不处理,会引起纽扣畸形。

中央束撕裂或者撕脱性骨折需要手术重建止点。大骨折块可以用 1.5mm 螺钉或者克氏针固定。小一些的骨块或者单纯肌腱断裂可以用锚钉固定,对抗中央束的拉力,固定方向是从背侧向掌侧并偏向远端。不管使用何种固定方式都必须细心地重建中央束的正常解剖。将中央束过分移向远端会打破伸肌装置的整体平衡,导致 DIP 关节伸直无力。肌腱修复后需要用克氏针固定保护并维持 3 周,然后开始在治疗师指导下使用伸直支具开始限制性活动锻炼。

近侧指间关节的髁部骨折

近节指骨头髁部的骨折是另一种常见的骨折亚型,属于关节内骨折。骨折可以发生在冠状面或矢状面,涉及单髁或双髁。骨折并不是撕脱性损伤引起,而是由不同角度的轴向应力作用于关节而导致。骨折不稳定,处理会非常困难,但治疗对于 PIP 关节的活动非常重要。无移位的髁部骨折经闭合性治疗常常最终仍会发生移位,需要后期干预。这些骨折最好行手术固定。骨块良好复位后可以用多针固定获得稳定,而开放复位和骨块间螺钉固定则有术后可以早期康复训练的优势(图 18 - 19)。螺钉固定的可行性由骨折块的大小和形状决定。双髁骨折尤其难以处理,可以选用微型髁接骨板固定或者用克氏针结合跨 PIP 关节的外固定支架固定。

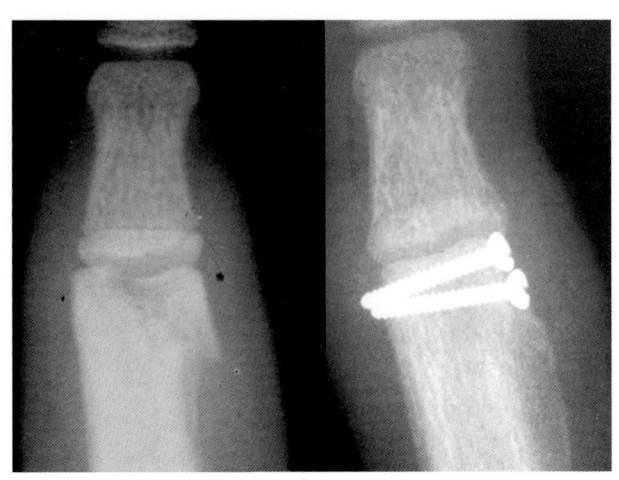

图 18 - 19　近节指骨头单髁骨折的手术前后影像,使用骨块间螺钉固定

掌指关节脱位

MCP 关节的韧带结构相当坚韧,故而 MCP 关节脱位的发生要比指间关节少得多。掌板和侧副韧带提供了类似的掌侧和侧方支持,而没有显著的背侧稳定的关节囊韧带结构。坚强的掌骨间韧带连接了第 2～5 掌骨的掌板,构成了一个内在稳定链,使得 MCP 关节结构更为稳定。这些结构和外周覆盖的软组织一起,使得 MCP 关节脱位的发生比指间关节要少。

脱位通常发生在位于边缘的手指,食指最为常见。绝大多数是背侧脱位;极少发生掌侧脱位。过伸应力导致了背侧脱位。患者感到疼痛并且不能屈曲 MCP 关节。MCP 关节呈轻度过伸,而指间关节轻度屈曲。关节掌面可见特征性的皮肤皱褶,掌骨头向掌面凸起,可以触及。影像学可以发现掌骨头背侧特征性的骨软骨剪切骨折[22]。

非手术治疗

MCP 关节半脱位可以非手术治疗。脱位发生时,掌板的近端撕裂,被拖向掌骨头背侧。复位操作通常在关节区域麻醉控制下进行,把近节指骨基底向掌侧推挤。纵向牵引或者加大过伸畸形会让掌板进一步向背侧移位而嵌于掌骨头和近节指骨基底之间,从而使得可以整复的 MCP 关节半脱位变得不可整复。复位成功后,患者应以指背阻挡支具固定,防止超过中立位的过伸动作。伤后一周内在治疗师的指导下进行早期主动活动。

与半脱位相比,完全性背侧脱位很少能行闭

合复位。掌板被拖到于掌骨头背侧,而 A1 滑车和屈肌腱依旧附着于掌板上,所以屈肌腱也被拖到掌骨头背侧。食指 MCP 关节发生脱位时,屈肌腱滑到掌骨尺侧,而蚓状肌滑到桡侧,在进行纵向牵引尝试闭合复位时,这两个结构会形成一个包绕掌骨颈的套索。这种解剖关系在中、环指 MCP 关节发生脱位时也同样存在。但在小指则有些不同,小指的屈肌腱构成套索的桡侧部分,小鱼际肌绕过掌骨头尺侧。医生必须认识到这种解剖上的阻碍,避免多次用力复位而造成掌骨头关节面不必要的损伤。

手术治疗

难复性 MCP 关节脱位的手术入路要根据实际情况来决定。对于有经验的医生来说,掌侧和背侧入路都是安全可行的。关键是要在最安全的前提下取得预期的效果,所以背侧入路成为首选。在背侧做一个轻微弯曲的纵切口,纵向切开伸肌腱和关节囊,或者沿伸肌腱切开矢状束。此入路可以方便地显露关节,检查向背侧半脱位的近节指骨。常可发现掌板被拖到背侧,覆盖掌骨头。使用钝器如剥离器向掌侧推挤,往往可以轻松地使掌板从关节中解脱。如果简单直接的推挤不能成功,则可纵行切开掌板,这样使得推出比较容易。对于合并掌骨头骨软骨剪切骨折的固定,背侧入路可以有很好的显露。

掌侧入路可以显露关节内在和外在屈肌。如前所述,这些结构常常阻挡复位。不过此入路不能暴露背侧的剪切骨折,而且相对地难以显露掌板。但是,掌侧入路可以显露其他涉及的组织结构,在医生的初步尝试受阻时,这可以成为显露关节的另一个选择。

掌侧入路是在突出的掌骨头部位做一个 Chevron 切口或者 Z 字形切口。此区域的指神经恰在皮下(食指脱位涉及的桡侧指神经和小指脱位涉及的尺侧指神经),切开时要小心。分离软组织,将近节指骨进一步向背侧脱位,掌骨头则从伤口中突出。再将 A1 滑车纵向松解。这些步骤减轻了肌肉—肌腱套索的张力,使得关节可以进一步过伸,从而显露掌板,再将掌板和肌肉—肌腱套索拉到掌骨头掌侧。要特别小心不要破坏关节软骨面。闭合切口,不需软组织重建,即不需缝合掌板。使用背侧阻挡支具保护 2 周,然后在治疗师指导下开始主动和被动活动锻炼。

掌骨骨折

掌骨也是常发生骨折的手部管状骨,但是和指骨相比较,其在骨骼特点、周围软组织及相邻关节的关系上都有着不同。因此,掌骨骨折类型和治疗技术都是和指骨骨折有区别的。

在讨论掌骨骨折固定的时候我们按照解剖区域进行分类:①基底部骨折和腕掌关节(CMC)脱位;②骨干骨折;③掌骨颈骨折,或"拳击者"骨折。有趣的是,不同类型的掌骨骨折常可以应用类似的固定方法治疗。例如,侧隐窝穿针技术可以用来固定颈部骨折、骨干中段骨折,甚至用于腕掌关节骨折—脱位的固定。我们运用"成束(bouquet)"髓内针技术成功地治疗了许多的骨折,甚至包括掌骨颈和掌骨头劈裂骨折。我们在讨论这些骨折类型的同时会详细描述适用的掌骨骨折固定技术。

基底部骨折和腕掌关节脱位

掌骨基底部有着独特的解剖联系。腕骨没有任何外在肌附着,而掌骨有一些肌腱的附着。基底部的小梁骨容易受力骨折,在边缘的手指更是如此。CMC 关节的连接在桡侧的手指非常稳定,而在尺侧则颇为松弛。

基底部骨折

掌骨基底部骨折需要注意,虽然此部位可以发生各种类型的骨折,如腕伸肌或屈肌止点的撕脱性骨折和关节外压缩性骨折,这些在治疗上难度不大。拇指掌骨基底部骨折处理较为困难,要加以重视,特别是 Bennett 和 Rolando 骨折,还有小指掌骨的关节内"反 Bennett 骨折"。

拇指掌指关节骨折—脱位

Bennett 骨折

拇指掌骨基底部骨折,亦称 Bennett 骨折,有着独特的关节解剖和特殊的治疗要求,需要特别注意。关节屈曲时遭受了纵向的负荷是其受伤机制,造成关节面劈裂。在腕掌关节留有与前斜韧带连接的尺掌侧小骨块。关节面的较大部分,与拇指一同向桡背侧及近侧移位。因为拇长展肌对掌骨基底部以及拇收肌对掌骨远端的牵拉作用,骨折相当不稳定。

如果关节复位不完全,在影像和功能上结果都不会满意。Bennet 骨折很少有不愈合的;然而,早期未能复位并维持的最终会导致畸形愈合。

闭合的手段难以达到并维持关节面的复位,所以这类骨折最好是闭合复位经皮穿针固定或者切开复位内固定。尺掌侧的骨块如果太小,不能用螺钉固定,则可选择经皮穿针固定,取得闭合的解剖复位。如果闭合手法复位不满意,或者骨折块大于关节面的三分之一,则需要进行开放复位并以螺钉固定。随着微型内固定器械和克氏针的应用,骨折块非常小的不稳定骨折也可以被稳定地固定。

闭合复位的操作是将拇指牵引,同时向尺掌侧推压掌骨基底部。一旦关节面复位成功,就用直径 0.045 英寸的克氏针从第一掌骨基底桡侧斜行穿入大多角骨和/或相邻的第二掌骨基底部。没有必要追求固定尺掌侧的细小掌骨骨折块,因为其会随主要的大骨块复位并固定于大多角骨。克氏针要保留 5~6 周,并用拇指人字形支具保护。

用克氏针固定除了不能进行早期活动锻炼之外,可以满足骨折固定的大部分要求。某些骨折类型本身或者患者的特殊需求(运动员、医生等)可能要求更积极的骨折固定。若需行切开复位,则沿掌侧赤白肉际做弧形 Wagner 切口暴露腕掌关节。切口近端不要向尺侧延伸到桡侧腕屈肌(FCR),以免损伤正中神经的掌皮支。向深层锐性分离,将肌肉向尺侧剥离,暴露腕掌关节囊。小心切开关节囊,留做后期缝合,直视下从关节掌侧暴露骨折,用克氏针或牙科探针临时维持关节面复位。从背侧钻入 2 枚 1.5mm 或 2.0mm 的拉力螺钉,前端固定于小骨块。因为骨块位置隐蔽,螺钉不能逆行向掌骨固定。为了获得良好的预后,螺钉的置入要十分仔细,术中要用透视确认位置。

Rolando 骨折

掌骨基底骨折的关节内粉碎性骨折在治疗上更有挑战性,也称 Rolando 骨折。从 T 型三部分骨折到骨折块粉碎得不能辨形的骨折,有各种不同的形态。治疗的首要目标是关节面平整复位,所以都需要手术切开(图 18 - 20)。然而必须指出,在一些骨折粉碎特别严重的或者老年患者以及拒绝手术的患者,也可以制定一个早期活动的方案。这样的治疗不能达到解剖复位,不过也可以获得一个有功能的关节。

三部分骨折常可以用 2mm 的 T 型接骨板或者微型髁接骨板固定。如果关节骨块太小,也可以行切开复位克氏针固定。有些少见的病例骨折非常粉碎,克氏针不能控制关节面骨折块,可以使用跨关节外固定支架固定。近侧的钉打在大多角骨,远侧打在掌骨远端。这些技术都可以应用相同的掌侧手术入路以利于关节面复位。

接骨板或者螺钉固定手术一周后开始活动锻炼。用克氏针固定的患者需要用拇指人字形支具固定 5~6 周。鉴于骨折的严重和粉碎程度,外固定支架要保留 6 周。随访中根据影像学表现来决定外固定支架固定时间,但是在拆除固定架之前就

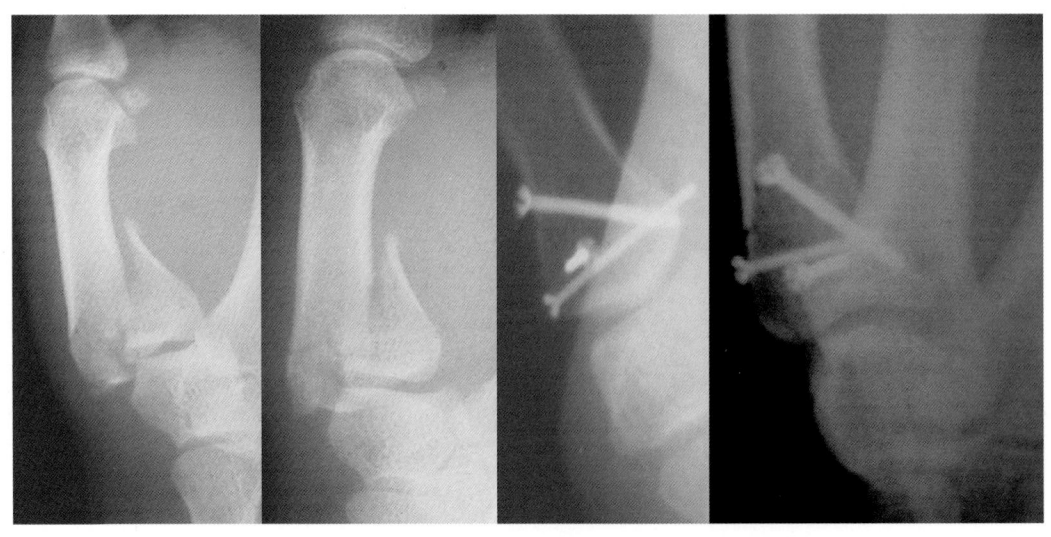

图 18 - 20 Rolando 骨折的治疗前后影像,使用骨块间螺钉固定

应该鼓励 MCP 关节和 IP 关节的活动。

第二到第五指列的腕掌关节骨折—脱位

CMC 关节的骨折—脱位是因通过掌骨的轴向负荷造成。桡侧两个指列的 CMC 关节骨折—脱位很少单独发生,但是在高能量损伤同时影响到 4 个 CMC 关节时可以合并出现。

第五(小指)和第四(环指)指列的骨折脱位比较常见(图 18-21)。掌骨基底关节面与钩骨陡峭的关节面相对。最常见的情况是,第五掌骨基底部发生骨折,桡掌侧骨块未移位,而其余部分向尺背侧移位。合并的钩骨背侧缘骨折也并非罕见。因为在普通前后位 X 线片上钩骨和第五掌骨基底的较多重叠,这些损伤在标准 X 线片上难以作出诊断。

临床上 CMC 关节损伤的重要征象是"气球手(balloon hand)"征:如果有明显的掌背肿胀,通常会存在 CMC 关节的破坏(图 18-22)。有趣的是,这样的肿胀皮肤张力却不像看起来那么高。掌背的网状结缔组织可以容纳大量的积液,筋膜间隙的积血可造成肿胀。

为了确立诊断,需要做两件事:直接查体和特殊投照位的影像检查(半旋前位、半旋后位或牵引应力位)。CMC 关节的突起或台阶样改变,特别在伴有明显不稳的时候,提示了损伤的机制和程度,包括其整复的可能性。

从完全旋后位前旋 30°行影像检查可以很好地观察这类骨折—脱位。半旋后位像可以观察第二和第三指列。在牵引应力位可以发现 CMC 关节的关系紊乱、不规则的关节间隙和撕脱性/压缩性骨折。如果查体和 X 线平片结果模棱两可,可以行 CT 扫描显示骨折移位和粉碎程度的细节,包括钩骨受损的情况。

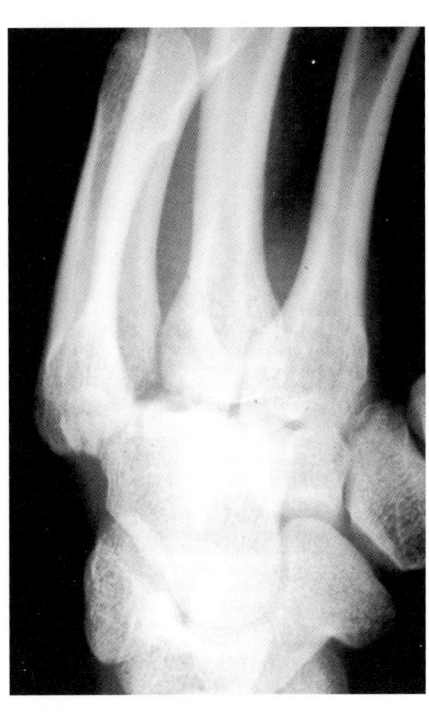

图 18-21 斜位像显示第四、五腕掌关节骨折脱位

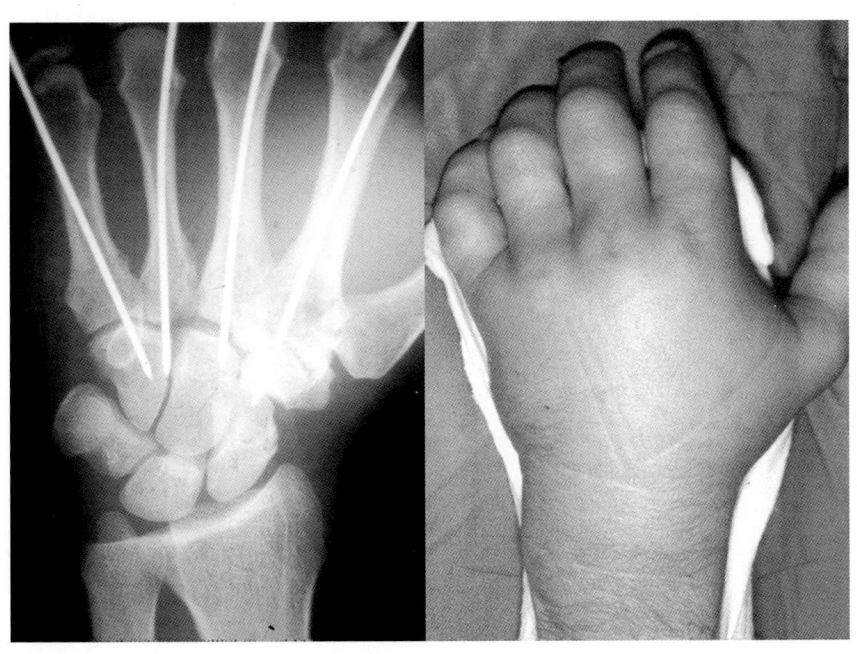

图 18-22 左图显示克氏针内固定治疗第 2~5 腕掌关节脱位。右图显示典型的"气球手"外观

非手术治疗

对这些损伤做闭合性治疗要谨慎。在急诊检查时,骨折块可能易于复位,但不够稳定。如同影像检查的困难一样,由于显著的软组织肿胀,复位的丢失也难以发现。这些骨折—脱位的特点是不稳定和复位的丢失不易发现,这促使医生们寻求闭合复位后加以经皮穿针固定以求稳定。

手术治疗

为了保证精确的复位,术中最好有影像透视的帮助。克氏针穿过 CMC 关节,维持复位。可以从侧隐窝纵向穿针或者从第五掌骨基底尺侧穿入钩骨或者相邻的第四掌骨基底(如果没有合并损伤)。6 周后拔针,开始活动手指。

开放复位和侧隐窝穿针对于此类骨折—脱位有着很多的优势。很多骨折块有 180°的移位,嵌入关节腔或骨折线内。直视下暴露小骨块可以使关节面得到精确复位。此外,此类损伤很多伴有筋膜室综合征。探查 CMC 关节的同时可以很方便地行筋膜室减压(掌侧和背侧)。在少数病例,钩骨的背侧骨质被压缩,常需要抬高以使关节面复位。可以在骨压缩部位填入移植骨来支撑关节面。在罕见的严重粉碎性骨折并伴有关节面毁损的情况下,可急诊手术行 CMC 关节植骨融合。在示中指行这样的融合术要比相对活动度更大的环小指 CMC 关节更易于耐受。

手术技术

侧隐窝穿针技术在前面 PIP 关节骨折处理的部分已经作了讨论,但是这种技术在掌骨部位应用最为普遍。在 MCP 关节可以触及侧隐窝的"肩部",为单侧穿针或者交叉克氏针固定提供了很好的入点,从掌骨颈部到 CMC 关节逆向斜行穿过骨折部位(图 18-23)。用手捏持并插入克氏针可以让术者感触到侧隐窝最突出的部位。然后再施力钻透皮质穿入克氏针。

针尖贴着骨干中段的厚皮质顺髓腔达到基底部。最好钻到近端的掌骨基底部软骨下骨。对于腕掌关节骨折—脱位,需要穿过 CMC 关节来取得稳定。只要空间足够容纳,就要置入 2 枚交叉克氏针,以控制旋转。在食指、中指和小指是最适合用此技术的。而在环指,因第四掌骨颈侧方骨突

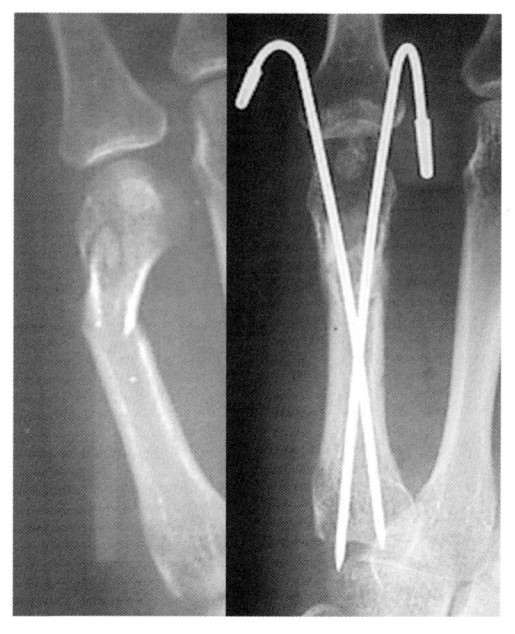

图 18-23 掌骨的干骺端骨折,使用侧隐窝穿针固定

较小,而且骨髓腔细小,运用此技术有些难度。

最后,必须在手指的内在肌阳性位穿针(MCP 关节最大限度屈曲)。这可以避免经皮克氏针在手部用支具固定的姿势下刺激软组织。另外,在这个姿势下侧副韧带的长度最长。

掌骨颈骨折

掌骨颈骨折也是很常见的损伤,机制是掌骨头碰撞坚硬物体时受到了纵向的暴力。这种受伤机制产生向背侧的成角。对此类骨折的手术指征存在着争议。传统的观点认为即便是骨折有严重移位也应该严格避免手术治疗;而且,不愈合很少见,愈合不良也常常没有症状[23]。大多数医生认同一些基本的手术指征,包括闭合复位不能纠正的旋转畸形,因掌骨头过度屈曲导致伸直困难,多发性骨折,或者过度移位(>50°)。

掌骨头向掌侧移位会导致手指伸直受限,这可以通过 CMC 关节的活动和 MCP 关节的过伸来代偿。食指和中指的 CMC 关节活动度相对来说非常小,所以掌骨颈骨折成角大于 15°就会引起 MCP 关节伸直受限,手术指征更为严格。环指和小指的腕掌关节有 20°~30°的活动度,可以耐受掌骨颈骨折向背侧成角 20°~30°而没有明显的伸直受限[24]。

除了这些功能性指标之外,医生必须对每个患者进个体化处理。要综合考虑闭合性治疗(在掌侧可触及掌骨头,而在背侧看不到 MCP 关节的

行突起)和开放性治疗(瘢痕,活动度丧失的可能)可能的预后。

Jahss手法用于闭合整复掌骨颈骨折,操作是屈曲MCP关节,通过近节指骨向背侧推挤掌骨头。要注意和相邻手指对照比较指甲位置检查是否有旋转。在MCP关节屈曲和DIP关节伸直位用支具固定2~3周。然后改换支具允许PIP关节活动。4~5周的时候把MCP关节从支具中解脱,再给患者戴用槽状热塑形支具保护2周,同时允许腕部和MCP关节活动。

掌骨颈骨折的开放治疗

掌骨颈骨折的手术治疗需要医生掌握髓内针(bouquet)和侧隐窝穿针技术(图18-24),后者已经在本章作了详细阐述。决定是否运用此技术的因素是侧隐窝骨突的完整性。这在普通X线平片上可以清除地判断,而用动态透视也可检查;或者用Brewerton位摄片,这是评估掌骨头区域的最佳影像学手段。Brewerton位是让掌心向上,MCP关节屈曲65°,指间关节伸直,手指平贴片盒,球管从中线尺偏15°投照。这可以非常好地显示MCP关节面。

Bouquet穿针技术对位于边缘的手指掌骨颈骨折最为适用,而侧隐窝穿针技术可用于任何手指。

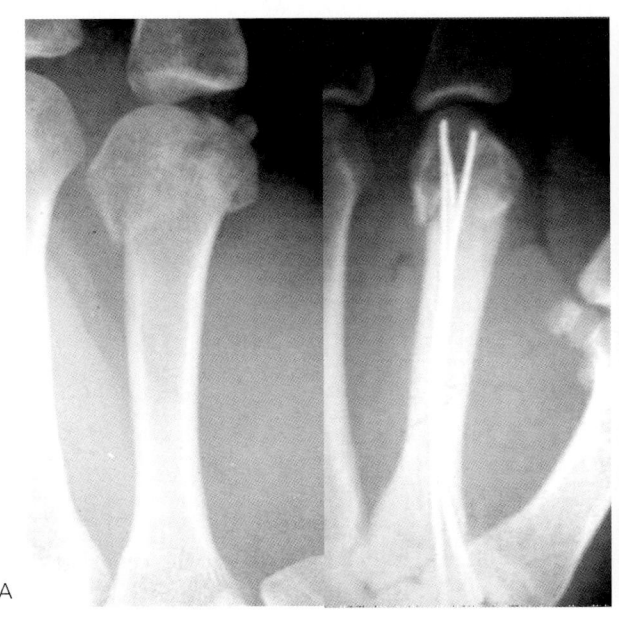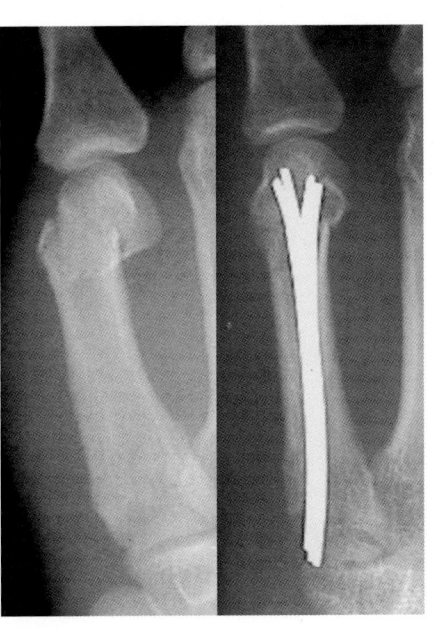

图18-24 (A)第二和(B)第五掌骨颈骨折的手术前后影像,使用bouquet穿针技术治疗

掌骨Bouquet穿针技术(特别适用于第五和第二指列)[25]

第五掌骨的Bouquet穿针方法

于尺侧腕伸肌(ECU)水平在手的尺侧缘无毛的皮肤区做2~3cm的切口(图18-25)。

注意保护尺神经背侧支,沿ECU的尺侧边缘分离。可以将此肌腱纵行劈开或者向背侧翻转。在掌骨基底尺侧缘可以见到一个小骨突。在骨突与CMC关节间倾斜的皮质表面就是打开髓腔的入口处。建议在透视下确认入口位置以避免失误。在此处使用手动工具或者动力钻头打开一个骨窗。打开髓腔后,用刮匙扩大入口。口子的大小要足够容纳需要置入克氏针的数量(通常是3枚)。孔径是为4~6mm。

要记住两项对操作有帮助的技术:首先,克氏针的尖端要剪钝。如果留有锋利的尖端,克氏针可能刺穿对侧皮质,难以沿髓腔内壁偏转;其次,要把针体轻微地预弯,使头端能顶住髓腔远端,更牢固地控制远侧骨折块。

在顺行穿针时,最好用两把大的持针器把握针体。这可以在穿针过程中加以控制并最终达到掌骨头的理想位置。

用一把持针器推进克氏针,另一把在夹在靠近插入点处,这能够使内置物更为"坚硬"而易于推进。把手部偏向桡侧也可以使进针更容易。手法复位骨折后,把针通过骨折线。克氏针通过骨折线时常会遇到困难,穿到髓腔外。这时,要把针退回骨折平面,旋转调整针头方向,整复骨折后再

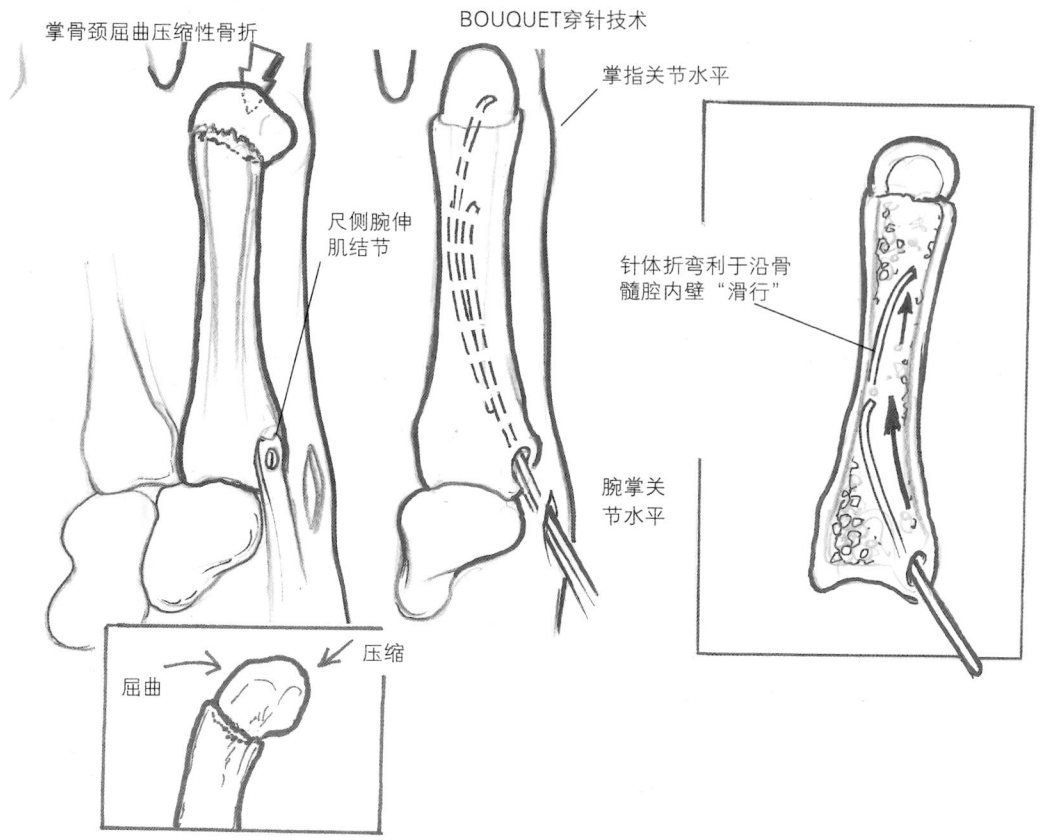

图 18-25 小指掌骨颈骨折的 bouquet 穿针治疗

次推进。当骨折复位,克氏针固定到位后,要把克氏针尾端尽可能地在靠近髓腔入口处剪断。再用骨锤轻轻地敲入克氏针,把近端针尾埋入髓腔。通常用 3 枚针来获得多平面的稳定。因为骨干中段髓腔狭窄,置入更多的针常常较为困难。

第二掌骨的 Bouquet 穿针技术

在第二掌骨应用 bouquet 技术与第五掌骨相似。暴露掌骨基底部后,把桡侧腕长伸肌(ECRL)在掌骨基底桡侧的部分纤维牵开或劈开。余下的步骤如前所述。把腕部尺偏可以便于导入克氏针。

术后处理

使用 Bouquet 技术固定之后,通常于术后 3~7 天在疼痛可以耐受的前提下开始进行主动和辅助主动活动锻炼。实际上,我们已经淘汰了坚强的制动,倾向于使用膨大敷料包扎(bulky dressing)允许手指各关节活动,包括 MCP 关节。要鼓励患者积极活动。训练间歇还要用可脱卸的短臂支具来固定手部于安全的体位。在活动恢复到正常 50%~75% 的时候可以开始力量训练。多数患者可以在术后第 8 周恢复重体力劳动。

接受侧隐窝穿针治疗的患者在监护下开展治疗程序。因为考虑针道松动和针道感染,未拔除前要给予适当的制动。开始用 3~4 周的坚固制动,然后行间歇支具固定。可以小心地进行邻近手指乃至伤指其他部分的活动。术后 1 个月取掉固定针后,开始 DIP、PIP 和 MCP 关节的主动和辅助主动活动锻炼。继续佩戴 2 个星期的矫形支具。当临床和影像学显示愈合征象时,逐步弃用支具。

掌骨干骨折

掌骨干骨折可以分为横形、螺旋形和粉碎性骨折。某些特定情况可视为手术指征,对于所有掌骨干骨折都适用,而具体的治疗方案还应根据骨折类型来确定。多发掌骨骨折,开放性骨折,旋转畸形和复位后不稳定是 ORIF 的一般指征。有经验的手外科医生把握了骨折复位标准,并可预期骨折稳定性,从而可以判断上未述及的手术指征。骨干中段骨折留有轻度的背侧成角在功能上是可以耐受的。第五和第四掌骨可以接受最大分别是 30°和 20°的向背侧成角;而第二和第三掌骨由于 CMC 关节活动度很小，所以相对更需要解剖复位。

任何手指复位后都不可遗留旋转畸形，因为轻微的旋转就可以造成屈指时明显的交指畸形。掌骨间远端有坚固的掌骨间韧带维系稳定，中间列的掌骨骨折时由相邻的未受损的掌骨支持，不会发生过度短缩。

边缘手指的掌骨骨折没有这种稳定性结构，如果骨折不稳定则倾向于行开放性手术治疗。从骨折类型也可以预期骨折的稳定性，从而影响治疗的决策。螺旋形骨折就是一个好的例子。这些骨折在承受轴向负荷时不稳定，稍有一些角度的复位不良就会有明显的旋转畸形。这些骨折只有在条件很理想（无移位，中央指列，青枝骨折）的时候才可在密切的随访下做闭合性治疗。

用闭合性办法治疗的骨折患者一般用短臂石膏固定 3~4 周，保持 MCP 关节屈曲，IP 关节不固定。然后去除石膏，开始活动。常用不固定 MCP 关节的可脱卸式支具继续保护 2 周；邻指绑扎固定在允许活动的同时对于维持稳定也颇为有效。制动时间和恢复手部自由活动的时机根据骨折类型以及患者年龄和活动能力不同而有所区别。

掌骨干骨折的开放治疗

和所有骨折的处理一样，掌骨干骨折的治疗需要医生熟悉多种固定技术。要选择固定最坚强同时又可以达到功能预后最大化的方法。

骨干横行骨折不适用骨块间螺钉固定。一些医生在此情况下使用髓内 bouquet 穿针技术（如前所述）[26,27]；但是根据作者的经验，这种技术用于掌骨颈骨折最为适宜，用在骨干骨折常会形成骨折的间隙。

掌骨骨折的金标准或许是接骨板内固定。接骨板内固定可以获得解剖复位和骨折端加压坚强固定。早期开展被动功能锻炼可以降低肌腱粘连和活动度丧失的风险。

掌骨内固定的标准入路是纵形或轻微弧形的背侧切口。切口可以直接做在涉及掌骨上，如果有相邻掌骨需要内固定可做掌骨间切口。在此切口中要注意保护桡神经和尺神经的掌背分支。

牵开伸肌腱，暴露骨折端。要注意尽量保留一层骨膜和骨间肌筋膜，这在闭合切口时可供覆盖内置物，并成为术后在内置物和伸肌腱之间的保护性缓冲，而且理论上可以提供更利于愈合的生理环境。

在骨折线周围剥离骨膜，但尽可能避免过多的骨膜剥离。骨折端清理之后，可以用克氏针纵向固定来临时维持解剖复位。大多数掌骨骨折可以用 2.0mm 或 2.4mm 接骨板放置于背侧或侧方来固定。可以用动力加压接骨板（DCP）使用标准的 AO 技术获得骨折端加压。骨折每一侧需要固定至少 4 层皮质穿透。骨块间螺钉经接骨板放置可以提高整个结构的稳定性，但是不能应用在骨干中段的横形骨折。在固定前后都要检查复位情况，并以影像确认。要注意防止掌骨骨折旋转移位。

在非粉碎性的骨折，观察骨折端的咬合可以帮助判断精确复位；然而，对于粉碎性骨折，此方法可能产生误导。在固定的过程中，要经常活动手指，检查手指位置和旋转情况，来确定复位得到了维持。

固定成功后，用筋膜和骨膜覆盖接骨板，闭合切口。术后一周内患者要用支具固定控制肿胀。然后在手部康复师的指导下开展活动训练和消肿治疗。

螺旋形骨折一般用克氏针或骨块间螺钉固定。医生要努力取得精确的对位，因为稍有一点旋转畸形都会导致明显的交指畸形。因此，克氏针固定的应用有限。

骨折开放复位，使用螺钉固定可以获得解剖复位、骨折加压和早期活动的好处（图 18-26）。骨折线的倾斜程度也决定了固定方式，因为骨块间螺钉固定要求骨折线是骨干直径的 2~3 倍。如果比值小于 2，则不足以应用拉力螺钉技术。这样的骨折需要使用接骨板对抗扭转和弯曲应力。如果使用骨块间螺钉，要尽量用 2 枚以上螺钉进行固定，而且螺钉之间需要有至少 2 倍于螺钉直径的距离以避免劈裂骨皮质[28]。

骨块间螺钉固定的手术入路和前述相似。长斜形骨折需要更加仔细清理骨折线的全长，因为常有骨膜和小骨片嵌于骨折线内。要尽量直接暴露骨折线全长以获得精确的复位，避免任何一点旋转畸形。

如前所述，术中可以使用克氏针临时固定。螺钉垂直于掌骨干放置可以最大限度地抵抗纵向应力，而垂直于骨折线的螺钉可以抵抗旋转应力。如果可能的话，最好在每一个平面至少放置一颗螺

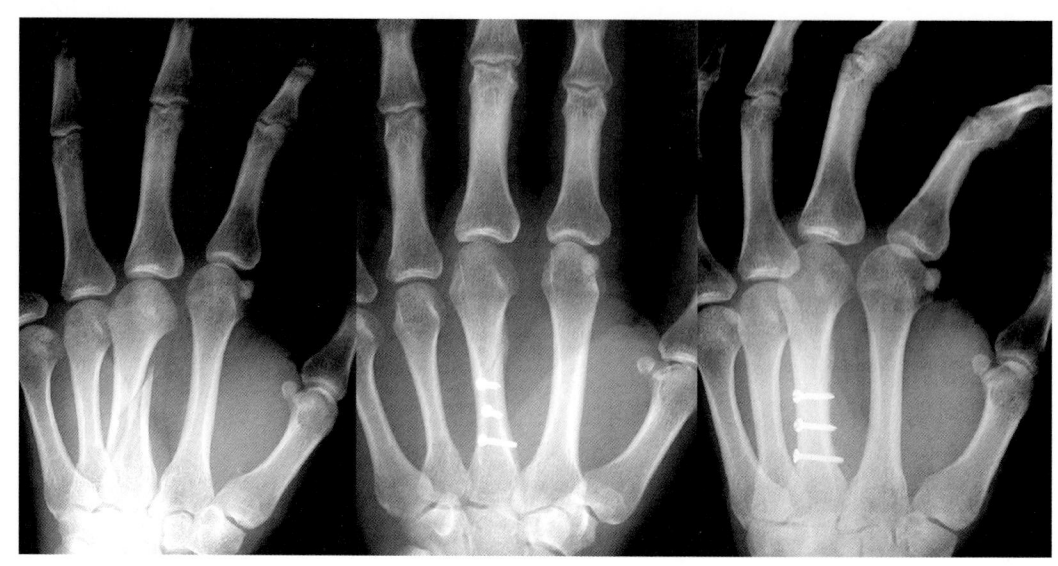

图18-26 第三掌骨螺旋形骨折的手术前后影像,使用骨块间螺钉固定

钉。一般都可以置入2～3颗2.4mm直径的螺钉。

应用螺钉技术要谨慎。拉力螺钉技术可以对骨折端加压,但是对于斜形骨折,也可能导致复位丢失。如果复位未达精确之前就行拉力螺钉固定,那么施加于对侧皮质的加压应力会使骨折沿斜行的骨折线滑行移位。

粉碎性掌骨干骨折的处理最好用接骨板螺钉固定技术。在获得良好的复位和对任何旋转移位固定的同时,接骨板螺钉技术是维持骨折长度的最佳方法(图18-27)。这类骨折常常发生在干骺区域,使得掌骨基底部可供固定的骨质很少。

在这样的情况下,2.0 mm的髁板或T型接骨板可以获得足够的近端稳定。严重粉碎的骨折可能需要松质骨植骨,但在污染的开放性骨折是禁止植骨的。在有节段性骨缺损的开放性骨折,软组织的情况常决定了治疗方式。如果有足够的软组织覆盖,则可以用接骨板行桥接固定,可以一期或延期植骨。

伴有软组织显著缺损的开放性骨折,可以在彻底清创之后行一期皮瓣覆盖。如果软组织覆盖条件属于临界状态,或者要做后期修复,那么在最终修复前可以用桥接外固定支架维持骨折长度并稳定软组织。用简单的弯针外固定支架跨越骨干

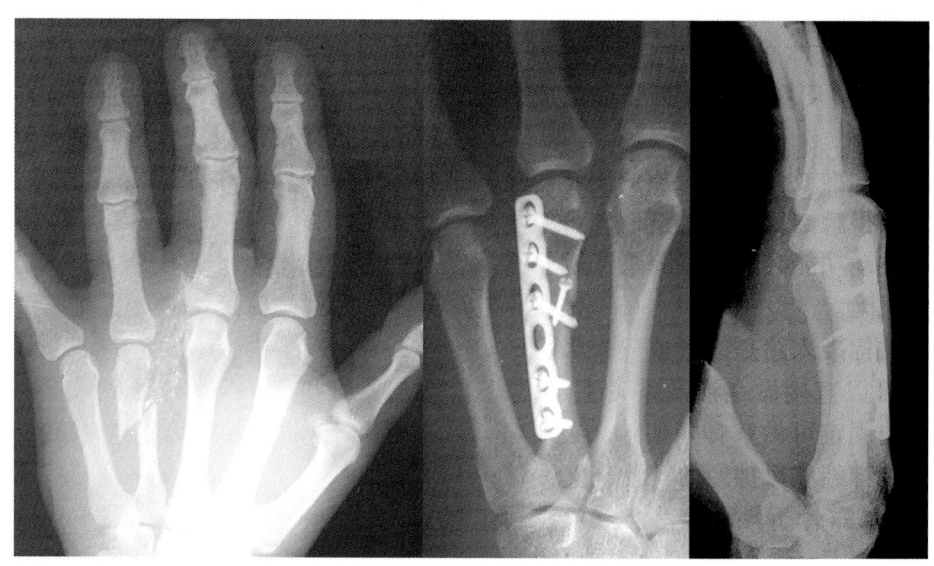

图18-27 枪弹伤造成的第四掌骨开放性粉碎性骨折手术前后影像,使用接骨板固定。注意附加的骨块间螺钉固定

粉碎区段进行临时固定也是有效的。可以在后期行皮瓣修复时把外固定支架更换为坚强内固定；如果确认软组织条件良好也可以行嵌入植骨。

一些医生提倡在伴有节段性骨缺损的掌骨粉碎性骨折使用掌骨间克氏针固定，以维持掌骨长度[29]。尽管这种横行穿针的方法简单易行，但也有很多缺陷。在骨折的掌骨和相邻的单根掌骨间横行穿针的稳定性低，尤其在伸/屈平面。如果为了增强稳定性而横穿骨折的掌骨和相邻的两根掌骨，那么会使生理的掌骨弓变平。穿针靠近掌骨头远端会增加相邻的 MCP 关节僵硬的发生率。并且，在合并显著软组织损伤和骨折的伤手应用这种方法需要延长制动时间，而这样的伤手恰恰需要足够的稳定来支持早期康复训练以避免功能损失。这种稳定性可以通过跨越骨缺损区的坚强内固定来获得。因此，我们对于前面提到的所有骨折都不推荐这种技术，除非别的合理的办法都无效。

经验

- 锤状指治疗的最关键的决定因素是关节的稳定性；关节半脱位是手术干预的指征之一，而非骨折块的大小和位置。
- 屈肌腱撕脱分类：
  Ⅰ型：无骨折块的屈肌腱撕脱，肌腱回缩至手掌。
  Ⅱ型：撕脱的小骨块回缩至 PIP 关节水平，被 A3 滑车阻挡而不能通过腱鞘进一步向近端回缩。
  Ⅲ型：撕脱的大骨折块回缩恰在 DIP 关节的近侧。
- 近节指骨干骨折因为骨间肌对骨折近端的强力牵拉，可发生向掌侧成角移位。中节指骨的骨折根据受伤机制及骨折线相对于指浅屈肌和伸肌中央束止点位置的不同，可以向掌侧或向背侧成角移位。
- 手部小骨折植骨内固定常用的移植骨取材部位：
  (1) 在桡骨远端背侧经第二间室底部取骨；
  (2) 在桡骨远端掌侧经旋前圆肌下方取骨；
  (3) 在手部多发损伤被截除的部分取可用的移植骨。
- 若 PIP 关节骨折/脱位的骨折块大于 40% 的中节指骨关节面，则丧失了掌侧唇的支撑作用，复位后是不稳定的。
- 手指外固定支架的类型：
  (1) 静力的和动力化的；
  (2) 跨关节的和不跨关节的；
  (3) 单边的和双边的；
  (4) 市售固定器产品和用克氏针自行弯制的。
- 伴有中节指骨基底掌侧部大于 40% 破坏的 PIP 关节不稳定型骨折脱位的手术选择：
  (1) 掌板关节成形术；
  (2) 半钩骨自体植骨重建；
  (3) 补救性手术——关节融合/关节置换术。
- 难复性 PIP 关节脱位常为发生较少的掌侧脱位，指骨髁嵌于中央束和侧束之间。相反，难复性 MCP 关节脱位是较多见的背侧脱位型，其掌骨头嵌于内在和外在肌之间。
- Elson 试验检查中央束的完整性：被动屈曲 PIP 关节后不能主动伸直 DIP 关节提示中央束未发生完全性断裂。
- MCP 关节半脱位的整复手法是在近节指骨基底背侧向掌侧推挤。纵向牵引或者加大过伸畸形会让掌板向背侧移位而处于掌骨头和近节指骨基底部之间，从而使得可以整复的 MCP 关节半脱位变成不能整复的脱位。
- 导致 Bennett 骨折不稳定的应力：
  (1) 拇长展肌；
  (2) 拇长屈肌；
  (3) 拇收肌。
- Bennett 骨折的闭合复位方法：
  (1) 纵向牵引拇指；
  (2) 外展拇指；
  (3) 向尺掌侧推压掌骨基底。
- 掌骨颈骨折的手术指征：
  (1) 闭合手法不能复位的旋转畸形；
  (2) 掌骨头过度屈曲导致的伸直无力；
  (3) 多发性骨折；
  (4) 过度成角。
- Brewerton 投照位（为了观察掌骨头）：掌心向上，MCP 关节屈曲 65°，指间关节伸直。手指平贴 X 线片盒，掌骨离开片盒，球管从手的中线尺偏 15° 投照。

参考文献

1. Kronlage SC, Faust D. Open reduction and screw fixation of mallet fractures. J Hand Surg [Br] 2004;29:135-138
2. Pegoli L, Toh S, Mai K, Fukuda A, Nishikawa S, Vallejo IG. The Ishiguro extension block technique for the treatment of mallet finger fracture: indications and clinical results. J Hand Surg [Br] 2003;28:15-17
3. Takami H, Takahashi S, Ando M. Operative treatment of mallet finger due to intra-articular fracture of the distal phalanx. Arch Orthop Trauma Surg 2000;120:9-13
4. Zook EG, Guy RJ, Russell RC. A study of nail bed injuries: causes, treatment and prognosis. J Hand Surg [Am] 1984;9:247-252
5. Leddy JP, Packer JW. Avulsion of the profundus tendon insertion in athletes. J Hand Surg [Am] 1977;2:66-69
6. Hofmeister EP, Mazurek MT, Shin AY, Bishop AT. Extension block pinning for large mallet fractures. J Hand Surg [Am] 2003;28:453-459
7. Belsky MR, Eaton RG, Lane LB. Closed reduction and internal fixation of proximal phalangeal fractures. J Hand Surg [Am] 1984;9:725-729
8. Freeland AE, Sud V, Lindley SG. Unilateral intrinsic resection of the lateral band and oblique fibers of the metacarpaophalangeal joint for proximal phalangeal fracture. Tech Hand Up Extrem Surg 2001;5:85-90
9. Chamay A. A distally based dorsal and triangular tendinous flap for direct access to the proximal interphalangeal joint. Ann Chir Main1988;7:179-183
10. Kiefhaber TR, Stern PJ, Grood ES. Lateral stability of the proximal interphalangeal joint. J Hand Surg [Am] 1986;11:661-669
11. Rhee RY, Reading G, Wray RC. A biomechanical study of the collateral ligaments of the proximal interphalangeal joint. J Hand Surg[Am] 1992;17:157-163
12. McElfresh EC, Dobyns JH, O'Brien ET. Management of fracturedislocation of the proximal interphalangeal joints by extensionblock splinting. J Bone Joint Surg Am 1972;54:1 705-1 711
13. Agee JM. Unstable fracture-dislocations of the proximal interphalangeal joint: treatment with the force couple splint. Clin Orthop Relat Res 1987;214:101-112
14. Hastings H, Ernst JM. Dynamic external fixation for fractures of the proximal interphalangeal joint. Hand Clin 1993;4:659-674
15. Inanami H, Ninomiya S, Okutsu I, Tarui T. Dynamic external finger fixator for fracture-dislocation of the proximal interphalangeal joint. J Hand Surg [Am] 1993;18:160-164
16. Suzuki Y, Matsunaga T, Sato S, Yokoi T. The pins and rubbers traction system for treatment of comminuted intraarticular fractures and fracture-dislocations of the hand. J Hand Surg [Br] 1994;19:98-107
17. Slade JF, Baxamusa TH, Wolfe SW, Gutow A. External fixation of proximal interphalangeal joint fracture-dislocations. Atlas of Hand Clinics 2000;5:1-29
18. Eaton RG, Malerich MM. Volar plate arthroplasty of the proximal interphalangeal joint: a review of ten years' experience. J Hand Surg [Am] 1980;5:260-268
19. Williams RM, Kiefhaber TR, Sommerkamp TG, Stern PJ. Treatment of unstable dorsal proximal interphalangeal fracture/dislocations using a hemi-hamate autograft. J Hand Surg [Am] 2003;28:856-865
20. Kato H, Minami A, Takahara M, Oshio I, Hirachi K, Kotaki H. Surgical repair of acute collateral ligament injuries in digits with the Mitek bone suture anchor. J Hand Surg [Bt] 1999;24:70-75
21. Elson PA. Rupture of the central slip of the extensor hood of the finger: a test for early diagnosis. J Bone Joint Surg Br 1986;68:229-231
22. Green DP, Terry GC. Complex dislocation of the metacarpophalangeal joint: correlative pathological anatomy. J Bone Joint Surg Am 1973;55:1 480-1 486
23. Statius Muller MG, Poolman RW, van Hoogstraten MJ, Steller EP. Immediate mobilization gives good results in boxer's fractures with volar angulation up to 70 degrees: a prospective randomized trial comparing immediate mobilization with cast immobilization. Arch Orthop Trauma Surg 2003;123:534-537
24. Amadio PC, Beckenbaugh RD, Bishop AT, et al. Fractures of the hand and wrist. In: Jupiter JB, ed. Flynn's Hand Surgery. Baltimore: Williams & Wilkins; 1991:122-185
25. Rettig LA, Graham TJ. Closed pinning and bouquet pinning of fractures of the metacarpals. In: Strickland JW, Graham TJ, eds. Master Techniques in Orthopaedic Surgery: The Hand. Philadelphia: Lippincott Williams & Wilkins, 2005:27-46
26. Gonzalez MH, Hall RF Jr. Intramedullary fixation of metacarpal and poximal phalangeal fractures of the hand.

Clin Orthop Relat Res 1996;327:47-54
27. Gonzalez MH, Igram CM, Hall RF Jr. Flexible intramedullary nailing for metacarpal fractures. J Hand Surg [Am] 1995;20:382-387
28. Kozin SH, Thoder JJ, Leiberman G. Operative treatment of metacarpal shaft fractures. J Am Acad Orthop Surg 2000;8:111-121
29. Galanakis I, Aligizakis A, Katonis P, Papadokostakis G, Stergiopoulos K, Hadjipavlou A. Treatment of closed unstable metacarpal fractures using percutaneous transverse fixation with Kirschner wires. J Trauma 2003;55:509-513

第十九章　骨盆环损伤

Kyle F. Dickson

骨盆环损伤通常是涉及中轴骨及盆腔内容物的一系列复杂损伤,包括胃肠道系统、膀胱和下泌尿生殖道及盆底结构。骨盆环损伤急性期常常危及生命。幸存的病人可由于神经、血管损伤,骨盆的畸形或骨盆环不稳定,以及周围软组织或者内脏器官损伤的后遗症而存在慢性病痛。这些因素可能导致持续性疼痛,坐位不平衡,肢体长度差异,性/生殖功能障碍,肠道或膀胱功能障碍。显然,对骨盆环损伤的处理必须考虑所有这些因素,使得这些损伤的治疗可能非常困难。低能量骨盆环损伤因骨盆受伤轻微,很少需要手术治疗;相反,高能量骨盆损伤往往需要手术治疗,以挽救生命、防止骨盆不稳定或骨盆畸形并发症的发生。高能量骨盆损伤的病人通常伴随有血流动力学的不稳定,能否存活取决于骨盆损伤以及其他损伤的急诊处理。骨盆损伤的急诊、急救不在本章的所诉范围之内。

本章主要讨论的是有关骨盆损伤的手术技巧,包括各种形式的骨盆损伤的外固定方法及最终处理切开复位内固定技术。很多矫形外科医生不熟悉骨盆复杂的三维骨性及软组织结构,因而很难成功地治疗骨盆损伤。骨盆损伤的分类系统包括解剖、骨盆的稳定性及畸形以及暴力的方向,这种分类系统有助于对骨盆潜在合并损伤的治疗[1]。当决定对骨盆损伤实施最终固定时,一定要充分考虑骨盆的稳定性及畸形。一旦确定致畸的暴力方向,复位可以采取结合各种闭合及开放复位的方法、技巧。相比较而言,固定形式的重要性是次之的。通常情况下,在各种高能量骨盆损伤的病人中,内固定所产生的力学效果要优于外固定[2]。在确定实施最终内固定之前,为了保持骨盆的稳定性,大部分患者都采取了外固定治疗。唯一例外的情形是:当骨盆后部结构稳定时只需采取外固定治疗(如骨盆内部旋转畸形或开书样损伤),此时骨盆前部的外固定可以作为最终固定。本章对骨盆骨折的分类系统进行简单的回顾,它将有助于对骨盆骨折手术适应证及内固定的选择。重点将主要放在骨盆畸形的外科治疗及骨盆骨折的手术入路、复位的技巧方面。

分类和解剖

在对骨盆损伤进行分类之前,矫形外科医生必须充分理解骨盆损伤的相关解剖。骨盆的内在骨性稳定性是有限的。图19-1阐明了韧带在

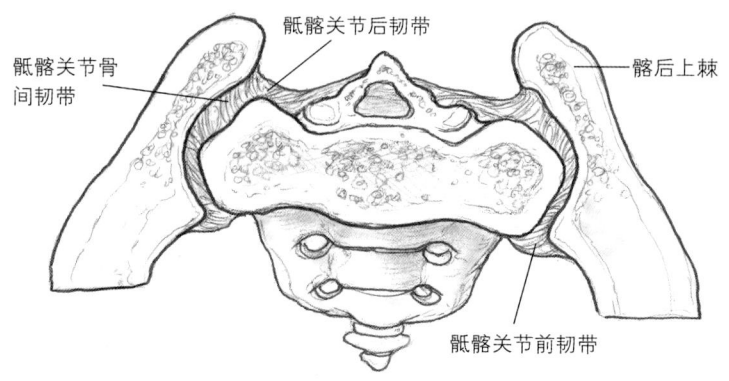

图19-1　骨盆入口位图示去除脊柱椎体显示骶髂关节。稳定骶髂关节的韧带有骶髂关节前韧带、骨间韧带和坚强的骶髂关节后韧带组成

维持骨盆稳定性中的重要作用。很容易看出由于缺乏内在骨性结构的稳定性,韧带的毁损导致骨盆失稳。

当骨盆不稳定出现时,手术复位、固定可提高骨盆的稳定性。骨盆环后部准确的骨折复位非常重要,因为骨折复位不良导致骶髂螺钉安全固定困难以至不可能[3]。在对骨盆损伤进行分类时,矫形外科医生需要确定最重要的信息是:①骨盆骨折的位置;②骨折的稳定性如何;③骨盆发生的真实畸形。损伤的具体情况很容易通过影像学手段进行确定,如骨盆的前后位、入口位/出口位X线片及CT扫描。骨盆稳定性的界定是非常复杂的,稳定性可定义为骨盆环支持正常生理活动而不导致异常畸形的能力。骨盆的稳定性可以通过物理及影像学检查来确定。物理学检查是通过触诊以确定髂前上棘、髂骨翼、耻骨联合是否处于正确的位置。此外也应该进行髂前上棘及髂骨翼压缩试验检查。髂前上棘压缩试验是将施术者的双手放置于病人的左、右髂前上棘上并进行摇摆骨盆。在血流动力学不稳定的病人这种试验只能进行一次,用以确定骨盆是否是作为一个整体进行运动还是作为完全分离的两个部分进行运动。髂前上棘压缩试验用以评价半骨盆的外部旋转。髂骨翼压缩试验是将施术者的双手放置于髂骨翼的外侧并对向挤压,用以确定内部旋转的稳定性。

垂直不稳定很难通过物理检查加以确定。牵拉及压紧患肢即使用望远镜试验可显示半侧骨盆从尾部向头部迁移,两侧骨盆存在相差通常显示垂直方向的不稳定。髂前上棘及髂骨翼压缩试验通常可在检查床上进行,垂直迁移试验则很容易在手术室麻醉状态下完成。垂直稳定性的试验在发现骶骨骨折时不宜进行,因有损伤骶神经根的危险。影像学不稳定的标志包括在各平面上骶髂关节位移大于5mm或后部结构(髂骨或骶骨)分离骨折而不是压缩。一些影像学资料可以清楚地显示不稳定,然而另外的影像变化却是很细微的(图19-2,图19-3)。

通过理学检查结合影像学检查,外科医生可以判定骨盆的稳定性与否,对之采用保守治疗或者手术治疗。

目前有数种骨盆环损伤的分类。一种简单的并为作者所推崇的是Bucholz分类[4]。I型损伤稳

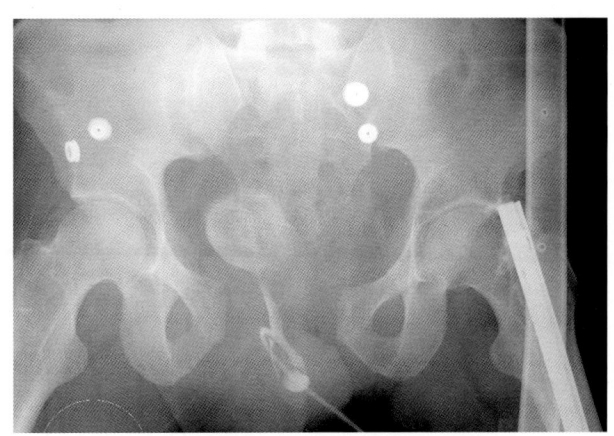

图19-2 骨盆前后位X线片,显示明显的左、右侧半骨盆不稳定,耻骨联合分离和双侧骶髂关节增宽。这一例病人有双侧的髂内动脉损伤,需要紧急的骨盆外固定和血管栓塞术

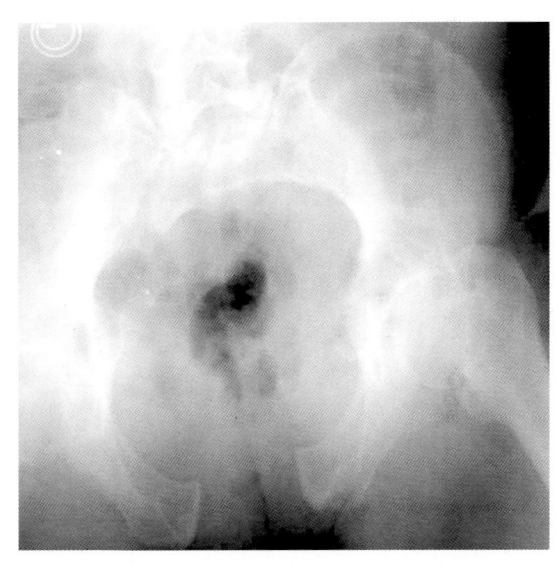

图19-3 骨盆入口位X线片,显示一种较难辨认的不稳定形式,与图19-2所显示的明显的不稳定病例相比,其力学不稳定可能相当。存在耻骨联合的分离,但通过这张X线片,难以评估骨盆后环的稳定性。诊断完全的后方不稳定(包括物理检查),关键点是骶髂关节前后部的增宽。左侧半骨盆显示完全不稳定

定并且不需要固定。这些损伤包括单支耻骨支骨折或小于2cm的耻骨联合分离,这些损伤可能伴随无移位的或压缩的骶骨骨折。II型损伤具有旋转不稳定,具有内部或外部旋转畸形,可能需要复位及稳定。III型损伤为半骨盆与躯体的完全分离移位并且以垂直和旋转两个方向的不稳定为其特点(图19-4)。

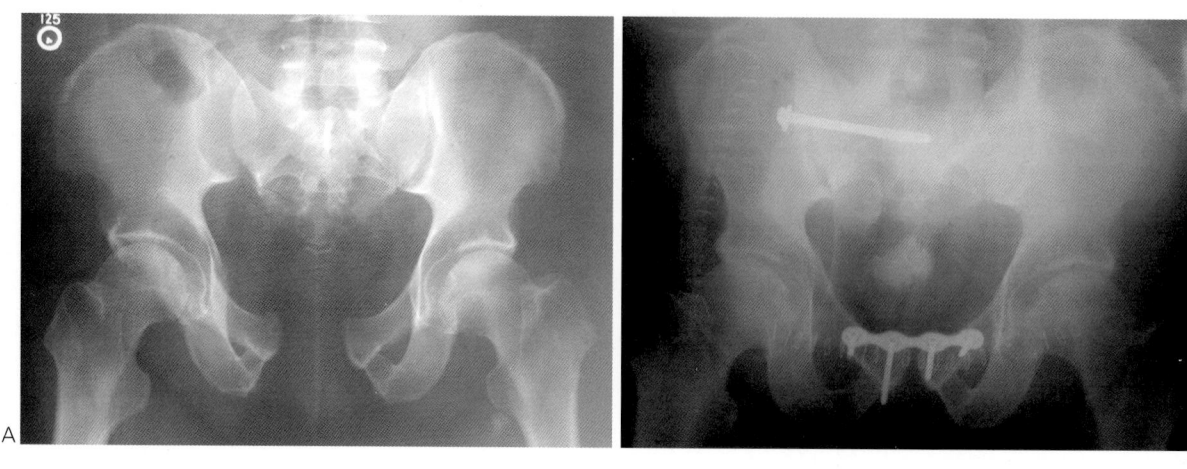

图 19-4　A. Bucholz Ⅲ型骨盆环断裂的病例，右侧半骨盆的完全分离。在这种损伤中存在旋转和垂直不稳定。B. 切开复位内固定的术后图片

在固定之前最为关键的是分析骨盆损伤的实际畸形，只有通过对骨盆骨折畸形的正确认识，外科医生才能够计划出正确的复位方法，以解剖复位骨盆。不幸的是骨盆结构的复杂性使正确分析骨盆畸形非常困难。研究认为通过 x、y、z 轴分析畸形是很有帮助的[5~7]（图 19-5）。

每一个轴具有一个横向位移的畸形同时具有一个旋转畸形。旋转畸形包括围绕 x 轴的前屈与后伸，围绕 y 轴的内旋与外旋，围绕 z 轴的内收与外展。骨盆的横向移位畸形包括沿 x 轴的分离移位与压缩，沿 y 轴的向头部或尾部移位，沿 z 轴的前后移位。

任何一个骨盆损伤，骨盆的畸形通常既具有旋转又具有平移畸形。半侧骨盆不会只在一点出现畸形，它的畸形代表了来自一个解剖学位置的半骨盆致畸力量的方向。充分理解影像学标志及畸形时的变化将有助于外科医生定义畸形及术前制订周密的复位计划。同时，这些影像学标志对评估复位的效果也是非常重要的。头侧移位大于 1cm 时如果没有在骨盆水平位画线是很难进行测量的。评价旋转畸形时，如果骨科医生没有取得标准的骶骨前后位 X 线片的中心点，同样是非常困难的。一个似乎完全半骨盆畸形可能是真正创伤所致畸形，或者是病人在倾斜状态下所获得的影像学表现，或者两者兼而有之。

充分理解创伤的力学机制有助于骨科医生进行畸形的分型。Burgess 等基于创伤的力学机制提出了一种骨盆环损伤的分类[8]。骨盆环损伤被分为前后压缩、侧方压缩、垂直剪切力及综合型（表 19-1）。

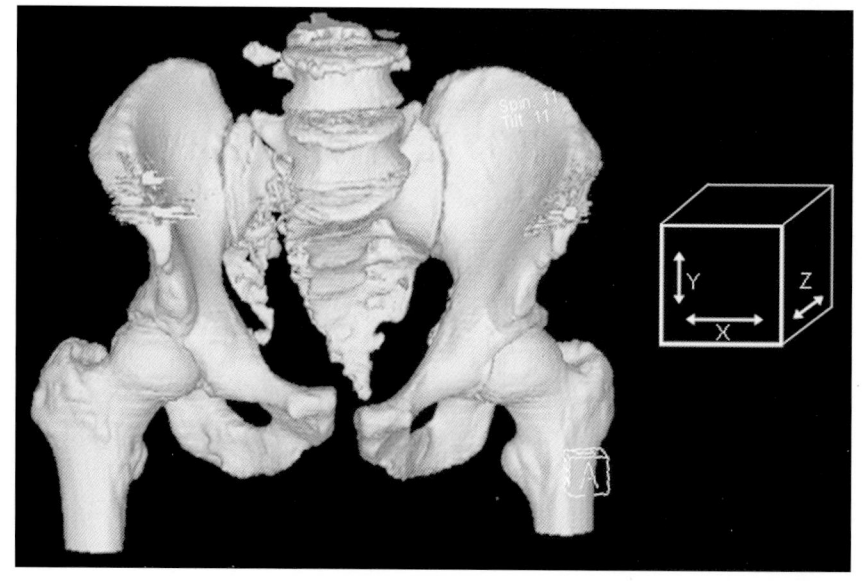

图 19-5　骨盆三维重建。每个轴存在轴向移位和旋转移位

X 轴	轴向	压缩/分离
	旋转	屈曲/伸展
Y 轴	轴向	头端/尾端
	旋转	内旋/外旋
Z 轴	轴向	前后移位
	旋转	外展/内收

表 19-1　骨盆环损伤的分类[8]

	类型	骨折	稳定性
前后方压缩,外旋	APC-Ⅰ	耻骨分离<2.5cm,或孤立的耻骨骨折	稳定
	APC-Ⅱ	耻骨分离>2.5cm,骶髂关节(SI)前部增宽	旋转不稳定、垂直稳定
	APC-Ⅲ	耻骨分离>2.5cm,骶髂关节(SI)完全分离	旋转和垂直均不稳定
侧向压缩,内旋	LC-Ⅰ	骶骨前部压缩,耻骨水平支骨折	稳定
	LC-Ⅱ	骶骨前部压缩,髂骨翼后部新月形骨折,骶髂关节(SI)后方结构断裂	旋转不稳定、垂直稳定
	LC-Ⅲ	LC-Ⅱ合并对侧半骨盆的外旋	旋转和垂直均不稳定
垂直剪切		垂直方向移位	不稳定
混合型		完全移位	不稳定

前后与侧位压缩性损伤则按照不稳定的程度又区分为3个亚型。此种分类方法被证明是有价值的,因为它有助于分析具体病人骨折的稳定性并采取适当的复位与固定策略。例如,一个病人在车祸中侧方受力通常导致侧方压缩性损伤,由此导致半侧骨盆的内部旋转、屈曲、内收畸形[6,7](图19-6,图19-7)。

同样,病人跌伤、背部着地或从前部的挤压伤通常导致开书样损伤,由此导致外部旋转和外翻畸形(图19-8~10)。

非手术治疗

Bucholz Ⅰ型骨盆骨折是稳定骨折,应采取非手术治疗。另外一种侧方压缩性骨盆环损伤宜采

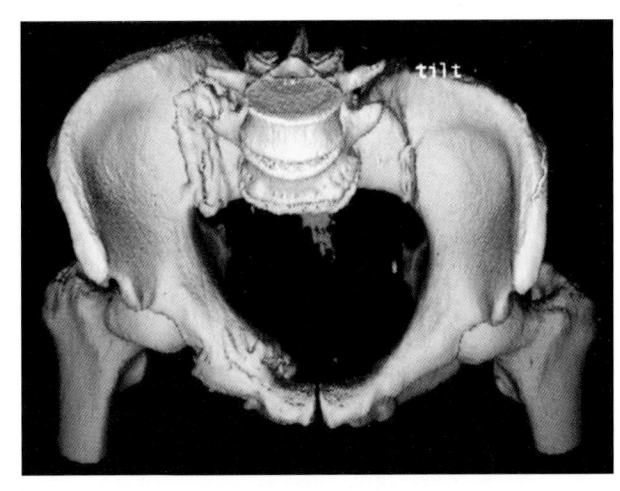

图19-6　三维CT显示摩托车碰撞引起的一例右侧骨盆创伤致轻度的内旋和屈曲畸形。根据Young与Burgess分型属于LC-Ⅰ型损伤,伴有骶骨体前部的稳定的压缩骨折

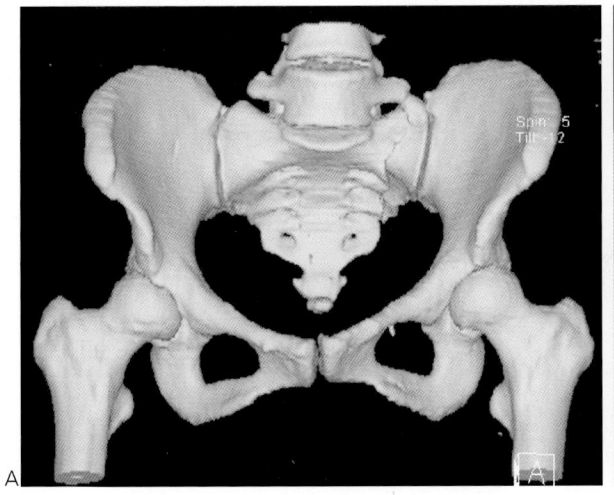
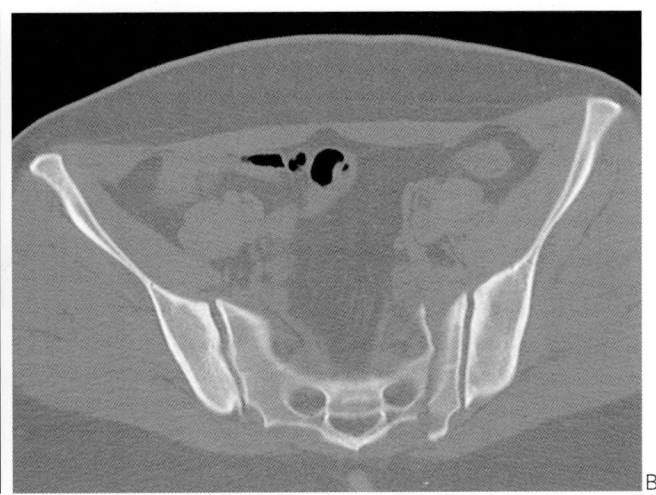

图19-7　不稳定LC-Ⅱ型损伤图例,存在骶骨的未压缩的完全骨折。A.根据三维CT显示,有骨盆的内旋畸形,伴有骶骨的未压缩的完全骨折。B.CT扫描通过骶骨体,清晰显示骶骨的不稳定骨折

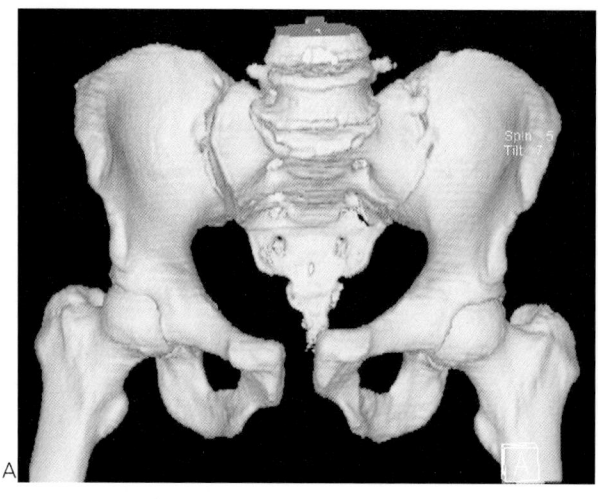
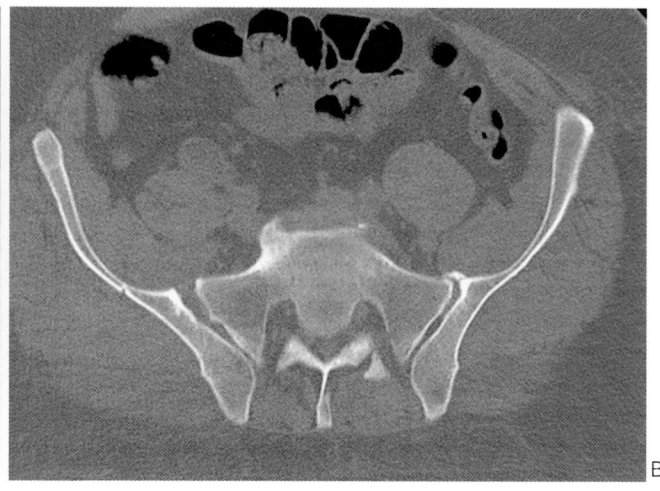

图19-8 前后压缩骨折 APC-Ⅱ型的图例。A. 这种损伤以耻骨分离 >2.5cm、骶髂关节（SI）前部增宽为特征。B. CT 扫描证实骶髂关节后方韧带是完整的

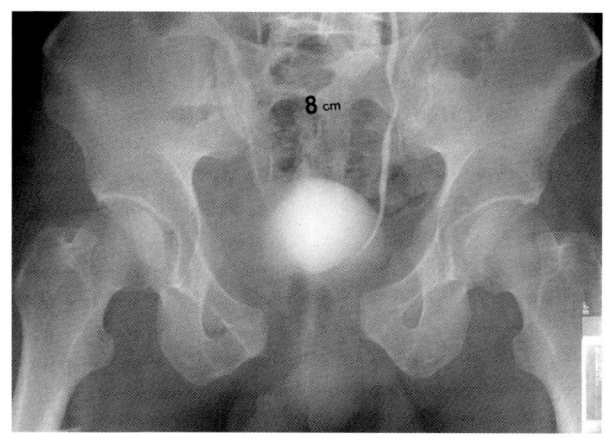

图19-9 一例从马背上坠落伤病人的骨盆前后位 X 线片。显示开书样损伤，耻骨联合分离约 8cm，但后部稳定性存在

取非手术治疗，即骶骨压缩与骨盆前环微小移位（图19-6，图19-11）。此外，耻骨支骨折而没有明显的后部结构损伤，同样也无须外科手术治疗。很少发生坐骨、髂前上棘、髂前下棘撕脱骨折，虽然可能有骨片的显著移位，但这样的病例骨盆环是稳定的。目前尚未见文献报道有关移位撕脱骨折采取手术或非手术治疗确切的建议，采用何种治疗方法需根据个体化原则。本文作者采用移位大于 1cm 作为撕脱骨折的手术标准。骨盆微小的移位和压缩损伤在影像学和力学上都是稳定的。这些损伤应牵引 6~8 周，每周应复查 X 线片以确保无其他的畸形发生。6~8 周后应采取积极的功能锻炼和适度的主动活动等物理治疗。

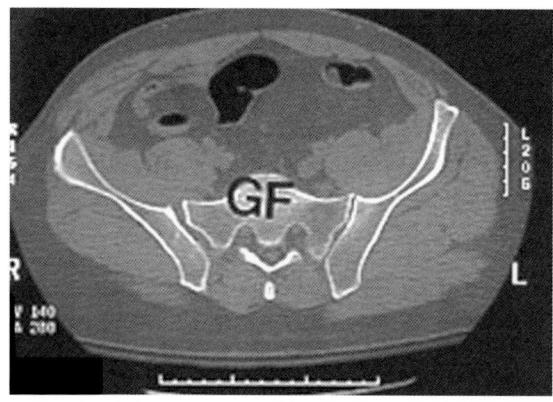
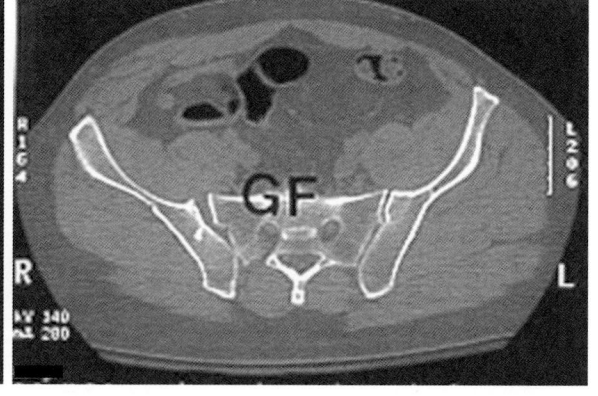

图19-10 一例和图19-9所示类型相似的病例，耻骨联合分离超过 6cm。骶髂关节（SI）部的完全断裂可能存在。左图显示 CT 扫描骶髂关节上部横切面的情况，提示骶髂关节（SI）前、后部的完全断裂。然而，骶髂关节下部 CT 横切面扫描的情况（右图），提示骶髂关节后下部的韧带是完整的

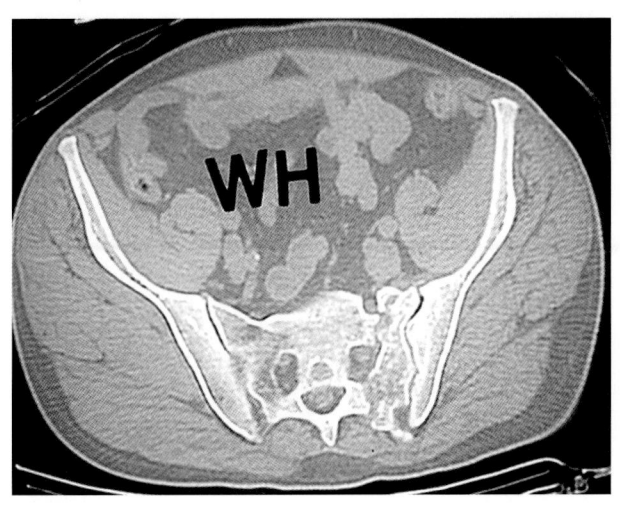

图 19-11 CT 扫描显示稳定的骶骨压缩骨折。外科医生必须评估畸形的严重性,继续复查 X 线片,以确定没有远期的畸形加重

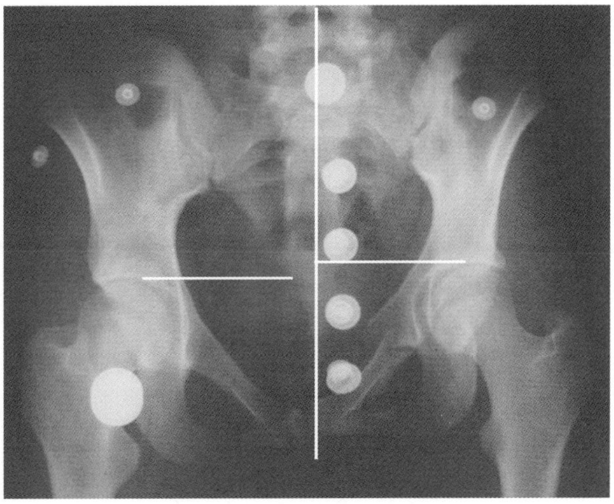

图 19-12 一例左侧骨盆严重内旋畸形的女性病人的骨盆前后位 X 线片。起初的畸形较轻,但几周以后,畸形加重。存在下肢不等长和前方髂嵴明显的不对称。通过白色的参考线可以看出左侧骨盆向中线移位,左下肢短缩

外科治疗的适应证

外科治疗骨盆环损伤的适应证包括非手术治疗失败的病人,即骨盆环不稳定或具有难以接受的畸形。正如在非手术治疗章节提到的,撕脱骨折的治疗应遵循个体化原则。通常撕脱并移位大于 1cm 可导致严重疼痛及所附者的肌无力,因此作者建议手术固定这种损伤。另外一种外科治疗的适应证包括虽然骨盆环可能稳定但具有显著畸形,如侧方挤压伤导致半骨盆具有超过 20°的内部旋转畸形,或下肢不等长超过 1cm[6,7](图 19-12)。

此种内部旋转畸形可导致耻骨支骨折以致刺破膀胱或阴道,对于这样的病例应从外部旋转骨盆以从膀胱和阴道中移出骨组织,由于这些病例是稳定性损伤,简单的外固定可恢复正常骨盆的解剖。但如果畸形仍然存在,则应在外固定之前行截骨手术[7](图 19-12,图 19-13)。

通常情况下耻骨支骨折不管是只有单纯的前部损伤还是合并后部结构损伤,一般都无须固定。但耻骨支骨折分离移位大于 15mm 并伴随后部结构损伤,此时坚强的筋膜可能破损,开放复位、内固定耻骨骨折是手术适应证[9]。在外部旋转畸形或开书样骨盆损伤中,耻骨联合分离移位大于 2.5cm 为手术适应证。如果分离移位小于 2.5cm

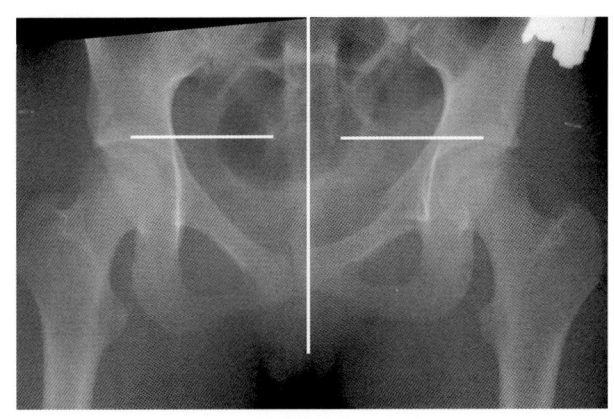

图 19-13 图 19-12 所示的病例,使用外固定器纠正内旋畸形,术中拍摄的骨盆前后位 X 线片。外固定器产生斜向的力量,把左侧骨盆向外侧和远侧撑开。通过白色参考线可看出,左髋的偏心距已恢复,双下肢等长

并伴随后部结构损伤同样也可能需要手术固定;如果骨盆后部分离移位大于 2.5cm,则骶髂韧带发生了断裂。单纯的耻骨联合分离实际上也包括了骨盆后部结构的破损。这样的损伤中,单纯使用前部外固定框架复位会加重后部结构的复杂性,并显示出后部结构的不稳定(图 19-14)。

需要手术治疗的骨盆损伤主要是指半骨盆完全不稳定。这些损伤可能通过骶髂关节,或并发骶骨的骨折脱位,或并发髂骨翼骨折(逐渐增加的骨折),或者损伤只包括骶骨或髂骨翼后部。不稳定可通过理学及影像学综合检查证实。不稳的影

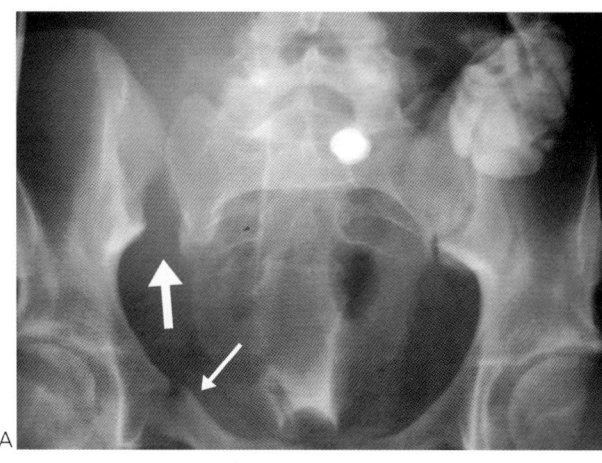 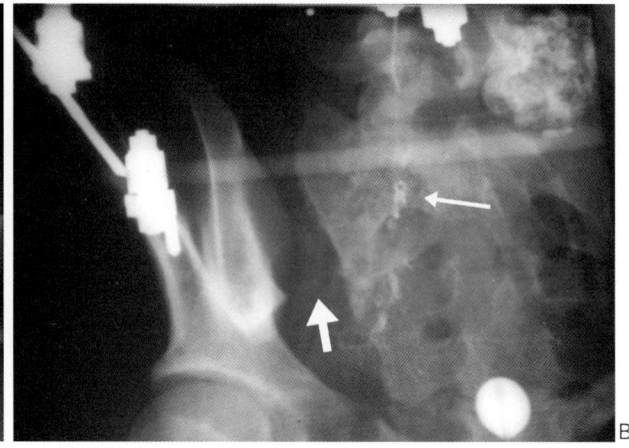

图 19-14 固定前方骨盆导致骨盆环后方失败病例。A. 首次前后位摄片提示右侧半骨盆不稳定，右侧骶髂关节分离加宽（宽的白色箭头）。存在少许移位的耻骨支骨折，影像的较下方部分很难看到（窄的白色箭头），病人有血流动力学不稳定，尽管没有前后明显的骨盆环移位，应用前方外固定。B. 病人应用前方的外固定后放射学依旧显示骨盆环后方不稳定甚至右侧骶髂关节间隙更加增宽（宽的白色箭头），注意右侧髂内动脉处的放大钱币（窄的白色箭头）

像学标志在分类章节已经介绍，包括大于 5 mm 的骶髂关节分离移位或和相对于压缩骨折分离移位。此外，在理学检查时半骨盆存在活动是外科手术治疗的适应证。外科治疗骨盆骨折主要包括 3 个步骤：手术入路，复位，固定。在严重的高能量骨盆损伤病人中通常伴随有较高的致死率，在急诊固定骨盆时，骨科医生必须具有良好的复位及控制并发症发生的能力。对骨盆解剖及骨折畸形的充分理解将有助于处理此两方面。

外科处理

前骨盆环损伤

耻骨联合分离（视频 19-1，光盘 2）

上面提及耻骨联合分离大于 2.5cm 时有外科手术治疗指征，治疗方法可以采用外固定或接骨板内固定、外固定，能够成功但有风险，忽视后方结构的破坏将导致后期的骨盆畸形（图 19-14）。外固定的另外一个问题是针道感染和肥胖病人的皮肤坏死，此外病人也不愿意接受外固定治疗。外固定可以在前方或后方框架固定。如前所述，大多数外固定是在急诊情况下用于稳定骨盆的机械不稳定和血流动力学不稳的病人（心脏收缩压低于 90mmHg）。放置前方和后方的外固定框架将在下面描述。前方安装外固定框架是比较安全的，绝大多数骨科医生对前方技术感觉比较轻松；但是前方外固定不能给予不稳定的骨盆骨折以充分的支持，通常采用四点外固定方法。认识到畸形使得外科医生为放置固定针而去更好地选择切口。例如，假如有外旋畸形，医生应该选择靠近髂嵴中间的切口以去减轻由于固定针复位造成的皮肤张力，臀中肌附着点的结节是前方固定针的理想位置。

穿刺切口为髂前上棘的后方 2.0~2.5cm，切口直达髂骨翼的嵴，侧方的髂骨翼通常有一个结节，中间及内侧的髂骨翼融合成嵴。因此，沿着内侧皮质骨放置克氏针有助于确定臀中肌的结节，帮助外科医生在骨组织内安装长的固定针。作者安装针时喜欢设针间隔为 4cm，首先导航钻孔通过髂骨嵴顶端的皮质骨，Schanz 针通过钻孔安装，位于髂骨翼两侧皮质骨之间。如果穿出骨盆，固定针仍然具有较好的双层皮质骨把持力量。其余针通过同样方法安装。当两边各安装两根固定针后，它们通过连接杆组装起来两个半骨盆，同时试行复位，一旦复位了，这两个杆再与第三个连接杆连接。对血流学动态不稳定的急诊病人，手术医生必须知道通过杠杆作用去获得骨盆复位[6]。通常情况下，对于完全的不稳定的骨盆损伤，后方骨盆的复位对控制出血和获得血流动力学的稳定十分重要。结合完全伸展牵引或髋的屈曲 45°牵引有压缩后方部分骨盆作用，通常能够达到比较好的骨盆复位效果。一个经常犯的错误是当压缩前方分离时，造成内侧半骨盆的屈曲旋转畸形，加大了骨盆的后方分离（图 19-14）。

急诊情况下，稳定和复位骨盆的后侧结构比

减少骨盆容积更重要[10]。一旦执行复位,外固定钳的收紧能够帮助手术医生去获得半骨盆的相对稳定,固定针周围的皮肤减张,可以防止后期的皮肤坏死和感染。可以用第二水平的固定棒去增加稳定,另外可以选择两针固定。两针分放于髂前上棘和髂前下棘,这些针在髋臼上方骨组织能产生很好的效果,能够与前方的固定架结合起来,或双边应用去压缩后方结构的损伤。两针固定有一个缺点是在骨盆的每边单根针很难去纠正骨盆的内收—外展畸形。

后方的外固定装置(C 形钳)有稳定骨盆后方结构的优势,也可以用于前方的固定。但在骶髂关节前方有髂骨翼骨折时禁用,因为关节的压缩不能帮助髂骨翼骨折的复位;在骶骨的粉碎性骨折时更要注意,因为过度压缩会对病人会造成伤害。安装后方钳的技术如下:病人面部向下背侧在上,一条假想的自患者髂前上棘到髂后上棘的线被分为三份,纵向的穿刺切口在后三分之一和中三分之一之间(图 19 - 15)。

位置大概在股骨大粗隆平面,长钳通过穿刺口到达骨面,通过钳触及骨面定位髂骨外侧嵴,适于骶髂关节的前端平面。如果固定针穿过髂骨,有进入前方腹膜腔的危险。嵴的后方是固定针放置的位置。位置确定后,固定针放于骨盆两边,通过锤击进入髂骨翼。固定夹放于固定针上,手术医生用手压缩夹调整好与固定针的位置,用扳手把带螺纹的螺栓通过夹的套筒安装到固定针上,这样为骨盆后方结构损伤提供另外的压缩作用,

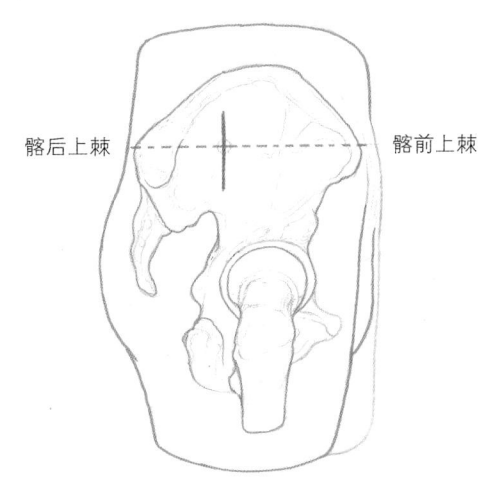

图 19 - 15 放置后方的 C 形钳夹理想的穿刺针位置在髂前上棘和髂后上棘连线的中 1/3 和后骨盆侧位的后 1/3 的交叉点

牵引对完全的不稳定骨盆损伤作用优于开始的压缩(图 19 - 16)。

上面已说,过度压缩有潜在的并发症。因此,在应用外固定装置后放射学的评估必不可少,一个担心是在骶髂螺钉作为有限处理骨盆后方结构时,C 形钳夹的针可能导致后期的感染。作者的 20 多例患者采用了上述的治疗步骤,还未见骶髂螺钉感染发生,但这样的担心仍然存在。用开放复位内固定方法处理耻骨联合分离十分常见,常用两条入路:一条是 Pfannenstiel 入路,另一条为正中切口。正中切口一般为普外科进行剖腹探查腹部时最常用切口;Pfannenstiel 的切口起于耻骨联合上方 1cm,长 10cm(图 19 - 17)。

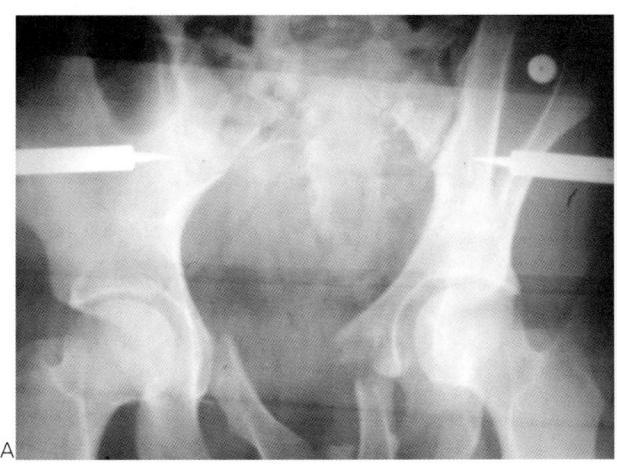
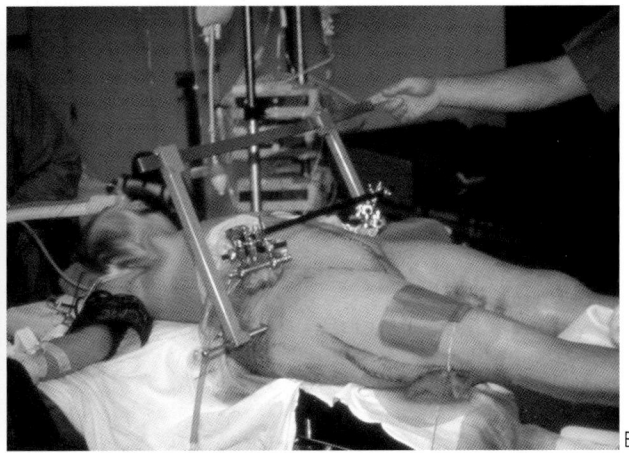

图 19 - 16 后方 C 形钳夹应用的病例,病人挤压伤伴有血流动力学不稳定。A. 病人在复苏期间的骨盆前后位摄片显示 C 形钳放置在髂骨上。B. 病人在后期手术过程的临床影像显示骨盆的 C 形钳,由于骨盆后方严重皮肤丢失,有限后方的固定有不安全倾向,后期添加前方的固定

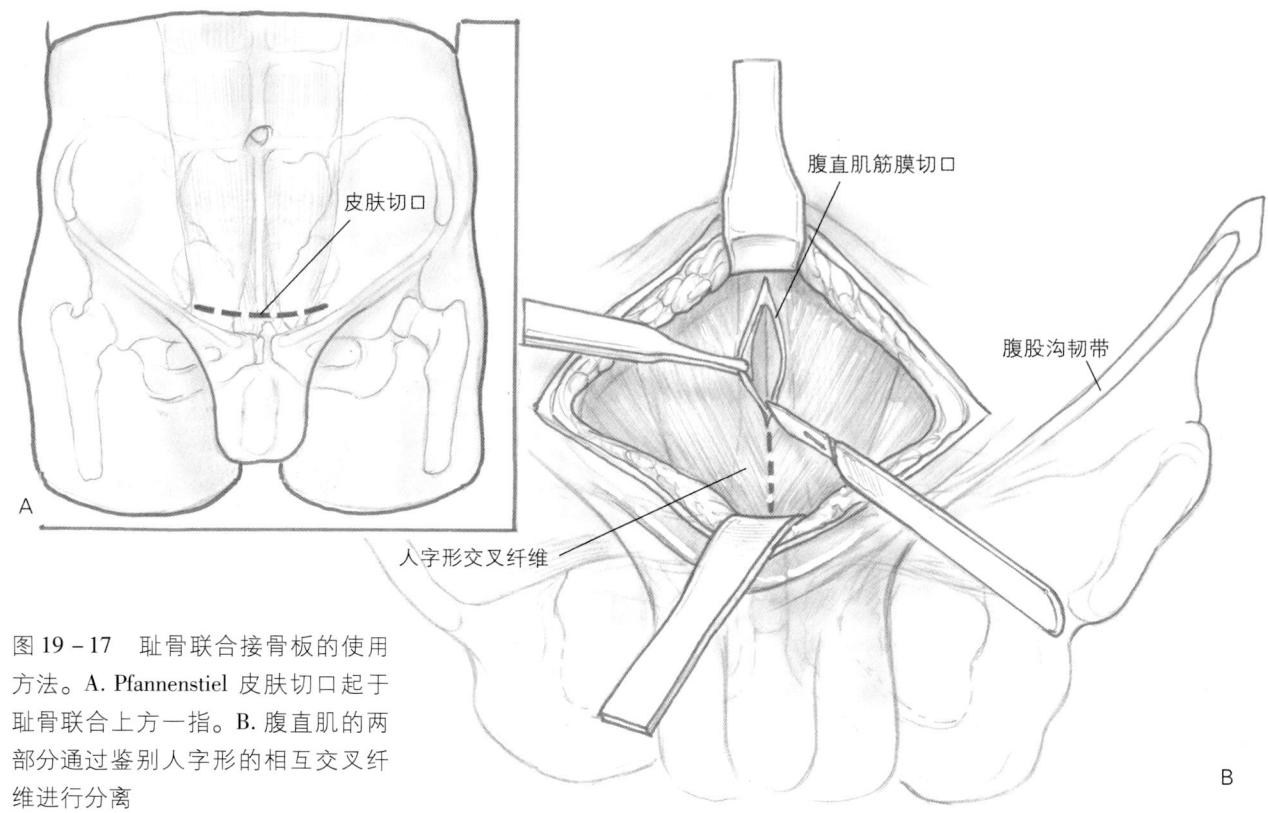

图 19-17 耻骨联合接骨板的使用方法。A. Pfannenstiel 皮肤切口起于耻骨联合上方一指。B. 腹直肌的两部分通过鉴别人字形的相互交叉纤维进行分离

手术暴露的关键是维持腹直肌附着在耻骨支的前方,不需打断腹直肌就可以有充分的手术视野去复位骨折。如果肌肉的鞘在切口内打断分离,术后病人会有疼痛。通常腹直肌的一头被创伤中断,需要去修复维持腹直肌保持附着远端的肌鞘上。在皮肤的深层可见筋膜覆盖在腹直肌两头表面,两边肌纤维的相互交叉帮助手术医生在腹直肌的两头间行正中切口。假如可见肌肉,改变切口角度继续保持在腹直肌的两头之间。一旦这些组织分开,维持附着在耻骨支前面的腹直肌可以清楚见到,耻骨支上方的腹直肌可以通过中间部分的电灼和两边骨膜下分离而得到松解。腹直肌鞘的上面部分通过两边的耻骨联合去松解,Hohman 牵开器放置于腹直肌的下面帮助提高暴露,弹性牵开器用于阻挡膀胱避免其损伤,改善暴露(图 19-18)。

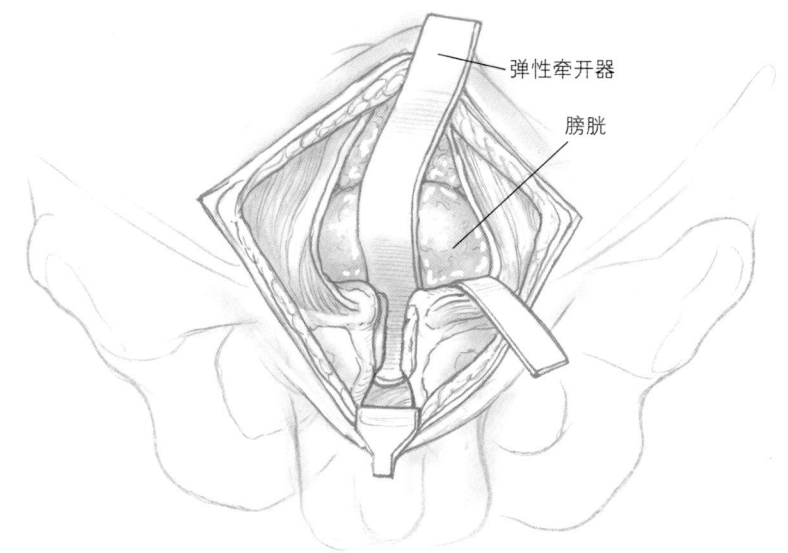

图 19-18 在暴露一边时,用 Hohman 拉钩在耻骨支表面向头端牵开腹直肌,弹性牵开器用去保护膀胱

另外，剖腹探查所用的棉垫放于耻骨联合与膀胱之间，提供两者之间的缓冲，保护膀胱。一旦耻骨支前方清理后，用 Weber 钳去复位。皮肤层从腹直肌分离，Weber 钳通过腹直肌前鞘放置在耻骨结节，如图 19-19 所示。

依靠 Weber 钳复位，通过小的定位孔在骨上钻孔获得有价值的安全固定。通常除了外旋损伤外，也存在骨盆的屈曲和伸展畸形。通过 Weber 钳的调整，这两种畸形能够得到纠正，从而获得完美的解剖复位。耻骨联合之间的软骨要保留不要去除，假如需要更大的力量去获得复位，用 4.5mm 或 3.5mm 的 Farabeuf 或 Jungbluth 螺钉在前方复位固定（图 19-20）。

合并骨盆一侧后方移位的完全骨盆环破坏，移位的半骨盆必须通过前方的牵拉。在复位这种类型畸形时，通常要求运用 Jungbluth 钳进行杠杆复位，很少见到复位螺钉被拔出。在需要大的复位力量时，远端放置一枚螺钉可以去维持复位过程的固定。在进行这些操作时，额外的耻骨前方的解剖分离会导致腹直肌鞘的损伤和阴茎悬韧带的损伤，这些措施只是在初期复位成败时才采用。

假如获得好的复位，手术医生必须确认骨盆后方骨折和脱位的加宽，骨盆后方保持稳定。应用耻骨联合接骨板有不同的选择：双孔接骨板，4.5mm 或 6.5mm 螺钉；或 4 孔、6 孔接骨板，小的 3.5mm 或 4.5mm 螺钉。作者喜欢用 6 孔弧形接骨板，3.5mm 或 4.5mm 螺钉。接骨板放在耻骨支的前上方，此外可以通过放置第二块接骨板与第一块接骨板成 90°角，加强固定强度；在急诊环境下，不需要植入两块接骨板[9]。在畸形愈合的病例中，偶尔需要双接骨板[5]。手术医生在接骨板每边的最后一个孔前，向下 15°折弯，耻骨支在这个片段区域会发生解剖倾斜。安装在耻骨平面上方的螺钉长度能达到 90mm，平均 60~70mm；闭孔上方的螺钉长度很短，通常在 20~30mm。

泌尿生殖道相关修复的时间存在争议。通常泌尿科医生不喜欢在尿道最初损伤中断的几个月内去修复，在耻骨上方放置导尿管，但是存在高的感染风险。耻骨上方的造瘘可以远离耻骨联合的损害部位，对防止前方的伤口污染很有好处。然而，对于大多数病例用 Foley 导尿管在尿道内镜协助下修复尿道是可能的，这也是很好的方法，在任何可能情况下都应该去执行。推迟开放复位和内固定手术，直到尿液不再渗液到骨盆区域，以防止感染。作者通常在尿道损伤后等待 3~5 天再去固定耻骨联合。膀胱刺破不管是否有合并腹膜内外刺破，在固定耻骨联合时均应该给予修复。

耻骨支骨折（视频 19-2，光盘 2）

如前所述，大部分耻骨支骨折能够采用非手术治疗，而且伴随骨盆后方结构不稳定时，采用非手术治疗没有导致任何复位的丢失[9,11]。通常固定耻骨支的骨折能够增加骨盆的稳定，但这不是必需的。在下面情况下有手术治疗指征：由于损伤半骨盆的内旋导致骨折分支断端触及膀胱或阴道；当存在大于 20°的半侧骨盆内旋畸形时；当存在下肢大于 1cm 的不等长时。对这些病例，外固定是一种能够外旋半侧骨盆和去除膀胱和阴道的骨折断支的简单治疗方法（图 19-12，图 19-13）。

另外，在需要应用接骨板固定上方的耻骨支骨折时，Pfannenstiel 切口可以延伸改进成 Stoppa 入路[12]。采用改进的 Stoppa 入路，接骨板可以从一侧骶髂关节绕过纤维软骨到对侧骶髂关节放置，用 Stoppa 入路和传统的接骨板之间的区别。接骨板可以沿着骨盆内侧面延伸到对侧耻骨支的上面，此技术在后方损伤伴有大于 2.5cm 的耻骨支骨折分离时应用。断裂的髂耻弓韧带可导致耻骨支的骨折块更加不稳定，因此有外科手术指征。

此外，耻骨螺钉能够从耻骨结节固定到髋臼上方也可作为治疗方法[13]，拧入髓内螺钉需要在透视下确保耻骨支螺钉不进入关节内。斜的向头端倾斜的导向器能够提高这种固定螺钉安全植入骨性通道。

固定时间存在争议，需要根据每个具体病例去计划。开始固定时间越早，通常越容易通过开放或闭合方法获得复位。开始的稳定可以通过外固定或经皮骶髂螺钉或两者去获得好的成功，然而通过闭合方法不能全部达到解剖复位。另外，在获得血流动力学稳定和最初的出血停止前进行开放复位，能够导致更多的出血和潜在的病人死亡可能。一般而言，作者喜欢对于血流动力学不稳定伴有骨盆机械不稳定病人，在急诊室用骨盆单巾或外固定装置去稳定骨盆。假如病人由于别的急诊情况需要到手术室时，外固定装置可以在手术室安装。另外，闭合复位与经皮固定后方破坏的结构也可在同时进行，在超过 24 小时后闭合方法获得解剖复位会越来越困难，偶尔可以接骨板

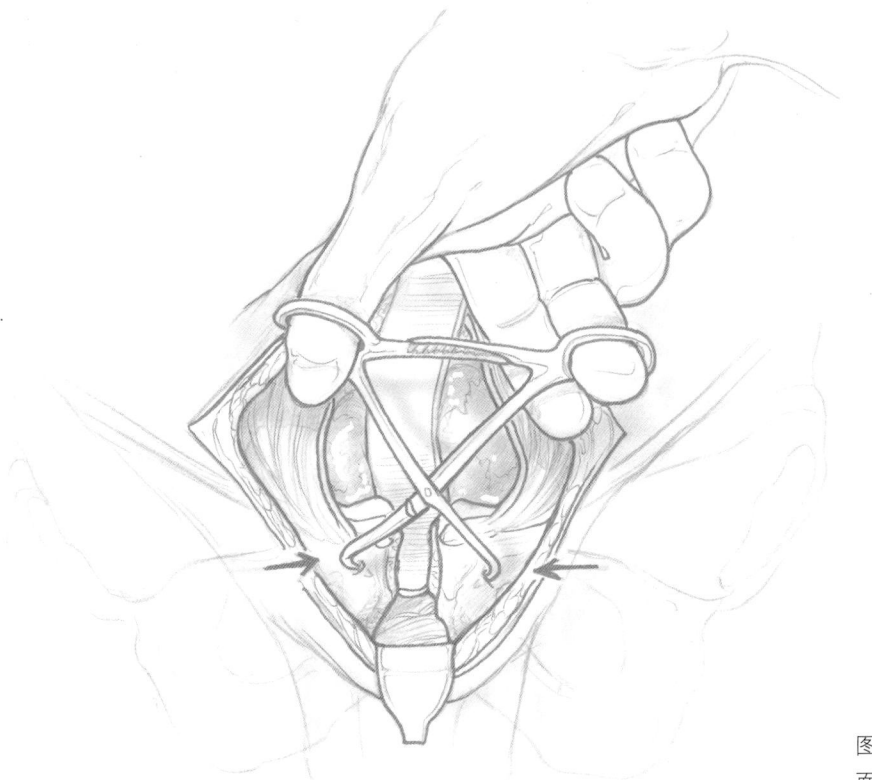

图 19-19 Weber 钳放于腹直肌的表面用于压缩两侧耻骨联合

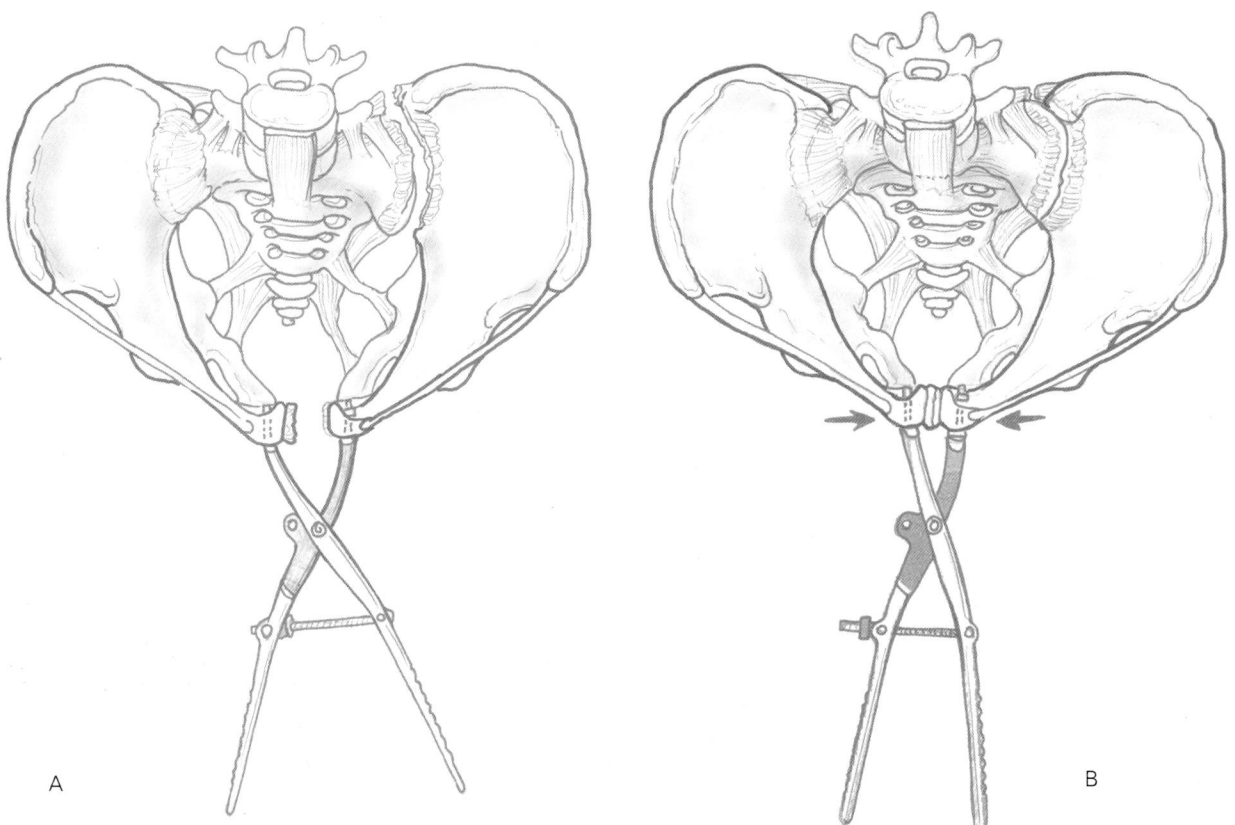

图 19-20 A. Jungbluth 钳用于耻骨联合与骶髂关节分离导致的骨盆后方移位的复位。B. 用 Jungbluth 钳对耻骨联合分离和后方的移位畸形复位

结合剖腹探查去解决骨盆前方的稳定问题。然而,前方几度的畸形愈合就能够产生后方 1 cm 的移位。在病人稳定和积极的补液平衡(伤后 5~7 天)采用有限的固定比较理想。

后环损伤

骶髂关节脱位(视频 19-4,光盘 2)

对于后方结构损伤,好的放射学评估对完成前入路或后入路手术是必需的。因此,手术医生需要把病人骨盆位置放好,确保获得好的前后位、侧位、入口位、出口位影像资料去评估复位和固定骨盆。

对于所有骨盆损伤,复位骶髂关节或骨盆后方结构损伤比其余固定更加关键。在最初受伤阶段(48 小时内),闭合复位和固定存在可能,闭合复位技术包括牵引、手法复位和用外固定或半钉(在髂嵴的前内方)作为复位辅助工具。用骶髂关节拉力螺钉进行有限的骶髂关节固定通常可以实现。前方的骶髂接骨板和横形髂骨棒或接骨板也是好的选择。假如闭合复位不能获得解剖复位,或自受伤开始超过 48 小时,骨盆后方结构损伤开放复位内固定有指征。骶髂关节损伤的手术方法可以采用前路或后路。前路的优势为可以很好地直视关节,保持病人处于背侧姿势(通常喜欢用在病人有较多伴随损伤时),保护严重受伤的后方软组织。前路手术的主要问题是难以获得对后半骨盆移位的复位,阻碍前路放置有限的内固定物。在安装内固定物时,通常必须用手去复位。另外的问题是当存在骶骨骨折时,从前方复位骶骨骨折是十分困难的,且对这些损伤不能用前路接骨板固定。最后,L5 神经根的损伤是前路手术的最大危险(图 19-21)。当存在后方挤压所致的软组织损伤,阻止了后路手术;假如病人有众多复合创伤不能俯卧位时,骨折伴有骶髂关节前方的髂骨翼骨折时,前路手术才有手术指征。

后路手术相对前路手术很容易应用钳夹技术复位骨盆后方结构,手术医生可以在极低的损伤 L5 神经根风险下就能对关节内进行清理和复位,这对从受伤到有限固定间隔很长时间的病人十分有利。当采用后方手术时,医生有比较多的内固定类型选择(骶髂螺钉、横向髂骨棒或接骨板、腰椎弓根固定物)。后路手术的首要问题是创伤所致的软组织损伤妨碍此入路的安全。另外一个缺

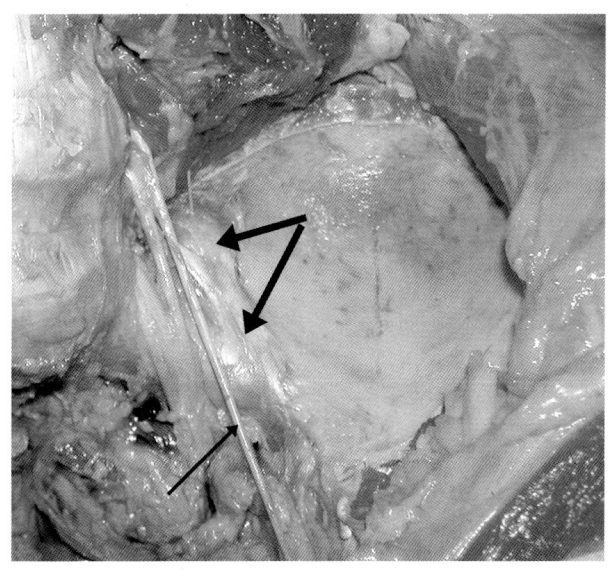

图 19-21 L5 神经根(窄箭头)走向于骶骨前方靠近骶髂关节的中线外 2cm,因束支表面有光泽而鉴别

点是手术医生没有前路相同的骶髂关节视野。后路手术在骶骨骨折、骶髂关节骨折(髂骨翼骨折)、骨折线主要在骶髂关节的后方和需要神经根解压时有指征。

前路手术时,病人仰卧位,下肢包裹,便于手术医生自由屈曲髋关节和放松髂腰肌去利用下肢牵引和旋转帮助去复位。使用的外科切口是髂腹股沟切口的上方窗或髂窗。切口从髂前上棘开始向后,至髂嵴后方下降区,不再容易触及处为止,解剖分离到髂嵴。腹部肌肉组织和外展肌之间的腱性部分切断,在这个切口中没有肌肉被切开。假如医生直接切到嵴,通常上方的腹部肌肉将会被切断。因而在髋部展肌和腹部肌肉附着髂嵴处的稍微侧下方间隙分离到达嵴会更好。应用此项技术,肌肉不会损伤,缝合起来安全容易,这在非常瘦的病人显得特别重要。假如他们有很突出的髂骨翼,而他们的"示爱标志"手术后没有被适当恢复时,他们以后会经常抱怨。一旦髂嵴被暴露,髂腰肌便从髂骨的内板和骶髂关节处凸现起来,从前方能够触及骶髂关节,必须小心解剖上方保留的骶髂关节韧带去获得暴露骶骨。L5 神经根靠近上方骶髂关节的中 2~3cm 处,当移动到下方的骶骨,L5 神经根穿过骶髂关节(图 19-21)。由于这种解剖关系,在骶骨上方小心解剖可以防止 L5 神经根的损伤。当有 2cm 的骶骨暴露出来后,锐性 Hohman 牵引器可以轻轻锤入骶骨,能够获得牵引和很好的骶髂关节视野,尽量最低限度

地牵引 L5 神经根以避免神经瘫痪。如上面所提及的,复位骶髂关节可能有困难。当耻骨联合破坏后,偶尔可以帮助的技术是用 Jungbluth 钳去控制耻骨联合(图 19-20)。此外,应用在髂骨翼上的 Farabeuf 钳去处理半骨盆的旋转就如同压缩骶髂关节一样通常有用。这也能通过外固定或固定针放于髂骨嵴上去撬拨完成。在这个区域放置钳可能非常困难。偶尔,瘦的病人屈曲髋关节去放松髂腰肌,结合用 Farabeuf 或 Jungbluth 钳放于骶髂关节能够完成复位。

一旦获得骶髂关节的解剖复位,可以应用多种固定方式。虽然存在技术要求,但骶髂螺钉可以通过前路放置。这个可以通过垫子去抬起病人到可透射的手术床上暴露一侧骶髂关节的骨盆区域;另外的选择是安装两块接骨板,可以应用 4.5mm 或者 3.5mm 接骨板,放置成 90°交叉成角。这个区域最好的骨组织是骨盆的边缘,三孔接骨板其中一枚螺钉安装在骶骨上,另外两枚螺钉沿着骨盆边缘获得最好的固定。手术医生必须知道骶髂关节与中线倾斜成 10°。因此,为了防止螺钉进入关节,螺钉的角度必须调整到最佳。一旦前—内侧接骨板放好在位,第二块接骨板可以加在后—上方向位置,这块接骨板与第一块接骨板平面成 90°;再者,一枚螺钉固定在骶骨上,2 枚螺钉固定在髂骨上。在这个区域已经发展了一些特殊接骨板。然而,它们临床设计的优势还没有得到证实。

对于后路手术,病人应该在透射床上取俯卧位。骨盆应放好,便于恰当的入口位和出口位透射。这通常要求大腿下方有 6 英寸(15cm)的毯子或单子,以去防止骨盆屈曲并便于好的前后位透射。这些毯子不覆盖到患者胸部,方便俯卧位病人的呼吸。在后路手术前关键的是对软组织的情况评估,通常的软组织问题是 Morel-Lavallkéé 损伤,它可能造成超过 1/3 病人的感染[14]。此类软组织脱套样损伤需要在有限固定前进行彻底的清创,因此假如病人有这些皮肤损伤中的一种,作者将在有限固定前进行彻底的清创并给予细菌培养;如果清创和血肿不表现为感染,然后病人再重新准备和铺单,再用相同的外科程序去进行有限固定。在处理病人前,应用 C 型臂对放射图像评估确保有好的入口位、出口位、侧位、前后位影像,切口起于髂后上棘的后 1cm,直形向下或向尾端延伸至臀中线区域的上方骨嵴处(图 19-22)。

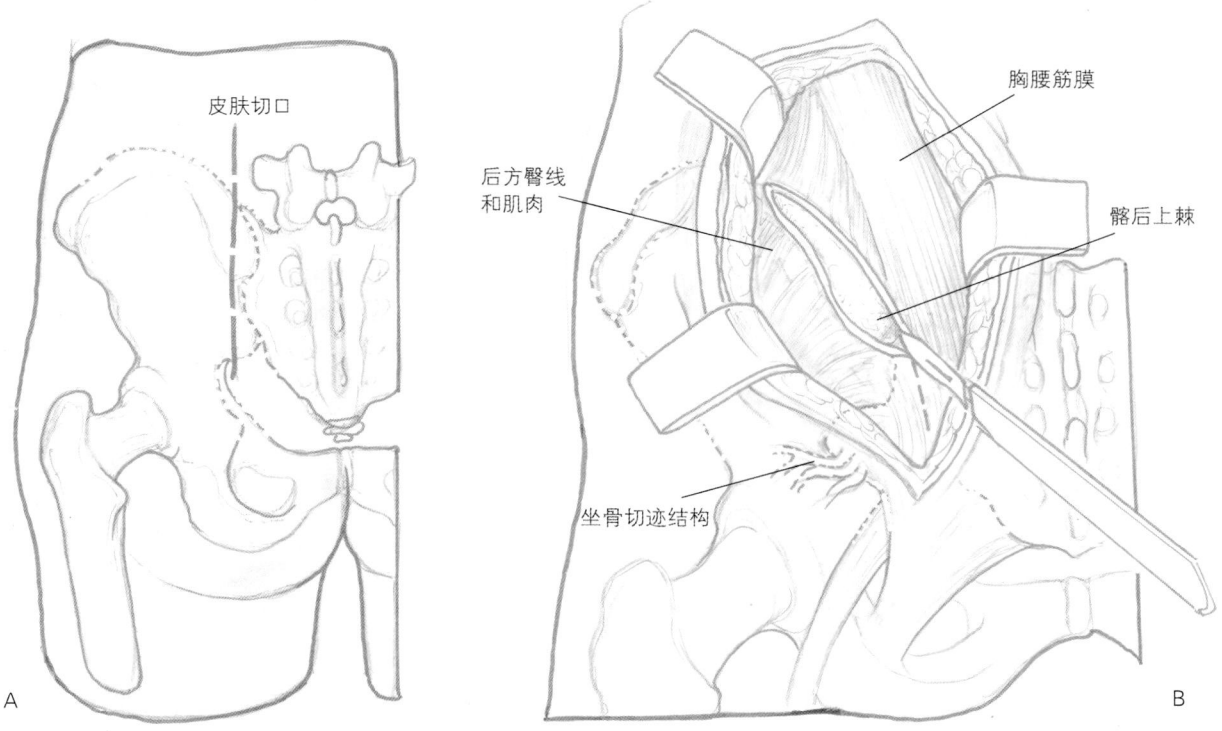

图 19-22 A. 骨盆后方的皮肤切口起于髂后上棘的侧方 1cm 和上方 2cm 到达臀部中线。B. 皮肤从臀肌纤维掀起,接着臀大肌纤维从髂腰筋膜处掀起

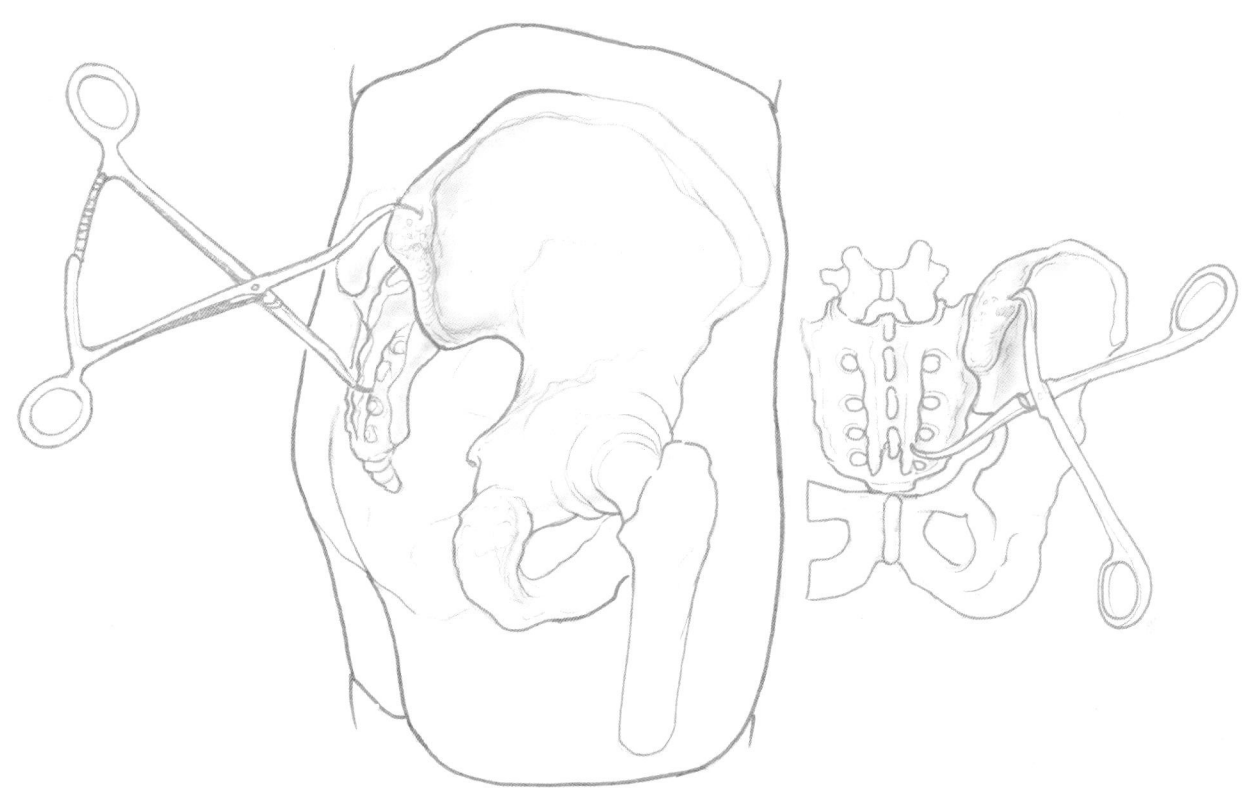

图 19-23　复位钳用来纠正半骨盆向头端的移位,此方法也用于骶髂关节脱位与骶骨骨折

通过皮肤解剖到臀大肌的筋膜层。这些筋膜层比较薄,因而对维持中间的皮瓣血供有困难,手术的关键是保留全层皮瓣。臀大肌起源于上方的髂嵴和下方的腰背筋膜,切口到达髂后上棘将通过臀大肌组织。假如肌肉切断,覆盖髂后上棘将很困难,且术后有很高的切口裂开发生率。后方骨盆手术的关键一步是从腰背筋膜处开始掀起臀大肌皮瓣,术后就可以安全而容易地覆盖髂后上棘,减少了感染的发生[15];下方不在棘突中线处关闭臀大肌的起点。在对臀大肌的全部起点暴露后从髂嵴和腰背筋膜掀起皮瓣,为暴露骶骨和坐骨切迹提供方便。在骶骨的折弯处即尾骨的开始处,从骶骨的侧边处剥离梨状肌的侧方起点,从远端和延伸的近端松解梨状肌,可以防止对于坐骨切迹下方结构的医源性伤害[16]。梨状肌部分起源于骶骨前方,但侧方松解后,将方便通过坐骨切迹放置固定钳。臀大肌也可从髂骨翼的后方向下剥离。关节内的碎片给予去除,薄的牵开器用于帮助直视和去除碎片。小心应用薄层牵开器,以防过度扩大骶髂关节而致腰骶丛损伤。骶髂关节内的软骨不要去除,但对分散的碎软骨片可以去除。一旦骶髂关节清理完成后,可以通过关节的很小间隙去帮助判断复位。骶骨表面是一个凹面,它适合髂骨的凸面,骶髂关节有点像 L 形,L 的底部看做后方,L 长的部分看做前方。在这些损伤中,对骶髂关节的复位是最困难的一步。用于复位的钳包括带有角度的 Matta 钳,它可以通过坐骨切迹一端放于骶骨翼的尖端,另一端放到髂骨翼的外边,这对复位外旋骨盆畸形和骶髂关节的分离很有帮助。此外,通过髂后上棘到骶骨的棘突放置一把 Weber 钳,可以复位半侧骨盆的向头端移位和内旋畸形。结合恰当位置应用这两把钳并调整松紧,通常可以达到解剖复位(图 19-23,图 19-24)。

对于骶骨骨折,放置有角度的 Matta 钳在 S1 椎体上,能够帮助复位[13]。为了安全起见,从骶骨前面的中点向外触摸到骨折位置与 S1、S2 神经根之间,钳的放置应沿着手术医生的手指内侧滑到骶骨,同时避免钳夹到任何血管神经结构。复位的关键是利用固定钳设计一个好的复位杠杆,在骨盆后方手术中常见的畸形包括向头端和后方的移位、分离、旋转损伤(外展/内收、内旋/外旋)[6]。

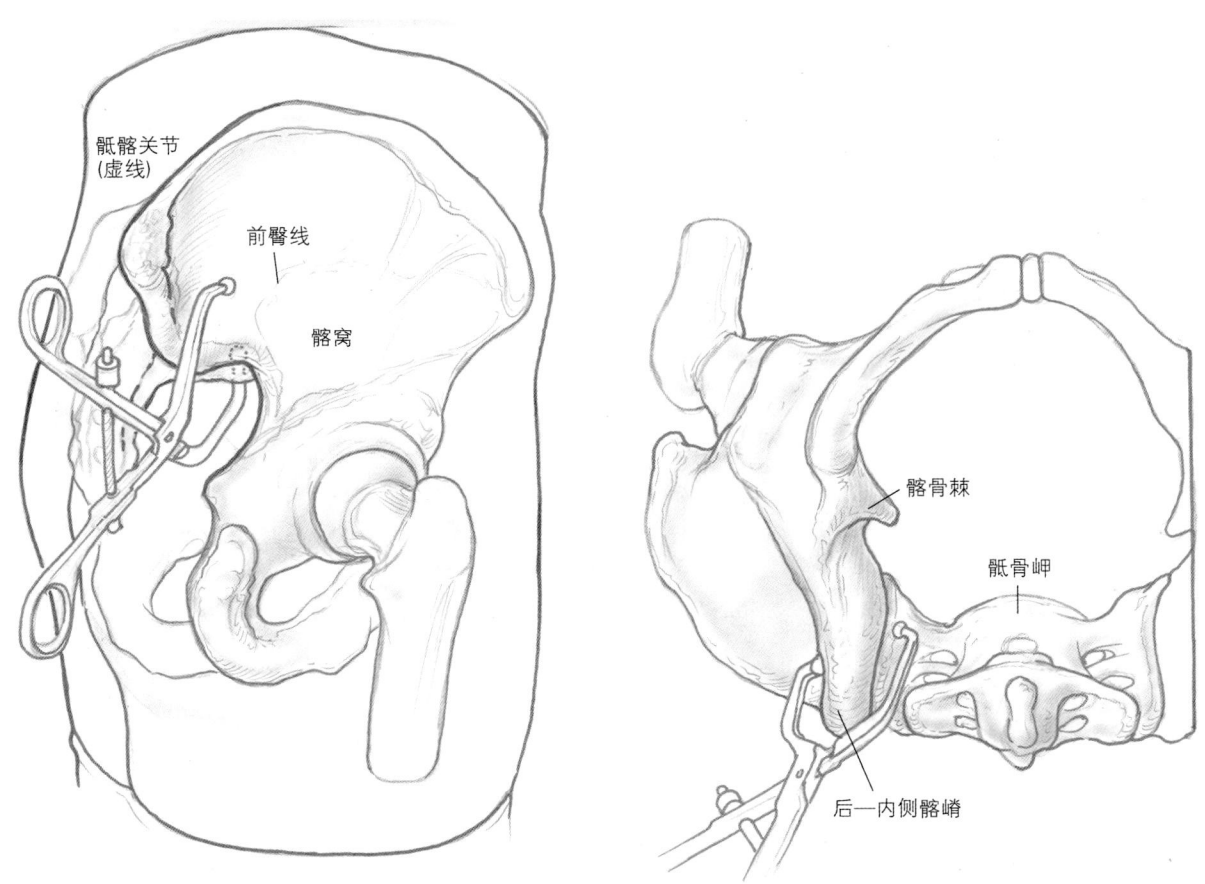

图 19-24 复位骶髂关节脱位时,安全应用复位钳纠正关节脱位和半骨盆内旋的透射影像。此方法也可用于处理骶髂关节的分离和骶骨骨折

通常移位畸形能够纠正,但残留旋转畸形。认识骨性标志将帮助医生去识别和纠正残留的旋转畸形。巧妙处理钳的位置将会纠正这些畸形。在入口位、出口位、前后位、侧位上透射获得解剖复位,骶髂螺钉是固定的首选(图 19-25);后方张力接骨板(骶骨骨折部分)也可使用,在坐骨切迹上方至髂后上棘下方放置 14~16 孔重建接骨板是另一选择(图 19-26)。

张力接骨板用于严重粉碎性的骶骨骨折或骨质疏松病人,也可结合应用骶髂螺钉。如上所述,后方固定主要是骶髂螺钉。骶髂螺钉的放置需要充分掌握骨盆后方结构的解剖;深知不正确的螺钉位置有高的致残性和死亡性危险,包括由于骶髂螺钉的不佳位置所致截肢(图 19-27)。好的骶髂螺钉位置可有选择,但也被骨的解剖所限制(即骶椎的腰椎化畸形、S1 椎骨化或显著的骶骨翼倾斜)。一些作者认为后路手术优于前路手术,因为后路手术远离前方骶髂关节软骨面,这对骶髂关节的损伤是十分有好处的。然而,螺钉变短和它们大部分固定在骶骨翼上,比起固定在 S1 椎体上的力量显得很弱。作者喜欢放置长的螺钉在 S1 椎体上,且认识到 S1 的最坚硬部分在其上方。这些通常进入关节软骨,但它们在植入后 1 年通常去除,通过套筒定位的螺钉要求手术医生具有经皮放置螺钉的经验和技术。经导管螺钉固定的缺点是缺乏安装带螺纹克氏针的触觉。经皮螺钉固定在骶髂关节没有获得解剖复位时可能会变得更加困难。因为畸形复位不良时可进一步降低骶髂螺钉在狭窄的骨性通道的安全性。

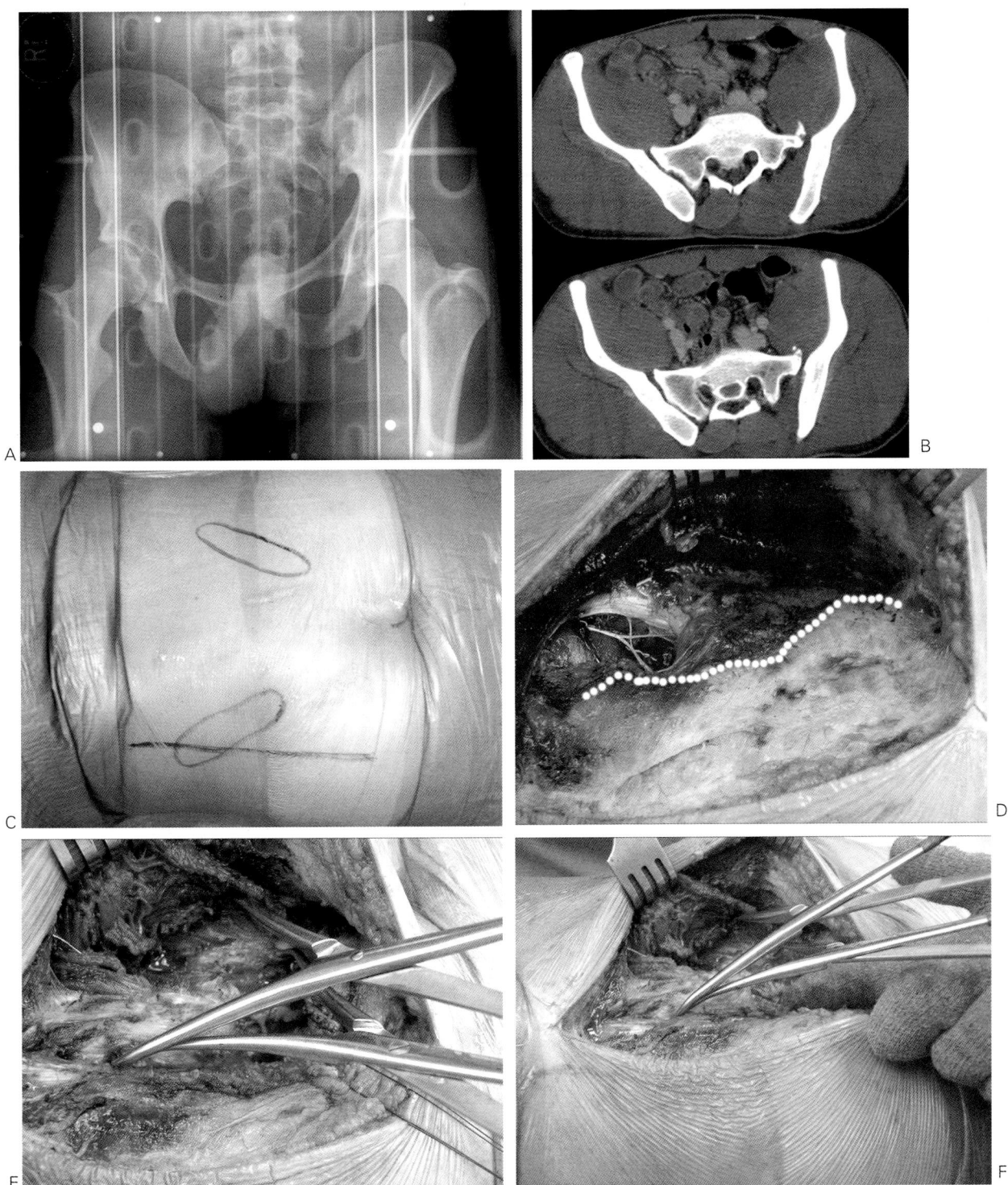

图 19-25 采用后入路对完全的骶髂关节脱位进行复位固定。A. 受伤的骨盆前后位影像显示右侧骶髂关节轻度加宽,右侧耻骨支的基底部骨折,左侧骶髂关节完全脱位,左侧半骨盆向头端移位。B. CT 进一步证实骨盆的前后位放射学显示。C. 选择左侧骶髂关节后入路,手术医生位于病人的左侧,病人俯卧位于透射床,病人的头偏向左,注意左后方髂嵴的头端移位。设计好皮肤切口,通常切口比较靠侧方。D. 切口直接切到肌肉筋膜层,病人有轻度的皮肤脱套伤,臀大肌向侧方翻转,便于暴露骶髂关节;臀大肌起于骶骨上方腰背筋膜和髂嵴,它的起源用虚线大致标识。E. 应用两点复位钳进行复位,通常一钳放于髂嵴的后方,一钳放于骶骨的前面。F. 手术医生用食指边触摸骶髂关节边进行复位

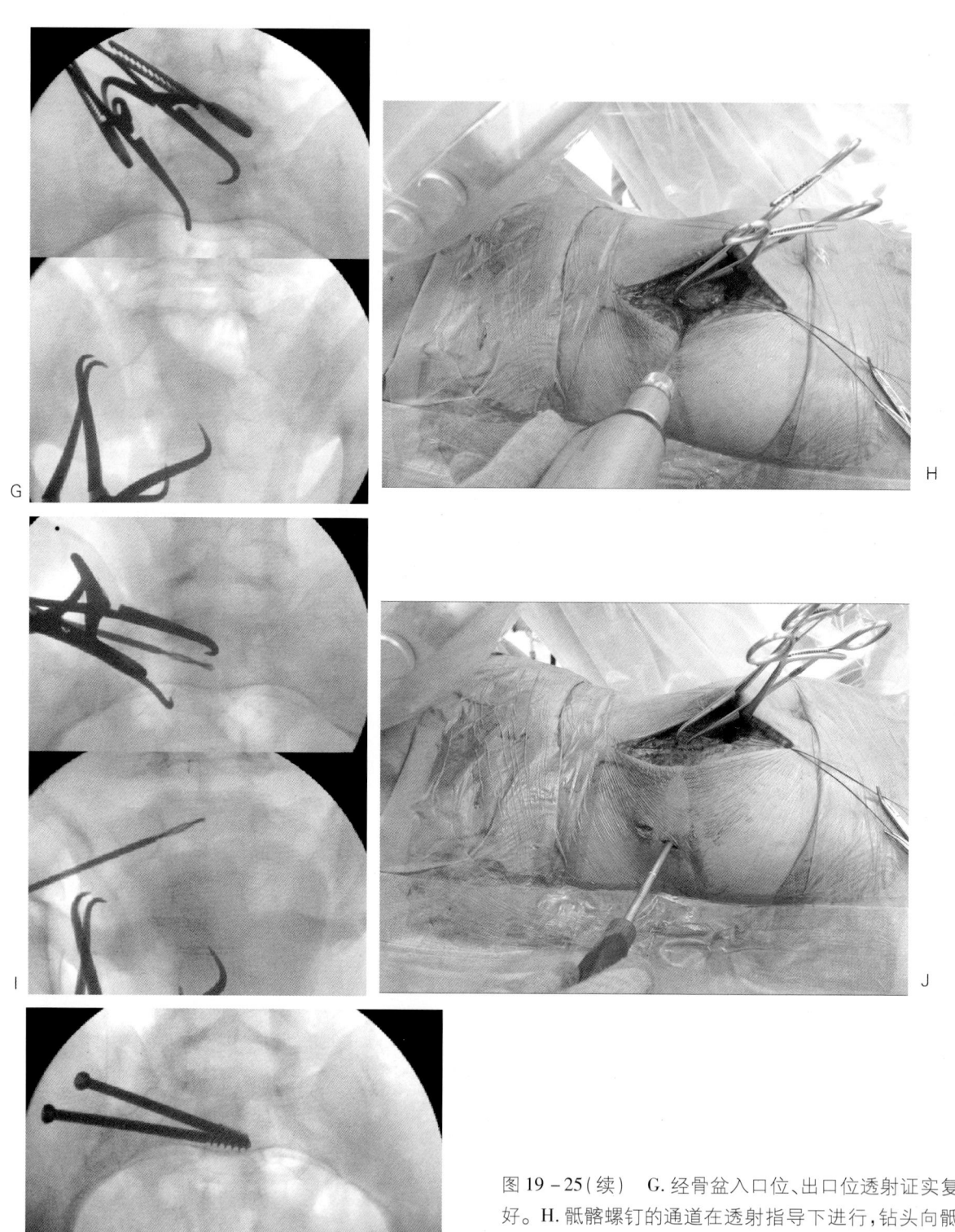

图 19-25(续) G. 经骨盆入口位、出口位透射证实复位良好。H. 骶髂螺钉的通道在透射指导下进行,钻头向骶骨钻的过程中可以来回活动。I. 通过骨盆入口位、出口位透射证实钻针的位置满意。J. 比较偏前的骶髂螺钉可以通过小的经皮切口完成。K. 手术过程中的入口位透射证实螺钉的复位与位置

第十九章 骨盆环损伤 453

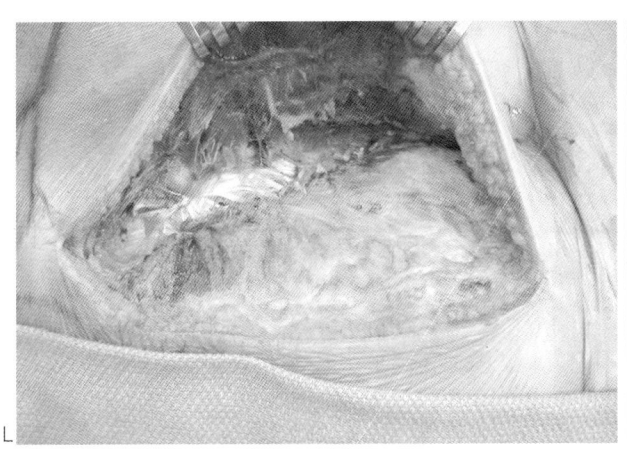
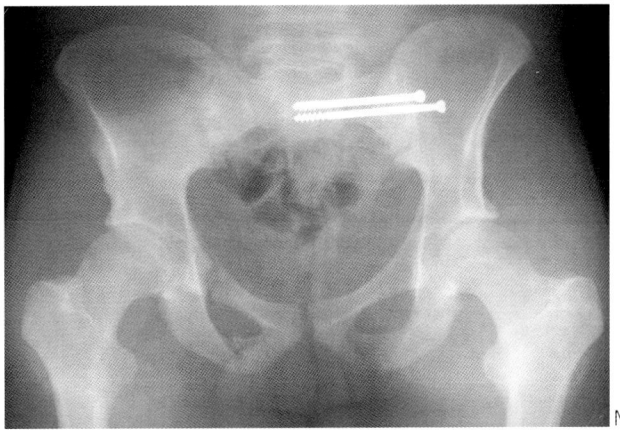

图 19-25（续） L. 臀大肌皮瓣边用吸引器吸引边用可吸收线缝合；M. 骨盆手术后的前后位放射学影像 右侧骶髂关节并不好，因为可以感到有较小的移位（病例由 Philip. Kregor，MD. 提供）

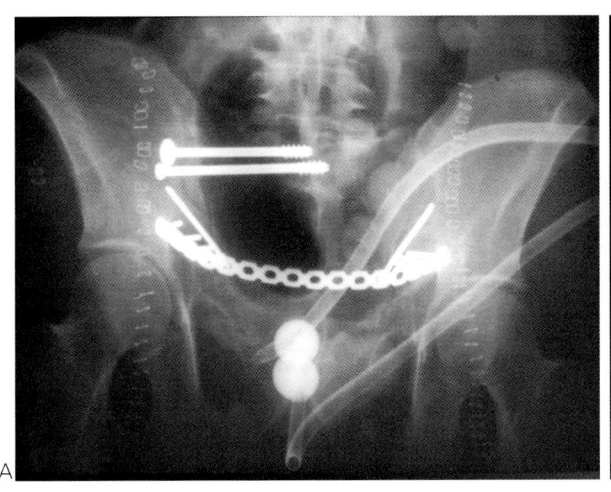
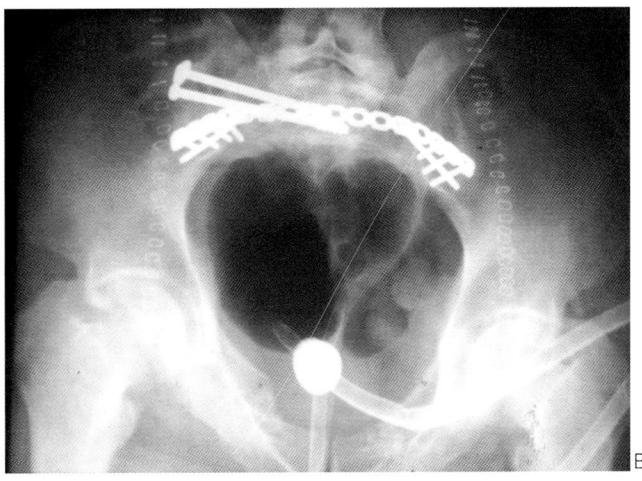

图 19-26 骨盆后方应用张力接骨板病例。A. 骨盆前后位提示位于骨盆后方的张力接骨板和骶髂螺钉，两枚骶髂螺钉固定骶骨骨折。B. 骨盆的入口位提示骨盆所获得的固定，残留少许的半侧骨盆内旋畸形，采用后路手术对此很难评估和纠正（病例由 Dave Templeman，MD 与 Andrew Schmidt MD 提供）

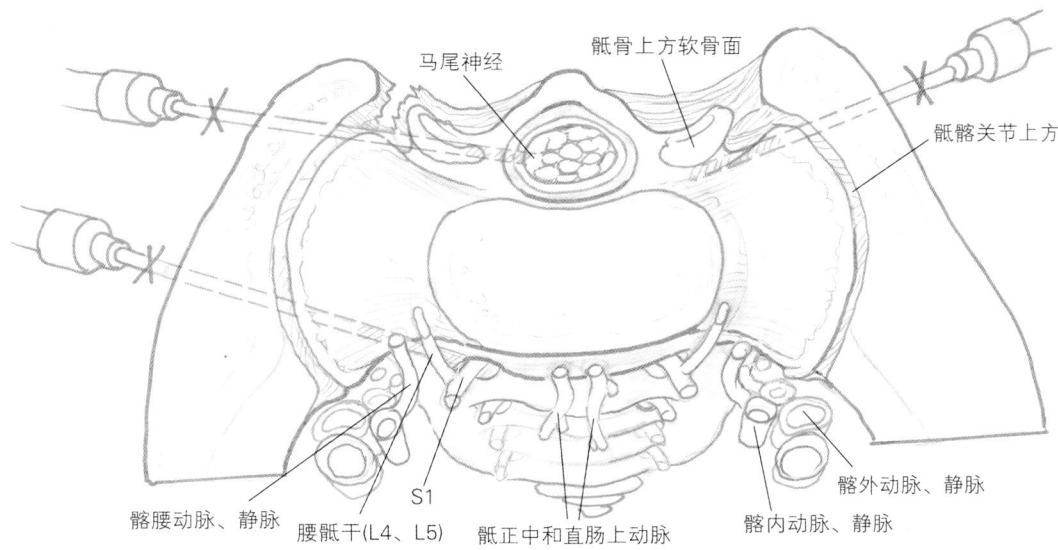

图 19-27 导针、钻针和螺钉的错误放置能够产生灾难性的并发症。后方放置能够造成神经根的损伤；然而前方放置能够导致 L5 神经或血管损伤（骶静脉丛、髂动脉、髂静脉）

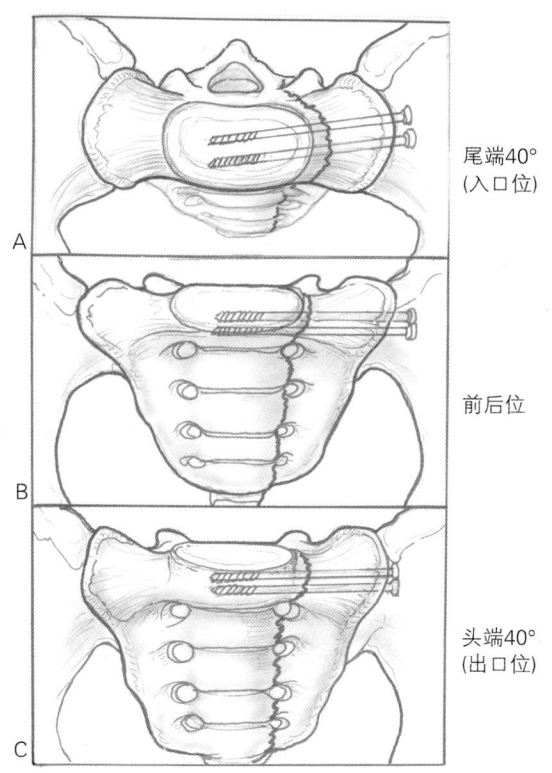

图19-28 影像显示骶骨骨折所用的两枚安全骶髂螺钉。A.入口位。B.前后位。C.出口位

前后位、入口位、出口位、侧位透视的影像质量对骶髂螺钉的安全放置十分关键(图19-28)。作者喜欢骶髂螺钉开始点是两条线的交叉处:一条线为从坐骨切迹的后缘向头端线,一条线是髂骨翼的结节线(骶髂关节的终端)。在这个十字交叉点向后移动数厘米(进入骶髂关节区域)到髂骨翼的平坦处,在透射下钻两枚骶髂螺钉的第一个孔,在入口位、出口位、前后位透视检查钻孔是否正确,开始用骶髂关节专用钻去扩大钻孔,确信有四层皮质的三层穿破感觉。作者用3.2mm的骶髂钻头在钻的过程中三层皮质的每层穿破感都有,确信钻头始终在骨组织内。这三层皮质是髂骨翼的内外两层和骶骨的内侧。钻头轻微内外活动感觉在骨内和确信第三层皮质骨穿破但第四层皮质骨未穿过。在钻头前进的过程中不停地在入口位、出口位、前后位透视。一旦钻头进入S1椎体,钻头留于此位,侧位透视确认钻孔的确切位置。侧方透视对预防在骶髂螺钉固定过程中发生严重并发症是十分关键的一步。同样大小的钻探用去测量留于椎体内的钻头长度。钻头继续留于椎体内,直到第二枚骶髂螺钉安全拧入时。第二个螺钉理想的位置是在第一个螺钉位置的稍偏前

方和偏头端。固定螺钉有不同的选择,包括带螺纹的实心螺钉、全螺纹钉、半螺纹钉。作者在绝大多数病例中应用实心半螺纹钉,且具有最短的螺纹长度。螺纹钉最薄弱的点在螺纹与螺钉颈的结合处。这个结合点应尽可能远离骶髂关节(或骶骨骨折)处,能够产生最大的重建力量和最小的螺钉断裂的危险。理论上的一个不足是半螺纹钉可能过度压缩骶骨骨折和随后的神经瘫痪。在作者超过100例的骶髂螺钉治疗骶骨骨折的应用经验中,还未发生一例医源性神经瘫痪。固定螺钉时添加一个垫圈以防螺钉拧入髂骨翼的骨组织内。此外横向螺钉也可以从一边髂骨翼经S1椎体到另一侧髂骨翼,但必须遵循前所述的注意安全植入螺钉原则。横向螺钉可能增加对垂直方向的位移抵抗,因此可以防止粉碎性的骶骨骨折复位后位置的丢失[16]。S2骶髂螺钉可以使用,在一些骶骨畸形病例必须使用。放置S2螺钉时要求更高的技术。因为,安全放置骶髂螺钉可利用的骨道更加窄。在未完全确信解剖复位前,前后位、入口位、出口位和侧位透射保证螺钉放置的安全。

总之,完全不稳定的骨盆损伤,后方半侧骨盆的复位比前方复位更重要,即使涉及髋臼骨折时,也要坚持这个原则。骨盆后方复位后利于髋臼的复位。有时虽然通过前方固定活动稳定,但即使存在前方几毫米的前方旋转畸形将会转化为后方数厘米的畸形。因此后方的复位和固定应该优先于前方的复位与固定。

需要去避免的主要潜在并发症是放置骶髂螺钉时造成对L5神经根的损伤。除了安全技术外,导针、钻头或螺钉应该放置在其开始的位置,远离骶骨翼的区域(L5神经根的区域)去固定螺钉于S1椎体。好的触觉感确保固定针或钻头通过三层皮质骨进入保留在骨组织内。另外,好的放射学评估对防止并发症的发生也十分重要。

新月形骨折骶髂关节脱位

新月形骨折可以通过前入路手术,然而对于大多数骨折病例存在直视困难(即骶骨骨折比较偏中间或骨折在骶髂关节的后方)。对于这些病例作者倾向于在后方软组织条件许可时采用后方入路,这样便于对骶髂关节后方骨折部位直视观察或便于进入骶髂关节后方的骨折部位。偶尔髂骨后方的骨折碎片通过骶髂关节韧带连着骶骨,假如骨折被复位和固定,损伤将会变成稳定的(图

19-29)。对于骶髂关节骨折困难在于难于获得可接受的复位。对于半骨盆的内旋或外旋畸形很难通过后方入路复位,应用钳和顶棒作为手段去复位骶髂关节脱位和骨折。

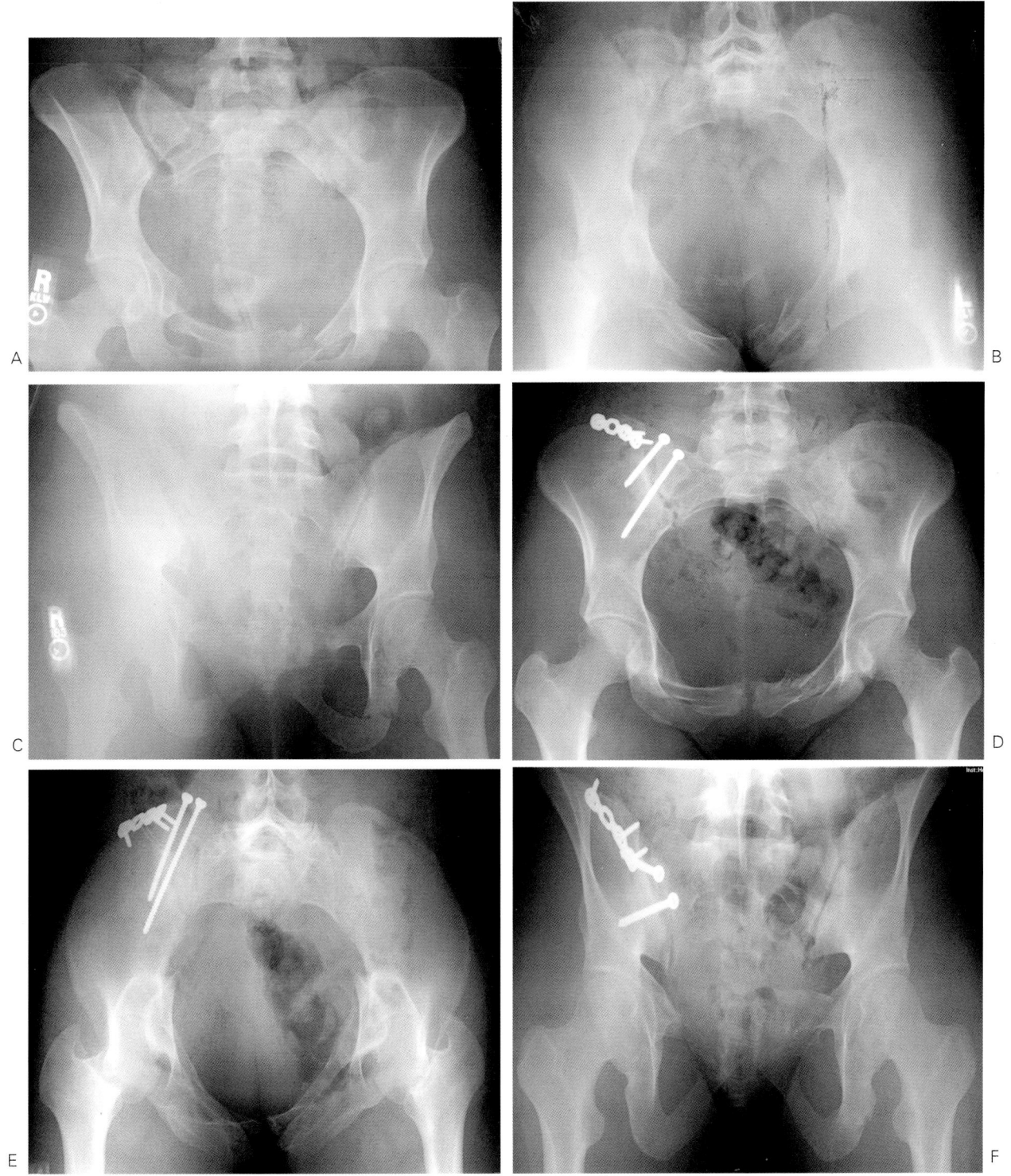

图 19-29　由于侧方压缩损伤所致的骶髂关节骨折—脱位病例。(A) 受伤的前后位 (AP),在此位置观察到后方的骶髂关节骨折比较困难,右侧半骨盆内旋和轻微的屈曲,耻骨的四支均骨折。骨盆损伤的(B) 入口位和 (C) 出口位骶髂关节骨折比在入口位容易发现。对后方髂骨骨折采用四孔重建接骨板和两枚拉力螺钉复位固定后几个月的骨盆(D)前后位、(E)入口位和 (F)出口位 X 线片

手术从髂骨翼后方的骶髂关节骨折处复位开始,髂骨翼后方的骨组织尤其比较脆弱。因此,通常采用的复位方法是用一个小的螺纹把手钳(Farabeuf 或 Jungbluth),放置于坐骨切迹边缘的上方,这样能够使钳固定在上方和下方比较坚硬的骨组织上,能够达到复位螺钉承受解剖复位需要达到的力量。坐骨切迹上方区域的骨组织比较好,能够较好满足这些骨折脱位固定。根据骶髂关节骨折的大小和受伤机理,骶髂关节骨折固定后存在骶髂关节稳定与不稳定情况。初步复位技术包括两把 Farabeuf 钳,一把放在靠近顶端,另一把接近坐骨切迹。3.5mm 螺钉放在骨折线两侧能够平衡并复位。仔细清理骨折端后,Farabeuf 钳维持直到解剖复位。假如复位时有困难,采用带角度的 Matta 复位钳一点放于骶骨翼的结节,另一点放于髂骨翼,依靠它的位置向内或向外旋转半骨盆。放置 Farabeuf 钳时需要仔细计划,避免阻碍手术潜在重要位置的固定。总之,作者放置 Farabeuf 钳在坐骨切迹的上方,主要是接骨板能够沿着坐骨切迹放置在好的骨质上。另一把钳放于上方,但不到顶端,这样在需要放置接骨板时方便。在放置复位螺钉时,手术医生应该知道骨折线的倾斜度和螺钉阻碍复位。在获得解剖复位后,用有限接骨板固定后再用螺钉安全固定复位;有时接骨板用做复位辅助工具,后放置的螺钉位置由髂骨的后上方向前方的髂后上棘,长度范围达到 130mm。

拉力螺钉固定通常支持两块接骨板,长短不一取决于骨折的大小,接骨板的最后几孔顺着后方的髂骨折成 90°,一枚拉力螺钉能够放于髂骨内外侧皮质骨的孔内补充固定,注意不要妨碍接骨板其余螺钉的固定。一旦拉力螺钉固定好、接骨板放好,其余螺钉固定在骨折的两边。作者喜欢选用 3.5mm 螺钉和 3.5~4.5mm 重建接骨板。一旦骶髂关节骨折固定好,要对骶髂关节的不稳定进行评估。在许多病例中修复了骶髂关节骨折,骶髂关节的稳定性无须再加强稳定(图 19-29)。

骶骨骨折(视频 19-5,光盘 2)

同前面所讨论了两种损伤一样,骶骨骨折的复位是相当困难的(图 19-30)。使用上述技术,骶骨骨折解剖复位是可以实现的。随着骶骨骨折发生的增加,神经损伤的发生率也在增加,在 100 多例病人采用骶髂螺钉固定骶骨骨折的研究中,作者还没有发现由于采用有危险的螺钉而导致的医源性神经损伤。骶骨治疗的方法与前面的骶髂关节分离很相似。骶骨骨折线内组织清除,密切注意神经根,结合后方的 Weber 钳和有各种角度的 Matta 钳,通过小点状切口能够达到解剖复位(图 19-24)[6,16]。另外一种类型的骶骨骨折即 H 或 U 型骶骨骨折比较棘手,这些骶骨双侧骨折在跳高者中经常发现。骶骨的低端部分和完全与头端脊柱分离,这些病人有严重的骶骨后突畸形。这些骨折复位由于面临要求全骨盆牵引,而治疗起来比较困难(图 19-31)。作者在这些少见的骨折类型中采用的技术是放置腰椎弓根螺钉从 L5(偶尔在 L4)到后上方的髂嵴,这允许在完整的 S1 部分(黏附于脊柱)和髂骨翼(和骶骨的头端)之间牵引。骨盆和下肢的牵引与过度伸直对于获得复位是必要的,这在开放骨折病人中更应该给予优先处理。上述的牵引导致的畸形可以通过挤压两侧的、远端的骨盆成俯屈型而纠正,也可用恰当折弯脊柱棒,使外科医生能够通过旋转脊柱棒复位这些畸形。一旦达到解剖复位,骶髂螺钉可以固定两侧半骨盆到 S1 椎体上。此外,张力接骨板也可以放置后方增加稳定。

骨盆固定完成后,去除脊柱的固定。一些外科医生可能保留椎弓根螺钉进一步维持稳定,认为这样做可以允许即刻负重活动,而不这样做则需要保持 8 周后方可触地负重,因而这样更能获得快速恢复。然而遗留于腰、骨盆的内固定装置也有不足,需要再次手术取出内置物,这种类型固定可能会造成疼痛和畸形永久残留(在 S1-L5 之间连接处成角)。作者的经验是腰骨盆的内固定装置去除不会导致复位的丢失,也没有增加因为固定所致的残留症状,虽然康复会变慢,但长期预后与有腰脊柱固定装置之间有相同或更好的预后。这些骨折的主要问题是未能诊断和后凸畸形不能纠正。这些会对患者在后期产生致残,在骨折愈合后纠正很困难。

另外一个复位困难骨折是风卷样畸形(图 19-32)。这是由于双侧骨盆损伤导致一侧半骨盆内旋,另外一侧半骨盆外旋。坚持在本章前面描述的原则,急性期内畸形能够达到解剖复位,通常前外侧固定用来纠正内翻畸形,优于用骶髂螺钉进行的有限后方固定。

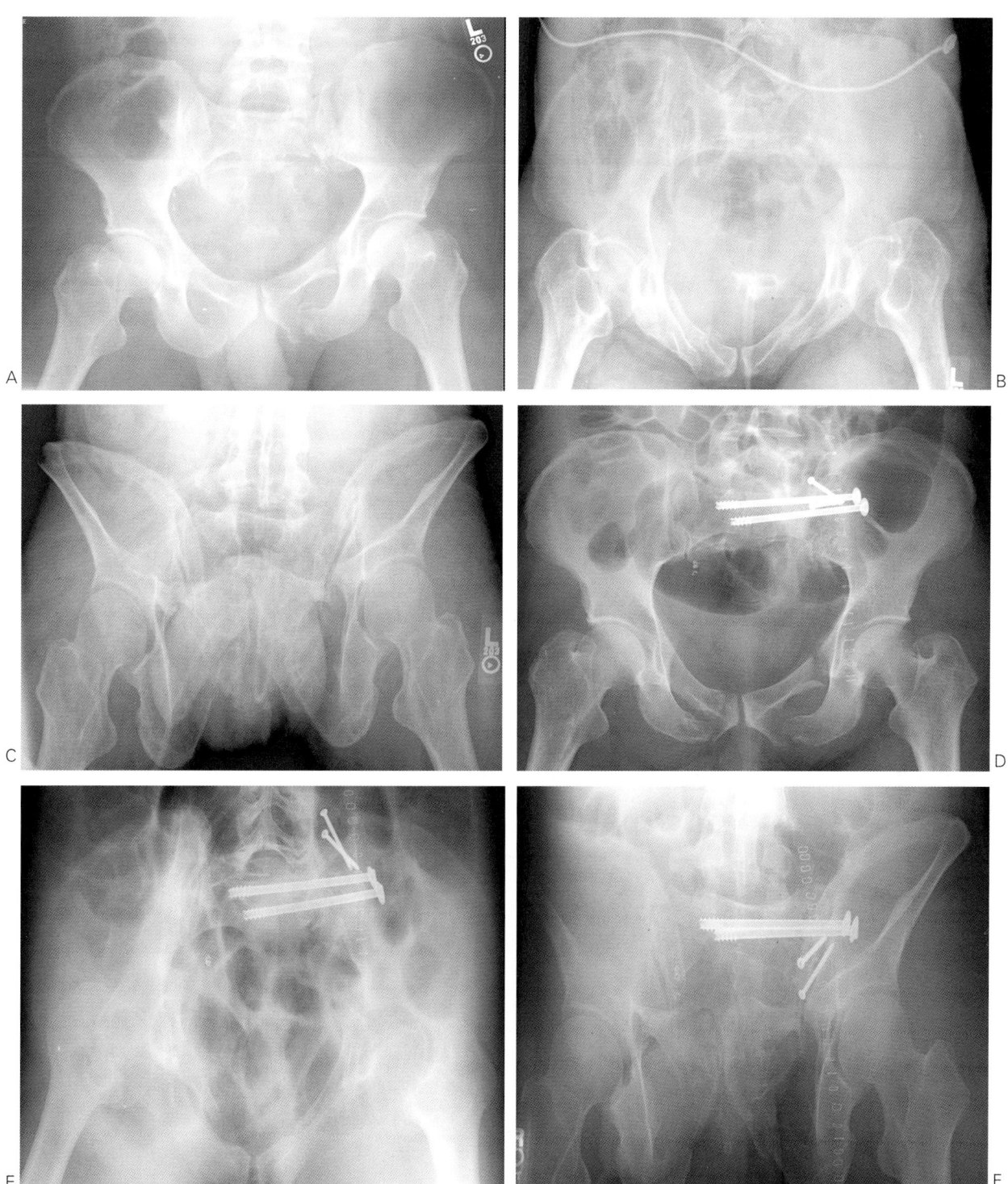

图 19-30 （A）损伤骨盆显示不稳定—呈现（解除压缩）左侧骶骨骨折伴有左侧骨盆的垂直和侧方移位，不存在显著的旋转畸形。（B）入口位未见显著的畸形。（C）出口位证实左侧骨盆存在显著的向头端移位。由坐骨结节的高度不同显示所见。在开放复位骶骨左侧骨折，植入两枚骶髂螺钉，修复后方髂骨翼的小的连附骨折块，稳定左侧半骨盆后的（D）前后位、（E）入口位和（F）出口位 X 线片

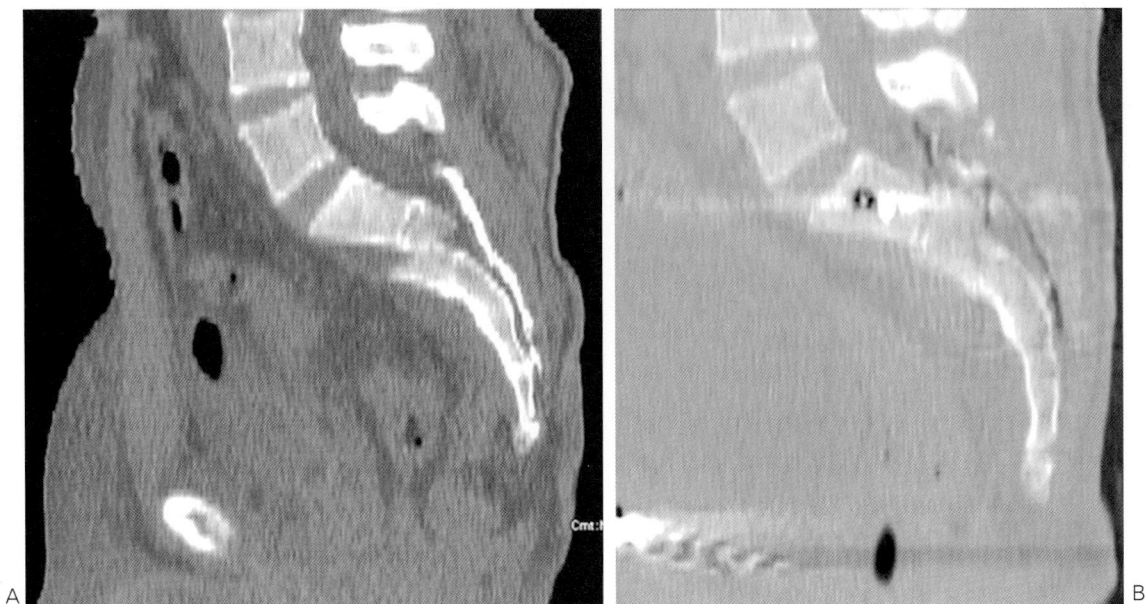

图 19-31 （A）骶骨两侧骨折的 H 型类型矢状位 CT 重建显示骶骨的后突畸形。（B）对（A）的病例进行骶骨的两侧骶髂螺钉复位固定后矢状位 CT 重建

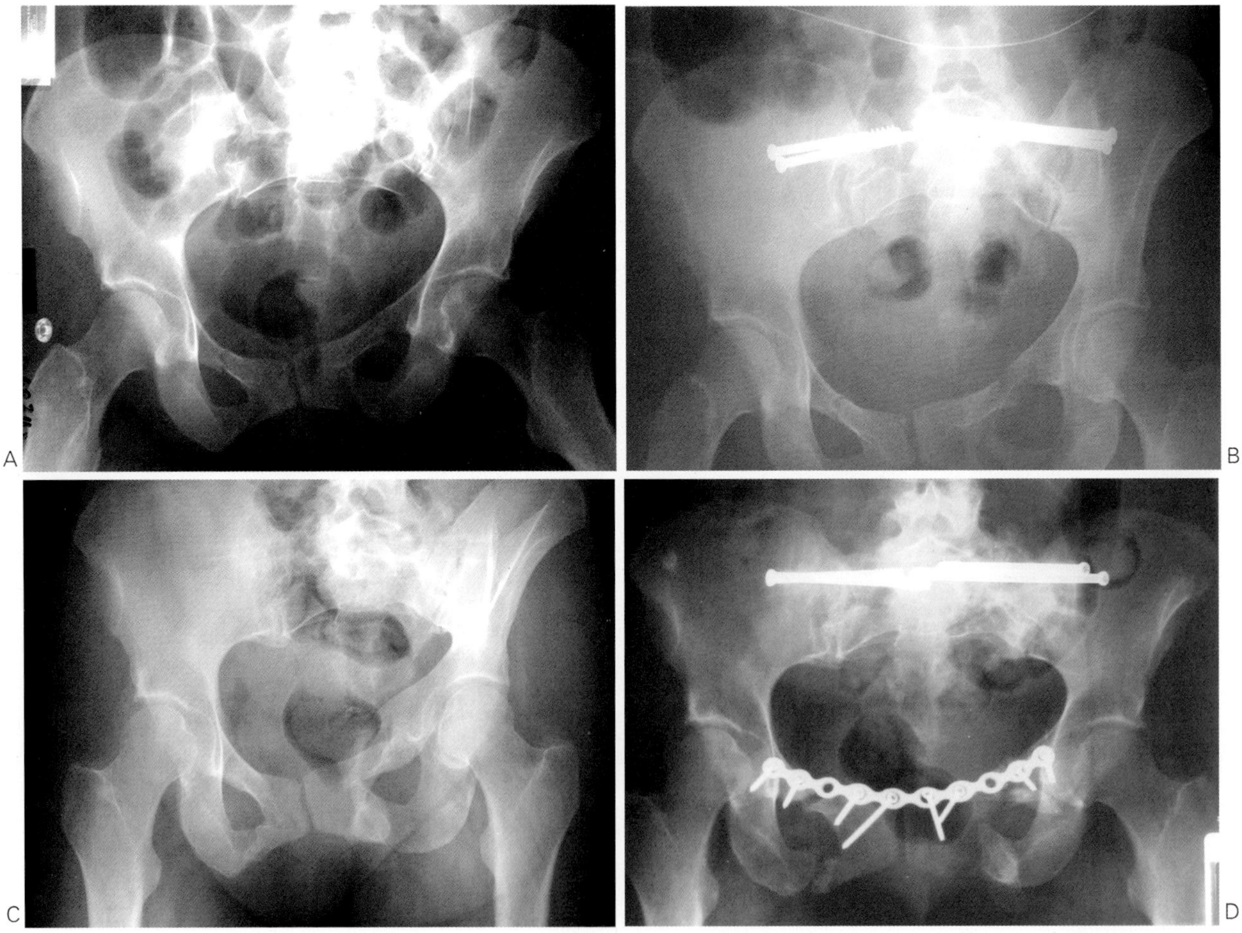

图 19-32　A. 右侧骨盆外旋左侧骨盆内旋的风卷样畸形病人的骨盆前后位 X 线片。B. 骶髂螺钉对相同骨盆畸形病人固定后的前后位 X 摄片。C. 一例骶髂螺钉去除后前后位 X 摄片，拟进行三个阶段重建，即前后方韧带的松解、骶骨两侧和两侧闭孔支上方和下方的截骨、骨盆的复位和固定。D. 在三个阶段纠正骨盆风卷样畸形的骨盆重建后的 X 线片。即使畸形改善，但是需要太大的手术。因此，开始时恰当的复位与固定对病人的预后更加重要

要点与技巧

- 外固定针应该通过髂嵴定位孔植入,位于髂骨内外板之间。
- 对于后方不稳定的骨盆有效的复位要综合应用各种牵引方法,完全伸直位或屈髋可达45°牵引,结合骨盆后方部分的挤压复位。
- 禁用于放置C型夹于骶髂关节前方的髂骨环骨折病人。
- 在应用Pfannenstiel入路时,维持腹直肌附着在耻骨支前方。
- 在放置固定耻骨支内螺钉时,在向头端倾斜的闭孔斜位透视下,观察耻骨髓腔,确保安全固定走向。
- 前方入路指征:有骨盆后方的软组织挤压损伤,不能采用后方手术方法治疗不稳定的骨盆后方损伤;病人有多发创伤不能采用俯卧位;有骶髂关节前方的髂骨翼骨折。
- 后方不稳定的骨盆采用后方入路的指征:骶骨骨折;靠近骶髂关节后方的骶髂关节新月形骨折;神经根减压。
- 当耻骨联合断裂时,采用Jungbluth钳控制耻骨联合对于复位骶髂关节偶尔很有帮助。
- 另外一个技巧是用Farabeuf钳夹髂骨翼,控制半骨盆的旋转和挤压骶髂关节。
- 骶骨表面有凹的骨性标记,髂骨有凸的骨性标记,对于复位骶髂关节很有指导作用。
- 侧位X线放射影像观察对于防止骶髂关节螺钉固定时发生严重并发症是必不可少的一步。
- 在应用后入路手术时,暴露腰背筋膜上的臀大肌起点,不要直接切到髂后上棘(PSIS),不然会导致臀大肌的损伤,不要去除骶髂关节的软骨,但对于碎的软骨片可以去除。

康复

完全不稳定的骨盆损伤患者需要8周不负重,8周后病人可以进行适当负重和适度的主动活动与抵抗运动。双侧骨盆损伤的病人还需限于轮椅活动8周,绝大多数病人可以依靠助行器使健侧肢体活动。

总之,后方骨盆损伤的复位应该优先于髋臼骨折的复位和前方骨盆损伤的复位。开始复位前外科医生应该意识到前方的数毫米或者几度的移位会导致后方数厘米的畸形愈合。

新技术

未来的技术将有助于复位与固定骨盆损伤,包括较新的计算机辅助技术、微创骨盆固定导航技术。这项技术正发展迅速,不久将帮助外科医生测定畸形,利用微创技术在放置螺钉固定前更加精确复位,在处理骨盆骨折方面的困难已经逐渐减少。通过计算机技术固定和微创外科技术已经存在,然而另外的钳夹和复位技术还需要进一步发展和提高,以满足微创复位与固定技术的本质——体现它们的真正优势与好处。

预后

多项研究表明尽管骨盆损伤程度不同,但是骨盆受伤后的预后无明显差异。通常在这些研究中,严重不稳定型骨盆损伤采用保守治疗或只用外固定器。另有研究表明,半骨盆位移程度影响病人的预后[17,18],骨盆骨折后治疗的预后有从40%～100%的变化差异。总之,对于骨盆预后的研究表明:相关的伴随损伤比骨盆自身的损伤更能决定预后;在所有决定预后的因素中,神经的损伤程度更为重要。对于病人来说,神经损伤能够导致病人的功能障碍。一般情况下,外科解剖复位可以恢复骨盆的功能,防止骨盆的远期畸形[5]。有研究揭示,假如能够达到解剖复位,绝大多数病人能够重返工作和有好的预后结果。

并发症

对骨盆骨折病人外科手术有两个目的,即给予骨盆解剖复位和预防并发症的发生,对于损伤过程中发生的并发症一般不能预防,但对于医源性的并发症发生是可以预防的。Kellam等人报告了后路的手术方法有约25%感染率[15]。感染率高的原因是手术经过损伤的软组织,直接到达骨组织(而不是通过臀大肌皮瓣)。认真考虑软组织问题,就像解剖复位一样,可以将这种感染发生率降至2.8%[11]。如果后方的软组织已经有严重的损失,通过前路手术是一种好的选择。仔细的评估和Morel-Lavallkéé病变的治疗,可以降低感染发生概率。

虽然受伤所致的神经损伤可能发生,但是外科治疗必须努力防止医源性神经损伤。认真考虑解剖复位,以及适当的复位固定技术,可以防止这种仅次于受伤过程中所造成的神经伤害。体感诱发电位以及其他神经监测可以减少神经损伤的发生率。然而,在急诊环境下的神经监测是否有利是有争议的。作者所用神经监测仅限于纠正慢性严重的畸形愈合病例[5]。作者认为在急诊环境下神经监测没有必要。最后,由于骨盆骨折的复杂性和相关副损伤,复位和功能之间的绝对关系尚未明确证明。然而作者强烈建议,这也是被文献证实的和作者1 000多例骨盆损伤治疗的个人经验,越是复位接近解剖位置,病人的后期功能越好[11,17,18]。每一位外科医生应该去解剖复位和固定骨盆,避免并发症。

经验

- 不稳定的后方损伤需要内固定治疗。
- 外固定器可以用于机械和血流动力学不稳定骨盆损伤病人,用做临时救生设备。
- 外固定器可以用于相对稳定(即无垂直移位)的后方损伤(即开书样骨盆骨折),尽管作者喜欢选择耻骨联合接骨接骨板。当一侧骨盆内旋畸形超过20°,或大于1cm的下肢长度差异,或者当耻坐骨支断裂刺入膀胱或阴道时,外固定器治疗的一种选择。
- 物理检查骨盆的稳定性采用骨盆压缩试验。
- 当有大于5mm的骶髂关节移位、髂骨骨折,或骶骨骨折(有间隙而不是压缩)等X线表现时,影像学不稳定诊断就能够确立。但需要记住:骨盆损伤可能仅轻微移位但也有可能完全不稳定,对于骨盆的稳定性评估需结合物理检查和放射学诊断。
- 下骶髂韧带对于稳定十分重要,判断稳定性之前,要采用CT扫描观察。例如,CT扫描的上部切面显示骶髂关节间隙加宽,然而下部切面显示骶髂关节解剖复位。
- 对于骨盆损伤的非手术治疗包括骶骨压缩损伤、单一耻骨支骨折,或小于1cm分离移位的撕脱骨折,需要每周前后位X线片检查,连续4周,可以检查有无进一步的畸形发展。
- 对于耻骨联合分离达到2.5cm时有手术指征;小于此宽度,假如有后方损伤也需要固定,注意不要忽视后方完全不稳定的骨盆损伤。
- 后方的外固定装置(C型夹)可能会更好地压缩后方,但在有些病例如髂骨骨折位置在骶髂关节的前方时禁止应用。
- 固定耻骨联合时保留腹直肌附着于骨盆,不要去除耻骨联合的软骨面。
- 假如稳定的骨盆骨折有大于20°的半骨盆内旋,或有下肢大于1cm的不等长,或耻坐骨支损伤膀胱与阴道(斜形骨折)时,有开放手术指征。
- 大多数耻坐骨支骨折采用保守治疗,对于有大于1.5cm伴有后方不稳定损伤的移位一般采用手术治疗,主要是因为髂耻弓韧带遭到了破坏。
- 骶骨螺钉固定的主要并发症是L5神经根的损伤,可能由于导针、钻的缠绕或螺钉放置太偏前,以及导针在髂骨翼区反复进出损伤L5神经根。
- 骶骨的双侧骨折和U或H型骨折形式通常被误诊为简单的骶骨骨折,它由于能够致使神经损伤而有重大的致残性;这些损伤完全分离骨盆与低位脊柱的联系,通常造成驼背畸形,这可以通过侧位骶骨放射影像或骶骨CT重建观察到。
- 影响骨盆损伤的预后最重要因素是手术前神经的损伤,其次是伴随的损伤和复位的质量。

DVD 内容提要

视频19-1(光盘2)耻骨联合开放复位内固定与骶髂拉力螺钉固定 可见耻骨联合接骨板固定与经皮骶髂关节螺钉固定。Pfannensteil入路对耻骨联合分离的复位和接骨板的使用。

视频19-2(光盘2)骨盆不同类型倾斜骨折的开放复位内固定 该视频展现一个前骨盆畸形愈合所致一年轻女性性生活困难。Pfannensteil切口用去暴露畸形愈合,开放截骨,复位内固定去处理这种畸形。

视频19-3(光盘2)骶髂拉力螺钉 视频展现了骨盆后方的解剖及安装骶髂螺钉所涉及的风险,以及如何安全地实施这一技术。

视频19-4(光盘2)左侧骶髂关节骨折与脱位开放复位内固定 骶髂关节骨折脱位通过后入路暴露,用骶髂螺钉固定达到稳定。

视频19-5(光盘2)骶骨左侧骨折的开放复位内固定 对Denis Ⅱ型具有显著移位的骶骨左侧骨折采用后路开放复位内固定 可见开放复位与骶髂关节螺钉固定。

参考文献

1. Dalal Sa, Burgess AR, Siegel JH, et al. Pelvic fracture in multiple trauma: classification by mechanism is key to pattern of organ injury, resucitative requirements, and outcome. J Trauma 1989;29:981-1 000
2. Kellam J. The role of external fixation in pelvic disruptions. ClinOrthop Relat Res 1989;241:66-82
3. Reilly MC, Bono CM, Litkouhi B, Sirkin M, Behrens FF. The effect of sacral fracture malreduction on the safe placement of iliosacral screws. J Orthop Trauma 2003;17:88-94
4. Bucholz RW. The pathological anatomy of Malgaigne fracture-dislocation of the pelvis. J Bone Joint Surg Am 1981;63:400-504
5. Matta JM, Dickson KF, Markovich GD. Surgical treatment of pelvic nonunions and malunions. Clin Orthop Relat Res 1996;329:199-206
6. Dickson KF, Matta JM. Sleletal deformity following external fixation of the pelvis. J Orthop Trauma 2006; In press
7. Dickson KF, Frigon VA. Open reduction internal fixation of a pelvic malunion through an anterior approach: a case report. J Orthop Trauma 2001;15:519-524
8. Burgess A, Eastridge BJ, Young JWR, et al. Pelvic ring disruptions: effective classification system and treatment protocols. J Trauma 1990;30:848-856
9. Matta JM. Anterior fixation of rami fractures. Clin Orthop Relat Res 1996;329:88-96
10. Grimm MR, Vrahas MS, thomas KA. Volume characteristics of the intact and disrupted pelvic retroperitoneum. J Trauma 1998;44:454-459
11. Matta JM, Tornetta P III. internal fixation of unstable pelvic ring injuries. Clin Orthop Relat Res 1996;329:129-140
12. Cole JD, Bolhofner BR. Acetabular fracture fixation via a modified Stoppa limited intrapelvic approach: description of operative tech-nique and preliminary treatment results. Clin Orthop Relat Res 1994;305:112-123
13. Rout MLJr, Simonian PT, Grujic L. The retrograde medullary superior ramus screw for the treatment of anterior pelvic ring disruptions. J Orthop Trauma 1995;9:35-44
14. Hak DJ, Olson SA, Matta JM. Diagnosis and management of closed degloving injuries associated with pelvic and acetabu-lar fractures: the Morel-Lavallee lesion. J Trauma 1997;42:1 046-1 051
15. Kellam J, McMurtry R, Paley D, Tile M. The unstable pelvic fracture: operative treatment. Orthop Clin North Am 1987;18:25-41
16. Dickson KF, Hsu J, DiFusco J. Sacral fractures: new technique for reduction and results. Presented at the Annual Meeting, American Academy of Orthopedic Surgeons, Washington D.C., February 2005
17. Semba R, Yasukawa K, Gustilo R. Critical analysis of results of 53 Malgaigne fractures of the pelvis. J Trauma 1983;23:535-537
18. Tile M. Pelvic ring fractures: should they be fixed? J Bone Joint Surg Br 1988;70:1-12

第二十章 髋臼骨折

Philip J. Kregor, *Michael Stover*

髋臼是由髂骨、坐骨和耻骨在 Y 形软骨区融合而形成的一个骨性臼槽样结构。其与股骨头共同构成一个高度限制性的关节。Judet 等以及 Letournel 将这一臼槽样结构定义为由坐骨所支撑的双柱结构:前柱(由髂骨和坐骨构成)和后柱(由坐骨构成)(图 20-1)[12]。髋臼一旦发生骨折,会导致股骨头与其上方软骨面的匹配丧失,并往往会导致不良的后果。对此类损伤进行外科治疗时,如果能够避免手术并发症,通常能够保全髋关节的功能[3]。医师对于处理此类损伤的经验可以帮助其正确地进行术前影像学评估、确定最佳手术入路、进行适当的复位,以及了解并发伤对于治疗结果的影响。由于髋臼骨折相对罕见且通常为高能量损伤,故最好由在专科医院工作且专注于治疗多发性创伤病人的、受过高级训练的外科医师来进行处理。所有的骨科医师均应熟悉此类损伤的诊断和初步治疗方式,而对于髋臼骨折的初步治疗往往会影响其最终的治疗结果。当然,最佳的初步治疗同样也需要了解有关最终治疗方式的相关知识。

髋臼骨折最初往往是由于病人主诉腹股沟区或髋外侧部疼痛,或对于反应迟钝的多发伤病人进行常规骨盆前后位照片时发现的。对髋臼骨折的初始影像学评定,首先需要根据 Judet 和 Letournel 等所描述的六条"放射学线"来对骨盆平片进行界定(图 20-2;表 20-1)。尽管其并非特定的解剖学结构,但这些"放射学线"代表了在放射学投照下骨的切线区域,并对髋臼的支撑柱或壁进行了定义。对这些线的详尽评估,是了解髋骨这个复杂的三维结构的二维放射学表现的重要一步。此外,骨盆的前后位片也有助于与对侧的正常髋关节进行潜在的对照,以明确股骨头与其上方的"放射学穹顶"的关系是否发生了改变。当对骨盆前后位片进行复习时,应当保证尾骨和耻骨联合位于同一平面,否则,则应认为影像发生了旋转,对骨盆的畸形进行评估时必须考虑到这一因素。

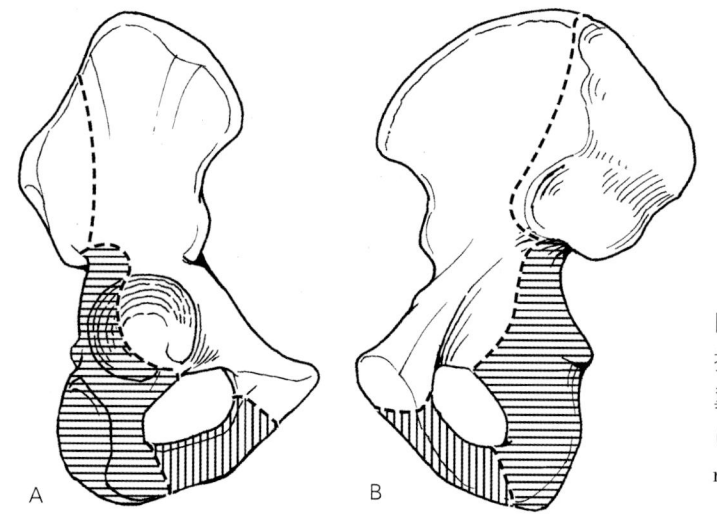

图 20-1 Judet 和 Letournel 等将髋臼定义为包括前柱和后柱。前柱(白色部分)包括髂嵴、髂骨翼、骨盆上口(pelvic brim)、前壁和耻骨支;后柱(阴影部分)包括后柱、后壁和坐骨。A. 髋骨(innominate bone)外面观。B. 髋骨内面观

第二十章 髋臼骨折

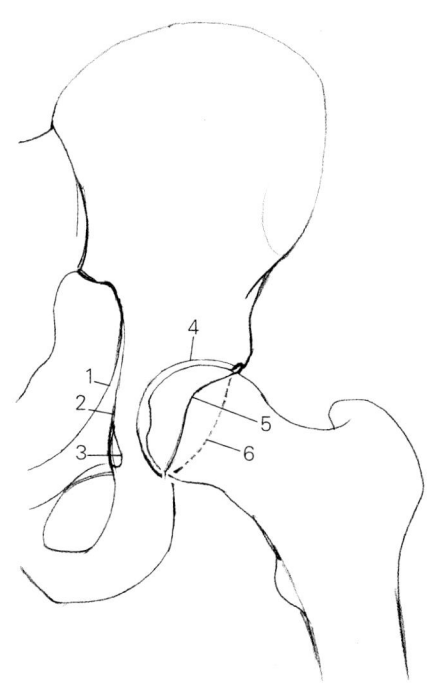

图 20-2 髋关节前后位 X 线片可见髋臼的 6 条标志线。注意髋臼前壁的外侧缘与后壁外侧缘的区别。
1.髂耻线;2.髂坐线;3.泪滴;4.臼顶;5.前壁;6.后壁

尽管有部分髋臼骨折可伴有明显的移位、半脱位和/或股骨头的脱位,但也有部分在骨盆前后位像上并不伴有明显的移位。斜位或 Judet 位像是在病人平卧向任一方向侧翻 45°时进行投照,其可以对髋骨进行垂直角度的评估(图 20-3)。其中闭孔斜位像较易获得,其得名缘于显示出了闭孔环的轮廓,投照时病人需患侧抬高 45°,痛苦较小。闭孔斜位像可助于观察前柱、后壁和坐骨支。

在评价诉有腹股沟区疼痛,但骨盆前后位片未见明显异常的高能量损伤病人时,闭孔斜位像的拍摄非常重要,可以很好地显示后壁、股骨颈或股骨头的细小骨折。与闭孔斜位像相对应的髂骨斜位像,投照时需要使病人侧翻而使患侧承重,由于疼痛而大多难以承受,往往不能获得满意的投照角度。髂骨斜位像有助于显示前柱、后壁和髂骨翼。要获得满意的投照角度必须用足量药物镇痛,方能获得有效的影像学信息。拍摄标准 Judet 位像时,侧方翻转角度应使得在 X 线片上股骨头内侧缘触及尾骨尖部为宜。如果确实无法获得满意的标准 Judet 位旋转投照角度,也可以使用 CT 轴向扫描来重建 Judet 位像,但由此得到的三维重建影像并不能完全替代 Judet 斜位像。

表 20-1 髋关节 AP 位 X 线片上 6 条髋臼线

1. 髂耻线
2. 髂坐线
3. 放射学泪滴
4. 放射学顶壁
5. 前壁
6. 后壁

分　型

对骨折平片的系统、有效的评估,有助于得出正确的诊断。而此种评估的重要性体现在据此可制定对病人相应的治疗策略。基于对尸体骨和

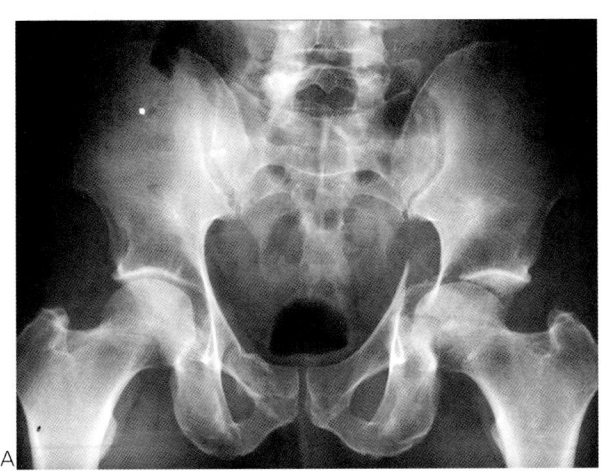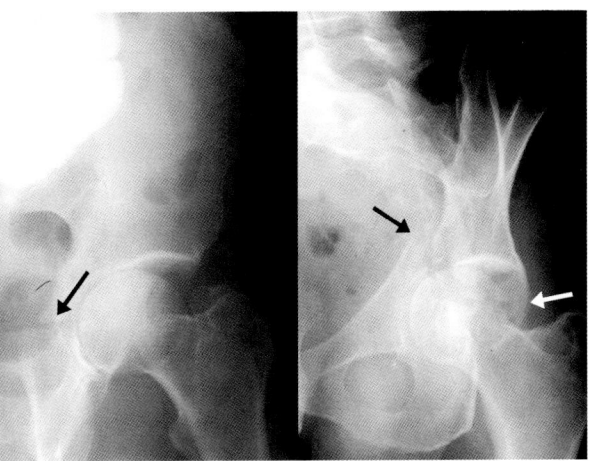

图 20-3 髋臼后壁横行骨折 X 线片示例。A. 前后位 X 线片显示髂耻线和髂坐线连续性中断,股骨头相对于髋臼顶向内移位。B. 髂骨斜位片显示后柱骨折(黑色箭头),股骨头向内侧半脱位。C. 闭孔斜位片显示,前柱明显移位(黑色箭头),如前所述股骨头向内侧半脱位。后壁骨折较为隐蔽(白色箭头)

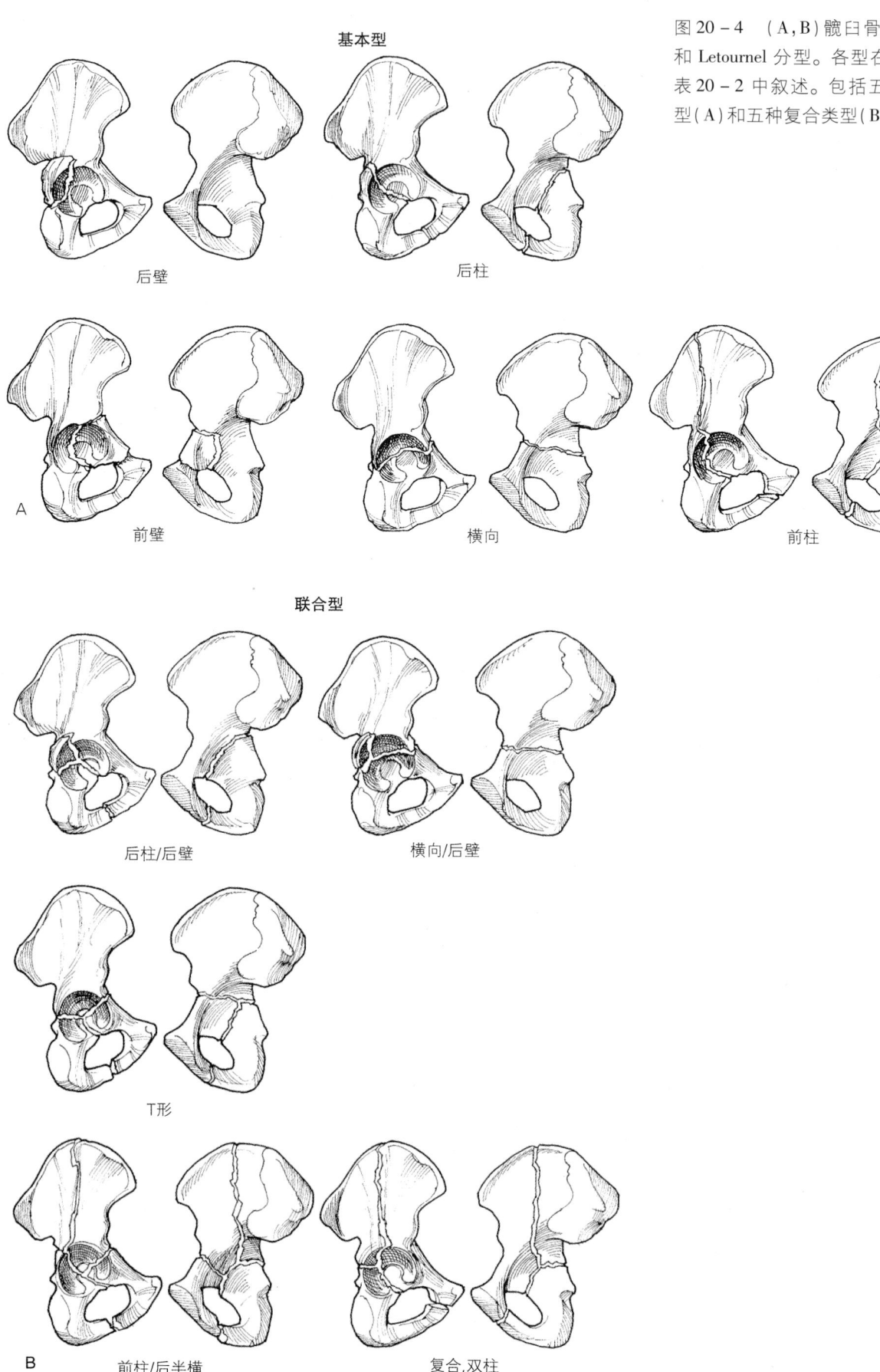

图20-4 (A,B) 髋臼骨折的 Judet 和 Letournel 分型。各型在文中及在表20-2中叙述。包括五种基本类型(A)和五种复合类型(B)

X线平片的分析,Judet 和 Letournel 等建立了一种髋臼骨折的分类系统[1,2],包括5种基本类型和5种复合骨折类型,并且其允许过渡型存在(图20-4A,B;表20-2)。Letournel 分型不仅描述了损伤特点,更重要的是描述了手术的入路[2,3,4]。准确的影像学诊断可以帮助医生选择最佳的手术入路,以获得最大限度的骨折复位。

表20-2　Judet-Letournel 髋臼骨折分类

基本类型
后壁骨折
后柱骨折
前壁骨折
前柱骨折
横向骨折
复合类型
后柱/后壁骨折
横向/后壁骨折
T型骨折
前柱(壁)/后半横骨折
复合型,双柱骨折

采用 Letournel 分型详细区分髋臼骨折已超出了本章的讨论范围。任何着眼于髋臼手术的外科医生都应该将髋臼骨折的分型了然于胸。这部分知识较难掌握,然而其在 Leturel 和 Judet 的经典专著里都有详细论述[4]。本章仅列出 Letournel 分型的名称。其详细的分型及手术入路已由 Letournel 描述过[2]。然而,Letournel 分型中的一些基本观点仍然十分重要,以下逐一回顾[4,5]:

五种基本类型包括:后壁、后柱、前壁、前柱和横行骨折。由于骨折线单一,因此 Letournel 将这些骨折称为基本类型。

- 五种复合类型包括:横形伴后壁骨折、后柱/后壁、前柱或前壁/后半横形骨折、T型骨折以及双柱骨折。由后面的讨论可知,髋臼骨折的分型在不同的医生之间一致性较高。也存在一些过渡类型,无法将它们归入任何一个大的类别,尤其是介于T型骨折、前柱/后半横形骨折和双柱骨折之间的类型。

- 柱的骨折使柱同髋骨分离,而壁的骨折仅存在一部分关节面的分离。柱的骨折可有一条骨折线进入闭孔,另一条骨折线位于坐耻骨支(下部)。

- 前柱骨折的骨折线可以发生在高位(髂嵴)、中间(髂前上棘)、低位(髂前下棘水平的腰大肌沟)或极低位的耻骨隆起等任何位置。

- 前柱骨折常会累及四边体的一部,这一征象合并典型的前柱外旋,使得易于发生股骨头的内移。

- 横形骨折累及双柱,但并不称为双柱骨折,因为后者属于复合型髋臼骨折中的一种。横形骨折属于基本型中的一种,其骨折线单一。此类骨折将髋骨的上半部分连同部分臼顶与下半部的耻骨坐骨部分离。耻坐骨部的旋转有两种形式:首先,其绕通过耻骨联合的垂直轴旋转,影像学上可表现为髋臼向内侧移位;其次,其可沿经过骨折的后半部和耻骨联合的水平轴旋转。横形骨折可以按照骨折线累及臼顶关节面的不同位置而进一步分为三个亚型:穿过臼顶(经顶型,transtectal);穿过髋臼窝(cotyloid fossa)的高点(近顶型,juxtatectal);穿过髋臼窝并累及前、后壁的下部(顶下型,infratectal)。

- 累及髂嵴的骨折包括前柱、前柱/后半横行和双柱骨折。

- 前柱/后半横行骨折可以视为前柱骨折和后半部分横形骨折的结合。后柱骨折发生移位的趋势较小,这一点与双柱骨折时累及后柱的情况明显不同。

- 老年人的低能量跌倒性损伤,多见为前柱或前柱/后半横形骨折。这两种骨折类型均可累及四边体(quadrilateral surface)(图20-5),导致髋臼顶内侧内陷("鸥翼征",gull wing sign)(图20-6)或后壁压缩。

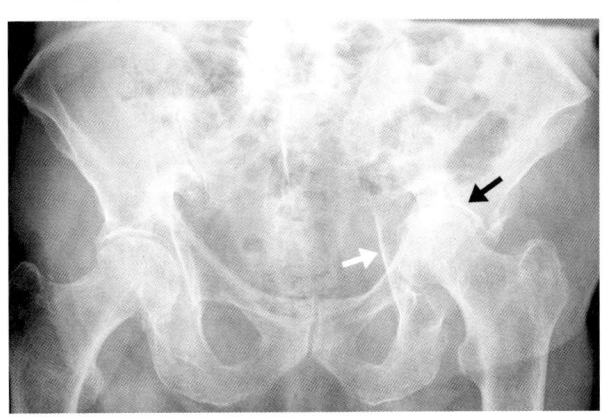

图20-5　骨盆前后位(AP)片,显示左侧髋臼骨折。骨折线通过髂嵴,但在正位骨盆片上较难辨认。髂坐线中断并移位,由此造成的成角破坏了四边体(白色箭头)。股骨头向内侧移位,臼顶成角畸形(黑色箭头),表明髋臼的松质骨受到压缩并形成粉碎性骨折

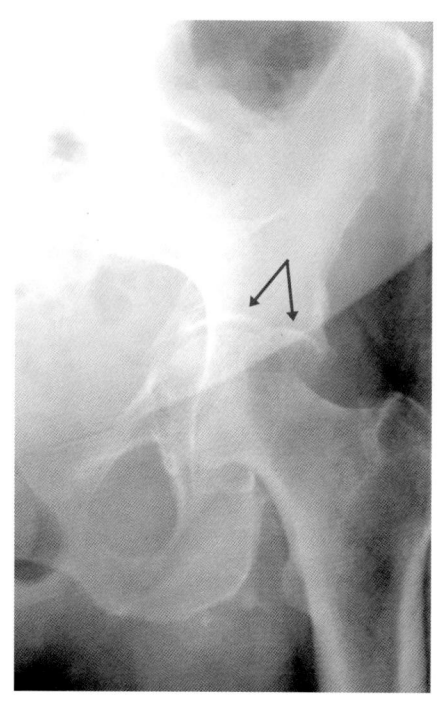

图 20-6 "鸥翼征"（箭头）。老年女性髋臼前柱骨折，髋臼卵圆窝穹顶受到压缩，股骨头的内侧缘靠近髂坐线。"鸥翼"的外侧部分是尚保持完整的部分髋臼窝，内侧部分是移位的前柱

- 复合型骨折中的双柱骨折的特点是在髂骨骨折块上不包含关节穹顶（图20-7，A-G）。另外，骨折线将前柱（已从髂嵴分离）和后柱分开。股骨头通常向内侧移位，前柱向外侧旋转，后柱向内侧旋转，髋臼唇在每一块骨折块上一般保持完整，因此股骨头与髋臼可保持匹配，称为继发性匹配。如果存在放射学上的"马刺征"（spur sign），则是双柱骨折的典型征象，该征象在闭孔斜位片中，与髋臼窝穹顶分离的髂骨下外侧缘表现明显。

Beaule 等证实，在每年都进行大量的髋臼骨折手术（>40例/年）的医生中，Letournel 分型方法具有很好的组间和组内可靠性[5]。研究证实，CT 扫描对于分型并无帮助[5]；然而，CT 可以对骨折块的数目（粉碎性）、骨折线的走行、骨折块脱位的情况、骨折的移位情况、髋关节内是否有游离体，以及髋关节是否塌陷进行观察。因此，适时的 CT 扫描对于术前计划还是十分有用的。

骨折线及骨折的移位对髋关节的最终影响，决定于骨折部位、骨折块移位程度以及骨折对髋关节稳定性的影响。最初，人们普遍认为涉及关节面上部的骨折能增加创伤后关节炎的发生率。Matta 等随后的研究采用髋臼顶弧角的概念描述关节面上部的受累情况[6]。这一角度定义为，在未牵引状态下，垂直于股骨头几何中心的直线及股骨头中心与髋臼关节面骨折线之间的夹角（图20-8），分别在三个投照位置上进行测量。测量此角要求股骨头不能半脱位，且顶弧角不能用于评估双柱骨折（鉴于发生继发性匹配，髋臼随着股骨头的半脱位而向内侧移位）或后壁骨折（此类型骨折通常在各个投照位置上均不表现为破坏髋臼的上关节面）。目前顶弧角的定义较之初期已经有所改变。现在认为，如骨折线以小于45°的角度进入髋臼，则是波及关节面上部的骨折。利用数学模型将此定义推导至髋臼的CT可知，当骨折线出现于自髋臼头侧开始1cm之内的CT层面时，则认为骨折波及髋臼承重部[7]。Vrahas 等通过对尸体标本的研究，试图提出预测骨折对稳定性影响的客观标准[8]。前柱骨折发生于髂前上棘以上（闭孔斜位髋臼顶弧角小于30°）及后柱骨折发生于坐骨棘以上（髂骨斜位顶弧角小于7°），可以导致单足站立位时发生股骨头半脱位。这是由于骨盆倾斜以及在单足站立时后侧应力作用于髋关节所致。这可能会对后续的骨折稳定性及髋关节活动范围造成影响。

尸体研究显示，当骨折波及关节面上部时，在多种情况下关节面的接触压力发生改变[9]。尸体标本压力敏感片测试显示，经顶型（高位）横形髋臼骨折如果阶梯状复位不良，可导致髋臼关节面上部接触面的压力增大。经顶型横行髋臼骨折空隙状复位不良，以及近顶型横行髋臼骨折阶梯状或空隙状复位不良，不会导致髋关节接触面压力的增加。这一结论结合骨折移位的情况，或许可以预测手术后非手术治疗后发生关节炎的可能性。

非手术治疗

髋臼骨折的非手术治疗适用于以下情况：
- 在平片或 CT 上用顶弧角来判断，骨折未累及关节面承重面；
- 伤侧大腿未牵引时，关节面上侧骨折移位小于2mm，股骨头与髋臼之间保持匹配；
- 后壁骨折累及的关节面小于20%，且关节内无骨块嵌顿；
- 双柱骨折发生继发性匹配。

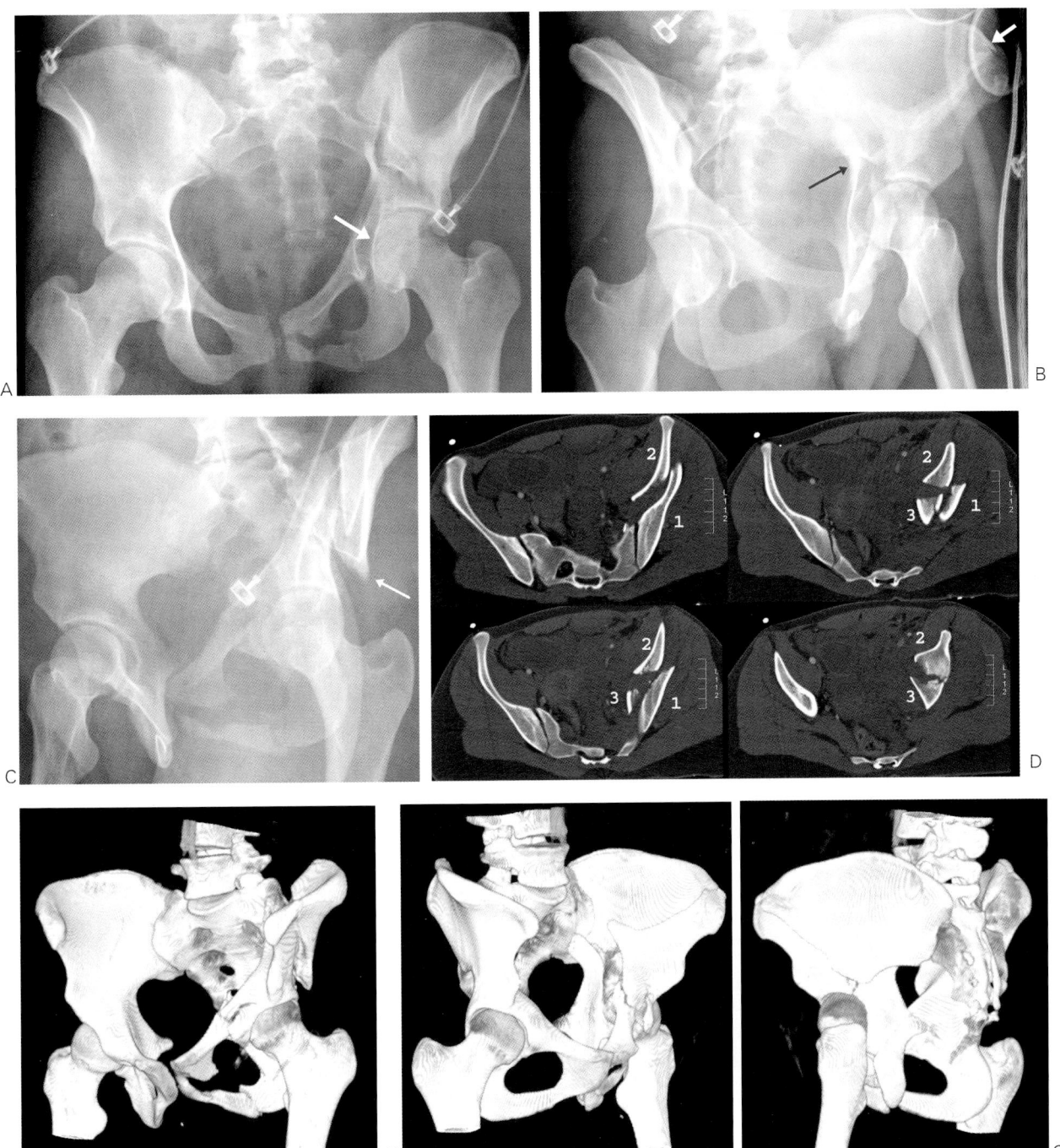

图20-7 复合型双柱骨折。(A)骨盆前后位平片显示股骨头移位至髂坐线前方,表明髋关节向内侧脱位(箭头)。(B)髂骨斜位片显示骨折线从髂前上棘延伸到髂嵴约 2.5cm(白色箭头)。也可见后柱的明显移位(黑色箭头)。(C)闭孔斜位显示"马刺征"(箭头),由髂骨的下/外侧缘构成。因此在髂骨上并不包含关节面部分。(D)几层 CT 轴状位扫描显示骨折的情况。图中 1 所指完整的髂骨,2 指前柱,3 指后柱。1 的下侧面构成了"马刺征"。(E)骨折的三维重建:闭孔斜位,以及(F)髂骨斜位,(G)髂骨外侧部"整体"观

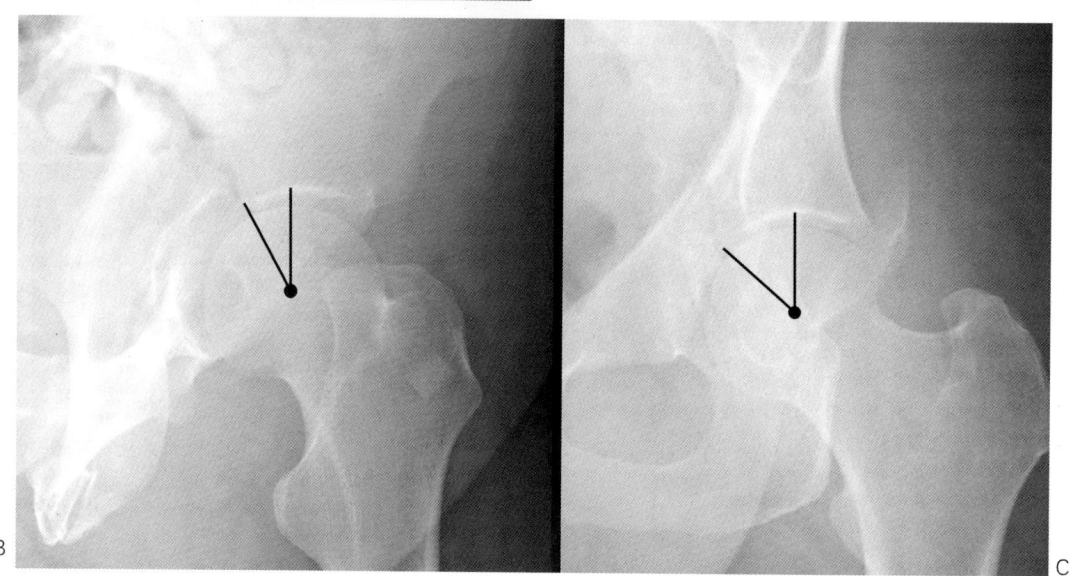

图20-8 顶弧角在(A)前后位、(B)髂骨斜位和(C)闭孔斜位片中的定义。股骨头几何中心画一点,经过此点做一垂线,经过此点及髋臼骨折线与髋臼缘交点做另一直线,两线的交角即为顶弧角

双柱骨折及其相伴的股骨头内侧移位共同造成关节应力的改变,大部分双柱骨折应进行手术治疗,除非存在禁忌证。微小移位的骨折有时难以归类,但是如果骨折移位确实十分微小,且股骨头能够复位,是否分类对这类骨折意义不大。如果条件允许,应立即给予患者伤肢30磅(10～15公斤)牵引。作者不推荐对髋臼创伤进行常规应力下评估,除非损伤为头端髋臼的边缘性后壁骨折或髋臼骨折伴有继发性骨盆环损伤。坚持这些评判标准可以对特定类型的骨折进行成功的保守治疗。另外,如果由于患者的一般情况不好,例如以前存在关节疾病、严重的粉碎性骨折、骨质情况不佳、手术切口区皮损或感染等而存在手术禁忌,那么保守治疗也变得十分必要。

对后壁骨折进行保守治疗时,医生一定要谨慎。骨折的发生部位及骨折的大小都必须予以考虑。即使骨折波及的关节面在20%以内,仍有可能造成髋关节不稳,尤其当骨折波及后壁的上部时表现更明显(图20-9)。如果在最初的静态放射学影像上不能明确诊断髋关节不稳,则可以采用应力下动态摄片进行诊断。Tornetta对符合保守治疗标准的患者的髋关节在运动时进行应力动态摄片,研究股骨头保持匹配的能力[10]。他认为保守治疗的指征为:在三个投照位置上的顶弧角大于45°,髋臼CT在头端10mm以内的层面后壁移位小于50%,髋臼在三个投照位都保持匹配。

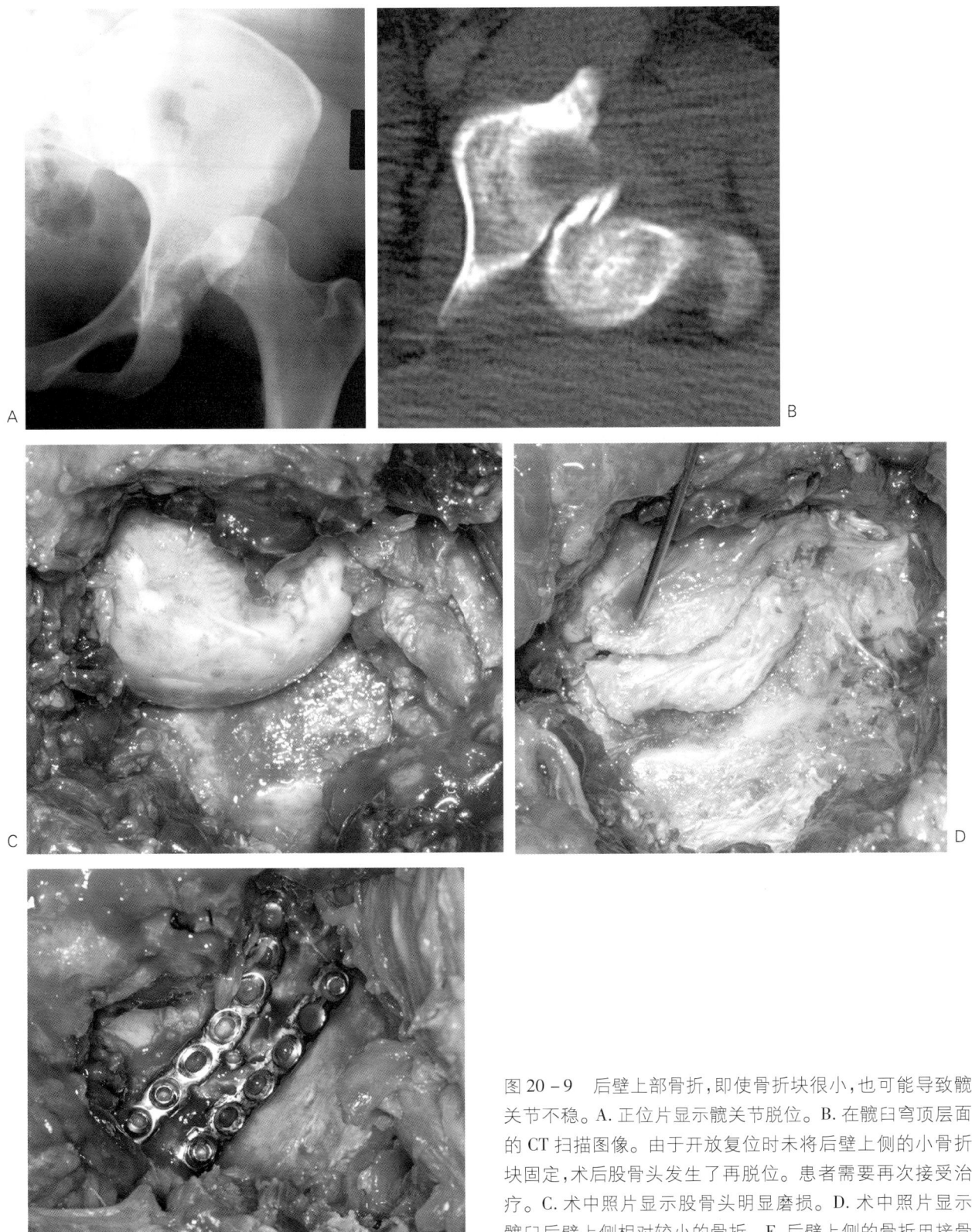

图 20-9 后壁上部骨折,即使骨折块很小,也可能导致髋关节不稳。A. 正位片显示髋关节脱位。B. 在髋臼穹顶层面的 CT 扫描图像。由于开放复位时未将后壁上侧的小骨折块固定,术后股骨头发生了再脱位。患者需要再次接受治疗。C. 术中照片显示股骨头明显磨损。D. 术中照片显示髋臼后壁上侧相对较小的骨折。E. 后壁上侧的骨折用接骨板进行固定

共有41例患者的41个骨折接受了应力动态摄片,以评估股骨头和髋臼顶的失匹配程度。骨折的平均移位为7mm。在12例患者中,动态摄片时可发现骨折块的移动,但仅有3例患者的匹配程度发生了变化(1例横形骨折,伴有耻骨联合分离;2例后壁骨折)。这3例患者接受了手术固定治疗,其他38例接受了非手术治疗。在非手术治疗组,患者感觉良好或极好的比例为91%。

手术指征

手术治疗髋臼骨折从不论从短期还是长远来看都是有利的。短期来看,手术可以重建髋关节的稳定性,有利于患者的早期活动。长远来看,手术可以延缓创伤后关节炎的发生率,延长关节的使用年限。只要能避免并发症的发生,绝大部分接受手术治疗的髋臼骨折都可以体现这种优势[3]。

任何伴有股骨头半脱位或股骨头与髋臼的失匹配的情况都可以进行手术。这些情况可能继发于骨折脱位或髋关节内骨折块存留。如果髋关节的位置正常,但是存在关节面上部的骨折块且脱位大于2mm,则也是手术治疗的强烈指征。这种情况下需依据患者的个体因素确定针对性的治疗方法。例如,相对于一位年纪较大、关节活动不多、对功能要求不高的老年人,手术更适用于一位20岁左右、单纯性髋关节损伤的年轻人。手术之前,需对骨折的类型、合并伤的可能对手术造成影响等方面进行详尽的考虑,医生应对自己是否具有足够的经验处理该损伤具有清醒的认识,还需要具有优秀的手术团队,患者的身体情况也必须稳定且足够承受手术打击。如果上述的任何一点不能做到,则需延期手术或将患者转往处理此类损伤更有经验的医学中心进行治疗。

手术治疗

手术解剖与入路

了解每种损伤类型的受伤机制,明确每种骨折的骨折线的位置及走行,将更有助于理解髋臼损伤的病理解剖学。髋臼(髋关节窝)的破损是由于股骨受力不均从而使股骨头撞击髋臼所致。在

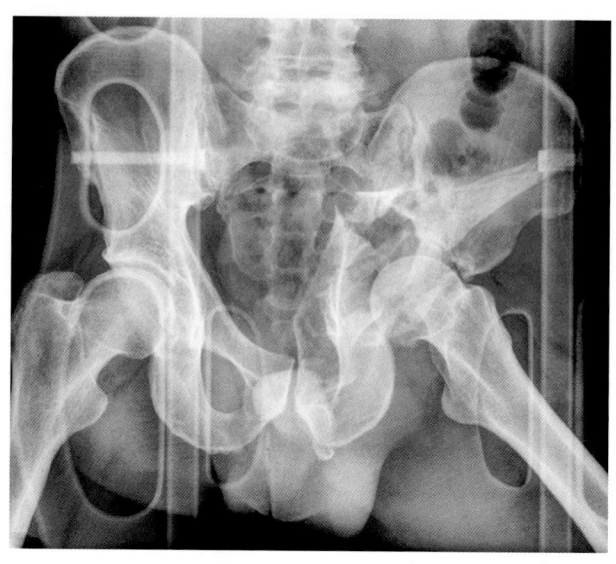

图20-10 图示复合型骨折中的双柱骨折,伴有股骨头内侧方移位。医生不可能期待通过单纯的骨牵引从而达到骨折复位的目的

合力的作用下,股骨头最终撞上髋关节窝,导致骨质损伤。典型的骨折块移位(综合考虑水平移位、旋转移位后的最终位置)决定于尚附着于骨折块上的软组织及损伤后股骨头的最终位置。由于骨折块是受牵拉作用而分离的,其倾向于绕股骨头旋转。牵引可复位股骨头至接近正常的位置,但很少能使骨折块复位及恢复关节稳定性(图20-10)。在行骨折手术复位之前采用牵引的方法使股骨头相对复位,可以去除致脱位力量,有利于后期的手术操作。这是髋臼骨折手术时推荐使用牵引床的一个主要的原因[3,11]。明确牵引后尚残留的骨折移位,可以使医生在手术中做到确切复位,以达到成功重建髋臼的目的。

皮肤准备与抗生素使用

术后感染是极严重的并发症。因此皮肤准备及术区皮肤的覆盖应十分仔细,在切开皮肤之前应使用一次抗生素。需采用塑料膜将术区覆盖,使其与身体其他区域分隔开。这一点在创伤患者中尤其重要。皮肤的清洁需结合使用碘附/酒或酒精碘附混合物(Duraprep, 3M Corporation, St. Paul. Minnesota)。切口部位用 Ioban(一种手术贴膜,3M Corporation)覆盖。切皮前30分钟使用一代头孢菌素(头孢唑林)或万古霉素并常规持续使用48小时。如果怀疑有革兰阴性菌感染(如尿道损伤,多发伤患者),需加用氨基糖苷类抗生素,术前及术后48小时持续使用(庆大霉素300mg, IV, q24h)。

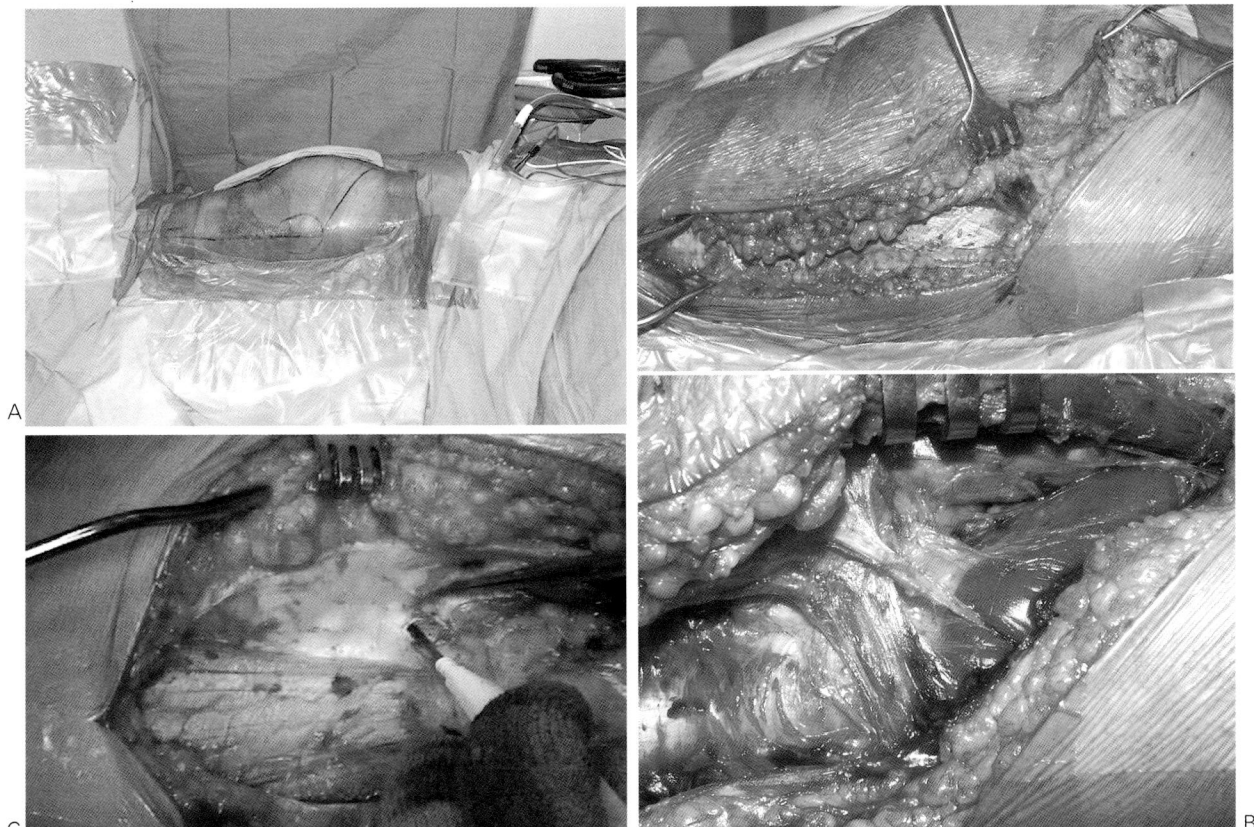

图20-11 图示俯卧位 Kocher-Langenbeck 切口。A. 皮肤切口。切口向下从大粗隆尖端延伸到股骨全长的近侧一半，向上与水平部分成接近110°角，并指向髂后上棘。B. 切开皮下组织及髂胫束，切开覆盖于大粗隆囊（下层）上的臀大肌筋膜（上层）。C. 在臀大肌与股骨后外侧连接点约1.5cm处将其切断，在此筋膜下，距筋膜顶端约1.5cm处为第一穿动脉的分支

Kocher-Langenbeck 入路（视频20-1，光盘2）

Kocher-Langenbeck 入路适用于后壁骨折、后柱骨折、后柱/后壁骨折、大部分横形骨折、多数横形伴后壁骨折以及部分T型骨折。患者俯卧或侧卧于可透X线手术床上。多数情况下首选俯卧于经特殊设计的骨科手术床上，采用这种体位有如下优点：

- 俯卧位有助于沿四边体表面进行触诊，以感知坐耻骨部的复位；
- 有利于术者沿坐骨大切迹到前柱/骨盆边缘放置复位钳；
- 该体位使患髋呈伸髋屈膝位，便于放松坐骨神经；
- 俯卧位及轻柔牵引均可降低股骨头作用于骨折部位的应力，以利于骨折复位；
- 患者仰卧，伸髋屈膝，以安全、可控地牵引髋关节，以便清除关节腔内的碎骨片，有利于对复位进行评估；

- 有助于对手术肢体更好地进行皮肤准备及铺单。

侧卧位的优点包括必要时可以进行大粗隆翻转截骨术，以达到术中使髋关节脱位的目的。另外，这种体位不需要特殊的手术床和设备。

Kocher-langenbeck 入路可以完全直视坐骨大切迹、髋臼上部、后柱、髋臼下沟（subcotyloid groove）等区域，有利于触诊骨折部位及复位四边体。

患者在髋臼骨折手术床上的体位十分重要。一定要保证患者身体水平，将手术侧和非手术侧的腿/足套入足套中，检查臂丛，确保其未受到过度牵拉。使上肢和躯干成70°角可以确保臂丛的安全。术侧需置于髋关节轻微伸展、膝关节屈曲60°的位置。髋关节的轻微伸展可以放松髂股韧带，以利于术中牵拉髋关节，复位骨折及取出关节内游离体。拉钩及牵引器应避开坐骨切迹，以免对神经造成过度牵拉。

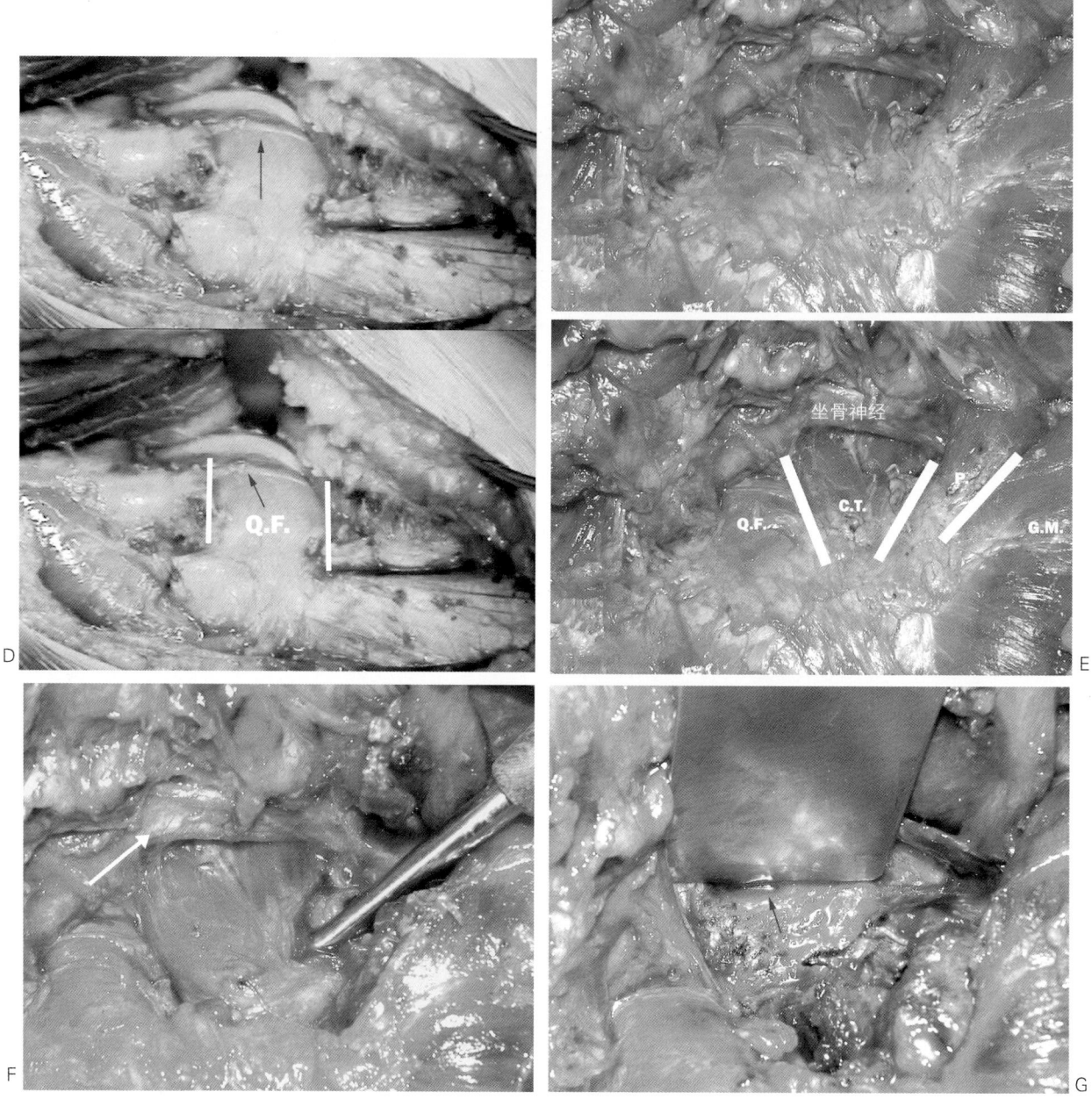

图 20-11(续)　D. 坐骨神经于股方肌(Q.F.)后缘可见,后者较宽,肌腹指向臀大肌附着处。E. 短外旋肌和坐骨神经解剖,在多数病例中,坐骨神经位于股方肌(Q.F.)后、联合腱(C.T.)后和梨状肌(P.)前,向头侧牵拉臀中肌显露臀小肌。F. 用木柄弯曲提升器使得联合腱下面与髋关节囊处于同一平面,于联合腱后缘可见坐骨神经(箭头)。G. 于坐骨小切迹(箭头)放入坐骨神经牵开器以保护坐骨神经,助手于对侧牵拉牵开器以及标记的闭孔内肌和孖肌,有助于坐骨神经的保护

切口从髂后上棘向大粗隆延伸约 5cm,然后转向下至股骨中线(图 20-11,图 20-12)[2,12]。锐性向下分离至与髂胫束相连的臀大肌筋膜,然后沿股骨中线从远侧向近侧分开髂胫束。分离髂胫束时需注意不能太靠近股骨后侧,因为这样有可能侵入臀大肌与股骨近端后外侧缘的附着点。

将髂胫束分离至大粗隆水平后,必须触摸臀大肌的纤维,确定其上三分之一与下三分之二交界处的嵴。这样就可以确定臀上动脉(臀大肌上三分之一)和臀下动脉(臀大肌下三分之二)的血管间距。当医生用食指触诊确定了该分界线时,才可以分开覆盖在这个区域上的筋膜。然后将臀大肌

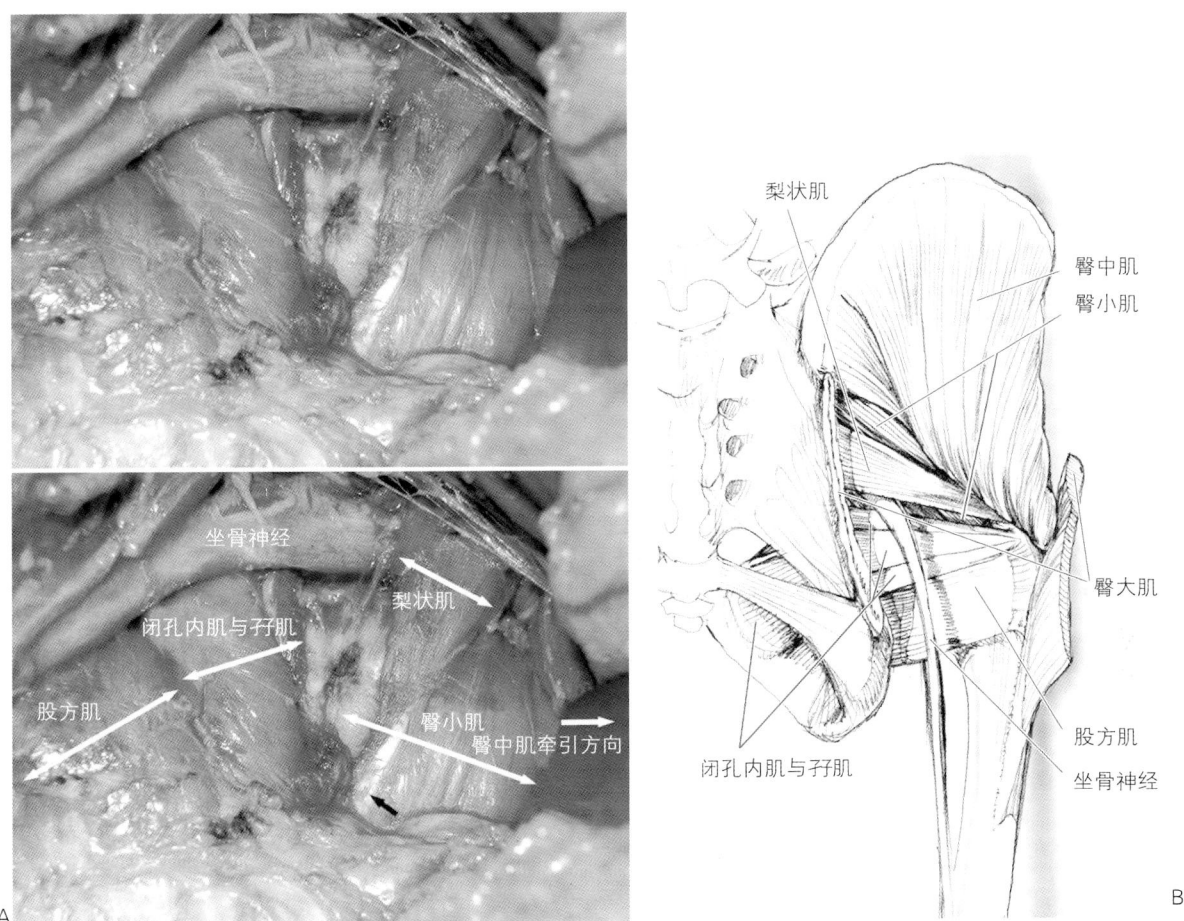

图20-12 在仰卧或侧卧体位下的Kocher-Langenbeck入路。坐骨神经在股方肌深面最易找到。其从联合腱(闭孔内肌/上下孖肌)后方通过,在大多数情况下经过梨状肌肌腹的前面。注意臀小肌延伸到梨状肌肌腹的深部的前面。A. 术中图像—黑色箭头指示梨状肌肌腱。B. 示意图

从股骨近端距其附着点约1.5cm的地方切断,这样可以较容易地牵开后侧的皮瓣。Kocher-langenbeck入路较容易犯的两个错误是切口向远端显露不足以及未充分分离臀大肌。犯任何一个错误都将导致牵开后侧皮瓣变得困难。切开臀大肌后,于大粗隆处放置Charnley牵开器,在臀大肌筋膜的后侧和髂胫束的前侧牵开。

下一个重要的步骤是确认并保护坐骨神经。在择期髋关节重建患者中,坐骨神经一般位于梨状肌肌腹附近。然而,在髋臼骨折的患者,这一区域的解剖结构被显著破坏,寻找坐骨神经的最佳位置是在股方肌的后缘。找到坐骨神经后,可以将其从周围的脂肪组织中游离。大部分病例中,坐骨神经位于闭孔内肌前、梨状肌之后,有时也存在一些变异[13]。进一步需要确定股方肌和孖肌的间距。联合腱由上孖肌、闭孔内肌和下孖肌组成,医生须在联合腱下方和髋关节囊之间分离出间隙。然后用手在联合腱先表面的上端触到一条较厚的肌腱,此为闭孔内肌腱。联合腱包含闭孔内肌和上下孖肌,在距其穿入大粗隆后方1.5cm处将其横断。横断联合腱需注意其附近的旋股内侧动脉深支的位置。在此处,该动脉位于闭孔内肌肌腱前面,靠近股骨近端[14]。基于同样的原因,在闭孔内肌/联合腱被切断后,再将梨状肌在其入口处1.5cm横断。在确认并切断了闭孔内肌后,医生可以沿肌腹找到坐骨小切迹,可顺梨状肌逆行找到坐骨大切迹。在闭孔内肌和髋关节囊/后柱的深面有一系带。在闭孔内肌肌腱和坐骨小切迹深面有一滑液囊,该囊有助于辨别坐骨小切迹。由于骨折的类型不同,所需的手术暴露范围也不一样,必要时可将臀小肌从下方向上方牵起以增加显露范围。髋臼后方的结构也可因此得以暴露。

完成髋臼后面的暴露后,对不同骨折的复位

方法将在后文手术技巧部分中详述。在复位过程中，必要时可沿坐骨大切迹向髋臼内侧壁（四边体）触诊。为达到这一目的，可用弯曲的拉钩，从坐骨大切迹处将短外旋肌从四面体牵起，梨状肌和短外旋肌的肌腹就被从四边体上拉开了。

髋臼骨折复位后，采用高压冲洗装置对术野进行彻底冲洗，一般需使用6L的无菌盐水。用1号可吸收缝线将梨状肌肌腱和联合腱缝合（注意保护旋股内侧动脉），臀大肌肌腱采用5号丝线缝合。在水平面以下置入2根1/8英寸直径的负压引流管。用1号线缝合筋膜，皮下组织处亦放置引流，然后用不可吸收线缝合，最后用皮肤钉对合皮肤。

髂腹股沟入路（视频20-2，光盘2）

髂腹股沟入路最初由Letournel描述，该入路能够到达从耻骨联合到骶髂关节的整个前部骨盆[2,3,12,15]。之前的前侧入路对骨盆中部到腰大肌的显露都不满意，对四边体的暴露也不够充分。髂腹股沟入路利用三个"窗口"显示内侧髂窝：前柱，骨盆边缘，耻骨联合周边区域以及四边体。"窗口"由髂腰肌及髂外血管形成。外侧窗可以暴露髂窝及骨盆环的上部。中部窗位于髂腰肌和髂血管束之间，可以显露四边体和髂耻隆起。内侧窗可以到达耻骨上支、耻骨联合以及耻骨后隙。

髂腹股沟入路适用于前柱骨折，前柱/后半横形骨折以及复合型双柱骨折，也可以用于前壁骨折和横形骨折中骨折脱位主要发生于前部时。该入路最适合于从耻骨联合到髂耻隆起范围内波及耻骨的骨折，以及波及髂骨前部和髂嵴的骨折。该入路的主要局限是不能直接到达关节，对关节内骨折只能采用间接复位的方法。对于前柱/后半横行骨折及双柱骨折，在后部骨折块和残存的骨折边缘之间存在软组织铰链，这有利于间接复位后部骨折块。

患者仰卧位，髋关节稍屈曲，以放松髂腰肌。术中麻痹腹部/髋关节的肌肉群可以使这些肌肉更容易回缩。患者置于骨折手术床上，患肢保持活动度，并对术区进行准备。标准的髂腹股沟切口（图20-13）从耻骨联合上方1~2cm处，向上柔和弯曲延伸至髂前上棘下方，沿髂嵴下方经过髂嵴最外侧缘。切开皮肤及皮下组织后，可以辨认腹外斜肌筋膜，及在髂嵴处的腹内斜肌和髋外展肌筋膜。外侧窗是通过切断腹肌进入髂嵴处及髂肌进入髂骨内面处来显露的。在前侧将髂腰肌从内侧髂窝牵向骨盆边缘，在后侧牵向后侧骶髂关节。正确处理髂骨滋养动脉十分重要。要用骨蜡封住骶髂关节外前方1.5cm处的滋养动脉口，以防止大量出血，然后用湿纱布填充该区域。

在浅层，辨认腹股沟外环后，即在该环上方从腹直肌外缘到髂前上棘上方将腹外斜肌筋膜分开。在腹外斜肌远端，用Penrose引流膜将腹股沟管的内容物（精索，髂腹股沟神经）分别包绕分开。腹股沟管的底壁由腹内斜肌和腹横肌组成的联合腱构成。远端边缘由腹股沟韧带构成。该韧带的外侧部分较坚韧且清晰，内侧插入耻骨结节的部分较薄。切开该韧带接近腹外斜肌筋膜2~3cm处可显露真骨盆。分离该韧带外侧时要小心，由于在大部分人群中，股外侧皮神经即位于该韧带的下方。一般情况下，该神经位于髂前上棘内侧1~2cm处，但是位置有变异。由于联合腱的外侧在髂前上棘处被切断，髂腰肌前部的大部分可从阔筋膜张肌远端牵起。进一步屈髋可以向内侧掀起髂腰肌至髂耻隆起和骨盆上口前部。在骨盆上口向内侧切开至四边体表面，到达髂耻弓。

在腰大肌前面从外侧向内侧进行钝性分离有助于看清位于髂腰肌肌腹内侧的股神经。为了到达真骨盆，需要分开位于髂腰肌内侧的髂耻筋膜。髂耻筋膜将髂腰肌和股神经从髂外血管近端分离，因此分开此组织时必须谨慎。一些连接髂腰肌肌腹和髂外血管的小分支需要结扎。可在髂耻弓内侧触知髂外动脉/股动脉的搏动。然后从前向后将髂耻弓的内外侧分开，随后切断。用引流管将股神经和腰大肌分开，这有助于后续操作时对肌肉的牵拉及在中间窗进行操作时保护股神经。从中间窗在四边体上放置牵开器将血管牵向内侧，髂腰肌和股神经向旁边牵开，使该区域得以更好地显示。需注意不能将髂外动脉和静脉向内侧牵开时间过久，并要定期检查牵开器远端的动脉搏动情况，防止出现股动脉阻塞而造成处理困难。

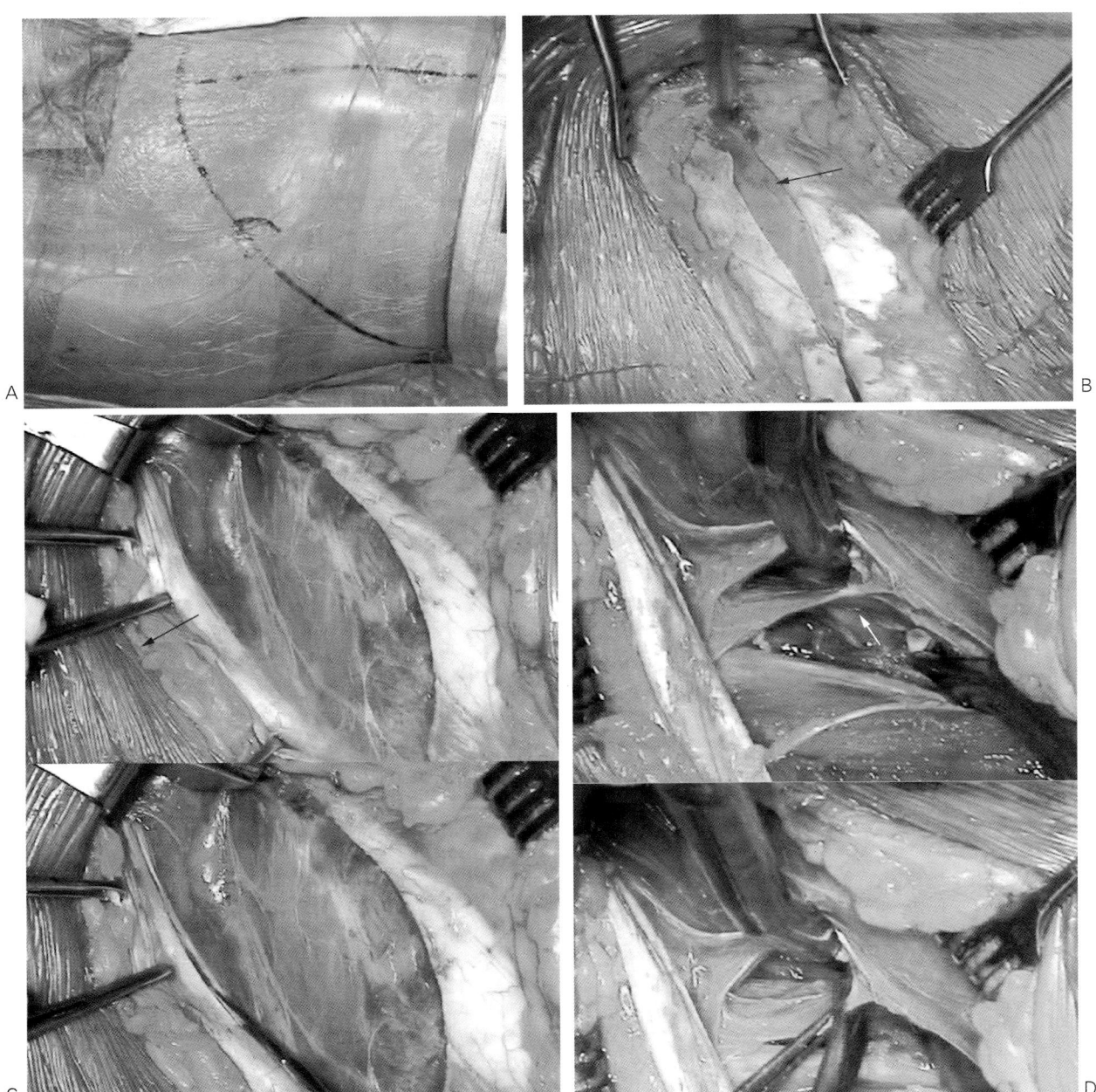

图 20-13　髂腹股沟入路。A. 皮肤切口，从耻骨联合上方 2cm 弯向髂前上棘（标记）并沿髂嵴外侧延伸。皮肤上设计的切口线，包括腹中线，代表白线。注意此为侧面观。B. 切开皮下组织以后，找到腹股沟外环（箭头）。下一步分离腹外斜肌。C. 腹外斜肌筋膜翻向远端（箭头），分离腹股沟韧带（腹股沟管的底壁），保留腹股沟韧带头端的 3～4cm 纤维。D. 分开腹股沟韧带后髂耻弓（箭头）可见（上面观）。将此筋膜向下分离（下图）至耻骨隆突及后侧骶髂关节

在从中间窗牵开四边体的血管之前，要将中间窗扩大。在腹壁中线、弓状线的下面，腹肌的筋膜融合为一层覆盖于腹直肌外面。为了扩大中间窗，从先前做的腹外斜肌腱膜切口经过腹直肌向中线延伸。在腹直肌远端将这一层筋膜向上牵开，其进入骨盆前侧的部分予以保留，以待手术结束前对其进行修复。从耻骨上支处横行切断腹直肌。进入腹直肌后 Retzius 间隙，将膀胱从耻骨体后缘移开。不建议切开腹直肌外缘的浅层，以免该处的淋巴系统被破坏。然后用一根手指分别从中间窗和外侧窗沿着耻骨支后面进行触摸，感受是否存在血管的吻合支[16]。在用血管夹或烧灼法处理血管后，即可安全地对耻骨上支和四边体进行骨膜下暴露。为了从外侧窗显露四边体，髋关节需屈曲 50°～60°。如果在骨折手术床上，则无法做到这一点。因此，采用骨折手术床时需更多地从中间窗对后柱进行间接复位。

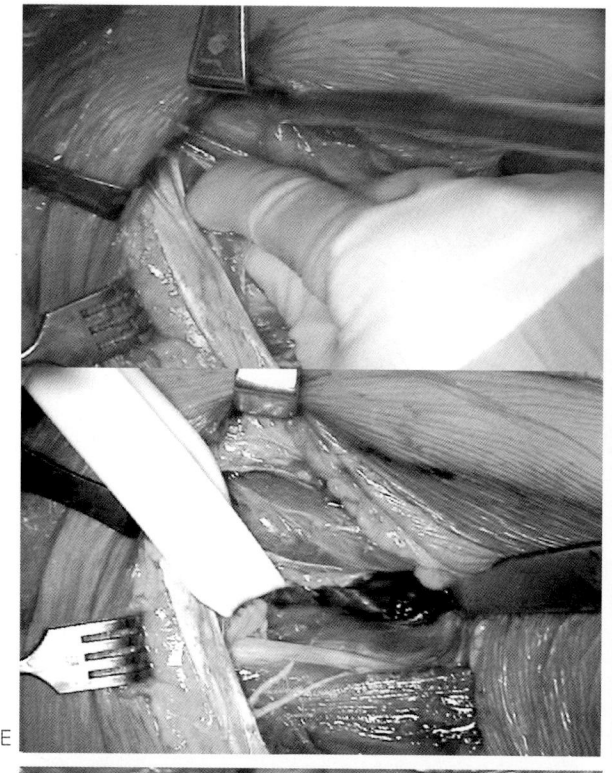
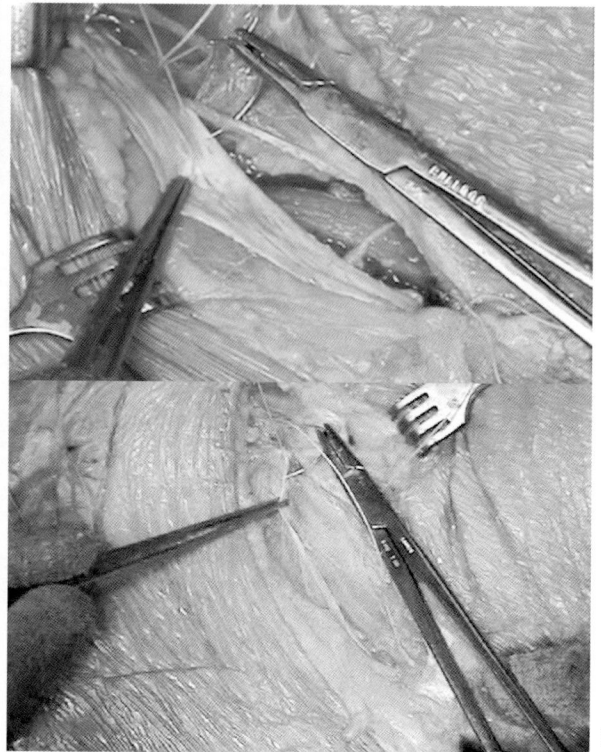
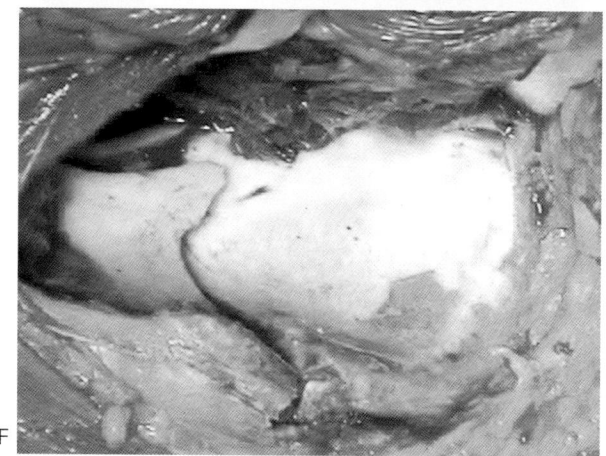

图 20-13（续） E. 触知髂外动脉及静脉后，用烟卷引流管将其隔离。下图展示的是"中间窗（middle window）"，医生可以通过将弯曲的拉钩置于坐骨棘上直视四边体。F. 术中照片示"外侧窗"，可显露内侧髂窝。可见前柱骨折。需要时，该窗可用于显示和复位骶髂关节。G. 在髂腹股沟入路的最后，腹股沟管的底壁（上图）采用连续缝合法修复，腹外斜肌腱膜也予以闭合（下图）

很多改良的髂腹股沟入路也曾有广泛报道，分别可以在特定情况下显露髋骨和髋关节的特定区域。Weber 和 Master 描述过一种向后侧延伸的入路，可用于骶髂关节骨折时显露髂骨的后外侧部分[17]。Kloen 等描述过联合髂腹股沟入路与 Smith-Peterson 前侧入路，以显露髋臼前缘并可进入髋关节[18]。经腹直肌在中线处切开，消除中间窗，从而扩大作为髂腹股沟入路一种的 Stoppa 入路的显露范围，也有利于改善术中视野，有利于向四边体及后柱置入复位钳及内固定物[19]。

扩大入路

扩大入路应用于复杂性骨折的重建，可以同时到达前柱、后柱及关节面。因此应从侧方做切口，且需将外展肌从髂骨外侧牵开。术式包括散射型[20]、T 型[21]以及扩大的髂股入路[2,12]。这些入路通常用于同时包含前柱和后柱的骨折，以及存在一些特殊情况，使得单纯的 Kocher-Langenbeck 入路或髂腹股沟入路不能可靠地复位对侧的骨折。这些情况包括：

- 双柱骨折波及骶髂关节，后柱或后壁的骨折脱位较明显。
- 双柱骨折，前柱及后柱的边缘不连续（表明前后柱在髋关节囊内错位，致使后柱的间接复位变得困难）。
- 高位（经顶型）横形骨折，横形骨折伴后壁骨折及 T 型骨折，尤其是伴有骨盆环前侧损伤（耻

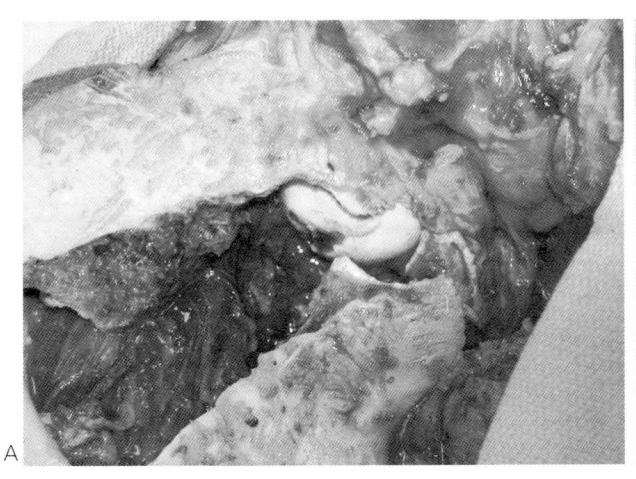 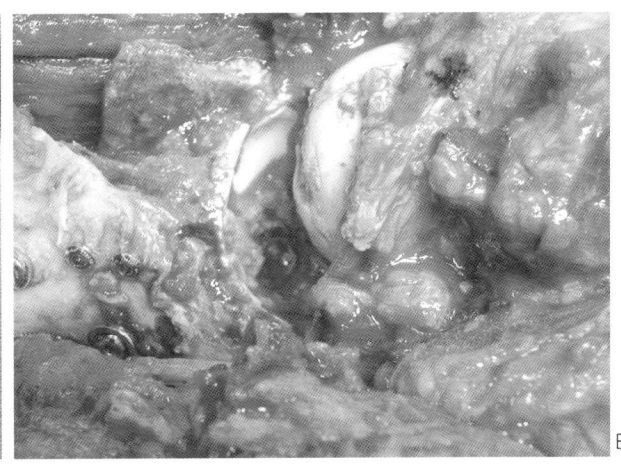

图 20-14　扩大髂股入路。A. 通过髂股入路充分显露髂骨外侧。B. 经髂股入路切开关节囊使髋关节内脱位,直视髋关节表面

骨联合分离或骨盆环边缘骨折)。

- 波及双柱的骨折超过 3 周。骨折处出现骨吸收和骨痂形成,致使复位困难,只能通过直视关节面达到复位。

扩大入路的相对禁忌证包括:高龄(>50 岁),软组织撕脱伤,肥胖症,髂内血管主干闭塞及创伤性脑病。医生需综合考虑该入路扩大术野的优势与并发症增加的劣势,从而决定是否采用之[3,22]。

作者经常采用的扩大入路法为扩大的髂股入路。下一部分将对此进行详细介绍。

扩大髂股入路

扩大的髂股入路可以暴露整个髂骨的外面,坐骨大切迹区,骶髂关节区以及耻骨隆起水平以下的骨盆环。Letournel 介绍过扩大的 Smith-Peterson 入路,该入路可以到达髋臼后缘及坐骨支尾端[2]。患者侧卧,采用股骨远端牵引,髋关节及膝关节屈曲以松弛坐骨神经。入路可分成 4 部分(图 20-14)。在髂后上棘外侧做皮肤切口,随髂嵴弯向髂前上棘。这一步需摸着髂嵴,从髂后上棘逐渐切开至髂前上棘,经过阔筋膜张肌的肌腹直到髌骨外缘。腹肌和髂外展肌的分界线位于髂嵴。在髂嵴处将臀中肌和臀大肌的起点剥离,顺着臀小肌将其从髂骨外侧向坐骨大切迹的头侧和髋臼上缘翻开。需将臀大肌从起点处完全剥离,以利于后续操作。

腿部的切口需要向远端延伸至腿部一半的长度,经过阔筋膜张肌汇入髂胫束处,切开其上覆盖的筋膜,将肌肉从其髂骨前外侧的起始处拉开,同外展肌一起牵向后侧。在远端,将阔筋膜张肌后侧的覆膜切开,阔筋膜张肌牵向外侧,可见其覆盖于股直肌上的部分。切开这一部分时需小心,因为旋股外侧血管的升支即在此层之下。将其分离并结扎后,翻转的皮瓣就可以任意移动了。医生可以容易地辨别切口远端的股直肌和股内侧肌。然后,可将近端外展肌的皮瓣沿髋臼上缘尽量向后侧及头侧牵开。将臀肌的蒂部从坐骨大切迹前部牵开。在切口内可容易地触及股骨粗隆,其位于一层致密韧带组织的下方。臀小肌腱通常可在髋臼上缘寻及,可延伸到粗隆尖端。在远端,用一根手指沿股外侧肌触摸,可触及其汇入粗隆处。这两个标志可引导医生切开韧带组织,常需用大剪刀从粗隆的前外侧切开。

将臀小肌腱从粗隆处游离,然后用一指从后侧由远及近触诊,辨认倾斜插入的臀中肌。从粗隆处切断其肌腱或采用大粗隆截骨的方法将其游离。如果采用肌腱切断术,需一次性切断,且沿肌腱走行在两断端埋置丝线,以标记其方向和位置,待术毕缝合。如果采用截骨术,需在梨状肌汇入点的外缘截骨,以保护供应股骨头的血管[14]。最后,后柱和坐骨大切迹的暴露形式与前述的 Kocher-Langenbeck 入路相似。将梨状肌和闭孔内肌从粗隆处切断,翻转至髋臼后缘。切开关节囊的前上方可以直达关节面。从坐骨大切迹可达四边体和真骨盆。由于是通过上方或前方到达骨盆内面,因此操作时更需注意。如果骨折线是沿着髂嵴走行的,则需对合髂前上棘和髂前下棘,以保护供应前柱的血管。可从棘间进入骨盆环,进行复位和固定。对于横形或 T 型骨折,需保护附着于

髂嵴的软组织,以保护髂骨前方的血供。在这种情况下,可以将汇入的股直肌切断,以便看清横形旋转骨折时延伸到髋臼前缘的骨折线。可将髂腰肌从骨盆边缘牵开,以便直视下复位及内固定,同时保持腹肌在髂嵴上的附着点。

手术技术

Kocher-Langenbeck 入路处理后壁骨折(视频 20-1,光盘 2)

对后壁骨折进行术前评估时,须注意以下几个重要的问题。

- 后壁骨块是否向前移位?移位有多远?医生在术前应该明确,使用 Kocher-Langenbeck 入路能否获得满意的直视和骨折复位。在某些病例中,后壁骨折的骨折线会一直延续向上,由于臀中肌和臀小肌的遮挡,后壁无法直视;而为获得满意的显露不得不完全分离肌组织,甚至可使后者完全丧失血运。上述情况一旦发生,处理起来非常棘手。如果骨折线确实向上或向前过于延伸,则可能需使用 Ganz 粗隆翻转截骨术[23](Ganz trochanteric flip Osteotomy)。
- 后壁骨折的特征,包括骨折块的大小以及是否合并碎骨块,均可以通过前后位和闭孔斜位 X 线片获得满意的显示,并通过 CT 扫描来进一步证实。
- 重视关节内骨块的问题。如果存在关节内骨块,必须对骨块的大小和数量予以评估。
- 髋臼边缘压缩骨折的大小和位置须予重视。
- 手术医师必须明确,是否存在不完全或轻微移位的横行骨折。
- 手术医师必须明确,是否存在并发的股骨头骨折或损伤。

对后壁骨折的手术处理策略如下:经 Kocher-Langenbeck 入路显露,注意避免破坏外展肌群的血运。显露完成后,对后壁骨块和其骨床的边缘及松质骨表面进行清理。手术医师须"牢记"小的、游离的骨软骨块的原始位置,以便于随后对其进行准确复位。牵拉分离髋关节间隙(Distraction of the hip joint),直视下对关节腔进行清理,可以让患者屈膝俯卧位于骨折牵引床上,或者侧卧位使用股骨牵开器(femoral distractor)来完成操作(图 20-15,图 20-16)。使用头灯照明、弗莱抽

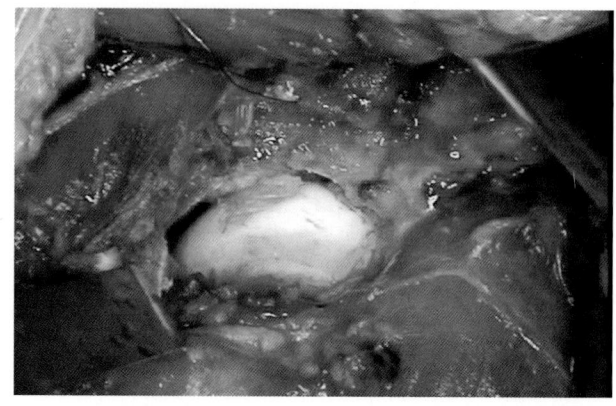

图 20-15 患者俯卧于髋臼骨折手术床上,经 Kocher-Langenbeck 入路显露并牵拉分离髋关节

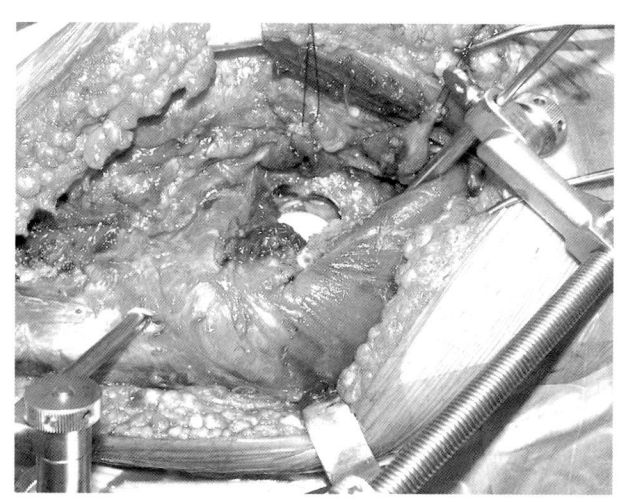

图 20-16 患者侧卧,经 Kocher-Langenbeck 入路,借助股骨牵开器显露并分离髋关节

吸(Frazier-tip suction)以及垂体咬骨钳(pituitary rongeurs)均有助于辨别并清除髋关节腔中的碎骨片。在大多数情况下圆韧带是撕裂的,由于在其内往往藏匿有小的软骨或骨软骨片,故均需彻底清除。有时碎骨片也可能位于股骨头的前方,可以使用一把直角钳将之取出。手术医师须注意股骨头软骨面可能存在的任何软骨损伤。清除完碎骨后,放松牵引床或股骨牵开器,将股骨头复位。对后壁骨折的复位,须待股骨头复位后利用股骨头作为模板方可进行。

髋臼边缘压缩骨折可以表现为骨软骨块移位并旋转 70°~90°,且被嵌入至后柱的松质骨内。其可见于 11%~23% 的病例中[2,3,24]。术中将压缩的骨软骨块复位至正常位置后(图 20-17),从大粗隆取自体松质骨在已复位的髋臼压缩骨块后方进行植骨,取自体骨通常可致约 1.5cm 的大粗隆

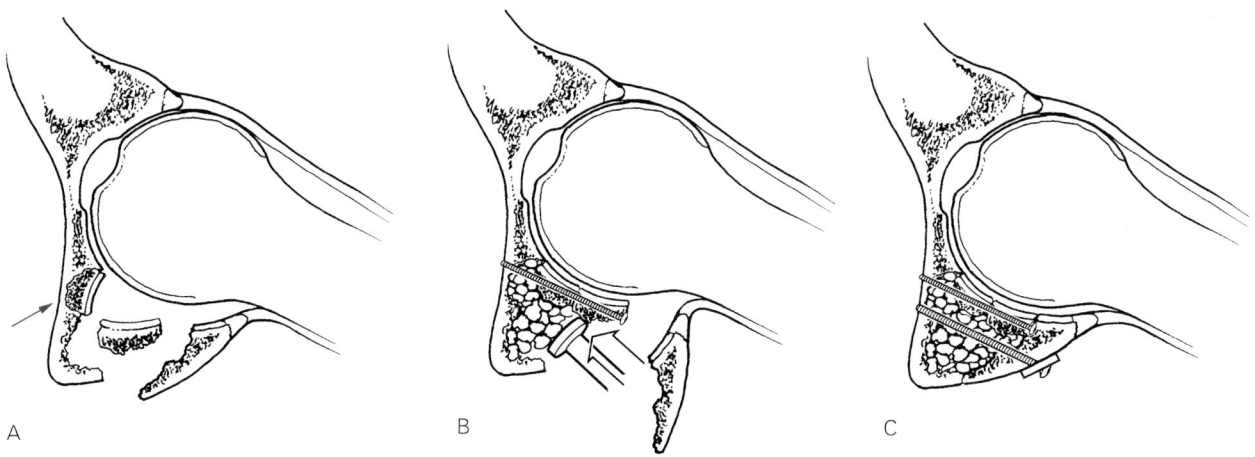

图20-17 髋臼后壁骨折,可见边缘压缩和游离骨软骨块。A. 可见边缘压缩骨折(箭头所示),骨折块由其正常位置旋转约70°,并被嵌入至松质骨内;此外,还可见游离骨软骨块。B. 以股骨头作为模板,边缘压缩骨块被复位至正常位置,游离的骨软骨块也被放回至相应位置,以骨块或骨移植替代材料进行植骨,或以微型螺钉(2.0或2.7mm)辅助固定以提供稳固支撑。C. 完成上述操作后,后壁获得完全复位,此时可放置后壁重建接骨板

皮质骨缺损。对于小的、游离的骨软骨块,必要时可以使用微型螺钉(2.0或2.7mm)进行固定。后壁骨块的常见移位方向为向头侧和圆周性移位,术中常使用1~2枚球钉顶棒协助复位。如果后壁的骨块过大,也可以使用拉力螺钉进行固定。螺钉的置入方向应在后壁复位前即予以计划,以避免将螺钉置入关节腔内。螺钉不宜拧得过紧,否则会在放置接骨板前造成新的移位。固定的最后一步是放置一块合适的3.5mm重建接骨板,以对后壁的骨折起到加压和支撑作用(图20-18)。接骨板的形状对于结果非常重要,髋臼后壁的外皮质面是凸形的,因此首先在接骨板远端的第一和第二孔之间进行预弯,以便于将一枚长螺钉(通常5~7cm)置入坐骨内;接骨板的下半部略凹向前,以适应髋臼后壁的曲度;接骨板的上部通常不做过度预弯,故其可能与骨质并未达良好贴服,但其中部则与后壁相接触。

然后,使用一枚球钉顶棒置于接骨板上部的钉孔内,并将接骨板顶向骨面,从而通过接骨板对后壁骨块的凸皮质面施加一个巨大的压应力。接骨板的长度应足够长,保证至少有2枚螺钉可以向上方置入髂骨内,必要时也可以通过接骨板置入拉力螺钉。内固定完成后,通过手指触摸和对骨折线的观察,再次明确对后壁的复位和固定是否满意,以及通过X线透视明确螺钉没有进入关节腔内[25]。术中也可以利用闭孔斜位像来评估复位,但须明确其可能存在0~2mm的精确度误差,显然如果能够直视骨折的复位情况将更为精确(图20-19)。

术中或复位时的常见错误包括:外展肌的失血运、上—后壁骨折的显露不佳,以及对关节内骨片未予处理等。从头侧或前方进入达髋臼的上部时,会牵拉外展肌和臀上神经,增加局部的损伤。做髋关节外展动作有助于放松肌肉,但如果需要扩大入路的话,则建议行大粗隆截骨。无论是任何类型的骨折,后壁的血运均应保留,如后壁的关节囊和盂唇附着均应避免破坏。另一个可能的错误是对关节内骨碎片的清创不彻底。因此,术前对关节内骨片的处理计划和评估非常重要。利用股骨头作为模板,以及在髋臼边缘压缩骨块的后方积极植骨,均有助于获得压缩骨块的最佳复位和支撑。

后壁骨折固定时的常见错误包括:接骨板过度预弯时,会使得接骨板的上部和下部与骨质接触,而中部则与骨结构贴服不佳,从而失去对后壁的良好支撑(图20-18A)。其他有关接骨板预弯的两个常见错误包括:接骨板放置不够靠近髋臼缘,从而后壁无法获得足够的支撑;另一个错误是不预弯接骨板,平直的接骨板没有弯向前方的曲度,因而无法与后柱的骨质良好贴服。此外,将接骨板在后柱上过于竖直放置并过于超过坐骨大切迹上方,将增加臀上血管和神经损伤的风险(图20-18B)。

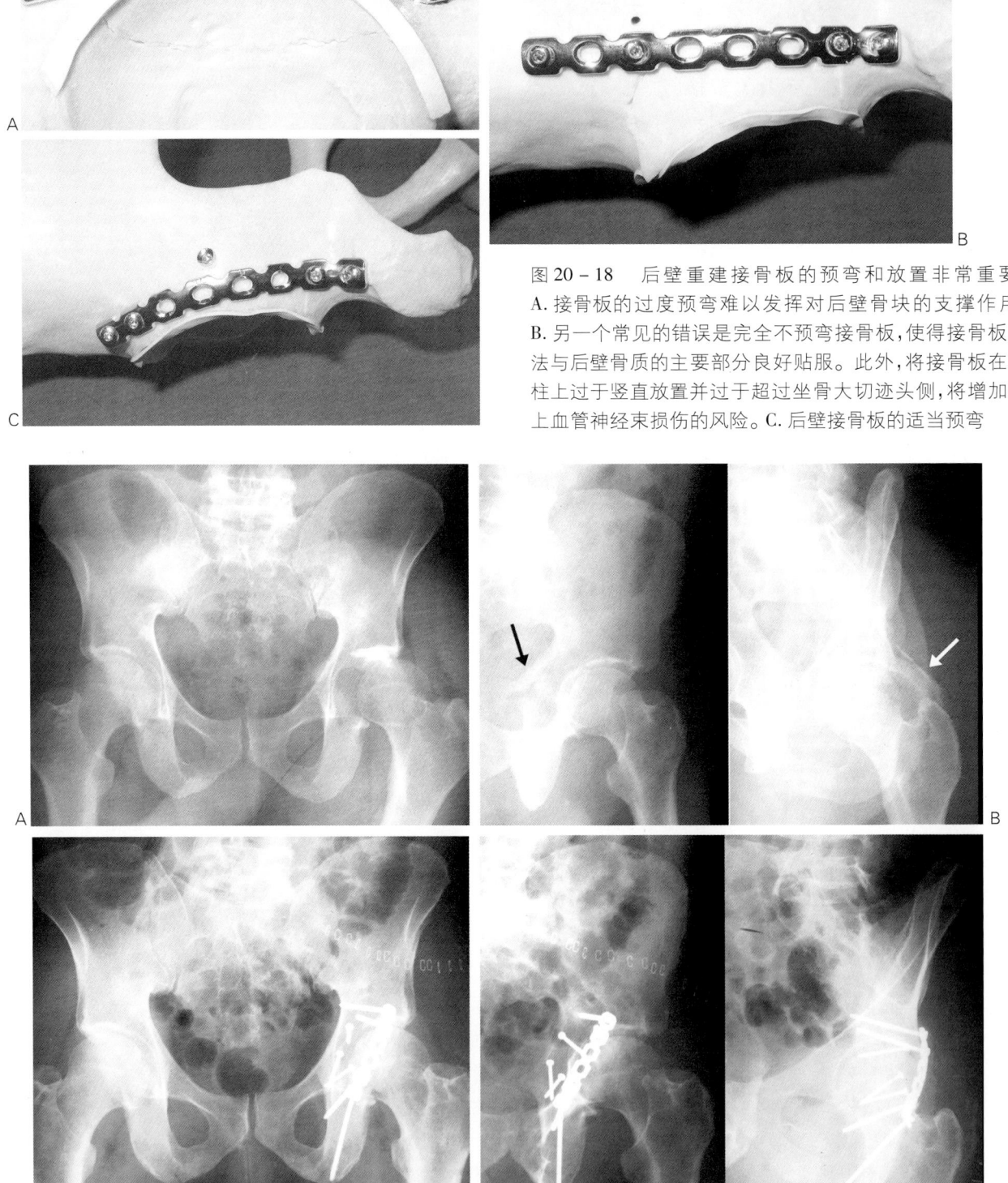

图 20-18 后壁重建接骨板的预弯和放置非常重要。A. 接骨板的过度预弯难以发挥对后壁骨块的支撑作用。B. 另一个常见的错误是完全不预弯接骨板,使得接骨板无法与后壁骨质的主要部分良好贴服。此外,将接骨板在后柱上过于竖直放置并过于超过坐骨大切迹头侧,将增加臀上血管神经束损伤的风险。C. 后壁接骨板的适当预弯

图 20-19 一例髋臼后壁骨折病例。A. 正位片显示内侧关节间隙增宽,关节内可能存在游离骨块。B. Judet 位像,闭孔斜位(右侧)清晰可见移位的后壁骨块(白色箭头所示)。注意在髂骨斜位像中(左侧),沿坐骨大切迹可见一分离的皮质骨块(黑色箭头所示)。此称为延伸的后壁骨折。C. 术后骨盆正位像,单独的骨块螺钉用于固定延伸的后壁,后壁支撑接骨板提供稳固支撑,影像学上的主要标志均已恢复。D. 术后 Judet 位像

Kocher-Langenbeck 入路处理后柱骨折

所有后柱骨折均应选用经 Kocher-Langenbeck 入路。患者须取俯卧位,该体位对于经大切迹到达和评估后柱的旋转移位非常关键。术中复位往往比较困难,后柱常见的畸形是其上部轻度的骨折裂隙,以及向头侧的或者旋转移位。以手指穿过大切迹触摸后柱的上部可以对骨折情况获得最佳的认识。一种对后柱骨折有用的复位方法,是使用一把短的弯嘴复位钳、偏位 Verbrugge 钳(asymmetrical Verbrugge clamp)或者 Weber 钳(点状复位钳)穿过大切迹进行钳夹固定。在坐骨内置入一枚 Schanz 钉或有助于控制旋转。通常首先由后柱向完整髂骨内置入一枚拉力螺钉。但在肥胖病人中,该枚拉力螺钉的置入往往比较困难,此时也可以利用一枚 2 孔接骨板在大切迹区域进行临时固定。固定完成后,沿后柱走行置入一枚 6 孔接骨板,但由于该枚接骨板的作用并非为了支撑,因此无须像处理后壁骨折一样将其沿髋臼缘放置。在靠近髋臼缘处可以再置入一枚拉力螺钉以协助固定后柱。

Kocher-Langenbeck 入路处理横行骨折

大部分横形骨折病人均需通过俯卧位进行固定。用于髋臼横行骨折复位的工具包括:股骨远端牵引;置入坐骨结节内的 Schanz 钉以控制坐耻骨部的旋转;一把弯嘴钳、Weber 钳或偏位 Verbrugge 钳可穿过大切迹进行固定;或者一把沿后柱放置的 Farabeuf 钳或小的骨盆复位钳(图 20-20,图 20-21)。术中经常显示横形骨折的后柱

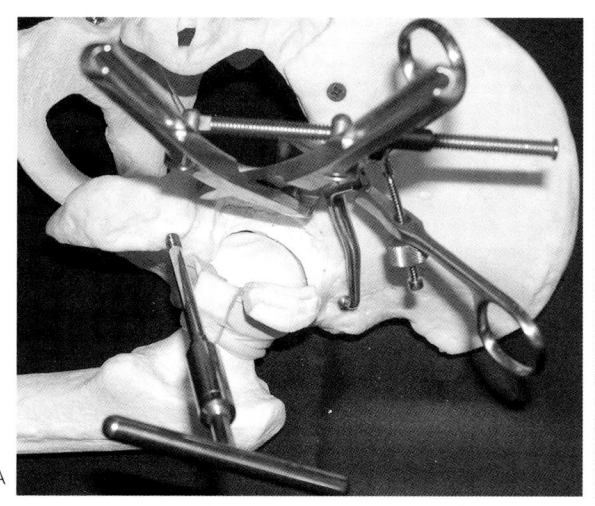
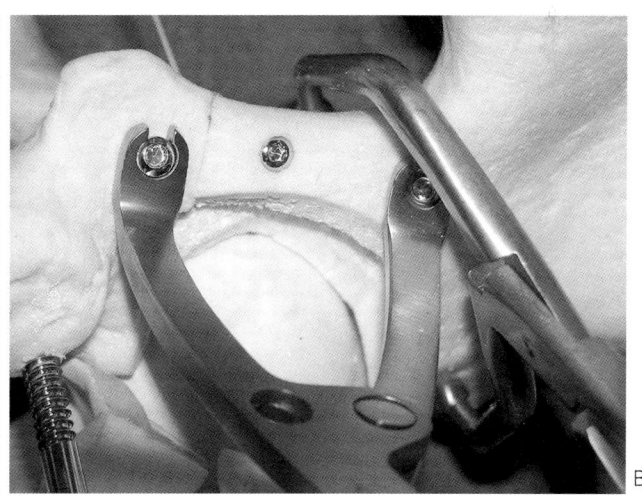
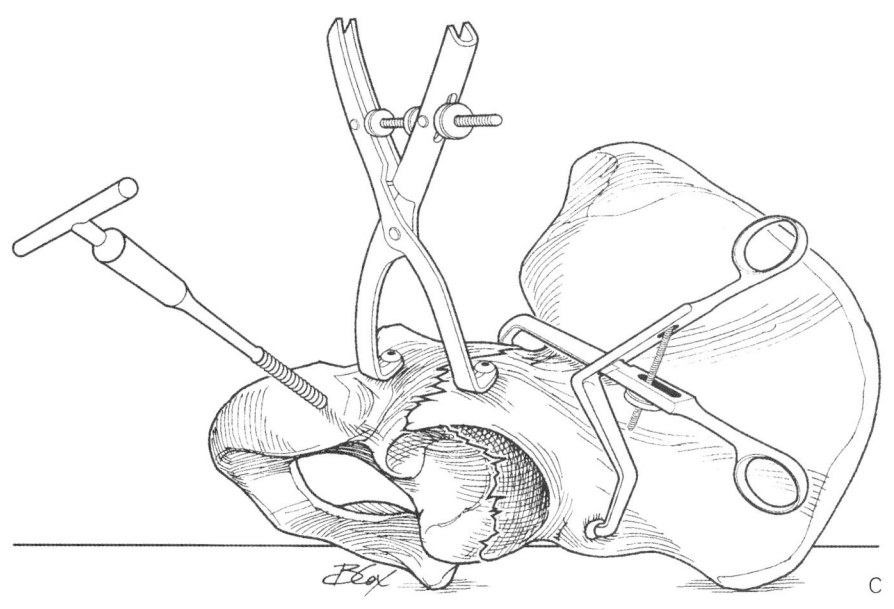

图 20-20 通常需要多种复位操作和复位钳以固定横行骨折。A. 一把短的弯嘴复位钳(angled-jaw forceps)穿过坐骨大切迹以固定前柱;一把骨盆复位钳固定后柱的大骨块,骨折线两侧各置入一枚复位螺钉;坐骨结节内置入一枚 Schanz 钉,以控制坐、耻骨部的旋转。B. 横行骨折复位后的特写像,图中可见一枚拉力螺钉从髂骨置入坐耻骨骨块中。C. 上述复位技术的示意图

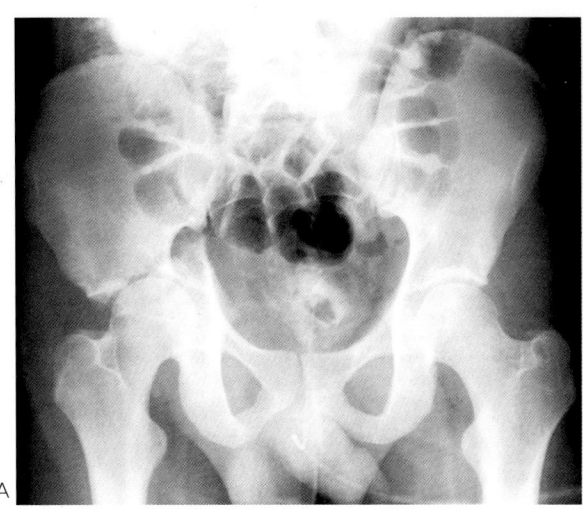 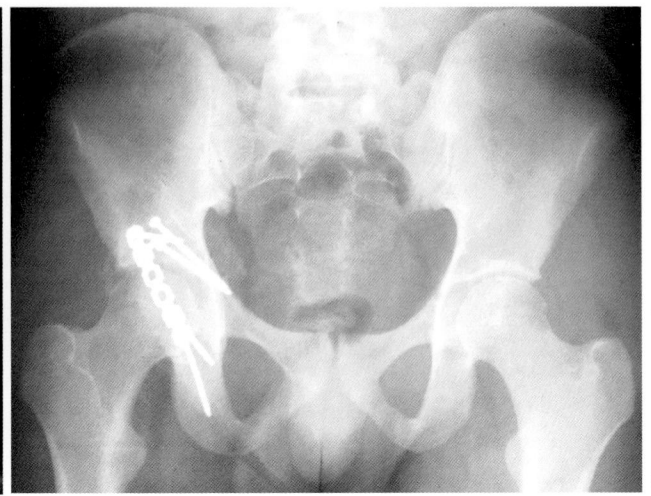

图 20-21　一例 18 岁男性,经臼顶的高位横行髋臼骨折(Transtectal transverse acetabular fracture),经 Kocher-Langenbeck 入路进行复位。A. 术前骨盆正位像。B. 术后 2 年骨盆正位像

部分似乎获得了完美的复位,但当以手指穿过大切迹触摸骨折的前部时,则发现仍然遗留有旋转移位和骨折间隙。上述问题可以通过坐骨结节内的 Schanz 钉控制旋转,和/或复位钳穿过大切迹钳夹固定骨折的前柱部分,而予以解决。骨折复位后即可由后柱向前柱内置入一枚拉力螺钉,另一枚拉力螺钉可以跨过后柱的骨折部进行固定。固定稳定后即可去除所有复位钳,并沿后柱放入接骨板。在大多数横形骨折中,使用一块接骨板足以。

Kocher-Langenbeck 入路治疗横向骨折伴后壁骨折(视频 20-1,光盘 2)

治疗横向骨折伴后壁骨折的关键是:首先,确定骨折横向走行部分的位置;其次,修复骨折的后壁部分(图 20-22,图 20-23)。这样,术者可以将复杂的横向/后壁骨折变为 2 种简单骨折,即已经复位并固定的横向骨折和残留的后壁骨折。通过最初的入路,缝合后壁骨折碎片,从而使术者对骨折横向部分的确认更加明确。在多数病例中,钝头螺钉跨越骨折的横向部分置于后柱。另外,钝头螺钉可自前柱置入后柱。如后壁碎片比较大,且骨折横向部分水平起源,沿坐骨大切迹的接骨板固定可以取代后部的碎片间螺钉固定。后壁骨折碎片的清理和复位同前所述,可用合适的接骨板对后壁进行固定。如果后壁过小或过于表浅,可能需要 2 块接骨板。在此种情况下,可用更短的接骨板更向后放置(接近坐骨支)来修补横向骨折,第二块板用于处理后壁(图 20-23)。

经 Kocher-Langenbeck 入路处理 T 型髋臼骨折

T 型骨折处理的关键点是,坐耻骨部骨块(下方)的前柱和后柱部分是分离的。T 型骨折可以使用扩大的髂股入路、序贯性的联合入路或 Kocher-Langenbeck 入路来进行显露。其中后者特别适用于病人年龄较大(55 岁以上)、前柱骨块位置较低或有轻度移位时。当使用 Kocher-Langenbeck 入路时,前柱骨折的复位可能会有困难。

使用 Kocher-Langenbeck 入路进行 T 型骨折开放复位的三个可能的步骤如下:①复位前柱,然后复位后柱;②复位后柱,然后复位前柱;③恢复坐耻骨部的完整性,然后将其复位至完整的髂骨上。第 3 步也可用于坐骨的 T 型骨折,其骨折线的垂直部分进入至坐骨内。俯卧位 Kocher-Langenbeck 入路最常使用的方法是:首先复位骨折的前柱部分,然后复位和固定骨折的后柱部分。在绝大多数病例中,于完整髂骨和后柱之间使用椎板撑开器(lamina spreader)可以使骨折的后柱部分发生移位,然后利用骨科牵引床牵开股骨头,即可将一把复位钳放入并钳夹于前柱。有时,也可利用一把骨钩或旋转复位辅助装置如 Schanz 钉等置入前柱,以协助复位。然后,将一枚拉力螺钉由后柱向前置入前柱内,此时骨折的后柱部分即获得复位。如果同时还伴有后壁骨折,则如前文所述对其进行复位和内固定。此外,也可以先复位后柱,然后处理前柱(图 2-24)。

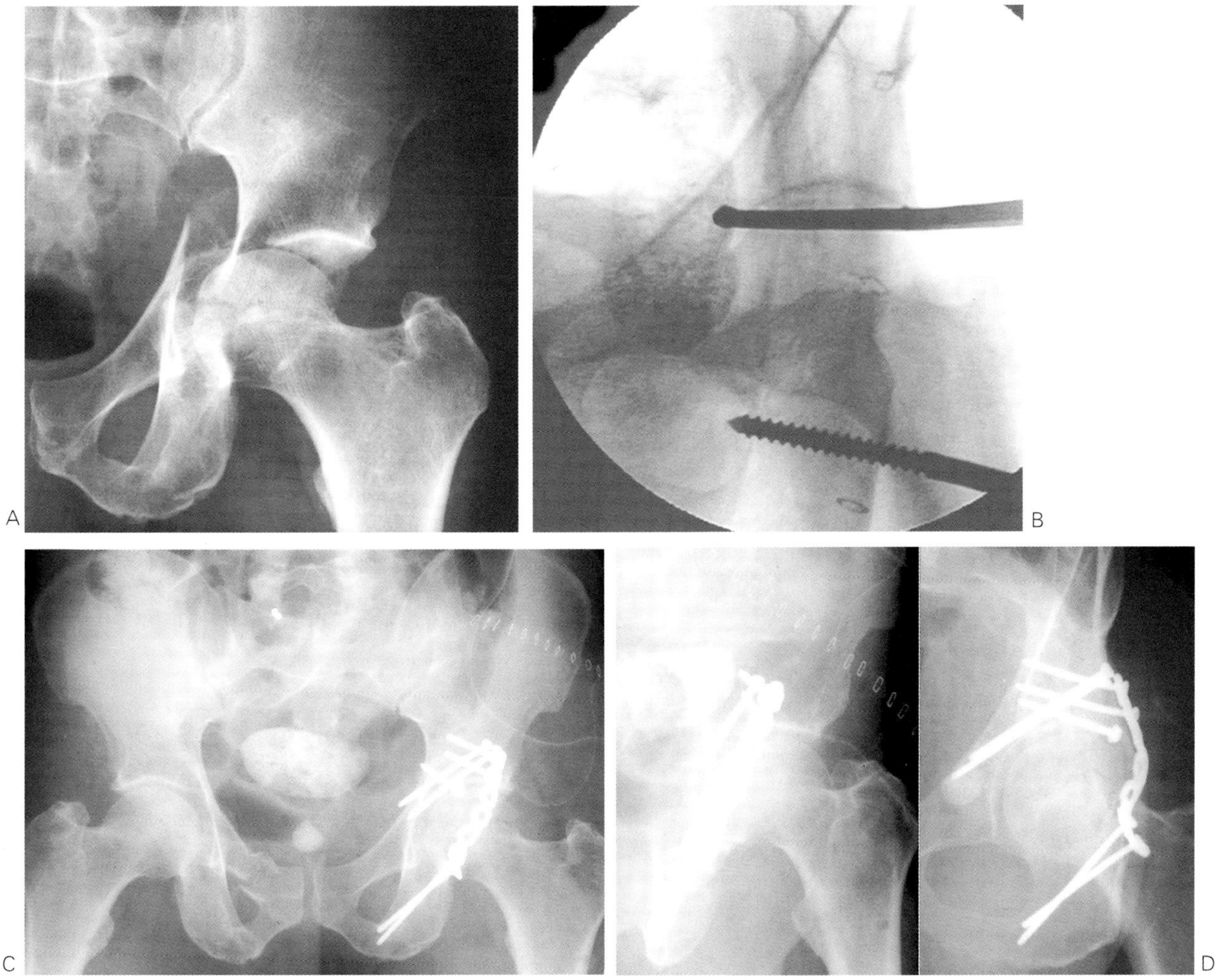

图 20-22 横形伴后壁髋臼骨折，患者俯卧位，经 Kocher-Langenbeck 入路进行复位和固定。A. 术前片。B. 使用一把短的弯嘴复位钳经坐骨大切迹固定前柱，坐骨结节内置入一枚 Schanz 钉控制旋转。C. 术后片。D. 术后 Judet 位像

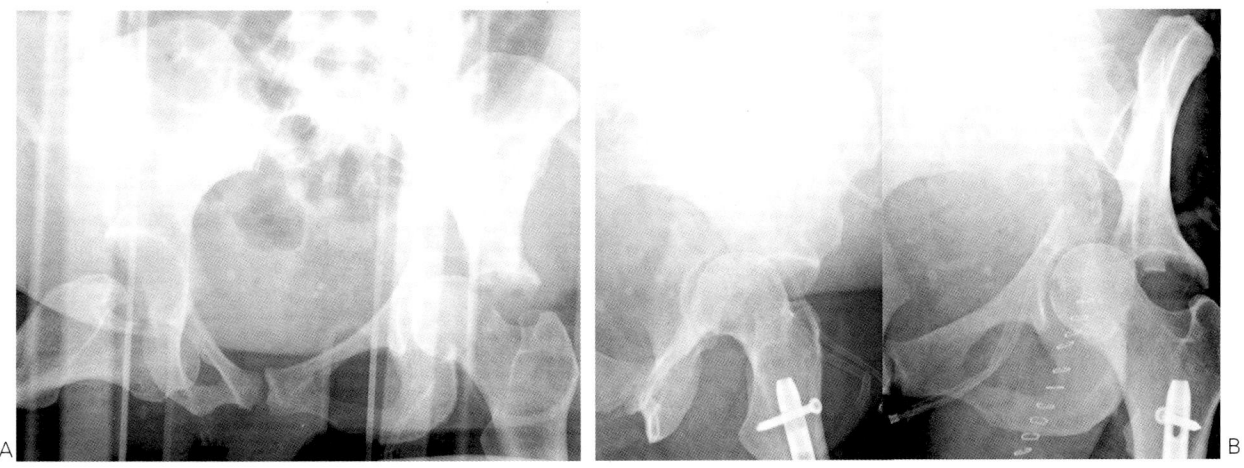

图 20-23 一位 63 岁患有糖尿病的老年女性患者，横形伴后壁髋臼骨折并可见骨盆环的病理改变。A. 左侧横向伴后壁髋臼骨折，并可见左侧骶髂关节分离，左侧半骨盆轻度外展、外旋移位；此患者同时还合并右髋关节前/下脱位和左侧股骨干骨折。B. Judet 位像

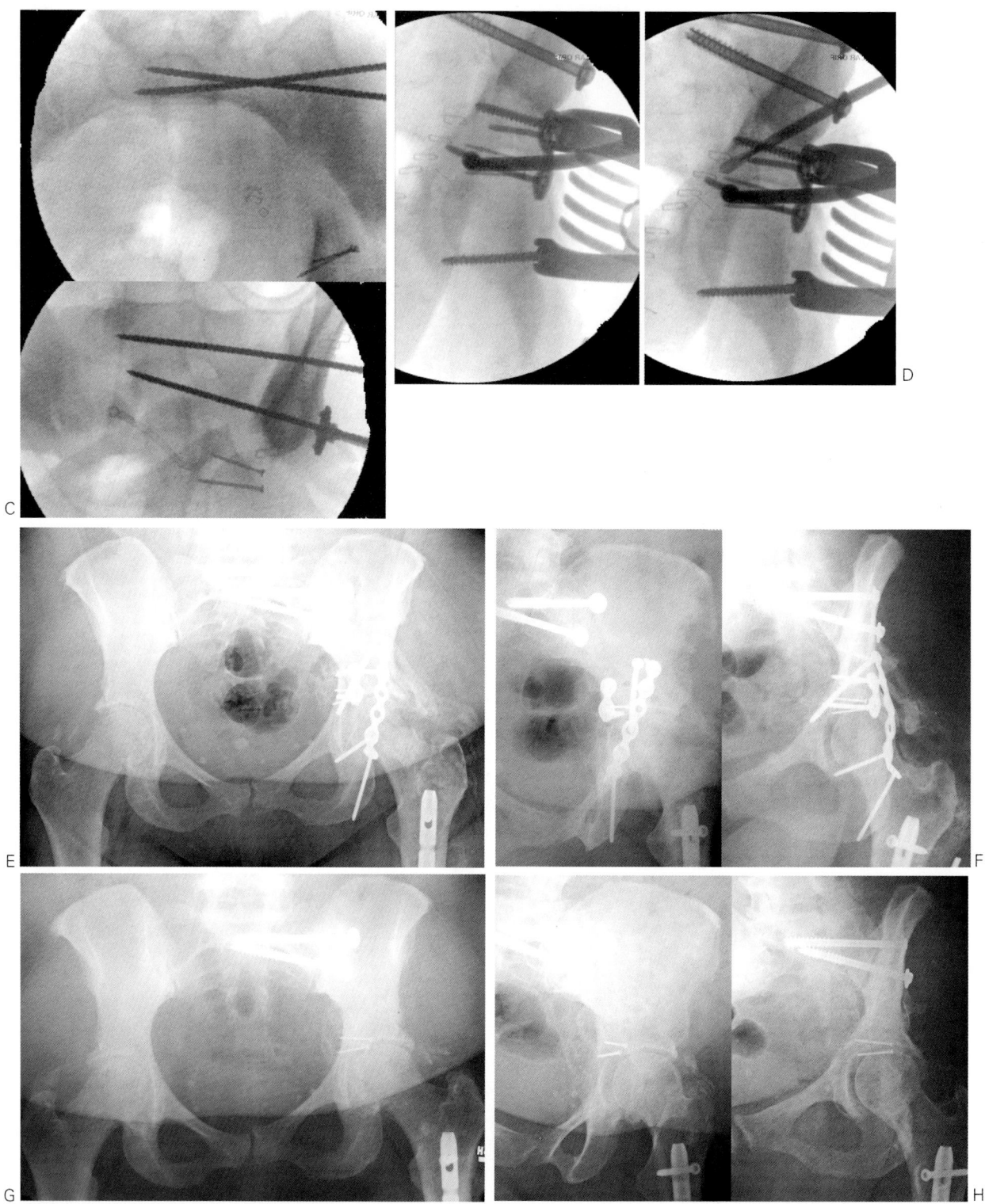

图20-23(续) C. 左侧经 Kocher-Langenbeck 入路，微型螺钉固定分离的骨软骨块。虽然横形骨折未予复位，但应用经皮骶髂螺钉固定了左侧骶髂关节。注意图中显示使用了一个带圆盘的球钉顶棒(ball-spike pusher)作用于坐骨的支撑区域，以矫正左侧半骨盆的外展/外旋畸形。D. 术中闭孔斜位像显示横形骨折已复位。在本例中，横形骨折复位是通过一把短的弯嘴复位钳经大切迹固定于前柱，以及一把骨盆复位钳固定于后柱来完成的。图中显示一枚拉力螺钉从后柱置入前柱。E. 术后6个月骨盆正位像。此患者伴有 Brooker Ⅲ 期异位骨化。F. 术后6个月 Judet 位像。G. 患者行再次手术取出了异位骨化的硬块，术后2年正位片所见。H. 术后2年 Judet 位像，患者仍有轻微疼痛感(改良 d'Aubigne 与 Postel 分级为 5/5/5)

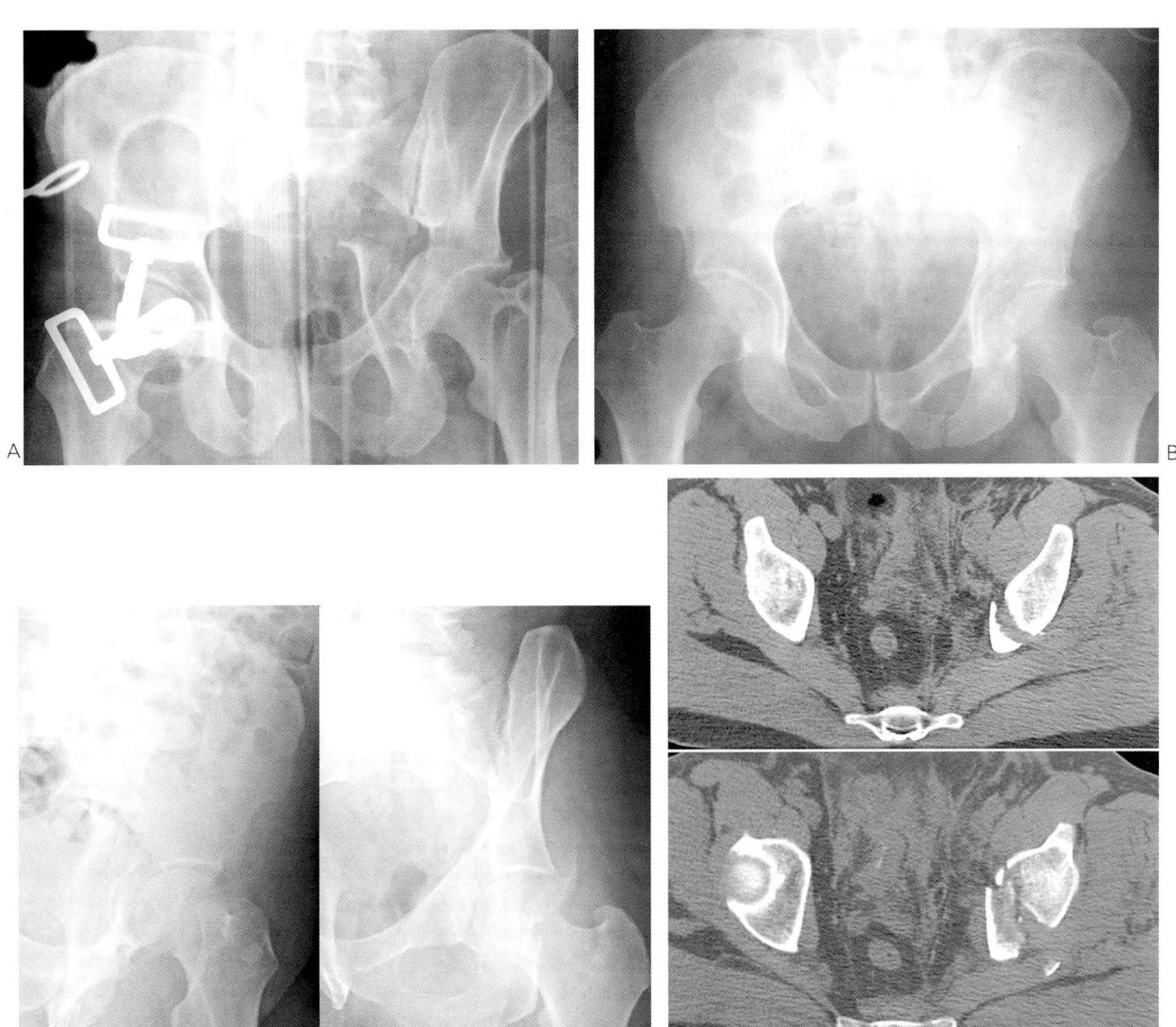

图 20-24 一例 42 岁男性患者，T 型并后壁髋臼骨折。A. 骨盆正位像显示股骨头后脱位，注意图中显示后柱严重移位，前柱轻微移位。B. 左髋闭合复位后骨盆正位像。C. 股骨头复位后 Judet 位像，注意后柱骨折已严重累及坐骨大切迹，前柱轻微移位，后壁骨折。D. 骨盆 CT 平扫显示为典型的由前到后的横形髋臼骨折

经髂腹股沟入路处理前柱骨折（视频 20-2，光盘 2）

通常适用于经髂腹股沟入路的骨折类型为：前柱骨折、前柱并后半横形骨折、双柱骨折，以及部分横形或 T 型骨折。在上述前三种骨折类型中，第一步均应处理前柱。当通过髂腹股沟入路中的三个窗显露髂骨的内侧面之后，通常需切开临近骨折线（无论在臀中肌结节的前或后）的外展肌在髂嵴上的部分附着点，以便于在髂骨的外侧面上触摸骨折的复位情况。操作时一般需在髂骨的外侧面上将软组织抬起 2~3cm，复位时则通常遵循由前向后以及由头侧向尾侧的原则。当合并前柱骨折时，需使用多种器械以辅助控制内、外侧旋转畸形。复位钳可用于复位骨块和控制其在矢状面的屈、伸活动度。因此，术中常常使用一把 Farabeuf 钳固定髂骨翼的前面（夹持于棘间切迹或髂嵴）以控制旋转（图 20-25），使用一枚 Schanz 钉置入髂前上棘也能起到相同的作用。前柱复位时首先进行下肢的纵向牵引以恢复长度，然后恢复前柱骨块的旋转移位，包括髂嵴和骨盆上口（pelvic brim）部位的骨折。以另一把复位钳（点状复位钳或弯嘴复位钳）固定于髂嵴以维持复位，然后以 King Tong 钳、三爪复位钳（three prong）或弯嘴钳置于完整髂骨的外侧面和骨盆上口，以协助控制骨块的侧倾和屈曲（图 20-25，图 20-26）。

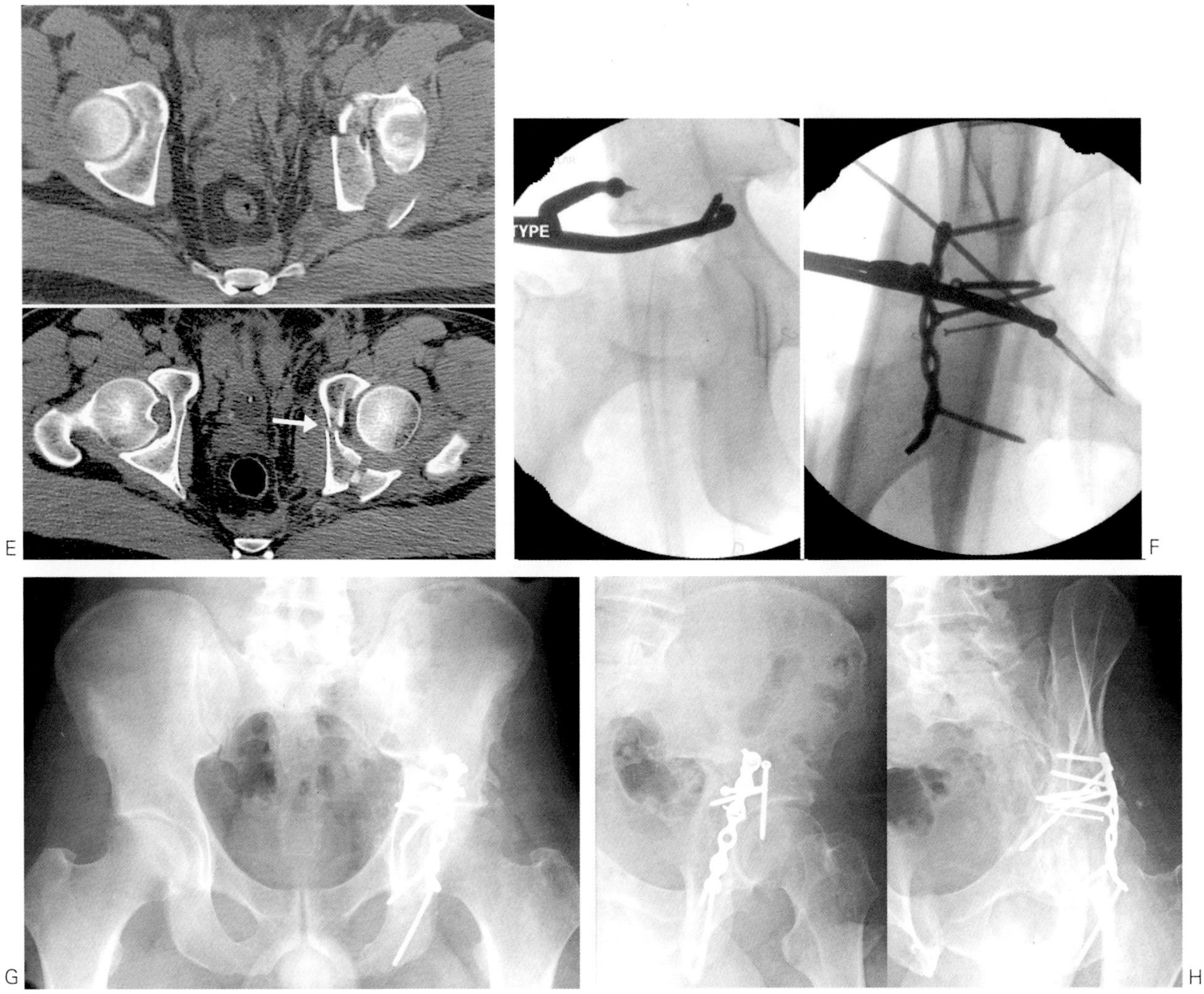

图 20-24（续） E. 髋臼下部的 CT 平扫层面显示，冠状面上前后柱分离（箭头所示），明确了 T 型合并后壁骨折的诊断。F. 术中行复位和固定照片。在本例中，首先复位后柱骨折并以拉力螺钉和接骨板固定；然后复位前柱，以一枚拉力螺钉由后向前固定。G. 术后 1 年骨盆正位像。H. 术后 1 年 Judet 位像

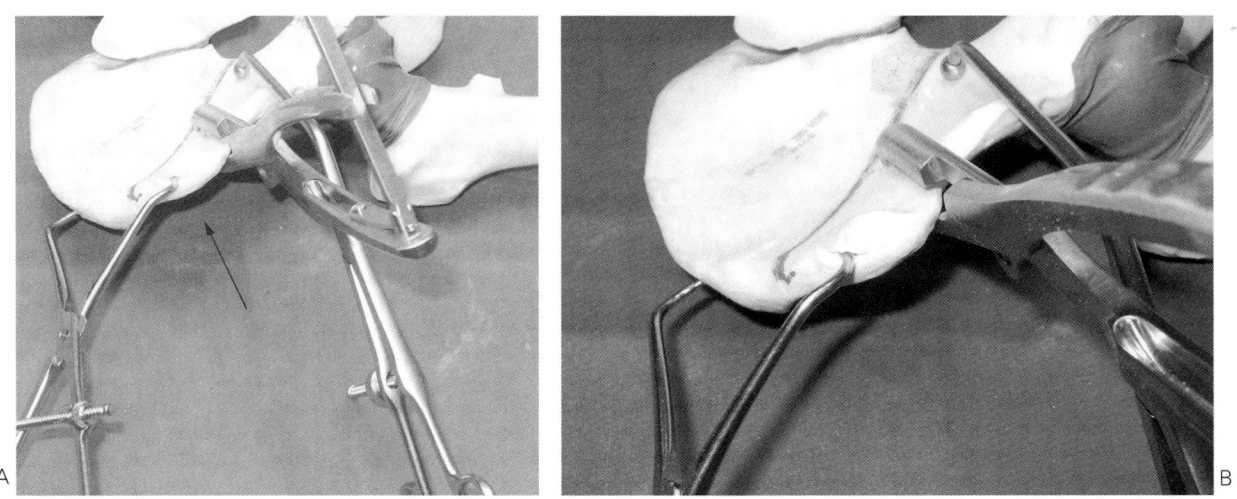

图 20-25 对前柱骨折、复合双柱骨折或前柱并后半横形骨折，行前柱复位。A. 常规复位工具包括固定髂嵴的 Weber 钳（点状复位钳）、大弯嘴钳（或 King Tong 钳）在髂骨的外侧面将前柱固定于完整的髂骨上。此外，可以一把 Farabeuf 钳或 Schanz 钉置于棘间切迹（interspinous notch）控制前柱的旋转（箭头所示）。B. 特写照片

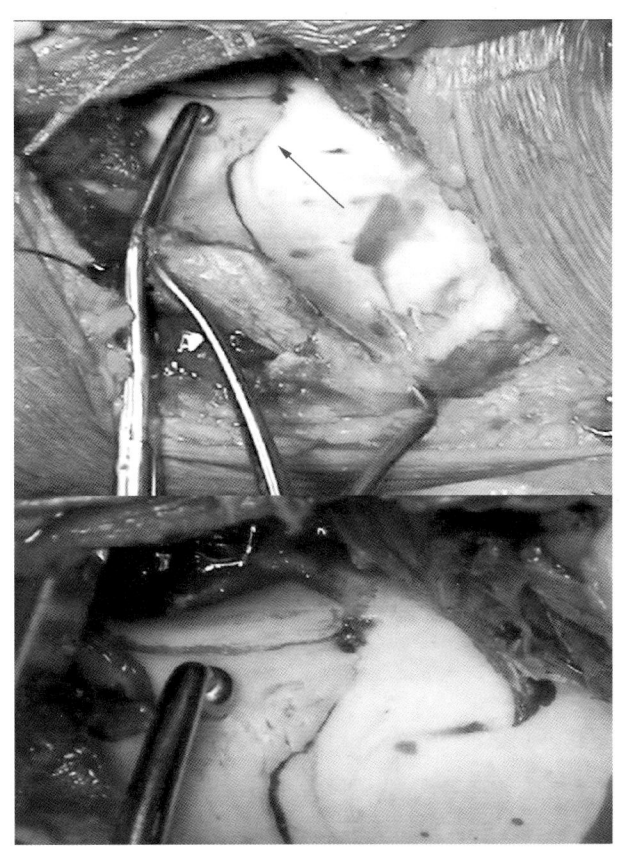

图 20-26 与图 20-25 所示类似的骨折,前柱复位术中所见。上图示使用一把弯嘴复位钳复位前柱至完整的髂骨上(箭头所示)。满意的复位应表现为骨折线间的交错结合,单纯使用一把复位钳无法获得精确复位,需结合使用另一把复位钳以矫正复位

触摸髂骨的外侧面,确定前柱的侧倾和旋转出于适宜的位置,同时亦可沿髂骨和骨盆上口的内侧面直视复位的情况(图 20-27)。骨折的前柱部分有时可见髂骨有一"馅饼"状的楔形骨块,此时应首先将该楔形骨块在后方髂嵴的上方复位至完整的髂骨上,并以骨块螺钉固定;有时也可使用一块接骨板来中和随后作用于前柱上的复位应力。术中还常会见到骨盆上口的后部有一小的、移位的皮质骨块,其必须被解剖复位并通常作为前柱复位的关键标志之一。

临近同侧骶髂关节的坐骨支撑区的上面,也常有一骨块(图 20-28)。对骨床行清创和清理之后将此骨块行解剖复位至关重要,因为坐骨支撑是整个前柱重建的基石。当前柱的主要骨块完成复位并钳夹维持稳定后,即可置入骨块间螺钉完成固定。一枚螺钉置入髂嵴,另一枚由髂前下棘沿髋臼上方的狭长骨质置入髂后上棘,可有助于维持前柱的复位。如果可能的话,将此螺钉置入恰位于骨盆上口外侧的前柱骨质,并进入坐骨支撑区,将有助于维持骨盆上口的复位。然后,即可沿骨盆上口由完整的髂骨向耻骨上支放置支撑接骨板;通常需要一块 10~14 孔的重建接骨板,方可完成对整个骨盆上口直至耻骨结节的跨越。接骨板应恰置于骨盆上口的外侧骨面,并预弯帖服耻骨上支的后上缘和耻骨体的上方。如果接骨板放置地过于偏外,则恰位于髂耻隆起的上方并进入至耻骨上支的前—上面的凹面,将显著增加接骨板预弯的难度。

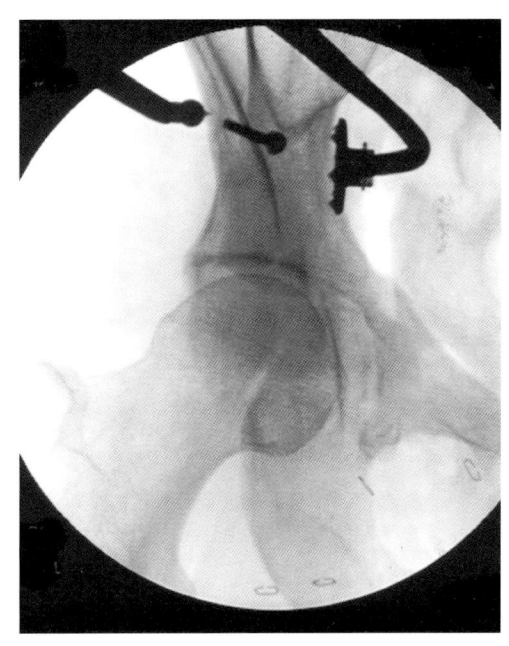

图 20-27 术中照片显示将前柱复位至完整的髂骨。该操作见于前柱骨折、复合双柱骨折,或前柱并后半横行髋臼骨折。前柱和完整髂骨之间的骨折面位于冠状面,因此当复位完成后,即可以一枚拉力螺钉由前向后固定,如图所示

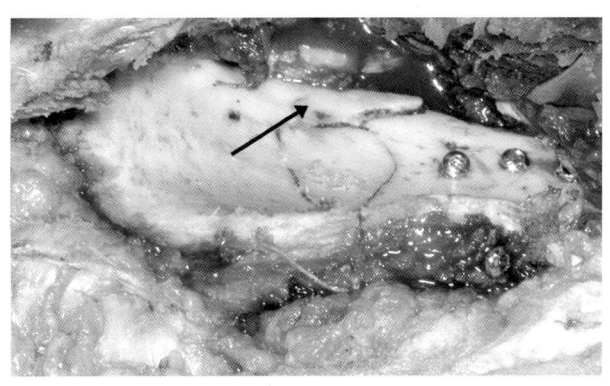

图 20-28 髂腹股沟入路术中所见,侧方窗口可见左侧髂窝,图示前柱已复位至完整的髂骨上。在坐骨支撑区(sciatic buttress)常见一分离的皮质骨块(箭头所示),其对于前柱的重建和判断复位与否非常关键

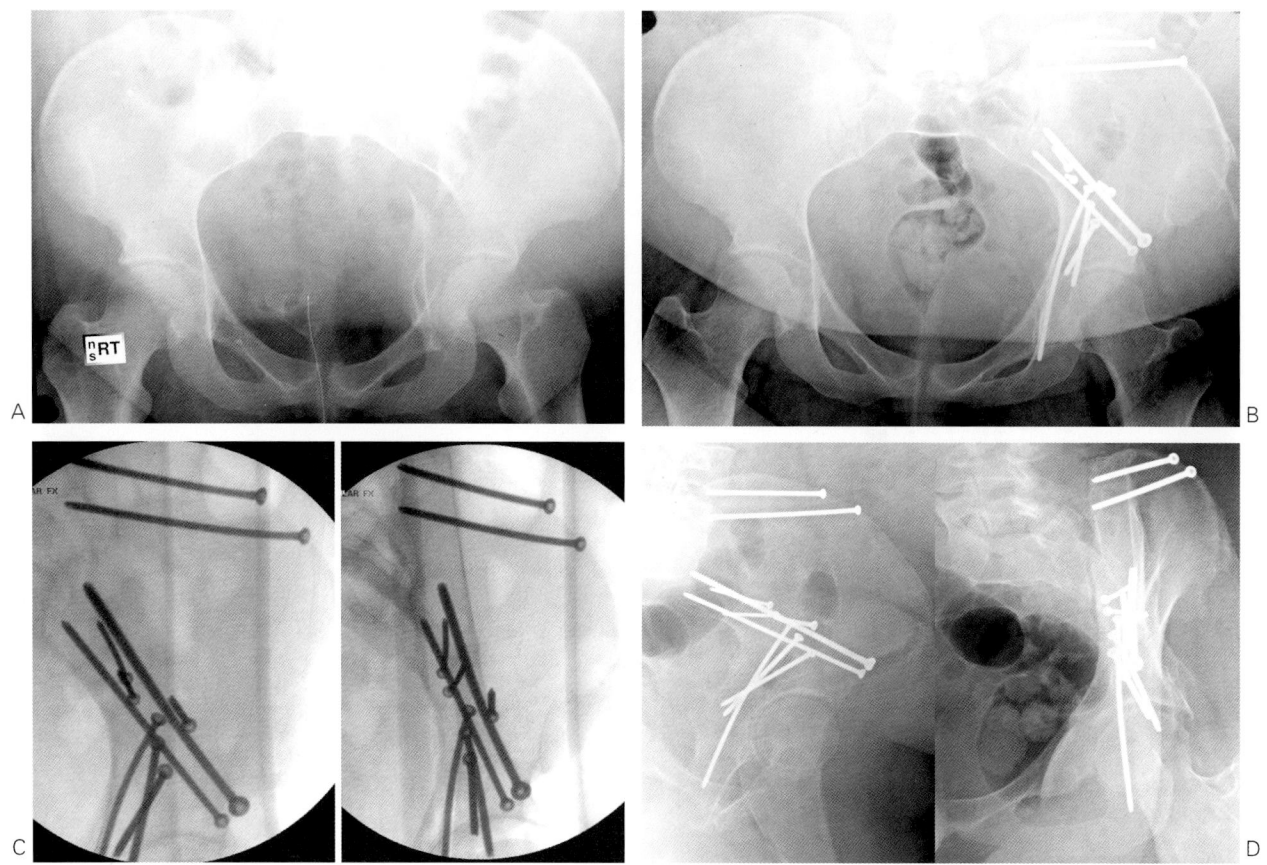

图20-29 一例年轻患者双柱复合骨折伴有大的骨块,行多枚拉力螺钉固定。A. 一位病态肥胖的22岁女性患者,骨盆正位像示双柱复合髋臼骨折。B. 术后正位片所示,多枚拉力螺钉沿髂嵴置入,从髂前下棘的外侧向后置入髂后上棘,从前柱固定于完整的髂骨(由前向后)以及后柱上。C. 术中所见,注意多枚螺钉由髂前下棘的外侧面向后穿过大切迹上方的厚的狭长骨质,进入髂后上棘。D. 术后2年Judet位像

接骨板的位置固定好之后进行适度预弯,以利于与前柱骨质进行良好的帖服。接骨板首先应固定于完整的髂骨上,并恰位于骶髂关节的外侧,这样螺钉可以置入至后部髂嵴的区域。第二枚接骨板沿耻骨上支的上表面进行放置,其通常起自内侧窗的位置。这枚接骨板的作用是中和作用于前柱骨块的屈曲和内翻、旋转应力。有时也可使用一枚较短的接骨板,从完整髂骨固定至髂耻隆起,多用于病人骨质较差、单用螺钉难以固定,且前柱在耻骨上支水平没有明显骨块的情况下。这种所谓的推板(push plate)有助于稳定前柱,且其还可被视为之后置入前柱的螺钉的垫片来使用。复位之后需拍摄骨盆前后位(AP)和闭孔斜位片,以评估前柱的复位质量(图20-22)。用于评估前柱复位质量的放射学标记包括:①髂耻线;②前柱骨块在闭孔斜位片上是否足够靠外侧。如果手术医生对于前柱的复位感到满意,且并不伴有其他部位骨折时,即可将多枚螺钉通过接骨板置于髂耻隆起的近侧;或穿过外侧窗置入后柱内以增加固定强度;或通过内侧窗置入耻骨支和耻骨体内(图20-29)。

髂腹股沟入路复位和固定后柱(视频20-2,光盘2)

在前柱/后半横形骨折或复合双柱骨折中,如前述需首先复位前柱,然后复位和固定后柱。如果后柱为一大的骨块且已累及四边体和髋臼后表面(retroacetabular surface)的大部,则可只以螺钉进行固定。后柱的复位需要经四边体施加一个向外的力,这可以使用一把大的弯嘴复位钳来完成:一个钳尖经棘间切迹置于髂骨的外侧面,另一个钳尖经中间窗插入固定于四边体。如果需要的话,也可以加用一块接骨板或盘来分散应力。如果复位钳放置过于偏后,则可使得后柱骨块偏外倾。一个常见的错误是,在后柱复位之前,牵引未能恢复其原始长度。如果位于髋臼后表面的骨折

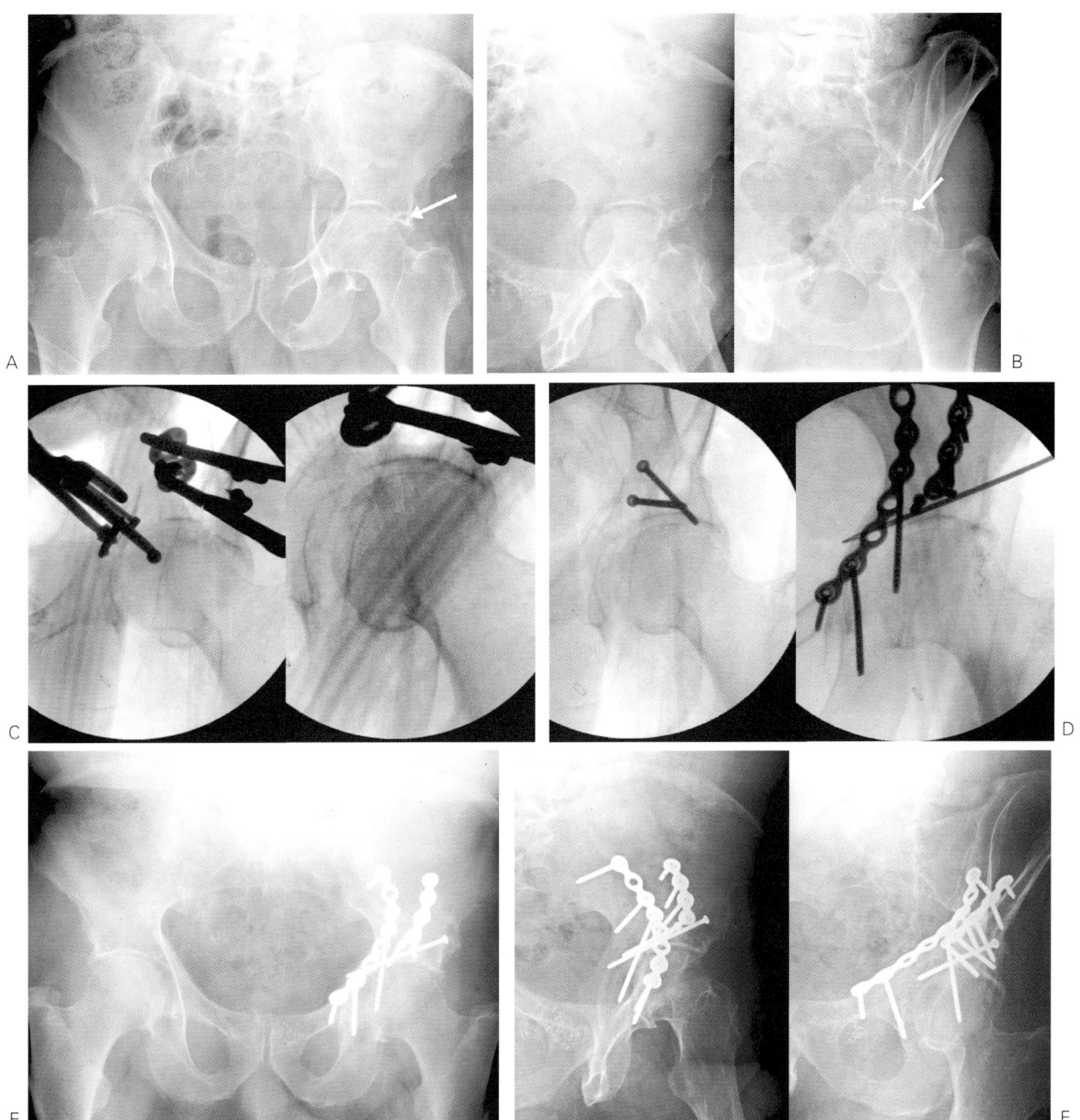

图 20-30 一例 61 岁男性,摔倒所致的低能量损伤,前柱骨折合并典型的四边体受累。A. 可见显著的关节面塌陷和股骨头内陷。完整的放射学臼顶仅可见最外侧约 2cm 的范围(箭头所示)。B. Judet 位像、髂骨斜位(左侧)像显示后柱未受累,正位片显示髂坐线连续性中断并显著的四边体受累;闭孔斜位(右侧)显示股骨头内陷、前柱骨折移位,在移位的前柱关节面和完整髂骨之间可见显著移位(箭头所示)。C. 髂腹股沟入路术中照片,显示前柱复位至完整的髂骨上。左侧图示在股骨近端小粗隆水平置入一枚 Schanz 钉后,骨折获得复位。随后施加向外侧的力,使前柱可以被钳夹固定于完整的髂骨上。D. 从前柱向完整的髂骨上置入多枚拉力螺钉,由于患者严重的骨质疏松,术中使用两块接骨板固定前柱。最后一枚髋臼上方的拉力螺钉用于固定四边体。E. 术后 1 年骨盆正位像。F. 术后 1 年 Judet 位像

线是斜的,如不给予足够牵引的话,将无法对后柱骨块施加向外的力。因此,在这一步中对患侧下肢施加足够的牵引以帮助后柱复位非常重要。当后柱骨块达到足够的外倾后,此时即可经中间窗置入第二把小的复位钳(图 20-30)。一个钳尖置于髂耻隆起或髋臼前壁,另一个置于四边体,向头侧牵拉后柱使位于骨盆上口的骨折线复位。一把骨钩置于坐骨小切迹或可有助于复位。

后柱的固定螺钉应沿后柱走行朝向前向下，使其自骨远端穿出至坐骨棘。螺钉可以经接骨板置入，亦可单独置入。常用的螺钉入点是骨盆上口外侧1cm、骶髂关节前方2cm处（图20-31），钻头应朝向坐骨大切迹后缘和闭孔后缘连线的中点。如果骨折需行加压，或医生希望螺钉能够有助于复位，则也可使用拉力螺钉。如果仅靠螺钉来维持复位，则不推荐使用拉力螺钉。术中常见的问题是螺钉没有垂直于骨折线，从而可能加重旋转畸形。第二枚螺钉既可以经接骨板亦可单独置入，方向应朝向外侧以闭合后柱骨折的外侧部。

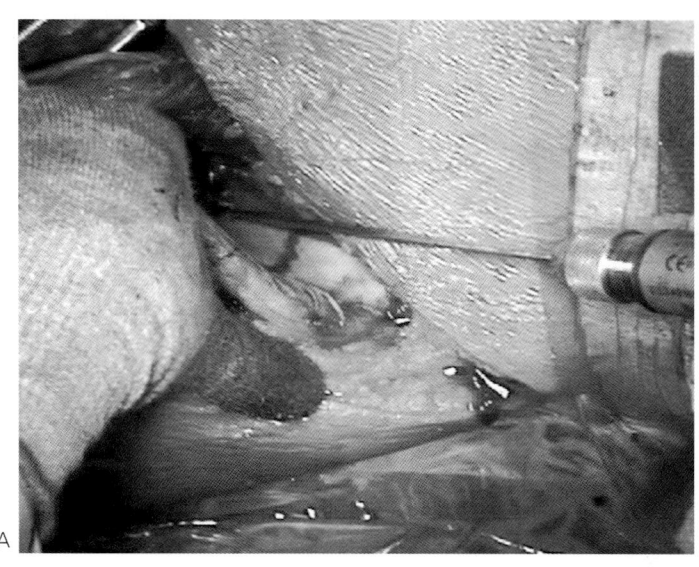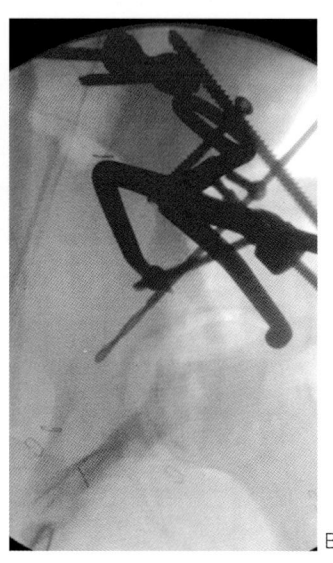

图20-31　在前柱/后半横或联合双柱骨折中，前柱复位后对后柱进行复位。将短弯嘴钳通过中间窗自耻骨隆起置于四边形表面上。钝头螺钉自髂骨内窝向后柱进行固定。A. 术中图片。B. 相应的C形臂影像

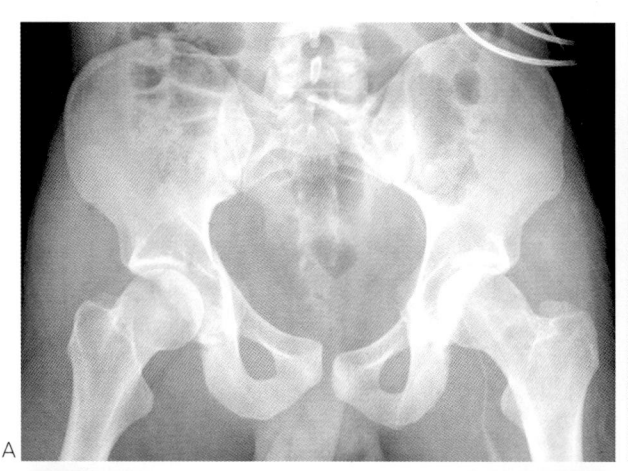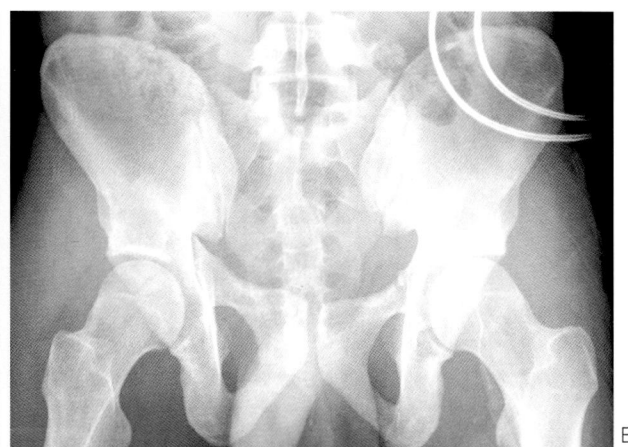

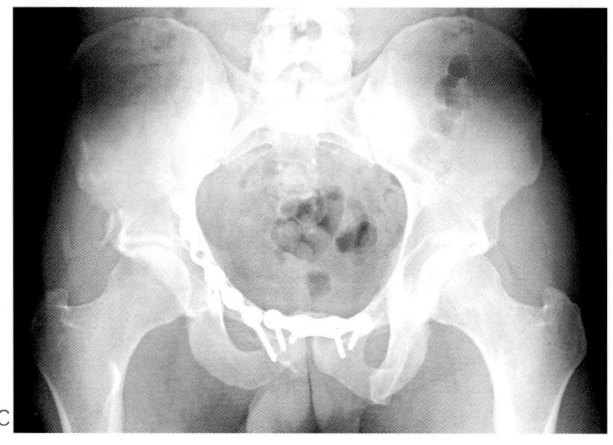

图20-32　髂腹股沟入路可用于若干横向髋臼骨折：臼顶下型横向骨折伴耻骨联合分离。A. 受损时AP位骨盆平片。B. 骨盆头侧观。右侧关节间隙轻度不对称，提示应对此年轻伤者进行手术治疗。C. 1年后AP位骨盆片

经髂腹股沟入路复位和固定横形骨折

经髂腹股沟入路复位横形骨折通常比较困难，这可能是由于骨块经完整的耻骨联合发生旋转所致。多数横形骨折都存在坐耻骨部后部的内移，以及坐耻骨部围绕移位的股骨头在矢状面的旋转，而要经髂腹股沟入路控制此矢状面的移位可能较为困难。通过外侧窗，从骨盆上口至前缘范围内的复位直视下可见；经中间窗可以直视并触摸横形骨折的后支，或者经Stoppa扩大入路可以获得更佳的显露和直视下复位[19]。如前所述，复位钳的两个尖端可以分别经中间窗置于靠近坐耻骨部的边缘，以及经棘间切迹置于髂骨外侧面，以助于使后柱外移和去旋转。在进行旋转操作时应牵引股骨头，然后由骨盆上口向下外侧方的后柱置入固定螺钉，通过向外侧闭合骨折的后支，有助于纠正旋转移位。横形骨折的前支亦可使用经皮螺钉固定，接骨板固定则有助于中和旋转应力。横形骨折使用经髂腹股沟入路的最佳指征，是骨折线前端终点恰位于髂前下棘的下方，而后柱骨折线终点很低且只有轻微移位。由于坐耻骨部围绕股骨头在矢状面上的旋转，通常在骨盆上口处会有非常显著的移位。由于通常并不合并内移和后方移位，纠正骨块旋转移位的步骤则可以相对简化（图20-32）。

扩大髂腹股沟入路

双柱骨折如果骨折线从髂嵴向后进入骶髂关节，则使用传统的髂腹股沟入路难以进行复位。Weber和Mast曾描述过一种"懒散侧卧位"（lazy lateral position），其便于在某些情况下可以将传统的髂腹股沟入路延长至后部髂骨的外板[17]，从而有助于从外侧直视整个骨折线。而位于髋关节内侧面的骨折线则不能间接复位，宜于使用传统的髂腹股沟入路来仅显露骨盆的内侧面。此后的操作如螺钉复位、骨折线上方接骨板固定、前柱继之后柱的复位和固定，均可按本章节的前述内容予以完成。双柱骨折这一特殊类型的骨折，同时也是扩大的髂股入路的良好适应证。

扩大髂股入路复位和固定

扩大髂股入路完成显露之后，则整个上部髂骨的外侧面、髋臼上方至髂前下棘的骨面、后柱至髋臼下沟，以及髂骨的整个后缘均可显露。如果需要的话，也可以进一步显露髂骨的内侧面，但需注意切勿将整个髂骨的周围软组织完全剥离，否则可能会影响骨块的血运。因此，如果骨折线向上延伸至髂嵴，则附着于髂骨前部的髂前上棘和髂前下棘的软组织应予保留。骨折的内、外侧面均可行直视下复位。在延迟处理的横行、T型或复合横行—后壁髋臼骨折中，从髂嵴上剥离腹肌以及从髂骨的内侧面剥离髂腰肌均可能导致前部髂骨的失血运。因此，在上述情况下沿髂骨前部进行分离，包括松解股直肌和从髂骨内侧面和后方的腰大肌上分离髂腰肌是推荐的入路，有利于直视和对骨块进行钳夹固定，因为骨折线均为从骨盆上口至髋臼的前缘。

经扩大的髂股入路复位复合双柱或前柱（壁）/后半横形骨折，应从后部髂嵴开始，向尾侧移至坐骨支撑以首先复位前柱，随之复位后柱。在处理陈旧性骨折特别是伴有一个横形骨折块时，从坐骨大切迹的前上方分离臀上血管神经束非常必要。随后即可从四边体和坐骨支撑剥离软组织，以便于钳夹固定骨块和以手指对骨折线进行触摸。

前柱/后半横形骨折和复合双柱骨折

处理此两种骨折类型时，常常会限制对骨外侧面的剥离。从髂嵴上对腹肌进行少许的剥离，即可允许插入复位钳和对内侧髂窝的骨折线进行触摸。如果前柱合并楔形骨折，则有必要首先予以复位和固定。前柱或后柱的骨折，如果骨折线沿髂骨内侧面进入骶髂关节，则经扩大髂股入路沿后部髂骨的外侧面即可直视骨折线。髂骨的楔形骨块复位之后，通常可在髂嵴下方沿外侧面放置一块小接骨板以稳定骨块，并中和腹肌向内侧的牵拉作用以及随后的复位操作中使骨块移位的应力。以经髂腹股沟入路进行复位操作为例，将一把Farabeuf钳置入棘间区或一枚Schanz钉置入髂前上棘，均将有助于控制复位时前柱的旋转。在患者侧卧位时控制股骨头的内移也非常重要，骨科手术床可有助于复位股骨头，以间接复位部分骨折线。

上述操作完成后，可使用一种双螺钉技术和一把Farabeuf钳置于髋臼上方和髂嵴处，将前柱骨块进一步牵向外侧。同时合并使用点状复位钳，在大多数情况下可以获得前柱的复位。如果需要使前柱进一步外倾，可以使用一把King Tong钳，一点置于骨盆上口，另一点置于完整髂骨的外侧面，即可完成操作。将一枚Schanz钉置于股骨近端可有助于将向内侧移位的股骨头拉向外。复位完成后,即应置入骨块间固定螺钉,其置入方向首选从髂前下棘外侧区至坐骨支撑或髂后上棘,也可沿着髂嵴方向置入。前柱的旋转应力可以使用一枚小的重建接骨板予以中和,接骨板应恰置于坐骨大切迹上方并跨越前柱的骨折线。接骨板与坐骨大切迹的距离应在一横指以内,以保证接骨板下有良好的骨质支撑。后柱的复位与Kocher-Langenbeck入路中所描述的方法相类似,坐骨内置入一枚Schanz钉有助于控制后柱的旋转。

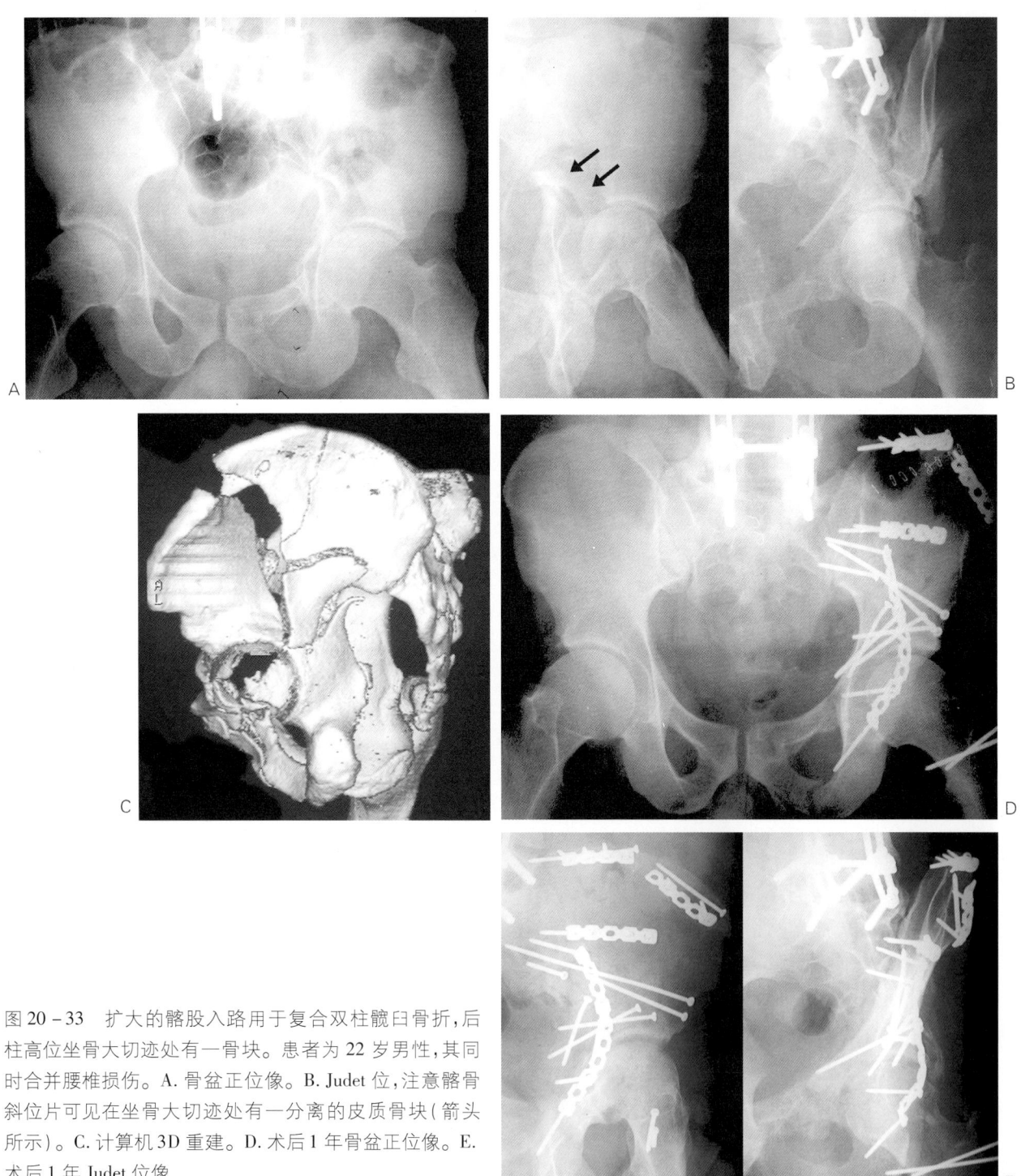

图20-33 扩大的髂股入路用于复合双柱髋臼骨折,后柱高位坐骨大切迹处有一骨块。患者为22岁男性,其同时合并腰椎损伤。A. 骨盆正位像。B. Judet位,注意髂骨斜位片可见在坐骨大切迹处有一分离的皮质骨块(箭头所示)。C. 计算机3D重建。D. 术后1年骨盆正位像。E. 术后1年Judet位像

横形骨折

对于横形骨折,骨折的前、后两部分可以同时得到控制,其复位步骤与在俯卧位中的操作相类似。坐骨内置入一枚 Schanz 钉,有助于控制低位坐耻骨部的旋转。以复位钳同时控制横行骨折的前、后面,将点状复位钳或弯嘴复位钳穿过坐骨大切迹置于四边体或骨盆上口前缘,同时在前方可使用双螺钉技术(合并使用 Farabeuf 钳)。或者,也可以在前柱和后柱均使用双螺钉技术。随后即可由髋臼上方置入骨块间螺钉,固定至后柱的后缘或四边体。螺钉也可以由髋臼上方 3~4cm、臀中肌结节后缘处置入至前柱内。与双柱骨折的后柱固定相类似,也可以由坐骨大切迹上方略偏前处朝向后柱内置入一枚螺钉。螺钉置入后,应在沿髋臼下沟外缘至髋臼上方处置入一块中和接骨板。

对于 T 型骨折,经扩大髂股入路很容易探及后柱的骨折线,并应先由后柱进行复位,具体步骤此前已有描述。复位之后即应置入中和接骨板,以固定后柱和前柱的独立骨块。T 型骨折的前部往往难以复位,骨折线可沿髂骨内侧面达骨盆上口。可以在前柱骨块内置入一枚小的 Schanz 钉以辅助复位。复位钳固定于髋臼上方至骨盆上口,以及髂耻隆起至髋臼后表面,有助于复位前柱和 T 型骨折的垂直柄。前柱的固定可按照与之前描述的横行骨折类似的固定方法,螺钉应由臀中肌结节的后面置入前柱内。随后,沿坐骨结节至髋臼上方骨质的外侧缘置入一枚中和接骨板,以固定整个骨折。通常,接骨板头侧的螺钉应由完整髂骨置入前柱骨块内,以利于进一步的固定(图 20-33,图 20-34)。

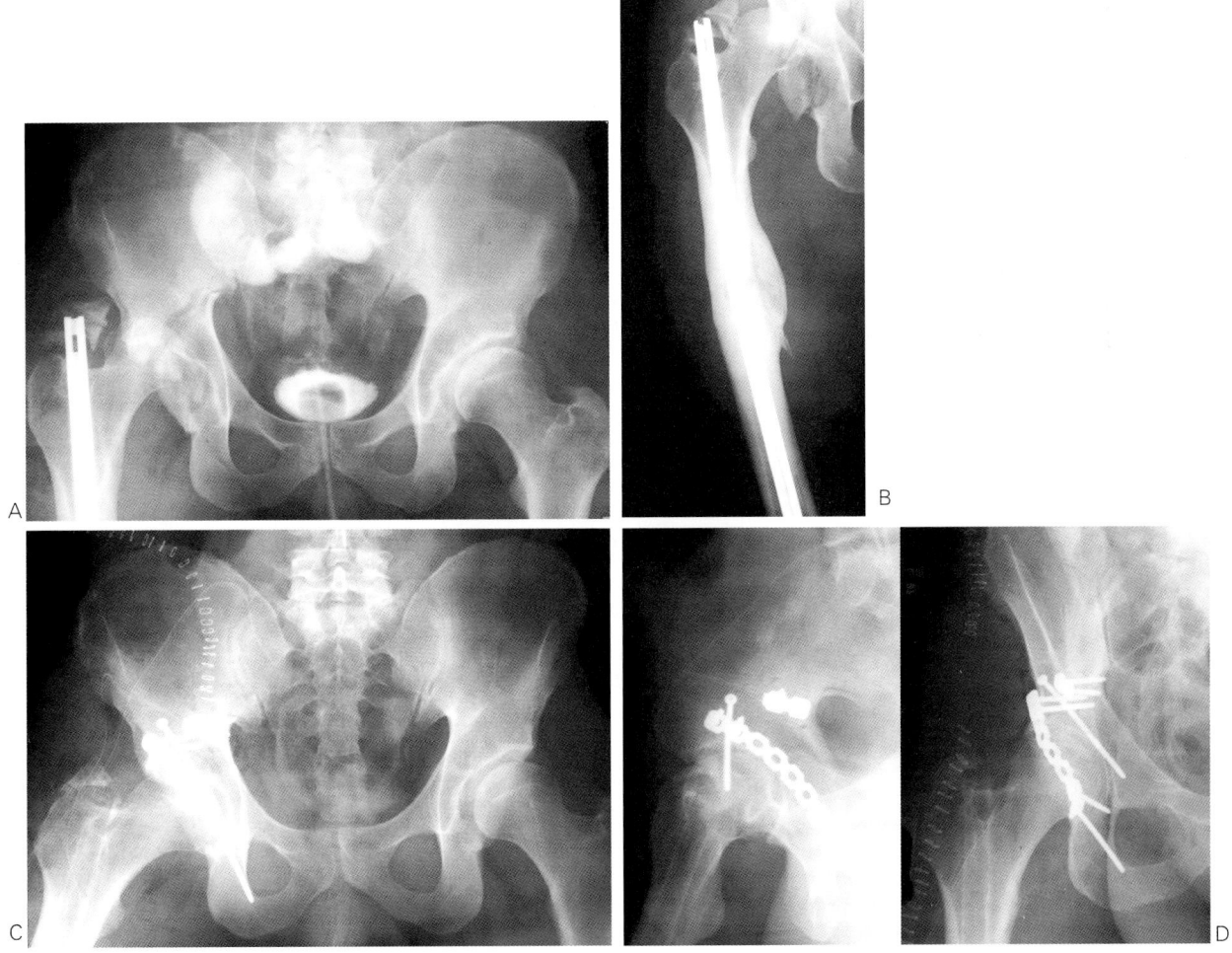

图 20-34 一例难复性髋关节后脱位,患者为 32 岁男性,为经臼顶的高位横行骨折合并髋臼后壁骨折。患者在此前曾置入了一枚股骨髓内钉,图中显示在钉尾凸起处产生了异位骨化。本例以扩大的髂股入路对其进行复位和固定。A. 伤后骨盆正位像。B. 伤后的股骨正位片。C. 术后骨盆正位像。D. Judet 位像显示术后的骨折复位力线,此患者在伤后 18 个月出现了股骨头的无菌坏死,需要行全髋关节置换术

经序贯入路进行复位和固定

尽管已有同时使用 Kocher-Langenbeck 和髂腹股沟入路的报道[26]，但很多作者仍倾向于按照 Letournel[2,4] 和 Matta[3] 的建议，希望优化出一条最佳入路进行骨折复位。髂腹股沟合并使用 Kocher-Langenbeck 入路有其相应的指征，其中之一即为 T 型骨折合并前柱和后柱的显著移位，且不适宜行扩大的髂股入路时(图 20-35)。

康 复

髋臼骨折病人术后 8~12 周内，可进行足趾点地负重(<10kg)。术后即时的髋关节活动范围功能锻炼，强调进行屈伸和内外旋活动；CPM 术后并不常规应用，但对于部分病例可能会有帮助；外展肌增力训练强调在术后 6 周开始；静止踏车和低阻力负重训练在术后 6~12 周进行；渐进性负重应在术后 8~12 周开始，此后 2~6 周内可由腋杖或助行器逐渐过渡到手杖辅助行走。病人应该被告知，肌肉力量在术后一年内会逐渐改善，因此在这段时间内肌力的训练非常重要。病人通常在术后 6~12 周内可以恢复办公室的工作，但要恢复重体力劳动工作能力则至少要到术后 4~6 个月。

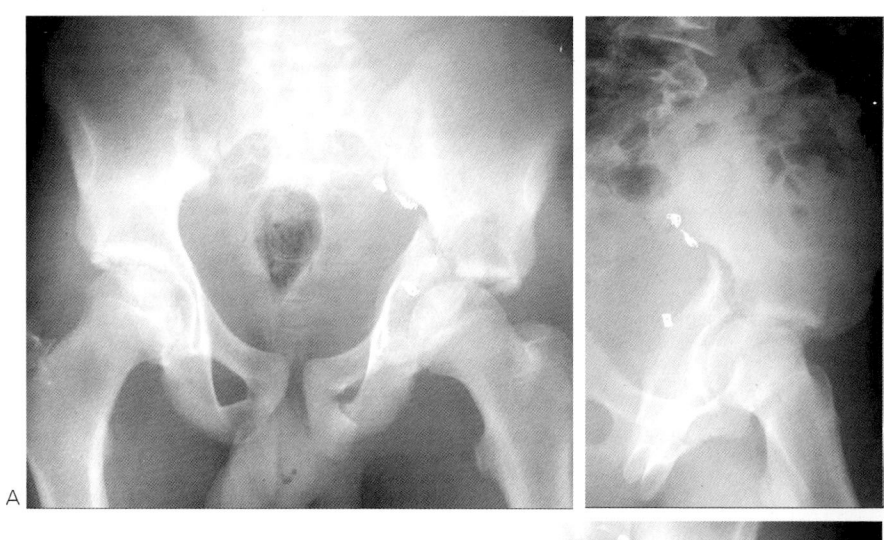
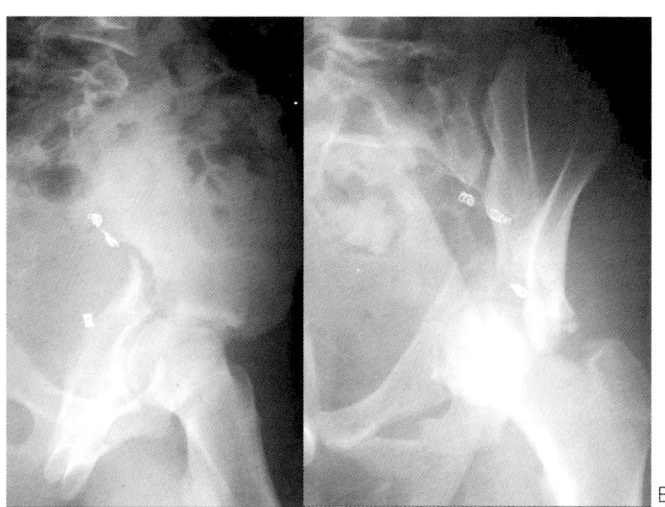
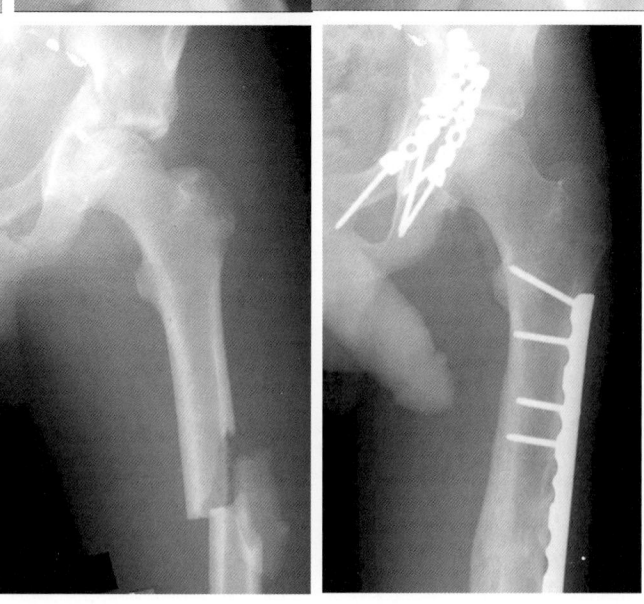

图 20-35 一例 16 岁男性，T 型髋臼骨折合并股骨干骨折，使用有计划的序贯入路进行复位和固定。此患者在伤后初期血流动力学不稳定，对其进行了血管造影、栓塞止血。A. 伤后骨盆正位像。B. Judet 位像，髂骨斜位显示后柱高位的明显移位，闭孔斜位显示前柱高位的明显移位。C. 股骨干骨折。D. 术后 2 年骨盆正位像，患者髋关节功能正常

要点与技巧

- 闭孔斜位像(图23-3C)对于评估高能量损伤病人合并腹股沟区疼痛且骨盆正位片没有阳性发现时,是一个非常重要的检查手段。其可以很好地显示后壁、股骨颈或股骨头的潜在骨折。
- 顶弧角的测量必须在患肢未做牵引时进行,且髋关节不能处于半脱位状态。顶弧角不能用于评估复合双柱骨折或后壁骨折。
- 对适于非手术治疗的病人,可以拍摄动态应力像(dynamic stress view)。
- 使用Kocher-Langenbeck入路的常见错误是切口向下肢远端显露不足,以及未充分分离臀大肌的止点,从而导致外展肌群不能充分牵开以获得最佳显露。
- 使用Kocher-Langenbeck入路时需注意勿伤及股四头肌的肌腹,因可能会损伤旋股内侧动脉的深支,从而保护股骨头的主要血供。
- 在Kocher-Langenbeck入路中,横断梨状肌和闭孔内肌时需距离其在股骨近端止点至少1.5cm的距离。横断位置过于靠近其在骨的附着点会增加损伤旋股内侧动脉的风险。
- 髋臼后壁骨折时的关节囊附着点应予保留。
- 髋臼后壁骨折时,臀小肌的下1/3~1/2部分通常会失血运,手术最后应将此部分清除以防止产生异位骨化。
- 在髂腹股沟入路中,髂耻筋膜分隔肌肉窗(髂腰肌和伴行的股神经)和血管窗(髂外动、静脉)。髂耻筋膜起自髂耻隆起,止于骶髂关节,术中需将其分离或切除。
- 扩大的髂股入路前方可显露三层筋膜层:阔筋膜张肌上筋膜,股直肌上筋膜和股外侧肌上腱膜层。在最后一层下方为旋股外侧动脉,术中需将其结扎。
- 髋臼后壁骨折固定时常见的错误为:骨折的头侧部显露不清,边缘压缩骨折的复位不佳,以及后壁接骨板的过度预弯。
- 经Kocher-Langenbeck入路处理横形或横形/后壁骨折需注意几个问题,包括:经顶型骨折、损伤对侧骶髂关节、损伤骨盆前环(耻骨联合分离或联合旁骨折),以及臼顶部存在游离骨软骨块。特别是对于年轻病人(小于45岁),如果存在上述一个以上的因素,强烈建议使用扩大的髂股入路。
- 横形骨折在后柱貌似达到"精确"复位,但仍沿四边体和骨盆上口旋转,这种情况并不少见,以手指穿过坐骨大切迹触摸骨折线即可发现。在坐骨结节置入一枚Schanz钉和/或在前柱骨块上放置一把复位钳,即可解决上述问题(图20-20)。
- 处理复合横形/后壁髋臼骨折的一个关键问题是,首先处理横形骨折,然后再处理后壁骨折。
- 前柱骨折通常会发生内移和外旋。以一把点状复位钳沿髂嵴固定,另一把钳固定于前柱的骨盆上口部和完整髂骨的外侧面,可完成复位。在棘间区放置一把Farabeuf钳以控制旋转,可进一步助于复位。经髂腹股沟入路的外侧窗和内侧窗,可以直视前柱至完整髂骨的复位,而以手指触摸髂骨的外侧面可助于评估复位质量。
- 经扩大的髂股入路有助于进行经顶型或陈旧性(损伤后超过3周)横形骨折的复位。此入路便于直视及在横形骨折的前后两面放置复位钳,同时也便于直视关节面的复位。
- 骨盆上口损伤(如骶髂关节分离、耻骨联合损伤)的复位和固定,通常宜在髋臼骨折固定之前进行。

新技术

粗隆翻转截骨

Siebenrock 等描述了 Ganz 粗隆翻转截骨术[23]。其入路类似于 Kocher-Langenbeck 入路,但还包括了一个 1.5cm 的大粗隆截骨,从近端和远端附着于大粗隆的肌肉均可予以完整保留,此即所谓的二腹肌截骨术(digastric osteotomy)。截下的大粗隆骨块上方保留臀中肌和臀小肌、下方则保留了股外侧肌的附着。"Z"形切开髋关节前关节囊,即可屈髋、内收、外旋脱出股骨头。此入路也可用于 Pipkin Ⅳ 型损伤(股骨头骨折并髋臼骨折,图 20-36)。利用此术式,股骨头骨折和髋臼后壁骨折均可得到处理。此外,此术式也可无须使股骨头脱位即显露髋臼后壁骨折的前/头侧,且不必切断髋外展肌群(图 20-36,图 20-37)。

急诊全髋关节置换术

以往在髋臼骨折后行全髋关节置换,由于常发生髋臼假体的松动,翻修率较高[27]。近年来,随着全髋置换手术技术和假体的进步,结合使用相应的骨盆稳定技术,临床疗效已大大提高[28,29]。特别是对于伴有严重骨质疏松、粉碎骨折和关节面损伤/嵌压的老年病人,髋臼骨折后急诊行全髋置换由于其临床效果优良,已愈来愈受到普遍关注。髋臼骨折后的 Ⅰ 期全髋置换,通常需首先固定骨折。对于横形、横形/后壁和后壁骨折,可以使用 Kocher-Langenbeck 入路(图 20-38,图 20-39)。对于前柱、前柱—后半横形和双柱骨折,可以使用 Levine 入路[29]。

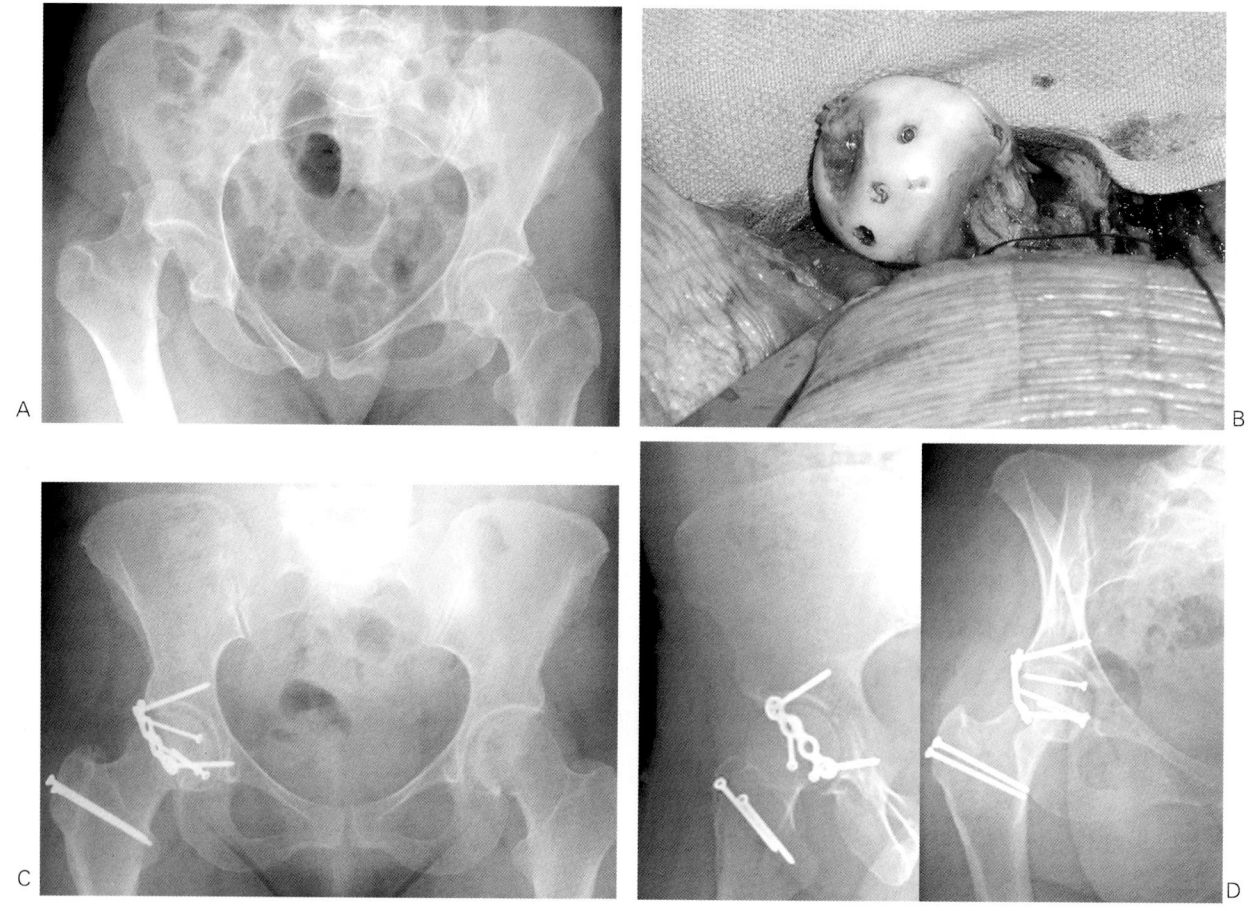

图 20-36 使用 Ganz 经粗隆翻转截骨和术中脱位治疗 Pipkin Ⅳ 型右髋骨折。A. 骨盆正位像。B. 术中像显示固定股骨头。C. 术后 1 年骨盆正位像。D. 术后 1 年 Judet 位像

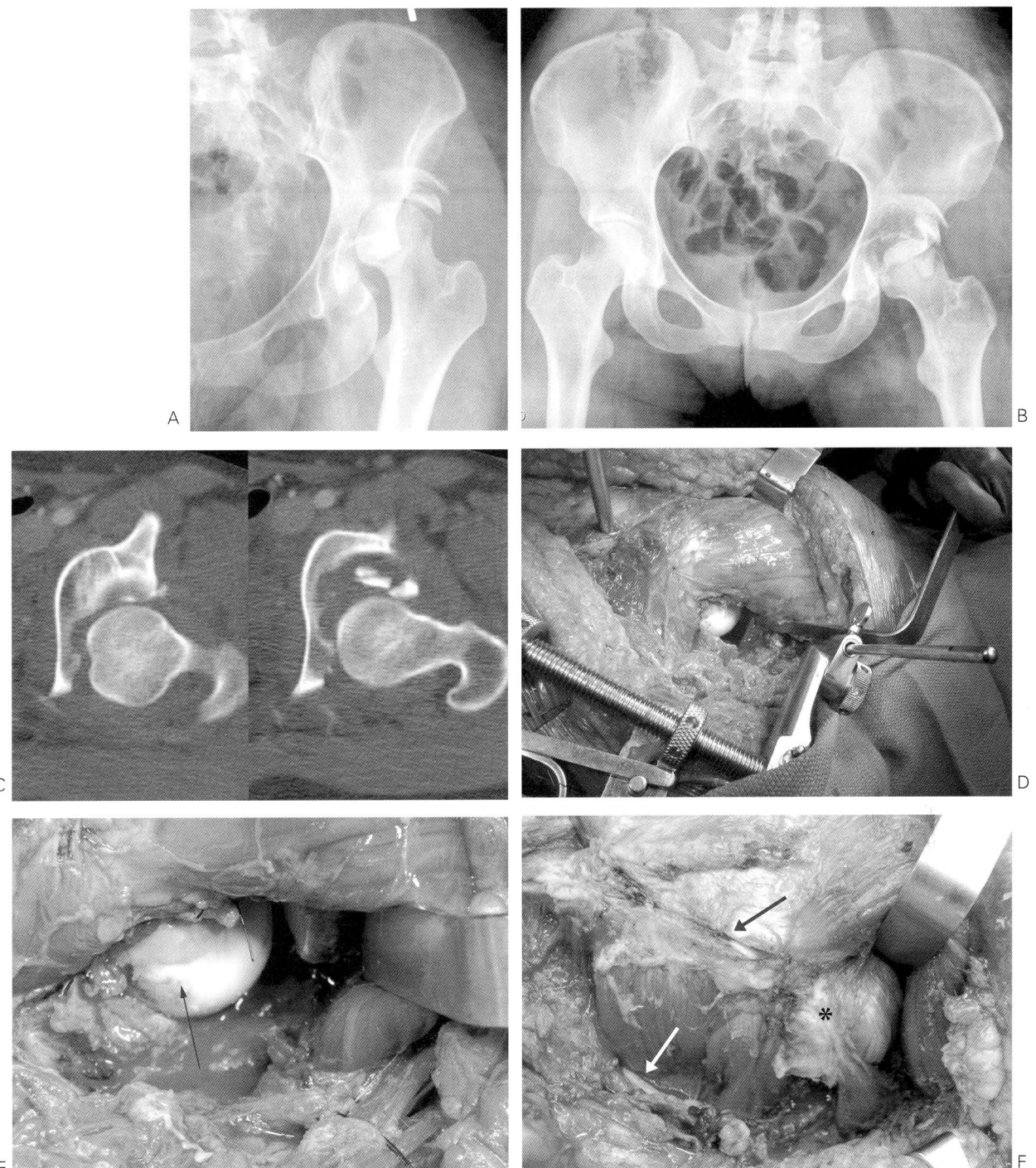

图 20-37 一例复杂的上、后壁髋臼骨折,需行经粗隆翻转截骨。A. 伤后髋的前后位像。B. 尝试闭合复位,显示未能获得同心圆复位。C. CT 重建显示巨大的后壁髋臼骨折,骨折线向前延伸至接近髂前下棘,关节腔内可见碎骨片。D. 术中照片从术者的身后角度所见,臀中肌和臀小肌被牵向前方,使用股骨牵开器牵开关节间隙。E. 股骨头后侧面可见明显的挫伤(箭头所示)。F. 术中照片显示后壁向头侧移位,位于股方肌下缘的是坐骨神经(白色箭头),梨状肌已被分离出(*所示),臀肌被牵向前方,在进行经粗隆翻转截骨之前,截骨线已用电凝刀标记出(黑色箭头)

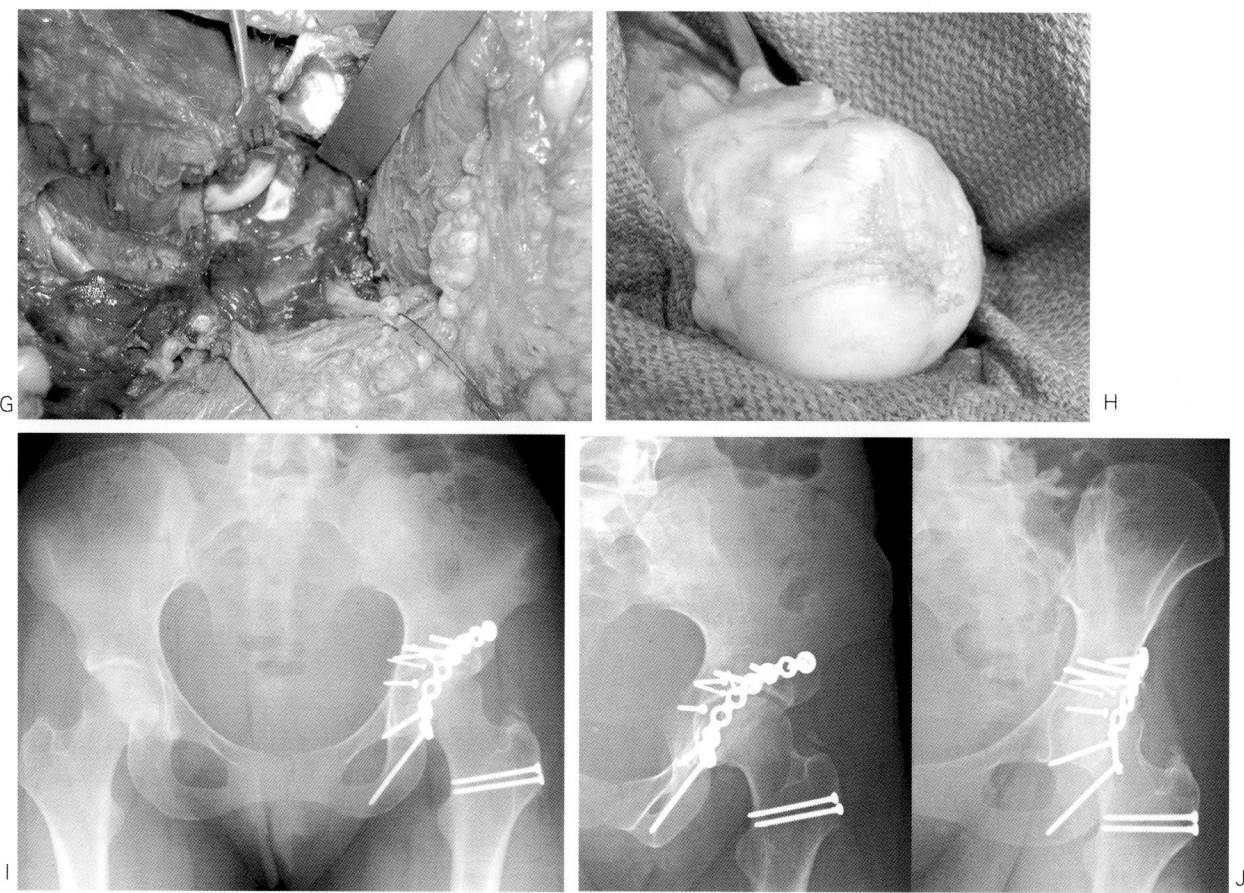

图 20-37（续） G. 截骨完成后，股骨头的整个上面和髋臼上、后壁均可见。H. 股骨头后侧面可见明显的全层软骨损伤。I. 术后 2 年骨盆正位像，尽管髋关节并未见明显的骨性关节炎表现，但由于已知的股骨头软骨损伤的存在，其远期预后需非常谨慎。J. 术后 2 年 Judet 位像

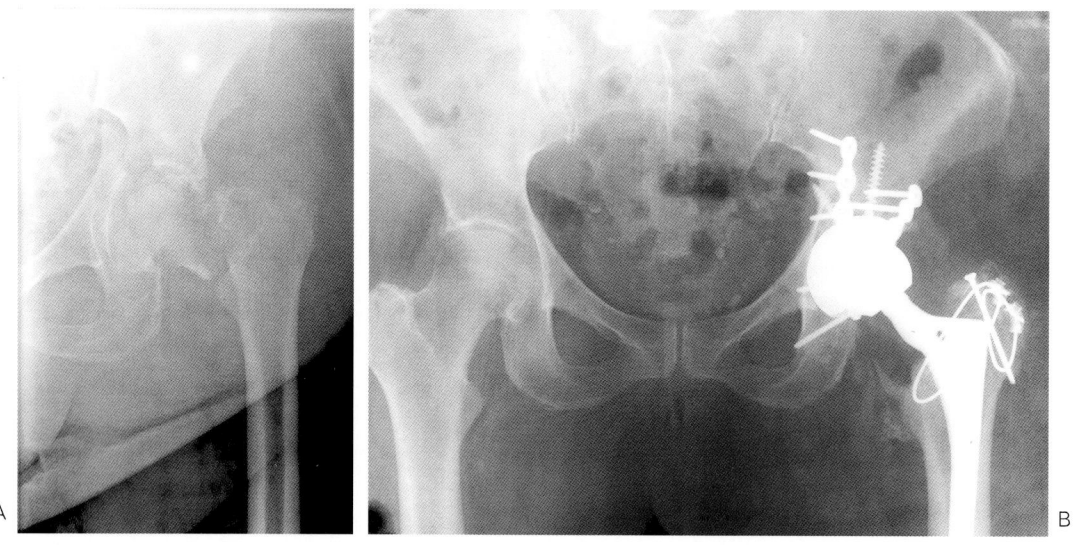

图 20-38 髋臼骨折固定后行全髋关节置换，患者为一病态肥胖的 72 岁女性，且患有胰岛素依赖性糖尿病。A. 髋关节正位像，显示经臼顶的高位横形髋臼骨折并后壁骨折，垂直剪切的股骨颈骨折和大粗隆骨折。患者接受了髋臼骨折的开放复位、内固定和全髋关节置换，以及大粗隆骨折的开放复位、内固定，所有手术操作均在一个 Kocher-Langenbeck 切口内完成。B. 术后 6 个月骨盆片

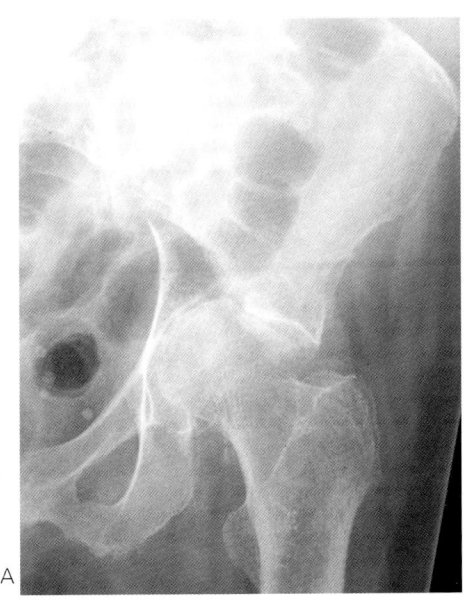
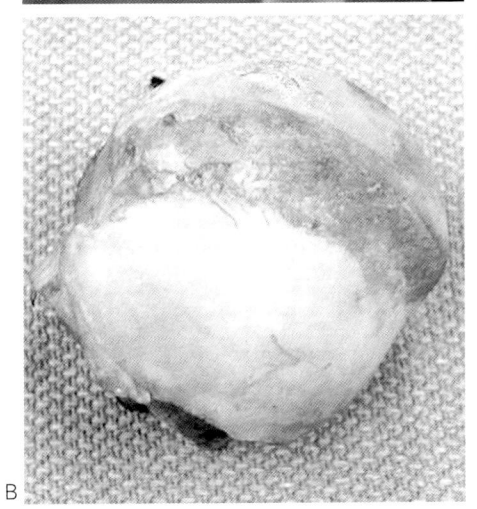
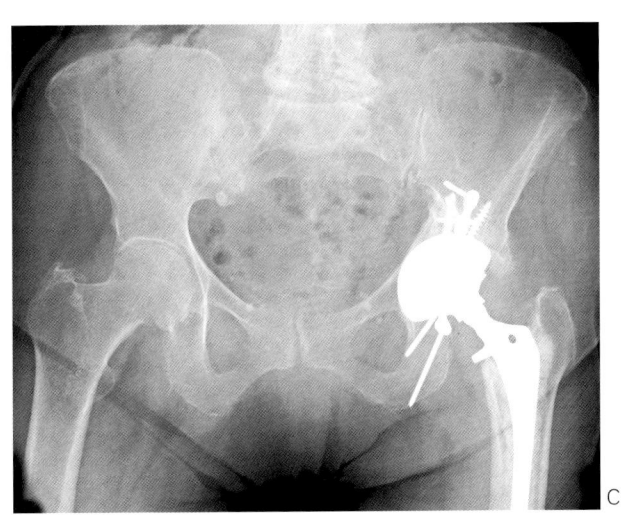

图20-39 一例82岁女性，移位的横形伴后壁髋臼骨折，接受了即时全髋关节置换术。患者在伤后早期曾行保守治疗3周。A.可见明显的股骨头压嵌。B.股骨头的损伤在全髋置换时予以确认，患者接受了髋臼骨折横形部分的固定和全髋置换。C.术后2年骨盆正位像

经皮螺钉固定

近年来，有学者主张对于有移位髋臼骨折的老年病人和轻微移位的年轻病人，行闭合复位和经皮螺钉固定[30,31]。该技术显然的优点是微创，但也有学者质疑其能否获得良好的复位。Starr等报道使用该技术固定后仍遗留平均3mm的移位[31]。但在某些情况下，如病人生命体征不稳定或合并严重的软组织损伤时，使用该方法亦情有可原。近年来，计算机辅助导航技术亦开始应用于髋臼骨折的固定[32]。但是，由于绝大多数髋臼骨折都要求解剖复位以获得最佳疗效，且上述技术由于多依赖于特殊和昂贵的设备，其作用性均有限，因此开放复位内固定目前仍为主流。

结　果

自20世纪70年代后，手术治疗髋臼骨折的临床结果获得了质的飞跃，其中Emile Letournel教授居功至伟。Letournel对骨盆平片进行了诠释，提出了一个被广为接受的髋臼骨折分类系统，并针对各类型骨折发展了不同的手术入路和处理方法[2,4]。Letournel强调对于髋臼骨折平片解读的重要性；强调恰当的骨折分类可以使医生选择正确的手术入路和复位技术。最后，他还强调髋臼骨折开放复位、内固定的最终目标是获得完美的复位。复位质量和病人的临床结果之间具有高度相关性，详见后述。

骨折复位的质量

Letournel 和 Judet 分析了 569 例髋臼骨折伤后 3 周的临床结果[33]。他们把复位的质量分为满意复位（X 线平片上所有放射学标志均恢复）和不满意复位（所有放射学标志均未恢复）；对于经手术获得的继发性匹配（通常见于双柱骨折）也进行了定义。在这些病例中，髋臼关节面已尽可能地予以解剖复位和固定，但仍有部分复位不良。Letournel 报道的满意复位（perfect reduction）率为 73.7%，其中 4.8% 可获得继发性匹配（surgical secondary congruence）。骨折类型与复位质量之间的相关性详见表 20-3。作者发现，伤后 2 周内满意复位率为 75%，但至伤后 3 周时则降到了 62%。此外，复位质量随着 Letournel 经验的提高亦在逐渐改善。在其手术治疗髋臼骨折的最初 5 年里（1958～1962），满意复位率为 68%；而在其记录的最后 6 年里（1984～1990），满意复位率可以达到 90%。

表 20-3 Letournel 和 Judet 关于骨折类型与骨折复位质量的关系

骨折类型	满意复位的百分率
后壁	93.7
后柱	76.9
前壁	77.7
前柱	86.4
横向	71.4
T 型	70.0
横形/后壁	67.5
后柱/后壁	90.0
前柱/后半横	68.0
双柱	60.7
完全复位的总体比例	73.7

数据来源：Letournel E, Judet R. Fractures of the Acetabulum. 2nd ed. Berlin: Springer-Verlag: 1993:524.

Matta 报道了一项 262 例手术治疗髋臼骨折的大宗病例分析[3]。他对复位质量的评价是基于在三个体位投射的骨盆 X 线片上，相对于正常放射学线的骨折的最大移位距离。"解剖复位"被定义为移位在 1mm 以内；"不满意复位"（imperfect reduction）为移位在 2～3mm；"不良复位"为移位大于 3mm。对于部分术后获得了继发性匹配的复位，他也进行了评估。总的来说，71% 的病例获得了解剖复位，不满意复位率为 20%，不良复位为 7%；3% 的病例可达到继发性匹配。作者同时还注意到，复位质量与骨折类型间具有相关性。简单骨折中有 96% 可以获得解剖复位，而复合类型骨折中这一比率仅为 64%；40 岁以上年龄的复位质量显著低于 40 岁以下者，前者获得解剖复位的比率仅为 57%，而后者则可以达到 78%；骨折的初始移位与复位质量之间并无相关性。

Moed 等指出，对于后壁骨折复位质量的评估，术后 CT 扫描作为最佳手段要显著优于平片[34]。他们对 67 例病人进行了回顾性分析，其中 61 例已平均随访 4 年以上。根据骨盆 X 线平片上所测量的骨折复位情况，67 例中有 65 例可达解剖复位。然而，CT 扫描显示有 11 例病人关节面不匹配大于 2mm，有 52 例病人的复位后骨折间隙大于 2mm；在 24 例髋当中，至少有一侧的骨折间隙在 1cm 以上；只有 15 例髋 CT 显示确实达到了解剖复位。骨折间隙在 10mm 以上或总的间隙面积在 $35mm^2$ 以上，均提示预后不佳。

手术治疗髋臼骨折的放射学和临床结果

Letournel 和 Judet 阐述了复位质量与骨性关节炎之间的高度相关性[2,33]。经过至少 1 年的随访观察，满意复位的骨关节炎发生率为 10.2%，而不满意复位的骨关节炎发生率高达 35.7%。

临床最为常用的评估分级系统为改良的 Merle d'Aubigne 和 Postel 分级，其最初是用于评估全髋置换的临床结果[35]，后被 Letournel 和 Judet 用于评价髋臼骨折[36]，并由 Matta 进行改良[3]。该分级系统包括疼痛、步态和髋关节活动度三项，每项最高得分为 6 分。三项得分相加之后即得出最后的临床评分。

在一组 262 例髋臼骨折最少 2 年随访的病例分析中，Matta 报道的总的临床结果中，优占 40%，良为 36%，可占 8%，差为 16%[3]。临床结果与复位质量平行相关（表 20-4）。其中满意复位的临床结果优良率可以达到 83%；不满意复位（任一角度的髋臼像显示移位 2～3mm）的临床结果优良率为 68%；复位质量差（18 例髋中有 9 例）的临床结果优良率仅有 50%。在本组病例中，平均随访 6 年的结果显示，有 6% 病人接受了全髋置换。

表 20-4　髋臼骨折复位质量与临床结果之间的关系

复位质量	临床结果			
	优	良	中	差
解剖复位(n=185)	82(46%)	68(37%)	10(5%)	25(12%)
不满意复位(n=52)	17(33%)	18(35%)	7(14%)	10(18%)
差(n=18)	3	6	2	7
手术继发性匹配	2	3	2	

数据来源：Matta JM. Fractures of the acetabulum: accuracy of reduction and clinical results in patients operated within three weeks after the injury. J Bone Joint Surg Am 1996;78-A:1 632-1 645.

Matta 归纳了与较差的临床结果相关的几个因素[3]：

- 不满意复位（任一角度的髋臼像显示移位大于 2mm）；
- 髋臼关节面或股骨头损伤；
- 年龄大于 40 岁。年龄本身并不能作为独立的预后提示因素，因其与获得满意复位的能力之间也具有相关性。

无论是 Letournel 和 Judet 组，还是 Matta 组的病例均显示，临床结果与骨折类型之间并不具备相关性（表 20-5）[3,33]。

表 20-5　临床结果良—优与骨折类型的关系

骨折类型	良/优的临床结果百分率	
	Letournel	Matta
后壁	82	68
后柱	91	63
前壁	78	67
前柱	88	83
横向	95	89
T 型	88	77
横形/后壁	74	70
后柱/后壁	47	90
前柱/后半横行	85	87
双柱	82	77
总平均数	81	76

数据来源：Letournel E, Judet R. Fractures of the Acetabulum. 2nd ed. Berlin: Springer-Verlag; 1933 and Matta JM. Fractures of the acetabulum: accuracy of reduction and clinical results in patients operated within three weeks after the injury. J Bone Joint Surg Am. 1996;78-A:1 632~1 645.

髋臼后壁骨折手术固定的临床结果

尽管髋臼后壁骨折通常被认为是相对"简单"的骨折类型，但研究显示其却并不总能达到最佳的临床结果。Letournel 和 Judet 组的病例中，后壁骨折的临床结果总优良率为 83%[33]，而 Matta 组的病例则仅为 68%[3]。而根据 X 线平片评估的这两组病例中满意复位率却达到了 93%~100%。这也验证了 Moed 等所提出的，即 X 线平片不足以评价后壁骨折的复位质量[34]。在另一篇文章中，Moed 等还报道了一组 100 例髋臼后壁骨折的临床结果[37]。对于合并髋关节脱位时，作者强调急诊开放复位并解剖重建髋臼的关节面。在本组病例中，有 89% 的临床结果为良或优，8% 则需要行二次手术[37]。导致临床结果不佳的因素包括：受伤时年龄大于 50 岁，合并髋脱位时未能及时复位，以及关节内的粉碎骨折。其他的可能与较差临床结果在统计学上显著相关的因素还包括髋臼边缘压缩骨折和臼顶负重区的骨折。

延误治疗或翻修的髋臼骨折的临床结果

髋臼骨折如果延误治疗，结果将不尽如人意。Letournel 和 Judet 报道髋臼骨折在伤后 3 周~4 个月之内治疗，临床结果优良率仅为 64.4%[38]。Johnson 等报道了一组 188 例骨折在伤后平均 43 天进行手术，临床结果优良率为 65%[39]。而该组病例中并发症的发生率显著增高：20 例出现术后坐骨神经瘫痪，8 例出现感染，5 例出现肺栓塞，还有 26 例发生了股骨头缺血性坏死。

尽管已有研究显示未复位的髋臼骨折进行翻修后临床结果更差，但 Mayo 等报道了一组初次手术未复位或发生了继发性复位丢失的 64 例病人，重行手术后有 56% 获得了移位在 2mm 以内的复位[40]。平均随访 4.2 年，临床结果的优良率达到了 42%。此外，从初次受伤到再手术的时间也对临床结果有影响。在伤后 3 周之内进行再手术者，临床结果的优良率为 57%；而再手术时间超过 12 周者，临床结果优良率仅为 29%。

功能性结果

尽管改良的 Merle d'Aubigne 和 Postel 评分[35]是目前最为常用的临床评分系统，但其却并非真实的由病人派生出的功能性评分。Moed 等证实，接受手术治疗的髋臼骨折病人的肌肉骨骼系统功能评分（MFA）较高，该评分与 d'Aubigne 和 Postel 评分具有相关性[41]。高的 MFA 评分表明，病人要完全回到受伤之前的功能水平可能性不大。

并发症

髋臼骨折通常为高能量损伤所致，因此病人常合并其他肌肉骨骼或多系统的损伤。髋臼骨折手术重建对体力和时间均要求极高。因此，在手术前病人的身体状况必须被调整到可能的最佳状态。尽管如此，各种并发症仍时常发生。创伤后早期发现潜在的问题有助于避免某些并发症的发生。在髋臼手术方面充分的培训和经验，也会大大降低某些医源性并发症发生的概率。

髋臼的原发伤以及外科重建手术，均与诸多并发症如 DVT、感染、神经损伤、血管损伤、复位不良、关节内骨块以及固定失败等相关。术后晚期的并发症则包括骨不连、畸形愈合、缺血性坏死、异位骨化和创伤性关节炎等。避免早期并发症的发生可以显著降低晚期并发症和临床结果不良的发生率。

深静脉栓塞（DVT）

骨盆或髋臼骨折后引起 DVT 并不少见[42~46]，而肺动脉栓塞（PE）则较为罕见。由于血栓栓塞所导致的潜在的高致病或致死率风险，绝大多数个体已经在使用各种形式的围术期预防措施，常见的如使用于下肢的力学装置以及某些化学药物等。本章作者则建议使用低分子肝素（依诺肝素 40mg 皮下注射，qd）至术前一晚，术后第二天始重复使用并连续 3 周。也有术后使用华法林的报道[47]。术前超声扫描的应用目前已经越来越多，特别是对于那些从其他医疗中心转运而来的病人，以及手术延误已超过 2 天以上的病人，术前超声检查的意义重大。如果超声检查结果为阳性，则手术前宜放置腔静脉滤器以防止 PE 的发生，特别是对于那些围术期无法使用化学药物预防的病人。这些病人通常都为多发性创伤病人，包括合并脑内或脑实质内损伤，以及正在接受监护的脾脏或肝脏损伤的病人。

感染

有报道髋臼骨折后感染的发生率为 4% ~ 12%[3,11,48]。所有接受手术治疗的髋臼骨折病人，均建议在围术期使用抗生素以预防感染。对软组织条件的详细评估，包括可能的擦伤、开放伤或软组织脱套伤等，均将有助于提出一个最佳手术方案以避免软组织并发症的发生。避免在软组织脱套部位做手术切口，或在脱套部位做可能的经皮治疗而切口则远离手术重建部位，均可降低术后软组织并发症的风险。术前精心准备、术区的消毒铺单、对软组织操作精细以及对骨血运的保护，对于预防感染具有重要意义。在关闭切口前须清除无血运的肌肉组织，对潜在的空腔须放置引流，抗生素应持续应用至拔除引流或伤口内不再有清亮的引流液流出为止。术后的密切监护非常重要，一旦发现有引流量持续增加或局部血肿的表现，均应积极处理并及早清除血肿。

大的软组织脱套伤（所谓的 Morel-Lavallée 损伤）表现为皮下组织与下方的筋膜层发生分离[49]。Hak 等报道在 24 例脱套伤中，46% 的病人局部细菌培养结果为阳性[49]。即使进行了积极的清创，24 例病人中仍有 3 例在内固定术后发生了感染。Tseng 和 Tornetta 报道了一组 19 例病人的 Morel-Lavallée 损伤，此组病人均进行了早期的（伤后 3 天内）经皮清创和灌洗引流，而需要的仅为两个 2cm 长的小切口[50]。骨折的固定均放在了 II 期进行，没有 1 例伴发深部感染。

神经损伤

手术前应对可能发生的神经损伤进行详细和全面的检查并记录。已有报道髋臼骨折致坐骨神经损伤的发生率可高达 30%[51]。

有文献报道高达 16% 的病人手术后可继发坐

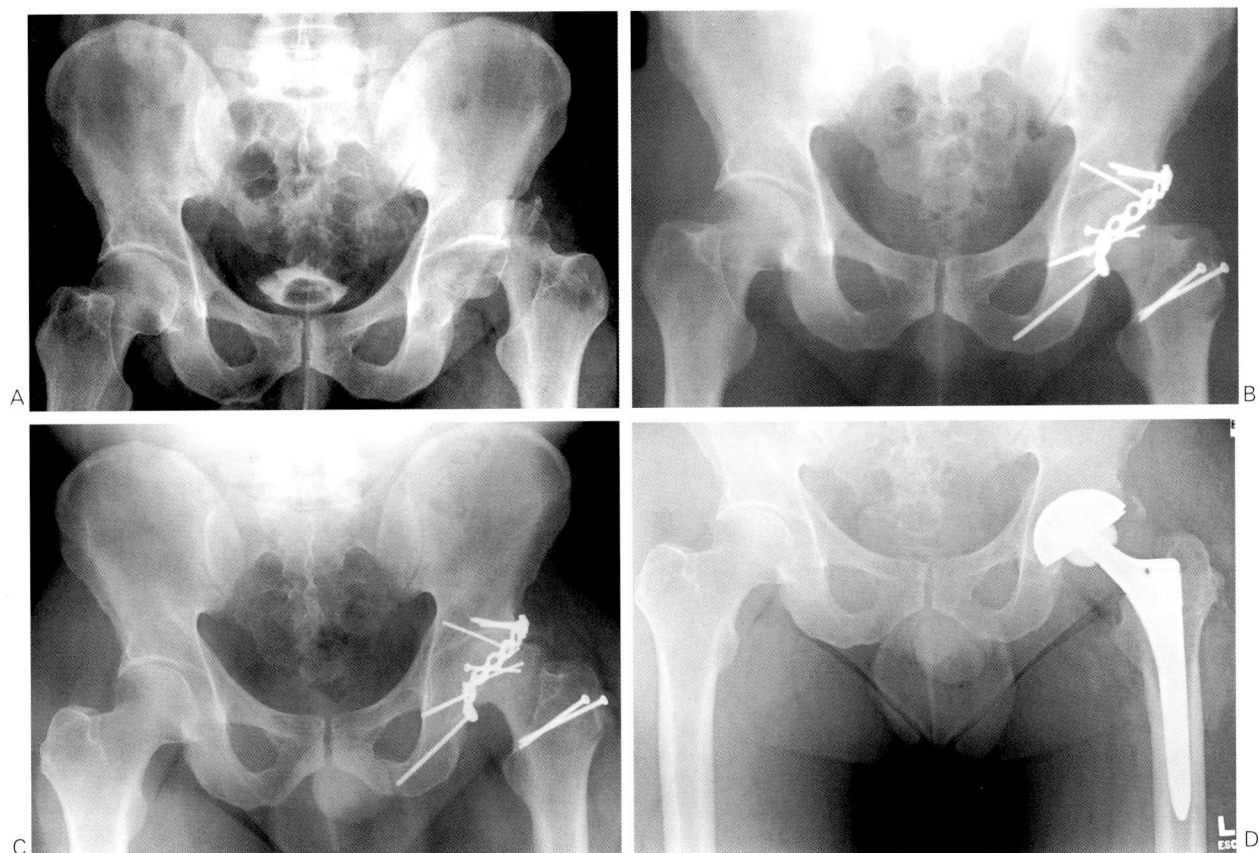

图 20-40 髋臼骨折后缺血性坏死,病变首先累及股骨头,随后出现髋臼受累。A. 髋关节脱位合并股骨头骨折及小的上后壁髋臼骨折,药物镇静下闭合复位未能成功。B. 使用 Ganz 经粗隆翻转截骨和髋关节术中脱位及内固定术后 1 年,骨盆前后位像。术后 1 年患者症状已完全消失。C. 术后 22 个月始,患者开始出现明显的左髋疼痛,股骨头的上外侧面可见缺血性坏死;髋臼侧关节面相对保持良好。D. 患者接受了全髋关节置换术

骨神经损伤。Letournel 和 Judet 均建议病人在俯卧位下进行手术,屈膝、伸髋位松弛坐骨神经,以及使用特殊的神经拉钩,均可降低医源性神经损伤的风险[2]。其他还有作者建议使用术中体感诱发电位或自发性肌电图来评估神经的功能[52]。Middle Brooks 等则认为,如果术中使用了相应的预防措施来保护神经,则术中监测对于术后的低水平的神经功能障碍并无意义[53]。术中监测可能更适于作为医生在学习曲线中的一种保护措施,或者在延期手术中需要对软组织和骨进行广泛显露时使用。原发伤与医源性损伤所导致的坐骨神经功能恢复预后的比较,目前尚少见报道[54]。

医源性神经损伤或股外侧皮神经被横断常可见于髂腹股沟入路[55,56],其可导致大腿外侧感觉麻木,或少数情况下可伴有疼痛,此点更为重要。术前向病人告知神经损伤的可能性很有必要。术中行神经功能监测或一旦发现损伤时将之锐性切开,均可减低术后感觉异常性股痛(Meralgia Paresthetica)的发生率。

血管损伤

髋臼骨折并发血管损伤虽然比骨盆骨折少见,但仍有可能发生。高位后柱骨折并发臀上动脉损伤可为骨折本身引起的,也可能是在移动或复位过程中所致。如果损伤发生在术中,则医生首先的反应是对其钳夹止血。其实应避免这样做,因为可能会损伤到臀上神经;实际上多数情况下填塞可以成功止血。如果必要的话,也可以将血管分离出来进行结扎。在极少数情况下,如果术中出血无法控制,则需行急诊血管造影来栓塞止血。血管造影可以在用止血海绵填塞和浅层切口关闭之后再进行。

曾有作者主张在术前行血管造影来评估臀上

动脉的情况[57]。如果证实有血管损伤,则考虑改变手术入路。但 Reilly 等检测了41例接受扩大入路病人的臀上动脉的闭合情况,发现只有1例病人没有多普勒超声的血流信号。在这组扩大髂股入路的病例中,也未见有肌瓣并发症的发生[58]。

髂外动脉损伤也可见于髂腹股沟入路,其常见为内植物所致的撕裂伤或血栓形成。髂腹股沟入路在中间窗的过度牵拉也可致股动脉血栓形成,因此术中在中间窗进行操作时,必须以手指触摸股动脉的搏动以确保安全。此外,术后亦应密切监护血管的情况,术后12小时内应每1~2小时检查一次血管搏动。如果术中发生了血管的外伤性撕裂,应予直接修补。同样,如果术中发现髂外动脉血栓形成,应行探查。如果术后才发现下肢血流情况存在异常,应急诊行血管造影,并按照假定髂外动脉血栓形成来进行处理。

创伤后关节炎

髋臼骨折固定手术的目标是恢复一个正常的、无关节炎的髋关节。显然,髋臼骨折后最常见的一个远期并发症即为创伤性关节炎,此前已有所阐述。

缺血性坏死

股骨头缺血性坏死(AVN)的发生率为1%~5%[3,11,59]。必须要在股骨头内见到典型的放射学改变,包括软骨下透亮区、股骨头塌陷以及最终的关节破坏等,方可确诊 AVN(图20-40)。缺血性坏死的放射学改变首先发生于股骨头,然后可进展至整个髋关节。关节间隙的进行性狭窄以及股骨头的畸形或碎裂更多见于复位不良和股骨头磨损,如果早期见到上述表现,也应高度怀疑髋关节感染的可能性。

异位骨化

髋关节的原发伤以及任何手术重建均可能继发异位骨化。某些个体可能会存在高的异位骨化发生率。典型的异位骨化常见于男性、合并脑外伤以及骨折延误治疗时[60~63]。

不同的手术入路对于术后异位骨化的发生率也有显著影响。扩大手术入路如扩大的髂股入路异位骨化发生率最高,而髂腹股沟入路的发生率则最低[3,62]。术中清除无血运的骨骼肌组织[64]、术后口服吲哚美辛[65~67]以及放疗[61,63,68~70],均有助于降低异位骨化的发生率。有研究表明,术后连续6周应用吲哚美辛对抑制异位骨化的发生有一定的作用[71]。Moore 等进行的一项随机对照研究结果则显示,髋臼骨折手术病人分别接受6周的吲哚美辛或 800cGy 剂量的放疗,异位骨化发生率两组之间无显著差异[72]。近年来,对于伴有高危因素的病人普遍推荐使用700cGy 的术后照射剂量。如果临床确已见到异位骨化发生,通常建议在术后4~12个月进行早期切除。尽管目前尚没有研究关于对异位骨化进行早期干预的结果报道,但确实罕有复发者(图20-41)。

> **经验**
>
> - 闭孔斜位像可以评估前柱、后壁和坐骨支(图20-3C)。
> - 髂骨斜位像(图20-3B)可用于评估后柱、前壁和髂骨翼。
> - Letournel 和 Judet 分型系统包括5种基本类型和5种复合骨折类型(图20-4,表20-2)。
> - 顶弧角(Roof arc angles)用于定义髋臼顶的受累程度,其被描述为在三张骨盆平片的每一张上,垂直于股骨头几何中心的直线及股骨头中心与髋臼关节面骨折线之间的夹角。顶弧角的测量要求患肢未行牵引,且股骨头不能处于半脱位状态[6]。
> - 顶弧角不能用于评估双柱骨折(鉴于发生继发性匹配,髋臼随着股骨头的半脱位而向内侧移位)或后壁骨折(此类型骨折通常在各个投照位置上均不表现为破坏髋臼的上关节面)。
> - 如果 CT 扫描显示骨折线累及臼顶软骨下骨下方1cm 的软骨下环(subchondral ring),则应视为臼顶的负重区受累[7]。
> - 生物力学研究表明,在步态周期的单支撑相中,后柱对于髋关节的稳定性远比前柱重要[8]。

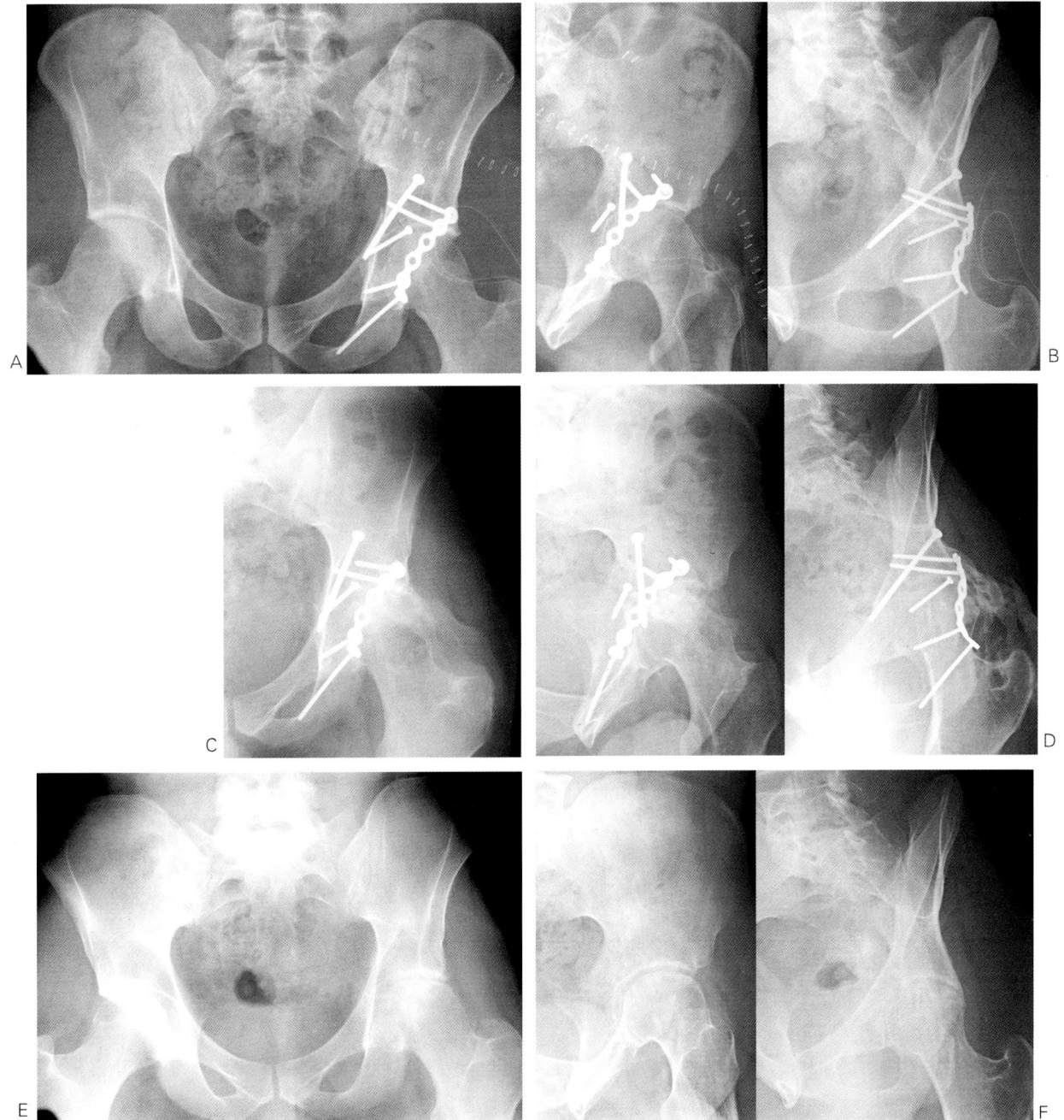

图 20-41 髋臼骨折后出现异位骨化。A. 经 Kocher-Langenbeck 入路行髋臼横行及后壁骨折开放复位、内固定,术后骨盆正位像。B. 术后 Judet 位像。C. 术后 4 个月,患者髋关节周围出现 Brooker Ⅳ级异位骨化。D. 术后 4 个月 Judet 位像。E. 患者术后 6 个月行手术取出了异位骨化灶,其髋关节功能几乎恢复至正常。F. 取出异位骨化灶后 Judet 位像

经验(续)

- 髋臼骨折的非手术治疗应考虑以下几点：
  - 根据平片或CT的顶弧角测量显示，骨折均未累及关节面负重区；
  - 上关节面骨折移位小于2mm，且在患肢未牵引状态下，股骨头和髋臼关节面之间仍保持匹配；
  - 后壁骨折关节面受累少于20%，且未钳闭骨块；
  - 复合双柱骨折仍保持继发性匹配。
- 向上累及髂嵴的骨折包括前柱、前柱/后半横形和复合双柱骨折。
- 老年病人跌倒所致的髋臼骨折，通常为前柱或前柱/后半横形骨折。
- 复合双柱骨折的关节穹顶的所有部分均与完整髂骨完全分离。其典型征象为髂骨完整部分的下外侧缘表现为"马刺征"，在闭孔斜位像中该征象最为明显。
- Kocher-Langenbeck入路的指征包括：后壁、后柱、后柱/后壁、大部分横形、大部分横形伴后壁以及大部分T型骨折。
- 髂腹股沟入路的指征包括：前壁、前柱、前柱/后半横形以及大部分双柱骨折。
- 扩大髂股入路的手术指征包括：经顶横行或横形伴后壁骨折，T型骨折前、后柱均明显移位，以及双柱骨折伴骶髂关节明显受累者。此入路可同时控制前柱和后柱，将股骨头牵引脱位后即可直视关节面进行复位。
- Matta的系列临床研究证实，复位质量与临床结果之间密切相关[3]。满意复位的临床结果总优良率可达83%；不满意复位（髋臼任一投照角度显示移位2～3mm）临床结果优良率为68%；不良复位（移位大于3mm）的临床结果优良率仅为50%。Matta认为可导致临床结果不佳的相关因素包括：不满意复位（髋臼任一投照角度显示移位2mm），关节面或股骨头骨质受损，以及病人年龄大于40岁。6%的病人最终改行全髋置换术。
- 有经验的医生处理髋臼骨折并发术后缺血性坏死少见(1%～3%)[3,11]。
- 异位骨化多常见于髋外展肌群受损的手术入路中。按照发生率的顺序（从低到高）依次为：髂腹股沟入路，Kocher-Langecnbeck入路，扩大入路（如扩大的髂股入路）。关于吲哚美辛的作用目前仍存争议。

DVD 内容提要

视频20-1（光盘2）Kocher-Langenbeck入路治疗横行后壁髋臼骨折　视频显示了使用特殊的骨科牵引床、病人俯卧位下K-L入路的详细步骤。髋关节牵引下很容易取出后壁钳闭的碎骨片，多个碎骨块均获得了精确的解剖学复位。

视频20-2（光盘2）髂腹股沟入路治疗复合双柱髋臼骨折　视频显示了髂腹股沟入路三种窗位的建立技术，以及用于处理复杂损伤时的分步重建方法。复位钳的应用、螺钉固定以及复位质量的评估是本部分讨论的重点。

参考文献

1. Judet R, Judet J, Letournel E. Fractures of the acetabulum: classification and surgical approaches for open reduction: preliminary report. J Bone Joint Surg Am 1964; 46:1 615–1 636
2. Letournel E. Acetabulum fractures: classification and management. Clin Orthop Relat Res 1980;151:81–106
3. Matta JM. Fractures of the acetabulum: accuracy of reduction and clinical results in patients operated within three weeks after the injury. J Bone Joint Surg Am 1996; 78:1 632–1 645
4. Letournel E, Judet R. Fractures of the Acetabulum. 2nd ed. Berlin:Springer-Verlag; 1993

5. Beaule PE, Dorey FJ, Matra JM. Letournel classification for acetabular fractures: assessment of interobserver and intraobserver reliability. J Bone Joint Surg Am 2003;85 – A: 1 704 – 1 709

6. Matta JM, Anderson LM, Epstein HC, Hendricks P. Fractures of the acetabulum: a retrospective analysis. Clin Orthop Relat Res 1986;205:230 – 240

7. Olson SA, Matta JM. The computerized tomography subchondral arc: a new method of assessing acetabular articular continuity after fracture (a preliminary report). J Orthop Trauma 1993;7:402 – 413

8. Vrahas MS, Widding KK, Thomas KA. The effects of simulated transverse, anterior column, and posterior column fractures of the acetabulum on the stability of the hip joint. J Bone Joint Surg Am 1999;81:966 – 974

9. Hak DJ, Hamel AJ, Bay BK, Sharkey NA, Olson SA. Consequences of transverse acetabular fracture malreduction on load transmission across the hip joint. J Orthop Trauma 1998;12:90 – 100

10. Tornetta P III. Nonoperative management of acetabular fractures: the use of dynamic stress views. J Bone Joint Surg Br 1999;81:67 – 70

11. Mayo KA. Open reduction and internal fixation of fractures of the acetabulum: results in 163 fractures. Clin Orthop Relat Res 1994;305:31 – 37

12. Jimenez ML, Vrahas MS. Surgical approaches to the acetabulum. Orthop Clin North Am 1997;28:419 – 434

13. Babinski MA, Machado FA, Costa WS. A rare variation in the high division of the sciatic nerve surrounding the superior gemellus muscle. Eur J Morphol 2003;41:41 – 42

14. Gautier E, Ganz K, Krugel N, Gill T, Ganz R. Anatomy of the medial femoral circumflex artery and its surgical implications. J Bone Joint Surg Br 2000;82:679 – 683

15. Letournel E. The treatment of acetabular fractures through the ilioinguinal approach. Clin Orthop Relat Res 1993; 292:62 – 76

16. Teague DC, Graney DO, Routt ML. Retropubic vascular hazards of the ilioinguinal exposure: a cadaveric and clinical study. J Orthop Trauma 1996;10:156 – 159

17. Weber TG, Mast JW. The extended ilioinguinal approach for specific both column fractures. Clin Orthop Relat Res 1994;305:106 – 111

18. Kloen P, Siebenrock ICA, Ganz R. Modification of the ilioinguinal approach. J Orthop Trauma 2002;16:586 – 593

19. Cole JD, Bolhofner BR. Acetabular fracture fixation via a modified Stoppa limited intrapelvic approach: description of operative technique and preliminary treatment results. Clin Orthop Relat Res 1994;305:112 – 123

20. Mears DC, MacLeod MD. Acetabular fractures: triradiate and modified triradiate approaches. In: Wiss DA, ed. Master Techniques in Orthopaedic Surgery, Fractures. Philadelphia: Lippincott-Raven;1998:697 – 724

21. Reinert CM, Bosse MJ, Poka A, Schacherer T, Brumback RJ, Burgess AR. A modified extensile exposure for the treatment of complex or malunited acetabular fractures. J Bone Joint Surg Am 1988;70:329 – 337

22. Griffin DB, Beaule PE, Matta JM. Safety and efficacy of the extended iliofemoral approach in the treatment of complex fractures of the acetabulum. J Bone Joint Sung Br 2005,87:1 391 – 1 396

23. Siebenrock KA, Gautier E, Ziran BH, et al. Trochanteric flip osteotomy for cranial extension and muscle protection in acetabular fracture fixation using a Kocher-Langenbeck approach. J Orthop Trauma 1998;12:387 – 391

24. Brumback RJ, Holt ES, McBride MS, et al. Acetabular depression fracture accompanying posterior fracture dislocation of the hip. J Orthop Trauma 1990;4:42 – 48

25. Norris BL, Hahn DH, Bosse MJ, Kellam JF, Sims SH. Intraoperative fluoroscopy to evaluate fracture reduction and hardware placement during acetabular surgery. J Orthop Trauma 1999;13:414 – 417

26. Routt ML, Swiontkowski MF. Operative treatment of complex acetabular fractures: combined anterior and posterior exposures during the same procedure. J Bone Joint Surg Am 1990;72:897 – 904

27. Romness DW, Lewallen DG. Total hip arthroplasty after fracture of the acetabulum: long-term results. J Bone Joint Surg Br 1990;72:761 – 764

28. Mears DC, Velyvis JH. Acute total hip arthroplasty for selected displaced acetabular fractures: two-to twelve-year results. J Bone Joint Surg Am 2002;84 – A:1 – 9

29. Beaule PE, Griffin DB, Matta JM. The Levine anterior approach for total hip replacement as the treatment for an acute acetabular fracture. J Orthop Trauma 2004;18: 623 – 629

30. Parker PJ, Copeland C. Percutaneous fluoroscopic screw fixation of acetabular fractures. Injury 1997;28:597 – 600

31. Starr AJ, Jones AL, Reinert CM, et al. Preliminary results and complications following limited open reduction and percutaneous screw fixation of displaced fractures of the acetabulum. Injury 2001;32(Suppl 1):SA45 – SAS0

32. Crowl AC, Kahler DM. Closed reduction and percutaneous fixation of anterior column acetabular fractures. Comput Aided Surg 2002;7:169 – 178

33. Letournel E, Judet R. Fractures of the Acetabulum. 2nd ed. Berlin: Springer-Verlag; 1993:521 – 581

34. Moed BR, Cart SE, Gruson KI, Watson JT, CraigJG.

Computed tomographic assessment of fractures of the posterior wall of the acetabulum after operative treatment. J Bone Joint Surg Am 2003;85 – A:512 – 522

35. Merle D'Aubingé RM, Postel M. Functional results of hip arthmplasty with acrylic prosthesis. J Bone Joint Surg Am 1954;36 – A:451 – 475

36. Letournel E, Judet R. Fractures of the Acetabulum. 2nd ed. Berlin:Springer-Verlag; 1993:566

37. Moed BR, Willson Carr SE, Watson JT. Results of operative treatment of fractures of the posterior wall of the acetabulum. J Bone Joint Surg Am 2002;84 – A:752 – 758

38. Letournel E, Judet R. Fractures of the Acetabulum. 2nd ed. Berlin:Springer-Verlag; 1993:591 – 633

39. Johnson EE, Matta JM, Mast JW, Letournel E. Delayed reconstruction of acetabular fractures 21 – 120 days following injury. Clin Orthop Relat Res 1994;305:20 – 30

40. Mayo KA, Letournel E, Matta JM, Mast JW, Johnson EE, Martimbeau CL. Surgical revision of malreduced acetabular fractures. Clin Orthop Relat Res 1994;305:47 – 52

41. Moed BR, Yu PH, Gruson KI. Functional outcomes of acetabular fractures. J Bone Joint Surg Am 2003;85 – A:1 879 – 1 883

42. Geerts WH, Code KI, Jay RM, et al. A prospective study of venous thromboembolism after major trauma. N Engl J Med 1994;331:1 601 – 1 606

43. Borer DS, Starr AJ, Reinert CM, et al. The effect of screening for deep vein thrombosis on the prevalence of pulmonary embolism in patients with fractures of the pelvis or acetabulum: a review of 973 patients. J Orthop Trauma 2005;19:92 – 95

44. Gruen GS, McClain EJ, Gruen RJ. The diagnosis of deep vein thrombosis in the multiply injured patient with pelvic ring or acetabular fractures. Orthopedics 1995;18:253 – 257

45. Montgomery KD, Potter HG, Helfet DL. The detection and management of proximal deep venous thrombosis in patients with acute acetabular fractures: a follow-up report. J Orthop Trauma 1997;11:330 – 336

46. Stover MD, Morgan SJ, Bosse MJ, et al. Prospective comparison of contrastenhanced computed tomography versus magnetic resonance venography in the detection of occult deep pelvic vein thrombosis in patients with pelvic and acetabular fractures. J Orthop Trauma 2002;16:613 – 621

47. Fishmann AJ, Greeno RA, Brooks LR, Matta JM. Prevention of deep vein thrombosis and pulmonary embolism in acetabular and pelvic fracture surgery. Clin Orthop Relat Res 1994;305:133 – 137

48. Kaempffe FA, Bone LB, Border JR. Open reduction and internal fixation of acetabular fractures: heterotopic ossification and other complications of treatment. J Orthop Trauma 1991;5:439 – 445

49. Hak DJ, Olson SA, Matta JM. Diagnosis and management of closed internal degloving injuries associated with pelvic and acetabular fractures: the Morel-Lavallée lesion. J Trauma 1997;42:1 046 – 1 051

50. Tseng S, Tornetta P. Percutaneous management of Morel-Lavalléelesions. J Bone Joint Surg Am 2006;88:92 – 96

51. Helfet DL, Schmeling GJ. Management of complex acetabular fractures through single nonextensile exposures. Clin Orthop Relat Res 1994;305:58 – 68

52. Helfet DL, Anand N, Malkani AL, et al. Intraoperative monitoring of motor pathways during operative fixation of acute acetabular fractures. J Orthop Trauma 1997;11:2 – 6

53. Middlebrooks ES, Sims SH, Kellam JF, Bosse MJ. Incidence of sciatic nerve injury in operatively treated acetabular fractures without somatosensory evoked potential monitoring. J Orthop Trauma 1997;11:327 – 329

54. Fassler PR, Swiontkowski MF, Kilroy AW, Routt ML. Injury of the sciatic nerve associated with acetabular fracture. J Bone Joint Surg Am 1993;75:1 157 – 1 166

55. Matta JM. Operative treatment of acetabular fractures through the ilioinguinal approach: a 10-year perspective. Clin Orthop Relat Res 1994;305:10 – 19

56. de Ridder VA, de Lange S, Popta JV. Anatomical variations of the lateral femoral cutaneous nerve and the consequences for surgery. J Orthop Trauma 1999;13:207 – 211

57. Juliano PJ, Bosse MJ, Edwards KJ. The superior gluteal artery in complex acetabular procedures: a cadaveric angiographic study. J Bone Joint Surg Am 1994;76:244 – 248

58. Reilly MC, Olson SA, Tornetta P, Matta JM. Superior gluteal artery in the extended iliofemoral approach. J Orthop Trauma 2000;14:259 – 263

59. Letournel E, Judet R. Fractures of the Acetabulum. 2nd ed. Berlin:SpingeroVerlag; 1993:545 – 551

60. Ghalambor N, Matta JM, Bernstein L Heterotopic ossification following operative treatment of acetabular fracture: an analysis of risk factors. Clin Orthop Relat Res 1994;305:96 – 105

61. Johnson EE, Kay RM, Dorey FJ. Heterotopic ossification prophylaxis following operative treatment of acetabular fracture. Clin Orthop Relat Res 1994;305:88 – 95

62. Webb LX, Bosse MJ, Mayo KA, Lange RH, Miller ME, Swiontkowski MF. Results in patients with craniocerebral trauma and an operatively managed acetabular fracture. J Orthop Trauma 1990;4:376 – 382

63. Bosse MJ, Poka A, Reinert CM, Ellwanger F, Slawson R, McDevitt ER. Heterotopic ossification as a complication of acetabular fracture: prophylaxis with low-dose irradiation. J Bone Joint Surg Am 1988;70:1 231 – 1 237
64. Rath EM, Russell GV, Washington WJ, Routt ML. Gluteus minimus necrotic muscle debridement diminishes heterotopic ossification after acetabular fracture fixation. Injury 2002;33:751 – 756
65. McLaren AC. Prophylaxis with indomethacin for heterotopic bone: after open reduction of fractures of the acetabulum. J Bone Joint Surg Am 1990;72:245 – 247
66. Moed BR, Maxey JW. The effect of indomethacin on heterotopic ossification following acetabular fracture surgery. J Orthop Trauma 1993;7:33 – 38
67. Moed BR, Karges DE. Prophylactic indomethacin for the prevention of heterotopic ossification after acetabular fracture surgery in high-risk patients. J Orthop Trauma 1994; 8:34 – 39
68. Anglen JO, Moore KD. Prevention of heterotopic bone formation after acetabular fracture fixation by single-dose radiation therapy: a preliminary report. J Orthop Trauma 1996; 10:258 – 263
69. Moed BR, Letournel E. Low-dose irradiation and indomethacin prevent heterotopic ossification after acetabular fracture surgery. J Bone Joint Surg Br 1994;76:895 – 900
70. Burd TA, Lowry KJ, Anglen JO. Indomethacin compared with localized irradiation for the prevention of heterotopic ossification following surgical treatment of acetabular fractures. J Bone Joint Surg Am 2001;83 – A:1 783 – 1 788
71. Matta JM, Siebenrock KA. Does indomethacin reduce heterotopic bone formation after operations for acetabular fractures? A prospective randomised study. J Bone Joint Surg Br 1997;79:959 – 963
72. Moore KD, Goss K, Anglen JO. Indomethacin versus radiation therapy for prophylaxis against heterotopic ossification in acetabular fractures: a randomised, prospective study. J Bone Joint Surg Br 1998;80:259 – 263

第二十一章 髋关节脱位与股骨头骨折

Jeffrey A. Geller, *Mark Cameron Reilly*

外伤性髋关节脱位是一种比较少见的高能量创伤。其发病机制是下肢受到一个轴向力的作用,造成股骨头被推挤出了髋关节。这种髋关节脱位可能发生单纯股骨头脱位或合并股骨头或髋臼的骨折。30%的髋关节脱位患者不伴有髋臼骨折[1]。42%~84%的髋关节脱位是由车祸造成的,其中多数患者由于开车时未系安全带;其他原因包括摩托车车祸、坠落、跌倒以及运动相关的伤害[2,3]。外伤性髋关节脱位大部分是后脱位类型,少数会发生前脱位或中心型脱白。

对一名急诊的外伤病人,应迅速判断患者是否有髋关节损伤。患者的下肢异常短缩且有屈曲、内收及内旋畸形时,应高度怀疑患者存在髋关节后脱位的可能性。对于髋关节前脱位的患者,脱位的下肢通常保持在伸直、中立位或轻度固定。任何髋部的活动都会引起患者明显的疼痛。最初的髋关节创伤诊断依据骨盆正位的 X 线检查,通过 X 线检查可以判断是否有髋关节脱位。然而,医生必须意识到对于不同的髋关节脱位类型,其治疗方法是不同的,特别是对于合并髋臼骨折、股骨头骨折、股骨颈骨折。一旦患者被确诊,则立即进行治疗。对于每一例外伤性髋关节脱位以及合并其他脏器损伤的患者,必须进行全面的检查。在文献报道的髋关节脱位病例中,近95%的髋关节脱位病人合并其他部位损伤,33%的病人合并其他部位骨折,15%合并腹部损伤,24%合并颅脑损伤,21%合并胸部损伤,21%合并面部损伤。

如果病人能够配合,则髋关节脱位的闭合复位可直接在给予镇静药之后进行;如果复位失败,则需准备在麻醉下行开放复位。如果闭合复位无法进行,则必须行开放复位。所有的放射影像检查包括CT,都应该在复位之前完成。因为哪怕是一小片的髋臼后缘骨折或股骨头骨折,都有可能使医生改变手术计划。前期调查结果显示,及时、正确地复位,恢复股骨头与髋臼的同心圆结构,则远期结果较好;但如果不能及时复位,则可能会导致不良后果,如股骨头缺血性坏死、髋关节炎、神经方面的损伤等[2,4~6]。通常情况下,在脱位后6小时内及时复位,这种情况下发生股骨头缺血坏死(AVN)的可能性很小。1986 年 Hougaard 和 Thomsen 报道认为,受伤6小时内复位后远期出现股骨头坏死的概率为4.8%,远低于受伤6小时后再复位远期所出现的股骨头坏死率(52.9%)[7]。在髋关节复位后,必须再次进行放射影像检查,以确定复位效果及评估髋关节的功能。完整的影像检查评价应包括骨盆正位 X 线片和髋关节侧面 X 线片。CT 检查有助于判断关节腔内是否还残余骨碎片,或进一步评估是否还合并髋臼、股骨头或股骨颈骨折。

髋关节属球窝关节,其活动范围仅次于肩关节。由髂骨、坐骨、耻骨组成的髋臼窝包容着股骨头,髋臼窝内软骨与股骨头表面紧密接触。对于发育正常的髋关节,未受伤时股骨头与髋臼是不会发生移位的。髋关节被周围的软组织紧紧包裹,包括由粗壮纤维软骨组成的髋臼盂、髋臼横韧带和关节囊。所有这些结构使得髋关节在受到重力及剪力作用下仍维持着正常结构。这其中任何一个结构遭到破坏都会导致髋关节不稳定或脱位。对于一个典型的髋关节后脱位来说,关节囊软组织是从其附着的髋臼盂唇处撕裂的,股骨头脱出髋臼窝穿过上孖肌或位于梨状肌和闭孔内肌腱之间。这种情况在开放复位时就能清楚见到（图21-1）。

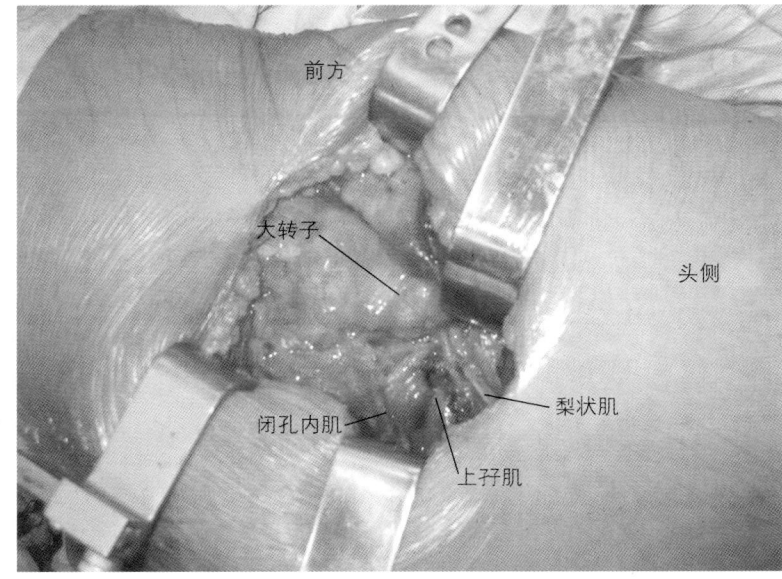

图21-1 左髋关节脱位开放复位的术中所见。通常在梨状肌和闭孔内肌之间看见一个假腔。脱位的股骨头往往造成梨状肌、臀小肌以及上孖肌肌腹部损伤

分　型

髋关节脱位后往往合并多处骨折。简单起见，髋关节脱位分为四种类型：

1. 单纯性髋关节脱位；
2. 髋关节脱位合并髋臼骨折；
3. 髋关节脱位合并股骨头骨折；
4. 髋关节脱位合并股骨头及髋臼骨折。

髋关节脱位合并髋臼骨折在第20章已经讨论过了。因此，本章重点讨论其他三种类型。然而在传统的髋关节脱位分型中，所分类型包括髋臼骨折分类系统。1951年，Thompson 和 Epstein 分出髋关节后脱位类型[8]，基于合并严重的髋部骨折，这个分类系统于是将骨折与脱位联系起来。具体类型如下：

- 脱位合并或不伴有微小骨折；
- 脱位合并单纯髋臼后缘的大块骨折；
- 脱位合并髋臼缘粉碎性骨折，伴有或不伴有巨大的髋臼骨折；
- 脱位合并髋臼底部骨折；
- 髋臼合并股骨头骨折。

同样，1954年 Stewart 和 Milford 对髋关节脱位进行了分类。然而，他们的分类系统侧重于髋关节复位后的稳定性[9]。具体类型如下：

- 单纯性不伴有骨折性脱位；

- 脱位伴有一处或多处髋臼缘骨折，但在复位后髋臼窝仍能维持髋关节的稳定；
- 脱位伴有边缘性骨折导致髋臼稳定性破坏；
- 脱位伴有股骨头或股骨颈骨折。

尽管这些做法是将复杂的髋部损伤整合统一于一个简单明了的系统当中，但最常用的分类方法仍然是基于股骨头解剖位置的描述，特别是后脱位、前脱位、中心性脱位。髋关节后脱位是最常见的脱位，占所报道病例总数的89%～92%[3,10]。髋关节前脱位则很少见，有关于髋关节前脱位合并股骨颈骨折或股骨干骨折的报道。髋臼中心型脱位包含有髋臼周缘骨折，作为一种有移位的髋臼骨折则更为恰当。文献有报道髋关节脱位病例中还有双侧髋关节脱位[11~15]或单侧漂浮髋，而且双侧髋关节脱位时还伴不稳定性的腰椎损伤[16]。在一例严重的摩托车车祸中，发生了相反方向的双侧髋关节脱位（图21-2）[12~17]。

如前所述，髋关节脱位也可能并发股骨头骨折。股骨头骨折很少发生，是由于股骨头在脱出髋臼时受到剪力的作用，其发生率可能占髋关节脱位病例的16%[18]。股骨头骨折的部位取决于髋关节脱位的方向。由于大部分髋关节脱位是后脱位，在发生脱位时股骨头与髋臼后缘之间相互作用造成股骨头相应部位的骨折（图21-3）。虽然髋关节前脱位很少见，但常伴发股骨头骨折，通常是股骨头小凹下方的嵌顿骨折[10]。

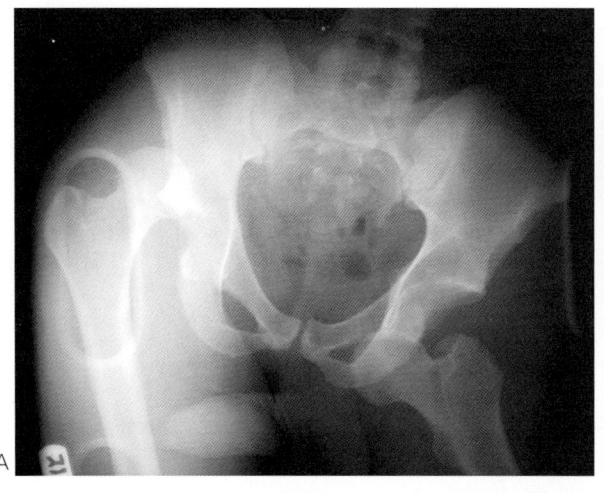
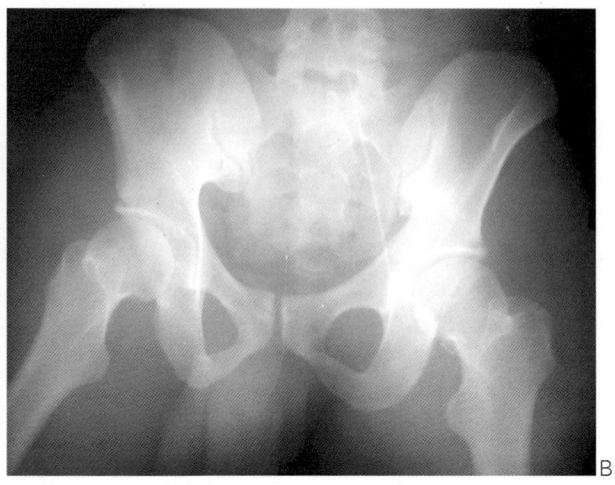

图21-2 双侧髋关节脱位。A. 右侧髋关节是后脱位,左侧髋关节是前脱位。B. 复位后的骨盆正位X线片

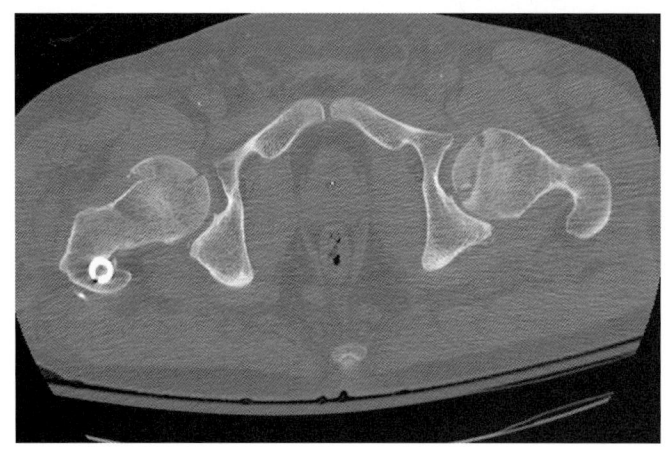

图21-3 CT扫描清楚地显示出在股骨头前内侧部位的骨折

目前应用最为普遍的分类方法是Pipkin在1957年所描述的股骨头骨折的分类方法(图21-4)[17]。他的分类方法来源于Thompson和Epstein的髋关节后脱位合并股骨头骨折的分类方法,所不同的他是依据骨折线与股骨头小凹的关系来分类的。

Pipkin Ⅰ型:头下型骨折;
Pipkin Ⅱ型:小凹型骨折;
Pipkin Ⅲ型:Ⅰ型或Ⅱ型合并股骨颈骨折;
Pipkin Ⅳ型:Ⅰ型或Ⅱ型合并髋臼骨折。

Ⅰ型骨折的特点:由于大部分股骨头脱位后,股骨头圆韧带断裂,股骨头小凹下部的股骨头骨折块仍在髋臼内。Ⅱ型骨折的特点:股骨头圆韧带连接着股骨头骨折块。在Ⅲ型和Ⅳ型骨折类型中,还可以看见合并股骨颈或髋臼骨折。股骨头脱出后处在髋臼的后缘或髋臼的背面,脱位时常伴有髋臼后缘的骨折。由于典型股骨头骨折的骨折线位于股骨头的前内侧,因此应做X线闭孔斜位或CT扫描才能进行观察。

非手术治疗

髋关节后脱位闭合复位方法

在确定髋关节脱位是否有股骨头或髋臼骨折后,闭合复位操作应立即进行。应考虑到非手术治疗时是否会对患者造成其他的伤害。这里仅描述几种髋关节后脱位闭合复位的方法。

最常用的复位方法是Bigelow法(图21-5)[18]。这种方法要求患者平卧,助手向下压髂骨,术者沿股骨轴线牵引,然后屈髋90°,同时不停地内收、内旋髋关节直到复位。一种替代的技术是Allis法(图21-6)[19]:术者牵引时,助手维持住患者的骨盆,髋关节逐步屈曲90°,同时缓慢内收、内旋髋关节,使股骨头还纳入髋臼。Stimson方法是患者趴在检查床上(图21-7),患肢垂于床缘,将髋关节及膝关节屈曲90°,然后下压小腿复位髋关节[20],这种方法只允许在全麻下操作。

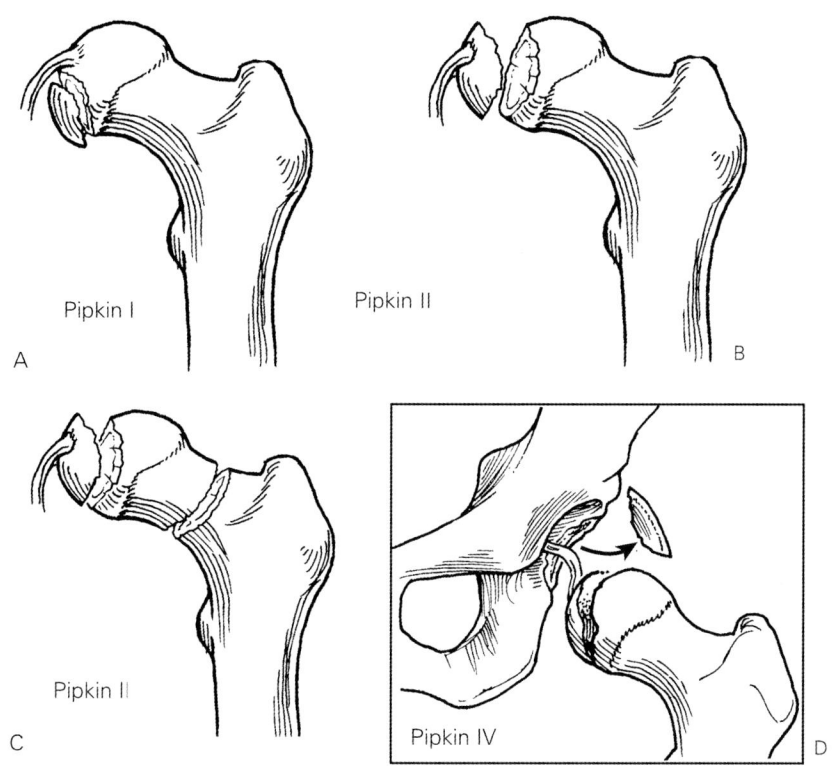

图 21-4 股骨头骨折 Pipkin 分型。A. Pipkin Ⅰ型为头下型骨折。B. Pipkin Ⅱ型为小凹型骨折。C. Pipkin Ⅲ型为Ⅰ型或Ⅱ型合并股骨颈骨折。D. Pipkin Ⅳ型为Ⅰ型或Ⅱ型合并髋臼骨折

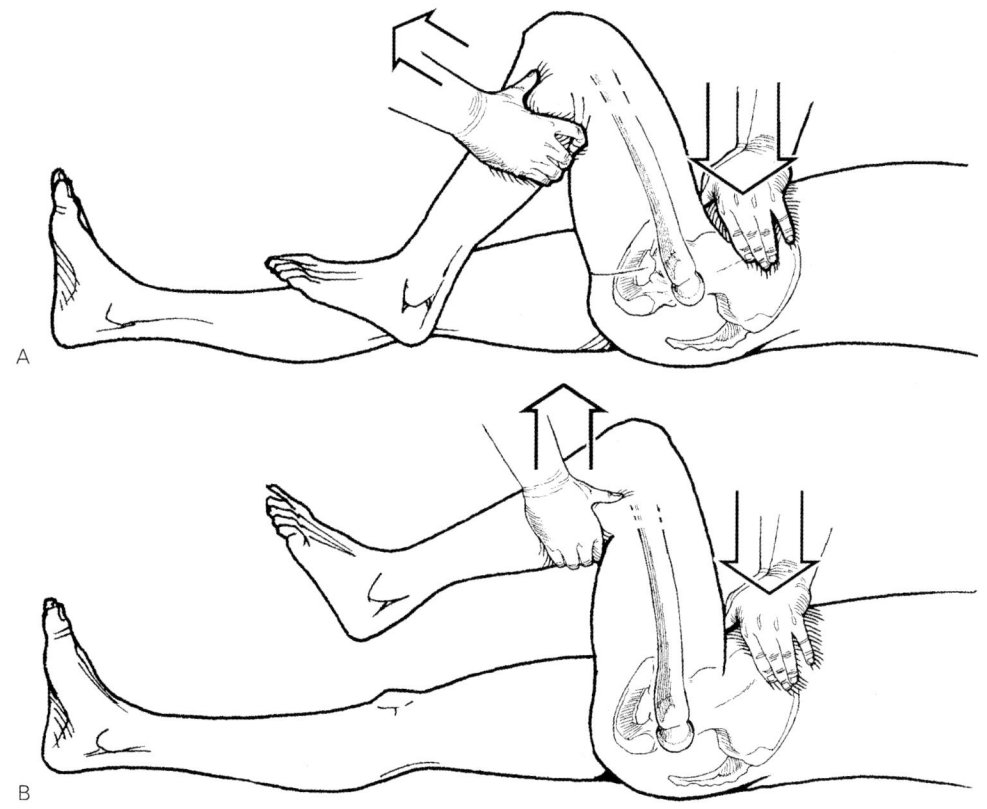

图 21-5 对于髋关节后脱位采用的 Bigelow 复位法（最为常用），患者平卧位。A. 助手向下压髂骨，术者沿股骨轴线牵引。B. 然后屈髋 90°

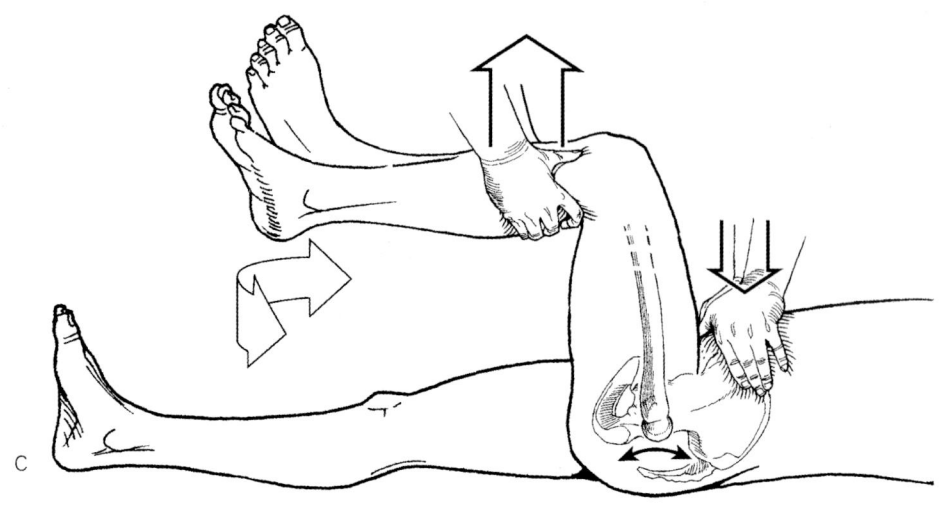

图 21-5(续)　C. 同时不停地内旋、内收髋关节直到复位

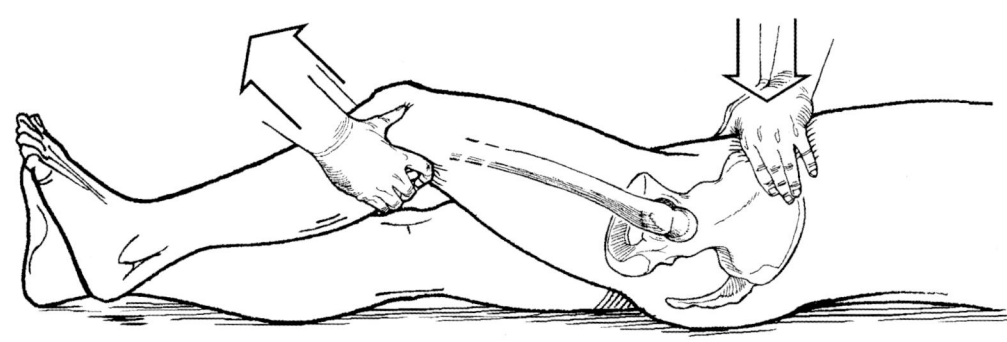

图 21-6　对于髋关节后脱位采用的 Allis 复位法。助手稳定住患者的骨盆,术者沿股骨轴牵引,逐步屈髋至 90°,同时缓慢内收、内旋髋关节,使股骨头还纳入髋臼

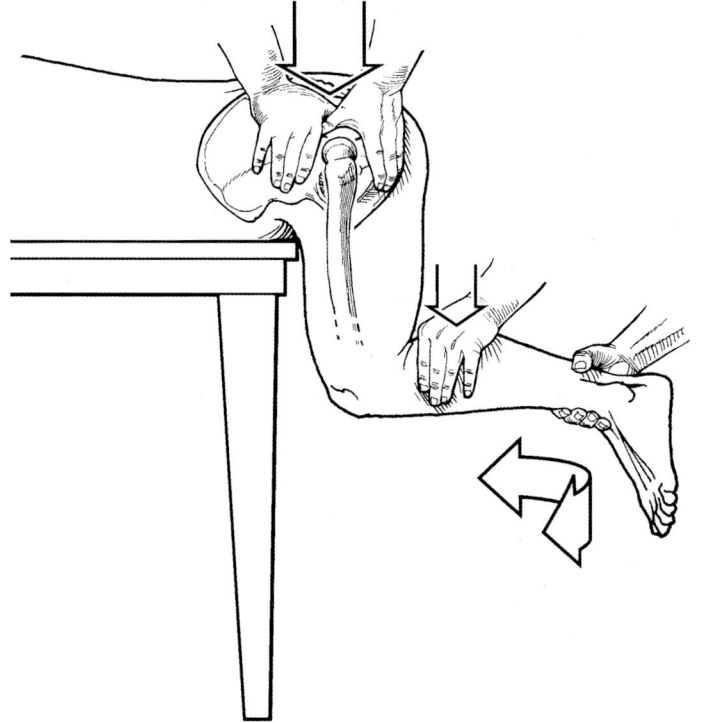

图 21-7　对于髋关节后脱位采用的 Stimson 复位法。患者趴在检查床上,患肢垂于床缘,屈髋、屈膝 90°,然后下压小腿

髋关节前脱位的闭合复位法

Allis 同样描述了一种运用牵引加对抗牵引治疗髋关节前脱位的复位方法[19]。Walker 介绍了一种前脱位的复位方法,这种方法采用患肢轴向牵引并内旋,同时给予股骨近端一定的侧方压力[21]。

所有的复位手法要求患者肌肉放松,给予一个缓慢持续的力,避免粗暴操作造成患者不必要的损伤。对于清醒的患者,如情绪稳定,可进行一次简单的复位尝试;如果复位失败,则应在全麻下进行手法复位操作,使肌肉松弛,防止加重关节软骨损伤或造成医源性的股骨颈或髋臼骨折。很少一部分的髋关节脱位手法不能复位,可能存在以下几种原因:

- 肌肉松弛不够;
- 关节囊阻挡或髋关节内旋不够,妨碍了股骨头复位(图 21-8);
- 合并股骨骨折。

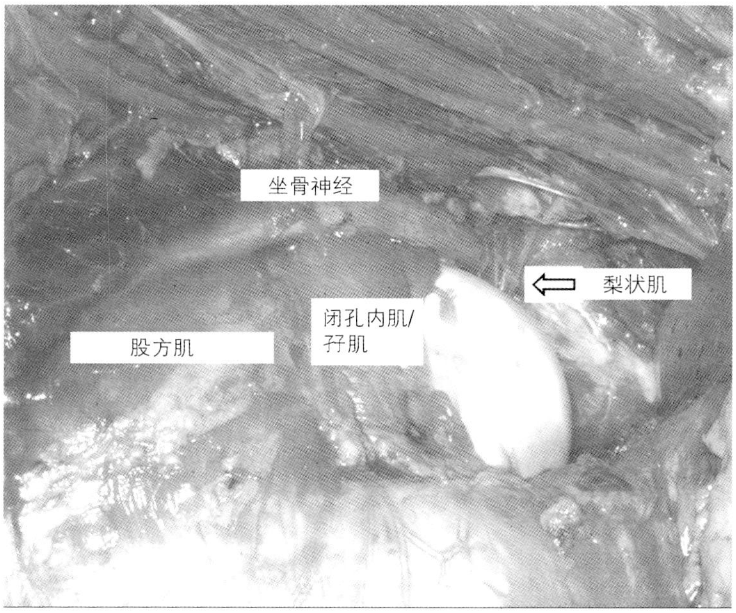

图 21-8 一例难复性髋关节脱位,可以看见股骨头突破关节囊,卡在梨状肌与闭孔内肌之间

对于这种情况,试行复位可在全麻下进行,于股骨近端(小粗隆水平)借助斯氏针有助于髋关节复位。在手术室如果不能闭合复位,则应果断行开放复位或者转院治疗。通常在正确的操作下,闭合复位没有成功,在全麻下则可以使脱位的髋关节复位,这对那些不愿意开放复位的骨科医生有所帮助。

一旦髋关节脱位复位成功,如果影像学检查没有发现髋臼或股骨头骨折,病人则可以在保护下进行功能锻炼,同时应告知患者避免负重以防再脱位。复位后髋部固定对损伤的恢复没有什么好处。如果是髋臼后壁的小骨折,治疗方法类似于无骨折的脱位治疗方法(见第 20 章)。对于复位后稳定的髋关节,如果没有其他的问题,医生应在麻醉下通过透视评估髋关节的稳定性[22]。如果在 X 线正位和斜位上显示的是股骨头半脱位,此时下肢处于屈曲、外展、内旋位,对于术后稳定的后壁骨折应进行手术治疗。临时支具的使用有助于缓解急性的髋部疼痛。然而,如果疼痛完全缓解则应加强患肢的功能锻炼。

非手术治疗适合无股骨头骨折的髋关节脱位。当头下型骨折块不大且移位小于 1mm 时,同时关节内不含有其他碎骨块,则可以保守治疗;否则,会导致关节内损伤或其他并发症的发生,这种情况在保守治疗中并不多见[23]。

手术指征

大部分的股骨头骨折需要手术治疗。小的头下型骨折虽然不影响到髋关节的稳定,如果骨折块移位较大,可能会影响关节的活动。所看到的典型头下型骨折指的是股骨头圆韧带前下方的骨折。由于这个位置的骨折在愈合过程中与髋臼缘相抵触,导致髋关节旋转及内收受限。除非骨折块很小,髋关节复位后不影响髋关节的功能,否则应及时手术治疗。

手术治疗

外科解剖、手术入路和手术技巧

在第 20 章和 22 章中更详细地描述了髋关节脱位的外科解剖和手术方法。

Pipkin I 型或 II 型骨折

这种股骨头骨折类型的手术治疗取决于骨折块的位置及大小。小的头下型骨折可以手术去除碎骨块并修复关节囊,这种情况通常采用 Kocher-Langenbeck 术式治疗。切开皮肤及皮下组织,分离阔筋膜张肌与臀大肌,仔细向前牵开臀中肌和臀小肌,于靠近大粗隆 1cm 处横断梨状肌,以保护旋股内侧动脉的升支及股骨头的血液供应。脱位的股骨头通常造成上孖肌的损伤,损伤的肌肉需要清除,于肌腱处将闭孔内肌连同剩下的孖肌切断。术中不处理股骨前方的组织,以保护股骨头的血液供应。由于关节囊破损,可以直视下复位股骨头,术中应小心地将股骨头复位。如果复位困难,则沿髋臼缘延长切口,注意避免损伤髋臼盂唇。股骨头脱位后,髋关节处于屈曲位,股骨头骨折块可能进入髋臼窝,因此在观察髋臼内部时,运用一个能灵活移动的光源照射髋臼有助于手术的操作。

术前仔细阅读 CT 片,医生从中可以判断股骨头骨折块的数量,估计术中可能取出的数量并确定关节内不遗留碎骨块。术中一旦取出碎骨块,则应立即冲洗关节腔。术中原则上应去除圆韧带,以防止在复位后嵌插于股骨头于髋臼关节面之间;然后复位股骨头,修复关节囊。如果关节囊不能直接缝合,则将关节囊直接缝合在髋臼缘上。固定点应远离关节面,以避免在缝合过程中损伤关节面。在缝合前部关节囊时,保持髋关节轻度内旋,以减低局部张力。

股骨头大的骨折块以及圆韧带部位的骨折对髋关节的稳定及股骨头表面承重产生一定的影响,因此对于这种骨折应行开放复位、内固定治疗。采用 Kocher-Langenbeck 术式,由于股骨头脱位以及髋关节轻度屈曲、内旋、内收,股骨头前内侧的骨折则不能充分显露。即使骨折块复位,也不可能从前往后旋入螺丝钉固定骨折。由于这个原因,对于股骨头骨折内固定的手术入路选择 Smith-Petersen 入路。病人平卧于透视床上;另外,牵引床也可以应用于合并髋臼的骨折。切口自髂前上棘在缝匠肌与阔筋膜张肌之间向下延伸,长约 7cm,切开皮下组织及深筋膜,显露股外侧皮神经、阔筋膜张肌、缝匠肌和股直肌,将股外侧皮神经牵向外侧,防止损伤。由髂前上棘开始,分离阔筋膜张肌和缝匠肌,显露股直肌和髂腰肌。切断臀中肌及阔筋膜张肌在髂嵴上的起点,用骨膜剥离器由髂骨外侧面骨膜下剥离臀中、小肌,向下牵开臀肌瓣,并切断股直肌向下翻转,将髂腰肌腱和关节囊分离开,显露关节囊前部。"T"形切开关节囊,横切时与髋臼缘平行,纵切时与股骨颈平行,防止损伤髋臼盂唇。

对于股骨头前脱位,复位时应牵引并内旋髋关节。如果应用牵引床,可以使髋关节充分伸展,有助于复位操作。脱位后下肢处于"4"字位置,股骨头骨折块仍在髋臼内与圆韧带相连。一般术中

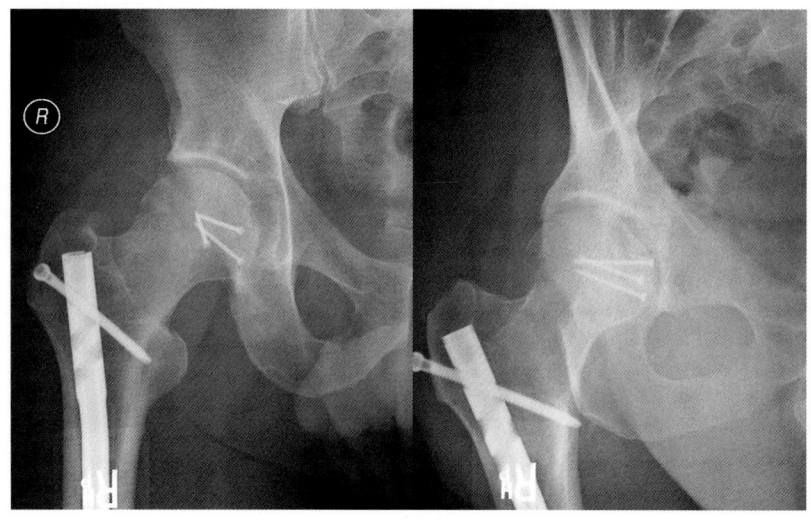

图 21-9 图中可以看出,螺钉由前向后固定股骨头骨折,术后行 X 线正斜位片评估复位效果

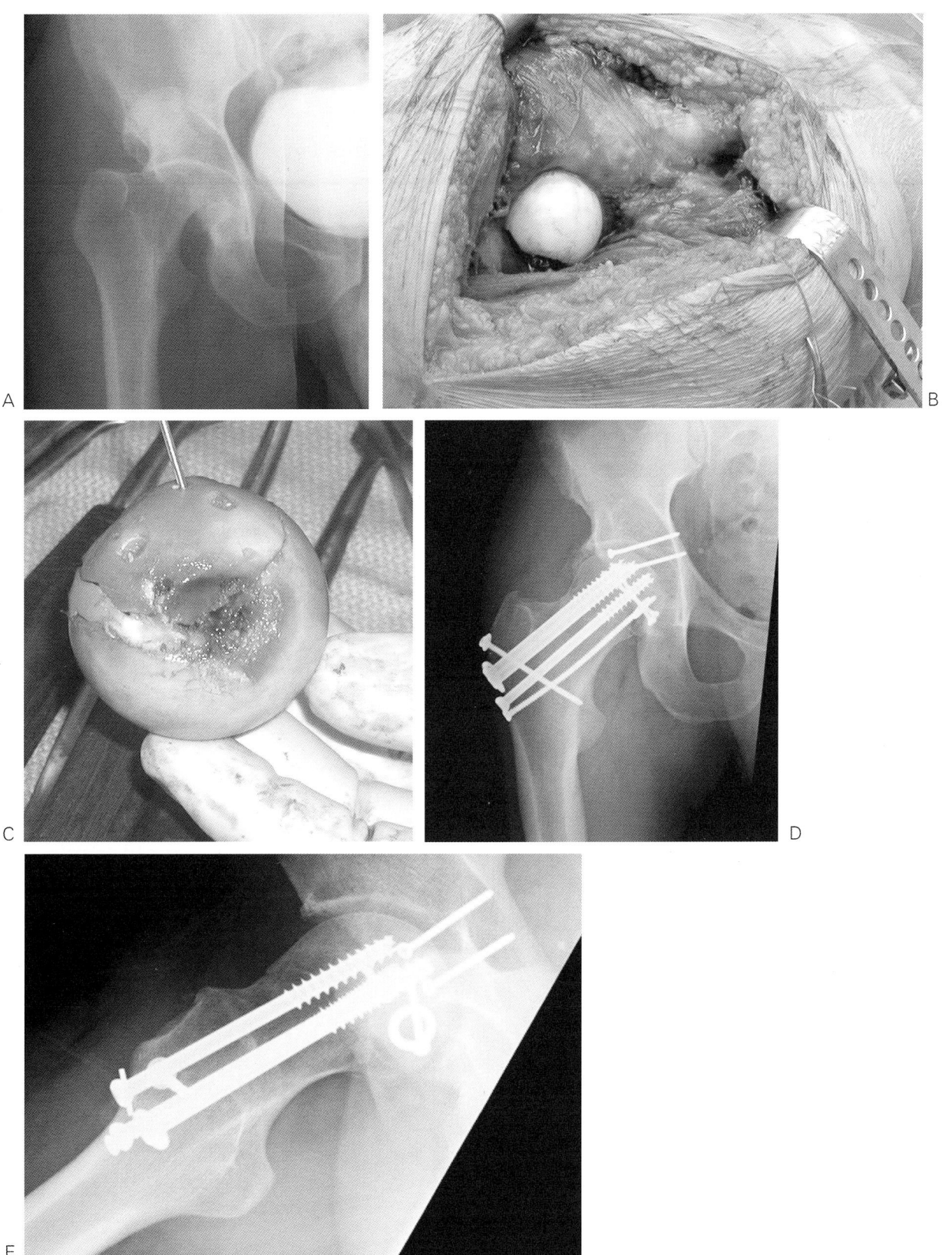

图 21-10 一例 Pipkin 骨折病例,男性,32 岁,无法闭合复位。A. 髋关节正位 X 线片。B. 由于股骨头是后脱位,因此采用 Kocher-Langenbeck 术式,术中图片证实为漂浮股骨头。C. 整复并固定股骨头骨折块。D. 整复股骨颈并固定,髋关节正位 X 线图像,需要长期随访观察。E. 髋关节复位后的侧位片(病例由 Frank Shuler, M. D., Ph. D. 提供)

不损伤股骨头圆韧带及与骨块相连的关节囊组织,以避免损伤骨折块可能的血供,防止骨折块完全缺血。然而,通常情况下由于骨折块不会在股骨头脱位的位置,因此复位时不可避免地会损伤一处或两处软组织。股骨头复位后应固定骨折块。采用直径为2.0、2.7或3.5 mm螺丝钉固定(图21-9),这个位置由于受到周围压力及剪力的作用容易造成周围软骨的损伤。因此,需要小螺丝钉或可吸收钉加强固定。操作完成后,应检查髋臼,证实髋臼内没有遗留碎骨块,冲洗髋臼窝,仔细复位股骨头。修复关节囊的前部,直接缝合或钻孔将股直肌固定在髂前下棘上。

很少情况下,由于股骨头骨折或股骨头穿破关节囊后部造成髋关节后脱位不能复位。这种情况下,由于需要充分显露股骨头,不能采用Smith-Petersen入路,所以采用后路手术开放复位股骨头,然后行前路手术固定骨折块。

Pipkin Ⅲ 型骨折

Pipkin Ⅲ型骨折是股骨颈骨折合并头下型或小凹型骨折(图21-10)。在股骨颈骨折后脱位时,股骨头骨折块通常留在髋臼内,必须立即开放复位并固定骨折,以尽量避免破坏股骨头的血液供应,防止股骨头缺血坏死。可以应用Watson-Jones或者Smit-Petersen入路复位关节并固定骨折。首先复位股骨颈骨折,如果股骨头骨折块很小,在固定股骨颈骨折时可以搬动下肢协助复位股骨头骨折。如果股骨头骨折块很大,则骨折必须及时复位并固定。如果骨折块没有与周围的软组织相连,或者是老年、生活要求不高的患者,则可考虑的假体置换。

Pipkin Ⅳ 型骨折

Pipkin Ⅳ型骨折是髋臼后壁骨折合并头下型或小凹型骨折(图21-11)。由于它是股骨头顶推着髋臼后壁而造成的髋臼骨折(反之亦然),往往会看见一个大的股骨头骨折块伴随髋臼后缘小的撕裂伤;同样,也可以看到小的股骨头骨折块伴随髋臼后壁的骨折。这两种损伤都需要手术治疗,但是同时复位并固定股骨头及髋臼骨折的治疗在临床中并不多见。

对于小的股骨头骨折,Kocher-Langenbeck术式有利于去除股骨头碎块、复位股骨头并固定髋臼后壁。对于大的股骨头骨折块则可以试行复位及内固定。正如前面所说的,后路手术既不能很好地进行可视下股骨头复位也不能固定股骨头骨折块。如果在这种情况下要进行复位和固定,则需要联合Smith-Petersen术式处理股骨头骨折。

对于大的股骨头骨折的开放复位内固定,最好的治疗方式是Smith-Petersen术式。股骨头骨折固定后,应该给予髋关节一定的压力,评估髋臼后壁的稳定性。如果髋关节向后半脱位,Kocher-Langenbeck术式则有利于固定髋臼后壁。如果髋关节没有明显脱位,对于后壁的骨折则可以保守治疗。

最后一种选择是采用Siebenrock等所描述的大粗隆翻转截骨。该术式需联合前关节囊切开和前脱位,即可在同一切口内处理两种骨折(图21-12)[24]。病人侧卧于透视床上,采用Kocher-Langenbeck入路,进行大粗隆截骨,截骨块厚约1.5 cm,其近端为臀中肌、臀小肌止点,远端为股外

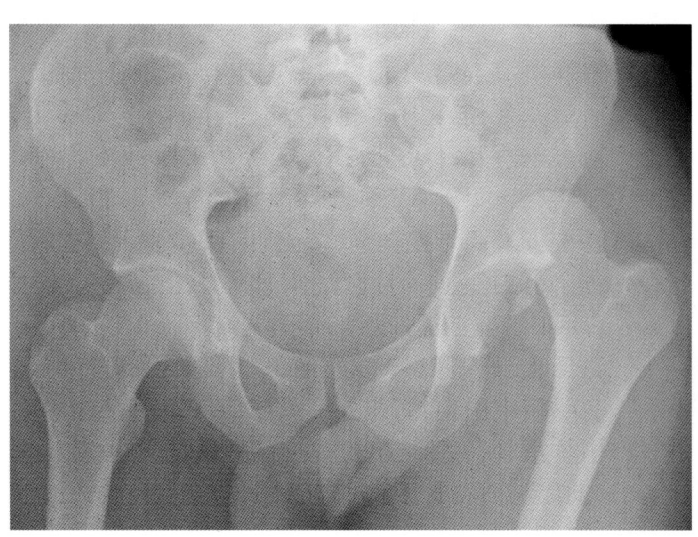

图21-11 典型的Pipkin Ⅳ型损伤,可见小的髋臼后壁骨折

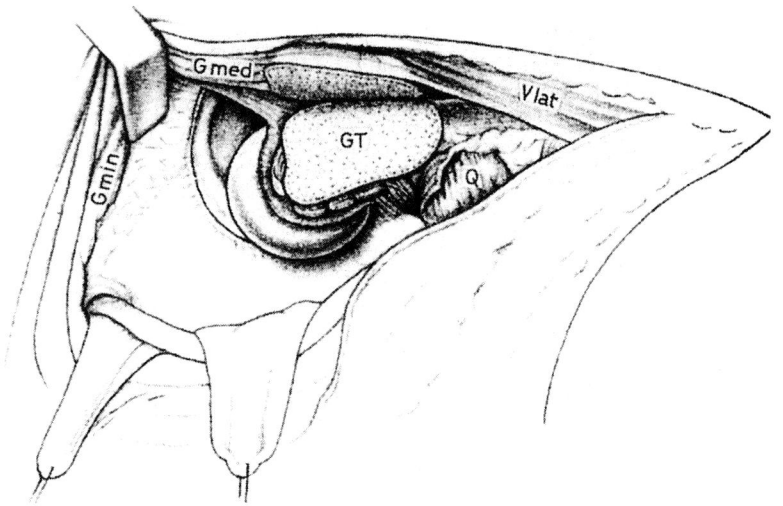

图 21-12　Ganz 大粗隆翻转截骨术治疗髋关节脱位。这种术式也可用于治疗 Pipkin Ⅳ 型骨折。Gmin，臀小肌；Gmed，臀中肌；Vlat，股外侧肌；GT，大粗隆；Q，股方肌

侧肌附丽点；股骨近端仍保留梨状肌肌腱，以保护股骨头的供血血管。沿髋臼缘延长关节囊切口，屈髋并外旋，使股骨头从前方脱出。将股骨头骨块复位并以拉力螺丝钉固定，固定满意后复位髋关节。然后复位并固定髋臼后壁，全层缝合关节囊，原位固定大粗隆（图 21-13，图 21-14）。

康复治疗

髋关节脱位合并股骨头骨折（Pipkin Ⅰ～Ⅳ型）内固定术后 8 周内，病人应绝对卧床，积极行髋关节屈曲及外展功能锻炼；8 周后逐步负重锻炼。空蹬自行车有助于髋关节的恢复。术后及时功能锻炼有利于髋部损伤的恢复。

新技术

应用骨折治疗床可以保持下肢伸直及外旋，术中能更好地观察股骨头损伤情况。

要点与技巧

- 如果病人是无法复位的 Pipkin Ⅳ 型骨折，首选后侧入路治疗股骨头及髋臼后壁的骨折。从前侧入路尝试复位股骨头是不明智的，因为原来损伤较小的前方软组织进一步损伤。当髋关节外旋时，股骨头有可能会嵌顿在关节囊破损处。
- 应用螺丝钉固定股骨头骨折时，螺钉尾部应埋入股骨头的软骨层内。
- 有时候，在 Pipkin Ⅳ 型骨折中，一个小的高位的后壁骨折对于髋关节的稳定性至关重要。如果后壁骨折块很小而无法固定时，可以修复关节囊后壁。
- 如果采用 Smith-Peterson 术式治疗股骨头骨折，应避免损伤阔筋膜张肌，因为这可能会导致异位骨化的发生。
- 典型的难复性股骨头骨折是由于股骨头骨折块明显的移位。出于这个原因，要评价复位的效果，则必须对股骨头进行仔细观察。
- 如果采用 Smith-Petersen 术式治疗股骨头骨折，下肢处于"4"字位置有助于术中观察及股骨头骨折的固定。这就需要保持下肢前屈、外展和外旋，并借助一条毛巾包裹臀部对抗牵引。另外，骨折治疗床可用于伸直和外旋髋关节。

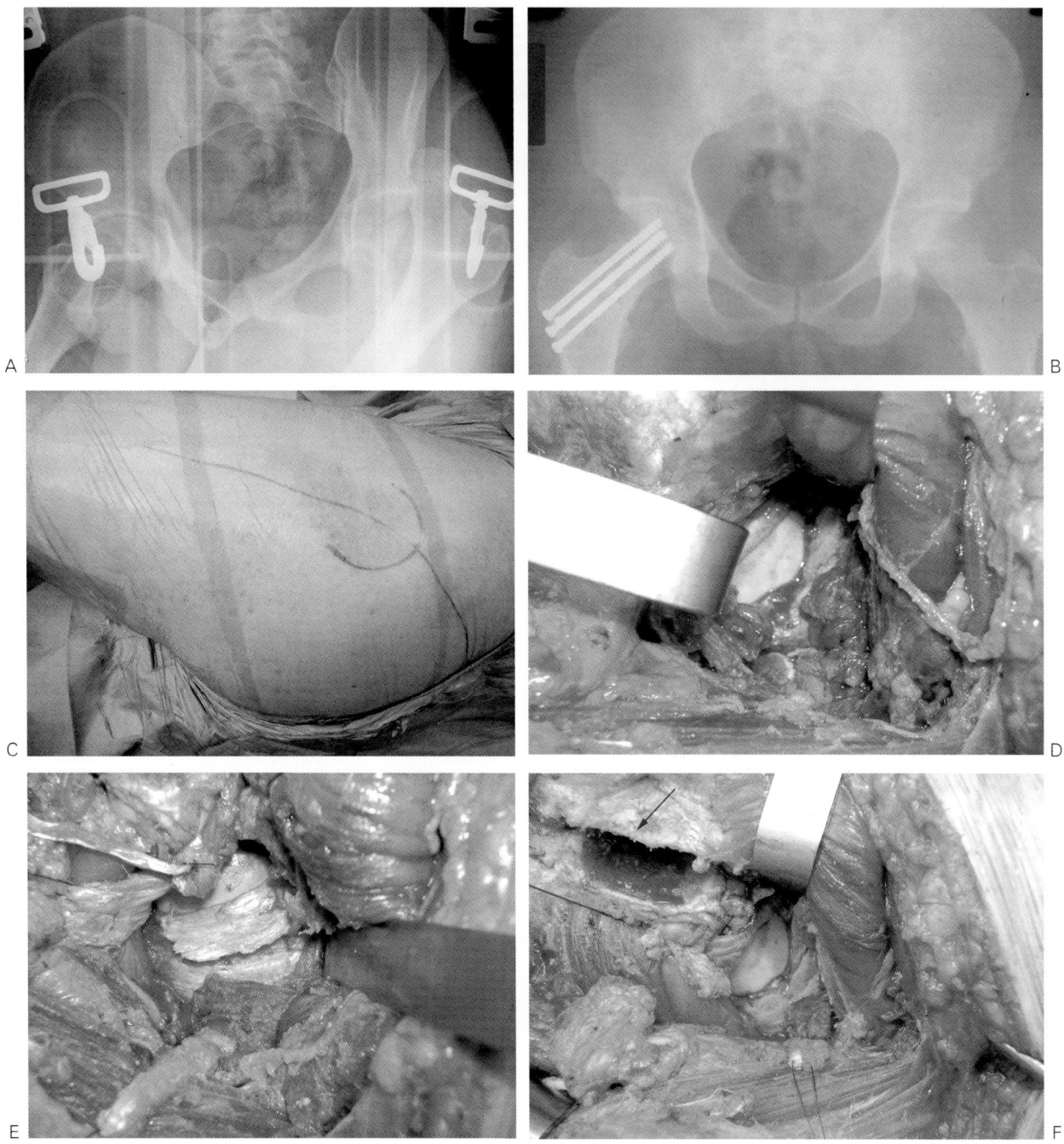

图 21-13　一例左髋关节骨折脱位的 32 岁女性病人,摩托车车祸伤,合并右侧股骨颈骨折,轻微移位。A. 骨盆正位 X 线片。B. 右侧股骨颈骨折开放复位内固定术后骨盆正位 X 线片。位于左侧股骨头前下方显示了一个很大的不规则骨块,约占股骨头的三分之一。C. 该病人接受了 Ganz 大粗隆翻转截骨,因为术中医师需要完整地直视。患者侧卧位,皮肤手术切口可见。D. 术中显示了一个"脱位腔隙",可见坏死的臀小肌内侧部分和从后壁撕裂的髋臼盂唇。E. 图中可见髋臼上后壁骨折。F. 术中进行大粗隆翻转截骨,骨块厚度 1.5cm(箭头所指),仍保留臀中肌和臀小肌的附丽点

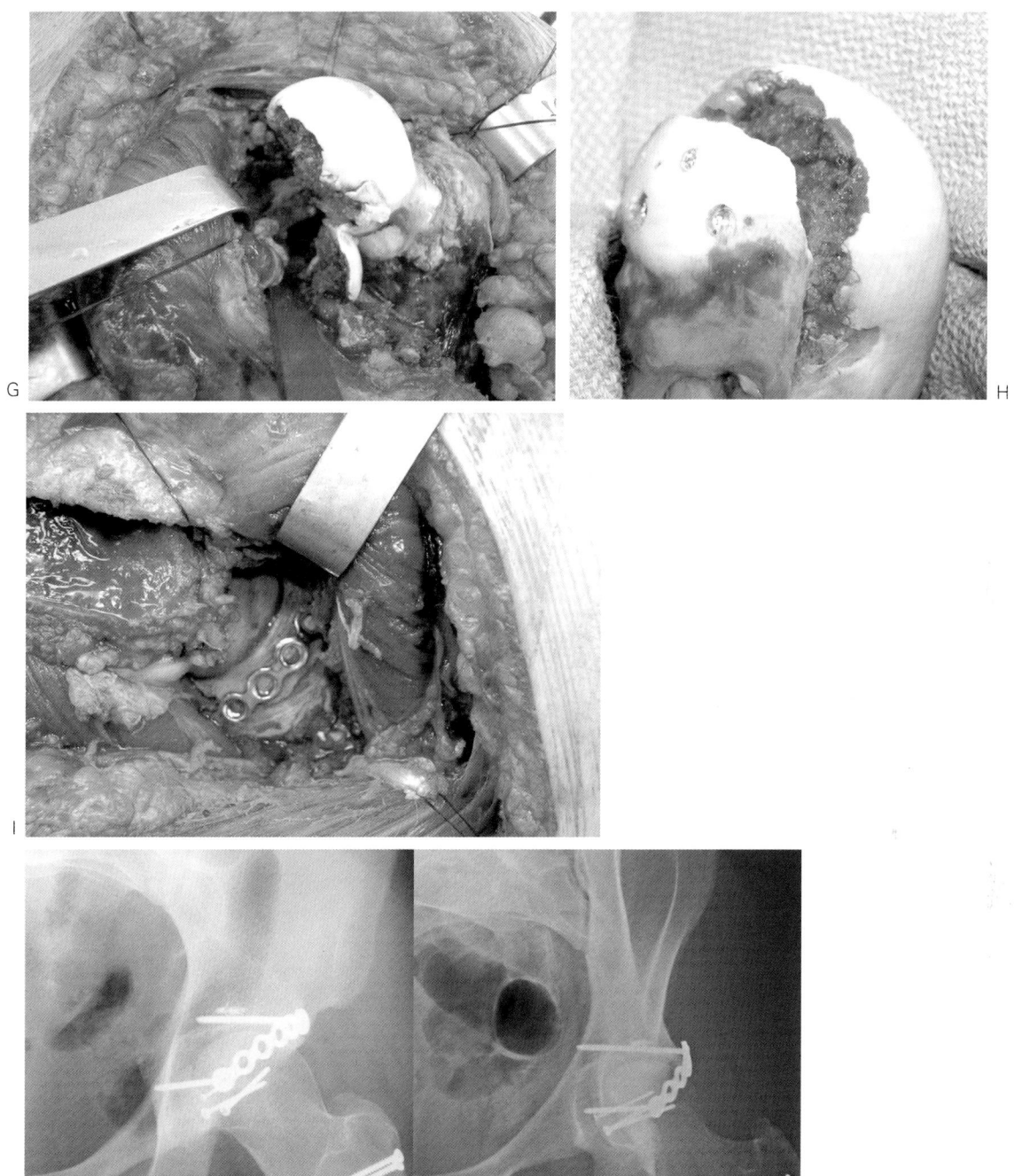

图21-13(续) G. 前方关节囊切开,屈曲并内收、外旋髋关节,即可完全显露股骨头。这里需注意,术中所见实际的骨软骨病理改变往往比术前根据X线片所估计的更为严重,多个骨软骨碎片无法予以重建和固定。H. 固定股骨头骨折块,尽量恢复股骨头的球形形态。I. 固定髋臼后壁。J. 术后1个月X线片。可以预计,此病人远期疗效优良。该病人在伤后1年时可以连续骑自行车100英里(约161公里)(病例由Philip J. Kregor, M.D. 提供)

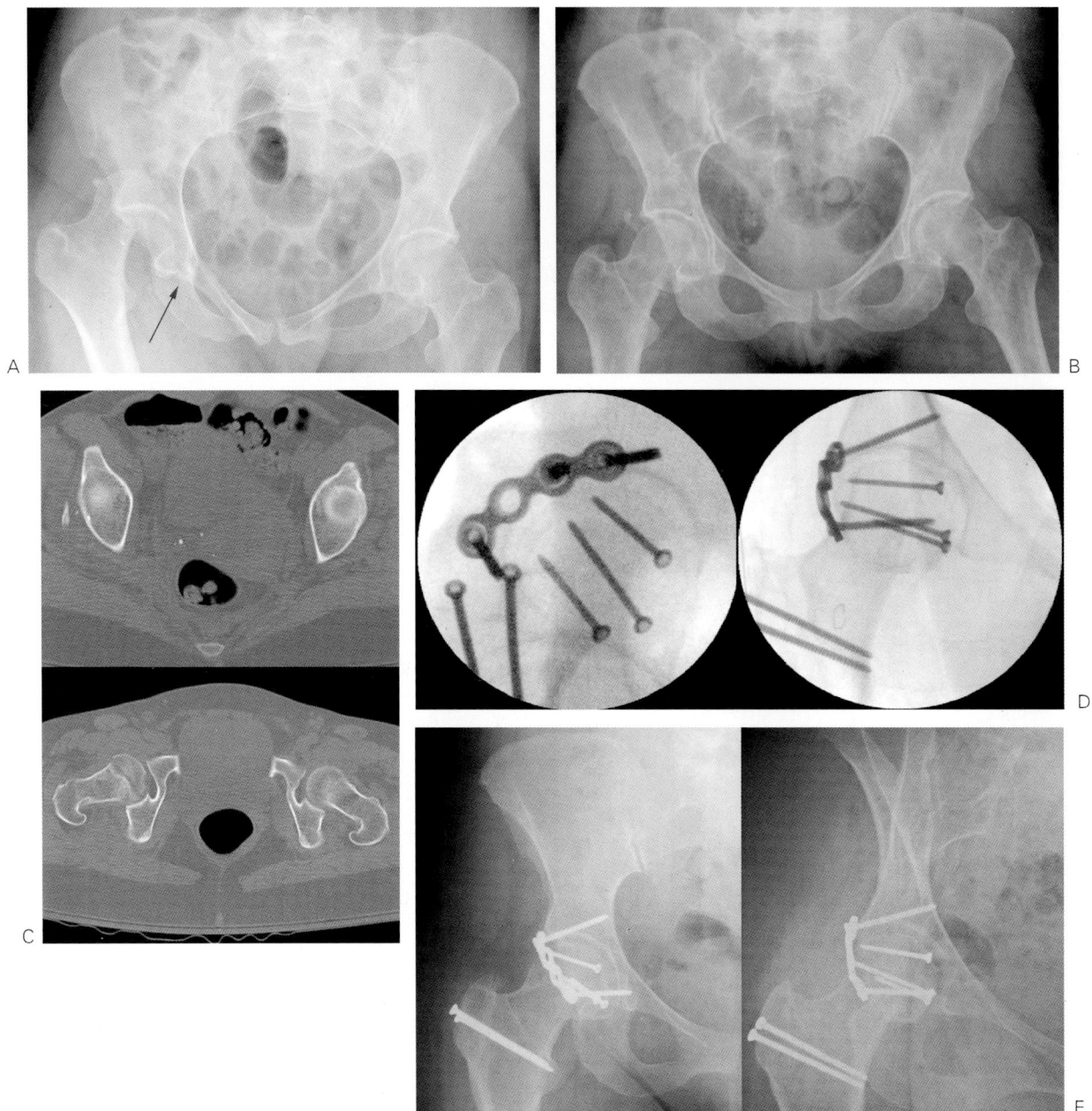

图21-14 一例57岁女性病人,右侧髋关节骨折脱位,摩托车撞伤。A. 骨盆正位X线片,在髋臼可以看见一个大的股骨头骨折块(箭头所示)。B. 这个患者在急救室清醒状态下进行了闭合复位。这是复位后的X线片,可以在股骨头表面看见一个很小的骨折;此外,在髋臼后壁可以看见一个小的骨折块(箭头所指)。C. 右侧髋关节复位后的CT扫描图片。图中可见小的髋臼后壁骨块。股骨头骨折块移位了3~4mm。D. 对这个病人进行了大粗隆翻转截骨术。术中X线可以看见在髋臼后壁的一块接骨板、3枚2.7mm螺钉固定股骨头骨折块,2枚螺钉固定大粗隆。E. 右髋关节术后1年X线正位片,显示髋关节结构正常。然而,需要注意这只是短期的随访结果(病例由Philip J. Kregor, M. D. 提供)

结果和并发症

创伤性单纯髋关节脱位,及时适当复位的患者长期的随访结果出乎人的意料。Dreinhofer 等对 50 例病人进行了 8 年的随访观察[25],发现 53% 后脱位以及 25% 的前脱位患者术后效果一般或效果差,股骨头缺血坏死、髋关节骨性关节炎、异位骨化等并发症很少发生。Hougaard 和 Thomsen 在对 100 例髋脱位术后的患者进行长达 14 年的随访后发现,如果脱位的髋关节在 6 小时内得到及时复位,88% 会得到很好的结果;如果脱位的髋关节在 6 小时后才进行复位,则仅 42% 的病人可获得较好的远期效果[7]。Upadhyay 和 Moulton 在对病人进行了 12 年的随访后发现:24% 的髋关节后脱位病人术后的临床和影像学检查效果差[26]。所有这些研究结果强调了对于这类病人应加强预后方面的沟通。

还有少部分对于髋关节脱位合并股骨头骨折远期效果的报道。Dreinhofer 等对 26 例病人进行了 5 年的随访,其中 15 例的结果为中和差[27]。Swiontkowski 等对 24 例病人进行了 2 年多的随访观察,其中 12 例接受的前路手术,另外 12 例病人接受的后路手术,每组的髋关节功能差别不大;前侧入路组里没有发生股骨头坏死,但是异位骨化病例却比较多见,可能是由于术中损伤了起于髂骨外侧面的阔筋膜张肌[23]。Stannard 等发现使用 Kocher-Langenbeck 入路治疗后,患者发生股骨头的坏死率是采用 Smith - Petersen 入路的 3.2 倍(图 21 - 15)。

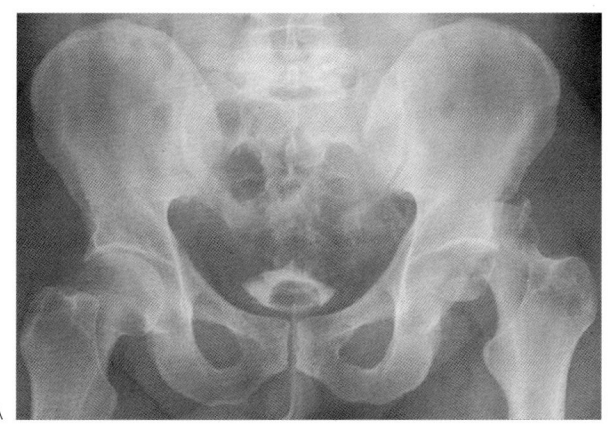
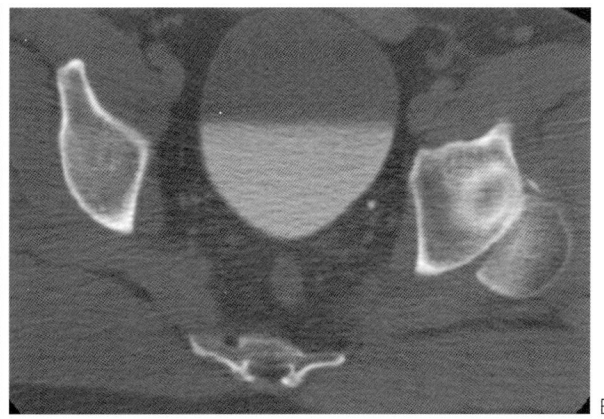
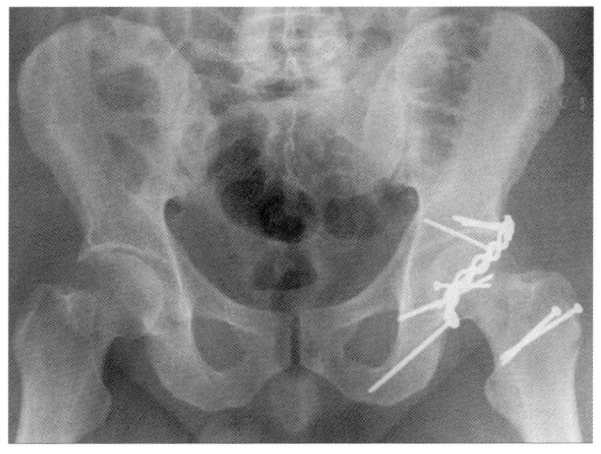

图 21-15 一例左髋关节脱位骨折 Pipkin Ⅳ 型患者,男,27 岁,摩托车车祸伤。A. 伤后的骨盆正位 X 线片,清醒状态下不可能闭合复位。B. CT 扫描显示了股骨头嵌入髋臼后上方。C. 对病人进行了股骨头及髋臼后壁骨折开放复位、内固定

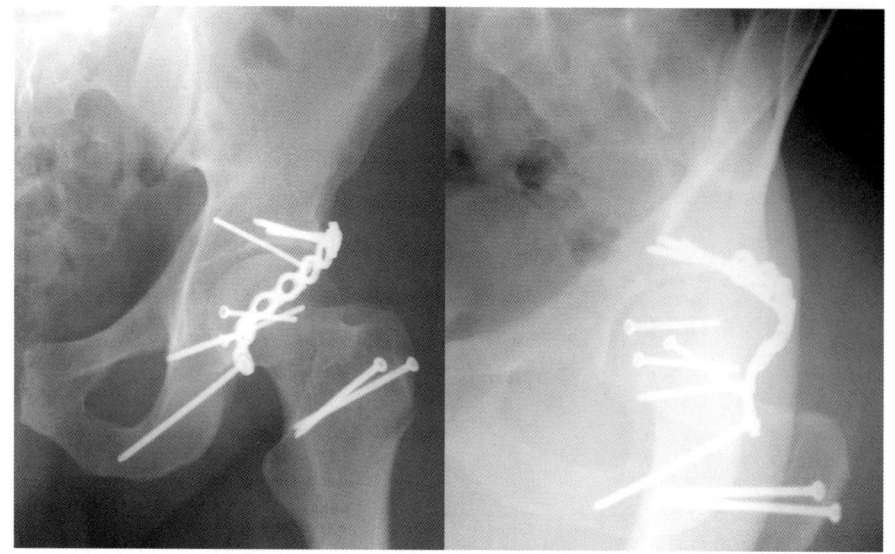

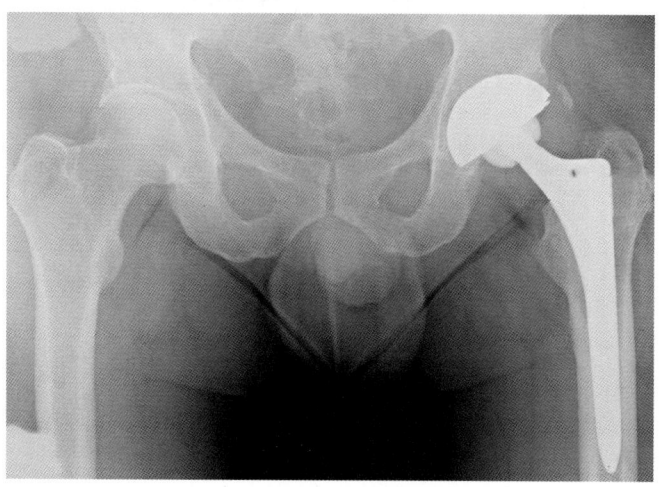

图 21-15(续)　D. 伤后 18 个月骨盆正位 X 线片,显示髋关节结构正常。E. 伤后 2 年,患者感到左髋部疼痛严重,可以看到发生了股骨头坏死。这个患者在伤后 25 个月接受了全髋关节置换手术。

经验

- 对于后脱位的髋关节来说,脱位的髋关节是处在屈曲、内收、内旋位置;而一个前脱位的患者,其下肢通常处在伸直、中立或轻度外展位。
- 髋关节后脱位最常见,占所有髋关节脱位的 89%~92%[3,10]。
- 当头下型骨折块不大且移位小于 1mm,同时关节内不含有其他碎骨块时,则可以行保守治疗;否则,由于此种损伤的高致残率和并发症发生率,极少采用保守治疗[23]。
- 采用 Kocher-Langenbeck 入路,即使脱出股骨头并将下肢极度屈曲、内旋、内收,但仍不能充分地显露股骨头前内侧部位的骨折。此外,后方入路不适合固定股骨头部的骨折。基于此,对于大多数股骨头骨折的复位内固定宜采用 Simth-Petersen 入路。
- 对于 Pipkin Ⅳ型损伤的股骨头及髋臼后壁骨折,Ganz 大粗隆翻转截骨(ganz trochanteric flip osteotomy)有利于直视下进行复位和固定。
- Hougaard 和 Thomsen 对 100 个脱位的髋进行了平均 14 年的随访后发现:如果在伤后 6 小时内及时复位,则 88% 的髋能获得优良的效果;如果在受伤 6 小时后复位,则只有 42% 的髋能获得一个较为优良的远期效果[7]。

DVD 内容提要

视频 21-1（光盘 3）凹下型股骨头骨折 ORIF

视频显示了使用抗拔出螺钉对一例较大的 Pipkin 股骨头骨折进行切开复位内固定。

视频 21-2（光盘 3）Pipkin Ⅱ 型股骨头骨折 Smith-Peterson 入路 ORIF 视频显示了通过 Smith-Peterson 入路对 Pipkin Ⅱ 型股骨头骨折行切开复位的过程，并回顾了入路的细节。

参考文献

1. Hak DJ, Goulet JA. Severity of injuries associated with traumatic hip dislocation as a result of motor vehicle collisions. J Trauma 1999;47:60-63
2. Yang RS, Tsuang YH, Hang YS, Liu TK. Traumatic dislocation of the hip. Clin Orthop Relat Res 1991;265:218-227
3. Sahin V, Karakas ES, Aksu S, Atlihan D, Turk CY, Halici M. Traumatic dislocation and fracture-dislocation of the hip: a long-term follow-up study. J Trauma 2003;54:520-529
4. Garrett JC, Epstein HC, Harris WH, Harvey JP, Nickel VL. Treatment of unreduced traumatic posterior dislocations of the hip. J BoneJoint Surg Am 1979;61:2-6
5. Epstein HC, Wiss DA, Cozen L. Posterior fracture dislocation of the hip with fractures of the femoral head. Clin Orthop Relat Res 1985;201:9-17
6. Cornwall R, Radomisli TE. Nerve injury in traumatic dislocation of the hip. Clin Orthop Relat Res 2000;377:84-91
7. Hougaard K, Thomsen PB. Traumatic posterior dislocation of the hip: prognostic factors influencing the incidence of avascular necrosis of the femoral head. Arch Orthop Trauma Surg 1986;106:32-35
8. Thompson VP, Epstein HC. Traumatic dislocation of the hip: a survey of two hundred and four cases covering a period of twenty-one years. J Bone Joint Surg Am 1951;33-A:746-778
9. Stewart MJ, Milfora LW. Fracture-dislocation of the hip: an end-result sudy. J Bone joint surg Am 1954;36:315-342
10. DeLee JC, Evans JA, Thomas J. Anterior dislocation of the hip and associated femoral-head fractures. J Bone Joint Surg Am 1980;62:960-964
11. Sinha SN. Simultaneous anterior and posterior dislocation of the hip joints. J Trauma 1985;25:269-270
12. Soltanpur A. Bilateral traumatic dislocation of the hip. Injury 1983;14:349-350
13. Sethi TS, Mam MK, Kakroo RK. Bilateral traumatic anterior dislocation of the hip. J Trauma 1987;27:573-574
14. Tezcan R, Erginer R, Babacan M. Bilateral traumatic anterior dislocation of the hip: brief report. J Bone Joint Surg Br 1988;70:148-149
15. Kuhn DA, Frymoyer JW. Bilateral traumatic hip dislocation. J Trauma 1987;27:442-444
16. Levine RG, Kauffman CP, Reilly MC, Behrens FF. "Floating pelvis": a combination of bilateral hip dislocation with a lumbar ligamen-tous disruption. J Bone Joint Surg Br 1999;81:309-311
17. Pipkin G. Treatment of grade Ⅳ fracture-dislocation of the hip. J Bone Joint Surg Am 1957;39-A:1 027-1 042, passim
18. Bigelow HJ. Luxations of the hip joint. Boston Med Surg J. 1870;5:1-3
19. Allis OH. An Inquiry into the Difficulties Encountered in the Reduction of Dislocations of the Hip. Philadelphia: Dornan Printer;1896:85
20. Stimson LA. A Treatise on Fractures and Dislocations. Philadelphia: H. C. Leas Son; 1912:797
21. Walker WA. Traumatic dislocations of the hip joint. Am J Surg 1940;50:545-549
22. Tornetta P. Non-operative management of acetabular fractures: the use of dynamic stress views. J Bone Joint Surg Br 1999;81:67-70
23. Swiontkowski MF, Thorpe M, Seiler JG, Hansen ST. Operative management of displaced femoral head fractures: case-matched comparison of anterior versus posterior approaches for Pipkin I and Pipkin II fractures. J Orthop Trauma 1992;6:437-442
24. Siebenrock KA, Gautier E, Ziran BH, Ganz R. Trochanteric flip osteotomy for cranial extension and muscle protection in aceta-bulaz fracture fixation using a Kocher-Langenbeck approach. J Orthop Trauma 1998;12:387-391
25. Dreinhofer KE, Schwarzkopf SR, Haas NP Tscherne H. Isolated traumatic dislocation of the hip: long-term results in 50 patients. J Bone Joint Surg Br 1994;76:6-12

26. Upadhyay SS, Moulton A. The long-term results of traumatic pos-terior dislocation of the hip. J Bone Joint Surg Br 1981;63B:548 –551
27. Dreinhofer KE, Schwarzkopf SR, Haas NP, Tscherne H. Femur head dislocation fractures. Long-term outcome of conservative and surgfcal therapy [in German]. Unfallchirurg 1996;99:400 –409
28. Stannard JP, Harris HW, Volgas DA, Alonso JE. Functional outcome of patients with femoral head fractures associated with hip dislo cations. Clin Orthop Relat Res 2000;377:44 –56

第二十二章　股骨颈骨折

George J. Haidukewych

对于骨科医生来说，股骨颈骨折是一种极为常见且潜在破坏性很大的损伤。由于该解剖部位血供较为脆弱，且承受的机械应力很高，相关并发症如骨折不愈合及骨坏死等并不少见。随着老年人口的不断增加，股骨颈骨折的发病人数也在持续上升。北美每年发生约220 000例髋部骨折，医疗卫生部门则需为此支付90亿美元[1]。对于骨质量较差的老年患者，通常经受轻微外力摔倒后即可发生这一骨折；而对于年轻患者则往往多见于高能量损伤。关于股骨颈骨折的最佳治疗方案目前仍有争议。通常来讲，对于骨质量较差的老年患者，一般推荐进行假体置换。多项研究显示这一方法有着良好的假体生存率，可有效缓解疼痛，并且，可能最重要的一点是，再手术的比例很低[2,3]。而对于年轻患者而言，则推荐进行解剖复位内固定，尽量保留股骨头。本章将按照患者生理年龄的差异，分别论述股骨颈骨折的手术治疗。当然，在治疗过程中，生理上的年龄只能作为一个参考项目，对于不同的患者制定个体化的治疗方案应该更为合适。在本章中，"老年"一般指实际年龄超过65岁的患者。

股骨颈骨折患者大多均为老年人，遭受轻微暴力摔倒后出现髋部尤其是腹股沟部的疼痛，下肢通常处于前屈短缩外旋位。而对于高能量损伤所致股骨干骨折的患者，也应该考虑股骨颈骨折的可能性。诊断时需拍摄高质量的X线片，包括股骨颈正侧位片。而人们通常在患肢处于外旋位时拍摄"创伤正位"片，这往往无法满意地显示股骨颈的影像。在患肢内旋位或骨盆闭孔斜位（Judet）片上可较好地显示股骨颈的轮廓。对于多发伤的患者，通常会进行胸部、腹部以及骨盆的CT扫描，而其中有些层面可能会通过股骨颈，此时则可常规通过骨窗进行仔细的检查（图22-1）。对于多发伤的患者，必须先处理其他危及生命的损伤，然后再尽早处理股骨颈骨折[4]。一般主张术前通过内科调理使患者达到其最佳的状态，对于合并病症多、身体状况差的老年患者尤其如此[5]。通常，内科处理妥当后，须尽快对患者进行手术治疗。

偶尔也会有患者并没有受过明显的外伤，但却存在腹股沟处疼痛，拍摄X线片可能完全正常。此时仍应该怀疑其存在股骨颈应力骨折或无移位骨折的可能，有必要进行MRI扫描。在这种情况下MRI可对骨折进行快速诊断，避免了辐射损伤，并可排除其他导致髋部疼痛的潜在病因，可明确骨折线的垂直程度及其所处的解剖位置（股骨颈或粗隆间）等相关信息[5~7]。这些信息可能会影响内固定装置的选择，显然其诊断价值优于骨扫描[8]。

骨折分型

股骨颈骨折有很多种分型方法[9]，最为常用的是Garden分型（图22-2）[10,11]。虽然这一分型方法将股骨颈骨折分为4型，但大多数骨科医生更倾向于简单地将这些骨折分为两类：无移位骨折（Garden Ⅰ型和Ⅱ型）和移位骨折（Garden Ⅲ型和Ⅳ型）。通常，简要分析骨折的移位情况对于

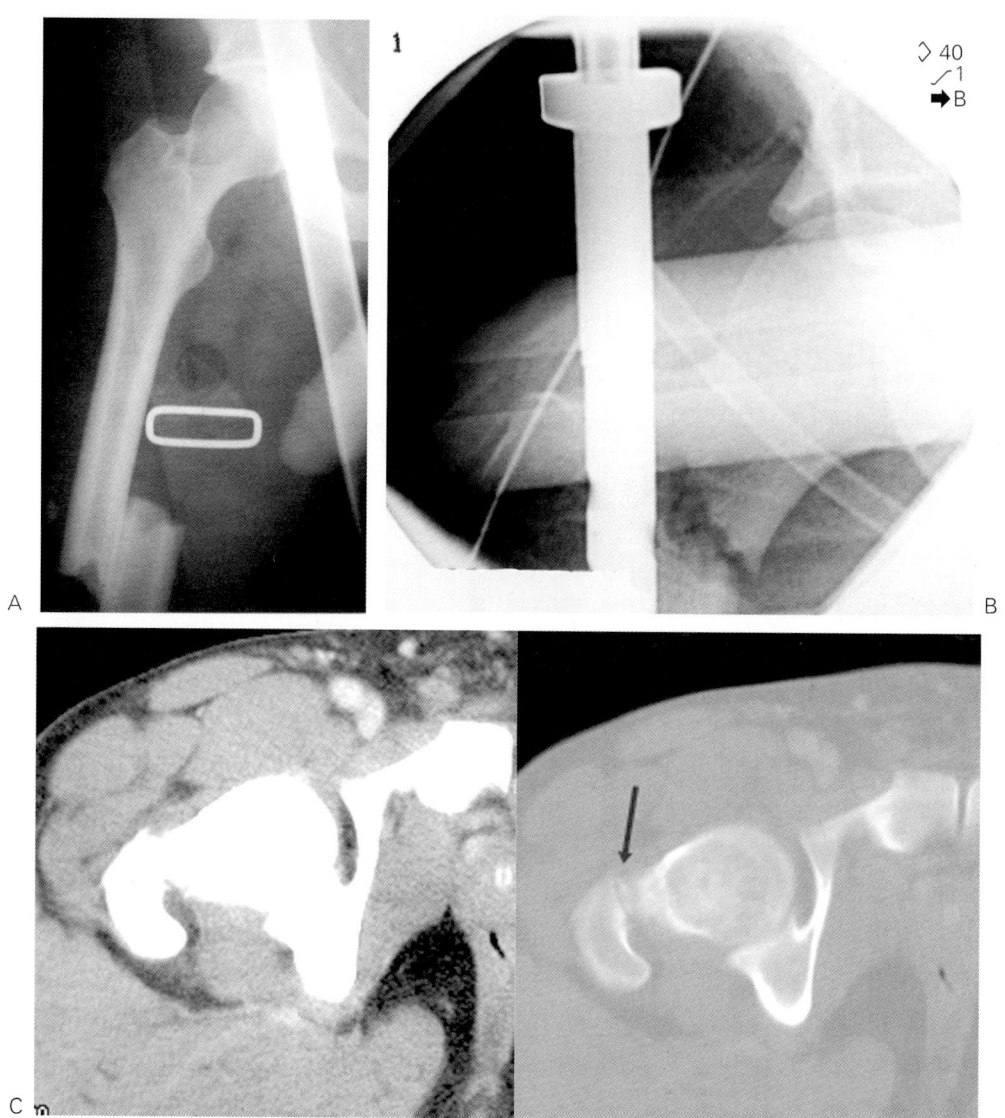

图22-1 一例创伤后股骨颈骨折漏诊的患者。股骨正位片显示股骨干骨折(A),患肢外旋,股骨颈未见异常。该患者由于创伤进行CT扫描,放射科医生明确报告骨盆及股骨近端未见骨折。在进行股骨髓内钉手术时,术中影像显示股骨颈骨折(B)。复习CT扫描图像,软组织窗显示骨折并不明显(C左),但通过骨窗则可清楚地看到骨折(C右)

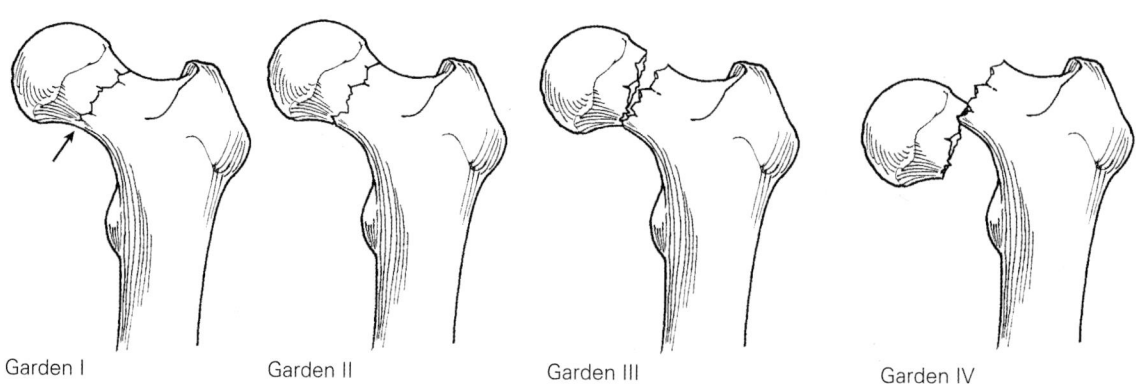

图22-2 股骨颈骨折Garden分型(左起)。Garden Ⅰ型:不完全骨折外翻嵌插;Garden Ⅱ型:完全骨折无移位;Garden Ⅲ型:完全骨折部分移位;Garden Ⅳ型:完全骨折完全移位

骨折预后以及治疗方法的选择都有一定的指导意义。AO 创伤骨科学会（AO/OTA）的骨折综合分型也较为常用，但稍显繁琐。该分型考虑到了一些其他重要的变量，如骨折在垂直方向上的移位情况以及骨碎片的位置等（图 22-3）[12]。同时，该分型还区分了头下型、经颈型以及基底部骨折。此外，Pauwels 分型按照骨折线的方向将股骨颈骨折分为三大类：骨折线与水平方向上的夹角小于 30°（Pauwels Ⅰ 型）、30°~50°（Pauwels Ⅱ 型）以及大于 50°（Pauwels Ⅲ 型）（图 22-4）[13]。该分型方法认为骨折随着垂直方向上角度的增加，其基本的移位方式也会不同，而这可能会影响内固定装置的选择以及内固定失败后进一步的处理方案，相关内容都将在后文中详细阐述。

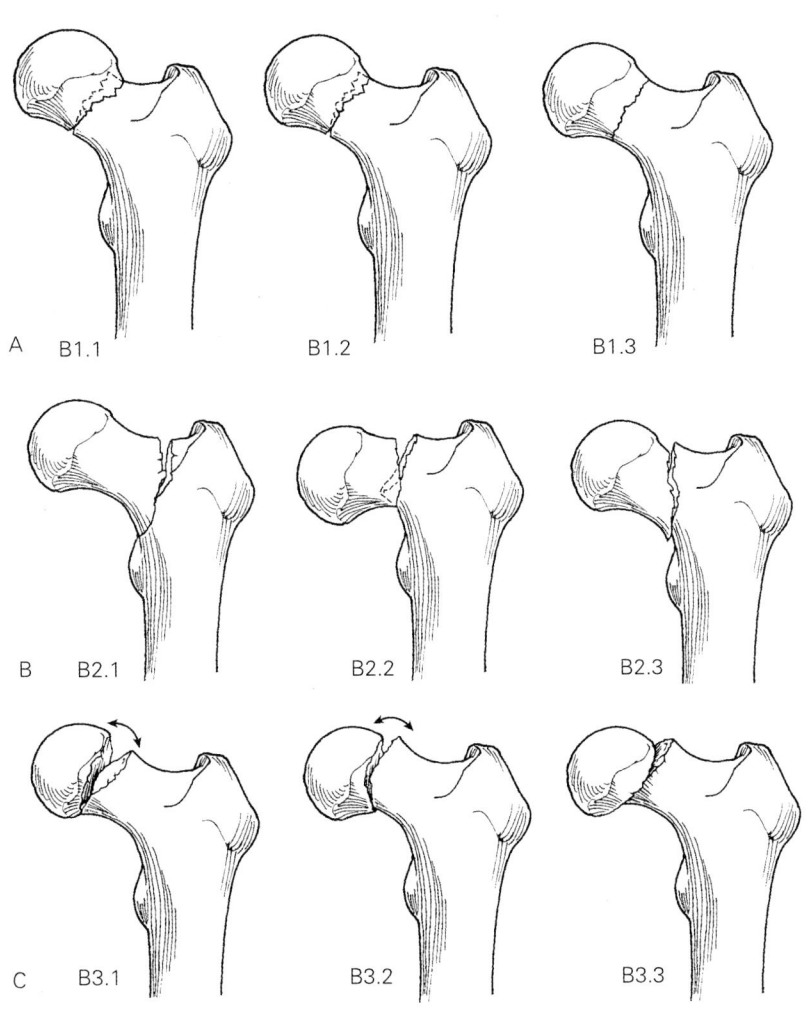

图 22-3 股骨颈骨折的 AO/OTA 分型。在其字母数字编号方案中，股骨颈骨折为 31-B 型骨折。图 A 为 31-B1 型骨折（头下型骨折伴轻微移位）：B1.1 嵌插，外翻大于 15°；B1.2 嵌插，外翻小于 15°；B1.3 无移位的骨折。图 B 为 31-B2 型骨折（经颈型骨折）：B2.1 股骨颈基底部骨折；B2.2 颈中部骨折；B2.3 颈中部剪切型骨折。图 C 为 31-B3 型骨折（头下型移位骨折）：B3.1 中度移位，内翻外旋；B3.2 中度移位，垂直错位，外旋；B3.3 严重移位

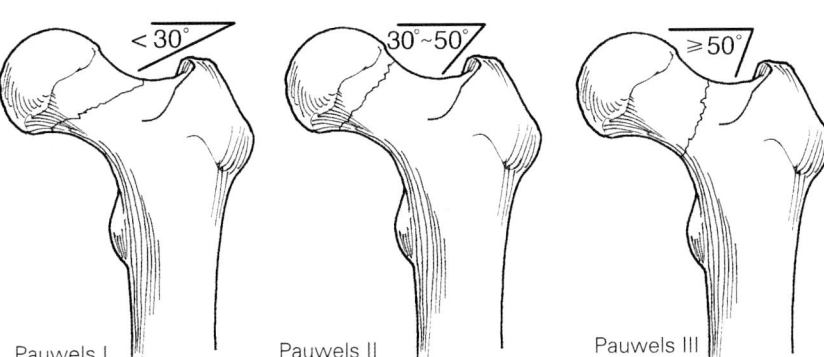

图 22-4 Pauwels 分型（左起）。Pauwels Ⅰ 型：骨折线与水平方向的夹角小于 30°；Pauwels Ⅱ 型：骨折线与水平方向的夹角为 30°~50°；Pauwels Ⅲ 型：骨折线与水平方向的夹角大于 50°

非手术治疗

目前很难从文献中找到相关的定义来界定什么样的骨折是无移位的,什么样的骨折是轻微移位的。以往的文献中通常将外翻嵌插型骨折归类为无移位的骨折。在本章中,如骨折需要通过手法复位才能获得可接受的对线,则将其视为移位骨折;而由于外翻嵌插可进行原位穿钉固定的骨折以及真正解剖意义上的无移位骨折,均归为无移位骨折。

股骨颈骨折除以下情况外均须进行手术治疗:身体状况极差,伤前既已卧床不起,且由于内科的合并病症存在手术禁忌者,以及无移位或稳定的外翻嵌插骨折。对于老年患者移位的股骨颈骨折,极少有进行非手术治疗的指征。如果不进行某种稳定手术(人工关节置换术或内固定手术),则这些患者必定会非常疼痛,活动困难。选择这样的治疗方法,由于肺部并发症、褥疮、血栓栓塞以及进一步的功能障碍和独立性丧失等,其预后往往很不乐观。在这种情况下,只有麻醉风险确实会危及生命时,才考虑选择保守治疗。否则,老年患者移位的股骨颈骨折选择手术治疗应该作为常规。而老年人无移位或外翻嵌插的股骨颈骨折(Garden Ⅰ型和Ⅱ型),虽可通过非手术治疗获得较好的结果,但这并不可靠。通常,非手术治疗须进行8~12周足趾触地的负重康复(如果可能的话),且必须通过X线影像密切监视骨折部位的情况。然而,非手术方法治疗无移位或外翻嵌插骨折的不愈合率高达39%[4],而且如果继发移位,骨折复位可能会更为困难,甚至必须进行假体置换。最后,骨折移位可增加骨坏死和骨折不愈合的概率。因此,即使是无移位的骨折,不论患者的年龄大小,都应该进行某种形式的内固定,除非患者的手术风险非常大。

通常年轻患者(生理年龄小于65岁)股骨颈骨折,除非同时存在危及生命的多发伤,合并严重的内科疾病,或麻醉的风险极大,都不应进行非手术治疗。在这种情况下,除了延期治疗没有更好的办法。偶尔也可见到年轻患者真正稳定的外翻嵌插股骨颈骨折选择非手术治疗取得成功的个案。

手术适应证

年轻患者(生理年龄小于65岁)移位的股骨颈骨折通常都进行切开复位内固定术(ORIF),而老年患者则须进行某种形式的假体置换。在决定合适的治疗方案时,有些因素如活动量、内科并发症以及骨质量等都应该充分考虑。单纯实际年龄并不总是能反映其生理年龄,因此不能将其作为一个决策指标[3]。无移位或外翻嵌插的股骨颈骨折,除非存在上文提到的那些特殊情况,否则无论年龄大小,都应进行螺钉内固定。然而,必须认识到年轻患者无移位的股骨颈骨折是非常少见的。

年轻患者手术方式的选择

目前有几十种方法和内置物用于股骨颈骨折的内固定,虽然在老年患者中是否能获得成功的结果,股骨头的骨质量通常是一个限制因素,而年轻患者骨质量一般都是正常的。选择合适的内固定装置时,骨折类型便成为一个非常重要的决定因素。很多学者都认识到骨折线垂直(剪切角)是导致潜在不稳定的重要因素,随着骨折垂直程度增加,通过髋部传导的剪切应力也增大[13]。骨折线垂直度较低(比如横形骨折线)时,骨折趋向于相对稳定,主要承受压力负荷,这种骨折一般采用螺钉内固定。骨折更趋向于垂直时,如Pauwels Ⅲ型骨折(图22-4,图22-5),骨折部位剪切应力较高,这给固定装置的稳定性带来很大的挑战,此时单纯应用空心螺钉固定可能不够稳定[15~21]。

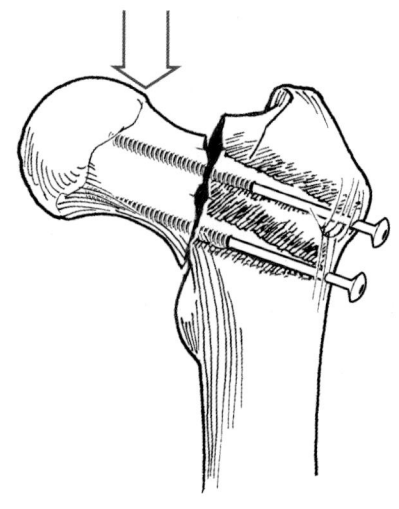

图22-5 Pauwels Ⅲ型股骨颈骨折单纯应用螺钉进行固定,其稳定性可能是不够的,负荷的方向(箭头所示)几乎与骨折线平行,仅仅凭借螺钉抓持骨质恐难以维持内固定的稳定性

股骨近端干骺端的骨质,尤其是骨质量较差的患者,可能无法为螺钉提供足够的把持力以防止近端骨折块向下向后移位(图 22-5)。于是有学者推荐垂直于原骨折线的方向,向股骨距打入一枚螺钉(图 22-6)[22]。当存在垂直骨折线时,应用固定角度的装置可能也可以稳定这类骨折。如滑动髋螺钉装置,由于其固定的颈干角,可使骨折部位的剪切应力减至最小。另外也有学者推荐使用 95°角的动力髁螺钉(可与 Roy Sanders 博士私下进行交流),螺钉以 95°角打入股骨头,这一装置在理论上能够对垂直的骨折线进行横向加压,这是在理想状态下应用拉力螺钉的重要原则。然而,该装置也存在一些不足,如必须暴露更广泛的区域,且为了置入内固定物须从股骨头内去除较多的骨质。同时,在置入螺钉时还必须小心操作,防止股骨头以及股骨颈骨折块旋转移位。

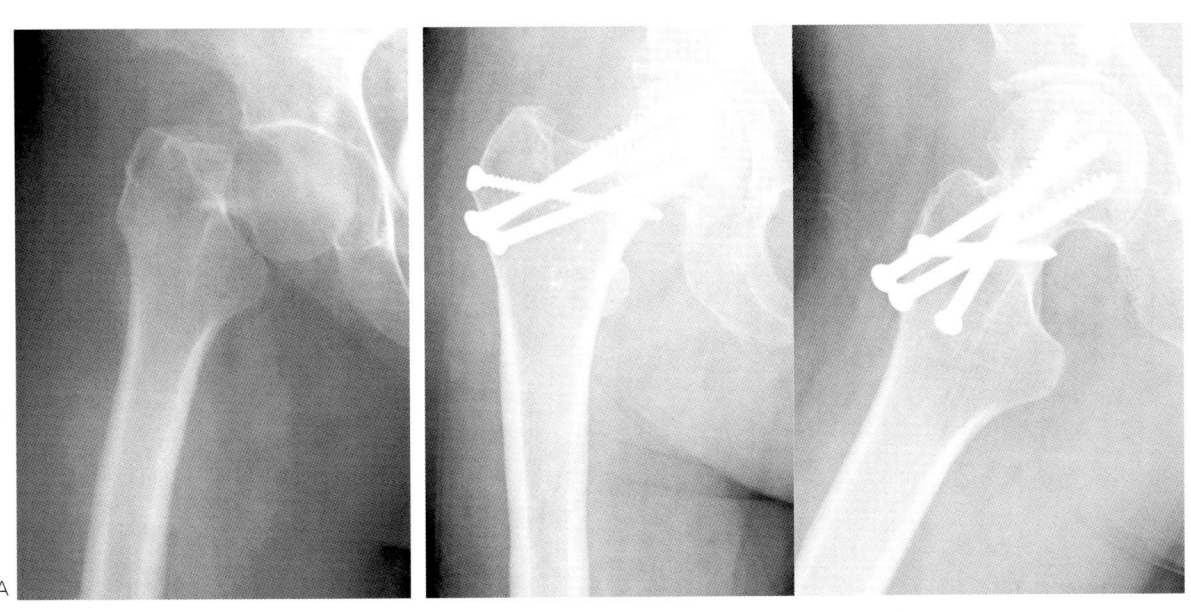

图 22-6　一例垂直型(Pauwels Ⅲ型)股骨颈骨折,女性,53 岁,由于车祸伤导致多发骨折。受伤时 X 线片显示股骨颈骨折(A),(B)为伤后两年随访时的 X 线片,注意该病例置入了 1 枚横向螺钉,以对抗股骨颈垂直型骨折的剪切应力,该患者最终髋部的外形结构无异常(病例由 Philip J. Kregor 提供)

另外,还有学者使用带刃的角接骨板治疗不稳定型高剪切角的损伤取得良好结果的报道[20]。虽然目前还没有设计良好的临床和生物力学研究,就各种内固定装置对移位的不稳定型股骨颈骨折的处理进行比较。当股骨颈骨折的骨折线垂直度较高、剪切的趋势很明显时,不主张单纯进行平行的空心拉力螺钉固定。值得注意的是,大多数股骨颈骨折都可以通过成功地平行置入 3 枚位置良好的空心拉力螺钉进行固定,而应用更多的螺钉也并没有体现出明显的生物力学优势[23]。唯一的例外可能是股骨颈后方存在明显粉碎骨折的病例,此时 4 枚螺钉固定可提供更好的生物力学稳定性[24]。最近有一项关于固定方法的 Meta 分析[25]显示,螺钉固定优于骨圆针,侧方具有接骨板的内固定物并没有明显的优势。

笔者更倾向于用 3 枚平行的空心松质骨螺钉固定外翻嵌插低剪切角的头下型和经颈型骨折。而高剪切角的经颈型骨折以及所谓的基底部骨折,都通过一种小角度的滑动髋螺钉装置以及一枚近端的松质骨防旋螺钉进行固定(图 22-7)。然而对于高剪切角的股骨颈骨折,哪种内固定装置最为合适仍需要进一步研究明确。但是从理论上讲,相比单纯应用松质骨螺钉,尤其对于骨质疏松的骨质,固定角度装置可以更为有效地抵抗剪切应力。

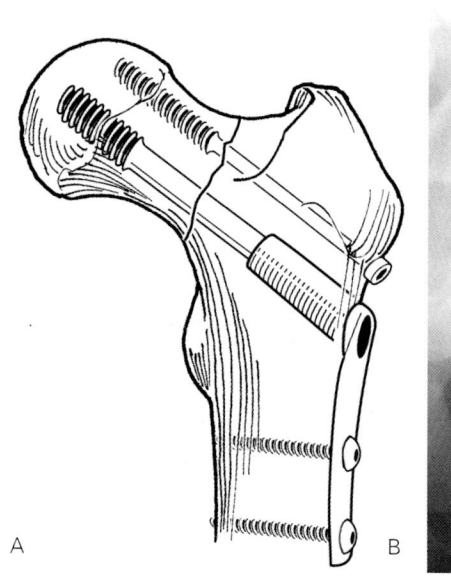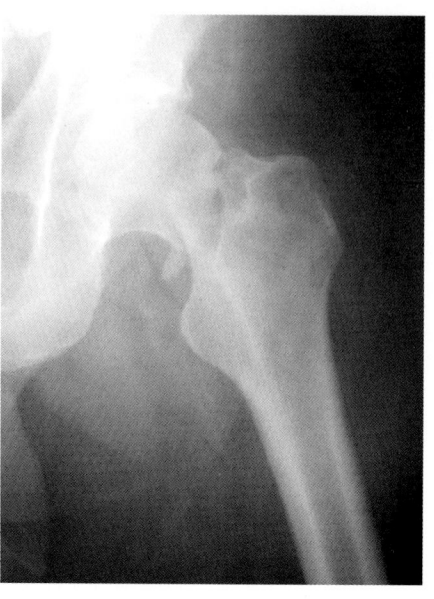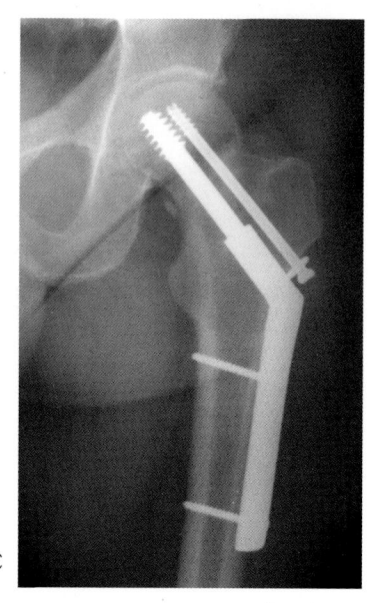

图 22-7 高剪切角垂直型股骨颈骨折,在近端置入一枚空心防旋螺钉后,再用一块小角度的滑动髋螺钉进行固定。A. 内固定示意图。B. 一例垂直型(Pauwels Ⅲ型)股骨颈骨折的术前片。C. 应用滑动髋螺钉和防旋螺钉固定后的影像

老年患者术式的选择

生理上老年患者移位的股骨颈骨折:一般原则

关于老年患者移位骨折的最佳治疗方法目前仍存在争议。有少数意见认为,如果能够避免缺血性坏死及骨折不愈合的话,最好的股骨头还是患者自己的股骨头。例如,一位患者70岁时活动量仍很大,健康,骨质量良好,如果尝试进行ORIF的话,可能还是很有意义的。但是最近的数据[2,3]显示,即使对于这种适合的患者,关节置换可能是一种更为可靠的骨折治疗方式,再手术的概率也较低。同样值得关注的是,有报道指出这样的患者应用相同的方法和内固定装置进行ORIF,而最终再手术的概率接近40%[26]。然而,如果存在骨质疏松,要将近端骨折块进行完美的固定是很有挑战性的,且由于内固定失败后较高的再手术率,于是大多数人认为,假体置换对于老年患者移位的骨折确实是一个不错的治疗选择[2,3]。而在这一患者群体中进行个体化的治疗决策是非常关键的,且仍有必要获取进一步的数据,以明确那种治疗方法最好。

一旦作出假体置换的决定后,则需要进一步讨论的是如何选择假体(单极、双极或全髋关节置换),以及假体的固定方法,骨水泥或非骨水泥。作出决策时还须充分考虑患者的活动度、预计的寿命年限、骨质量等,这些都将在后文中详细论述。

非骨水泥人工股骨头置换

应用第一代 Austin-Moore 型单片非骨水泥型单极人工股骨头一般仅限于活动量很小的移位骨折患者[3,5,27]。资料[27~29]显示,这些假体应用于活动量较大的患者时,出现松动下沉、大腿疼痛以及髋臼磨损等的概率较高。笔者目前主要对身体很虚弱,活动量很小或在疗养院长期卧床的患者发生的移位骨折,尤其是患有严重老年性痴呆以及严重心肺合并病症的患者,采用该假体进行治疗。这些过时的设计功能相对简单,类似于间隔物(spacer),而值得怀疑的是,该装置是否能够获得充分的骨稳定性,从而允许进行无限制的无痛行走。

目前第二代非骨水泥髋部骨折假体,股骨侧有多种型号且具有防旋设计,能很好地贴合并充满股骨近端髓腔,从而可提供更好的旋转稳定性。此外,有些假体系统还提供了股骨颈模型套袖(modular neck sleeves),可达到更加精确的软组织平衡,恢复肢体的长度,控制股骨的偏心距(offset)。如果假体近端设计有窗口,则需用股骨头的松质骨将其填满,以进一步改善假体的稳定性(图22-8)。最新的一些设计更加注重干骺端的几何形态,粗糙的表面可促进骨长入,相比多孔向内生长的表面设计,还可使相关的费用大大降低。

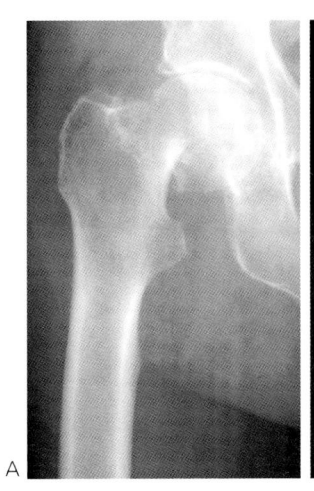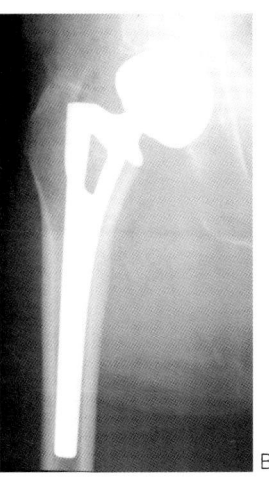

图 22-8 一例移位的股骨颈骨折,该患者长期居住在疗养院,活动量极小,且同时患有有多种心肺合并病症。A. 为受伤当时的正位 X 线片。B. 为进行非骨水泥型人工股骨头置换术后的影像

骨水泥人工股骨头置换

最近一项关于治疗老年患者移位的股骨颈骨折的 Meta 分析显示[3],骨水泥人工股骨头置换相比非骨水泥人工股骨头置换通常有着更好的临床结果。其实这并不稀奇,因为骨水泥可将假体直接、安全地固定在由于骨质疏松而变得宽大的髓腔内。然而,股骨颈骨折进行骨水泥人工股骨头置换时也存在着猝死的风险,老年患者肺功能代偿能力较差,且骨髓以脂肪为主。Parvizi 等[30]最近对初次髋关节置换术后猝死的风险因素进行了评估,新鲜髋部骨折进行骨水泥人工关节置换术时猝死总的风险约为 1/500。手术方式的不可替代性以及老年人群常伴有多种并发症,可能是影响死亡率最关键的因素。一般主张术中仔细冲洗、擦干股骨髓腔,以防止其成为潜在的栓子。对于身体状况很虚弱的患者,即便要进行骨水泥加压灌注,也应该尽可能平缓一些,使其一致、平稳,这样做似乎可以降低术中栓塞形成的概率[30,31]。总而言之,对于大多数患者来说,骨水泥可提供更好的临床结果,但是在甚为虚弱的患者中应用时应该谨慎。而通过放置引流管或钻孔以使股骨髓腔形成某种形式的通道,到底能够起到什么样的作用仍有争议。

双极与单极人工股骨头置换的比较

如果决定了进行人工股骨头置换,那么另一个值得探讨的问题便是使用单极还是双极假体。按照双极头的设计原理,其理论上的优势是应力可以从关节软骨传递至假体内的金属—聚乙烯衬垫[32]。虽然关于双极假体可保留活动的问题长期以来已经有很多的争论,但双极接触面在矢状面上是否有旋转目前也还不清楚。此外,为了减少髋臼软骨的应力,假体衬垫所需活动度的具体数值也仍然未知。从理论上来讲,与单极设计相比,双极头即使存在很小的旋转度,也可以减少关节软骨的应力,降低髋臼的磨损率。尽管其衬垫在体内具体的活动数值仍然未知,可最为重要的是,应用这一假体的患者是否可以进行无痛的行走,以及由于有症状的髋臼磨损而需进行翻修的概率是否有所下降。最近有一项病例研究显示,老年移位的股骨颈骨折患者进行双极人工股骨头置换后,假体的长期生存率很好,而且由于髋臼磨损而接受再次手术的概率也非常低[28]。在随访中发现,导致失败最主要的问题并不是髋臼磨损,而是股骨假体松动。从现有的文献来看,通过较长时间的随访,对于术后一直在行走的患者,应用双极假体者相比单极假体,前者似乎确实能够明显地减少髋臼磨损率[3]。当然,与这一优势相对应的是,双极假体费用更为昂贵,而且可能会增加聚乙烯的磨损率。双极头类似于卡环一样,增加了一个接触面,而对于活动量较大的患者,这可能会导致较高的聚乙烯磨损率,并由此引起骨溶解。

有几项前瞻性的随机和非随机研究,对单极和双极人工股骨头治疗移位型股骨颈骨折的临床结果进行了比较。[3,29,33~37]一般来讲,在中短期的随访中发现,两者在功能、致残率、致死率以及其他并发症等方面的差异并不明显。而在长期随访中发现,双极假体似乎确实存在一定的优势,如可明显降低再手术率,且有症状的髋臼磨损的发生率也很低。[3]这其实也不难理解,因为存活越长的患者可能活动量更大,因此残存的髋臼软骨则可能承受更多的应力。仍有必要进行进一步的研究,以更加确切地证实,是否一种选择相对于另一种选择确实存在某种明确的优势。笔者目前正致力于进行"与需求相匹配"的治疗:对于可在社区内行走的患者应用骨水泥柄双极人工股骨头假体,而只能在家中或疗养院行走的患者应用单极人工股骨头假体(图 22-9)。

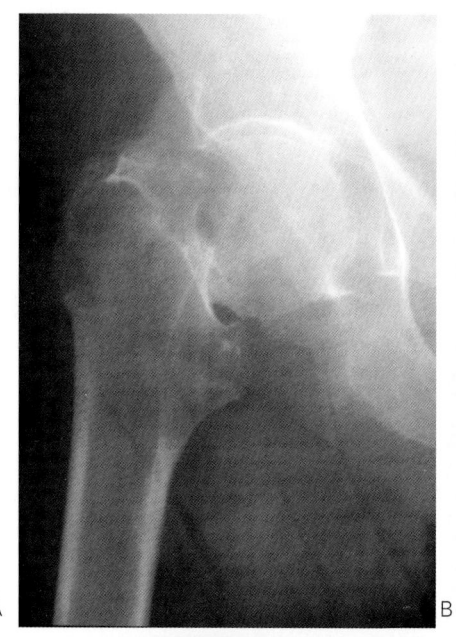
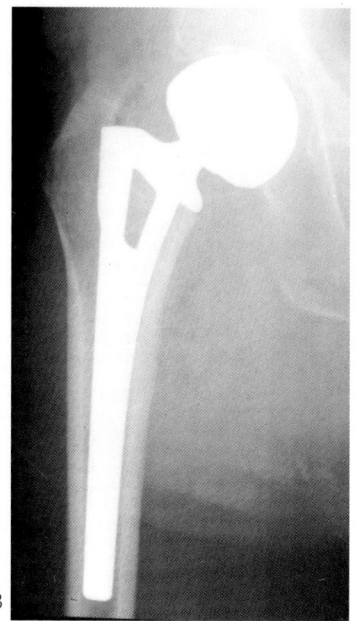
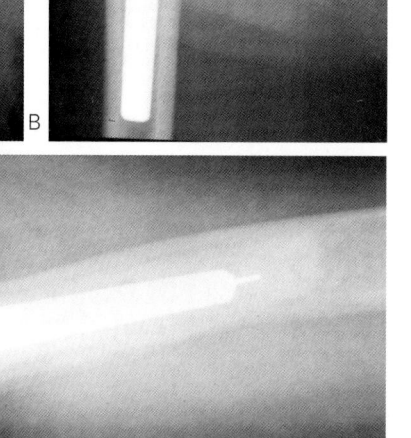

图22-9 移位的股骨颈骨折,该患者70岁,平时可在社区内行走活动。A. 为伤时的正位片。B. 为骨水泥双极人工股骨头置换术后的正位片。C. 为术后侧位片

人工全髋关节置换的应用

根据以往的观点,全髋关节置换术一般只适应原本既存在有症状的髋臼退行性改变,后又发生移位的股骨颈骨折的患者[38]。然而,合并这些病理改变的病例非常少见,大多数严重骨关节炎的患者通常都伴有关节僵硬、髋关节囊增厚,而骨折则更倾向于发生在粗隆间(关节囊外),而不是股骨颈。最近,全髋关节置换的适应证有扩大的趋势,包括新鲜的移位型股骨颈骨折,甚至并不一定要求合并髋臼的病理改变。多项研究显示,全髋关节置换治疗新鲜的股骨颈骨折,对于缓解疼痛、改善功能以及假体的耐久性等方面都是很有优势的。然而,最严重的并发症则是关节脱位[26]。从多组病例的数据来看,累计脱位率平均达10%,甚至对于关节置换有着丰富经验外科医生也是如此[38]。对于如此高的脱位率,人们推测可能有多种原因,包括事实上这些患者并没有退行性关节病常见的软组织僵硬挛缩,术后可能很快就恢复活动,从而可能出现撞击和脱位。此外,可能还有患者自身的原因,如老年性痴呆、内收屈曲挛缩、高龄患者软组织薄弱,以及术后不能很好地遵循髋部手术的相关注意事项等。尽管有这么多令人担忧的因素,在最近的研究中显示,包括Keating等[26]进行的一项大样本前瞻性随机研究,与内固定或骨水泥人工股骨头置换相比,全髋关节置换的功能结果更好。此外,在这些患者人群中,全髋关节置换似乎并没有增加致残率、死亡率以及相关费用。

决定行全髋关节置换还是人工股骨头置换时,主要应该考虑患者相关的因素,如活动量、生理年龄、预期寿命以及髋臼关节面的状况等。一般来讲,值得注意的是,从现有的文献来看,大多数可在社区行走的老年患者,应用骨水泥人工股骨头置换进行治疗可获得良好的功能,无或有很轻微的疼痛,再手术率较低,脱位率不到2%[28]。这一点与全髋关节置换术不同,后者虽然通常能获得较好的功能,但是脱位率明显高于前者。

如果进行全髋关节置换,则必须考虑选用何

种手术入路,例如前外侧入路,通常认为该入路脱位率较低[39]。必须特别留心假体的位置,包括是否选择应用大直径股骨头或者增高髋臼唇衬垫等,都必须认真考虑。在这种情况下进行全髋关节置换,导致疗效不满意和再手术的主要原因,其实往往并不是由于聚乙烯磨损导致的无菌性松动,而是反复的脱位,认识清楚这一点很重要。笔者行全髋关节置换处理新鲜的股骨颈骨折时,常规应用前外侧入路,如果髋臼假体的大小允许置入足够厚的聚乙烯衬垫时,则通常应用32mm的股骨头(图22-10)。随着近来交联高分子聚乙烯对磨损特性的改进,体外的数据显示,与以往的假体相比,大直径股骨头可明显降低测定体积聚乙烯的磨损率。然而,目前还没有资料显示大直径股骨头对这类患者的脱位率有什么样的影响。对于全髋关节置换治疗这类新鲜的移位型股骨颈骨折,仍有必要通过后续的资料进一步明确其具体的适应证,而这一方法对于活动量较大的老年患者可能更为合适。

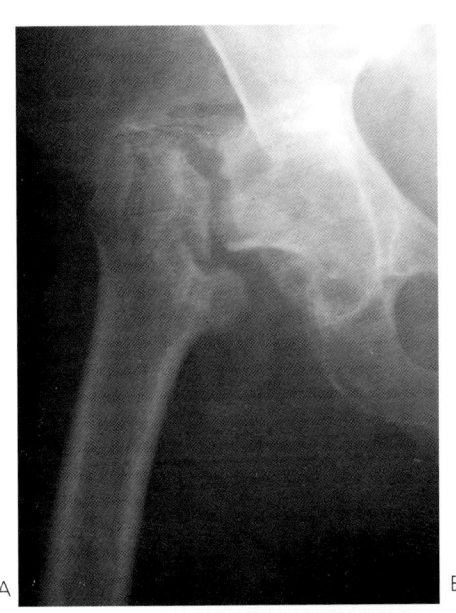
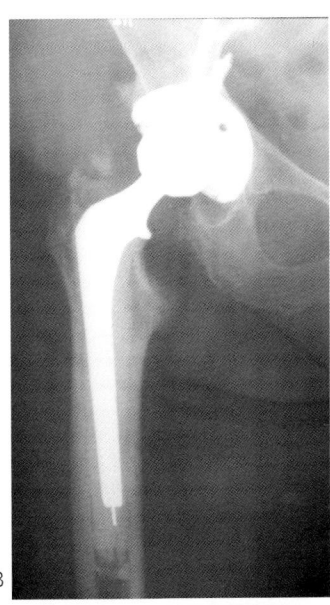
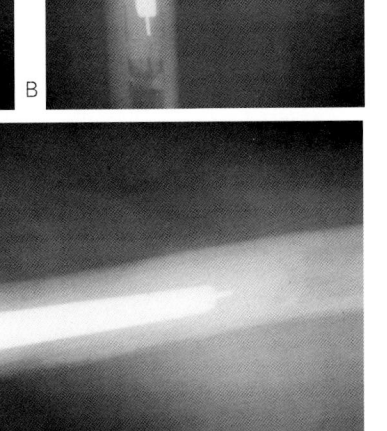

图22-10 一例原本就有严重的髋关节骨关节炎的患者发生股骨颈骨折。A. 为受伤时的正位片。B. 为人工全髋关节置换术后的正位片。C. 为人工全髋关节置换术后的侧位片

手术治疗

外科解剖

骨骼解剖

成人股骨颈具有平均130°±7°的颈干角和10°±7°度的前倾角[40~42]。这些角度并非恒定不变,因此应该仔细检查对侧髋部的X线片,如果计划进行内固定,这将有助于外科医生准确地评价骨折复位的情况;而如果准备进行假体置换,那么这么做也有利于明确适当的偏移量、假体的大小以及肢体的长度等。

股骨头的血供

了解股骨头的血液供应对于选择合适的方式治疗这样的损伤具有重要意义[43]。Gautier等[44]通过乳胶注射对股骨颈的外科血管解剖进行了研

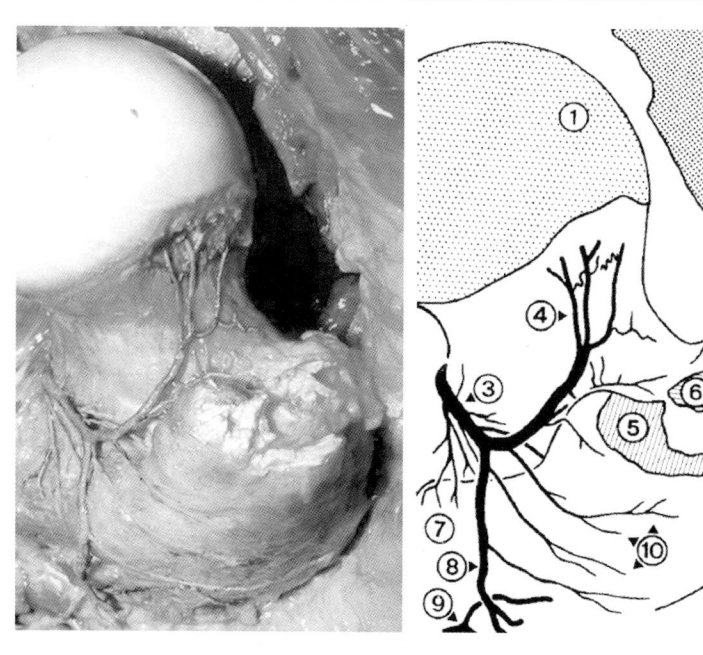

图 22-11 股骨头血供分布的示意图。图中显示的内容包括旋股内侧动脉深支(3),旋股内侧动脉的滑膜下终末支(4),臀中肌止点(5),梨状肌止点(6),小粗隆营养血管(7),粗隆支(8),第一穿动脉的分支(9),以及多个粗隆部的小分支(10)(引自 CautierE, Canz K, Krugel N, et al. Anatomy of the medial femoral circumflex artery and its surgical implications. J Bone Joint Surg Br 2000;82:679-683.)

究,明确了股骨头的血供情况(图 22-11)。股骨头主要的血液供应来自于后方,由旋股内侧动脉深支上行供给。该深支穿闭孔外肌后方,经闭孔内肌前侧,达梨状肌的前面。穿过臀小肌和梨状肌之间的滑膜皱襞进入关节囊,然后沿股骨颈的后上面上行,最终分成 2~4 支滑膜下支持带动脉,供给大部分股骨头[44]。股骨头血供的其他来源还包括圆韧带动脉和下干骺端动脉[45~50]。圆韧带动脉仅供给股骨头圆韧带止点附近的一小块区域。旋股内侧动脉深支的终末支与圆韧带动脉之间存在一条吻合支。Sevitt 指出[51],该吻合支对于股骨颈骨折后股骨头的再血管化可能具有重要意义。下干骺端动脉起自旋股外侧动脉,负责股骨头下方的一小部分血供[45~50]。股骨头的血液供应可能会由于骨折移位或囊内血肿压迫而导致中断。从理论上来讲,扭转的血管如果没有因为骨折破坏而受损的话,进一步的骨折移位则可能使其断裂。因此,立即复位骨折、切开关节囊,可能有利于改善股骨头的灌注。[52] 不仅如此,潜在的再血管化,理论上最佳的状态也要求获得稳定的内固定。Claffey 证实[49],当股骨颈骨折移位小于股骨颈直径的一半时,这一血管仍可能是完整的。因此,对于年轻患者的股骨颈骨折,主张进行急诊手术。然而,关节囊切开减压本身也可降低发生骨坏死的概率,很多相关研究取得的疗效实际上也包括了这一操作带来的影响[4,28,43,52~56]。

目前大多数创伤学家都推荐,对于年轻患者应立即复位并进行稳定的内固定,同时切开关节囊。因为对于这类患者,所有工作的核心其实就是保存股骨头。关节囊切开相对简单,仅需增加很短的手术时间,而且也并不会额外地增加患者的手术风险。在没有进一步的临床数据的情况下,对于年轻患者,笔者仍主张切开关节囊。关于关节囊切开术或髋关节吸引术对这种损伤最终结果的影响,现有的文献中并没有阐明,目前仍有争议。对于大多数患者来讲,其股骨头的命运很可能在受伤当时就已经决定了。当然,具体哪些患者可能会受益于关节囊切开术,这是无法准确预测的。

下肢外旋轻度屈曲时,髋关节囊的容积最大,在这一所谓的止痛位时,患者通常会感觉更舒适一些。而术前大多都尽量将患者置于牵引内旋位,从理论上讲,这样可以减少关节囊的体积,而由于血肿的存在,这样可能会对股骨头的灌注产生不利影响。一项研究将患者置于止痛位并辅以轻微的皮牵引,发现可有效减少囊内的压力[57]。而在膝下垫一软枕则可使患者感觉更舒适。

手术入路

Watson-Jones 入路(视频 22-1,光盘 3)

患者取仰卧位,置于完全可透射线的手术床或骨折牵引床上。应用骨折牵引床虽然更容易拍摄水平侧位片且可控制旋转,但这种旋转控制可能并不是很理想,通常需要进一步微调才能复位股骨颈。如果使用可透射线的手术床,则可在臀部下方加一小的垫子。自髂前上棘后方3~4cm起,以大粗隆前缘为中心做一弧形皮肤切口(图22-12A)。通过脂肪条带分辨出阔筋膜张肌与臀中肌之间无血管的间隙,分离两肌肌腹(图22-12B)。在年轻患者,股外侧肌肌腹可能相当粗壮,并可能沿粗隆间嵴覆盖着髋关节囊。向远端分离该肌牵开,暴露厚韧的髋关节前方关节囊(图22-12C,D),"T"形切开关节囊,并确保"T"形的中心线与股骨颈的轴线一致,此时可以借助X线透视。向内上延伸切开关节囊直达髋臼唇水平。沿髋臼前缘放置Hohman拉钩,以更好地暴露股骨颈(图22-12E)。

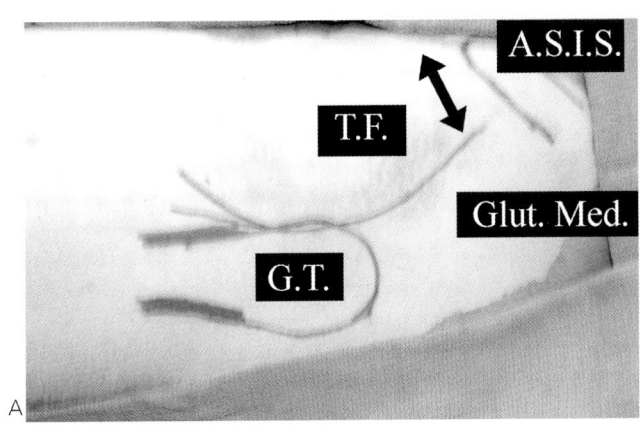

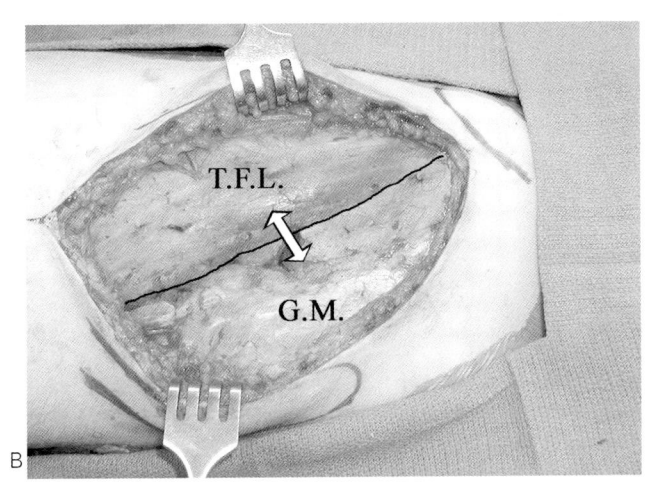

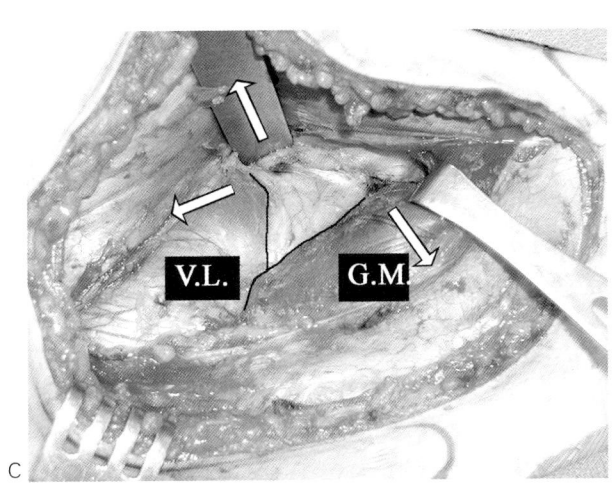

图22-12 经Watson-Jones入路对年轻患者的股骨颈骨折进行固定。A. 自髂前上棘(ASIS)后方3~4cm起,以大粗隆(GT)前缘为中心做一弧形皮肤切口,经阔筋膜张肌(TF)与臀中肌(gluteus medius, GM)之间的间隙进入。B. 通过一条脂肪条纹分辨出阔筋膜张肌(TFL)与臀中肌之间的间隙(箭头所指)。C. 将阔筋膜张肌牵向前方,臀中肌牵向后方,股外侧肌的起始部分通常覆于髋关节前关节囊的上方,向远端分离该肌牵开(箭头所示为牵开的肌肉),暴露前关节囊。D. 将关节囊"T"形切开(箭头)。E. 关节囊切开后(白色箭头),便可暴露股骨颈骨折(灰色箭头)(病例由Philip J. Kregor提供)

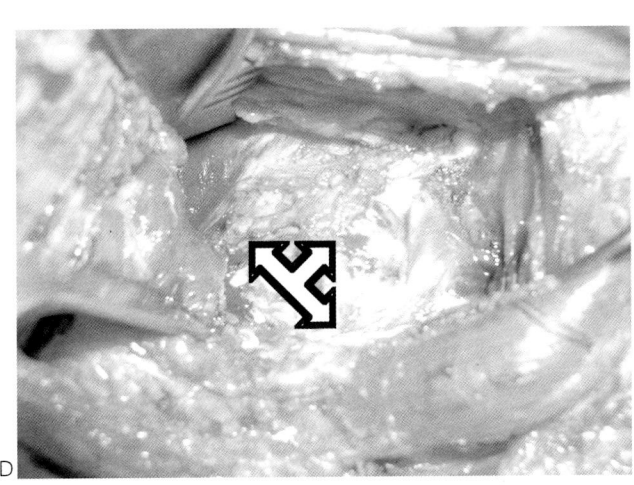

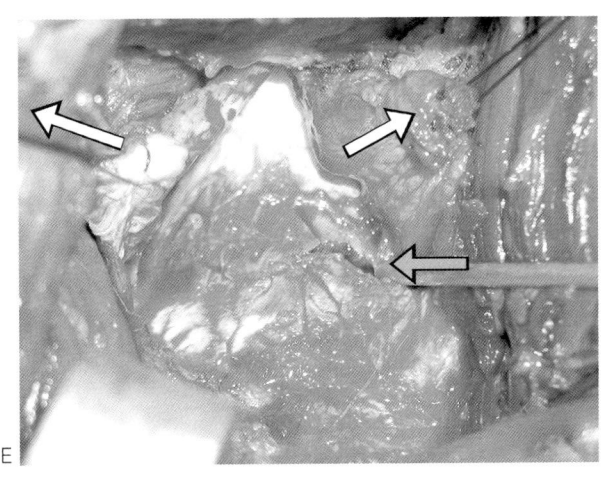

Hardinge 入路

相比 Watson-Jones 入路，Hardinge 等[53] 描述的这一髋关节外侧入路设计很合理，可能更为常用。Hardinge 入路不直接暴露阔筋膜张肌与臀中肌之间的间隙，而是从臀中肌前中 1/3 处分离进入并向远侧延伸，分离股外侧肌前部（图 22 - 13）。笔者也倾向于使用这一入路，尤其对于肌肉很发达的患者。暴露关节囊，如果还没有被撕裂的话，然后行倒"T"形切开。由于术中退缩，用缝线事先标记关节囊的边缘是很有意义的。清理血肿，将点状 Hohman 拉钩置于股骨距内侧或髋臼前缘，以牵开前方的软组织，暴露骨折端。对于体型较大的患者，佩戴头灯可能会看得更清楚。

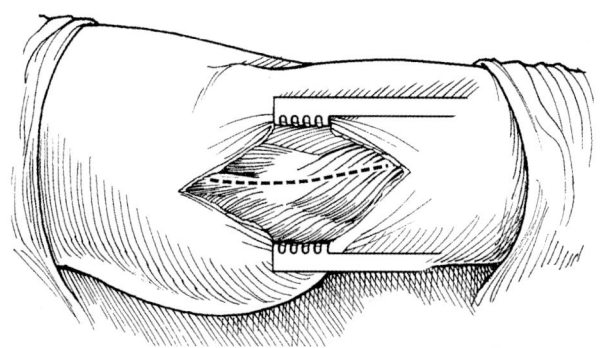

图 22 - 13 髋关节 Hardinge 入路，切开分离臀中肌的前三分之一，并向下延续至股外侧肌

改良 Smith - Petersen（改良 Heuter）入路

改良 Smith - Petersen 入路对于在专门的骨折手术床上行股骨颈头下型骨折的 ORIF，以及经单切口进行人工股骨头或全髋关节置换可能更有帮助[59]。这一切口用于内固定手术时，则必须在股骨外侧再另做一个切口以置入螺钉。患者取仰卧位，置于可完全透射线的手术床上，臀下加垫或置于骨折牵引床上。切口长 10~12cm，暴露阔筋膜张肌的肌腹（图 22 - 14A）。切开阔筋膜张肌的肌筋膜，术者应注意避免损伤股外侧皮神经的主要分支，而一些较小的分支则可以切断。该切口起自髂前上棘后方 2cm 足端 1cm 处，类似于直接外侧切口。在阔筋膜张肌上切开阔筋膜，暴露缝匠肌与阔筋膜张肌之间的间隙（图 22 - 14B），然后再将缝匠肌和阔筋膜张肌分别向内外侧牵开，显露起于髂前下棘的股直肌直头，此时还可看到位于髋关节囊上外侧的股直肌反折头。如果行

ORIF，则需离断股直肌直头，注意在髂前下棘保留一定的残端组织以便随后修复。然后如上文 Watson-Jones 入路所述，"T"形切开关节囊（图 22 - 14C，D）。

人工关节置换的手术入路

人工关节置换的手术入路（后侧和前外侧）将在"手术方法"下的相关部分叙述。

手术方法

股骨颈骨折切开复位内固定时髋关节囊切开术的应用

髋关节囊切开术是否可以预防骨坏死，以及是否有必要在行内固定手术时进行切开目前仍有争议。有多组临床病例研究显示，对老年患者进行原位固定而不行关节囊切开或其他形式的髋关节囊减压，缺血性骨坏死和骨折不愈合的发生率都比较低[15,60~62]。然而，对于年轻患者无移位的股骨颈骨折，从理论上讲，其髋关节囊可能往往并没有被创伤撕裂，而某种形式的关节囊切开术或血肿清除解压对这些患者应该是很有益处的，这一点对于移位的股骨颈骨折可能也是如此。然而，对于关节囊是否应该切开，目前尚未有成组的比较数据证实这一推测。有两项临床病例系列研究对年轻患者移位的股骨颈骨折进行手术治疗时，都同时进行了髋关节囊切开术，结果发现这两组患者缺血性骨坏死和骨折不愈合的比率是最低的[63,64]。

无移位或外翻嵌插型股骨颈骨折的内固定（视频 22 - 2，光盘 3）

患者仰卧于骨折牵引床上，健侧下肢稍外展，但应避免摆放成截石位，因为这可能会潜在地增加健肢间室内的压力。为了确保消毒铺巾前获得高质量的正侧位 X 线图像，显示整个股骨头和股骨颈的影像，健肢外展是很关键的。然后再消毒铺巾，静脉内预防性应用抗生素，一般应用第一代头孢菌素即可。根据术者的喜好决定行经皮手术还是小切口手术，而这通常也受患者体型大小的影响。在大腿前方放置一枚定位针或其他金属标志物，拍摄正位 X 线图像，估测出螺钉通道的位置，确定理想的皮肤切口，通常以定位针与股骨外侧面皮肤的交点为中心。关键的一点是，所有螺

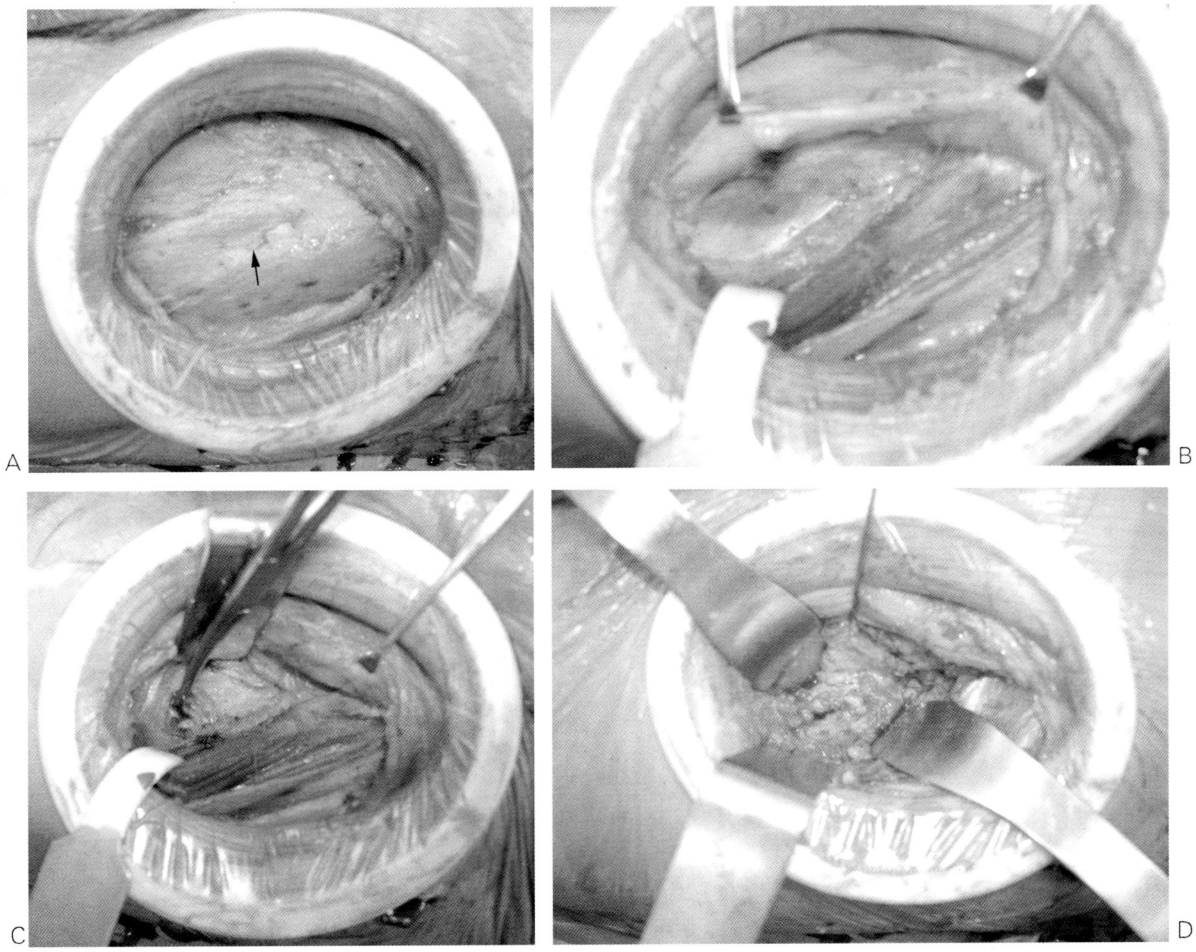

图 22-14 A. 为改良 Hueter 入路,参照脂肪条带分出的界线,经缝匠肌与阔筋膜张肌之间的间隙进入(箭头)。B. 切开阔筋膜张肌的筋膜,牵开筋膜层并将阔筋膜张肌牵向外侧,暴露覆盖在髋关节囊上的脂肪组织,同时也可看到股直肌肌腹。C. 结扎旋股外侧动脉的分支。D. 然后切开关节囊,本例患者拉钩放置在股骨颈的上方和下方,因为该患者准备参照 Matta 等[59]描述的方法进行前路全髋关节置换术(病例由 Philip J. Kregor,MD. 提供)

钉的进针点务必位于股骨小粗隆水平的上方,以防止出现迟发的医源性股骨粗隆下骨折(图22-15)。股骨粗隆下部的外侧是张力侧,负重时,这一解剖区域的外侧皮质承受着巨大的张力。如果低于该水平穿入定位针、置入螺钉,这一区域的外侧皮质则会被穿出多个孔道。因此,这样做有一定的危险性。同理,应呈倒"V"形置入螺钉,而2枚在下、1枚在上的方式也是不可取的。因股骨外侧皮质承受张应力,而在同一个水平置入2枚经典的大头螺钉,这两枚螺钉之间的区域由于张应力导致皮质断裂的可能性也比较大。

螺钉在股骨颈和股骨头内的位置对于获得理想的复位固定是很重要的[65-72]。沿股骨距下方的骨质置入第1枚螺钉,以使其对螺钉形成牢固的

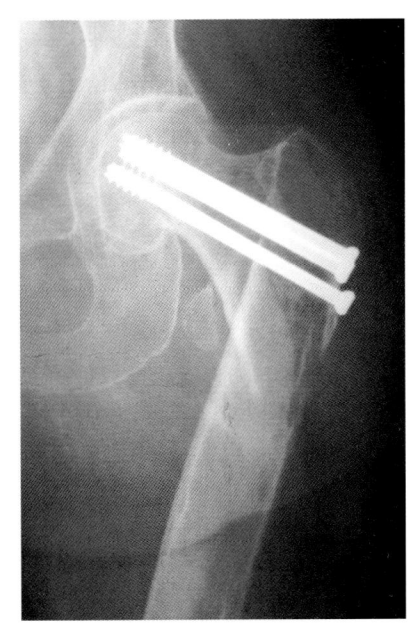

图 22-15 螺钉进钉点处发生股骨粗隆下骨折。有鉴于此,在下方置入多枚螺钉的方式是不可取的

抓持,从而将近折端向下方移位的可能性降至最低(图22-16A)。随后沿股骨颈后侧皮质置入第2枚螺钉,这对于防止近折端向后移位有重要意义(图22-16B)。第3枚螺钉一般置于前方,呈三角形分布(图22-17)。这对于骨质疏松的患者尤其重要,因为其股骨颈通常是"空"的,并没有足够的松质骨抓持螺钉防止其松动拔出。一般而言,螺钉之间最佳的分布应该是所有螺钉都尽可能贴近股骨颈皮质的方式(图22-17)。对于严重粉碎的骨折,有人提倡应用4枚螺钉,这样便呈菱形分布。然而,目前的临床研究并没有证明增加1枚螺钉存在明显的优势[16,23,24]。

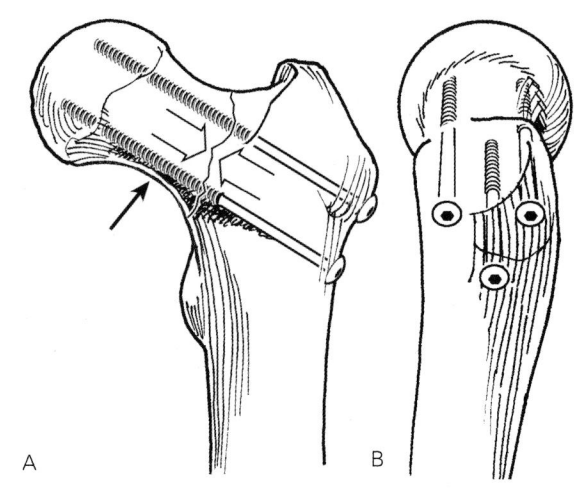

图22-16 推荐的螺钉置入方式,注意螺钉体部应靠近股骨颈的皮质。A.为正位图像。B.为侧位像

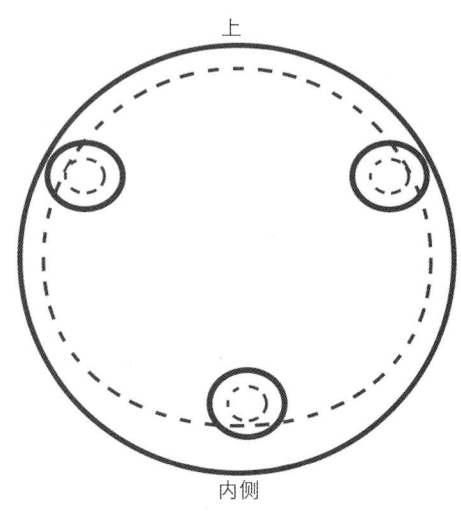

图22-17 股骨颈横截面示意图,图示为螺钉在股骨颈内理想的分布状态

然而,必须注意的是,外翻嵌插性骨折破坏了股骨近端正常的解剖结构,股骨头通常被压缩、外翻,而且可能有相对于股骨颈的某种程度的后移。在这种情况下,应该参照股骨颈置入螺钉,置入后的螺钉正位片上应位于股骨头的偏下方,侧位片上一般位于股骨头的前部(图22-18)。

确认置入的导针位置满意后,测量长度,拧入螺钉。置入的螺钉应尽可能平行,依次拧紧,以对骨折端均匀地进行加压。目前市面上有多种导向器可帮助平行地置入导针。重要的一点是,必须通过正位、斜位以及真正的侧位X线影像确认所有螺纹都通过了骨折线,且螺钉头都没有穿透股骨头的软骨下骨。大多数空心加压螺钉系统都有长螺纹和短螺纹的钉子。选用螺纹长度较短的钉子,一般都比较容易将所有螺纹都穿过骨折线,并对断端进行加压。垫圈一般适用于骨质疏松的患者,可以防止螺钉陷入股骨外侧皮质[73]。最后逐层间断缝合筋膜、皮下组织和皮肤,关闭创口。

移位的股骨颈骨折切开复位内固定

如果其他合并损伤允许,可将患者置于骨折牵引床或可透X线的手术床上。与可透X线手术床相比,笔者更倾向于使用骨折牵引床,因为这样更便于拍摄X线片,可较好地显现近折端的形态。此外,牵引床还可通过手法对骨折复位进行微调,并可将其维持在某一固定的位置。进行闭合复位时,良好的肌松、轴向牵引以及内旋患肢是很关键的要点。仔细检查正侧位X线图像,评价骨折的复位情况。如果闭合复位满意,则按照其骨折的类型进行内固定手术(参照内固定物选择一节)。由于骨折复位的质量对于其最终的结果是一个重要的决定因素,因此这一步骤不应操之过急,且必须仔细地阅读X线图像。检查X线片时主要有以下参数需要认真评估:股骨颈长度的恢复情况,颈干角是否恢复正常,Shenton线的恢复程度以及侧位片上后倾的情况等。轻微的股骨颈复位不良和/或旋转畸形都可能使稳定性丧失,导致失败,而这些在X线片上都很难识别出来。检查复位情况最好的图像是患肢内旋时拍摄的髋关节正位片以及高质量的水平侧位片。如果经X线透视发现骨折复位的质量欠佳,则有必要拍摄术中X线片。完成内固定后,一般主张进行关节囊切开术,这通常需要向近端适当延长切口,因为

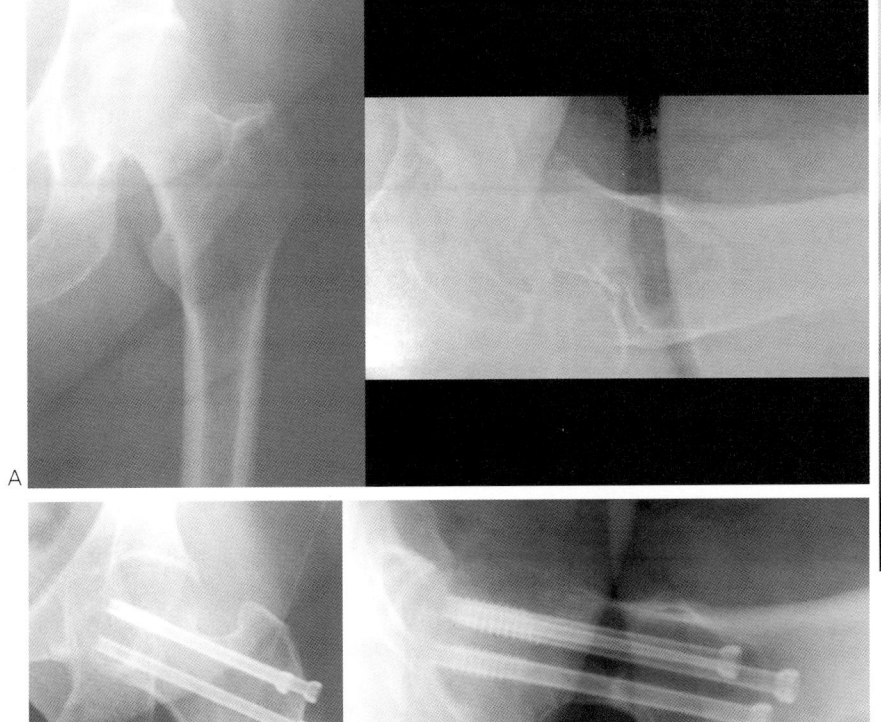
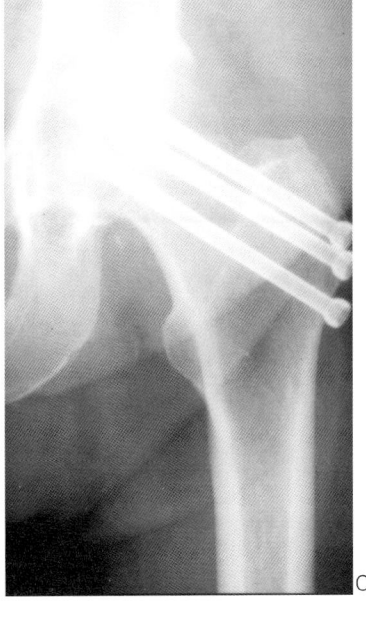

图 22-18 一例 72 岁女性外翻嵌插股骨颈骨折。A. 为伤时拍摄的正侧位 X 线影像。B. 为术后正侧位影像,随访 2 年的 X 线片显示骨折顺利愈合

大多数内固定物置入时通常都不需要这样暴露近端。笔者推荐沿关节囊前方插入一把 Cobb 剥离子,经 X 线透视确认其位置,然后用长柄 15 号手术刀沿股骨颈前缘切开,然后取出 Cobb 剥离子,期间注意保护前方的软组织。

如果闭合部位不满意,则须进行切开复位[5,52,55]。有很多动作幅度较大的闭合复位的方法,一般不推荐使用,因为这些操作可能会损伤股骨头残存的血供或者导致骨性粉碎。从现有的文献来看,对于可接受的复位,其移位和成角的具体数值还没有明确的标准。一些学者则推荐轻微的外翻复位,因为这一位置常伴有压缩,稳定性更好,但是近折端任何程度的内翻倾斜都应该纠正[5,52,55]。当然,正侧位上均达到解剖复位也则是大家都乐于接受的。

在前文"手术入路"一节中叙述的三种入路都可以用于切开复位,Watson-Jones 入路最常用,Smith-Petersen 入路可能更适合于头下型骨折,而 Hardinge 入路对于肌肉很发达的患者可能更有优势。

骨折后股骨头一般位于股骨干后方,有一种手术技巧可能有助于骨折复位,即在小粗隆上缘处通过 Schanz 针或大的骨钩将整个远折端向外侧牵开(图 22-19),这样可使错位的骨折端分开来,允许自由移动。此时在 Schanz 针的帮助可以复位股骨头骨折块,然后再将骨折远端复位到近端骨折块上,通过直视、手指触诊以及 X 线影像分别确认骨折复位的情况。对于粉碎骨折,评价其是否已经准确复位难度较大,而判断骨折端的旋转(前倾)是否已经纠正则尤其如此。通过评价 X 线图像上骨皮质的厚度,可能有助于明确骨折复位的情况。拍摄对侧髋关节的 X 线图像有助于外科医生判断颈干角和前倾角。对于该患者而言,这一 X 线图像反映的便是标准的解剖形态。确认骨折复位满意后,推荐应用多枚 2mm 克氏针进行临时固定,以防止在进行确切的固定时近折端发生旋转。此外,在螺钉置入前,可以用改良的复位钳夹持股骨颈骨折的两端进行加压(图 22-19B)。选择固定骨折的内固定装置主要根据骨折的形态以及术者的喜好,这些前文都已有论述。骨折固定妥当后,关节囊往往都已经完全开放或者已经非常松弛,用可吸收线少许缝合几针使其靠拢,但考虑到继发的血肿,缝合时仍应保证引流通畅,一般推荐放置深部引流管。如果切断分离

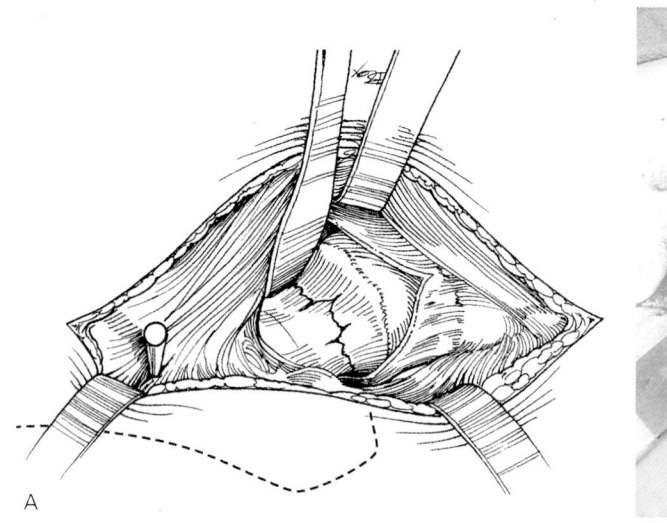
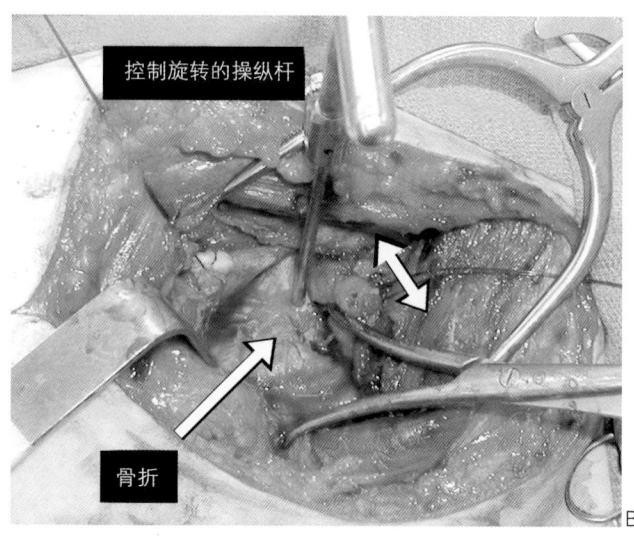

图22-19 年轻患者股骨颈骨折经Watson-Jones入路手术的复位策略。A. 为已经暴露的股骨颈骨折,关节囊已行"T"形切开,股骨颈骨折的视野良好。B. 在这一临床病例中,向股骨颈内打入了一枚Schanz针,以控制股骨头和股骨颈的旋转。用点状复位钳可加压夹持股骨颈骨折的两骨折端,长箭头所示可直接看到骨折,双箭头所指即为阔筋膜张肌与臀中肌之间的间隙

了外展肌的部分肌束,则须用粗的不可吸收缝线进行修复,然后按常规逐层缝合关闭创口。

特殊病例:年轻患者股骨干骨折伴有同侧股骨颈骨折

在股骨干骨折的患者中,有2%～6%的患者合并股骨颈骨折[74~78]。而股骨颈骨折往往并不是其初始诊断,其中漏诊的病例超过33%[76],这可能是由于股骨干骨折的患者股骨近端通常处于外旋位(图22-1)。术中为了检查股骨髓内钉的末端而拍摄骨盆正位片时,患肢往往处于内旋位(股骨颈被放置在其标准正位上),从而降低了漏诊骨折的风险[79]。内旋15°时观测股骨颈通常最为准确。因此,对于存在股骨干骨折的患者,从骨盆正位片上观察股骨颈并不是十分理想。如果在进行股骨干内固定之前存在疑似的股骨颈骨折,则必须拍摄骨盆Judet闭孔斜位片进行检查,这一位置可更好地显示股骨颈的轮廓。此外,从高质量的髋关节水平侧位片上应该也能发现股骨颈骨折。最后,腹部和骨盆CT扫描通常也是创伤诊疗方案的一部分,从中也能发觉一些移位很轻微的股骨颈骨折(图22-1)。

根据是否应该先处理股骨颈骨折再处理股骨干骨折,还是应该在处理股骨干骨折的同时或之后处理股骨颈骨折,其治疗方法和步骤都各不相同。如果认为应该先处理股骨颈骨折然后再处理股骨干骨折,那么股骨颈骨折掌握"绝对优先权"。治疗选择包括先行股骨颈ORIF(在股骨颈的前部和后部分别置入螺钉),继而行顺行髓内钉固定术或带股骨头锁钉的股骨髓内钉(如Russell-Taylor股骨重建钉)固定术;先行股骨颈ORIF然后再行股骨倒打髓内钉固定;以及先行股骨颈ORIF再行股骨干骨折接骨板内固定术。前面两种治疗选择存在一个潜在的不利因素,即后来进行髓内钉手术时可能会对股骨颈的复位和固定产生影响。然而,已有文献报道指出,这两种方案都取得了良好的临床结果。Wu和Shih[77]用先行螺钉固定然后再行顺行髓内钉固定的方法处理了22例患者,经过平均26个月的随访,结果发现无一例发生骨坏死或骨折不愈合。Wiss等[80]总结了他们的经验,从1984~1987年连续33例成人同侧股骨颈和股骨干骨折患者中,除1例外均为PauwelsⅢ型骨折(垂直剪切性骨折),其中67%为基底部骨折,33%为经颈型骨折。其手术方案为先复位股骨颈骨折,然后再对股骨干骨折进行髓内钉内固定术,9例患者术中在行髓内钉内固定前用克氏针对股骨颈进行了临时固定。最初用的是普通第一代髓内钉,用这些髓内钉的19例患者中有5例出现股骨颈内翻畸形骨折不愈合,这5例中有2例发展

成了缺血性骨坏死。他们的结论认为,顺行扩髓髓内钉以及加压螺钉固定治疗股骨颈骨折,并非所有的病例均能取得成功。

Randelli 等[81]报告了一组 27 例同侧股骨颈和股骨干骨折的病例,应用 Russell - Taylor 重建钉进行治疗,其中 52% 为移位型骨折(Garden Ⅲ 或 Ⅳ 型骨折)。首先对股骨颈骨折进行闭合复位,并在股骨颈的前部应用克氏针进行临时固定。然后再置入扩髓的 Russell - Taylor 股骨重建钉,通过近端锁定钉固定股骨颈。他们报告了 1 例发生缺血性骨坏死,1 例股骨干内翻畸形愈合,以及 4 例髋关节周围异位骨化。

除了结合顺行髓内钉对股骨颈进行内固定以外,其他的治疗方式还包括先行股骨颈 ORIF 然后再用逆行髓内钉或接骨板内固定治疗股骨干骨折。Swiontkowski 等[75]报告了一组 15 例患者,急诊用拉力螺钉固定股骨颈骨折,然后再行逆行髓内钉或接骨板内固定,虽然所有患者均愈合了,但最后证实有 2 例患者出现股骨头缺血性骨坏死。

因此,对于高能量股骨干骨折合并同侧移位型股骨颈骨折的治疗,目前仍没有一个最佳的治疗方案。然而,应用这些方法治疗移位的股骨颈骨折时,为了获得良好的结果,必须遵循的一点是解剖复位内固定。

在对股骨干骨折进行固定之时或之后股骨颈骨折可能会变得更加明显,这可能是由于:

• 在损伤后拍摄髋部 X 线片时,股骨近端处于外旋位,股骨颈骨折看起来不太明显。

• 髓内钉固定使股骨颈无移位的骨折变成了移位的骨折。

• 在髓内钉插入过程中,发生了真正的医源性股骨颈骨折。

Simonian 等[82]对后一种情况进行了报道,在对一组 315 例股骨干骨折进行髓内钉内固定术时,发生了 4 例医源性的股骨颈骨折。对这些病例的处理中,髓内钉仍保留在原处,直接对股骨颈骨折进行复位内固定。这些骨折的处理其实和上文已经讨论过的年轻患者股骨颈骨折内固定一样。而对于某些罕见的病例,则可能需要拆除髓内钉才能使股骨颈骨折获得满意的复位。

人工关节置换治疗移位的股骨颈骨折

股骨髓腔的准备:一般原则

不管选用何种类型的假体柄,进行股骨髓腔准备的目标都是为了将股骨假体放置在股骨髓腔冠状位和矢状位的中央。而使假体获得旋转稳定性同样也是非常关键的,为使假体适当的前倾必须根据其选用的是前入路还是后入路,以及股骨本身的前倾来调整。经前外侧入路进行髓腔准备时,外科医生为了尽可能保护外展肌,往往会将股骨过度内翻屈曲,最终导致假体对线不良(图 22 -20)。然而,或许最初将外展肌离断稍多一些,随后再进行缝合修补可能更可取。否则,为了获得正常的对线,扩髓时髓腔锉与扩髓钻难免会损伤外展肌。仔细观察术前 X 线片,并应用模板进行比对,可以测量出股骨粗隆部需保留的长度,以帮助外科医生确定需去除多少股骨粗隆部的骨质,从而防止假体内翻。如果经后入路进行股骨髓腔准备,则可以轻易地将外展肌牵开,而且可以更好地暴露股骨颈后外侧,因此一般不会导致这样的对线不良。重要的一点是,对于老年患者必须留意其股骨近端前后径的大小,这可能会限制假体最终的尺寸,因为老年患者股骨髓腔的峡部通常都很宽。适当锤击打入髓腔锉逐级扩髓,以使股骨近端获得良好的匹配和充填,以及充分的旋转稳定性。

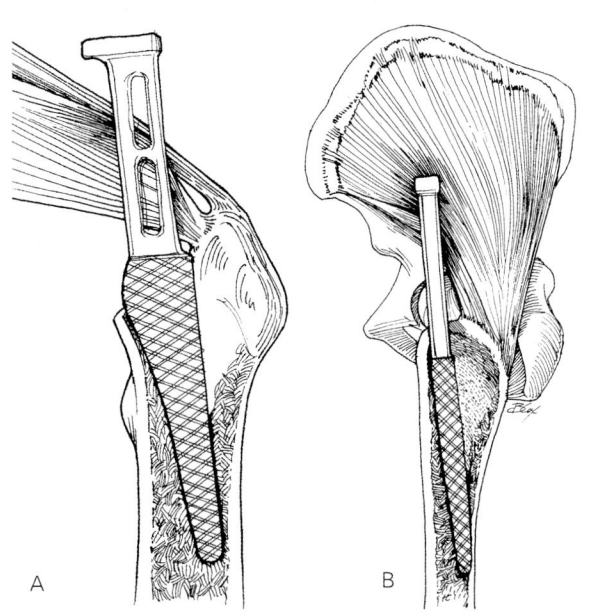

图 22 -20 经 Hardinge 入路进行人工关节置换,再进行股骨髓腔准备时存在一些潜在的问题。A. 由于小粗隆上方截骨水平过高以及外展肌的影响,很容易导致内翻位扩髓。B. 屈曲位时进行髓腔准备也是应该避免的

前外侧入路人工关节置换

患者取侧卧位，应用髋部支架或其他固定装置使患者维持体位稳定。通过观察臀纹的水平状态，以确定骨盆的位置是否已经摆放妥当。健侧膝关节外侧应适当加垫以保护腓总神经。常规消毒铺巾，静脉内应用抗生素，一般应用第一代头孢菌素即可。以大粗隆为中心做皮肤切口，弧顶稍向后。依次切开筋膜层及大粗隆外侧的滑囊，评价外展肌的大小，离断前侧约40%的止点。当然也可完全离断这部分外展肌腱，或向下延续分离股外侧肌前部，这主要视肌肉组织的质量以及术者的喜好而定。有的学者主张从大粗隆前侧外展肌腱止点处劈下一小片骨质一起分离牵开，最后再进行回置，安全可靠，且可获得骨对骨的愈合[55]。随后暴露关节囊，如要进行人工股骨头置换，为了保持其稳定性，建议保留关节囊和髋臼唇。倒"T"形切开关节囊，缝线标记切缘。脱位髋关节，并将小腿置于手术台前面的无菌口袋内。触诊小粗隆顶点，按照术前模板测量确定的水平进行股骨颈截骨。对于大多数股骨颈骨折来说，按照确定的水平进行股骨颈截骨时，用摆锯对股骨近端进行简单的打磨修整即可。在股骨颈既定的位置截骨后，便可更好地暴露术野，取出髋臼内的股骨头骨折块。取出股骨头时可以用螺丝锥取头器钻入股骨头骨折块的中心，也可用咬骨钳将其咬碎后取出。如果可能的话一般主张将头完整地取出，这样有助于确定人工假体确切的尺寸。

接下来再评价髋臼软骨面的磨损程度，并检查是否有游离的骨碎片。通常在股骨颈后方以及髋臼内可能会有骨碎片。如果进行人工股骨头置换，则须用穿越型孔规或卡尺测量取出的股骨头的直径。综合考虑测得的尺寸以及术前模板的测量，有助于确定人工股骨头假体合适的尺寸，通常也用髋臼试模来确定人工股骨头假体的大小。理想的情况下，有一种固定的"吸盘"式的试模可以填充在髋臼空腔内，以确定股骨头假体的大小。试模通常都有槽，可以通过目测确定合适的位置。不要选择过大的假体，这一点很重要，否则可能会使髋臼周边承受较大的负荷，导致不稳定及疼痛等；当然也不要选择太小的假体，因为这样可能会导致中央过度磨损，也会导致不稳定和疼痛。一般来讲，都要求人工股骨头的大小与切除的股骨头一致，有时也可加大1mm，很少有要求人工股骨头假体小于切除的股骨头的情况。确定了合适的髋臼尺寸后，将注意力转移到股骨近端。在进行股骨髓腔准备时，需特别注意保护残存的外展肌止点。然而，由于担心扩髓时损伤了残存的外展肌止点，通常会有在内翻屈曲位上进行股骨髓腔准备的趋势。对于非常松软、骨质量较差的骨质，一般推荐进行手动扩髓。经过适当的钻孔扩髓，打入试模如旋转稳定性满意，则可将试模复位。有很多假体系统的颈干角都是可以选择的，术前用模板测量健侧X线片，估测出相应的偏移量，然后再据此选择颈干角合适的假体试模，组装完成后复位髋关节。

如果关节囊自始至终都没有从髋臼唇上切下，也没有用缝线标记牵开的话，软组织可能会嵌入而导致复位困难。而试模复位时使用较大的力量，则可能会使髓内的试模在股骨近端髓腔内出现旋转，导致股骨近端骨折。如遇复位困难，则必须重新评估股骨颈截骨的位置，如有必要也可进一步松解关节囊。通常股骨头的旋转中心应与大粗隆顶点在一个水平上。观察下肢的长度，将髋关节进行全范围的活动。如果髋关节中立位时屈曲能超过90°，且髋关节充分内旋也不会出现后脱位则是比较理想的状态。如果使用前入路，髋关节充分伸展外旋也能保持稳定是非常重要的。经前入路进行人工股骨头置换，在进行股骨准备时便注意维持股骨颈本身的前倾角是很明智的做法，任何过度的前倾都有可能会导致撞击和前方不稳定。在股骨髓腔内置入骨水泥髓腔塞之前须先行冲洗并擦干，如果应用中置器的话，髓腔塞插入的深度应位于假体远端以远约2cm。股骨髓腔经冲洗、吸引、仔细擦干后，通过加压装置灌注骨水泥，除非担心骨水泥凝固会导致潜在的血流动力学不稳定。笔者认为，所有老年髋部骨折的患者发生感染的风险都很高，因此常规在骨水泥中添加抗生素（庆大霉素）。将前倾角维持在要求的度数，直到骨水泥与假体完全凝固在一起，然后彻底清除外部的骨水泥。

接下来冲洗髋臼，清除任何骨和骨水泥碎片。如果再次复位试模显示稳定性良好，则可装入真正的人工股骨头假体，然后复位髋关节。术中反复检查髋关节的稳定性和下肢的长度是很重要的。用粗的可吸收线缝合关节囊,并用5号不可吸收线穿过骨质将外展肌进行牢固的原位回置。放置深部引流管,可吸收线紧密地缝合筋膜。按照常规逐层缝合皮下组织和皮肤。髋部稍加压包扎,并用垫枕使髋关节外展,然后再将患者转送复苏室。

后外侧入路人工股骨头置换

患者侧卧位,静脉应用抗生素,通常为第一代头孢菌素。切口以大粗隆上方为中心,相比典型的前入路,向后屈曲更多一些。切开筋膜,从大粗隆后方切除滑囊,内旋患肢,使髋关节后方的结构拉伸。钝性分离最上方的梨状肌腱,在梨状肌与臀小肌近端的间隙中放置钝性牵开器。将梨状肌、短外旋肌和关节囊从股骨后面进行骨膜下剥离,随后再将其作为一个厚的肌肉关节囊套袖整体回置。手术完成时将这一肌关节囊瓣进行确切的解剖修复,对于减少脱位的风险有重要的意义。髋关节进一步内旋,参照术前模板测量的结果,并以小粗隆作为参考,在适当的位置进行股骨颈截骨。按照前外侧入路所述相类似的方法取出股骨头。确定髋臼合适的尺寸,准备股骨假体。应用后入路时,非常重要的一点是,必须确保人工关节在屈曲内旋时的稳定性。这样,患者取坐位且下肢内收屈曲内旋,即所谓的睡眠位时也会很稳定。在即将完成人工关节置换术时,在骨质上钻孔,用不可吸收缝线将后方的关节囊肌腱瓣牢固地固定在其解剖位置上。在筋膜下放置深部引流,常规逐层缝合皮下组织及皮肤。

全髋关节置换:髋臼准备的手术方法

如果选择全髋关节置换进行治疗,则须小心地暴露髋臼周缘,一般都切除关节囊和髋臼唇。在打磨髋臼之前很好地暴露整个髋臼的骨性边缘是非常关键的。在髋臼边缘的外面放置点状Hohman拉钩,对于骨质疏松的患者,这一操作必须谨慎。小心打磨髋臼,直到出现同轴且有新鲜血液渗出的松质骨床为止。有一点必须认识清楚的是,大多数髋部骨折的患者髋臼的软骨都基本正常,而这与退行性骨关节炎的患者形成了鲜明的对比,退行性骨关节炎的患者软骨下骨通常都很厚,前者则一般不存在这种情况。不仅如此,这些患者通常不存在内侧骨赘以及髋关节中心的外移,但这在骨关节炎的患者中却非常常见。因此,打磨髋臼时必须谨慎操作,避免穿透内侧壁或破坏某个髋臼柱。通常最后都将髋臼锉反转几圈,目的是压实而非去除骨质。通过术前的模板、髋臼锉以及试模的大小,测算出合适的臼杯尺寸。

置入骨水泥还是非骨水泥髋臼假体主要取决于术者的习惯和骨质量。在这种情况下,笔者倾向于使用非骨水泥假体。这些假体在术中有着良好的适应性,有多种聚乙烯衬垫以及多个尺寸的人工股骨头可供选择,而这一点对于需慎重考虑术后脱位率的患者来说是很有好处的。一般主张最终使用的髋臼锉的直径与髋臼假体直径的差异不要超过2mm,以降低骨折的风险。注意合适的前倾和外展角度,小心地装入、压紧非骨水泥髋臼假体。经前外侧入路手术须特别注意安装髋臼假体时不要过度前倾,否则容易出现的问题是股骨假体的颈部撞击臼杯后缘导致前方不稳定。对于骨质疏松的患者,为了增加臼杯的初始稳定性,应用螺钉进行固定很有必要。如果选用骨水泥臼杯,则通常用刮匙在髂骨、坐骨和耻骨上准备多个骨水泥固定孔,然后再将髋臼假体用骨水泥粘固到该骨床上。为了避免骨水泥从下方溢出,一般先将髋臼假体嵌入下面,然后再调整合适的外展角和前倾角置入整个臼杯。这样便会使多余的骨水泥从上方溢出,而此时去除外溢的骨水泥则相对较为方便。在骨水泥凝固期间注意将臼杯保持在要求的位置,这一点很重要。然后按照前述的方法试模、复位、关闭创口。

康复

股骨颈骨折手术治疗最主要的优势是允许患者术后立即进行活动。一般来讲,进行假体置换的患者,如果能耐受的话可以负重行走。理疗师须向患者宣讲预防髋关节脱位的相关注意事项,以使脱位的风险降至最小。如果进行ORIF,是否可以负重主要取决于骨质量、骨折类型以及内固定的质量等因素。通常,患者也可根据疼痛的情况对负重锻炼进行自我调节。也就是说,如果能够耐受,就允许进一步负重,这对于促进功能康复是很有好处的[83~85]。

要点与技巧

- 对于股骨颈骨折的 ORIF 术,在股骨颈应用 4mm Schanz 针,在股骨近端(在小粗隆水平)应用 5mm Schanz 针,有助于进行旋转复位。
- 直接目测股骨颈骨折的复位是判断复位质量的最佳手段,通常过分依赖于 X 线图像可能反而会导致复位不良。
- 股骨颈骨折复位不良通常会导致内翻和前方成角畸形。从 X 线片上观察 Shenton 线是否已经恢复可以判断正常颈干角的恢复情况。仔细检查水平侧位片有助于确认股骨颈正常的前倾角是否已经恢复。
- 对股骨颈骨折患者进行人工关节置换,如果患者存在骨质疏松,用螺丝锥取出股骨头时通常会遇到困难,最常见的便是"穿出"。如在拧入螺丝锥取头器时,术者用拇指控制股骨头,则可能能避免这一弊端。置入螺丝锥时一般要求穿过股骨头的中心。
- 如果计划用人工股骨头置换或人工全髋关节置换治疗老年股骨颈骨折,一般要求术前必须通过模板仔细地进行测量。但外伤的患者通常都没有高质量的内旋位 X 线片,因此术前制作高质量的模板也很困难。如果患者的股骨颈存在内翻或外翻,而术者仍参照小粗隆上方 1cm 进行股骨颈截骨,则很可能导致患者肢体长度上的差异。因此,如果没有合格的 X 线片,那么患者在进行麻醉时,便可拍摄一张高质量的骨盆正位片。此时,髋部务必内旋,适当牵引患肢,且必须将骨盆平放于 X 线片盒上。

新技术

骨质疏松性骨折内固定的改良

导致近折端内固定无法获得满意的稳定性最主要的原因就是骨质量太差。为了改善螺钉在局部的抓持力,目前几种新的技术和内固定物提供了一些解决之道。有些生物活性涂层改善了螺钉的抓持力和骨折愈合的速度,因而使内固定装置承担的应力相对减少。将骨水泥、磷酸钙或其他类似的材料注入内固定装置相应的孔道内,也可改善螺钉的抓持强度[85~87]。通过这些改进,或许可以扩大内固定的适应证,且内固定的失败率或许也会降低。考虑到这些老年患者对侧髋部骨折的风险也很高,近来有学者拟进行研究,应用可注射的人工合成骨水泥或其他骨生物制剂对对侧髋部进行预防性的固定。

在骨科手术床上进行单切口前路人工髋关节置换(视频 22-5,光盘 3)

Matta 等[59]曾报道了一种可以在骨科专用手术床(ProFix, Orthopedic Systems Inc., Union City, California)上应用的改良的髋部 Hueter 前入路,1947 年 Judet J 和 Judet R 最先描述了这一入路[88,89]。患者仰卧于骨折手术床上,应用改良 Hueter 入路,经 10cm 的手术切口便可置入髋臼假体和股骨假体。经手术床可以使下肢伸直、内收、外旋,而联合应用手术床上的钩子可使股骨近端抬高,这样便可经由改良 Hueter 入路直视股骨近端,而且可以在 X 线监视下安装内置物。Matta 等[59]报道了应用这一技术完成的 494 例初次人工全髋关节置换术,其中大多数(442 髋)都是非骨水泥型的,其余均为混合型。96% 的臼杯外展角都放置在可接受的范围,即外展 30°~35°;93% 的臼杯前倾角都在 10°~25° 的理想范围内。肢体长度平均相差 3mm(0~26mm),3 例患者发生脱位,总的脱位率为 0.61%。总共有 17 例手术并发症,包括 3 例大粗隆骨折,3 例踝关节骨折,这些并发症都是为了暴露股骨近端进行扩髓以及置入股骨假体时,经手术床进行操作所造成的。该手术方法对于老年患者来说,具体的优点主要包括:

- 患者取仰卧位;
- 保存了外展肌的完整性;
- 脱位率低(对于卧床不起的患者尤其有利);
- 术中可对假体的位置以及肢体长度的恢复情况进行准确的评价。

该方法并没有明确地叙述在股骨颈骨折中的应用,但人工股骨头置换和人工全髋关节置换都可应用这一入路(图 22-21)。

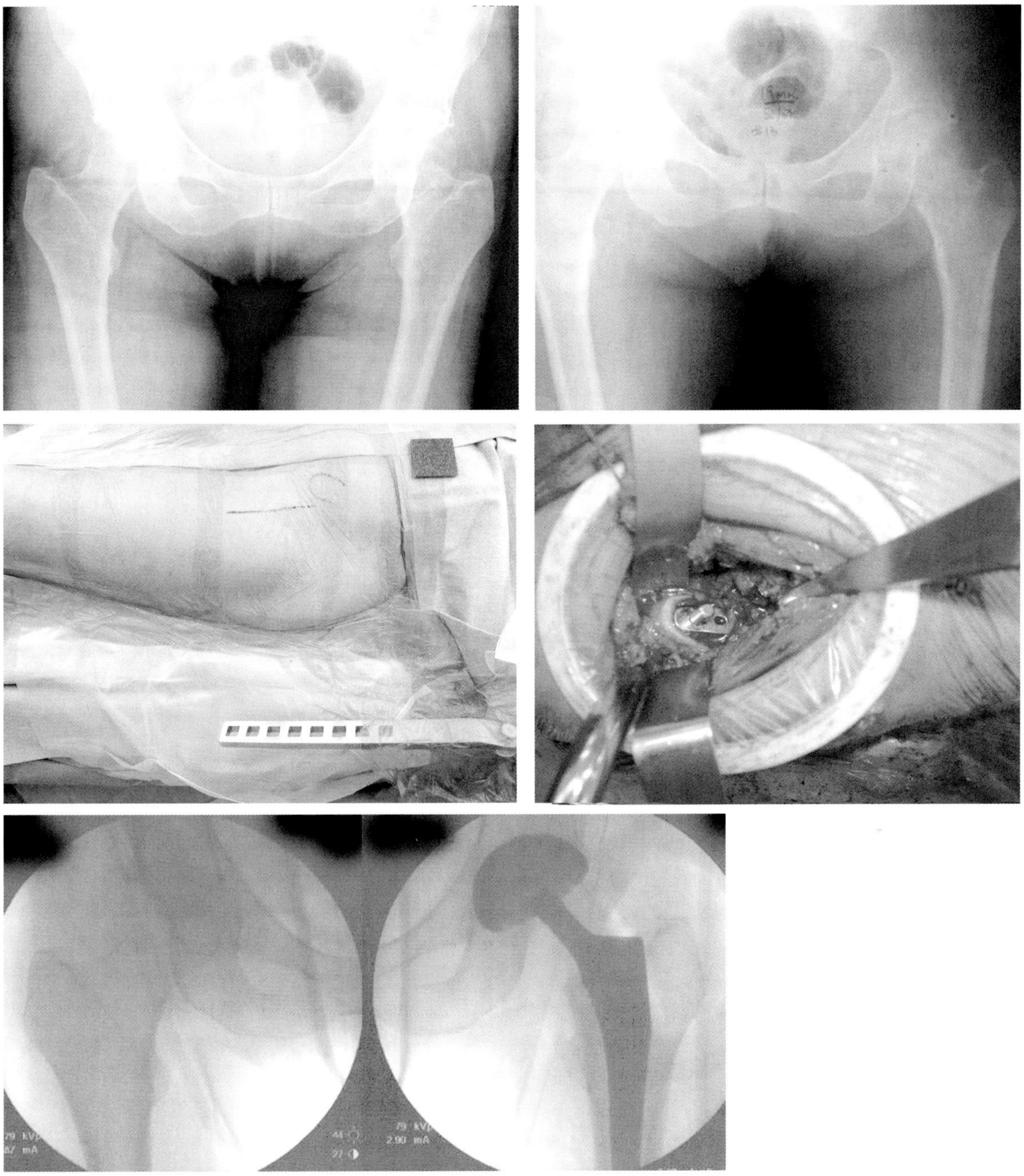

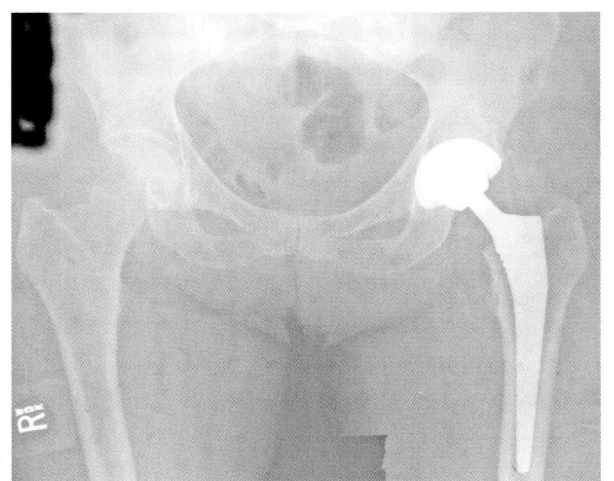

图22-21 一例72岁女性股骨颈骨折,平时活动量很大,进行了人工全髋关节置换术。单纯只应用了Matta等[59]描述的改良Hueter前入路。A. 骨盆正位片(AP)显示左股骨颈骨折。B. 应用模板对X线片进行测量,计划应用13号股骨假体以及52或54mm髋臼杯,股骨颈截骨平面位于小粗隆上缘以上19mm。C. 患者仰卧于骨折手术床上(OSI ProFx手术床),皮肤上所画即为Smith-Petersen入路。D. 伸髋,下肢内收外旋,暴露股骨近端,扩髓,图中髓腔锉仍位于髓腔内,准备试模股骨颈的型号。E. 为术中双髋的X线影像,偏移量以及股骨颈的长度可与对侧进行实时比对。F. 为术后正位X线影像(病例由Philip J. Kregor, M.D.提供)

临床结果

年轻患者的内固定

从以往的情况来看,年轻患者移位的股骨颈骨折骨坏死相应的发生率约为 86%,并有 59% 的概率出现骨折不愈合。考虑到如此差的临床结果,Swiontkowski[52] 和 Gerber 等[63] 推荐的方案是急诊切开复位应用松质骨加压螺钉进行牢固的内固定。他们还强调经 Watson-Jones 入路,直接目测骨折的情况。Swiontkowski 等报道了 20 例患者,无一例出现骨折不愈合,骨坏死的发生率也仅为 20%[54]。Gerber 等报道了一组 54 例患者,总的骨坏死率为 10%,骨折延迟愈合或不愈合的发生率为 17%[63]。Mayo 临床中心[55] 回顾了他们 25 年的经验,73 例年龄在 15～50 岁之间的股骨颈骨折患者(51 例移位,22 例无移位)均随访至其愈合或进行人工髋关节置换术,或至少 2 年。52 例骨折应用空心螺钉进行固定,17 例应用滑动髋螺钉。51 例移位的骨折中 37 例均进行闭合复位内固定,14 例进行了 ORIF。总的来说,2 年时 73% 的骨折经过一次手术顺利愈合没有发生骨坏死,23% 的骨折出现骨坏死,8% 发生骨折不愈合。如果只考虑移位的骨折,不愈合占 10%,骨坏死占 27%。6.6 年时,股骨头总的留存率为 82%。

老年股骨颈骨折

老年(大于 65 岁)患者股骨颈骨折的临床结果不仅取决于骨折并发症,还要考虑死亡率和功能结果。最近 Bhandari 等[2] 的一项 Meta 分析中,对 65 岁以上的患者内固定与人工关节置换的结果进行了比较,并对结果相关的一些关键因素提出了相对简明但并不详尽的观点。该 Meta 分析纳入了 1969～2002 年之间发表的 14 项研究,这些研究都具有内固定与人工关节置换相关的有效的比较数据。该 Meta 分析样本量合并后总共为 1 901 例患者,其阐明的几个基本概念如下:

• 人工关节置换(人工股骨头置换或人工全髋关节置换)明显地降低了手术翻修率,人工关节置换组翻修率的范围为 0～24%,内固定组则为 10%～49%。与内固定相比,人工关节置换使翻修手术的相对风险降低了 77%。按照这些数据,每 6 例患者用人工关节置换术替代内固定术进行治疗,便可避免 1 例翻修手术。而单纯从内固定的病例来看,与加压髋螺钉相比,仅用螺钉进行内固定的患者再手术的风险有增大的趋势。

• 人工关节置换术增加了感染的风险,手术出血更多,手术时间更长。

• 与内固定相比,人工关节置换术后 1 年死亡率有增高的倾向。人工关节置换的患者 1 年时的死亡率为 23%(226/981),而内固定的患者则为 20%(160/783)。

• 内固定者骨折不愈合率为 18.5%,缺血性骨坏死则见于 9.7% 的患者。

• 各种类型的人工关节置换术后总的脱位率为 0.82%。然而,单从人工全髋关节置换来看平均脱位率则为 6.9%。没有统计学证据表明手术入路(前外侧与后入路)对脱位率有影响(这一点与上文提到的 Lu-Yao 等的 Meta 分析相反,他们报道与前外侧入路相比,后路的脱位率更高[3])。

• 总的评估结论认为,每 100 例患者应用人工关节置换替代内固定进行治疗,便可避免 17 例翻修手术;相应的代价是,增加了 4 例创口感染,4 例患者死亡,以及 1 例髋关节脱位。

内科并发症

合并损伤在年轻患者中较为常见,而老年患者术后内科并发症则比较多。所有股骨颈骨折的患者,发生静脉血栓栓塞的风险都很高。因此,采取某种形式的预防措施很有必要,一般都应包括机械方法和药物预防。在最近的一项研究中发现,请内科医生会诊,同时进行内科治疗可能会缩短住院时间,降低并发症的发生率。早期活动,积极进行肺部清理可减少并发症的发生率;与年龄匹配的对照组相比,老年患者股骨颈骨折进行手术治疗死亡率明显增高[5,35,83,90～93]。一般都推荐对老年患者的骨质疏松症进行评估,并进行适当的处理,这可能会降低其他脆弱部位的骨折发生率[94]。

骨折不愈合

幸运的是,股骨颈骨折不愈合在年轻患者中相对少见[5,52,55,95,96]。治疗年轻患者骨折不愈合时,重点还是为了保存其自身的股骨头[97]。对于年轻患者股骨颈骨折不愈合的处理,主要有两类常用的治疗方法。第一类是截骨矫形术,有代表性的是粗隆间外翻截骨术,通过该手术将垂直骨折线及其导致畸形的剪切应力转换为横行骨折线和压应力(图22-22A~C)。有多项研究证实这一手术对于获得骨折愈合的有效性,甚至对于存在小片缺血性骨坏死的病例也是如此[98~102]。然而,虽然也有着较好的功能结果,但并不突出,可能是由于外翻截骨后,偏移量减少以及外展肌力减弱所致[103]。有意思的是,大多数骨折不愈合的年轻患者,其骨折线都明显趋于垂直,且股骨颈大多内翻倾斜、短缩。这些患者通常之前都采用空心螺钉进行固定(图22-22),而年轻患者剪切角很小的骨折却极少有不愈合者。另一类挽救性治疗方法则主要是指各种形式的植骨手术。这可以是无血管性植骨(带或不带肌肉蒂),也可以是带血管蒂的植骨块,可能数Meyers股方肌蒂骨瓣植骨术的研究最为广泛[104,105]。然而,应用这些植骨技术的确切的指征,目前并没有定论。以上这些植骨方法相关临床结果的概述详见表22-1[104~111]。

老年患者骨折不愈合通常都用假体置换进行处理,内固定失败一般都是由于骨质量太差所致,且不适合进行再次内固定。从以往报道的情况来看,老年患者骨折不愈合的发生率高达40%[5,112]。有很多学者[97,113~116]都曾报道应用人工髋关节置换术对股骨颈骨折内固定失败的病例进行挽救性治疗。无论人工股骨头置换还是人工全髋关节置换,都可以获得成功,具体选用何种方式取决于术者的喜好以及关节软骨面的状况,但全髋关节置换术的疼痛缓解是可以预期的。这些重建方法通常存在某种独特的技术挑战,而导致不稳定的概率也是人们所担忧的问题。在这种情况下,由于之前内固定失败导致的肢体短缩、骨质缺损,以及断裂的内固定、畸形、骨质疏松等都对取得人工关节置换术的成功形成挑战。当然,疼痛缓解、功能改善则是可以预期的。

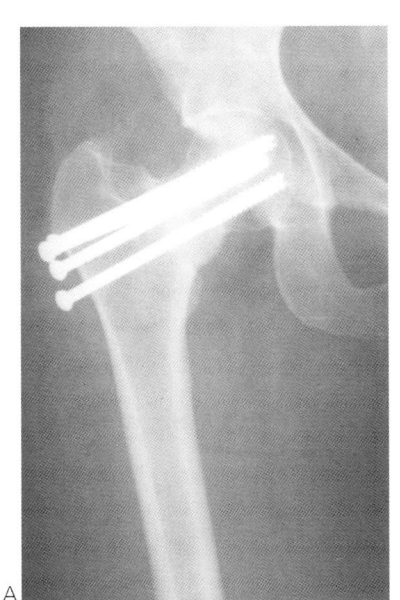
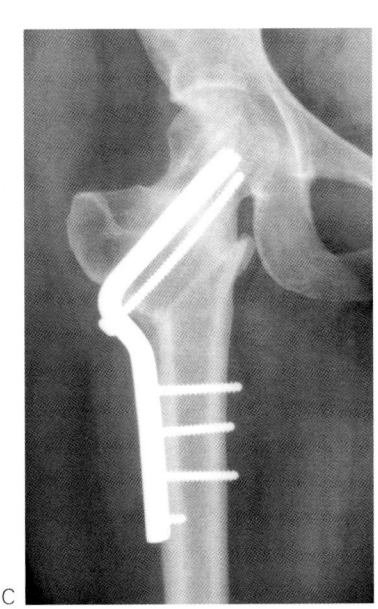
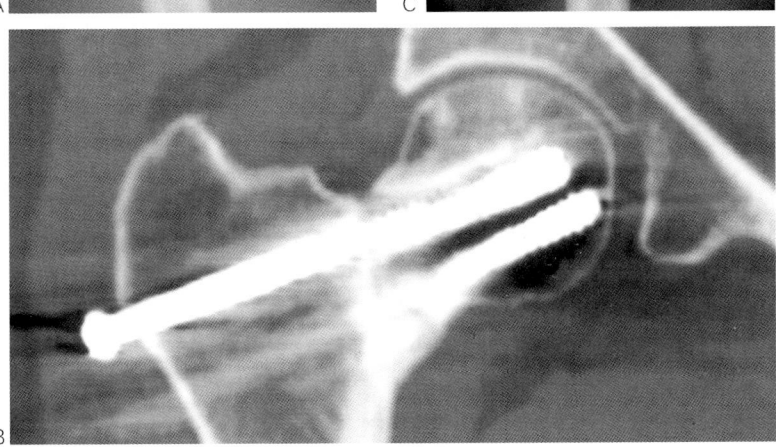

图22-22 年轻患者垂直型股骨颈骨折用多枚空心加压螺钉固定后发生骨折不愈合。A. 注意内翻移位以及近折端下方的剪切。B. CT扫描证实骨折不愈合。C. 为粗隆间外翻截骨术后的影像,骨折趋于愈合,未出现其他问题

表 22-1　各种植骨方法处理股骨颈骨折不愈合的临床结果

病例系列研究	病例数	平均随访	平均年龄	% AVN 术前	植骨类型	% 骨折愈合	% AVN 进展	% 改 THA
LeCroy 等[106]	22	85m	29	全部 16/22 Ⅰ期和Ⅱ期 6/22 Ⅲ期以上	吻合血管的腓骨	20/22（91%）	13/22（59%）	2/22（9%）
Nagi 等[107]	40 隐匿性骨折	68m	35	8/40（20%）	吻合血管的腓骨	37/40（93%）	7/40（18%）	3/40（8%）
Hon 等[108]	5 隐匿性骨折	2y	24	无	带血管蒂的髂嵴（旋髂深动脉）	5/5（100%）	无	无
Leung 等[109]	15	3.5y	38	无	带血管蒂的髂嵴（旋髂深动脉）	15/15（100%）	1/15（7%）	1/15（7%）
Nagi 等[110]	26	29m	59	4/26（15%）	不吻合血管的自体腓骨	25/26（96%）	0	无
Baksi[105]	56	35m	42	34/56（61%）均为Ⅰ期和Ⅱ期	带蒂股方肌骨瓣	42/56（75%）	2/34（6%）	未提及
Meyers 等[104]	32	14 例随访＞1 年	16～79	未提及	带蒂股方肌骨瓣	23/32（72%）	未提及	未提及
Henderson[111]	77	69 例随访至骨折愈合	46	未提及	不吻合血管的自体腓骨或胫骨	46/49（69%）	未提及	未提及

骨坏死

股骨颈骨折后发生的骨坏死可以有也可以没有症状[4,52,53,95,117,118]。已有报道指出，移位性骨折骨坏死的发生率约为 25%[3,114]。讨论年轻患者股骨颈骨折后所有治疗方式对缺血性骨坏死的影响则已经超出了本章的范畴。对于有症状的患者，在骨坏死发生塌陷之前，通常可考虑对股骨头进行挽救性手术。有很多治疗方法已经证实可以保留股骨头或延迟进行人工全髋关节置换术，这些方法的结果差异很大，主要包括植骨，无论带血管蒂植骨块植骨还是无血管的植骨，或者某种形式的股骨近端截骨术。当然，截骨的目的是改变坏死区所处的位置，使其偏离负重区[117]。股骨头坏死的部位以及范围的大小也影响其预后。然而，治疗股骨头已塌陷的严重的缺血性骨坏死，通常应用髋关节表面置换、人工全髋关节置换或髋关节融合术，具体选用何种方式主要取决于患者的年龄、活动量以及髋臼软骨面的状况等因素[119]。老年患者有症状的骨坏死通常都采用人工髋关节置换进行治疗。

经验

- 股骨头的血供主要由来源于旋股内侧动脉深支的外侧支持带动脉供给[44]。
- 从早年的情况来看,年轻患者移位的股骨颈骨折骨坏死相应的发生率约为86%,并有59%出现骨折不愈合[119]。
- 目前处理年轻患者高能量股骨颈骨折的基本原则包括:①立即进行复位和固定;②直接目测骨折的情况;③应用松质骨拉力螺钉进行牢固的固定。
- 对于年轻患者的股骨颈骨折,目前没有前瞻性随机化研究就手术时机以及关节囊切开对治疗结果的影响进行研究。但是,有2项研究[63,64]都对年轻患者进行了急诊内固定手术,同时进行了关节囊切开术,结果发现其骨坏死和骨折不愈合发生率都很低。
- 年轻患者移位的股骨颈骨折不愈合的发生率为0~17%,而这类患者缺血性骨坏死的发生率则为10%~23%[54,63,64]。
- 创伤后股骨头骨坏死可能不出现症状[100]。
- 年轻患者股骨颈骨折不愈合的两种治疗方法分别为粗隆间外翻截骨术和带血管蒂腓骨植骨术[100,106]。
- 治疗股骨颈骨折,3枚螺钉一般就足够了[23]。螺钉在股骨颈内的距离达到最大是很重要的,首先在股骨颈下部置入一枚螺钉,随后再在股骨颈上部置入其他螺钉。对于有严重骨质疏松或股骨颈后方粉碎的患者,应用4枚钉可能更有优势[24]。
- 在股骨干骨折的患者中,2%~6%的患者合并股骨颈骨折[74~78],且更多见于股骨干近端1/3横形骨折。术中X线片有助于避免漏诊股骨颈损伤,处理股骨颈骨折应掌握"绝对优先权"。与单纯股骨颈骨折的患者相比,这类患者缺血性头坏死的发生率较低[120]。
- 无移位或外翻嵌插骨折进行非手术治疗,骨折不愈合的比率高达39%[14]。
- 最近的一项Meta分析对老年股骨颈骨折内固定术与人工关节置换术的对比试验进行了研究,结果显示,人工关节置换的患者翻修的概率较低,但创口感染率、1年死亡率、脱位率都较高。人工关节置换的患者1年死亡率为23%,而内固定的患者则为20%[2]。

DVD 内容提要

视频 22-1(光盘 3)经 Watson-Jones 入路行股骨颈骨折 ORIF 术　该视频展示了经 Watson-Jones 入路获得股骨颈骨折最佳暴露的具体步骤,该入路可以放置复位钳辅助操作,以确保其获得解剖复位。

视频 22-2(光盘 3)股骨颈骨折闭合复位螺钉内固定　视频中应用 7.3mm 空心螺钉治疗股骨颈骨折,须注意将螺钉置入到合适的位置,避免出现"吸管在易拉罐中"相似的现象。

视频 22-3(光盘 3)用股骨近端螺钉接骨板对股骨颈合并股骨粗隆下骨折的患者进行 ORIF 术　该视频显示经 Watson-Jones 入路对股骨颈和股骨粗隆下复合骨折进行 ORIF,由一个系统的入路复位,并用股骨近端预塑形的锁定接骨板固定骨折,处理该严重损伤的患者。

视频 22-4(光盘 3)移位的股骨颈骨折行人工股骨头置换术　视频演示经 Kocher-Langenbeck 入路进行的人工股骨头置换术,尤其可以看到该入路的细节。

视频 22-5(光盘 3)移位的股骨颈骨折经前入路行人工股骨头置换术　经 10cm 长改良 Hueter 切口在专用骨折牵引床上进行人工股骨头置换术,优点包括:患者取仰卧位,保存了外展肌的完整性,术中可通过X线透视实时评估假体的位置。

参考文献

1. Ray NF, Chan JK, Thamer M, et al. Medical expenditures for the treatment of osteoporotic fractures in the United States in 1995: report from the National Osteoporosis Foundation. J Bone Miner Res 1997; 12:24-35
2. Bhandari M, Devereaux PJ, Swiontkowski MF, et al. Internal fixa-tion compared with arthroplasty for displaced fractures of the femoral neck: a meta-analysis. J Bone Joint Surg Am 2003;85:1 673-1 681
3. Lu-Yao GL, Keller RB, Littenberg B, et al. Outcomes after displaced fractures of the femoral neck: a meta-analysis of one hundred and six published reports. J Bone Joint Surg Am 1994;76:15-25
4. Jakob M, Rosso R, Weller K, et al. Avascular necrosis of the femoral head after open reduction and internal fixation of femoral neck fractures: an inevitable complication? Swiss Surg 1999;5:257-264
5. Kyle RF, Cabanela ME, Russell TA, et al. Fractures of the proximal part of the femur. Instr Course Lect 1995;44:227-253
6. Hirata T, Konishiike T, Kawai A, et al. Dynamic magnetic resonance imaging of femoral head perfusion in femoral neck fracture. Clin Orthop Relat Res 2001;393:294-301
7. Speer KP, Spritzer CE, Harrelson JM, et al. Magnetic resonance imaging of the femoral head after acute intracapsular fracture of the femoral neck. J Bone Joint Surg Am 1990;72:98-103
8. Rizzo PF, Gould ES, Lyden JP, et al. Diagnosis of occult fractures about the hip. Magnetic resonance imaging compared with bone-scanning. J Bone Joint Surg Am 1993;75:395-401
9. Caviglia HA, Osorio PQ Comando D. Classification and diagnosis of intracapsular fractures of the proximal femur. Clin Orthop Relat Res 2002;399:17-27
10. Garden RS. Malreduction and avascular necrosis in subcapital fractures of the femur. J Bone Joint Surg Br 1971;53:183-197
11. Zlowodzki M, Bhandari M, Keel M, et al. Perception of Garden's classification for femoral neck fractures: an international survey of 298 orthopaedic trauma surgeons. Arch Orthop Trauma Surg 2005;125:503-505
12. Fracture and Dislocation Compendium. Orthopedic Trauma Association. Committee for Coding and Classification. J Orthop Trauma 1996; 10(Suppl 1):v-ix, 31-35
13. Bartonicek J. Pauwels' classification of femoral neck fractures: correct interpretation of the original. J Orthop Trauma 2001;15:358-360
14. Tanaka J, Seki N, Tokimura F, et al. Conservative treatment of Garden stage I femoral neck fracture in elderly patients. Arch Orthop Trauma Surg 2002; 122:24-28
15. Parker MJ. Prediction of fracture union after internal fixation of intracapsular femoral neck fractures. Injury 1994; 25(Suppl 2):B3-B6
16. Weinrobe M, Stankewich CJ, Mueller B, et al. Predicting the mechanical outcome of femoral neck fractures fixed with cancellous screws: an in vivo study. J Orthop Trauma 1998; 12:27-37
17. Hammer AJ. Nonunion of subcapital femoral neck fractures. J Orthop Trauma 1992;6:73-77
18. Estrada LS, Volgas DA, Stannard JP, et al. Fixation failure in femoral neck fractures. Clin Orthop Relat Res 2002;399:110-118
19. Deneka DA, Simonian PT, Stankewich CJ, et al. Biomechanical comparison of internal fixation techniques for the treatment of unstable basicervical femoral neck fractures. J Orthop Trauma 1997;11:337-343
20. Broos PL, Vercruysse R, Fourneau I, et al. Unstable femoral neck fractures in young adults: treatment with the AO 130-degree blade plate. J Orthop Trauma 1998; 12:235-239 discussion 240
21. Alho A, Benterud JG, Solovieva S. Internally fixed femoral neck fractures: early prediction of failure in 203 elderly patients with displaced fractures. Acta Orthop Scand 1999;70:141-144
22. Parker MJ, Porter KM, Eastwood DM, et al. Intracapsular fractures of the neck of femur: parallel or crossed Garden screws? J BoneJoint surg Br 1991;73:826-827
23. Swiontkowski MF, Harrington RM, Keller TS, et al. Torsion and bending analysis of internal fixation techniques for femoral neck fractures: the role of implant design and bone density. J Orthop Res 1987;5:433-444
24. Kauffman JI, Simon JA, Kummer FJ, et al. Internal fixation of femoral neck fractures with posterior comminution: a biomechanical study. J Orthop Trauma 1999; 13:155-159
25. Parker MJ, Blundell C. Choice of implant for internal fixation of femoral neck fractures: meta-analysis of 25 randomised trials including 4,925 patients. Acta Orthop Scand 1998;69:138-143
26. Keating JF, Grant A, Masson M, et al. Randomized comparison of reduction and fixation, bipolar hemiarthroplasty, and total hip arthroplasty: treatment of displaced intracapsular hip fractures in healthy older patients. J Bone Joint Surg Am 2006;88:249-260
27. Sharif KM, Parker MJ. Austin Moore hemiarthroplasty:

technical aspects and their effects on outcome, in patients with fractures of the neck of femur. Injury 2002;33:419-422

28. Haidukewych GJ, Israel TA, Berry DJ. Long-term survivorship of cemented bipolar hemiarthroplasty for fracture of the femoral neck. Clin Orthop Relat Res 2002;403:118-126

29. Faraj AA, Branfoot T. Cemented versus uncemented Thompsons prostheses: a functional outcome study. Injury 1999;30:671-675

30. Parvizi J, Holiday AD, Ereth MH, et al. The Frank Stinchfield Award: sudden death during primary hip arthroplasty. Clin Orthop Relat Res 1999;369:39-48

31. Pitto RP, Blunk J, Kossler M. Transesophageal echocardiography and clinical features of fat embolism during cemented total hip arthroplasty: a randomized study in patients with a femoral neck fracture. Arch Orthop Trauma Surg 2000;120:53-58

32. Dalldorf PG, Banas MP, Hicks DG, et al. Rate of degeneration of human acetabular cartilage after hemiarthroplasty. J Bone Joint Surg Am 1995;77:877-882

33. Bochner RM, Pellicci PM, Lyden JP. Bipolar hemiarthroplasty for fracture of the femoral neck: clinical review with special emphasis on prosthetic motion. J Bone Joint Surg Am 1988;70:1 001-1 010

34. Calder SJ, Anderson GH, Jagger C, et al. Unipolar or bipolar prosthesis for displaced intracapsular hip fracture in octogenarians: a randomised prospective study. J Bone Joint Surg Br 1996;78:391-394

35. Kenzora JE, Magaziner J, Hudson J, et al. Outcome after hemiarthroplasty for femoral neck fractures in the elderly. Clin Orthop Relat Res 1998;348:51-58

36. Lo WH, Chen WM, Huang CK, et al. Bateman bipolar hemiarthroplasty for displaced intracapsular femoral neck fractures: uncemented versus cemented. Clin Orthop Relat Res 1994;302:75-82

37. Ong BC, Maurer SG, Aharonoff GB, et al. Unipolar versus bipolar hemiarthroplasty: functional outcome after femoral neck fracture at a minimum of thirty-six months of follow-up. J Orthop Trauma 2002;16:317-322

38. Lee BP, Berry DJ, Harmsen WS, et al. Total hip arthroplasty for the treatment of an acute fracture of the femoral neck: long-term results. J Bone Joint Surg Am 1998;80:70-75

39. Woo RY, Morrey BF. Dislocations after total hip arthroplasty. J Bone Joint Surg Am 1982;64:1 295-1 306

40. Reikeras O, Bjerkreim I, Kolbenstvedt A. Anteversion of the acetabulum and femoral neck in normals and in patients with osteoarthritis of the hip. Acta Orthop Scand 1983;54:18-23

41. Reikeras O, Hoiseth A. Femoral neck angles in osteoarthritis of the hip. Acta Orthop Scand 1982;53:781-784

42. Reikeras O, Hoiseth A, Reigstad A, et al. Femoral neck angles: a specimen study with special regard to bilateral differences. Acta Orthop Scand 1982;53:775-779

43. Kregor, PJ. The effect of femoral neck fractures on femoral head blood flow. Orthopedics 1996;19:1 031-1 036;quiz 1 037-1 038

44. Gautier E, Ganz K, Krugel N, et al. Anatomy of the medial femoral circumflex artery and its surgical implications. J Bone Joint Surg Br 2000;82:679-683

45. Howe WW, Lacey TI, Schwartz RP. A study of the gross anatomy of the arteries supplying the proximal portion of the femur and the acetabulum. J Bone Joint Surg Am 1950;32A:856-866

46. Trueta J, Harrison HM. The normal vascular anatomy of the femoral head in adult man. J Bone Joint Surg Br 1953;35B:442-461

47. Catto M. A histological study of avascular necrosis of the femoral head after transcervical fracture. J Bone Joint Surg Br 1965;47:749-776

48. Chung SM. The arterial supply of the developing proximal end of the human femur. J Bone Joint Surg Am 1976;58:961-970

49. Claffey TJ. Avascular necrosis of the femoral head: an anatomical study. J Bone Joint Surg Br 1960;42-B:802-809

50. Crock HV. An atlas of the arterial supply of the head and neck of the femur in man. Clin Orthop Relat Res 1980;152:17-27

51. Sevitt S. Avascular necrosis and revascularisation of the femoral head after intracapsular fractures: a combined arteriographic and histological necropsy study. J Bone Joint Surg Br 1964;46:270-296

52. Swiontkowski MF. Intracapsular fractures of the hip. J Bone Joint Surg Am 1994;76:129-138

53. Drake JK, Meyers MH. Intracapsular pressure and hemarthrosis following femoral neck fracture. Clin Orthop Relat Res 1984;182:172-176

54. Gill TJ, Sledge lB, Ekkernkamp A, et al. Intraoperative assessment of femoral head vascularity after femoral neck fracture. J Orthop Trauma 1998;12:474-478

55. Haidukewych GJ, Rothwell WS, Jacofsky DJ, et al. Operative treatment of femoral neck fractures in patients between the ages of fifteen and fifty years. J Bone Joint Surg Am 2004;86-A:1 711-1 716

56. Maruenda JI, Barrios C, Gomar-Sancho F. Intracapsular hip pressure after femoral neck fracture. Clin Orthop Relat Res 1997;340 172-180

57. Harper WM, Barnes MR, Gregg PJ. Femoral head blood

flow in femoral neck fractures: an analysis using intra-osseous pressure measurement. J Bone Joint Surg Br 1991; 73:73-75

58. Dall D. Exposure of the hip by anterior osteotomy of the greater trochanter: a modified anterolateral approach. J Bone Joint Surg Br 1986;68:382-386

59. Matta JM, Shahrdar C, Ferguson T. Single-incision anterior approach for total hip arthroplasty on an orthopaedic table. Clin Orthop Relat Res 2005;441:115-124

60. Asnis SE, Wanek-Sgaglione L. Intracapsular fractures of the femoral neck: results of cannulated screw fixation. J Bone Joint Surg Am 1994;76:1 793-1 803

61. Chiu FY, Lo WH. Undisplaced femoral neck fracture in the elderly. Arch Orthop Trauma Surg 1996; 115:90-93

62. Robinson CM, Saran D, Annan IH. Intracapsular hip fractures: results of management adopting a treatment protocol. Clin Orthop Relat Res 1994;302:83-91

63. Gerber C, Strehle J, Ganz R. The treatment of fractures of the femoral neck. Clin Orthop Relat Res 1993;292:77-86

64. Swiontkowski MF, Winquist RA, Hansen ST Jr. Fractures of the femoral neck in patients between the ages of twelve and forty-nine years. J Bone Joint Surg Am 1984; 66:837-846

65. Booth KC, Donaldson TK, Dai QG. Femoral neck fracture fixation: a biomechanical study of two cannulated screw placement techniques. Orthopedics 1998;21:1 173-1 176

66. Bout CA, Cannegieter DM, Juttmann JW. Percutaneous cannulated screw fixation of femoral neck fractures: the three point principle. Injury 1997;28:135-139

67. Chua D, Jaglal SB, Schatzker J. Predictors of early failure of fixation in the treatment of displaced subcapital hip fractures. J Orthop Trauma 1998; 12:230-234

68. Lindequist S, Tornkvist H. Quality of reduction and cortical screw support in femoral neck fractures: an analysis of 72 fractures with a new computerized measuring method. J Orthop Trauma 1995;9:215-221

69. Saito N, Miyasaka T, Toriumi H. Radiographic factors predicting non-union of displaced intracapsular femoral neck fractures. Arch Orthop Trauma Surg 1995; 114:183-187

70. Smyth EH, Shah VM. The significance of good reduction and fixation in displaced subcapital fractures of the femur. Injury 1974; 5:197-209

71. Springer ER, Lachiewicz PF, Gilbert lA. Internal fixation of femoral neck fractures: a comparative biomechanical study of Knowles pins and 6.5-mm cancellous screws. Clin Orthop Relat Res 1991;267:85-92

72. Stafford P, Goulet R, Norris B. The effect of screw insertion site and unused drill holes on stability and mode of failure after fixation of basicervical femoral neck fracture. Crit Rev Biomed Eng 2000;28:11-16

73. Zlowodzki M, Weening B, Petrisor B, et al. The value of washers in cannulated screw fixation of femoral neck fractures. J Trauma 2005;59:969-975

74. Bennett FS, Zinar DM, Kilgus DJ. Ipsilateral hip and femoral shaft fractures. Clin Orthop Relat Res 1993;296:168-177

75. Winquist RA, Hansen ST Jr, Clawson DK. Closed intramedullary nailing of femoral fractures: a report of five hundred and twenty cases. J Bone Joint Surg Am 1984; 66:529-539

76. Swiontkowski MF, Hansen ST Jr, Kellam J. Ipsilateral fractures of the femoral neck and shaft: a treatment protocol. J Bone Joint Surg Am 1984;66:260-268

77. Wu CC, Shih CH. Ipsilateral femoral neck and shaft fractures: retrospective study of 33 cases. Acta Orthop Scand 1991;62:346-351

78. Zettas JP, Zettas P. Ipsilateral fractures of the femoral neck and shaft. Clin Orthop Relat Res 1981;160:63-73

79. Tornetta P III, Creevy WR, Kain M. Avoiding missed femoral neck fractures: improvement by using a standard protocol in cases of femoral shaft fractures. In: Orthopaedic Trauma Association Annual Meeting, Hollywood, FL, 2004

80. Wiss DA, Sima W, Brien WW. Ipsilateral fractures of the femoral neck and shaft. J Orthop Trauma 1992;6:159-166

81. Randelli P, Landi S, Fanton F, et al. Treatment of ipsilateral femoral neck and shaft fractures with the Russell-Taylor reconstructive nail. Orthopedics 1999; 22:673-676

82. Simonian PT, Chapman JR, Selznick HS, et al. Iatrogenic fractures of the femoral neck during closed nailing of the femoral shaft. J Bone Joint surg Br 1994;76:293-296

83. Koval KJ, Skovron ML, Aharonoff GB, et al. Predictors of functional recovery after hip fracture in the elderly. Clin Orthop Relat Res1998;348:22-28

84. Koval KJ, Sala DA, Kummer FJ, et al. Postoperative weight-bearing after a fracture of the femoral neck or an intertrochanteric fracture. J Bone Joint Surg Am 1998; 80:352-356

85. Koval KJ, Friend KD, Aharonoff GB, et al. Weight bearing after hip fracture: a prospective series of 596 geriatric hip fracture patients. J Orthop Trauma 1996; 10:526-530

86. Eriksson F, Mattsson P, Larsson S. The effect of augmentation with resorbable or conventional bone cement on

the holding strength for femoral neck fracture devices. J Orthop Trauma 2002;16:302-310

87. Stankewich CJ, Swiontkowski MF, Tencer AF, et al. Augmentation of femoral neck fracture fixation with an injectable calciumphosphate bone mineral cement. J Orthop Res 1996;14:786-793

88. Judet J, Judet R. The use of an artificial femoral head for arthroplasty of the hip joint. J Bone Joint surg Br 1950;32:166-173

89. Judet R, Judet J. Technique and results with the acrylic femoral head prosthesis. J Bone Joint Surg Br 1952;34:173-180

90. Eiskjaer S, Ostgard SE. Risk factors influencing mortality after bipolar hemiarthroplasty in the treatment of fracture of the femoral neck. Clin Orthop Relat Res 1991;270:295-300

91. Hludson JI, Kenzora JE, Hebel JR, et al. Eight-year outcome associated with clinical options in the management of femoral neckfractures. Clin Orthop Relat Res 1998;348:59-66

92. Michelson JD, Myers A, Jinnah R, et al. Epidemiology of hip frac-tures among the elderly: risk factors for fracture type. Clin OrthopRelat Res 1995;311:129-135

93. Nilsson LT, Jalovaara P, Franzen H, et al. Function after primary hemiarthroplasty and secondary total hip arthroplasty in femoral neck fracture. J Arthroplasty 1994;9:369-374

94. Gardner MJ, Flik KR, Mooar P, et al. Improvement in the undertreatment of osteoporosis following hip fracture. J Bone Joint surg Am 2002;84-A:1 342-1 348

95. Dedrick DK, Mackenzie JR, Burney RE. Complications of femoral neck fracture in young adults. J Trauma 1986;26:932-937

96. Tooke SM, Favero KJ. Femoral neck fractures in skeletally mature patients, fifty years old or less. J Bone Joint surg Am 1985;67:1 255-1 260

97. Jackson M, Learmonth ID. The treatment of nonunion after intracapsular fracture of the proximal femur. Clin Orthop Relat Res 2002;399:119-128

98. Wu CC, Shih CH, Chen WJ, et al. Treatment of femoral neck nonunions with a sliding compression screw: comparison with and without subtrochanteric valgus osteotomy. J Trauma 1999;46:312-317

99. Müller ME. Intertrochanteric osteotomy: indication, preoperative planning, technique. In: Schatzker J, ed. The Intertrochanteric Osteotomy. New York: Springer-Verlag, 1984:25-66

100. Marti RK, Schuller HM, Raaymakers EL. lntertrochanteric osteotomy for non-union of the femoral neck. J Bone Joint Surg Br 1989;71:782-787

101. Ballmer FT, Ballmer PM, Baumgaertel F, et al. Pauwels osteotomy for nonunions of the femoral neck. Orthop Clin North Am 1990;21:759-767

102. Anglen JO. Intertrochanteric osteotomy for failed internal fixation of femoral neck fracture. Glin Orthop Relat Res 1997;341:175-182

103. Mathews V, Berry DJ, Trousdale RT, et al. Clinical and functional results of valgus intertrochanteric osteotomy for femoral neck fracture nonunion. 69th Annual Meeting of the American Academy of Orthopaedic Surgeons, Dallas, TX, 2002

104. Meyers MH, Harvey JP Jr, Moore TM. The muscle pedicle bone graft in the treatment of displaced fractures of the femoral neck: indications, operative technique, and results. Orthop Clin North Am 1974;5:779-792

105. Baksi DP. Internal fixation of ununited femoral neck fractures combined with muscle-pedicle bone grafting. J Bone Joint Surg Br 1986;68:239-245

106. LeCroy CM, Rizzo M, Gunneson EE, et al. Free vascularized fibular bone grafting in the management of femoral neck nonunion in patients younger than fifty years. J Orthop Trauma 2002;16:464-472

107. Nagi ON, Dhillon MS, Goni VG. Open reduction, internal fixation and fibular autografting for neglected fracture of the femoral neck. J Bone Joint Surg Br 1998;80:798-804

108. Hou SM, Hang YS, Liu TK. Ununited femoral neck fractures by open reduction and vascularized lilac bone graft. Clin Orthop Relat Res 1993;294:176-180

109. Leung PC, Shen WY. Fracture of the femoral neck in younger adults: a new method of treatment for delayed and nonunions. Clin Orthop Relat Res 1993;295:156-160

110. Nagi ON, Gautam VK, Marya SK. Treatment of femoral neck fractures with a cancellous screw and fibular graft. J Bone Joint surg Br 1986;68:387-391

111. Henderson MS. Ununited fracture of the neck of the femur treated by the aid of the bone graft. J Bone Joint Surg Am 1940;22:97-106

112. Rogmark C, Carlsson A, Johnell O, et al. A prospective randomised trial of internal fixation versus arthroplasty for displaced fractures of the neck of the femur: functional outcome for 450 patients at two years. J Bone Joint Surg Br 2002;84:183-188

113. Hagglund G, Nordstrom B, Lidgren L. Total hip replacement after nailing failure in femoral neck fractures. Arch Orthop Trauma Surg 1984;103:125-127

114. Haidukewych GJ, Berry DJ. Hip arthroplasty for salvage of failed treatment of intertrochanteric hip fractures. J Bone Joint Surg Am 2003;85-A:899-904

115. Mabry TM, Prpa B, Haidukewych GJ, et al. Long-term results of total hip arthroplasty for femoral neck fracture nonunion. Bone Joint Surg Am 2004;86-A:2 263 - 2 267
116. McKinley JC, Robinson CM. Treatment of displaced intracapsular hip fractures with total hip arthroplasty: comparison of primary arthroplasty with early salvage arthroplasty after failed internal fixation. J Bone Joint Surg Am 2002;84-A:2 010 - 2 015
117. Lavernia CJ, Sierra RJ, Grieco FR. Osteonecrosis of the femoral head. J Am Acad Orthop Surg 1999;7:250 - 261
118. Protzman RR, Burkhalter WE. Femoral-neck fractures in young adults. J Bone Joint Surg Am 1976;58:689 - 695
119. Franzen H, Nilsson LT, Stromqvist B, et al. Secondary total hip replacement after fractures of the femoral neck. J Bone Joint Surg Br 1990;72:784 - 787
120. Alho A. Concurrent ipsilateral fractures of the hip and femoral shaft: a meta-analysis of 659 cases. Acta Orthop Scand 1996;67:19 - 28

第二十三章　股骨粗隆间骨折

Gregory Tennant，*Jorge Alonso*

仅在美国每年就有 200 000 例患者发生股骨粗隆间骨折,而且可以预料随着人口老龄化,这一发病率还将进一步增高。与股骨颈骨折患者相比,典型的股骨粗隆间骨折患者年龄更大,骨质疏松更明显[1]。股骨粗隆间骨折选择手术固定主要有两方面的考虑,最为重要的是,这些患者身体状况一般较差,手术后患者可以早期活动,从而避免长期卧床导致的并发症;而接受非手术治疗有幸存活的患者,也往往不可避免地继发髋内翻畸形、肢体短缩以及外展功能障碍。因此,几乎所有的股骨粗隆间骨折均应选择手术治疗。这也进一步增加了骨科医生的任务,不仅包括最初的治疗和手术固定,还包括术后护理和康复活动。所以在决定手术时机以及选择手术固定方式时,必须充分考虑患者的整体健康状况、骨折类型以及术后目标与风险。

股骨粗隆间骨折由于粗隆部骨质量较差且必须承载很大的负荷,以往内固定相关的并发症发生率很高。对于高龄患者,固定角度的内固定装置常常发生失败,如螺钉切割出股骨头、内固定断裂、侧方接骨板自股骨干拔出等。但自从滑动髋螺钉应用于临床以来,内固定失败率明显下降[2]。这一装置后来被改进成现代的滑动髋螺钉系统,并成为几乎所有粗隆间骨折的治疗选择。然而,近来认识到某些特殊的骨折亚型选用其他的内固定物更合适。本章将着重论述滑动髋螺钉与髓内固定装置治疗股骨粗隆间骨折的合理应用与手术技术。

骨折分型

股骨粗隆间骨折有很多种分型方法,但没有一种广泛应用于临床。这主要是因为在过去几十年间,几乎所有的股骨粗隆间骨折都应用滑动髋螺钉进行手术治疗,而无须对骨折进行详细分类。当认识到极不稳定的特殊骨折并不适合应用滑动髋螺钉固定后,这一观点也随之改变。

评价股骨粗隆间骨折时,将其分为稳定型和不稳定型是很有必要的。Evans[3]和 Kyle 等[2]按照骨折复位后的稳定程度建立了一种简单的分型系统。大多数股骨粗隆间骨折最初的骨折线都平行于粗隆间线,自外上延伸至内下(图 23-1)。

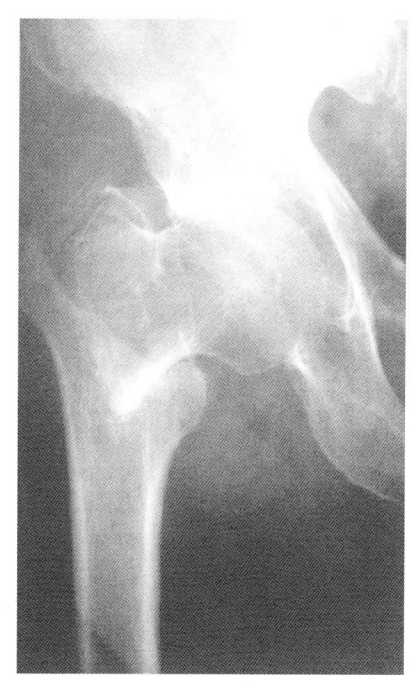

图 23-1　稳定的两部分股骨粗隆间骨折,图中显示其最初的骨折线位于粗隆间线

分辨骨折是稳定型还是不稳定型,最重要的特征是看小粗隆部是否存在移位的骨片(图23-2)。反粗隆间骨折较为少见,且往往合并粗隆下骨折,骨折线常自外下向内上延伸,与股骨颈轴线的方向平行(图23-3)。Evans 注意到内侧皮质受累伴或不伴骨碎片、内侧皮质对位不佳、反粗隆间骨折等是导致骨折解剖复位后稳定性欠佳的主要原因[3]。Kyle 等分析了600多例股骨粗隆间骨折,发现滑动髋螺钉断裂与后内侧壁稳定性的破坏程度有密切关系[2]。在该机构最近发表的一篇文章中[4],Kyle 等描述了另一型骨折线位于股骨颈基底部且伴有粗隆部粉碎的骨折(图23-4)。这一型骨折碎裂最为严重,发生内置物失败的风险也最大。Haidukewych 等在一组反粗隆间骨折的报告中证实这一类骨折应用滑动髋螺钉失败率很高[5]。因此,从实用的角度考虑,有必要将粗隆间骨折分为三型:后内侧壁完整或可复位的稳定型、后内侧壁缺失型以及反粗隆型。

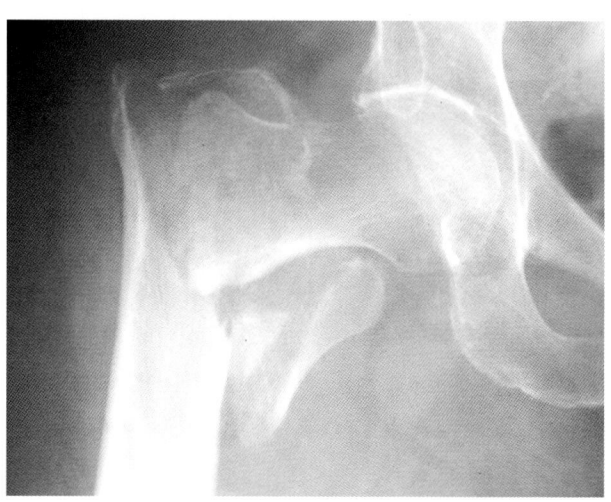

图23-4 粗隆间粉碎骨折伴股骨颈骨折。这一型极不稳定且容易发生并发症

AO/OTA 骨折综合分型应用人们熟知的字母数字系统对这些损伤进行了分类[6]。A1～A3 型为简单骨折,B1～B3 型为涉及大、小粗隆的复杂骨折,C1～C3 型则主要描述反粗隆间骨折。

非手术治疗

虽然有学者为尚可走动的股骨粗隆间骨折患者提供了一些非手术治疗方法[7],但极少有真正适合非手术治疗的病例。目前,非手术方法治疗股骨粗隆间骨折的适应证很少,这些方法仅适用于一些罕见的骨折,如 X 线上的隐匿性骨折(患者能够舒适自如地活动)以及长期卧床不能耐受手术的患者(图23-5A,B)。而后者如能够自由活动,能坐,能按照要求进行卫生保健,方可考虑进行非手术治疗,且必须认识到这些患者存活时间可能会很有限。Lyon 和 Nevins 报告[8]对疗养院卧床的患者进行非手术治疗,他们推荐早期让患者坐起,并应用止痛药控制疼痛。接受这样的非手术疗法,患者可以早期活动,同时也意味着选择了不稳定的股骨近端典型的内翻外旋短缩畸形。

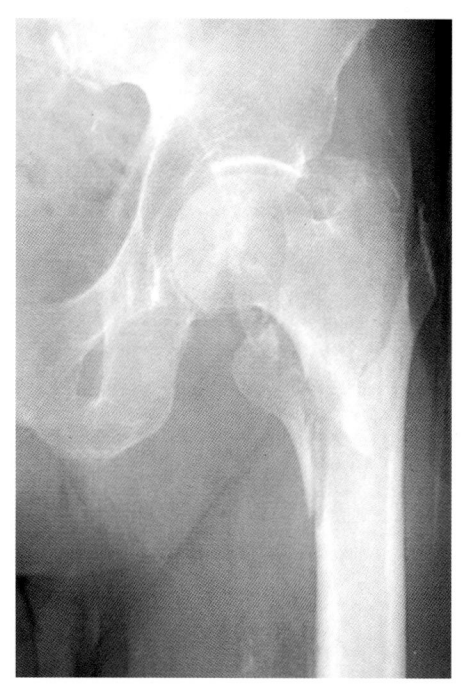

图23-2 后内侧壁缺失的不稳定型粗隆间骨折

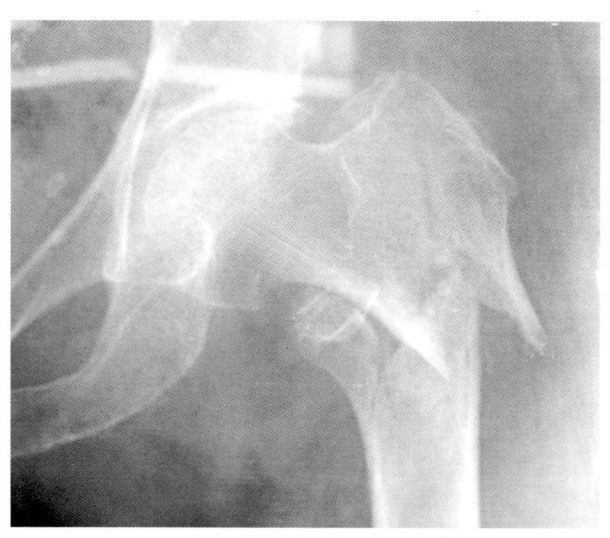

图23-3 反粗隆间骨折

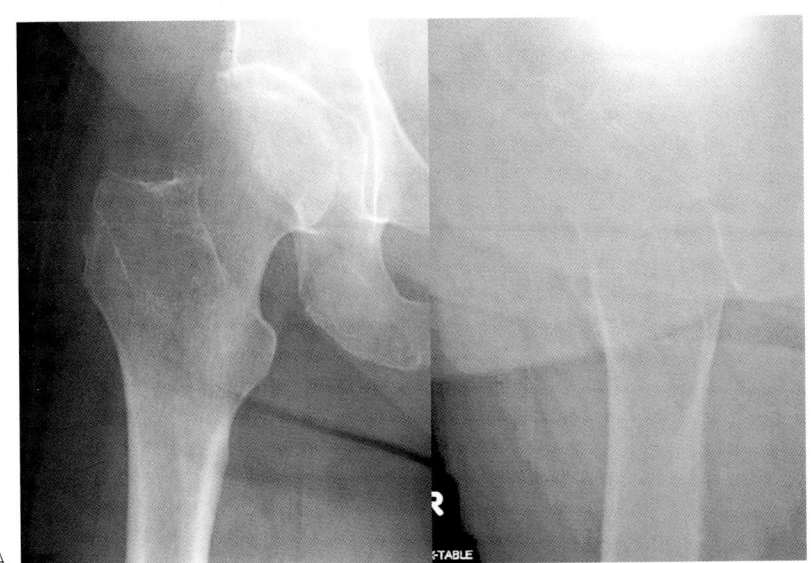
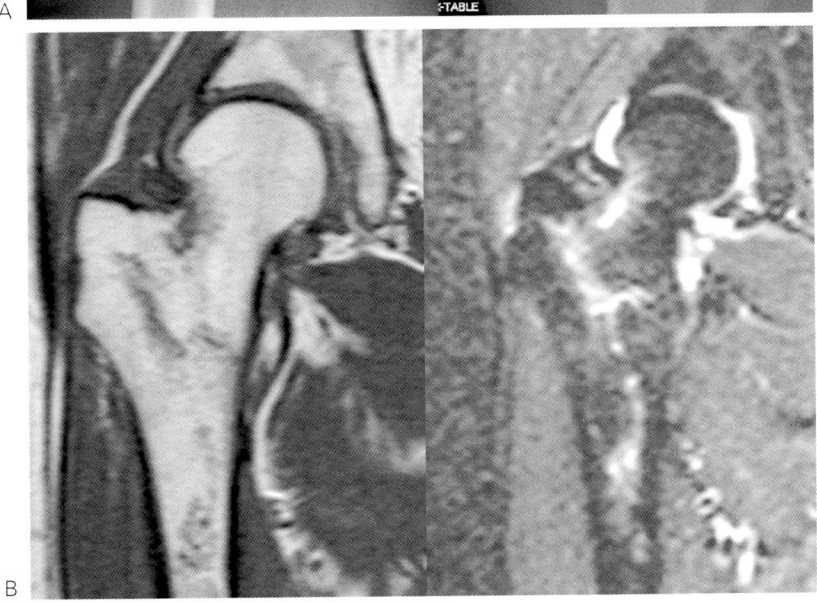

图 23-5 隐匿性股骨粗隆间骨折。一例老年患者自高处坠落后诉髋部疼痛，普通 X 线片未见明显异常（A）。（B）T1 加权（左）和 T2 加权（右）MRI 显示骨髓水肿，粗隆部可见骨折线。对该患者进行了非手术治疗

股骨粗隆部隐匿性骨折是指传统 X 线很难发现，但通过 MRI 即可明确的无移位的骨折（图 23-5）。老年患者轻微外伤后髋部疼痛，常可见无移位或不完全性的骨折。对此，MRI 可提供快速可靠的诊断[9,10]。隐匿性骨折的早期诊断，相比 CT 扫描和闪烁显像，MRI 更加准确、高效[11]。这一病理改变对于 70 岁以上的老年患者很可能需要进行手术干预[10]。确诊后，这类骨折的治疗方式取决于疼痛的程度、患者的健康状况和并发症以及患者对功能的要求。如果这些患者行走时可以不用助步器，也能舒适地坐椅子，则只要骨折没有发生移位就可以进行非手术治疗。对大多数患者来讲，隐匿性骨折也应该应用滑动髋螺钉进行手术治疗。通过这一简单的手术，可允许患者在无痛的情况下自由行走，且不用担心骨折移位。

手术适应证

除了一些全身情况不允许的患者，几乎所有的股骨粗隆间骨折都应进行手术治疗。手术固定是这类骨折的最佳治疗方法。可通过早期活动、早期康复，促使其恢复至伤前的功能状态。与手术适应证相比，手术时机似乎是一个更有争议的问题。虽然 Kenzora 等观察到在入院当天进行髋部手术会使患者手术死亡率增高[12]，但其他学者都主张尽早手术。Ring 强调对于长期患有慢性疾病的患者，全身情况改善的可能性是很小的。因此，一般推荐尽早手术固定，而不能等到全身情况调整到最佳状态后再手术[13]。McNeill 注意到，由于非医学因素使患者入院后手术固定时间延迟超

过48小时,死亡率增加10倍以上[14]。由此看来,虽然不必将股骨粗隆间骨折内固定作为急诊手术,但也应避免不必要的拖延,尽早进行手术固定。

手术治疗

基本概念

Kaufer的研究认为股骨粗隆间骨折复位固定后,其固定的强度主要取决于5个独特的因素:骨质量、骨碎片的形状、骨折复位、内置物的选择以及内置物的安装[15]。其中有两方面的因素是外科医生所无法控制的,即骨质量和骨碎片的形状或骨折类型,这些可视为静态变量。而另外三方面的因素,也就是骨折复位、内置物选择和安装主要取决于外科医生而不是患者,则属于动态因素,因为外科医生能对骨折复位的质量、选择何种内置物以及内置物的安装位置等起到决定性的作用。研究表明,内置物在股骨头内的位置是影响临床疗效的一个重要的因素[2,16,17]。Im等观察了一组66例老年稳定性股骨粗隆间骨折,分析与复位丢失相关的因素,发现手术中医源性的股骨外侧皮质粉碎与术后严重移位的相关性有统计学意义[18]。因此,进行切开复位内固定手术时必须尽可能优化这些动态因素,克服相关的静态因素,重建其结构上的稳定性。

外科解剖

股骨近端的骨性结构主要由4部分组成:股骨头和股骨颈、大粗隆、小粗隆以及粗隆下部的股骨干。这些结构都和股骨粗隆间骨折有着密切的联系,各个部分产生畸变的应力都有其各自的特点,因此获得良好的复位必须认识到这一点。

股骨粗隆间骨折偶尔会涉及股骨颈的囊外部分,但很少累及囊内的股骨颈和股骨头。止于大粗隆的髋外展肌收缩外展,臀小肌和较短的外旋肌使股骨近端外旋,将其与股骨头和股骨颈分离(图23-6)。同时,髋内收肌通过其在股骨近端内侧的止点牵拉股骨干向内移位,小粗隆所在的骨折片受髂腰肌牵拉屈曲内收,腘绳肌和股四头肌收缩则使骨折端短缩移位。简单骨折的移位方式更有规律且易于复位,而复杂骨折由于多组肌肉在多个方向上的牵拉,骨碎片分离常更为严重。

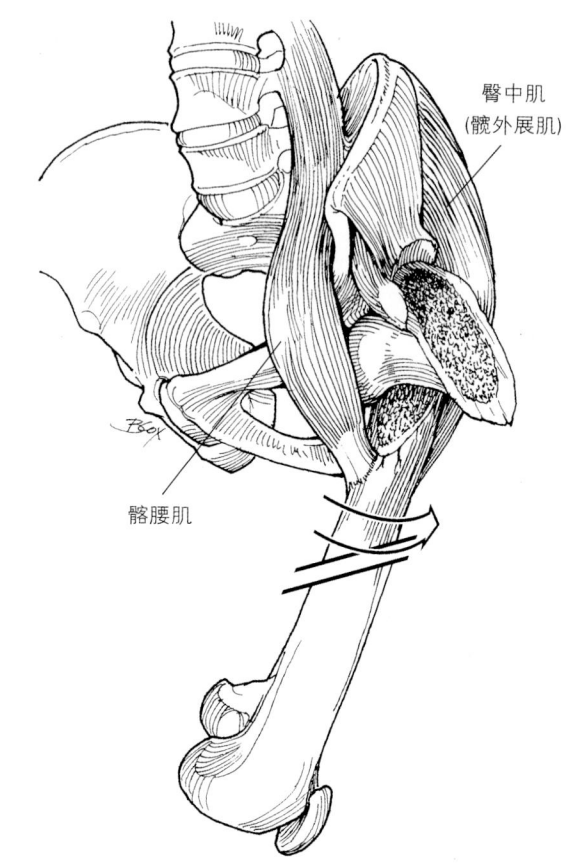

图23-6 导致股骨粗隆间骨折移位的应力,髋外展肌止于大粗隆,收缩牵拉使该骨折片向近端移位,臀小肌和较短的外旋肌使股骨近端外旋,将其与股骨头和股骨颈分离,髋内收肌通过其在股骨近端内侧的止点牵拉股骨干产生移位,小粗隆所在的骨折片受髂腰肌牵拉屈曲内收,腘绳肌和股四头肌收缩则使骨折端轴向短缩移位

手术技术

复位

获得理想的复位是股骨粗隆间骨折手术成功的关键,这一操作最好在骨折牵引手术床上完成。通过不同程度的牵引,术者必须具有在三维空间中判断损伤类型并间接地进行骨折复位的能力。当患者在骨折手术床上的体位放置妥当后,首先必须通过拍摄3个位置的X线图像评价患者的损伤类型以及骨折移位的情况,即髋关节前后位、侧位以及C型臂向上倾斜20°角时拍摄的股骨颈标准侧位(图23-7)。在股骨颈X线图像上判断其相对股骨近端的前倾角,对于骨折复位以及置入主钉或螺钉都是很有帮助的。

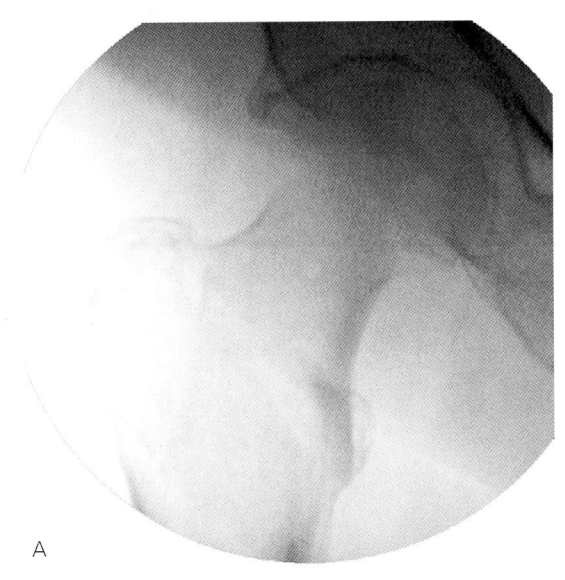
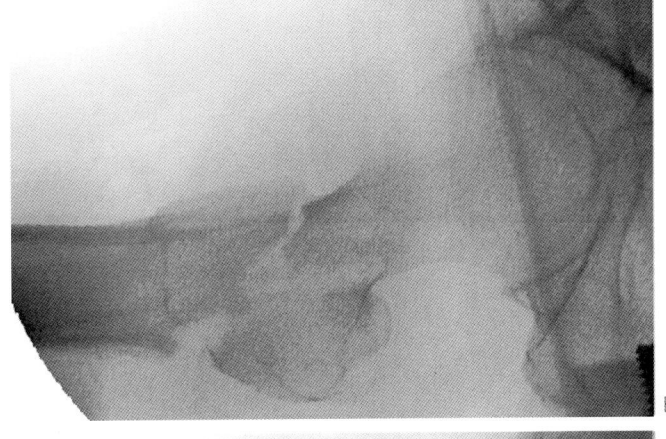
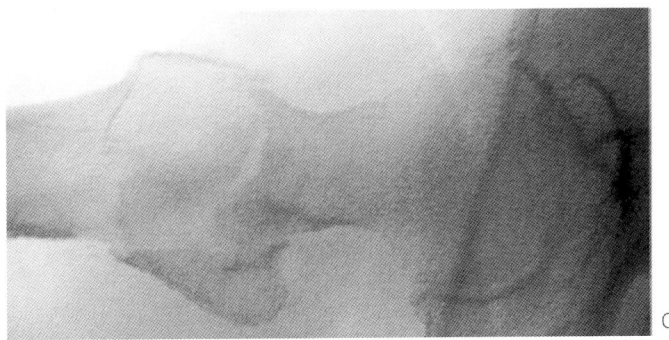

图 23-7 股骨粗隆间骨折切开复位内固定时用到的三个经典的 X 线透视图像。A. 为髋关节前后位影像。B. 为髋关节侧位影像。C. 为 C 型臂向上倾斜 20°角时拍摄的股骨颈标准侧位影像

骨折复位时，首先应适当牵引下肢（通过牵引针或足部进行牵引），然后矫正远折端的外旋畸形，并与股骨颈折块适当对位，注意恢复患侧肢体力线时，髌骨应朝向上方。骨折临时复位，髋关节正位上骨折端旋转和长度均纠正后再移动 C 型臂拍摄标准侧位以及股骨颈侧位。通过髋关节侧位图像，在维持原有复位的基础上，通过牵引床升降足部矫正骨折的前后移位。矫正了三个面上的所有移位后，最后再倾斜 20°检查股骨颈标准侧位图像。

有时单纯应用骨折牵引床很难获得理想的复位。通常骨折块由于重力作用向后移位只有在侧位片上才能看到，当存在类似的移位时必须进行人工复位、维持（图 23-8）。对一些严重的病例，在能获得理想复位之前可将骨折块适当移开。由于高能量创伤，肌肉嵌顿、骨折移位明显，常难以达到理想的复位。对于这样的病例，可在牵引床辅助下临时先行矫正对线，控制旋转，恢复长度，然后再应用传统的复位钳、复位针进行复位，并维持复位直到完成固定。通常在进行固定时可应用点状复位钳将内侧的股骨距与股骨干夹紧以帮助其维持复位（图 23-9）。由于目前常用的内置物都不能矫正骨折复位不良，也无法在内固定置入后处理骨碎片。因此，技术上的一个要点就是必须在内固定之前完成复位，且在安装内固定时必须维持复位。

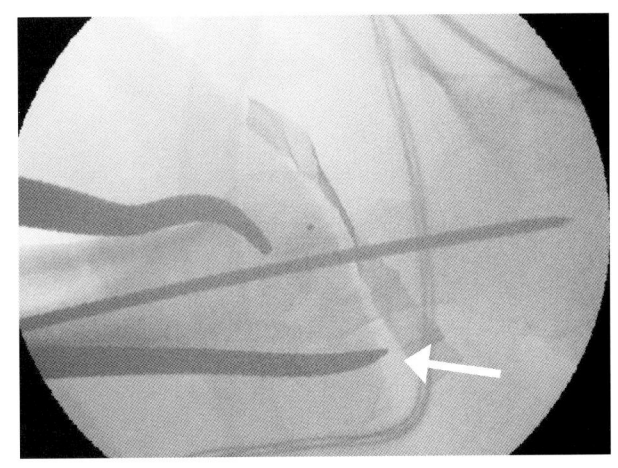

图 23-8 侧位 X 线像显示一钝头的撬拨器（白色箭头所示）置于股骨下方，将向后沉降的骨折块推顶复位。在置入内固定的整个过程中维持这一操作是非常重要的

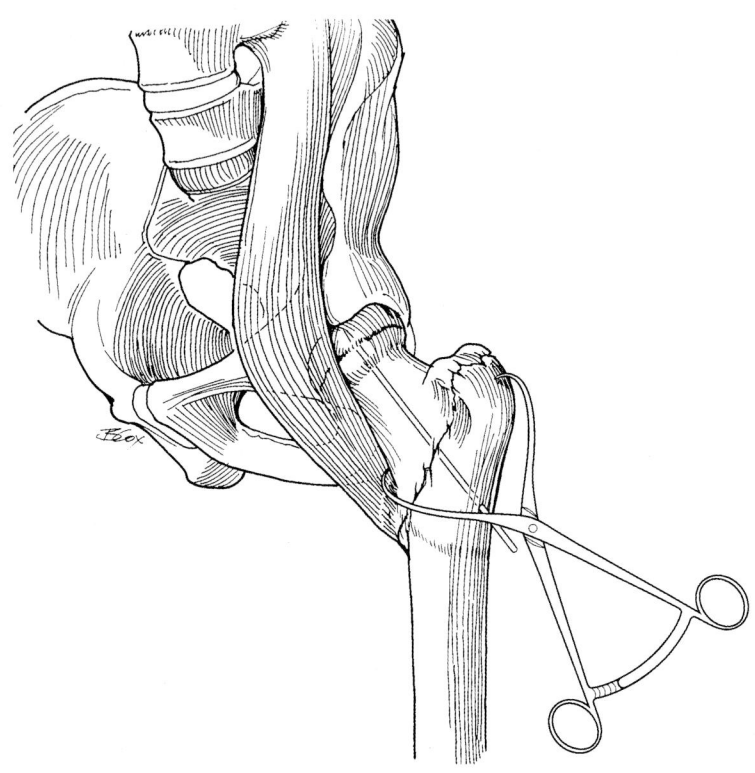

图23-9 图示在一例不稳定骨折中置入内固定时,应用点状复位钳将内侧的股骨距与股骨干夹紧以帮助其维持复位

手术固定

内置物的选择

股骨粗隆间骨折常用的内置物主要有三种:钉板系统、髓内钉系统和角接骨板。滑动髋螺钉与髓内钉相比的优缺点是最近争论的热点问题。髋螺钉与侧方接骨板系统仍是稳定型股骨粗隆间骨折首选的内置物(图23-10),而髓内钉系统则可增加不稳定骨折的稳定性,对于反粗隆间骨折尤其如此[19](图23-11)。钉板结构与髓内钉相比,前者不能有效控制反粗隆间骨折的移位,在此类骨折中应用往往失败率较高[20]。髓内钉虽然术中失血量很少,但和髋部钉板系统相比,发生内置物周围骨折的概率相对较高[21]。

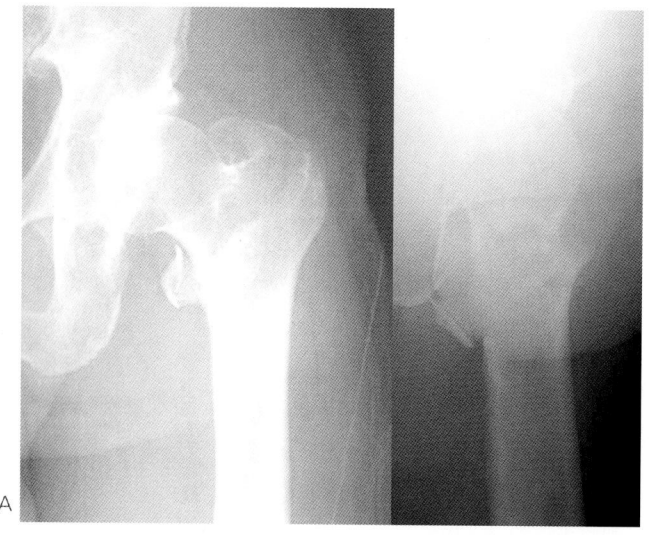
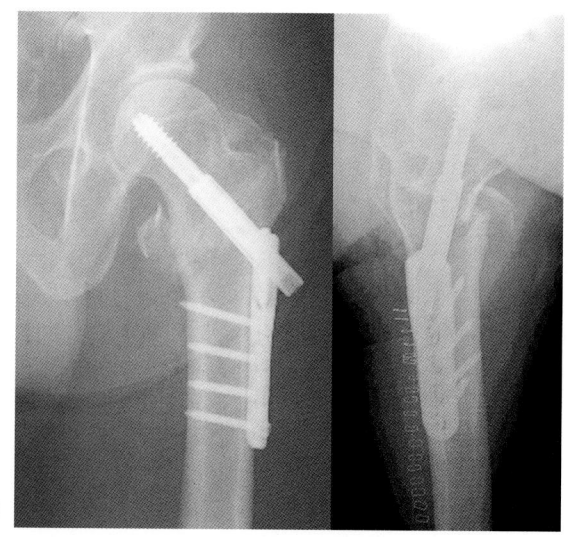

图23-10 一例典型的股骨粗隆间骨折应用滑动髋螺钉进行治疗。髋关节正侧位片显示稳定的股骨粗隆间骨折,并可见移位轻微的小块小粗隆骨折块(A),进行了闭合复位滑动髋螺钉内固定术(B)

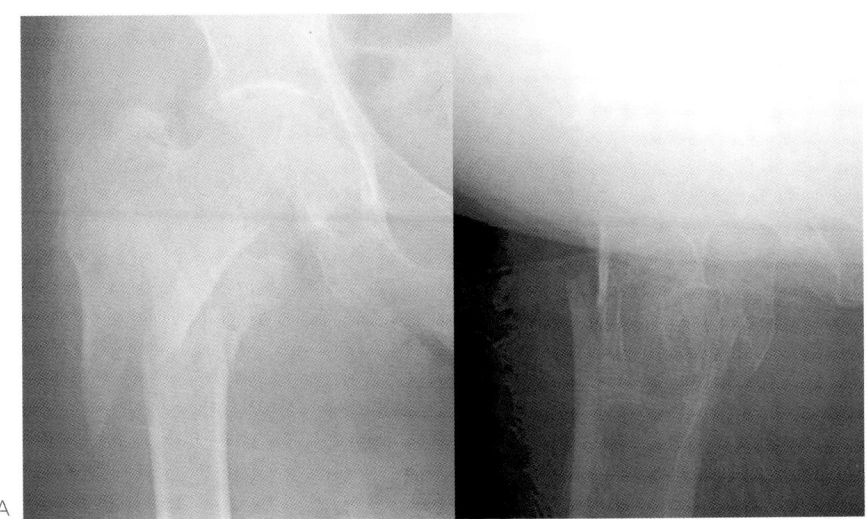

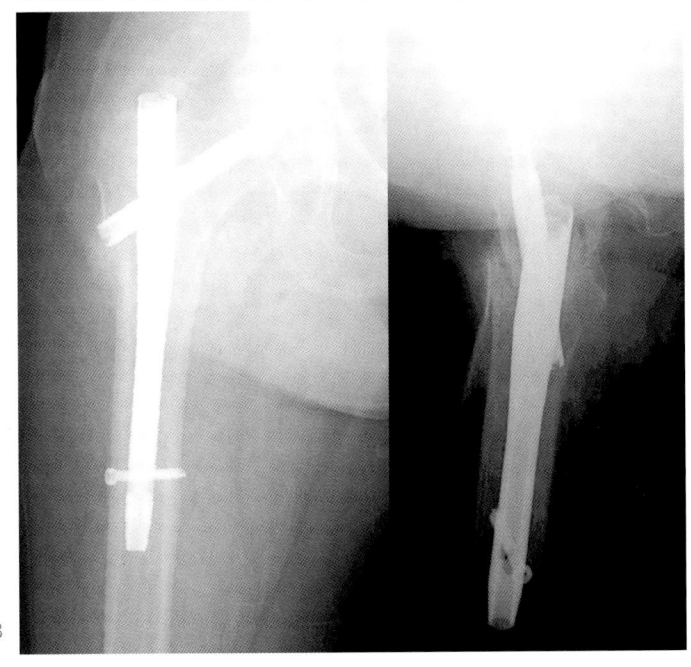

图 23-11 一例不稳定的反粗隆间骨折应用髓内钉进行治疗。髋关节正侧位显示不稳定的反粗隆间骨折(A),进行了闭合复位交锁髓内钉固定(B)。一般来讲,为了降低在髓内钉顶点部位继发骨折的风险,选用较长的钉子更为合适

Gamma 钉是人们研究最多的粗隆部髓内钉,按照 Lindsey 等[22]和 Davis 等[23]的研究,Gamma钉主要有如下优点:

1. 可稳定地固定股骨头和股骨颈;
2. 可有效控制骨折端的吸收和塌陷,增加了稳定性;
3. 髓内固定与外侧接骨板系统相比,缩短了近折端的力臂;
4. 髓内扩髓对骨折有植骨作用;
5. 能很好地控制轴向和旋转移位;
6. 可允许早期负重;
7. 置入内固定物所需切口很小;
8. 是一种分担负荷的内固定物。

传统的角接骨板装置,即具有 120°或 130°刀片的接骨板,在常规的股骨粗隆间骨折内固定中很少有病例适合应用。Laros 和 Moore[24]以及之前的 Esser 等[25]发现应用角接骨板装置并发症的发生率较高,主要包括较高比率的骨折不愈合,由于骨折端吸收导致内固定物穿入关节,以及继发骨折等。

相反,95°角接骨板用于固定不稳定的骨折则仍有一定的优势,这一接骨板具有 95°角的刀片或髁螺钉(图 23-12)。包括反粗隆间骨折在内的不稳定骨折可以应用这一装置进行固定,但它对于手术技巧要求较高,置入过程中仅允许极小的误差。带 95°刀片的接骨板能为股骨近端提供良好的固定,在可能的情况下,可通过骨折部位垂直骨折面旋入加压螺钉。

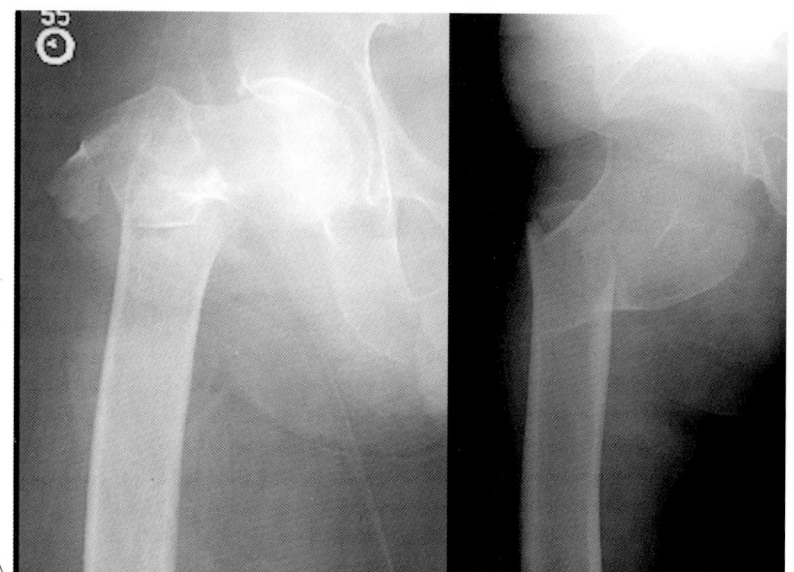

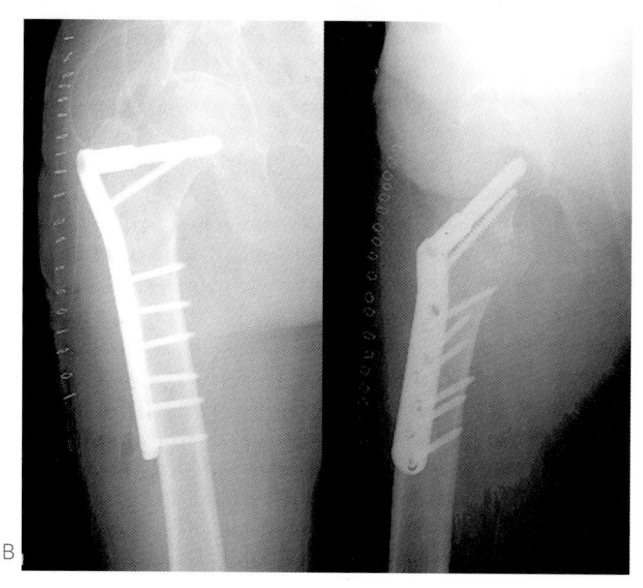

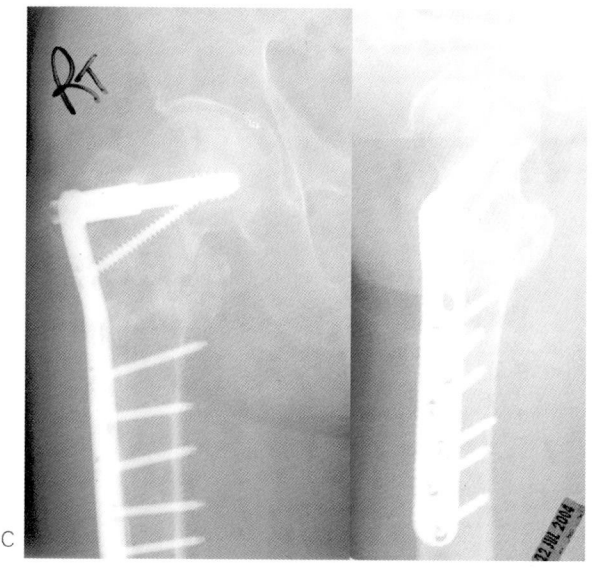

图 23-12 一例不稳定的反粗隆间骨折应用 95°髁螺钉进行固定。髋关节正侧位 X 线图像显示不稳定的反粗隆间骨折(A),进行切开复位 95°动力髁螺钉内固定(B),骨折愈合后最终的图像显示固定没有丢失,骨折没有塌陷,这和滑动髋螺钉预期的效果类似

通常认为,对于稳定的股骨粗隆间骨折,应用滑动髋螺钉和侧方接骨板系统具有最大的角度,允许螺钉置入股骨头中心[26](图 23-10)。而不稳定骨折,尤其是反粗隆间骨折,术前准备髓内固定装置是有必要的,因为固定这些不稳定骨折时髓内装置在生物力学上的优势是很重要的[27](图 23-11)。髓内固定还具有避免破坏骨折端血肿以及极少增加骨折部位的骨膜剥离等优点。然而,由于髓内钉系统的颈干角是固定不变的(常为 130°),手术中将加压螺钉置于股骨头内的中心位置难度较大[28]。尤其对于一些股骨颈干角小于 125°的患者,应用滑动髋螺钉可能使内固定在股骨头内的位置更为理想[28]。

滑动螺钉与侧方接骨板(视频 23-1,光盘 3)

滑动髋螺钉对于内侧壁完整及骨折粉碎很轻微的股骨粗隆间骨折来说是一种优秀的内固定装置。成功应用这一装置的关键在于术前制订周详的计划,研究骨折类型以及复位后的稳定性,了解滑动髋螺钉的生物力学特点。应该考虑到,稳定性骨折术后负重时,即使内固定没有丢失,侧方接骨板与螺钉的滑动功能也可能会导致断端压缩(图 23-13)。为了获得理想的置入,术前计划是必不可少的,而健侧髋关节则是最佳的模板。因此,进入手术室之前必须拍摄高质量的 X 线图像。理想的 X 线图像包括骨盆正位、患髋正侧位以及双下肢内旋时拍摄的低位骨盆片。内旋位图像最适宜于确定置入角度,因为这一位置上的影像准确地显示了颈干角以及骨折块真实的解剖形态(图 23-14)。术者和器械师都可通过模板确定置入角度以及预计螺钉长度,为患者做好相关准备。

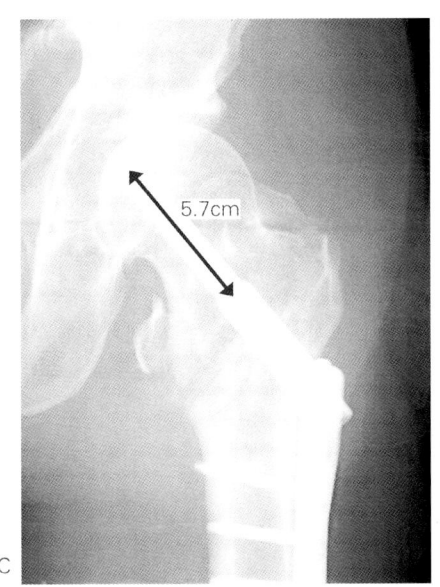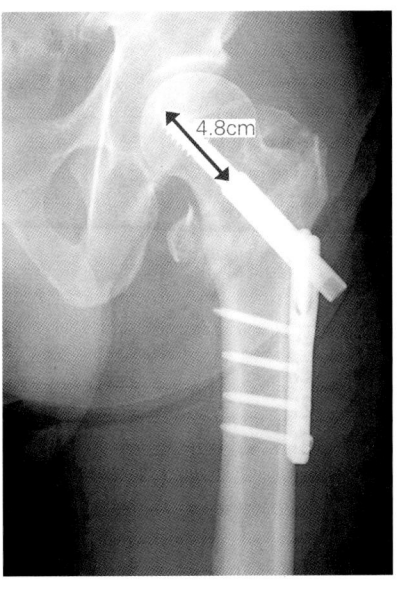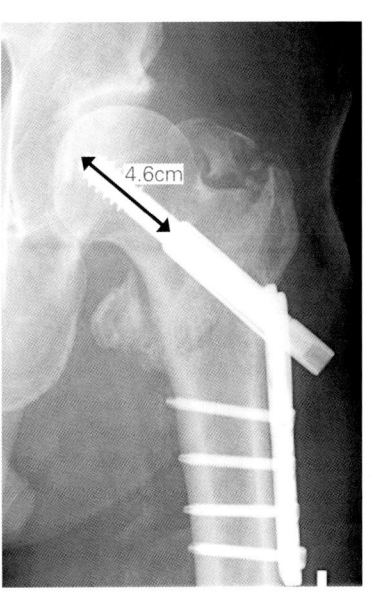

图 23-13 图为术后沿髋螺钉发生的轴向压缩。术后 X 线片显示螺钉超出套筒的长度为 5.7cm,且钉尾与侧方接骨板基本持平(A);1 个月后随访时的 X 线图像发现钉尾明显突出,螺钉超出套筒的长度缩短为 4.8cm(B);术后 3 个月时,轴向压缩较前稍有进展,螺钉超出套筒的长度为 4.6cm(C)

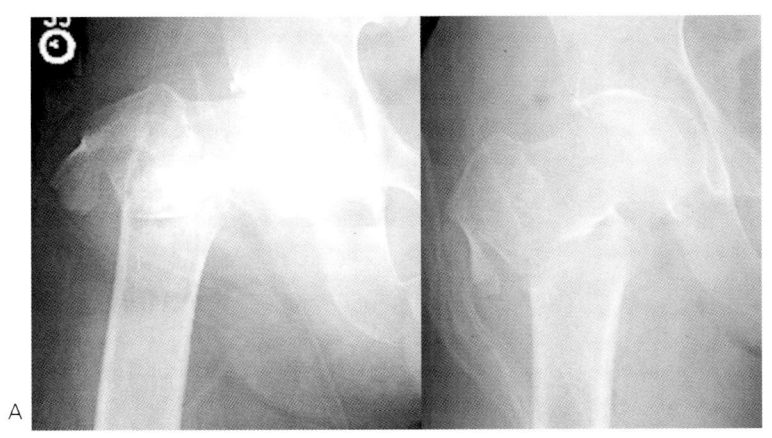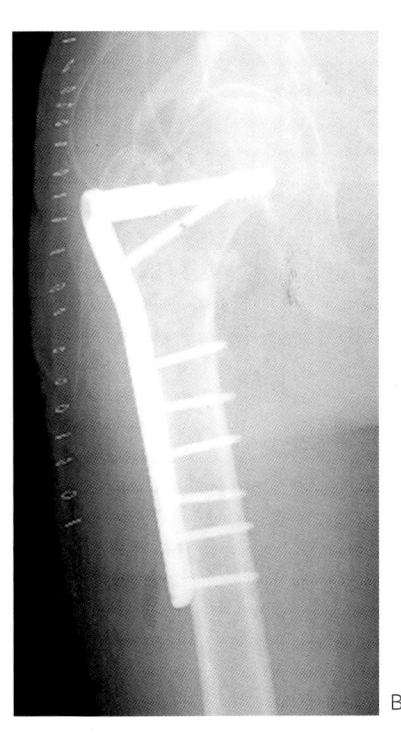

图 23-14 应用牵引后的 X 线图像。(A)左图可见粗隆间骨折成角,但骨折线显示不清;右图为牵引后的图像,清晰地显示该骨折存在反粗隆方向的骨折线。于是更改手术方案,将滑动髋螺钉换成固定角度装置(B)

Kyle 等[26]证实滑动髋螺钉的性能受加压强度的影响。当套筒与螺钉的轴线接近于关节反作用力的角度(159°)时进行加压最为理想(图 23-15)。这就要求置入所谓的大角度髋螺钉。髋螺钉角度较小更符合正常解剖形态下的颈干角(如 135°),其实这与关节的反作用力方向并不符合,于是便有一个垂直于套筒轴线的分向量对螺钉形成干扰。因此,当骨折复位偏外翻时,髋螺钉进行滑动加压最为理想。

卧于骨折手术床上的患者获得可以接受的复位后,需应用 X 线透视仔细检查正位、侧位以及倾斜 20°的股骨颈侧位影像,核实切皮前 30 分钟是否已经应用术前抗生素。虽然有多种术区皮肤准备方法,但笔者更倾向于使用 DuraPrep(3M Corporation, St. Paul, Minnesota)贴于术区皮肤,并应用手术巾防止薄膜直接黏附于洞巾上。体位放置

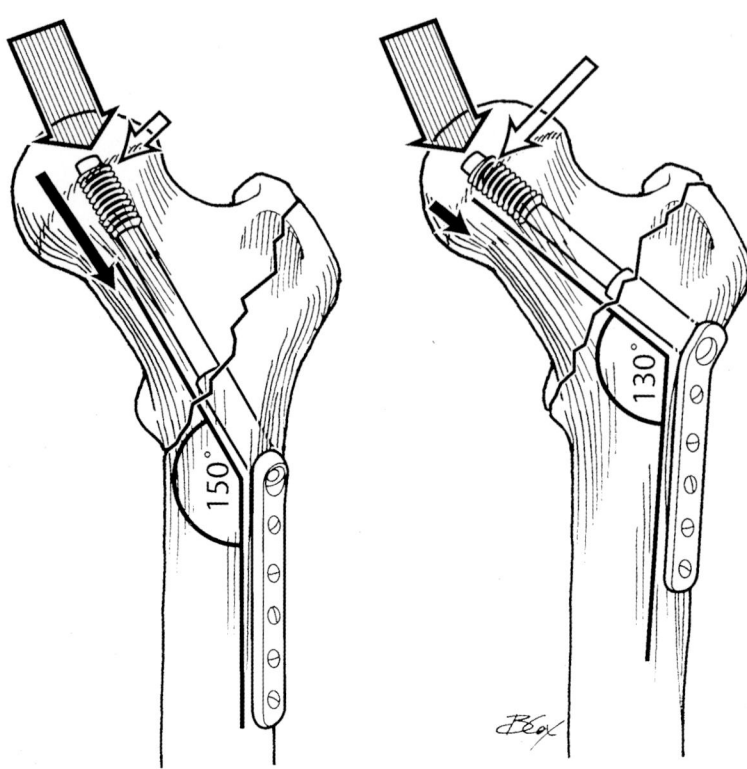

图 23-15 滑动髋螺钉置入后的初始加压作用。关节反作用力如大箭头所示,左图为大角度髋螺钉,螺钉轴线与关节反作用力大致平行,对螺钉形成干扰的作用力很小。右图为较小角度的装置,关节反作用力仅有一个较小的向量(小箭头)与套筒轴线方向一致,而相应的干扰作用力较大,因此需要较大的力量进行初始加压,而这一置入物的功能则更像刚性内固定装置

妥当,复位,铺巾后,必须再次确认 X 线透视影像,以及 C 型臂的位置是否可以在不移动基座的情况下拍摄各个位置的影像。

切皮前应用记号笔描绘出大粗隆及股骨干的轮廓以确定手术切口的位置。切口沿大腿外侧起自大粗隆顶点下方约 10cm 处,偏中线稍后方 1cm,长约 15cm,与股骨近端所在的位置相匹配(图 23-16)。向下分离,暴露髂胫束后,沿皮肤切口切开该层,直接暴露股外侧肌。至此,可纵向钝行分离股骨近端的股外侧肌,直达骨折部位;也可分离外侧肌间隔,将股外侧肌牵向前方暴露骨折端。如果选用经股外侧肌入路,则必须沿肌纤维向远端和近端进行钝行分离。如果经股外侧肌间隔将股外侧肌牵向前方暴露股骨粗线后,可在股骨干上做骨膜下分离、松解肌肉。两种入路均可为滑动螺钉与侧方接骨板的置入提供良好的暴露,置入内固定时,应用 Hohman 拉钩对于持续牵开周围肌肉是很有帮助的。

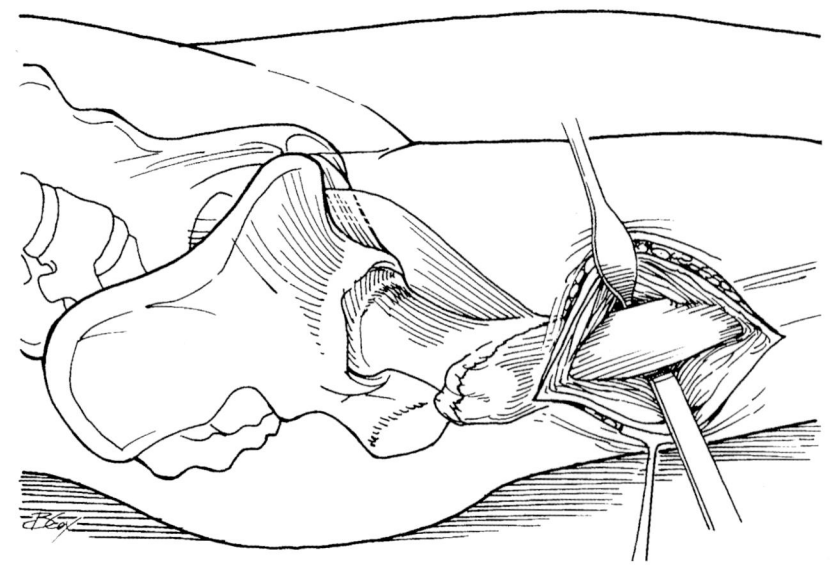

图 23-16 应用股外侧入路置入滑动髋螺钉

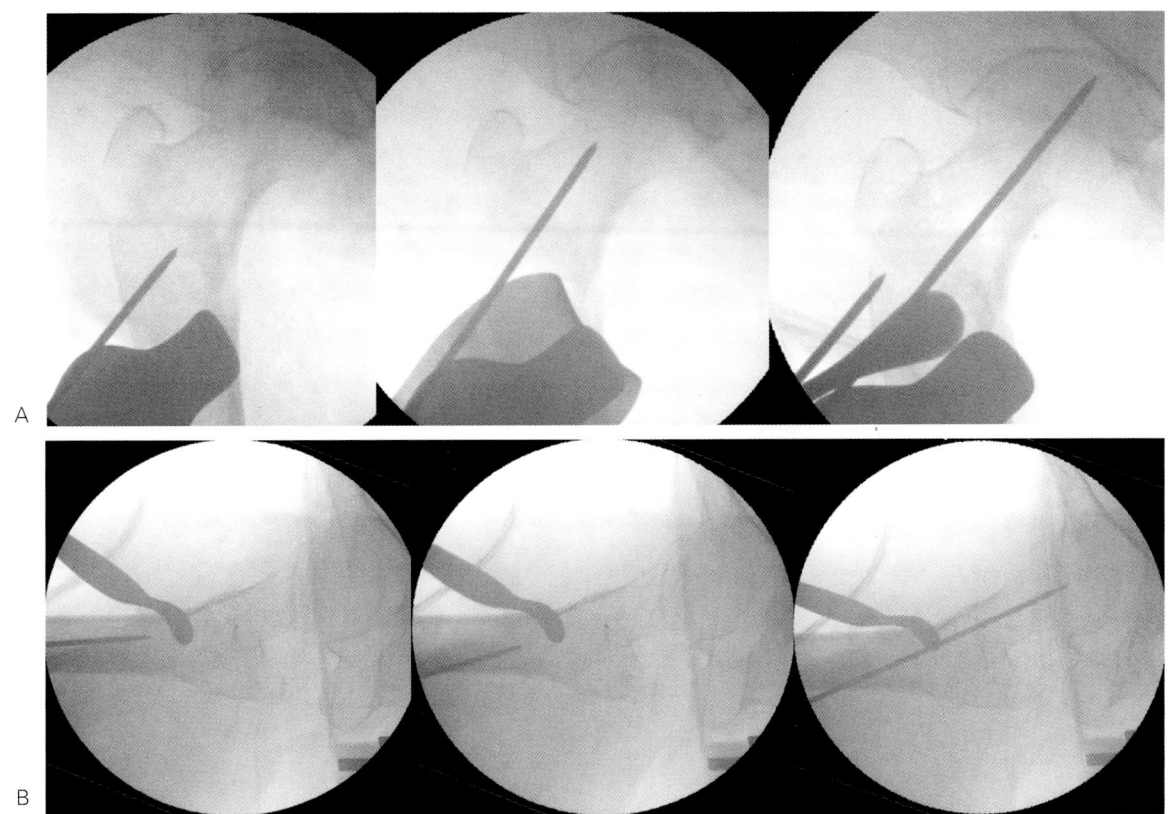

图 23-17 通过透视确定股骨头螺钉导针合适的进针点。A. 中的 3 个影像显示正位片上导针逐步调整达到股骨头中心位置。首先将导针旋入股骨颈内数厘米,中间的图像显示导针向上偏斜过大,右侧图像为导针重新调整后置入股骨头中心。B. 中的 3 个影像为逐步调整导针使其达到股骨头中心位置的侧位片。左图显示导针置入股骨外侧皮质,这一例中导针进针点明显偏前;中间的图像显示导针进针点后移,并适当朝向前方,使其与股骨头前倾角相匹配;右图为导针已置入股骨头中心点的侧位图像

暴露满意后,经 X 线透视确定股骨头螺钉导针合适的进针点(图 23-17)。该进针点主要依据术前置入物模板的角度来确定,较大角度(外翻更大)内置物的进针点更偏向股骨远端。应用与置入物角度相匹配的导向器,从股骨后外侧皮质向股骨颈中心置入导针,考虑到股骨颈的前倾角,导针方向应略偏向前方。进行下一步操作前,通过 3 个方向上的 X 线透视确认置入物角度、进针点以及导针轨迹是否恰当,是至关重要的(图 23-17)。如果对导针进行了任何调整,包括进针点以及进针方向改变后,都必须重复以上步骤,直到在 3 个位置的 X 线图像上都看到导针位于股骨颈中轴线上指向股骨头中心。三个位置上的 X 线图像都确认位置满意后,将导针旋入直达股骨头顶端的软骨下骨。

导针在股骨干上的进针点过于偏前是很常见的错误,同样,在侧位和 20°斜位上也常可发现进针点太靠近端。如果存在这两方面的误差,导针顶点就不可能置入股骨头顶端(图 23-17)。为了确保侧位片上螺钉满意的位置,置入导针时导向器需放置在后外侧,以适应正常情况下股骨干与股骨颈之间 20°的前倾角,然后通过股骨颈中轴直接向股骨头顶端旋入导针。如果进针点太靠近端,螺钉将置入到股骨头上部,这可能会增加内置物穿出等失败的概率。内置物的角度如果与股骨颈干角不匹配的话,也同样会导致导针在股骨头内的位置不佳。因此,置入导针时必须始终确保导向器与股骨干是完全服帖的,否则股骨干外侧皮质与侧方接骨板之间将会出现明显的间隙。

有关导针在股骨头内的最佳位置,Baumgaertner 等[16,17]提出了一个重要的概念——尖顶距(tip-apex distance, TAD)。在正位和侧位片上分别测量导针置入后其顶点与股骨头顶端之间的距离,两者之和即为 TAD,常用 mm 表示(图 23-18)。当 TAD 超过 25mm 时内置物穿出股骨头的风险明显增加[16,17]。

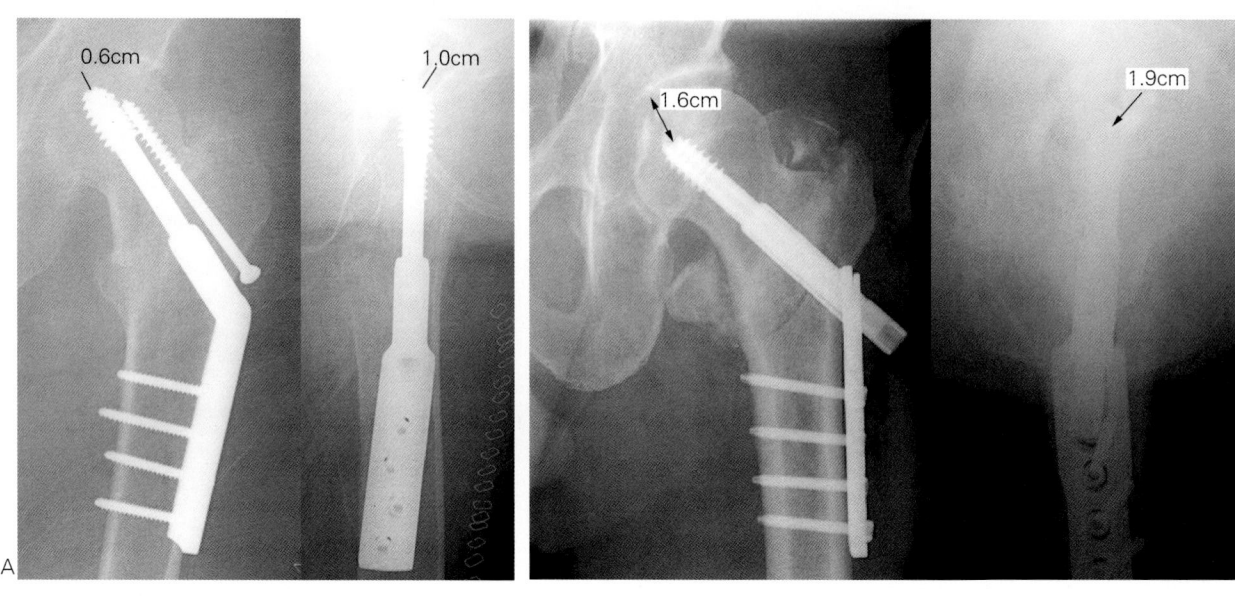

图 23-18 通常应用 TAD 来确定导针在股骨头内的位置。A. 为 1 例螺钉置入位置理想的病例，正侧位上螺钉顶点与股骨头顶端之间的距离均小于 1cm，本例 TAD 为 16mm。B. 中的病例 TAD 为 35mm，超过预期的距离 1cm。幸运的是，本例骨折最终顺利愈合

置入导针位置满意后，直接测量确定螺钉长度，扩孔钻充分扩孔。测深时很多内固定系统的测深器测得的长度都不包括导针螺纹端的 10mm，因此在测得的长度上再加上 5mm 是很有必要的。然后再将三刃扩孔钻调整成预期的长度，沿导针缓慢扩孔直达导针顶端（图 23-19）。期间需应用 X 线透视间断监测扩孔钻进入的深度，因为一旦导针顶入骨盆则可能会导致严重的并发症[29]。扩孔时术者可根据目测情况适当调整扩孔的深度，严密监控防止导针穿入髋关节。一般来讲，无须扩孔至导针顶点；相反，在扩至导针顶点下 5mm 时就应提前停止扩孔。而扩孔至预定的深度后如还需要进一步增加深度时，不应直接继续深入，而应重新调整钻头的设置，增加 5~10mm 后，重新扩孔。置入螺钉时，导针在股骨头内的位置应该固定不变。因此，如果导针随扩孔钻一同拔出，则应将导针重新插入后再置入螺钉。

通过导针装入丝锥对整个孔道进行手动攻丝，对于骨密度较差的患者则无需进行这一操作。选用长度与最终扩孔深度一致的空心螺钉，沿导针手动旋入至股骨头软骨下骨。至此，术者可移除导针，开始置入侧方接骨板。

从先前置入的螺钉尾部套入带套管的侧方接骨板，适当敲击使其与股骨干外侧面服帖。有些接骨板螺钉系统具有锁扣装置，则需将螺钉调整至正确的方向，然后再置入接骨板。而为了使接骨板与骨干服帖，也常需对螺钉进行调整。敲击后，按照操作标准旋入 2~6 枚双皮质螺钉，使接骨板帖服股骨干近段外侧。对于大多数稳定骨折来说 2 枚螺钉其实就足够了，但对一些严重骨质疏松的病例，为了防止螺钉从股骨干拔出，则需要置入更多的螺钉（图 23-20）。

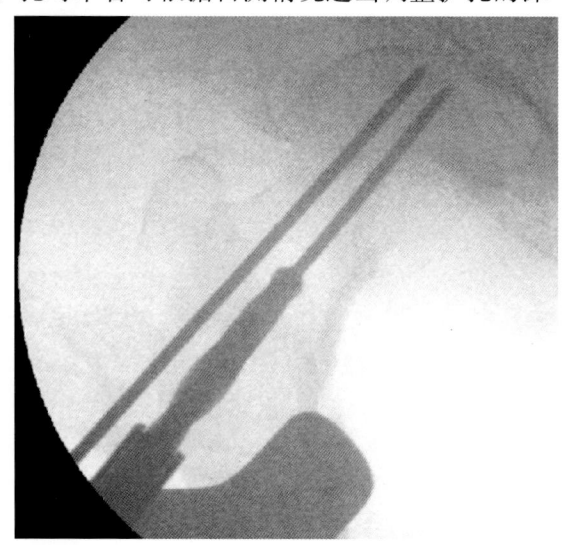

图 23-19 带三刃铰刀的扩孔钻沿导针扩孔至设定的深度

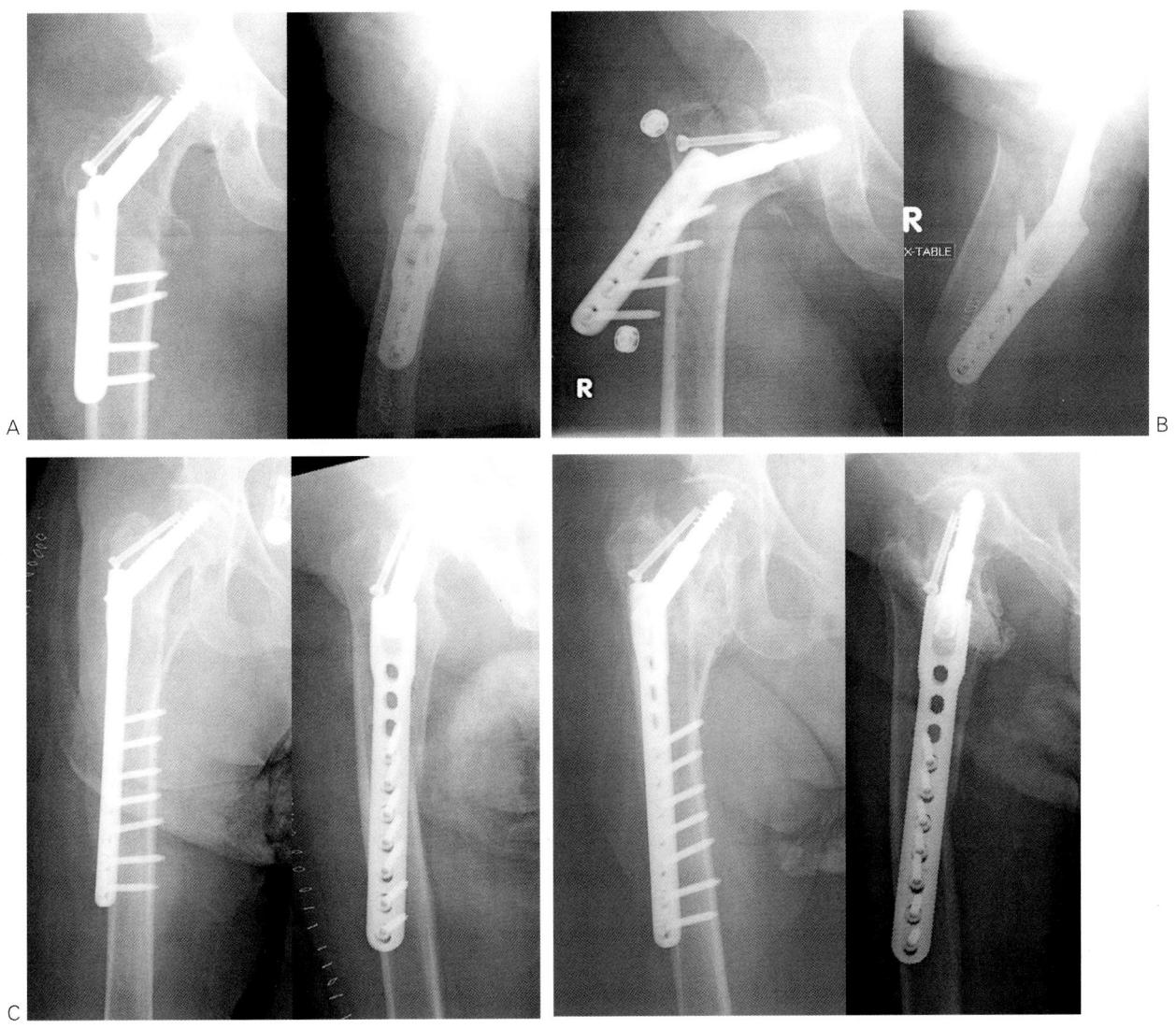

图 23-20 由于固定不充分导致侧接骨板与股骨干分离。A. 中正侧位 X 线图像显示四孔滑动接骨板固定股骨粗隆部骨折。B. 患者术后 10 天从一较低的高处摔下,髋关节正侧位图像显示螺钉被拔出,新的骨折线延伸至空螺钉孔。C. 应用较长的侧方接骨板重新固定后的正侧位 X 线图像。D. 为骨折愈合后最终的 X 线图像

必须确保股骨头内的大螺钉与侧方接骨板套管有足够的衔接便于拧紧加压。如螺钉太短,则有可能使其与接骨板脱离,也有可能使螺钉卡住导致严重的内固定失败。而对一些身材矮小的患者,则应用短套管的接骨板或许是必要的,因为合适长度的套管本身有时也可防止骨折塌陷。

总而言之,髋螺钉与侧方接骨板结构非常适合于固定除了反粗隆间骨折以外的股骨粗隆间骨折。

髓内钉(视频 23-2,光盘 3)

通常股骨顺打髓内钉可通过梨状窝或大粗隆顶端插入,而从其固定目的的考虑,后者被称为粗隆部髓内钉。典型的粗隆部髓内钉近端角度较大,以使其进针点能更偏外一些,与从梨状窝进针的髓内钉相比近端直径更大。由于典型的股骨粗隆间骨折梨状窝往往都被破坏了,此时如要求对粗隆间骨折进行髓内固定,则通常选用粗隆部髓内钉。肥胖的患者粗隆部的进针点与梨状窝更为接近。粗隆部髓内钉有很多种,有的仅有一枚大的股骨颈螺钉,而有的则有两枚直径较小的螺钉,大多数都有一长一短两枚螺钉。这一装置的复位方法与髋螺钉侧方接骨板系统类似,但除非需要应用骨折复位钳辅助复位,该手术都可考虑进行经皮复位。髓内固定系统无论是用于简单的股骨粗隆间骨折还是复杂骨折,包括反粗隆间骨折都是很优秀的内固定装置(图 23-11)。与髋螺钉相

比，这类内置物由于其髓内固定的特点，从股骨头至内置物承重轴之间的力臂相对较短，这增加了其生物力学上的优越性。髓内钉的远端其实并不是通过螺钉来进行固定的，而是依赖于周围完整的皮质骨的紧密接触。远端置入螺钉可控制内置物的旋转稳定性。骨折端的加压方式与髓螺钉侧方接骨板系统相同，但也有很多髓内钉允许术中通过其加压装置直接进行最大加压。

按上文描述的方法在骨折牵引床上放置体位，对骨折进行初步复位。插入髓内钉的手术切口位于大粗隆上方3~5cm处，长2~4cm，切口方向应自后向前向远端倾斜，与股骨干近段的轴线以及股骨前弓的解剖形态相一致（图23-21）。对于肥胖的患者，切口的位置应按照软组织的情况稍作调整。钝性分离至臀中肌筋膜，手术刀锐性切开筋膜层，向远端分离至股骨大粗隆，以使相应的器械能通过这一入路到达位于大粗隆或梨状窝的进针点。然后，应用开口锥或导针在大粗隆

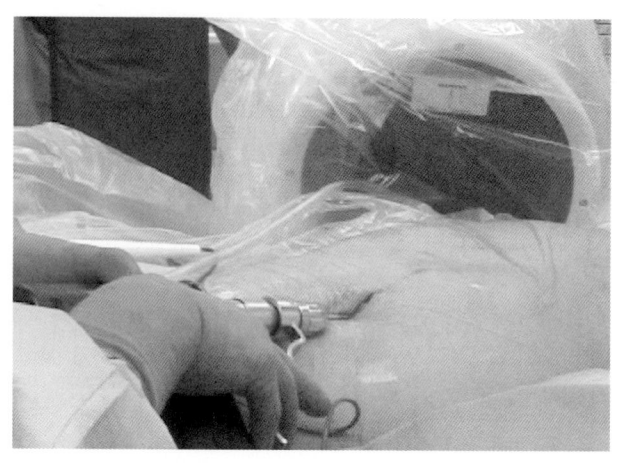

图23-21 粗隆部髓内钉的手术切口

或梨状窝开口。

插入髓内钉时确定合适的进针点是很重要的。粗隆部髓内钉理想的进针点在侧位和倾斜20°股骨颈侧位片上位于大粗隆前三分之一，正位片上则位于大粗隆顶点的内侧面（图23-22）。

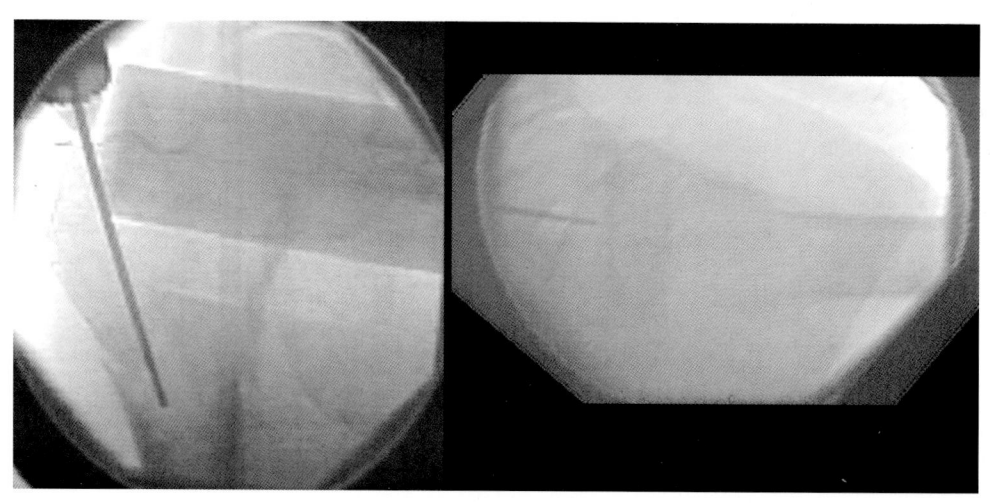

图23-22 术中正侧位影像显示粗隆部髓内钉的进针点。正位片上（左图）显示导针自大粗隆顶部的内侧面置入，而侧位片上（右图）则位于大粗隆前三分之一处

找到合适的进针点，并确认骨折端复位仍满意后，将开口锥或导针旋入粗隆部约3cm。进针方向在侧位片上应和股骨干轴线一致，正位片上应朝向小粗隆。如果应用导针开口，则需进一步扩大口径，以便插入导丝及髓内钉（图23-23）。

将球形顶端的导丝经开口处通过粗隆下插入髓腔内。导丝必须插至股骨髓腔峡部以下，以确保导丝在髓腔内合适的位置，防止其在扩髓时轻易退出。扩髓前应拍摄正侧位X线影像明确导丝的位置（图23-24）。

确认导丝的位置后，对粗隆部以及股骨近端髓腔扩髓，准备置入髓内钉。大多数髓内固定系统都推荐了股骨近端和远端标准的扩髓直径，当股骨远端扩髓达到标准直径后，术者可应用大的扩髓钻对粗隆部进行扩髓，直至系统推荐的近端开口直径（图23-25）。所有扩髓操作中都通过导丝应用可屈曲扩髓钻，必须小心操作，扩髓钻插入和退出过程中确保导丝维持在原来的位置。在退出钻头时可用Kocher钳牢固地夹持住导丝的尾端，如考虑导丝的位置发生了相应的变化，则必须通过X线透视证实导丝的位置。扩髓时还有另一个有用的技巧，扩髓钻置入开口处以后在其外侧

面安置一个木槌,通过木槌向内侧施加一定的压力,这样可以防止扩髓钻向外侧偏斜破坏股骨大粗隆的外侧皮质。股骨近端准备妥当后便可插入髓内钉。

此时,将带瞄准装置的外侧支架与髓内钉安装妥当后,沿导丝手动插入股骨近端(图23-26)。插入时须小心操作避免对髓内钉施加内翻或外翻应力,否则容易导致骨折复位丢失,骨折线延长至股骨颈或大粗隆,甚至有可能导致粗隆下骨折。沿导丝逐渐插入髓内钉的同时可连同外侧支架一起稍用力前后旋转推入。拍摄正位X线片

检查髓内钉的深度和方向,确认满意后,旋转髓内钉外侧支架前倾约20°,使其朝向股骨颈和股骨头。正位片上置入股骨颈拉力螺钉合适的深度位于股骨颈和股骨头的中心或稍偏下一些。至此,可移除球形顶端的导丝。

置入股骨颈拉力螺钉或螺旋刀片的导针时,需要根据髋正侧位以及股骨颈侧位X线图像进行调整(图23-27)。经三个方位的X线影像确认位置满意后,旋入导针至股骨头中心软骨下骨处。首先导丝经瞄准装置部分插入股骨颈时拍摄正位X线图像,如导针位置与股骨颈干角不匹配,则最

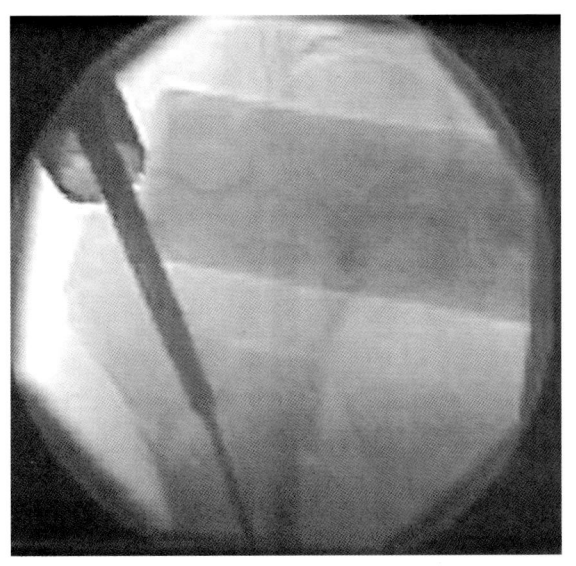

图23-23 应用空心钻通过先前置入的导丝在股骨近端逐级开口

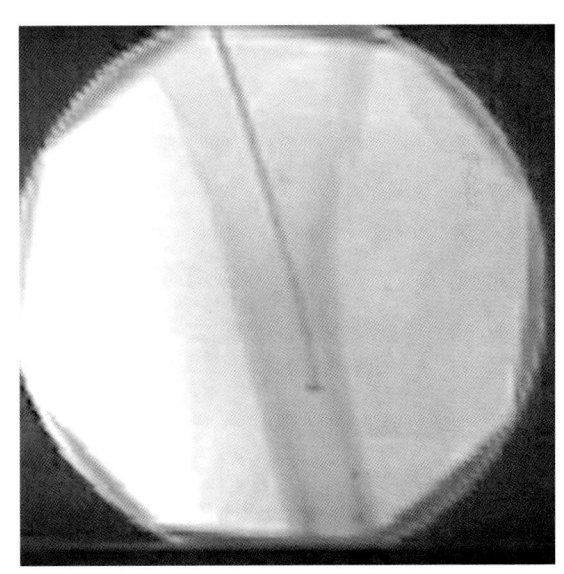

图23-24 顶端为球形的导丝通过骨折端插入股骨远端

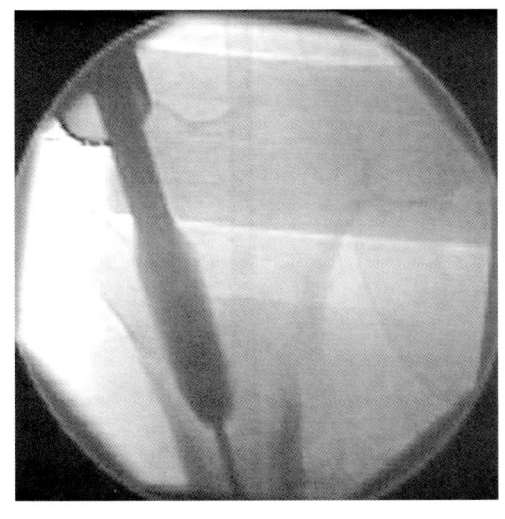

图23-25 通过专用大直径(通常为17mm)的扩髓钻在粗隆部扩孔以容纳近端直径较大的髓内钉

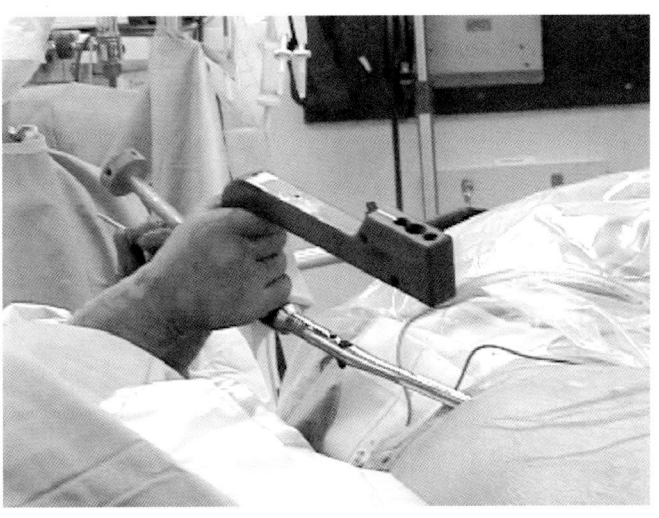

图23-26 髓内钉与近端锁定瞄准支架安装完成后,沿导丝手动插入

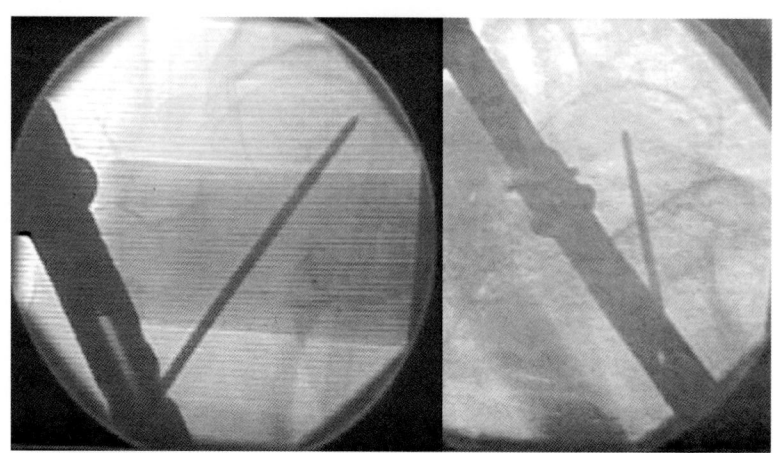

图 23-27 通过正侧位 X 线图像置入股骨头拉力螺钉。图中正侧位上导针均位于股骨头中心

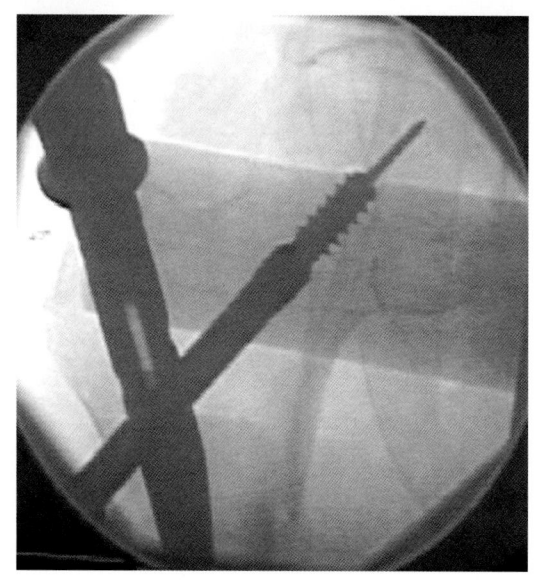

图 23-28 最终通过导针置入螺钉

好拆除髓内钉和导针,选用合适角度的髓内钉;如导针置入股骨颈的位置过高或过低,则应移除导针,适当调整髓内钉插入的深度。

确认髓内钉的角度和深度都调整妥当后,将导针旋入至股骨颈下,拍摄侧位及股骨颈侧位明确导针位置。如需调整,则必须先将导针完全撤出,然后再矫正髓内钉的前倾角。每次调整髓内钉旋入导针后都必须重新拍摄检查位置,直到导针前倾角满意为止。然后仍通过侧位图像,将导针置入股骨头软骨下骨处。导针旋至股骨头中心软骨下骨处后,在继续置入加压螺钉或螺旋刀片前,必须再次拍摄正位和股骨颈侧位核实导针位置。按照置入滑动髋螺钉时提到的 TAD 标准(见本章"手术固定"之"滑动螺钉与侧方接骨板系统"的相关论述,图 23-18),尽可能地将螺钉置入到接近股骨头顶端的位置。导针置入股骨头内理想的位置后,确定加压螺钉或螺旋刀片的长度。一般推荐沿导针扩孔后,通过导针按照最终确定的深度和方向将加压螺钉或螺旋刀片置入股骨头内(图 23-28)。收紧内固定系统特殊的滑动装置,对骨折端进行加压。一般推荐将髓内钉远端锁钉锁入动力孔,同时控制旋转。

固定角度装置(95°)

固定角度装置如刀片接骨板或动力髁螺钉在股骨上段粗隆周围骨折中的应用受到了限制,基本上仅限于一些极不稳定的骨折,如反粗隆间骨折。这些装置的适应证和手术方法将在第 24 章中详细论述。

康 复

股骨粗隆间骨折一般公认的术后计划都要求 24 小时内静脉内应用抗生素,同时预防深静脉血栓形成(DVT)。可应用第一代头孢菌素,如患者青霉素类过敏,则可应用万古霉素,而术后应用物理和化学的方法预防 DVT 都是可取的。认知功能完整的患者由于其可本能地保护患肢,因此,如能耐受,则可允许其适当负重[30]。Koval 等证实,相比较稳定骨折的患者,不稳定型骨折的患者自身会使患肢承受较小的负荷[30]。在另一项单独的研究中,Koval 等发现,在患者能耐受的情况下允许其适当负重并不会增加内固定的失败率[31]。

已经证实,成功的康复治疗与性别、骨折类型以及手术方式等因素关系不大,而主要取决于患者的年龄以及伤前的功能状况[32]。标准的康复方案主要包括理疗和社会服务,但两者应用 3 个月和 6 个月后,结果发现这并不能促进患者康复[33]。

要点与技巧

- 内旋位图像对于制订术前计划确定内置物角度是最佳的 X 线影像,因为这一投照位置能准确地反映颈干角和骨折块的解剖形态。
- 由于内固定物无法矫正复位不良,且置入后也很难再对未复位的骨折块进行处理,因此骨折固定前必须获得良好的复位。
- 骨折复位时应注意骨折块向后下垂移位,在手术过程中常须通过手法矫正并维持复位。
- 安装内固定时应用点状复位钳夹持股骨距内侧和股骨干外侧有助于维持复位(图 23-9)。
- 置入导针时一个常见的错误,就是侧位片和偏斜 20°的股骨颈侧位片上导针在股骨干上的进针点太偏前方,或太靠近端。如存在这两方面的偏差,就不太可能将导针的顶点置入股骨头顶端。为了确保侧位片上螺钉位置妥当,置入导针时应稍偏后外侧进针,以适应股骨颈和股骨干之间 20°的前倾角。
- 测量股骨颈拉力螺钉的长度时,应注意到大多数内固定系统的测深器都不包括导针螺纹端约 10mm 的长度,因此在测得值上再增加 5mm 是很有必要的。
- 通常扩孔时不必扩至导针的顶端,而应在顶端 5mm 以下处停止扩孔。
- 对于很多合并骨质疏松的老年患者,内固定置入过程中无须敲击。
- 确认大的股骨头螺钉与侧方接骨板的套管有足够的衔接,使其能够收紧加压。如螺钉太短,则有可能使侧方接骨板与螺钉分离,也可能使螺钉卡住,导致严重的内固定失败。对一些身材矮小的患者,可能需要应用较短的套管,因为合适长度的套管有时也可防止骨折塌陷。
- 应用粗隆部髓内钉时,进针点在侧位和倾斜 20°的股骨颈侧位片上位于前三分之一处,正位片上位于股骨大粗隆顶点的内侧面。如应用梨状窝髓内钉,进针点在正位片上则位于梨状窝的外侧面,侧位和倾斜 20°股骨颈侧位片上则位于梨状窝的前面。
- 扩髓时一个有用的要点就是在扩髓钻插入开口处后,在其外侧放置一个木槌,通过木槌向内侧施加一定的压力,这样可以防止扩髓钻向外侧偏斜破坏股骨大粗隆的外侧皮质。
- 充分扩髓后始终手动插入粗隆部髓内钉以避免造成股骨干意外骨折。
- 一般认为应用较长的髓内钉更为可取,因为这可以降低内置物顶端继发骨折的风险以及内置物失败的可能性。然而,当置入一根较长的髓内钉时,应注意髓内钉是否与股骨干前弓的形态相匹配,否则容易穿破髓内钉远端顶点处的股骨干皮质。
- 合并严重骨质疏松的患者,可能需要应用混合性固定。在这种情况下,可考虑应用聚甲基丙烯酸甲酯(PMMA)增强手术固定。作者推荐使用 Palacos(Biomet Orthopedics, Inc., Warsaw, Indiana),该产品有着良好的操作性能。

新技术

最近,有人审慎地将外固定作为股骨粗隆间骨折最终的治疗手段。Moroni 等对连续 40 例股骨粗隆部骨折进行了研究,结果发现应用羟基磷灰石涂层固定针进行外固定与 135°髋螺钉内固定相比疗效相当[34]。这一方法手术时间较短,术中失血很少,且能明显降低术后总的疼痛程度,而且 6 个月时骨折复位仍没有明显丢失。然而,外固定仍有待进一步研究。

由于股骨粗隆间骨折的患者大多合并骨质疏松,混合性固定的应用开始受到关注。以往有外科医生将骨水泥(PMMA)填充到骨折严重粉碎的区域[35],由于 PMMA 不可吸收且影响骨折愈合,近来人们开始对一些可改建成骨的可吸收置入物产生兴趣。目前,市面上有多种磷酸钙骨水泥,可供外科医生将其填充到骨折粉碎的区域,或用于改善骨密度,增加固定强度,防止骨折端塌陷。Elder 等通过生物力学模型发现,应用磷酸钙骨水泥骨骼修复系统(Norian SRS)(Synthes, Paoli, Pennsylvania)进行增强固定后,骨折结构的强度增加,滑动髋螺钉的移位明显减小[36]。他们还发现,实验组骨骼平均表面张力与骨质完整状态很接近,且侧方接骨板的张力与对照组相比明显降低。然而,磷酸钙骨水泥增强组与对照组相比导致股骨破坏的负荷没有明显差异。作者认为骨增强物对于股骨粗隆间不稳定型骨折可改善骨折的整体稳定性,有利于转移通过骨折端的负荷,可减少股骨近端的短缩,增加滑动髋螺钉的强度。在另一项研究中,与对照标本相比,磷酸钙骨水泥骨水泥增强的标本短缩较少(分别为 1mm 和 17mm),而整个结构的强度是最初时的 2 倍[37]。

同外科和创伤等领域一样,人们对微创技术的兴趣同时也促进了手术入路的改良。DiPaola 等介绍了一种微创置入滑动髋螺钉的技术[38]。值得一提的是,Gotfried[39] 作了进一步改进,通过这一入路应用他的经皮加压接骨板治疗股骨粗隆间骨折。在一项 130 个病例的研究中应用这一装置,发现其并发症发生率很低[40]。

结 果

股骨粗隆间骨折的临床结果尚没有很好的评价标准,以往大多通过骨折是否愈合、患者是否存活等来评判治疗是否成功,治疗结果中并没有对功能进行详细的评估。骨折愈合、骨质疏松症、骨折类型以及手术方法等都是治疗结果很重要的预测因素。确切地说,骨折如要获得最佳的治疗结果,外科医生必须使骨折达到解剖复位,选择最合适的内置物并正确地置入。这些问题在本章都进行了详细论述。

随着近来全身健康状况评价工具以及专用的髋关节功能评分的应用,股骨粗隆间骨折治疗结果的评价也有了很大改进。值得一提的是,在进行这些评估时人们发现,治疗结果最为强烈的预测因素原来是患者受伤前的功能状态[41]。在所有股骨近端骨折的患者中,不稳定型股骨粗隆间骨折的功能结果评分最差,但这一组患者伤前的状况也是最差的。

外科医生治疗股骨粗隆间骨折必须在两种最基本的方法中作出选择:滑动髋螺钉或髓内钉。滑动髋螺钉的确是治疗这类骨折的"金标准"[2],由于其独特的滑动功能,允许断端加压,提高稳定性,促进骨折愈合,但同时这一特性也会导致术后骨折移位、短缩。而髓内钉系统通过髓内固定稳定性更好,可减少骨折畸形愈合并可获得更好的外展功能[27,42]。最近的一项比较研究发现,应用 Gamma 钉治疗不稳定型股骨粗隆间骨折,患者的行走功能更佳[27]。当然也还有很多对比试验的研究报道,但大多由于其试验方法上的缺陷,很难就相关结果给出合理的解释。为此,Parker 和 Handoll[43] 进行了一系列综合性的 Meta 分析,部分内容已经以 Cochrane 图书馆系统性综述的形式发表。他们每两年报告一次,在最近的报告中对 32 项随机性临床试验进行了分析,其中的 20 项包括总共 3 646 例患者,对 Gamma 钉和滑动髋螺钉进行了对比。应用 Gamma 钉进行治疗的患者,术中和术后股骨骨折的风险增加,再手术率较高,但创口感染率、死亡率以及发生内科并发症的概率两组类似。而对于其他结果目前还不太可能进行分析。

另外还有 5 项研究包括 623 例患者,对髓内髋螺钉和滑动髋螺钉进行了比较。同样,骨折固定的并发症在髓内髋螺钉组更为多见,而事实上所有围术期股骨骨折都发生在髓内钉组。与 Gamma 钉相比,两组术后并发症、死亡率、功能结果等都大致相仿。也有几项临床试验对股骨近端髓内钉进行了评价,包括实验性的微创静态髓内钉、Medoff 滑动接骨板(Medpac, Valencia, California),没有一项研究提供有力的证据证实这些新的内固定装置能取得更好的临床疗效。两项研究共纳入 65 例反粗隆间骨折或小粗隆水平的横断骨折,结果发现髓内钉(Gamma 钉或股骨近端髓内钉)术中结果更好,与髓外固定(95°刀片接骨板或动力髁接骨板)相比,骨折内固定相关的并发症更少。Cochrane 综述的结论认为,滑动髋螺钉与髓内钉相比,总的并发症发生率较低,对大多数股骨粗隆间骨折来说,选用滑动髋螺钉更好;而髓内钉系统对于某些特殊的骨折类型更有优势,如反粗隆间骨折和粗隆下骨折[43]。

Chirodian 等[44] 最近对粗隆间骨折的治疗结果进行了更为详细的评价,他们报道了滑动髋螺钉治疗的 1 024 例连续随访的患者,平均年龄 82 岁,78% 为女性,75% 的患者为不稳定型骨折。经过去年随访,69% 的患者存活。绝大多数(95%)患者没有疼痛或仅有轻微的疼痛,85% 的患者恢复到伤前的生活状态,50% 的患者恢复了原来的活动度。4%的患者发生了手术固定相关的并发症，而仅有不到3%的患者需要再次手术处理。这些数据显示应用滑动髋螺钉固定粗隆部骨折，总的内固定失败率以及再手术率较低，存活的患者最终治疗结果良好，大多数患者恢复了伤前的生活状态和活动度。

并发症

股骨粗隆间骨折的并发症大致可以分为全身性并发症和局部并发症。全身性并发症主要包括死亡、心肌梗死、血栓栓塞、压疮等。由于股骨粗隆间骨折患者通常合并长期慢性疾病，全身情况较差，这无疑会增加患者的死亡率。White等的统计数据显示，相同年龄段患有髋部骨折的患者标准死亡率是普通人群的6倍[45]，而患有慢性肾病(63%)[46]、严重营养不良(70%)[47]以及糖尿病(80%)[48]的患者死亡率均明显增高。其他还有一些因素也与死亡率增高关系密切，如手术延迟超过24小时[45]、老年痴呆、手术后肺炎、恶性肿瘤、高龄以及深部感染等[49]。髋部骨折的患者发生血栓栓塞性并发症的风险也很高。因此，所有患者都必须应用物理方法或/和药物进行预防。机械压力装置，如持续气压长袜或间歇性的足部压力泵，对于减少髋部骨折患者深静脉血栓形成效果明显[50]。抗栓新药磺达肝素(Fondaparinux)是一种合成的Xa因子抑制剂，也是唯一一种FDA批准的预防髋部骨折深静脉血栓形成的药物。在一项大样本随机性临床试验[51]中将磺达肝素和依诺肝素进行了对比，发现前者11天时静脉血栓栓塞的发生率为8.3%(626例患者中的52例)，而依诺肝素组则为19.1%(624例患者中的119例)($P < 0.001$)。应用磺达肝素使风险降低了56.4%(95%可信区间，39.0%~70.3%)。重要的一点是死亡率以及临床相关的出血两组间并没有显著性差异。最近，第7届美国胸科医师协会发表了抗血栓和溶栓治疗的循证指南[52]，对于髋部骨折的患者，该指南推荐常规应用磺达肝素、低分子肝素、华法林(目标INR 2.5，范围为2.0~3.0)或低剂量的普通肝素。该指南还推荐髋部骨折的患者预防血栓形成的时间至少须达10天[52]。

局部并发症主要包括创口感染、骨折不愈合以及内固定失效或/内固定断裂等。伤感染也常见于全身情况较差的患者，很显然髋部骨折的患者进行手术治疗是需要预防性静脉注射抗生素。Southwell-Keely等最近对相关文献进行了Meta分析，其中有15项随机对照试验对这一问题进行了阐述，结论认为无论深部感染还是浅表感染，预防性应用抗生素与安慰剂相比可明显降低总的伤口感染率[53]。静脉内注射1次抗生素与多次应用效果相当。抗生素的应用也减少了尿路感染的发生率，但对死亡率没有明显影响[53]。

内固定失效是这些患者很常见的并发症，合并骨质疏松以及骨折粉碎严重的患者尤其如此。大量研究表明，骨质量、骨折稳定性、复位情况、内固定种类以及内置物的位置都影响着最终的治疗结果[2,4,16]。通过测定TAD，确保内固定在股骨头中心恰当的位置，对于减少内固定失效有着重要的意义[16]。不管骨折复位固定如何，内固定失败更常见于应用滑动髋螺钉处理的不稳定型骨折，髓内固定装置用于这类骨折效果要好一些[3]。然而，最近有研究发现，应用带2枚拉力螺钉的粗隆部短髓内钉处理一些不稳定性骨折，会导致一种特殊的内固定失败，称为"Z"效应。由于2枚螺钉承受的负荷不同(一枚承受张力负荷，一枚抵抗压力负荷)，当一枚螺钉退出时，另一枚就有可能会进一步穿透股骨头，导致该内固定结构失效(图23-29)。

如果发生骨折不愈合，则主要有两种选择：应用带股骨距替换的股骨柄进行髋关节置换，或者接受再次切开复位内固定手术，后者常同时进行外翻截骨。Bartonicek等[54]报告了一组15例股骨粗隆间骨折术后内翻畸形愈合或不愈合的患者，都进行了粗隆间外翻截骨，其中14例(93%)患者顺利愈合没有发生相关的并发症，另一位患者术后6周不慎跌倒，导致内固定失效，进行了成功的翻修手术。截骨术后下肢平均延长2cm(1~5cm)。所有患者髋关节屈曲大于90°，Harris髋关节评分自73分增加至92分。没有病例发展成骨关节炎或股骨头缺血性坏死。作者的结论认为粗隆间外翻截骨术对于股骨粗隆间骨折不愈合或畸形愈合是一种有效的手术方式[34]。如果股骨头螺钉发生了"切割"或"突出股骨头"等内固定失败，则有必要进行关节置换。Haidukewych和Berry[55]报告了Mayo Clinic的经验，他们对60例粗隆间骨折内固定失败的患者进行了关节置换，其中

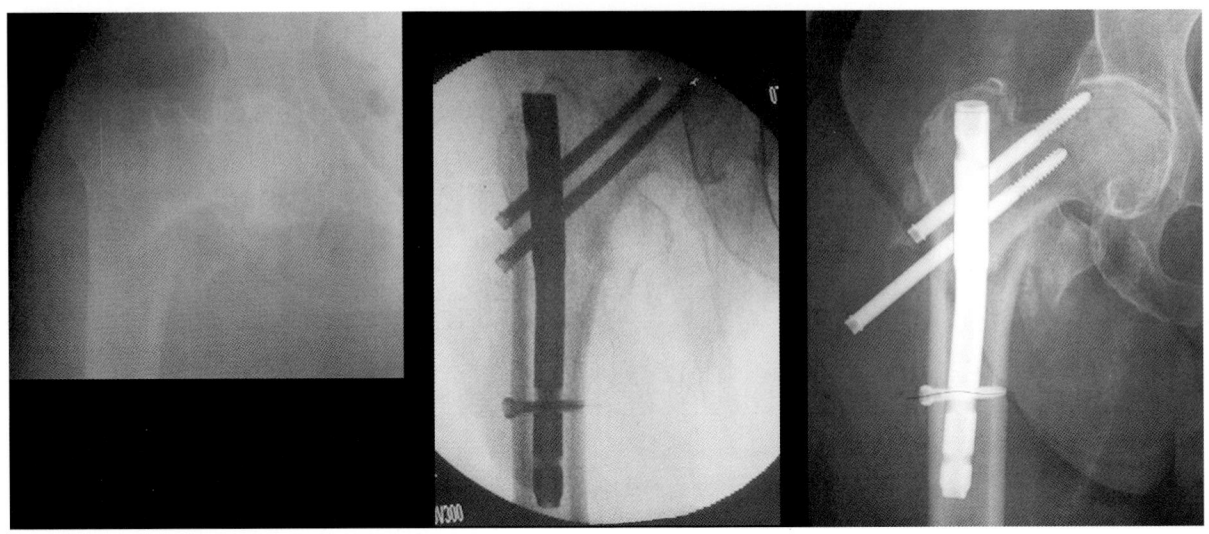

图 23-29　图示为所谓的"Z"效应。左图为 3 部分股骨粗隆间骨折内翻成角,并可见后内侧骨折块移位明显;中图为应用带 2 枚股骨头拉力螺钉的粗隆部短髓内钉对骨折进行治疗;右图示内固定失败,两枚拉力螺钉向相反的方向移位(病例由 William Ricci,M. D. 提供)

32 例患者进行了全髋关节置换,四分之三的患者应用骨水泥臼杯,另外 27 例患者进行了双极人工股骨头置换,1 例进行了单极人工股骨头置换。大多数患者都通过股骨距替换设计、长颈股骨柄或长柄股骨假体重建股骨。对 44 例患者进行了平均 5 年的随访,39 例没有或仅有轻微的疼痛,其他 5 例患者疼痛则为中度或重度。所有疼痛的患者,疼痛区域主要位于大粗隆。40 例患者恢复了行走功能,其中 26 例仅需应用 1 个或无需应用手杖。术后共有 12 例患者发生了 13 例内科并发症。进行生存分析时,将由于任何原因须进行内置物翻修的病例均定义为内置物失败,结果显示 7 年时内置物残存率为 100%,10 年时为 87.5%。作者认为,对于老年性股骨粗隆间骨折内固定失败的病例,髋关节置换是一种有效的挽救性手术,但值得注意的是,常须应用股骨距替换和长柄假体[55]。

经验

- 区分稳定型和不稳定型股骨粗隆间骨折,最重要的特征在于小粗隆部是否存在移位的骨折块。
- 对于隐匿性股骨粗隆间骨折的早期诊断,MRI 比 CT 扫描和闪烁扫描更准确更有效[11]。
- 滑动髋螺钉和侧方接骨板系统仍然更适合于固定稳定性股骨粗隆间骨折,而髓内固定系统对于不稳定型骨折则可起到更好的稳定作用,反粗隆间骨折尤其如此[19]。
- 髓内固定装置与侧方接骨板相比,一个主要的生物力学优势就是髓内钉系统的内置物位于髓腔内,比侧方接骨板力臂更短。
- 当 TAD 值超过 25mm 时内置物失效的风险明显增加。

DVD 内容提要

视频 23-1(光盘 3)股骨粗隆间骨折切开复位滑动髋螺钉与侧方接骨板系统内固定　该视频中示范的切开复位内固定手术是一例 45 岁男性患者滑雪损伤导致的高能量股骨粗隆间骨折。我们认为应将螺钉置入到股骨头和股骨颈内的适当位置,获得合适的 TAD,以避免螺钉"切出"。

视频 23-2(光盘 3)不稳定型股骨粗隆间骨折髓内钉固定　该视频演示的主要是髓内钉治疗股骨粗隆间骨折,并就髓内钉正确的进针点及其适应证进行了讨论。

参考文献

1. Alffram PA. An epidemiologic study of cervical and trochanteric fractures of the femur in the urban population: analysis of 1,664 cases with special reference to etiologic factors. Acta Orthop Scand Suppl 1964;65:1-109
2. Kyle RF, Gustilo RB, Premer RF. Analysis of six hundred and twenty-two intertmchanteric hip fractures. J Bone Joint Surg Am 1979;61:216-221
3. Evans EM. The treatment of trochanteric fractures of the femur. J Bone Joint Surg Br 1949;31B:190-203
4. Kyle RF, Ellis TJ, Templeman DC. Surgical treatment of intertrochanteric hip fractures with associated femoral neck fractures using a sliding hip screw. J Orthop Trauma 2005; 19:1-4
5. Haidukewych GJ, Israel TA, Berry DJ. Reverse obliquity fractures of the intertrochanteric region of the femur. J Bone Joint surg Am 2001;83-A:643-650
6. Fracture and dislocation compendium. Orthopaedic Trauma Association Committee for Coding and Classification. J Orthop Trauma 1996;10(Suppl 1):v-ix, 31-35
7. Clawson DK. Intertrochanteric fractures of the hip. Am J Surg. 1957;93:580-587
8. Lyon LJ, Nevins MA. Management of hip fractures in nursing home patients: to treat or not to treat. J Am Geriatr Soc 1984;32:391-395
9. Lim KB, Eng AK, Chng SM, Tan AG, Thoo FL, Low CO. Limited magnetic resonance imaging (MRI) and the occult hip fracture. Ann Acad Med Singapore 2002;31:607-610
10. Chana R, Noorani A, Ashwood N, Chatterji U, Healy J, Baird P. The role of MRI in the diagnosis of proximal femoral fractures in the elderly. Injury 2005;36 (available at http://www.sciencedirect.com/science/journal/00201383)
11. Lubovsky O, Liebergall M, Mattan Y, Mosheiff R. Early diagnosis of occult hip fractures MRI vs CT scan. Injury 2005;36:788-792
12. Kenzora JE, McCarthy RE, Lowell JD, Sledge CB. Hip fracture mortality: relation to age, treatment, preoperative illness, time of surgery, and complications. Clin Orthop Relat Res 1984;186:45-56
13. Ring PA. Treatment of trochanteric fractures of the femur. Br Med J 1963;53(3):654-656
14. McNeill DH. Hip fractures: influence of delay in surgery on mortality. Wis Med J 1975;74:129-130
15. Kaufer H. Mechanics of the treatment of hip injuries. Clin Orthop Relat Res 1980;146:53-61
16. Baumgaertner M, Curtin S, Lindskog D, Keggi J. The value of the tip-apex distance in predicting failure of fixation of peritrochanteric fractures of the hip. J Bone Joint Surg Am 1995;77:1 058-1 064
17. Baumgaertner MR, Solberg BD. Awareness of the tip-apex distance reduces failure of fication of trochanteric fractures of the hip. J Bone Joint Surg Br 1997;79:969-971
18. Im G-I, Shin Y-W, Song Y-J. Potentially unstable intertrochanteric fractures. J Orthop Trauma 2005;19:5-9
19. Bridle SH, Patel AD, Bircher M, Calvert PY. Fixation of intertrochanteric fractures of the femur: a randomized prospective comparison of the gamma nail and dynamic hip screw. J Bone Joint Surg Br 1991;73:330-334
20. Watson JT, Moed BR, Cramer KE, Kargas DE. Comparison of the compression hip screw with the Medoff sliding plate for intertrochanteric fractures. Clin Orthop Relat Res 1998;348:79-86
21. Hardy DC, Descamps PY, Krallis P, et al. Use of an intramedullary hip-screw compared with a compression hip-screw with a plate for intertrochanteric femoral fractures: a prospective, randomized study of one hundred patients. J Bone Joint surg Am 1998;80:618-630
22. Lindsey RW, Teal P, Probe PA, Rhoads D, Davenport S, Schauder K. Early experience with a gamma interlocking nail for peri-trochanteric fractures of the proximal femur. J Trauma 1991;31:1 649-1 658
23. Davis J, Harris MB, Duvall M, D'Ambrosia R. Peritrochanteric fractures treated with a Gamma nail: technique and report of early results. Orthopedics 1991;14:939-942
24. Laros GS, Moore JF. Complications of fixation in intertrochanteric fractures. Clin Orthop Relat Res 1974;101:110-119
25. Esser MP, Kassab JY, Jones DH. Trochanteric fractures of the femur. J Bone Joint Surg Br 1986;68:557-560
26. Kyle RF, Wright TM, Burstein AH. Biomechanical analysis of the sliding characteristics of compression hip screws. J Bone Joint surg Am 1980;62:1 308-1 314
27. Utrilla AL, Reig JS, Muñoz FM, Tufanisco CB. Trochanteric Gamma nail and compression hip screw for trochanteric fractures: a randomized, prospective, compara-

tive study in 210 elderly patients with a new design of the Gamma nail. J Orthop Trauma 2005;19:229 - 233

28. Walton NP, Wynn-Jones H, Ward MS, Wimhurst JA. Femoral neckshaft angle in extra-capsular proximal femoral fracture fixation: does it make a TAD of difference? Injury 2005;36:1 361 - 1 364

29. Mueller M, Jähnich H, Butler-Manuel A. Inadvertent guide wire advancement in hip fracture fixation with fatal outcome. Injury 2005;36:679 - 680

30. Koval KJ, Sala DA, Kummer FJ, Zuckerman JD. Postoperative weight bearing after a fracture of the femoral neck or an intertrochanteric fracture. J Bone Joint Surg Am 1998;80:352 - 356

31. Koval KJ, Friend KD, Aharonoff GB, Zuckerman JD. Weight bearing after hip fractures: a prospective series of 596 geriatric hip fracture patients. J Orthop Trauma 1996; 10:526 - 530

32. Thorngren KG, Norrman PO, Hommel A, Cedervall M, Thorngren J, Wingstrand H. Influence of age, sex fracture type and pre-fracture living on rehabilitation pattern after hip fractures in the elderly. Disabil Rehabil 2005; 27:1 091 - 1 097

33. Beaupre LA, Cinats JG, Senthilselvan A, Scharfenberger A, Johnston DW, Saunders LD. Does standardized rehabilitation and discharge planning improve functional recovery in elderly patients with hip fracture? Arch Phys Med Rehabil 2005;86:2 231 - 2 239

34. Moroni A, Faldini C, Pegreffi F, Hoang-Kim A, Vannini F, Giannini S. Dynamic hip screw compared with external fixation for treatment of osteoporotic pertrochanteric fractures: a prospective, randomized study. J Bone Joint Surg Am 2005;87:753 - 759

35. Bartucci EJ, Gonzalez MH, Cooperman DR, Freedberg HI, Barmada R, Laros GS. The effect of adjunctive methylmethacrylate on failures of fixation and function in patients with intertrochanteric fractures and osteoporosis. J Bone Joint Surg Am 1985;67:1 094 - 1 107

36. Elder S, Frankenburg E, Goulet J, Yetkinler D, Poser R, Goldstein S. Biomechanical evaluation of calcium phosphate cement-augmented fixation of unstable intertrochanteric fractures. J Orthop Trauma 2000; 14: 386 - 393

37. Yetkinler DN, Goodman SB, Reindel ES, Carter D, Poser RD, Constantz BR. Mechanical evaluation of a carbonated apatite cement in the fixation of unstable intertrochanteric fractures. Acta Orthop Scand 2002; 73: 157 - 164

38. DiPaola M, Rozbruch SR, Helfet DL. Minimal incision technique using a two-hole plate for fixation of stable intertrochanteric hip fractures. Orthopedics 2004;27:270 - 274

39. Gotfried Y. Percutaneous compression plating for intertrochanteric hip fractures: treatment rationale. Orthopedics 2002;25:647 - 652

40. Peyser A, Weil Y, Liebergall M, Mosheiff R. Percutaneous compression plating for intertrochanteric fractures: surgical technique, tips for surgery, and results. Oper Orthop Traumatol 2005;17:158 - 177

41. Cornwall R, Gilbert MS, Koval KJ, Strauss E, Siu AL. Functional outcomes and mortality vary among different types of hip fractures: a function of patient characteristics. Clin Orthop Relat Res 2004;425:64 - 71

42. Pajarinen J, Lindahl J, Savolainen V, Michelsson O, Hirvensalo E. Femoral shaft medialisation and neck-shaft angle in unstable pertrochanteric femoral fractures. Int Orthop 2004;28:347 - 353

43. Parker M, Handoll H. Gamma and other cephalocondylic intramedullary nails versus extramedullary implants for extracapsular hip fractures in adults. Cochrane Database Syst Rev 2005;Oct 19(4):CD000093

44. Chirodian N, Arch B, Parker MJ. Sliding hip screw fixation of trochanteric hip fractures: outcome of 1024 procedures. Injury 2005;36:793 - 800

45. White BL, Fisher WD, Laurin CA. Rate of mortality for elderly patients after fracture of the hip in the 1980's. J Bone Joint Surg Am 1987;69:1 335 - 1 340

46. Tierney GS, Goulet JA, Greenfield ML, Port FK. Mortality after fracture of the hip in patients who have end-stage renal disease. J Bone Joint Surg Am 1994;76:709 - 712

47. Foster MR, Heppenstall RB, Friedenberg ZB, Hozack WJ. A prospective assessment of nutritional status and complications in patients with fractures of the hip. J Orthop Trauma 1990;4:49 - 57

48. Davidson TI, Bodey WN. Factors influencing survival following fractures of the upper end of the femur. Injury 1986;17:12 - 14

49. Wood DJ, Ions GK, Quinby JM, Gale DW, Stevens J. Factors which influence mortality after subcapital hip fracture. J Bone Joint Surg Br 1992;74:199 - 202

50. Westrich GH, Rana AJ, Terry MA, Taveras NA, Kapoor K, Helfet DL. Thromboembolic disease prophylaxis in patients with hip fracture: a multimodal approach. J Orthop Trauma 2005; 19:234 - 240

51. Eriksson BI, Bauer KA, Lassen MR, Turpie AG.

Fondaparinux compared with enoxaparin for the prevention of venous thromboembolism after hip-fracture surgery. N EnglJ Med 2001;345:1 298 – 1 304

52. Geerts WH, Pineo GF, Heit JA, et al. Prevention of venous thromboembolism: the Seventh ACCP Conference on Antithrombotic and Thrombolytic Therapy. Chest 2004; 126(Suppl 3):338S – 400S

53. Southwell-Keely JP, Russo RR, March L, Cumming R, Cameron I, Brnabic AJ. Antibiotic prophylaxis in hip fracture surgery: a metaanalysis. Clin Orthop Relat Res 2004;419:179 – 184

54. Bartonicek J, Skala-Rosenbaum J, Dousa P. Valgus intertrochanteric osteotomy for malunion and nonunion of trochanteric fractures. J Orthop Trauma 2003;17:606 – 612

55. Haidukewych GJ, Berry DJ. Salvage of failed internal fixation of intertrochanteric hip fractures. Clin Orthop Relat Res 2003;412:184 – 188

第二十四章　股骨粗隆下骨折

Stephen H. Sims

股骨近端粗隆下部骨折的治疗是很有挑战性的，且并不总是能获得满意的临床结果，因而有必要就此进行专题讨论。股骨粗隆下部通常是指小粗隆下缘以远5cm范围内或股骨干中上1/3以上的区域（图24-1）。移位主要位于这一区域内的骨折，尽管有时骨折线可能延伸至粗隆部或股骨干远端，但这些骨折仍被称为股骨粗隆下骨折。股骨粗隆下骨折在两个年龄阶段的患者中比较多见[1~5]：年轻患者的骨折常因为高能量损伤，往往粉碎严重；而老年患者则大多由于低能量损伤所致。

股骨粗隆下骨折由于其独特的解剖学与生物力学特征，因而治疗较为复杂。股骨粗隆下部主要由皮质骨构成，骨折常为粉碎性，愈合较慢。由于股骨粗隆部髓腔较大，固定的稳定性差且骨折畸形愈合的风险较高，因此在这一区域进行髓内固定尤为困难。髓内钉无法充满股骨近端宽大的髓腔，通过骨折部位时不能像骨干骨折那样对骨折端产生复位作用。如髓内钉通过时骨折端对位对线不佳，则骨折将会被固定在一个畸形的位置。因此，在完成髓内钉固定时必须将骨折复位妥当。在粗隆下部，导致骨折块移位的力量很强，复位骨折时可能需要一些特殊的方法。从生物力学上来讲，股骨近端粗隆下部是应力很集中的部位，因此，这一部位的骨折内固定失败率很高[6]。

由于多块强大的肌肉止于股骨近段，对骨折块有很强的牵拉作用，而使骨折复位较为困难。臀中肌和臀小肌止于大粗隆，外展髋关节；梨状肌、上孖肌、下孖肌也止于这一区域，而使髋关节外旋；髂腰肌止于小粗隆可使髋关节屈曲、外旋；正是由于这些肌肉的作用才导致了这一部位骨折典型的畸形（图24-2）。近折端常屈曲外展外旋，远折端则由于内收肌群以及腘绳肌的作用而内收、短缩移位。与其他部位骨折复位时远端对近端不同，这一骨折复位时仅移动远端骨折块很难与近折端达成满意的对线。因此，必须通过调整两端的位置才能完成复位。不管选用何种内固定，认识到这一点对于获得满意的对位、对线都是至关重要的。

粗隆下部是应力十分集中的部位，一方面由于身体的重量对粗隆下部的压应力，另一方面则是由于止于骨折块上的肌肉产生的牵拉应力。很

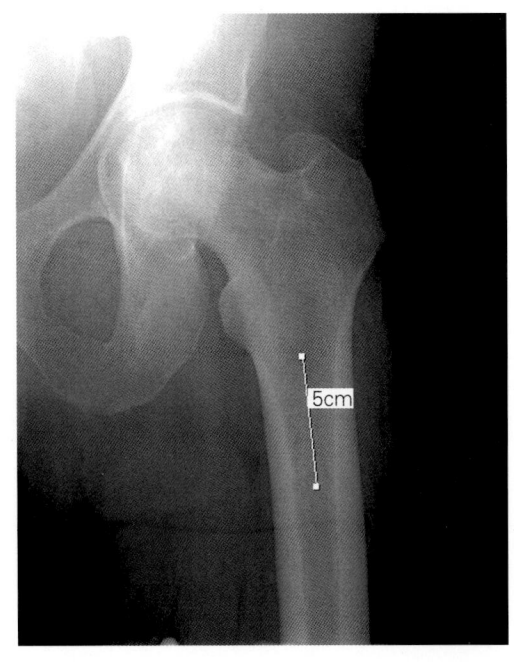

图24-1　图示为股骨粗隆下部的范围

多学者对这些应力进行了研究,小粗隆以下 1~3 英寸内的内侧皮质是股骨压应力最大的区域,每平方英寸超过 1 200 磅[6],这也是人体内承受应力最高的部位;张应力较前者少约 25%,主要位于稍近端的外侧皮质[6]。

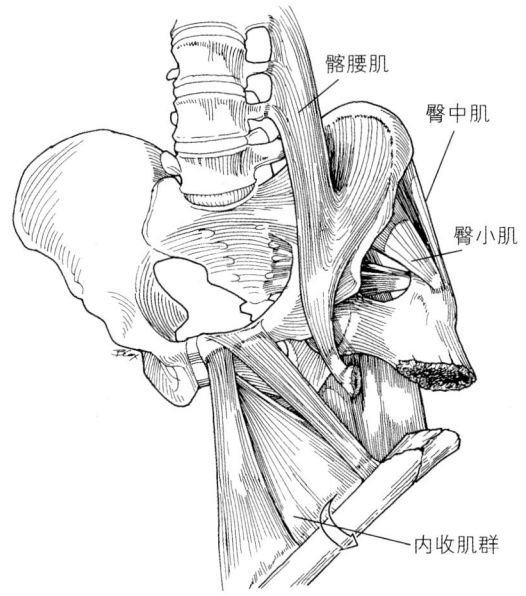

图 24-2 止于股骨近端的肌肉使股骨粗隆下骨折具有典型的移位特征

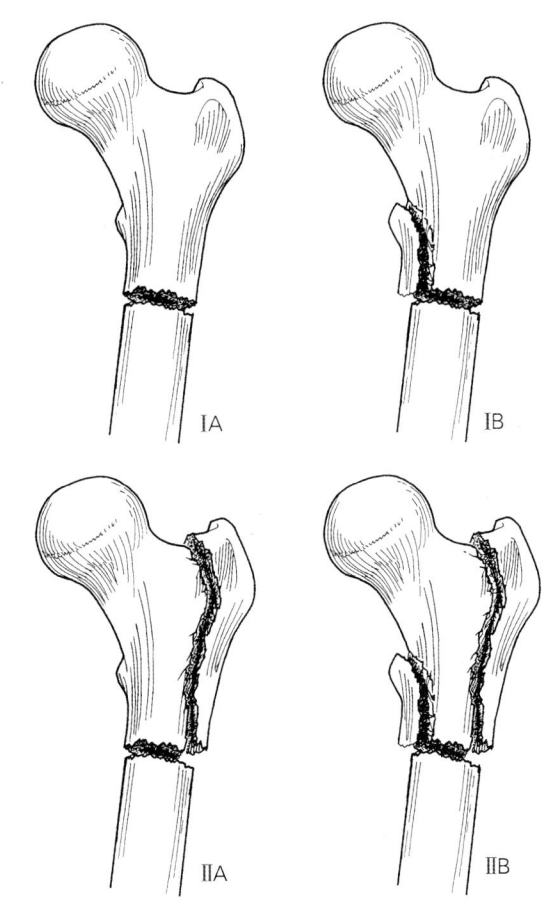

图 24-3 粗隆下骨折 Russell – Taylor 分型

骨折分型

股骨粗隆下骨折目前有多种分型系统,其中大部分并不实用,本文仅介绍几种实用的分型方法。Russell – Taylor 分型的要点主要是骨折是否累及小粗隆和内后方皮质,以及骨折线是否延伸至大粗隆和梨状窝[2](图 24-3)。这一分型方法对于治疗股骨粗隆下骨折时选择具有合适的生物力学性能的内置物具有重要的指导价值。在这一分型中,Ⅰ型骨折不涉及梨状窝及股骨大粗隆,一般认为这一骨折最适合应用自梨状窝进针的髓内钉进行内固定。ⅠA 型骨折小粗隆以及股骨后内侧壁完整,可以应用普通的交锁髓内钉进行治疗。ⅠB 型骨折累及小粗隆,不适宜应用普通的交锁髓内钉,而选用股骨近端交锁髓内钉更为合适。Ⅱ型骨折累及股骨大粗隆及梨状窝,不太适合应用从梨状窝进针的髓内固定装置。这一骨折应用动力髋螺钉或以大粗隆尖为进针点的髓内钉更为恰当。ⅡA 型骨折的骨折线没有延伸到小粗隆部,后内侧壁尚完整。而 ⅡB 型骨折则累及小粗隆部,后内侧壁不完整,内置物失败的风险很高,这对于指导治疗有重要的意义。

AO 创伤骨科学会(AO/OTA)骨折综合分型将这一骨折归为骨干骨折[7]。按照其分类,股骨干为第 3 个长管状骨的第二部分(骨干部分),骨干近端以经过股骨小粗隆下缘的横线为界。虽然该骨折分型在这一损伤的临床治疗中并没有被广泛应用,但这对于收集资料、进行研究表述则是很有用处的。

非手术治疗

成人股骨粗隆下骨折大多不适合选择非手术治疗。非手术治疗需延长制动时间,明显增加患者的致病率和致死率。不仅如此,保守治疗局部并发症的发生率也很高,主要包括骨折不愈合、畸形愈合以及软组织并发症等[8~10]。对于极少数长期卧床的患者,由于低能量骨折疼痛轻微且手术风险极大或不太可能获得成功,则可考虑选用非手术治疗。

手术适应证

股骨粗隆下骨折基本都需要进行手术治疗。手术方式可选择接骨板或髓内固定装置。置入髓内钉常可应用闭合的方法,当然,有些移位明显或不稳定的骨折偶尔也需要切开复位置入髓内钉。相反,股骨骨折接骨板内固定通常应用开放的方法,但最近也有报道应用微创的方法间接地对骨折进行复位和接骨板内固定[11~16]。

髓内固定包括具有普通近端锁钉以及股骨头内锁定髓内钉和自大粗隆进针的髋部髓内钉。接骨板系统则主要有95°角接骨板、动力髁螺钉、135°滑动髋螺钉,以及 Medoff 滑动接骨板[17]等(Medpac, Inc., Valencia, California)。角接骨板在接骨板系统中具有明显的优势,而滑动加压接骨板处理股骨粗隆下骨折时并发症发生率较高,当骨折存在反粗隆骨折线时尤其如此[18~20](图24-4)。这些内固定物各自的优势、不足、手术技巧以及适应证等内容在下文中均将进一步论述。

髓内钉

普通交锁髓内钉的优势在于大多数外科医生都很熟悉,且髓内固定具有生物力学上的优越性,可以闭合置钉,临床疗效肯定。具有近端交锁螺钉的普通髓内钉仅适用于骨折线完全位于小粗隆下缘以下的股骨粗隆下骨折(图24-5)(视频24-1,光盘3)。具有股骨头锁钉的髓内钉(有时也称第二代髓内钉)同样也具有髓内固定的优势,但由于其近端锁钉必须固定在股骨头内合适的位置,因而该髓内钉对技术上的要求更高。这一内固定物适用于骨折线超过小粗隆下缘的骨折,但必须确保梨状窝或大粗隆的完整性(图24-6)。对于骨折线涉及粗隆部的复杂骨折,所谓的髋部髓内钉则是一种新的治疗选择。髋部髓内钉(也称为粗隆部髓内钉)设计上要求自大粗隆进钉,并在股骨头内插入一枚大的髋部螺钉或螺旋刀片。(图24-7)(视频24-2,光盘3)。这一内置物不仅具有前述髓内装置的优势,而且还扩大了髓内固定的适应证。然而,粗隆部髓内钉也有其独特的不足之处,那就是置入过程中需要去除较多的股骨近端骨质。而为了容纳大的股骨头螺钉,维持其生物力学上的可靠性,髓内钉的近端部分必须足够大,通常为17mm。因而外科医生必须预先在股骨大粗隆顶端开一个较大的孔,这就必须去除较多的骨质并破坏一部分髋外展肌止点。向股骨头内插入锁定装置时,也需要从股骨外侧皮质进入,去除较多股骨头和股骨颈的骨质。这样一来,外展功能障碍、插入点疼痛以及后期重建困难等均有可能发生。

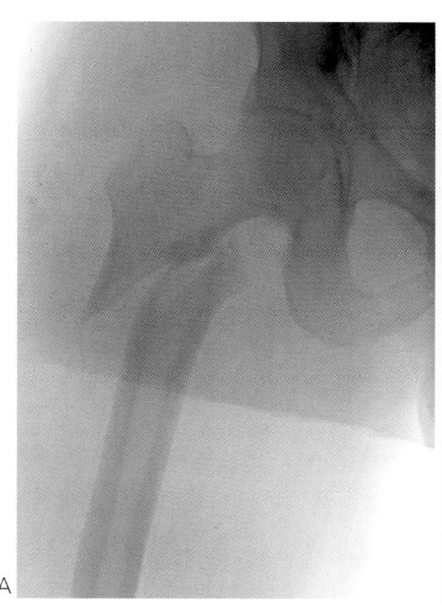
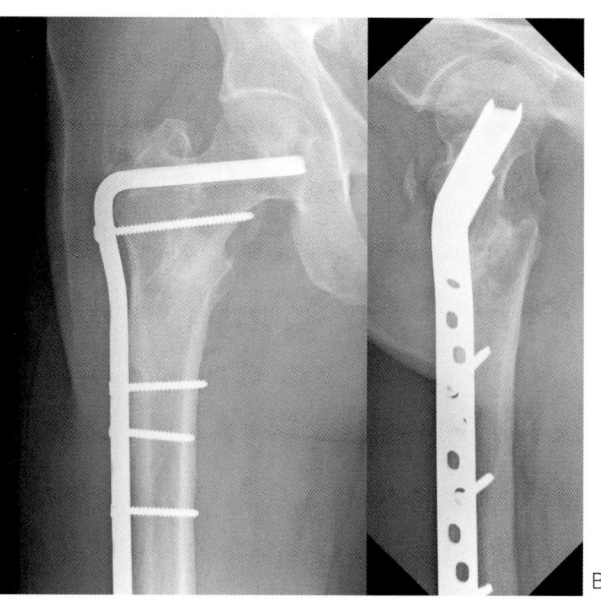

图24-4 图示一例反粗隆骨折。A. 为股骨近端正位X线图像,显示反粗隆方向的骨折线。B. 为切开复位角接骨板内固定后的正侧位X线图像

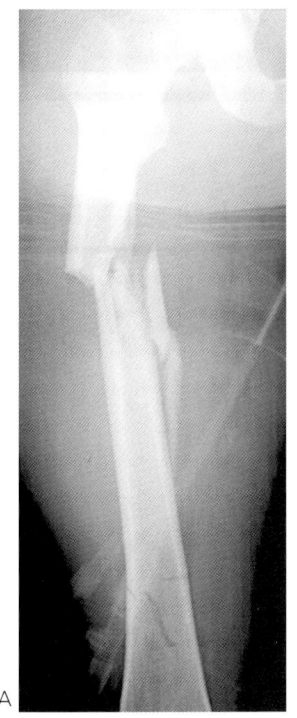
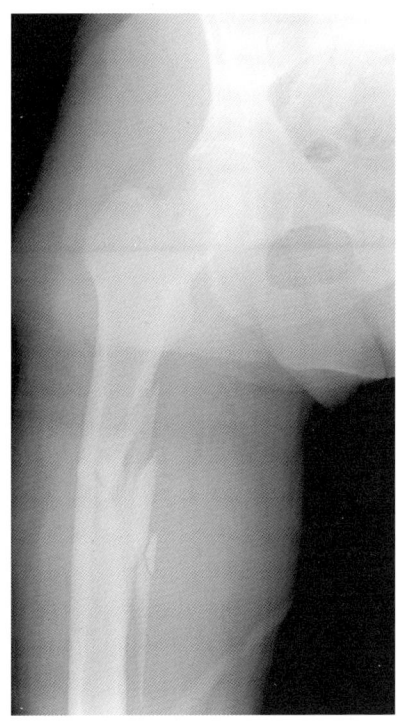
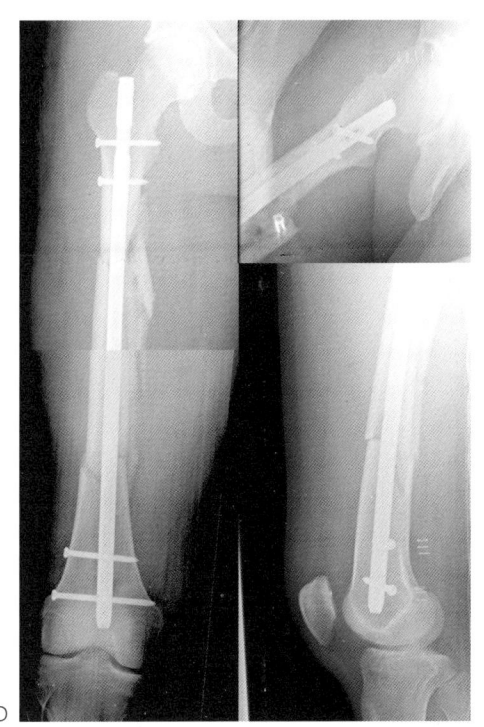
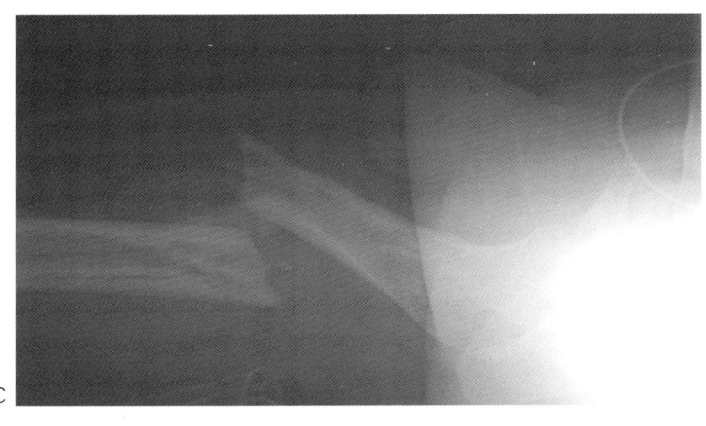

图 24-5 一例 Russell-Taylor IA 型骨折应用普通股骨交锁髓内钉进行治疗。(A)和(B)为骨折正侧位 X 线图像。(C)为所谓的闭孔出口位图像,更加垂直于屈曲外旋的近端骨折块,使骨折显现得更加准确。由于近折段的屈曲,在正位片上的影响相对缩小。(D)为自梨状窝进针的普通交锁髓内钉固定后的正侧位影像

髓内固定其他的不足主要是复位较为困难,在插入导针前必须完成复位,且必须维持复位直到完全置入髓内钉和近端锁钉(图 24-8)。这通常要求同时处理远端和近端的骨折片。髓内钉并不能辅助复位,因此置入之前必须先完成复位。此外,由于近折端外展移位,在没有复位的情况下进针点的定位也很困难。

接骨板

95°角接骨板装置可以应用于所有股骨粗隆下骨折,但尤其适合于骨折累及股骨粗隆部、梨状窝进针点破坏不太适合应用髓内钉固定的病例(图 24-9,图 24-16)(视频 24-3,光盘 3)。95°角接骨板有一些独特的优势,即需要去除的骨质极少,且刀片置入股骨头内的合适位置后还可对骨折端进行间接复位。其主要的不足则在于其生物力学特征,在股骨外侧皮质的髓外固定使得内置物以及内置物——骨表面所承受的应力明显增加。另一个缺点是很多外科医生对该器械的使用也不太熟悉。

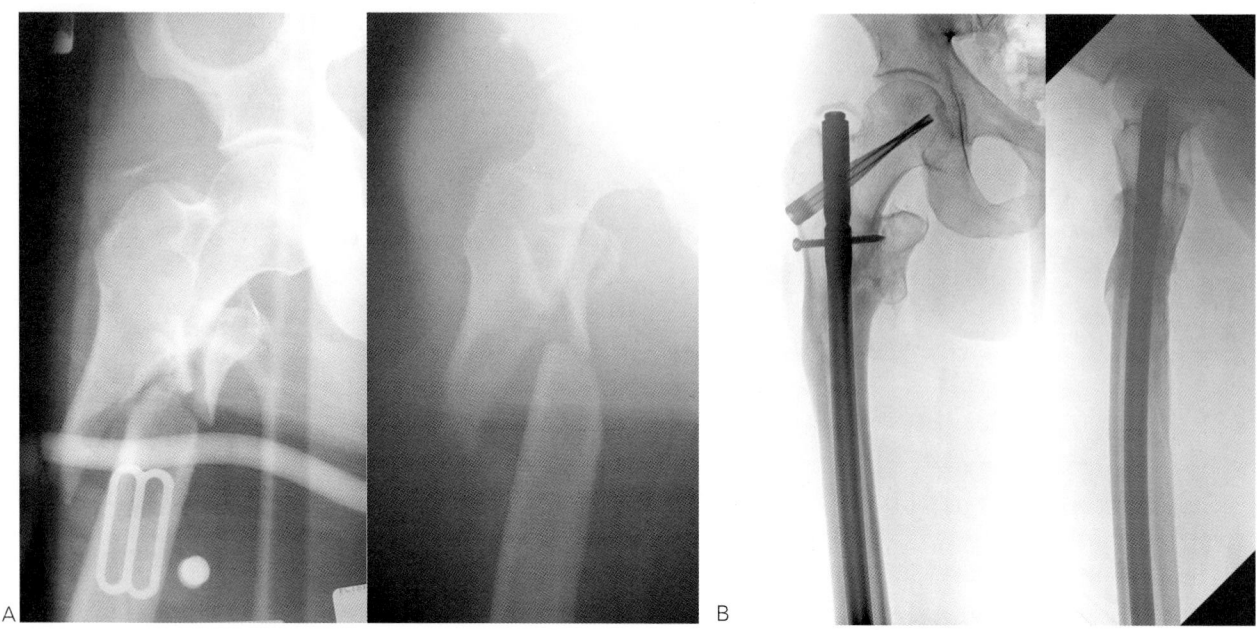

图24-6 一例Russell-Taylor ⅠB型骨折应用股骨近端交锁髓内钉进行治疗。A. 为正侧位X线图像,从初始骨折线可以看到这是一例反粗隆骨折,且累及小粗隆。B. 为第二代股骨近端交锁髓内钉固定后的正侧位X线图像,该钉经梨状窝插入

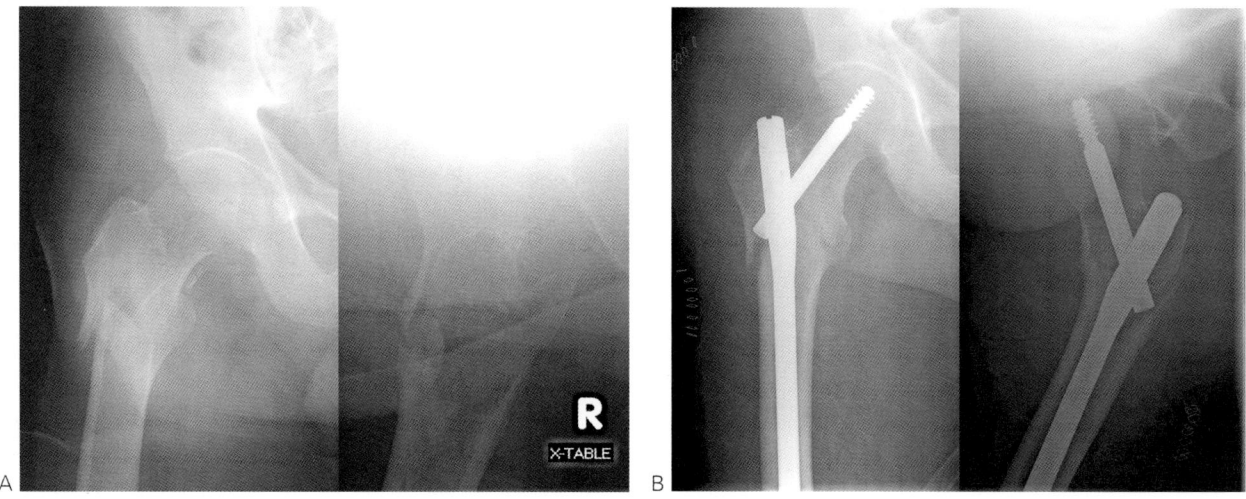

图24-7 一例Russell-Taylor Ⅱ型骨折应用粗隆部髓内钉进行治疗。A. 为股骨近端骨折的正侧位X线图像,正位片上显示反粗隆型骨折,近折端可见一斜面部分,提示冠状面上亦存在骨折。虽然侧位片上很难观察到,但骨折线已延伸进入梨状窝。B. 为粗隆部髓内钉固定术后的影像

作者治疗股骨粗隆下骨折主要遵循以下原则:对于粗隆下2~3cm或更远至小粗隆的骨折,可应用自梨状窝进针的普通髓内钉;而骨折线向近端延伸至大粗隆或梨状窝的股骨粗隆下骨折,骨质量较好可选用95°角接骨板,骨质量较差的老年患者则选用粗隆部髓内钉;骨折涉及小粗隆但大粗隆或梨状窝完整的病例,可根据具体情况,选用95°角接骨板或自梨状窝进针的重建钉。

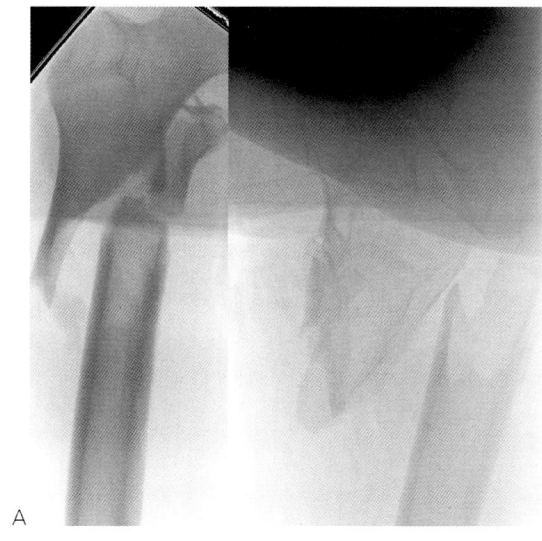
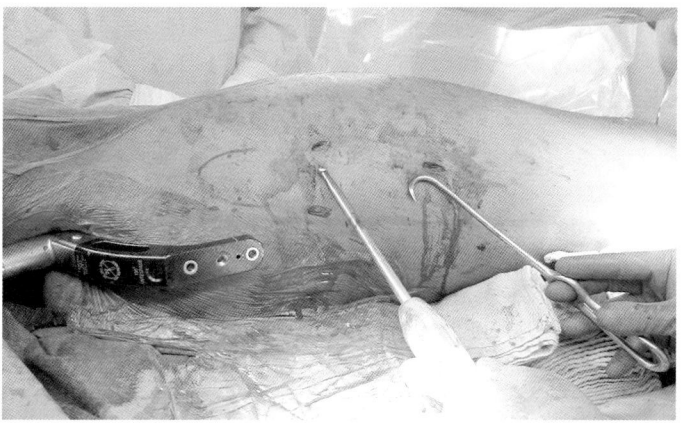
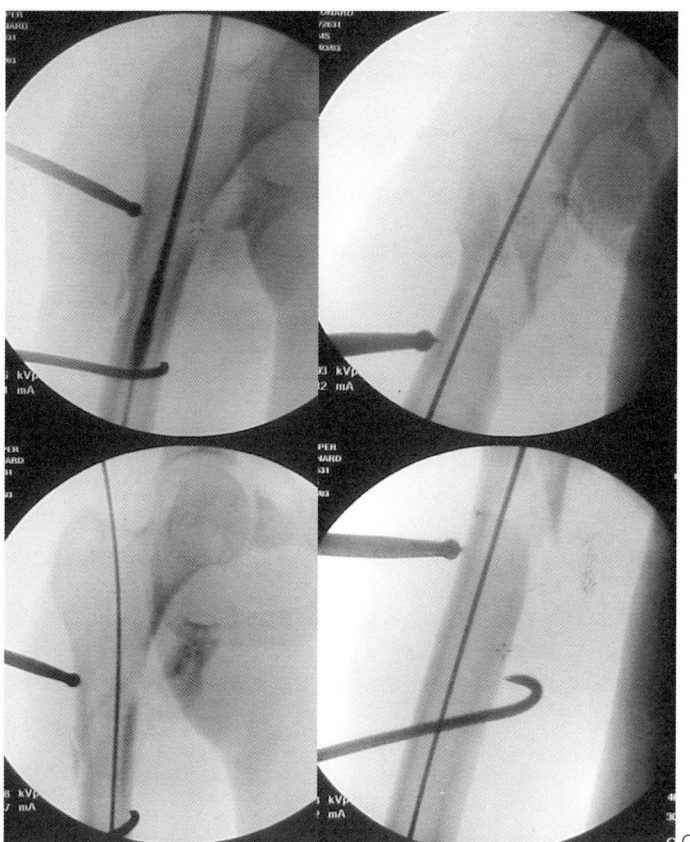

图 24-8 复位方法举例。A. 为股骨粗隆下骨折的正侧位 X 线图像,显示其典型的移位方式。B. 为使用骨钩、球钉推顶器的术中照片,图示其各自的插入部位。C. 为应用这些器械复位骨折后的正侧位 X 线图像

手术治疗

自梨状窝进针的股骨重建钉、粗隆部髓内钉、95°角接骨板是常用于股骨粗隆下骨折的固定方法,下文将其手术技术进行详细的论述。

手术技巧

体　位

对于以上三种固定方式,患者均可采用同样的体位。外科医生可依据其个人喜好以及患者的合并损伤、身体状况等因素选用仰卧位或侧卧位。

侧卧位有利于暴露股骨近端,且可避免仰卧位时发生的骨折端后坠。作者推荐将患者置于可透视手术床上后,在患髋以及同侧肩部下方加垫,使其维持在半侧卧位(图 24-10)。衬垫必须足够大,以使患侧可尽量朝上,当 C 型臂完全侧位时(即 X 线投照方向与地板平行),即可拍摄无障碍的髋部侧位片。如患髋影像与对侧大腿的软组织影相重叠,则可加用更大的衬垫,使患侧的位置更高。一般来讲,可将患者的体位放置在与手术床成 30°~50°角的位置上。而受短外旋肌的牵拉,

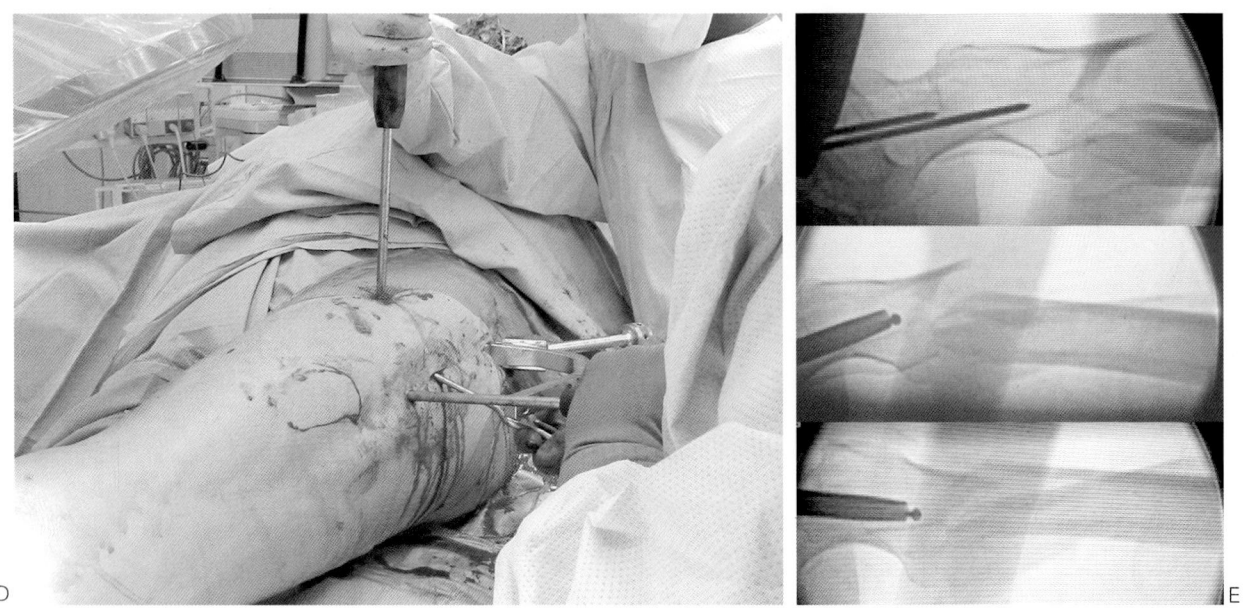

图 24-8(续) D. 为术中照片,显示应用这些工具时的状况。E. 为另一病例的术中影像,应用复位杆导引近折端与远折端复位,并应用球钉推顶器矫正近折端的屈曲移位

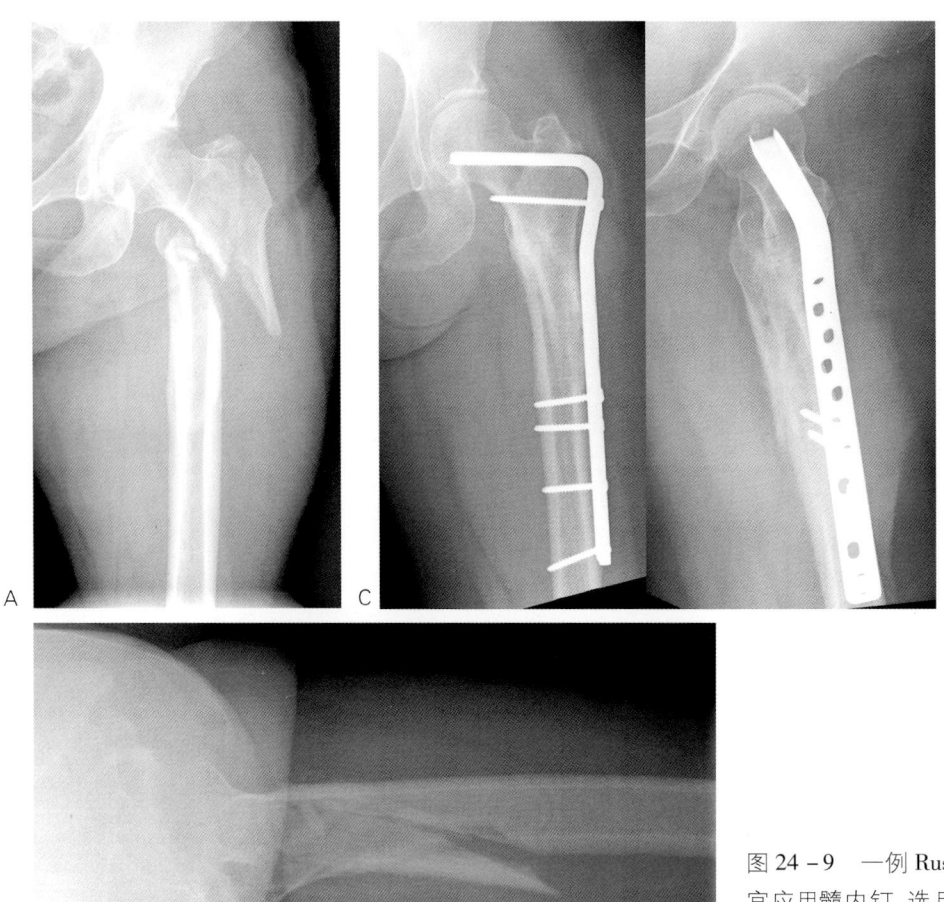

图 24-9 一例 Russell-Taylor ⅡB 型骨折不适宜应用髓内钉,选用角接骨板固定。A. 为股骨近端正位片,显示高位股骨粗隆下骨折,累及梨状窝。B. 为受伤时的侧位片。C. 为术后 3 个月时的影像

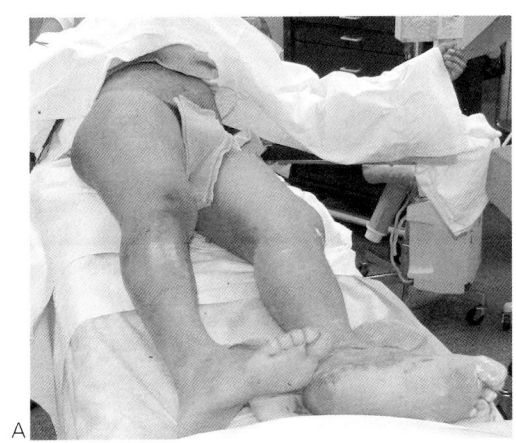
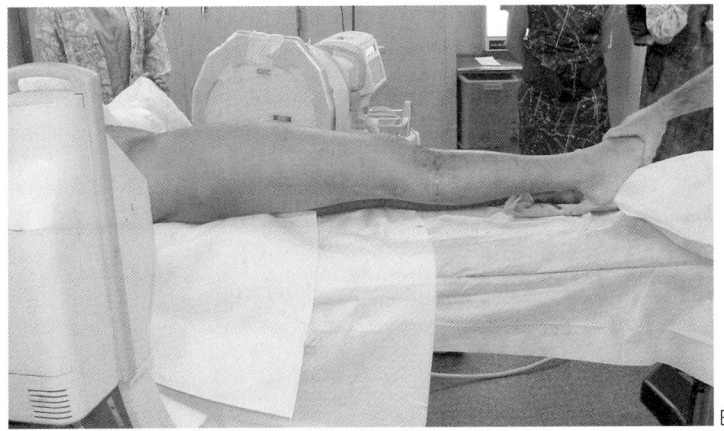
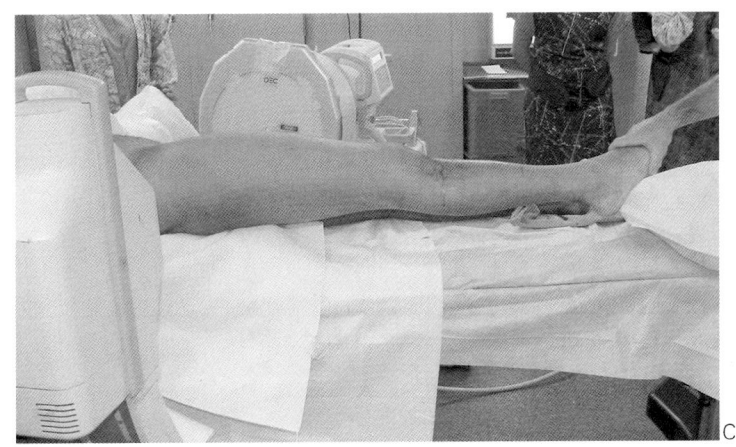

图 24-10 作者推荐的手术体位。A. 患者置于可透 X 线的手术床上，在患者臀部加垫，使骨盆倾斜 30°～50°。B. 为正位的投照方式，由于骨盆倾斜，这一体位拍摄通常能很好地显示股骨颈的轮廓。C. 拍摄侧位片

骨折近折端往往外旋移位。因此，在这一体位时即可拍摄标准的患髋侧位片。消毒范围包括下腹部、骨盆以及整个下肢，常规铺巾。在摆放体位和铺巾之前，需测量对侧肢体的旋转程度及长度。旋转对线的测定可通过对大腿的大体测量确定内外旋，应用 X 线标尺测量长度则主要是为了对比患肢复位及固定后的长度。

重建钉（Cephalomedullary Nail）（视频 24-1，光盘 3）

应用重建钉进行手术治疗，要求首先完成骨折复位。近折端由于附着肌肉的牵拉，往往伴有屈曲外展外旋移位，完成骨折复位需纠正近折端与远折端的这些移位。复位时可应用骨盆骨折器械中的球钉顶棒（ball-spike pusher）或类似器械，在近折段远端前侧做穿刺切口，置入器械（图 24-8），这一工具可推顶近折端纠正屈曲移位。然后将另一球钉顶棒通过近折段远端外侧的穿刺切口置入，推顶纠正近折端的外展移位。有时仅应用一个球钉顶棒置入前外侧推顶骨折近折端亦可同时纠正屈曲外展移位。远端常向内侧移位，复位时可通过远折段近端外侧的穿刺切口置入骨钩，将股骨远折端拉向外侧，使其与近折端完成对线。在整个手术过程中必须持续对患肢进行手法牵引，如果没有助手来完成这项工作，则须应用骨折牵引床。当近折端维持在正常的解剖位置上时，通过梨状窝进针则往往很容易成功；相反，近折端如未能良好复位，仍位于外展屈曲位时，则很难顺利进针。

对简单骨折还可选用复位杆进行复位（图 24-8D），在插入股骨髓内钉的位置插入带短套管的复位杆。应用这一装置时，需在近折端与股骨干没有达成复位的情况下，在髓内钉进针点开口，近端扩髓，通常直径达 11mm，以容纳复位针。然后将装置插入髓腔，应用复位杆的手柄将近折端与远折端复位。复位达成后，通过骨折端插入导针，开始扩髓。当移除复位杆时，必须有其他的措施维持复位。这一方法用于 Russell-Taylor I A 型骨折最为合适（小粗隆以下简单的股骨粗隆下骨折）。

插入髓内钉拧入锁钉均可在小切口下完成。邻近臀部用于插入髓内钉的切口位置可通过髓内钉置入器械中的导针以及 X 线透视来确定（图 24-11）。

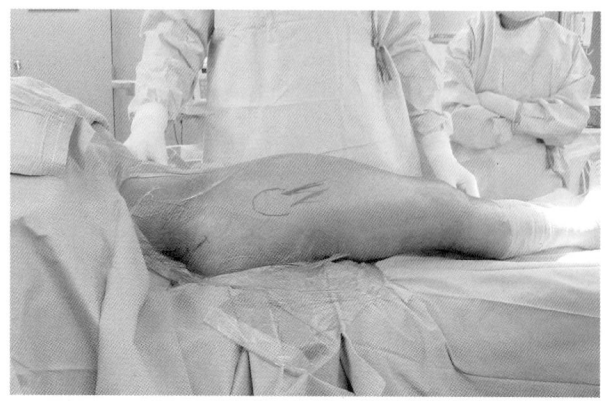

图24-11 患侧肢体消毒铺巾后,确定经皮进针点。图中描绘出骨性标志,进针点应在冠状位和矢状位上均位于股骨髓腔的延长线上

导针放置在大腿皮肤表面与股骨干轴线重合,X线透视证实导针与股骨髓腔成一直线且通过粗隆间窝,而导针的进针点通常需接近大粗隆一些。前后方向上导针放置的位置需在梨状窝上部,亦须经X线证实。外科医生可以在导针的近端做一记号,标记出向股骨头内插入螺钉时的皮肤切口。前后方向上的位置则可通过触摸股骨大粗隆以及股骨近端来确定,然后按照这些标志直接确定切口。

在已确定的进针点上通过皮肤插入导针,正侧位X线图像上导针在梨状窝的位置需与股骨髓腔成一直线(图24-12),根据导针插入点做皮肤切口长约2cm。普通第一代髓内钉的进针点直接位于髓腔的延长线上。由于股骨颈位于股骨干的稍前方,重建钉的进针点则位于梨状窝偏前的位置,以使侧位片上股骨颈螺钉位于中心位置。当置入导针时必须维持复位,确保导针通过股骨近折端时位置恰当,导针需与股骨近端绝对平行。如股骨近端仍可屈曲外展移位,导针通过股骨近端时则可能自近端外侧插向远端内侧,导致内翻移位。侧位片上,导针可能自近端前侧插向远端后侧,导致骨折成角畸形,且随后很难再矫正。导针正确地置入股骨近端后,应用扩孔钻沿导针打开股骨近端髓腔。移除导针及扩孔钻,将球头导杆(bead tip guide)插入股骨近折端。此时,需应用球钉顶棒、牵引和/或骨钩维持复位。导杆可通过骨折端插向股骨远端。拍摄膝关节正侧位X线,证实导杆沿股骨远段中心通过骨折端。

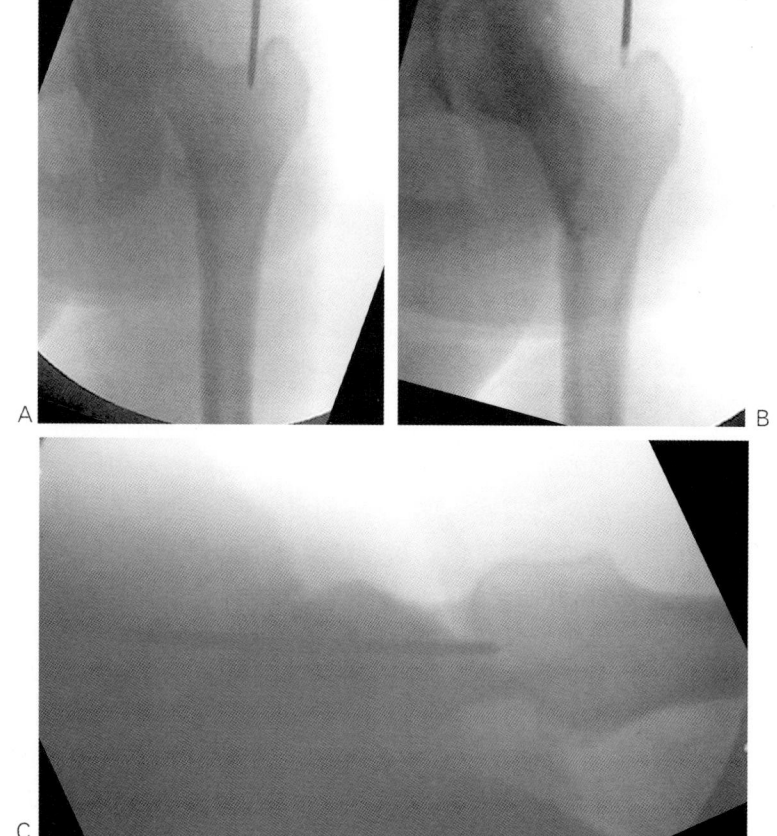

图24-12 确定股骨髓内钉的进针点。A.当导针放置在理想的位置时,正位片上顶端应位于梨状窝的基底部。B.导针顶端位于股骨颈上部时,意味着位置太偏前方。C.为侧位片上的理想位置

髓腔逐渐扩髓以使髓内置入物能顺利插入，髓腔的扩髓直径必须比所选髓内钉直径大1.5mm。确定髓内钉长度时可通过另一根长度相同的导杆进行间接测量，也可将厂家提供的有刻度的标尺放在导针上方进行直接测量。在整个扩髓过程中维持复位非常关键，因为髓内钉必须通过股骨近端导杆扩髓的路径置入髓腔。由于大多数重建钉的近端部分直径较大（15~17mm），股骨近端部分常要求更大直径的扩髓，以使髓内钉能顺利置入。在维持复位的情况下，通过导杆置入髓内钉。重要的一点是通过监视近端锁钉导向器的位置，确定髓内钉的旋转度数。髓内钉的旋转必须保证近段锁钉的导针可顺利地置入到股骨头的中心位置。在完全置入髓内钉之前拍摄股骨近段侧位X线片，明确股骨头和股骨颈的位置，同时也可观察近端锁钉导向器的方向。通过旋转髓内钉使近端锁钉导向器对准股骨颈与股骨头的轴线，在侧位X线上锁钉导向器应与股骨颈和股骨头重合。完全置入髓内钉，并使正位X线上近端锁钉导向器在股骨头内获得良好的位置。

将导针插入股骨头内，再次检查正位X线像，确认位置合适。在侧位X线片上，导针的位置可通过向前和向后旋转锁钉导向器来检查，以确定导针位于股骨头中心，确认无误后置入近端锁钉。最后，应用标准的徒手技术锁入远端锁钉。在完全置入髓内钉之前，再次检查股骨远端侧位X线片非常重要，可确保髓内钉位于髓腔中心。由于髓内钉的前弓比股骨干本身的前弓小，在股骨近端骨折进行髓内钉固定时，可能导致髓内钉穿出股骨远端前侧皮质。如果置入髓内钉的整个过程中，始终维持骨折复位，则可较好地恢复轴向对线。应用正侧位X线图像即可直接评价骨折对线情况。相反，旋转对位则较难判断，且患者的股骨常有遗留外旋移位的趋势（图24-13）。如果股骨近端水平侧位X线投照出的是髋部真正侧位片，则膝关节必定处于内旋位，以抵消髋部的前倾（通常为10°~15°）。置入髓内钉之前、之中、之后，以及拧入远端锁钉之前、之后，都应该检查骨折端的旋转情况。

通过膝关节标准侧位片即可简便而又准确地测量旋转，拍摄这一图像通常须将C型臂完全旋至侧位，记录下C型臂的旋转度数（如90°），然后再将机器移至髋部，以5°为单位旋转C型臂进行拍摄，直到获得髋部标准侧位时再记录下C型臂旋转的度数（如75°）。两个度数之间的差值就是股骨的前倾角（在本例中为15°）。有几方面的因素有助于确定股骨真实的长度。通常，通过判断骨折类型，仅需观察骨与骨之间的接触情况即可判定其长度；而对于粉碎性骨折，通过骨折块的形状难以直接判断出骨干的长度，但可通过患侧与对侧肢体的对比来确定，如在术前CT定位片上应用光标直接测量对侧肢体股骨的长度，而且测量对侧肢体自梨状窝顶点至股骨远端干骺端的距离也可间接地确定髓内钉的长度。由于这种骨折的患者通常由于其他原因需进行CT扫描，因此这种测量方法一般还是可行的。最后，由于很多股骨髓内钉置入器械都提供长的X线直尺，对侧肢体的长度也可在手术室摆放体位之前进行测量。

手术结束后，无菌敷料包扎，去除手术巾，将患者平置于手术床上，所有器械均保持无菌，C型臂仍留在手术间内，以备有所变动。通过测量对侧肢体比较患肢的长度，同时旋转双髋。如果发现不对称，只要器械还没有被污染，宁可此时直接拆除远端锁钉，调整妥当后再植入远端锁钉。

粗隆部髓内钉（视频23-2，光盘3）

进行股骨粗隆部髓内钉内固定时，患者的体位和复位方法与上文自梨状窝进针的重建钉内固定类似。如前所述，在确定进针点、插入导针、扩髓、置入髓内钉以及拧入近端锁钉的整个过程中均应维持复位。手术切口的确定，也须在大腿前方放置导针，并以适当的角度通过大粗隆。经皮插入导针，侧位片上应位于髓腔的中心，而正位片上则应通过大粗隆尖（图24-14）。在股骨轴线大粗隆尖近端2~4cm起做手术切口长2~3cm。如前述，维持股骨近端良好的对线，将导针插入大粗隆。进针点良好的位置尤为关键，在打开髓腔，进行近端大直径（17mm）的扩髓之前，必须反复核对。进针点应与髓腔成一线，侧位片上位于股骨颈中央，正位片上则位于大粗隆尖（图24-14）。如果近折端的外展移位未能纠正，进针点则可能太偏外侧，最终导致内翻畸形。虽然股骨粗隆间骨折选用长的髓内钉还是短的仍有争议，但股骨粗隆下骨折必须使用长一些的髓内钉。按照厂家说明书上图示的操作步骤置入近端锁钉，同前文论述的重建钉一样，将螺钉置入股骨颈和股骨头内（图24-14）。与先前描述的类似，检查股骨总的对线情况，置入远端锁钉。

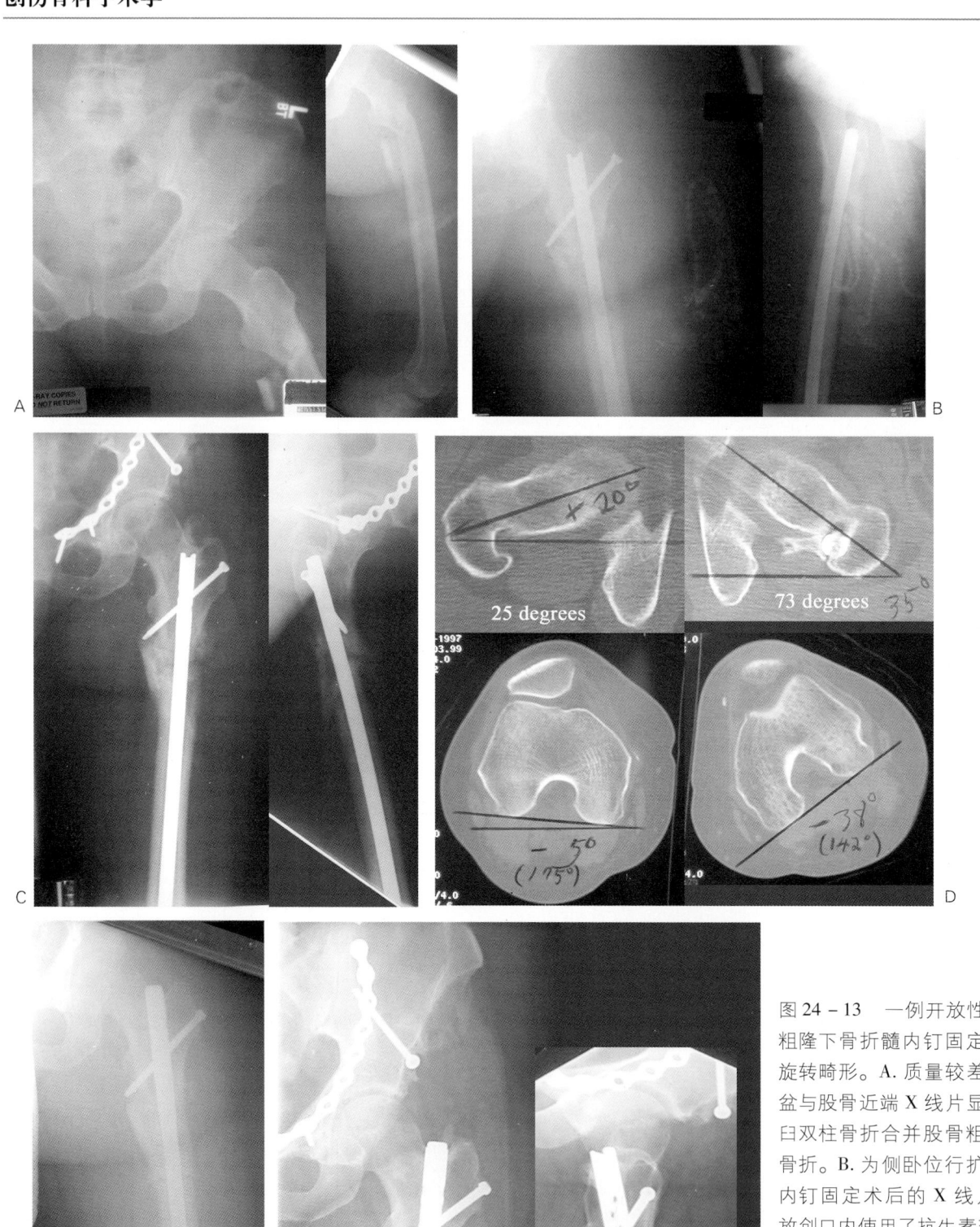

图24-13 一例开放性股骨粗隆下骨折髓内钉固定术后旋转畸形。A. 质量较差的骨盆与股骨近端X线片显示髋臼双柱骨折合并股骨粗隆下骨折。B. 为侧卧位行扩髓髓内钉固定术后的X线片，开放创口内使用了抗生素珠链。C. 为骨折临床愈合后的X线片，患者诉行走时足内旋。D. 限制轴向运动时，经双侧股骨颈和股骨髁进行的CT平扫，两侧的旋转相差48°。E. 为在原始骨折下方进行经皮旋转截骨术后的影像。F. 为终末随访时的X线片

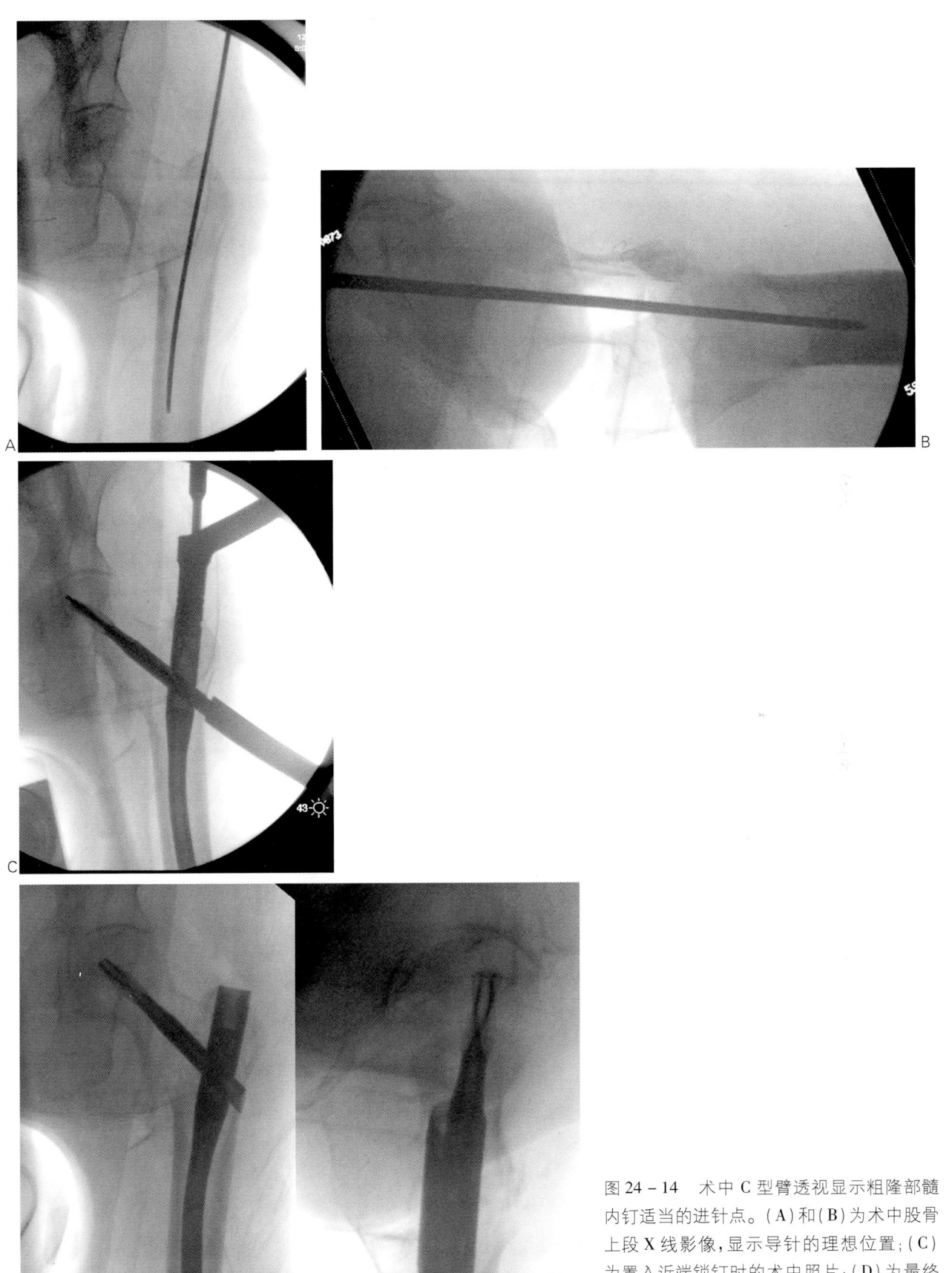

图 24-14 术中 C 型臂透视显示粗隆部髓内钉适当的进针点。(A)和(B)为术中股骨上段 X 线影像,显示导针的理想位置;(C)为置入近端锁钉时的术中照片;(D)为最终的正侧位影像

95°角接骨板（视频24-3，光盘3）

股骨粗隆下骨折应用95°角接骨板进行切开复位内固定，其优势包括：去除的骨量较少，允许对骨折端施加预应力（to pretension the construct），还可通过接骨板进行间接复位。而其不足主要是很多外科医生都不熟悉这一内固定物的应用，操作上技术要求较高，且通常需进行开放手术。患者的体位和上文论及的髓内钉固定手术相同，C型臂放置于手术床的对侧。如有必要，患者可置于骨折牵引床上，与髓内钉一样，侧卧位可能更便于暴露和固定。换而言之，对于明显粉碎短缩移位的骨折，股骨牵引有利于恢复长度。消毒铺巾之前，术者须确认可以很好地拍摄股骨和髋部正侧位X线影像。在侧位影像上，股骨颈存在短缩的问题，这主要是因为股骨颈与股骨干存在约40°的夹角（图24-15）。

如果患者为完全侧卧位，C型臂垂直，则将其上部向患者头部倾斜20°～30°，方可获得股骨颈真正的侧位影像（图24-15）。由于近折端屈曲外展外旋移位，为了获得近折端高质量的正侧位影像，有必要在消毒、铺巾、开始手术之前预拍摄。参照X线影像上骨折移位的相关数据，按前文论述的方法恢复近折端的正常对线，或者更为常见的是虽然骨折移位尚未纠正，但C型臂却直接拍摄出了满意的影像。如前所述，按照作者推荐的体位摆放方法，在患侧臀部和肩部加垫使患者位于30°～50°侧卧位，这一体位可以矫正髋部的外旋移位，因此可以直接垂直于地板拍摄正位片。如果近折端明显屈曲移位，则可将图像向尾部调整，以抵消髋部的屈曲，使其垂直于近折端。这样虽然处在骨盆闭孔出口位，但其实拍摄的是近折端屈曲外旋移位时真正的正位片（图24-5）。

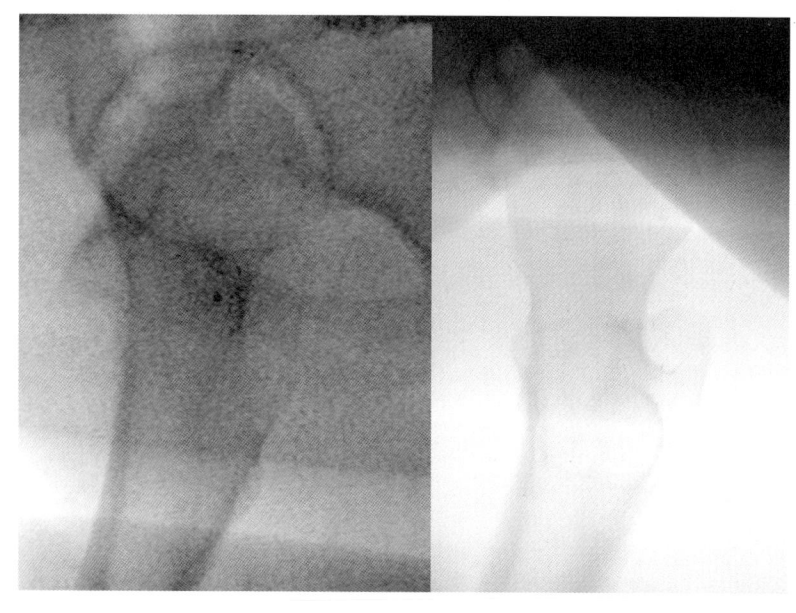

图24-15 术中将C型臂向患者头部倾斜后的影像对于显示股骨颈有了明显的改善。由于股骨颈干角的原因，这样才能显示股骨颈的真实长度。左图为髋部标准侧位影像，右图为改良后的侧位图像，C型臂向患者头部倾斜20°，并稍向顶部旋转，倾向于骨盆闭孔斜位，图中股骨颈显示良好

拍摄髋关节侧位片时，由于外展移位，C型臂投照的方向应自患者的近端向远端倾斜，以获得近折端以及髋部真正的侧位片。确认可以拍摄出良好的X线影像后，包括足趾至髂嵴上方范围内的整个下肢都进行消毒铺巾。最初仅在股骨近端做一小切口，用于开槽打入凿子，然后再向远端延长切口以置入接骨板。远端部分的切口在近端开槽后再行延长可以减少出血。最初的切口起自大粗隆顶点上方2～3cm，沿股骨后缘向远端延伸，长约10cm。切口仅暴露股骨近端，旋入克氏针引导开槽以便打入凿子（图24-16）。由于近折端外旋移位，采用这一方法将克氏针和凿子以合适的方向插入股骨颈和股骨头内，避免了过多地干扰局部的软组织。劈开髂胫束及臀肌筋膜，暴露股骨大粗隆及股外侧肌在股骨粗线上的起点，延长最终置入接骨板时的远端切口，剥离股外侧肌起点的后1/3～1/2，牵向前方显露股骨。

在侧位片上从股骨外侧皮质向股骨头中心旋入一根直径7/64英寸（2.8mm）的克氏针，正位片上位于股骨头内，约成95°角。术者在制订术前计划时，须在高质量的对侧髋部X线片上确定克氏针的方向。克氏针置入的位置应接近于凿子的理

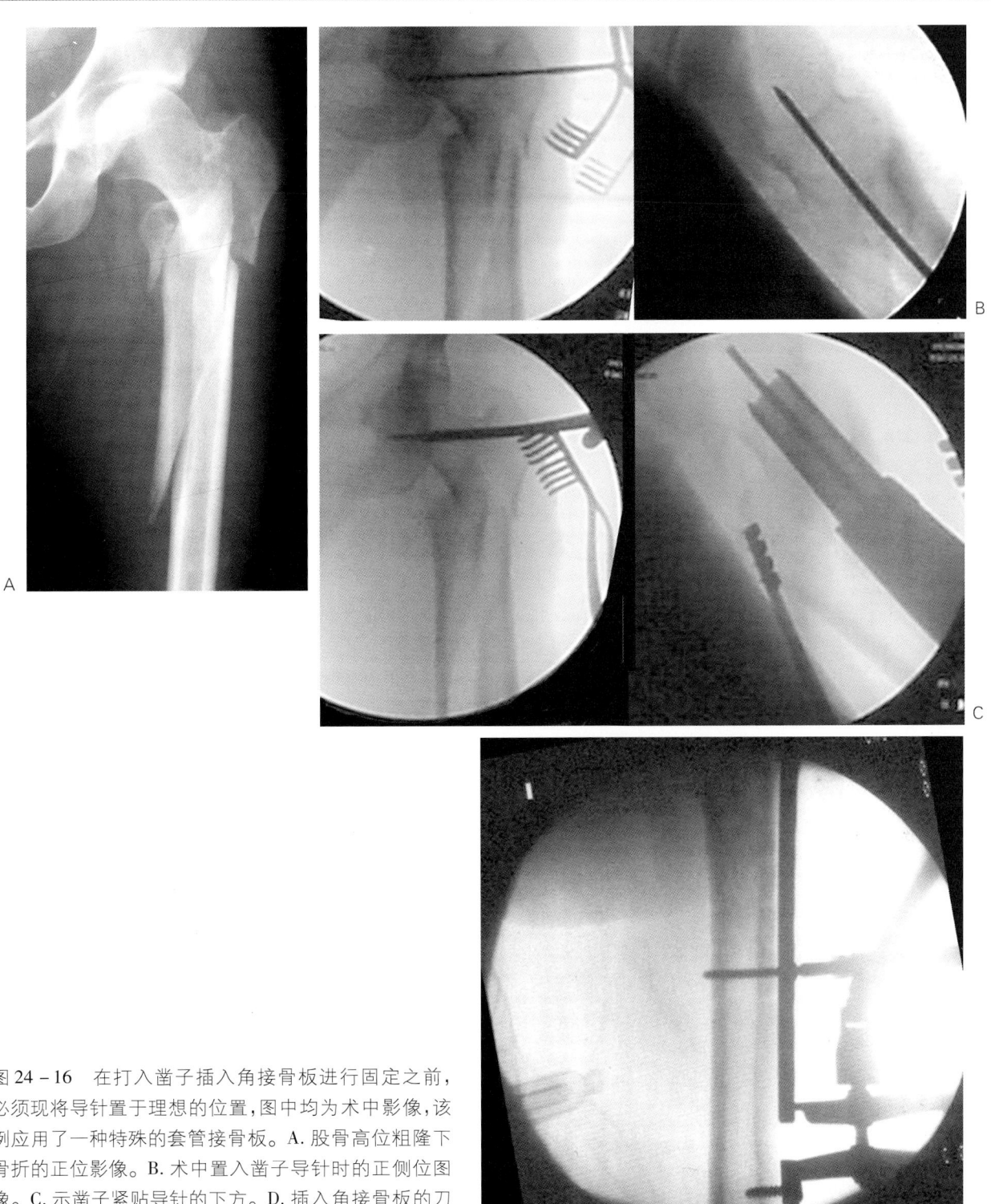

图 24-16 在打入凿子插入角接骨板进行固定之前,必须现将导针置于理想的位置,图中均为术中影像,该例应用了一种特殊的套管接骨板。A. 股骨高位粗隆下骨折的正位影像。B. 术中置入凿子导针时的正侧位图像。C. 示凿子紧贴导针的下方。D. 插入角接骨板的刀片后,应用铰链式的牵拉装置对断端进行加压

想位置,置入过程中可以将克氏针作为参考。外侧皮质上的进针点应位于股骨粗线的近端,从大粗隆远侧打入,直达股骨头下部的软骨下骨。拍摄近折端高质量的正侧位 X 线片,骨折复位前向近折端打入克氏针(图 24-16)。应用 95°导向器检查近折端的 95°角,如克氏针的位置良好,则以其为参考,于克氏针的下缘打入凿子。正侧位片上均保持凿子与克氏针平行,侧位片上凿子可打入股骨头中心,正位片上应保持 95°角。有些内固定系统采用了带套管的凿子,对于这种情况,插入凿子时可沿导针的上方进入。在侧位片上纠正骨折端在矢状面上的移位。置入凿子时,侧位片上较

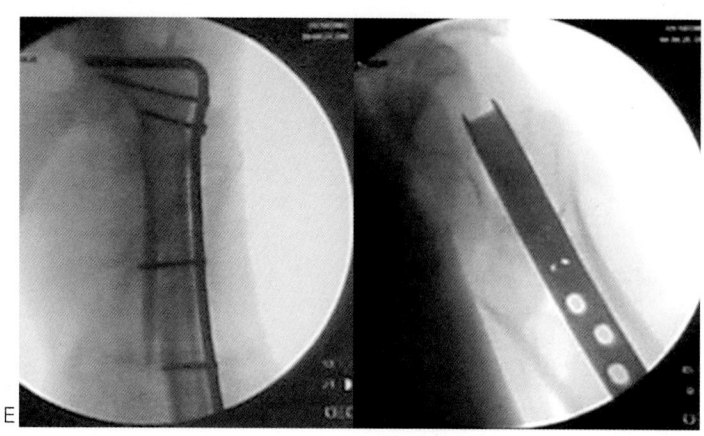
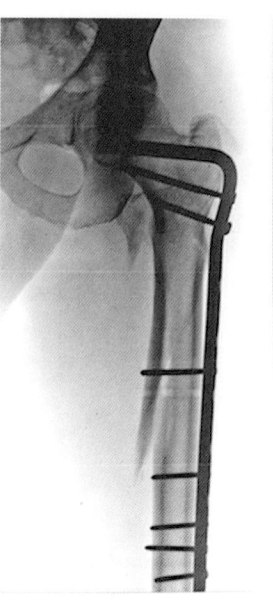
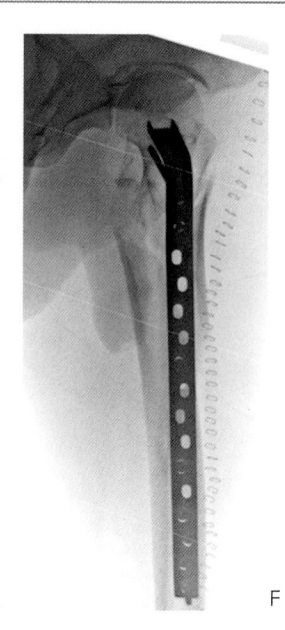

图 24-16(续)　E. 术中置入内固定物时的影像。F. 末次随访时的正侧位 X 线片

长的一面应垂直于近折端的轴线。

凿子的导针可在凿子上方滑动,在侧位片上应与股骨头、股骨颈近端以及近折块远端至股骨颈的骨质平行。由于近折端通常屈曲移位,在置入凿子时其位置相对远折端应偏前并适当屈曲一些。确定其位置需检查正位和侧位 X 线片,仔细地置入凿子是最为重要的一步,因为这决定了股骨最终的对线。用 4.5mm 钻头在股骨外侧皮质开 2~3 个连续的骨孔,以备插入凿子之用。插入凿子时应该来回地敲击(例如每进入 1cm 就回撤一下),由于股骨头内的骨质不能去除,这样敲击可以防止其插入时太紧。打入最后 10~15mm 时最为关键,此时周围骨的密度已经变得相当高了。凿子须插入邻近软骨下骨的位置,成人患者置入刀片的长度通常在 70~80mm。测量深度时,在股骨外侧皮质读出凿子的长度,如在两个型号之间,则一般选用短一些的刀片,以防穿出股骨头。接下来向远端延伸切口,准备置入已选定的接骨板。纵行劈开切口内的髂胫束,将股外侧肌牵向前方。

应特别注意保护骨折部位的血供,保留所有骨片的软组织附着。这就意味着术中不能使用自动撑开器、钢丝环扎,也不能进行内侧剥离,仅暴露股骨外侧面。对于某些骨折,甚至可以不损伤骨折部位的肌肉,将接骨板从该区域内的肌肉下插入。移除凿子,顺凿子在股骨头内的孔道插入 95°角接骨板的刀刃,应用接骨板夹维持其合适的方向。最后移除接骨板夹,用打击器敲入。相对股骨远折端,接骨板应屈曲稍偏前,旋转接骨板并用持骨钳将接骨板与骨夹紧,从而复位骨折,这也是应用接骨板对骨折进行间接复位的一个例证。必须仔细检查骨折的旋转情况,并按照前述的方法,通过髋部和膝部的侧位 X 线片进行比对。

按照上文的方法,通过 C 型臂影像或 X 线直尺检查骨干的长度。对于某些情况,尤其应该注意其长度,在接骨板近端的螺钉孔内旋入一枚 Schanz 针,然后再在接骨板远端的股骨上旋入第二枚 Schanz 针,这样便可当做简易牵引器来使用。如使用牵引床,即便恢复了骨块间的接触,简易牵引器还可反向用力对断端进行加压。如果没有使用简易牵引器,当骨折端的接触基本恢复后,也可应用铰链式的牵拉装置对断端进行加压(图 24-16)。如骨折部位的肌肉仍保持完整,则置入刀片时须将下肢外展,同时通过预先插入的克氏针将髋部内收。近折端可增加一或两枚螺钉增强稳定性,而远折端则可通过接骨板上的多枚螺钉来进行固定。

和髓内钉一样,手术器械及内固定物都应保持无菌,直到患者平卧于手术床上,去除所有手术巾,确认长度与旋转都恢复满意为止。如果有误,则将患者重新消毒铺巾,去除远端螺钉,确认矫正后再拧入远端诸螺钉。

要点与技巧

- 复位股骨粗隆下骨折时近折端和远折端可能都需要移动,而仅通过移动远折端恢复与近折端的对线不太容易实现,这主要是因为股骨近段位于屈曲外展外旋位。无论选用何种内固定物,认识到这一点对于获得满意的对线是很有帮助的。
- 不管应用那种手术方法,侧卧位更便于暴露股骨近段和纠正后垂移位,而后者在仰卧位时很容易发生。
- 如选用髓内钉治疗股骨粗隆下骨折,髓内钉本身并不能确保骨折复位。因此,在插入导针扩髓之前必须达成满意的复位,且整个操作过程中均应维持复位。
- 由于股骨颈位于股骨干的稍前方,髓内钉在梨状窝插入时应更偏前一些,以使螺钉在侧位片上能置于股骨颈的中心位置。
- 应用重建钉时髓腔必须扩髓至比所选髓内钉的直径大1.5mm,以允许髓内钉在髓腔内能适当旋转,使螺钉能置入到股骨头中心的最佳位置。
- 几乎所有的粗隆部髓内钉都要求额外扩髓才能插入,因为很多髓内钉的近端直径较大(15~17mm)。
- 由于髓内钉的前弓小于股骨的生理前弓,股骨近端骨折进行髓内钉内固定时,髓内钉可能会穿破股骨远端前侧皮质。
- 极易残留外旋畸形。

康 复

如患者其他合并损伤允许,鼓励其术后尽早活动。术后第一天便开始负载肢体的重量触地行走,以对抗关节肌肉的反作用力。有限负重延续10~12周,直到X线上出现愈合的迹象。髋、膝、踝活动度的练习也从术后第一天开始,同时进行抬腿及等长练习。告知患者跛行至少需6个月,而完全康复则可能需要12~18个月。

如为单纯骨折应用髓内钉内固定,骨折轴向稳定,对合良好,骨折线不累及近端的大粗隆,则可不采用前文的康复计划;如能耐受,术后即可允许其负重锻炼。

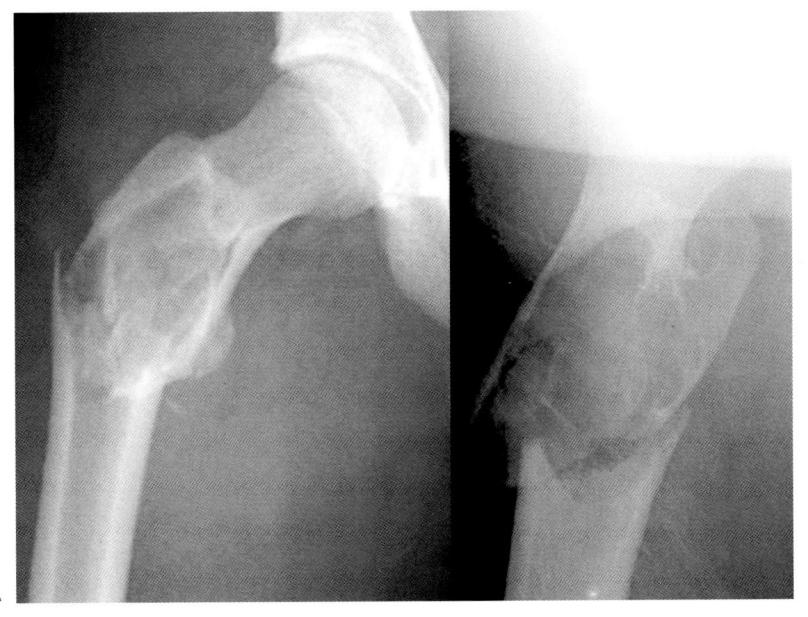
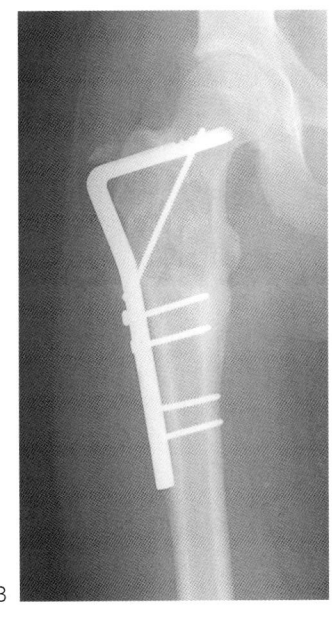

图24-17 Zimmer公司(Warsaw,Indiana)的一种新的锁定刀片接骨板。A. 一例16岁患者单腔骨囊肿病理性骨折的X线图像。B. 切开复位植骨锁钉刀片接骨板内固定后随访时的X线影像

新技术

处理这一有挑战性的骨折，有不少新技术正逐渐开展起来。上文论及的 95°角接骨板对于新鲜的股骨粗隆下骨折是一种很实用的内固定物。当然，它也适合于股骨近端再次手术的病例，如骨折畸形愈合和骨折不愈合。然而，95°角接骨板也存在一些不足，如对内固定置入的技术要求较高（对于不常规应用该内固定物的外科医生尤其如此），不能多次改变凿子和接骨板刀片的位置，置入接骨板所需切口较大，插入刀片的区域可能出现骨丢失（再次手术的病例）。为了改进传统的刀片接骨板，目前市面上已有一种带套管的锁定刀片接骨板（Zimmer, Inc., Warsaw, Indiana），刀片上有孔，可置入一枚长的固定角度的螺钉（图 24-17）。通过这一结构将内置物与该三角区域内的骨质锁定在一起，具有良好的稳定性。

最近，一种锁定接骨板螺钉系统也被批准应用于临床，接骨板为解剖型，有多枚固定角度的螺钉置入股骨近端（图 24-18）（视频 24-4，视频 25-5；光盘 3），该设计使术者操作起来非常方便。导针置入股骨近端后，沿导针装入锁定螺钉套管，术中允许外科医生调整导针的位置。这一锁定接骨板螺钉系统另一潜在的优势在于接骨板可以插入肌肉下完成固定，对骨折周围的软组织剥离很少。当然，与95°角接骨板一样，这一装置也可在完全开放的手术中应用。以对侧股骨近端为模板制订详细的术前计划，开放手术时将接骨板直接帖服股骨近端。然后，由于其解剖形的设计，且允许应用非锁钉螺钉，与其他内固定物的手术操作稍有不同的是，该接骨板还可作为骨折复位的辅助装置来使用。可先在接骨板的近端置入非锁定螺钉，对矢状面上的骨折进行加压。

近来有报道[21]，对连续的 31 例股骨粗隆周围骨折应用股骨近端锁定接骨板（Synthes, Paoli, Pennsylvania）进行治疗，接骨板都采用肌肉下插入的方式置入。其中有 1 例患者不愈合，愈合率为 97%，无一例感染。除 1 例外其他患者伤侧的颈干角均基本恢复，与对侧相比差值都在 5°以内。1 例内翻复位不良，1 例内翻塌陷，2 例患者均为枪弹伤，骨折粉碎严重伴有骨缺损，2 例患者最终均顺利愈合。

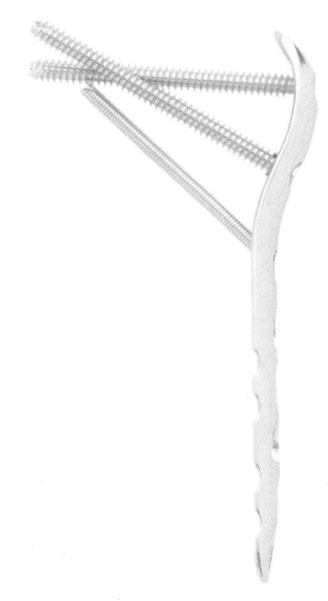

图 24-18　Synthes 公司（Paoli, Pennsylvania）的股骨近端锁定接骨板。接骨板的近端可置入两枚 7.3mm 螺钉，第三枚为 5.0mm 螺钉，对第一枚螺钉有支撑作用。近端两孔可首先置入非锁定螺钉，这对于处理合并股骨颈基底部骨折或大粗隆纵向劈裂的骨折很有帮助。接骨板远端锁定螺钉或非锁定螺钉均可应用

如应用插入技术，患者侧卧于骨折手术床上，对于老年患者的低能量骨折，应用足部牵引。而年轻患者的高能量骨折则在远折端打入骨圆针牵引，术中复位在 X 线透视下进行。外侧切口起自大粗隆上方，向远端延伸 8~10cm，在股外侧肌股骨粗线上的起点处"L"形切开，沿股骨近端外侧剥离 4~5cm。经该入路，X 线透视引导下沿股骨外侧缘于肌肉下插入接骨板。以接骨板为模板，在牵引床牵引下间接复位。可在大粗隆内旋入一枚 Schanz 针，调整近折端，纠正外旋和内翻移位，应用木柄起子纠正近折端的屈曲移位。置入近端锁定螺钉的导针，拍摄正侧位 X 线图像确认其位置，在接骨板远端做一小切口，确认接骨板与股骨外侧皮质的轴线对合良好后，用导针固定接骨板远端。矢状面如需加压，则可用锥形非锁定螺钉固定近端，置入这些螺钉也可使接骨板与骨皮质贴合得更紧密。该接骨板允许在近折端置入两枚 7.3mm 螺钉和一枚 5.0mm 螺钉，远端的固定则可沿股骨干做经皮小切口来完成。关闭切口前将近端的锥形螺钉更换成锁定螺钉，若骨质的固定强度已经非常可靠则无需更换（图 24-19）。

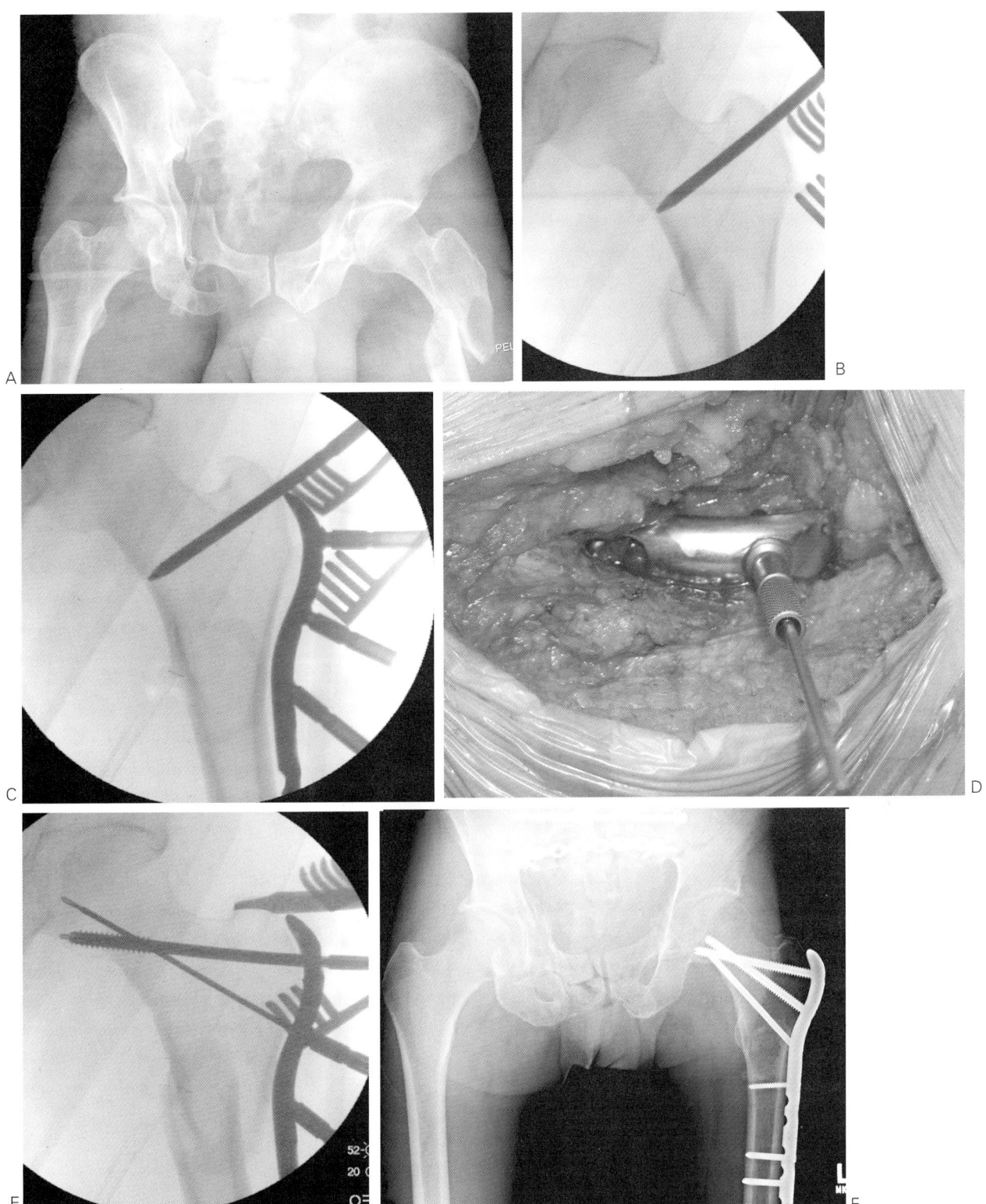

图 24-19 股骨近端锁定接骨板的应用。A. 骨盆正位片,显示左股骨近端骨折以及 Ⅱ 区骶骨骨折,虽然股骨骨折本身适合选用髓内钉内固定,但由于骶骨骨折不稳定,这样可能会损伤腰骶神经丛。因此选用了接骨板内固定。B. 为在股骨远端牵引下,应用一枚 Schanz 针矫正近折端的内翻外旋畸形。C. 为股骨近端锁定接骨板自股外侧肌下插入后的影像。D. 为置入股骨近端导针后的术中照片。E. 然后应用锥形(非锁定)螺钉将接骨板压紧使其与骨皮质服帖,这一操作没有使用对组织损伤较大的持骨钳,稍后再将该螺钉换成锁定螺钉。可以看到此时股骨干仍存在内侧移位。F. 为 5 个月后的骨盆 X 线平片。股骨远端已向接骨板复位,复位时应用了 4.5mm 非锁定螺钉。如图示,患者的骨盆环损伤也已稳定

股骨近端锁定接骨板与传统的内固定物治疗股骨粗隆周围粉碎性骨折相比，具有潜在的优势。该接骨板系统适合所有粗隆周围骨折，无论大粗隆还是股骨颈骨折都可选用。95°角接骨板或髓内固定装置可能会使股骨近端无移位的或矢状面骨折产生移位。相反，锁定与非锁定螺钉置入股骨近端时可采用创伤很小的方式，组合成的固定角度装置可防止继发短缩以及内翻塌陷，这一点则和传统的内固定物相似。

结　果

在本章中曾经提到，由于股骨粗隆下部在解剖学和生物力学上的特征，这一部位的骨折要获得满意的结果是富有挑战性的。这一部位的骨折不愈合以及内固定失败，早年经常有文献报道。然而，由于一些更符合生物力学原理的内置物，强调保护骨折部位的血供以及间接复位等手术方法的应用，近年来有不少报道均获得了满意的结果。

对于累及股骨干的低位股骨粗隆下骨折应用自梨状窝进针的普通交锁髓内钉（第一代髓内钉）进行治疗较为合适。其结果与股骨干骨折的报道[22~26]类似，愈合率和功能恢复满意的概率都很高。

应用自梨状窝进针的普通髓内钉和股骨重建钉，即所谓的第二代髓内钉，与普通股骨近端交锁髓内钉相比生物力学上的稳定性更好，因而广泛应用于小粗隆部或累及小粗隆但骨折线没有延伸至大粗隆和梨状窝的骨折[27~30]。应用该内固定物治疗股骨粗隆下骨折能较好地恢复长度和对线，文献报道骨折愈合率很高[2,31~35]。平均愈合时间为10~12周，并发症发生率低，很少需要进行额外的手术[35]。功能的恢复与患者的年龄以及受伤前的功能状况关系密切，年轻患者能完全恢复活动度并能恢复到骨折前的运动水平，而年龄大于60岁的患者获得良好功能结果者则明显较少。

从大粗隆进针的髓内钉，其应用范围有所扩展，对于股骨近端骨折累及梨状窝的患者，也可用其进行髓内固定。此外，由于该内固定物插入简便，具有生物力学上的优势，因而提倡在所有股骨近端复杂骨折中应用。有几项大样本的研究[1,4,17,36~38]应用这一内置物固定股骨粗隆下骨折，均报道该方法骨折愈合率高，并发症发生率低。在1年的随访报告中，骨折愈合率为96%~98%，8%~12%的患者由于愈合不佳或其他并发症须进行再次手术。有一项大样本的研究[39]专门对老年（平均年龄78.5岁）低能量的粗隆下骨折进行了观察，应用从大粗隆进针的长髓内钉进行固定，211例患者经至少1年的随访，结果发现98%的患者骨折已愈合，8.9%的患者须接受再次手术。功能结果与其他方法治疗的老年股骨近端骨折类似，但后者在术后第一年内死亡率很高（24%），生活中需依赖社会援助的趋势明显增加（受伤前居住在自己家中的患者仅有51%能重新回家），患者不能自己行走或需要辅助措施才能行走的比率也较高（受伤前无需援助就能行走的患者仅有44.9%伤后1年能恢复自由行走）。

对于从大粗隆进针的髓内钉存在的顾虑主要是对肌肉止点的破坏，且需从股骨近端去除较多骨质。从外展肌在大粗隆的止点处去除大量的骨质，有学者担心这会对外展肌力和步态产生长期影响。此外，由于置入物较大，插入点的疼痛也可能增加，但目前尚没有研究证实这一问题。由于这些内置物近端直径较大（一般为17mm），置入时需要一个较大的孔道，而固定股骨头时也需去除较多的骨质。大量的骨丢失对该部位后期可能进行的手术，以及如果需要拆除内固定，则可能会出现一些问题。

95°角接骨板可用于所有股骨粗隆下骨折，包括骨折线累及大粗隆、小粗隆以及梨状窝的病例。早期的报道认为，应用该内固定装置，骨折不愈合率高达16%~20%，感染率亦高达20%[3,5,13]。预防性应用抗生素，术中强调间接复位，尽可能保留骨折部位的血供，对断端加压等措施则可明显减少并发症，使其不愈合率降至0~7%，感染的发生率也非常低[4,11,12,14~16,18,39]。

并发症

股骨粗隆下骨折的治疗在不断进步，通过改进手术方法，应用更符合生物力学原理的内固定物，并发症的发生率已经降低到较为满意的范围。文献中报道的常见且多发的并发症，主要与治疗这些骨折所选用的手术方法、骨折类型、受伤前的状态,以及患者的合并损伤等因素关系密切。常见的并发症包括固定失效或内固定断裂导致的骨折延迟愈合、不愈合,感染,持续的疼痛,功能障碍等[1,3~5,10~16,19,20,33~38,40~47]。所有这些并发症在本章中均已论及,术中仔细操作,术后密切随访,熟悉治疗这一骨折的多种手术方法,则可将这些并发症的发生率及其长期影响降至最低。大多数畸形愈合都是由于手术当时对线不佳所致,而不是术后对线丢失。因此,至关重要的是仔细检查患肢的对线,离开手术室之前与对侧肢体认真比对,如果对线不佳,应该果断地进行调整。最常见的对线不良是远折端的内翻、屈曲、外旋,而短缩也有可能发生。对骨折不愈合进行翻修,植骨后重新内固定,骨折愈合率往往较高,临床与功能结果都能得到较好的改善[48~50]。

> **经验**
> - 股骨粗隆下骨折后,股骨近折段屈曲外展外旋移位,而远折段则由于内收肌和腘绳肌的牵拉作用,内收短缩移位。
> - 股骨承受压应力最大的部位位于小粗隆下1~3英寸内的内侧皮质,所承受的应力超过1 200磅/平方英寸。
> - 与股骨粗隆间骨折不同,固定角度装置尤其适合于股骨粗隆下骨折,而应用滑动接骨板,并发症发生率较高。
> - 应用髓内钉治疗股骨粗隆下骨折时,近折端的外旋是一个应该引起高度重视的问题,因此,手术结束前应认真检查、比较双侧髋关节的旋转角度。

DVD 内容提要

视频 24-1(光盘 3)非扩髓髓内钉治疗一例多发性创伤患者的双侧股骨骨折 该视频显示一例多发伤的患者,双侧股骨骨折,应用非扩髓髓内钉以使其对患者肺部的干扰降至最低,完成第一枚髓内钉固定后,评价其功能,以判定该患者是否能接受第二枚髓内钉固定。

视频 24-2(光盘 3)粗隆部髓内钉治疗有反粗隆骨折线的股骨粗隆下骨折 该视频展示了一例股骨近端反粗隆骨折,应用粗隆部髓内钉进行治疗(ITST, Zimmer, Warsaw, Indiana)。详细展示了侧卧位、髓内钉的进针点、骨折复位以及髓内钉插入等内容。

视频 24-3(光盘 3)刀片接骨板固定 Russell-Taylor ⅠA 型骨折 95°角接骨板固定在股骨近端恰当的位置,此时可应用接骨板辅助复位。还演示了角接骨板置入以及应用带铰链的牵拉装置等操作。

视频 24-4(光盘 3)股骨近端锁定接骨板治疗骨质疏松性股骨粗隆下骨折 从肌肉下插入接骨板的优势主要包括:避免剥离外展肌,可应用接骨板辅助复位,能满意地固定合并骨质疏松的近折端。该视频展示了闭合复位肌肉下插入接骨板内固定。

视频 24-5(同 22-3,光盘 3)股骨颈和股骨粗隆下骨折切开复位股骨近端锁定接骨板内固定 该视频展示了一例复杂的股骨颈合并股骨粗隆下骨折的病例,应用 Watson Jones 入路进行切开复位内固定术,视频中演示了这种严重创伤复位固定统一的入路,以及应用股骨近端解剖型锁定接骨板固定骨折的手术操作。

参考文献

1. Cheng MT, Chiu FY, Chuang TY, Chen CM, Chen TH, Lee PC. Treatment of complex subtrochanteric fracture with the long gamma AP locking nail: a prospective evaluation of 64 cases. J Trauma 2005;58:304-311
2. Russell TA, Taylor JC Subtrochanteric fractures of the femur. In: Browner BD, Jupiter JB, Levine AM, Trafton PG, eds. Skeletal Trauma: Fractures, Dislocations, Ligamentous Injuries. 1st ed. Philadelphia: Saunders; 1992:1 485-1 525
3. Sanders R, Regazzoni P. Treatment of subtrochanteric femur fractures using the dynamic condylar screw. J Orthop Trauma 1989;3: 206-213

4. Vanderschot p, Vanderspeeten K, Verheyen L, Broos P. A review on 161 subtrochanteric fractures: risk factors influencing outcome: age, fracture pattern, and fracture level. Unfallchirug 1995;98:265-271
5. Waddell JP. Subtrochanteric fractures of the femur: a review of 130 patients. JTrauma 1979;19:582-592
6. Koch JC. The laws of bone architecture. Am J Anat 1917; 21:177-298
7. Fracture and dislocation compendium. Orthopaedic Trauma Association. Committee for coding and classification. J Orthop Trauma1996;10:36-40
8. Hibbs RA. The management of the tendency of the upper fragment to tilt forward in fractures of the upper third of the femur. NY Med J 1902;75:177-179
9. Johnson KD, Johnston DW, Parker B. Comminuted femoral shaft fractures: treatment by roller traction, cerclage wires and an intramedullary nail or an interlocking intramedullary nail. J Bone Joint Surg Am 1984;66:1 222-1 235
10. Velasco RU, Comfort TH. Analysis of treatment problems in subtrochanteric fractures of the femur. J Trauma 1978; 18:513-523
11. Kinast C, Bolhofner BR, Mast JW, Ganz R. Subtrochanteric fractures of the femur: results of treatment with a 95-degree condylar blade plate. Clin Orthop Relat Res 1989; 238:122-130
12. Kulkarni SS, Moran CG. Results of dynamic condylar screw for subtrochanteric fractures. Injury 2003;34:117-122
13. Nungu KS, Olerud C, Rehnberg L. Treatment of subtrochanteric fractures with the AO dynamic condylar screw. Injury 1993;24:90-92
14. Neher C, Ostrum RF. Treatment of subtrochanteric femur fractures using a submuscular fixed low-angle plate. Am J Orthop 2003; 32(Suppl 9):29-33
15. Siebenrock KA, Muller U, Ganz R. Indirect reduction with a condylar blade plate for osteosynthesis of subtrochanteric femoral fractures. Injury 1998;29(Suppl 3):C7-C15
16. Vaidya SV, Dholakia DB, Chatterjee A. The use of a dynamic condylar screw and biological reduction techniques for subtrochanteric femur fracture. Injury 2003;34:123-128
17. Miedel R, Ponzer S, Tornkvist H, Soderqvist A, Tidermark J. The standard gamma nail or the Medoff sliding plate for unstable trochanteric and subtrochanteric fractures: a randomised, controlled trial. J Bone Joint Surg Br 2005;87:68-75
18. Haidukewych GJ, Israel TA, Berry DJ. Reverse obliquity fractures of the intertrochanteric region of the femur. J Bone Joint Surg Am 2001;83-A:643-650
19. Senter B, Kendig R, Savoie FH. Operative stabilization of subtrochanteric fractures of the femur. J Orthop Trauma 1990;4: 399-405
20. Wile PB, Panjabi MM, Southwick WO. Treatment of subtrochanteric fractures with a high angle compression hip screw. Clin Orthop Relat Res 1983; 175:72-78
21. Kregor PJ, Corr BR, Zlowodzki MP. Submuscular locked plating of pertrochanteric femur fractures: early experience in a consecutive, one-surgeon series; Presented at Annual Meeting, American Academy of Orthopedic Surgeons, Chicago, IL, March 22-26, 2006
22. Brumback RJ, Uwagie-Ero S, Lakatos RP, Poka A, Bathon GH, Burgess AR. Intramedullary nailing of femoral shaft fractures, II: Fracture-healing with static interlocking fixation. J Bone Joint Surg Am 1988;70A:1 453-1 462
23. Thoresen BO, Alho A, Ekeland A, Stromsoe K, Folleras G, Haukebo A. Interlocking intramedullary nailing in femoral shaft fractures: a report of forty-eight cases. J Bone Joint surg Am 1985;67:1 313-1 320
24. Wiss DA, Brien WW, Becket V. Interlocking nailing for the treatment of femoral fractures due to gunshot wounds. J Bone Joint Surg Am 1991;75:598-606
25. Wiss DA, Brien WW, Stetson WB. Interlocked nailing for treatment of segmental fractures of the femur. J Bone Joint surg Am 1990;72:724-728
26. Wiss DA, Fleming CH, Matta JM, Clark D. Comminuted and rotationally unstable fractures of the femur treated with an interlocking nail. Clin Orthop Relat Res 1986; 212:35-47
27. Bredbenner TL, Snyder SA, Mazloomi FR, Le T, Wilber RG. Subtrochanteric fixation stability depends on discrete fracture surface points. Clin Orthop Relat Res 2005;432: 217-225
28. Kraemer WJ, Hearn TC, Powell JN, Mahomed N. Fixation of segmental subtrochanteric fractures: a biomechanical study. Clin Orthop Relat Res 1996;332:71-79
29. Roberts CS, Nawab A, Wang M, et al. Second generation intramedullary nailing of subtrochanteric femur fractures: a biomechanical study of fracture site motion. J Orthop Trauma 2003;17(Suppl 8):S57-S64
30. Wheeler DL, Croy TJ, Woll TS, Scott MD, Senft DC, Duwelius PJ. Comparison of reconstruction nails for high subtrochanteric femur fracture fixation. Clin Orthop Relat Res 1997;338:231-239
31. Bose WJ, Corces A, Anderson LD. A preliminary experience with the Russell-Taylor reconstruction nail for complex femoral fractures. J Trauma 1992;32:71-76
32. Broos PL, Reynders P. The use of undreamed AO femoral

intramedullary nail with spiral blade in nonpathologic fractures of the femur: experiences with eighty consecutive cases. J Orthop Trauma 2002;16:150 – 154

33. Garnavos C, Peterman A, Howard PW. The treatment of difficult proximal femoral fractures with the Russell-Taylor reconstruction nail. Injury 1999;30:407 – 415

34. Kang S, McAndrew MP, Johnson KD. The reconstruction locked nail for complex fractures of the proximal femur. J Orthop Trauma 1995;9:453 – 463

35. Smith JT, Goodman SB, Tischenko G. Treatment of comminuted femoral subtrochanteric fractures using the Russell-Taylor reconstruction nail. Orthopedics 1991;14:125 – 129

36. Borens O, Wettstein M, Kombot C, Chevalley F, Mouhsine E, Garofalo R. Long gamma nail in the treatment of subtrochanteric fractures. Arch Orthop Trauma Surg 2004; 124:443 – 447

37. Pakuts AJ. Unstable subtrochanteric fractures: gamma nail versus dynamic condylar screw. Iht Orthop 2004;28: 21 – 24

38. Robinson CM, Houshian S, Khan LA. Trochanteric-entry long cephalomedullary nailing of subtrochanteric fractures caused by low-energy trauma. J Bone Joint Surg Am 2005;87:2 217 – 2 226

39. Tornetta P. Subtrochanteric femur fracture. J Orthop Trauma 2002;16:280 – 283

40. Bedi A, Toan Le T. Subtrochanteric femur fractures. Orthop Clin North Am 2004;35:473 – 483

41. Craig NJ, Sivaji C, Maffulli N. Subtrochanteric fractures: a review of treatment options. Bull Hosp Jt Dis 2001;60:35 – 46

42. Di Cicco JD 3rd, Jenkins M, Ostrum RF. Retrograde nailing for subtrochanteric femur fractures. Am J Orthop 2000;29(Suppl 9):4 – 8

43. Fielding JW, Magliato HJ. Subtrochanteric fractures. Surg Gynecol Obstet 1966; 122:555 – 560

44. Froimson Al. Treatment of comminuted subtrochanteric fractures of the femur. Surg Gynecol Obstet 1970;131: 465 – 472

45. Lechner JD, Rao JP, Stashak G, Adibe SO. Subtrochanteric fractures: a retrospective analysis. Clin Orthop Relat Res 1990;259: 140 – 145

46. Sims SH. Subtrochanteric femur fractures. Orthop Clin North Am 2002;33:113 – 126

47. Whitelaw GP, Segal D, Sanzone CF, Ober NS, Hadley N. Unstable intertrochanteric/ subtrochanteric fractures of the femur. Clin Orthop Relat Res 1990;252:238 – 245

48. Barquet A, Mayora G, Fregeiro J, Lopez L, Rienzi D, Francescoli L. The treatment of subtrochanteric nonunions with the long gamma nail: twenty-six patients with a minimum 2-year follow-up. J Orthop Trauma 2004;18: 346 – 353

49. Haidukewych GJ, Berry DJ. Nonunion of fractures of the subtrochanteric region of the femur. Clin Orthop Relat Res 2004;419: 185 – 188

50. Pascarella R, Maresca A, Palumbi P, Boriani S. Subtrochanteric nonunion of the femur. Chir Organi Mov 2004; 89:1 – 6

第二十五章　股骨干骨折

Brent L. Norris，Peter J. Nowotarski

股骨干骨折是一种高能量损伤。股骨是人体中最长和最坚强的骨骼。造成股骨干骨折最常见的原因是机动车交通事故，其次是机动车撞击行人、高处坠落及枪弹伤等[1]。虽然股骨干骨折不再像以前一样有很高的死亡率，但双侧股骨干骨折的死亡率仍接近30%[2,3]。一部分原因是单侧股骨干骨折的出血量即可达2~3个单位，甚至对于体质较好的年轻患者，也可能引起血流动力学的改变[3]；而更主要的原因则可能是机体的合并伤[3]。

股骨干包括小粗隆下5cm到膝关节上9cm的范围。这一区域以近为粗隆下区，以远为股骨髁上区域。股骨干正常结构的维持对于行走至关重要，在正常步态下，股骨干受到轴向、弯曲及扭转应力的作用。此外，股骨干周围被大量肌肉所包裹，臀部及大腿部肌肉收缩产生运动完全依赖于正常的股骨干结构。由于受到肌肉的牵拉，股骨干骨折后往往发生明显的移位，需要进行牵拉复位。

股骨髓腔中含有大量的造血细胞和脂肪细胞。股骨干骨折时，骨髓腔中的脂肪细胞可由骨髓腔进入破裂的静脉和淋巴管内，进而进入血液循环形成脂肪栓塞[4,5]。理论上而言，这种脂肪栓塞可以对股骨干骨折患者形成潜在的有害的"二次打击"，乃至于形成脂肪栓塞综合征，尤其对于进行髓内固定的患者其发生概率明显增高[6]。

在美国，每年每万人可发生1~1.3例股骨干骨折。股骨干骨折存在两个发病年龄高峰，分别是25岁和65岁左右。年轻患者的股骨干骨折通常是由于高能量创伤所致；相比之下，老年人股骨干骨折则往往是由于骨质疏松后受到低能量创伤引起的。正如所估计的那样，年轻患者的股骨干骨折主要是高能量创伤引起；与此相反，老年患者通常是病理性改变基础上的低能量创伤所致。

股骨干骨折常伴有合并伤，这可以分为两大类，包括全身性的损伤（头、胸、腹及其他部位的肌骨骼系统损伤）以及局部损害（同侧肢体的骨结构损伤）。常见的全身性损伤是头部或胸部损伤。腹部损伤相对少见，其合并伤多为骨盆环损伤。当股骨干骨折合并头部或胸部损伤时，会影响对于骨折的治疗，特别是行内固定手术时机的选择[7,8]。股骨干骨折虽然须要立即进行处理，但有时可能会不利于对其他部位损伤的治疗，因此对于股骨干骨折的最佳治疗时间目前仍存争议[8]。股骨干骨折行髓内钉固定后，由于炎性介质的释放，会加重已有合并损伤的机体其他系统特别是脑或肺部的损害[9,10]，这种现象被称为"二次打击"。因此，多发伤患者股骨干骨折的手术治疗时机一直存在争议[10]，有关问题将在第34章中进一步论述。

一个相对较少遇到的问题是脂肪栓塞综合征。Gurd对此棘手问题的主要和次要诊断标准曾加以描述。脂肪栓塞综合征临床可表现为发热、缺氧、精神状态改变以及特征性的皮肤淤点[11,12]。幸运的是，其发生率相对较低。脂肪栓塞综合征一旦发生，便可导致严重的肺部病变，如果不迅速给予肺通气支持，甚至可能致死。

股骨干骨折常见的局部合并损伤包括股骨近端的骨折，尤其是股骨颈骨折[13]（占所有股骨干骨折的2%~6%）。在实际工作中，股骨颈骨折易被漏诊,或者其本身即为隐匿性骨折,应保持高度重视。Pauwels 角很大的 C 型骨折(垂直剪力所致),是最常见的股骨干骨折合并的股骨颈骨折类型。处理时应首先固定股骨颈骨折,其次再对股骨干进行固定[13]。其他常见的髋部并发伤还包括:髋关节后脱位、髋臼骨折,以及非常少见的同侧粗隆间骨折、粗隆下骨折和/或股骨髁上骨折[14]。

20%～30% 的股骨干骨折可合并明显的膝关节韧带损伤[15]。此外,股骨干骨折病人伤后常主诉有膝前部疼痛。这种疼痛通常是由汽车仪表盘撞击所致的髌股关节损伤或半月板的不典型撕裂所引起的。20% 的病人后期可出现半月板的病理改变,且通常累及外侧半月板[15]。股骨干骨折合并的同侧下肢损伤还包括:胫骨干骨折、踝部骨折/脱位以及严重的足部损伤。所有这些损伤多见于高速机动车撞击伤。其他远处部位的损伤包括锁骨和上肢骨折也常见,一旦发生,这些损伤将严重限制患者的功能锻炼。

股骨干骨折合并血管和神经损伤罕见。由于股骨干周围丰富的肌肉组织,对血管和神经组织起到了良好的保护作用。发生血管损伤时,由于其可能影响到肢体的血供,因此及时进行相应的处理至关重要。如果发现肢端无脉或脉搏减弱并踝—臂指数(ABI)小于 0.9,务必对血管的完整性进行评估[16]。一旦出现上述情况,应立即进行血管造影检查,以排除血管损伤,而对损伤血管的处理也应与骨折的固定同步进行。

股骨干骨折分类

股骨干骨折的分类是相当直接的。这里介绍几个分类系统,而其中某一种描述性分类可能最为常用。通常使用的分类方法应以病人到达急诊室时所见开始,包括骨折的位置、形态,骨折是开放或闭合以及是否有合并损伤等。这些信息有助于确定治疗策略,包括治疗方法、时机以及是否需行其他相关处理等。其他分类系统主要是为了便于交流、研究、评估术后效果等。除解剖学分类外,还有两种最常使用的分类系统,即 Winquist 分类和 AO/OTA 分类系统。

Winquist 和 Hansen 根据股骨干粉碎的程度,将骨折分为 1～4 级[17]。骨折粉碎程度越重,骨与软组织的损伤则越严重,发生不愈合率也越高。

1 级骨折指横形或短斜形骨折,粉碎程度小于 25%;2 级骨折指占骨干宽度 25%～50% 的粉碎性骨折;3 级骨折指超过 50% 但低于 100% 的粉碎性骨折;4 级骨折为节段性粉碎骨折。

AO/OTA 分类主要用于学术研究和对损伤进行比较以发表文献之用[18]。在 AO/OTA 分类中,股骨以数字 3 表示,骨干以数字 2 表示。骨折再进一步分为 A、B、C 三个亚型。A 型骨折为简单骨折,如螺旋形、短斜形或横形骨折;B 型骨折指有小蝶形骨块或成角的骨折;C 型骨折指节段性粉碎性骨折(图 25-1)。这一分类系统并非用于治疗,而是为了更好地理解个体的骨折形态、愈合所需时间以及对损伤治疗的相关并发症。

如前所述,股骨干骨折最有用的分类系统是描述性分类。简单的描述骨折部位,上、中部还是下三分之一骨干骨折、骨折形式(螺旋、短、斜、横形或粉碎)以及是否开放等,才是对临床最有帮助的。此外,了解全身和局部的软组织及其他合并伤的损伤程度,均有助于医生进行准确的术前判断。

最后强调一下开放性骨折:最初用于胫骨骨折的 Gustilo-Anderson 分类并不适用于股骨骨折,因为其并不能真实地反映股骨干骨折后软组织损伤的状态。胫骨的位置更接近于皮下,相对低能量的损伤即可导致开放伤,而这对于股骨干骨折则非常罕见。因为股骨干周围被大量肌肉所包裹,甚至于在大腿前外侧一个很小的皮肤破口,都意味着可能是一个非常高能量的骨折。此外,皮下还可能存在着大量的肌肉损伤。因此,任何程度的开放性股骨干骨折都提示为一个高能量损伤,按 Gustilo-Anderson 分类系统通常归为 3 型。

非手术治疗

由于非手术治疗存在着严重的并发症和死亡率,目前成人股骨干骨折原则上已不再行保守治疗,手术治疗为首选。早期非手术治疗包括闭合复位、皮牵引或骨牵引,牵引需要定期调整牵引重量,以维持肢体正常的力线。卧床时间要求至少在 8～10 周;牵引之后更换石膏或支具,但通常效果多不令人满意[19]。幸运的是,1940 年 Gerhard Küntscher 发明了股骨干骨折的梅花钉固定技术,其开创性的工作引导了今天股骨干骨折手术取代非手术治疗的趋势。

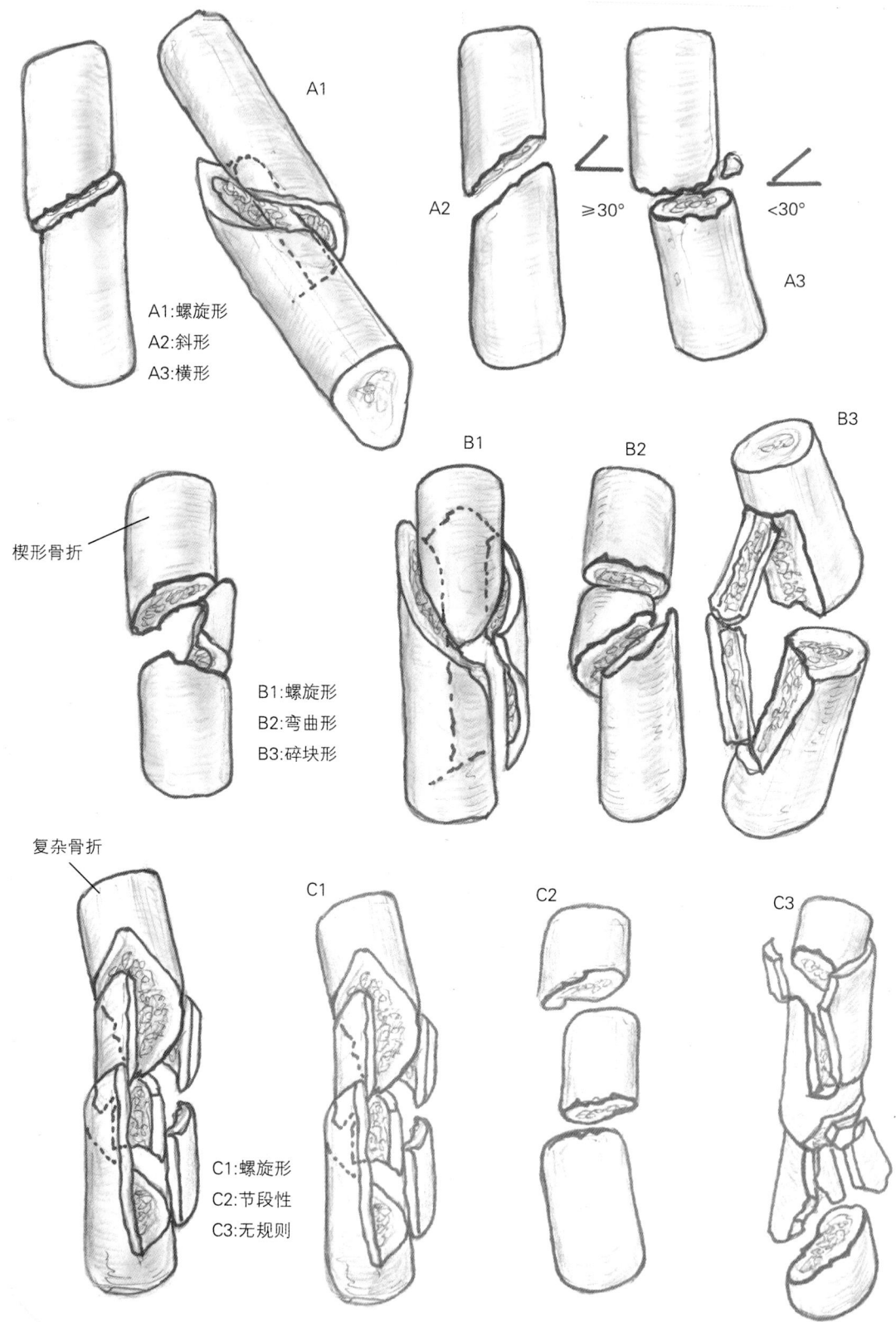

图 25-1 股骨骨折 AO/OTA 分类系统

手术适应证

成人股骨干骨折为手术治疗的一个适应证。骨折类型及接诊时间是决定股骨干骨折治疗策略的关键因素。股骨干骨折只有少数情况下不宜进行手术,包括:危重病人(合并危及生命的损伤)、不宜进行麻醉的病人,以及已有大量失血的濒危病人。其余的所有病人均应接受手术治疗,以整复并固定股骨干骨折、缓解疼痛并尽可能恢复肢体功能。

手术治疗

根据医疗单位手术技术水平以及医疗条件的不同,股骨干骨折的手术治疗方法多样。而决定手术方法和时机的因素,更多地已经超出了骨折本身。而对于病人来说,股骨干骨折的合并伤与前者的类型和部位同等重要。其他影响确定治疗策略的因素还包括,局部软组织损伤的程度和骨折是否开放等。股骨干骨折的手术治疗方法包括:外固定、接骨板内固定(包括加压接骨板、桥接接骨板、经皮桥接接骨板)和髓内钉等。

髓内钉固定目前已成为评价其他股骨干骨折治疗方法的标准。尽管其已成为最常使用的、首选的治疗方法,但有关具体的操作方面仍存在几点争议,包括:进钉方向(顺行或逆行)、是否需要扩髓以及髓内钉如何固定于股骨干(标准锁钉、头端锁钉、静态锁定或动态锁定)。病人术中体位(仰卧或侧卧位)以及是使用骨折牵引床还是透视手术床等,均是需要考虑的重要因素。最后,还有一些特殊的情况会影响对股骨干骨折的治疗,这包括:合并的股骨颈骨折、软组织受损、多发伤病人、合并严重的胸部损伤、合并头部损伤等。所有这些问题在本章中稍后将详细讨论,但这里需要指出的是,各种不同的患者和伤情同样会影响到治疗策略的确定。

外科解剖

大腿部的解剖将在后面的手术技术中详细介绍。股四头肌位于大腿的前部,内收肌群位于大腿内侧,腘绳肌位于大腿后部。放置股骨接骨板的首选手术入路是恰好位于前方与外侧肌间隔的位置。要特别注意在手术入路中有一些穿支血管穿过该肌间隔。掌握髋及膝部的解剖,对于股骨髓内钉的成功置入非常重要,这具体将在顺行及逆行置钉的章节中详细论述。

外科技术

外固定

外固定支架在股骨干骨折中已经应用了几十年。股骨干骨折使用外固定支架的最佳指征包括:多发伤或处于复苏中的病人、合并严重的颅脑损伤、合并非常严重的软组织开放伤、合并严重的血管损伤,或合并其他部位损伤需立即进行手术治疗的病人[20,21]。应用外固定支架的一个重要特点是置针的速度,四针外固定支架置针的时间应在 15~20 分钟,用 4 枚针固定股骨干骨折后,患肢可以获得足够的稳定性。

在进行手术前,必须熟悉髋部、大腿、膝部的相关解剖以及股骨干全长的 X 线特征。对股骨颈(内旋位)、股骨干全长及膝关节进行 X 线检查,可以排除其他并发的骨性损伤。确定骨折部位及其与股骨主要骨性标志(如外上髁和大粗隆尖部)的关系,依据简单明了的骨性标志有助于手术医生判定骨折的具体位置。这对于在无法使用 C 型臂而又需行外固定支架固定骨折时,如在重症监护室(ICU)内,是非常重要和便利的。

患者置于透射 X 线的手术床上,暴露整个下肢,整个手术区域消毒、铺单,包括同侧的髋关节和髂嵴。术中分别置入 4 枚外固定针,两枚尽量靠近骨折端,另两枚则远离骨折端(图 25-2)。第一枚针通常置于大粗隆下方四横指的位置,基本位于小粗隆水平;第二枚针的位置取决于骨折部位,其位于骨折近段并应尽量靠近骨折端;第三枚针应恰好置于骨折线的下方;最后一枚针应至少位于股骨髁上 2 横指的位置。通常选用 200mm×5mm 的斯氏针作为双边外固定支架(double-stacked frame)的固定针,对于肥胖患者则可使用(250~300)mm×5mm 的固定针。外固定针应置于大腿的略向前外侧方,经皮肤进针点处做小切口,切开深筋膜,钝性分离肌肉至股骨干的置针位置水平;抵达骨膜后用 3.5mm 的钻头及保护套筒在股骨干上钻孔并插入固定针,固定针

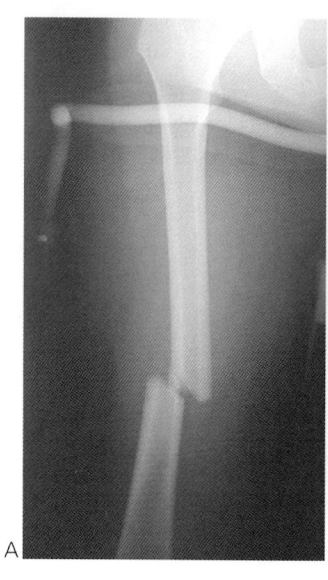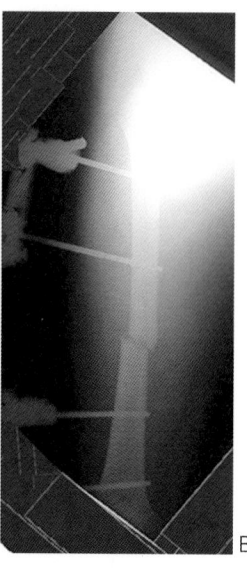

图 25-2 A.股骨干中段骨折使用 hare 牵引夹板固定后 X 线片。B.股骨干骨折外固定支架固定后 X 线片，骨折近段 2 枚外固定针，远段 2 枚外固定针

需穿过股骨双侧皮质。每段骨折置入 2 枚或多枚固定针，第三枚针在纵向牵引后用于固定骨折断端，透视下整复畸形，此时拧紧外固定支架，插入第四枚针加强固定。如果需要临时固定(经常有这种情况)，单边外固定支架适合而且便宜。另外，如果固定架外框为碳纤维材料或直径小于 11mm 的钢架，应行双边固定。如果针道切口处皮肤过紧被固定针顶起，则应锐性延长切口以松解皮肤，并以无菌纱条包裹，可有助于止血和引流。总而言之，股骨骨折使用外固定支架固定比例在少数，但术后护理应及早开始。以沾有等量生理盐水稀释的过氧化氢棉签每日擦拭针道处三次，并定期更换包裹的消毒纱条，可有效地控制引流和减低针道感染的风险。由于外固定针穿过了股四头肌，在一定程度上妨碍了髋、膝关节的运动，因此应加强患肢的功能锻炼。不利于功能锻炼是外固定支架治疗股骨干骨折的一个较为明显的弊端。

接骨板固定

有两种股骨干骨折的接骨板内固定技术：加压接骨板和桥接接骨板内固定。加压接骨板固定理想适用于简单类型的骨折，包括螺旋形、短斜形和横形骨折。骨折越粉碎，使用加压接骨板固定越非常困难。对于粉碎性骨折，最理想的方法是使用桥接接骨板。应用接骨板固定的指征包括：合并巨大的开放伤、医生的倾向性，以及合并严重的头部/胸部损伤且理论上使用髓内钉固定会加重损伤的患者[21]。股骨干合并股骨颈或股骨干合并股骨远端髁间等复杂骨折，也是接骨板固定的相对适应证[23]。

接骨板理想的位置是置于股骨干的前外侧，以减低张应力。但是，与髓内固定相比，接骨板固定属于偏心固定，在生物力学上有一个显著的不利因素。鉴于此，如果使用加压接骨板固定股骨干骨折，接骨板厚度应不少于 4.5mm 且在骨折线上下应各保证至少 8 层骨皮质。

加压接骨板

患者仰卧于透射 X 线手术床上，整个患肢消毒、铺单，范围包括髋部和髂骨。以骨折处为中心做一长的侧方切口(图 25-3)，略靠后方纵向切开阔筋膜。分离并向前牵开股外侧肌，剥离外侧肌间隔(图 25-4)。术中常见穿支动脉出血，须予以处理。另一种方法是行伤口入路，但需注意要避免进一步损伤肌肉筋膜。利用复位钳复位骨折，持接骨板钳的应用有助于避免对骨及其血运的进一步损伤。如果是单纯骨折，可用拉力螺钉暂时固定骨折，然后在侧方置入一块 4.5mm 厚的长接骨板作为中和接骨板。

桥接接骨板

很多粉碎性股骨干骨折无法使用拉力螺钉固定，而适于使用桥接接骨板。桥接接骨板要足够长，跨越骨折区域，且骨折近段及远段均需行 4 枚双皮质螺钉固定。先将接骨板平行于股骨力线帖服骨折近段，并以 2 枚 4.5mm 螺钉固定。复位通常采用闭合复位。在开放性骨折中可能需对一些骨折块进行直接复位操作，但应尽量避免对血供的进一步破坏。恢复骨的长度、力线及旋转非常重要。有时可比较对侧股骨的 X 线片以助于患肢的复位，特别是对于股骨长度的维持，见第 4 章中关于对骨折复位时力线评估的描述(图 4-19~22)。一旦粉碎性骨折的力线恢复，则以复位钳将接骨板的远端固定于骨折远段，此时将第三枚螺钉在靠近骨折线处拧入骨折远段。需要注意的是股骨干前部为向前外侧的弓形，接骨板应尽量靠后放置。再次确定骨折的长度、力线、旋转纠正无误后，将第四枚螺钉在股骨髁上水平拧入骨折远段。如果骨折发生短缩，远段的螺钉均需拔除，以复位钳夹持接骨板与骨折远段，然后以提拉钉及椎板撑开器或加压/撑开装置(articulating tensioning device)来恢复正常长度。

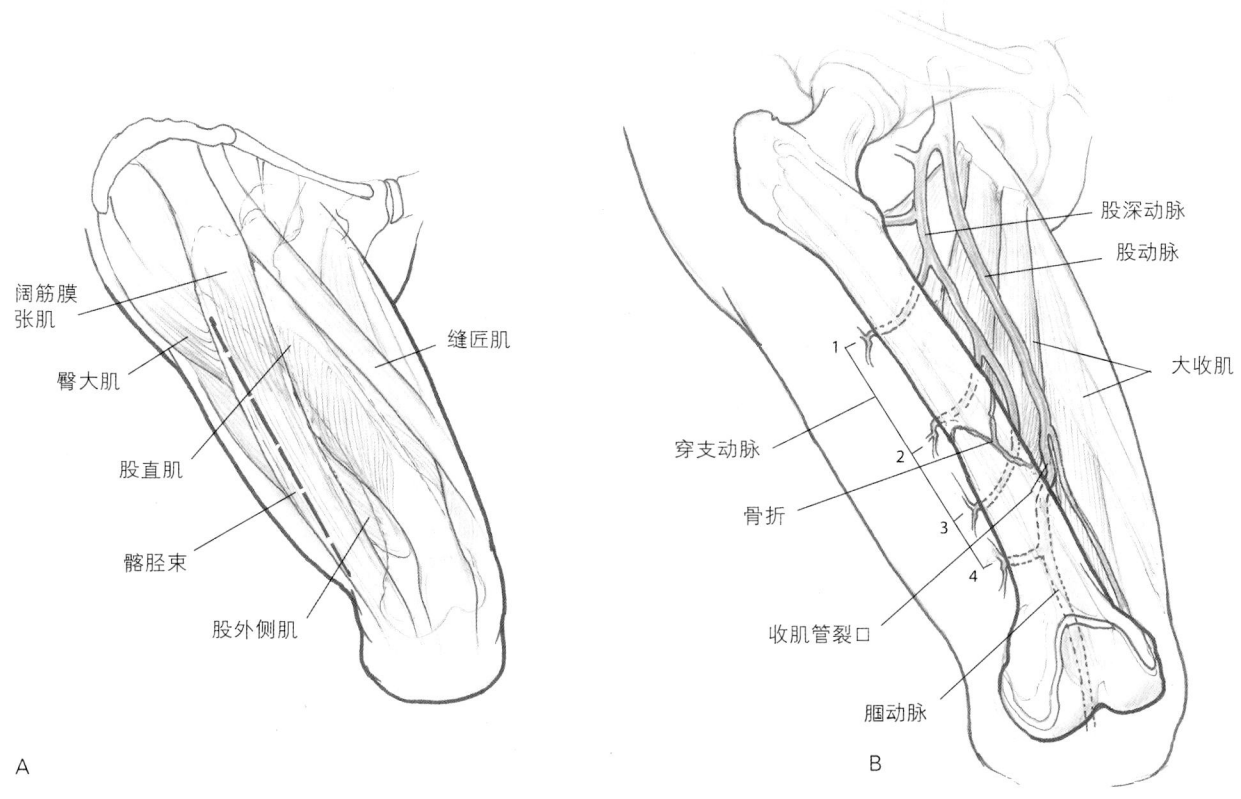

图 25-3 A. 手术切口及股骨侧方入路的浅表解剖。B. 股部的血管解剖以及侧方入路的穿支动脉分布情况

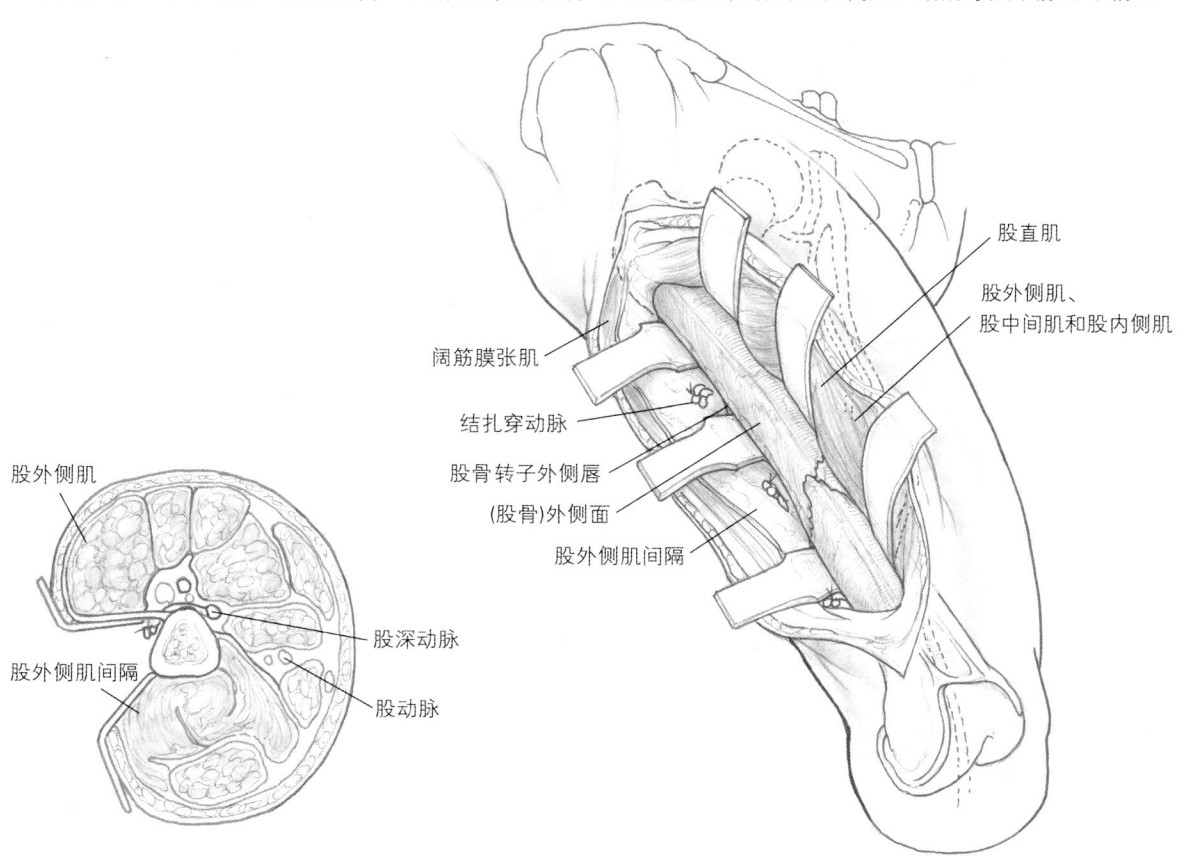

图 25-4 股骨干外侧切口入路解剖图

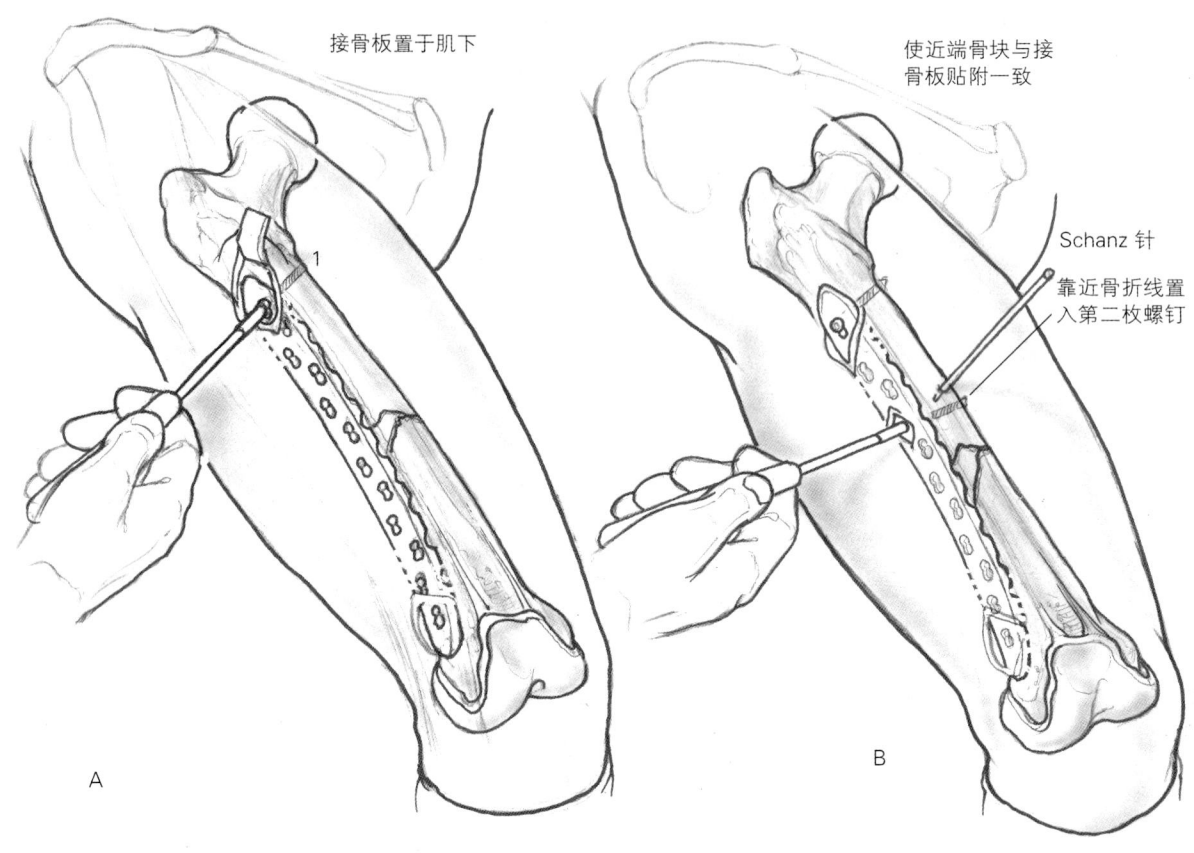
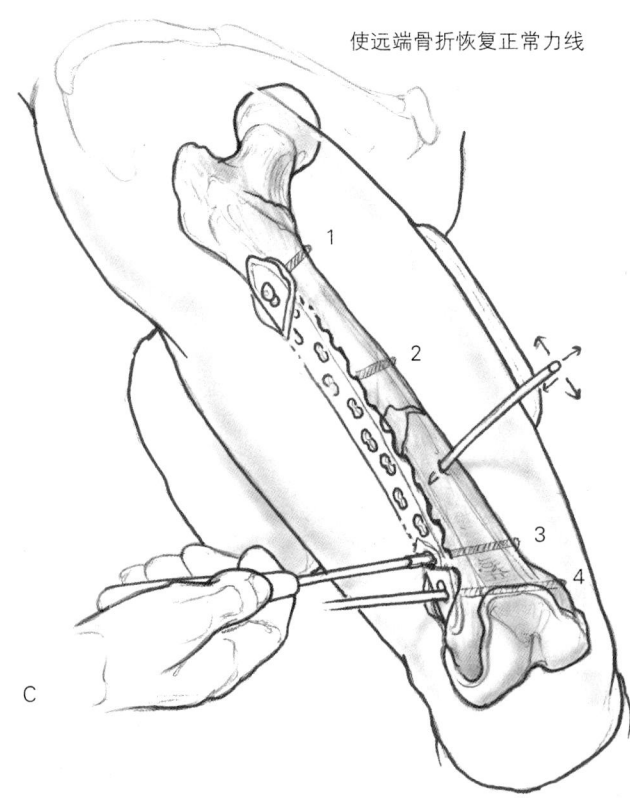

图25-5 股骨肌肉下桥接接骨板固定。A.放置接骨板及近端首枚螺钉。B.使用Schanz钉协助复位,靠近主骨折线上第二枚近段螺钉。C.骨折远段复位,置入远段螺钉

术中使用C型臂透视有助于纠正骨折的力线和旋转。骨折牵引床也许会使手术操作复杂化,作者喜欢在透射X线手术床上及适当的肌松下进行手术。其余几枚螺钉选用双皮质4.5mm螺钉,总共保证在骨折的近、远段至少各固定8层皮质。随后用软组织筋膜覆盖接骨板,阔筋膜下放置引流。如果合并内侧的骨缺损,则需要植骨。在开放性骨折中,骨折处放置可吸收的抗生素硫酸钙珠链,有望能刺激骨形成以及预防任何可能的潜在感染。

术后尽早开始膝及髋关节的康复功能锻炼,包括必要时使用CPM机。患肢进行连续的接触性负重,并鼓励患者进行股四头肌的等张收缩锻炼。术后患肢一旦能正常运动,即意味着功能的恢复,此时即可停用DVT的预防措施(通常在术后的3~6周)。在桥接骨痂出现之前应进行持续的限制性负重,通常时间在12~14周。负重锻炼应渐进性地进行,正常情况下患肢在术后16周之前即可完全负重。

经皮桥接接骨板

整个患肢(从髂嵴到足)消毒,铺无菌巾、单,臀部垫高以便抬高大粗隆。复位时需注意臀下的垫子对复位的影响,注意维持正常的旋转力线。经皮桥接接骨板技术主要适用于中段的粉碎骨折而不适合行髓内钉固定者。使用该方法可以保证获得从大粗隆到股骨髁部的正常长度。选取预弯成与股骨干侧面相匹配且厚度为4.5mm的长接骨板,由肌间隙插入至股骨髁上。

于股外侧沿大腿纵轴于股骨髁上和股肌近端水平,分别做两个小切口。切开阔筋膜(图25-5A),然后由远端切口向近端插入一块接骨板,沿肌肉下层向上逆行至近端的切口处;在小粗隆水平拧入一枚双皮质螺钉固定接骨板。此时即可行牵引及直接按压复位,偶可联合使用经皮Schanz钉(5mm的"操纵杆")或长的球形顶推器(ball-spiked pusher)协助复位。当近段骨块与接骨板良好帖服后,C型臂监视下经皮拧入第二枚螺钉(靠近骨折部为佳)。此时近段骨块已有2枚螺钉固定,然后通过推挤、牵引、使用经皮Schanz钉或长的球形顶推器等将远段骨块复位(图25-5B)。此时需注意保持肢体正常的长度、力线及旋转。透视下经皮拧入第三枚螺钉,将接骨板固定在远段骨折上,第四枚螺钉于股骨髁上水平经皮拧入远端骨折块(图25-5C)。再次评估肢体的长度、力线及旋转,然后经皮拧入其余螺钉,保证骨折近段和远段各有3~4枚螺钉。

冲洗创面,关闭切口,检查患肢髋、膝关节活动范围,再次检查长度、力线及旋转无异常。术后护理包括限制负重和预防DVT的发生,DVT预防措施需应用至肢体的自主运动完全恢复为止。由于手术未对骨折部位造成干扰和破坏,局部完整的肌肉软组织封套有助于早期形成外骨痂,故在这一时期通常可以见到大量骨痂形成。但完全负重仍要严格限制至术后12~14周,以允许桥接骨痂的成熟。术后应鼓励患者早期逐渐加强髋和膝关节的功能锻炼。

顺行髓内钉(视频25-1~4,光盘3)

交锁髓内钉目前是目前治疗股骨干骨折最好的方法。尽管有关髓内钉的使用等多个方面仍存争议,但临床结果显示髓内钉效果优良,而且并发症很少。

顺行,梨状窝,扩髓,仰卧,骨折牵引床

病人仰卧于现代骨折牵引床上,牵引床应能保证健侧肢体以患肢为参照伸髋并外展。将患肢行胫骨结节牵引,如果胫骨牵引针位置不当,则会影响复位,应予及时调整。牵引针可选用张力克氏针及Kirschner弓,或者选用更粗的钢针,亦可用于直接牵引。带螺纹的钢针并非必需,而更粗的钢针则是首选。患者仰卧于牵引床上,患肢术区消毒、铺单(范围从髂嵴至牵引针)。患者的体位对于在股骨近段的器械操作非常重要。外围区域的消毒尽管并非必需,但如能做到则更佳。术野需暴露大腿外侧面至少270°的范围,而股内侧区域则无需铺单。C型臂球管置于术野的对侧、两股之间,健肢保持外展伸直位(非截石位)(图25-6)。患者通常摆成"V"字形,便于触及大粗隆。该体位主要靠移动患者的头及躯干来完成,同时也易于使患肢内收(图25-7)。

股骨近端骨折的复位操作是屈髋以使远、近段骨块对位。可以一个Mayo stand cover(一种覆盖器械台的无菌套)或其他无菌封套包裹一个顶推器向上推挤远段骨块,可有助于纠正其后倾。患肢予以大幅内收既可减少部分阻力,同时有助于显示/定位梨状肌起点在股骨近端的位置。检查旋转及对线,使髌骨外缘与髂前上棘位于一条直线上。根据上述标志,以C型臂观察股骨近端,

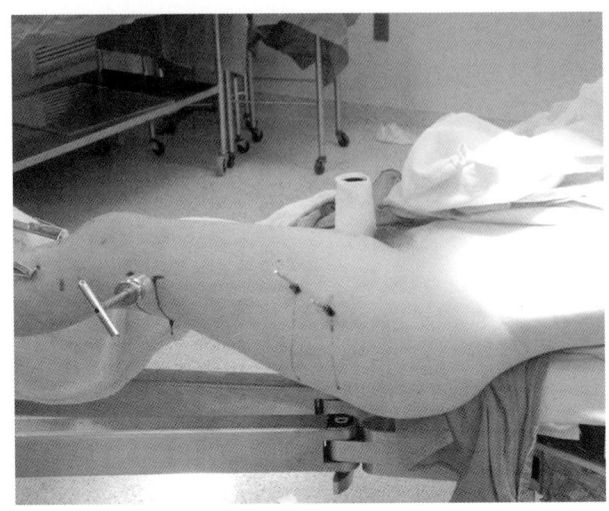

图25-6 患者在牵引床上进行牵引,双下肢呈剪刀式姿势

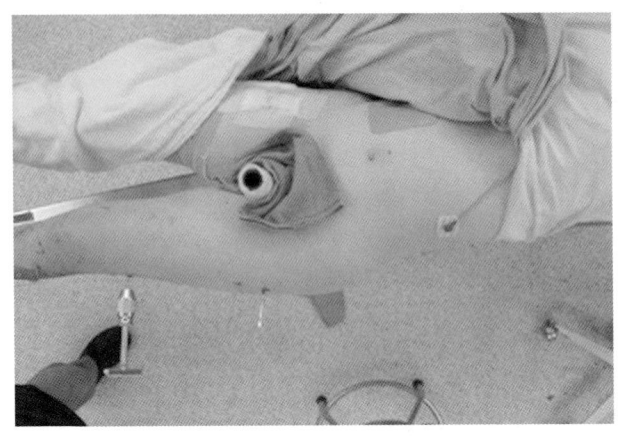

图25-7 主要靠摆动躯干及头部位置,使患肢相对内收,患肢自身的内收作用占其次

透视下应显示股骨近端,包括股骨颈及梨状窝的位置(图25-8)。作者建议,在消毒、铺单之前,应在C型臂监视下充分进行股骨干骨折的闭合复位。

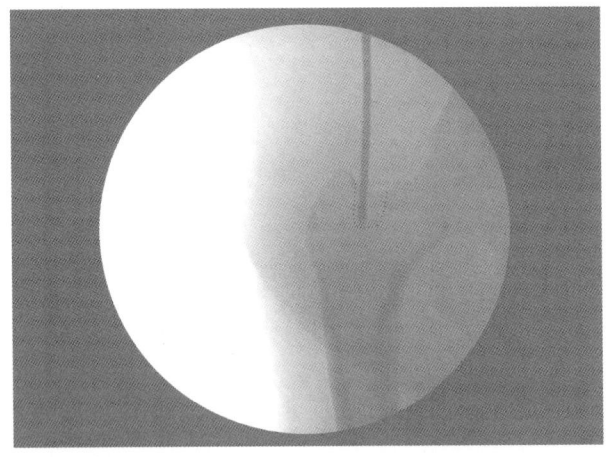

图25-8 透视下显示股骨近端,点状线示梨状窝的轮廓

消毒、铺无菌单后,于大粗隆上方做长10~12cm的切口。切开深筋膜,将一根直径3mm的导针向远端穿过肌组织,沿股骨轴线方向紧贴大粗隆内缘进入梨状窝。进针点如果偏内或偏前,将可能会造成股骨颈骨折和/或破坏股骨头的血供。于梨状肌窝中央进针是最理想的,侧位透视下确定导针方向没有偏离髓腔。透视下将导针穿过梨状窝至略低于小粗隆水平。正、侧位透视下确定导针位于髓腔的中央。以13mm空心髓腔锉套过导引钢丝进行扩髓,直至小粗隆水平。

在很多病例中,入针点的位置不易找到(特别是当髋处于外展时)。一个有用的技巧是将患者骨盆尽量摆向外,患肢内收,可于近端骨块上经皮插入一个顶推器或一枚5mm的单皮质Schanz钉,以协助使近端骨块进一步内收(图25-9)。

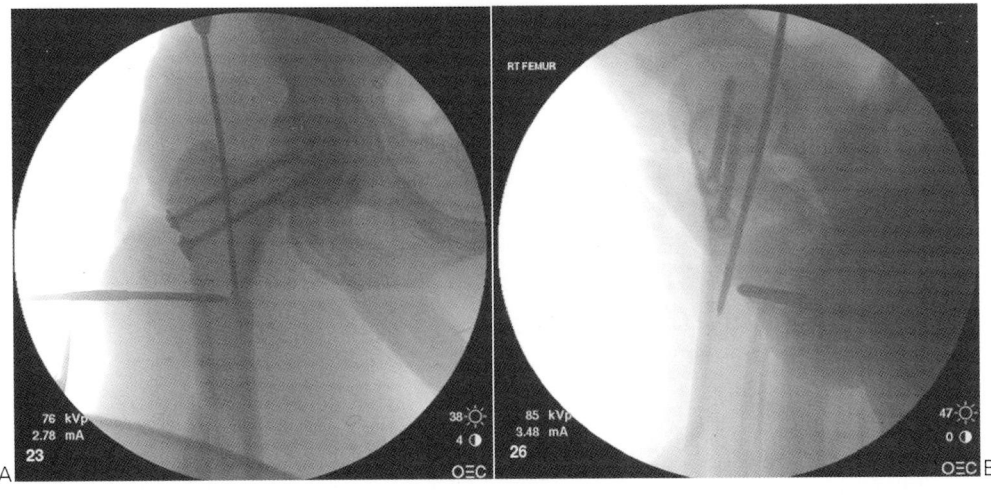

图25-9 (A)正位和(B)侧位透视下显示使用Schanz钉调整近段骨块,使导丝处于理想的位置

"开洞"完成之后,则将圆头导丝由钻孔处穿过近端骨折块并越过骨折端。此时需借助于特殊技术使骨折复位以完成上述操作。髓内复位器(空心,有个弯头)体积较大,可在髓腔内完成对骨折的复位(图25-10)。一旦骨折复位,圆头导丝即可入骨折远端髓腔内。如果没有上述的"指"形复位器,亦可用一枚Schanz钉抓住远端骨折块,通过髓外方式使之复位。这些微创的方法还包括将一枚顶推器置于股骨远端后侧、铺单下方,以纠正远端骨块的屈曲或后倾,也可以使用手法从前、内或外侧推挤近端或远端骨折块以使骨折复位。

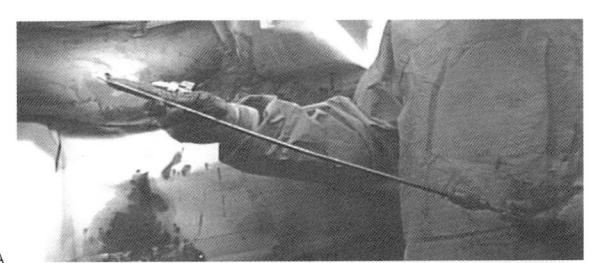

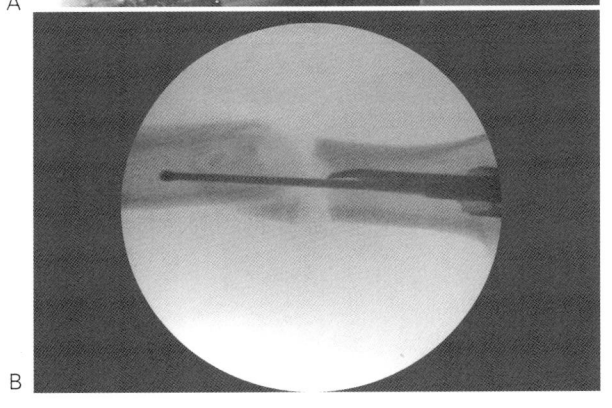

图25-10 A.髓内针复位器插入股骨之前。B.透视下使用髓内针复位器借助于圆头导丝通过骨折线

圆头导丝进入远段骨折髓腔后,即将C型臂置于患肢膝部,观察圆头导丝在远段髓腔内下行并到达Blumensaat线。正、侧位X线透视确定圆头导丝位于远段髓腔的中央,这一点非常关键。这有助于保证髓内钉在髓腔内的中置,防止置钉过程中远端骨折块的移位。侧位像须注意圆头导丝不能过于靠前,否则会造成偏心扩髓而过多破坏前方骨皮质。连续扩髓,髓内钉的直径应依据术前对髓腔的测量来确定。术中测量通常采用以下方法:当髓腔锉第一次锉到骨内膜皮质时,此时髓腔锉的直径加上1mm即为欲选用髓内钉的直径。当然,髓内钉的尺寸应保证足以插入较粗大的锁钉(不锈钢6.4mm,钛5mm),以防止早期行走后固定失效。连续扩髓完成后,可通过交换管用一根光滑的导丝来替代圆头导丝,但这一步骤对于某些髓内钉系统来说并非必需,某些系统中的圆头导丝设计可以穿过髓内钉的尖端。

髓内钉的长度可以使用一把透光尺通过"截取法"(subtraction method)来测量。截取法为使用两根相同长度的导丝且均超过髓内钉的长度。以大粗隆尖部为起点,一根导丝位于股骨髓腔内,另一根则位于体外相应位置(图25-11)。如果为节段性粉碎骨折,则长度的测量问题可以参照健肢大粗隆顶端至股骨内髁的距离。如果双侧都是粉碎性骨折,则应选用同样尺寸的髓内钉,并参照同样的体表骨性标志。此外,某些器械公司的测量尺可以直接测量出导丝的长度。一旦选取了合适长度和粗细的髓内钉,则将钉套过光滑导丝打入髓腔,并以锁钉固定。在打钉时,应注意维持好骨折复位的稳定,最后锁钉固定。

锁钉一般是静态锁定,除非需要进行动态加压。通常是2枚锁钉位于骨折线近端,2枚位于骨折线远端,锁钉位置应与骨折线距离5cm以上。适用于动态锁钉的骨折类型为Winquist 1型骨折,以及可能部分的Winquist 2型骨折。这主要是由于在股骨干髓腔狭窄部髓内钉与周围紧密接触,骨折固定比较稳定。而对于峡部的(Infraisthmal)骨折,则要求远端2枚锁钉应尽可能远离骨折线。

所有股骨髓内钉的插入夹具都有近端锁定导向装置,通常可以准确地进行锁定。但偶尔也会找不到锁定孔,此时即需要在X线透视下确认。顺行髓内钉的远端锁定仍需要"徒手锁定"技术。徒手锁定技术完全依赖于C型臂下的X线透视。透视时,C型臂屏幕中央的锁眼应该是一个"正圆"(图25-12)。在这个圆的皮肤表面做一个小切口。切开浅筋膜,用止血钳钝性分离皮下组织至骨表面,然后以钻头在这个正圆的圆心钻孔(图25-13)。如果钻头未能对准正圆的圆心,当垂直骨干钻孔时就会钻偏或导致锁钉偏心固定。当钻头通过锁孔时,用测深探针测量深度同时在C型臂透视下确定探针通过了锁孔(侧位像观察)并到达了合适的深度(正位像观察)。锁钉完成后,冲洗创面、缝合,必要时可在关闭切口前放置引流。最后,应在透视下仔细检查股骨颈以排除股骨颈骨折。

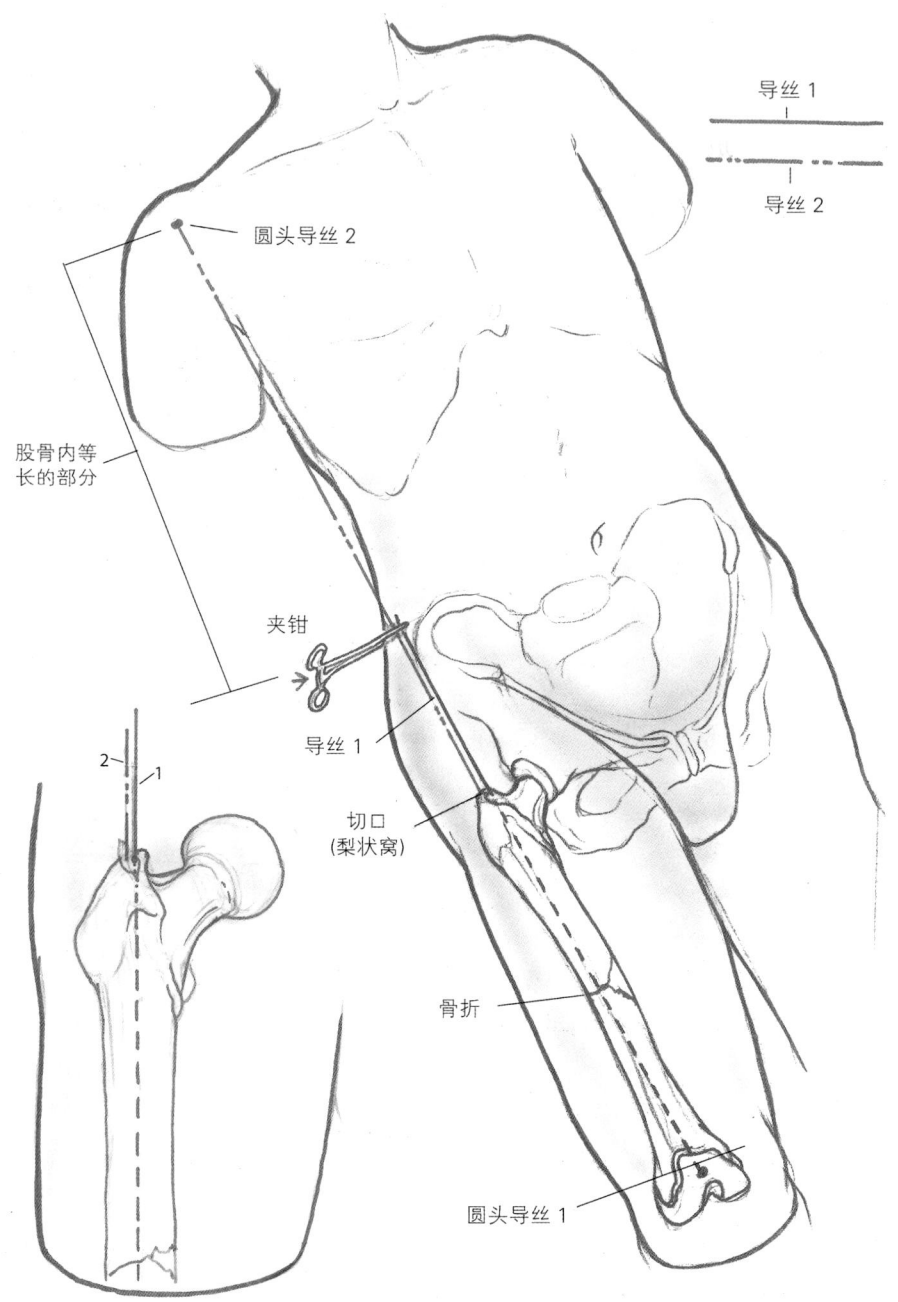

图 25-11 使用两根圆头导丝以截取法来计算髓内钉的长度。两根导丝等长非常重要,而且在测量时骨折长度没有发生改变

将患者从治疗床上抬下,撤除下肢的牵引,检查膝部的韧带有无损伤,以及患肢的长度、力线及是否有旋转对位。术后鼓励患者进行股四头肌等长收缩锻炼。过去对于粉碎性骨折的患者,术后都要求限制负重;但随着具有良好生物力学特性和强度更佳的内固定材料的应用,其临床数据表明患者可在保护下早期开始负重锻炼。理论上虽然可行,但大部分患者仍是在出现骨痂之后才开始半限制性负重锻炼。术后需加强 DVT 形成的预防护理,直至患者能够正常地控制肢体的功能活动。

顺行,粗隆,扩髓,仰卧

在股骨干骨折治疗中,顺行交锁髓内钉是一项相对新的技术。患者仰卧于手术床上,由大粗隆尖端进钉,髓内钉近段需有一个向外侧的 5°～8°的弧度。如果使用直的髓内钉,则常会导致力线不正。外科解剖与梨状肌窝起始进针点的确定非常重要,但许多肥胖的患者除外,进针点需略偏外侧以利于钉子的置入。对于大多数患者,梨状肌窝起始进针点的位置很难找到,尤其是骨折偏近端的患者。

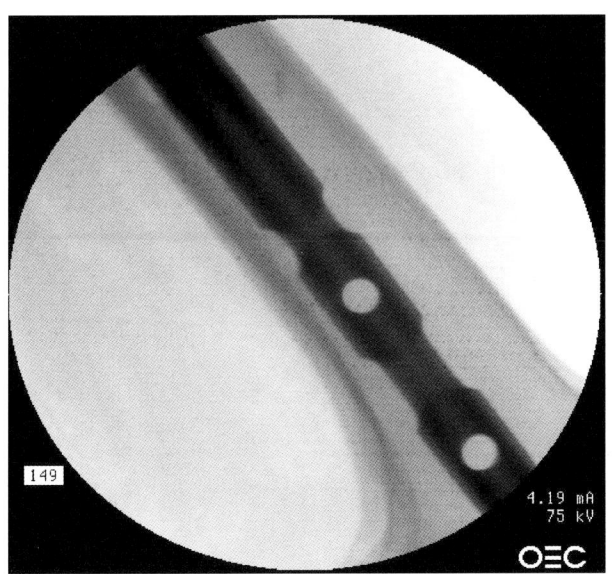

图 25-12　股骨髓内钉徒手锁钉时，透视下孔应该是一个"正圆"

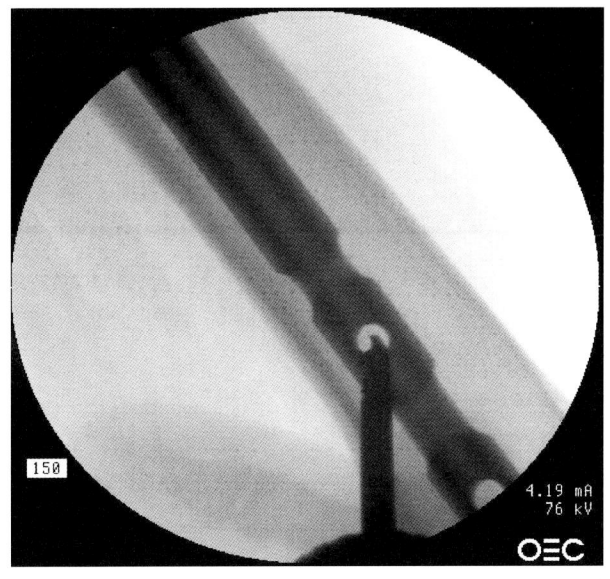

图 25-13　远端锁钉时，钻头应位于锁孔的中央

运用如前所述的相同装置，在 C 型臂透视下观察骨折近端，包括粗隆嵴、梨状窝、股骨头以及股骨颈。导针在距离大粗隆尖端不超过 2mm 处插入大粗隆，进入髓腔中央。位于大粗隆顶部的进针点非常重要，既不能靠前也不能靠外（图 25-14）。在前后位像上，导丝应朝向小粗隆的下方进针，然后以中空髓腔锉扩大至小粗隆基底部。应仔细操作注意避免损伤内侧的骨皮质。随后采用相同的方法依次操作：穿导针、测量髓内钉、置钉、锁钉。进针点时有发生偏移致髓内钉直接打向小粗隆，从而导致不稳定，需注意应在透视下观察髓内钉尖端通过股骨近端的这一重要区域（高应力区）。如操作不当而损伤了内侧骨皮质，则可能致骨折线扩大甚至股骨近段的爆裂骨折。扩髓 2mm 后将髓内钉的弧度朝向侧方插入，插入过程中将髓内钉向内侧旋转 90°使其易于通过粗隆下区域（图 25-15）。此外，对于过于靠近股骨近端的骨折，使用经粗隆髓内钉易导致髋内翻畸形，术中应注意防止此并发症的发生。而使用骨折牵引床获得并保持闭合复位则可有效避免上述问题的发生。幸运的是，当髓内钉完全占据髓腔时，股骨干部的骨折常常能自行纠正其力线。康复锻炼与之前所述髓内钉技术的康复方法相同。

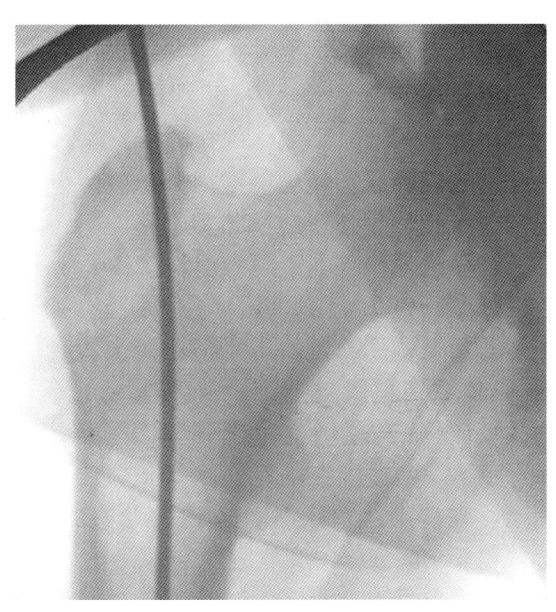

图 25-14　粗隆钉的起始点应在粗隆的顶部，不能偏外

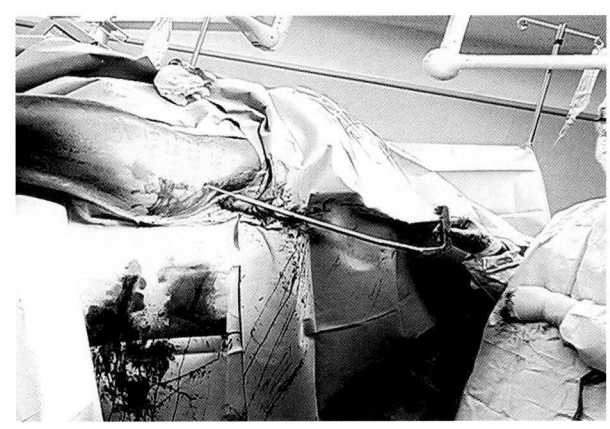

图 25-15　通过手柄将粗隆髓内钉插入，先朝前然后朝外，使髓内钉易于通过股骨近端

不同的顺行置钉法

如果医生选择患者侧卧位手术,则可有几种不同的置钉方法。侧卧位有利于显露梨状窝的入针点,因为侧卧位时脂肪组织下垂,术中医生易于进行分离。存在的问题包括侧卧位时难以观察侧位像,这可以通过屈曲患肢来解决。侧位打钉一个最大的问题是存在旋转移位可能,这通常发生在术中锁定时,主要是由于术者在术前及术中没有仔细观察下肢的旋转对位[24]。

另一种方法是患者不使用骨折牵引床在仰卧位下进行操作。在下述情况下置入股骨髓内钉时宜使用透射X线的手术床而非骨折牵引床:骨折同侧肢体合并严重开放伤,需行广泛清创(特别是股内侧伤口);合并血管损伤;伴有其他严重外伤需要多科室医生参与手术抢救的危重患者[25]。不使用骨折牵引床进行复位的关键是需要在髋关节和骨折部位进行推顶以获得良好的进针点。准确地利用Schanz钉等工具,有助于骨折的复位。有经验的助手很有必要,可以协助术者时时注意观察肢体的长度和旋转力线。由于大腿部丰富的肌肉收缩会造成骨折短缩移位而妨碍医生的操作,因此患者需要在完全的肌肉松弛下才能获得良好复位。

最后一个不同点是选择非扩髓的髓内钉。使用非扩髓髓内钉的指征包括且通常局限于:一般情况极不稳定的患者以及合并严重胸外伤者。欧洲提倡使用非扩髓钉,其观点认为扩髓可能导致继发性肺损伤及栓塞。少数北美学者的临床对照研究显示,非扩髓钉的骨愈合率低于扩髓髓内钉[26,27]。因此,对于非扩髓钉的选择必须基于其最佳的手术适应证。医生必须认识到,使用非扩髓钉有可能加重股骨干的损伤。

逆行髓内钉(视频25-5,视频25-6;光盘3)

逆行股骨髓内钉的外科解剖范围集中在膝关节及股骨近段。髓内钉在膝关节股骨髁间的进针点恰位于髁间凹(侧位像上位于Blumensaat线上方)及后交叉韧带的上缘。逆行钉的适应证包括但不仅仅局限于肥胖、同侧股骨颈骨折、同侧髋臼骨折、同侧下肢骨折、孕妇以及双侧损伤的患者[28]。

逆行扩髓

病人平卧于可透射X线手术床上,暴露髋部。这可能需要在臀下垫高以抬高大粗隆,以便

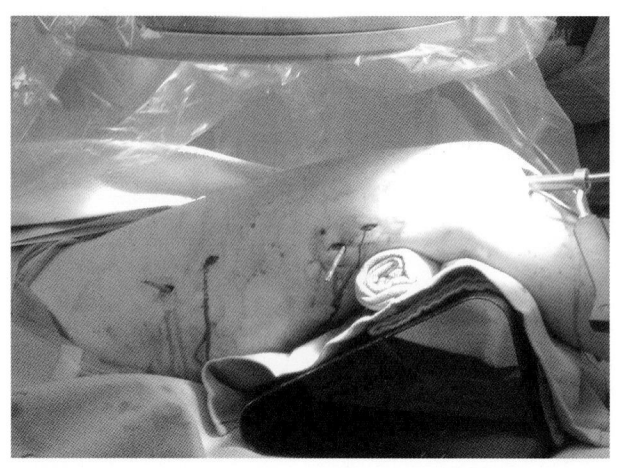

图25-16 透射X线的三角置于膝下使膝屈曲30°以利于逆行置入髓内钉

术区的消毒、铺单。从足到髂嵴整个下肢消毒、铺单。在膝下垫以透射X线的三角,可以使膝屈曲30°,有利于到达进针点并避开髌骨,从而逆向置钉(图25-16)。消毒、铺单之后,首选切口为经皮行髌韧带中央纵切口。沿中线切开髌韧带或将之向外侧牵开后行髌骨内侧缘切开。在Blumensaat线上经皮置入开口导针至髁间凹内(图25-17A),开口位置应正好位于后交叉韧带前方并在髁间凹内略低的位置,以避免损伤髌股关节面。进针点位于中线偏外侧,可使得髓内针置入时位于髓腔的中央(图25-17B)。将导针沿髓腔中央置入,并在正、侧位透视下得到确认。侧位像上导针应位于Blumensaat线前方7~8mm的位置,以避免穿出后侧的骨皮质。开口钻沿软组织保护套筒内插入膝关节,避免损伤膝韧带、髌骨、胫骨平台前部以及髌下脂肪垫(图25-18)。开口钻进入远端股骨5~7cm后,退出钻头并冲洗关节腔,以清除潜在的碎屑。随后以圆头导丝插入髓腔并越过骨折线到达股骨近端梨状窝水平。对远端骨折块进行手法操作或在近段骨折块使用Schanz钉以获得复位。由9mm到13mm连续扩髓,扩髓时应保持骨折复位的稳定。不宜使用更大直径的髓腔锉,以免损伤髌股关节面。置入12mm直径或更细的髓内钉,其尾端应位于关节面下至少3~5mm的深度,近端应在小粗隆水平上方。侧位X线像上可以清晰地观察钉置入远段骨块的深度,其必须位于Blumensaat线的上方。

在髓内钉两端进行锁定,近端2枚锁钉在前后方向锁入,远端2枚锁钉由外向内锁入。近端

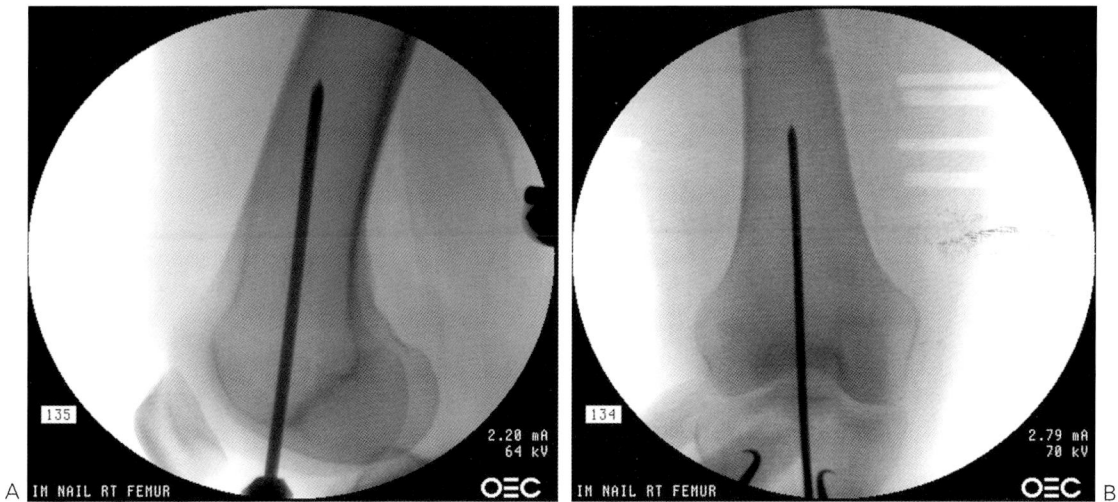

图 25-17 A. 逆行髓内钉的入钉点侧位像,入钉点恰位于 Blumensaat 线上方。B. 正位像观察开口位置位于中线略偏外,使得髓内针正好位于髓腔中央

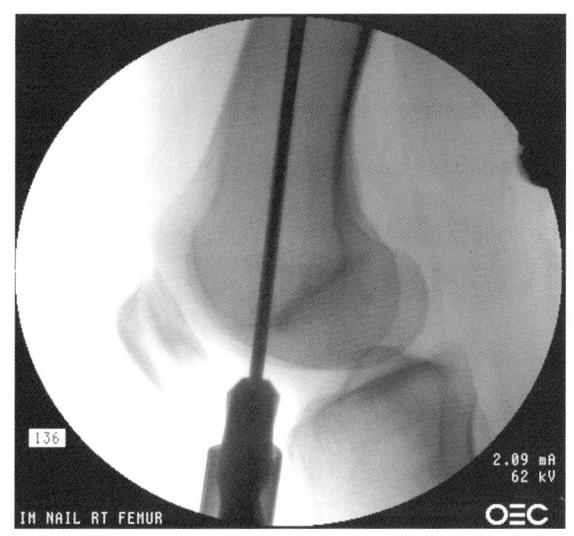

图 25-18 扩髓过程中使用软组织保护套筒尽可能减少对软组织的损伤

锁钉在前后方向锁入最为安全,其位于小粗隆的近端并可最大限度减少对股部血管、神经的损伤[29]。少数情况下,远段骨块上需从后方置入一枚锁钉,以利于骨折的复位及预防向后的成角畸形。这枚螺钉可使得在远段骨块内的髓内钉更加靠前,在侧位像上看更接近于解剖复位。有时需要利用外侧锁钉来保持髓内钉在更偏内侧的位置,以获得更佳的内、外翻力线。力线恢复正常之后,冲洗创面、闭合切口,活动膝关节检查其稳定性。术后康复功能锻炼与顺行置钉相类似。股骨远端骨折时,术后负重需慎重并密切随访,以避免发生再移位。术后早期即应鼓励患者加强锻炼,预防下肢深静脉血栓形成,增加关节活动及股四头肌的等长收缩等。

需特别注意的问题(视频 25-7,光盘 3)

股骨干骨折合并股骨颈损伤是一个极具挑战性的联合损伤[13,23]。绝大多数骨科医生都将其注意力放在了股骨颈骨折上,以期在治疗股骨干骨折之前能获得良好的股骨颈骨折复位。如果在开始操作时股骨颈骨折能够获得并保持复位或暂时稳定,则使用一种内固定器械处理两种骨折是可以接受的。对于这种损伤的患者,可以选择在暂时固定股骨颈骨折后,应用重建钉(cephalomedullary intramedullary nail)进行治疗;或者使用不同的固定方式分别固定两处骨折,包括以空心螺钉或固定角度髋螺钉治疗股骨颈骨折,以及逆行髓内钉治疗股骨干骨折。无论采用哪种内固定方式,股骨颈骨折均应优先处理并首先保证复位[13,23]。

枪弹伤在今天的城镇生活环境中相当常见,对于继发于弹道损伤的股骨干骨折,其治疗原则与闭合性骨折相类似[1]。对于低速枪弹伤已无须再行扩创,标准的传统髓内钉操作安全、感染率低,围术期 24 小时内应予抗生素处理。然而,对于霰弹枪或高速步枪弹所致损伤的处理则与低速手枪弹完全不同,应予积极清创并行外固定支架临时固定。一旦伤口清洁,则可根据情况最终选择合适的接骨板或髓内钉治疗。

如前所述,钝性损伤所致开放性骨折的处理

很具挑战性。其可伴有多种并发症,包括感染、骨缺损、延迟愈合和不愈合。积极处理软组织损伤,对于最大限度地恢复肢体功能极为重要。失活的肌肉组织应予清除但须慎重,避免损伤过多的正常组织。对于缺血性伤口的处理可以采用一些辅助治疗措施,如封闭负压引流(VAC)和/或高压氧治疗,有助于尽可能地保留正常肌肉组织[30]。对高能量损伤的开放性骨折应行序贯性清创[30,31];低能量损伤,包括小面积的皮肤封套损伤,可以早期行扩大清创并闭合创口。如果合并大块骨缺损且伤口内存在失活的碎骨片,应将其清除以降低感染的风险。合并大块骨缺损时,在缺损部位放置一些抗生素珠链有助于控制感染、消灭死腔,以便Ⅱ期进行植骨[31]。作者目前的做法是放置含有抗生素(1g 万古霉素加 1.2g 妥布霉素)的硫酸钙颗粒(Osteoset Resorbable Bead Kit, Wright Medical Technology, Inc., Arlington, Tennessee)或非吸收性的聚甲基丙烯酸甲酯(PMMP)抗生素珠链(万古霉素 1g 加妥布霉素 3.6g)。Ⅱ期行植骨时则将 PMMP 珠去除。有时软组织封套也可促进骨折的愈合,其可跨过大块骨缺损的部位并在局部形成丰富的骨痂,从而避免植骨。此外,在术后第6和第10周时连续摄片,定期观察骨折的愈合情况。如果骨折端间距增大、中间未见明显桥接成骨,则宜进行干预,去除珠链,进行植骨[31]。再次手术时,应对已使用的固定器械进行评估,以判断其稳定性和强度是否满足骨折愈合的需要。如果器械已松动,则应调整之使其达到足够的稳定。深部组织培养应常规进行,以排除早期感染的可能性[31]。

股骨干骨折合并动脉损伤时可能危及肢体的存活。在肢体缺血 6 小时以内应尽快恢复肢体的血供,一旦缺血超过 6 个小时,往往会导致肌肉细胞死亡以及肢体的无功能性纤维挛缩。对于这种棘手损伤的处理目前仍存争议,但无论如何首先应恢复肢体的血供,这也可以通过临时分流的方式使远端肢体获得灌注。一旦分流建立之后,医生可以采用三种方式来固定骨折,包括外固定支架、接骨板或髓内钉。大的开放性创口可以选接骨板固定,直视下便于操作;当骨折严重粉碎时首选带锁髓内钉,其可维持肢体的长度和力线;而在某些情况下需进一步清创时,外固定支架则是最好的选择。骨折固定完成后随即应对动脉损伤(罕见)进行直接修复,也可取一段静脉反向移植修复(更常用)。静脉系统也应予以修复,以改善肢体的血液回流。肢体缺血达 4~6 小时,即应行深筋膜切开,以防止因再灌注对肢体带来的潜在性损伤。如果在修复后采用外固定支架固定,应特别注意换针时勿再次损伤到修复的血管,以避免严重并发症的发生。

要特别注意有害的"二次打击",其易于发生在多发伤病人进行股骨干骨折固定(特别是髓内钉治疗时)后[6]。病人由于原发伤打击和严重的"启动注液泵(primed pump)"机制,本身既已存在着全身炎症反应。第二次打击(来源于骨髓的脂肪栓子)足以对一些终末器官特别是肺和脑造成损害[10]。对于这类严重创伤,应采用分期处理以减轻手术本身对病人的打击力度,可先行临时固定,待全身情况好转后再行最终固定。此时外固定支架往往作为首选,一旦全身炎症反应缓解,即可置入髓内钉并去除外固定支架,从而可将并发症的发生率降到最低[20]。这一治疗策略有利于病人从早期炎症反应中恢复,并防止对重要脏器的继发性损伤。而描述这种治疗策略的术语"损害控制骨科"(damage control orthopaedics)即由此而来。当患者脱离了全身炎症反应的窗口期之后,则可行最终的手术治疗(见第 34 章)。

对于合并颅脑损伤的股骨干骨折的最佳手术时机,目前仍存争议[7,8]。支持者认为患者伤后及时手术固定,术后能早期活动同时保持头/胸部高位,这对机体的恢复有利;反对者认为早期手术,术后会出现组织水肿,脑部则会出现颅内高压,这对机体是有害的。作者认为,如果能够进行颅内压监测,则复苏时早期进行髓内钉固定是安全的,其最大的好处就是可以避免术中低血压。但是,要做到这一点需要神经外科医生的大力协作,以及普通创伤外科救治小组对于患者围术期生命体征的监测。

对于多发伤合并股骨干骨折患者进行髓内钉治疗的最佳时机,以及什么样的患者需要应用"损伤控制骨科"理论进行干预,目前仍存在很大争议[4]。

要点与技巧

- 外固定：第一枚针应置于大粗隆下四横指的位置（小粗隆水平）。
- 外固定：最后一枚针应置于外侧髁上至少两横指的位置。
- 接骨板：如果骨折端存在短缩，则应去除远端的螺钉，以提拉钉及椎板撑开器或加压/撑开装置（articulating tensioning device）来恢复正常的长度。
- 接骨板：臀部下垫高，以抬高大粗隆。
- 经皮接骨板：在进行暂时固定后，重新评估肢体的长度和旋转力线。经皮安装螺钉，骨折端的远近两端应各穿透4层皮质。
- 髓内钉固定：近段骨折的复位比较困难。屈髋，将远段骨块复位至近段骨块上。将立柱用无菌辅料覆盖后，可用于复位远段骨块的后倾。
- 髓内钉固定：大多数患者梨状窝入针点的辨认比较困难。患者卧于骨折牵引床上，使其骨盆尽量侧倾，以立柱为支点可使股骨内收，以顶推器经皮推顶近段骨块，可有助于使其进一步内收。
- 髓内钉固定：术中测量方法为，选用比第一个明显卡住骨内膜的髓腔锉直径小1mm的髓内钉。
- 置钉后，透视下内旋患肢仔细检查股骨颈的完整性。
- 粗隆钉：导针应恰从大粗隆尖端插入（或大粗隆尖端外侧至多2mm）。
- 粗隆钉：插入时使髓内钉的弧度朝向外侧，以使其易于通过近段骨折区域。
- 逆行髓内钉：膝下放置透光三角以屈膝30°~40°，可提高进针点的准确率。

新技术

冲洗灌流扩髓器（Reamer Irrigator Aspirator）

冲洗灌流扩髓器（RIA）是一种新型器械，其可以在连续扩髓同时保持持续灌流并抽吸出髓腔内的物质，从而减少脂肪进入血液循环的可能（图25-19）。早期的动物实验数据显示，RIA减少了脂肪和髓腔内容物进入肺脏的机会[32]。最初的临床试验只是验证其可以允许快速的连续扩髓，目前的研究则正在对RIA抽吸出的成分进行评估。RIA抽吸出的液体及其他物质已被证实富含生物活性物质，一些研究中心正在研究如何使用这些物质来促进骨愈合（图25-20）。

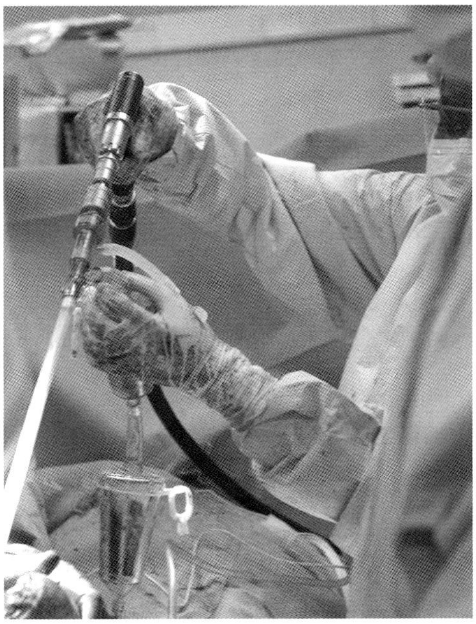

图25-19 冲洗灌流扩髓器不仅可允许连续扩髓，同时最大限度地减少了骨髓成分进入肺脏的机会

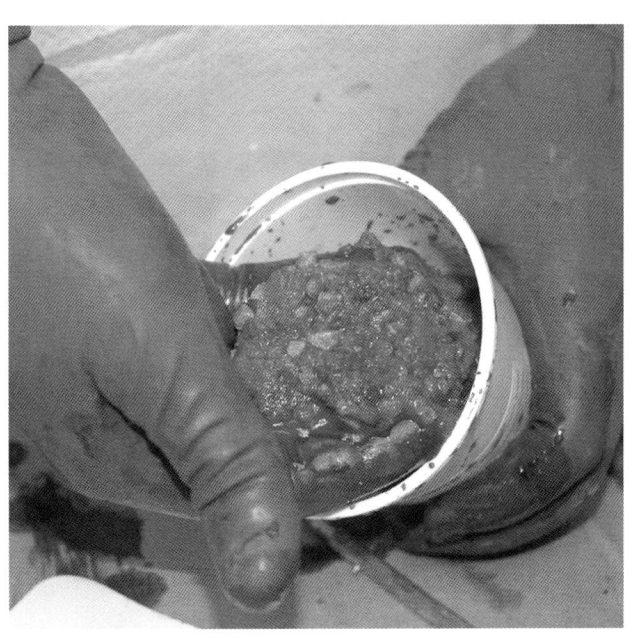

图25-20 股骨扩髓后从冲洗灌流扩髓器中吸出的物质，其可用于植骨

结　果

关于股骨干骨折病人的描述性结果已多有报道[33,34]。单纯的股骨干骨折一般术后效果良好,绝大多数患者可以获得完全恢复。术后功能受限的程度主要取决于软组织损伤的严重度,与骨折类型并无多大关系。防止并发症的发生非常关键,包括短缩、成角、感染、神经损伤以及血管伤等。在已报道的多组病例中,单纯股骨干骨折髓内钉固定的愈合率为98%~99%,感染率低于1%,缩短或成角畸形发生率低于5%~10%[23,33]。严重的血管和神经损伤极为罕见。有报道桥接接骨板(尽管有限)对于有较高成角畸形发生率的病例,已不再受到医生的推崇,但是其骨折的愈合率仍然较高(接近90%~95%)。对于有经验的医生来说,加压接骨板的骨愈合率可达92%~93%,感染率为1%~2%[22],因内固定失效所致的不愈合和/或延迟愈合率接近3%~5%。对于将外固定支架作为股骨干骨折的最终治疗的报道很少,因此其治愈率难以确定。需注意股骨外固定支架的并发症发生率较高:针道问题、延迟愈合、不愈合、成角畸形以及膝关节僵硬等。这就是为什么这种治疗已被放弃,目前主要是作为临时固定的需要。

文献显示,多发伤合并脑外伤的股骨干骨折病人骨折愈合率仍然较高,只有在合并严重开放伤或存在大块骨缺损时其愈合率才降低。大量软组织损伤时感染的风险显著增加,在严重开放性损伤(3B或更高类型)中感染率接近7%~10%[35]。股骨干骨折有时需要行Ⅱ期植骨,特别是对于开放性骨折或合并大段骨缺损时。如果临床或放射学上提示骨延迟愈合,则应尽早进行植骨(8周内)。当使用髓内钉固定时,在作出需要植骨的决定之前,医生可以等待更长的一段时间。

并发症

股骨干骨折的治疗并发症较多,应予积极处理。对并发症的处理方式也取决于所使用的固定方式。髓内钉术后感染虽然罕见,但是一旦发生,则很难诊断和根除。对感染的判断必须包括实验室检查,这包括全血细胞计数(CBC)、血沉和C-反应蛋白。这些参数(如异常可能提示感染)的变化可以提示治疗是否有效。此外,核素显像如锝结合率和铟标记的白细胞扫描等也将有助于诊断。当然,最终的诊断取决于细菌培养。

一旦发生感染,则需要清除感染的软组织,有时需要去除内固定、清理髓腔以及感染灶区域的骨块,或者需要使用外固定支架进行临时固定。感染明确之后,对于敏感者使用Ⅳ代抗生素并立即更换扩髓髓内钉,或许可以产生意想不到的结果[36,37]。虽然对于髓内钉术后的感染处理非常困难,但最近的研究显示,使用抗生素骨水泥涂层的髓内钉同样可有助于控制髓内感染[38]。治疗的目的是获得骨折愈合,而如果感染持续存在,则可在骨折愈合后取出内固定。对于采用接骨板固定或外固定的病例,如果固定物已经松动,则应予去除。经使用一阶段的肠道外抗生素(parenteral antibiotics)后更换髓内钉和植骨,往往可以获得有效的骨愈合。对于逆行髓内钉所致感染的处理更为困难,这种情况下关节内感染往往不可避免,应予积极处理。幸运的是,在已发表的文献当中,这一并发症非常罕见。

已知因治疗股骨干骨折而漏诊其他并发骨折的发生率为3%~7%[13]。无论这些合并损伤与股骨干骨折是同时发生还是隐匿发生,都是难以确定的。最可怕的骨折漏诊是股骨颈骨折。对此,作者建议所有的髓内钉置入后均应拍摄下肢内旋位髋部平片,以排除隐匿性股骨颈骨折。对于腹部/骨盆损伤行CT扫描时,也应仔细观察骨窗像以排除隐匿性股骨颈骨折。如果确认有股骨颈骨折,应立即予积极治疗,即刻对股骨颈骨折行复位并固定。髓内钉可不必去除,除非合并大的移位导致不能复位或复位不能维持。其他易遗漏的骨折或医源性损伤包括,使简单的骨折类型单纯演变成为复杂的粉碎骨折,这可以采用静态交锁髓内钉进行固定。当使用髓内钉处理股骨远端(峡部以远)骨折时,应注意防止遗漏隐匿的髁部螺旋形骨折。一旦发生上述情况,则应在置入髓内钉前先用拉力螺钉对股骨髁部进行临时固定[39]。

接骨板或髓内钉周围可能发生骨折。髓内钉周围骨折多发生于股骨近端的粗隆间或粗隆下区域,或者是股骨远端的髁上或髁间区域;接骨板周围骨折多常发生于接骨板的上下缘处,因为该区域为应力显著集中的部位。对于内固定之后的再骨折,通常需要去除之前的内固定物,并植入新的内固定物跨越骨折部位进行固定。

常规拆除内固定有时也会导致再骨折。为此,通常建议髓内钉的固定时间不少于 12～18 个月;接骨板通常无须拆除(特别是股骨远端角接骨板)。在接骨板和髓内钉固定术后,建议患者下地后应至少保护性负重数周,并严格限制接触性运动至少 2 个月。

应用髓内钉后出现骨折延迟愈合或不愈合,有时可以通过将静态锁钉更换为动态锁钉来解决(视频 25-8,光盘 3)。拔除静态锁钉操作简单,借此即可对骨折部位产生力学刺激,或可促进骨的愈合。如果确实发生了骨折不愈合,更换髓内钉也有望使结果大为改观,其骨折愈合率可达 50%～90%[36,37]。如果所有方法都失败了,则更换加压接骨板并植骨可能是最好的选择;当然植骨并更换髓内钉同样可以考虑。幸运的是,延迟愈合及不愈合罕见,其发生率在闭合骨折中不到 2%;但其在开放骨折中发生率较高,感染则为其原因之一。当并发感染时,骨折不愈合的处理相当棘手,多需联合多种措施以促进成骨。

接骨板固定后如果出现骨不连,随即会发生内固定失败。因此,如果接骨板固定后显示骨折愈合缓慢,应在内固定失效前早期进行植骨干预。如果已经发生了内固定失败,则应去除内固定后重新进行固定和植骨,或改用髓内钉固定(可不植骨)。对于任何骨不连,都应常规做感染相关的检查及深部组织培养,以排除隐匿性的深部感染,后者通常都是造成骨不连的主要原因。

实际上,髓内钉固定后的骨不连远较此前所报道的常见,其发生率可达 5%～10%,主要取决于骨折的位置和置钉方向(顺行/逆行)[24]。髓内钉固定后最常见的力线不正是旋转畸形,其次是短缩畸形。骨折部位越靠近股骨近端或远端,冠状面畸形(内、外翻)的发生率则越高。股骨干中段由于髓腔内有髓内钉的充填,畸形愈合少见。如果使用骨折牵引床,则短缩畸形很少发生,但仍可发生旋转畸形。在上锁定钉时需注意要领,可有助于防止旋转畸形发生。髓内钉置入偏外侧时,也会增加旋转畸形的发生风险。如果旋转畸形超过 20°,则应 CT 对股骨颈和股骨髁进行放射学评估,以排除相关异常。同时,需对之进行纠正

(需注意:相比内旋畸形而言,外旋畸形更常见且易于被患者所接受)。如果术后及时发现了这个问题,则应立即行手术纠正;如果骨已经愈合,则可能需行旋转截骨纠正畸形。以髓腔锯进行闭合截骨,可以矫正包括长度、内—外翻和旋转畸形等在内的各种畸形。

股骨髓内钉无论是顺打还是倒打,都会出现内固定物突起的现象。顺行钉的突起主要表现为外展肌刺激和类 Trendelenburg 步态;在大粗隆上方的入钉点以及锁钉处的凸起,均可能发生滑囊炎(无论是横行还是斜向粗隆间的锁钉)。远端锁钉特别是逆行髓内钉,在膝关节周围的内侧或外侧凸起处也可以引起滑囊炎。逆行髓内钉如果侧位片上未能置于 Blumensaat 线的近侧,则可能突出于股骨髁间凹并损伤髌股关节面。所以必须注意髓内钉放置应足够深,以避免出现这种情况。对于绝大多数的内固定突起所引起的症状,建议首先保守治疗直至骨愈合。骨愈合后的短期内,可以有选择地取出引起症状的螺钉,而主钉则宜维持 12～18 个月以上;但对于个别症状非常严重的患者,也或者无需强求。

值得庆幸的是,接骨板内固定的突起非常罕见。然而,如果接骨板延伸到了股骨近端或远端,也可能会出现这种情况。偶尔这种情况也需要进行治疗,但应注意如果可能的话,可仅去除引起明显症状的部分内固定物。

股骨干骨折后大腿的筋膜间室综合征相当罕见,但在某些情况下应提高警惕。筋膜间室综合征的高危因素包括:血管损伤、广泛凝血、长时间的外力压迫(挤压伤)、持续性高血压以及使用抗休克裤等。如果判断可能发生筋膜间室综合征,则须及早行减压和清创。由于广泛的肌肉损伤可引起大腿的筋膜间室综合征,如果治疗早期未能及时发现,则大量的肌红蛋白被释放入血后可能会致命。该病的发生率与诊断及治疗的延误关系密切。

股骨干骨折后的神经损伤极为罕见,且多与所选用的内固定有关。已有关于髓内钉固定后引起坐骨神经及阴部神经损伤的报道[39]。阴部神经损伤会导致阴唇或阴囊的感觉缺失甚至阳痿。有研究显示,在骨折牵引床上行顺行髓内钉固定时此并发症发生率最高可达 10%[40]。在进行牵引复位时,一旦骨折复位且内固定物置入完成,即

应放松牵引。有研究显示这些神经损伤与牵引的时间及程度均相关[39]。虽然开放复位接骨板固定偶可引起血管损伤，但神经损伤非常少见。而在接骨板固定时直接的复位操作，确可使血管面临较高的损伤风险。

顺行髓内钉固定后在髋外展肌周围可出现异位骨化（HO）。引起异位骨化的因素包括：肌肉损伤的程度、扩髓后残留的碎屑，以及髓内钉置入时与病人生理方面相关的其他因素。这些其他因素主要包括严重的颅脑损伤和烧伤，其刺激HO形成的原因目前尚不清楚。严重的HO可限制髋关节的正常活动，引起明显的疼痛和跛行。这类病人需要行连续X线片和CT扫描，以确定发生HO的程度和部位。严重的HO患者可能需要取出内固定，同时切除异位骨化灶。如果切除的异位骨化灶尚处于成熟前期，则术后有必要进行放疗。

开放骨折创口和肌肉组织损伤也可以形成HO。发生这种情况时，其主要影响股四头肌的收缩，更严重则会影响膝关节的活动。如果HO的形成广泛，也可能发生膝关节挛缩。基于此原因，术中细致地清除坏死的肌肉组织非常必要，同时建议术后放置负压引流，以防止血肿形成。对于这样的HO，不建议行常规性预防；然而，如果发生严重的HO，则可能需要切除骨化灶以恢复膝关节的功能。

经验

- 股骨干相关区域的联合损伤包括：同侧的股骨颈骨折、伸直型髁上骨折、胫骨骨折以及足踝部骨折。
- 双侧股骨干骨折的死亡率接近30%。
- 每年股骨干骨折的发病率为万分之1~1.3。
- 5%的股骨干骨折可合并股骨颈骨折。
- 股骨骨折合并膝部韧带损伤的比例为20%~30%，合并半月板损伤的比例为20%，半月板损伤多发生在外侧半月板。
- 使用接骨板固定股骨干骨折时，在骨折端上下应至少各固定8层皮质。
- 逆行髓内钉的适应证包括：肥胖、同侧股骨颈骨折、同侧髋臼骨折、孕妇和双侧骨折。
- 单纯股骨干骨折的治愈率为98%~99%，感染发生率低于1%，短缩及旋转畸形发生率为5%~10%。
- 桥接接骨板固定的愈合率为90%~95%，但可能会导致力线不正。
- 加压接骨板的愈合率为92%，感染率约为2%，内固定失效的发生率为3%~5%。
- 严重开放骨折（3B型）感染的发生率为7%~10%。
- 3%~7%的股骨干骨折合并漏诊的其他骨折。

新观点

股骨干骨折治疗中的一些新的观点大多与髓内钉有关。髓内钉的使用需要大量地使用X线透视。当然，进针点的选择及远端锁钉的安装必须在透视下进行。使用计算机辅助外科手术将大大减少医生受到的射线辐射。目前市场上已有几种设备，术中只需进行一次照射，医生就可在此图像的引导下将器械置入。此外，少数厂家可以生产可透视的钻头，这可以解决锁钉时的徒手操作问题。其他一些新观念包括使用冲洗灌流扩髓器，其不仅可用于治疗股骨干骨折，而且还能收集髓内的物质用于植骨；所获取的髓内物质不仅含有成体干细胞，还富含大量生长因子。这些令人兴奋的新技术目前已在多个研究机构内进行研究，并将成为最前沿的股骨干骨折治疗技术，不久的将来自体植骨必将获得更为广泛的应用。

DVD 内容提要

视频 25-1(光盘 3) 股骨髓内针置入要点与技巧 视频回顾了成功置入顺行股骨髓内针的要点与技巧,包括病人体位、梨状窝位置,以及如何置入髓内针。

视频 25-2(光盘 3) 经皮顺行股骨髓内针置入 视频显示了从梨状肌顺行置入股骨髓内针的独特技术,包括粗隆区解剖以及相应皮肤切口位置的确定。

视频 25-3(光盘 3) 经粗隆股骨顺行髓内针置入 视频显示了由粗隆处置入股骨髓内针的过程,强调了正确起始位置和正确复位的重要性。

视频 25-4(光盘 3) 可变形弹性髓内针治疗儿童股骨骨折 虽然在正文中没有进行讨论,本段视频显示了使用叠瓦装弹性钛制髓内针对一例 8 岁儿童股骨干横形骨折进行稳定的过程。2 枚髓内针逆行置入,一枚自股骨内侧髁,一枚自股骨外侧髁。

视频 25-5(光盘 3) 逆行髓内针置入治疗 A 型股骨髁上骨折 视频显示了通过髌内侧 2.5cm 切口归 A 型股骨髁上骨折进行固定的技术,强调了正确的入路和骨折固定。

视频 25-6(光盘 3) 股骨逆行髓内针置入 视频显示了通过肌腱切开入路置入股骨逆行髓内针治疗股骨髁上骨折的技术,强调了起始位置的重要性。

视频 25-7(光盘 3) 股骨颈、股骨干骨折 ORIF 视频显示了通过 Watson-Jones 入路对股骨颈骨折进行切开复位内固定的技术。其中,股骨干骨折同时通过股骨髓内针进行固定。

视频 25-8(同视频 5-2,光盘 1) 股骨骨折不愈合的加压接骨板内固定 视频显示了使用宽型钛制 LCDCP 对股骨骨折不愈合行加压内固定的技术,强调了不愈合处的彻底清创和对骨折碎片的加压固定。

参考文献

1. Giannoudis PV, Pape HC, Cohen AP, Krettek C, Smith RM. Review: systemic effects of femoral nailing: from Küntscher to the immune reactivity era. Clin Orthop Relat Res 2002;404:378-386

2. Copeland CE, Mitchell KA, Brumback RJ, Gens DR, Burgess AR. Mortality in patients with bilateral femoral fractures. J Orthop Trauma 1998;12:315-319

3. Nork SE, Agel J, Russell GV, Mills WJ, Holt S, Routt ML Jr. Mortality after reamed intramedullary nailing of bilateral femur fractures. Clin Orthop Relat Res 2003;415:272-278

4. Pape HC, Grimme K, Van Griensven M, et al; EPOFF Study Group. Impact of intramedullary instrumentation versus damage control for femoral fractures on immunoinflammatory parameters: prospective randomized analysis by the EPOFF Study Group. J Trauma 2003;55:7-13

5. Giannoudis PV, Pape HC, Cohen AP, Krettek C, Smith RM. Review: systemic effects of femoral nailing: from Küntscher to the immune reactivity era. Clin Orthop Relat Res 2002;404:378-386

6. Pape HC, Hildebrand F, Pertschy S, et al. Changes in the management of femoral shaft fractures in polytrauma patients: from early total care to damage control orthopedic surgery. J Trauma 2002;53:452-462

7. Starr AJ, Hunt JL, Chason DP, Reinert CM, Walker J. Treatment of femur fracture with associated head injury. J Orthop Trauma 1998;12:38-45

8. Starr AJ. Early fracture fixation may be deleterious after head injury. J Trauma 1997;42:981-983

9. Sauaia A, Moore FA, Moore EE, Lezotte DC. Early risk factors for postinjury multiple organ failure. World J Surg 1996;20:392-400

10. Moore FA, Moore EE. Evolving concepts in the pathogenesis of postinjury multiple organ failure. Surg Clin North Am 1995;75:257-277

11. Gurd AR, Wilson RI. Fat-embolism syndrome. Lancet 1972;2:231-232

12. Gurd AR, Connell AM. The origin of fat emboli after injury. BrJ Surg 1969;56:614

13. Wolinsky PR, Johnson KD. Ipsilateral femoral neck and shaft fractures. Clin Orthop Relat Res 1995;318:81-90

14. Barei DP, Schildhauer TA, Nork SE. Noncontiguous fractures of the femoral neck, femoral shaft, and distal femur. J Trauma 2003;55:80-86

15. Blacksin MF, Zurlo JV, Levy AS. Internal derangement of the knee after ipsilateral femoral shaft fracture: MR imaging findings. Skeletal Radiol 1998;27:434-439
16. Mills WJ, Barei DP, McNair P. The value of the ankle-brachial index for diagnosing arterial injury after knee dislocation: a prospective study. J Trauma 2004;56:1 261-1 265
17. Winquist PA, Hansen ST Jr. Comminuted fractures of the femoral shaft treated by intramedullary nailing. Orthop Clin North Am 1980;11:633-648
18. Orthopaedic Trauma Association Committee for Coding and Classification. Fracture and dislocation compendium. J Orthop Trauma 1996;10(Suppl 1):36-40
19. Crotwell WH III. The thigh-lacer: ambulatory non-operative treatment of femoral shaft fractures. J Bone Joint surg Am 1978;60:112-117
20. Scalea TM, Boswell SA, Scott JD, Mitchell KA, Kramer ME, Pollak AN. External fixation as a bridge to intramedullary nailing for patients with multiple injuries and with femur fractures: damage control orthopedics. J Trauma 2000;48:613-623
21. Nowotarski PJ, Turen CH, Brumback RJ, Scarboro JM. Conversion of external fixation to intramedullary nailing for fractures of the shaft of the femur in multiply injured patients. J Bone Joint Surg Am 2000;82:781-788
22. Seligson D, Muller T, Keirsbilck S, Been J. Plating of femoral shaft fractures: a review of 15 cases. Acta Orthop Belg 2001;67:24-31
23. Watson JT, Moed BR. Ipsilateral femoral neck and shaft fractures: complications and their treatment. Clin Orthop Relat Res 2002;399:78-86
24. Ricci WM, Bellabarba C, Lewis R, et al. Angular malalignment after intramedullary nailing of femoral shaft fractures. J Orthop Trauma 2001;15:90-95
25. Wolinsk'y PR, McCarty EC, Shyr Y, Johnson KD. Length of operative procedures: reamed femoral intramedullary nailing performed with and without a fracture table. J Orthop Trauma 1998;12:485-495
26. Shepherd LE, Shean CJ, Gelalis ID, Lee J, Carter VS. Prospective randomized study of reamed versus unreamed femoral intramedullary nailing: an assessment of procedures. J Orthop Trauma 2001;15:28-33
27. Tornetta P 3rd, Tiburzi D. Reamed versus nonreamed anterograde-femoral nailing. J Orthop Trauma 2000;14:15-19
28. Ostrum RF, DiCicco J, Lakatos R, Poka A. Retrograde intramedullary nailing of femoral diaphyseal fractures. J Orthop Trauma 1998;12:464-468
29. Riina J, Tornetta P III, Ritter C, Geller J. Neurologic and vascular structures at risk during anterior-posterior locking of retrograde femoral nails. J Orthop Trauma 1998;12:379-381
30. Herscovici D Jr, Sanders RW, Scaduto JM, Infante A, DiPasquale T. Vacuum-assisted wound closure (VAC therapy) for the management of patients with high-energy soft tissue injuries. J Orthop Trauma 2003;17:683-688
31. Christian EP, Bosse MJ, Robb G. Reconstruction of large diaphyseal defects, without free fibular transfer, in Grade-lllB tibial fractures. J Bone Joint Surg Am 1989;71:994-1 004
32. Pape HC, ZeIle BA, Hildebrand F, Giannoudis PV, Krettek C, van Griensven M. Reamed femoral nailing in sheep: does irrigation and aspiration of intramedullary contents alter the systemic response? J Bone Joint Surg Am 2005;87:2 515-2 522
33. Winquist RA, Hansen ST Jr, Clawson DK. Closed intramedullary nailing of femoral fractures: a report of five hundred and twenty cases. J Bone Joint Surg Am 1984;66:529-539
34. Brumback RJ, Reilly JP, Poka A, Lakatos RP, Bathon GH, Burgess AR. Intramedullary nailing of femoral shaft fractures, I: Decision-making errors with interlocking fixation. J Bone Joint Surg Am 1988;70:1 441-1 452
35. Patzakis MJ, Wilkins J. Factors influencing infection rate in open fracture wounds. Clin Orthop Relat Res 1989;243:36-40
36. Hak DJ, Lee SS, Goulet JA. Success of exchange reamed intramedullary nailing for femoral shaft nonunion or delayed union. J Orthop Trauma 2000;14:178-182
37. Weresh MJ, Hakanson R, Stover MD, Sims SH, Kellam JF, Bosse MJ. Failure of exchange reamed intramedullary nails for un-united femoral shaft fractures. J Orthop Trauma 2000;14:335-338
38. Paley D, Herzenberg JE. Intramedullary infections treated with antibiotic cement rods: preliminary results in nine cases. J Orthop Trauma 2002;16:723-729
39. Butler MS, Brumback RJ, Ellison TS, Poka A, Bathon GH, Burgess AR. Interlocking intramedullary nailing for ipsilateral fractures of the femoral shaft and distal part of the femur. J Bone Joint Surg Am 1991;73:1 492-1 502
40. Brumback RJ, Ellison TS, Molligan H, Molligan DJ, Mahaffey S, Schmidhauser C. Pudendal nerve palsy complicating intramedullary nailing of the femur. J Bone Joint Surg Am 1992;74:1 450-1 455

第二十六章 股骨远端骨折

Philip J. Kregor，*Michael Zlowodzki*

无论是否合并关节内骨折,股骨髁上骨折[AO/OTA 分类 33A 型和 33C 型]的手术治疗历来都是个难题。骨折的一些伴随情况也使得处理尤为困难,如骨质疏松、多平面关节内骨折、股骨远端可供内固定植入部分过于短小、相关的开放性创口,以及可能存在的伸膝装置损伤等。治疗的并发症较为常见,包括感染、膝关节僵硬、植骨的需要、骨折畸形愈合和骨不连等[1~3]。股骨远端骨折的治疗理念在过去的 40 年间逐渐发展。在 20 世纪 60 年代和 70 年代早期非手术治疗是主流,尽管应用这些方法后骨折的愈合并不十分困难,但是后期常合并明显的畸形和关节僵硬[4,5]。

在经历了非手术治疗之后,外科医生们开始尝试开放复位和坚强内固定。这是由 AO 组织在 20 世纪 70 年代中期开始推广的。在此期间,Schatzker 等人开始应用 95°角接骨板、髁支撑接骨板和动力髁螺钉(DCS)作为坚强内固定,治疗股骨髁上和髁上/髁间骨折[6~9]。这些装置提供了足够的稳定性,允许膝关节早期活动,减少了关节僵硬,改善了患者的活动能力。然而,这些早期的外科技术有着显著的感染发生率,并常常需要植骨。这两者都与早期此类骨折开放复位内固定手术中切口暴露相对广泛有关。经典切开复位内固定手术中植骨的比例从 0~87% 不等[1]。Mast、Jakob 和 Ganz 提出了生物学固定的理念[10,11],其原则如下:

- 保留皮质骨折块的软组织连接和血运;
- 关节面的解剖复位;
- 对干骺/骨干区使用间接复位技术恢复适宜的肢体长度、旋转对位和对线,而不必追求完全的解剖复位。

Bolhofner 等人在 1996 年论证了生物学固定技术对于股骨髁上骨折的治疗效果[12]。与早期的内固定效果相比较,保留骨折周围的软组织血运使得骨折愈合率达到了 100%。从那时起,大量文献记录了间接复位技术对于股骨髁上骨折的治疗效果[13~19]。

医生们在生物学固定技术经验的基础上探索更进一步的方法,以减小干骺骨干区骨折的手术切口和显露。在 20 世纪 90 年代,两种外科技术的发明使这一目标得以实现。首先是逆行髓内钉的应用[20~27],髓内钉治疗长骨骨折的优点得到了广泛的认同,逆行髓内钉治疗股骨远端骨折的感染率较低。第二个重要进步是肌层下接骨板技术,其同样有助于保留股骨远端骨折周围的软组织联系[28~30]。此技术是将接骨板从肌层下沿骨干插入,同时可以对股骨远端骨折的关节面做最大限度的显露并固定。股骨逆行钉治疗的不愈合率和感染率都相当低[13~19,31]。然而可以预见,不直接显露骨折区容易发生复位不良的问题(视频 26-1~3,光盘 3)[14,32]。

一个关于股骨远端骨折治疗的新进展是股骨远端锁定式内固定架的应用。首先,维持股骨远端骨折块的复位非常重要,尤其是对伴有显著骨质疏松或远端骨块较小的患者。于是,在早期内固定的基础上发展出了锁定式内固定架,其源自早期使用的 Schuhli nuts(译者注:Schuhli nuts 即 Schuhli 锁定螺母,为辛迪思公司设计的一种用于早期加压接骨板的辅助装置,其为一中空带螺纹的环形螺母,置于接骨板的螺钉孔与螺钉头端之间,三个尖端与骨面接触,以增加对特别是骨质疏松骨质的把持力;同时使接骨板与骨面间保留了约2.5mm的距离,从而减少了对血运的压迫)治疗严重骨质疏松和用于翻修手术[33],以及使用PC-Fix(Synthes,Paoli,Pennsylvania)治疗前臂骨折的经验[34]。一项在尸体标本上实施的生物力学研究显示,与角接骨板和逆行髓内钉相比较,锁定式内固定架的轴向疲劳负荷更高,而远端固定失败的比例较低,在骨质疏松的骨质尤其如此[35]。近期,临床上锁定式内固定架的应用,对于股骨远端的多平面关节内骨折、骨质疏松性骨折、远端骨块较小的骨折和膝关节假体周围骨折很有帮助[13~19,31,32,36,37]。股骨髁上/髁间骨折的治疗目标是:

- 关节面的恢复;
- 恢复肢体正常力线;
- 恢复正常或接近正常范围的无痛活动;
- 无需植骨的顺利愈合;
- 恢复伤前的活动能力,根据现代功能评分标准有着良好的功能。

为了实现上述治疗目标,医生要能够对骨折进行分类,决定是否手术治疗,选择可行的手术方式,并且对于一定的手术方式能够判断出其预后。本章节将详细讨论这些问题。

骨折分类

Müller等人建立了一个很好的分类系统,可以指导医生选择恰当的手术方式和入路,并评估特定损伤的预后[38]。AO/OTA股骨远端骨折分类比较实用(图26-1)。这个分类帮助医生决定手术方式、内固定物、康复计划和判断预后。A型是关节外骨折,B型是部分关节内骨折,C型是完全关节内骨折合并干骺端的骨折。

为了确定分类,要拍摄质量良好的前后位和侧位片。如果还不能明确,则需要拍摄牵引应力下的前后位、侧位以及斜位片。冠状位和矢状位CT扫描重建可以用来分辨关节损伤。对这些影像要提出以下的关键问题:

1. 是否有髁间劈裂?
2. 如果有髁间劈裂,是单纯的还是复杂的?
3. 髁间窝区域或髁间骨折间隙中是否有游离的骨软骨碎片?
4. 是否合并Hoffa骨折(冠状面)?(股骨远端侧位片上显示最佳)

第一个问题区分了A型和C型骨折;第二个问题在C1/C2和C3型骨折之间做出鉴别;第三和第四个问题的答案指导医生判断是否需要做扩大的(髌旁外侧入路)或者相对局限的入路(前外侧入路)。第四个问题很重要。Nork等人发现在C型骨折中冠状面(Hoffa)骨折的发生率为38%[39]。

在AO/OTA分类中,A1、A2和A3骨折的区别仅仅是指出了干骺端骨折的粉碎程度。因此,这在手术方式和预后判断方面给医生提供的附加信息很少。也就是说,轻度粉碎的骨折可以应用与简单骨折(A1型骨折)相类似的处理方式,预后不会更差。不过,这样分类可以指导决定使用何种复位方式(直接或间接复位)。

对于B型骨折(部分关节内骨折),要确切描述髁部骨折的类型,即究竟是内侧髁、外侧髁还是冠状面骨折,这对于选择手术入路和内固定物很有意义。

非手术治疗

1967年,Neer等人回顾了1942~1966年间110例股骨髁上骨折患者的治疗结果,其中经内固定手术的患者中有52%效果满意,而非手术治疗的满意率则有90%。他们认为"在此部位没有一种骨折适合行内固定治疗"[4]。但是,作者并没有记录使用功能性石膏、支具或牵引等非手术治疗的患者中常见的显著膝内翻/内旋畸形。1966年,Stewart等回顾了215例股骨髁上骨折的治疗结果,也得出了类似的结论[5]。他们发现骨折经保守治疗的有67%的临床效果优良,而经开放复位内固定手术的则只有54%的优良率。接受开放复位内固定手术的69例中有20例发生了延迟愈合或者不愈合。然而,要以发展的眼光来看待这些研究结果。显而易见的是,运用恰当的技术,内固定手术的临床效果已经得到了显著提升[12,13,27,40,41]。另外,要了解在20世纪60年代,股骨髁上骨折治疗的功能预期是很低的,与现代患者的预期值有相当大的差距。例如,Neer评分达到满意的患者可能还有疼痛无力,功能受限(例如

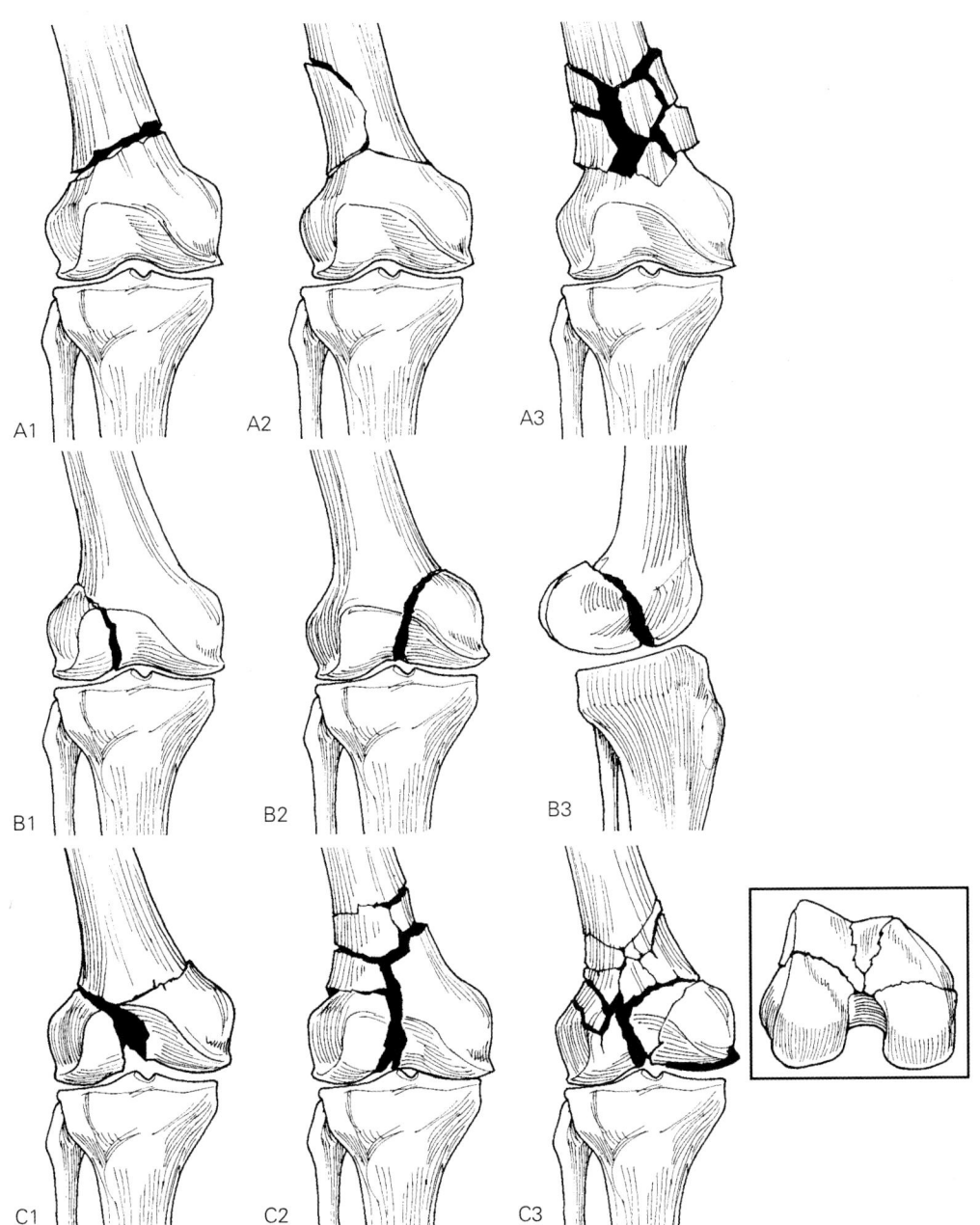

图 26-1 股骨远端骨折的 AO/OTA 分型。从上排左起：A1：关节外简单骨折；A2：关节外干骺区楔形骨折；A3：关节外干骺区粉碎性骨折；B1：外侧髁矢状面部分关节面骨折；B2：内侧髁矢状面部分关节面骨折；B3：冠状面部分关节面骨折（Hoffa 骨折），内外髁单独或双侧同时发生；C1：股骨髁上简单骨折合并髁间简单劈裂骨折；C2：股骨髁上粉碎性骨折合并髁间简单劈裂骨折；C3：股骨髁上/髁间粉碎性骨折

需要侧身爬楼梯），膝关节活动度只有 100°，并有 5°以内的成角或者 0.5cm 的短缩[4]。

随着现代技术的应用，适用保守治疗的情况日益减少。其可能的适应证包括：病人无行走能力，有显著的并发症（如近期发生过心肌梗死，不能接受手术），以及病人濒临死亡。即使可以接受继发的膝关节僵硬，对于骨质疏松的虚弱患者，用石膏管型固定其股骨远端骨折块也是很有难度

的。虚弱患者发生的骨折移位可能因骨折端压迫而导致皮肤压疮。

有些股骨髁上骨折没有发生移位，而且没有合并髁间骨折。这样的骨折可以用铰链支具固定，早期开展关节活动。否则，数周的制动之后发生关节僵硬的概率会很高，这对于一个健康的患者是难以接受的。如果骨折在铰链支具固定下仍发生移位，则具备了手术指征。

手术治疗

手术指征

如上所述,几乎所有的股骨髁上/髁间骨折都需要接受手术治疗。特别是年轻患者,如果试图使用石膏管型、支具或者牵引治疗此类骨折,就要考虑是否能达到本章前述的治疗目标。无移位的股骨髁上骨折可以用铰链支具固定,早期活动。如果早期活动导致骨折移位,则可视为手术指征。另外,尽管关节不匹配和股骨髁上骨折的远期结果尚不可知,基于关节面重建的基本原则,对于任何移位的关节内骨折都建议行手术干预,尤其对于年轻患者。

上述观点同样适用于年老的骨质疏松患者。即使因为患者的内科疾病严重或者功能要求很低而有非手术治疗(例如使用夹板或铰链支具固定)的需要,也可能不能实施。例如,因保守治疗中疼痛剧烈而需用麻醉剂、患者搬动不便、皮肤溃破的可能,或者骨折移位等都是手术治疗的指征。

手术解剖

理解股骨远端的骨性解剖对于理解股骨远端骨折和手术治疗至关重要。正常股骨远端的解剖轴有外翻角,男性为6°~7°,女性为8°~9°(即沿股骨髓腔中线的延长线与股骨关节线的交角为83°~84°,女性则是81°~82°)。从底端向头端看,股骨远端外侧皮质倾斜约10°,内侧为25°(图26-2)。内侧髁和外侧髁凸起,与相对的胫骨内侧和外侧平台相关节,其间垫有内侧和外侧半月板。髁间窝将股骨内髁的后三分之二与股骨外髁间隔开。内上髁和外上髁分别在股骨内外侧皮质靠后的部分。覆盖股骨髁的软骨层厚3~4mm。髌骨在股骨髁的前下部分与股骨滑车相关节。

股骨髁的倾斜和经远端关节面髓内钉打入点的解剖是手术治疗的关键。股骨外髁皮质倾斜约为10°,从而放置于股骨远端外侧的接骨板必须也旋前大约10°。一个常见的手术误区是未把接骨板(例如95°角接骨板)平齐地帖服骨皮质,而将接骨板后侧面紧贴于股骨外侧皮质的后侧面。

同样,当进行角接骨板、DCS或者任何一种从外向内置入螺钉的操作时,还要认识到股骨内髁

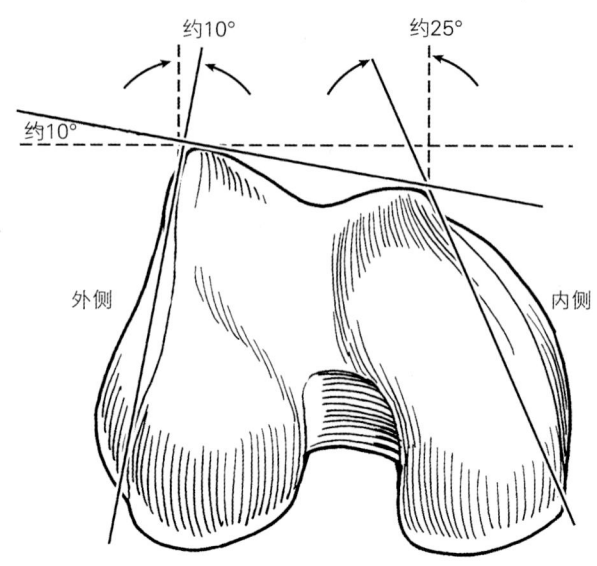

图26-2 股骨远端髁部的底面观。股骨外侧髁到内侧髁的最高点的连线有约10°的倾斜。外侧髁外侧皮质倾斜约10°,内侧髁内侧皮质则倾斜约25°

有25°的倾斜角。例如,如果将一枚螺钉从外向内钻入股骨髁前部,螺钉可能穿出内侧皮质,但在前后位X线片看来仍在骨内。类似的,当操作角接骨板或DCS的时候,医生必须测量预钻骨孔最前部分的深度,这样才能保证螺钉或刃板不突出皮质。如果不加注意,在股骨内侧突出的内固定物会为患者带来不适。

手术入路

股骨远端骨折手术治疗有四种常用入路。在前面分类一节已经提到,分类系统对于决定手术入路很有帮助(表26-1)。

表26-1　股骨远端骨折的手术入路

A 型骨折
　髌旁内侧入路(用于经皮髓内钉内固定)
　不显露关节面的前外侧入路(用于接骨板内固定)

B 型骨折
　显露关节面的前内侧入路(用于单纯股骨内侧髁骨折)
　显露关节面的前外侧入路(用于单纯股骨外侧髁骨折)
　膝关节后入路(用于极后方的股骨内侧髁和/或外侧髁骨折,前内侧或前外侧入路不足以显露)

（续表）

C1/C2 型骨折
　　显露关节面的髌旁内侧入路（用于关节面复位固定后股骨远端逆行髓内钉内固定）
　　显露关节面的前外侧入路（用于关节面复位固定后股骨远端接骨板内固定）

C3 型骨折
　　完全翻转髌骨并显露关节面的髌旁外侧入路（用于关节面复位固定后接骨板内固定）

髌旁内侧入路：股骨远端无关节内骨折的逆行髓内钉固定（视频26-2~4，光盘3）

　　患者仰卧于可透视手术床上，患侧髋部下垫高使骨盆倾斜10°~15°。膝关节用大的布巾卷或三角形衬垫支撑，屈曲80°~90°。无关节内骨折（A 型）的损伤可以在髌骨下做平行于髌韧带内侧的切口，长2~2.5cm。不需要直接暴露股骨远端关节面（图26-3）。

髌旁内侧入路：股骨远端合并关节内骨折的逆行髓内钉固定

　　对于C1/C2 型骨折，术中需要显露关节面做直接复位操作。因此，可视关节面的暴露需要将髌旁内侧入路向头端延长2~8cm。将前述的髌旁内侧小切口向近端延伸，分离皮肤、皮下组织及内侧伸肌支持带。在髌骨内侧保留8~10mm 宽的伸肌装置。通常，简单关节内劈裂骨折的显露无须翻转髌骨。关节面复位并固定后打入髓内钉。然后用5号不可吸收线将伸肌装置褥式缝合到髌骨内侧缘。

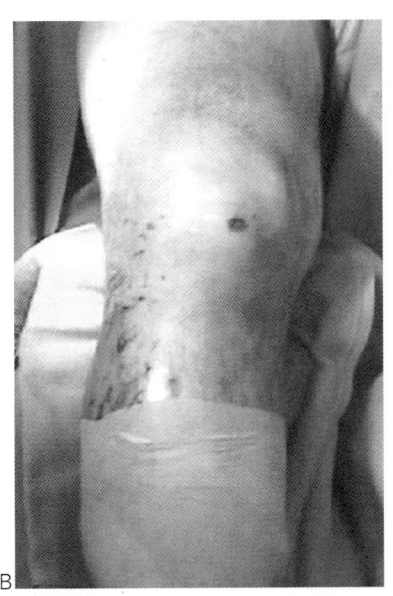
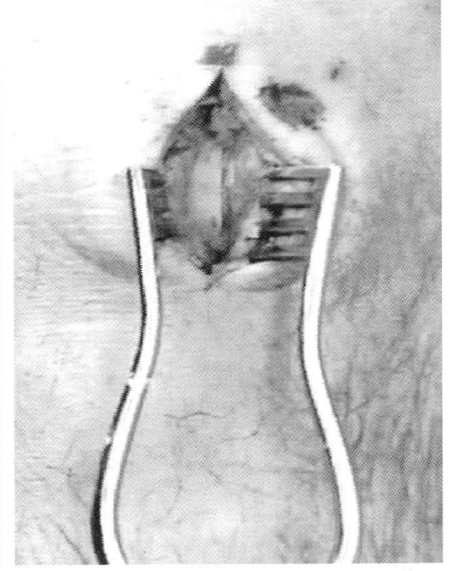
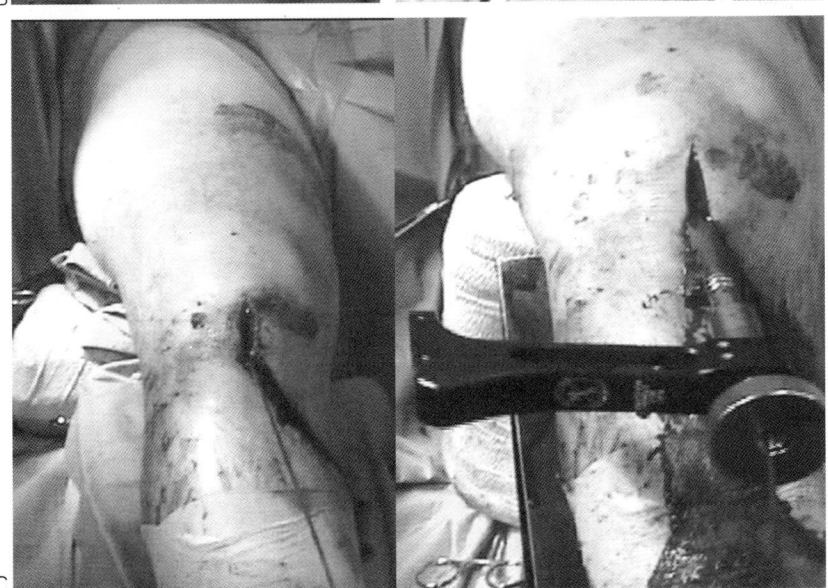

图26-3　股骨远端关节外骨折行逆行髓内钉固定的髌旁内侧入路。A. 膝关节由三角垫支撑。B. 在髌韧带内侧做2cm 切口。C. 在 X 线透视监控下插入导针及髓内钉

股骨远端前外侧入路：无关节内骨折或合并简单关节内骨折的接骨板内固定(视频26-5,光盘3)

股骨远端前外侧入路可用于A型和C1/C2型骨折。A型骨折不需要显露股骨远端关节面,而C1和C2型骨折则必需这样做。前外侧入路的远端部分可用于肌层下技术,而传统的"保留肌肉"的前外侧入路可用于股骨远端生物学接骨板内固定。

股骨远端前外侧入路的切口起于胫骨结节,弧形经股骨远端髁部的前1/3部到达股骨干的侧中线(图26-4)。如果不需要显露关节面,那么切口的远段并非必需。切开皮肤,锐性分离皮下组织到髂胫束水平。沿纤维方向分离髂胫束,髂胫束的纤维是弧形朝前内侧向胫骨结节走行的。分离髂胫束后显露关节囊。即使在严重移位的骨折,往往关节囊也是保留完整的。A型骨折不必切开关节囊,但有时这样做有利于医生把接骨板准确放置到股骨远端外侧面。对于C1/C2型骨折,应用肌层下接骨板技术,切口长10～12cm,而A型骨折的切口需要8～10cm。

医生可能希望做传统开放式接骨板内固定,而不使用肌层下接骨板技术。对于传统开放式生物学接骨板操作,可将前述的前外侧入路沿股骨外侧中线向近端延伸(图26-4A)。同样,锐性分离皮下组织,分开髂胫束,于骨外侧肌筋膜后前1/3处钝性分开筋膜。

用一把木柄的剥离器将股外侧肌由远端到近端的方向,从骨外侧肌筋膜后部和后侧的肌间隔掀起,用拉钩将肌腹向前牵拉。此过程中会遇到数条穿支血管,要结扎或电凝烧灼。不要把股骨外侧的骨膜都剥离,也不需要暴露所有骨折块及干骺/骨干区域的前/内侧。相反,要保留股骨干前方的肌纤维联系。Hohmann拉钩要插在股四头肌内放置到股骨前方,离开股骨前方约1cm,从而避免把肌腹从股骨前表面剥离。暴露关节面时,从干骺区到外侧半月板切开关节囊,把Hohmann拉钩插在股骨髁内侧,直接显露关节面(图26-4B)。

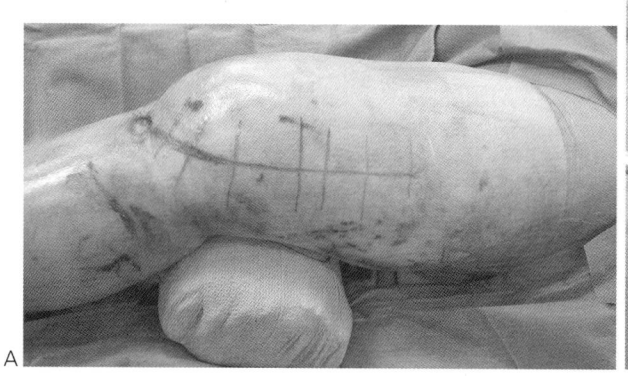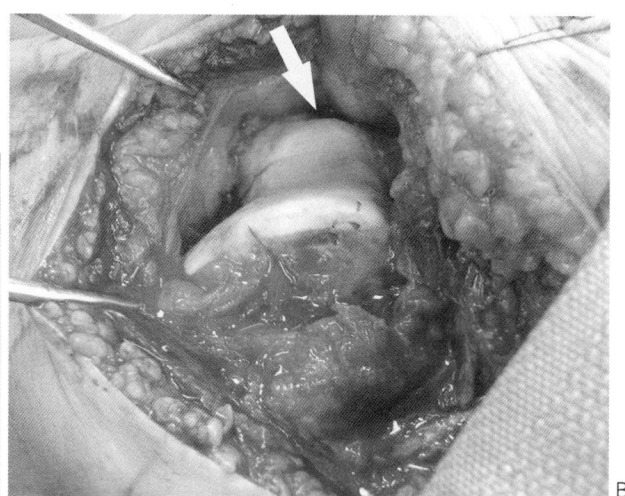

图26-4　显露关节面的股骨远端前外侧入路。A.自胫骨结节经股骨远端外侧的前三分之一处做弧形切口。B.关节囊切开后在股骨内侧髁放置一把Hohmann拉钩以显露关节面

髌旁外侧入路：复杂关节内骨折的接骨板内固定(视频26-6,光盘3)

股骨远端的髌旁外侧入路由Krettek等人推广[42],此入路是在髌旁内侧入路(用于全膝关节置换术)的基础上发展而来的,可以提供良好的关节面显露,而不会使得股骨远端骨块的干骺端和骨干部分失去血运(图26-5)。其操作主要在于从肌层下插入的方式置入接骨板。选择在外侧做切口的基本原理是其较之内侧切口更便于接骨板的插入。患者取仰卧位,臀下垫高,骨盆倾斜大约15°,使用止血带止血。将股骨髁上部位从后方垫起,降低腓肠肌的张力,纠正股骨远端的过伸畸形。在髌骨中线稍偏外做切口(约15cm)(图26-5B)。直接锐性分离全厚皮瓣到伸肌支持带。分离伸肌支持带,保留作后期修复。切开股四头肌腱直到髌骨上极,分为外侧40%和内侧60%。

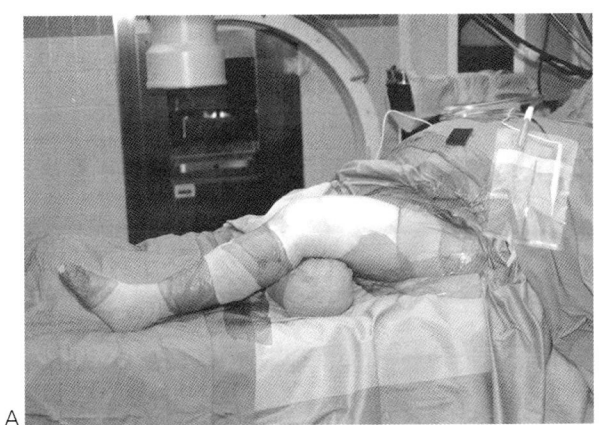
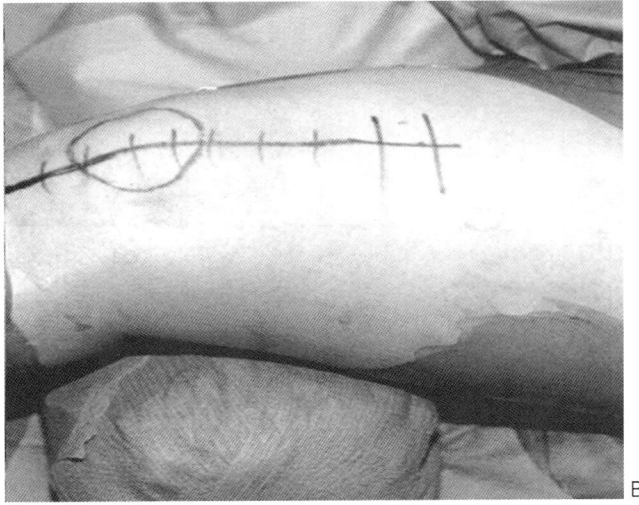
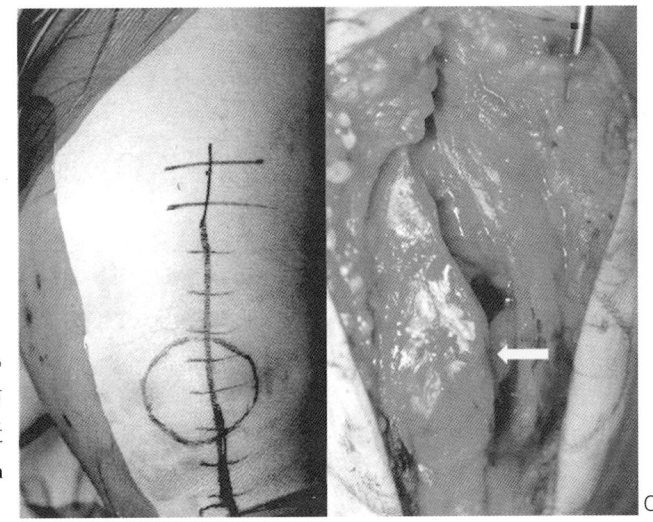

图 26-5　股骨远端骨折的髌旁外侧入路。A. 患者体位。左臀下垫高,整个左侧髋部及下肢消毒铺巾,髁上区域后方放置衬垫。B. 在髌骨左侧半上方做皮肤切口。C. 向近端分离股四头肌,在髌骨外侧边缘(箭头)保留 8～10mm 的组织

然后沿髌骨外侧缘切开关节,保留髌骨外缘 8～10mm 的伸肌装置(图 26-5C)。继续沿髌骨下部平行于髌腱切开。过伸膝关节,翻转髌骨。要小心避免将髌韧带从止点撕脱,对于骨质疏松患者更要注意。在这个步骤中常见的错误是没有把股四头肌腱向头端做充分的松解,从而不能恰当地翻转髌骨,以至于给髌腱施加了过度的应力。

通常在膝关节屈曲 70°～90° 且髌骨翻转后,可以达到关节面的最佳显露。粉碎性关节骨折的复位和固定方法见后述。伸肌装置用 5 号不可吸收缝线褥式缝合修复。

除了用于股骨远端 C3 型骨折之外,髌旁外侧入路也可以用于股骨外侧髁的复杂性骨折或极后方的骨折。

髌旁内侧入路:合并复杂关节内骨折的内侧髁骨折的接骨板内固定

髌旁内侧入路的实施方法和前述的髌旁外侧入路相同,手术体位也相同。这个入路也用来做全膝关节置换术,所以对大多数骨科医师来说相当熟悉。除了切口位于髌骨内侧部分之外,与前述的切口没有太大的区别。其主要用于股骨内侧髁复杂性骨折(图 26-6)。相对简单的股骨内侧髁骨折可以采用标准的前内侧切口。

内/外侧后方入路:合并复杂关节内骨折的内/外髁骨折的接骨板内固定(从前方入路不足以显露)

有些股骨内/外髁冠状面骨折(Hoffa 骨折)的位置非常靠后,使得基于前方的切口不足以显露骨折,在这种情况下就要采用后方入路。患者俯卧,大腿上段绑扎止血带,把对侧下肢和双侧上肢衬垫好。做腘窝中线弧形切口,直接分离到肌筋膜,掀起全厚皮瓣。辨别坐骨神经分支和腘动脉,从腓肠肌的内外侧头之间分离,显露股骨髁。切开关节囊,直接暴露关节骨折块。这个入路很少用到,但也需要掌握,以应对前述的手术指征。

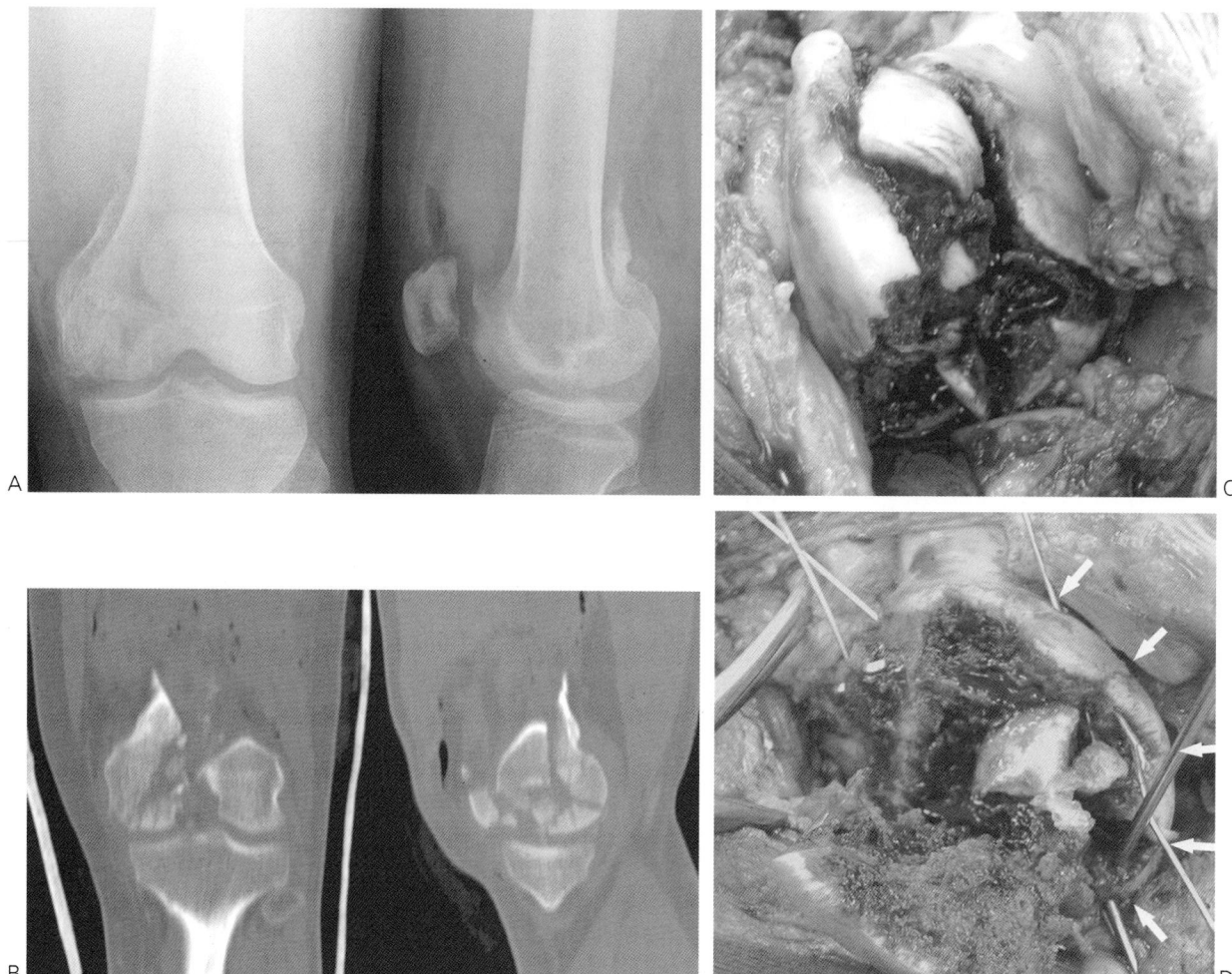

图 26-6 一例 32 岁男性的股骨内髁骨折,凸显了复杂关节重建技术和恰当的术前影像检查的需要。A. 前后位和侧位像显示是相对"简单"的单纯股骨内髁骨折。B. CT 扫描显示了涉及关节多平面的粉碎性骨折。C. 以内侧髌旁入路显露关节面。可见关节面有多个骨折块。D. 在临近髁间窝处临时用克氏针固定重建股骨内侧髁,箭头指示冠状面的多处骨折线(多处 Hoffa 骨折)

手术技术

骨折分类除了有助于选择手术入路,同样可以帮助选择股骨远端骨折手术需要的适当的内固定物和操作技术(表 26-2)。

表 26-2 股骨远端骨折按照 AO/OTA 分类分别可选用的内固定

A 型或 C1/C2 型骨折
1. 动力髁螺钉(DCS)[40,43~48]
2. 95°角接骨板[3,12,48~53]
3. 顺行股骨髓内钉[41,65~67]

(续表)

4. 逆行股骨髓内钉[16,20~27,68~74]
5. 锁定式内固定架(LISS,有远端锁定螺钉的外侧髁支撑接骨板)[13~19,31,32,36,37]

B 型骨折
1. 螺钉固定[75,76]
2. 螺钉和接骨板固定[75]

C3 型骨折
1. 标准髁支撑接骨板(非锁定钉)[3,12,40,51,77,78]
2. 锁定式内固定架(LISS,有远端锁定螺钉的外侧髁支撑接骨板)[13~19,31,32,36,37]

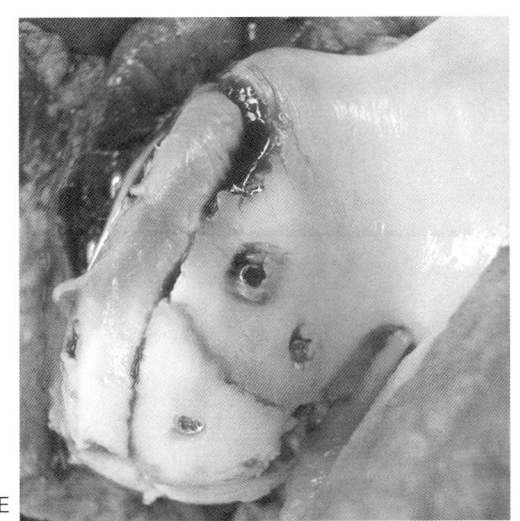
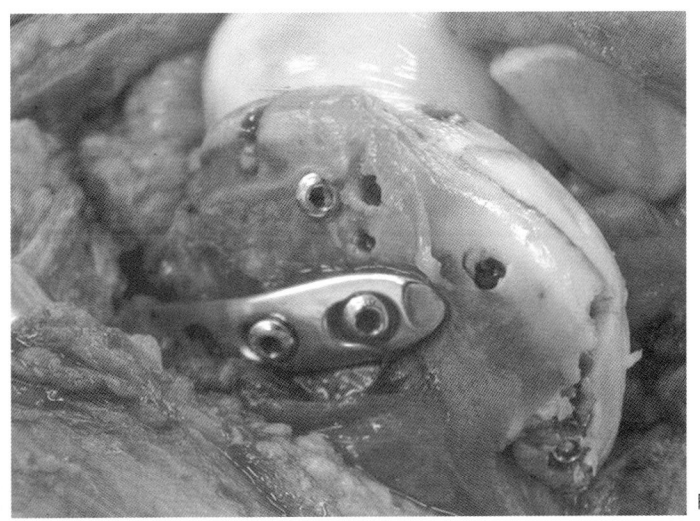
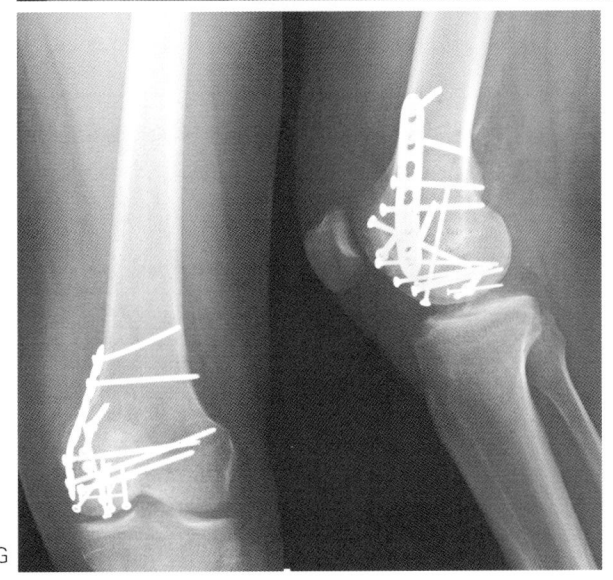

图26-6(续) E.重建固定股骨内侧髁和关节面的多个骨折块。经关节面直接拧入拉力螺钉的方法并不常用,但在此例可能是唯一的选择。F.用内侧防滑动接骨板支撑重建的关节面。G.伤后一年的前后位和侧位影像。跟踪随访患者的膝关节活动度为0°~100°

初始稳定性

进行损伤分类之前,医生要对患者行术前检查。尽管股骨远端骨折可以急诊手术治疗(在伤后24小时内),但是患者必须经过良好复苏,没有危及生命的损伤,而且医生对关节损伤要有充分的理解,对开放性创口清创(如果施行)的质量很有把握,而且拥有一个配合默契的手术小组。如果这其中任何一点不能满足,就要行跨膝关节外固定支架固定。要注意将外固定针置于股骨相对较高和胫骨相对较低的位置,从而远离手术切口。在膝关节两侧用圆筒形夹板固定可以增加骨折的稳定性,可能使患者感到更加舒适。

关节内骨折的复位和固定(视频26-5,视频26-6;光盘3)

股骨髁上/髁间骨折的治疗可以简单地分为两个步骤:①显露关节骨折、复位、固定;②重建股骨远段关节部分后,用接骨板或逆行髓内钉将其与股骨近端连接固定。医生不能在第一步将就了事,匆匆地去做第二步。这里有个常见的严重错误,就是在关节显露和固定不恰当的情况下通过局限的切口置入逆行钉或者肌层下接骨板。要努力预防髁上区域的骨不连和畸形愈合,但事实上一旦发生也相对容易解决。然而关节面复位不良是灾难性的,很难处理(图26-6,图26-7)。因此医生必须仔细地评估关节损伤,确认手术入路可以适当地显露关节损伤。在显露关节面骨折后可以用一些工具和技术帮助复位。

有助于关节复位的工具有(图26-8):
• Schanz 螺钉,在髁间骨折复位时,可以拧入内侧和外侧股骨髁帮助复位;
• 大的点式复位Weber钳,或者大的骨盆复位

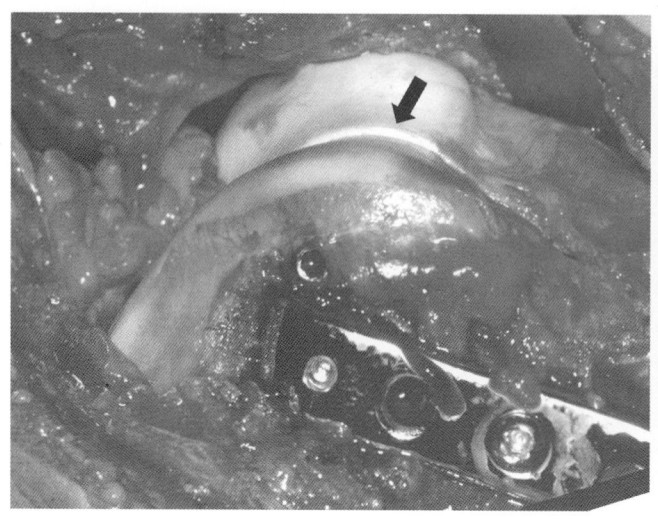 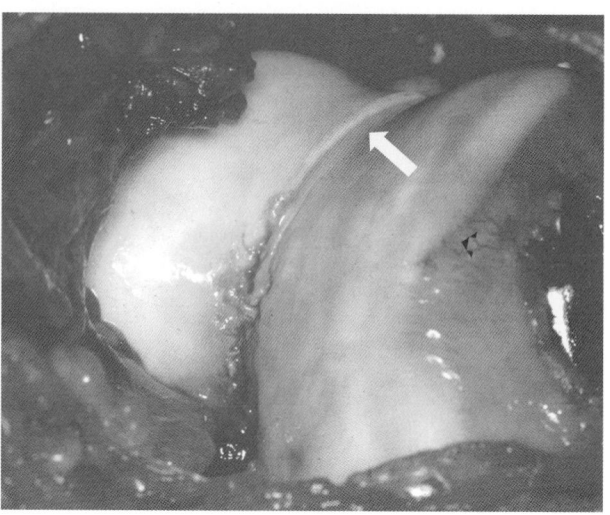

图 26-7 术中照片显示关节面复位不良(箭头)。尽管干骺端骨折已用 95°角接骨板做了良好的复位固定,但此例简单劈裂的关节面骨折遗留了 2~3mm 的台阶,这是不可接受的

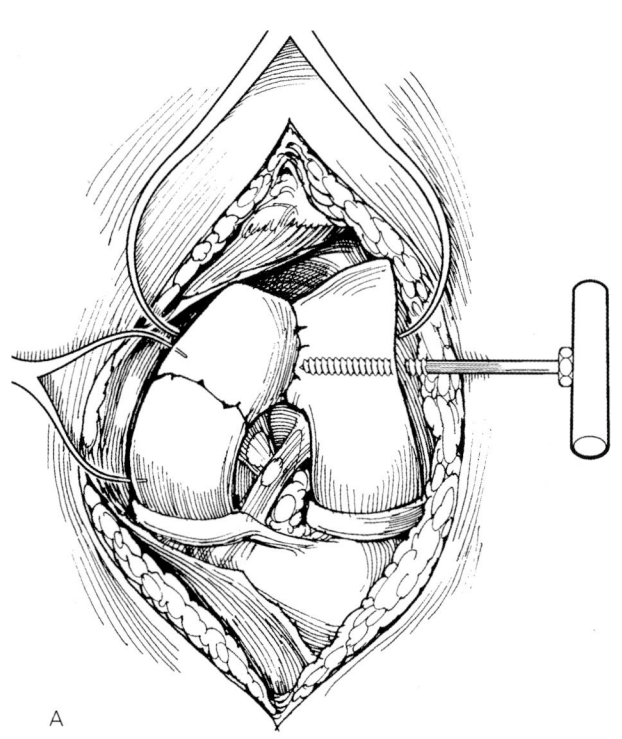 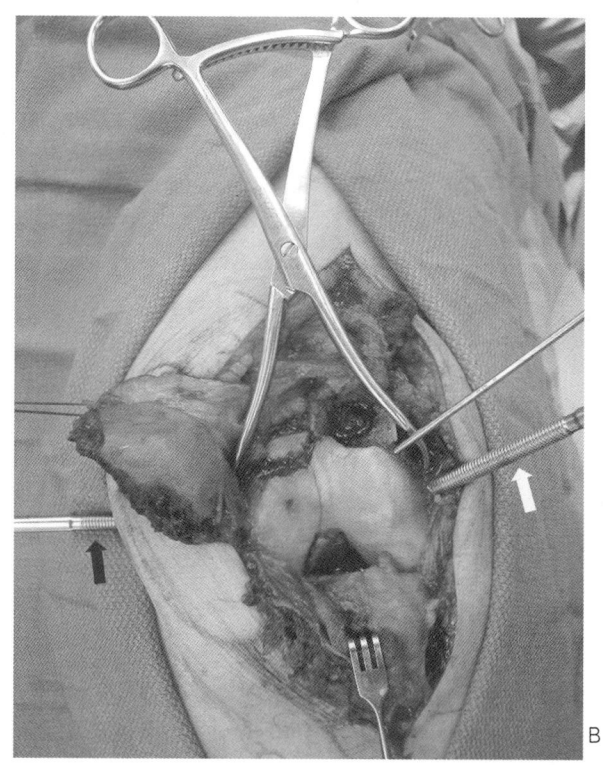

图 26-8 A. 图示用于关节面重建的多种工具。一把大的 weber 钳用于把内外髁钳夹合拢。一枚 Schanz 螺钉拧入外侧髁用做复位"辅助器"。一把中号 weber 钳经在内侧髁皮质上预钻的骨孔夹拢复位 Hoffa 骨折。B. 这张术中照片展示了此类关节面的复位方式。此患者合并髌韧带断裂。Schanz 螺钉拧入内侧(黑箭头)和外侧(白箭头)髁部辅助复位关节面

钳,可以把股骨内外髁骨块加压合拢;

• 克氏针,可用于关节骨块复位后临时固定,最终换用拉力螺钉固定。

• 口腔科探针,有助于精确控制关节骨折块。

复位后,用多枚 3.5mm 皮质骨拉力螺钉由外向内侧拧入固定髁间骨折,或者从前向后固定 Hoffa 骨折。通常需要从外向内拧入 3 枚拉力螺钉,然后拧入前后方向的螺钉。一枚由前外向后内沿对角线拧入的螺钉有助于把股骨远端多平面粉碎性骨折的关节面整体"锁定"(图 26-9)。也

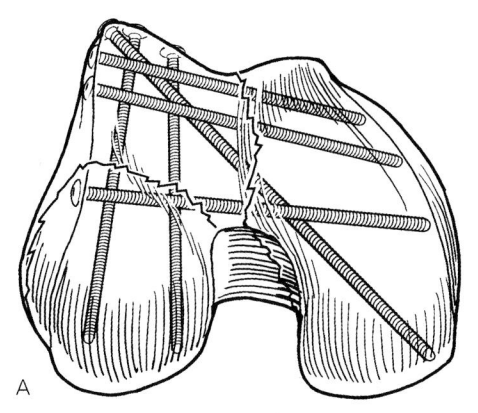
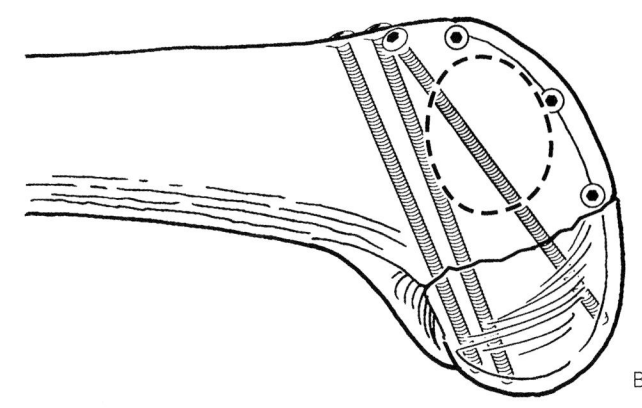

图 26-9 股骨远端 C3 型骨折应用多枚螺钉重建关节面的图示。A. 从外侧髁向内侧髁拧入拉力螺钉,如此图示底面观。从前向后拧入的拉力螺钉用于固定 Hoffa 骨折。最后,用一枚螺钉以对角线的方向从前外向后内拧入。B. 侧面观。虚线表示可供接骨板固定的区域

可以采用 2.7mm 微型拉力螺钉,特别是固定髁间窝细小骨软骨块的时候。偶尔因为骨折块非常小,螺钉要经关节软骨钻入,但应尽可能避免这样做(图 26-6E)。在处理复杂性关节面骨折的时候要非常细致并有耐心。如果有多个骨折块,建议在对整个关节面行确定性固定前先行临时固定(图 26-6D)。

要在直视下观察并用手指触摸来评估关节面的复位。在治疗 C1/C2 型骨折的时候常会发生一侧髁相对于另一侧髁的旋转移位。为了避免这种情况,要仔细观察髁间骨折线的上部和骨折线的髁间窝部位。此类旋转畸形仅仅从股骨远端底面观察是不能准确判断的。

最后,处理严重骨质疏松的骨折块是颇有挑战性的。复位钳或者 Schanz 螺钉可能会把骨质压碎(如 90 岁的患者)。建议在这种情况下使用直接的操作,用手指压迫骨折块。

股骨远端的角接骨板固定

因为技术操作上存在的难度,95°角接骨板并不常用。其可应用于 A 型和 C1/C2 型骨折,但在 C3 型骨折应用有限,因为刃板的打入可能会引起关节面的分离。95°角接骨板的应用已经被股骨远端锁定接骨板及逆行髓内钉所取代。在此予以讨论是出于以下四点考虑:

1. 很多外科丛书对它和 DCS(两者有显著的相似之处)都有记载[3,12,40,43~53]。
2. 其应用的概念是后述所有手术技术的关键性基础。
3. 这是一种很好地体现了骨折的干骺/骨干部位间接复位理念的器械。保证刃板打入股骨远端的正确位置是操作的关键。如果操作适当,那么可以确保冠状面(内/外翻)和矢状面(伸展/屈曲)的对线。
4. 其可以被视为第一种股骨远端"锁定式固定器"。刃板部分提供了对股骨远端骨块冠状位和矢状位上非常好的控制。

理解角接骨板的关键在于理解手术操作的每一步骤可以纠正哪个平面的移位:

1. 股骨远端的内/外翻成角取决于刃板进入股骨远端时在冠状面上相对于关节线的角度。
2. 股骨近段第一枚螺钉的置入决定了股骨的长度和旋转。
3. 骨折远端的屈曲/伸展(矢状面对线)取决于刃板进入骨折远端时伸或屈的角度,并在股骨远端的第二枚螺钉拧入后"固定"下来。

关节面复位并固定之后,放置接骨板。操作步骤如下:

1. 纠正股骨远端的内/外翻成角。拍摄高质量的前后位 X 线片。用 4.5mm 钻头在距离股骨远端关节面 1.5cm 处钻孔,(从侧位看)位于股骨髁部的前后 1/3 处(图 26-10)。钻头(包括后面使用的其他钻头、座凿和刃板)必须垂直于股骨远端外侧皮质钻入。

2. 使用三孔导筒,于股骨远端钻入第二和第三枚 4.5mm 钻头,钻头之间相互平行。第二和第三枚钻头相对于第一枚钻孔在股骨远端的位置确

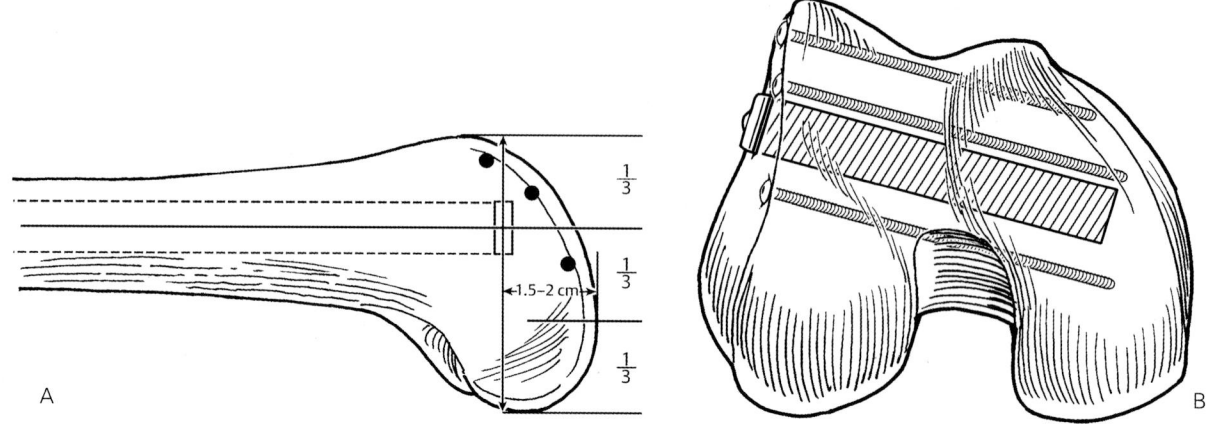

图 26-10 95°角接骨板在股骨远端的放置位置。注意已经从外向内拧入三枚拉力螺钉固定。A. 侧面观,入点在股骨髁前后 1/3 交界处,距离关节面约 1.5cm。B. 刃板垂直于外侧髁皮质打入。注意刃板前部的长度,避免突出皮质

定了角接骨板在股骨远端的伸/屈轴。此时,测量最前方的孔,这个孔的深度决定了刃板的最大长度。如果刃板过长,其前方会突破内侧皮质。

3. 用扩孔器扩大皮质的钻孔。

4. 将座凿沿钻孔路径打入。凿子进入的深度可作为刃板长度的另一个参考。小心不要让座凿在击入过程中卡在骨质中。特别在年轻的坚硬骨质中会因此造成麻烦。为了避免发生这种情况,座凿每击入股骨远端 10~15mm 就要"倒打"一下。

5. 然后用角接骨板换下座凿。将刃板前半部分插入股骨远端骨块,此时不需要施加很大的力量,可以顺着座凿凿出的骨道进入。

6. 用打入器将刃板打入骨质。

7. 用螺钉把刃板固定在骨折远段。

8. 重建股骨远端的长度和旋转。可以用外固定支架或者股骨牵开器来辅助。用关节式 Verbrugge 钳把接骨板靠上股骨近端。在近端拧入一枚螺钉"锁定"长度和旋转。

9. 拍摄侧位片检查骨折部位的伸/屈情况。骨折远段常见过伸畸形。可以在髁上部位后方使用布巾垫来把移位程度减至最小。当取得适当的复位后,拧入近端的螺钉。

10. 通常而言,远端骨块拧入 3~4 枚螺钉而近端骨块使用 2 倍数量的螺钉,符合生物学固定的原则(图 26-11)。

股骨远端骨折的动力髁螺钉固定

股骨远端骨折使用 DCS 固定的指征和 95°角接骨板是同样的。DCS 的优势在于置入骨折远端的时候不需要取得精确的矢状面对线(伸展/屈曲)。换个说法,可以先把 DCS 置入股骨远端,再旋转套在 DCS 上的侧板,以确定其在股骨近段的侧中线上。DCS 的缺点是会去除相对大量的骨质,另外如果股骨远端骨块没有拧入附加的螺钉则不能获得矢状面的稳定。DCS 的入点除了距离关节面 2.0cm(而不是 1.5cm)外,其余和 95°角接骨板是一样的。

股骨远端逆行髓内钉固定(视频 26-2~4,光盘 3)

股骨远端骨折的逆行髓内钉固定一般用于关节外或者简单关节内骨折。髓内钉要能给股骨远端骨块提供足够的把持力;因此,必须至少使用 2 枚远端锁钉来达到远端的固定。通常使用相对较粗的髓内钉(直径 12~15mm)。

患者仰卧于可透 X 线的手术床上。髁上区域后方放置布巾卷或者三角垫,对抗因腓肠肌对骨折远端造成的牵拉,避免过伸畸形。

对于 A 型骨折,可以取如前所述的髌旁内侧小切口(2~3cm),在影像引导下插入导针。在前后位像上,导针要位于股骨髓腔线。侧位像上,导针要位于 Blumensaat 线的前部。然后把导针向继续插入股骨远端 8~10cm。用空心钻/锉在股骨远端开出进针点,直径通常为 12~14mm。

进针点开好后,用一枚长导针插入股骨远端直到骨折线。然后把股骨远段参照近段在前后和侧方平面上复位。对于任何一种髓内钉,都必须在骨折复位后做扩髓。必要时可以从外向内侧钻入一枚外固定用的 Schanz 螺钉(年轻骨质使用 5mm 直径,高龄骨质使用 6mm),来控制内/外翻

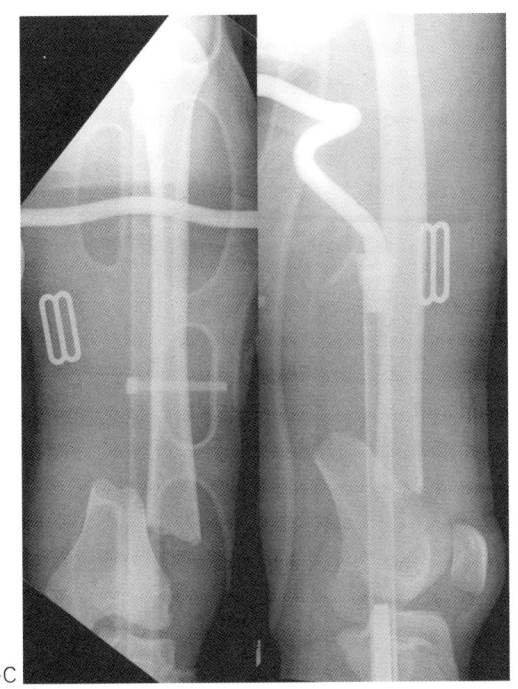
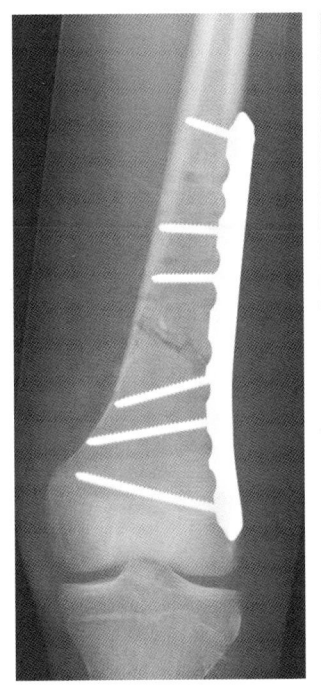
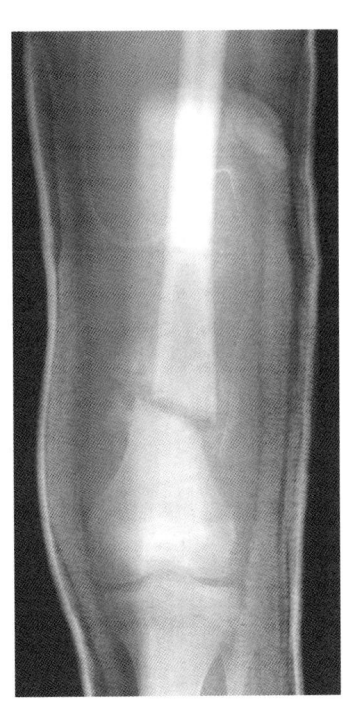
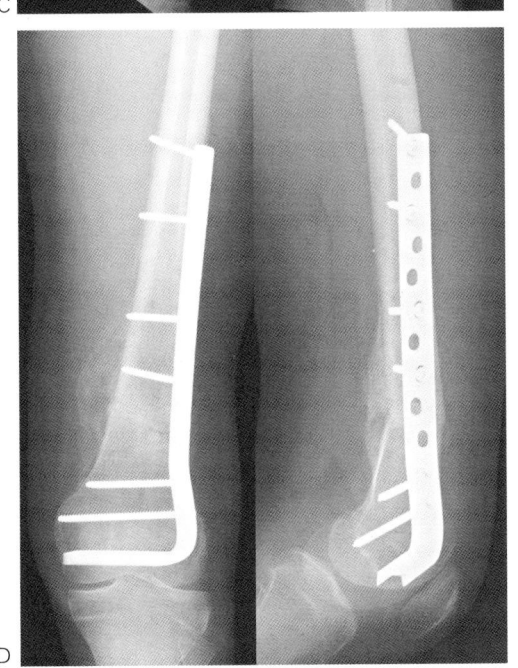

图26-11 95°角接骨板应用于一例股骨远端骨折的治疗。A.伤后原始X线片。B.用4.5mm宽接骨板固定,后因感染形成脓肿导致内固定失败。C.接骨板已拆除,感染得到控制。D.改用95°角接骨板固定。使用关节式加压器对骨折端加压,术后4个月骨折完全愈合

畸形或过伸畸形。根据需要的长度把导针向上插入股骨近段。通常,逆行髓内钉要达到股骨全长,钉的近端要达到小粗隆平面以上。用另一枚导针间接地测量出髓内钉的长度。术前测量股骨髓腔宽度有助于估计扩髓的程度,术中根据扩髓过程中听到的"咔哒"声也可以估计。

一般来说,髓内钉直径至少需要12mm的,而在骨质疏松和老年病人髓腔较宽大,则需要14~15mm直径的钉。扩髓通常需要扩到比所需的髓内钉直径大1mm。保留导针在位,前后位和侧位透视确认骨折复位。维持骨折复位,把组装好的髓内钉和手柄插入股骨远端,通过骨折线。髓内钉尾端要埋入股骨关节面下1cm。这一点必须在影像和直视下确认。大多数髓内钉系统远端使用2枚锁钉。某些系统使用一种特殊的远端"尾帽",可以提供远端锁钉的角稳定锁定。这有利于骨质疏松骨质的固定。然后置入近端的2枚锁钉;通常这些锁钉是使用徒手技术从前向后置入,方法同常规的顺行股骨髓内钉,如第25章所述(图26-12)。

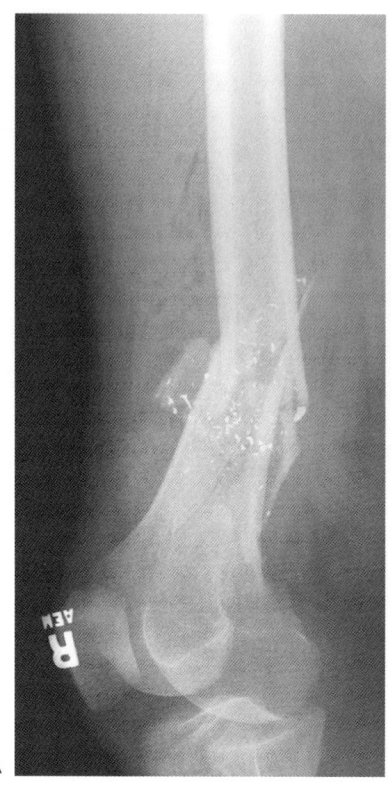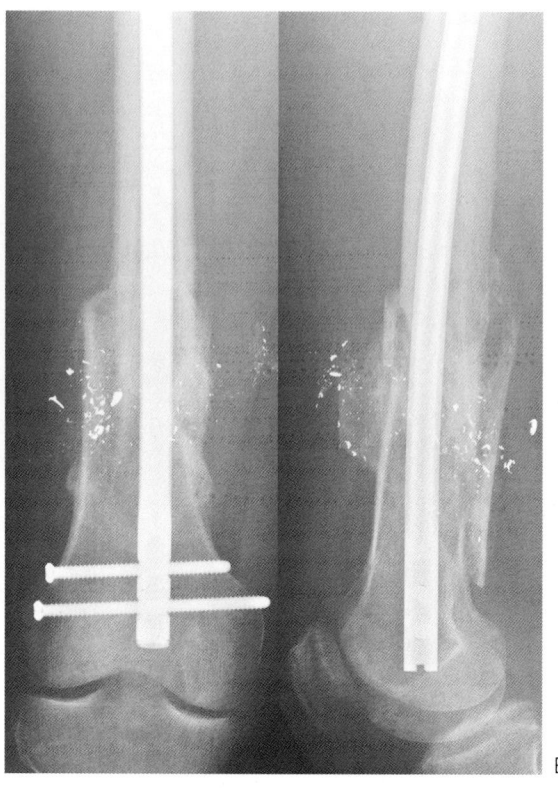

图 26-12　逆行髓内钉治疗一例股骨远端关节外骨折。A. 伤后 X 线片,受伤机制是枪弹伤。B. 术后 3 个月 X 线片可见早期愈合征象,此患者术后即被允许完全负重

对于 C1/C2 型骨折,可以应用髌旁内侧切口入路,以便于对关节面进行复位和固定。必须注意螺钉的置入不能影响逆行钉的路径(图 26-13,图 26-14)。用螺钉于髓内钉的前方和后方将外侧髁拉向内侧髁。对于 C3 型骨折,可以在复位和固定关节面后使用逆行髓内钉固定,但是不推荐这么做。还可以选择其他的方案,而且逆行髓内钉的置入可能会影响关节面的复位和固定。

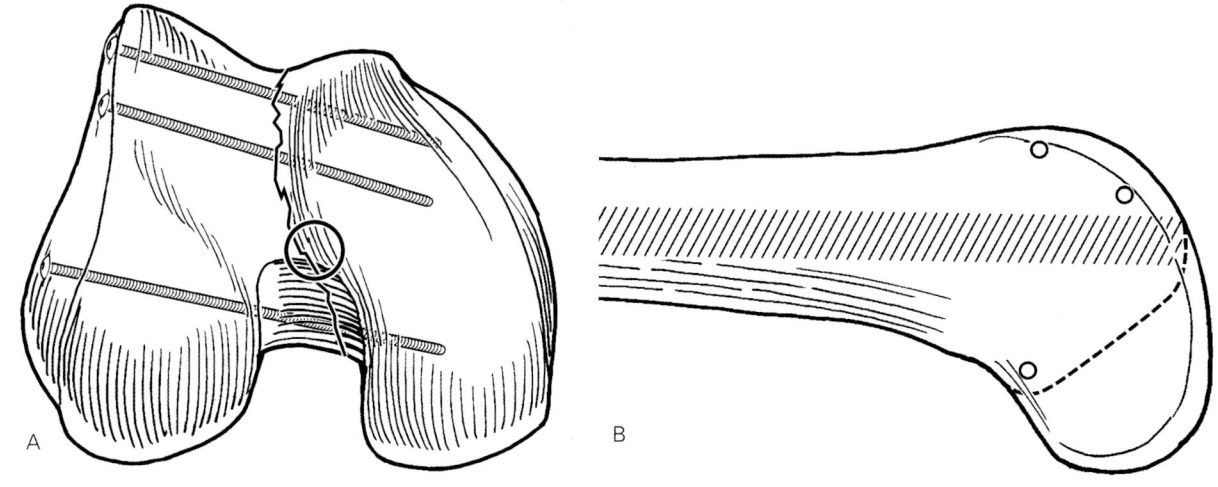

图 26-13　逆行髓内钉在股骨远端 C1/C2 型骨折的应用。A. 底面观,入点位于后交叉韧带起点的前方,通常在髁间窝的内侧。B. 侧面观,入点位于股骨轴线上

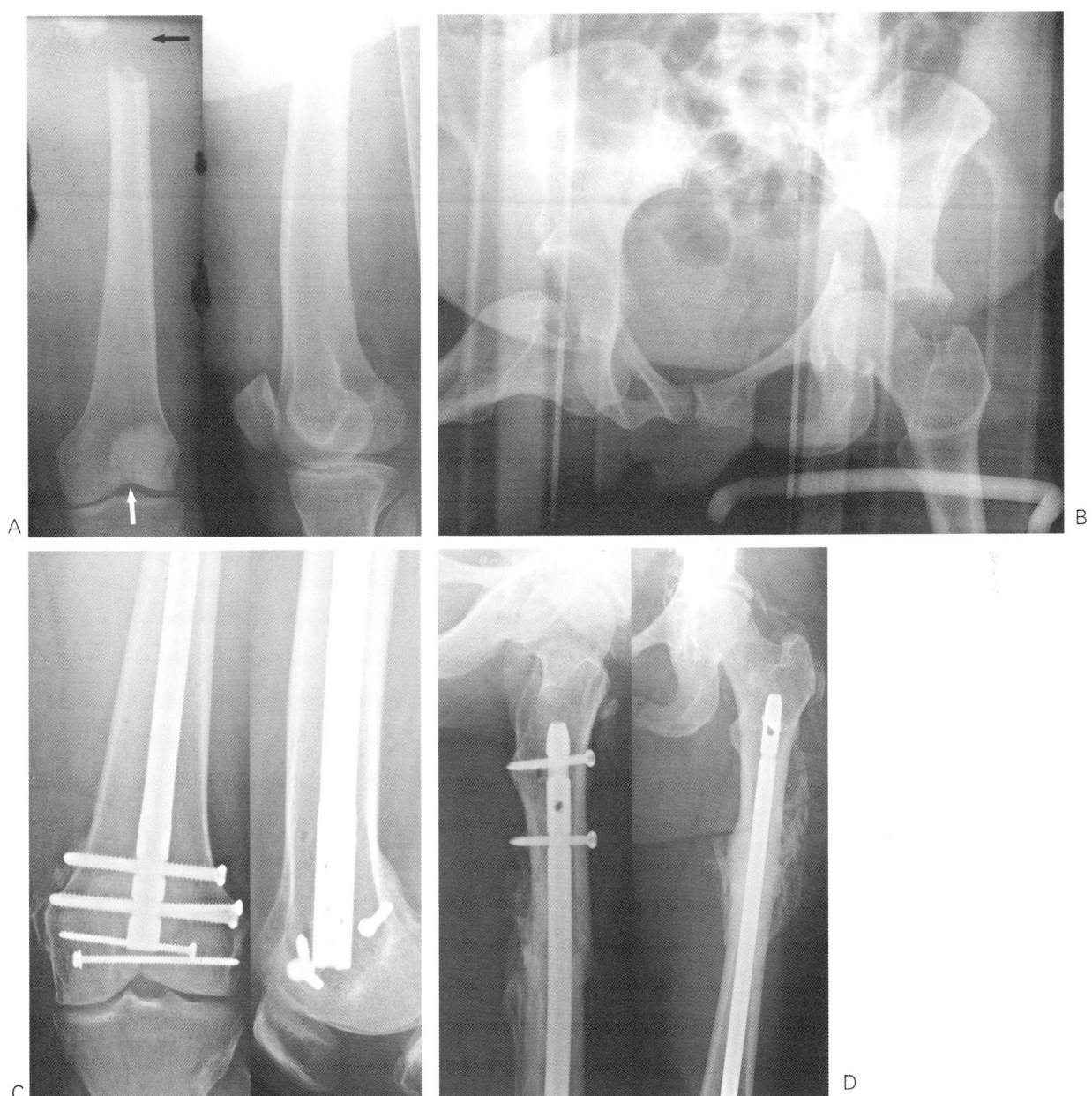

图26-14　一例股骨远端C1型骨折合并股骨干骨折的治疗。患者还合并同侧髋关节骨折脱位,所以选择逆行髓内钉,避免使用顺行钉时需要在髋部再做附加切口。A. 伤后股骨X线片显示远端关节面单纯劈裂。B. 骨盆X片显示左侧髋臼骨折和完全性骨盆环损伤。C. 先用螺钉固定关节面,然后置入逆行髓内钉,图示3年后随访X线片。D. 3年后随访X线片显示股骨近端情况。患者发生髋臼骨折周围的异位成骨,在2年左右的时候做了接骨板拆除和异位成骨清除手术

股骨远端的顺行髓内钉固定

股骨远端骨折如果同时合并股骨近段的骨折,那么可以考虑应用顺行髓内钉固定。在C1或C2类型的骨折,关节面的复位方法如前所述,顺行髓内钉的置入操作在第25章已作阐述。在大多数病例,建议在骨折远端置入2枚锁定钉(图26-15)。

股骨远端的锁定接骨板固定(视频26-5,视频26-6;光盘3)

在过去5年中有一系列的锁定接骨板系统已经投放市场。这些接骨板都拥有锁定螺钉多角度固定的特性,这可以加强股骨远端的固定。对于骨折远段很短、关节面多平面骨折,或者骨质疏松的病人,这种稳定性尤为重要。

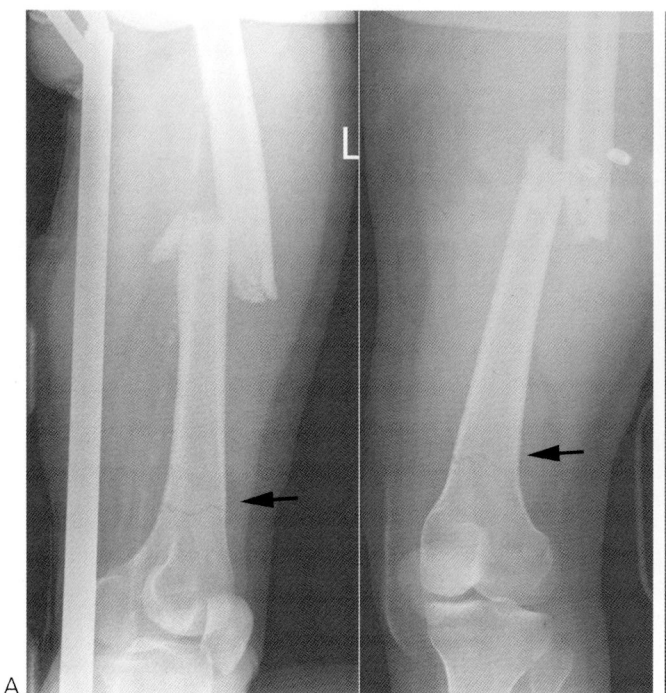
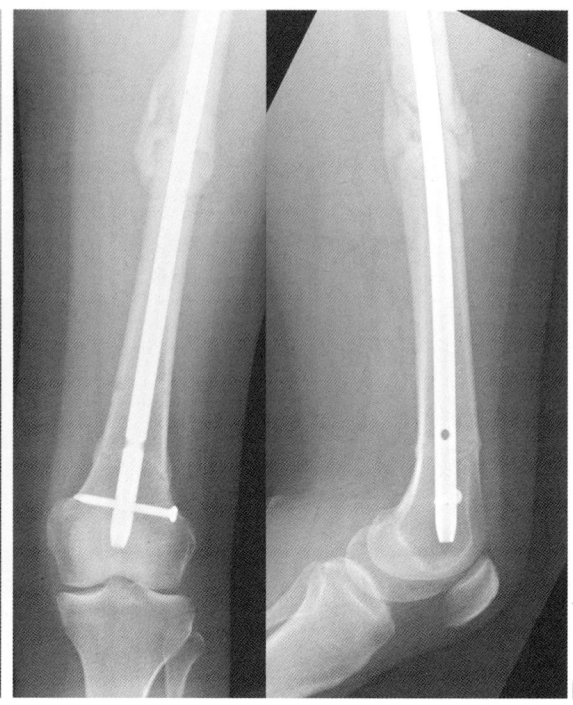
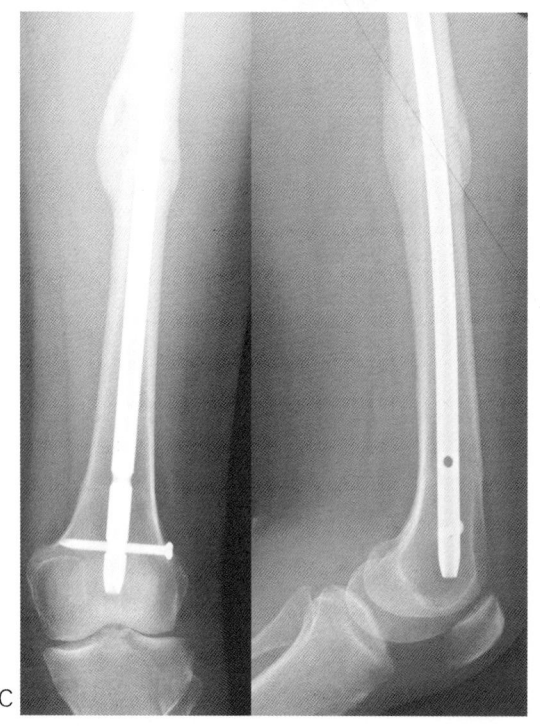

图 26-15 应用顺行髓内钉治疗一例无移位的股骨髁上骨折合并股骨干骨折。A. 术前 X 线片。注意髁上无移位骨折（箭头）。B. 2 个月后的随访 X 线片。C. 6 个月后的随访 X 线片，大多数病例需要使用两枚远端锁钉

所有这些接骨板系统都是髁部支撑接骨板的继承和发展。在用于股骨远端的逆行髓内钉和锁定接骨板使用之前，95°角接骨板或 DCS 曾用于治疗简单的 A 型和 C1/C2 型骨折，而髁部支撑接骨板则用于粉碎性的 C3 型损伤。髁部支撑接骨板常见的临床问题是螺钉松动，接骨板螺钉间的"肘节屈肘运动"，继而发生膝内翻畸形[77]。

这些锁定接骨板拥有如前所述的力学优势。另外，如果需要可以从肌层下插入接骨板。微创内固定系统（LISS, Synthes, Paoli, Pennsylvania）是一种特殊的锁定接骨板（固定器），这是最早出现的产品，并且在一些出版刊物中有所描述[13~19,31,32,36,37]。尽管在本节的多个病例中应用了 LISS 接骨板，但是锁定式内固定架的肌层下置入的理念比固定器械类型本身更为重要。以下详述的手术技术可用于所有的股骨远端肌层下接骨板。另外，这些接骨板

也都可以用完全开放手术的方式置入,如同前面章节所描述的95°角接骨板的使用。

如果可能的话,术前要检查对侧下肢的长度和旋转来确定股骨远端的正确旋转形态。在患侧臀下放置一个布巾卷,对抗下肢的自然外旋。如果患侧骨盆倾斜大约15°,正确地重建了患侧股骨的旋转,那么足部通常有5°~10°的外旋。这个检查对于预防严重的旋转畸形很有帮助。最好用完全可透射X线的手术床,以便透视到下肢全长。固定好健侧下肢,要做适当的衬垫。手术铺巾要能完全显露出股骨远段和髋部区域,尤其是当需要使用较长的内固定的时候(图26-16)。

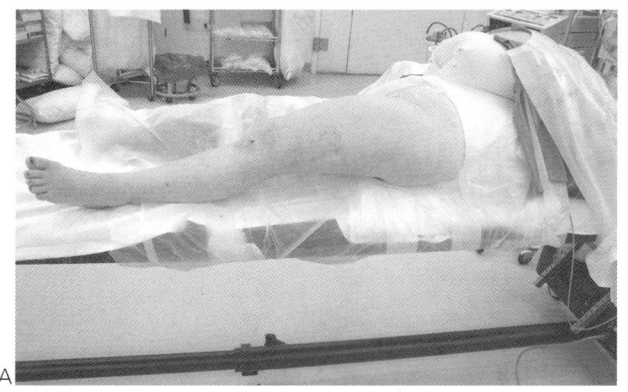
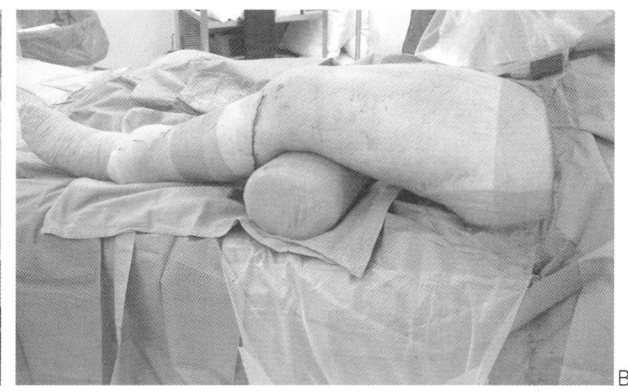
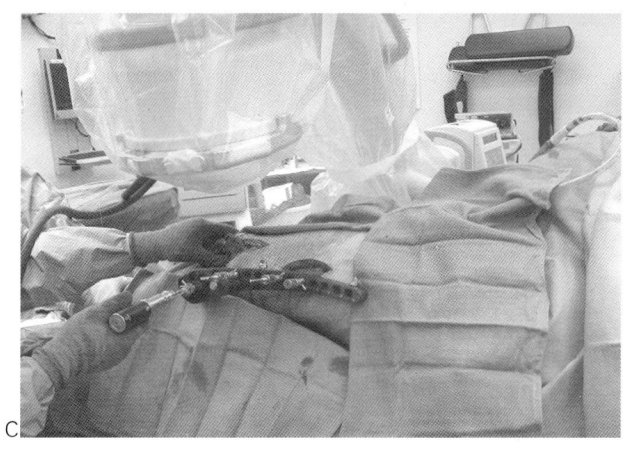

图26-16 股骨远端骨折应用肌层下锁定接骨板固定的患者术中体位摆放。A.患者卧于可透射线的手术床上,左臀下垫高。整个左下肢及左髋备皮消毒。将右下肢垫好。B.于左膝下垫起髁上部位。C.使用外支架置入肌层下接骨板

股骨远段肌层下接骨板固定的目的是保护骨折的干骺/骨干区软组织环境。这是通过闭合性复位技术来实现的。有一系列的辅助措施可以使得闭合性复位更为便利,描述如下:

1. 早期干预 如前所述,要尽可能早地处理骨折。高能量损伤引起的粉碎性骨折在最初的24小时内不做固定,可使用跨关节式外固定支架来维持患肢的长度。

2. 药物麻醉 对患者彻底地临床麻醉是必需的。

3. 髁上部位的衬垫 使用弹性绷带包裹10、12或15层的外科布巾卷在髁上区域垫于大腿后方。这可以帮助纠正股骨远端骨块常见的过伸畸形(图26-16B,图26-17)。另外,在人力牵引时这样的衬垫可以作为杠杆的支点。对其大小和位置做些

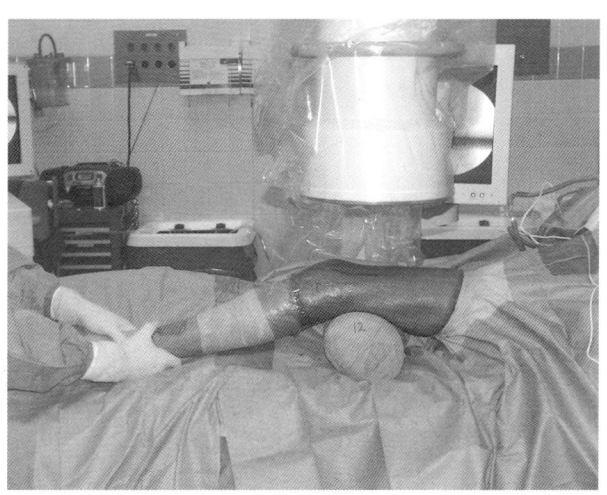

图26-17 利用髁上布巾卷作为支点,术中施行人工牵引

微调就能对矢状位上骨折复位产生明显改变。

4. 人工牵引（见图 26-17） 用力的人工牵引有助于恢复肢体长度和纠正旋转，并且利于纠正内/外翻。牵引时握住踝部区域，直接向后方牵拉。利用布巾卷作为杠杆的支点加以牵引，纠正股骨远端的过伸畸形。

5. 置于股骨远端髁部的 Schanz 螺钉 特别是在股骨远端骨折段非常短小的病例，纠正过伸畸形会很困难。此时可用一枚 Schanz 螺钉由前向后拧入来帮助对抗骨折远端的旋转，取得恰当的复位（图 26-18）。

6. 复位螺钉 一些锁定接骨板系统在骨折近段除了用锁定螺钉之外还可以使用非锁定螺钉。这些螺钉可以用来帮助复位，特别是向内侧移位的骨干远端向外侧调整的。必须强调，这样的螺钉只能用在将骨折的移位"微调"若干毫米，不能用螺钉来纠正显著的移位。另一种复位螺钉也叫做 whirlybird 装置，本质上是拧入骨质的一枚 Schanz 螺钉。LISS 系统有引导螺钉置入的体外手柄，而 whirlybird 装置有可旋的螺母相对于手柄做调整，这可以用来在冠状面施加微小的复位，或者对内翻/外翻畸形做轻微的矫正。在拧入自钻自攻螺钉的时候，已装好的 whirlybird 装置可以视为稳定骨块的夹具。否则，螺钉的拧入会把骨块推开。

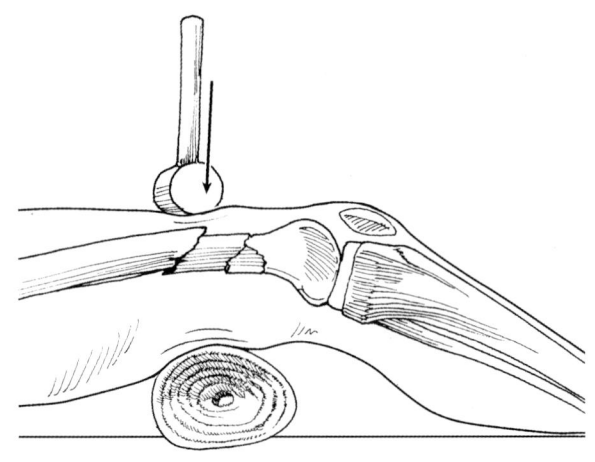

图 26-19 用一把锤子直接压迫骨折近段的远端，复位股骨髁上骨折

7. 股骨牵开器或者外固定支架 股骨牵开器或者外固定支架可以用来取得并保持干骺/骨干区域的复位。但是，可能会使骨折复位的精确调整变得困难。

8. 人工压迫 有时候需要使用一个大的锤子从内侧推挤内收或者屈曲的骨折近段。另外，也可以用在股骨远端纠正过度外翻（图 26-19）。

肌层下接骨板的手术操作步骤（视频 26-1，视频 26-5~7；光盘 3）

和任何用于股骨远端骨折的固定器械一样，肌层下接骨板的操作步骤也是经过精心设计的。尽管在次序上可以有一些变化，但是按照这个手术步骤逐步操作是有好处的。关节骨块得到复位和固定后，进行以下的步骤。

1. 临时骨折复位（"认识骨折"） 在插入接骨板之前垫好髁上部位的衬垫，施加人工牵引，在前后位和侧位透视影像上观察骨折的复位。注意骨折的情况，比如股骨远端的过伸，股骨干近段的屈曲或内收，和股骨远端的外翻。调整髁上部位布垫的位置和大小及人工牵引的方向，用大锤压迫纠正畸形。

2. 插入接骨板 将锁定式接骨板通过前外侧切口或者外侧髌旁入路插入。大多数接骨板根据股骨的前弓预先做了塑形。这一步可以在短时的连续 X 线透视下进行，用接骨板近端感触股骨外侧皮质，并且参照股骨的正常前弓指引插入的方向。常见的倾向是插到股骨干的偏后方。

3. 放置接骨板到股骨远端髁部的合适位置 对于如何将接骨板远端放置到股骨外侧髁的正确

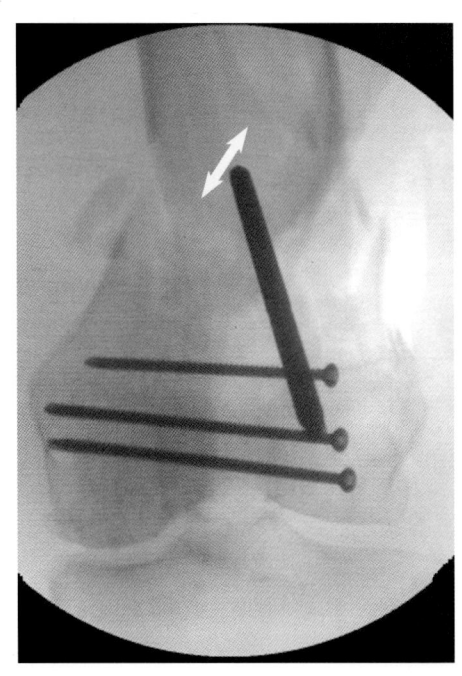

图 26-18 关节面复位固定之后，用一枚 Schanz 螺钉由前向后拧入股骨髁。这可以用以纠正股骨远端的过伸畸形

位置,有一些有益的建议:

• 股骨外髁有大约10°的斜坡,故需要将接骨板"倾斜"来贴合外侧皮质(图26-20A)。

• 要熟悉特定接骨板的正常位置。例如,LISS接骨板应该放置于股骨远端髁部前方关节线的偏后1~1.5cm,并且离开股骨髁远端关节面1~1.5cm(图26-20B)。

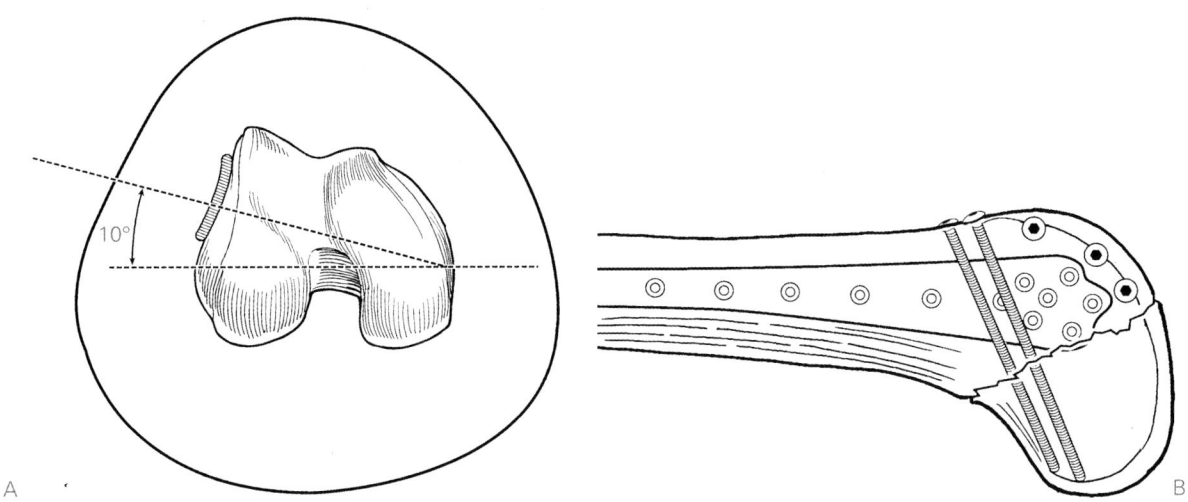

图26-20 图示LISS接骨板的正确放置位置。A. LISS接骨板要倾斜约10°放置以贴合股骨远端外侧皮质的斜坡。B. LISS接骨板的放置位置距离远端关节面约1.5cm,距离前方关节面约1cm。注意前后向置入的拉力螺钉用来固定冠状面骨折(Hoffa),由外向内置入的螺钉用来固定关节劈裂骨折

接骨板放置到位后,用导针或者1~2枚螺钉来将其固定在股骨远端骨块上。如果使用锁定螺钉,那么要在股骨髁部内侧对抗顶压,并把接骨板按在骨质上,因为锁定螺钉可能会推开骨块。

4. 放置近端导针后检查旋转和长度的复位　此时用前后位X线透视检查患肢的恰当长度是否已经恢复。使用以下三种手段评估肢体的旋转状态:检查足部是否外旋10°~15°,前后位X线透视检查股骨,检查股骨远端的皮纹。如果已经获得了正确的肢体长度和旋转,那么根据配套的器械选择,用导针或螺钉将接骨板近端固定到骨质。可以做一个近侧切口来确认接骨板近端是否处于骨干的侧中线以及是否有不恰当的旋转。另外,侧位透视可以检查接骨板是否位于股骨的侧中线,但是因为另一条腿的重叠,可能难以看清楚。此时还可以调整矢状位上的骨折对线,下面另作详述。最后,对骨折近端的内收或者股骨髁部的内/外翻做细微的校正。

5. 股骨髁部螺钉的置入　过伸或外翻畸形常常会出现,或者两者同时发生。调整髁上布巾卷衬垫的位置、改变人工牵引的方向、用人工压迫或者用Schanz螺钉控制股骨远端,这样可以纠正过伸。确认固定物在股骨远端放置位置合适并且纠正了畸形之后,可以打入远端的螺钉。

6. 近侧股骨干的适当的复位与螺钉固定　在这一步,纠正任何冠状面(内/外翻)或矢状面(过伸/过屈)畸形,拧入股骨近端其他的螺钉。

7. 检查骨折复位的稳定性　被动活动膝关节达最大范围来确定骨折固定是否足够稳定。

8. 切口引流和关闭。

图示病例演示了此操作步骤(图26-21~23)。

A型或C型股骨远端骨折固定术后对复位的评估

股骨远端骨折接受固定之后,复位质量的检查很重要,包括对线、旋转、长度等。要提出一些有针对性的问题:

• 有没有内翻/外翻对线不良?

• 是否存在股骨远端髁部的过伸?

• 是否存在骨干部位的矢状面畸形?

• 固定物的放置如何? 股骨侧位像上如何?

评估肢体的旋转,要检查足部休息位、髋部旋转形态以及通过影像检查将股骨近段与股骨远段/膝关节作对比[54]。

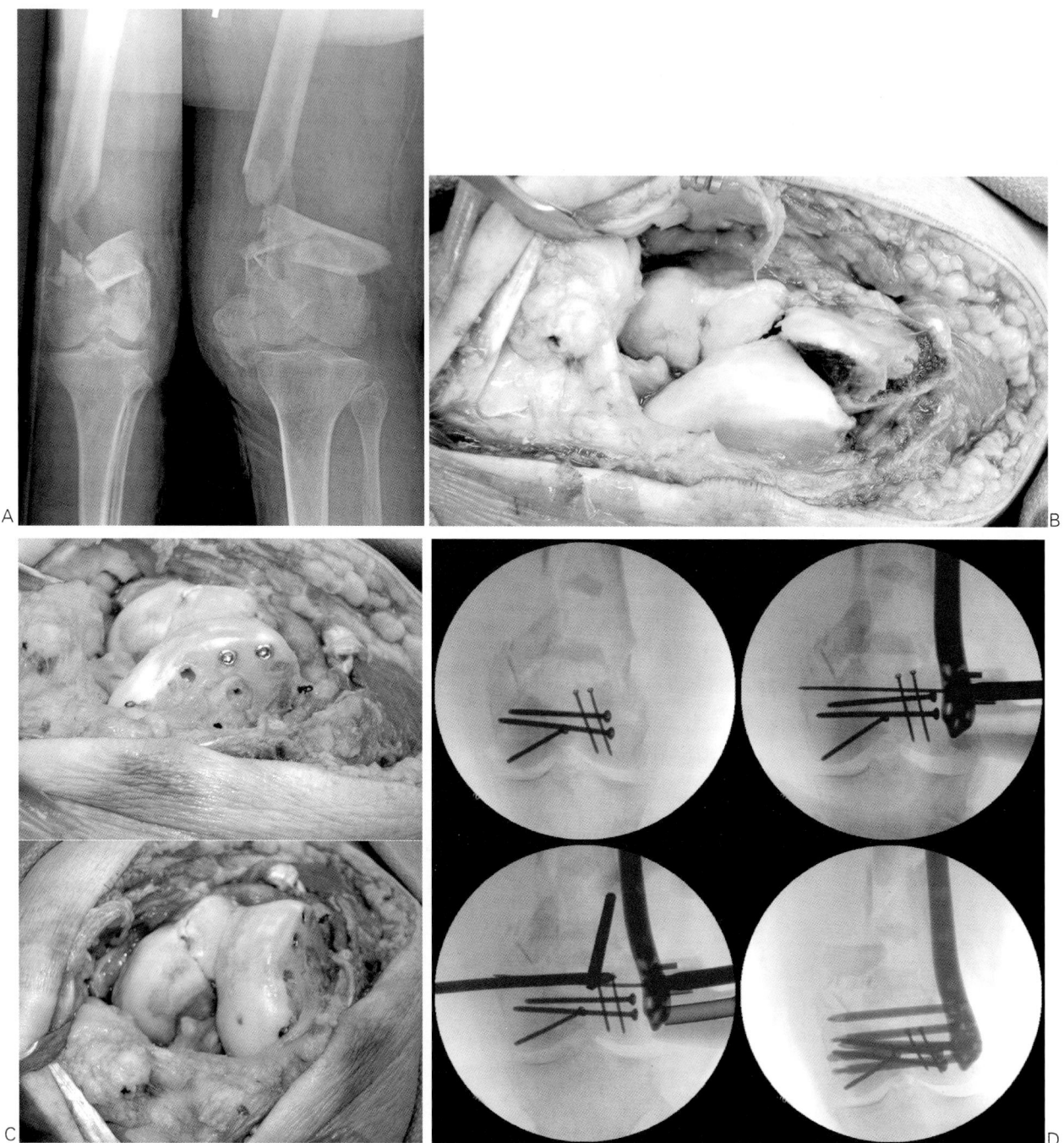

图 26-21 应用微创内固定系统(LISS)治疗一例 67 岁女性的股骨远端 C3 型骨折。该患者合并骨关节炎和胰岛素依赖型糖尿病。A. 术前 X 线片。B. 术中关节面照片。C. 患者同时有髌腱断裂。用改良髌旁外侧入路可以良好地显露关节面。图示关节面已复位并用多枚拉力螺钉固定。D. 关节面复位固定后,经肌层下插入接骨板。平行于关节面放置一枚导针,确认股骨远端是否复位适当,然后拧入远端的多枚螺钉

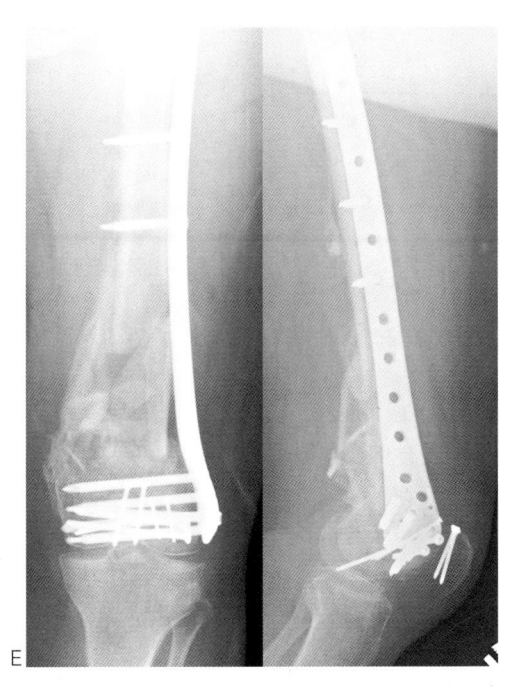

图 26-21（续） E.4 个月后的随访 X 线片，显示明显的干骺端骨折愈合

特殊情况：全膝置换术后股骨髁上骨折的内固定（视频 26-7，光盘 3）

在全膝置换术后发生股骨髁上骨折的患者，必须首先检查膝关节假体是否已有松动（图 26-24，图 26-25）。尽管这种情况罕见，但一旦发生，就要考虑进行全膝关节翻修手术。如果没有发现假体松动，那么可以考虑使用逆行髓内钉或者外侧接骨板治疗[37,55~59]。逆行髓内钉对某些设计的全膝假体不可用，而且可能会损伤髌骨假体，并存在将磨损颗粒和碎屑带入关节腔内的风险。使用非锁定的髁部支撑接骨板或者 95°角稳定内固定架对于治疗此类骨折是有效的。然而，股骨远端假体周围骨折常常是远端骨块短小且伴有骨质疏松。因此，锁定接骨板在近期得到应用，而其效果是令人鼓舞的[37,56,60]。据 Althausen 等人的报道，使用 LISS 内固定架治疗膝上的假体周围骨折，其感染率低，早期不需植骨，并且固定牢靠允许术后早期活动[56]。Kregor 等人报道了一组研究数据，在 13 例此类骨折中未发生感染，无内翻塌陷；行二期植骨，有一例因使用 LISS 时股骨假体发生松动而行全膝关节翻修术治疗[37]。

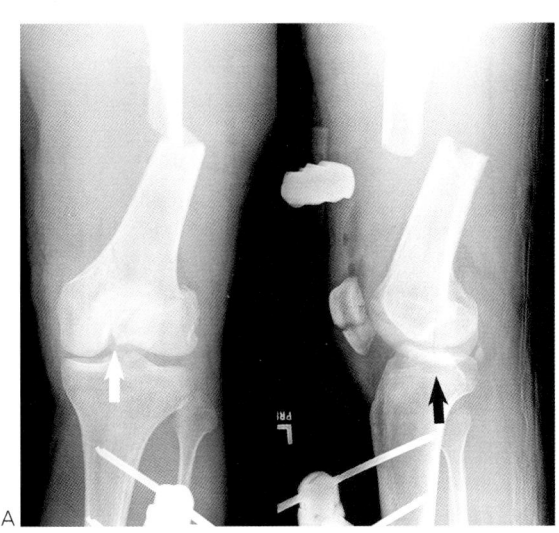
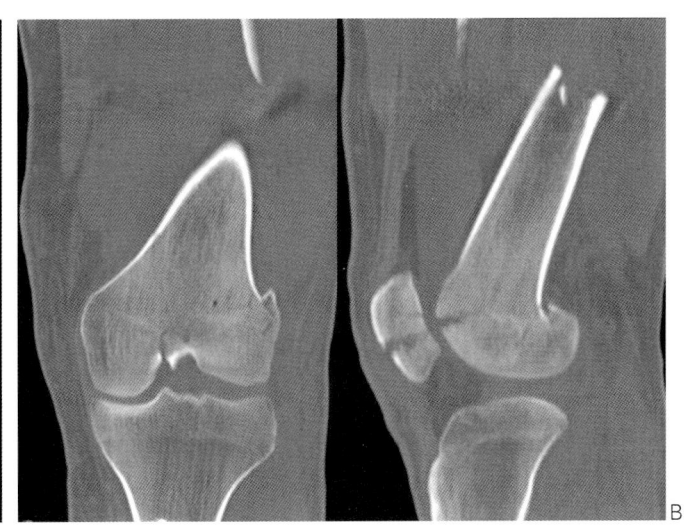

图 26-22 一例股骨远端 C1 型骨折，伴Ⅲ-A 型开放性损伤。A. 伤后 X 线片，白箭头和黑箭头指示了关节面劈裂骨折。B. 或者伴有轻微移位的髌骨骨折，CT 扫描也显示了关节面劈裂

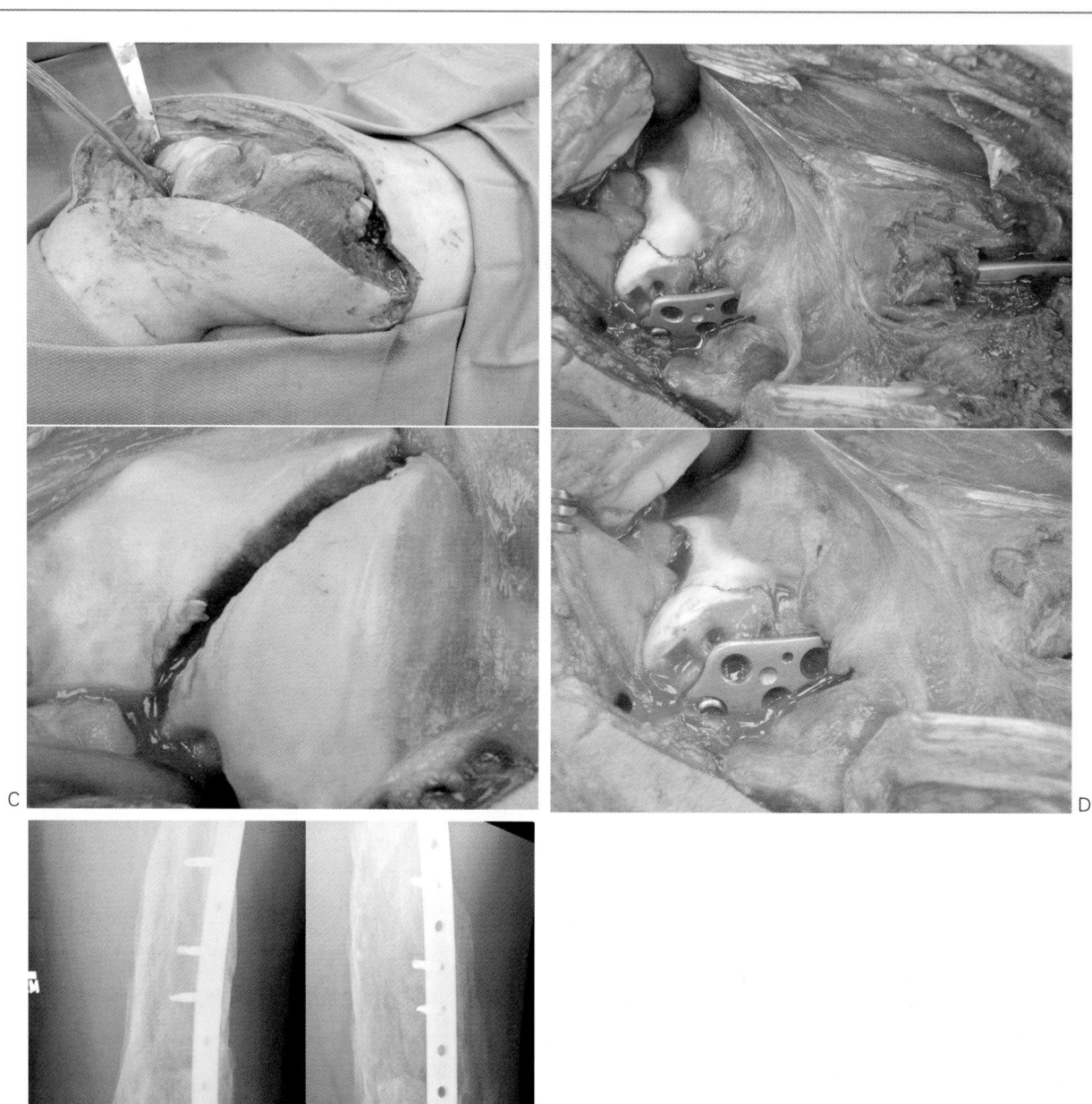

图26-22(续) C.利用创口做改良外侧髌旁切口,显露关节面。D.固定关节面,然后经肌层下置入LISS接骨板。注意干骺端保留的骨折周围软组织。E.1年后骨折完全愈合,术后10周完全负重,最终膝关节活动度达到0°~130°,与对侧下肢对称

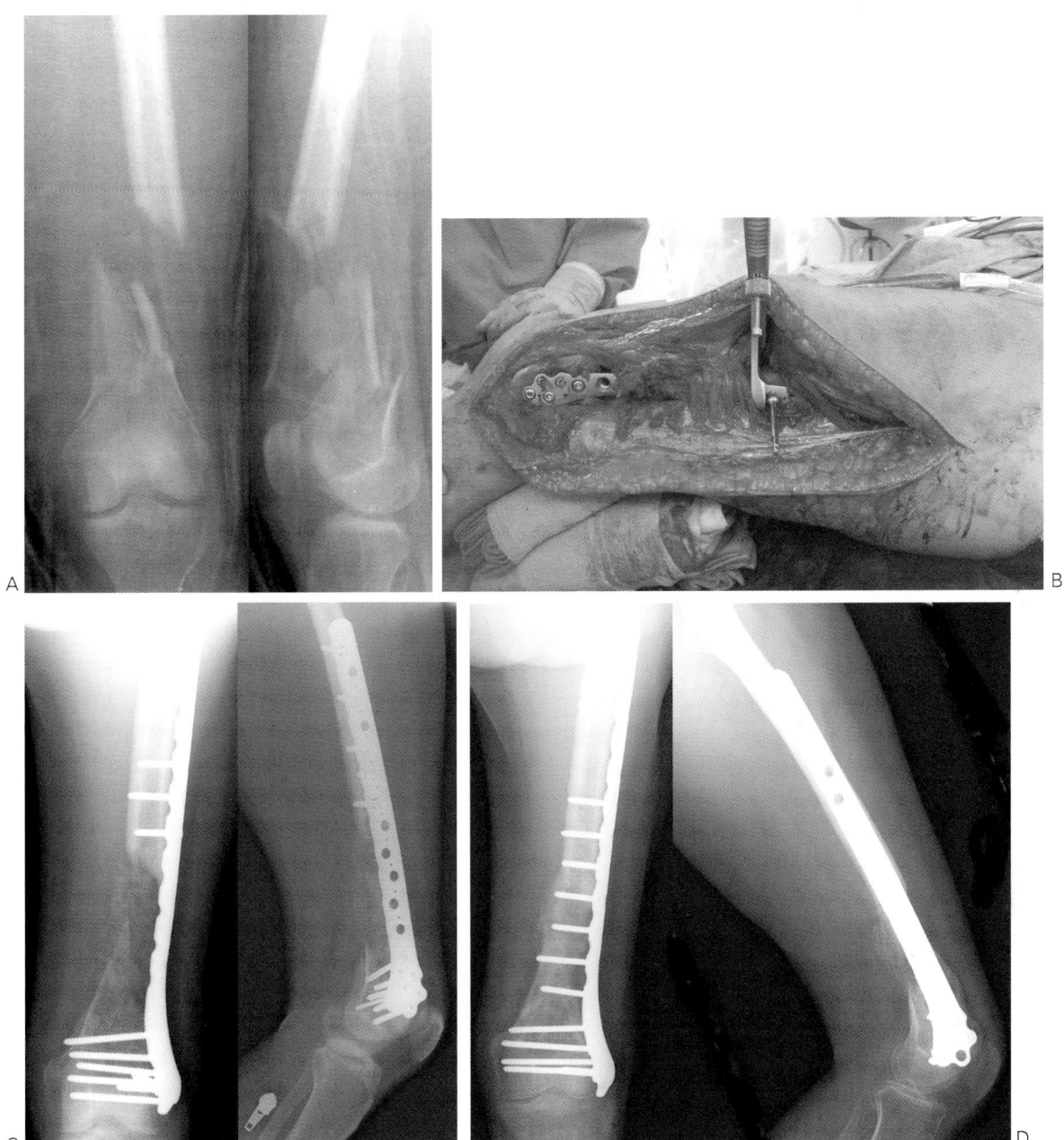

图 26-23 伴有显著骨缺损的股骨远端 C1 型骨折,有 10cm 的开放性创口。A. 术前 X 线片。B. 冲洗创口,清创,然后做股骨远端外侧切口。注意,尽管行开放性手术,但仍保留了骨折部位的软组织连接。C. 伤后 10 周行植骨手术。D. 4 个月后 X 线片见骨折完全愈合(病例由 Wifliam Ricci 提供)

逆行髓内钉的操作前面已作介绍。用传统髌旁内侧切口显露全膝置换假体的股骨部件。用 2 枚远端锁钉来取得对股骨髁部足够的把持力,这一点很重要。术前就要对膝关节假体是否能够"容许"逆行钉内固定作出判断。如果不可行,就要选择接骨板固定。

接骨板的操作技术与前面提到的股骨远端肌层下锁定板的操作相同。术前要计划接骨板和螺钉的放置位置,取得一张质量良好的股骨远端侧位 X 线片对此很有帮助。

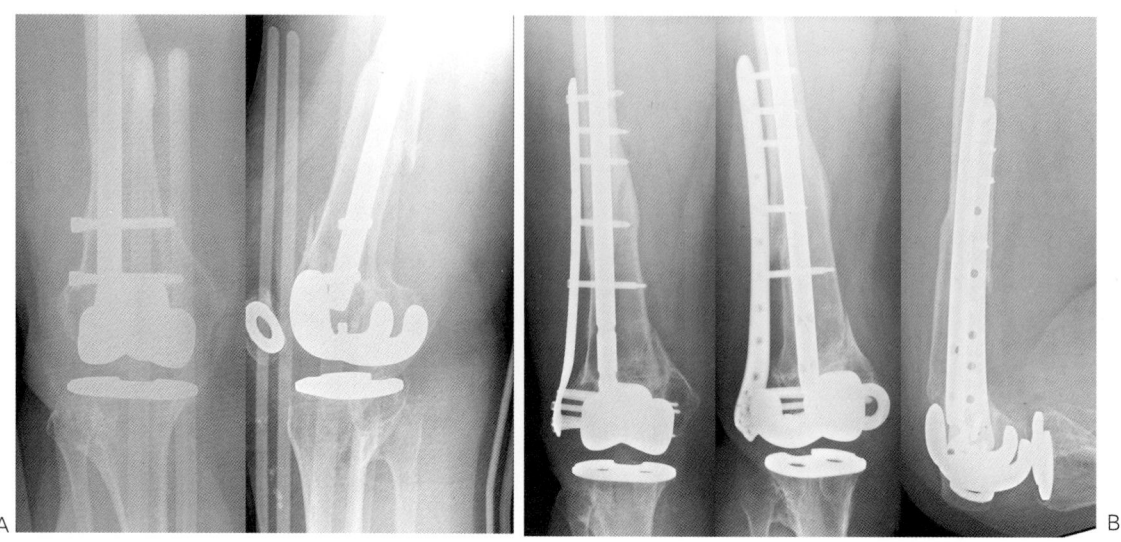

图 26-24 图示一例轻微移位的股骨髁上骨折，骨折线位于已存在的顺行髓内钉尖端和全膝关节假体之间。A. 术前 X 线片。B. 伤后 3 年的随访 X 线片，手术方式是在髓内钉后方用锁定接骨板固定

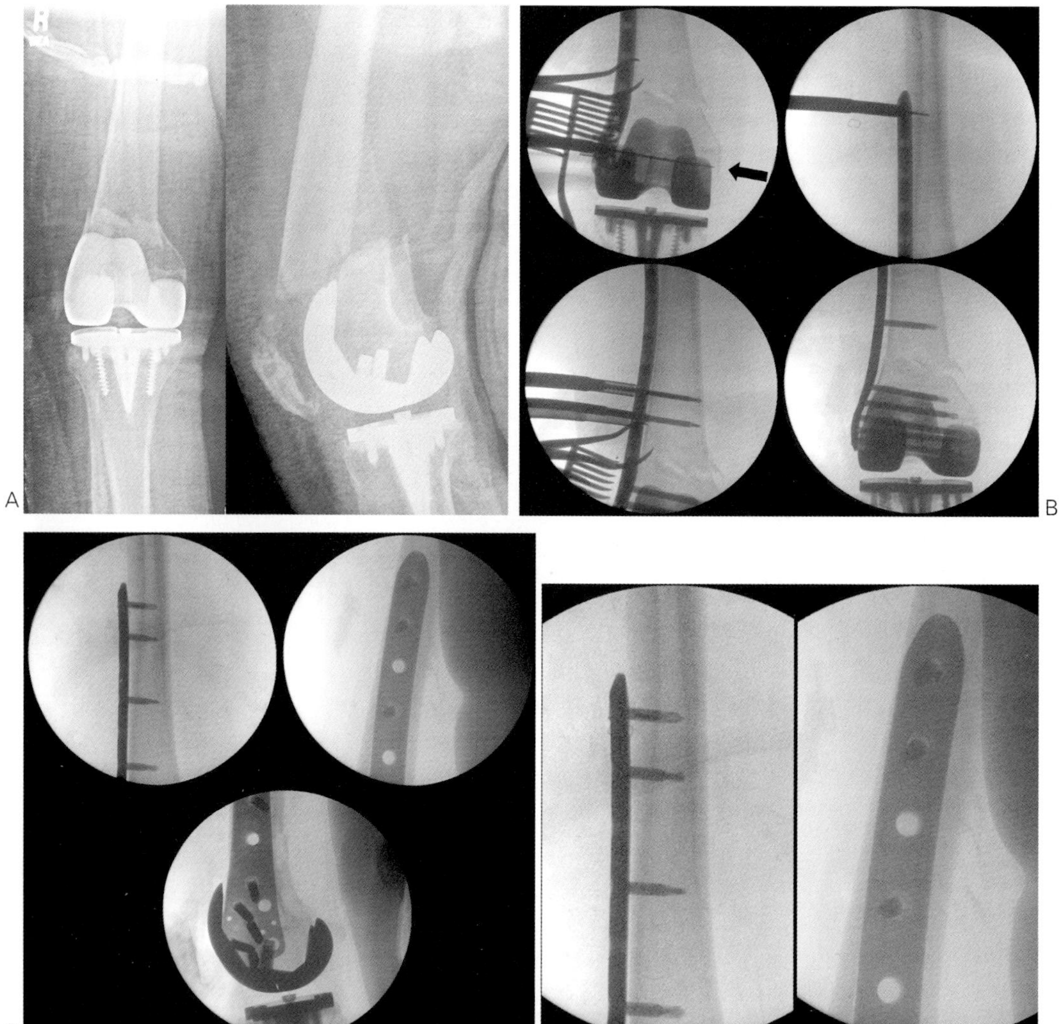

图 26-25 肌层下锁定接骨板在治疗全膝关节置换术后股骨髁上骨折中的应用。A. 术前 X 线片。B. 术中 X 线透视。在股骨远端做 8cm 小切口，经肌层下插入接骨板，然后拧入多枚螺钉。导针（箭头指示）平行于股骨假体。C. 术中透视；D. 透视显示接骨板近端在股骨干居中位置

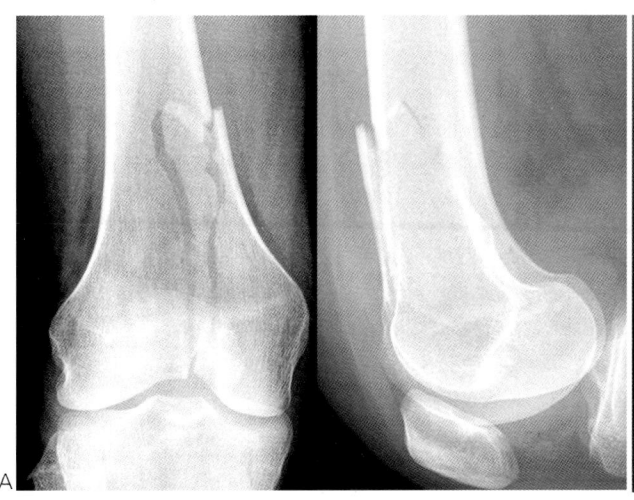
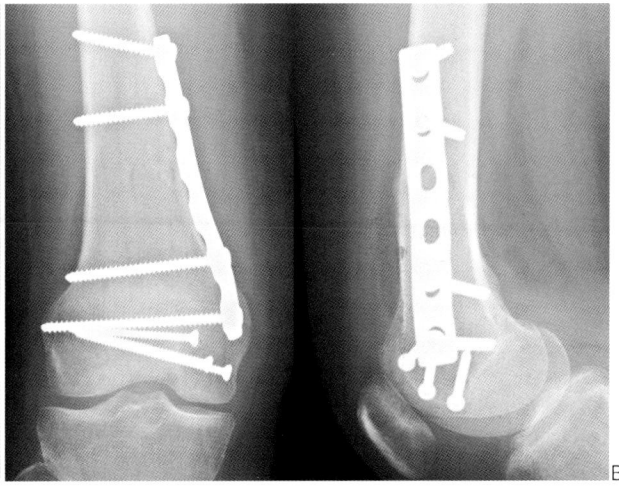

图 26-26　股骨内侧髁骨折。A. 术前 X 线片。B. 直视下显露关节面,拉力螺钉固定,并用内侧防滑动接骨板固定

内侧或外侧髁骨折的复位和固定

对这些骨折要分别采用内侧或外侧入路。如果骨折类型简单,那么可以用前外侧或者前内侧入路。对于更复杂一些的骨折,可用内侧或外侧髌旁入路。关节面的固定方法如前所述。对于大多数病例要在相应的股骨髁内侧或者外侧用防滑接骨板固定。常规使用 4.5mm 窄接骨板,需轻微塑形。在骨折近端的螺钉可以防止骨折剪切移位,而单纯螺钉固定可能发生这种情况(图 26-26)。

> ### 要点与技巧
>
> - 显著移位的股骨髁上骨折会导致和高能量胫骨平台骨折或者膝关节脱位一样的骨折块移位。因此,对于一个移位的高能量股骨髁上骨折,必须要怀疑有血管损伤。要常规对这些病例测算踝—踝指数(AAI)或踝—臂指数(ABI)[61-63]。
> - 恰当的关节损伤分类很重要。如果怀疑有股骨髁上骨折,那么就要问,会不会有关节损伤?如果有关节损伤,那么继续下面的问题:是否存在冠状面 Hoffa 骨折?是不是复杂性多平面关节骨折?是否有游离的骨软骨碎片?这些问题最好经牵引下的股骨远端前后位/侧位/斜位 X 线片或者有矢状面和冠状面重建的 CT 扫描来确定。
> - 医生要尽量避免发生对位于内侧的 Hoffa 骨折取前外侧入路的情况。否则,对内侧 Hoffa 骨折的复位和固定会遇到困难。不过,如果遇到这种情况,可以另做一个内侧髌旁切口来显露股骨内侧髁并行内固定。
> - 股骨髁上/髁间骨折内固定术后常见的畸形是过伸、过度外翻和过度旋转。从而,医生需要理解如何纠正这些畸形。
> - 如果在前后位 X 线片上可以看到股骨远端的"切迹"征,那么股骨远端有过伸畸形。
> - 位于股骨远端骨块前部的螺钉可能看起来长度适当,但因为股骨内侧髁有自然的倾斜而造成实际上过长。对股骨远端的"单次"透视可能不能让医生对股骨远端整体的轴向对线有充分的认识。从近端到远端的连续透视可以让医生更好地确定是否有内翻或外翻畸形。
> - 当复位合并 Hoffa 骨折的复杂 C3 型股骨远端关节内骨折时,一般建议先将整个关节面临时固定,再行确定性固定。与任何一个复杂性关节骨折一样,在整体关节面重建之前,判断游离的骨软骨块的准确位置是困难的。
> - 可以从膝内侧经皮将一枚 5.0mm 或 6.0mm 直径的 Schanz 螺钉,由内向外拧入股骨内侧髁,用这枚螺钉帮助复位髁间骨折。螺钉的尖端不能突入骨折线,否则会阻碍复位操作。
> - 从前向后拧入股骨髁骨块的 Schanz 螺钉可以帮助纠正过伸畸形。
> - 股骨远端 C 型(髁上/髁间)骨折的固定可以视为两个阶段:①关节面骨块的复位和固定;②骨折的骨干/干骺区域的复位和固定。关节面骨块几乎总是用直接的方式复位(比如使用复位钳)。在大多数病例中(除了简单骨折)骨干/干骺区域是用间接的方式复位的。

康 复

A 型骨折:对于没有合并关节内骨折的股骨远端骨折,通常允许患者部分负重。术后立即开展主动的膝关节活动训练和股四头肌力量练习。4~6 周后允许进一步的负重。但对于严重骨质疏松的患者,这个计划要作相应的修正。

B 型和 C 型骨折:对于有关节内骨折的患者,术后 10~12 周内不允许作渐进的负重练习。不使用支具。

新技术

最近五年中在股骨远端骨折的治疗理念和器械上没有发生显著的改变。对于锁定板作用和肌层下操作技术的理解已深入人心。最近,应用锁定螺钉多角度固定的锁定板已经投入市场。

效 果

尽管对于任何一种手术治疗的远期优势尚无一致意见,然而,手术治疗显然比非手术治疗有着显著的优势。在一项较近的研究(1996)中,Butt 等人对老年患者伴有移位的股骨远端骨折使用 DCS 手术治疗和非手术治疗作了比较[46],其结论强烈倾向于手术治疗。根据 Schatzker 等人的标准[8],接受手术治疗的患者中有 53% 取得了优或良的效果,而保守治疗的患者中只有 31% 效果优良。手术治疗组的并发症较少,住院时间较短。可以假定,如果使用现代的手术治疗,其结果会有更大的区别。

股骨髁上/髁间骨折的确定性治疗和内置物选择有接骨板固定(角接骨板、DCS、髁支撑接骨板)、顺行髓内钉、逆行髓内钉、外固定支架固定和锁定式内固定架(例如 LISS、锁定式髁支撑接骨板)。

Schatzker 等人在 20 世纪 70 年代初的早期经验显示,接骨板内固定(以角接骨板为主)治疗效果比非手术治疗有显著的改善。接受坚强内固定的患者中有 75% 取得了优或良的效果,而在保守治疗的患者中只有 32%[8]。但是,在 35 例患者中有 18 例不能达到坚强内固定,这些患者中只有 21% 取得了优或良的效果。在 Schatzker 等人和其他后来的文献报道中,坚强内固定改善了功能预后但是并不总是有良好的预后[3,8]。

随着手术技术和新型内固定的进展,治疗效果得到了显著的提升。"生物学"间接复位技术[10]和逆行髓内钉技术降低了植骨率,在 Miclau 等人回顾的一些早期的病例中植骨的比例达到 87%[1]。Bolhofner 等人报告了一组 57 例骨折患者(A2 型 8 例,A3 型 14 例,C1 型 10 型,C2 型 16 例和 9 例 C3 型骨折;包括 Gustilo ⅢB 或 ⅢC 型开放性骨折),接受了角接骨板和髁支撑接骨板内固定治疗,运用间接复位技术并且无植骨,结果无一例骨不连,并有 84% 的患者效果优或良[12]。逆行髓内钉的出现也改善了治疗结果,降低了感染率[20~27]。但是,逆行髓内钉的使用主要限于在关节外和简单关节内骨折。

锁定式内固定架的进展更进一步地提升了疗效,特别是改善了在骨质疏松骨质的远端固定并便于肌层下插入操作技术,从而降低了内固定远端"切出"的发生率,并降低了感染率,尤其是开放性骨折的感染率[13~19,31,32,36,37]。

在一项循证的系统回顾研究中,我们一共分析了 47 篇文献,包含了 1989~2005 年间的共 1 670 例骨折,报告了急性期股骨远端非假体周围骨折的手术治疗结果[64]。其中平均骨不连发生率有 6.0%,深部感染 2.7%,平均再次手术的发生率是 16.8%(表 26-3)。

我们对加压接骨板技术(角接骨板、DCS、非锁定式髁支撑接骨板和其他)和内固定架(LISS)进行比较,除外在内固定架组中开放性骨折的比例明显较高(36 对 25%)的因素,在降低深部感染率方面两组之间的统计学差异并不显著($P = 0.056$)。使用内固定架组的深部感染率是 2.1%,加压接骨板技术组是 4.8%[64]。

并发症

股骨远端骨折治疗的并发症包括骨不连、感染、畸形愈合和关节僵硬。手术中对软组织的过度剥离破坏了骨折周围的血供[29,30],减弱了机体愈合骨折和清除病原体的能力。这增加了骨不连和感染的发生率。

表 26-3　股骨远端骨折使用不同固定技术的结果（1989～2005）

内植物/技术	研究总数	总例数	关节内骨折***	骨不连(%)	深部感染(%)	再次手术(%)
AIMN	4	108	22.2%(n=108)	8.3	0.9	23.1
RIMN	15	472	37.1%(n=361)	5.3	0.4	24.2
内固定架(LISS)	8	327	56.9%(n=327)	5.5	2.1	16.2
加压接骨板(BP、DCS、CBP 或其他)**	16	694	73.0%(n=677)	6.3	4.8	12.7
外固定支架	5	69	85.5%(n=69)	7.2	4.3	30.6
总计	48*	1 670	58.1%(n=1 542)	6.0	2.7	16.8

数据来源：Zlowodzki M, Bhandari M, Marek DJ, Cole PA, Kregor PJ. Operative treatment of acute distal femur fractures: systematic review of two comparative studies and 45 case series(1989-2005). J Orthop Trauma 2006:366-371.

AIMN，顺行髓内钉；BP，角接骨板；CBP，髁支撑接骨板；DCS，动力髁螺钉；LISS，微创内固定系统；RIMN，逆行髓内钉。所有治疗选择中都使用附加的螺钉和/或接骨板固定关节面

* 45 个病例研究，一个随机临床试验(RCT)的手术组，一个 LISS 和 RIMN 病例组的对照研究

** 初次内固定：BP,41%；DCS,33%；CBP,23%；其他 3%

*** 一些作者没有报告关节面骨折的比例。报告的伴有关节面骨折的患者数量于圆括弧中描述，有些会少于总数

骨不连的治疗选择取决于初始治疗方式，包括骨不连部位的清理、植骨、更换内固定，也可以不更换。如果初始治疗使用髓内钉，那么可以更换扩髓髓内钉。扩髓可以作为植骨的补充或者替代植骨。

另一个治疗策略是改换固定方式。例如，把接骨板换成髓内钉固定或者反之，以改变骨折部位的生物力学性质，从而激发骨折部位细胞的愈合潜力。感染的治疗可以用清创、单路灌洗或必要时多路灌洗和静脉使用抗生素。偶尔，接骨板会刺激局部软组织引起疼痛。对于这些患者，可以在骨折愈合后拆除接骨板/内固定架。

广泛的肌肉剥离和术后康复的限制往往归咎于不理想的内固定，容易引起膝关节僵硬，尤其是有关节内骨折的患者。另一方面，微创技术可以保留血供和骨折血肿，有利于促进骨折愈合，降低感染率。然而微创技术对操作要求高，恢复骨折对线较为困难，从而增加了对线不良/畸形愈合的可能性。接骨板内固定通常伴有一定的复位不良。Zehnnter 等人报道了一组 57 例骨折，其中 26% 有大于 5°的内/外翻对线不良，17%的病例有旋转畸形[53]。如果在各个平面中对线不良小于 5°，那么可以有满意的功能预后。通常，术中保留肌肉附着的坚强内固定治疗也允许更为积极的术后康复训练，从而保留关节活动度。

经验

- 按照 AO/OTA 对于股骨远端骨折的分类，A 型骨折是关节外骨折，B 型骨折是部分关节内骨折，C 型骨折是合并了干骺端骨折的完全性关节内骨折。
- C 型损伤之间的区别是，C1/C2 损伤是简单关节劈裂，而 C3 损伤涉及全关节。
- 适用于 A 型和 C1/C2 型骨折的治疗选择包括顺行髓内钉、逆行髓内钉、95°角稳定系统(角接骨板或者 DCS)，或者内固定架。通常，C3 型损伤需要用锁定式固定器固定，以便在股骨远端置入多枚螺钉，避免发生内翻畸形。
- 在 C 型髁上骨折中，冠状面(Hoffa)骨折的发生率有 38%[39]。
- 使用内固定架治疗髁上/髁间骨折的常见畸形是过伸、过度外翻和过度旋转。
- 根据近期文献的系统性回顾[64]，骨不连的平均比例是 6.0%，深部感染的比例是 2.7%，再次手术的比例是 16.8%。
- 根据历史文献，股骨远端骨折需要植骨的比例为 0～87%[1]。

DVD 内容提要

视频 26-1（同视频 4-2，光盘 1）股骨远端应用微创经皮接骨板接骨术（MIPPO） 此视频中患者接受了 DCS 内固定治疗，使用 MIPPO 技术和桥接接骨板技术。医生演示了 MIPPO 技术要诀，包括肢体长度和旋转的判断。

视频 26-2（同视频 25-5，光盘 3）A 型股骨髁上骨折的逆行髓内钉固定 手术采用 2.5cm 的髌旁内侧切口。重点描述如何正确开入钉口和骨折复位。

视频 26-3（同视频 25-6，光盘 3）股骨远端的逆行髓内钉固定 这段视频演示了采用劈开髌腱入路置入逆行钉治疗股骨髁上骨折的技术和原则。重点描述如何正确开入钉口。

视频 26-4（光盘 3）关节镜辅助下取出逆行钉 使用关节镜辅助技术大大方便了逆行髓内钉的拆取。视频演示了关节镜的使用和拆钉的技术。

视频 26-5（同视频 4-4，光盘 1）使用肌层下锁定板对 C2 型股骨远端骨折作开放复位内固定（ORIF） 34 岁男性患者因枪弹伤导致 C2 型股骨远端骨折，使用肌层下锁定板固定。初始治疗对血管损伤做了修复并用跨关节外固定支架固定，后期行重建手术。

视频 26-6（光盘 3）C3 型股骨远端骨折合并 C3 型胫骨近端骨折的肌层下锁定板固定 采用了改良的外侧髌旁切口直接显露股骨远端和胫骨平台的关节面。重点演示肌层下锁定板操作步骤。

视频 26-7（同视频 4-3，光盘 1）股骨远端关节假体周围骨折使用肌层下锁定板行开放复位内固定 一例骨质疏松患者发生股骨远端全膝关节假体上方的骨折，使用 LISS 接骨板内固定。重点演示小切口显露骨折和闭合复位技术。

参考文献

1. Miclau T, Holmes W, Martin RE, Krettek C, Schandelmaier P. Plate osteosynthesis of the distal femur: surgical techniques and results. J South Orthop Assoc 1998;7:161-170
2. Schatzker J. Fractures of the distal femur revisited. Clin Orthop Relat Res 1998;347:43-56
3. Siliski JM, Mahring M, Hofer HP. Supracondylar-intercondylar fractures of the femur: treatment by internal fixation. J Bone Joint Surg Am 1989;71:95-104
4. Neet CS, Grantham SA, Shelton ML. Supracondylar fracture of the adult femur: a study of one hundred and ten cases. J Bone Joint Surg Am 1967;49:591-613
5. Stewart MJ, Sisk TD, Wallace SH Jr. Fractures of the distal third of the femur: a comparison of methods of treatment. J Bone Joint Surg Am 1966;48:784-807
6. Olerud S. Supracondylar, intraarticular fracture of the femur: results of operative reconstruction. Acta Orthop Scand 1971;42:435-437
7. Wenzl H. Results in 112 surgically treated distal femoral fractures [in German]. HeRe Unfallheilkd 1975;120:15-24
8. Schatzker J, Home G, Waddell J. The Toronto experience with the supracondylar fracture of the femur, 1966-72. Injury 1974;6:113-128
9. SchatzkerJ, Lambert DC. Supracondylar fractures of the femur. Clin Orthop Relat Res 1979;138:77-83
10. Mast JW, Jakob R, Ganz R. In: Planning and Reduction Technique in Fracture Surgery. New York: Springer-Verlag; 1989
11. Gerber C, Mast JW, Ganz R. Biological internal fixation of fractures Arch Orthop Trauma Surg 1990;109:295-303
12. Bolhofner BR, Carmen B, Clifford P. The results of open reduction and internal fixation of distal femur fractures using a biologic (indirect) reduction technique. J Orthop Trauma 1996;10:372-377
13. Kregor PJ, Stannard JA, Zlowodzki M, Cole PA. Treatment of distal femur fractures using the less invasive stabilization system: surgical experience and early clinical results in 103 fractures. J Orthop Trauma 2004;18:509-520
14. Schütz M, Muller M, Regazzoni P, et al. Use of the less invasive stabilization system (LISS) in patients with distal femoral (AO33) fractures: a prospective multicenter study. Arch Orthop Trauma Surg 2005;125:102-108
15. Fankhauser F, Gruber G, Schippinger G, et al. Minimal-

invasive treatment of distal femoral fractures with the LISS (Less Invasive Stabilization System): a prospective study of 30 fractures with a follow-up of 20 months. Acta Orthop Scand 2004;75:56-60

16. Markmiller M, Konrad G, Sudkamp N. Femur-LISS and distal femoral nail for fixation of distal femoral fractures: are there differences in outcome and complications? Clin Orthop Relat Res 2004;426:252-257

17. Weight M, Collinge C. Early results of the less invasive stabilization system for mechanically unstable fractures of the distal femur (AO/OTA types A2, A3, C2, and C3). J Orthop Trauma 2004;18:503-508

18. Syed AA, Agarwal M, Giannoudis PV, Matthews SJ, Smith RM. Distal femoral fractures: long-term outcome following stabilisation with the LISS. Injury 2004;35:599-607

19. Ricci AR, Yue JJ, Taffet R, Catalano JB, De Falco PA, Wilkens KJ. Less Invasive Stabilization System for treatment of distal femur fractures. Am J Orthop 2004;33:250-255

20. Lucas SE, Seligson D, Henry SL. Intramedullary supracondylar nailing of femoral fractures: a preliminary report of the GSH supracondylar nail. Clin Orthop Relat Res 1993;296:200-206

21. Iannacone WM, Bennett FS, DeLong WG Jr, Born CT, Dalsey RM. Initial experience with the treatment of supracondylar femoral fractures using the supracondylar intramedullary nail: a preliminary report. J Orthop Trauma 1994;8:322-327

22. Gellman RE, Paiement GD, Green HD, Coughlin RR. Treatment of supracondylar femoral fractures with a retrograde intramedullary nail. Clin Orthop Relat Res 1996;332:90-97

23. Janzing HM, Stockman B, Van Damme G, Rommens P, Broos PL. The retrograde intramedullary nail: prospective experience in patients older than sixty-five years. J Orthop Trauma 1998;12:330-333

24. Janzing HM, Stockman B, Van Damme G, Rommens P, Broos PL. The retrograde intramedullary supracondylar nail: an alternative in the treatment of distal femoral fractures in the elderly? Arch Orthop Trauma Surg 1998;118:92-95

25. Danziger MB, Caucci D, Zecher SB, Segal D, Covall DJ. Treatment of intercondylar and supracondylar distal femur fractures using the GSH supracondylar nail. Am J Orthop 1995;24:684-690

26. Gynning JB, Hansen D. Treatment of distal femoral fractures with intramedullary supracondylar nails in elderly patients. Injury 1999;30:43-46

27. Ostermann PA, Hahn MP, Ekkernkamp A, David A, Muhr G. Retrograde interlocking nailing of distal femoral fractures with the intramedullary supracondylar nail [in German]. Chirurg 1996;67:1135-1140

28. Krettek C, Schandelmaier P, Miclau T, Tscherne H. Minimally invasive percutaneous plate osteosynthesis (MIPPO) using the DCS in proximal and distal femoral fractures. Injury 1997;28(Suppl 1):A20-A30

29. Farouk O, Krettek C, Miclau T, Schandelmaier P, Tscherne H. Effects of percutaneous and conventional plating techniques on the blood supply to the femur. Arch Orthop Trauma Surg 1998;117:438-441

30. Farouk O, Krettek C, Miclau T, Schandelmaier P, Guy P, Tscherne H. Minimally invasive plate osteosynthesis: does percutaneous plating disrupt femoral blood supply less than the traditional technique? J Orthop Trauma 1999;13:401-406

31. Kregor PJ, Stannard J, Zlowodzki M, Cole PA, Alonso J. Distal femoral fracture fixation utilizing the Less Invasive Stabilization System (L.I.S.S.): the technique and early results. Injury 2001;32(Suppl 3):SC32-SC47

32. Schutz M, Muller M, Krettek C, et al. Minimally invasive fracture stabilization of distal femoral fractures with the LISS: a prospective multicenter study. Results of a clinical study with special emphasis on difficult cases. Injury 2001;32:SC48-SC54

33. Kassab SS, Mast JW, Mayo KA. Patients treated for nonunions with plate and screw fixation and adjunctive locking nuts. Clin Orthop Relat Res 1998;347:86-92

34. Haas N, Hauke C, Schutz M, Kaab M, Perren SM. Treatment of diaphyseal fractures of the forearm using the Point Contact Fixator (PC-Fix): results of 387 fractures of a prospective multicentric study (PC-Fix II). Injury 2001;32(Suppl 2):B51-B62

35. Zlowodzki M, Williamson S, Cole PA, Zardiackas LD, Kregor PJ. Biomechanical evaluation of the less invasive stabilization system, angled blade plate, and retrograde intramedullary nail for the internal fixation of distal femur fractures. J Orthop Trauma 2004;18:494-502

36. Wong MK, Leung F, Chow SP. Treatment of distal femoral fractures in the elderly using a less-invasive plating technique. Int Orthop 2005;29:117-120

37. Kregor PJ, Hughes JL, Cole PA. Fixation of distal femoral fractures above total knee arthroplasty utilizing the Less Invasive Stabilization System (L.I.S.S.). Injury 2001;32(Suppl 3):SC64-SC75

38. Müller ME, Allgower M, Schneider R, Willenegger H. Manual of Internal Fixation: Techniques Recommended by the AO-ASIF Group. New York: Springer-Verlag; 1991:750

39. Nork SE, Segina DN, Afiatoon K, et al. The association

between supracondylar-intercondylar distal femoral fractures and coronal plane fractures. J Bone Joint Surg Am 2005;87:564-569
40. Ostrum RF, Geel C. Indirect reduction and internal fixation of supracondylar femur fractures without bone graft. J Orthop Trauma 1995;9:278-284
41. Leung KS, Shen WY, So WS, Mui LT, Grosse A. Interlocking intramedullary nailing for supracondylar and intercondylar fractures of the distal part of the femur. J Bone Joint Surg Am 1991;73:332-340
42. Krettek C, Schandelmaier P, Miclau T, Bertram R, Holmes W, Tscherne H. Transarticular joint reconstruction and indirect plate osteosynthesis for complex distal supracondylar femoral fractures. Injury 1997;28(Suppl 1):A31-A41
43. Sanders R, Regazzoni P, Ruedi TP. Treatment of supracondylar-intracondylar fractures of the femur using the dynamic condylar screw. J Orthop Trauma 1989;3:214-222
44. Shewring DJ, Meggitt BF. Fractures of the distal femur treated with the AO dynamic condylar screw. J Bone Joint Surg Br 1992;74:122-125
45. Ketterl R, Kostler W, Wittwer W, Stubinger B. 5-year results of dia/supracondylar femoral fractures, managed with the dynamic condylar screw [in German]. Zentralbl Chir 1997;122:1 033-1 039
46. Butt MS, Krikler SJ, Ali MS. Displaced fractures of the distal femur in elderly patients. Operative versus non-operative treatment. J Bone Joint Surg Br 1996;78:110-114
47. Jeon IH, Oh CW, Kim sJ, Park BC, Kyung HS, Ihn JC. Minimally invasive percutaneous plating of distal femoral fractures using the dynamic condylar screw. J Trauma 2004;57:1 048-1 052
48. Huang HT, Huang PJ, Su JY, Lin SY. Indirect reduction and bridge plating of supracondylar fractures of the femur. Injury 2003;34:135-140
49. Sanders R, Swiontkowski M, Rosen H, Helfet D. Double-plating of comminuted, unstable fractures of the distal part of the femur. J Bone Joint Surg Am 1991;73A:341-346
50. Merchan EC, Maestu PR, Blanco RP. Blade-plating of closed displaced supracondylar fractures of the distal femur with the AO system. J Trauma 1992;32:174-178
51. Ziran BH, Rohde RH, Wharton AR. Lateral and anterior plating of intra-articular distal femoral fractures treated via an anterior approach. Int Orthop 2002;26:370-373
52. Yang RS, Liu HC, Liu TK. Supracondylar fractures of the femur. J Trauma 1990;30:315-319
53. Zehntner MK, Marchesi DG, Burcb H, Ganz R. Alignment of supracondylar/intercondylar fractures of the femur after internal fixation by AO/ASIF technique. J Orthop Trauma 1992;6:318-326
54. Krettek C, Miclau T, Grun O, Schandelmaier P, Tscherne H. Intraoperative control of axes, rotation and length in femoral and tibial fractures: technical note. Injury 1998;29(Suppl 3):C29-C39
55. Bezwada HP, Neubauer P, Baker J, Israelite CL, Johanson NA. Periprosthetic supracondylar femur fractures following total knee arthroplasty. J Arthroplasty 2004;19:453-458
56. Althausen PL, Lee MA, Finkemeier CG, Meehan JP, Rodrigo JJ. Operative stabilization of supracondylar femur fractures above total knee arthroplasty: a comparison of four treatment methods. J Arthroplasty 2003;18:834-839
57. Chen F, Mont MA, Bachner RS. Management of ipsilateral supracondylar femur fractures following total knee arthroplasty. J Arthroplasty 1994;9:521-526
58. Zehntner MK, Ganz R. Internal fixation of supracondylar fractures after condylar total knee arthroplasty. Clin Orthop Relat Res 1993;293:219-224
59. Gliatis J, Megas P, Panagiotopoulos E, Lambiris E. Midterm results of treatment with a retrograde nail for supracondylar periprosthetic fractures of the femur following total knee arthroplasty. J Orthop Trauma 2005;19:164-170
60. Wick M, Muller EJ, Kutscha-Lissberg F, Hopf F, Muhr G. Periprosthetic supracondylar femoral fractures: LISS or retrograde intramedullary nailing? Problems with the use of minimally invasive technique [in German]. Unfallchirurg 2004;107:181-188
61. Levy BA, Zlowodzki MP, Graves M, Cole PA. Screening for extremity arterial injury with the arterial pressure index. Am J Emerg Med 2005;23:689-695
62. Johansen K, Lynch K, Paun M, Copass M. Non-invasive vascular tests reliably exclude occult arterial trauma in injured extremities. J Trauma 1991;31:515-519
63. Lynch K, Johansen K. Can Doppler pressure measurement replace "exclusion" arteriography in the diagnosis of occult extremity arterial trauma? Ann Surg 1991;214:737-741
64. Zlowodzki M, Bhandari M, Marek DJ, Cole PA, Kregor PJ. Operative treatment of acute distal femur fractures: Systematic review of two comparative studies and 45 case series (1989-2005). J Orthop Trauma 2006;366-371
65. Wu CC, Shih CH. Interlocking nailing of distal femoral fractures: 28 patients followed for 1-2 years. Acta Orthop Scand 1991;62:342-345
66. Dominguez I, Moro Rodriguez E, De Pedro MoroJA, Ce-

brian Parra JL, Lopez-Duran Stern L. Antegrade nailing for fractures of the distal femur. Clin Orthop Relat Res 1998;350:74-79

67. Butler MS, Brumback RJ, Ellison TS, Poka A, Bathon GH, Burgess AR. Interlocking intramedullary nailing for ipsilateral fractures of the femoral shaft and distal part of the femur. J Bone Joint Surg Am 1991;73:1 492-1 502

68. Armstrong R, Milliren A, Schrant 7 W, Zoliger K. Retrograde interlocked intramedullary nailing of supracondylar distal femur fractures in an average 76-year-old patient population. Orthopedics 2003;26:627-629

69. Seifert J, Stengel D, Matthes G, Hinz P, Ekkernkamp A, Ostermann PA. Retrograde fixation of distal femoral fractures: results using a new nail system. J Orthop Trauma 2003;17:488-495

70. Watanabe Y, Takai S, Yamashita F, Kusakabe T, Kim W, Hirasawa Y. Second-generation intramedullary supracondylar nail for distal femoral fractures, Int Orthop 2002;26:85-88

71. Saw A, Lau CP. Supracondylar nailing for difficult distal femur fractures. J Orthop Surg (Hong Kong) 2003;11:141-147

72. Kumar A, Jasani V, Butt MS. Management of distal femoral fractures in elderly patients using retrograde titanium supracondylar nails. Injury 2000;31:169-173

73. Henry SL. Supracondylar femur fractures treated percutaneously. Clin Orthop Relat Res 2000;375:51-59

74. Handolin L, Pajarinen J, Lindahl J, Hirvensalo E. Retrograde intramedullary nailing in distal femoral fractures-results in a series of 46 consecutive operations. Injury 2004;35:517-522

75. Manfredini M, Gildone A, Ferrante R, Bernasconi S, Massari L. Unicondylar femoral fractures: therapeutic strategy and longterm results: a review of 23 patients. Acta Orthop Belg 2001;67:132-138

76. Ostermann PA, Neumann K, Ekkernkamp A, Muhr G. Long-term results of unicondylar fractures of the femur. J Orthop Trauma 1994;8:142-146

77. Davison BL. Varus collapse of comminuted distal femur fractures after open reduction and internal fixation with a lateral condylar buttress plate. Am J Orthop 2003;32:27-30

78. Rademakers MV, Kerkhoffs GM, Sierevelt IN, Raaymakers EL, Marti RK. Intra-articular fractures of the distal femur: a long-term followup study of surgically treated patients. J Orthop Trauma 2004;18:213-219

第二十七章　髌骨骨折与伸膝装置损伤

George V. Russell，*Robert K. Mehrle*

髌骨骨折

髌骨是一块连接股四头肌腱和髌韧带的籽骨,参与伸膝装置的组成。解剖学上,股四头肌肌腱和髌韧带的纤维在髌骨的背侧面相连续,股四头肌腱的内外侧扩张部与髌骨内外侧支持带相互融合[1]。髌韧带和股四头肌扩张部都撕裂则意味着伸膝装置的完全破坏(图27-1)。这种联合损伤通常是由膝关节承受强大的张力负荷所致。髌骨骨折时软组织同样也会破损。一个例外的情况是,当膝关节伸展位时髌骨遭受直接暴力打击导致骨折,此时髌骨的内外侧支持带保持完整,伸膝装置的功能仍能得以保留。

从力学上来说,髌骨使股四头肌的作用力线进一步远离膝关节的旋转中心,可使其伸膝时的力臂增加约50%[2]。当膝关节运动时髌骨承受较高的张应力,由于髌骨位置表浅并且需要承受较高的机械负荷,则很容易受到直接以及间接的暴力导致损伤。髌骨骨折的发生率在所有骨骼损伤中占1%[3]。直接损伤包括膝关节前部的创伤,如跌倒时膝关节着地,或车祸时仪表盘撞击膝关节;较为少见的情况是附着在髌骨上的肌腱间接地将伸展暴力传导至髌骨,使其受到牵拉而导致骨折。不管髌骨如何损伤,髌骨骨折及其支持带的撕裂都会导致伸膝装置的部分或完全损伤(图27-1)。

髌骨骨折诊断通常要结合体格检查(疼痛、骨擦音、膝关节渗出、膝关节主动伸展不能)和膝关节X线片检查来完成,包括膝关节前后位片、侧位片、切线位片(Merchant位)。磁共振可用于评估非手术治疗病例中可能伴发的髌骨支持带撕裂或隐匿性的骨软骨损伤。

骨折分类

髌骨骨折是根据X线片上骨折线的方向进行分类的。髌骨横形骨折是髌骨在张力状态下由直接或间接损伤造成的,是最常见的骨折类型(图27-2)。垂直型或者星状骨折通常是膝关节前部直接损伤所致;在这些损伤当中,主要骨折线的方向通常与髌骨长轴一致(图27-3)。垂直型髌骨骨折可能并不会使伸膝装置中断,骨折可位于髌骨的主体或仅累及外周缘。外科医生须通过X线

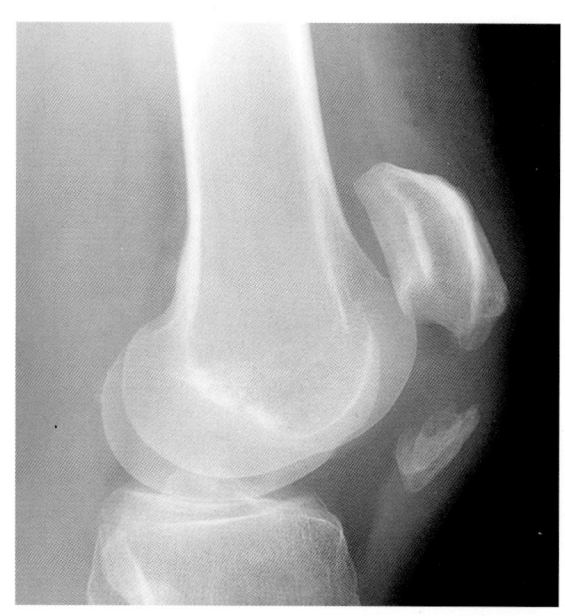

图27-1　膝关节侧位片提示髌骨下极骨折移位

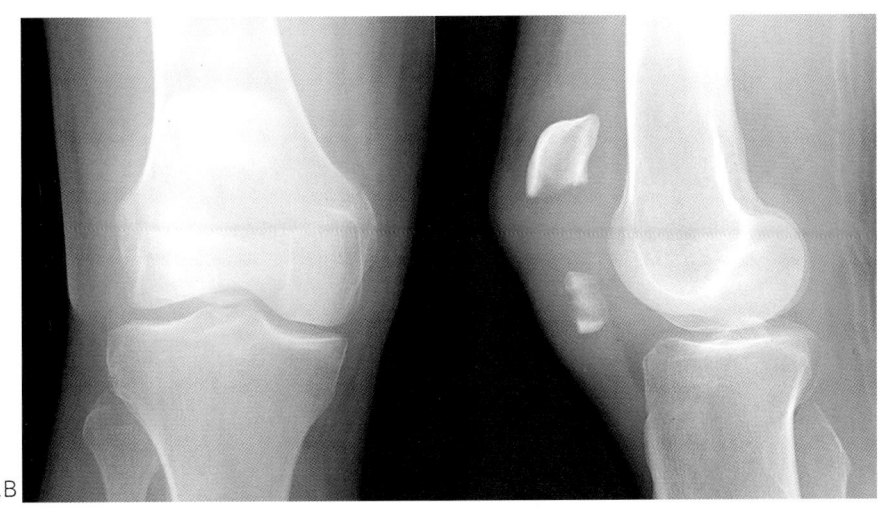

图 27-2 髌骨横形骨折一例。A. 膝关节前后位片。B. 膝关节侧位片。显示一例髌骨骨折。在前后位中股骨掩盖了髌骨，但仍可以明显分辨出髌骨的横形骨折。下极的骨折片（更容易发现）向下移位更明显，当股骨髁遮盖远端骨折线时，下极骨折片移位是诊断髌骨骨折的一个主要线索。在侧位片上更容易明确诊断

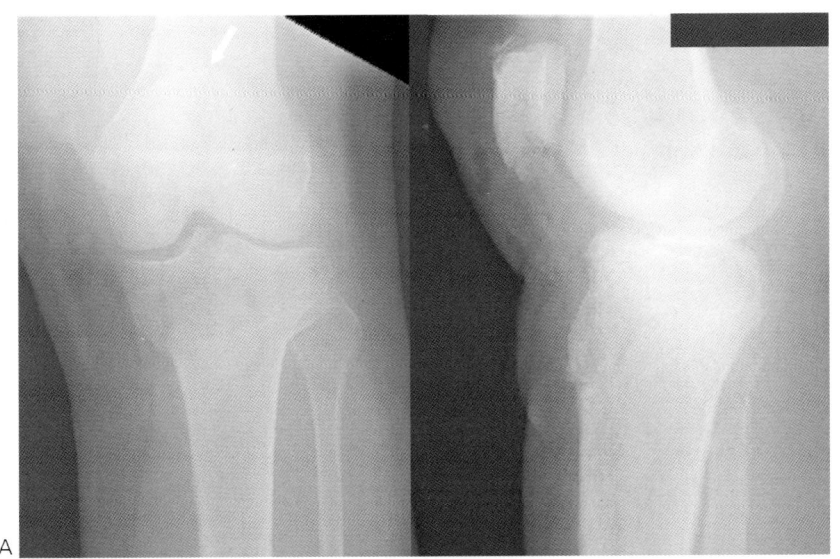

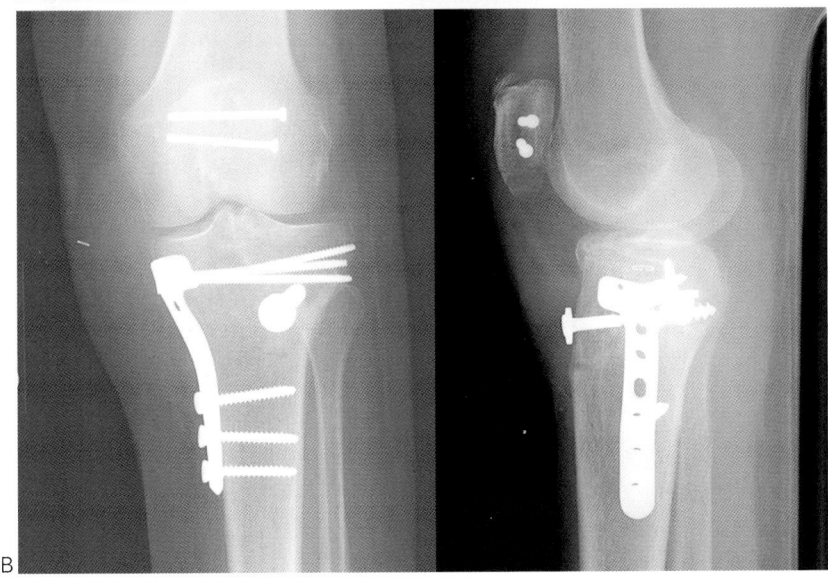

图 27-3 A. 膝关节前后位片和侧位片显示髌骨的垂直骨折（白色箭头所示）。在前后位片上（左图）虽然有股骨的存在，但仍可以见到髌骨的无移位的垂直骨折。同时还有胫骨平台骨折。与横形骨折不同，垂直骨折面在侧位片上是无法显示的（右图）。尽管如此，侧位片仍然有用，因其在显示关节渗出，评估合并损伤有很大帮助。如此病例中侧位片可以提示胫骨骨折。B. 是胫骨平台和髌骨骨折切开复位内固定术后的 X 线片，可见抗生素珠链放置于伤口内

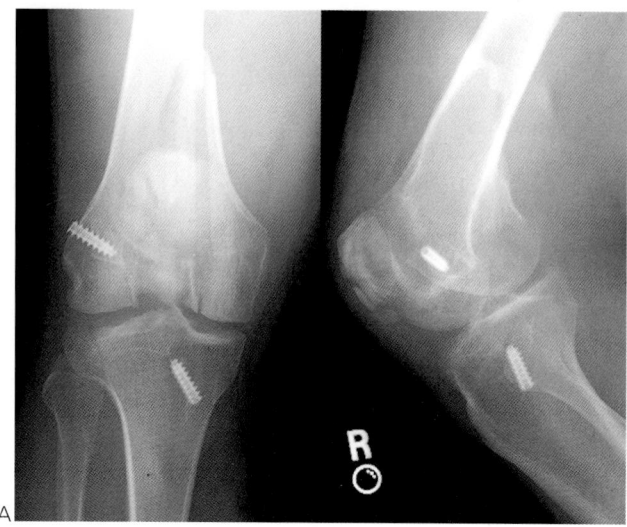
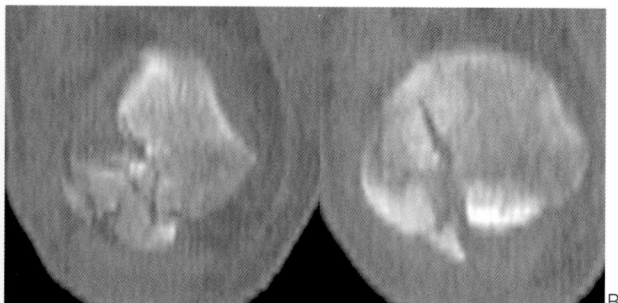
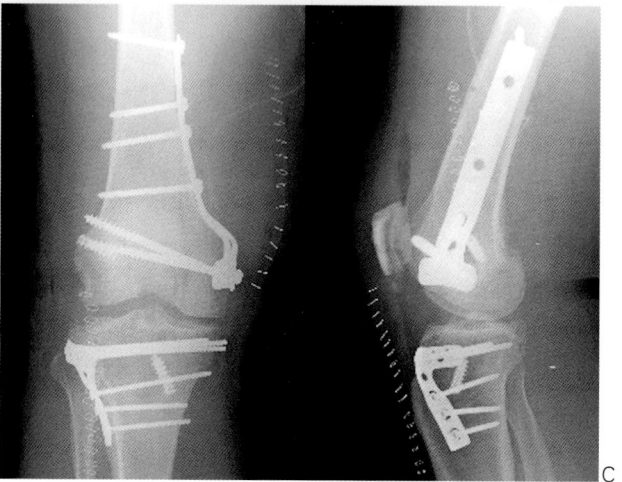

图27-4 髌骨星状骨折一例。A. 膝关节前后位片和侧位片，显示股骨髁上骨折和难鉴别的伴有轻微移位的髌骨粉碎性骨折，该患者此前应用界面螺钉对侧副韧带进行了重建。B. CT图像显示星状骨折，骨折没有明显的移位。C. 术后随访片。患者髌骨骨折行保守治疗。随访时患者髌骨骨折愈合良好，可行膝关节的主动伸展运动

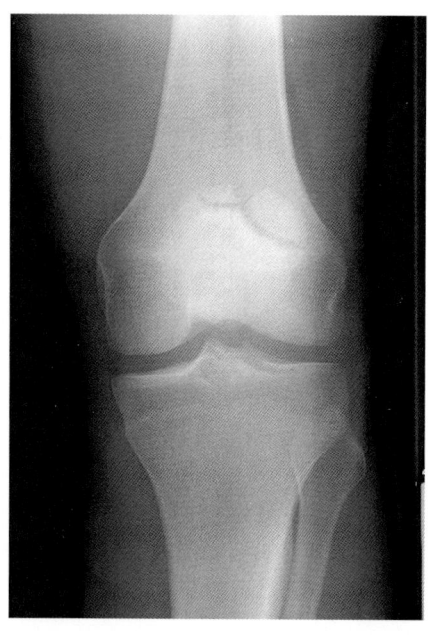

图27-5 三分髌骨病例。X线片显示两个圆形骨化骨块位于髌骨的上外侧方。这是一个典型的三分髌骨，有两个次级骨化中心，通过软骨结合于主要髌骨骨块上

片显示的两个主要的骨折块或者多个碎片，来鉴别单纯性骨折和粉碎性骨折（图27-4）。这种鉴别诊断对手术方法的选择有指导意义。切线位是观察骨软骨骨折最好的投照方向。两分髌骨在人群中的发生率是1%~2%，易与髌骨骨折相混淆；但两分髌骨在X线片上有典型的特征，通常出现在髌骨的上外侧角，呈圆形，并有光滑的骨化边缘（图27-5）。

非手术治疗

非手术治疗的适应证

伸膝装置完整的无移位的骨折可通过石膏或支具等非手术疗法进行处理[3]。当考虑非手术治疗时要确保膝关节伸展时能够对抗重力。疼痛可使膝关节活动障碍，关节内注射局部麻醉剂可缓解疼痛，有助于观察患者膝关节的运动功能。应注意横形骨折可能伴有支持带的损伤。相反，轻度移位的垂直型骨折行保守治疗效果更好，因为这种骨折大多不损伤髌骨支持带。轻度移位的垂直型髌骨骨折通常是外侧部损伤，而关节内不受累且没有伸膝装置的损伤。鉴于以上情况，非手术治疗的指征更加宽泛：如果是关节外的髌骨骨折且伸膝装置完整，骨折可行非手术治疗，并可早期行不限制活动度的膝关节功能锻炼。而关节内的移位骨折或膝关节伸直迟缓的患者推荐手术治疗。

功能康复

患者伸膝位石膏固定4～6周,在此期间定期门诊复查,并拍摄X线片。如患者已无症状且影像学显示骨折愈合,可开始主动的膝关节功能锻炼。先从屈曲30°开始锻炼,以后每周增加30°,直到膝关节可完全屈曲;争取受伤后10～12周时达到膝关节完全屈曲。被动活动应在确定骨折完全愈合后才开始进行,以防止骨折移位的发生。

严重的粉碎性髌骨骨折通常行手术治疗,而那些骨折块较大的粉碎性骨折可通过非手术治疗达到更好的疗效(图27-4)[3]。这种骨折多为高能暴力直接击打髌骨造成的,伸膝装置不受损伤。这种骨折被比喻成"袋中甜品",简单舒适地固定后,进行渐进式的功能锻炼。

非手术方法治疗髌骨骨折也适用于那些不能行走、不具备手术指征或不愿意接受手术的患者。进行简单的固定以缓解疼痛,并依据临床症状指导其运动。如选择非手术治疗,则可以预期患者的膝关节功能不会很理想[4]。必要时可应用drop-lock膝关节固定支具将膝关节固定在伸展位,在这一位置可能也是很有好处的:当患者站立时支具锁定,允许患者行走。接点处两个滑动的锁在坐位时被开启,患者可保持正常坐姿[4]。

手术适应证

髌骨具有较大的软骨面,所以髌骨的移位骨折与其他关节内移位骨折的手术指征相类似。移位大于2mm的关节内骨折应行手术复位并给予固定;然而2mm的移位很难从X线片上分辨出来。所有的髌骨骨折伴伸膝装置损伤时,不管骨折是否有移位,都需行手术治疗以恢复伸膝功能。当髌骨骨折伴有膝关节周围骨折时,如胫骨平台骨折和股骨髁上骨折,都应行手术治疗,以进行早期功能锻炼(图27-3)。

外科医生需要从以下三种常见手术方式中进行选择:切开复位内固定,髌骨部分切除肌腱重建术,髌骨全切术。很少首选髌骨全切术,因为即使一小部分髌骨对患者来说也是有用的。多数膝关节外的髌骨下极粉碎性骨折常选择髌骨部分切除术,在这种情况下将髌腱重建到近端骨折片上比修复骨折更为安全有效。这种重建方法不需要内固定,患者可早期进行功能锻炼。有时,髌骨上极单纯骨折伴发下极粉碎性骨折时应将两种术式相结合。

手术治疗

外科解剖

髌骨呈三角形结构,其近端的四分之三关节面有关节软骨覆盖,而其下极位于关节外。髌骨关节面上有一个明显的垂直隆起,将髌骨分成内外侧面。隆起大约位于髌骨的中内三分之一交界处。沿着髌骨内侧走形另一个小的隆起,形成所谓的内侧偏面(odd facet)。髌骨内外侧面又被分成上、中、下三部分。以往的研究对髌骨的各种形态都进行了描述和分类[5],这部分内容超出了本章的范畴,请读者查阅相关文献。

髌骨有一个丰富的血供系统,髌骨周围血管丛接受来自6条不同的血管,并在髌骨周围形成循环血管网。因此即使是粉碎性骨折,骨折片的血供都能得以保留。其中有名血管包括发自股浅动脉的膝最上动脉,起自腘动脉的四支膝动脉,最终通过胫前返动脉与胫前动脉相吻合。

手术方法

患者仰卧于透射X线的手术台上,用一个定位枕垫于患侧臀部,使髌骨朝向正上方。可考虑使用止血带,但应将其放置于大腿近端。对患肢常规消毒铺巾。如果应用了止血带,则应在止血带加压膨胀前对患肢驱血,并屈曲膝关节以抬高髌骨。自髌骨上方6cm处取纵向切口,延伸至胫骨结节(图27-6A)。对于开放性骨折,必要时可结合伤口延长手术切口,此时要避免切割成锐角,形成狭窄的皮瓣。沿切口进一步深入暴露近端的股四头肌腱和远端的髌腱,对于内外侧支持带存在破裂的部位也应充分显露(图27-6B)。至此,术者必须明确下一步的手术方案:内固定、髌骨部分切除术或髌骨完全切除。

切开复位内固定术(视频27-1,光盘3)

髌骨骨折的修复通常联合应用张力带结构、环扎钢丝和/或骨折块螺钉固定等多种技术。手术方法取决于骨折的类型及周围软组织损伤的情况。张力带固定成功的前提是髌骨为横形骨折,术者必须将骨折块重组使其可以对抗张力。对于严重的粉碎性骨折,张力带的固定是不可行的,术者必须切除粉碎的骨片或采用钢丝环扎固定术。

首先,明确骨折块的形态,清除其表面的血肿。保持骨折块周围的软组织连接,轻轻移动骨块,检查下方的关节面。通常将最大的骨片翻转90°来完成该操作(图27-7)。通过这一显露方法可以发现并处理股骨远端关节面的嵌压损伤。术者必须仔细寻找髌骨关节面的骨软骨碎片。游离的骨软骨碎片在髌骨骨折中经常出现,必须给予固定或者剔除。

找出骨折碎片,分离、清理后,接下来应注意稳定关节面骨折块。非常小的骨折片可以剔除,而大的骨软骨块应尽可能保留、复位。为修复骨软骨碎片需要暴露更多的关节面时,在创伤撕裂的外侧支持带做纵形切口可使髌骨翻转90°[6]。如果不这样,也可选择Berg所述的胫骨结节截骨术来显露粉碎性的髌骨骨折[7]。充分暴露后胫骨结节预先钻孔,以使其随后可通过6.5mm松质骨拉力钉或4.5mm的双皮质全螺纹钉固定。用摆锯行胫骨结节截骨术,所截骨片宽度大小约2cm×4cm×1.5cm。截骨后以外侧作为铰链侧将髌骨外翻,确切地进行修复[7]。

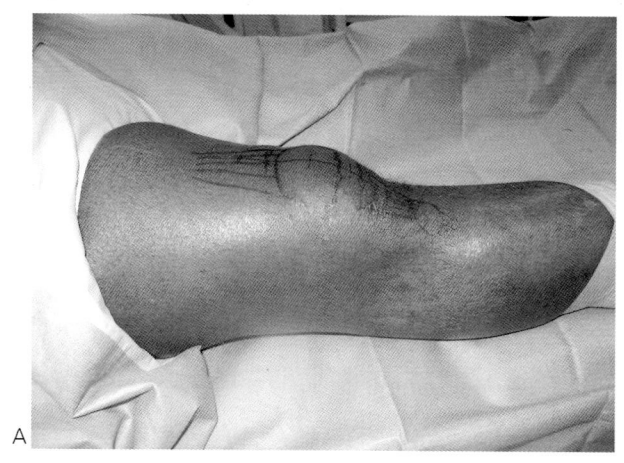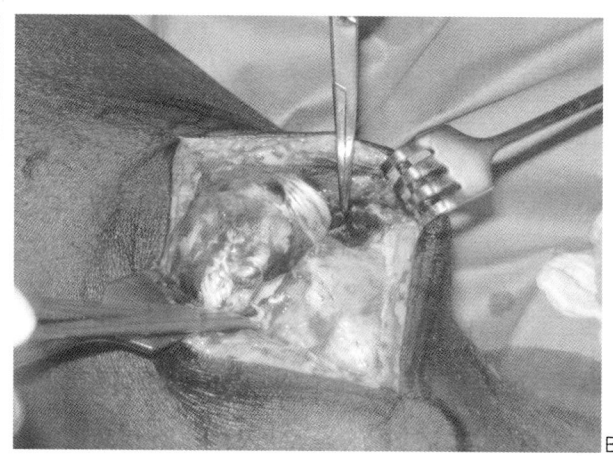

图27-6 A.患者准备手术的膝关节照片,描画出患者的髌骨骨折、股四头肌肌腱以及髌腱,并标记出正中手术切口。B.图为术中暴露的伸膝装置

如骨软骨碎片复位后能通过松质骨床达到稳定,则不需要对其再进行内固定。因为通过主要骨块对碎片进行加压可达到稳定(图27-7)。如果骨折块不能达到稳定固定,可以考虑螺钉内固定。以主要骨折块的关节面为基准,将骨折片复位后,用细克氏针将其临时固定到主要骨折块上(图27-8)。这些骨碎片必须进行可靠的内固定,以防术后膝关节活动时发生移位。作者使用细螺钉将骨片固定牢固。3mm的空心螺钉可以替代克氏针的临时固定。2mm的螺钉可以用于固定小的骨折碎片。螺钉直接固定游离的骨软骨片达到最稳定的内固定。也可以应用可吸收螺钉,但作者更喜欢用金属螺钉,因其定位更加精确。对于这种游离骨折片应使用全螺纹的位置螺钉,而不应使用拉力螺钉(图27-8)。骨折块发生冠状移位时,应垂直于关节面小心的打入螺钉。矢状方向的骨折也应用螺钉进行固定,螺钉平行于关节面打入骨折块松质骨内。置入该螺钉时应注意使钉道距关节面保持2~3mm,以便掩埋螺钉头,确保螺钉头不会激惹关节面。

接下来处理大的骨折块,尽可能使其成为一个简单的横形骨折。将小的骨块依次复位,固定于大的骨块上,最终形成两部分横形骨折块。打入螺钉时尽量靠近髌骨背侧,保证足够的空间在前方纵行穿入克氏针钢丝组成张力带。这种固定方法成功的前提是重组的骨块得到充分的固定,使骨折表面能够承受张力带的压力。如不能形成这种稳定的结构,应改用钢丝环扎术对粉碎性骨折进行固定。

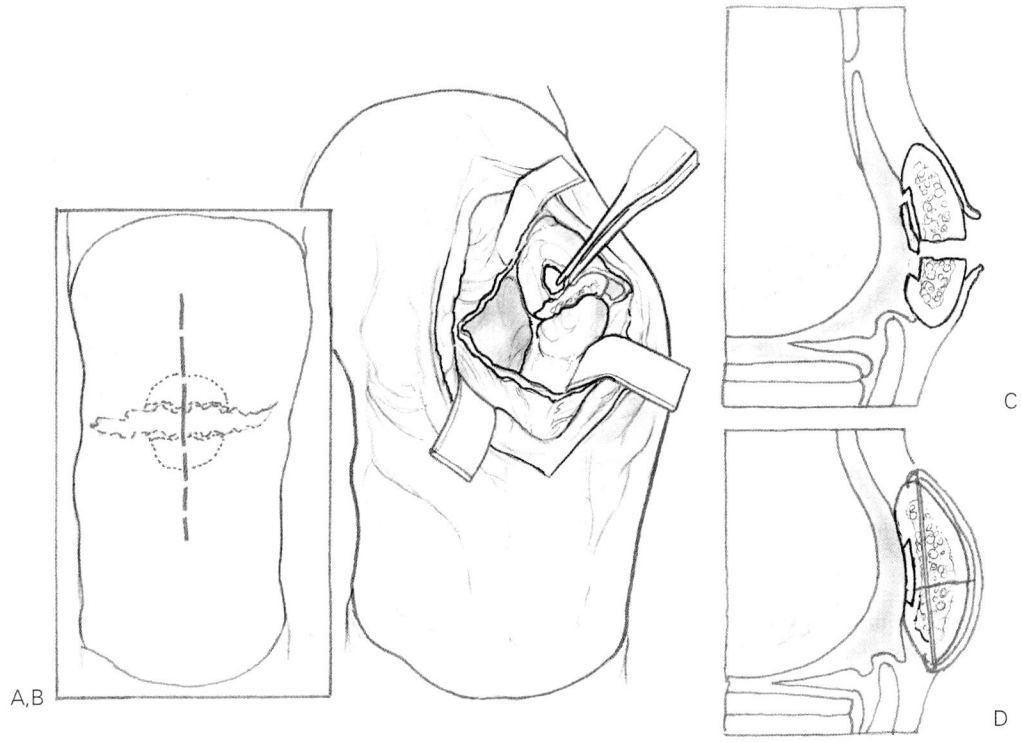

图 27-7　稳定的髌骨骨软骨骨折示意图。A. 暴露伸膝装置的切口。B. 将髌骨骨折块翻转,检查关节面的情况,可见一个小的骨软骨碎片。C. 此骨折碎块的几何形态与两个大骨块的空缺吻合;D. 通过对两个大骨块的加压稳定骨软骨碎片。克氏针固定髌骨的位置应尽量靠前

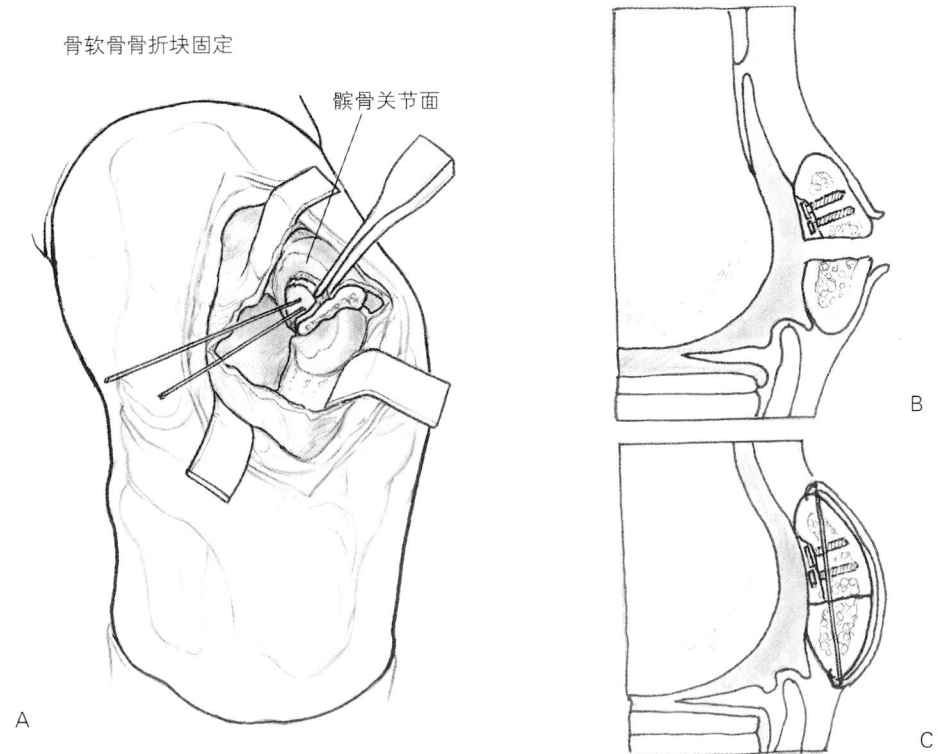

图 27-8　髌骨不稳定骨折示意图。A. 克氏针临时固定。B. 全螺纹螺钉固定骨块。C. 最后用张力带固定主要的横形骨折线

用张力带固定横行骨折块是重建的最后一步。将髌骨的上下两部分骨折块复位，并用 Weber 钳或其他点式复位钳进行临时固定（图 27 - 9）。有时需要用两把复位钳进行固定。确定骨折是否复位可通过触诊或视诊关节表面来明确，必要时可用 X 线透视。而以髌骨前侧皮质作为参照进行复位容易产生偏差，往往髌骨前侧皮质达到解剖复位时，髌骨关节面仍存在缝隙。确定髌骨解剖复位以后，用 2mm 克氏针从髌骨外侧三分之一插入，方向从下极向上极（图 27 - 10）。理想的克氏针固定应该尽量靠近髌骨背侧（髌骨前缘）（图 27 - 11）。对于某些粉碎性骨折，这种固定方式不一定可行。当克氏针将要从髌骨的上极穿出时，在其股四头肌腱穿出点做一个纵形切口，再将克氏针穿出 5cm。在髌骨内侧三分之一处以同样的方法平行穿出另一枚克氏针（图 27 - 11）。一般情况下都是徒手置入克氏针，但 Ong 和 Sherman 报道的一种方法也是可取的，应用前交叉韧带（ACL）的钻孔导向器作为参照对髌骨钻孔和穿线固定[8]。

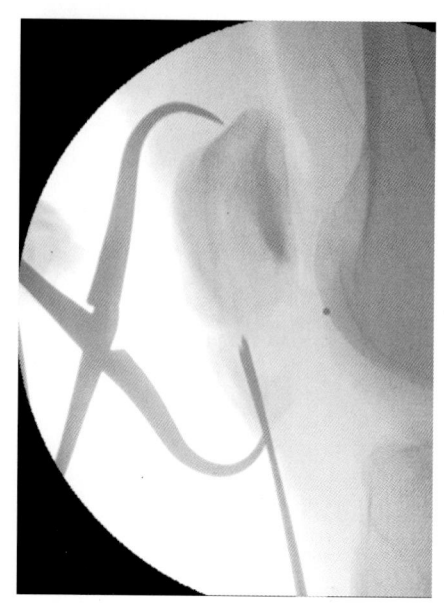

图 27 - 9　髌骨横形骨折术中 X 线透视，图示横形骨折复位并钳夹，用两枚克氏针进行固定

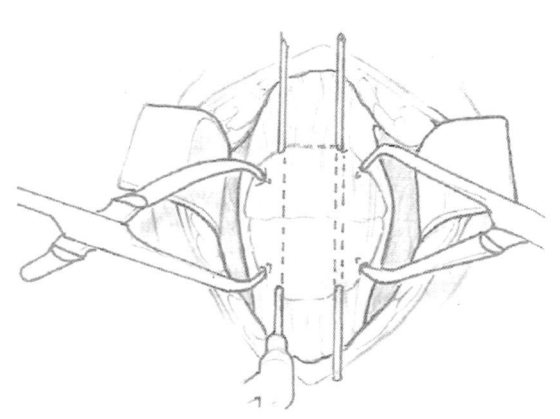

图 27 - 10　髌骨张力带固定示意图。横形骨折复位并用复位钳钳夹固定，2 枚克氏针从远端向近端穿过骨折线

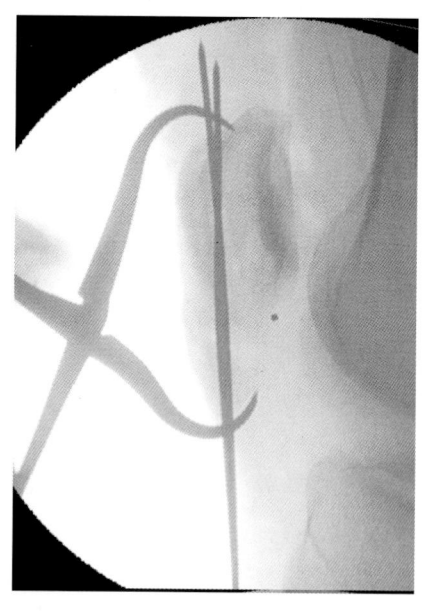

图 27 - 11　术中 X 线透视，显示克氏针固定骨折后的位置

接下来缠绕张力带钢丝（图 27 - 12）。为了方便钢丝穿过股四头肌腱，可先将一根 14 号导管在髌骨上极，克氏针深面横行穿过股四头肌肌腱作为导引。然后从髌骨下极开始，将 18 号钢丝缠绕在克氏针深面，并在髌骨前方交叉成"8"字形，然后将钢丝的一端自导管的同侧端穿入，经由导管中心，从另一端穿出。钢丝通过导管后将导管移除，在环扎的钢丝上做成两个结，分别用大号持针器在两处收紧钢丝（图 27 - 13）。在两处分别拧紧钢丝，比单独在一处拧紧能对髌骨形成更大的加压作用。在扭紧的过程中保证钢丝两头相互缠绕，而不是一头固定、另一头缠绕，这种缠绕方

式形成滑结,易松弛。最好的打结方式是将两处同步拧紧。拧紧以后保留1cm,并将多余钢丝剪断。将钢丝结弯曲插入软组织中,克氏针上极多余部分剪断,用钳子将余下部分折弯(图27-14)。将克氏针向后侧旋转,使克氏针两端与冠状位成10°~15°夹角,并扣住钢丝张力带(图27-14)。将膝关节屈曲90°,检查固定牢固后将克氏针远端剪断,保留1cm。松开止血带,用电刀止血。撕裂的支持带用不可吸收线缝合,冲洗伤口并放置引流管。

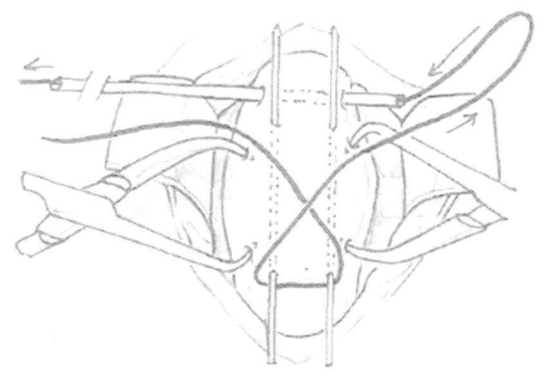

图27-12　如图所示,在克氏针上端的稍上方和深面,将一根导管横行穿入股四头肌腱,然后用18号外科钢丝呈"8"字缠绕克氏针

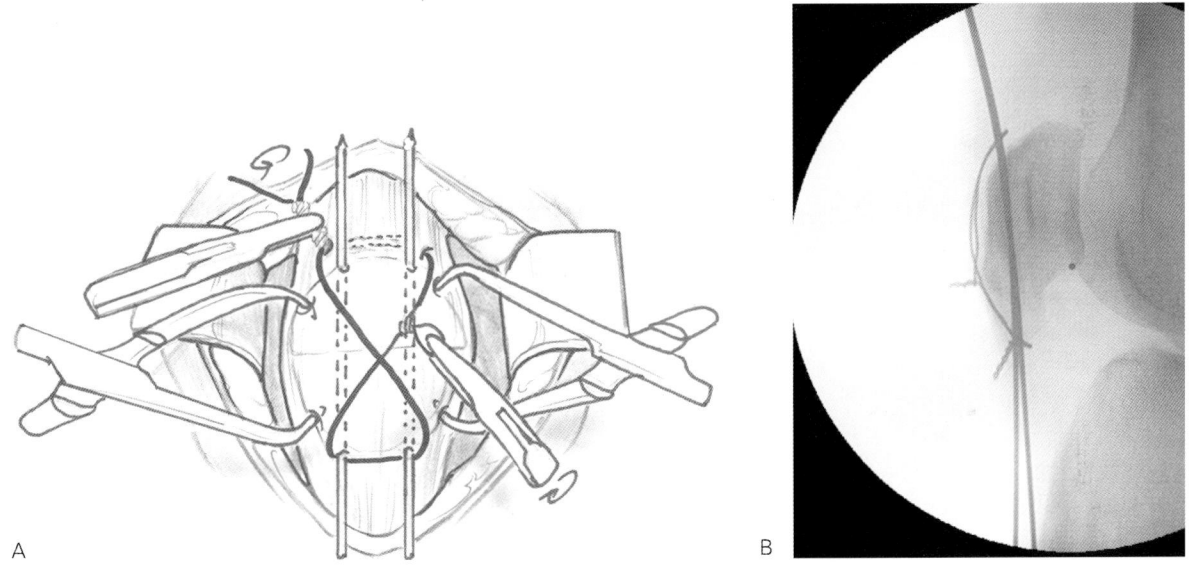

图27-13　(A)示意图和(B)术中透视影像,显示张力带缆垂直部分上拧紧的双环,对张力带起加固作用

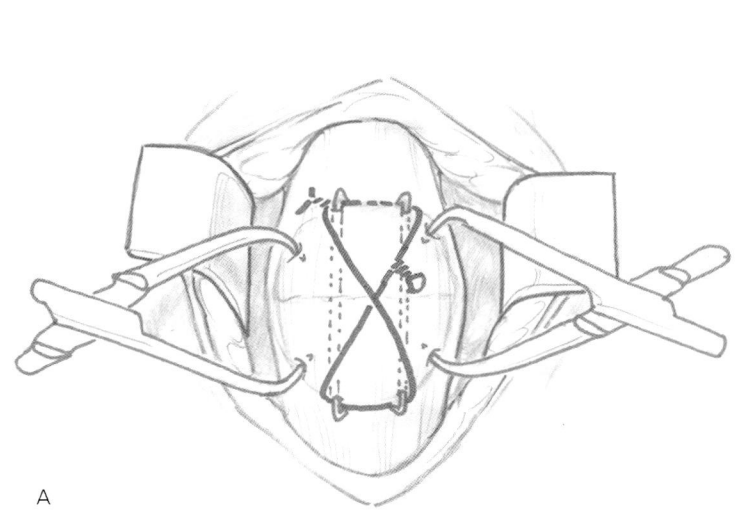

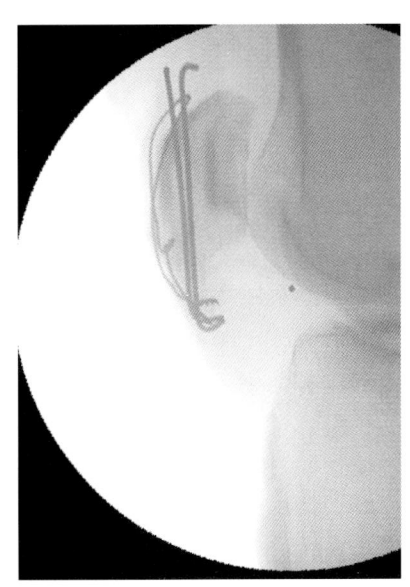

图27-14　A.髌骨骨折手术示意图。B.术中X线片所示,克氏针被切断,末端弯曲,旋转并固定

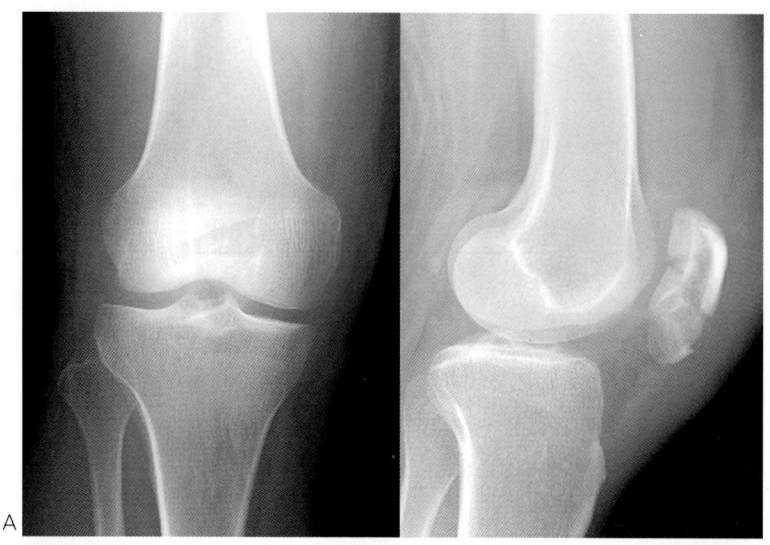

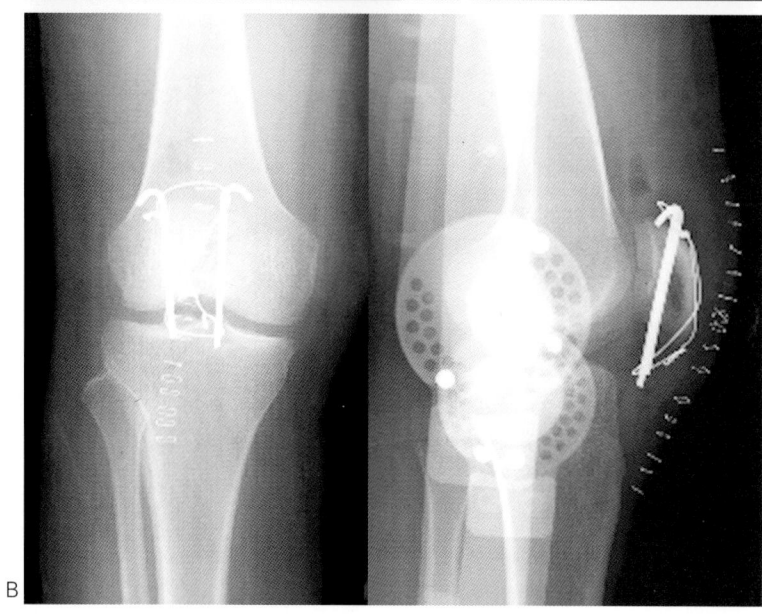

图 27-15 钢丝张力带固定横形髌骨骨折。A. 膝关节前后位片和侧位片显示髌骨横形骨折，虽然没有大的移位，但患者不能做抬腿运动，关节面不平整有阶梯。B. 术后随访的X线片，应用传统的钢丝"8"字固定技术

生物力学和临床研究都证实，张力带技术是固定和治疗髌骨骨折的有效方法（图 27-15）。这种手术方法有一定技术要求。最常见的错误就是张力带的位置不合适，未将张力带置于髌骨的上、下极，或者未置于股四头肌和髌腱的后方，导致软组织嵌于骨与钢丝之间。膝关节活动时会出现骨折缝隙。因张力带负荷增加时会沿着克氏针滑动[9,10]。膝关节屈曲30°~60°时张力最高，也是关节反作用力（joint reactive force）最强的时候，骨折移位也经常发生于这个范围[11]。

横形髌骨骨折也可以应用 4mm 的空心螺钉（Synthes，Paoli，Pennsylvania），行改良张力带固定术（图 27-16）。按照前述的方法复位横形的髌骨骨折，与克氏针钢丝固定的张力带技术类似，透视下将两根 1.25mm 导丝自髌骨下极穿入，在导丝将要出髌骨上极时，用外置的套筒测深尺测量导丝在髌骨内的长度，所选螺钉的长度比这一长度应短数毫米，保证螺钉头埋于髌骨中。

将导丝穿过髌骨上极，在股四头肌肌腱做一个 2cm 的纵形切口，使导丝穿过股四头肌，选择合适的空心钻沿导丝钻孔，此时用标准测深尺测量螺钉的长度，螺钉长度要比测量长度少 4~6mm。在每个导丝上置入 4mm 的部分螺纹钉，确保螺钉没有穿出髌骨的上极，因锋利的螺纹会切割环扎钢丝或者缝线，使固定失败，导致骨折移位。

螺钉固定好后用 18 号钢丝从螺钉下极穿入，确保钢丝有足够的长度，从另一螺钉的下极穿入上极穿出，再应用前面提到过的双结技术将两头结扎。不过此时钢丝的两个结头位于髌骨的上下两极。当然也可用粗的不可吸收线替代环扎钢丝。

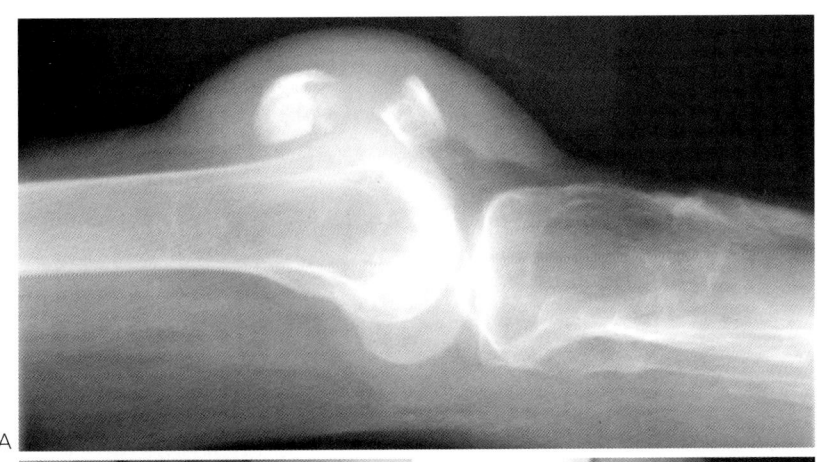
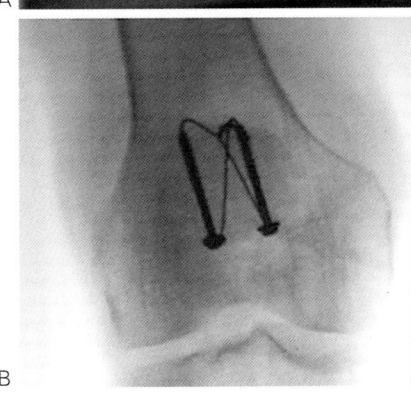
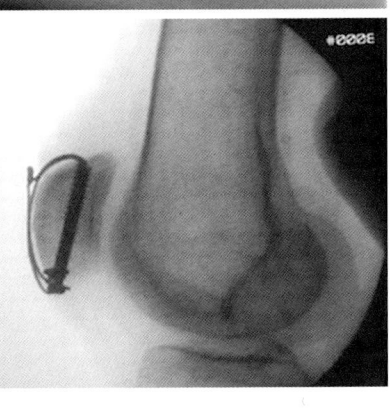

图27-16 采用空心螺钉进行改良张力带固定。A. 膝关节正侧位片显示髌骨移位的横形骨折。B. 切开复位内固定术后的X线片。两枚空心螺钉行改良张力带固定（病例由 Steven Benirschke, M.D. 提供）

这一技术对骨质量良好的患者很有益处，因其骨骼可使螺钉固定牢固。有几项生物力学研究表明螺钉可以增加固定强度，在伸膝的终末期最为明显[9,11]。这种手术方法允许骨质量良好的年轻患者早期活动膝关节，而改良的张力带技术对老年患者和粉碎性骨折的患者更有益处[12,13]。

对于髌骨粉碎严重的骨折无法构建稳定的两个大骨块或者髌骨周围有粉碎骨折时，可以应用环扎钢丝或者环扎接骨板来增加力学稳定性（图27-17）。

移位的髌骨垂直型骨折不用张力带固定，因垂直型骨折在膝关节屈曲时不承受牵拉应力。单纯垂直型髌骨骨折少见，可仅用拉力螺钉固定。纵向切开暴露髌骨，清除血肿和骨碎片，将主要的骨折块复位，并用复位钳临时固定，然后用拉力螺钉或者位置螺钉固定骨折。

髌骨部分切除和肌腱重建

髌骨部分切除用于严重的髌骨粉碎性骨折，按照损伤的位置不同选择切除髌骨的上极或下极，而以髌骨下极粉碎性骨折更为多见（图27-18）。髌骨剩余部分的大小与最终的结果没有明显的相关性[14]，所以笔者一般尽可能地保留至少一块大的髌骨骨折块。将髌骨粉碎的一极从邻近的韧带中剔除，尽量多保留韧带。应用 Krakow 缝合技术将缝线穿入肌腱相应的位置（见髌韧带撕裂部分）。用2mm钻头在髌骨中央冠状面沿纵轴方向打四个定位孔。缝线导引器从髌骨健侧的定位孔穿入，然后从髌骨切除侧穿出。缝线穿过保留的髌骨块，并在髌骨上极打结。要保证髌韧带合适的长度，符合 Insall-Salvati 标准[14,15]。

术者也可仅将关节软骨去除，留下肌腱包裹的皮质骨块，这样做的优点是允许骨与骨的融合，使固定更牢固，降低固定失败的概率。修复髌骨支持带的损伤也是很有必要的。环扎线可从髌骨的上方延续到胫骨结节从而加强修复。最后将股内斜肌与髌韧带相连，以增加膝关节伸展的功能[16]。

髌骨全切除术适用于不可修复的髌骨骨折。从功能上来说，髌骨全切术后患者会留下明显的伸膝迟滞，股四头肌肌力下降[17]。避免伸膝迟滞的关键是恢复伸膝装置的张力，这通常须对周围软组织进行某种形式的叠覆。为了达到良好的修复效果，将固定肌腱的多根缝线缝入缺损区的上方和下方，打结固定。膝关节伸展时伸膝装置要

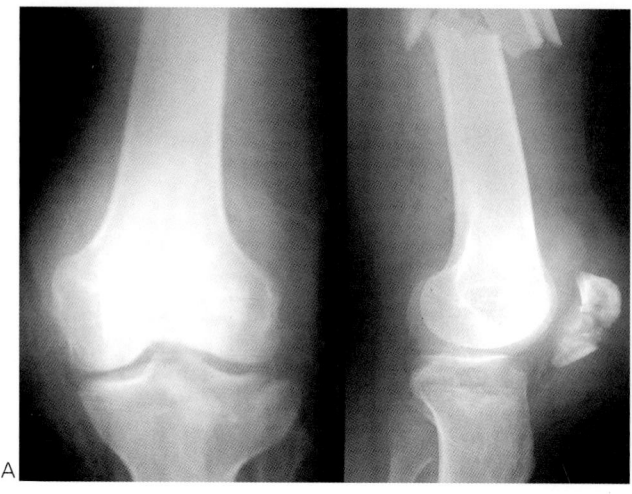
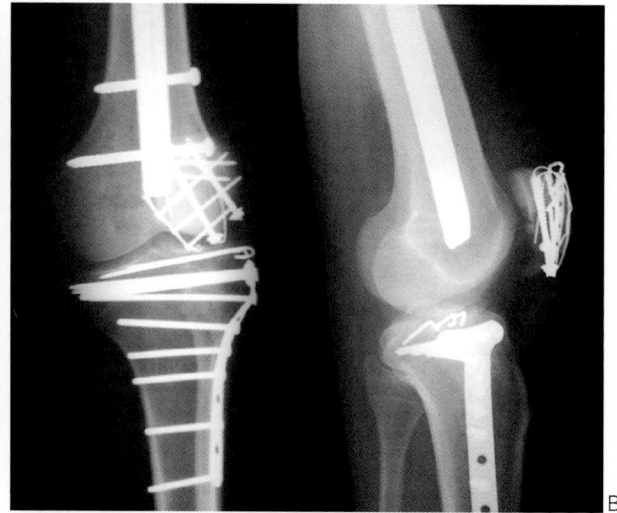
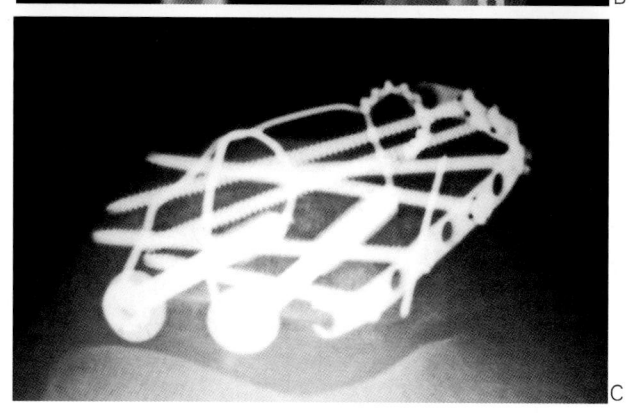

图27-17 外周接骨板固定髌骨粉碎性骨折。A. 膝关节正侧位片显示髌骨粉碎性骨折。股骨干和胫骨平台也有损伤。B. 该患者内固定术后的X线片,髌骨粉碎性骨折用2枚空心螺钉垂直主要骨折线置入髌骨,另外联合"8"字钢丝张力带和内侧的髌骨外周接骨板对骨折进行固定。该接骨板为小的半管型接骨板,修剪两端,折弯后插入髌骨。经接骨板将多枚2mm螺钉置入髌骨,支持关节面。C. 髌骨重建后的轴位片(病例由Steven Benirschke, M.D. 提供)

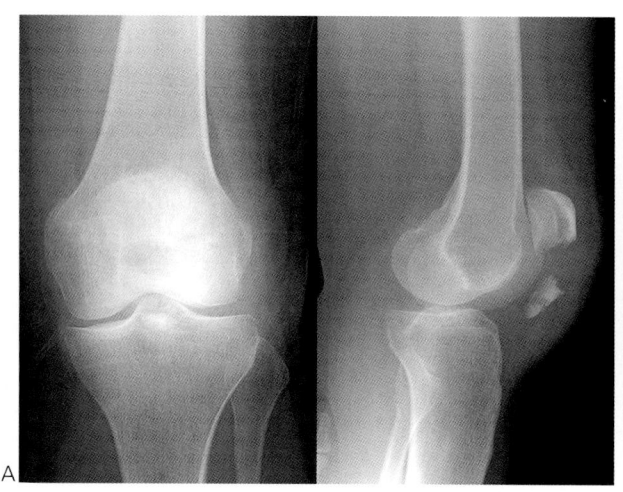
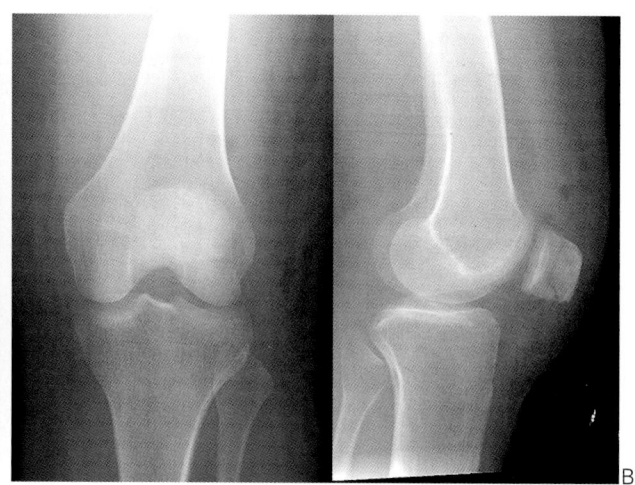

图27-18 髌骨下极的粉碎性骨折用髌骨部分切除和肌腱重建法进行修复。A. 膝关节的前后位和侧位片显示髌骨下极移位骨折。B. 患者髌骨下极切除和肌腱重建术后X线片

保持一定的张力,修复软组织使膝关节能够屈曲90°也同样重要。

功能锻炼

通常来说,术后第一天就可以在医生指导下进行主动的膝关节活动。如果内固定和切口的情况良好,允许膝关节屈曲90°。内固定后在术中进行评估有助于决定起始的活动范围,避免对髌骨施加过大的张力。对于严重的粉碎性骨折,术后用夹板将膝关节固定于伸直位,以后逐渐增加活动范围。可调节的铰链式膝关节支具很有用处,

可在膝关节伸直位时锁住,但其仍有助于增加关节的活动范围。同时开始直腿抬高运动。当患者不能完成指导下的运动训练或者步行时,可以使用连续被动活动器械辅助功能锻炼。患者可在膝关节外展位固定支具或膝关节外固定器的支持下,完全负重行走。在术后 4 周内患者膝关节可屈曲 90°。伸展运动必须持续进行,否则导致屈曲挛缩,最终的功能往往很差。

患者术后临床观察 2～3 周,如伤口愈合良好,给予拆线。继续进行术后膝关节屈曲和股四头肌的直腿抬高功能锻炼。4～6 周后患者进行门诊复查,并拍摄膝关节 X 线片。如果骨折愈合良好,可以进行膝关节主动辅助活动和膝关节屈曲被动活动,直到膝关节可以完全屈曲。轻度的抵抗运动可以从术后 12 周开始,患者每 4～6 周到门诊进行复查,直到骨折完全愈合,患者下肢力量良好,不需要辅助器械进行运动。

如患者运动功能恢复缓慢,12 周后可行麻醉下手法按摩。

对于那些粉碎严重的骨折、固定不佳或伤口有问题的患者,应改变术后的功能锻炼方案。这些患者术后常用膝关节固定器,或者膝关节锁定式铰链支具,术后即刻进行的关节活动也应延期。安装膝关节固定器后,可行直腿抬高练习。膝关节伸直位固定器固定后可扶拐或助步器下地行走。患者在临床观察 2 周,注意伤口愈合情况并拍摄 X 线片。如果伤口愈合良好,允许膝关节在支具保护下行 30°～45°的主动屈曲运动。在康复医生指导下进行膝关节运动和力量的锻炼,每 2～3 周活动度增加 30°直到膝关节完全恢复运动功能。

要点与技巧

- 如果不能确定患者是否有伸膝装置的损伤,可以关节内注射局麻药止痛,让患者进行功能活动,便于观察。
- 对于开放性骨折,必要时可向远端或近端延长伤口,延长手术切口时应注意避免切成锐角形成狭窄的皮瓣。
- 如为了修复骨软骨骨折块,需要进一步显露髌骨的关节面时,沿创伤撕裂的外侧支持带,做纵形切口可将髌骨翻转,便于修复。
- 为了防止术后膝关节活动时骨块移位,有必要对游离的骨折块进行可靠的内固定,小直径螺钉可提供最为可靠的固定。沿临时固定的克氏针可置入小的 3mm 空心螺钉。对于非常小的骨折块,则可选用 2mm 的空心螺钉进行固定。
- 主要骨折线为横形的骨折应用张力带修复可获得成功,且术者必须将碎骨块拼接妥当,否则这些骨折块将很难对抗加压应力。
- 拧紧张力带的钢丝时,分别在两处扭转比单独一处扭转可对骨折块产生更大的加压。
- 当髌骨下极粉碎性骨折时,采用部分髌骨切除术,此时将髌腱重建到近段骨折块上,要比修复骨折更安全可靠。
- 为方便钢丝穿过股四头肌肌腱,用 14 号导管在克氏针下方、髌骨上极,横行穿过股四头肌肌腱。
- 当使用空心螺钉行改良张力带钢丝固定术时,保证螺钉尖端在髌骨内,以免锋利的螺纹切割环扎线或钢丝,导致固定失败、骨折块移位。
- 髌骨全切除术后,防止伸膝迟滞的关键在于有效恢复伸膝装置的张力,而软组织的叠覆术是很有必要的。

新技术

Berg 报道 6 例累积关节面的髌骨严重粉碎的骨折应用胫骨结节截骨术治疗[7]。所有患者术后都进行连续的 0°～40°膝关节屈曲运动。在行走时膝关节伸直位支具固定 4 周,并可行不超过 70°的屈曲活动。4 周后进行渐进式的关节活动和负重练习。6 位患者胫骨结节截骨均在 8 周内愈合,没有发生并发症[7]。

Veselko 与 Kastelec 的回顾性研究对新型的篮状接骨板内固定和髌骨下极切除髌腱修复术治疗

髌骨下极撕脱骨折进行了比较[18]。他们得到的结论认为保留下极并进行可靠的内固定可使膝关节早期活动,避免低位髌骨的发生,预后更好。长期随访发现行内固定手术的患者中,10/11 髌骨位置正常,而行髌骨部分切除髌腱修复的患者只有 3/13 髌骨位置正常。低位髌骨会导致明显的膝关节功能下降[18]。虽然研究结果提示内固定有优势,但 Veselko 和 Kastelec 的术后康复方法可能会使研究结果产生偏倚。他们对行髌骨部分切除的患者术后膝关节固定,这可能是导致预后不良的原因。因此这一结论还有待进一步研究。

有研究显示传统的张力带钢丝治疗髌骨骨折,有 22% 的病例固定失败[10],最近有生物力学研究显示,横向的"8"字张力带固定比传统的纵向八字固定更加稳定,且在膝关节的循环运动中,平均骨折再移位发生率降低 50%(未发表的研究,G. A. Brown, M. D., Ph. D.)。这些研究还有待于临床进一步证实。

临床结果

非手术治疗伸膝装置完整的微小移位髌骨骨折有良好的效果。Bostrom 研究了 282 例髌骨骨折移位小于 4mm 和/或关节内移位小于 3mm 的患者,通过非手术治疗 99% 获得优秀或良好的效果[3]。

髌骨移位骨折的患者通过手术可获得满意的结果[3,9,19~22]。虽然多数患者可完全恢复膝关节运动范围,而一些研究报道粉碎性骨折的患者中,仍有部分患者存在膝关节终末屈曲及终末伸展的受限[21~24]。与结果改善相关的因素包括解剖复位和可靠的内固定等[19,25]。骨折移位未完全纠正和/或内固定不牢固,与较差的结果密切相关。良好的手术技术可使骨折块坚强内固定,以避免早期固定失败。稳定的修复可使膝关节早期活动,提高膝关节活动度和股四头肌肌力。如残留有股四头肌肌力下降,则可导致膝前疼痛,所以股四头肌的康复训练应视为术后处理的关键所在。对于特定的患者、损伤类型以及固定强度,术后的理疗康复训练都应注意个性化设计。过于激进的康复训练可致内固定失败,包括术后早期进行主动的伸膝运动,患者不配合训练也是原因之一。对于依从性差的患者,医生可以考虑进行石膏固定以保护髌骨骨折的内固定,接受功能结果较差的现实。

由于骨折后非解剖复位引起髌骨股骨对位不良,关节接触压力增加,导致创伤性关节炎。因此为使患者获得理想的结果,术中应确保骨折达成解剖复位和坚强内固定。值得注意的是,最初受伤时导致的关节软骨损伤也可能继发创伤性关节炎,这种情况即使骨折获得解剖复位和理想的固定也还是很难避免。开放性髌骨骨折的治疗结果通常不如闭合性骨折[23,24]。

早期文献中关于髌骨切除术的报道,患者预后良好,对于多数髌骨粉碎性骨折来说,髌骨切除术是一种治疗的好方法[1,26,27]。然而近期的很多报道否定这一说法,髌骨切除后股四头肌强度减低及产生早期关节炎改变,均导致预后不良[17,28]。临床研究表明,髌骨切除术后股四头肌强度下降三分之一;股四头肌萎缩等改变都是不可逆的[17]。目前髌骨切除术是众多治疗方法中最后的手段,只有非常严重的髌骨骨折才予考虑。

髌骨部分切除术选择性地应用于髌骨下极粉碎性骨折的患者。Saltzman 等人报道术后股四头肌强度为正常的 85%,77% 的患者预后较好[14]。将肌腱缝合于上极骨块关节边缘,以促进髌骨的对位,减少髌骨后倾。这一方法在理论上可减少异常接触的应力和远期的关节退行性变[21]。肌腱再断裂会导致不良的后果,可以通过良好的手术技术达到坚强的固定结构,以避免再断裂的发生。

并发症

与髌骨骨折手术相关的围术期并发症较少,可能的早期并发症包括切口感染,固定失败;中晚期并发症有骨折不愈合、内固定失败、畸形愈合、髌股关节疼痛,伴或不伴有关节炎的关节强直,或内固定物突起。

膝关节活动度丧失通常是终末屈曲活动范围减小,多无明显临床症状。少数情况下,伤后 3 个月膝关节仍不能完全屈曲,可以考虑局麻下对膝关节行手法按摩,或行关节镜清理术。术后早期膝关节活动,出院后定期随访可以有效避免这一并发症。

伤口感染是最严重并发症之一。由于髌前组织薄弱,骨组织易从伤口穿出,切口感染可致膝关节化脓性关节炎。因此,对于任何伤口的问题都应该保持高度警惕。疼痛加重、伤口红肿或伤口渗出都高度提示化脓性关节炎的可能，应积极地处理伤口，并对膝关节进行冲洗引流。通过关节切开术对膝关节进行探查和冲洗，手术从内外侧支持带进入关节内，而不从骨折处进入。内置物尽可能保留到骨折愈合。清创前经验性静脉输注抗生素，之后根据关节液的培养结果调整抗生素，也可用抗生素珠链。清创后放置引流管引流，暂停膝关节的活动和物理治疗，直到伤口清洁干燥后才可开始膝关节活动。伤口愈合以后，还要继续口服或联合静脉用抗生素4～6周。

内固定失败是髌骨骨折手术最常见的并发症，最近报道其发生率为22%，通常是由于内固定不充分引起的[10]。其他原因还有患者不配合治疗，膝关节过度活动等。骨折再移位或伸膝装置断裂时，需要再次切开复位内固定。手术方法我们之前已提到过。但再固定的稳定性差，术后制动时间需要延长。

髌骨骨折后时常会发生膝关节疼痛，如股四头肌没有得到充分的功能锻炼，其肌力将萎缩，还会引起膝前疼痛。膝关节屈肌挛缩常伴随股四头肌肌力减弱，可进一步加重髌股关节疼痛。术后功能锻炼时股四头肌肌力和膝关节屈肌的伸缩都是至关重要的。低位髌骨并不常见，但有文献报道，需行胫骨结节截骨来恢复胫骨正常的高度[29]。

尽管骨折解剖复位，但由于膝关节滑车和髌骨的软骨损伤，也会导致髌股关节骨关节炎。术后一般推荐进行膝关节持续强度的伸缩训练，避免冲击性运动。低阻力高频率的登车训练可强化股四头肌，减轻膝关节疼痛。非甾体类抗炎药可以缓解疼痛，而对于持续性剧烈疼痛患者可以考虑行髌骨切除术。也可考虑行髌股关节成形术，目前还处于研究阶段。全关节成形术适用于老年患者。

伸膝装置损伤

伸膝装置的损伤包括股四头肌腱的断裂及髌腱的断裂。股四头肌腱的损伤经常发生于40岁以上的患者，而40岁以下的患者多发生髌腱的损伤[30]。有时膝关节的这些肌腱断裂和潜在的系统性疾病有关，如系统性红斑狼疮、类风湿性关节炎。股四头肌腱和髌韧带的损伤通常是由于足部固定时伸膝装置突然的离心性收缩所致。股四头肌腱断裂也常因肌腱磨损引起（肌腱病变），病变一般起源于髌骨上极近侧2～3cm处的股直肌。由于股四头肌腱存在病损，则即使在较低力量的离心收缩时，股四头肌腱也可发生断裂。患者在发病前期会因股四头肌腱或髌腱止点处间歇性疼痛或者肌腱炎来就诊[31]。

髌腱撕裂多因运动损伤引起的，继发于猛烈的离心收缩。髌腱断裂最常见的位点是在髌骨下极，中间部的也可发生断裂，但比髌腱止点处的发生率低很多。

髌腱断裂时髌骨向近端移位（即高位髌骨），由于股四头肌失去了髌腱的牵拉对抗作用，髌骨上移（图27-19）。Insall-Salvati指数是髌骨和髌韧带的长度之比[15]，其正常值为1.02。髌腱断裂时髌骨可向近端移位5cm，髌骨向近端移位时，髌骨下极和胫骨结节间的距离增加，从而使这一指数下降。在某些髌腱断裂的病例中不出现高位髌骨，但可在膝关节侧位片上观察到破裂的髌后脂肪垫轮廓[32]。诊断股四头肌腱断裂要困难很多，当股四头肌腱断裂时髌骨可向下移位或保持原位。对于伸膝不能的股四头肌腱断裂的患者，多依靠医生的临床观察作出诊断。瘦小的患者可通过触诊到髌骨上方股四头肌腱缺损作出诊断。对于临床不能明确诊断的患者可行B超或者MRI明确诊断（图27-20）。

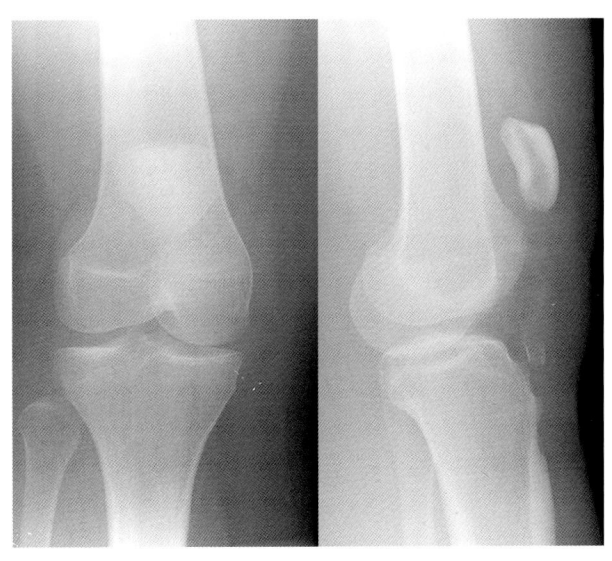

图27-19 膝关节X线片显示患者急性髌腱断裂致高位髌骨

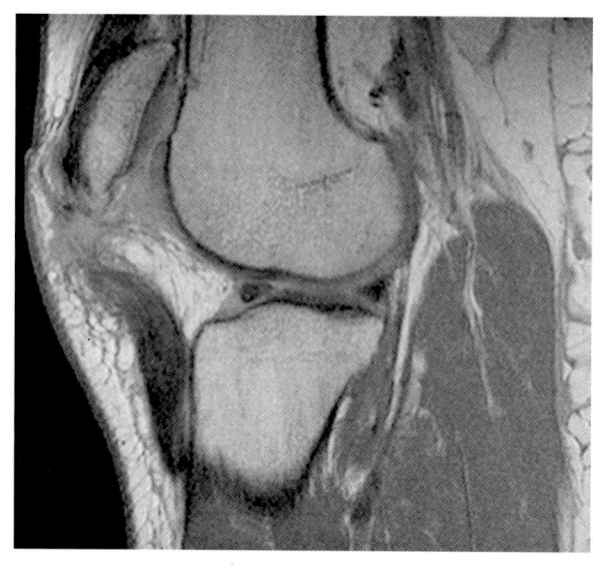

图 27-20 膝关节 MRI 显示髌腱断裂

非手术治疗

非手术治疗的适应证

伸膝装置损伤的非手术治疗的适应证局限于不能耐受手术或无法行走的患者。可以预期的是接受非手术治疗的患者可能会继发明显的膝关节功能障碍，如伸膝受限、伸膝无力和伸膝迟滞等。这些病人需要配备助步器和/或带锁扣的膝关节铰链式支具以辅助行走。对这些患者，也可选用管型石膏、膝关节固定器或锁定的铰链式膝关节支具等进行治疗。

功能锻炼

膝关节完全伸展位固定 6~12 周。之后进行膝关节屈曲训练，最大起始量为 30°。以后每 2~3 周增加 30°直到 90°。多数伸膝装置损伤的患者进行非手术治疗都需要膝关节支具和/或辅助装置。

手术适应证

对大多数病例而言，由于股四头肌腱或髌韧带的损伤都可导致明显的膝关节功能障碍，因而有必要进行手术治疗。

手术治疗

外科解剖

伸膝装置的解剖在本章开头的概述部分已经进行了描述（见髌骨骨折）。股四头肌腱是由股直肌腱、股内侧肌腱、股外侧肌腱和股中间肌腱共同组成的。股直肌腱是股四头肌腱最为表浅的肌腱结构。

髌韧带长度不足 5cm，主要由包绕髌骨的股直肌腱的中央纤维延续而成，向下止于胫骨结节，部分纤维参与组成髂胫束的肌肉止点。髌韧带的撕裂常发生于肌腱与髌骨下极的结合部。

手术方法

髌韧带断裂

大多数外科医生提倡应用经骨缝线法，穿过髌骨的长轴后在髌骨上方打结将髌腱固定于髌骨上。手术中，病人仰卧于手术台，同侧臀部用垫子垫高使髌骨向上。然后大腿绑止血带。术区常规消毒、铺巾，驱血后止血带充气加压。行髌骨前正中纵向切口，远端延伸至胫骨结节，充分暴露髌骨、髌腱和支持带。然后纵行切开髌腱腱鞘，分离断裂的髌腱，暴露支持带，检查合并损伤。

由于再次断裂的发生率较高，不推荐用直接缝合法缝合受损的髌韧带。然而，应用穿入式缝合技术处理这些损伤，则可很好地将韧带固定在骨质上。幸运的是，大多数断裂都发生在骨腱结合部，这使损伤修复相对比较容易。术中切除肌腱的坏死部分，保留健康组织，但是要注意不要去除过多的肌腱以免形成低位髌骨。应用刮匙或磨钻对髌骨下极表层的皮骨质进行清创处理，直到显露新鲜出血的松质骨为止。然后，应用 Krackow 双边锁扣缝合技术将粗的不可吸收缝线（如 2 号或 5 号 Ethibond）编入受损的髌韧带（图 27-21）。缝线互相平行，针距为韧带宽度的 50%，将四段缝线穿出韧带，尾端置于韧带外面。在髌骨上钻三个纵向的孔穿过缝线。从髌骨下极向上极用直径 2.5mm 的钻头钻孔（图 27-22）。确保孔位于髌骨的正中矢状面，以免缝线切出。当快要穿出髌骨上极时，触摸钻头的位置，在该处做 1mm 纵向切口，穿破四头肌肌腱，再将钻头穿出。在钻头尖端放置缝线穿引器，然后钻头及肌腱穿引器慢慢沿原路退出（图 27-23）。肌腱穿引器退出髌骨下极后，将缝线中部穿入肌腱穿引器的环内。然后肌腱穿引器带着缝线穿过髌骨和股四头肌肌腱。如此钻 3 个孔，一个在中间，两侧再各钻一个孔。穿通髌骨的缝线用止血钳标记后。如此反复，直到所有缝线都通过髌骨。

第二十七章　髌骨骨折与伸膝装置损伤 669

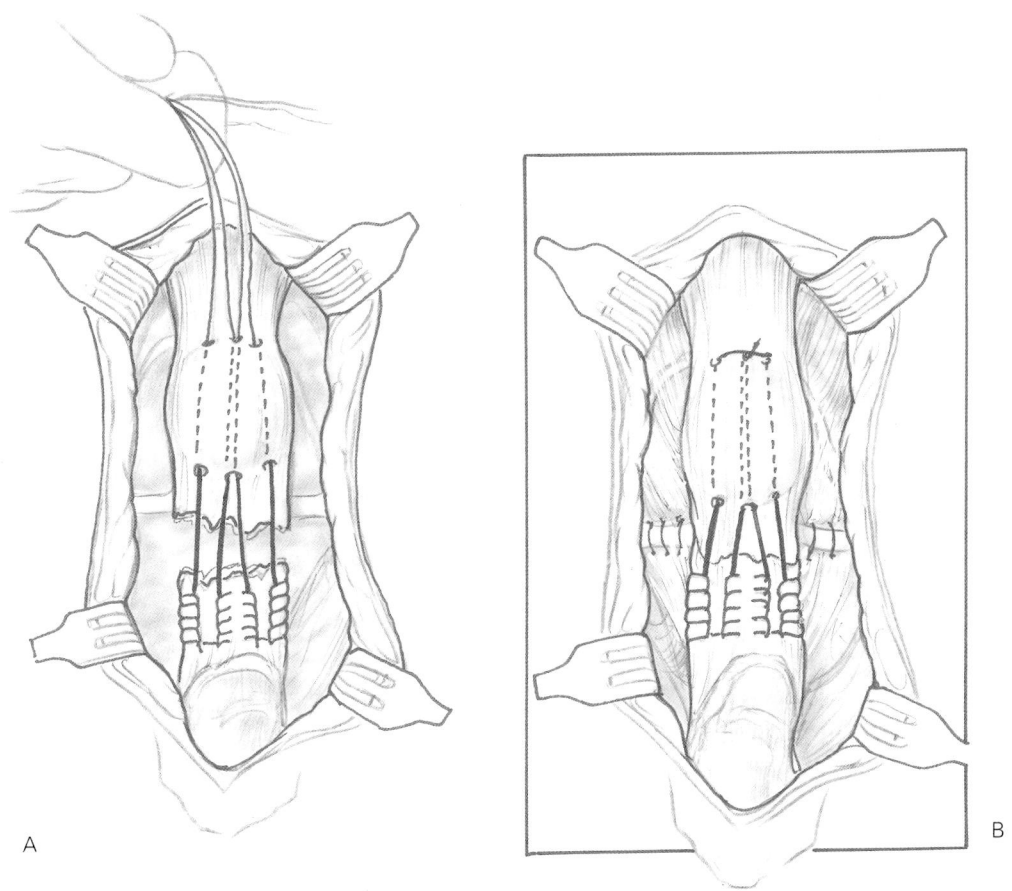

图 27-21　髌韧带修复示意图。A. 多股不可吸收线放置于髌骨孔道中,缝线结埋于髌韧带下。两条缝线置于中央孔道内。B. 图中所示打结后的缝线,两侧的支持带也必须修复

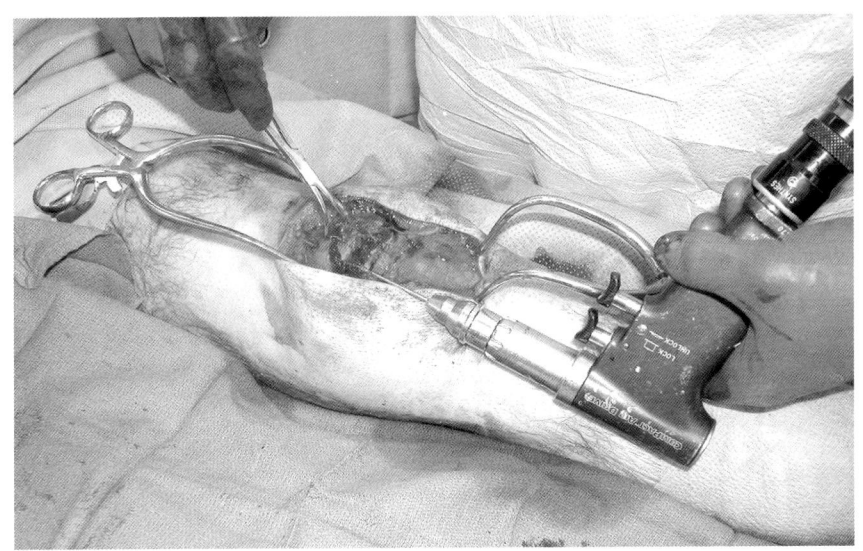

图 27-22　术中照片显示,在髌骨上钻第一个孔,自髌骨下极向上极共打三个孔

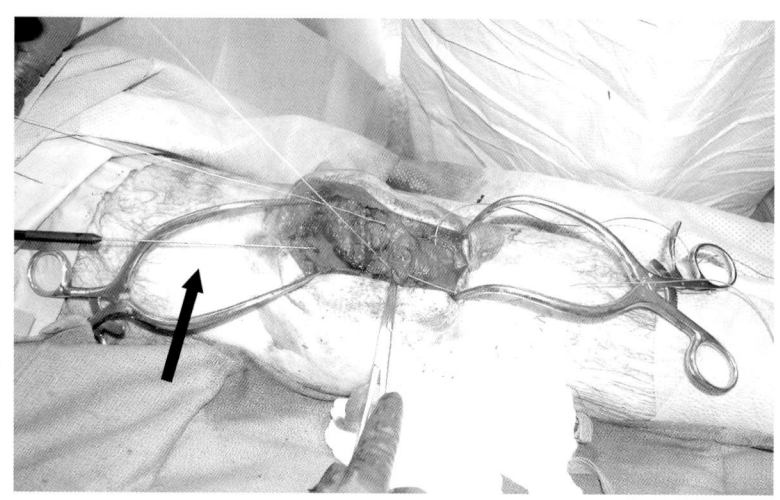

图27-23 术中图片显示,用一个缝线穿引器(黑色箭头所示)通过髌骨牵拉缝线

此时膝关节处于伸展状态,两两成组的缝线拉紧打结使髌韧带断端尽量靠近髌骨下极(图27-21,图27-24),然后弯曲膝关节以确保足够的修复强度。通常膝关节弯曲90°,但有时为了修复妥当,膝关节的屈曲程度可稍减小。如膝关节轻微屈曲时髌骨和髌韧带之间就出现间隙,那么需要重做穿入式缝合手术。固定妥当后将缝线结埋在股四头肌腱下,避免明显的线头突起。支持带的缺损用可吸收缝线拉近缝合增强修复效果。清洗伤口,逐层缝合,放置引流。

中段撕脱伤也应通过骨隧道的方法来修复。如上面所描述,将远端的韧带断端固定于髌骨上。而韧带的近端应该向远端牵拉并固定在胫骨结节的穿孔上。然后用0号可吸收缝线将撕裂的韧带边对边缝合,并用前面的方法修补支持带。

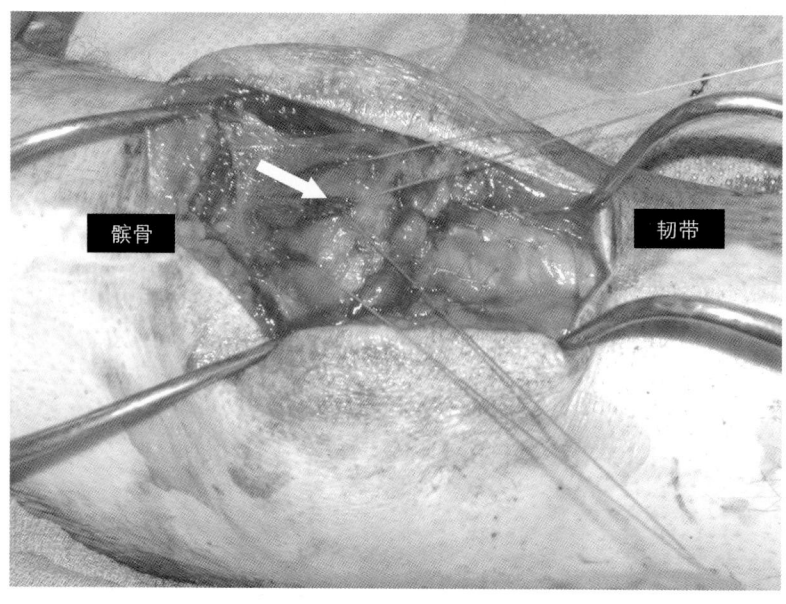

图27-24 术中照片显示拉紧缝线,使髌骨和髌韧带靠近。注意两个中心缝线都出自同一个髌骨孔道(白色箭头所示)

髌骨　　韧带

股四头肌腱断裂

与髌韧带断裂不同,许多新鲜的股四头肌腱中段损伤可用直接缝合法修复[30,31]。术中使用止血带。止血带加压时膝关节必须是弯曲的,以防股四头肌腱回缩。手术显露的方法和上文描述的髌韧带损伤相同,只是暴露的范围更靠近端。明确股四头肌腱的损伤后,检查支持带是否有损伤。确定损伤范围,清除坏死组织,当然也要防止因过度去除组织而导致肌腱变短。肌腱变短会引起一系列问题,如高位髌骨、断端无法吻合。然后,用5号Ethibond不可吸收缝线修复股四头肌腱。支持带损伤用可吸收缝线缝合。修复完成后,膝关节弯曲检查修复的稳定性。弯曲90°最理想,但并不做硬性要求。

髌骨上极的股四头肌断裂不能用直接缝合修复。尽管有报道可以用缝合锚修复损伤[33]，但是没有这种技术的长期随访数据。作者推荐用穿骨缝线缝合。术中清除坏死肌腱组织后，应用Krackow锁扣缝合技术把数根5号不可吸收缝线缝入肌腱的近端，通常需要在断裂的肌腱中缝入3~4对缝线，以保证修复成功。配对的缝线的线头用手术标记笔做上标记以方便辨认。然后髌骨上极用高速磨钻打磨直至裸露出新鲜出血的松质骨。用标记笔或电刀在髌骨上极做一个与缝线进入髌骨位置相一致的标记。换直径2.5mm钻头在髌骨中层从上向下钻孔。当钻头接近髌骨下极时，做一小的纵向切口切穿髌腱直达钻头。然后把一个缝线穿引器固定在钻头上。钻头后退带着缝线穿引器穿过髌骨。当缝线穿引器的环刚穿出髌骨上极，把先前缝合于股四头肌肌腱上的缝线绑在缝线穿引器上，穿引器带着缝线穿过髌骨。如此重复直到所有的缝线都穿过髌骨（图27-25）。

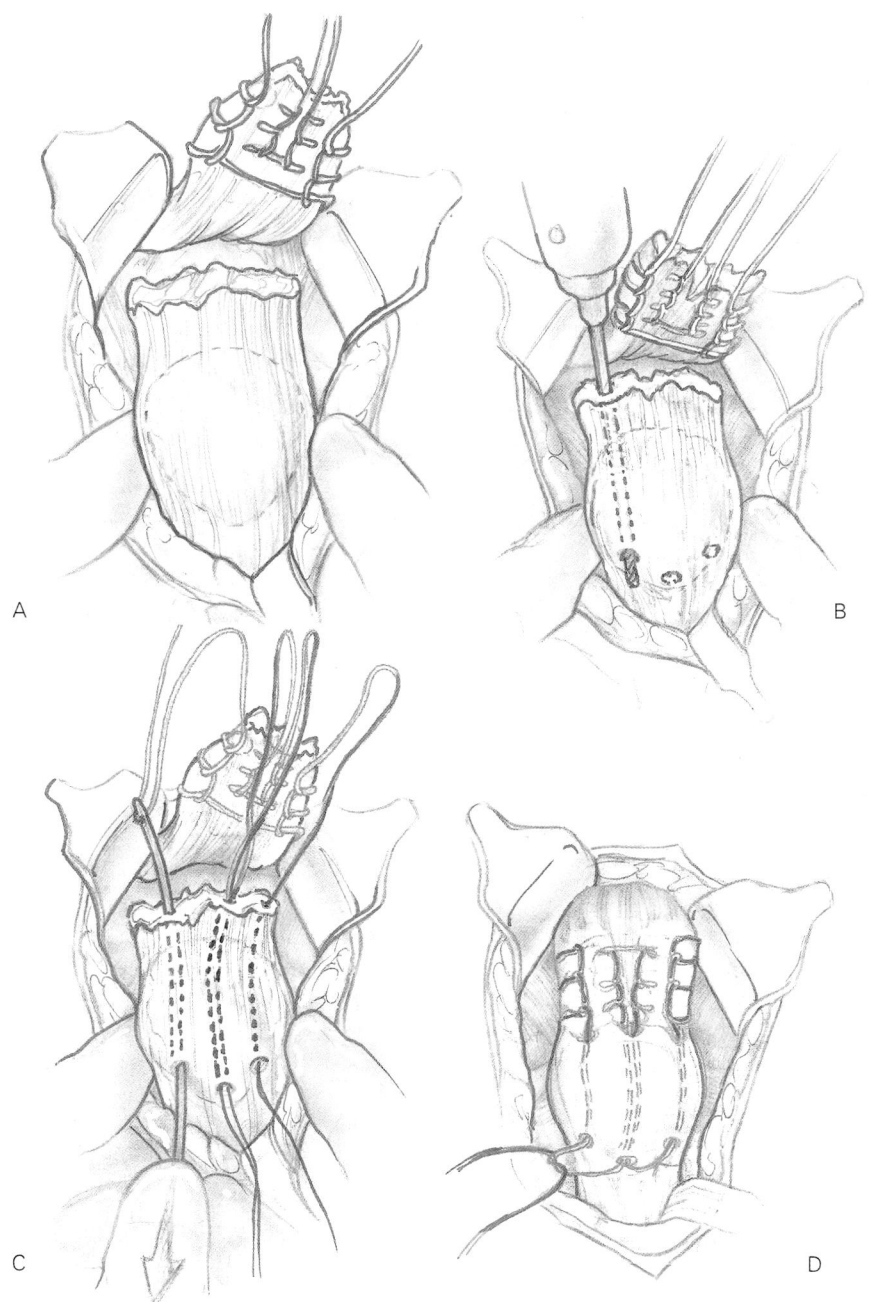

图27-25 股四头肌腱修复示意图。A.对股四头肌腱进行锁边缝合。B.在髌骨上钻孔。C.用缝线穿引器将缝线穿过髌骨孔道。D.缝线在髌骨下极打结

为了完整地修复，膝关节固定于伸展位置。配对的缝线线头拉紧并两两打结，确保股四头肌肌腱和髌骨的上极完全靠紧。理想的修复效果可以使膝关节屈曲90°而弯曲程度稍小，成功的概率会更高。支持带的撕裂用可吸收线修复。

Scuderi描述了一种被广泛接受的技术，在股四头肌肌腱的表层分离出一个三角形肌腱瓣（底宽5cm，长7.5cm），向下翻转覆盖缝合于远端肌腱上[34]。比较少见的情况下，如组织坏死太多以致无法按照先前的方法修复，则可考虑采用针对慢性断裂的肌腱编织法，以修复伸膝装置。另外，有研究报道了多种不同的方法应用自体移植物和异体移植物进行编织来修复膝关节伸膝功能[31]。不管选择何种重建技术，其基本原则是重建自主的膝关节伸膝功能。

要点与技巧

- 临床上诊断不明确的肌腱断裂可用B超或MRI来确诊。
- 由于再断裂发生率较高，不推荐直接缝合髌韧带。这种损伤最好采用穿入缝合技术将损伤的韧带缝合到髌骨上。
- 在髌骨上钻孔时应确保在髌骨的正中矢状面上，以防缝线切出。
- 修复股四头肌断裂时，如可供修复的组织较为薄弱，应用Scuderi技术可能很有帮助，将近端的肌腱瓣翻转覆盖，可增强修复的强度。

康复锻炼

理论上，股四头肌肌腱和髌韧带修复术后几天内关节就可以开始活动。然而，理论要和实际联系起来。最近有研究发现髌韧带断裂修复术后，膝关节不固定的病人预后效果较好[35]。如修复稳固可使膝关节屈曲90°，建议进行早期关节活动。术后可立即进行直腿抬高运动。主动的膝关节运动要在理疗师的指导下开始，而为了防止韧带修复后意外断裂，术后4~6周内尽量避免被动的膝关节运动。6周以后，修复部位基本愈合，可以自由活动。如果考虑到修复的强度不够，膝关节屈曲运动推迟到4周后，使修复部位有足够的愈合时间。而膝关节屈曲等主动运动可于术后4~6周进行。为了避免修复后意外断裂，被动膝关节运动术后8周内都要尽量避免。大多数病人可在术后12周开始膝关节全范围的运动。

伸膝装置撕裂后，常伴发膝关节周围肌肉萎缩。肌力对于恢复正常的膝关节功能至关重要。术后12周开始肌力的渐进式训练。先是轻微负重进行高频率重复的膝关节屈伸运动。随着肌力的增强，负重增加。负重运动的目标是使患肢达到与健侧同样的力量。耐力训练在康复过程中也很重要。当病人膝关节可自由活动后，开始蹬车训练。当患肢的力量和耐力增强后，就可以进行正常跑步了。

新技术

利用生物学材料修补肌腱缺损已引起广泛关注。Schlegel等对羊的肩袖损伤模型应用猪肠黏膜下层修补肌腱可以明显增加肌腱强度[36]。Kummer和Iesaka在鸡的跟腱模型中，研究了4种不同的移植生物材料，发现这些材料都可以增加缝合固定强度[37]。有研究应用组织工程技术为特定的细胞和生长因子提供支架[38]。虽然所有这些技术都还在研究阶段，但也有几种生物补片已经应用于临床。尽管还没有临床报道将这些技术应用于膝关节肌腱损伤的修补，但这些研究确实为以后的工作打下了基础。该领域进一步的研究必定会有效地改善膝关节肌腱损伤的治疗现状。

临床结果

很多报道证实一期修复新鲜的髌腱或股四头肌腱损伤预后良好[30,39,40]。Siwek和Rao报道一期修复髌腱和股四头肌腱损伤后，分别有30/30和24/25例患者获得了优或良的临床结果。髌腱或股四头肌腱损伤后一期修复的患者可恢复膝关节全部运动功能，但75%的股四头肌修复的患者和35%的髌腱修复的患者发生股四头肌持续萎缩[30]。在髌腱损伤的青年患者中股四头肌的萎缩不影响股四头肌的强度。奇怪的是，在老年患者中股四头肌强度下降不会使膝关节功能下降[30]。

Marder和Timmerman报道一组年轻患者，一期修复肌腱损后给予早期保护性的膝关节功能锻炼计划，取得良好的临床效果[40]。

肌腱损伤延迟修复的结果较差。Wenzl等人研究发现，股四头肌腱断裂修复后的效果和手术时机存在明显的相关性。损伤后14天内修复效果较好[41]。在他们的文章中，修复的方式、术后锻炼的方法、患者的年龄和体重指数对结果都没有影响[41]。对于老年患者的损伤,由于股四头肌收缩变短外加肌腱的退变,一期修复容易失败。对于这些患者,术前牵引、异体组织移植和术后长时间固定可能是很有必要的[42]。延迟修复后,许多患者膝关节活动范围变小、股四头肌萎缩、肌力下降。髌腱损伤延迟修复可以得到较好的结果,但和损伤后立即修复的结果还是无法相比[30]。所以影响预后最重要的因素是损伤后修复的时机。

多项研究证实,术后对膝关节不进行制动,鼓励早期膝关节活动范围的练习,对于取得良好的结果有着重要的意义[40,43,44]。在这些研究中,患者术后6周内在铰链式支具保护下进行主动地屈曲和被动的伸展运动。患者采用这种训练方法,和健侧比较没有发现伸膝迟滞和屈膝受限,而且股四头肌萎缩和强度下降也不明显。因此在足够的修复强度下早期膝关节活动对于获得理想的疗效是至关重要的。

经验

- 髌骨近端四分之三的关节表面覆盖有关节软骨,而髌骨下极位于关节外。
- 二分髌骨发生率为1%~2%,且容易和髌骨骨折相混淆。二分髌骨有典型的表现,通常出现在髌骨的外上部,圆形并有光滑的骨化边缘(图27-5)。
- 髌骨的生物力学功能在于,通过使股四头肌的作用力线进一步远离膝关节的旋转中心,而使其伸膝时的力臂增加了约50%。髌骨使该力学优势增加的程度随膝关节屈曲的程度而变化。
- 髌骨的垂直骨折一般不会导致伸膝装置的断裂。
- 对于髌骨关节内的移位骨折和伴有伸膝迟滞的损伤,建议手术治疗。
- 髌骨部分切除术的结果与保留髌骨的大小没有明显的相关性。
- 股四头肌腱损伤常发生于大于40岁的患者,而髌韧带的损伤则常发生于小于40岁的患者。
- 膝关节的肌腱损伤有时与全身系统性疾病有关,如系统性红斑狼疮、类风湿性关节炎。
- Insall-Salvati指数是髌韧带长度和髌骨长度之比[15],正常值为1.02。

并发症

伸膝装置对于下肢功能至关重要,在日常活动中其承担很大的应力。髌骨损伤后,由于疼痛、功能受限和肌力下降等原因可导致膝关节功能障碍。幸运的是,对伸膝装置损伤进行手术修复后并发症相对少见。最常见的并发症是膝关节屈曲范围减小和股四头肌肌力减弱。有报道术后存在持续的股四头肌萎缩,但肌力的恢复通常还是满意的[30]。修复后再断裂是较为少见的并发症。再断裂的发生率一般小于5%,通常发生在那些过早进行高强度功能锻炼的患者[45]。伤口的并发症也有可能出现,一旦发生,再次手术清创及积极的处理创口都是很有必要的。

DVD 内容提要

视频27-1(光盘3)髌骨骨折钢丝张力带和切开复位、小螺钉内固定技术 一例存在多个骨折块的髌骨骨折,应用骨折块之间的拉力螺钉和钢丝张力带固定。着重强调置入张力带结构的相关细节。

视频27-2(光盘3)髌骨不愈合 该视频中一位老年男性患者髌骨骨折钢丝张力带固定术后摔倒致内固定失效。演示了骨折不愈合清创、钢丝张力带固定翻修术。

参考文献

1. Hey Groves EW. A note on the extension apparatus of the knee-joint. Br J Surg 1937;24:747-748
2. Kaufer H. Patellar biomechanics. Clin Orthop Relat Res 1979;144.51-54
3. Bostrom A. Fracture of the patella:a study of 422 cases. Acta Orthop Scand Suppl 1972;143:1-80
4. Pritchett JW. Nonoperative treatment of widely displaced patella fractures. Am J Knee Surg 1997;10:145-147
5. Wiberg G. Roentgenographic and anatomic studies on the patellofemoral joint. Acta Orthop Scand 1941;12:319-329
6. Gardner MJ, Griffith MH, Lawrence BD, Lorich DG. Complete exposure of the articular surface for fixation of patella fractures. J Orthop Trauma 2005;19:118-123
7. Berg EE. Extensile exposure of comminuted patella fractures using a tibial tubercle osteotomy: results of a new technique. J Orthop Trauma 1998;12:351-355
8. Ong BC, Sherman O. Acute patellar tendon rupture: a new surgical technique. Arthroscopy 2000;16:869-870
9. Carpenter JE, Kasman R, Matthews LS. Fractures of the patella. Instr Course Lect 1994;43:97-108
10. Smith ST, Cramer KE, Karges DE, Watson JT, Moed BR. Early complications in the operative treatment of patella fractures. J Orthop Trauma 1997;11:183-187
11. Burvant JG, Thomas KA, Alexander R, Harris MB. Evaluation of methods of internal fixation of transverse patella fractures: a biomechanical study. J Orthop Trauma 1994;8:147-153
12. Benjamin J, Bried J, Dohm M, McMurty M. Biomechanical evaluation of various forms of fixation of transverse patellar fractures. J Orthop Trauma 1987;1:219-222
13. Berg EE. Open reduction internal fixation of displaced transverse patella fractures with figure-eight wiring through parallel cannulated compression screws. J Orthop Trauma 1997;11:573-576
14. Saltzman CL, Goulet JA, McClellan RT, Schneider LA, Matthews LS. Results of treatment of displaced patellar fractures by partial patellectomy. J Bone Joint Surg Am 1990;72:1 279-1 285
15. InallJ, Goldberg V, Salvati E. Recurrent dislocation of the high riding patella. Clin Orthop Relat Res 1972;88:67-69
16. Gunal I, Taymaz A, Kose N, Gokturk E, Seber S. Patellectomy with vastus medialis obliquus advancement for comminuted patellar fractures: a prospective randomized trial. J Bone Joint Surg Br 1997;79:13-16
17. Lennox IA, Cobb AG, Knowles J, Bentley G. Knee function after patellectomy: a 12-to 48-year follow-up. J Bone Joint Surg Br 1994;76:485-487
18. Veselko M, Kastelec M. Inferior patellar pole avulsion fractureso:steosynthesis compared with pole resection. J Bone Joint Surg Am 2005;87:113-121
19. Levack B, Flannagan JP, Hobbs S. Results of surgical treatment of patella fractures. J Bone Joint Surg Br 1985;67:416-419
20. Curtis MJ. Internal fixation for fractures of the patella:a comparison of two methods. J Bone Joint Surg Br 1990;72:280-282
21. Hung LK, Chan KM, Chow YN, Leung PC. Fractured patella: operative treatment using the tension band principle. Injury 1985;16:343-347
22. Bostman O, Kiviluoto O, Nirhamo J. Comminuted displaced fractures of the patella. Injury 1981;13:196-202
23. Catalano JB, Iiannacone WM, Marczyk S, et al. Open fractures of the patella: long-term functional outcome. J Trauma 1995;39:439-444
24. Torchia ME, Lewallen DG. Open fractures of the patella. J Orthop Trauma 1996;10:403-409
25. Edwards B, Johnell O, Redlund-Johnell I. Patellar fractures: a 30-year follow-up. Acta Orthop Scand 1989;60:712-714
26. Brooke J. The treatment of fractured patella by excision:a study of morphology and function. Br J Surg 1937;24:733-747
27. Mishra US. Late results of patellectomy in fractured patella. Acta Orthop Scand 1972;43:256-263
28. Einola S, Aho AJ, Kallio P. Patellectomy after fracture: long-term follow-up results with special reference to functional disability. Acta Orthop Scand 1976;47:441-447
29. Morshed S, Ries MD. Patella infera after nonoperative management of a patella fracture: a case report. J Bone Joint Surg Am 2002;84:1 018-1 021
30. Siwek CW, Rao JP. Ruptures of the extensor mechanism of the knee joint. J Bone Joint Surg Am 1981;63:932-937
31. Ilan DI, Tejwani N, Keschner M, Leibman M. Quadriceps tendon rupture. J Am Acad Orthop Surg 2003;11:192-200
32. Chin KR, Sodl JF. Infrapatellar fat pad disruption: a radiographic sign of patellar tendon rupture. Clin Orthop Relat Res 2005;440:222-225
33. Richards DP, Barber FA. Repair of quadriceps tendon ruptures using suture anchors. Arthroscopy 2002;18:556-559

34. Scuderi C. Ruptures of the quadriceps tendon: study of twenty tendon ruptures. Am J Surg 1958;95:626-635
35. Bhargava SP, Hynes MC, Dowell JK. Traumatic patella tendon rupture: early mobilization following surgical repair. Injury 2004;35:76-79
36. Schlegel TF, Hawkins RJ, Lewis CW, Motta T, Turner AS. The effects of augmentation with swine small intestine submucosa on tendon healing under tension: histologic and mechanical evaluations in sheep. Am J Sports Med 2006;34:275-280
37. Kummer FJ, Iesaka K. The role of graft materials in suture augmentation for tendon repairs and reattachment. J Biomed Mater Res B Appl Biomater 2005;74:789-791
38. DeFranco MJ, Derwin K, Iannotti JP. New therapies in tendon reconstruction. J Am Acad Orthop Surg 2004;12:298-304
39. O'Shea K, Kenny P, Donovan J, Condon F, McElwain JP. Outcomes following quadriceps tendon ruptures. Injury 2002;33:257-260
40. Marder RA, Timmerman LA. Primary repair of patellar tendon rupture without augmentation. Am J Sports Med 1999;27:304-307
41. Wenzl ME, Kirchner R, Seide K, Strametz S, Jurgens C. Quadriceps tendon ruptures: is there a complete functional restitution? Injury 2004;35:922-926
42. Burks RT, Edelson RH. Allograft reconstruction of the patellar ligament: a case report. J Bone Joint Surg Am 1994;76:1 077-1 079
43. Levy M, Goldstein J, Rosner M. A method of repair for quadriceps tendon or patellar ligament (tendon) ruptures without cast immobilization: preliminary report. Clin Orthop Relat Res 1987;218:297-301
44. Lindy PB, Boynton MD, Fadale PD. Repair of patellar tendon disruptions without hardware. J Orthop Trauma 1995;9:238-243
45. Konrath GA, Chen D, Lock T, et al. Outcomes following repair of quadriceps tendon ruptures. J Orthop Trauma 1998;12:273-279

第二十八章　膝关节脱位与韧带损伤

James P. Stannard, Robert C. Schenck Jr.

膝关节脱位是很严重的骨科损伤,常被分类为运动医学损伤。然而,我们平时很少能看到运动损伤带来的膝关节脱位(图28-1)。损伤机制通常是高能量创伤,如交通事故伤。历来都认为膝关节脱位的发生率低,但实际上可能要超出我们原来的想象[1,2]。对此原因有许多解释,包括我们对高流速创伤认识的增加,以及创伤所致的十字韧带损伤。抛开这些现象的原因,膝关节脱位的治疗对骨外科医生而言仍然很复杂,具有挑战性[3~6]。膝关节脱位可伴有相关的软组织损伤,特别是腘动脉损伤,使膝关节脱位的治疗更加复杂化。各种不同的方法应用于膝关节脱位治疗[2],尽管被认为是最有效的、最终的治疗结果也令人失望。膝关节脱位最终结果可导致膝关节僵硬强直、不稳定、截肢,即使膝关节脱位治愈,其关节功能也常比损伤前的水平要低一个级别[8]。

治疗膝关节脱位的方法有许多,包括石膏固定、外固定[9~10]、支具[11]、急性修复损伤的韧带[12~13],或阶段性的前十字韧带或后十字韧带(PCL/ACL)延迟重建而避免同时行前十字韧带和后十字韧带重建[5,14~16]。具体治疗方案应根据患者的病情来选择。对于合并膝关节开放性损伤、神经血管受累、多发伤或闭合性颅脑损伤的病人,早期行十字韧带重建的并发症风险较高,尤其是异位骨化和膝僵硬强直。把膝关节脱位病人的治疗作为一个整体来考虑,这点非常重要,评估重点包括韧带损伤,也包括相关的损伤。膝关节脱位常常是由一系列连续范围、由低到高能量的创伤而造成的不同结构损伤[2,18~25]。因此,治疗的决定必须是基于对整个创伤的分析。

膝关节脱位韧带重建方案有很多。后内侧角(PMC)和后外侧(PLC)角的可靠重建,对于合并十字韧带损伤的膝关节脱位是非常重要的。此外,十字韧带损伤外科重建包括重建后十字韧带。对于膝关节韧带重建,最好由具有基础研究和临床经验的,并掌握最新技术的运动医学骨科医生来进行。韧带损伤的治疗技术不断地进步,且不断改进。后十字韧带重建方法一直存在争议,标准的胫骨隧道技术与胫骨嵌入技术相比,可避免移植韧带在胫骨后面形成的"锐角效应",这就像用单束或双尾韧带股骨重建后交叉韧带一样存在争议。由临床经验丰富、熟练的外科医生治疗膝关节脱位,才能重建稳定的膝关节。

分　类

膝关节脱位的分类应根据韧带损伤的不同而

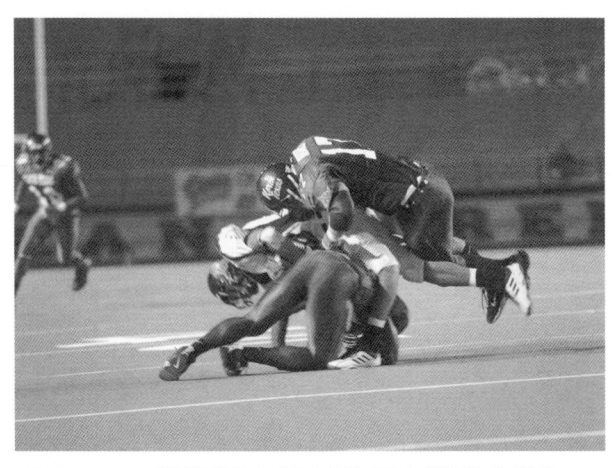

图28-1　橄榄球运动中过度伸展导致膝关节脱位

划分。相对位置分类是根据胫骨相对于股骨位置而划分的。此分类对骨折的复位非常有用,但很多年前此分类已不应用于临床,因为膝关节脱位可发生自然复位而导致其发生率很低的假象。

大家一致公认膝关节脱位的分类应对临床非常有用并能指导治疗[20,26,27],这将在以后详细讨论。最后,完全与不完全前后十字韧带损伤的鉴别是非常有意义的。不完全的前后十字韧带损伤治疗更直接,早期通常行单十字韧带重建并结合早期的关节功能锻炼[2,28]。

现在广泛接受的是,膝关节可以脱位而没有撕裂十字韧带。早在1975年,迈尔斯等就提到了膝关节脱位可伴有正常的后十字韧带[29]。谢尔和库珀等各自报告了一例放射学检查诊断为膝关节脱位的病人,经手术探查发现其后十字韧带正常[5,14]。在一项相似的不完全十字韧带损伤研究中,出现后十字韧带断裂可造成胫骨相对于股骨的向后移动,而前十字韧带损伤正常。因此,此膝关节脱位分类描述膝关节脱位时,并不能明确指出什么部位损伤,并给予大量信息用于指导治疗。膝关节脱位曾被定义为胫骨相对于股骨位置的变化,一个对临床有用的膝关节脱位分类标准应根据韧带损伤而划分。

20%~50%的膝关节脱位在首次诊断和治疗被漏掉,而被认为发生率很低,这样大量膝关节脱位没有被划分在此分类中。膝关节韧带的解剖复杂,包括十字韧带和内外侧副韧带断裂可能合并于膝关节脱位中。因此,一个实用的膝关节脱位分类应包括所涉及的韧带损伤。韧带损伤的检查最好在膝关节脱位当时进行(如果能容忍的话)或麻醉下检查。膝关节脱位解剖分类是基于韧带的功能(什么韧带撕裂)而划分的,对于膝关节脱位的治疗和手术切口的确定非常有用。数字越高,膝关节受伤越严重,在大多数情况下代表着有较高速度创伤造成的。膝关节脱位应该能够按照此分类标准,确诊为至少下列5种可能的损伤模式之一(表28-1)。附加指定的C和N分别指相关的膝关节动脉和神经损伤。因此,KDIIILCN意味着十字韧带全部损伤,外侧副韧带、后外侧角、腘动脉和腓总神经损伤。此解剖分类非常有用,因为它可告诉临床医生什么韧带撕裂,特别是对于后内外侧角和内外侧副韧带重建,医生之间可根据此分类对膝关节损伤的治疗进行讨论。KDV是一种范围比较大的股骨髁部骨折,除了膝关节复合韧带损伤之外,被定义为伴有骨折的膝关节脱位[2,6]。

表28-1 解剖分类

分类	解 释
KDI	十字韧带正常的膝关节脱位
KDII	前后十字韧带损伤,副韧带正常
KDIII	前后十字韧带损伤,内或外侧副韧带损伤
KDIV	前后十字韧带损伤,内外侧副韧带损伤
KDV	关节骨折脱位

膝关节脱位的解剖分类法是把韧带功能作为一个整体,强调了在麻醉下检查韧带损伤的重要性(EUA)[30]。由于严重的损伤和相关的疼痛会影响检查,在麻醉下检查能准确地确定什么韧带损伤。Lonner和他的研究小组成员用磁共振成像(MRI)判断韧带功能,并比较了麻醉下检查的准确性。检查发现与麻醉下检查相比,它可过高地估计膝关节韧带损伤。此检查不能准确地诊断韧带损伤。磁共振成像能确定韧带损伤类型,显示透明软骨、半月板受伤,为在麻醉下检查韧带损伤提供参考(图28-2)[2,19,31~33]。磁共振成像与麻醉下检查和手术探查损伤相比的优点是,它可以在术前帮助判断韧带损伤。根据我们的经验,磁共振成像非常重要,它可帮助我们制订术前计划,但不能替代麻醉下检查[9,19,21,34]。磁共振和麻醉下检查对于膝关节复合性韧带损伤的诊断和治疗是至关重要的。

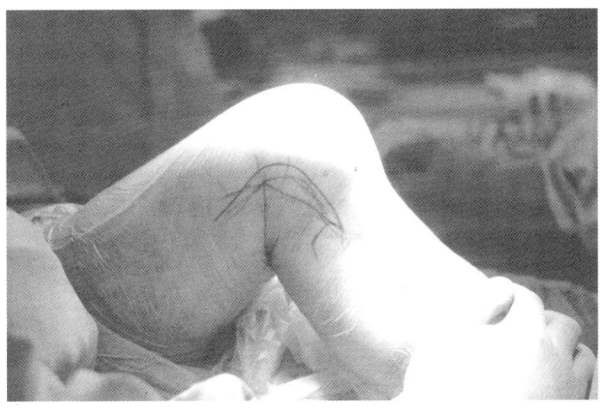

图28-2 麻醉下检查可发现完全性后交叉韧带损伤造成的一致性凹陷

非手术治疗

15年前发表的论文认为膝关节脱位应给予保守治疗[3,31,35]。虽然一些零星的病例报告了用非手术疗法取得了良好的韧带功能和关节稳定性,但很多作者指出此治疗带来了不可接受的极高的并发症发生率,如关节僵硬、疼痛和不稳定[18,30,36~42]。非韧带重建手术治疗使用的跨关节外固定器(而不是完全非手术治疗),特别适用于那些不适于行韧带重建手术的病人,可更有效地治疗膝关节脱位[37,38,41,42]。非手术或非韧带重建手术都靠间接的瘢痕组织愈合,连接韧带和关节囊而产生一个稳定的膝关节[38]。在本节中,我们总结非手术和手术治疗膝关节脱位的适应证而不讨论韧带重建。

适应证

虽然许多学者积极主张对于急性膝关节脱位应给予手术治疗,如前所述,非手术治疗或非韧带重建手术治疗膝关节脱位有它的适应证。下列病人不应考虑手术治疗:①一般情况较差而不能耐受手术的病人;②开放性膝关节脱位病人(图28-3);③严重闭合性软组织脱套伤病人。

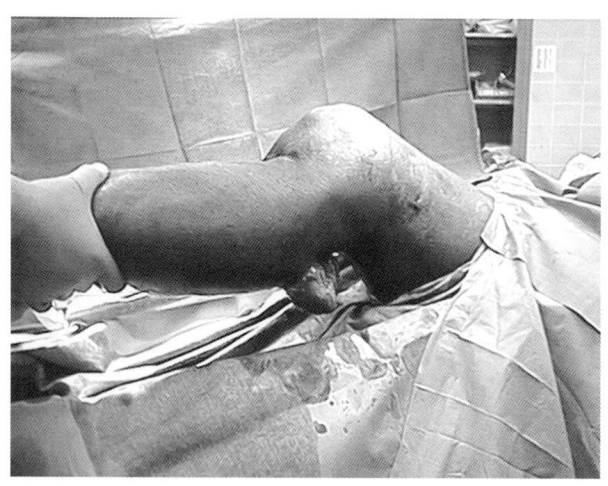

图28-3 后侧开放性膝关节脱位伴腓肠肌一头从伤口中脱出

技术

石膏固定制动

在没有掌握现代外科韧带重建手术之前,此方法被广泛地应用于治疗膝关节脱位。石膏固定引起的问题很多,包括不能直接观察创口、关节纤维化、关节活动丧失、疼痛和关节不稳定[3,11,35,38~40,42]。如选用此方法在6周内拍X线片至关重要,以观察膝关节在石膏内有无脱位或半脱位[38,42]。另一个重要原则是石膏固定时间不能超过6周,然后拆除石膏行膝关节主动活动[3,8,36,37,40,42]。长时间石膏固定可导致关节纤维化和疼痛,石膏固定仅适于那些不能接受手术治疗的病人。

可行早期活动的膝关节护具

使用护具并早期活动膝关节来治疗膝关节脱位,膝关节一般能在几周内恢复活动,但经常会导致严重的韧带松弛。几位作者指出,应用保守的非韧带重建方法可致韧带松弛[1,3,31,41,42]。韧带的不稳定带来的膝关节功能丧失是非常严重的。

外固定

外固定器可应用于那些软组织损伤严重或不适合行韧带重建手术的病人。应用外固定器固定复位的关节是一种有效的方法,不用内固定物穿越关节。应用外固定的主要适应证包括高能量创伤所致的膝关节脱位但不合并局部损伤(如骨折脱位)、开放性膝关节脱位、严重的软组织损伤或患者不能自行康复锻炼。该技术的优点是能直接观察伤口和保持良好的关节复位。缺点包括关节活动丧失和瘢痕组织形成(股四头肌粘连)。此技术的具体细节包括在手术方法部分。

康复

当用非手术或非外科重建方法治疗膝关节脱位时,膝关节固定的时间是有争议的。许多作者建议,如果不是用早期韧带重建的方法来治疗膝关节脱位,膝关节制动4~8周是必要的[3,8,36~38,42]。Taylor等指出,膝关节制动超过6周会导致严重的膝关节僵硬和疼痛。康复应包括有帮助下的膝关节活动锻炼。膝关节脱位治疗约3个月后,应对膝关节的活动度和韧带的稳定性加以评估,根据评估结果决定治疗,包括韧带手术重建、麻醉下粘连松解或继续行膝关节功能康复锻炼。

手术适应证及诊疗图

大多数膝关节脱位需要外科手术治疗,除了当时没有急诊手术条件或病人伴有严重的慢性疾病外,膝关节脱位的手术疗效是非常满意的。本节提供了一个诊疗图用于指导治疗膝关节脱位(图28-4)。

目前膝关节脱位的治疗策略可分为两大类:关节制动下的治疗和早期膝关节活动下的治疗[38]。正如已经在本章技术部分所介绍那样,关节制动治疗的主要方法是用外固定器跨越关节,制动并固定膝关节6~8周[37]。

而早期膝关节活动下的治疗方法是用不同的方法行韧带修复和重建,它是膝关节早期活动的关键。早期关节活动定义为术后4周内行主动的膝关节活动。早期活动的理论依据是减少关节内的瘢痕组织形成、减轻疼痛和改善关节运动。早期关节活动的风险是影响伤口的愈合和导致韧带松弛。我们相信医生对大多数病人能有一种方法治疗膝关节脱位并允许膝关节早期活动,以改善最终的关节活动范围,减轻疼痛和减少关节内的瘢痕组织。

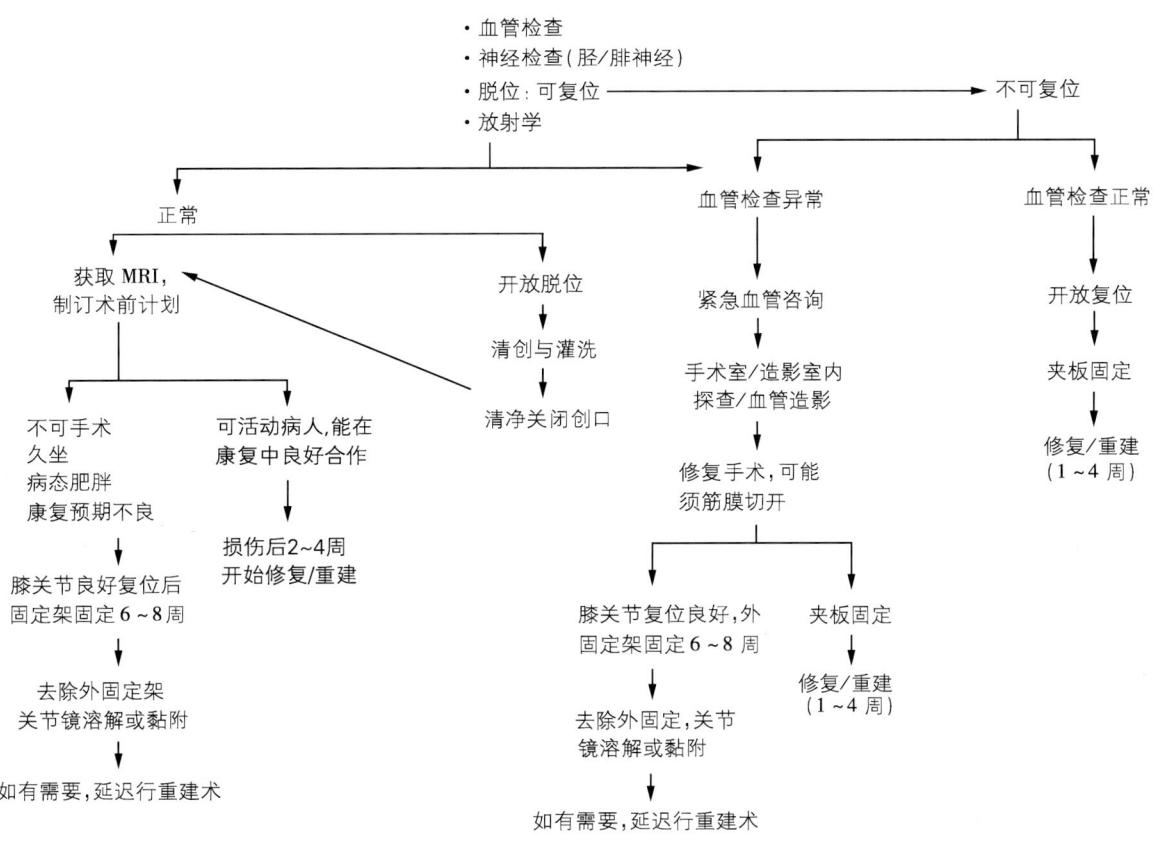

图28-4 膝关节脱位的治疗

对有复合韧带损伤的病人,医生应在急诊室内行仔细的神经和血管检查,特别注意观察膝以下的血供和腓总神经及胫神经功能,并对病人的皮肤仔细检查,以确认有无膝关节开放性脱位,同时仔细检查同侧下肢有无骨折。如果膝关节一直处于脱位,应该给予复位。如果不能复位而血管检查正常,患者应在手术室行手术切开复位,应用外固定支具固定2~4周让软组织修复后,给予韧带修复或重建。

对大多数的膝关节脱位复位,应该仔细行血管检查并选择性行血管造影(见并发症部分)。如有血液循环危象,包括脉搏、皮肤颜色或温度的改变等,医生应紧急会诊,急诊行筋膜切开、血管探查并重建血循环。经正常检查后发现病人有开放性膝关节脱位,应急诊行外科清创,根据其伤口的损伤严重程度,应用跨越膝关节的外固定支架治疗比较好。当给予病人伤口清创闭合后,然后可以再考虑行韧带重建。不管初步检查如何,磁共振检查应在手术前完成以帮助制订术前计划。大多数患者如果治疗配合积极,应予膝关节韧带修复或重建。我们建议2~4周内开始行韧带修复或重建,以便能让膝关节早期活动。文献研究显示,理想的韧带修复或重建时间是不确定的。对于一次手术行全部韧带修复和重建,或早期后十字韧带、PLC和PMC康复治疗,然后行延迟的前十字韧带重建一直存在争议。作者报告了用这两种方法治疗的成功及各自的优点。本章的作者之一主张一次手术中重建所有韧带,而其他人则认为除了ACL,其他韧带应一次性重建,随后6周后行ACL重建。

手术治疗

解剖

膝关节的解剖在理论上被划分为四个结构部分:前、后十字韧带和内、外侧副韧带(包括角)。肌肉骨骼损伤在其腱腹结合部,包括腘肌和膝后外侧的股二头肌和后内侧的半膜肌损伤。

可触知的膝关节重要解剖标志包括股骨内外侧髁(内外侧附属韧带起点)、胫骨结节(髌腱止点)、Gerdy结节(髂胫束止点)、胫骨近端后内侧面和腓骨头的外侧面。

在膝关节脱位中膝后内侧或后外侧角经常需要手术探查,这就需要手术入路的知识。膝后内侧或后外侧角重建手术入路需要根据股骨髁、胫骨后内侧面和腓骨外侧解剖标志而确定。用后外侧手术入路松解粘连的软组织或韧带重建手术时,首先要探查、游离和松解腓总神经。胫骨结节和鹅足肌腱远端止点是小腿内侧的解剖标志。膝内侧手术入路是沿着膝内侧副韧带(韧带)走行于胫骨内侧的后面向下直至鹅足肌腱。

膝关节血供由两套独立的经过复杂吻合的血管系统所提供:关节内和关节外血管网。关节内血供呈一环状解剖吻合,由一条关节支、肌肉分支和5条膝动脉分支所形成。膝动脉分支有膝关节上内侧动脉、外侧膝状动脉分支、膝中动脉和膝下内外侧分支组成。此解剖血管网给膝关节皮肤和髌骨提供了丰富的血液供应,甚至可以行皮肤下剥离而不影响皮肤的血循环。当两个切口(如平行髌骨的内侧和外侧切口)平行时,皮瓣的血循环是根据关节外分支的膝上和膝下动脉蒂的宽度而确定,两切口之间应至少有7~10厘米的距离,这样才能避免皮肤坏死。如皮瓣设计周全,皮肤坏死是罕见的,但皮肤坏死经常发生于腓肠肌内侧头旋转形成术时。虽然关节内和关节外血管网提供膝表面皮肤丰富的血循环,但腘动脉发生血供障碍时,此环形血管网不足以为膝侧方提供足够的血供。

膝关节周围肌肉和韧带的解剖附着关系十分复杂。层分类系统已经被很好地描述了,它有助于我们了解膝关节复杂的后外侧角和后内侧角解剖。层分类系统可用罗马数字标记为Ⅰ、Ⅱ层和Ⅲ三部分(图28-5)。第一层是浅层,其深层分别为Ⅱ和Ⅲ层。层Ⅰ为弓形的,包括在膝关节前方的Marshall

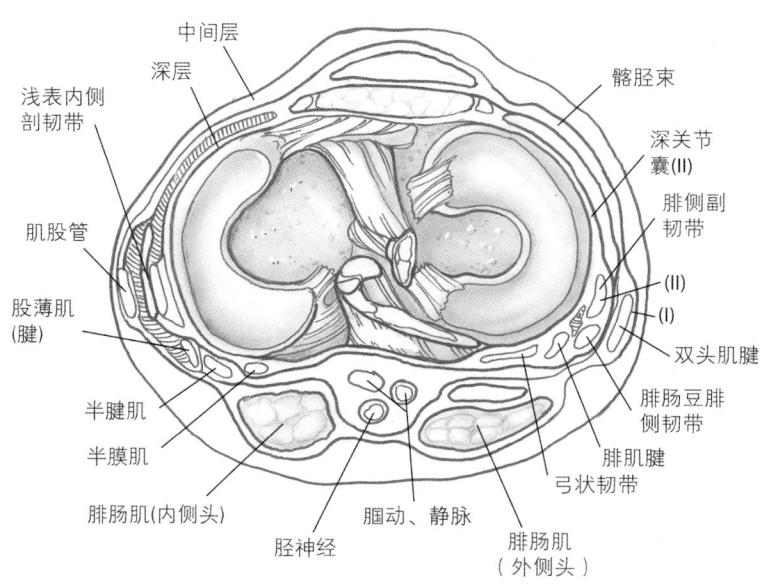

图28-5 膝关节结构体层轴位观

层、内侧的股薄肌筋膜、外侧的髂胫束和股骨二头肌筋膜;层Ⅱ包括髌腱、内侧副韧带浅层和外侧副韧带;层Ⅲ为所有的关节囊结构,包括关节囊增厚部分—有功能的后斜韧带和弓状韧带、内侧副韧带深层和中间的三分之一的外侧关节囊(Segond fracture)。简单来说,层Ⅲ包括所有的关节囊,但在后内侧和后外侧角处厚度上不同,从而形成不同的韧带。膝关节前方是关节囊或层Ⅲ,质薄并附着在髌腱的后方。膝后外侧的关节囊增厚部分,名为弓状韧带(膝后三分之一关节囊,外侧);而膝后内侧关节囊增厚部分是后斜韧带(膝后三分之一关节囊,内侧)。后外侧角和韧带形态变异较大,当阅读一些文献时可有不同的命名术语。后外侧角的重建必须包括腘腓韧带和膝外侧副韧带重建。

膝后内侧入路

在膝关节脱位中,膝关节后内侧入路非常适用于腘动脉损伤的探查[26]。Burks 和 Berg 报告了此入路与其他入路不同点,它可暴露后十字韧带在胫骨附着处。膝开放性脱位需要重建后交叉韧带和后内侧角时可用此入路[44],并可同时行血管和韧带损伤的修复[16,26,44]。Burks 和 Berg 在另一份文章中还报告了用膝后侧切口暴露后十字韧带。膝后内侧入路如下所述。

病人仰卧位,臀部外旋呈"4"字位,膝屈曲。切口从股骨内侧髁,沿着内侧副韧带直到在胫骨后内侧附着处,术中显露大隐静脉和隐神经并加以保护(图 28 - 6)。把鹅足肌腱拉向远端,半膜肌在胫骨附着处形态各异。根据我们的经验,通常需要在其胫骨附着处剥离,然后沿着原来标记缝回原处。确认腓肠肌内侧头,手术切口从前直到腓肠肌紧靠胫骨髁近端和股骨内上髁。外科医生必须继续分离组织并确认关节线,以不偏离胫骨后内侧远端。用此入路暴露后十字韧带时,所有的牵开器必须放在腓肠肌内侧前面,以避免损伤腘血管,腓肠肌内侧头通常不用分离(图 28 - 7)。此手术入路解剖比较复杂,最好在初次手术之前在尸体标本上练习,或与有着丰富经验的外科医生一起手术,以避免手术的并发症。保持膝屈曲 70°,以降低血管神经束张力,从而提高手术的安全系数。膝关节脱位并有内侧副韧带损伤病例中,关节囊经常受到损伤可行手术探查。此入路的缺点是不能显露膝外侧结构。

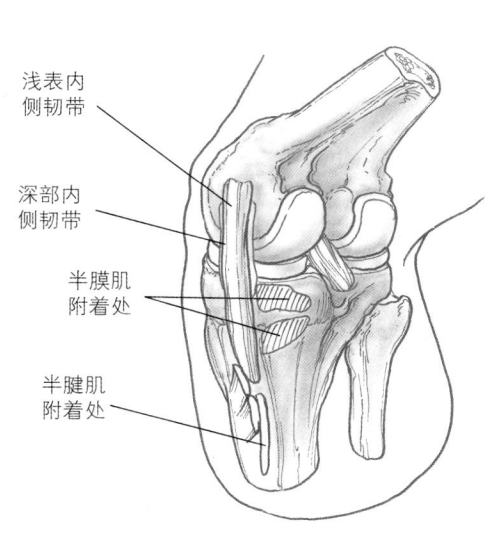

图 28 - 6　膝关节后内侧入路的浅部解剖

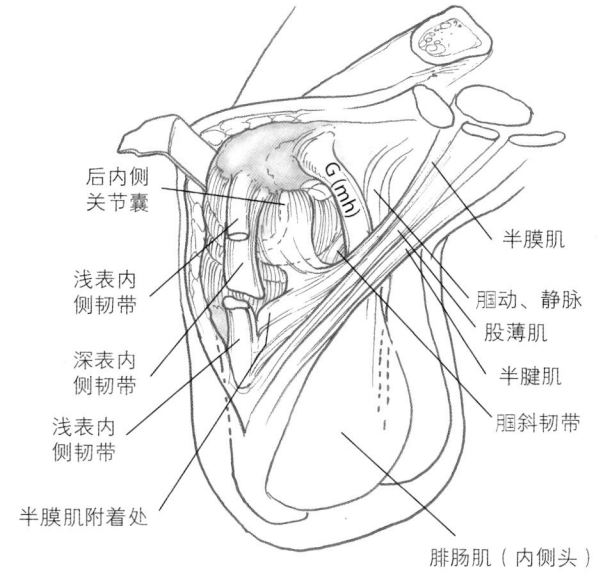

图 28 - 7　膝关节后内侧入路的深部解剖

膝后外侧入路

此入路可分别用于重建膝后外侧韧带损伤,游离腓肠肌外侧头以覆盖软组织缺损,探查和修复腓总神经损伤。此入路经常用于膝关节脱位和后外侧角结构的重建。在暴露关节深层结构之前一定要游离、显露腓总神经,以避免术中对其造成损伤。膝关节脱位伴有前、后十字韧带完全损伤,断裂的韧带通常呈圆状。对于膝关节脱位,通过损伤的组织可以更容易显露膝关节。病人仰卧位,患肢臀部垫高,大腿上一止血带。显露膝关节时,最好让膝屈曲90°,这样可以松弛并保护腓总神经。医生在手术中可取坐位,皮肤的切口与医生的眼睛呈一水平线。病人的足部放于手术台上,膝关节屈曲90°。皮肤切口,远端起自腓骨头呈一直线到达近端,然后弯向大腿外侧。由于近端的张力,切口在髂胫束(ITB)和股二头肌之间呈弧形并用剪刀仔细分离进入深筋膜。腓总神经从股二头肌直到腓骨颈处,可在筋膜外用手指触摸辨认。应用此入路暴露深层结构和韧带重建时,一定要暴露腓总神经(图28-8)。腓总神经的暴露,最好是从近端向远端并绕着腓骨颈游离。一旦腓总神经游离完毕,可用血管橡皮圈牵拉保护,这样对后外侧角和腓肠肌外侧头的暴露相对容易些。

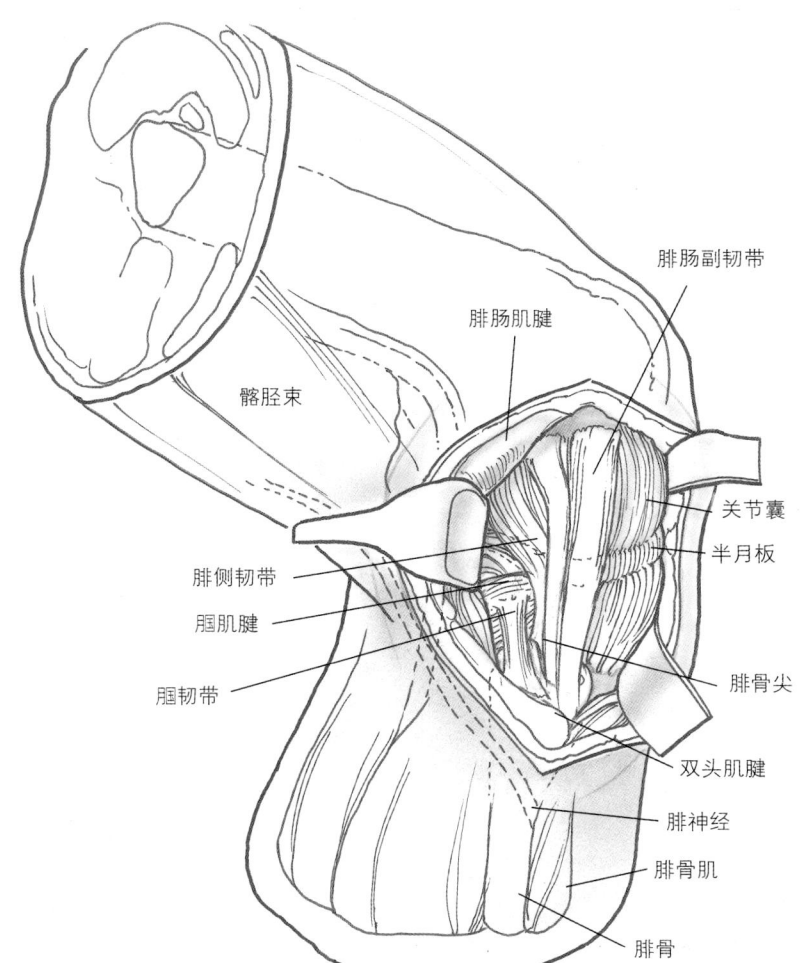

图28-8 膝关节后外侧入路的浅部解剖

钝性分离通常用于腓肠肌外侧头的暴露(图28-9)。对于后外侧角的复合韧带损伤,解剖分离相对于损伤来说是对软组织的二次损伤。外科医生不应该解剖分离腓肠肌深面,因为它可引起腘神经血管损伤。如果外侧副韧带正常,暴露后十字韧带时不能用此手术入路。此外,如果此入路用于后十字韧带和后外侧角损伤重建,正常的ACL会阻止后十字韧带在胫骨内侧的显露。但是,如果前、后十字韧带和外侧副韧带完全撕裂,用此外侧入路时,应仔细解剖重要组织,显露后十字韧带在胫骨的附着处。

后十字韧带重建

ACL重建开始于20世纪80年代,而PCL重建技术则发展于过去的十多年中。目前有三种不同的方法行PCL重建:胫骨隧道法,移植韧带近端固定在股骨,远端则通过隧道固定在胫骨近端;胫骨镶嵌法,类似于胫骨隧道法近端固定于股骨,而

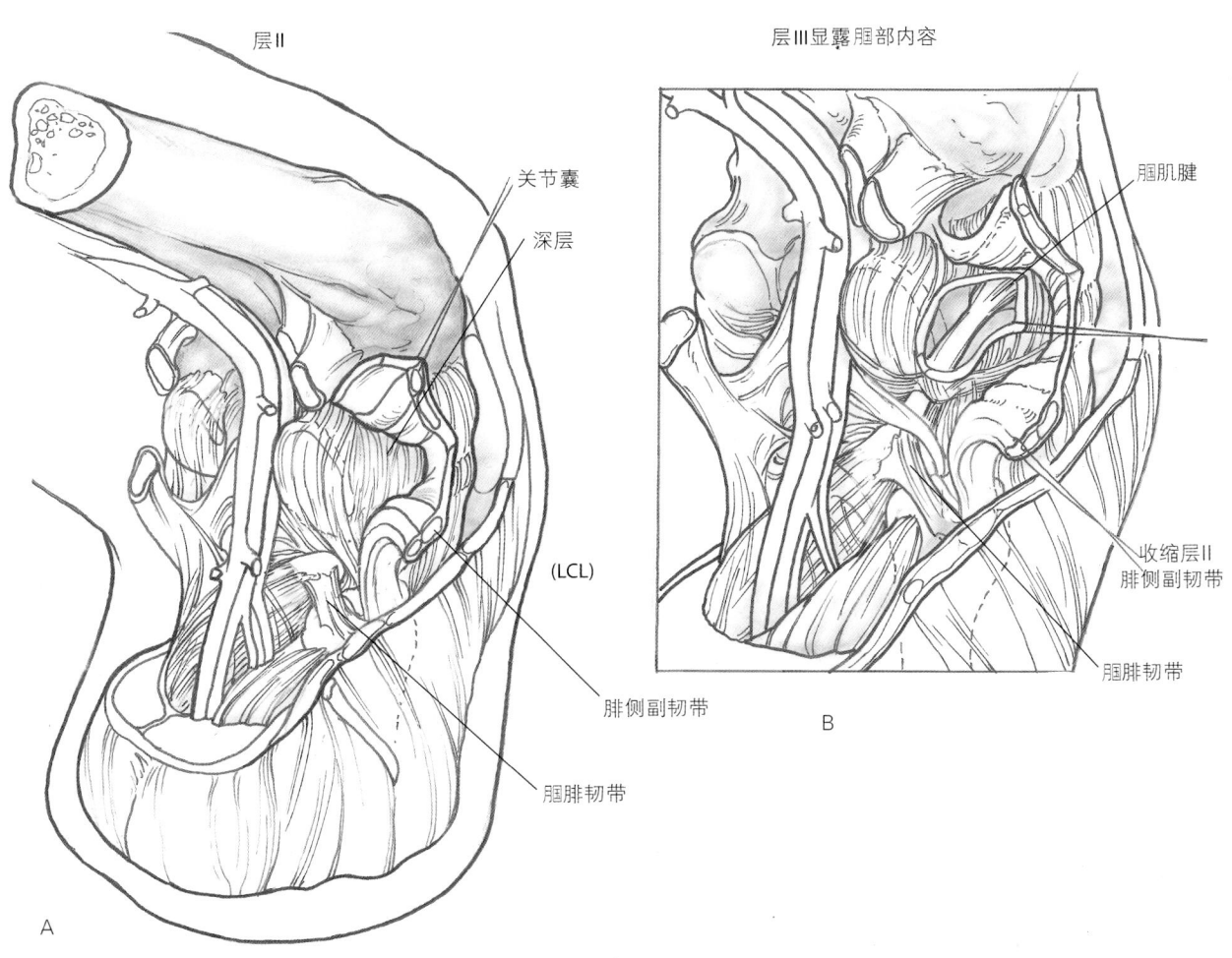

图28-9　A.膝关节后外侧入路的深部解剖。B.通过关节切口显露腘肌腱。通过关节囊切开深部解剖，充分显露腘肌腱

远端用骨块固定于后十字韧带在胫骨的解剖位置止点上，此技术把骨块远端固定接近于关节线上；最后的双尾股骨技术经常和胫骨镶嵌技术结合起来用。

胫骨隧道技术常常导致层Ⅰ或层Ⅱ松弛。有两个主要因素，可以解释胫骨隧道技术为何常导致延迟松动和低度的韧带松弛。第一个因素是移植肌腱通过胫骨后缘向上反折到达股骨时呈锐角，此被称为"killer turn"，可能导致韧带与胫骨的磨损，以及随后带来的韧带松弛和失败（图28-10）。此假说已在尸体上得到证实，用生物力学测试系统［MTS 机（MTS Systems，Minneapolis，Minnesota）］对膝关节进行2 000次的屈伸循环，测量移植韧带的生物力学结果，其结果是胫骨镶嵌技术的失败率为0，而胫骨隧道技术的失败率为32%；另外，在移植物变薄和延伸上两者也有显著差异，胫骨镶嵌技术有13%变细和5.9毫米移植延伸，而胫骨隧道技术有41%变细和9.8毫米延长[45]。第二个因素是 PCL 有两条功能不同的束，其在膝屈曲过程中紧张程度不同[46~49]。胫骨隧道内技术只重建前外侧束，胫骨镶嵌技术可能有把移植骨块放入胫骨后侧的缺点，并与后十字韧带在胫骨的止点处有一个锐角（the killer turn）[16,50~52]。股骨双孔技术可行前外侧束和后内侧束的重建[53,54]。

胫骨镶嵌技术看起来好像很复杂，近年来已变得简单可行。米勒等进行的解剖研究结果显示，当腓肠肌内侧头切除时，腘动脉与胫骨镶嵌点距离平均为21毫米[55]。探索新的手术入路将使胫骨镶嵌技术变得更加简单可行，病人可取仰卧位并保留腓肠肌内侧头的起点。

单束重建后交叉韧带

此方法可分为下列几个步骤：

1. 病人的体位、麻醉下检查、关节镜检查和股骨髁间窝的准备；
2. 股骨隧道准备；

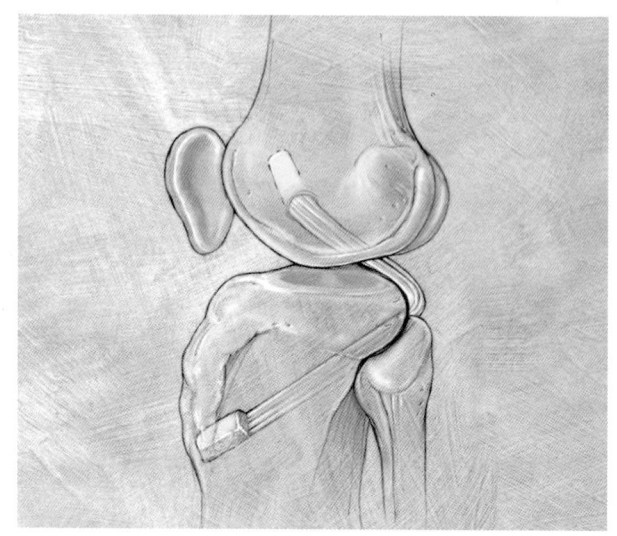

图 28-10 "killer turn"发生于经胫后交叉韧带重建

3. 后内侧入路和胫骨镶嵌点的准备；
4. 移植物的准备；
5. 胫骨侧移植固定；
6. 股骨侧移植固定。

病人仰卧于标准手术台上，足放于手术桌上，在麻醉下仔细检查确定韧带的损伤。用标准的前内和前外侧关节镜入口，把 30°关节镜插入到前内侧入口中以确诊后交叉韧带损伤。切除残留的后十字韧带并确定其解剖起点。

股骨隧道准备

以长钻针通过前外侧孔插入膝关节用于股骨隧道的准备，插入导针时膝关节弯曲。在关节镜观测下，导针的尖端定位在后十字韧带前外侧束在股骨的解剖起点的中心处（通常在 10：30 位置，在左侧股骨髁间窝，距离关节面后面 8mm）。导针的尖端自下外侧钻入股骨内侧髁并透过皮肤到达大腿内侧面。在远端，将导针通过前外孔向外抽出。移出导针，将直径 10mm 隧道刀通过导针放于隧道中，这样在股骨内侧髁建立一个 30 mm×10mm 的隧道。移出隧道刀而导针仍留在原位，但是在胫骨内侧面从导针尾端穿入爱惜康 5 号线。

后内侧入路和胫骨镶嵌位置的准备

将关节镜设备从膝关节处移开，膝关节屈曲呈 "4" 字位置。术者站在健侧肢体的手术台边，一名助手站在患侧肢体旁。患肢驱血，上充气止血带。在膝后内侧处做 6~10 厘米的皮肤切口，切口过胫骨后内侧面，位于关节后面的关节线的中心处。在胫骨后内侧处暴露并切开股薄肌筋膜，把鹅足肌腱拉向远端（图 28-7）。切开腓肠肌内侧头和半膜肌后缘之间的筋膜，游离半膜肌并用不可吸收线缝合做一标记。沿着胫骨后面、膝关节线和股骨髁的后内侧，向前解剖分离至腓肠肌；在膝关节的内侧钝性分离并牵开腘肌，将 Homann 牵引器从后十字韧带外侧处插入，并清晰地暴露胫骨的后方。有时显露胫骨的后方中间是很困难的，但如果仔细观察后十字韧带在胫骨的撕裂残余处、股骨内侧髁后外侧的边缘、关节表面和外侧半月板，其解剖止点位置就可以确定。用牙钻于胫骨上钻一与移植骨块形状一致的骨槽，其尺寸约 10mm（长）×25mm（宽）×10mm（深）。注意不要在远端把骨块放置过深，以防止产生 "锐角效应"。在关节中间处切开关节囊并用止血钳剥离，松开止血带，并尽量减少止血带使用时间。

移植物的准备

本书作者之一推荐使用异体髌腱移植，而其他作者则推荐使用异体跟腱移植。异体跟腱移植可在股骨处行双尾移植固定。用摆锯在髌骨处锯一个标准的三角骨块（宽 10mm，深 10mm），并在髌骨骨块上钻 2 个直径 2.0mm 的孔，各自穿入一 5 号爱惜康线（Ethibond，Ethicon，Johnson & Johnson，Somerville，New Jersey）以便牵拉穿过通道。在胫骨松质骨处凿一与镶嵌骨块相似的，尺寸为 25mm×10mm×10mm 的长方形骨槽。

移植物在胫骨处的固定

患肢屈曲呈 "4" 字位，通过膝关节的下外侧孔，在 ACL 的内侧放一弯曲的止血钳。在关节后方中间切开的关节囊处抽出定位的注射针头，通过凯利钳夹持爱惜康 5 号线的末端，由前外侧孔从关节内抽出。牵引爱惜康 5 号线让移植骨髌腱骨的近端从股骨髁间窝处进入，细的导针和穿入它的缝线通过前外侧孔退出。爱惜康 5 号线的末端（连于移植肌腱）穿入导针远端的尾部的孔中在股骨隧道内。用手握钻头把持器把持导针的尖端，通过股骨隧道，穿出大腿内侧的皮肤。牵引缝线，在关节镜可视化下用抓持钳把髌骨块放进股骨隧道中。在关节后方中线—胫骨的后方放入镶嵌骨块，移植肌腱与骨的结合部正好在后关节线处。移植骨通过股骨隧道时应仔细、认真和耐心。一旦移植物放置好后，外科医生必须检查移植物放入的位置，膝关节屈伸多次，并屈膝 90°行抽屉试验检查。直到外科医生对移植物的位置、张力感到满意且抽屉试验呈阴性，才行移植物的固定。

作者倾向于首先将移植物在胫骨上固定，让移植韧带处于胫股关节线处，这样可防止在胫骨镶嵌处有"killer curve"效应。用2枚4毫米的空心钉在胫骨镶嵌处固定。导针轨迹方向是由前向后，平行于关节线并至少有1厘米距离。在合并ACL韧带损伤时，此导针可倾斜向外，以免影响ACL重建时所需的胫骨处骨隧道。导针过度穿入并用4毫米空心钉在胫骨镶嵌处行移植物固定（图28－11）。

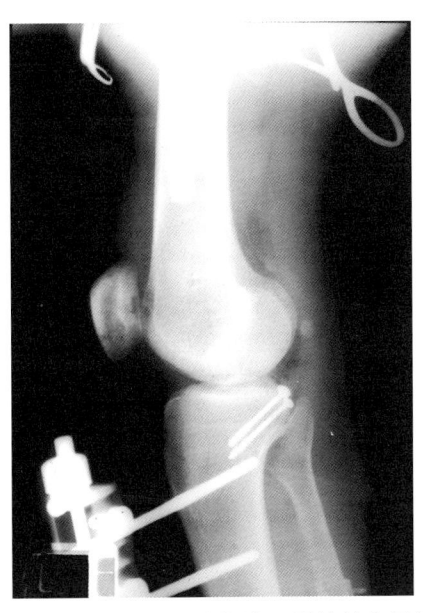

图28－11　管状螺钉确保嵌入骨块的牢固固定

移植物在股骨面上的固定

当自体移植韧带在胫骨上被固定后，膝关节在手术台上屈曲呈"4"字位。关节镜由膝后向前内侧入口放入以确认移植韧带位置及方向。张力保持在髌韧带和爱惜康5号线之间，通过膝关节多次屈伸以保持移植物的张力。从前外侧孔向后在骨块上拧入一枚大小合适的可吸收挤压螺钉。病人膝屈曲90°，医生将其胫骨向前牵拉并拧入一枚松质骨螺丝钉将移植物牢固地固定于股骨隧道中。在手术室中拍X线片以确认移植物和螺钉位置及膝关节的解剖位置。

双束镶嵌法重建膝后交叉韧带（视频28－1，光盘4）

后交叉韧带损伤的解剖重建包含胫骨上的镶嵌技术[16,50~52]和股骨上的双隧道技术[53,54]。此技术与前所述的单束重建技术有许多相似之处，特别是在胫骨上镶嵌槽位置的确定。病人取仰卧位，膝下放一垫子并让足部垂于手术台下，以方便在关节镜下操作。将异体跟腱分为一个较大的前外侧束和一个较小的后内侧束。修剪骨块并在每个骨块上用2号线行克拉科夫缝合，以帮助骨块穿过股骨隧道。股骨髁间窝处行关节镜磨削术，确认任何半月板病变。然后用一带刻度的导针，从关节面向后交叉韧带在股骨髁间窝处的止点上钻入6~8毫米。第二枚导针放置在第一个导针钻的下方且有一定距离，以便让这两个隧道间有约4毫米的骨桥（图28－12）。隧道的直径大小应根据异体跟腱直径来决定，通常是前外侧隧道为9毫米，后内侧隧道为7毫米（图28－13）。关节镜从关节中取出，根据相关的韧带损伤而决定是用后外侧还是后内侧入路。

应用刮匙或咬骨钳在后交叉韧带胫骨起点上，通过骨切做一在0.5英寸弧形骨槽。一个关

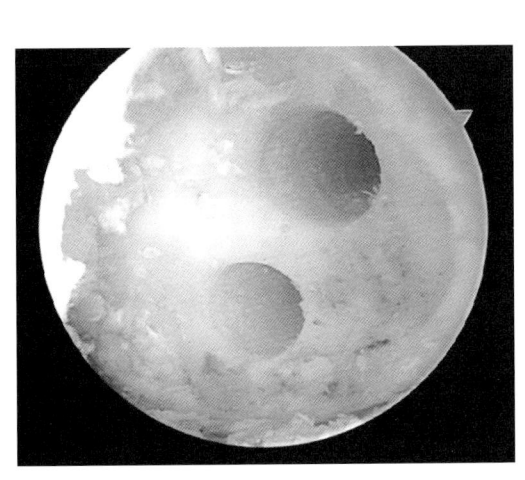

图28－12　通过股骨内髁的前外侧和后内侧隧道

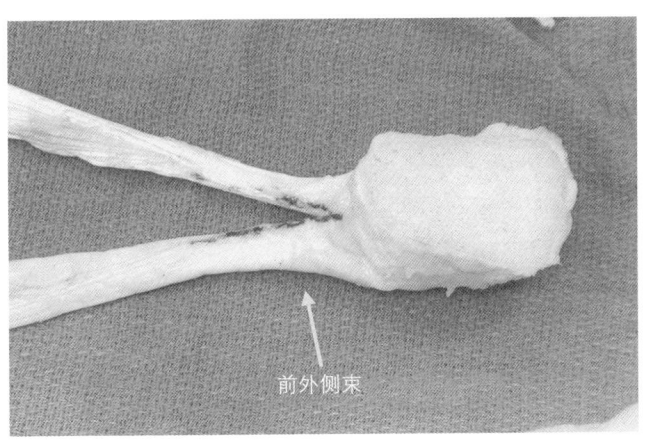

图28－13　用于后交叉韧带重建的异体跟腱移植物的准备

键点是用 Hoftmam 或类似的拉钩放在腓肠肌的前面,把肌肉和血管拉向后面。另一关键点是医生在膝关节后方进行手术操作时,要让病人的膝屈曲。在骨块上钻一直径为 4.5 毫米的孔并拧入 1 枚直径为 4.5 毫米空心螺钉和垫圈,关键是不要让骨块太薄(图 28-13),否则当拧入螺丝钉时可造成骨块碎裂。如果发生上述情况,可以用 U 型钉固定。然后把这两个骨块放入它们各自的股骨隧道中。前外侧束在膝屈曲 80°时紧张,而后内侧束在膝屈曲 15°时紧张。根据骨的质量,每一束都用等于或大于隧道直径 1 毫米的可吸收挤压螺钉固定。如果所有四条韧带都撕裂,关节镜可用来确认膝关节脱位已复位,移植韧带不要过度紧张。我们首次 30 例中,利用此技术的术后结果很好,但有少量可随时间的推移而发生松动,只有一例手术失败。KT-2000 年的数据表明,移植物韧带的张力与健侧一样,Lysholm 膝关节评分和临床松弛检查结果也是相当满意的。[56]

腘绳肌重建前交叉韧带(视频 28-2,光盘 4)

这项技术最近广泛应用在骨科运动医学,美容小切口和相对简单的康复,使医生更倾向于用此技术,特别是对那些娱乐型的运动员,但也可应用于是有竞争性的排球运动员。因为行骨髌腱骨重建后,髌骨肌腱炎经常使移植肌腱张力减弱。但是,最近的研究显示骨移植后用 KT-1000 测试,关节有很好的长期稳定。这样,骨—髌腱—骨移植仍然是竞争性的专业运动员和学生运动员前交叉韧带损伤重建的黄金治疗措施。但对于有 ACL/MCL 或前后十字韧带损伤的病人,可能需要用此肌腱行内侧副韧带重建。下面就对腘绳肌移取及韧带重建加以介绍。

在内侧确定鹅足腱,位于胫骨结节的稍远侧。在肌腱处做一个长 3 厘米的切口,切开缝匠肌筋膜,每个肌腱顺序地套入直角钩钳上,分离每个肌腱的止点附着处,再 Zrackow 缝合各肌腱末端行。此肌腱获取简单,但可致膝部分功能短期内丧失。切取腘绳肌时必须在大腿处肌腱与肌腹结合处加以剥离。切取后,清除肌腱上附着的肌肉。在肌腱两端行 Krakow 缝合,移植肌腱的尺寸就确定了。通过此切口用关节镜在胫骨上进行隧道的准备。股骨处内固定可以用各种不同的技术,并要求其准确的解剖定位,并牢靠地将移植肌腱固定在隧道中。股骨隧道钻孔和准备,取决于所使用的固定类型。

改良双尾重建技术重建后外侧角(视频 28-3,光盘 4)

改良的双尾重建后外侧角深层(PLC)的三条重要韧带包括腘韧带、腘腓韧带和外侧副韧带。该技术在胫骨外侧从前向后钻一直径为 5 毫米的孔,腘肌在胫骨的后方穿过。钻孔时用牵开器或外科医生用手指放于胫骨后方以避免钻头损害腘血管。用一直径为 7 毫米的攻丝攻胫骨隧道,以便用生物可吸收螺钉固定,把自体胫后肌修剪成直径约 5 毫米,然后在胫骨隧道的后面向前穿过。使用胫后肌腱移植重建时,移植肌腱的长度至少为 24 厘米,以便能够重建后外侧角的三条组成韧带。移植韧带可用 7 毫米生物可吸收螺钉由前至后固定(图 28-14)。在腓骨的近端钻一直径为 5 毫米的孔,方向为前外侧到后内侧,此隧道不需要攻丝。确定股骨外侧髁处的等距点位置,此等距点位于外侧副韧带和腘肌腱相交点的上方,然后用一直径为 3.2 毫米钻头钻孔,并用一长 4.5 毫米皮质骨螺丝钉由外向内拧入固定。关键是病人有复合性膝关节韧带损伤,给予后外侧角重建需要拧入螺丝钉时,如果还要行 ACL 重建,一定要记住 ACL 在股骨隧道的位置。如果行后外侧角重建时,螺丝固定方向不是由后向前这个角度,它可能阻碍 ACL 重建时在股骨处建隧道。拧入螺

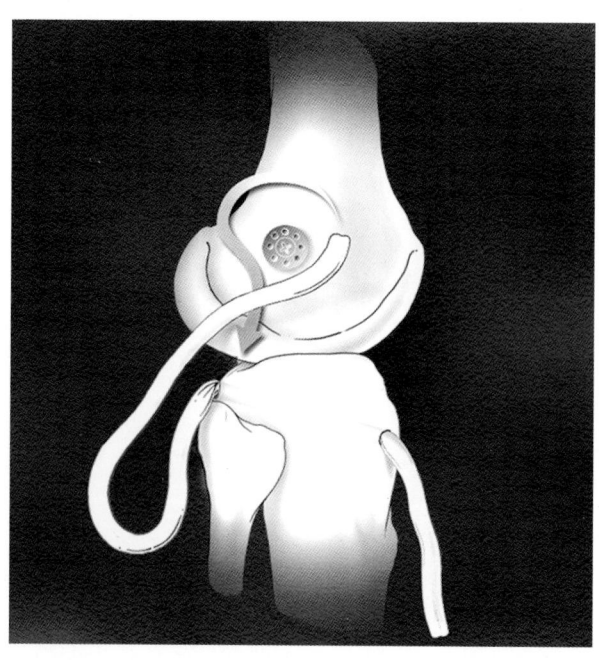

图 28-14 改良双尾后交叉韧带重建术中移植物的初始位置

丝钉时应加用一个垫圈。用骨凿在螺丝钉前向位置处凿骨,以让移植肌腱在外侧副韧带和腘肌各自的解剖起点附着处愈合。移植物从胫骨后侧缠于在股骨外侧髁处的螺丝钉上,然后从腓骨孔的后方穿入(图28-14)(腘腓韧带在腘肌下方穿过)通过隧道,并返回到螺丝和垫圈处固定。足内旋并屈膝40°~60°,以便在张力下固定。移植韧带重建腘肌、腘腓韧带和外侧副韧带(图28-15)。

后内侧角的复合重建

后内侧角重建的方法之一是用简单的环圈固定。切口近端起自股骨内侧髁,远端在内侧副韧带与鹅足肌腱相交处。通过筋膜浅层由远端向近端做一切口并从此口切除半腱肌腱(图28-16)。作者建议保留半腱肌在胫骨上的止点附着,游离的半腱肌用做移植肌腱,在游离腓肠肌的内侧头处筋膜后,切取并清除移植肌腱上的肌肉,在半膜肌的远端行 Krakow 缝合。

使用一高速的电钻在股骨内侧髁处钻孔,把半膜肌环绕环圈并拉向下,膝关节屈伸多次后,最后用U形钉把半膜肌固定在内侧副韧带在胫骨的止点上。膝关节用一厚的U型石膏固定7~10天,然后膝关节在铰链支具的固定下轻微活动。另一改良的技术可用自体半腱肌腱移植重建后斜韧带,把半腱肌腱围绕在股骨内侧髁上的螺丝钉及垫圈,然后在半膜肌下穿过,绕一圈后并缝回原来半腱肌在胫骨的止点(图28-17)(视频28-4,视频28-5;光盘4)。

外固定—制动

非手术治疗没有特别注意到关节制动可造成韧带的松弛和关节功能丢失。但是,Jaylor 等报告了单独的膝关节脱位经保守治疗后取得了满意的结果。他们的治疗是固定膝关节6~8周,然后检查其关节的功能接近于正常的膝关节。有趣的是,如果关节固定时间不到6周,作者发现膝关节相对不稳定;而固定时间超过8周,膝关节稳定但僵硬。因此,作者建议对于单独的膝关节脱位固定的最佳时间为6~8周。外固定的难题是,关节制动后需要恢复关节活动。一些作者报道了成功治疗膝关节纤维性强直,综合治疗包括在麻醉下手法治疗(MUA)、关节粘连松解,和术后持续硬膜外麻醉(48~72小时)结合 CPM 机行持续被动关节锻炼。外固定可以应用于复杂性损伤且不能忍受手术的患者。用这项技术外固定关节时间为6~8周,然后在麻醉下行上述所描述的关节粘连松解。外固定器通常在手术室为取下,以便进行麻醉。术中应谨慎操作,给予松解粘连的膝关节

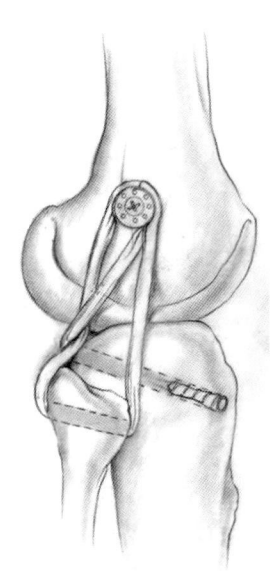

图28-15 改良双尾后交叉韧带重建术中,后交叉韧带的最终结构

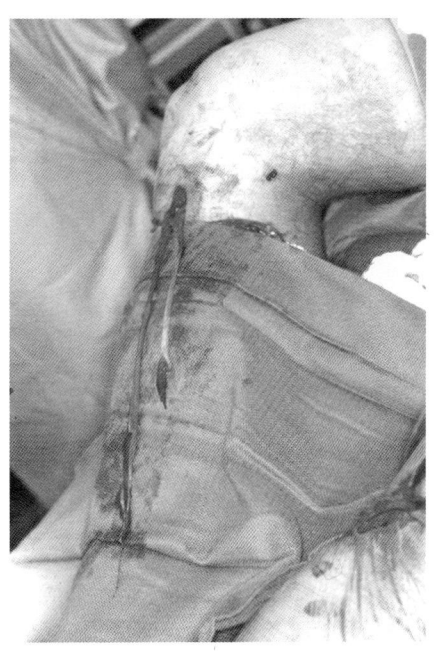

图28-16 膝关节重建术中,保留腘绳肌远端附着

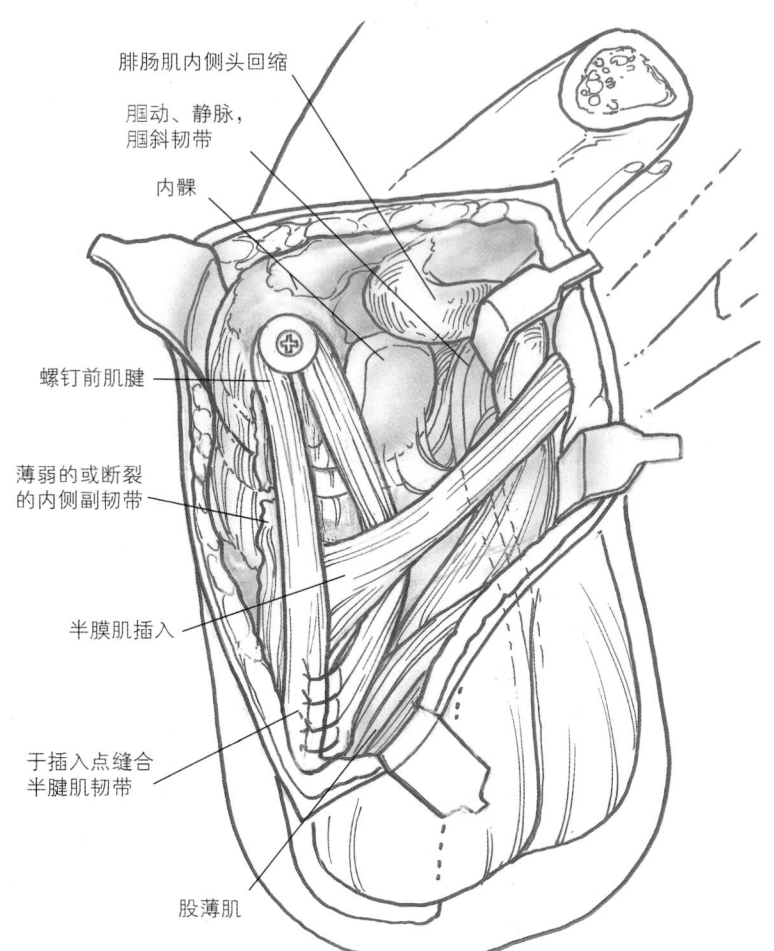

图 28-17 后内侧角重建

软组织。在关节镜手术前,一定密封好固定针,如果针道有活动性化脓性感染,则不能行关节镜手术。建议术前行硬膜外麻醉,以使病人在 72 小时内无痛下行关节被动练习。术中拍 X 线片非常关键,以排除骨折或其他损伤。病人出院后可在家中行物理治疗和使用 CPM 机进行关节的被动活动锻炼。临床的物理治疗应着重于病人的步态训练、被动伸直(如有必要伸直时加重重量)和膝关节屈曲练习。如果外固定器移除后,膝关节韧带持续松弛和病人有不正常的关节活动,可行延迟的韧带重建。病人早期负重计划可根据具体的什么韧带重建而调整。早期的关节活动和保护下的负重可以在前后十字韧带重建术后进行。在 6~8 周期间,病人应在良好的支架保护下进行负重并改善关节功能的练习。对于膝关节脱位术后病人,外科医生要提醒患者可能有患关节僵硬的风险。作者忠告五分之一的病人需要在麻醉后行 CPM 机康复锻炼。我们经常在 6~8 周内让病人在麻醉后行康复锻炼,病人韧带重建后 4 周,其膝关节可屈曲 90°以上。

康 复

外科医生必须熟练康复技术,让病人在韧带重建术后获得良好的关节活动度。病人俯卧于一高床上,让健侧下肢弯曲压在患肢上帮助膝关节屈曲的练习方法非常有效(图 28-18)。如果可能的话,固定自行车锻炼也是非常有用的,它可让病人坐在可调整的座上进行膝关节的屈曲活动。膝关节的屈曲挛缩很常见且容易被忽视,病人应取俯卧位,检查其足跟的高度(图 28-19),双足跟的高度差为 1 厘米,约相当于膝关节屈曲挛缩的程度为 1 度。当治疗膝关节屈曲挛缩时,病人处于仰卧位,可使病人更好地牵拉膝关节后方的关节囊。病人仰卧位伸直膝关节,悬吊下肢利用其重量每天两次、每次练习 20 分钟的方法是可取的。病人练习牵拉膝时,可横卧以放松小腿后肌群,练习前建议口服止痛药以便患者适应膝关节屈曲挛缩的治疗。冰块对减轻膝关节的肿胀和控

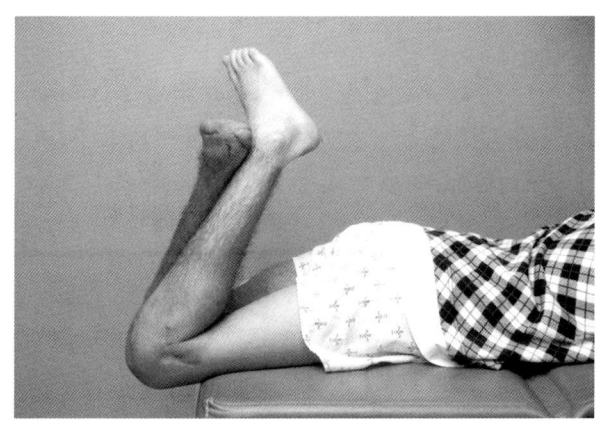

图 28 – 18　病人通过对侧下肢帮助屈曲

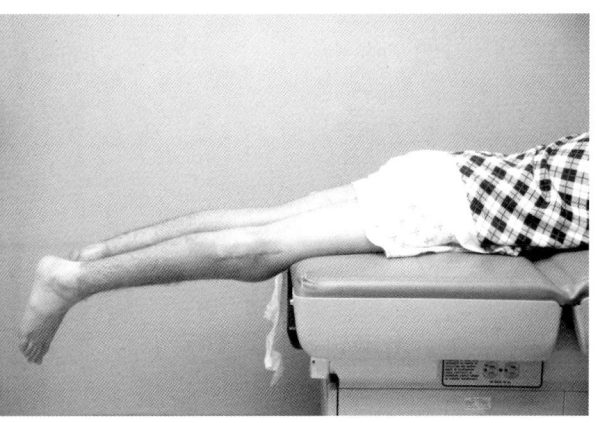

图 28 – 19　屈曲挛缩的评估

制疼痛也很有用。冰块的使用应在就寝前,每天 3 次,每次 20 分钟。就寝前使用冰块可帮助病人减轻疼痛,并取得良好的睡眠质量。

任何外科技术应用的部分难题是病人的焦虑和不配和。病人的良好教育可帮助病人减轻焦虑并可产生良好的环境共鸣,这样可提高总的手术效果。除了书面向病人解释外科手术重建(用笔写上其手术适应证)和详细的术后康复时间,下面三个术语与病人的教育有关:

1. 膝关节伸直(您必须让您的膝关节保持直线位);
2. 膝关节屈曲(高位坐着或固定的自行车);
3. 正常步行(病人应被告知下肢步态与足跟—足尖步态的不同点,并提示他或她改掉足尖步态,恢复到正常的步态)。

病人的教育水平与膝关节脱位术后的成功很重要。

要点与技巧

- 用镶嵌技术时,始终用牵引器放于腓肠肌内侧或外侧头的前面,以避免损伤血管结构。
- 不管是用后内侧或外侧手术入路,膝关节都屈曲 90°以松弛腓总神经,并将腘血管拉向外侧方。
- 如果前后十字韧带断裂,胫骨的后方暴露可通过内侧或外侧造一镶嵌槽,用后内侧入路更容易暴露些。
- 膝关节脱位的手术治疗,病人可仰卧于手术台上,髋关节可内旋和外旋以便使用后外和后内侧入路,包括暴露胫骨后方,应用胫骨镶嵌技术。
- 应用镶嵌技术时,异体移植骨块不能太薄(<10mm),这样可以防止螺丝钉拧入过紧所造成的骨块碎裂致固定失败。
- 自体胫后肌移植重建时,其长度最少为 24 厘米以便可应用改良的双尾技术重建 PLC,移植肌腱太短不能行 FCL 重建。
- 当行 PLC 重建手术,用直径为 4.5 厘米螺丝钉固定时,应考虑钉的方向。为了 ACL 和 PCL 重建,一定记住隧道的位置。
- ACL 重建时,自体移植骨呈圆柱状,可用可吸收钉固定,它可使钉拧入方便并固定牢靠。
- 计算骨块—肌腱—自体骨 ACL 移植长度和股骨隧道/关节内的胫骨隧道长度。

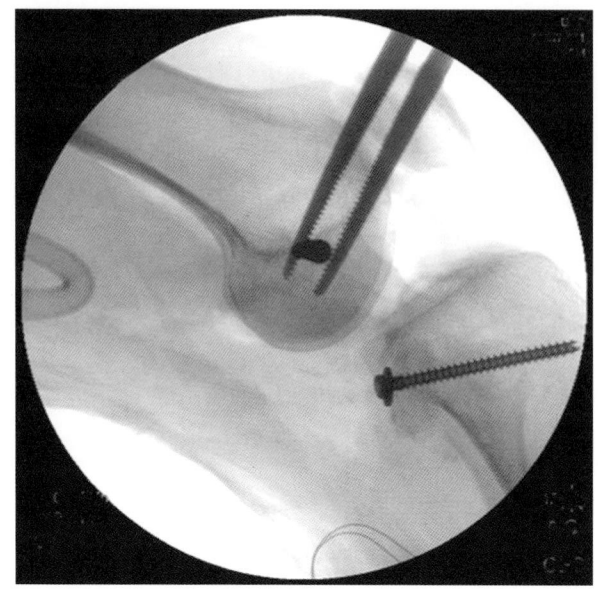

图 28-20 在放射学影像中,通过后侧股骨骨皮质的延长线与 Blumensaat 线的交点,确定等距点

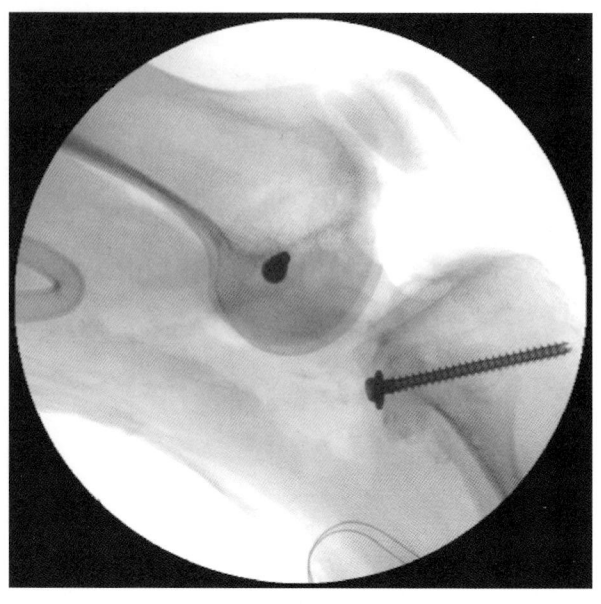

图 28-21 将参考钢缆放置于与膝关节面平行位置,使其在侧位透视中表现为一个点

新技术

带刻度的铰链外固定支架(视频 28-6,光盘 4)

带刻度的铰链外固定支架是一带合页的膝外固定器(Smith&Nephew Richards 公司,孟菲斯,田纳西州),它可让关节呈多方位固定,且让膝仅在矢状面上屈伸活动。对于膝关节脱位或骨折合并脱位,此支架可提供非常牢固的固定。该技术操作相对简单,病人取仰卧位并在其膝下放置一卷起的无菌单,用 X 线检查仪以便很好地观察膝关节侧位影像。一枚直径为 2.5 毫米的细的克氏针放置在股外侧髁上作为等距点参考用。它是股骨后侧皮质与 Blumensatts 线的交点,作为等距点并在 X 线下确认(图 28-20)。克氏针的尖端放在等距点上,其针尾平行屏幕,这样看起来像一个点(图 28-21)。用木锤敲击克氏针的针尾使其进入骨中。再次用显示屏幕确认此克氏针平行于 X 线束,看起来像一个点而不是一条线,这样沿着此方向将克氏针穿入关节。然后,前后位检查此关节,如果该技术操作正确,此克氏针一定平行于关节线(图28-22)。如果克氏针与关节线不平行,拔出并重新操作。

作为参考的克氏针一旦放置满意,把铰链合页穿入到克氏针上。把 Rancho cubes 面向 5/8 圆周环的近端并安装好后,股骨上的针通过它钻入,此导向块应放在内外侧的后方。带一个孔的导向块应用在内侧,带三个孔的导向块用在外侧。套管针系统包括钻入半钉,10 号刀用于切开皮肤,用止血钳或者相似的钳子钝性分离软组织至骨。6 毫米的针可用在股骨上,一枚用在后内侧,另一枚用在后外侧(图 28-23),这样放置在关节活动时产生的疼痛最轻。针的长度可通过穿透对侧骨皮质时针的刻度表示而知。3 枚直径为 5 毫米的钉可用在胫骨上,可使用 3、4 和 5 孔的导向块。此钉用在胫骨的前侧、前内侧和外侧(图28-24)。拧入钉时两个 5/8 圆周环垂直于骨的长轴。当膝关节屈曲或超过 90°时应仔细确认钉的位置(图 28-25)。如果皮肤阻挡钉,可将其分离。最后锁紧螺栓,检查膝关节的活动。

带刻度的铰链膝外固定支架可带在病人膝上约 6 周。合页交锁于膝关节伸直位时,病人可立即负重。病人要每天锁住膝关节于最大伸直位和最大屈曲位至少 1 小时,其他时间可练习关节活动。克氏针的感染预防与上述外固定器一样。

用生物可吸收钉和骨髌腱骨重建前交叉韧带(视频 28-7,光盘 4)

骨—肌腱—骨技术一直是 ACL 重建的黄金标准。对于严重创伤引起的膝关节脱位,由于膝部软组织损伤非常严重,这时用异体肌腱重建损伤的前交叉韧带通常是有利的。正如本章结果部分所论述那样,膝关节脱位后的前交叉韧带重建

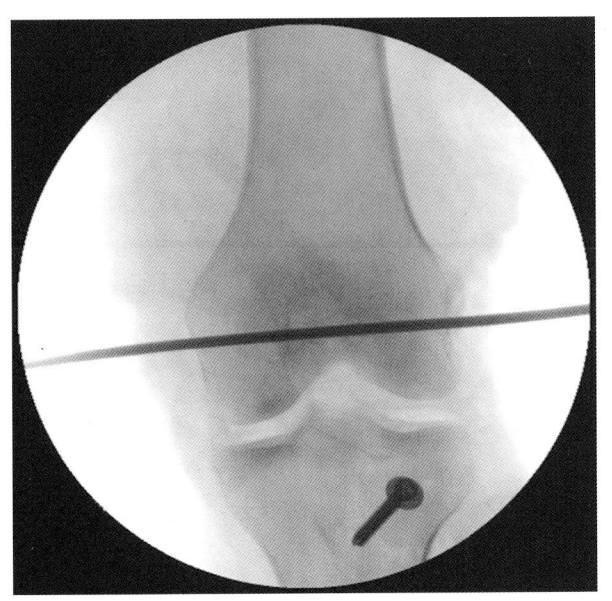

图 28-22　参考钢缆平行于膝关节面，前面观

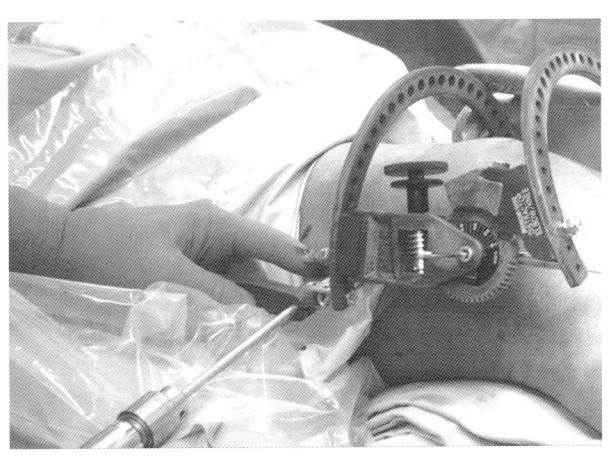

图 28-23　插入铰链膝外固定支架的后内侧针

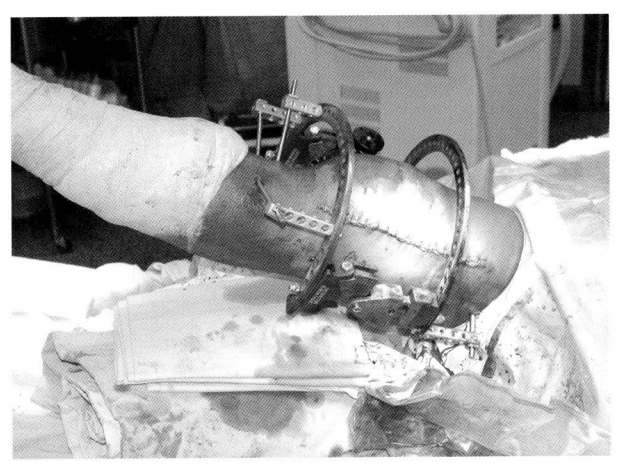

图 28-24　插入 3 枚胫骨针的铰链膝外固定支架侧面观

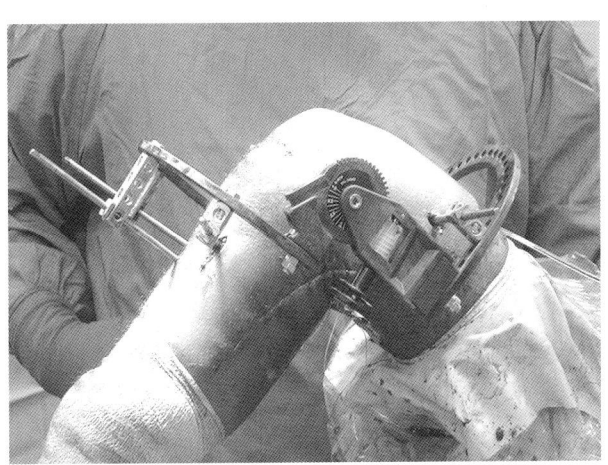

图 28-25　铰链膝外固定支架放置完成后检查膝关节的屈曲

的失败率远远高于单独的前交叉韧带重建。一种相对较新的技术可应用于前交叉韧带损伤重建，包括使用生物可吸收螺钉固定胫骨和股骨中的骨块（RigidFix，Depuy MitexInc Raynham Massachusetts）。此技术的优点是用垂直固定和可吸收螺钉固定，翻修时无须取出。

病人取仰卧位并用把持器或侧方栏杆固定膝关节，标准的膝关节镜切口及全面的膝关节检查是必需的。下一步是用标准技术为胫骨和股骨隧道做准备，我们建议做一个 10 毫米或 11 毫米骨块，股骨块长 25 毫米，重要的是把骨块制成圆柱状，最好制成与骨隧道合适的形态。股骨近端部分钻一孔并穿入 1 根 2 号线，胫骨块钻两个孔并穿入 2 号线。

钻胫骨隧道前考虑好异体移植物的长度是一关键步骤，股骨隧道钻的长度为 30~35 毫米。重建 ACL 时，多数患者需要的关节内移植韧带的长度约 25 毫米。理想的胫骨隧道长度应是整个移植物的长度减去 60 毫米（股骨隧道加上关节内的部分）。例如，整个移植物的长度是 105 毫米，胫骨隧道至少应为 45 毫米，以确保骨块在胫骨隧道内，防止骨块在隧道外。值得注意的是，不正确的胫骨隧道固定可致手术失败。

Rigid Fix 股骨刻度针放在股骨隧道内，外套两个空心导管的钻头钻入股骨外侧髁内，其方向与股骨隧道相交（图 28-26）。移走导向器只留下空心导管在原位,并把此导向器放在股骨隧道内,通过导向针钻好股骨隧道,然后通过导向刻度针在胫骨隧道内关节处的刻度测量其长度(图28-27)。胫骨导向器外边的长度在此基础上给予校正。为了使钉固定在胫骨隧道内的骨块上,胫骨导向器外边的长度应加上6~8毫米(图28-28)。例如,如果在胫骨隧道内的长度是55毫米,理想的骨块固定长度为61~63毫米。2号线穿在股骨块上,并通过导向针放入股骨隧道内,然后从大腿前抽出,让异体骨块进入到股骨隧道内。移植骨块完全放在股骨隧道后,通过上述所放的套管用钻头钻孔。一枚 RigidFix 钉通过套管牢固地拧入到骨块上(图28-29),第二枚钉与上述方法一样通过套管拧入。然后牵拉胫骨隧道中的骨块,以确定股骨块牢固固定。膝关节屈伸15~20次后,保持移植韧带的牵张力,胫骨骨块通过近端套管钻入克氏针,然后通过远端套管钻孔。一枚可吸收生物螺丝钉通过远端套管垂直拧入固定,最后,从近端套管处拔出钻孔针,拧入第二枚可吸收生物螺丝钉。

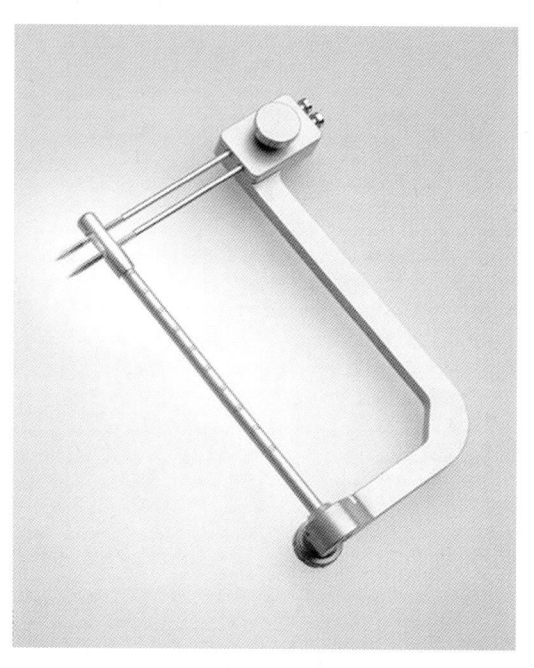

图 28-26　股骨引导中空管和生物可吸收针(Depuy Mitek,Inc. 提供)

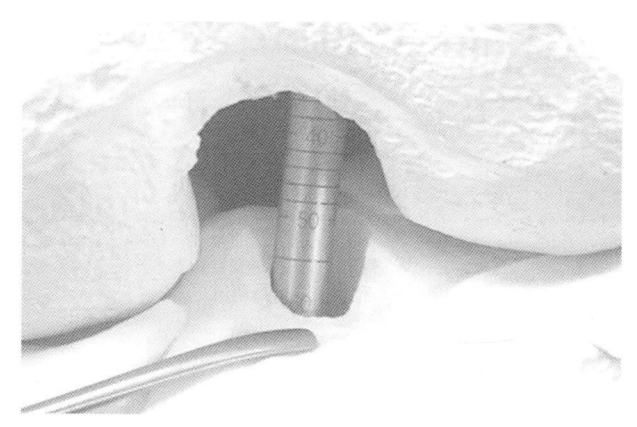

图 28-27　股骨刻度针测量关节面(Depuy Mitek,Inc. 提供)

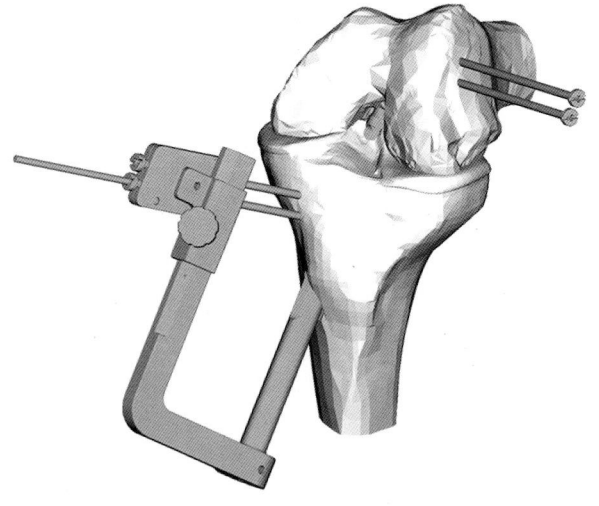

图 28-28　在使用 Rigdi Fix 系统重建处钻取股骨隧道

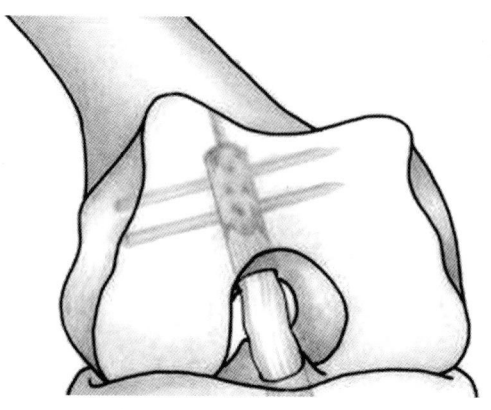

图 28-29　生物可吸收针将股骨块固定于正确位置(Depuy Mitek,Inc. 提供)

双束重建前十字韧带（视频 28-8,光盘 4）

前十字韧带的前内侧束和后外侧束功能不同，因此，外科重建这两束可以明显地改善关节的功能，特别是关节的旋转稳定性。前十字韧带双束重建技术有了很大的改进，但需要精心设计并有可靠的随访研究，以便验证此技术的优缺点。

成果（视频 28-8,视频 28-9;光盘 4）

膝关节脱位涵盖广泛的伤害，从开放的高能量创伤所致的 KD-IV 并伴腘动脉损伤，到慢性的复合韧带损伤伴正常的软组织和神经血管组织[56]。关于膝关节脱位的许多文章都是回顾性的，而且病例数很少，没有关于膝关节脱位的前瞻性和双盲的研究。关于膝关节脱位目前没有统一的研究结果评判分数，这样讨论膝关节脱位的研究结果就非常不统一。本节综述发表的文献，关于膝关节脱位考虑下列因素：重建与非重建、运动范围、疼痛、不稳定、重返工作、重返体育或娱乐和结果分数。Almekinders 和 Dedmond 提供关于膝关节脱位研究结果的综述非常优秀。

重建手术与非手术治疗

大家一致认为，通过膝关节脱位手术治疗技术的不断改进，我们更倾向于手术治疗而不是保守治疗。至少有 7 项已发表的专门比较非手术治疗和手术治疗膝关节脱位的研究。所有的研究都回顾分析了不同的手术技术和康复标准。

这些研究是累计的，136 例病人手术治疗，68 例病人保守治疗。所有 7 位作者都主张手术治疗膝关节脱位，但 Roman 指出手术治疗可带来术后关节活动问题。其他作者都认为手术治疗能带来良好的关节活动和关节稳定性。Richter 等报告了最新的 77 例膝关节脱位的病人，发现病人手术治疗较保守治疗有较好的关节活动度、关节的稳定性，并更快重返工作岗位与娱乐活动。他们还发现外科治疗后有比较好的 Lysholm 评分（78 比 65），而非手术组 Inernational Knee Document Committee（IKDC）分数（41%）显著不同于非手术组。研究结果显示，膝关节脱位的治疗中，手术治疗优于非手术治疗。

运动范围

大量的研究结果显示，与 1994 年前的文章相比，膝关节脱位后[1,4,5,7,8,18,19,23~25,28,31,36,50,58~61]的关节活动范围有明显的改善。早期的文献与现在的文献相比，显示关节的活动度平均为 106°比 121°。许多作者建议术后应早期康复活动而不提倡术后关节制动。一些研究结果指出，早期关节活动平均可达 124°[1,7,8,56,60,61]。CPM 常被用于关节的康复活动。膝关节脱位术后活动度的显著改善常需要在麻醉下康复或用关节镜行软组织松解治疗。急性脱位后 13%~71% 的病人需要外科手术治疗，以改善关节活动度。9 项不同的研究证实在外科的干预下，38% 的关节活动度得到改善。研究结果指出，外科手术能显著改善关节的活动度，但仅有约三分之一的病人需要外科干预以改善关节的活动度。

疼痛

膝关节脱位外科手术治疗后，疼痛和关节活动受限的问题比关节不稳定更常见。疼痛可以从对每日生活影响很小的偶尔疼痛到严重疼痛，关节不能活动。造成关节疼痛的因素包括有关节软骨损伤、慢性关节不稳定、关节纤维化和创伤性关节炎。即使病人有良好的关节稳定性和活动度，剧烈疼痛也可造成关节没有功能活动。关节运动受限显著的病人常感受不到疼痛。

研究显示膝关节脱位术后的疼痛发生率不一[4,8,19,23,28,36,58,59]。Yeh 和 Martinek 均报告其发生率在 25% 以下。Sisto 和 Warren（46%）、Mariani（56%）、Almekinders 和 Logan（66%）和 Richter（68%）都报告了比较高的疼痛发生率。Noyes 和 Barber-Westin 报告了 7 例急性膝关节脱位病人，只有一例获得正常的日常生活活动，其余都有关节疼痛。另一方面，75% 慢性膝关节脱位手术治疗后的患者都有与日常生活活动相关的痛苦。

显著的疼痛是衡量手术效果一个重要的指标，但不是孤立的报告指标，它降低了结果评判的分数。Almekinders 和 Logan[19]、Noyes 和 Barber-Westin[28] 都表明对于膝关节脱位，早期手术治疗效果优于晚期手术，这可能是由于术后膝关节慢性不稳定和随后发生的骨性关节炎所致。另外的研究显示，需要将手术的时间长短和疼痛结合起来考虑。患者有膝关节脱位可能必须做长期关节疼痛的准备。

不稳定

许多作者认为,膝关节脱位带来的痛苦和关节运动丧失问题比关节不稳定更需要解决。虽然公布的研究结果支持了疼痛和关节活动丧失的严重性相关,不稳定性也是一个重要的难题。最近的文献显示,膝关节脱位经治疗后关节的稳定性明显改善。一个要考虑的问题是文献中关于关节不稳定是使用了许多不同的方法来测量的。这一章中,关于关节不稳定被定义为 0~3 级分类法中的 2 级或 3 级,KT 1000 或 2000 Ligament Arthromete(MEDmetric Corporation,San Diego,California)在左右方向上移动距离大于 3 毫米,或在前后方向上大于 5 毫米,或用 IKDC 评分是 Group C 或 D。

5 项研究报告了膝关节脱位经非手术治疗后关节是稳定的。实际上,5 项研究中的病人都有显著的关节不稳定[18,19,24,31,36]。使用上述标准,所有病人经非手术治疗后最终的结果都是膝关节不稳定。

15 项研究结果对膝关节脱位经手术治疗后的关节不稳定进行了综述[1,4,5,7,8,18,19,23,24,28,36,56,59~61]。根据上述标准,所有的研究报告中,全部的膝关节脱位术后韧带手术失败率为 18%。膝关节不稳定发生率为 18%~61%,平均为 37%。多数病例中,按上述标准最少有一条韧带不稳定,前或(和)后方向上的不稳定明显超过内侧或外侧方向上的不稳定。两篇论文单独报告了后纵韧带重建术后的失败率为 0~3%。这些文章中的一篇文章重点报道了低能量创伤造成的膝关节脱位,而另一份报告使用了胫骨镶嵌和双股后纵韧带重建技术。有趣的是,两篇文章都应用关节早期活动的康复技术。另一份文章报告了一组病人用铰链外固定支架治疗,只有 7% 的韧带重建手术失败率[61]。表 28-2 提供了自 1994 年发表的论文报告的结果摘要。

表 28-2　　1994 年后发表的不稳定研究

研究(年)	临床不稳(2 或 3)				韧带关节动度计			IKDC
	前	后	内	外	前 >3mm	后 >3mm	前后 >5mm	C 组或 D 组
Richter 等[36]	—	—	8/72	14/72	平均 5.1	平均 4.0		
Mariani 等[23]	3/23	10/23	9/23	7/23				
Martinek[59]								13/28
Noyes[28]	1/11	2/11	—	1/6				
Shapiro 等[60]	—	1/7			4/7			
Stannard 等[56]	—	1/31					1/26	
Stannard 等[65]	8/32	1/27		20/56				
Walker 等[64]								4/13
Wascher 等[58]	—	2/13	—	1/13				7/12
Yeh 等[8]	—	—			25/25	9/25		

重返工作

膝关节脱位是一种很严重的损伤,经常合并其他损伤。患者如要重返工作可能会有许多问题。几位作者报告了他们的研究成果,患者大多能够从事以前的工作,许多患者经过韧带重建和持续的康复锻炼能够从事一些高强度的工作[1,7,8,28,36,56,60]。综合 7 项研究结果表明,93% 的病人重新开始某些工作,但 31% 为轻体力或要求较低的工作。Richter 等报告,18 例慢性膝关节脱位经过韧带重建有 10 例返回原来的工作(56%),而 59 例急性膝关节脱位经过重建有 50 例重返工作(85%)。研究结果清楚地表明,膝关节脱位经过手术重建韧带,他们能返回那些要求较高的工作。

重返体育或娱乐

文献中的一个问题是关于重返活动的定义不同。许多膝关节脱位病人不是返回竞争性的体育活动，而是返回休闲生活活动，如狩猎、捕鱼或园艺。下面是文献回顾，并试图量化大量的病人有多少病人已返回到受伤前的活动水平、比较低的水平活动或极少活动。

通过 9 项研究结果分析表明膝关节脱位经重建后，报道的病人返回到原来的活动水平不一，从 0～97%，平均为 65%[1,4,5,7,19,28,36,56,59]。根据 IKDC 评分标准，Richter 报告 56% 的患者经外科手术治疗后能恢复原来的体育活动，而非手术治疗只有 17%。他们报告说 49% 的病人返回到原来的水平，40% 的病人活动水平降低了一个水平，10% 的病人降低两个水平。

7 项研究报告了行外科手术治疗的患者中，76% 的患者返回到原来的一些娱乐或体育活动，但只有 39% 的人能返回自己原来的有竞争性的体育活动[1,4,5,7,38,56,59]。研究结果清晰表明，病人膝关节脱位经过治疗后的主要改进是让病人重返体育或娱乐活动。

治疗结果分数

膝关节脱位治疗结果的主要评分系统包括 Meyers[29]、Lysholm 和 IKDC。三项研究报告综合起来，使用 Meyers 标准手术后评分是 36% 优秀，50% 良好，10% 可，效果差为 5% 以下[1,18,19]。Meyers 报告了应用非手术治疗膝关节脱位，优秀 0，良好 8%，可 15%，差 77%[29]。

8 份研究报告的结果用 Lysholem（吕斯霍尔姆）膝关节评分标准，所有研究报告关于膝关节脱位治疗结果平均分数为 82.6（75～89）[1,7,8,23,25,36,56,60]。两项研究报告关于非手术治疗膝关节脱位结果评分为 65.5。用吕斯霍尔姆膝关节评分评价膝关节脱位治疗，结果是手术治疗优于非手术治疗。

4 项研究使用 IKDC 评分报告了他们治疗结果[1,23,36,59]，其评分标准为 A 组为正常膝关节，B 组为接近正常膝关节，C 组为异常膝关节，D 组为严重异常的膝关节。总的研究结果如下：A 组 1%，B 组 35%，C 组 49%，D 组 16%。Richter 等人使用 IKDC 评分还报告了非手术治疗的结果，分别是 A 组 0，B 组 6%，C 组 53%，D 组 41%。结果同样的是手术治疗效果明显优于非手术治疗。

总　结

最近，关于膝关节脱位治疗结果的文章数量急剧增加。从这些结果中我们可看见几个趋势，用先进的外科重建技术比用非手术方法治疗膝关节脱位能取得更好的效果。关节活动和疼痛仍然是目前的治疗的难题，但都似乎随着康复的进行和外科干预而得到改善，可行麻醉下手法或/和关节镜下软组织松解。术后韧带不稳定比许多人所公认的要严重得多。日常生活运动所需要的稳定很容易通过手术而实现，但此稳定不足以让病人行体育运动和高水平康复练习。多数作者同意宁愿韧带不稳定并进行二次手术也比关节纤维强直好得多的观点。关于病人恢复工作和休闲活动的治疗结果一般是很令人鼓舞的，尽管许多运动员无法恢复伤前的体育竞技活动水平。Lysholm 膝关节评分的结果总体上是很好的，所有的外科治疗结果平均分数为 82.6。根据发表的文献结果，IKDC 分数没有那么令人满意，可能是由于最终的比分在 IKDC 评分中取所有最低的参数的缘故，而其他的评分标准用的是平均参数的原因。

并发症

膝关节脱位后的并发症和不利的结果很常见。疼痛、运动丧失和复发性的膝关节不稳定最为多见。并发症可分为两大类，即损伤相关并发症以及与治疗相关的并发症。本节的讨论重点在复合膝关节韧带损伤带来的严重并发症。

腘动静脉损伤可能发生于损伤或治疗不当，但可以肯定的是损伤所引起得更多。腘动脉损伤是由该区域的解剖学特点所决定的。此损伤在近侧发生于内收肌孔，在远侧发生于比目鱼弓[63]。腘动脉破裂可导致灾难性后果如截肢，因为大多数人的膝关节周围的侧支循环不足为下肢提供足够的血供[63~65]。根据文献报道，腘动脉损伤发生概率相差很大，从 7%～40% 不等[65~70]。这么大范围的变动是由于用了不同的方法诊断腘动脉损伤和膝关节脱位。许多作者主张用常规血管造影来诊断膝关节脱位[11,20,71~78]（图28-30）。最近的文章质疑常规使用血管造影,并提出了应根据查体的结果而选择性行动脉造影[67~70,79,80]。选择性动脉造影是把查体作为主要检查手段来诊断腘动脉损伤,血管造影只有在病人查体发现血循环发生危象时才加以应用[65]。表28-3总结了6项回顾分析[66~68,80~82]和两项前瞻性研究[65,83]的结果关于选择性应用动脉造影。8项研究报告了449例病人通过查体没有发现腘动脉损伤。

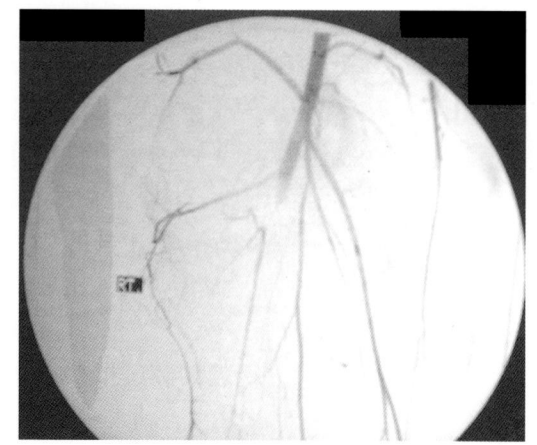

图28-30　血管造影显示膝关节脱位中腘动脉断裂

表28-3		物理检查决定是否需要血管造影已出版的相关研究			
研究（年）	膝关节脱位数	血管检查异常病例数（%）	需手术的动脉损伤病例数（%）	血管检查正常病例数（%）	需手术的动脉损伤病例数（%）
Abou-Sayed 等[81]	53	17(32%)	8(47%)	36(68%)	0
Martinez 等[82]	21	9(43%)	2(22%)	12(57%)	0
Dennis 等[80]	38	2(5%)	2(100%)	36(95%)	0
Kendall 等[67]	37	6(16%)	6(100%)	31(84%)	0
Kaufman(1977)[66]	19	4(21%)	4(100%)	15(79%)	0
Treiman(1992)[68]	115	29(25%)	22(75%)	86(75%)	0
Prospective Studies					
Miranda 等[83]	32	8(25%)	6(75%)	24(75%)	0
Stannard(2003)[65]	134	10(7%)	9(90%)	124(93%)	0
全部	449	85(19%)	59(69%)	364(81%)	0

我们对腘血管损伤的定义是选择性使用动脉造影。仔细检查足背动脉和胫后动脉并与肢体的颜色和温度相结合而作出综合评价,然后再确认是否用血管造影来诊断血管损伤。如果查体的结果是正常的,应4~6小时内再重复检查血循环,并于24和48小时后再次复查,但不行动脉造影检查。如果与健侧对比有任何不一致,或在运送病人到医院中,应急处理人员发现病人有任何循环危象的表现,应行动脉造影。如果有任何疑问,立刻行动脉造影或足背动脉多普勒检查。

无论是损伤或治疗都可以造成腓总神经或胫神经损伤。膝关节脱位腓总神经损伤发生率为10%~42%。完全性神经损伤预后差,非手术疗法只能使37%~50%的神经功能能完全恢复[84,85]。神经损伤后行神经松解还是神经移植一直存在争议。有些作者建议积极的手术治疗,包括神经探查松解术、缆式神经移植或两者的结合。手术成功与否与神经损伤长度有关,14%~89%的病人其神经功能能恢复到3级或4级。腓总神经损伤如伴有后外侧角损伤,在行后外侧角重建的同时应给予神经松解术。胫神经损伤的发生率与腓总神经损伤相比是较低的,往往发生在伴有腘动脉和腓总神经损伤时。胫神经损伤与腓总神经损伤相比,预后很差。对于神经损伤不能恢复的病人,给予其小腿后肌腱转位或跟腱延长术,能显著改善运动功能。

感染和伤口愈合问题可能会发生于损伤（开放脱位）或手术治疗。膝关节脱位的病人,损伤韧带重建术后感染率可高达12.5%。在开放性膝关节脱位中,高达42%的病人患有脓血症。伤口愈合问题可能会更频繁地发生于早期手术和术后康复活动中。对软组织损伤的程度应给予仔细评估，以确定手术的时间是至关重要的。延迟手术允许损伤的软组织恢复，这样可降低伤口的感染率和改善伤口愈合。另一个问题是可能在膝关节和皮肤之间形成感染窦道，此经常发生于关节早期康复活动中。一旦此诊断确立，由于严重的软组织损伤，窦道可能难以通过简单探查来修复，皮瓣覆盖或异体筋膜移植可以成功地清除这些难治的窦道。

异位骨化经常发生于高能量创伤所致的膝关节脱位中，但在文献中很少有关于这一方面的报道。Stannard 等报道了 57 例高能量冲击创伤引起的膝关节脱位。异位骨化的发病率为 26%，其中的 12% 为 3 级（超过 50% 以上的关节间隙）或 4 级（关节僵硬强直）以上骨化（图 28-31）。异位骨化最常见于膝关节的内侧，其次在膝后方。有异位骨化的病人比没有异位骨化的病人更易发生膝关节强直。膝关节和其他一些解剖位置更易患异位骨化。膝关节开放性脱位和随后引起的感染更易患异位骨化。目前还不清楚是否早期活动或急诊外科治疗可引起异位骨化。如果病人有异位骨化病史或开放性膝关节脱位，我们应考虑如何预防其膝关节患异位骨化。

发生于股骨内侧髁的骨坏死是一常见的手术治疗并发症，据文献报道它可发生于后十字韧带重建手术后[86]。病人常主诉在股骨内侧髁处疼痛。X 线结果显示包括平坦的关节面及髁部周围射线可透性。致病因素包括在重建时股骨处钻孔太靠近关节面，以及在髁部手术中给予广泛性的软组织剥离所致。

文献报道创伤后的骨性关节炎是另一种损伤后的并发症。Almekinders 和 Logan 报告在平均随访 40 个月中所有病人均有渐进性的关节退变，但是其他三份报告在术后中只有很小的一部分关节发生了退行性改变。多数作者同意术后的韧带稳定可降低此骨性关节炎发生率和术后骨性关节炎的程度。

误诊或延迟诊断经常发生于钝性损伤中，膝关节脱位是最常误诊的损伤之一。经常引起误诊的原因是由于脱位的股骨与胫骨的位置发生了变化。解决此问题的关键是提高警觉，仔细对有膝钝性损伤的病人进行检查，另一个办法是增加磁

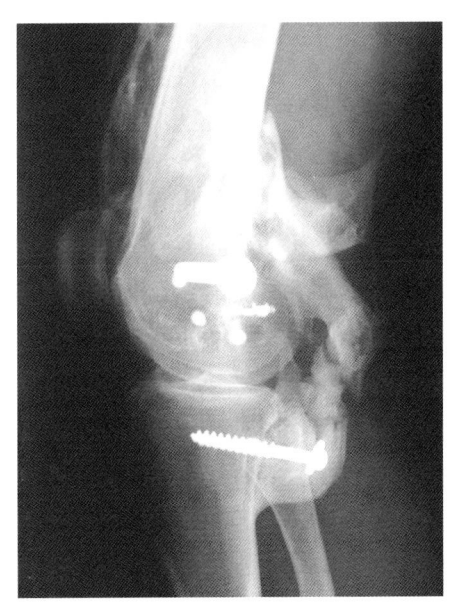

图 28-31　膝关节脱位后 IV 级异位骨化

共振检查的使用，特别是对患侧肢体有骨折和膝部有积液患者。膝关节脱位的误诊经常会导致疼痛、关节不稳定和运动丧失。更重要的是如果膝关节脱位自发性复位且未诊断腘动脉损伤，可导致下肢截肢。

膝关节脱位并发症发生率特别高，可由损伤和手术治疗造成。不良后果也经常发生，膝关节脱位的产生需要高能量，这必然伴随高的并发症发生率。然而，随着认识不断的深入、早期积极的治疗与策略可以避免这些并发症。

经验

- 研究结果证明外科重建优于保守治疗。
- 使用现代外科技术行韧带重建术后，膝关节活动度平均是 121°。
- 损伤韧带重建后，38% 的患者需要再次手术治疗（在麻醉下行手法治疗或关节镜下粘连松解术），以改善关节活动。
- 几乎所有的非手术治疗都伴有韧带不稳定。
- 外科重建后，平均 37% 的病人有韧带不稳定。
- 93% 的患者恢复伤前的部分工作，但 31% 只能从事轻的或要求不高的工作。
- 综述文献后，腘动脉损伤的发生率为 7% ~ 40%。大量的现代研究报道，腘动脉损伤的发生率在 7% 左右。
- 10% ~ 42% 的膝关节脱位伴有腓总神经损伤，其中一小半的病人有功能恢复。
- 25% 膝关节脱位发生异位骨化。

DVD 内容提要

视频28-1(光盘4)双束嵌入PCL重建 视频显示了通过异体跟腱移植和股骨双通道技术实现"解剖学PCL重建"的技术,同时展示了后内侧入路胫骨嵌入技术。

视频28-2(光盘4)腘腱ACL重建 视频显示了使用腘腱自体移植于股骨生物可吸收针上重建ACL的技术。

视频28-3(光盘4)后外侧角重建 视频显示了通过胫骨或胫后异体移植进行后外侧角重建的改良双尾技术,同时显示了确认股骨外侧髁同轴点的方法。

视频28-4(光盘4)自体移植后内侧角重建 视频显示了通过半腱肌自体移植进行后内侧角重建的技术,包括深部MCL和后斜韧带的重建。

视频28-5(光盘4)异体移植后内侧角重建 视频显示了在股骨内侧髁与胫骨鹅足附近使用螺钉与垫片,通过胫前或胫后异体移植实现PMC重建的技术。

视频28-6(光盘4)铰链膝外固定器的使用 视频显示了铰链膝外固定器的详细安放过程,同时显示了股骨髁同轴点的确认方法。

视频28-7(光盘4)生物可吸收针BTB ACL重建 视频显示了使用骨-髌韧带-骨移植和生物可吸收针固定实现ACL重建的技术。此技术的优点包括对骨折碎片的垂直固定和生物可吸收针的应用,后者使其可以在必要时很方便地进行翻修手术。

视频28-8(光盘4)双束ACL解剖学重建 视频揭示了双束ACL重建的概念,包括双束技术的解剖学基础;然后显示了使用Endobutton(Smith & Nephew Endoscopy, Memphis, Tennessee)股骨固定和生物可吸收螺钉胫骨固定的胫前异体移植行双束ACL重建的过程。

视频28-9(光盘4)ACL后外侧束重建 ACL后外侧束(PL)与前内侧束撕裂,ACL前内侧束未受损。视频显示了使用胫前异体移植对单纯PL束进行重建的技术。

参考文献

1. Schenck RC. Knee dislocations. American Academy of Orthopaedic Surgeons. Instructional Course Lecture 1994;43:127-136
2. Lonner JH, Dupuy DE, Siliski JM. Comparison of magnetic resonance imaging with operative findings in acute traumatic dislocations of the adult knee. J Orthop Trauma 2000;14:183-186
3. Taylor AR, Arden GP, Rainey HA. Traumatic dislocation of the knee: a report of forty-three cases with special references to conservative treatment. J Bone Joint Surg Br 1972;54:96-109
4. Sisto DJ, Warren RF. Complete knee dislocation: a followup study of operative treatment. Clin Orthop Relat Res 1985;198:94-101
5. Shelbourne KD, Porter DA, Clingman JA, McCarrol JR, Rettig AC. Low velocity knee dislocations. Orthop Rev 1991;20:995-1 004
6. Schenck RC, Decoster T, Wascher D. MRI and knee dislocations. In Diduch DR, ed. Sports Medicine Report 2000;89-96
7. Walker DN, Hardison R, Schenck RC. A baker's dozen of knee dislocations. Am J Knee Surg 1994;7:117-124
8. Yeh WL, Tu YK, SuJY, Hsu RW. Knee dislocation: treatment of highvelocity knee dislocation. J Trauma 1999;46:693-701
9. Schenck RC, Hunter R, Ostrum R, Perry CP. Knee dislocations. Instructional Course Lecture American Academy of Orthopaedic Surgeons 1999;48:515-522
10. Schenck RC. Management of PCL injuries in knee dislocations. In: Techniques in Sportsmedicine. Raven Press 1993:143-147
11. Kennedy JC. Complete dislocation of the knee joint. J Bone Joint Surg Am 1963;45:889-904
12. Wascher DC, Dvirnak PC, Decoster TA. Knee dislocation: Initial assessment and implications for treatment. J Orthop Trauma 1997;11:525-529
13. Eastlack RK, Schenck RC Jr., Guarducci C. The dislocated knee: classification, treatment, and outcome. U. S. Army Medical Department Journal 1997;11:2-9
14. Cooper DE, Speer KP, Wickiewicz TL, Warren RF.

Complete knee dislocation without posterior cruciate ligament disruption: a report of four cases and review of the literature. Clin Orthop Relat Res 1992;284:228 - 233

15. Fanelli GC, Gianotti BF, Edson CJ. Arthroscopy assisted combined anterior and posterior cruciate ligament reconstruction. Arthroscopy 1996;12:5 - 14

16. Berg EE. Positive cruciate ligament tibial inlay reconstruction. Arthroscopy 1995;11:69 - 76

17. Stannard JP, Wilson TC, Sheils TM, McGwin G Jr, Volgas DA, Alonso JE. Heterotopic ossification associated with knee dislocation. Arthroscopy 2002; 18:835 - 839

18. Frassica FJ, Sim FH, Staeheli JW, Pairolero PC. Dislocation of the knee. Clin Orthop Relat Res 1991;263:200 - 205

19. Almekinders L, Logan T. Results following treatment of traumatic dislocations of the knee joint. Clin Orthop Relat Res 1992;284:203 - 207

20. Green NE, Allen BL. Vascular injuries associated with dislocation of the knee. J Bone Joint Surg Am 1977;59: 236 - 239

21. Honton JL, Le Rebeller A, Legroux P, Ragni R, Tramond P. Traumatic dislocation of the knee treated by early surgical repair. Rev Chit Orthop Reparatrice Appar Mot 1978;64:213 - 219

22. Klein W, Shah N, Gassen A. Arthroscopic management of postoperative arthrofibrosis of the knee joint: indication, technique and results. Arthroscopy 1994; 10:591 - 597

23. Mariani P, Santoriello, Iannone S, Condello V, Adriani. Comparison of surgical treatments for knee dislocations. Am J Knee Surg 1999;12:214 - 221

24. Meyers M, Harvey JP. Traumatic dislocation of the knee joint. J Bone Joint Surg Am 1971;53:16 - 29

25. Montgomery T, Savioe F, White J, Roberts T, Hughes J. Orthopedic management of knee dislocations: comparison of surgical reconstruction of surgical reconstruction and immobilization. Am J Knee Surg 1995;8:97 - 103

26. Muscat JO, Rogers W, Cruz AB, Schenck RC Jr. Arterial injuries in orthopaedics: the posteromedial approach for vascular control about the knee. J Orthop Trauma 1996; 10:476 - 480

27. Niedzwiedzki T, Hladki W, Mierniczek W. Knee dislocation treatment with temporary tibio-patellar fixation (patellar olecraniza-tion). Chir Narzadow Ruchu Ortop Pol 1999;64:209 - 213

28. Noyes F, Barber-Westin S. Reconstruction of the anterior and posterior cruciate ligaments after knee dislocation: use of early protected post-operative motion to decrease arthrofibrosis. Am J Sports Med 1997;25:769 - 778

29. Meyers M, Moore T, Harvey JP. Follow-up notes on articles previously published in the journal: traumatic dislocation of the knee joint. J Bone Joint Surg Am 1975;57: 430 - 433

30. Wascher DC. High-velocity knee dislocation with vascular injury: treatment principles. Clin Sports Med 2000; 19: 457 - 477

31. Roman PD, Hopson CN, Zenni EJ Jr. Traumatic dislocation of the knee: a report of 30 cases and literature review. Orthop Rev1987;16:917 - 924

32. Twaddle BC, Hunter JC, Chapman JR, Simonian PT, Escobedo EM. MRI in acute knee dislocations: a prospective study of clinical, MRI, and surgical findings. J Bone Joint Surg Br 1996;78:573 - 579

33. Wascher D, DeCoster TA, Schenck RC. 10 Commandments of knee dislocations. Orthopaedic Special Edition 2001;7:28 - 31

34. Shelbourne KD, Pritchard J, Rettig AC, McCarroll JR, Vanmeter CD. Knee dislocations with intact PCL. Orthop Rev 1992;21:607 - 611

35. Reckling FW, Peltier LF. Acute knee dislocations and their complications. J Trauma 1969;9:181 - 191

36. Richter M, Bosch U, Wippermann B, Hofman A, Krettek C. Comparison of surgical repair of the cruciate ligaments versus nonsurgical treatment in patients with traumatic knee dislocations. Am J Sports Med 2002;30: 718 - 727

37. DeCoster TA. High-energy dislocations. In: Schenck RC Jr., ed. Multiple Ligamentous Injuries of the Knee in the Athlete. Rosemont, IL: American Academy of Orthopaedic Surgeons; 2002:23 - 29

38. Marder RA, Ertl JP. Dislocations and multiple ligamentous injuries of the knee. In: Chapman's Orthopaedic Surgery. 3rd ed. Philadelphia: Lippincott, Williams & Wilkins; 2001:2 417 - 2 434

39. Meyers MH, Moore TM, Harvey JP Jr. Traumatic dislocation of the knee joint. J Bone Joint Surg Am 1975;57: 430 - 433

40. Montgomery JB. Dislocation of the knee. Orthop Clin North Am 1987;18:149 - 156

41. Sekiya JK, Giffin JR, Hamer CD. Posterior cruciate ligament injuries: isolated and combined patterns. In: Schenck PC, Jr., ed. Multiple Ligamentous Injuries of the Knee in the Athlete. Rosemont, IL: American Academy of Orthopaedic Surgeons; 2002:73 - 90

42. Wascher DC. Bicruciate injuries. In: Schenck RC Jr., ed. Multiple Ligamentous Injuries of the Knee in the Athlete. Rosemont, IL: American Academy of Orthopaedic Surgeons; 2002:91 - 99

43. Schenck RC. Injuries of the knee. In: Heckman JD, ed. Rockwood and Green: Fractures in Adults. 4th ed.

Philadelphia: Lippincott, Williams & Wilkins; 2001:1 843 - 1 937

44. Walker D, Rogers W, Schenck PC. Immediate vascular and ligamentous repair in a closed knee dislocation: a case report. J Trauma 1994;36:898 - 900

45. Markolf KL, Zemanovic JR, McAllister DR. Cyclic loading of posterior cruciate ligament replacements fixed with tibial tunnel and tibial inlay methods. J Bone Joint Surg Am 2002;84:518 - 524

46. Cross MJ, Powell JF. Long-term followup of posterior cruciate ligament rupture: a study of 116 cases. Am J Sports Med 1984;12: 292 - 297

47. Fanelli GC, Giannotti BF. Edson CJ. The posterior cruciate ligament arthroscopic evaluation and treatment. Arthroscopy 1994;10: 673 - 688

48. Hughston JC, Bowden JA, Andrews JR, et al. Acute tears of the posterior cruciate ligament: results of operative treatment. J Bone Joint Surg Am 1980;62:438 - 450

49. Schulte KR, Chu ET, Fu FH. Arthroscopic posterior cruciate ligament reconstruction. Clin Sports Med 1997; 16: 145 - 156

50. Cooper DE. Treatment of combined posterior cruciate ligament and posterolateral injuries of the knee. Oper Tech Sports Med 1999; 7:135 - 142

51. Miller MD, Gordon WT. Posterior cruciate ligament reconstruction: tibial inlay technique-principles and procedure. Oper Tech Sports Med 1999;7:127 - 133

52. St. Pierre P, Miller MD. Posterior cruciate ligament injuries. Clin Sports Med 1999;18:199 - 221

53. Clancy WG Jr, Bisson LJ. Double tunnel technique for reconstruction of the posterior cruciate ligament. Oper Tech Sports Med 1999;7:110 - 117

54. Petrie RS, Hamer CD. Double bundle posterior cruciate ligament reconstruction technique: University of Pittsburgh approach. Oper Tech Sports Med 1999; 7: 118 - 126

55. Miller MD, Kline AJ, Gonzales J, Beach WR. Vascular risk associated with a posterior approach for posterior cruciate ligament reconstruction using the tibial inlay technique. J Knee Surg 2002; 15:137 - 140

56. Stannard JP, Riley RS, Sheils TM, McGwin G Jr, Volgas DA. Anatomic reconstruction of the posterior cruciate ligament after multiligament knee injuries: a combination of the tibial-inlay and two femoral-tunnel techniques. Am J Sports Med 2003;31:196 - 202

56a. Zantop T, Petersen W, Fu FH. Anatomy of the anterior cruciate ligament. Operative Techniques in Orthopaedics. 2004;15:20 - 28

56b. Vidal AF, Brucker PU, Fu FH. Anatomic double-bundle anterior cruciate ligament reconstruction using tibialis anterior tendon allografts. Operative Techniques in Orthopaedics. 2005; 15:140 - 145.

57. Almekinders LC, Dedmond BT. Outcomes of the operatively treated knee dislocation. Clin Sports Med 2000; 19:503 - 518

58. Wascher DC, Becket JR, Dexer JG, Blevins FT. Reconstruction of the anterior and posterior cruciate ligaments after knee dislocation: results using flesh-frozen nonirradiated allografts. Am J Sports Med 1999;27:189 - 196

59. Martinek V, Steinbacher G, Friederich NF, Müeller WE. Operative treatment of combined anterior and posterior cruciate ligament injuries in complex knee trauma. Am J Knee Surg 2000;13:74 - 82

60. Shapiro MS, Freedman EL. Allograft reconstruction of the anterior and posterior cruciate ligaments after traumatic knee dislocation. Am J Sports Med 1995;23:580 - 587

61. Stannard JP, Sheils TM, McGwin G, Volgas DA, Alonso JE. Use of a hinged external knee fixator after surgery for knee dislocation. Arthroscopy 2003; 19:626 - 631

62. Fanelli GC. Complications of multiple ligamentous injuries. In:Schenck RC Jr. , ed. Multiple Ligamentous Injuries of the Knee in the Athlete. Rosemont, IL: American Academy of Orthopaedic Surgeons; 2002:101 - 107

63. Ferrari JD. Associated Injuries. In: Schenck RC Jr. , ed. Multiple Ligamentous Injuries of the Knee in the Athlete. Rosemont, IL: American Academy of Orthopaedic Surgeons; 2002:31 - 41

64. Good L, Johnson RJ. The dislocated knee. J Am Acad Orthop Surg 1995;3:284 - 292

65. Stannard JP, Sheils TM, Lopez-Ben RR, McGwin G Jr, Robinson JT, Volgas DA. Vascular injuries in knee dislocations following blunt trauma: evaluating the role of physical examination to determine the need for arteriography. J Bone Joint surg. 2003

66. Kaufman SL, Martin LG. Arterial injuries associated with complete dislocation of the knee. Radiology 1977; 59 - A:236 - 239

67. Kendall RW, Taylor DC, Salvian AJ, O'Brien PJ. The role of arteriography in assessing vascular injuries associated with dislocations of the knee. J Trauma 1993; 35: 875 - 878

68. Treiman GS, Yellin AF, Weaver FA, et al. Examination of the patient with a knee dislocation: the case for selective arteriography. Arch Surg 1992; 127:1 056 - 1 063

69. Varnell RM, Coldwell DM, Sangeorzan BJ, Johansen KH. Arterial injury complicating knee disruption. Am Surg 1989;55:699 - 704

70. Wascher DC. High-velocity knee dislocation with vascular injury:treatment principles. Clin Sports Med 2000; 19: 457 - 477

71. Alberty RE, Goodfried G, Boyden AM. Popliteal artery injury with fractural dislocation of the knee. Am J Surg 1981;142:36-40
72. Dart CH Jr, Braitman HE. Popliteal artery injury following fracture or dislocation at the knee: diagnosis and management. Arch Surg 1977;112:969-973
73. Gable DR, Allen JW, Richardson JD. Blunt popliteal artery injury: is physical examination alone enough for evaluation? J Trauma 1997;43:541-544
74. Jones RE, Smith EC, Bone GE. Vascular and orthopedic complications of knee dislocation. Surg Gynecol Obstet 1979;149: 554-558
75. Lefrak EA. Knee dislocation: an illusive cause of critical arterial occlusion. Arch Surg 1976;111:1 021-1 024
76. McCoy GF, Hannon DG, Barr RJ, Templeton J. Vascular injury associated with low-velocity dislocations of the knee. J Bone Joint Surg Br 1987;69:285-287
77. McCutchan JD, Gillham NR. Injury to the popliteal artery associated with dislocation of the knee: palpable distal pulses do not negate the requirement for arteriography. Injury 1989;20:307-310
78. Welling RE, Kakkasseril J, Cranley JJ. Complete dislocations of the knee with popliteal vascular injury. J Trauma 1981;21:450-453
79. Applebaum R, Yellin AE, Weaver FA, Oberg J, Pentecost M. Role of routine arteriography in blunt lower-extremity trauma. Am J Surg 1990;160:221-225
80. Dennis JW, Jagger C, Butcher JL, Menawat SS, Neel M, Frykberg ER. Reassessing the role of arteriograms in the management of posterior knee dislocations. J Trauma 1993;35:692-697
81. Abou-Sayed H, Berger DL. Blunt lower-extremity trauma and popliteal artery injuries. Arch Surg 2002;137:585-589
82. Martinez D, Sweatman K, Thompson EC. Popliteal artery injury associated with knee dislocations. Am Surg 2001;67:165-167
83. Miranda FE, Dennis JW, Veldenz HC, Dovgan PS, Frykberg ER. Confirmation of the safety and accuracy of physical examination in the evaluation of knee dislocation for injury of the popliteal artery: a prospective study. J Trauma 2002;52:247-252
84. Goitz RJ, Tomaino MM. Management of peroneal nerve injuries associated with knee dislocations. Am J Orthop 2003;32:14-16
85. Hegyes MS, Richardson MW, Miller MD. Knee dislocation: complications of nonoperative and operative management. Clin Sports Med 2000; 19:519-543
86. Athanasian EA, Wickiewicz TL, Warren RF. Osteonecrosis of the femoral condyle after arthroscopic reconstruction of a cruciate ligament: report of two cases. J Bone Joint Surg Am. 1995;77:1 418-1 422

第二十九章　胫骨平台骨折

James P. Stannard, Steven L. Martin

胫骨平台骨折的治疗难度较大,是一种极具挑战性的损伤。对于骨质疏松的老年人,相对低能量的摔伤也可导致平台骨折且合并软组织的损伤,通常情况下可获得较好的结果[1~7]。相反,源于高能量损伤的胫骨平台骨折,通常合并关节周围严重的软组织损伤(图29-1),治疗效果则往往不尽如人意[8~14]。胫骨平台骨折的功能恢复的结果多与软组织损伤的性质和类型有关;当考虑需外科干预时,周围软组织的条件则被认为是功能改善的关键因素[15]。对于患肢功能以及可能发生的并发症,皮肤、膝关节韧带、半月板、血管和神经等损伤所带来的后果不亚于其严重骨折。由此损伤引起的筋膜间室综合征则是另一种软组织并发症,其可导致严重的结果[10,13,15,16]。对合并严重软组织损伤的高能量骨折采用延长的外科手术入路、开放复位内固定治疗,疗效甚微,而且并发症较多[4,8,9,14,17~19]。现代外科医生逐渐认识到软组织的重要性,间接复位和有限外科暴露能够极大地减少并发症,改善胫骨平台骨折的疗效[10,12,15,20~22]。

随着对胫骨平台骨折并发的软组织损伤重要性的认知的不断加深,发展了多项新的内固定系统和技术,这些改进使得相关治疗方法、技术、并发症和疗效方面也发生了重大变化。最近改进的例子包括应用固定小骨块的筏状螺钉(small-fragment raft screws)[23,24]、有限暴露和锁定接骨板[20,25~28]、细针固定装置[21,29~39]、关节镜辅助治疗胫骨平台骨折[15,40]、注射性磷酸钙骨水泥加强对压缩性胫骨平台骨折的固定等[41,43]。本章重点介绍胫骨平台骨折治疗的外科技术以及最新进展。

分　型

分型系统应该既能体现损伤的严重程度和预后,又能够指导其合理的治疗。将胫骨平台骨折分为高能量损伤和低能量损伤有助于明确许多问题,包括不同内固定及与之相应的并发症。骨科医生们多喜欢用以下两种分型:第一种是Joseph Schatzker[7]提出的以其名字命名的分型,将胫骨平台骨折分为6型(图29-2);第二种是AO分型,并被OTA(Orthopaedic Trauma Association)[44](表29-1)所采纳。这两种分型的共同缺点是均未涉及软组织的损伤情况。骨折—脱位在上一章中"改良膝关节脱位解剖分型系统"中已加以描述。

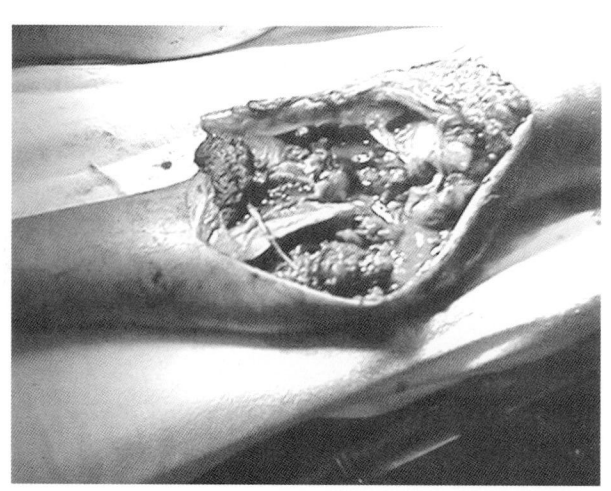

图29-1　挤压伤所致的ⅢC型胫骨平台开放性骨折

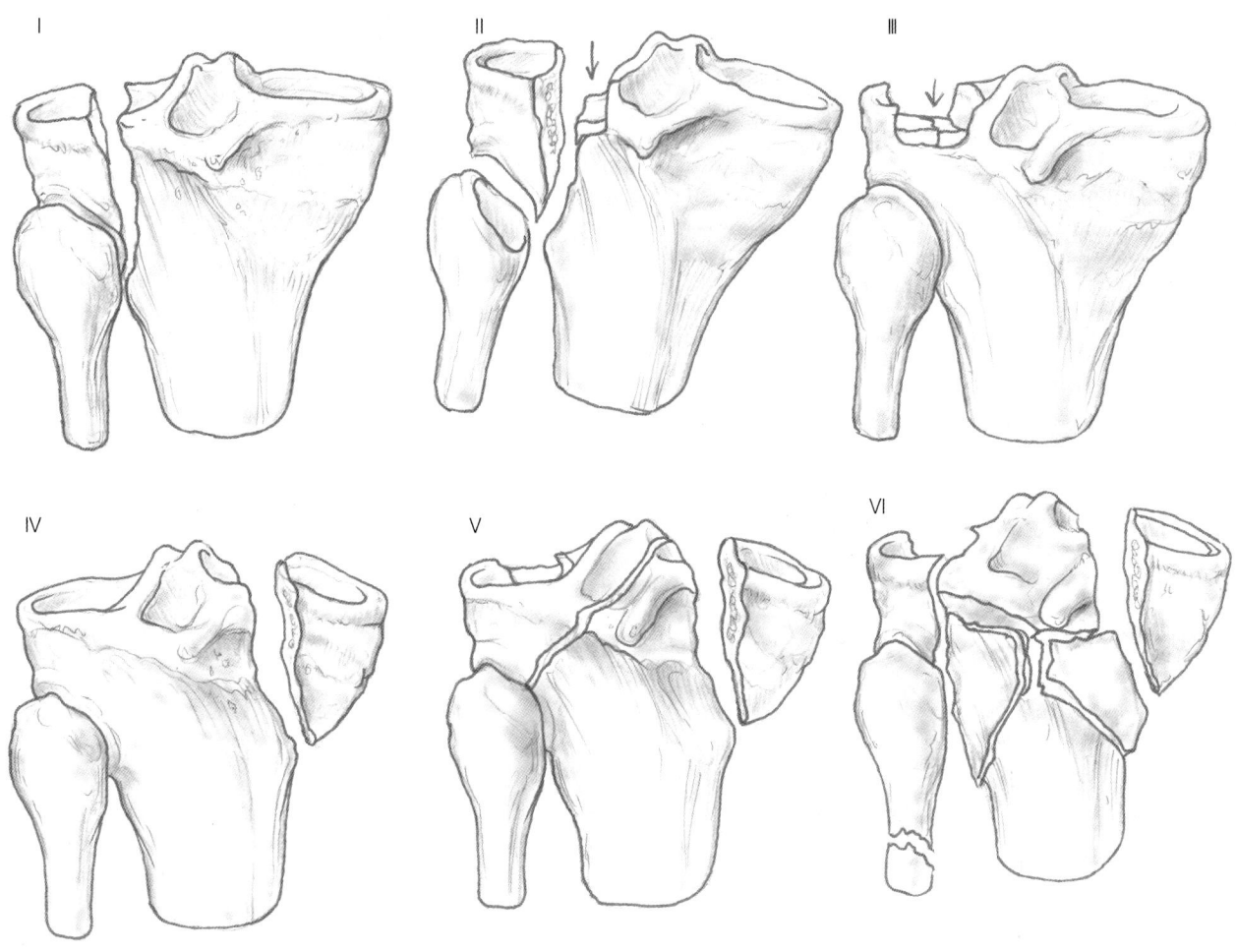

图 29-2 胫骨平台骨折 Schatzker 分型示意图

Schatzker 分型是最常用的胫骨平台骨折分型[3,10,15]。Ⅰ～Ⅲ型骨折为外髁骨折,通常为低能量损伤所致。Ⅰ型为劈裂或楔形骨折,年轻人多发,常伴有外侧半月板撕裂,影响骨折复位;Ⅱ型为劈裂压缩型,多见于 50 岁以上成年人;Ⅲ型最初描述为单纯中央压缩型,此型多见于老年人,为低能量损伤所致。Ⅳ～Ⅵ型多为高能量损伤,且常伴有周围软组织的损伤,Ⅳ型是内侧髁损伤,这种损伤较外侧少见,可伴有血管、神经或韧带的损伤,乃至膝关节脱位;Ⅴ型是胫骨平台双髁骨折,其外形像倒置的 Y,干骺端与骨干仍相连;Ⅵ型骨干与干骺端分离,此型通常源于高能量损伤,双髁骨折且粉碎,同时伴有韧带和血管的损伤[3],皮肤多有严重挫伤,需要进行详细的评估。除Ⅰ型外,其他分型中均可伴有软骨压缩需垫高并行植骨。

表 29-1　　　　　　　　　　　　　　　　胫骨/腓骨的 AO/OTA 分型

骨骼	位置		
胫骨/腓骨(4)	近端(41)		
类型	41A（关节外骨折）	41B（部分关节内骨折）	41C（关节内骨折）
分组	41A1 撕脱骨折	41B1 劈裂骨折	41C1 关节面、干骺端单骨折
	41A2 干骺端简单骨折	41B2 单纯压缩骨折	41C2 关节面单骨折、干骺端粉碎
	41A3 干骺端粉碎骨折	41B3 劈裂压缩骨折	41C3 关节面粉碎

AO/OTA 分类系统中胫骨编号是 4，骨骼近端为 1，因此胫骨平台骨折编号为 41。字母用于骨折类型的分型，字母 A 指不累及膝关节的近端骨折；B 为单髁骨折，对应于 Schatzker 分型中 Ⅰ～Ⅳ型骨折。尽管 41B 型骨折中多数为低能量骨折，内侧平台骨折除外；41C 型骨折为双髁骨折，并对应于 Schatzker 分型中的 Ⅴ型和Ⅵ型损伤，通常均为高能量损伤。每种主要分型（41A、41B 和 41C）再进一步细分为 9 种亚型。AO/ATO 分型的主要优点在于精确和清晰，共 27 种亚型，有助于进行研究和临床结果评估，并对相同类型骨折的结果进行比较。如果超出主要分型，临床应用将变得繁琐和困难。

合并重要韧带损伤的胫骨平台骨折与韧带完整的平台骨折有显著区别。骨折—脱位的分型在第 28 章"膝关节脱位的解剖分型"中有详尽的描述，并特别标记了韧带的损伤。KD-Ⅴ 就是解剖分型中的骨折—脱位，推荐应用小数点和数字的改良分型[45]来标记损伤的韧带（表 29-2）。1 型骨折—脱位指未累及交叉韧带的损伤（KD-Ⅴ.1）；KD-Ⅴ.2 骨折脱位指前、后交叉韧带均损伤，但内外侧副韧带完整；KD-Ⅴ.3 型骨折—脱位包括 2 条交叉韧带损伤和内或外侧副韧带损伤；KD-Ⅴ.4 损伤是指关节 4 条主要韧带均损伤的骨折—脱位。

表 29-2　骨折—脱位的改良 Schenck 分类

类型	韧带损伤
Ⅴ.1	骨折—脱位而 ACL 或 PCL 完整
Ⅴ.2	骨折—脱位合并 ACL 和 PCL 撕裂
Ⅴ.3M	骨折—脱位合并 ACL、PCL 和 PMC 撕裂
Ⅴ.3L	骨折—脱位合并 ACL、PCL 和 PLC 撕裂
Ⅴ.4	骨折—脱位合并 ACL、PCL、PMC、PLC 撕裂

ACL，前交叉韧带；PCL，后交叉韧带；PLC，后外侧角；PMC，后内侧复合体

非手术治疗

多种因素决定了胫骨平台骨折是否手术或保守治疗。重要因素包括膝关节的稳定性、软组织条件、其他骨骼的损伤、骨折类型、病人的身体状况和期望值等。在为胫骨平台骨折病人制定治疗方案之前，应对膝关节进行全面的检查从而获得正确的诊断。外科医生尤其要注意神经血管情况、肿胀程度、小腿筋膜间室和皮肤条件。如果骨折是闭合性的，应根据 Tscherne 系统对闭合骨折进行分级[12]。0 级为无软组织损伤或可忽略不计；1 级为浅表擦伤或挫伤；2 级为深部受污染的擦伤或挫伤，或可发生筋膜间室综合征；3 级包括大面积挫伤、挤压所致肌肉严重毁损、脱套伤、筋膜间室综合征和大血管损伤等。如果要通过损伤的软组织行 Ⅱ 期手术或扩大手术切口，之前应留出 1～3 周的时间严重损伤的软组织进行自我修复。

对于胫骨平台骨折的病人，准确的图像分析对于治疗计划的制订非常重要。最初应拍摄膝关节和胫骨近端高质量正、侧位片。如骨折显示向远端延伸，胫骨也需摄片。双斜位和 10°尾侧倾斜摄片也非常有意义[3,10,12]。膝关节的内外翻应力位片和牵引后摄片也具有潜在的意义，但需在麻醉状态下进行，否则病人难以耐受。许多复杂骨折在麻醉状态下通过 X 线透视和普通平片即可获得满意的图像。在许多创伤中心，CT 的矢状面和冠状面重建能够很好地评估软骨面的压缩程度和骨折的解剖位置。CT 扫描对于骨折复位的术前计划和固定非常有帮助，如果使用微创技术进行固定，CT 扫描则显得尤为重要。

胫骨平台骨折是否需行 MRI 检查仍存争议[3,10]。近十年来发表的多项研究均肯定了 MRI 在胫骨平台骨折诊疗中的作用[47,52]。Yacoubian 等发现在 52 例胫骨平台骨折患者中，在普通平片和 CT 扫描后同时应用 MRI 检查，21% 的患者需重新分型而 23% 的患者需要重新制订治疗计划。MRI 同时提高了观察者间对骨折分型和治疗计划的一致性。Holt 等报道，MRI 检查使得 48% 的患者的骨折分型发生了改变，而 19% 的患者需重新调整治疗计划[49]。他们同时报道，有 48% 的膝关节软组织损伤之前未能发现，其中包括 2 例自行复位的膝关节脱位。Bennett 和 Browner[53] 也证实膝关节软组织的副损伤问题，有 56% 的患者是在麻醉状态下结合关节镜检才发现。在过去 3 年中，作者对高能量损伤引起的胫骨平台骨折，也常规使用 MRI 进行诊断性评估（图 29-3）。在 103 例接受 MRI 扫描的病人中，发现了大量之前未能发现的软组织损伤，其中包括 25 例内侧半月板和 35 例外侧半月板撕裂、45 例前叉韧带撕裂、41 例

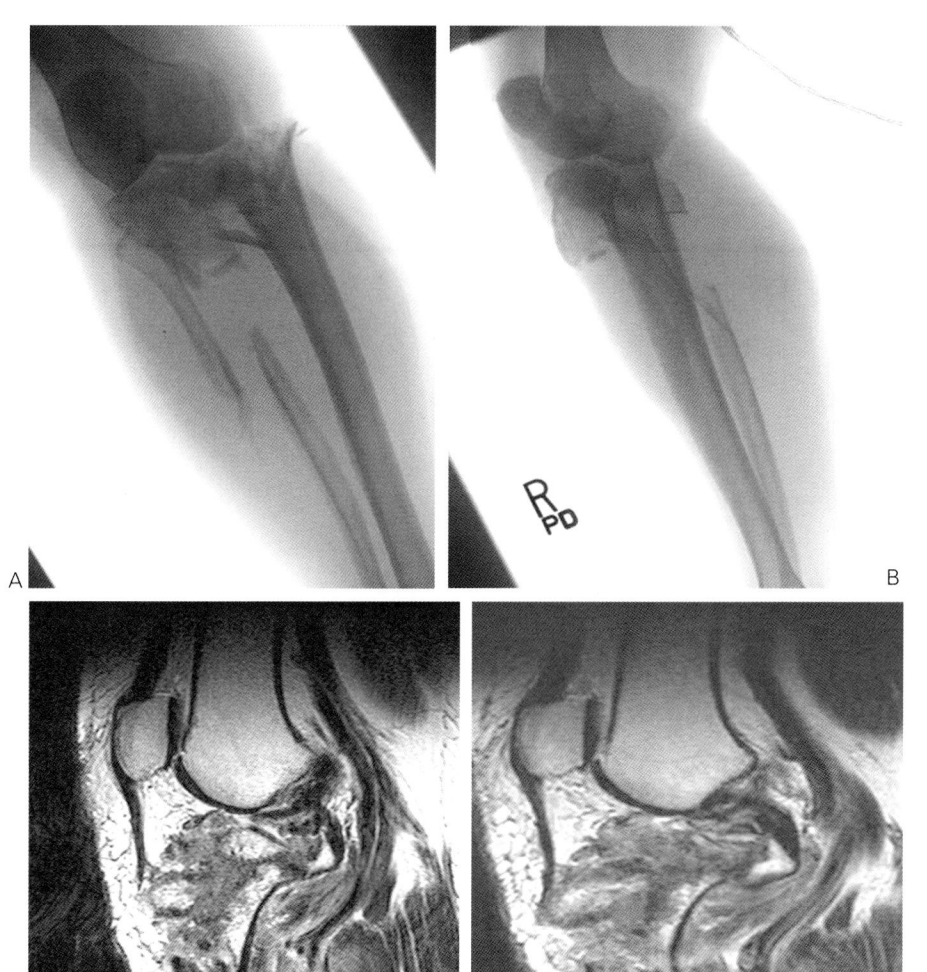

图 29-3 胫骨平台双髁骨折的正位片（A）和侧位片（B），（C）MRI 显示前叉韧带撕裂和后叉韧带撕脱伤

后叉韧带撕裂、16 例后内侧角或内侧副韧带撕裂、46 例后外侧角（posterolateral corner，PLC）撕裂。在合并严重胫骨平台骨折时，上述损伤大多数很难单纯通过物理检查予以发现。表 29-3 总结了已发表的 4 项研究中膝关节软组织损伤的发生率[47,49~53]。数据表明，胫骨平台骨折的患者中，有 48%～90% 合并显著的软组织损伤，这些数据与作者的 103 例病人的研究结果（71%）相似。MRI 扫描常常使得胫骨平台骨折的治疗计划发生改变[47~53]，已发表的研究强烈支持对于高能量损伤的胫骨平台骨折行常规 MRI 扫描，绝大多数合并软组织损伤的病人将因此而受益。

表 29-3　　MRI 影像所表现的胫骨平台骨折的软组织损伤

作者	骨折类型	内侧半月板撕裂	外侧半月板撕裂	ACL	PCL	PMC	PLC
Barrow 等[47]	31	10	17	7	0	3	3
Holt 等[48]	21	5	1	3	3	0	4
Kode 等[50]	22	3	9	6	1	5	0
Shepherd 等[51]	20	11	12	2	0	6	1
Stannard 等[27]	103	25	35	45	41	16	46
合计	197	54（27%）	74（38%）	63（32%）	45（23%）	30（15%）	54（27%）

ACL，前交叉韧带；PCL，后交叉韧带；PLC，后外侧角；PMC，后内侧复合体

非手术病人采用带有铰链的管型支具治疗比较适宜。保守治疗的指征如下：①骨折没有移位或移位 <3mm[10,54,55]；②内外翻应力下保持稳定；③外周半月板下骨折；④轻度粉碎低能量骨折；⑤有手术禁忌证的患者。要决定是否手术或保守治疗，要充分考虑上述指征与其他相关损伤等因素。

支具治疗的疗效有很大不同，依赖于骨折类型和损伤的稳定性[56~60]，关键在于在稳定固定的基础上早期进行功能锻炼[58,59]。有报告证实，双髁骨折和劈裂压缩骨折经闭合复位后支具固定较切开复位内固定疗效较差[56~60]，10%~32% 骨折患者对治疗结果不满意[56~58,60]。对于膝关节明显不稳定的患者，支具固定并非最佳选择。因此，对于选择支具作为最终治疗的患者，仔细的物理检查非常必要；如果考虑合并任何韧带结构的不稳定，均应行 MRI 检查。对于复位后行支具固定的病人，应早期行限制负重的功能锻炼。

手术指征

胫骨平台骨折是否手术治疗需考虑多种因素，包括病人的条件、骨折和医疗因素。病人的因素有年龄、活动、工作、合并伤和就医条件等；骨折因素包括骨折类型、粉碎程度、移位、嵌插、受伤机制或受伤时能量对组织的损害、关节稳定程度；医疗因素有医生的经验、手术室条件和设备等。

术前对局部软组织的条件进行评估非常重要，软组织封套的严重损伤是胫骨平台骨折早期手术治疗的最常见的禁忌证[15]。对于无论开放性还是闭合性骨折，软组织条件的评估非常重要，选择最佳软组织条件延期手术治疗可最大限度地减少手术并发症的发生[10]。

外科治疗的绝对指征包括开放骨折、骨折合并筋膜间室综合征或合并血管损伤[15]。相对适应证包括大部分的移位的单髁骨折和内髁骨折、外髁骨折合并关节不稳定、髁增宽 >5mm、膝关节骨折—脱位，以及多发伤患者；如果对膝关节行非手术治疗，将影响关节的早期活动[2,3,10,12,15]。图 29-4 描述了作者治疗胫骨平台骨折的原则。

手术治疗

手术解剖

胫骨平台的内侧髁较外侧髁更为粗大和强壮，内外髁略凹而外侧髁略凸。理解这种解剖对于从外髁植入软骨下螺钉和"筏状"螺钉同时避免进入关节非常重要。相对于内侧半月板而言，外侧半月板覆盖了更大面积的关节面[44]。冠状韧带将半月板牢固地固定在胫骨平台周围，手术时半月板周围撕裂和半月板下切开均须仔细地修复。在骨折复位前先将损伤的半月板预置缝线是明智的，因为骨折复位后将增加半月板修复的难度（图 29-5）。

胫骨平台重要的解剖标志包括胫骨结节、Gerdy 结节、鹅足（pes anserinus）和上胫腓关节。胫骨结节是髌韧带的附着点，胫骨结节是否骨折游离、能否稳定和早期提供功能锻炼非常重要。Gerdy 结节有髂胫束附着；鹅足由缝匠肌、半腱肌和股薄肌组成，这些标记对于骨折手术入路和稳定非常重要。腓骨小头附着有多条韧带和后外侧角（PLC），并作为胫骨平台外侧部分的支撑。

手术入路

胫骨平台骨折的基本手术入路包括正中入路、髌旁外侧入路、曲棍球棒（Hockey Stick）入路、延长的 Hockey Stick 入路和膝关节后内侧入路。半月板下切开可直视关节面。其他入路包括剥离外侧半月板前脚[61]和双髁骨折胫骨结节截骨[62]。尽量修复分离或游离的骨折以恢复其解剖结构非常重要。外科医生必须要平衡为更好地显露术野而增加侵袭性操作的利弊。作者本人很少行剥离半月板或胫骨结节截骨。

正中切口和髌旁外侧手术入路非常相似，后者仅仅是向外侧平移 1~2cm（图 29-6）。两条入路均能够很好地显露胫骨平台的前部，半月板下切开术使该入路能够直视外侧平台。须注意不可过多地进行深部组织的剥离，以免引起感染和切

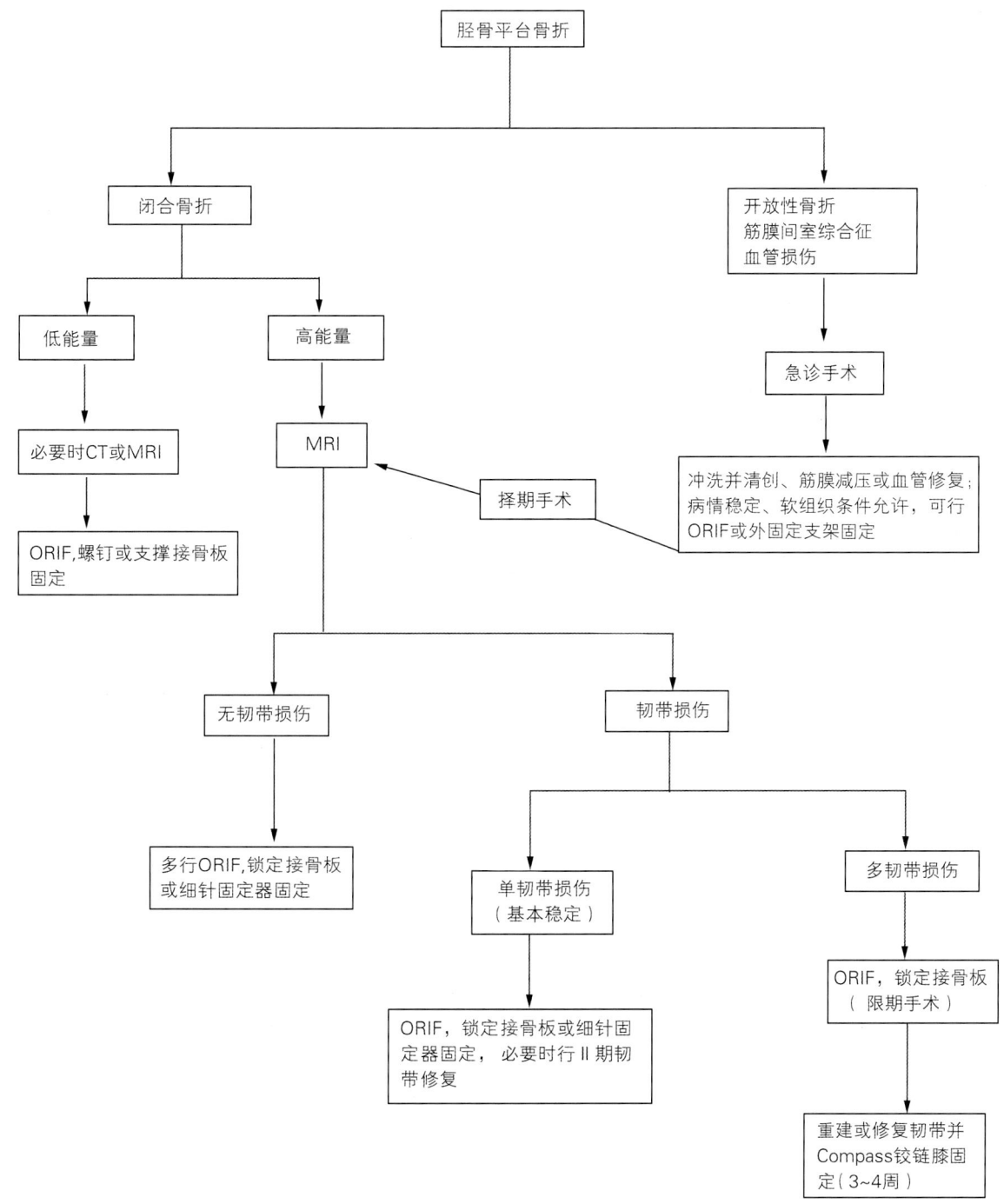

*如果内固定难以提供满足早期功能所需要的稳定性,建议使用 Compass 铰链膝固定。

图 29-4　胫骨平台骨折的治疗流程

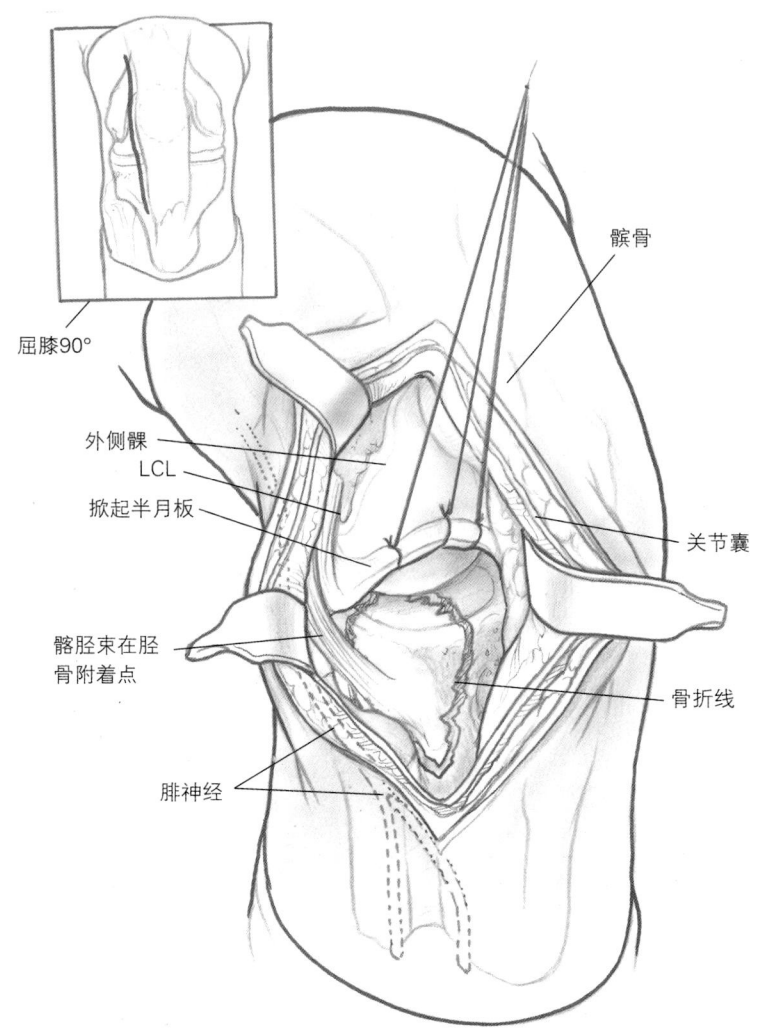

图 29-5 半月板下切开对胫骨平台骨折行 ORIF，应用挂线牵开以修复半月板周围损伤

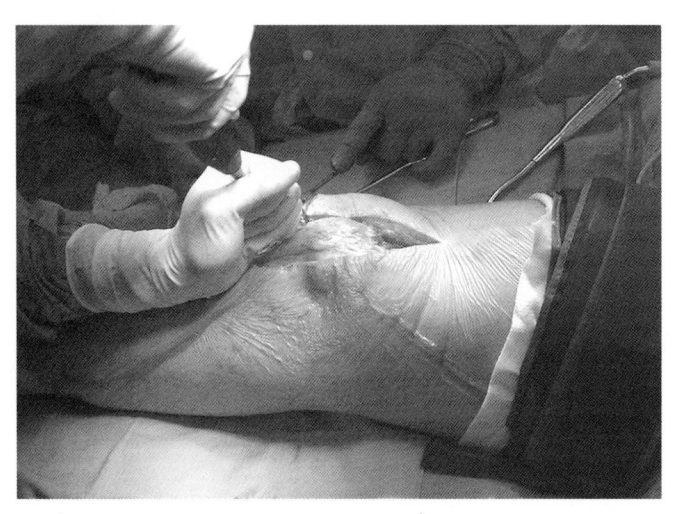

图 29-6 正中切口固定胫骨平台骨折

口裂开。切口应足够长，能够充分显露和放置内固定物，而避免对软组织进行过度牵拉。作者推荐长切口及有限侵袭性的牵拉。

曲棍球棍入路可行小切口以安放外侧接骨板。必要时可向近端延长以显露 PLC（图 29-7）。该切口远端位置同髌旁外侧切口，弧形向后止于关节间隙的下方。松解前间室肌群的起点，以在肌下放置接骨板或垫高塌陷的骨块。

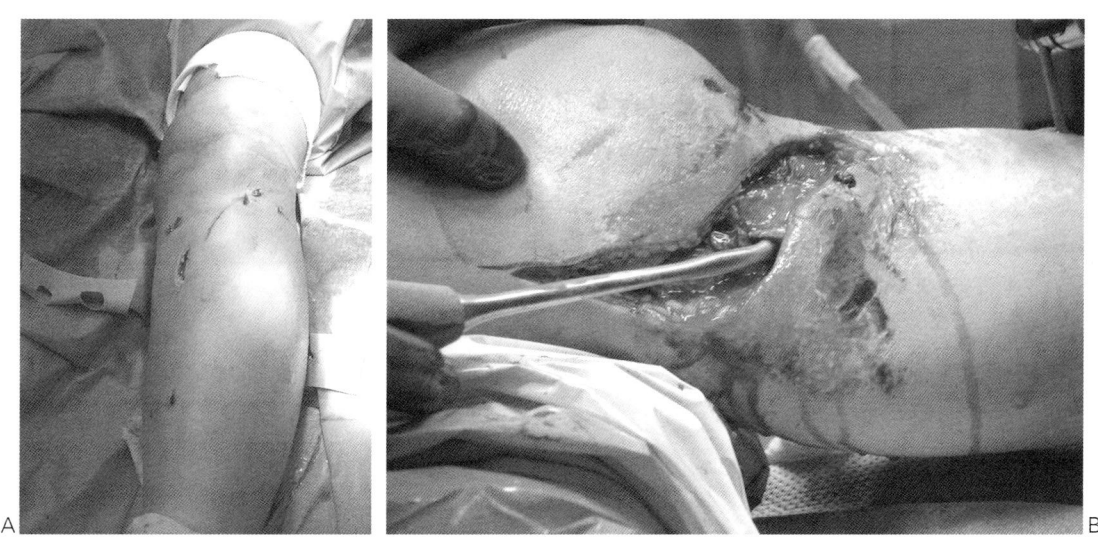

图 29-7 A. 曲棍球棍入路切口皮肤标记。B. 延长的曲棍球棍入路可重建膝关节后外侧角

单独后内侧切口是内侧骨折（Ⅳ型或双髁骨折）的最佳入路。作者建议不要经正中切口去放置内侧接骨板，因为其需要过多地剥离以固定后内侧骨块。如果使用包括后内侧入路的双切口，应尽量保留两者之间较宽的皮桥。患者取仰卧位，切口由股骨内上髁沿胫骨的后内侧缘至内侧副韧带的止点（图 29-8）。鹅足腱可轻易牵向远端。半膜肌的止点多变，作者习惯将其在附着部位松解后予以标记，以待最后修复。分离腓肠肌内侧头，并将腓肠肌牵向胫骨近端和股骨内髁。术者此时须继续分离关节间隙，注意不要过于偏离胫骨后内侧。在此入路中，牵开器和拉钩应务必仅置于腓肠肌内侧头的前方，以免伤及腘窝血管；内侧头通常不予松解。屈膝至 70°，松解后方的血管神经束，可提高该入路的安全性。

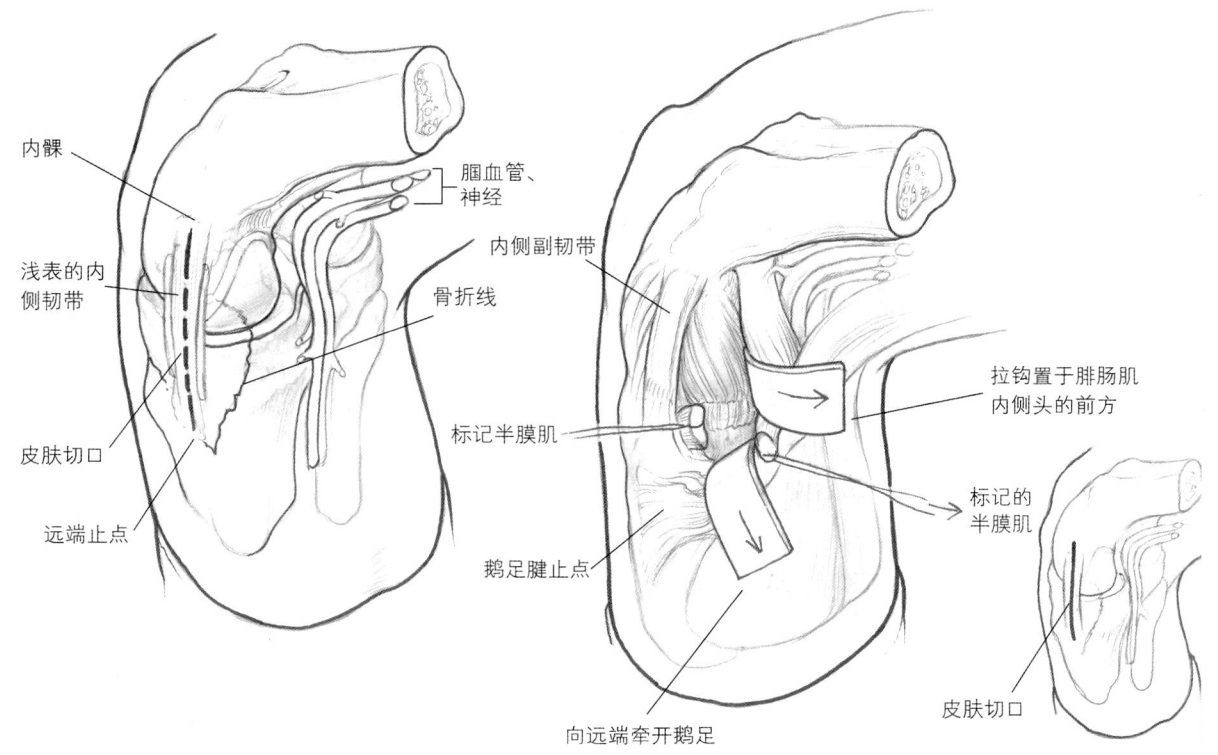

图 29-8 骨块位于胫骨平台后内侧，经后内侧入路行 ORIF

有多种外科技术可用于固定胫骨平台和胫骨近端骨折。为顺利固定该部位骨折并处理软组织损伤，外科医生应尽可能熟练地掌握这些技术。治疗方法包括从相对简单的经皮软骨下螺钉固定，到较为复杂的锁定接骨板或外固定支架固定等。选择手术治疗方案的主要考虑因素有软组织条件、骨折能量大小与粉碎程度，以及骨质疏松的严重度等。低能量骨折类型（Schatzker Ⅰ～Ⅲ型）可以仅行单纯螺钉、普通接骨板螺钉或微型解剖接骨板固定，锁定螺钉的使用则并非必需。内髁骨折（SchatzkerⅣ型）通常带有一个大的骨块，也可以行普通接骨板螺钉固定。通常而言，相关的韧带、皮肤、血管、神经等损伤在选择手术技术时，具有重要的决定意义。严重的软组织损伤往往需要行外固定支架固定，常见的有超关节外固定、细针外固定、铰链外固定支架等。双髁骨折（Schatzker Ⅴ和Ⅵ型）和严重的骨质疏松性骨折，则宜选择锁定接骨板或细针外固定器。骨折—脱位是内固定联合铰链外固定支架和韧带修复或重建的较好指征。

在本章中，我们将详细介绍治疗胫骨平台骨折的几种方法。以下所述并非胫骨平台骨折所有治疗方法的集合，仅代表作者较为常用的方法。

手术技术

低能量骨折的经皮复位和固定

对于低能量损伤所致胫骨平台外髁骨折（Schatzker Ⅰ～Ⅲ型），通常可以选择以下3种治疗方案。Ⅰ型或劈裂骨折通常选择经皮下螺钉内固定、关节镜下辅助固定（本章后面讨论），或开放复位外侧支撑接骨板固定。经皮固定要求患者取仰卧位，膝下以包布卷垫高。透射X线手术床和高质量的透视是保证手术成功至关重要的因素。术前MRI扫描不仅用于术前骨折分型，而且可评估半月板和韧带的损伤。通过内翻应力手动或牵引器牵引复位骨折，一旦复位完成，经皮点状复位钳钳夹固定，即可以2~3枚大的空心螺钉完成固定；或者以数枚0.625mm克氏针暂时固定后，软骨面下植入数枚3.5mm"筏状螺钉"（图29-9）。如果不能解剖复位，则应行开放复位或关节镜辅助固定。关节面的骨折即使仅有1.5mm，也会造成显著的接触应力改变[54]。对于严重的骨质疏松患者，作者通常不建议使用该项技术，因为疏松骨质中的螺钉固定多不稳定。

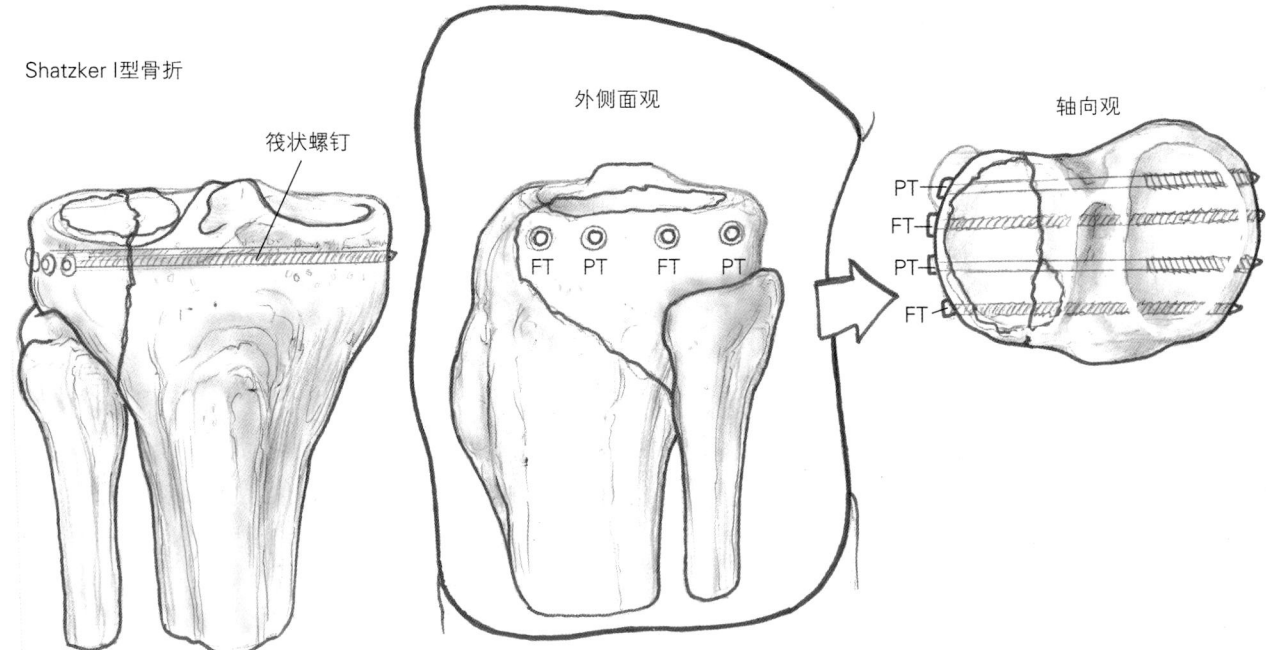

图29-9　Schatzker Ⅰ型胫骨平台骨折经皮置入"筏状"螺钉，前后位、外侧和轴向观。PT，半螺纹螺钉；FT，全螺纹螺钉

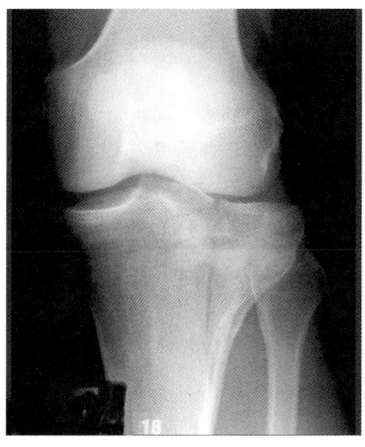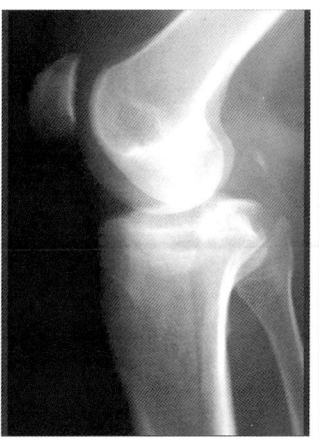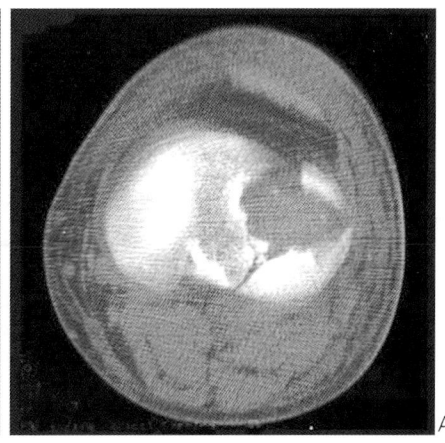

图 29-10　胫骨平台骨折 Schatzker Ⅲ 型。A. 正位。B. 侧位。C. CT 扫描显示平台压缩

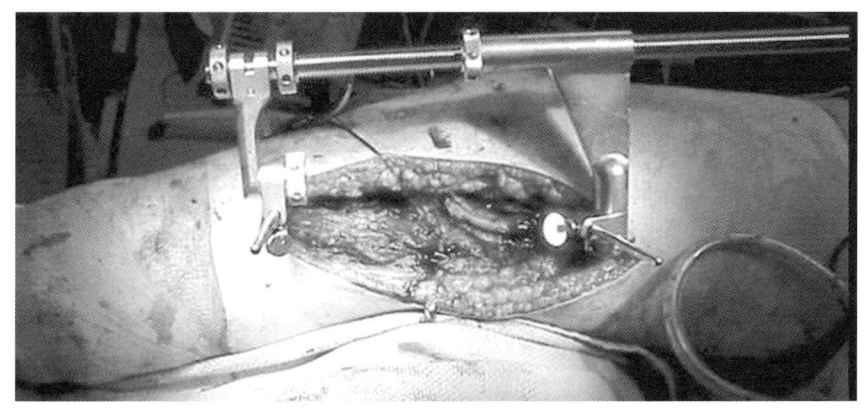

图 29-11　应用股骨牵开器显露关节和帮助胫骨平台骨折复位

低能量骨折的开放复位内固定

多数Ⅱ、Ⅲ型骨折和难以闭合复位的Ⅰ型骨折，往往需要行开放复位固定（图 29-10）。正中切口、髌旁外侧入路或曲棍球棍入路较为常用，作者多倾向于使用髌旁外侧入路；但合并明显 PLC 损伤的患者例外，这种情况下膝关节多需重建其稳定性。作者此时多采用 Hockey stick 入路，该入路允许Ⅰ期或Ⅱ期修复和重建 PLC。横向切开"外侧半月板—胫骨韧带（lateral meniscal tibial ligament）"，即可显露半月板下关节面。屈膝 90°可有助于关节面的显露，以半月板缝线牵引或使用股骨牵开器也是较好的显露关节面的技巧（图 29-11）。多数情况下关节面的塌陷易于显露，复位方法可使用"开书样"牵拉外侧骨块或经干骺端皮质骨开窗进行撬拨的方法。即使外髁骨折线术中不易显露，也很容易像开书一样将外侧骨块呈楔形分开，使用打压器（impactor）即可直接撬起塌陷的关节软骨面。切记须在撬起软骨面下方进行植骨支撑，以避免形成继发性骨折等损伤，此点非常重要。经半月板下切口可以在直视下使用打压器轻打关节面，以使之恢复解剖复位的平整状态。如果髁的骨折线延伸并超出了切口范围，则宜行干骺端骨皮质开窗（图 29-12）。开窗时可使用直径 2mm 的钻头，在 $1cm^2$ 范围内的 4 个顶点处钻 4 个孔，即可以骨刀开窗骨皮质。将开窗后的骨皮质面打入干骺端骨质内，如前述即可以打压器撬顶起关节软骨面。复位后以点状复位钳和/或克氏针维持复位。

ORIF 的最后一步是接骨板固定（图 29-13），包括支撑接骨板、解剖接骨板、带锁孔的锁定接骨板。所有接骨板均有其利弊：支撑接骨板费用较低，适用于简单骨折；解剖接骨板不需预弯，且其较薄适于胫骨近端软组织覆盖，可降低病人的不适，同时减少软组织的并发症；锁定接骨板有助于 Schatzker Ⅴ、Ⅵ型骨折内髁的固定，且通常无须另做内侧切口。另外，其也适用于严重的粉碎骨折及严重骨质疏松的患者。

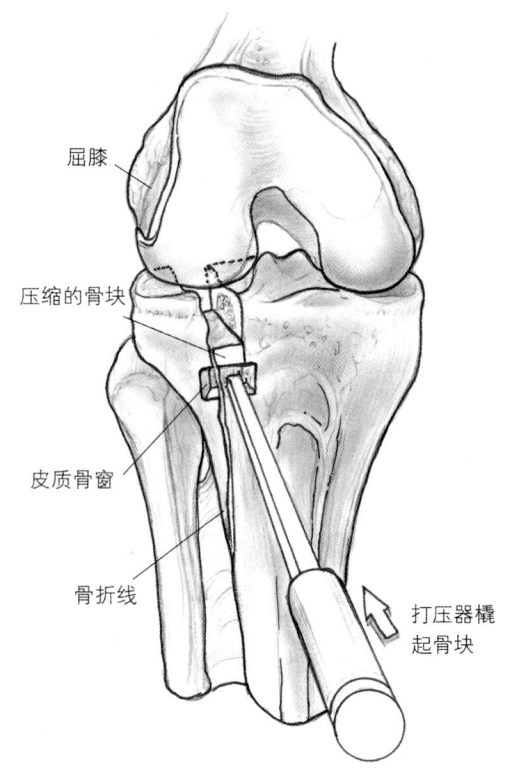

图 29-12 通过皮质骨窗复位压缩骨折片

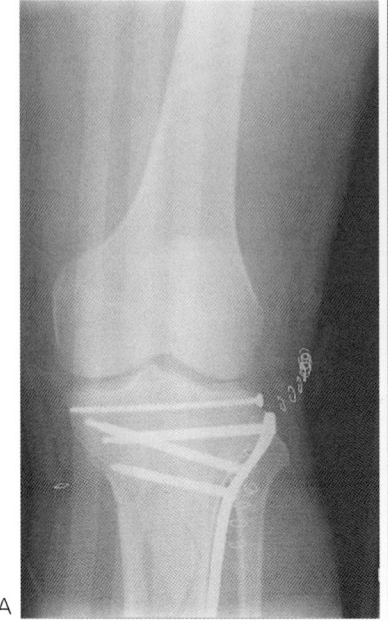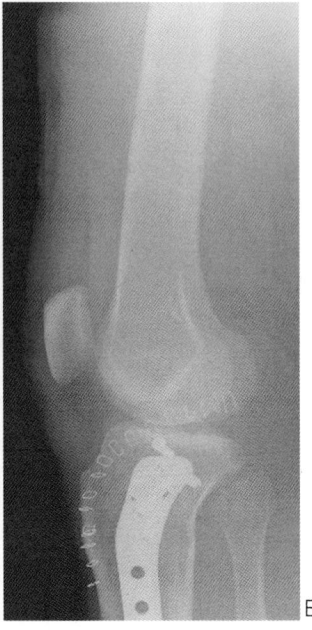

图 29-13 胫骨平台双髁骨折,骨折线延伸至骨干,行 ORIF 术后,(A)正位与(B)侧位片

切开复位锁定接骨板内固定(视频 29-1,光盘 4)

锁定接骨板近年来已被用于治疗胫骨平台骨折,其螺钉和接骨板上的螺孔均带有螺纹。锁定接骨板的绝对手术指征仍未完全明确。与传统接骨板相比,此类接骨板的主要优势在于:在存在骨缺损的情况下可以更好地承受负荷(如严重的粉碎骨折以及骨质疏松等);每个锁定螺钉锁定时形成了角稳定性,在骨质条件差的情况下减少了置入物发生断裂的可能[20,63~66]。许多锁定接骨板系统既允许传统的螺钉植入,也可以植入锁定螺钉。外科医生必须牢记每种类型螺钉的主要优势:传统螺钉允许加压,可使骨折复位;而锁定螺钉不太容易从骨中拔出,置入螺钉时不会使骨折发生移位。除了骨质条件极差的老年患者,多数低能量骨折通常无须使用锁定接骨板。另外,除了严重骨质疏松,大多数的 Schatzker Ⅰ~Ⅳ型骨折应用锁定接骨板并没有明显的优势。实际上,锁定螺钉不会对胫骨平台的内侧或外侧形成加压,从而促使胫骨完全复位,这也是锁定接骨板的劣势所在。在某些情况下,采用单个锁定接骨板就足以固定大的内侧骨折片和双髁骨折。如果外侧放置的接骨板不能满意地固定内侧骨折片,则应另做切口从内侧置入接骨板(图29-14)。

除了螺钉钻孔之外,大多数锁定接骨板系统的技术等同于标准的 ORIF 支撑接骨板。本章我们将详细介绍的微创内固定系统(LISS,Synthes USA. Paoli,Pennsylvania)则是属于此治疗原则的特殊情况,因为其结合了微创和锁定接骨板技术。使用复位钳或克氏针复位以及临时固定后,将锁定接骨板放置在胫骨近端。接着将钻孔导向器拧入带螺纹的钻孔中。采用厂商提供的系统进行钻孔和测深,接着将锁定螺钉拧入正确的位置。使用导向器是非常重要的,因为垂直线偏离5°钻孔就可能导致螺钉头的螺纹和接骨板孔的螺纹之间发生"冷焊接"(cold welding),或者导致接骨板内螺钉的"锁定"欠佳。当发生冷焊接时,移除螺钉可能是极度困难的(图 29-15)。应根据骨折的具体情况,来结合使用传统螺钉和锁定螺钉。锁定接骨板和螺钉均比传统接骨板和螺钉的价格要昂贵。因此,应该仅仅在有明显优势的情况下来使用。

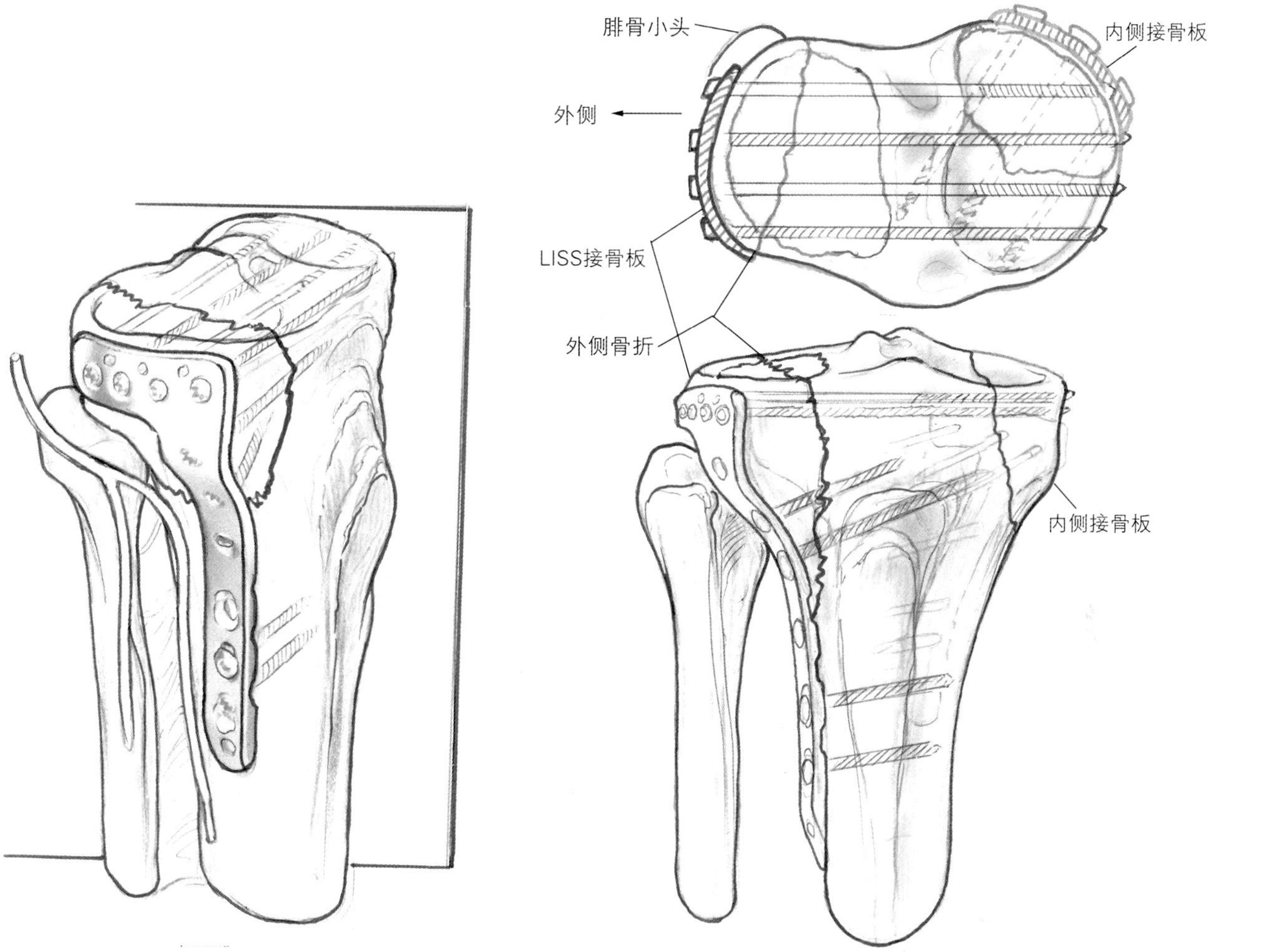

图 29-14 胫骨平台双髁骨折应用外侧锁定接骨板和后内侧接骨板固定，侧位、正位和轴位观。LISS：微创固定系统

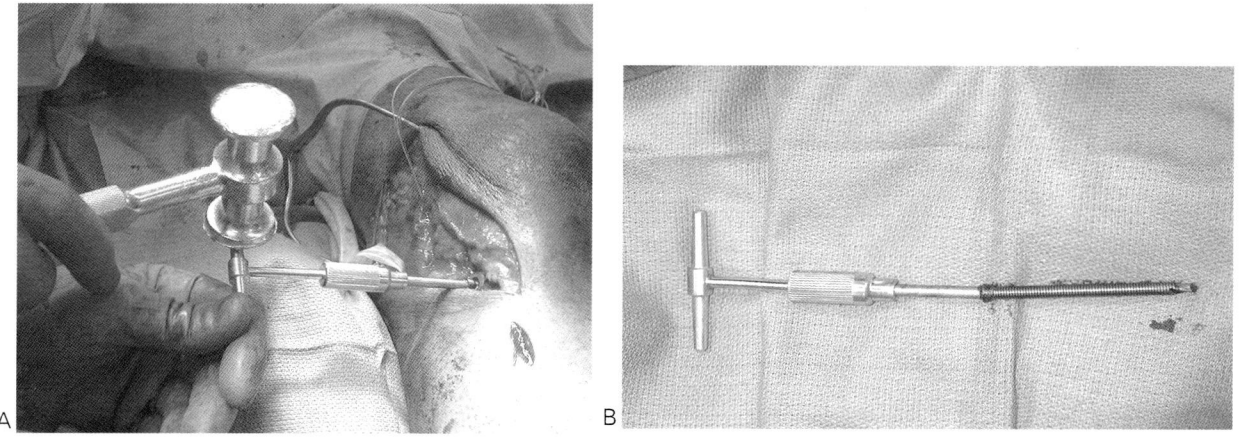

图 29-15 A. 应用断钉取出器和锤子试图取出"冷焊接"螺钉。B. 如果螺钉被取出时通常需要较大的力量，可导致变形、断钉，甚至损坏取钉的器械

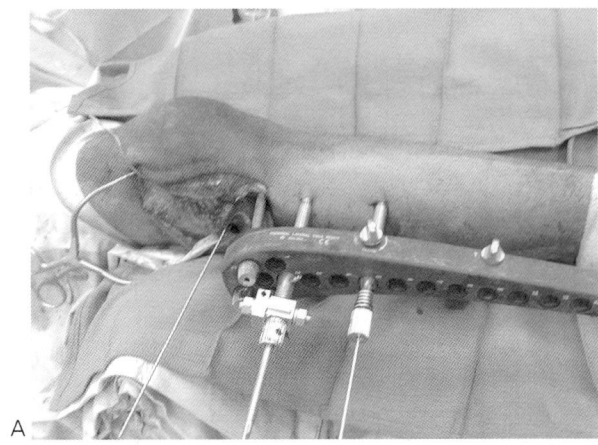

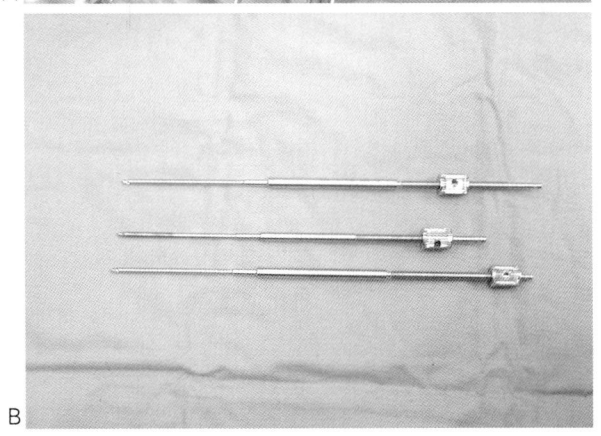

图 29-16 A. 应用 LISS 手柄和 whirlybird 螺钉复位胫骨平台的双髁骨折。B. 不同长度的 whirlybird 螺钉

LISS（less invasive stabilization system，视频 29-2，视频 29-3；光盘 4）

LISS 内固定系统是锁定接骨板与微创入路的结合。LISS 系统的首要适应证是高能量所致的双髁骨折，其次为假体周围骨折、开放性骨折[28]和胫骨干上 1/4 骨折[66]。LISS 不同于传统接骨术，其螺钉将骨骼锁定于接骨板，不产生加压，因此一般不能用于骨折复位。唯一例外的情况是应用提吊复位工具（通常指 whirlybird）或普通螺钉的时候（图 29-16）。需要注意的是，胫骨恢复正常长度、旋转得以纠正，以及矢状面和冠状面上骨折均复位之后才能植入螺钉（图 29-17）。一旦术者开始植入有固定角度的锁定螺钉，则不要试图进行再次复位。

患者取仰卧位，膝下放置折叠巾单使屈膝 25°～30°，以协助复位。折叠巾单的大小和位置均可对复位产生显著影响。分析和体会纵向牵引时韧带对于骨折复位的作用，结合折叠巾单的大小和放置位置，都将有利于改善骨折复位和节省手术时间。通常手动牵引即可获得和较好地维持胫骨长度、旋转和角度。

手术入路通常是外侧髌旁入路或曲棍球棒入路（hockey stick）。对于 LISS 固定装置本身而言，仅需 5～8cm 的小切口，而与普通接骨板比较，关节内骨折的复位和稳定技术是相同的，重要的是计划如何放置螺钉以稳定关节的骨折，应牢记 LISS 固定和螺钉位置。作者通常采用"rafting"技术，即用几枚 3.5mm 螺钉固定关节内骨折。一旦关节内骨折复位满意，电刀松解前面肌肉止点显露肌肉下骨皮质，应用定位把手放置 LISS 装置。

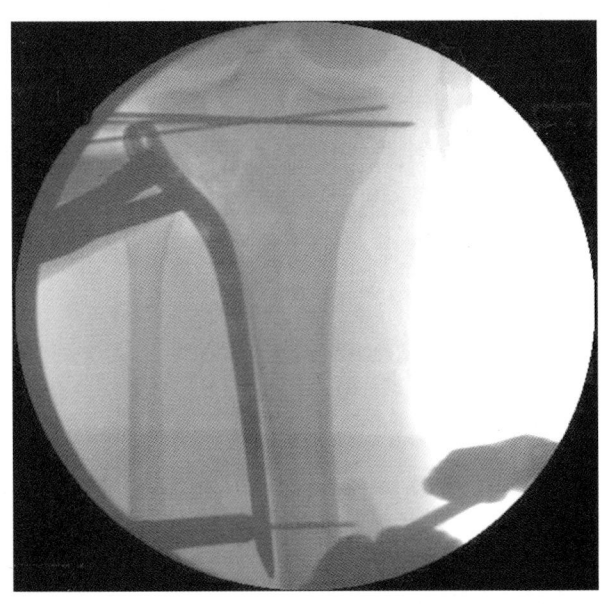

图 29-17 置入螺钉之前应用透视显示骨折复位和螺纹针的正位像

使用定位装置将 LISS 固定器植入合适位置，术者可通过触摸胫骨前嵴和接骨板端定位，注意不要使接骨板前端损伤胫骨中后缘的胫前动静脉和腓深神经。清楚了解胫骨的解剖结构非常重要，接骨板放置于骨干的中间以增加螺钉把持力（图 29-18）。首先将接骨板沿骨面伸向胫骨远端，然后沿胫骨回滑直至接骨板与近端骨骼外形相匹配，一旦透视下观察位置良好，在胫骨近端予以 2mm 螺纹针稳定骨折与接骨板，纵向牵引恢复长度和矢状面位置。于接骨板远端锁定孔处做小切口并行皮下钝性分离，放置套筒和套针，定位手柄导引下植入带螺纹的导向孔，钻入另一枚 2mm 螺纹针以固定 LISS 接骨板于骨干外侧面的中间位置（图 29-19），应侧位摄片确定位置。如果锁定板不能位于骨面的中间，重新定位 2mm 螺纹针调整其位置。

理想的 LISS 固定装置应包括 2 枚皮质 whirlybird，分别固定于骨折远端和近端（图 29-20），在接骨板的锁定孔处做小切口，钝性分离皮下组织，放置套针或钻，去掉导针后冲洗并钻入 whirlybird，拧紧并稳定和复位移位骨折。在完成复位之前不应植入螺钉，先以 2mm 螺纹针固定胫骨的远近端，必要时靠近骨折端植入 whirlybird。由于病人个体的解剖差异，一些病人的 LISS 不能完全与近端胫骨匹配，导致接骨板突起，引起疼痛。为降低这种概率，在植入近端螺钉之前，接骨板近端经皮穿刺放置大复位钳则是非常重要的。

在植入近端螺钉之前，夹紧复位钳使接骨板帖服胫骨以减少接骨板的突起，注意不要过于用力以使接骨板因过分用力造成变形，一旦有一或

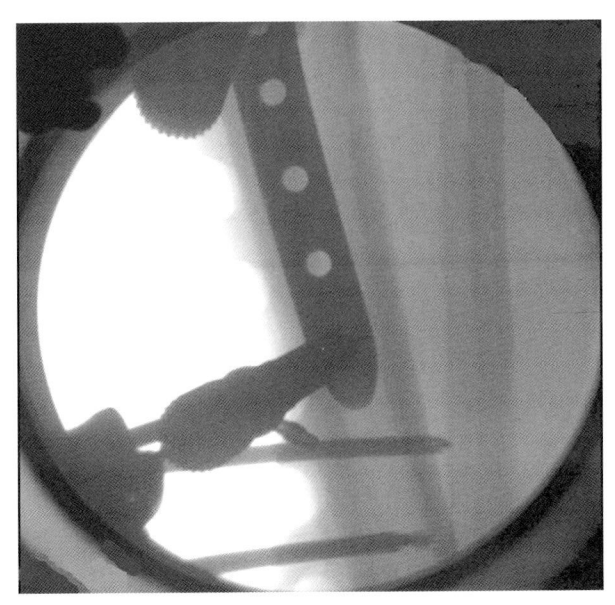

图 29-18　锁定接骨板放置在侧中线非常重要，其能够获得充分固定

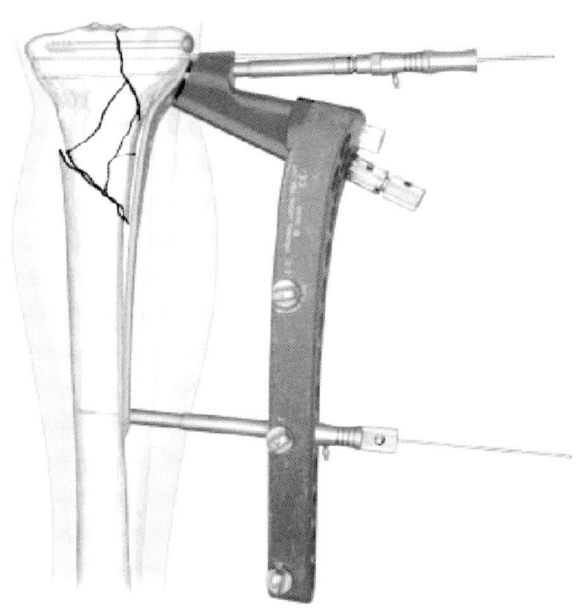

图 29-19　LISS 固定系统，冠状面上轻度移位

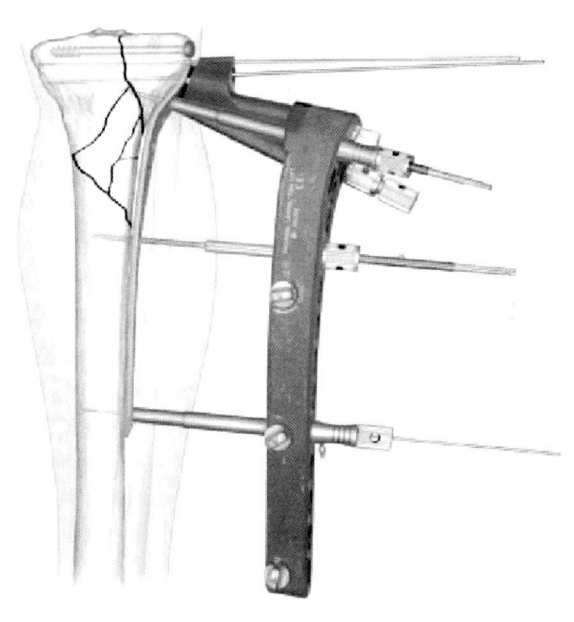

图 29-20　理想的 LISS 系统包括远近端的螺纹针和干骺端远近 whirlybird 螺钉

两枚螺钉植入，复位钳应该去除（图 29-21）。近端的 whirlybird 可起到同样的作用。LISS 手术后期是植入剩余的锁定螺钉，大多数的骨折类型中，C、D、E 孔都应植入锁定螺钉，这些螺钉在三维空间相互分离能够提供非常好的固定（图 29-22）。在 E 孔植入导向器和套针后，用 2mm 导向针钻孔，透视下观察其位置，应用测深器测量螺钉长度。取出钻针和套针后，冲洗植入合适的 LISS 锁定螺钉。在螺钉帽锁定接骨板之前，电动钻孔应间断进行，否则全程高速转动导致板钉的冷焊接或者扭矩将由钻传导至医生的手腕。应用扭矩螺丝起子将螺钉锁定到接骨板上，拧紧直至听到两声"咔哒"声。同样程序植入 D 和 C 螺钉，应意识到 D 螺钉植入不同方向的重要性。由于螺钉电动拧入和锁定，所以很难感觉到后侧皮质是否穿透，一旦明确螺钉没有在胫骨后侧，屈曲膝关节以松弛腘窝血管使其远离后侧皮质则显得非常重要。侧位透视和仔细检查 D 孔螺钉，必要时更换合适

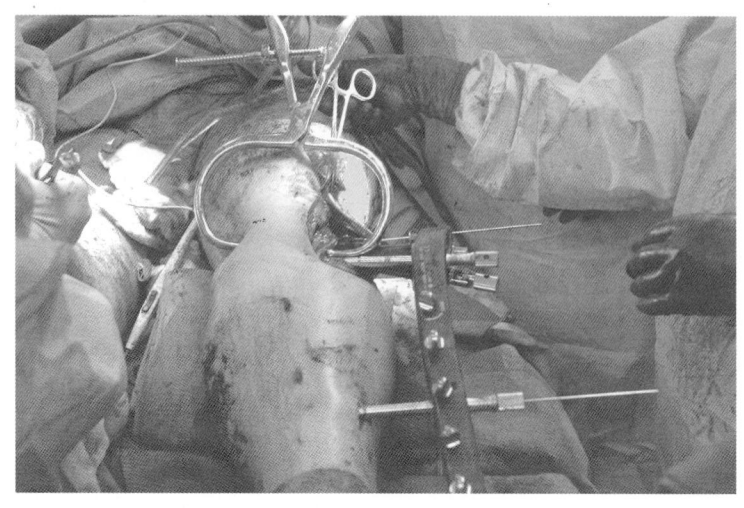

图 29-21　应用大复位钳夹持固定装置与胫骨近端帖服,以预防金属接骨板突起导致的疼痛

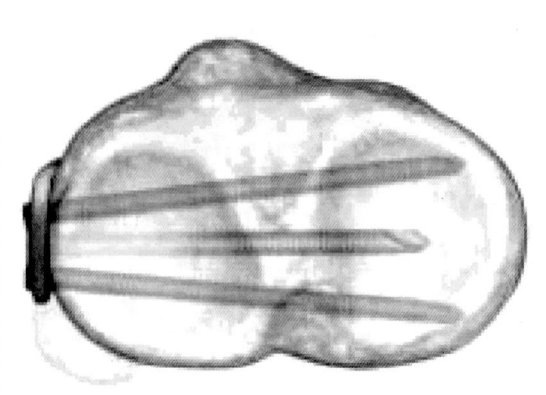

图 29-22　置入接骨板的 C、D、E 螺钉胫骨平台的轴面观

长度的螺钉,如果医生意识到 D 孔螺钉对腘窝血管的危险性,这枚分离的螺钉很容易被注意,注重这些小的细节可提高螺钉置入的安全性。如果 LISS 接骨板偏向后侧或向后侧旋转,这种风险相对增高,近端的第四枚螺钉通常取代近端 whirlybird。其他螺钉可根据骨折的类型或医生的判断植入,骨折远近端通常至少各植入 4 枚螺钉。

剩余的部分是骨折远端螺钉植入,包括皮肤小切口、钝性分离至骨面,然后通过导向手柄安装套筒,钻孔冲洗,植入 18mm 或 26mm 螺钉。尤其应注意的是钻孔冲洗,扭矩限制螺钉起子的应用以及骨折远端不少于 4 枚螺钉固定。接骨板放置于胫骨外侧中间,以免影响皮质螺钉放置。作者推荐使用 2 枚螺钉放置于靠近骨折端,2 枚放置于接骨板远端,以其提供足够的稳定性,其原理与外固定针放置相似。另外远端放置螺钉过多也增加血管神经损伤的风险(图 29-23)。如果应用 13 孔接骨板,最好是在 10~13 孔处放置套针和钝性分离切口,必要时用小切口直接暴露 LISS 接骨板远端 3 个螺孔。

胫骨平台内髁骨折的开放复位(视频 29-4,光盘 4)

胫骨平台内髁骨折通常是由高能量损伤引起,常伴有神经血管或者软组织的损伤,血管检查和 MRI 检查对于避免漏诊非常必要。常用的手术切口有内侧髌旁切口或膝关节后内侧切口(详细描述和解剖见第 28 章),其中后内侧入路常用,此切口有利于治疗后内侧角损伤的韧带,以及需要放置内外侧接骨板的双髁骨折(V 或 VI 型),将内侧接骨板放置于鹅足后下方显得非常容易。骨折固定可以选择 2~3 枚"筏向螺钉"或者小的支撑接骨板。术前必须仔细地设计螺钉位置和方向,牢记骨折脱位病人韧带重建的通道和螺钉位置。

关节镜辅助复位内固定治疗 Schatzker III 型劈裂压缩型胫骨平台骨折(视频 29-5,光盘 4)

关节镜已经成为治疗低能量 Schatzker I~III 型胫骨平台骨折非常有帮助的辅助治疗工具。随着手术者在关节镜协助下手术能力的提高,可在关节镜辅助下可视操作,从而避免了常规切开治疗。由于具有这种功能,关节镜也逐步应用到高能量胫骨平台骨折的病例当中。在胫骨平台骨折中,关节镜有两种功能:第一是诊断,关节镜下可准确探查关节内骨折块以及周围软组织损伤;第二是治疗,可在关节镜下清除骨软骨碎片,并辅助骨折复位和软组织损伤修复。

1. 术前计划　此步非常关键,术者在进行手术治疗之前必须了解要清除的骨折碎片和软组织损伤状况。可通过病史、体格检查、平片和三维成像进行评价,术者要仔细辨别后髁可能出现的骨折情况,其需要独立内或外侧后入路。以冠状面和矢状面影像来确定骨折面方向,以及骨折块大小和中心压缩骨折块的位置。对于骨折块的机械稳定性和侧板的受力作用,压缩面积和足够的轮廓等相对于压缩距离更加重要。较大面积骨折块出现压缩且没有半月板覆盖,包括外侧骨皮质骨折,通常非常不稳定,并应当采用切开复位内固定术治疗。相反,小块中心压缩并有半月板覆盖以及存在稳定的骨皮质,采用非手术治疗,也可取得

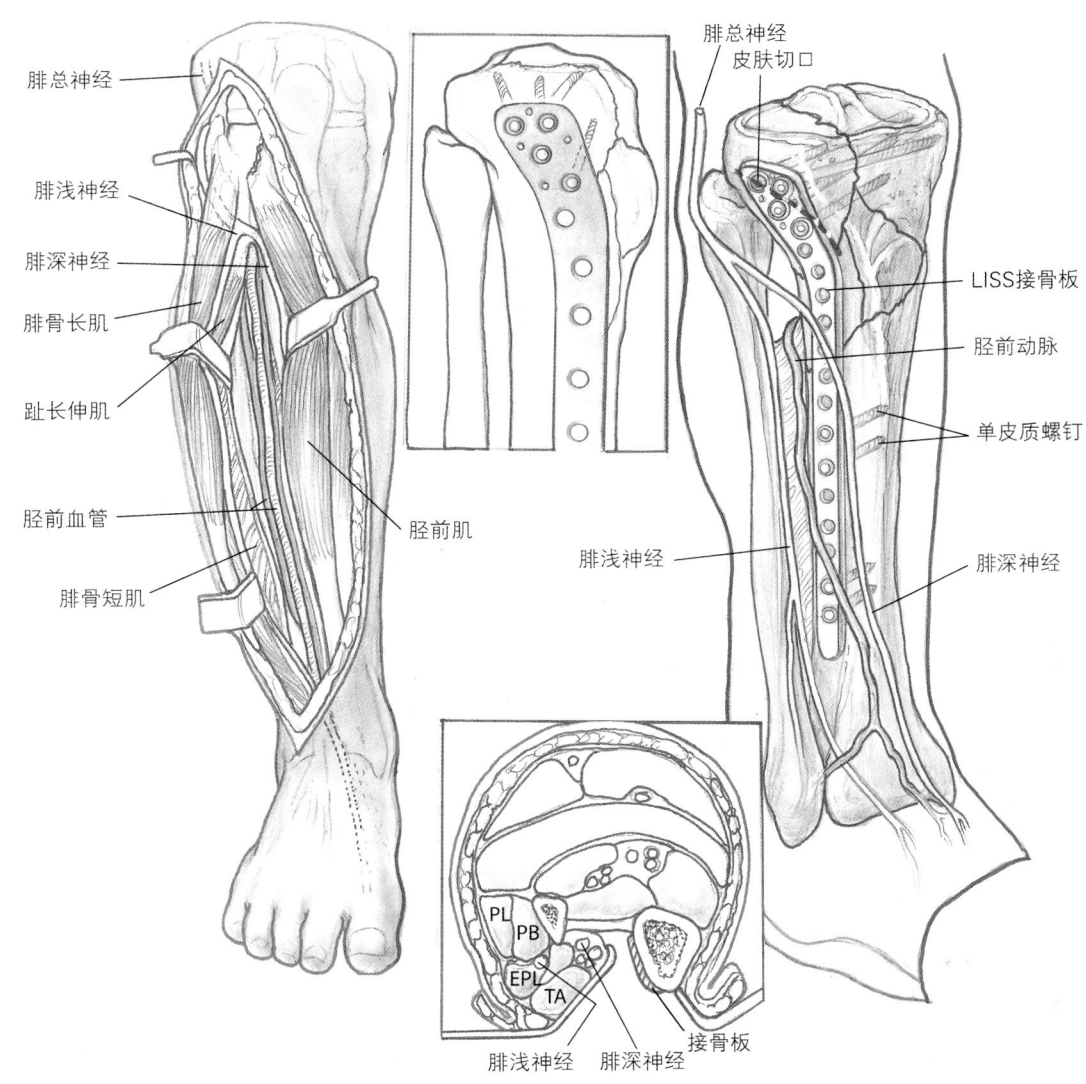

图 29-23 显示小腿前外侧血管和神经结构,经皮螺钉植入有可能损伤胫骨远端的神经与血管

良好的治疗效果。如果骨折块位于末端之间的灰色区域,则可行手术切除。

2. 病人体位和手术室设备 应用可透视 X 线的手术床。患者取仰卧位,上止血带,可选择托腿架固定。笔者认为选择托腿架固定更有帮助,可固定股骨(近端),髌骨置于中间,同侧臀部可垫高。准确的体位摆放可使术前术者构想的骨折图像与术中膝关节和胫骨近端空间定位相匹配。术者所指的矢状面应当垂直于地板而冠状面平行于地板。对侧肢体也应选择这个方法定位,这有利于选择同样的入路进入膝关节的正中和侧面。将手术床降低以增加膝关节屈曲度,从对侧肢体边投照 C 型臂(图 29-24A)。关节镜视频屏幕位于同侧肢体手术床头,C 型臂屏幕位于对侧手术桌,术者可同时看到两个屏幕(图 29-24B),术中要选用双平面荧光透视。

3. 关节镜探查 探查关节内软组织和骨折情况,关节镜既全面又便利。在麻醉状态下通过微创技术全面检查关节稳定情况,包括髌骨、髌韧带、关节软骨、腓骨头、腓神经,由于关节肿胀,即使对有经验的外科医生这种检查也非常有帮助。关节镜检查时,一个好的液体流出口非常重要,通常其在内上方,而入口位于髌韧带外侧。各间室的液体流通有利于评估软组织的损伤情况,关节腔的灌洗可清除关节内的血块、软骨碎屑和骨折片,内侧髌旁窗用于关节镜探查和穿刺针的置入。对于 Schatzker I ~ Ⅲ 型骨折,通常由内侧窗观察外侧间室,首先显露外侧半月板下,应用前外侧窗口,将脊髓穿刺针置于半月板下,然后以 11 号刀片在外侧半月板前脚下面水平切开,其下放置工作套管(working cannula)抬起半月板,可清楚显示平台骨折(图 29-25)。

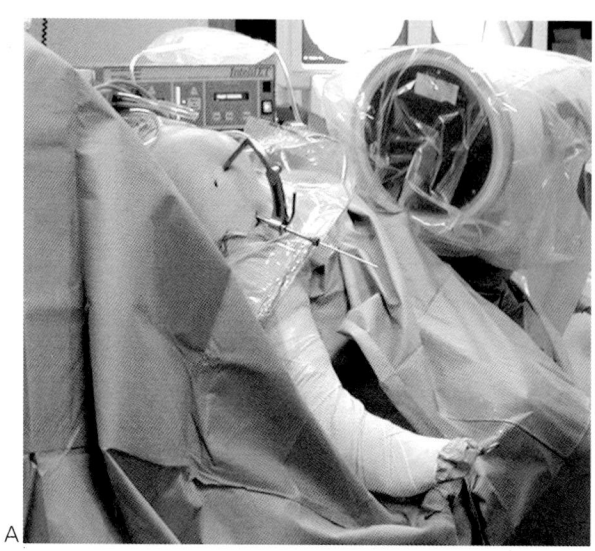
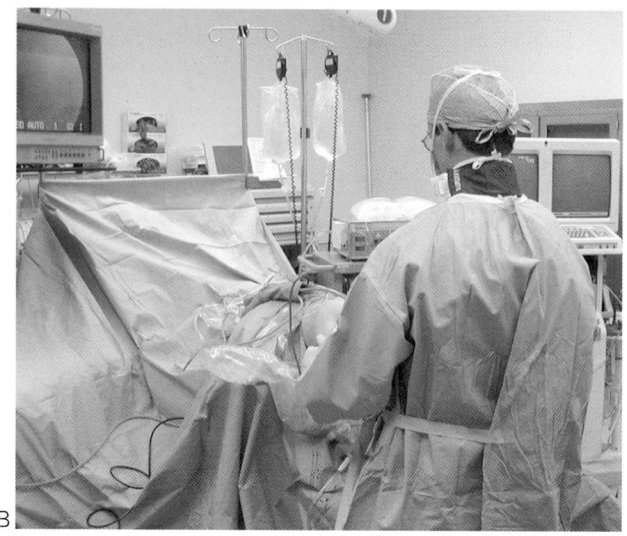

图 29-24　建议手术室将 C 型臂放置在对侧(A)，显示屏放置在靠近头部胫骨平台骨折的同侧(B)

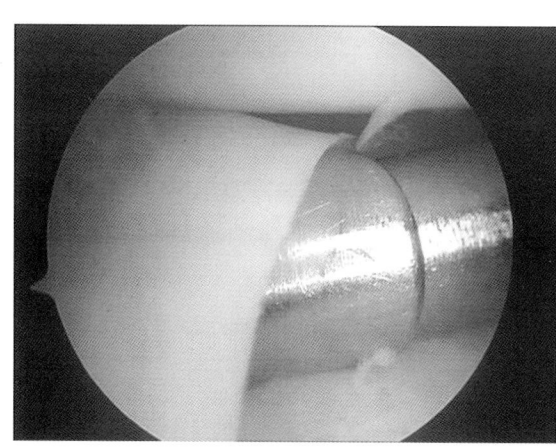
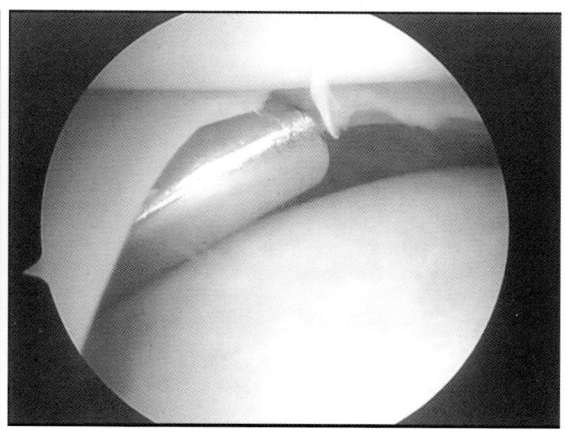

图 29-25　在外侧半月板前脚下放置工作套管(working cannula)能够更好地显露骨折

4. 骨折复位　清除骨折部位血肿和小块游离软骨骨折块。辨别主要压缩区域和主要劈裂骨折平面，从骨折块底部准确抬高压缩骨折块，其需要由底部开槽，可应用膝韧带导向设备提高其可靠性，导针尖部固定于压缩骨折的中央部，并从胫骨干骺端骨折块下至 1.5~2cm 区域钻孔(图 29-26)。相对垂直的骨槽更有利于骨撬垫高骨折平面，透视后确定钢针固定位置。在导引针的导引下空心钻钻孔，以利于骨撬通过。搜集钻孔骨屑用于骨移植，骨撬垫高压缩骨块较平台高出 1mm，透视下显示满意后，可通过关节镜前内侧窗观察复位情况(图 29-27)。一般来说，应用小锤子轻轻敲打能够更好地控制复位情况。大持骨钳可用于较大骨折片复位，钳夹时垂直于骨折面。因此，术前应仔细鉴别骨折平面，同时术中经关节镜和透视仔细检查，关节内的脊髓穿刺针可垂直放置于骨折平面用于关节镜检测。

5. 骨折固定　不同骨折类型选择不同固定，在本章切开复位内固定选择中体现得尤为明确。在垫高的骨折块下面，螺钉首先以筏型植入。通过导针放置空心螺钉有利于固定骨折，首先在透视或者关节镜下确定导针位置。如果导针位置准确，在抬高骨折块松质骨下的骨通道直接可见，在导针导引下拧入空心螺钉。必须牢记内侧平台较低，如果忽略这一点，螺钉在此位置固定过长会引起膝关节疼痛。2 枚螺钉直接固定于骨折块上，在力学上支持对抗骨折块移位。骨折劈裂部分固定生物力学遵循"梯形固定"原则。对于粉碎性骨折和骨质量较差的病例，需提高固定阶梯来达到稳定复位并进行早期运动锻炼。对配合治疗且骨质

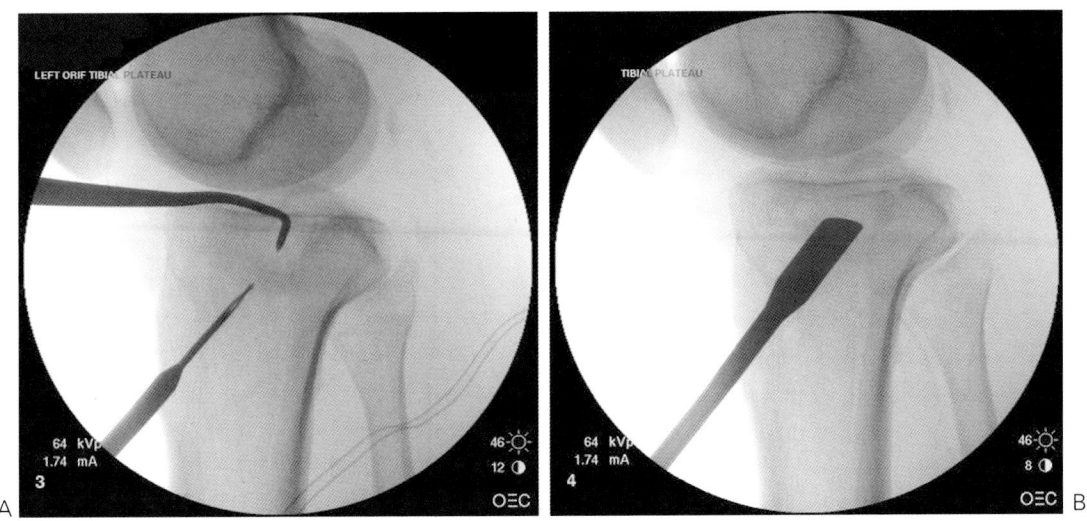

图 29-26 辅助胫骨平台骨折开放复位固定,透视下应用(A)韧带导向器和(B)套管钻或扩张器垫高压缩骨折

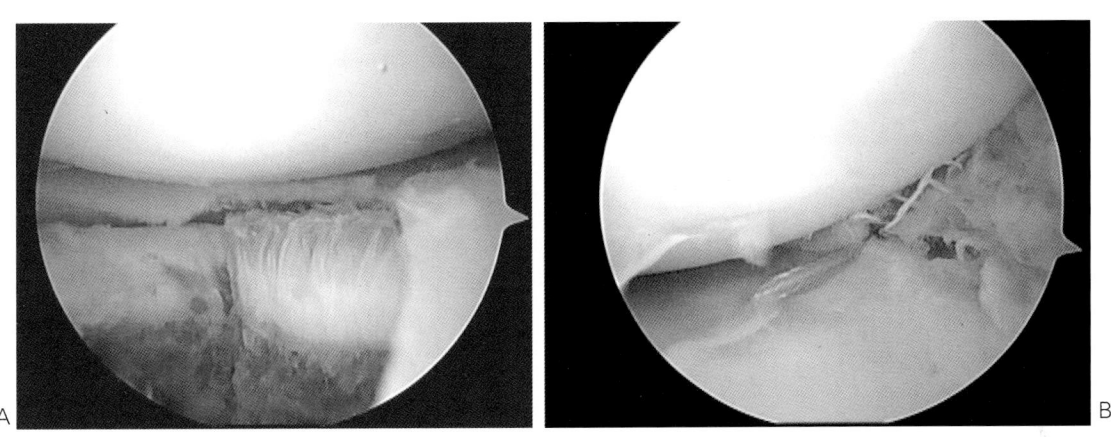

图 29-27 胫骨平台压缩骨折复位前(A)和复位后(B)关节镜图像

较好的病人,植入合适位置 2 枚螺钉对外侧平台劈裂型骨折即可起到稳定。对于骨质较好并伴有干骺端压缩的劈裂压缩性骨折,采用小骨折抗滑动接骨板和螺钉固定也可取得有效治疗效果。相反,相同的骨折如果骨质较差则需要支撑接骨板固定胫骨近端区域。术者必须根据骨折类型、骨质和病人需求来选择与之匹配的内固定。此外,术中不应当牺牲生物力学稳定性,因为术者应在经皮固定方式中完成。

选择合理的手术计划,再进行切开。在髌骨和腓骨头之间做 3~4cm 前外侧纵向切口。此切口可进行经皮固定螺钉,持骨钳固定,经皮接骨板固定以及从外向内修复外侧半月板前角撕裂,也可通过此切口向近端延伸行有限髌旁切开术。也可选择复合垂直或水平穿刺切口。此 3cm 开窗切口可向近端或远端屈曲和伸直膝关节,也可以用撑开器向前和向后撑开不同位置的骨组织,同时也可通过此切口修复软组织。

6. 骨移植治疗骨空隙和骨缺损 骨移植通常是修复骨完整性并起到骨传导的作用。在胫骨平台骨折中,骨移植并不能起到骨诱导或者提供骨前体细胞的作用。如果需要修复骨完整性,术者可选择自体骨移植、同种异体骨移植或注射型磷酸钙骨水泥(见新技术部分)。目前,部分人工骨移植物可以起到骨传导支架的作用,可注射型骨移植物可采用微创治疗填充胫骨缺损,注射可在荧光透视下完成,通过关节镜观察确保骨移植物没有流入关节腔内。

7. 软组织修复 韧带修复在骨折脱位章节予以重点介绍。大块劈裂压缩型骨折块与骨性结构修复后,再修复半月板损伤。骨折修复后再修复纵向撕裂半月板。半月板修复后,包括胫骨平台的载荷传导均有很大提高。术者应当精通治疗低能量损伤的各种手术技巧,多边锚设备治疗后角撕裂,关节内侧外翻或多边缝合技巧治疗关节内中区损伤,以及关节外的关节内缝合治疗前角撕裂。半月板修复器械通常对所有病例均适用。

8. 快速膝关节和腿检查　确定骨折复位、软组织修复和寻找游离体,可诊断大腿和小腿是否存在骨筋膜间室综合征。间室压力在第3章已予以介绍。

9. 术后护理　本部分在本章后部分予以介绍。避免常规手术切开治疗,快速恢复病人膝关节运动范围。术后6~8周再行承重锻炼。大部分低能量损伤造成的骨折可经皮关节镜治疗,此病例可在门诊操作或者经过简单过夜观察即可出院。

小钢丝或 Hybrid 外固定(视频29-6,光盘4)

骨折微创治疗的所有的理论、技巧和工具都可用于小钢丝固定器固定胫骨平台骨折。术者必须全面掌握微创治疗技术,将其所有的工具和技术融为一体进行手术。如果其中一步没有完成好,都可能会造成整体失败,病人则会出现如疼痛、较差的临床和功能康复效果。如果每一步都完成得很准确,且与其他步骤都能合理衔接,则最后结果可能会非常理想。

最初时,小钢丝固定器固定胫骨近端骨折的手术指征是关节周围骨折并具有完整软组织覆盖,而此病例并没有必要采用常规切开手术治疗。损伤主要区域并伴有干骺端较小近端骨折块的病例,并不适合采用髓内钉或标准半钉单侧外固定治疗。此外,还有利于关节和骨干伸展的优点。当有以上因素时,在部分高能量造成的胫骨近端骨折中,小钢丝固定器则成为有效、常备和必需的骨折固定器械。

术者必须仔细观察软组织状态并权衡其可能造成的危险性:手术干预的效果、手术时间、可临时改变局部组织灌注和氧合的肿胀以及软组织损伤。在血运较差的区域行手术切口,可能会导致伤口周围软组织缺血性坏死以及深部感染。对于伸展型关节内骨折的病例,在手工牵引或者临时安置外固定支架行牵引下行X线片检查有助于决定手术时间。如果骨折的关节部位没有出现移位或在韧带作用下复位良好,可于伤后3~5天经皮采用小钢丝外固定器治疗。如果为移位型关节内骨折且不能依靠韧带复位,则至少采用有限切开复位关节骨折部分再行固定。

1. 术前计划　此为值得讨论关键一步。胫骨平台骨折的深夜急诊手术,无论外科医生是否熟练,细钢针固定并不是理想治疗选择。如前所述,如果采用膝关节固定装置或管型石膏固定不能维持膝关节稳定和长度,或/和角度不能维持,可采用临时外固定支架固定。这需软组织监护、牵引下X线片检查、CT扫描,以及最重要的术前计划。细针固定器的长度可通过术前胫骨全长X线片测量,固定环的大小可通过对侧来测量,后侧最小容纳两指、前面一指;对于软组织损伤较重的肢体,最好选择大型号的固定环,在正位X线片上事先标记出环的位置。较大的骨折片力学上尽量用90°两平面上的钢针和半针固定。胫骨近端固定环通常有一导引线,远端干骺端骨折线下2cm安装固定环,第二个环则安装在踝关节以上平面。如果在骨折近端能够在两个平面固定,通常无须超关节固定装置。最后选择合适长度的螺纹棒和预装细针固定架

2. 病人体位和手术室设置　临时超关节外固定支架固定,术前予以拆除,因为固定架已经暴露于医院细菌群落一定时间。于腿部高位上止血带,行有限切开复位。许多作者发现采用一个托腿架置于大腿近端至中段,有利于保持髌骨直接位于前部。保持膝关节近端稳定非常重要,其原因在关节镜部分已讨论。手术操作台无特殊要求,但是仍然需要一名术者行间歇性牵引或撑开牵引,以使韧带起到复位的作用。虽然采用股骨撑开器可用于关节内骨折复位,但一般应用环状固定器。也可采用无菌踝关节镜撑开器设备(Smith & Nephew Dyonics, Memphis, Tennessee),其牵引远离手术台且在对侧肢体之上,允许从360°进入腿部位置。在整个治疗过程中按照需要进行不断牵引,从对侧面至末端垂直安置C型臂。

3. 复位内固定治疗关节骨折　要将此步视为重要而独立的一步,尤其应重视解剖复位关节的重要性。软组织损伤可能很严重,但是不进行软组织破坏或骨膜剥离,直接采用轴向切口也可接受。准确固定复位钳,采用空心螺钉垂直固定主要骨折块,在胫骨近端15mm范围以内加压骨折块。钢丝固定不应当在胫骨近端15mm范围以内,除非必要。这可预防在胫骨近端穿过关节囊瓣,可降低术后钉道感染和关节腔感染的发生率。直至术者满意关节复位后再行第4步操作。一旦

骨折固定在较低的位置,影像学表现会差异很大。

4. 采用细针固定器和复位骨折干骺端　重建关节和主要的胫骨平台骨折后,用细针固定器将其固定于远端骨干,恢复胫骨力线。固定器成为跨干骺端骨折的支撑装置,且不剥离周围软组织。要求骨折块在矢状面、冠状面和旋转面都要准确定位。可在透视下反复采用校准棒调整骨折位置。其中最重要的第一步是安置基准针 1 和 2。第一枚钢针平行于膝关节,于关节面下 15～18mm 的位置固定,打开预装架的夹并放置在架上端固定。第二枚钢针平行于踝关节并固定于远端环,这些细针通过螺栓和螺母固定并牵引复位骨折。钢针 3 和 4 在干骺端上下固定主要的骨折片,橄榄针可直接用于骨折复位,细针在不同方向上通过螺栓和螺母固定在环上,通过冠状面和矢状面的细针及螺栓调整固定器和骨折的角度。

牵开器放置在橄榄针头对侧,这些钢针通过牵开器向相反的方向牵开并进行前后位透视。在冠状面上一旦获得满意的骨折复位后,用钢针尾端螺栓和螺母将其固定,随后其他细针也被两两固定。一旦细针被拉直,则在矢状面上复位完成。术后这些复位针被去除,因其造成局部软组织压迫和坏死。临床上有造成肢体旋转的可能,可与对侧下肢进行校对。一般来说,髌骨正对第二趾。

完成了手术最困难的部分,如果在力线上完成复位,医生应该对此满意,通过该固定器达到骨折的完全复位是不可能的。对于急诊骨折和多节段粉碎骨折,最初复位非常困难,可以应用 Taylor Spatial(Smith & Nephew) 固定架,其可以在计算机导航下进行术后复位矫正。手术最后部分是完成骨折两端至少 3 枚细针和半针的固定,由于近端骨折较小,细针通常用于近端,半针用于远端。Hybird 针和半针联合应用,完成 90°角固定。细针需横向固定于相对安全的区域,半针多固定于矢状面,形成 90°角的 T 型结构。

5. 术后护理　这一步也很关键。这些病人需经常随访,靠近关节钢针周围辅料加压包扎限制软组织活动,允许部分负重,对于干燥愈合的针道可以予以肥皂水清洗,鼓励关节功能锻炼,关节活动范围 <90°。外固定支架多在术后 3～4 个月去除,但须摄片检查允许。对于骨干延长的患者,则需要更长的时间。

康　复

膝关节运动丧失是胫骨平台骨折损伤后最常见的并发症。手术固定并有效地稳定,是允许早期功能锻炼的关键因素。很多术者提倡采用连续被动运动(CPM)进行早期术后功能锻炼。作者通常针对高能量损伤造成胫骨平台骨折的病例进行 CPM 功能锻炼。当决定怎样更快提高运动范围,应缓慢加量(作者从 0°～30°运动范围开始)并充分考虑软组织损伤因素。过度使用 CPM 可能会影响胫骨近端伤口愈合。

最初负重的功能训练时机差异很大,主要取决于损伤的类型和固定的稳定性。作者认为若采用 CKH 固定可以根据病人需求尽快进行完全负重功能锻炼,采用 LISS 系统锁定接骨板则需要 4～6 周(可见骨痂即可进行)。对于不稳定性骨折或严重关节内骨折,采用传统 ORIF 治疗则需要 10～12 周。

膝关节骨折脱位

当骨折波及膝关节并伴有多条韧带损伤时提示严重损伤,并很难进行准确诊断,而胫骨平台骨折是最常见合并韧带损伤的关节内骨折。对于胫骨平台骨折进行仔细的体格检查很难准确判断损伤类型。理由在于疼痛,合并软组织损伤、其他损伤,以及很难分别是骨折还是韧带损伤造成膝关节不稳定。胫骨平台骨折在麻醉下进行仔细体格检查是一种重要的诊断方法。合理的检查需要在获得充分的稳定下行膝关节内翻和外翻试验。尽管锁定接骨板技术在术后即可产生稳定效果,但是很多术者不主张对明显粉碎性骨折术后进行过多应力试验。这种诊断性治疗主要可能会加重韧带损伤的程度。

磁共振是评价膝关节骨折脱位最重要的诊断工具。在进行骨折固定之前,进行磁共振扫描十分重要,因为内固定和外固定设备都会严重干扰磁共振扫描成像。部分研究表明,胫骨平台骨折病人有很高的概率伴发软组织和肌肉损伤。Weigel 和 Marsh 一组长期随访报道证实,在 20 例高能量损伤造成的胫骨平台骨折病人平均 98 个月随访中,有 12 例(60%)至少在一个方向上出现超过 5mm 松弛。伴有韧带损伤膝关节评分平均为 89,不伴有韧带损伤的病例为 93。伴有不稳定膝关节损伤的病例中,仅58%病人可以工作,而不伴有此并发症的病人则可达到88%。对于诊断不清而没有进行治疗膝关节骨折脱位的病例,即使骨折块排列整齐,最后疗效也往往很差。这些结果最常见的是疼痛和运动丧失,也有报道认为不稳定是最常见并发症。Delamarter 和 Hohl 报道,经保守治疗膝关节损伤,最好疗效40%的病例为差,而手术治疗则为16%。

> **要点与技巧**
>
> - 在胫骨平台关节表面多方位进行轴向CT平扫,有利于诊断骨折矢状面和冠状面损伤情况,有助于制订接骨板和螺钉固定手术计划。
> - 对于胫骨平台骨折伴有骨筋膜间室综合征需要行筋膜切开术时,术前需要把所有可能采用的手术切口都描述出来,以备将来治疗骨折时使用。通常骨折部分采用外固定支架穿过切口。然而,选用侧向筋膜切开切口最好比常规切口稍微向后及远端切开,此举有利于避免与将来的处理骨折切口冲突。
> - 侧向安置股骨分离器或纵向牵引并内翻应力有利于复位 I 型骨折,可经皮固定。
> - 在 II、III 型骨折中采用皮质骨开窗,撑开压缩关节内骨折块,将整个骨折块作为一个整体撑高。
> - 在 II、III 型(关节内压缩性)骨折中,合金螺钉较支撑接骨板可明显更好地固定塌陷骨折块。
> - 使膝关节屈曲90°,在半月板固定牵引线以扩大半月板下关节切开术手术视野。
> - 使用股骨撑开器产生持续内翻应力,暴露膝关节侧方和胫骨平台,进行半月板下关节切开术。在 Schatzker V、VI 型中需要仔细操作,避免使膝关节中柱出现塌陷。在这些病例中,可采用正中股骨撑开器或外固定支架来预防中柱塌陷。
> - 锁定接骨板可用于粉碎性骨折或严重骨量减少的低能量损伤病例,但对大部分病例此方法并没有必要。
> - 中部胫骨平台是单独一个骨折块或没有必要采用后正中入路时,可用侧方基底部螺钉接骨板治疗双髁胫骨平台骨折。在此病例中,螺钉接骨板可有效防治膝关节内翻塌陷。
> - 如果存在关节骨折块或正中平台移位,需要行后正中切口时,侧向基底部锁定接骨板固定双髁平台骨折则没有太大意义。这些类病例中,可用后正和侧向入路进行标准接骨板固定。
> - 锁定螺钉不能复位骨折至其原位。
> - 垂直固定锁定螺钉至钉洞里,避免出现螺钉冷焊接。
> - 采用 LISS 系统、whirlybird 复位骨折至其冠状面原位。
> - 直至复位满意后再固定锁定螺钉。因为螺钉可形成一个固定角度,螺钉固定后不可能再调整复位。
> - 采用微创技术,在滑动内植物至肌下位置之前,采用不同轴向牵引"了解"骨折类型、固定和"肿块"的大小。
> - LISS 内植物必须以胫骨的外侧面中间采用单皮质螺钉进行固定。
> - 用双侧皮质 whirlybirds 配合 LISS。
> - 用经皮钳作用于接骨板近端,复位胫骨平台骨折,安置 LISS 内植物,最大限度减少因内植物造成疼痛和对软组织激惹。
> - 钻骨干 LISS 螺钉时,采用灌溉系统进行局部降温避免因高温造成骨坏死。
> - 大多数病例,需要实用 C、D、E 螺钉。
> - D 螺钉有一定危险性——此螺钉在 LISS 上向后偏离。屈曲膝关节,仔细确定接骨板位置,保护腘血管。
> - 在 LISS 上至少在骨折近端和远端固定 4 枚单皮质螺钉。
> - 采用 13 孔 LISS,固定 10～13 孔螺钉时,仔细操作避免损伤神经血管束。
> - 对于 IV 型骨折或双髁骨折并伴有一大块后正中骨折块,采用后正中入路是最佳选择。
> - 高能量双髁骨折最好采用微创肌下锁定接骨板或细针固定器。

对于合并关节内骨折和韧带损伤的病人,治疗通常很复杂,很多学者提倡早期修复或重建韧带,这对于获得骨与韧带稳定性并进行早期功能锻炼有重要的意义。作者发现,采用 CKH (Smith&Nephew)配合微创锁定接骨板,如 LISS 系统,治疗膝关节骨折脱位非常有效。膝关节多韧带损伤并不伴有旋转或内翻/外翻应力的病例,采用 CKH 治疗可早期进行运动锻炼(图 29-28)。作者早期采用铰链装置固定研究表明,采用铰链组仅有 7% 病例出现韧带功能障碍,而不采用者的发生率则高达 29%。两组有显著差异,$P<0.05\%$。对于所有膝关节骨折脱位的病例,笔者目前均采用铰链装置配合韧带重建和骨接合术治疗。

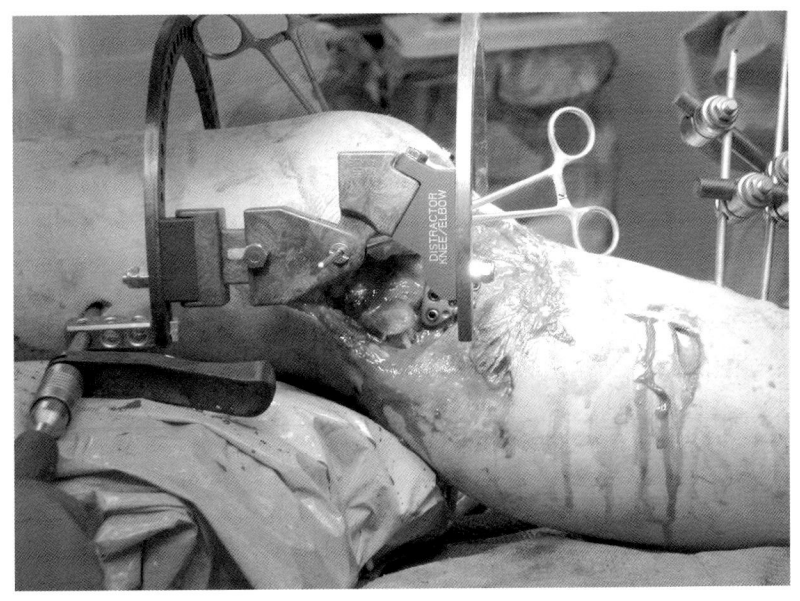

图 29-28　膝关节脱位骨折病人,置入 CKH(compass knee hinge)外侧股骨针

新技术

Compass 铰链膝(视频 29-7,光盘 4)

安置 Compass 铰链膝具体技术见第 28 章。对于罹患膝关节骨折脱位的病人,没有很明确的文献确定合理的手术时间。软组织情况决定采用何种手术方式进行固定。如果软组织情况允许,作者推荐在损伤后几天内采用微创锁定接骨板技术行切开复位内固定术治疗骨折。作者认为可允许软组织恢复 2~3 周,然后再开始韧带损伤修复或重建,并固定 CKH。术后 1 天即可进行矢状面活动,几周内膝关节可恢复屈曲 90°。可根据骨折粉碎程度适当延迟重建 PLC 和 ACL 韧带,在腓骨头钻孔和行胫骨骨洞。作者认为在大部分病例中可早期进行 PLC 重建。

骨折脱位是严重肢体损伤并伴有骨和软组织不稳定。采用激进治疗方法如当代技术和早期康复可获得良好的功能恢复。当评价 PLC 韧带重建效果时,作者采用 Lysholm 膝关节评分标准发现,伴有同侧骨折的病人在返回工作、运动分数显著下降。成功治疗此类损伤的关键在于要认知全部损伤状况。作者推荐在进行治疗之前采用磁共振诊断。诊断后,术前制订合理的计划可获得理想治疗效果。

超关节外固定器

最近的趋势是许多创伤中心应用超关节暂时外固定器(图 29-29),此技术的优点是稳定软组织和在手术前促使其恢复。然而其有两大缺点,其一是增加外固定费用,且只应用几天或几周。如果数据显示其明显改善疗效或减少并发症,其或许体现其价值;第二个重要的缺点是 MRI 检查时外固定器会产生伪影。如果外固定在 MRI 检查前,许多重要的损伤或许会遗漏从而影响疗效。作者的做法是对于应用膝关节固定器不能维持关节复位或明显短缩 2~3cm,导致骨折和关节不稳定者,应用超关节外固定器。作者最常用的是应用膝关节固定器固定,3 天到 2 周待软组织恢复后行手术治疗。如果应用超关节外固定器,须仔细计划针道以免影响 ORIF 切口。

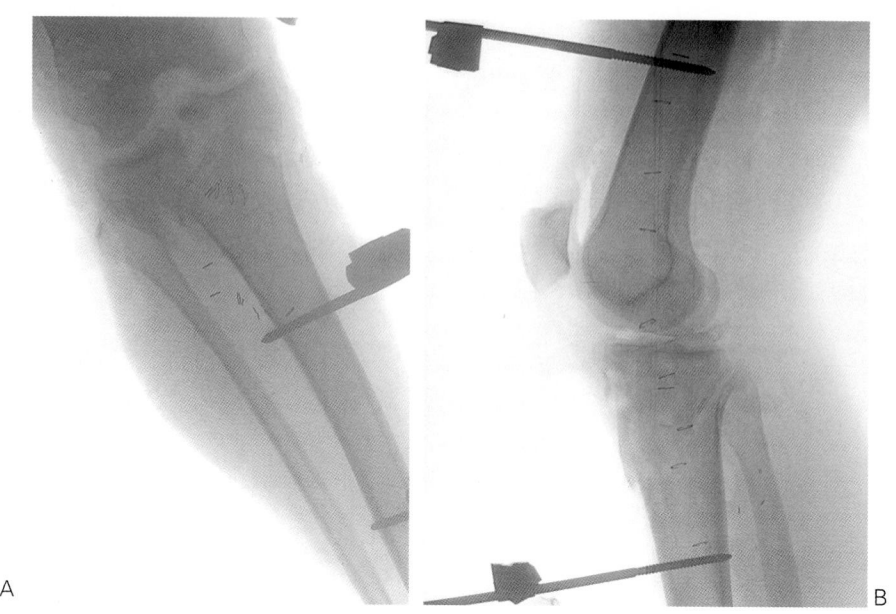

图29-29 (A)正位和(B)侧位片,应用超关节外固定器暂时复位胫骨平台双髁骨折和提供相对稳定,以利于膝关节周围软组织恢复

注射型磷酸钙骨水泥

可注射型磷酸钙骨水泥已经用于临床骨折治疗。塌陷型胫骨平台骨折是可采用此骨水泥的潜在指征之一。大量研究表明,采用骨水泥可缩短恢复时间和完全承重锻炼的时间。Welch等发表了一组试验动物为羊的研究,采用磷酸钙骨水泥与10mm自体松质骨移植比较修复侧向压缩骨缺损。结果显示,采用磷酸钙骨水泥组在骨折下沉发生率和程度上明显优于对照组。他们也证实骨水泥可快速吸收,6个月后骨水泥体积仅剩4%。他们的结论是自体松质骨并不能维持解剖性复位,而磷酸钙骨水泥效果良好。Lobenhoffer等的一篇临床报道报告了26例胫骨平台骨折病例采用骨水泥填充,早期下地承重锻炼的平均时间为4.5周(1~6周),2例(8%)出现部分复位丧失,1(4%)例行修复术。采用Lysholm膝关节评分结果为,优秀15例(58%),良6例(23%),一般5例(19%)。在压缩性胫骨平台骨折病例中,采用骨水泥的临床效果和早期恢复功能方面效果令人鼓舞,所有的病例均采用Norion(Synthes,Paoli,Pennsylvania)。另一些研究也证实早期良好的结果,以及可进一步研究明确磷酸钙骨水泥在治疗胫骨平台的作用。

结 果

评价胫骨平台骨折治疗结果非常困难,首先目前并没有统一的评价标准,很多文献将低能量损伤造成的骨折和高能量造成的骨折一起进行评价。此外,治疗胫骨平台骨折的术式也多种多样,如微创技术、小钢丝固定器和锁定接骨板。为了克服以上问题,我们将报道采用三种独立分类:采用切开复位内固定术治疗超过10年以上,10年以内和小钢丝固定器内固定。

5篇不同研究报道了采用切开复位内固定治疗胫骨平台骨折超过10年的病例评分结果,得出75%优良率,有25%病例评分为一般或差。目前的研究发现,10年以内采用切开复位内固定术优良率为84%,评分一般或差为16%。采用小钢丝固定器进行内固定的病例为70%优良率,一般或差为30%。这些研究采用不同的评分标准,但是趋向是采用当代切开复位内固定术治疗可提高治疗效果。

三种分类中骨折愈合率报道如下:采用当代ORIF愈合率为100%,采用以前ORIF和小钢丝固定器愈合率为99%。另一方面,在畸形愈合发生率也有显著差异。当代ORIF畸形愈合发生率为

5%,过去采用 ORIF 报道为 19%,小钢丝固定器也有很高的发生率,6 篇文献报道平均发生率为 14%。

膝关节运动丧失是常见的一种并发症。很多文献并没有提供确切的运动细节,但是很多病人并没有恢复膝关节全范围运动能力。8 项研究报道采用小钢丝固定,平均运动范围为 1°~105°。4 项研究报道采用当代 ORIF 治疗,平均运动范围为 2°~124°。尽管胫骨平台骨折后恢复运动范围仍是一个棘手的问题,近年来发现,采用切开复位内固定术配合锁定接骨板和微创技术可明显改善疗效。

胫骨平台骨折长期随访的治疗结果数据目前很有限。很多术者认为随着时间推移,创伤性关节炎是不可避免发生。然而,一组来自瑞典 20 年随访研究发现,胫骨平台术后 7~20 年随访时间内并没有发现关节退行性改变。此研究中双髁骨折病例少于 20%。近来由爱荷华州大学 Weigel 和 Marsh 报道一项高能量损伤造成双髁骨折的研究表明,损伤 2~8 年后关节并没有出现退变。这 2 项研究都强有力地证实关节炎并不是胫骨平台骨折必然转归,经过长期功能锻炼可以恢复良好的肢体功能。

并发症

手术治疗胫骨平台骨折,尤其采用切开复位内固定术治疗双髁骨折时,并发症发生率为 23%~55%。并发症包括关节运动丧失、深部感染、皮肤脱落或软组织裂开、膝关节败血病、腓神经麻痹、固定失效、畸形愈合和筋膜间室综合征。最常见(除关节运动丧失以外)和最严重的并发症均与感染和切口裂开相关。很多学者提倡保护软组织、延迟切开复位内固定治疗严重损伤,降低相关并发症的发生率。

内固定治疗胫骨平台骨折发生深部感染概率为 5%~80%,此文献已发表超过 10 年。综合 6 篇文献研究,平均发生率为 27%。4 篇最新研究报道采用应力软组织处理固定技术、锁定接骨板和微创技术三种技术同步治疗胫骨平台骨折,无一例出现深部感染。一项多中心研究采用 LISS 系统治疗 52 例高能量损伤引起的开放性胫骨近端和胫骨平台骨折,深部感染发生率为 5.8%。细针固定器治疗此类骨折深部感染发生率报道差异较大,发生率为 0~13%,平均 6.6%。细针固定器为关节内固定装置,所以也可能引起化脓性膝关节炎。有 4 篇文献报道平均发生率为 9.5%(4%~20%)。钢针固定至少位于关节平面 10~15mm 以下可明显减少此并发症的发生。皮肤剥脱或软组织损伤也是常见并发症,尤其见于较早采用切开复位内固定术文献。

创伤和医源性损伤都可能造成腓神经麻痹。在一些病例当中,腓神经麻痹是最常见的并发症。也有文献报道采用细针固定造成神经移位出现医源性损伤。筋膜间室综合征常继发于开放性或闭合性胫骨平台骨折。如果有症状提示筋膜间室综合征持续进展,则需仔细监护并快速行筋膜切开术。

固定失效是另一种常报道的并发症,发生率为 3%~31%,平均为 16%。在严重粉碎性骨折的病例中,采用锁定接骨板固定可最大限度减少此并发症的发生。如前所示,畸形愈合发生率为 5%~19%,其中采用锁定接骨板固定发生率最低。

胫骨平台骨折可造成多种并发症。近十年来,随着细针固定器和微创技术应用于治疗,明显降低了以上并发症的发生率。术前对软组织和软组织康复评价的关注程度日益增加。虽然并发症发生率出现降低值得欣慰,但是总体而言其发生率和并发症种类仍然很高。对于胫骨平台骨折病人,尤其是高能量损伤的病例,术者必须倍加谨慎进行治疗。

> **经验**
>
> - Ⅰ型骨折常见于年轻病人，伴有外侧韧带撕裂伤。
> - Ⅳ型骨折合并膝关节脱位、血管神经损伤。
> - Ⅵ型骨折合并韧带血管损伤，以及皮肤软组织损伤。
> - 磁共振研究证实，48%~90%的胫骨平台骨折病人合并韧带或半月板损伤。
> - 胫骨平台非手术治疗指征：
>   - ◆ 无移位骨折，移位骨折（<3mm）；
>   - ◆ 内翻和外翻应力稳定；
>   - ◆ 稳定型半月板下周围骨折；
>   - ◆ 低能量骨折，伴有少量粉碎性骨折；
>   - ◆ 患者要求较低，有手术禁忌证。
> - 切开复位内固定治疗胫骨平台骨折10年病例评分优良率84%，16%的病人结果差。
> - 切开复位内固定和小钢丝固定器固定治疗，骨不连发生率低于1%。
> - 畸形愈合率为5%~19%，主要依赖于手术技巧。
> - 切开复位内固定与小钢丝固定器固定治疗相比较治疗胫骨平台骨折，运动弧度比为122°:104°。
> - 长期研究表明，关节退变并不随着随访时间增加而出现。
> - 深部感染仍是需要解决问题，较早文献报道采用切开复位内固定术27%的病例出现此并发症，采用小钢丝固定器固定为6.6%。微创锁定接骨板技术会降低此并发症的发生率，一些文献报道发生率低。
> - 小钢丝固定器治疗有9.5%的病例出现化脓性膝关节炎。
> - 传统钉板固定有16%的病例出现固定失效。

DVD 内容提要

视频 29-1（同视频 4-1，光盘 1）锁定接骨板的作用　视频回顾了应用锁定接骨板时应当注意的各类事项。这里所介绍的是肌下应用的微创单皮质锁定接骨板系统，以及锁定螺钉和非锁定螺钉混合应用的复合接骨板系统，强调了螺钉应用正确顺序的重要性。

视频 29-2（同视频 4-5，光盘 1）胫骨平台双髁骨折 LISS 内固定器 ORIF　视频显示了一例胫骨平台双髁粉碎性骨折病人，对其应用 LISS 进行微创内固定，强调了应在锁定螺钉放置前获得正确复位的重要性。

视频 29-3（同视频 26-6，光盘 3）C3 股骨远端骨折与 C3 胫骨近端骨折肌下锁定接骨板固定　通过改良外侧髌旁入路直接显露膝关节骨折，包括胫骨平台和股骨远端，强调了肌下锁定接骨板固定的重要性。

视频 29-4（光盘 4）胫骨平台内侧骨折脱位锁定接骨板 ORIF　视频显示了一例 Shatzker Ⅳ型胫骨平台骨折合并多韧带损伤的膝关节损伤病人。关节镜和锁定接骨板被用于处理近端内侧胫骨平台骨折。

视频 29-5（光盘 4）胫骨平台骨折关节镜辅助 ORIF　视频详细描述了胫骨平台骨折关节镜辅助 ORIF 的过程，包括手术室的配置、入口位置选择，以 ACL 作为引导，以及对胫骨平台骨折进行成功复位。

视频 29-6（同视频 2-2，光盘 1）细缆环形外固定器 ORIF　视频显示了胫骨平台骨折细缆环形外固定器 ORIF 的原则。

视频 29-7（同视频 8-6，光盘 4）Compass 铰链膝外固定器的放置　视频显示了 Compass 铰链膝外固定器的详细安放过程，同时显示了股骨髁同轴点的确认方法。

参考文献

1. Delamarter R, Hohl M. The cast brace and tibial plateau fractures. Clin Orthop Relat Res 1989;242:26-31
2. Honkonen SE. Indications for surgical treatment of tibial condyle fractures. Clin Orthop Relat Res 1994;302:199-205
3. Koval KJ, Helfet DL. Tibial plateau fractures: evaluation and treatment. J Am Acad Orthop Surg 1995;3:86-94
4. Lachiewicz PF, Funcik T. Factors influencing the results of open reduction and internal fixation of tibial plateau fractures. Clin Orthop Relat Res 1990;259:210-215
5. Lansinger O, Bergman B, Korner L, Andersson GBJ. Tibial condylar fractures: a twenty-year follow-up. J Bone Joint Surg Am 1986;68:13-19
6. Savoie FH, Griend RAV, Ward EF, Hughes JL. Tibial plateau fractures: a review of operative treatment using AO technique. Orthopedics 1987;10:745-747
7. Schatzker J, McBroom R, Bruce D. The tibial plateau fracture: the Toronto experience 1968-1975. Clin Orthop Relat Res 1979;138:94-104
8. Honkonen SE. Degenerative arthritis after tibial plateau fractures. J Orthop Trauma 1995;9:273-277
9. Mallik AR, Covall DJ, Whitelaw GP. Internal versus external fixation of bicondylar tibial plateau fractures. Orthop Rev 1992;21:1 433-1 436
10. Mills WJ, Nork SE. Open reduction and internal fixation of high-energy tibial plateau fractures. Orthop Clin North Am 2002;33:177-198
11. Moore TM. Fracture-dislocation of the knee. Clin Orthop Relat Res 1981;156:128-140
12. Tscherne H, Lobenhoffer P. Tibial plateau fractures: management and expected results. Clin Orthop Relat Res 1993;292:87-100
13. Watson JT. High-energy fractures of the tibial plateau. Orthop Clin North Am 1994;25:723-752
14. Young MJ, Barrack RL. Complications of internal fixation of tibial plateau fractures. Orthop Rev 1994;23:149-154
15. Wiss DA. Tibial Plateau Fractures: Master Techniques in Orthopaedic Surgery on CD-ROM in Fractures [electronic resource]. Philadelphia: Lippincott Williams & Wilkins; 2000
16. Andrews JR, Tedder JL, Godbout BP. Bicondylar tibial plateau fracture complicated by compartment syndrome. Orthop Rev 1992;21:317-319
17. Blokker CP, Rorabeck CH, Bourne RB. Tibial plateau fractures: an analysis of the results of treatment in 60 patients. Clin Orthop Relat Res 1984;182:193-199
18. Burri C, Bartzke G, Coldewey J, Muggler E. Fractures of the tibial plateau. Clin Orthop Relat Res 1979;138:84-93
19. Waddell JP, Johnston DWC, Neidre A. Fractures of the tibial plateau: a review of ninety-five patients and comparison of treatment methods. J Trauma 1981;21:376-381
20. Stannard JP, Wilson TC, Volgas DA, Alonso JE. The less invasive stabilization system in the treatment of complex fractures of the tibiai plateau: short-term results. J OrthopTrauma 2004;58:552-558
21. Watson JT, Coufal C. Treatment of complex lateral plateau fractures using Ilazarov techniques. Clin Orthop Relat Res 1998;353:97-106
22. Weigel DP, Marsh JL. High-energy fractures of the tibial plateau:knee function after longer follow-up. J Bone Joint Surg Am 2002;84-A:1 541-1 551
23. Karunakar MA, Egol KA, Peindl R, Harrow ME, Bosse MJ, Kellam JF. Split depression tibial plateau fractures: a biomechanical study. J Orthop Trauma 2002;16:172-177
24. Westmoreland GL, McLaurin TM, Hutton WC. Screw pullout strength: a biomechanical compahson large-fragment and smallfragment fixation in the tibial plateau. J Orthop Trauma 2002;16:178-181
25. Cole PA, Zlowodzki M, Kregor PJ. Less Invasive Stabilization System (LISS) for fractures of the proximal tibia: indications, surgical technique and preliminary results of the UMC Clinical Trial. Injury 2003;34(Suppl 1):A16-A29
26. Lee MA, Althausen P, Finkeheier C. Operative treatment of complex tibial plateau fractures: a comparison of hybrid external fixation, dual plating, and less invasive surgical stabilization (LISS) fixation. Podium Presentation, 70th Annual Meeting of the American Academy of Orthopaedic Surgeons, New Orleans, LA, February 2003
27. Stannard JP, Wilson TC, Volgas DA, Alonso JE. Fracture stabilization of proximal tibial fractures with the proximal tibial LISS: early experience in Birmingham, Alabama (USA). Injury 2003;34(Suppl 1):A36-A42
28. Stannard JP, Finkemeier CG, Lee J, Kregor PJ. Utilization of the Less Invasive Stabilization System (LISS) internal fixator for open fractures of the proximal tibia: a multi-center evaluation. Podium Presentation, 70th Annual Meeting of the American Academy of Orthopaedic Surgeons, New Orleans, LA, February 2003
29. Ali AM, Burton M, Hashmi M, Saleh M. Outcome of complex fractures of the tibial plateau treated with a

beam-loading ring fixation system. J Bone Joint Surg Br 2003;85:691－699

30. Dendrinos GK, Kontos S, Katsenis D, Dalas A. Treatment of highenergy tibial plateau fractures by the Ilizarov circular fixator. J Bone Joint Surg Br 1996;78:710－717
31. Gaudinez RF, Mallik AR, Szporn M. Hybrid external fixation of comminuted tibial plateau fractures. Clin Orthop Relat Res 1996; 328:203－210
32. Kumar A, Whittle AP. Treatment of complex (Schatzker Type VI) fractures of the tibial plateau with circular wire external fixation: retrospective case review. J Orthop Trauma 2000; 14:339－344
33. Marsh JL, Smith ST, Do TT. External fixation and limited internal fixation for complex fractures of the tibial plateau. J Bone Joint Surg Am 1995;77:661－673
34. Mikulak SA, Gold SM, Zinar DM. Small wire external fixation of high-energy tibial plateau fractures. Clin Orthop Relat Res 1998; 356:230－238
35. Morandi MM, Landi S, Kilaghbian V, Randelli P. Schatzker type VI tibial plateau fractures and the Ilizarov circular external fixator. Bull Hosp Jt Dis 1997;56:46－48
36. Murphy CP, D'Ambrosia R, Dabezies EJ. The small pin circular fixator for proximal tibial fractures with soft tissue compromise. Orthopedics 1991;14:283－290
37. Stamer DT, Schenk R, Staggers B, Aurori K, Aurori B, Behrens FF. Bicondylar tibial plateau fractures treated with a hybrid ring external fixator: a preliminary study. J Orthop Trauma 1994;8:455－461
38. Watson JT, Ripple S, Hoshaw SJ, Fyhrie D. Hybrid external fixation for tibial plateau fractures: clinical and biomechanical correlation. Orthop Clin North Am 2002;33:199－209
39. Weiner LS, Kelley M, Yang E, et al. The use of combination internal fixation and hybrid external fixation in severe proximal tibia fractures. J Orthop Trauma 1995;9:244－250
40. Hung SS, Chao E-K, Chan Y-S, et al. Arthroscopically assisted osteosynthesis for tibial plateau fractures. J Trauma 2003; 54: 356－363
41. Larsson S, Bauer TW, Use of injectable calcium phosphate cement for fracture fixation: a review. Clin Orthop Relat Res 2002;395:23－32
42. Lobenhoffer P, Gerich T, Witte F, Tscherne H. Use of an injectable calcium phosphate bone cement in the treatment of tibial plateau fractures: a prospective study of twenty-six cases with twentymonth mean follow-up. J Orthop Trauma 2002;16:143－149
43. Welch RD, Zhang H, Bronson DG. Experimental tibial plateau fractures augmented with calcium phosphate cement or autologous bone graft. J Bone Joint Surg Am. 2003;85:222－231
44. AO Principles of Fracture Management. Rüedi TP, Murphy WM, eds. New York, Stuttgart: Arbeitsgemeinschaft für Osteosynthesefragen; 2000:45－58
45. Stannard JP, Sheils TM, Lopez-Ben RR, McGwin G, Robinson JT, Volgas DA. Vascular injuries in knee dislocations: the role of physical examination in determining the need for arteriography. J Bone Joint Surg Am 2004; 86:910－915
46. Chan PSH, Klimkiewicz JJ, Luchetti WT, et al. Impact of CT scan on treatment plan and fracture classification of tibial plateau fractures. J Orthop Trauma 1997; 11:484－489
47. Barrow BA, Fajman WA, Parker LM, Albert MJ, Drvaric DM, Hudson TM. Tibial plateau fractures: evaluation with MR imaging. Radiographics 1994; 14:553－559
48. Brophy DP, O'Malley M, Lui D, Denison B, Eustace S. MR imaging of tibial plateau fractures. Clin Radiol 1996; 51:873－878
49. Holt MD, Williams LA, Dent CM. MRI in the management of tibial plateau fractures. Injury 1995; 26: 595－599
50. Kode L, Lieberman JM, Motta AO, Wilber JH, Vasen A, Yagan R. Evaluation of tibial plateau fractures: efficacy of MR imaging compared with CT. AJR Am J Roentgenol 1994; 163:141－147
51. Shepherd L, Abdollahi K, Lee J, Vangsness CT Jr. The prevalence of soft tissue injuries in nonoperative tibial plateau fractures as determined by magnetic resonance imaging. J Orthop Trauma 2002;16:628－631
52. Yacoubian SV, Nevins RT, Sallis JG, Potter HG, Lorich DG. Impact of MRI on treatment plan and fracture classification of tibial plateau fractures. J Orthop Trauma 2002; 16:632－637
53. Bennett WF, Browner B. Tibial plateau fractures: a study of associated soft tissue injuries. J Orthop Trauma 1994; 8:183－188
54. Brown TD, Anderson DD, Nepola JV, Singerman RJ, Pedersen DR, Brand PA. Contact stress aberrations following imprecise reduction of simple tibial plateau fractures. J Orthop Res 1988;6:851－862
55. Stokel EA, Sadasivan KK. Tibial plateau fractures: standardized evaluation of operative results. Orthopedics 1991;14:263－270
56. DeCoster TA, Nepola JV, EI-Khoury GY. Cast brace treatment of proximal tibia fractures: a ten-year follow-up study. Clin Orthop Relat Res 1988;231:196－204
57. Drennan DB, Locher FG, Maylahn DJ. Fractures of the tibial plateau: treatment by closed reduction and spica

58. Duwelius PJ, Connolly JF. Closed reduction of tibial plateau fractures: a comparison of functional and roentgenographic end results. Clin Orthop Relat Res 1988;230:116-126
59. Scotland T, Wardlaw D. The use of cast-bracing as treatment for fractures of the tibial plateau. J Bone Joint Surg Br 1981; 63B:575-578
60. Segal D, Mallik AR, Wetzler MJ, Franchi AV, Whitelaw GP. Early weight bearing of lateral tibial plateau fractures. Clin Orthop Relat Res 1993;294:232-237
61. Perry CR, Evans LG, Rice S, Fogarty J, Burdge RE. A new surgical approach to fractures of the lateral tibial plateau. J Bone Joint Surg Am 1984;66:1 236-1 240
62. Fernandez DL. Anterior approach to the knee with osteotomy of the tibial tubercle for bicondylar tibial fractures. J Bone Joint Surg Am 1988;70:208-219
63. Frigg R, Appenzeller A, Christensen R, Frenk A, Gilbert S, Schavan R. The development of the distal femur Less Invasive Stabilization System (LISS). Injury 2001; 32(Suppl 3):SC24-SC31
64. Koval KJ, Hoehl JJ, Kummer FJ, Simon JA. Distal femoral fixation: a biomechanical comparison of the standard condylar buttress plate, a locked buttress plate, and the 95-degree blade plate. J Orthop Trauma 1997;11:521-524
65. Zlowodzki M, Williamson S, Cole PA, Zardiackas LD, Kregor PJ. Biomechanical evaluation of the less invasive stabilization system, angled blade plate, and retrograde intramedullary nail for the internal fixation of distal femur fractures. J Orthop Trauma 2004;18:494-502
66. Cole PA, Zlowodzki M, Kregor PJ. Treatment of proximal tibia fractures using the less invasive stabilization system: surgical experience and early clinical results in 77 fractures. J Orthop Trauma 2004; 18:528-535
67. Stannard JP, Sheils TM, McGwin G, Volgas DA. The use of a hinged knee fixator after surgery for knee dislocation. Arthroscopy 2003; 19:626-631
68. Biyani A, Reddy NS, Chaudhury J, Simison AJM, Klenerman L. The results of surgical management of displaced tibial plateau fractures in the elderly. Injury 1995; 26:291-297
69. Ali AM, Burton M, Hashmi M, Saleh M. Treatment of displaced bicondylar tibial plateau fractures (OTA-41 C2&3) in patients older than 60 years of age. J Orthop Trauma 2003; 17:346-352
70. EI-Shazly M, Saleh M. Displacement of the common peroneal nerve associated with upper tibial fracture: implications for fine wire fixation. J Orthop Trauma 2002; 16:204-207

第三十章 胫骨干骨折

Franklin D. Shuler，*Willian T. Obremskey*

胫骨干骨折损伤严重程度的差异较大,既包括周围软组织损伤轻微的简单骨折,也可为伴有神经、血管、肌肉和皮肤的损伤,以及危及肢体存活的严重损伤。胫骨干骨折是最为常见的长骨骨折,发生率为 1~2/125 000[1]。据报道,美国每年发生胫骨骨折 492 000 例[2],其中 25% 为开放性骨折[1]。自 2002 年以来的美国国家统计局数字显示:住院人数为 69 559,平均住院时间为 5.1 天,平均住院费用为 25 107.00 美元[2],累计医疗费用超过 17 亿美元。

胫骨干骨折有多种治疗方法,包括石膏固定、接骨板固定、髓内针固定(扩髓和非扩髓)以及外固定。本章旨在介绍胫骨干骨折治疗方法的选择,重点阐述手术方法的选择以及手术的技巧。尽管本章主要讨论的是手术技术,但最终治疗方案的确定取决于病人的个体情况,非手术治疗仍然适用于部分胫骨干骨折的患者。

骨折分类

临床上通常还是按照骨折形状(横形、螺旋形以及斜形等)、移位情况以及骨折部位来对胫骨干骨折进行分类。比较正式的分类方案包括 Arbeitsgemeinschaft fur Osteosynthesefragen (AO/Muller)分类[3],这主要是以早期 Johner 和 Wruhs 的工作为基础而建立起来的(图 30-1)[4]。AO/骨创伤学会(AO/OTA)分类[5]运用字母数字方式使文献表述标准化,并与骨折的暴力以及复杂程度相对应。胫骨干骨折也可根据软组织损伤程度来分类,其中闭合骨折运用 Tscherne 系统分类[6]:

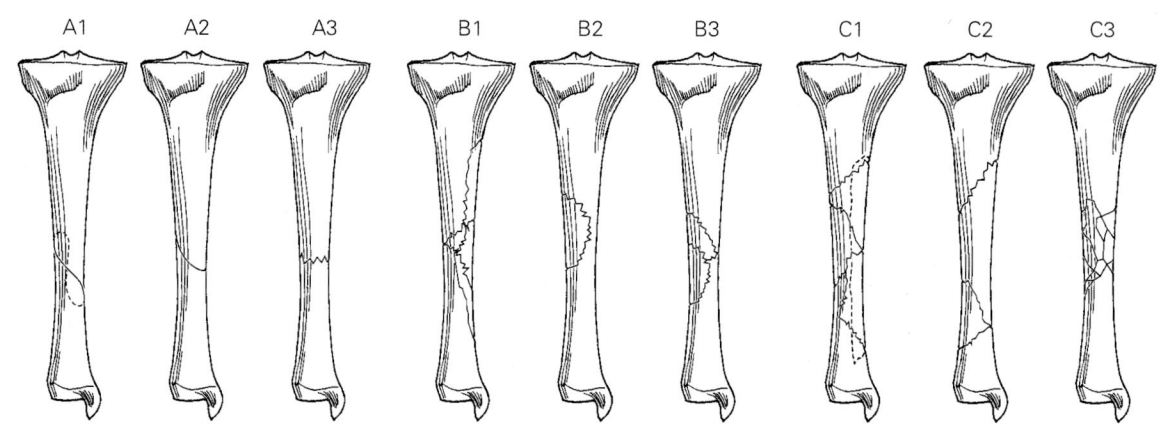

图 30-1 AO/OTA 胫骨干骨折分类根据骨折形态分别以字母(A 到 C)来表示。A 型是简单骨折,C 型是高能量损伤导致的粉碎性骨折。该示意图主要说明骨折的类型和损伤机制[引自 Orthopedic Trauma Association Committee for Cording and Classification. Fracture and dislocation compialium. J Orthop Trauma 1996;10(suppl):1~154]

Tscherne 0 度提示软组织损伤极轻微;Tscherne 1 度为表浅擦伤或者挫伤;Tscherne 2 度为深层污染的皮肤擦伤以及明显的肌肉挫伤;Tscherne 3 度为严重的软组织损伤,包括碾压伤、皮肤脱套伤、筋膜间室综合征以及其他的软组织损伤。Gustilo 分类系统[7,8](Ⅰ型~Ⅲ型)用于开放性骨折的分类,在第一章中已有介绍。随着骨折开放程度的增加,深部感染的危险也增加。

非手术治疗

胫骨干骨折的治疗目的是恢复肢体的长度和力线,尽快恢复功能。胫骨干骨折特别是稳定的胫骨干骨折,采用石膏和功能支具固定等闭合治疗方法已有很长的历史,并且效果满意[9,10]。闭合治疗的指征随意性较大,一般认为,非手术治疗适用于离胫骨远近端 >5cm 的骨折、皮质骨对位 >50%、原始短缩 <12cm、力线内翻/外翻或者前后成角≤5°(石膏固定后)、外旋 < 20°以及 <10°的内旋[9]。腓骨完整被认为是进行闭合治疗的相对禁忌证,因为此时胫骨有发生内翻成角的趋势。

Sarmiento 等报告闭合治疗超过 1 000 例胫骨干骨折[9,10],获得有效随访的患者中 99% 的骨折在 17~19 周顺利愈合;获得愈合的骨折中 95% 其短缩 < 12mm,90% 在任何平面上的成角畸形 ≤ 6°。这种方法治疗胫骨干骨折相对可靠、危险性低,对于具备非手术治疗指征的骨折这仍是一种标准的治疗方法[9]。虽然稳定的胫骨干骨折也可用髓内针内固定来治疗,从而允许早期活动,并且愈合可能更快,但有出现手术并发症的危险(感染、膝前疼痛以及内置物相关疼痛等)。

胫骨干骨折的非手术治疗技术

若患者和医生决定选择非手术方法治疗稳定的胫骨干骨折,而手法整复长腿石膏固定最为常用(图 30-2)。复位前须充分止痛,可在门诊或急诊室使病人处于清醒状态,但在手术室内采用全身麻醉会更安全、方便,并可实现透视下复位,若效果不满意即可重新复位固定。患者处于镇静状态,可使患肢下垂于床边便于石膏固定,石膏固定通常需要一名医生和两名助手。开始复位前,术者应借助影像增强器详细了解骨折的移位情况,明确复位手法。一般来讲,正位片上骨折通常存在横向移位,且不易矫正。此时通过外旋骨折端常可复位,而不应单纯平移胫骨干。我们推荐由一位助手把持住大腿和脚趾,使膝关节屈曲 15°~30°(图 30-2),胫前区、跟骨结节以及内踝区注意要有足够的衬垫加以保护。一般不主张使用过多的衬垫,以免导致复位丢失。骨折复位后应用短腿管型石膏进行固定,并对石膏进行塑形,在短腿石膏管型硬化前,很多有经验的医生都很注意保持复位骨折的手法,维持复位直到石膏硬化。进行胫骨全长正侧位透视或拍摄 X 线片来观察骨折的复位情况,如果骨折复位不理想,拆除石膏重新复位固定。可接受的复位标准为成角小于 5°、短缩小于 12mm、横向移位小于 50%。屈膝 15°

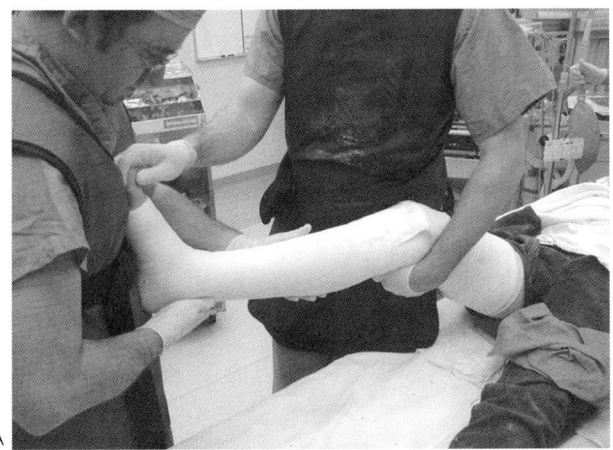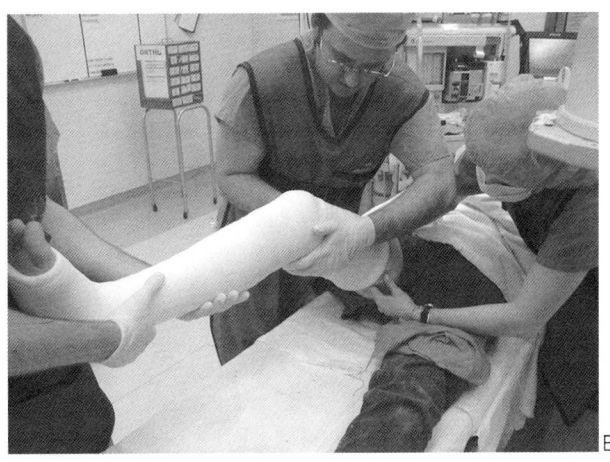

图 30-2 麻醉下胫骨石膏固定的操作方法,最好由 2~3 名助手在手术室内完成。A. 在重力辅助下,应用包括足的短腿石膏来维持复位,管型石膏可提供更多的时间进行骨折复位、石膏塑形以及维持复位。B. 由短腿石膏改为长腿石膏,屈膝 15°并进行股骨髁上塑形,应用透视或者胫骨 X 线片来确认骨折的复位

延长石膏管型至膝上,髌前放置衬垫妥善保护。应用玻璃纤维可减轻石膏的重量,改善患者的活动。如应用玻璃纤维,则应注意股骨髁上的塑形,降低管型的活动度。

患者即刻便可扶拐下地活动,点触式承重;随着舒适程度的增加,患者在能耐受的情况下可带着长腿石膏负重行走。Sarmiento等发现患者伤后超过6周开始完全负重,骨折愈合的时间将延长[10]。石膏固定后1~2周随访,注意确认骨折的力线是否有变化,如果没有达到可接受的指标,则应当手术治疗。石膏硬化后或者随访发现5°~10°轻微的成角,可通过石膏的楔形切开来矫正。

石膏楔形矫形可应用张开和闭合两种技术,最好在石膏固定1~2周内。我们主张在畸形的凹侧应用张开技术,应用闭合技术可能造成严重的皮肤问题。石膏的楔形技术是通过切开骨折畸形顶点对侧的石膏(凹侧)来进行的,在矫正畸形时,周边的石膏也需要切开。在石膏楔形切开后形成的缝隙中放入一块硬垫,不要损伤、挤伤皮肤,我们经常用木片、软塞以及压舌板。重新拍片确认畸形已经矫正后,维持骨折复位,再次应用石膏进行固定。

4~6周后患者的症状减轻,可改用短腿石膏、功能支具或髌腱负重石膏(PTB)或支具(图30-3,图30-4)。Sarmiento等[9,10]于伤后石膏固定4~6周改用功能支具,允许腓肠肌比目鱼肌复合

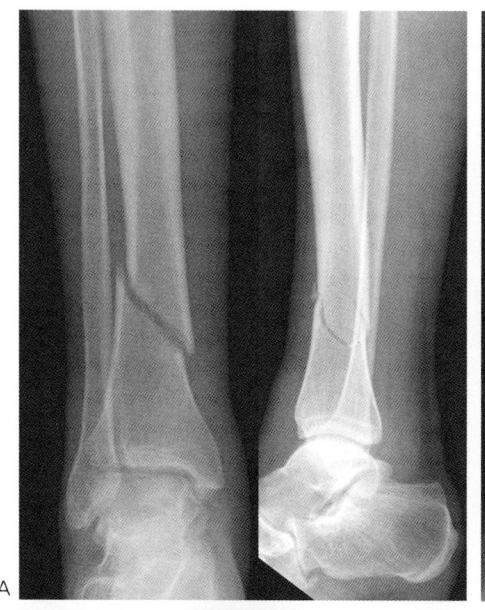
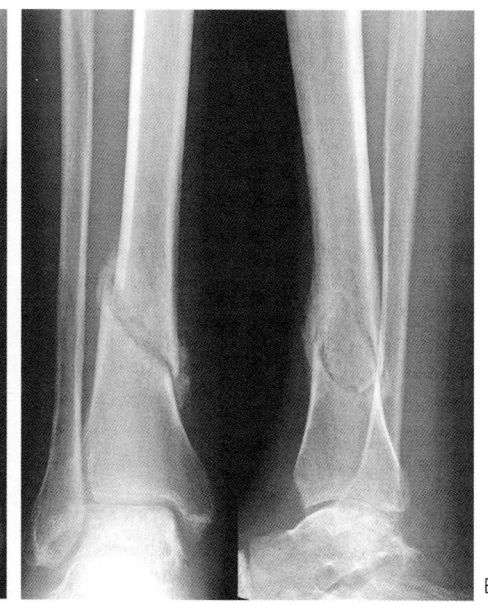
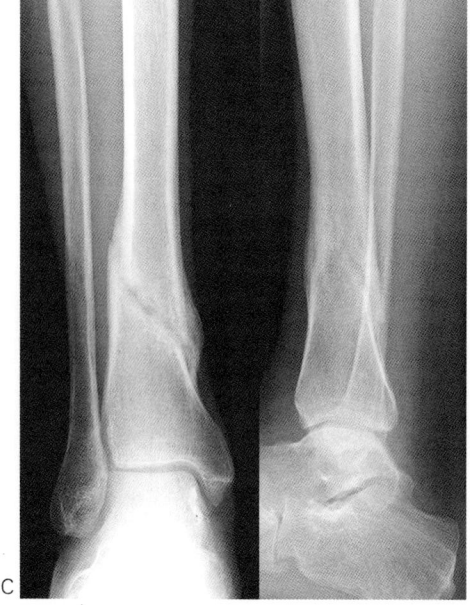

图30-3 胫骨远端骨折的非手术治疗。A.胫骨干远段骨折的初始X线片,力线尚可接受,有轻微的短缩,石膏固定6周,在可耐受的情况下允许应用骨折支具负重,每间隔2周复查X线片直到可见骨痂形成。B.3个月X线片。C.6个月显示骨折愈合,力线良好

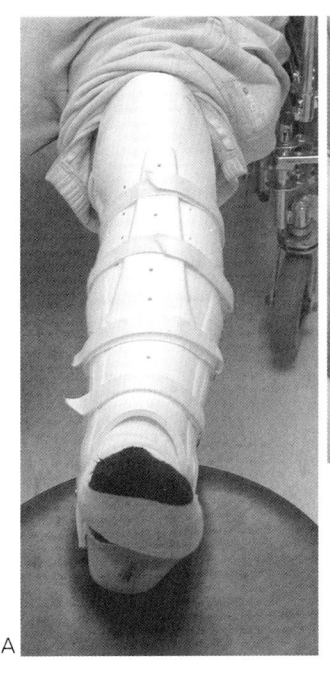
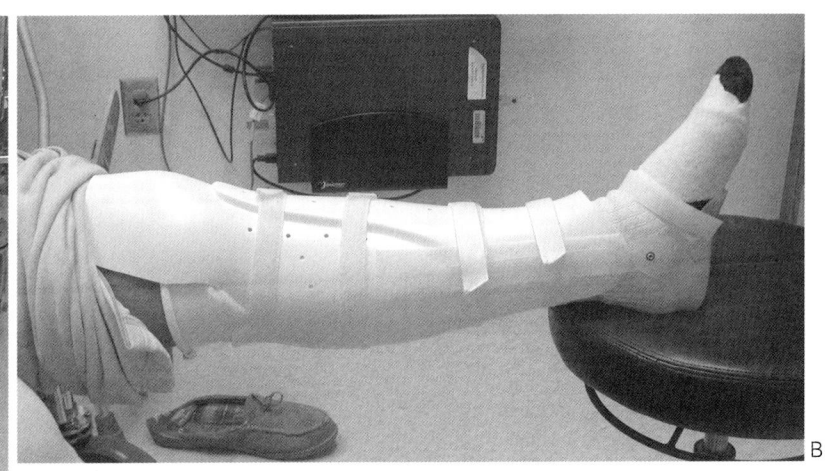

图30-4 髌韧带负荷胫骨骨折支具。无移位的胫骨中1/3骨折患者,应用髌韧带负荷支具的临床照片,足处于背伸位,足的背伸使支具得到了轴向和旋转稳定。A.胫骨骨折支具的额状面观。B.胫骨骨折支具的侧面观

体以及前筋膜室肌肉的活动,使骨折产生动态压力,从理论上讲可以加快骨折愈合,增强骨折稳定性。目前还没有随机的前瞻性研究表明功能支具比石膏和PTB石膏更有效。间隔4周复查X线片,观察骨折复位和力线维持的情况,同时对骨折愈合进行评估。当骨折部位疼痛轻微、触痛不明显或者患者完全负重行走没有不适时,通常患者就可拆除支具,总的制动时间为3～5个月,至今尚未见膝踝关节活动度减少的相关报道,但距下关节活动受限的患者则高达72%[11]。

应用超声以及电刺激[12～14]可使石膏固定治疗的胫骨骨折愈合时间缩短至4周,在非手术治疗的吸烟患者中这种差异特别明显[12,13],但对于应用髓内针治疗的患者则不存在这种有益的骨刺激作用[14]。

手术适应证

对于成人闭合性胫骨干骨折,从20世纪80年代的研究来看,很少有手术切开复位内固定的报道[11]。然而,对相关资料进行严格分析发现畸形愈合率达34%,伴有明显的踝关节运动丧失(43%)。Hooper等的研究认为[15],不稳定性胫骨干骨折不适于闭合复位石膏固定。在一组移位>50%、任一方向成角>10°的胫骨干骨折的前瞻性随机对照研究中,Hooper等对比了闭合复位石膏固定和闭合髓内针固定治疗的效果,发现髓内针组愈合速度更快(15.7周比18.3周),且畸形愈合和短缩畸形发生率较少。总体来讲,24%的患者闭合石膏固定治疗失败而改为髓内针,非手术治疗组发生畸形愈合的可能性比手术组高10倍。Bone等[16]报道了99例单侧、移位、孤立的胫骨干闭合骨折,采用闭合石膏固定或者扩髓髓内针固定,髓内针固定组骨折愈合时间缩短(18周比26周),功能恢复快;而患者期望值的变化也使其对于畸形愈合、不愈合以及由此导致的功能丧失等的容忍度明显下降。比较明确的是,髓内针治疗不稳定性胫骨干骨折可降低畸形愈合的发生率,缩短愈合时间,提高功能恢复效果。

手术内固定的选择应当根据不同病例的具体情况而定,外科手术治疗胫骨干骨折的适应证包括:

- 开放性骨折;
- 伴有复合伤的骨折或多处骨折;
- 骨折明显移位,包括短缩移位>12mm;
- 骨折伴有筋膜间室综合征或者需要血管修复;
- 不稳定性骨折,包括胫骨干远近端的骨折;
- 闭合整复后达不到理想力线的骨折。

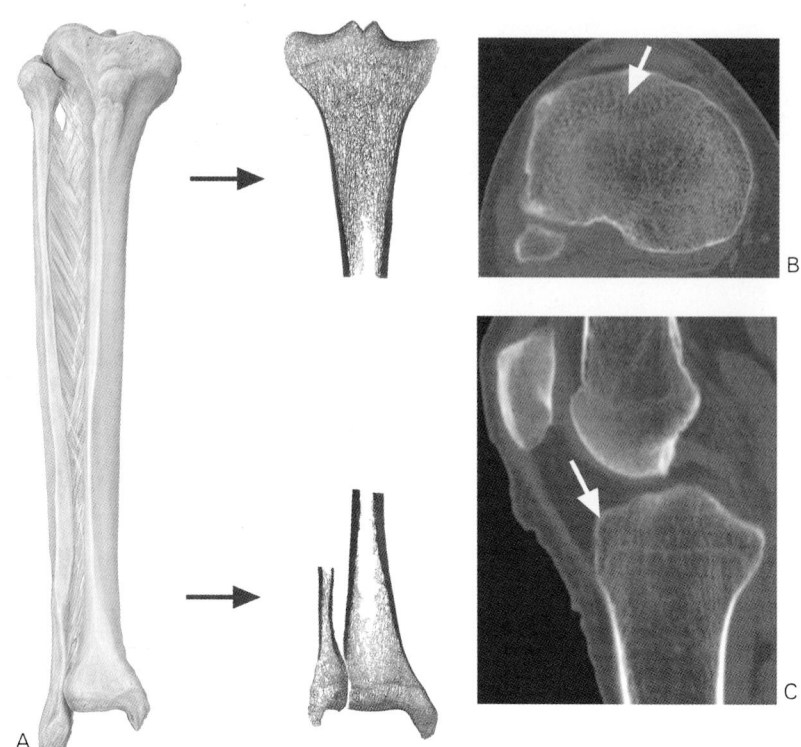

图 30-5 A.胫骨的截面解剖,在胫骨的远近端,皮质较薄,髓腔宽大,在干骺端比较难以控制髓内针的固定。B.髓内针在横断面上的进针点。C.髓内针在胫骨侧面观上的进针点,白色箭头是髓内针治疗骨干骨折的正确进针点

手术治疗

外科解剖和放射学解剖

胫骨具有独特的形状和横断面解剖(图 30-5),胫骨干的髓腔在纵断面上相对较直,在横断面上近似呈三角形,纵向较直的髓腔可容纳从前方打入的髓内针,髓内针近段向后的成角(Herzog 弯曲,图 30-6)有助于髓内针的打入,并可避免髓内针打入过程中穿破胫骨后侧皮质。

胫骨远近干骺端的皮质较薄且髓腔宽大,皮质薄弱使外固定针的把持力减弱,增加了外固定针松动的危险,髓腔宽大使得髓内固定物无法完全充满整个空腔,从而使胫骨远近端骨折力线不良的可能性增加(图 30-7)。胫骨髓内针生产商最近研制出了斜向锁钉以及更靠近近端和远端的锁钉设计,有效地增加了胫骨远近干骺端相关结构的稳定性。

为更好地处理胫骨干骨折、预防并发症,则须深入理解胫骨的断面解剖,安装外固定支架需将螺钉放置在"安全区"。Lehman 等[17]所绘制的图谱是螺钉放置位置极好的参考,可使医源性神经和血管损伤的可能降至最低。

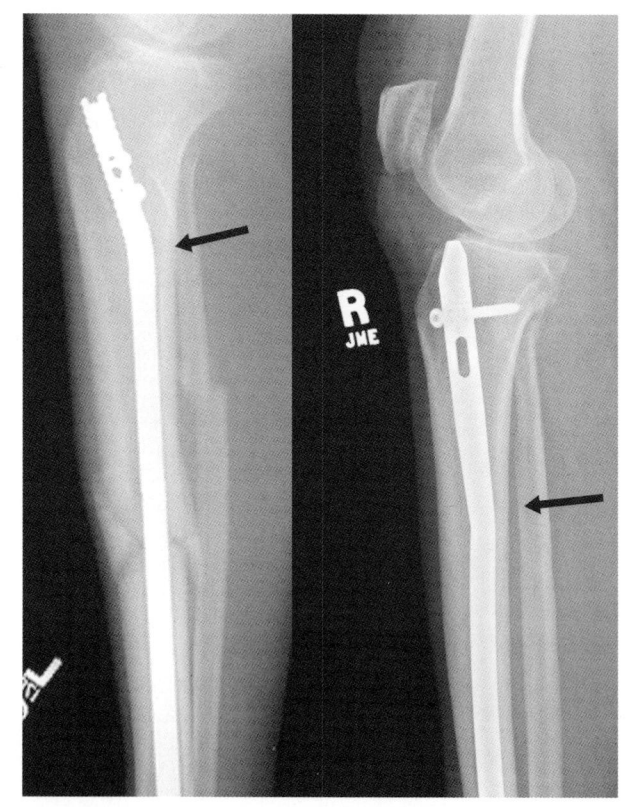

图 30-6 胫骨髓内针的设计。胫骨髓内针常见的形状是近段向后成角(Herzog 弯曲,箭头所示)这可方便髓内针从前方偏心进针点打入,有助于防止髓内针打入过程中穿破胫骨后侧皮质

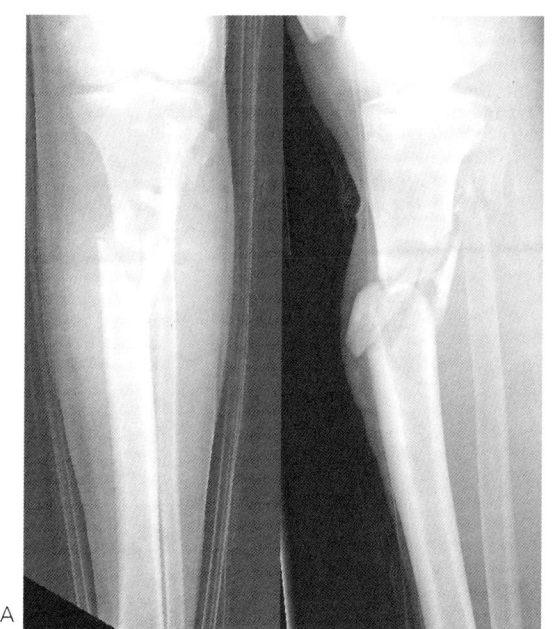
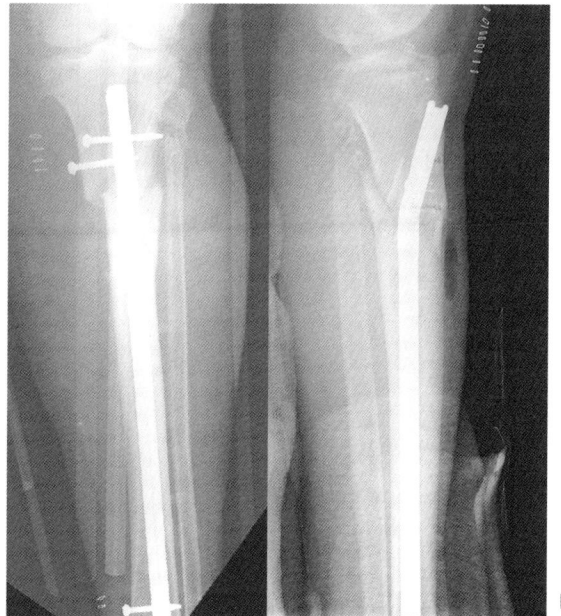
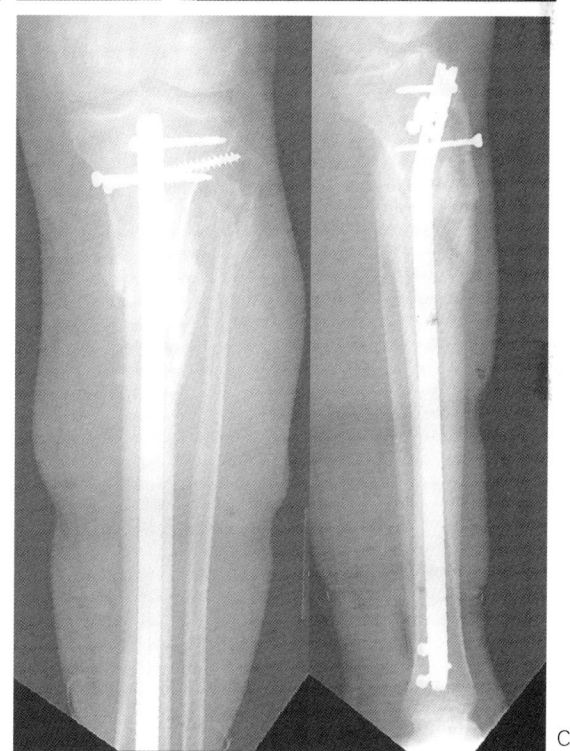

图30-7 胫骨近端骨折对线不良。A. 胫骨近端1/3不稳定性骨折的正、侧位X线片。B. 髓内针固定后X线片显示胫骨近端部分内侧移位及外翻成角,进针点太靠远端且偏前内。C. 髓内针翻修,应用阻挡螺钉,选用新的进针点的随访X线片显示力线良好

胫骨的血液供应来自髓内和骨膜两部分。对于正常解剖结构而言,髓内血液供应是主要的。滋养动脉来源于胫后动脉,入骨点位于胫骨近端后外侧皮质的滋养孔(滋养孔在比目鱼肌的起点)[18]。滋养动脉进入髓腔后分为三条升支和一条降支供应骨内膜血运。虽然正常情况下髓内血液供应是主要的,但对于骨折创伤,骨膜的血液供应变为主要的血供[18],提供骨折愈合过程所需的血运。骨膜的血液供应来自胫前动脉,通常而言,

骨膜提供骨正常血液供应的25%;但随着骨折创伤的发生,骨膜的血液供应量可达到100%。因此,创伤或者手术造成的软组织或骨膜的剥离,理论上都可影响正常的骨折愈合过程,这是因为产生了骨的无血供区。

骨折愈合的X线表现根据治疗方法的不同而不同。外固定支架固定、髓内针固定以及锁定接骨板固定(内固定架)的骨愈合机理是间接骨愈合,伴有骨痂形成(图30-8)。肥大性骨不连

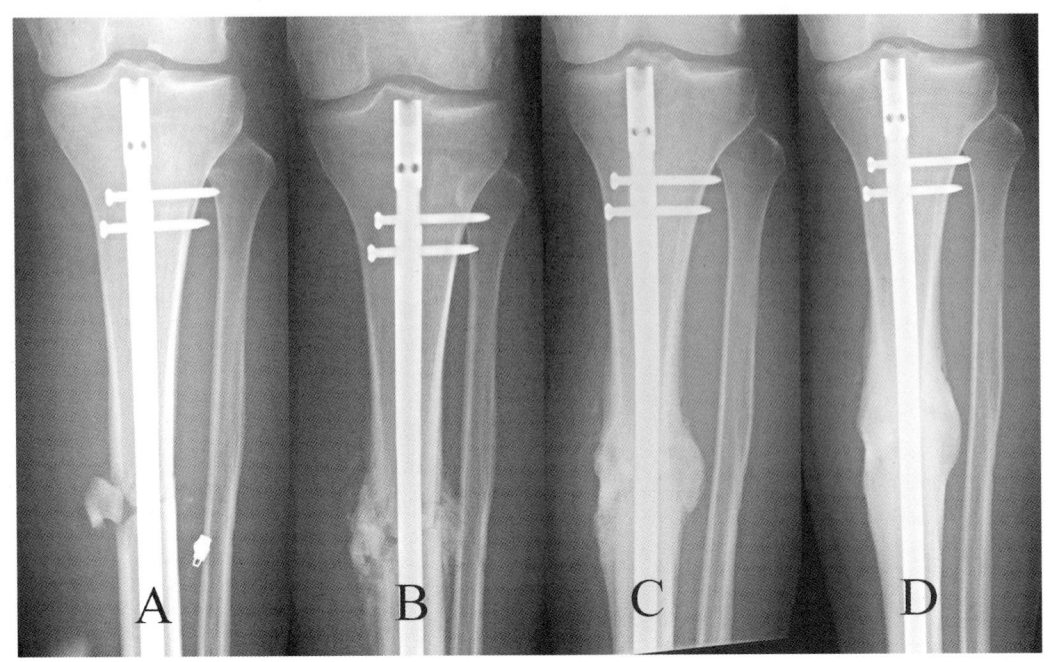

图30-8 胫骨髓内针固定的间接骨愈合。这一组X线片显示髓内针固定后胫骨骨痂的形成过程。从左自右分别为术后1、2、4和8个月的影像

(图30-9)有大量的骨痂形成,伴有力学稳定性的丧失;相反,传统的加压接骨板内固定,骨折块解剖复位,骨折部位无移动,产生骨折的直接愈合,在X线片上看不到骨痂的形成。桥接接骨板只提供骨折相对的稳定,因此有骨痂形成。传统的加压接骨板固定如有骨痂形成,我们须注意骨折部位过多活动的存在,可能发生骨折稳定结构的失效。

外科方法

本章主要目的是介绍治疗胫骨干骨折的外科技术,讨论髓内针固定(特别是胫骨远近端骨折的处理)、接骨板固定以及外固定的应用。

髓内针固定

对于移位不稳定和一些稳定的胫骨干骨折,不论是开放性骨折还是闭合骨折,带锁髓内针固定都已成为首选的治疗方法。现在争论的焦点在于应用扩髓的粗髓内针还是不扩髓的细髓内针[19,20]。目前的髓内针有多种锁定方式来增加骨折的稳定性,同时也改进了设计以抵抗患者活动过程中产生的应力,从而促进骨折愈合。应用髓内针的适应证已经从传统的中段骨干骨折扩大到干骺端骨折,甚至还包括一些涉及关节内简单骨折的胫骨远近端骨折。

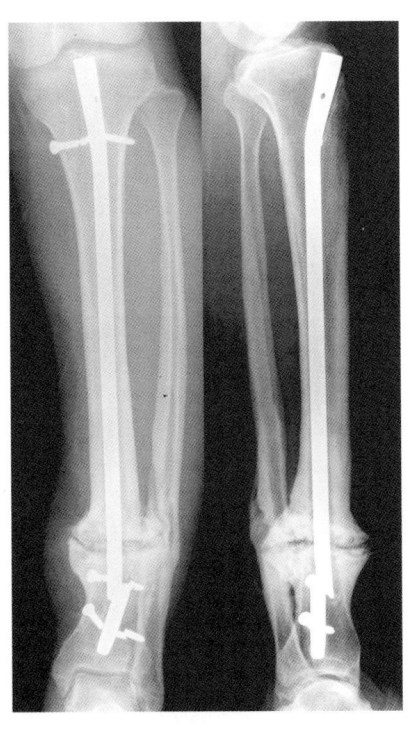

图30-9 肥大性胫骨骨不连。这一典型的病例提示要获得良好的骨折生物愈合反应通常需要增加其力学稳定性。需要进行实验室检查(包括C-反应蛋白和血沉)来分析是否存在感染

目前静态带锁髓内针是治疗胫骨干移位骨折的标准方法,这是一种可靠的治疗方法,可获得骨折愈合以及早期功能恢复[15,16,20,21]。

胫骨干骨折的髓内针固定技术(视频 3 - 1,光盘 4)

进行胫骨干骨折髓内针固定时,患者卧于可透 X 线的手术床上,同侧髋部下面放置一垫子,另一种方法是应用牵引床进行跟骨牵引,若采用跟骨牵引,应注意只在复位和锁钉过程中才应用牵引。研究显示,在牵引过程中筋膜室的压力明显增高,解除牵引后压力恢复正常[22]。在手术过程中如果很长一段时间筋膜室内压升高,应当注意发生筋膜室综合征的危险。

将一个垫子或者可透 X 线的三角支架放在患者膝关节下方使膝关节屈曲(图 30 - 10),这样有助于骨折力线恢复和复位以及髓内针的置入。如果没有助手,可用两点固定的股骨牵开器,一点在胫骨远端或者跟骨,另一点在胫骨近端的后内侧。在扩髓和插入髓内针的过程中,应用股骨牵开器或万向牵开器有助维持骨折的复位(图 30 - 11)。

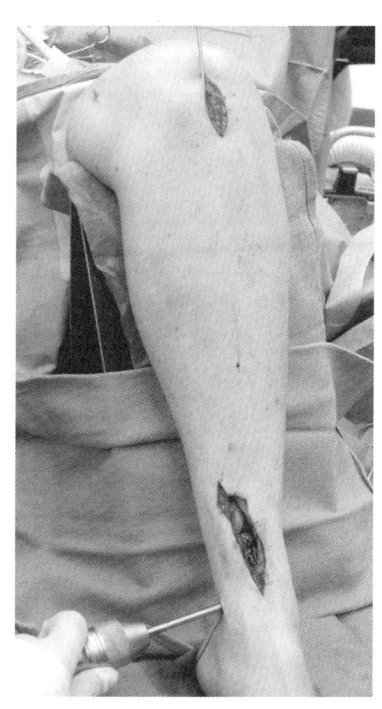

图 30 - 10　胫骨髓内针固定时患者的体位,术中应用可透 X 线的三角支架协助骨折复位和置入髓内针,膝关节屈曲,从胫骨近端的进针点插入

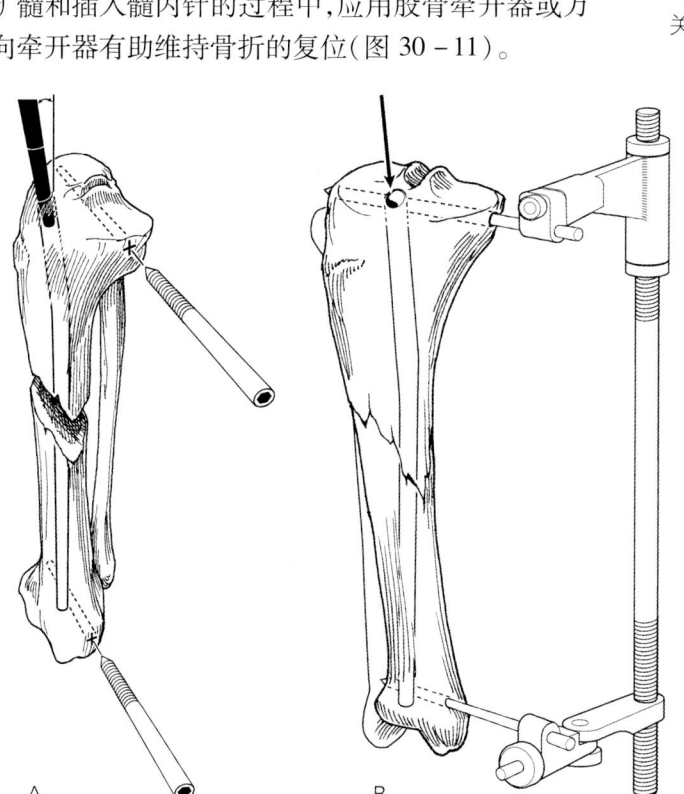

图 30 - 11　股骨牵开器或万向牵开器的应用。牵开器放置在胫骨内侧以便于骨折复位,胫骨远近端的骨折也可应用这一方法。单平面的外固定支架也可代替使用。A. 近端固定针应偏后侧,远端置于前侧。B. 牵开器维持骨折复位以便髓内针置入

胫骨髓内针固定后出现膝前疼痛是一个常见的问题[23,24],而所选进针点的入路方式以及进针点的位置是导致这一并发症的主要因素。Tornett 等认为恰当的进针点应使关节内损伤的风险降至最低[25](图 30 - 12),即所谓的"安全区"。这一"安全区"在半月板联合韧带的前方,正位 X 线片上正好在胫骨嵴外侧的内侧面,侧位 X 线片上恰位于关节面的前上缘,此位置在高质量的侧位 X

线片上是一比较平坦的点(图30-13)。这一理想的进针点可在通过髌旁内侧或外侧切口,或者劈开髌韧带进入。胫骨髓内针进针点可在透视下用手锥或导针通过上述的骨性标志来确定,当应用导针时一定要特别注意不要使导针的方向太偏后,手锥的弯曲设计使操作准确。不论是导针还是手锥都应该沿着胫骨嵴方向进入(图30-13)。增加膝关节的屈曲角度有助于找到沿胫骨轴向进针的进针点区域,进针点不要太偏外侧(图30-10)。确定进针点后,确认导针能在正位X线上沿髓腔的中心进入,在侧位X线上沿胫骨的前侧皮质,用手锥扩大进针点或者用扩髓钻扩大。

移除导针和手锥,临时复位(手法、牵引或者用牵开器),髓腔内插入圆头导针,圆头导针通过复位后的骨折部位后,圆头导针在胫骨远折端正侧位上均应位于其中心。对于非扩髓髓内针的置入,最后要用一个带T型把手的手锥进一步打开髓腔。若在确定进针点的过程中应用止血带,那么在扩髓前应松开止血带,以防止热损伤。

最初扩髓时采用远端可切削的扩髓钻,注意保护伸膝装置等软组织。扩髓的过程中必须维持骨折的复位,不然髓内针会进入已产生的错误隧道。依次更换扩髓钻,每次直径增加0.5~1.0cm,直到出现皮质的"咔哒"声。髓内针的直径应比最后扩髓的直径小1mm,以免髓内针打入困难。在最终的位置上沿导针插入髓内针。髓内针停止前进后不宜调节其旋转以防止骨折端旋转移位,正侧位X线透视确认骨折最终的位置,然后拔除导针。在刚开始听到"咔哒"声之后,扩髓钻还可扩大1~2mm,以便置入更粗的髓内针,这对干骺端骨折尤为重要。通常情况下,作者不主张过度扩髓。

锁钉可增加骨折的稳定性,胫骨远端由内到外的锁钉采用徒手技术打入,根据骨折的类型选用不同数量锁钉以及锁钉的位置。斜行锁钉或者多平面锁钉可增加胫骨远端骨折和不稳定性骨折的稳定性。拔除牵引后通过轻轻回敲达到骨折加压,或者采用厂家提供的专门加压技术。直接观察下肢的外形并结合X线影像确认骨折的复位情况。近端锁钉可通过导向器打入,斜行置入螺钉可实现其静态锁定或动态锁定。对于粉碎性骨折,可通过与对侧胫骨比较来评估患侧胫骨的长度和力线。

关闭切口,无菌敷料包扎,再次评估小腿筋膜室的压力,若担心发生筋膜室综合征应行筋膜切开。确认下肢解剖长度和旋转的同时评估膝关节韧带的稳定情况。下面两个部分重点讨论这种技术的改良在胫骨远近端骨折中的具体应用。

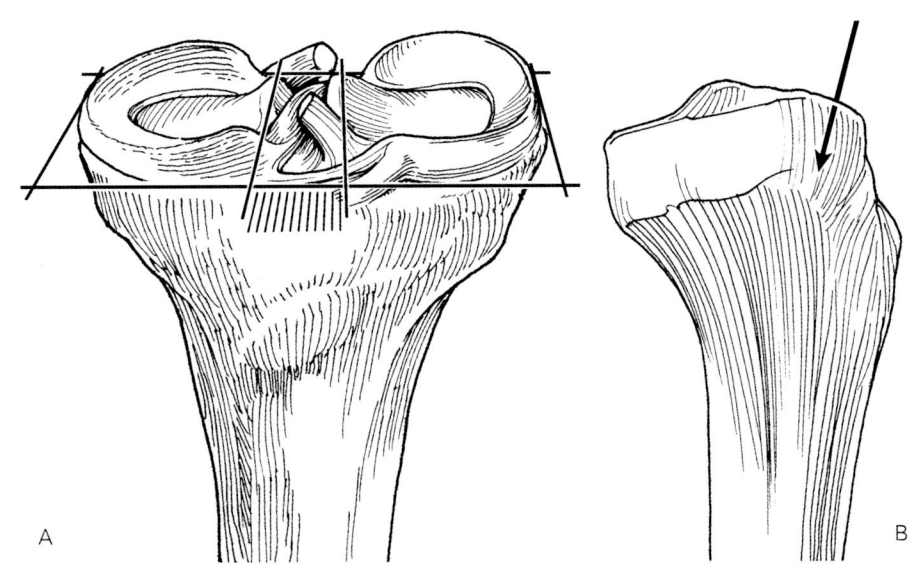

图30-12 胫骨髓内针的进针点。A.胫骨髓内针进针点的合适位置在半月板的前方,斜线加强部分。B.在侧面观上,可见在关节软骨的前方有足够的空间置入髓内针,进针点在胫骨的顶端而不是在胫骨的前面

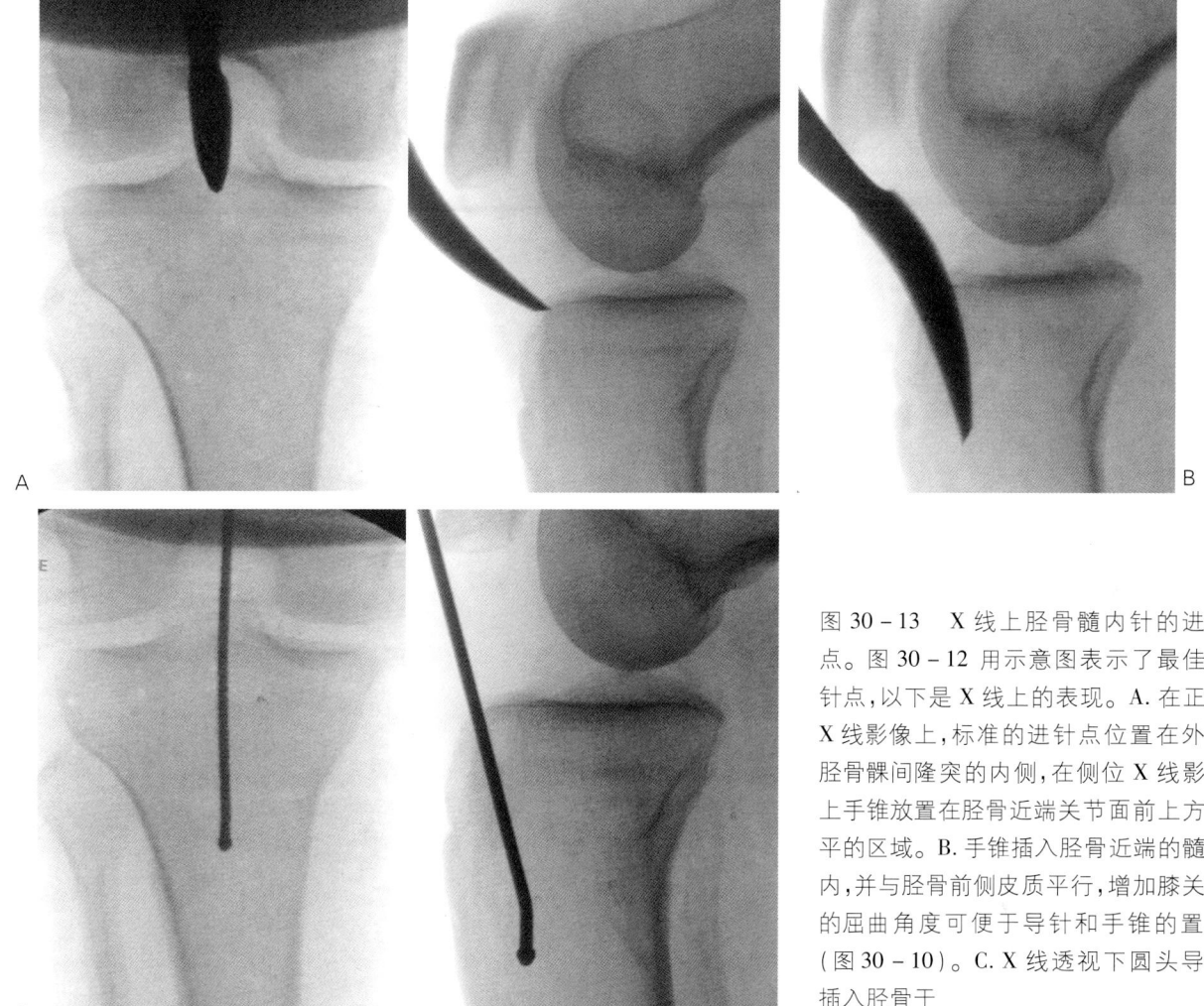

图 30-13 X 线上胫骨髓内针的进针点。图 30-12 用示意图表示了最佳进针点,以下是 X 线上的表现。A. 在正位 X 线影像上,标准的进针点位置在外侧胫骨髁间隆突的内侧,在侧位 X 线影像上手锥放置在胫骨近端关节面前上方持平的区域。B. 手锥插入胫骨近端的髓腔内,并与胫骨前侧皮质平行,增加膝关节的屈曲角度可便于导针和手锥的置入(图 30-10)。C. X 线透视下圆头导针插入胫骨干

开放性胫骨干骨折的处理方法

由于担心开放性胫骨骨折行髓内针固定会增加感染的危险,所以开放性骨折是否采用髓内针固定仍存在争议。然而,与外固定支架固定开放性骨折进行对比后发现,髓内针固定开放性胫骨骨折并没有增加发生深部感染的危险[26,27]。两组的愈合时间相当,但髓内针组明显降低了畸形愈合的发生率,只有很少的病例需要接受二次手术。髓内针治疗开放性胫骨干骨折,包括ⅢB型开放性骨折,是一种安全有效的手术方法,这已被大多数学者所接受(图 30-14)。清创过程中清除失活的骨折块,应用足够的软组织充分覆盖创面,伤后 4~6 周早期植骨填充骨缺损。生物制剂已获得临床应用,重组骨形态发生蛋白-2(BMP-2)应用于开放性胫骨干骨折,降低了感染发生率,缩短了愈合时间,减轻了疼痛[28]。

一期还是延期关闭伤口也存在争议。多年来标准治疗包括 48~72 小时内二期清创后延期闭合创口,目前许多创伤中心在一期手术中进行彻底清创,如条件允许可直接闭合创口而不必行二期清创,这种早期闭合创口的技术并没有增加表浅和深部感染[29]。一项由骨创伤协会支持的随机性、前瞻性研究试图寻找最佳的治疗方法。如果开放性创口无法一期闭合或者需要二次开放清创,则创口可用湿敷料、"串珠袋"[30,31]或创口负压封闭(VAC)[32,33]进行覆盖。我们的观点是,这样可使创口与医院环境相隔离,减少软组织暴露的机会。

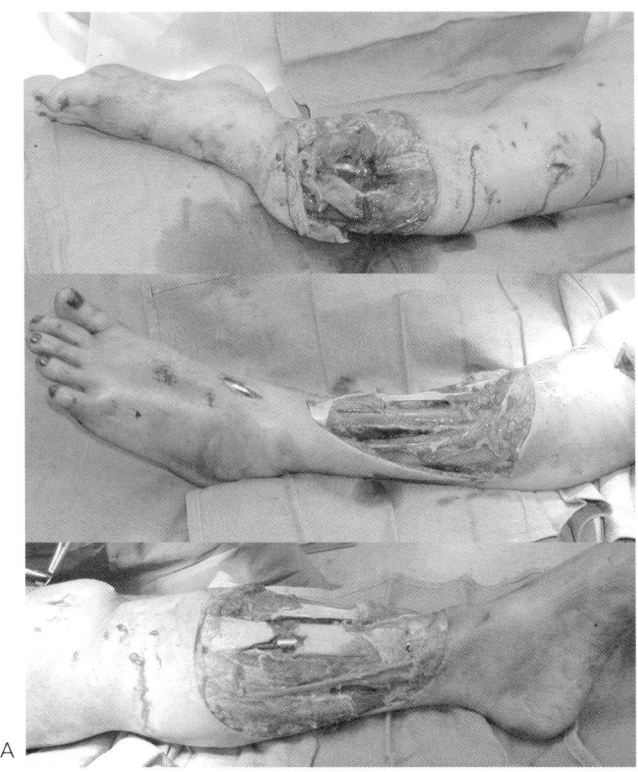

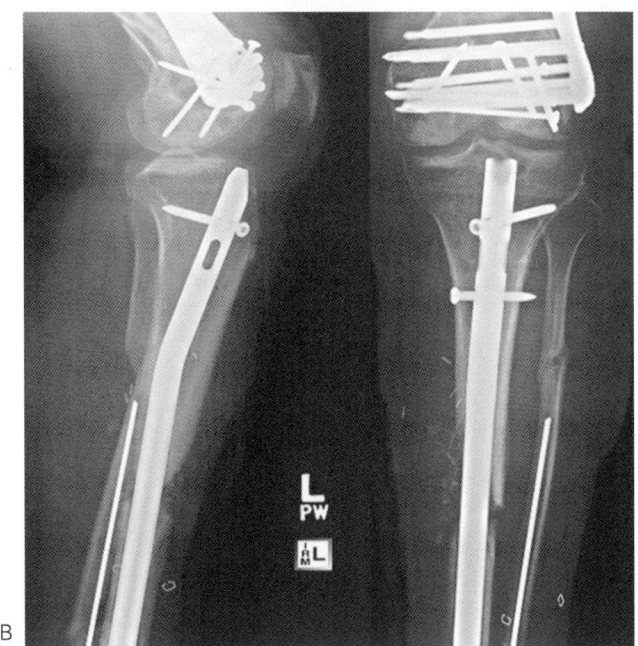

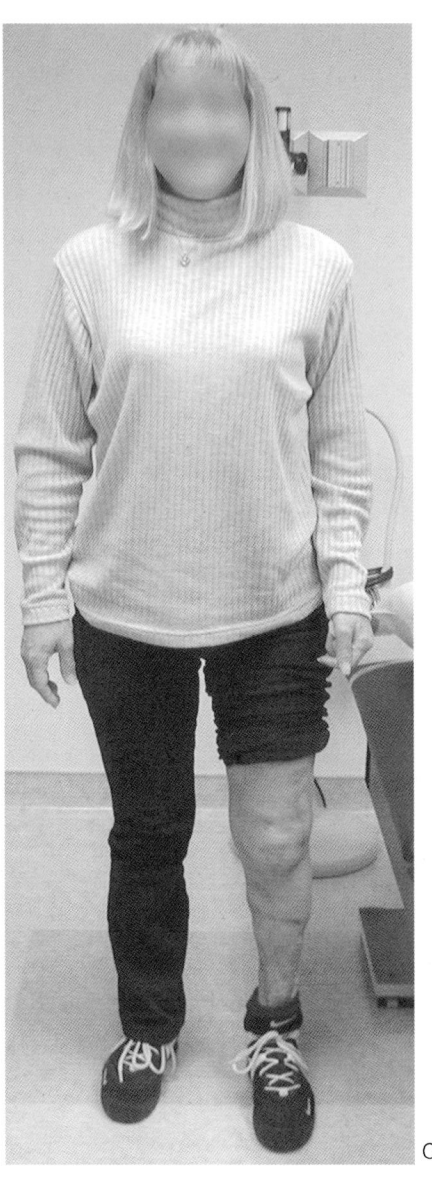

图 30-14 开放性胫骨骨折的处理。A. 术中相片显示 IIIB 型开放性骨折，3cm 的骨缺损。足部有血运，胫骨髓内针固定恢复肢体长度和对线，图中可见骨膜剥离、骨缺损处髓内针外露。软组织覆盖创口，6 周后取髂骨植骨。B. 胫骨干缺损植骨 X 线随访照片。C. 影像学愈合的临床照片

胫骨干近端骨折的髓内针固定技术

髓内针治疗胫骨近端骨折出现对位不良的风险较高（图 30-7）。对此，通常需应用其他的技术以防止出现对线不良。

髓内针治疗胫骨近端骨折进针点的选择极为重要。原因之一是胫骨近端没有髓腔，内固定物无助于骨折复位，缺乏髓腔对髓内针的引导作用。另一个原因与胫骨上段的三维解剖有关，胫骨近端的内侧皮质从前面顶端向后倾斜，而且在胫骨的外侧部分胫骨结节的后方有一个向前的骨质疏松区，称为"袋状区"。因此，当髓内针进针点偏内侧时，胫骨内侧皮质的阻挡使髓内针迅速偏向后外侧，出现外翻以及屈曲畸形（图 30-7）。将入针点外移，髓内针直接向下进入髓腔，沿着胫骨前方皮质打入髓内针。一般选择髌旁外侧切口，另外要注意使进针点方向与胫骨前侧皮质平行（图

30-13)。可采用刮匙沿胫骨前嵴的方向刮除进针点的松质骨。在导针的置入、扩髓以及髓内针的打入过程中,要维持骨折的复位。

若发现对线不良,可采用辅助复位技术,如单皮质螺钉接骨板、阻挡螺钉以及万向牵开器(图30-11),或者采用点式复位钳。单皮质螺钉接骨板可放置在胫骨的前内侧,在扩髓和打入髓内针的过程中临时维持骨折的复位(图30-15)。节段性胫骨骨折采用接骨板最适合,接骨板可选择1/3管型接骨板或动力加压接骨板等,锁定接骨板是新的选择。骨折复位和接骨板固定应取膝关节伸直位,膝关节屈曲位时,接骨板可阻挡胫骨内翻,出现胫骨近端向前成角。髓内针锁定后可移除接骨板,但是否移除接骨板存在争议。

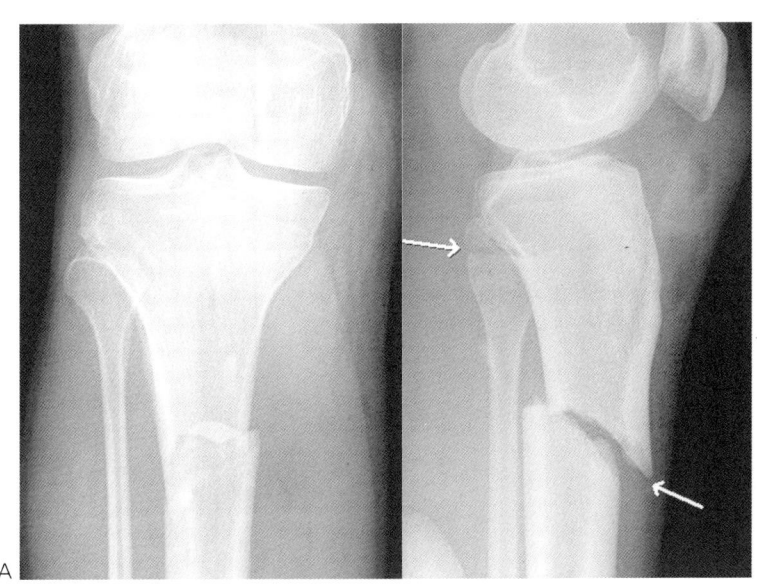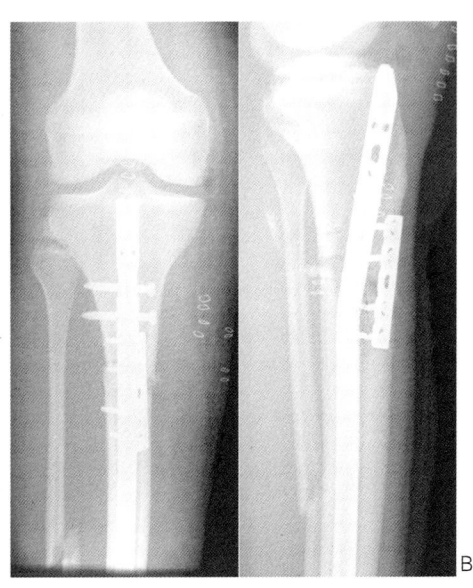

图 30-15 胫骨近端髓内针复位协助技术——单皮质螺钉接骨板技术。A. 髓内针打入过程中需要复位辅助技术(胫骨近端骨折块向前移位,右侧箭头所示,另一箭头显示腓骨头骨折)。B. 术后X线片显示短接骨板在髓内针打入过程中维持骨折复位,仔细分析发现,胫骨髓内针进针点偏内,致使髓内针打入过程中产生畸形。小单皮质螺钉接骨板(5孔,3.5 mm加压接骨板)维持骨折复位的同时,保证导针、扩髓以及髓内针打入的通道。接骨板可移除或保留。此技术应限制使用,因为可能损伤骨折血肿。正确的进针点(偏外一些)可避免这些问题

另一项可避免对线不良的方法便是阻挡螺钉技术(图30-16),阻挡螺钉为一小皮质螺钉,置入后可使功能性髓腔变窄,引导髓内针打入方向,同时可加强骨折稳定性,矫正胫骨近端骨折的初始畸形:向前成角和内翻。将阻挡螺钉放置在髓内针理想位置的后方,防止髓内针偏后。放置前后位阻挡螺钉,在髓内针的外侧防止髓内针偏外,形成三点固定效应,阻挡螺钉引导髓内针方向,使骨折达到解剖复位。一些作者已应用此技术治疗胫骨近端1/3骨折,效果良好[34,35]。

胫骨近端畸形矫正后,常规扩髓打入髓内针。需要再次强调的是,锁定远近端锁钉前一定要确认骨折已复位,锁钉可横向或斜向放置以增加稳定性。

胫骨干远端骨折的髓内针固定技术

与近端骨折一样,髓内针治疗胫骨干远端骨折也是一种挑战。新型髓内针的设计可在不同方向置入多枚远端锁钉,增强了骨折稳定性[36,37]。但骨折复位才是最重要的,髓内针本身不能改善胫骨远端骨折的复位。因为胫骨远端髓腔的扩大失去髓腔对髓内针的限制作用,导致骨折复位不良,胫骨力线不良影响了临床效果(图30-17)[38],踝关节越内翻其功能评分越低。髓内针打入以前,骨折需有一个复位策略保持适当的力线和旋转,这些复位工具包括:万向牵开器(图30-11)、腓骨接骨板、Steinmann针、胫骨远端单皮质螺钉接骨板以及点状复位钳。

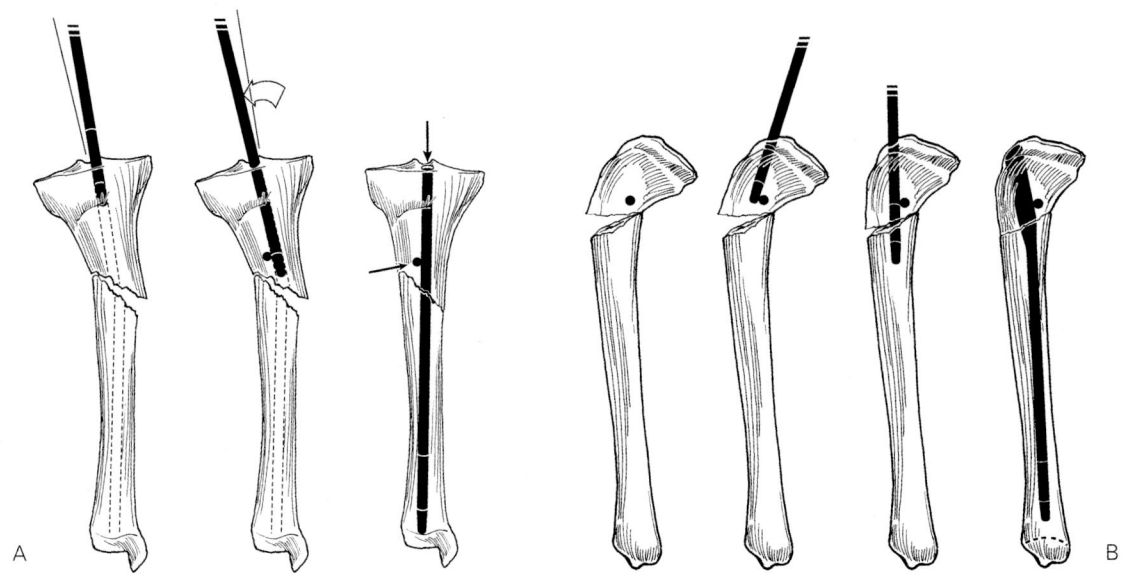

图30-16 阻挡螺钉的应用。阻挡螺钉可矫正胫骨近端向前成角和内翻畸形。通常阻挡螺钉放置在畸形的凹侧与髓内针直接接触。A. 在冠状面,阻挡螺钉放置在髓内针的外侧。B. 在矢状面,放置在髓内针的后侧,不锈钢与钛直接接触产生的电流对骨折愈合的影响没有文献报道

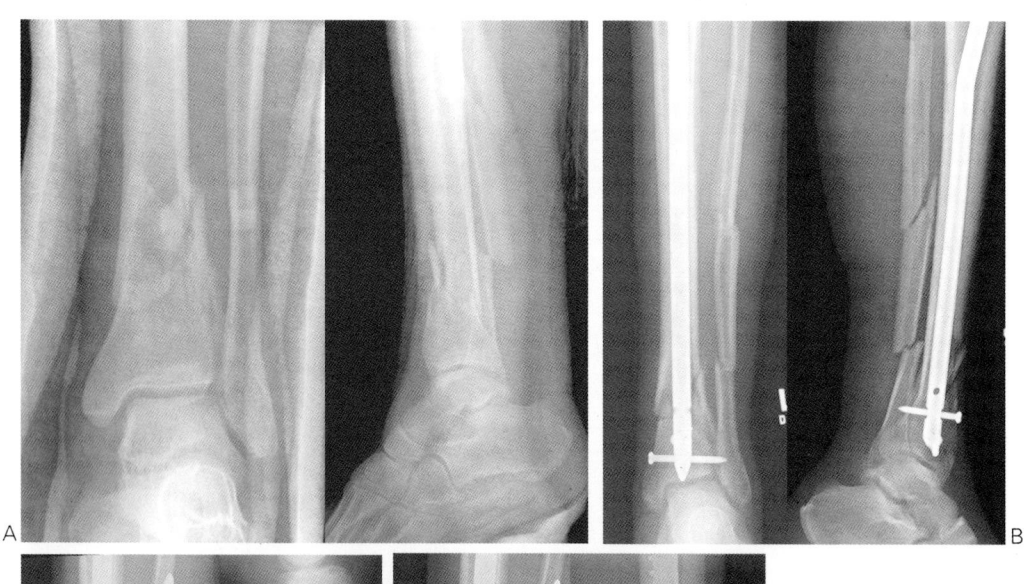
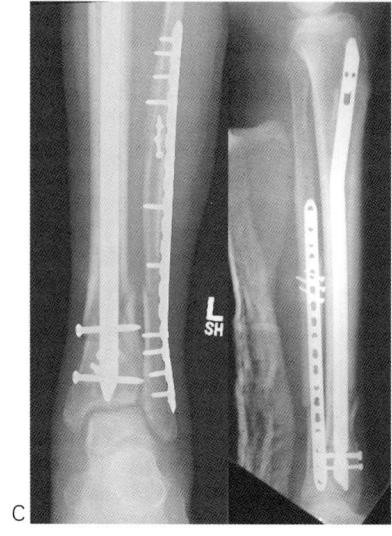
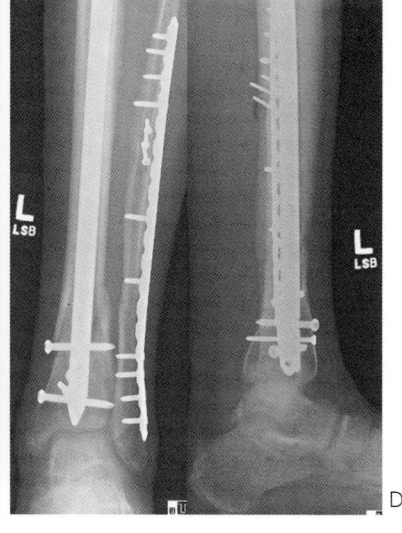

图30-17 胫骨远端骨折复位不良。A. 胫骨远端骨折正侧位X线片。B. 胫骨远端骨折术后X线片显示胫骨远端外翻畸形以及向前成角。C. 翻修手术接骨板固定腓骨重建外侧柱长度,置入阻挡螺钉增加胫骨远端稳定性。D. 骨折愈合后的X线片

Steinmann 针或者 Schanz 螺钉有助于胫骨干远端骨折复位(图 30-18)。较粗直径(至少 2mm)的光滑钢针固定在胫骨远端协助骨折复位,钢针可固定在腓骨远端的前方与胫骨远端关节面平行。钢针的平行至关重要,可评估骨折的复位情况,确保髓内针与踝关节面垂直。钢针固定在骨折的远折段协助复位("操纵杆"),控制骨折移位和旋转。在正位和侧位 X 线片上髓内针导针应放置在髓腔中心,扩髓过程中要不断确认并保持中心位置,髓内针打入以及锁钉锁定过

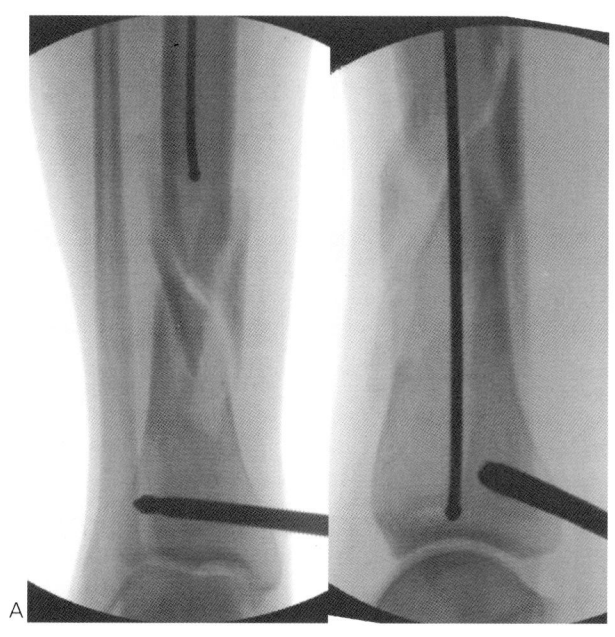
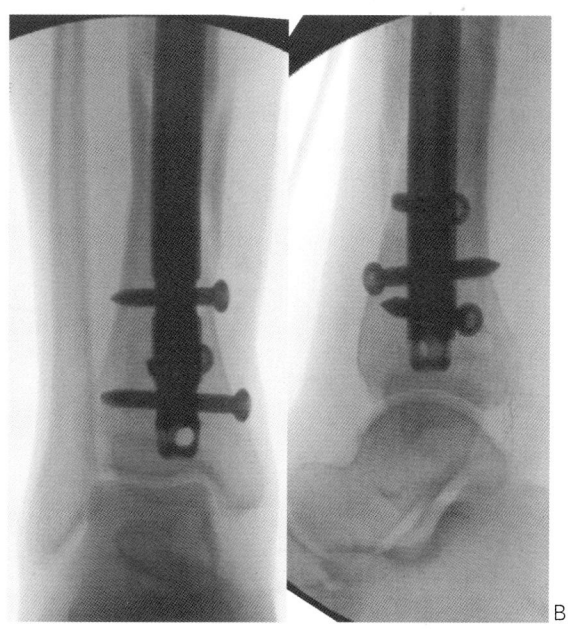

图 30-18　应用 Sternmann 针进行胫骨远端骨折复位。A. 在胫骨远端关节面上平行胫骨远端关节面,由内向外置入 Schanz 钉,作为一个操作杆协助骨折复位,并且作为踝关节力线的参考。骨折复位后,与 Schanz 钉垂直插入髓内针导针,侧位透视证实 Schanz 钉的位置不影响髓内针的通道。B. 多枚锁钉垂直相交以及斜行交叉,获得骨折复位及稳定

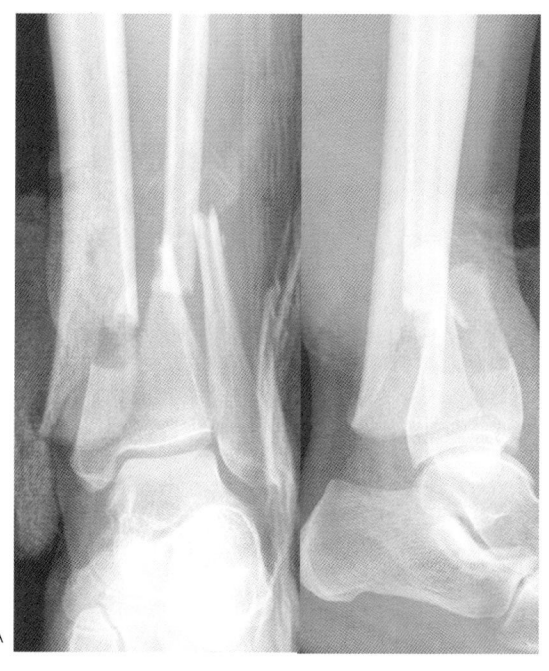
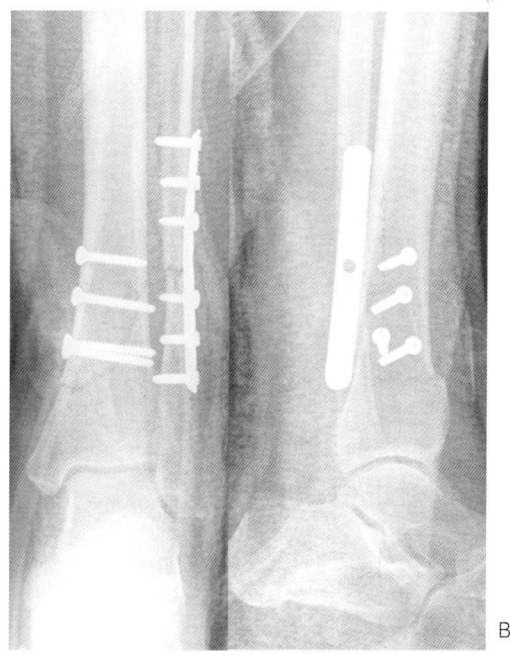

图 30-19　利用腓骨接骨板进行胫骨远端骨折的间接复位。A. 术前 X 线片显示胫骨远端关节外骨折,骨折线不整齐,呈斜向,需要恢复腓骨的解剖长度和旋转。B. 由于软组织覆盖的原因,采用接骨板固定腓骨,加压拉力螺钉固定胫骨干远端。我们推荐用新型髓内针固定,远端用 3 枚锁定钉

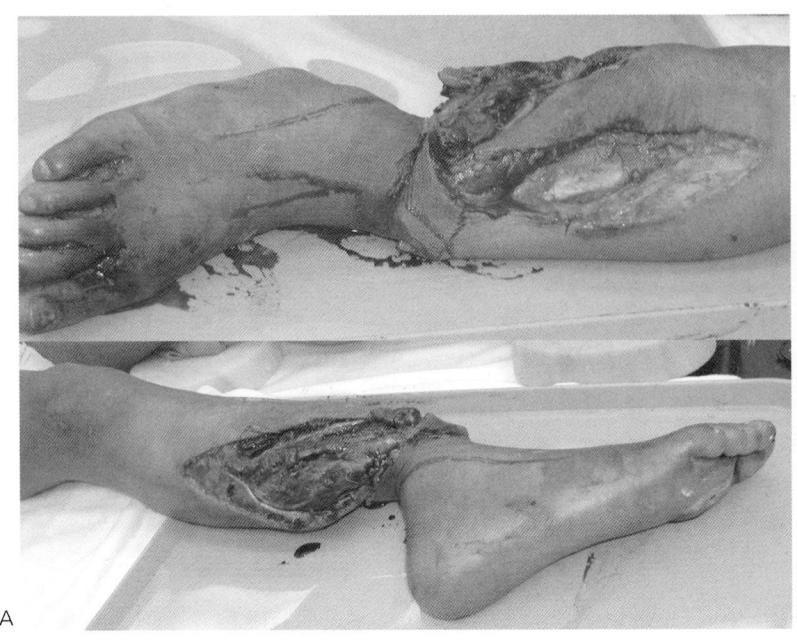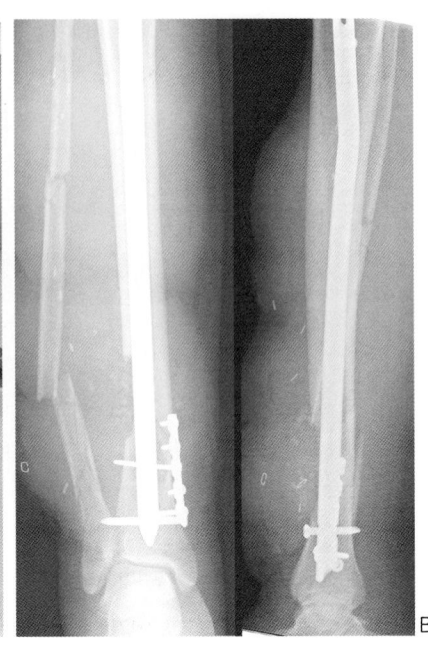

图 30-20　应用半侧皮质螺钉胫骨接骨板临时复位胫骨远端骨折。A. 胫骨远端 III 型开放性骨折的照片。B. 腓骨为多节段骨折,腓骨远端接骨板对胫骨不能起到足够的临时间接复位作用。因此,采用 3.5mm 的重建接骨板通过单皮质螺钉固定来临时稳定胫骨远端,髓内针远端锁钉放置在 90°以骨折的稳定性,通过接骨板和髓内针放置一枚长螺钉增加结构稳定

程中保持骨折复位,最后去掉 Steinmann 针或者 Schanz 钉。

腓骨远端接骨板可起到胫骨远端骨折间接复位作用,但腓骨必须恢复长度和对线(图 30-19)。维持骨折位置后进行髓内针固定,腓骨接骨板保留。可采用胫骨远端单皮质螺钉接骨板(图 30-20),手术方法与胫骨近端相似。

涉及关节面的胫骨远端骨折也采用髓内针治疗,关节部分复位后经皮拉力螺钉固定。多位作者采用髓内针治疗胫骨远端骨折,包括涉及关节的骨折,结果显示从生物力学和临床上都是可行的,没有明显的并发症或力线不良[40~43]。

胫骨干骨折的接骨板内固定(视频 30-2,光盘 4)

骨折后骨膜的血液供应成为胫骨的主要血液来源,由于担心接骨板固定胫骨干骨折会剥离骨膜,影响骨膜血运而造成骨折块失去血液供应,为维持骨折的血运环境,经皮接骨板固定技术已普遍应用,特别是涉及胫骨干的关节周围骨折。

胫骨的接骨板固定主要只限于胫骨的远近端骨折。但开放性胫骨干骨折骨膜已完全剥离,解剖复位可行,也可接骨板内固定。若接骨板沿胫骨近端或远端插入而不影响骨折的血液供应,且可获得胫骨的解剖力线以及稳定固定,那么这种接骨板的选择就是合理的。如果由于膝关节成形或者胫骨近端、远端严重关节周围骨折,不可能采用髓内针固定,胫骨干骨折可采用接骨板固定。胫骨原先就存在力线不良也可影响髓内针的应用,儿童开放性干骺端骨折接骨板固定也是可行的选择。预先塑形的胫骨接骨板经皮置入可减轻软组织损伤,维持骨膜的血运,降低伤口皮肤坏死和深部感染的发生率,这种情况在胫骨骨折接骨板固定中的发生率可高达 30%[44]。

胫骨干骨折的接骨板固定技术在本章中不详细叙述。AO 组织创始的加压接骨板技术已获得了良好功能效果[45]。Johner 和 Wruhs[4] 深入探讨了接骨板固定的局限性,他们研究了 212 例闭合和 79 例开放性骨折的接骨板固定,并且讨论了根据 AO/OTA 分类方法进行的胫骨干骨折分类,发现骨折越粉碎并发症越多。简单骨折并发症发生率为 1.5%、蝶形骨折为 18.1%、粉碎骨折为 48.3%;粉碎骨折组内感染率为 10.3%。最近介绍使用的经皮骨支架技术试图保护骨折的环境,已有在关节周围损伤中应用这种技术的初始报告。Collinge 等[46] 报告了一组 14 例患者的病例,结果显示 5 例闭合性骨折,没有骨不愈合、感染和

皮肤并发症;9 例开放性骨折中,1 例骨髓炎、3 例浅表感染。这种技术效果取决于骨折闭合复位的情况。

胫骨干近端骨折外侧肌肉下接骨板固定技术

髓内针治疗胫骨干近端骨折畸形愈合的发生率高达 30%[47],现在许多外科医生喜欢运用经皮肌肉下接骨板治疗胫骨干近端骨折[48,49]。这种接骨板的成角固定、锁定、预塑形等减少了畸形愈合以及力线不良的发生,但在接骨板置入以前仍然需要骨折复位。胫骨近端 1/5 骨折比较适合外侧肌肉下接骨板置入技术(图 30 - 21)。我们也运用这种技术治疗涉及关节面的胫骨干骨折,本章的讨论只限于胫骨干骨折。

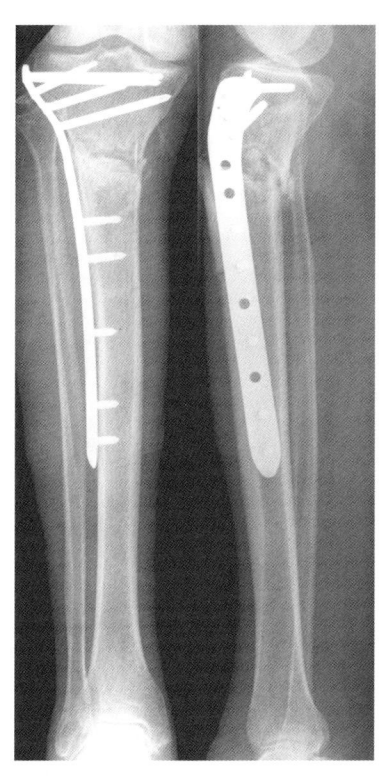

图 30 - 21 胫骨干近端骨折的接骨板固定。胫骨干近端 1/5 骨折我们喜欢选择外侧肌肉下锁定接骨板固定。这一病例显示微创骨折稳定系统(LISS)的应用,固定前先行骨折复位,接骨板的远端至少 4 ~ 6 层皮质固定,长度一般超过骨折 4 ~ 6 层皮质直径

患者平卧在可透 X 线的手术床上,同侧髋关节下垫一垫子,止血带放在大腿的近端,但一般不充气。切口从 Gerdy 结节斜向腓骨头,皮肤切口向下延长暴露前室筋膜,在沿胫骨外缘外侧 1cm 切开前室筋膜。用 Cobb 骨膜起子在胫骨的前外侧面进行肌肉下剥离,骨折复位后锁定接骨板与带钩引导器相连或者用手沿前外筋膜室插入锁定接骨板,使接骨板的近端部分与胫骨的近侧前外侧面相一致。进行正、侧 X 线检查确认胫骨没有前凸以及胫骨近端内翻畸形。接骨板的近端要低于关节面 1cm,使接骨板近端和胫骨近端相适应。接骨板调整完成后用复位钳把持,骨折的轴线和旋转都达到解剖复位后,任何干骺端和干部的骨折块都放在原位而无须复位。接骨板的远端 4 ~ 6 层皮质固定,先用一枚普通非锁定螺钉固定接骨板,使接骨板与骨面帖服。这种肌肉下接骨板锁定固定技术效果很好,只要 3% 的延期愈合或者不愈合需要植骨[48,49]。

骨干骨折的外固定(视频 30 - 3,光盘 4)

外固定支架可用做胫骨干骨折的临时固定或最终固定,也用在开放性骨折或未发育完善的骨折。外固定支架的所有结构(钉、棒、张力针以及连接系统)都是为了使软组织损伤最小化。外固定支架的结构设计和牢固强度根据不同病人和病程进行调整。外固定支架治疗骨折的钉道感染和畸形愈合率较高,在选择治疗方法以前要充分考虑患者对这些并发症的承受能力。

外固定支架固定技术

若是临时固定,不必进行透视,但是固定钉需跨过骨折部位,使损伤部位旷置。对于胫骨干骨折最好用 Schanz 钉(5mm),如果需要固定钉可跨过踝关节放置在跟骨或跨过膝关节,使固定钉远离损伤区域。如果外固定支架用于最终固定骨折,在两个主骨折块上靠近和远离骨折部位放置固定钉。根据外固定支架系统,可采用细针、单臂或者双臂架来维持足够的稳定。

在远近端的干骺部采用细钢针组合外固定支架并结合胫骨干 Schanz 钉可增加稳定性。如果在胫骨近端运用组合外固定支架,细钢针应当放置在前关节囊以外,约距离关节 1.4cm 以降低引起关节内感染的危险[50]。一般来讲,固定针放置在腓骨头平面以下,可以确保固定针在关节外。应当注意通过腓骨头放置细的钢针,10% 的近端胫腓关节与膝关节相通,如有针道感染将引起化脓性膝关节炎。在有经验的创伤中心,在膝关节周围运用组合外固定支架,据报道引起化脓性膝关节炎的发生率约为 10%[51]。在胫骨远近端运用细固定针时有损伤神经血管组织的危险,应当熟

悉断层解剖避免损伤神经血管组织。如果外固定支架一直要应用到胫骨远端骨折愈合，对于远期踝关节活动来讲，外固定支架有无横连没有区别。Ilizarov 外固定支架可用于严重粉碎性骨折伴有严重骨缺损或严重软组织损伤，对严重骨折或者感染性骨不连以及骨转移很有帮助。急性胫骨骨折很少应用 Ilizarov 外固定支架，下面是一例选用多种治疗方法的病例（图 30-22）。

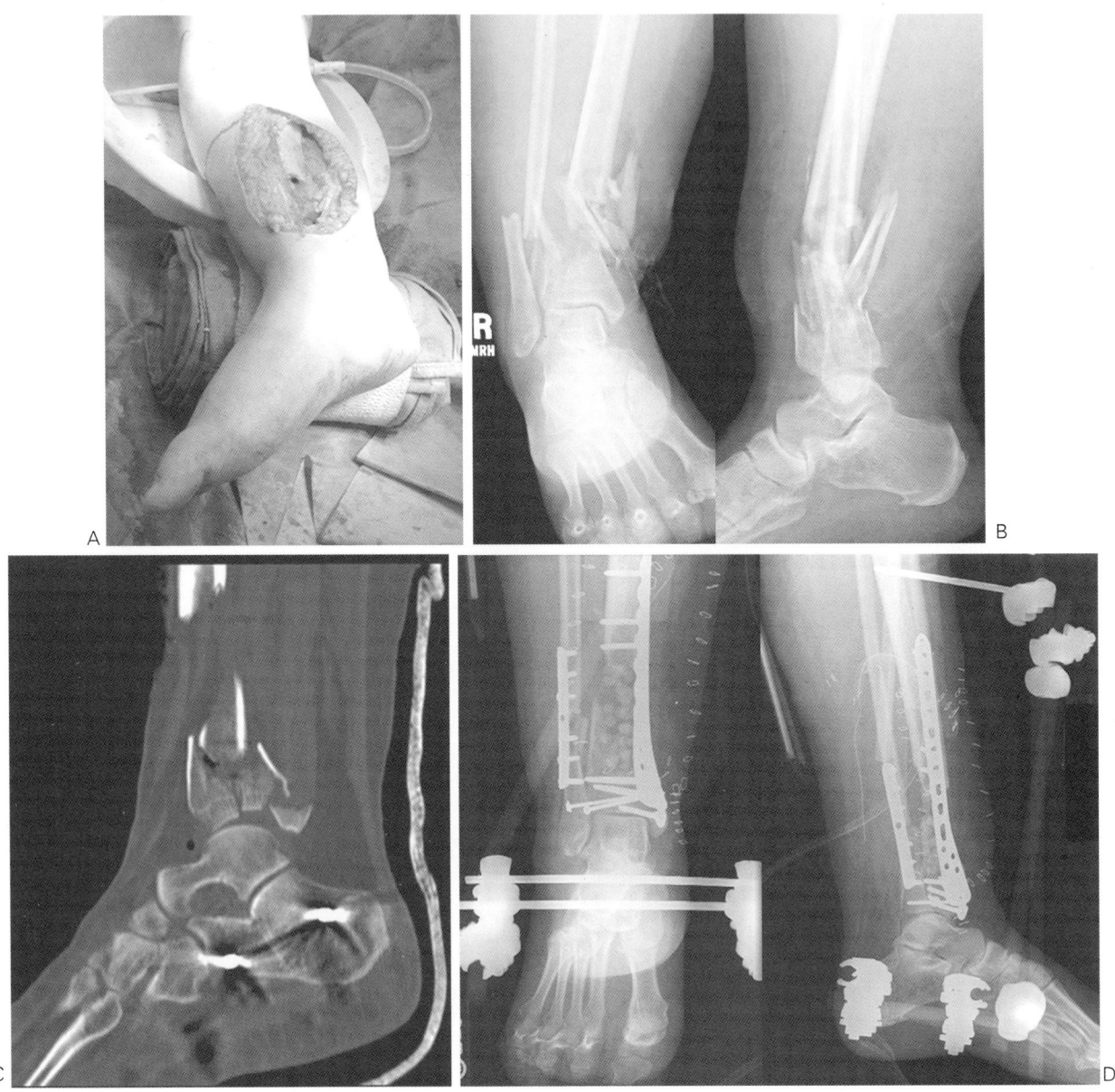

图 30-22 采用多种方法治疗不稳定的开放性胫骨骨折。A. 胫骨Ⅲ度开放性骨折伴有 6cm 的骨缺损清创后的照片。B. 术前 X 线片。C. CT 扫描显示胫骨远端粉碎性骨折。外固定支架使骨折获得了初步力线，重新冲洗清创伤口后固定骨折覆盖软组织。D. 踝穴位 X 线片显示接骨板固定胫骨和腓骨，关节面获得了解剖复位，抗生素珠链应用 6 周，珠链取出时外膜保留在原位，取髂骨植骨

新技术

骨折的愈合涉及生物力学稳定性和骨折的生物学之间的动态平衡（图 30-8，图 30-9）。新型髓内针为胫骨远近端骨折的锁钉提供了更多的选择，斜形锁钉可增加不稳定骨折的稳定性。任何生物力学结构都有生物学结果，我们可应用所有技术减轻对软组织的剥离，用生长因子增加骨折的生物学活性来治疗胫骨骨折是一可喜的进步，现在证实 BMPs 有特殊效果。

在开放性胫骨骨折中应用重组 BMP-2(IN-FUSE),最近发现可降低感染率,缩短骨折愈合时间,减轻疼痛。但我们须注意活性生物制剂的使用适应证[28],特别是重组 BMP-2 用在开放性胫骨骨折时,软组织要有足够的覆盖,并且是髓内针固定治疗的成人骨折。若软组织条件差,稳定 14 天后才可应用 BMP-2。正如引言中所提到的,每年北美有超过 100 000 的胫骨骨折骨不连(超过 10%)。对顽固的长骨骨不连,自体植骨或其他治疗方法失败,骨重组 BMP-2(OP-1 Stryker Biotech,West Lebanon,New Hampshire)是一种很好的选择[52]。

要点与技巧

髓内针固定
- 进针点极为重要,胫骨近端骨折进针点在胫骨髁间隆突外侧面再偏外的位置。
- 为避免穿破后侧皮质,注意进针过程使髓内针平行于胫骨的前侧皮质,增加膝关节的屈曲角度可使操作容易。
- 放置导针和扩髓的过程要保持骨折良好的复位,髓内针只会沿着已经形成的通路进入。
- 由于胫骨远近端的骨髓腔扩大,失去了髓内针髓腔的适应效应,髓内针对胫骨远近端骨折的复位没有帮助,需要应用其他的技术来帮助和维持复位。
- 增加锁钉数量以及改变锁钉方向可增加结构稳定性,对于不稳定骨折,远近端至少 2 枚锁钉。
- 髓内针固定结束后,再次测量筋膜室的压力,评估膝关节韧带的稳定性,确认骨折的复位、下肢的长度以及旋转。
- 对于胫骨远近端骨折,拍摄下肢全长 X 线平片可更好地评估下肢力线。

接骨板固定
- 采用经皮和肌肉下技术,接骨板固定前使骨折复位。

外固定支架固定
- 固定针远离损伤区域,且置于膝关节囊之外。
- 外固定支架固定后维持骨折稳定的最重要因素是固定钉的直径大小。

临床效果

胫骨干骨折的远期效果很难预测,Sarmiento 和 Latta[9]发现骨折的愈合以及骨折的愈合时间主要与骨折的粉碎程度和是否是开放性骨折有关。长期石膏固定治疗的患者可出现距下关节活动受限,但膝前疼痛的发病率低。对闭合移位胫骨干骨折的最佳治疗方法及远期效果还不十分清楚[53]。

除了最近所兴起的关节周围骨折接骨板固定外,胫骨干骨折的接骨板固定已经不常应用,主要是考虑到感染的危险。1976 年,Gustilo 和 Anderson[7]回顾性地分析了 111 例胫骨干开放性骨折接骨板固定,感染率是 44%;前瞻性分析了 111 例胫骨干开放性骨折外固定,感染概率是 9.9%。1989 年,Bach 和 Hansen[44]对 59 例Ⅱ型或Ⅲ型胫骨干开放性骨折用接骨板固定和外固定支架固定来治疗,进行了前瞻随机研究,发现外固定支架固定的并发症发生率低,虽然所有骨折都愈合,但接骨板固定的患者有 5 例发生骨髓炎,3 例发生内固定失效;外固定支架固定患者 1 例骨髓炎、3 例钉道感染、3 例畸形愈合(2 例正位片 10° 成角,1 例外旋 25°)。接骨板固定治疗胫骨干骨折现在只限于涉及关节的骨折。

对移位的胫骨干骨折,手术治疗效果良好。Hooper 等[15]证实髓内针治疗移位的胫骨干骨折,骨折愈合时间短,重返工作时间短。选择髓内针治疗中,是否扩髓存在争议,对 9 项关于扩髓或非扩髓髓内针治疗胫骨干骨折的前瞻性随机研究进行荟萃分析[54],并没有发现扩髓增加了筋膜室综合征或者感染的发生率,愈合时间也没缩短。由于缺乏明确的外科实验和外科医生意见,一项多中心、国际性、前瞻性、随机试验正在进行,来确定治疗开放性和闭合性胫骨干骨折是否需要扩髓。

根据1998年Henley等[27]的资料,开放性胫骨干骨折的资料已从外固定支架固定演变成了髓内针固定。他们前瞻性随机研究了非扩髓髓内针和半钉外固定支架固定治疗开放性胫骨骨折(Ⅱ、ⅢA、ⅢB型),104例患者行髓内针固定,70例患者行外固定支架固定,两组的力线不良发生率有统计学。髓内针固定组力线满意率为92%,而外固定支架固定组为69%;骨折部位的感染率和愈合时间没有统计学,50%的外固定支架固定患者,至少有1处钉道感染;通常外固定支架固定组需要进一步的手术,手术指数高(2.7比1.7),两组的感染率相似,髓内针固定组的二次手术的概率高。

Dogra等[24]报道了髓内针固定治疗胫骨干移位骨折的临床效果。患者有特征性的膝前疼痛症状,可用Iowa膝踝评分来衡量,长期随访平均评分是100分制的90分;SF-36问卷中的体能评分,是来总体衡量健康和生活质量的,与正常人群相比此评分明显降低。这些资料显示,即使髓内针固定胫骨干骨折且骨折最后已愈合,患者仍可能有明显的功能障碍。特别是胫骨干远端的力线恢复对患者总体功能的恢复很重要,胫骨干远端力线不良的患者的SF-36疼痛评分高[55]。

保肢与截肢

对于骨科医生来讲,保肢还是截肢是一个艰难的抉择。如果患者由于灌注不足以及进行性活动出血而面临生命危险,在创伤科医生的会诊协助下,需要立即作出决定。若是肢体已完全毁损没有修复的希望,急诊截肢的决定较为容易。肢体缺血6小时以内保肢是可行的,在多数病例中,肢体有存活的可能。作出保肢还是截肢的决定须谨慎,须获得进一步的信息。失去意识的严重骨折患者,可采用外固定支架固定,跨过损伤区域。血管修复由血管外科医生完成。若血管修复不可能,应当截肢。若肢体存活,在术后的几天,骨科医生应当与患者和家属深入的讨论保肢和截肢的可能(图30-23)。如果要保肢,重点是软组织清创,尽早闭合创口。72小时之内闭合创口,感染率最低[56,57]。

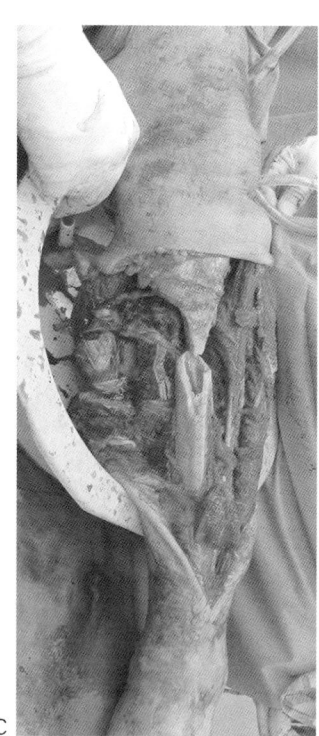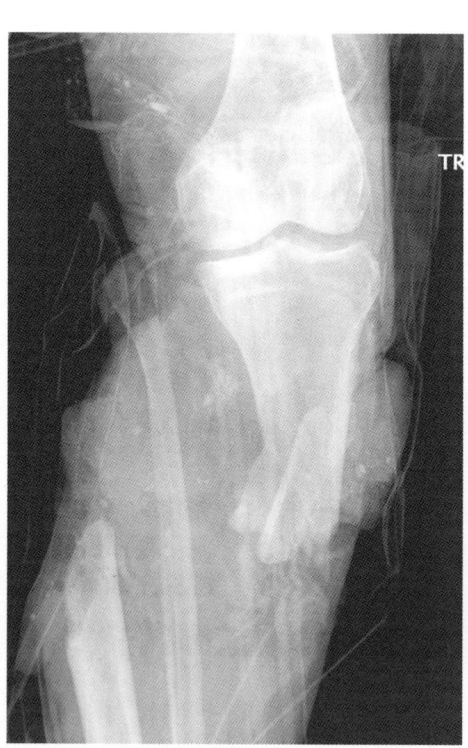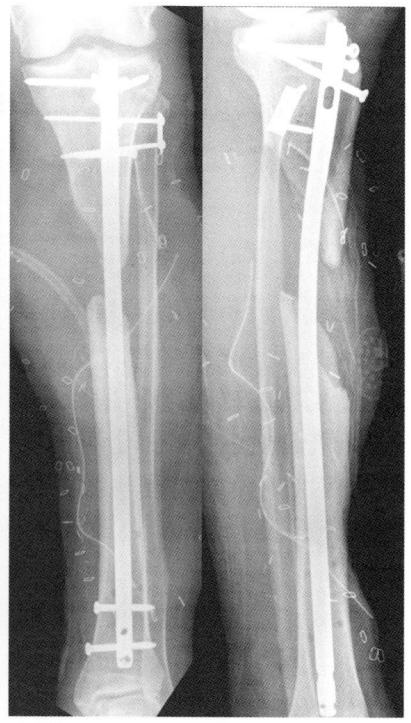

A~C

图30-23 1例截肢病例。A.胫骨干ⅢB型开放性骨折,大段骨缺损,胫后动脉和胫后神经连续,足部有血运。B.原始X线片显示严重的骨和软组织损伤,上胫腓关节脱位,固定上胫腓关节协助矫正胫骨的长度和旋转。C.髓内针固定,近端采用3枚锁钉固定增加稳定性,患者决定不做软组织覆盖手术,最后不得进行膝关节以下截肢

表30-1　肢体损伤程度评分(MESS)

变量	分值
骨骼或软组织损伤	
低能量(简单骨折、刺伤、手枪)	1
中等能量(开放性骨折、多发骨折、脱位)	2
高能(短枪或步枪、挤压伤)	3
极高能量(以上+大面积污染、软组织剥离)	4
肢体缺血*	
脉搏减弱或消失,但有充盈	1
无脉搏,感觉异常,毛细血管充盈减弱	2
肢体发凉,瘫痪,无感觉,麻木	3
(*缺血时间超过6小时,分值乘以2)	
休克	
收缩压持续>90mmHg	0
短暂低血压	1
持续低血压	2
年龄	
<30岁	0
30~50岁	1
>50岁	2

修改引自 Helfet DL, Howey T, Sanders R. Johansen K. Limb salvage versus amputation: Preliminary results of the Mangled Extremity Severity Score, Clin Orthop 1990;256:83.

肢体的挤压程度评分(MESS)可用来预测肢体是否可存活(表30-1)[58]。此外,还有几种其他肢体损伤程度评估方法来评估损伤严重程度。但是,没有一种方法百分之百有效。在一大组严重下肢损伤的病例中,MESS评分大于或等于7分(建议保肢或截肢)预测截肢的准确度只能达到60%。在与患者或家属讨论保肢或截肢的问题时,需要向他们说明两种方法都有明显的危险,只有约50%的保肢患者能恢复工作,而截肢患者这一过程需2年;两种治疗方法都会留下残疾,截肢手术次数减少,但在随后的5~7年内残疾增加。Georgiadis等[59]研究了保肢和截肢的费用:保肢患者平均7次手术,费用大约111 000美元,住院时间3个月(89天),每位患者有3种并发症;截肢患者1.6次手术,住院时间24天,费用是保肢的1/3[60]。对于保肢或者截肢患者,若2年后不能恢复工作,那么他们就很难恢复。截肢和保肢的最终效果,更取决于患者本身的因素,像药品滥用、吸烟、教育以及社会保障系统[61,62]。

并发症

感　染

胫骨干骨折术后感染也是一个具有挑战性的问题。闭合性胫骨干骨折的感染率是1%,Ⅰ型开放性骨折的感染率是5%,Ⅱ型为10%,Ⅲ型为15%。发生在4周之内的感染定义为急性感染,清创、关闭伤口以及应用抗生素,骨折预期愈合率为90%[63]。慢性感染需要评估内固定是否稳定(图30-9)。若有足够的软组织覆盖且内固定稳定,内固定物可保留,清创以及局部或者全身应用抗生素来控制感染;若骨折愈合,只要有任何的深部感染的迹象,就应取出内固定物;若内固定松动,应取出内固定物,清创直至感染区域细菌培养正常为止,同时给予足够的抗生素治疗;若全身和局部感染的症状体征已控制,应重新内固定并植骨。骨折或感染部位的感染和坏死组织都必须清除,同时重新内固定、应用抗生素,又有足够的软组织覆盖,骨折愈合和治愈率可达90%~95%[64]。

髓内针固定术后前膝关节疼痛

髓内针治疗胫骨干骨折的最常见并发症是膝前疼痛,病因还不清楚。Toivanen等[23]在前瞻性随机研究中发现,髌骨旁入路和经髌韧带入路对膝前疼痛和临床效果的影响没有统计学意义,发病率为70%。扩髓髓内针治疗单独的胫骨干骨折,术后3年随访膝前静息疼痛的发病率为35%[65],有71%的患者膝跪困难。目前尚没有有效方法可阻止该并发症,膝前疼痛似乎与髓内针的突出没有联系,取出髓内针后50%的患者疼痛减轻,但有3%的患者在取出髓内针后疼痛加重了[65]。

骨不连

闭合胫骨干骨折骨不连的发生率为3%,开放性骨折为5%~15%,取决于软组织的损伤程度[66]。深入讨论骨不连的治疗和评价已超出了本章节的讨论范围,但一些基本原则应该遵循。首先应该判断骨不连是因为生物学问题还是力学问题,若为肥大性骨不连就可能是力学问题。闭合更换扩髓髓内针后,85%~90%的肥大性骨不连可以愈合。若为萎缩性骨不连,则需要增加力学稳定性,同时还需要生物学刺激。力学稳定可通过更换粗的髓内针、更换为接骨板或者用细针 Ilizarov 架固定,生物学刺激一般是取髂骨植骨。由于取髂骨植骨有明显的或者潜在的并发症或者远期的疼痛,可选用其他的替代方法。取髂骨混合去矿化骨基质植骨和髂骨混合重组 BMP 植骨的效果同样很好[52,67~69]。骨不连有骨缺损存在,应考虑选用大块髂骨还是其他骨移植。通常缺损在 5~6cm 可通过植骨获得愈合;缺损超过 5~6cm,需要骨转移或者游离血管腓骨移植。

经验

- 管型石膏治疗胫骨干骨折的适应证:闭合的横形、斜形、螺旋形或粉碎性骨折,距离远、近端关节面 5cm 以上,骨折成角小于 5°,水平移位小于 50%,短缩小于 1.2cm,与对侧相比旋转不超过 20°。
- 距下关节活动受限是管型石膏固定治疗胫骨干骨折最为常见的并发症。
- 胫骨干骨折管型石膏固定后应立即开始负重练习,延迟 6 周以上开始负重骨折延迟愈合的风险明显增加。
- 腓骨完整的胫骨干骨折应视为非手术治疗的相对禁忌证,因为其出现内翻畸形的风险较大(图 30-3)。
- 与管型石膏相比,移位的胫骨干骨折应用髓内针进行治疗可缩短骨折愈合的时间,降低畸形愈合的发生率。
- 胫骨开放性骨折应用髓内针进行治疗,与外固定支架相比,前者并不会增加感染的风险。
- 胫骨开放性骨折应用外固定支架后,为使骨折获得愈合,很可能需要进行更多次数的手术和植骨,并且会增加畸形愈合的发生率。
- 外固定支架细的固定针应置于腓骨头水平以下,以免发生化脓性关节炎。
- 胫骨开放性骨折的感染率 Ⅰ 型骨折约为 5%,Ⅱ 型 10%,Ⅲ 型 15%。
- 扩髓与非扩髓的胫骨髓内针愈合率相当。
- 阻挡螺钉应放置在"不愿让髓内针占据的位置"。
- 胫骨干近端骨折进行髓内针固定时进针点应偏前侧和外侧(胫骨髁间棘外侧)。
- 胫骨干近端的骨折应用髓内针固定时可能要用到单皮质接骨板、阻挡螺钉或点式复位钳等复位工具。
- 胫骨干远端骨折进行髓内针固定可能需要用到的复位工具,包括腓骨接骨板、点式复位钳或在前内侧(或前外侧)置入 Schanz 针当做复位工具。
- 对远端和近端的骨折,可应用万向牵开器或外固定支架辅助骨折复位。
- 胫骨近端骨折应用髓内固定发生对线不佳者约为 30%。
- 膝前痛是胫骨骨折髓内针固定最为常见的并发症。
- 骨折不愈合的处理原则为彻底清除失活组织,控制感染,稳定骨折,植骨,确保良好的软组织覆盖。
- 保肢还是截肢必须考虑多方面的因素,包括患者、家庭以及相关医疗费用等。

DVD 内容提要

视频 30-1(光盘-4) 髓内针治疗胫骨干骨折
  本视频演示了胫骨髓内钉置入的过程,尤其强调了进针点开口等步骤。

视频 30-2(光盘-4) 前外侧经皮接骨板固定胫骨干远端螺旋骨折 本视频演示了胫骨干骺端移位性螺旋形骨折复位以及经皮接骨板固定的手术过程,尤其注重影像辅助下的经皮复位技术。

视频 30-3(光盘-4) 外固定支架治疗胫骨骨折 本视频为一例 12 岁男孩不稳定性胫骨骨折伴筋膜室综合征应用单平面外固定支架进行处理的过程。在进行外固定支架固定前进行了筋膜室切开,创口用 VAC 覆盖。视频还显示了安装支架的各个步骤。

参考文献

1. Court-Brown CM, McBirnie J. The epidemiology of tibial fractures. J Bone Joint Surg Br 1995;77:417-421
2. National Center for Health Statistics. Vital and Health Statistics, Detailed Diagnoses and Procedure, National Hospital Discharge Survey, Series 13, No. 122. Healthcare Cost and Utilization Project, http://www.ahrq.gov/hcupnet/, 2002 data base search for ICD-9-CM codes 823.00-823.92
3. Muller ME, Nazarian S, Koch P, Schatzker J. The Comprehensive Classification of Fractures of Long Bones. New York: Springer-Verlag; 1990
4. Johner R, Wruhs O. Classification of tibial shaft fractures and correlation with results of rigid internal fixation. Clin Orthop Relat Res 1983;178:7-25
5. Orthopedic Trauma Association Committee for Coding and Classification. Fracture and dislocation compendium. J Orthop Trauma 1996;10(suppl):1-154
6. Tscherne H, Rojczyk M. Treatment of closed fractures with soft tissue lesions. Hefte Unfallheilkd 1983;162:39-45
7. GustiloRB, Anderson JT. Prevention of infection in the treatment of 1025 open fractures of long bones. J Bone Joint Surg Am 1976; 58:453-458
8. Gustilo RB, Mendoza RM, Williams DN. Problems in the management of type III (severe) open fractures: a new classification of type 111 open fractures. J Trauma 1984; 24:742-746
9. Sarmiento A, Latta LL. Functional fracture bracing. J Am Acad Orthop Surg 1999;7:66-75
10. Sarmiento A, Cersten LM, Sobol PA, Shankwiler JA, Vangsness CT. Tibial shaft fractures treated with functional braces: experience with 780 fractures. J Bone Joint Surg Br 1989;71:602-609
11. Home G, Iceton J, Twist J, Malony R. Disability following fractures of the tibial shaft. Orthopedics 1990;13:423-426
12. Heckman JD, RyabyJP, McCabe J, Frey JJ, Kilcoyne RF. Acceleration of tibial fracture-healing by non-invasive, low-intensity pulsed ultrasound. J Bone Joint Surg Am 1994;76:26-34
13. Kristiansen TK, Ryaby JP, McCabe J, Frey JJ, Roe LR. Accelerated healing of distal radial fractures with the use of specific, low-intensity ultrasound: a multicenter, prospective, randomized, double-blind, placebo-controlled study. J Bone Joint Surg Am 1997; 79:961-973
14. Emami A, Petren-Mallmin M, Larsson S. No effect of low-intensity ultrasound on healing time of intramedullary fixed tibial fractures. J Orthop Trauma 1999;13:252-257
15. Hooper GJ, Keddell RG, Penny ID. Conservative management or closed nailing for tibial shaft fractures. J Bone Joint Surg Br 1991;73:83-85
16. Bone LB, Sucato D, Stegemann PM, Rohrbacher BJ. Displaced isolated fractures of the tibial shaft treated with either a cast or intramedullary nailing: an outcome analysis of matched pairs of patients. J Bone Joint Surg Am 1997;79:1 336-1 341
17. Lehman WB, Paly D, Atar D. Operating Room Guide to Cross Sectional Anatomy of the Extremities and Pelvis. New York: Raven Press 1989
18. Macnab I, de Haas WG. The role of periosteal blood supply in the healing of fractures of the tibia. Clin Orthop Relat Res 1974; 105: 27-34
19. Finkemeier CG, Schmidt AH, Kyle RF, Templeman DC, Varecka TF. A prospective, randomized study of intramedullary nails inserted with and without reaming for the treatment of open and closed fractures of the tibial shaft. J Orthop Trauma 2000;14:187-193
20. KeatingJF, O'Brien PJ, Blachut PA, Meek RN, Broekhyse HM. Locking intramedullary nailing with and without reaming for open fracture of the tibial shaft: a prospective, randomized study. J Bone Joint Surg Am 1997;79:334-341
21. Bone LB, Kassman S, Stegemann P, France J. Prospective study of union rate of open tibial fractures treated with locked, unreamed intramedullary nails. J Orthop Trauma 1994;8:45-49
22. Tornetta P III, French BG. Compartment pressures during non-reamed tibial nailing without traction. J Orthop Trauma 1997; 11:24-27
23. Toivanen JA, Vaisto O, Kannus P, Latvala K, Honkonen SE. Jarvinen MJ. Anterior knee pain after intramedullary nailing of fractures of the tibial shaft: a prospective, randomized study comparing two different nail-insertion techniques. J Bone Joint Surg Am 2002; 84:580-585
24. Dogra AS, Ruiz AL, Marsh DR. Late outcome of isolated tibial fractures treated by intramedullary nailing: the correlation between disease-specific and generic outcome measures. J Orthop Trauma 2002;16:245-249
25. Tornetta P III, Riina J, Geller J, Purban W. Intraarticular anatomic risks of tibial nailing. J Orthop Trauma 1999;13:247-251
26. Tornetta P III, Bergman M, Watnik N, Berkowitz G, Steuer J. Treatment of grade-IIIB open tibial fracture: a prospective randomized comparison of external fixation

and non-reamed locked nailing. J Bone Joint Surg Br 1994;76:13-19

27. Henley MB, Chapman JR, Agel J, Harvey EJ, Whorton AM, Swion-tkowski MF. Treatment of type II, III A, and IIIB open fractures of the tibial shaft: a prospective comparison of unreamed interlocking intramedullary nails and half-pin external fixators. J Orthop Trauma 1998;12:1-7

28. Govender S, Csimma C, Genant HK, et al. Recombinant human bone morphogenetic protein-2 for treatment of open tibial fractures: a prospective, controlled, randomized study of four hundred and fifty patients. J Bone Joint Surg Am 2002;84:2 123-2 134

29. DeLong WG Jr, Born CT, Wei SY, Petrik ME, Ponzio R, Schwab CW. Aggressive treatment of 119 open fracture wounds. J Trauma 1999;46:1 049-1 054

30. Henry SL, Ostermann PA, Seligson D. The antibiotic bead pouch technique: the management of severe compound fracture. Clin Orthop Relat Res 1993;295:54-62

31. Keating JF, Blachut PA, O'Brien PJ, Meek RN, Broekhuyse H. Reamed nailing of open tibial fractures: does the antibiotic bead pouch reduce the deep infection rate? J Orthop Trauma 1996;10:298-303

32. Steiert AE, Partenheimer A, Schreiber T, et al. The V.A.C. system (vacuum assisted closure) as bridging between primary osteosyn-thesis in conjunction with functional reconstruction of soft tissue-open fractures type 2 and 3. Zentralbl Chir 2004;129(Suppl 1):S98-S100

33. Bihariesingh VJ, Stolarczyk EM, Karim RB, van Kooten EO. Plastic solutions for orthopaedic problems. Arch Orthop Trauma Surg 2004;124:73-76

34. Krettek C, Miclau T, Schandelmaier P, Stephan C, Mohlmann U, Tscherne H. The mechanical effect of blocking screws ("Poller screws") in stabilizing tibia fractures with short proximal or distal fragments after insertion of small-diameter intramedullary nails. J Orthop Trauma 1999;13:550-553

35. Ricci WM, O'Boyle M, Borrelli J, Bellabarba C, Sanders R. Fractures of the proximal third of the tibial shaft treated with intramedullary nails and blocking screws. J Orthop Trauma 2001;15:264-270

36. Bonnevialle P, Savorit L, Combes JM, Rongieres M, Bellumore Y, Mansat M. Value of intramedullary locked nailing in distal fractures of the tibia. Rev Chir Orthop Reparatrice Appar Mot 1996;82:428-436

37. Gorczyca JT, McKale J, Pugh K, Pienkowski D. Modified tibial nails for treating distal tibia fractures. J Orthop Trauma 2002;16:18-22

38. Kyro A. Malunion after intramedullary nailing of tibial shaft fractures. Ann Chir Gynaecol 1997;86:56-64

39. Puno RM, Teynor JT, Nagano J, Gustilo RB. Critical analysis of results of treatment of 201 tibial shaft fractures. Clin Orthop Relat Res 1986;212:113-121

40. Richter D, Hahn MP, Laun RA, Ekkernkamp A, Muhr G, Ostermann PA. Ankle para-articular tibial fracture: is osteosynthesis with the unreamed intramedullary nail adequate? [in German] Chirurg 1998;69:563-570

41. Richter D, Ostermann PA, Ekkernkamp A, Hahn MP, Muhr G. Distal tibial fracture: an indication for osteosynthesis with the unreamed intramedullary nail? [in German] Langenbecks Arch Chir Suppl Kongressbd 1997;114:1 259-1 261

42. Hahn D, Bradbury N, Hartley R, Radford PJ. Intramedullary nail breakage in distal fractures of the tibia. Injury 1996;27:323-327

43. Konrath G, Moed BR, Watson JT, Kaneshiro S, Karges DE, Cramer KE. Intramedullary nailing of unstable diaphyseal fractures of the tibia with distal intraarticular involvement. J Orthop Trauma 1997;11:200-205

44. Bach AW, Hansen ST Jr. Plates versus external fixation in severe open tibial shaft fractures: a randomized trial. Clin Orthop Relat Res 1989;241:89-94

45. Ruedi T, Webb JK, Allgower M. Experience with the dynamic compression plate (DCP) in 418 recent fractures of the tibial shaft. Injury 1976;7:252-257

46. Collinge C, Sanders RW, DiPasquale T. Treatment of complex tibial periarticular fractures using percutaneous techniques. Clin Orthop Relat Res 2000;375:69-77

47. Lang GJ, Cohen BE, Bosse MJ, Kellam JF. Proximal third tibial shaft fractures: should they be nailed? Clin Orthop Relat Res 1995;315:64-74

48. Cole PA, Zlowodzki M, Kregor PJ. Treatment of proximal tibia fractures using the less invasive stabilization system: surgical experience and early clinical results in 77 fractures. J Orthop Trauma 2004;18:528-535

49. Cole PA, Zlowodzki M, Kregor PJ. Less Invasive Stabilization System (LISS) for fractures of the proximal tibia: indications, surgical technique and preliminary results of the UMC Clinical Trial. Injury 2003;34(Suppl 1):A16-A29

50. DeCoster TA, Crawford MK, Kraut MA. Safe extracapsular placement of proximal tibia transfixation pins. J Orthop Trauma 2004;18(Suppl 8):S43-S47

51. Marsh JL, Smith ST, Do TT. External fixation and limited internal fixation for complex fractures of the tibial plateau. J Bone Joint Surg Am 1995;77:661-673

52. Friedlaender CE. Osteogenic protein-1 in treatment of tibial nonunions: current status. Surg Technol Int 2004;13:249-252

53. Gaston P, Will E, Elton RA, McQueen MM, Court-

Brown CM. Fractures of the tibia: can their outcome be predicted? J Bone Joint Surg Br 1999;81:71-76
54. Bhandari M, Guyatt GH, Tong D, Adili A, Shaughnessy SG. Reamed versus nonreamed intramedullary nailing of lower extremity long bone fracture: a systematic overview and meta-analysis. J Orthop Trauma 2000;14:2-9
55. Obremskey WT, Medina M. Comparison of intramedullary nailing of distal third tibial shaft fractures: before and after traumatolo-gists. Orthopedics 2004;27:1 180-1 184
56. Godina M. Early microsurgical reconstruction of complex trauma of the extremities. Plast Reconstr Surg 1986;78:285-292
57. Gopal S, Majumder S, Batchelor AB, Knight SL, DeBoer P, Smith RM. Fix and flap: the radical orthopaedic and plastic treatment of severe open fractures of the tibia. J Bone Joint Surg Br 2000;82:959-966
58. Helfet DL, Howey T, Sanders R, Johansen K. Limb salvage versus amputation: preliminary results of the Mangled Extremity Severity Score. Clin Orthop Relat Res 1990;256:80-86
59. Georgiadis GM, Behrens FF, Joyce Mj, Earle AS, Simmons AL Open tibial fracture with severe soft-tissue loss: limb salvage compared with below-the-knee amputation. J Bone Joint Surg Am 1993;75:1 431-1 441
60. Bondurant FJ, Cotler HB, Buckle R, Miller-Crotchett P, Browner BD. The medical and economic impact of severely injured lower extremities. J Trauma 1988;28:1 270-1 273
61. MacKenzie EJ, Bosse Mj, Castillo RC, et al. Functional outcomes following trauma-related lower-extremity amputation. J Bone Joint Surg Am 2004;86:1 636-1 645

62. Haider AH, Edwin DH, MacKenzie EJ, Bosse MJ, Castillo RC, Travison TG. Lower Extremity Assessment Project Study Group. The use of the NEO-five factor inventory to assess personality in trauma patients: a rwo-year prospective srudy. J Orthop Trauma 2002;16:660-667
63. Court-Brown CM, Keating JF, McQueen MM. Infection after intramedullary nailing of the tibia. Incidence and protocol for management. J Bone Joint Surg Br 1992;74:770-774
64. Swiontkowski MF, Hanel DP, Vedder NB, Schwappach JR. A comparison of short- and long-term intravenous antibiotic therapy in the postoperative management of adult osteomyelitis. J Bone Joint Surg Br 1999;81:1 046-1 050
65. Keating JF, Orfaly R, O'Brien PJ. Knee pain after tibial nailing. J Orthop Trauma 1997;11:10-13
66. Moore ST, Storts RA, Spencer JD. Fractures of the tibia shaft in adults: a ten year survey of such fractures. South Med J 1962;55:1 178-1 183
67. Ziran BH, Smith WR, Zlotolow DA, et al. Clinical evaluation of a true percutaneous technique for antegrade femoral nailing. Orthopedics 2005;28:1 182-1 186
68. Wang L, Li WS, Zhang QS. Autogenous bone marrow graft for the management of nonunion of tibia. Zhongguo Xiu Fu Chong Jian Wai Ke Za Zhi [Chinese Journal of Reparative & Reconstructive Surgery] 2001;15:24-25
69. Hernigou P, Poignard A, Beaujean F, Rouard H. Percutaneous autol-ogous bone-marrow grafting for nonunions: influence of the number and concentration of progenitor cells. J Bone Joint Surg Am 2005;87:1 430-1 437

第三十一章 胫骨远端骨折

Sean E. Nork

胫骨远端骨折是创伤骨科医生面临的一种最难处理的损伤。对于该类骨折,无论是关节内还是关节外,尽管骨折的严重程度不同,但共同的担忧是伴随的软组织损伤。该类骨折通常由暴力引起,且常有伴发损伤。虽然已介绍有多种治疗方法,但对该类损伤的最佳治疗没有定论,且也没有长期结果评价来说明该类损伤及其治疗方法的最终结果。

多数胫骨远端负重关节面的骨折是由于机动车事故、高处坠落伤、摩托车事故和工伤引起。踝关节骨折机制通常是间接暴力,而多数 Pilon 骨折的机制是由于轴向负荷力使距骨向头侧撞击进入胫骨远端,因此产生了胫骨远端关节面的爆裂骨折。足在撞击发生时的位置和暴力的方向,决定了骨折类型和关节面嵌压情况。

伴随的软组织损伤通常比骨折类型更重要。该类损伤通常为开放性,特别是位于内侧的损伤,该部位胫骨直接位于皮下。肿胀在伤后迅速发生,并且可由肢体短缩的发生而加重。最初和最终治疗计划应主要基于这些软组织伤,而不是骨性损伤。伤侧下肢的体检应包括对局部肿胀、血流灌注和神经损伤的仔细评价,通常可观察到骨折处水疱、局部皮肤坏死和血流灌注受损。应早期对患肢复位以缓解由骨性畸形引起的皮肤压力。此外,应使骨折部位的各种活动降低到最小来减轻软组织肿胀。

最初的放射学评价包括标准的踝关节和胫骨X线片,CT 检查应延缓到肢体长度恢复后。CT检查对制订术前计划和理解骨折情况有价值[1]。同样,对侧踝关节 X 线片通常有助于理解胫骨远端独特的解剖形态和制订术前计划。

分 类

Rüedi – Allgower 分类是中度有用的,它分为三型[2]:Ⅰ型是无移位骨折;Ⅱ型是移位的关节面骨折;Ⅲ型是粉碎性关节面骨折(图 31 – 1)。AO/OTA 分类包含了胫骨远端所有骨折,包括干骺端的关节外粉碎性骨折(图 31 – 2)[3]。该分类系统更详细,描述了不同程度的粉碎状况,区分了部分和完全关节内骨折。与 AO/OTA 分类描述其他关节周围骨折一样:A 型骨折为关节外骨折;B 型为部分关节内骨折;C 型为完全关节内骨折。然而,该分类系统的可重复性和有用性一直受到质疑。Martin 等发现,使用 AO/OTA 分类系统将骨折分为三种类型时,其观察者间信度(kappa = 0.60)要优于 Rüedi-Allgower 分类(kappa = 0.46);而在组的水平分类时,一致性较差(kappa = 0.38)[4],并且在评价观察者自身信度时可发现相类似的趋势[4]。Swiontkowski 等[5]证实,使用 AO/OTA 分类系统时仅中等一致性(kappa = 0.41~0.60),将骨折分为三种类型(A、B 和 C 型)对临床研究可能已足够。然而,为了描述损伤情况和制订手术计划,将骨折分类至组的水平(如 C1、C2、C3)是有帮助的。

非手术治疗

胫骨远端骨折的非手术治疗仅适用于无移位

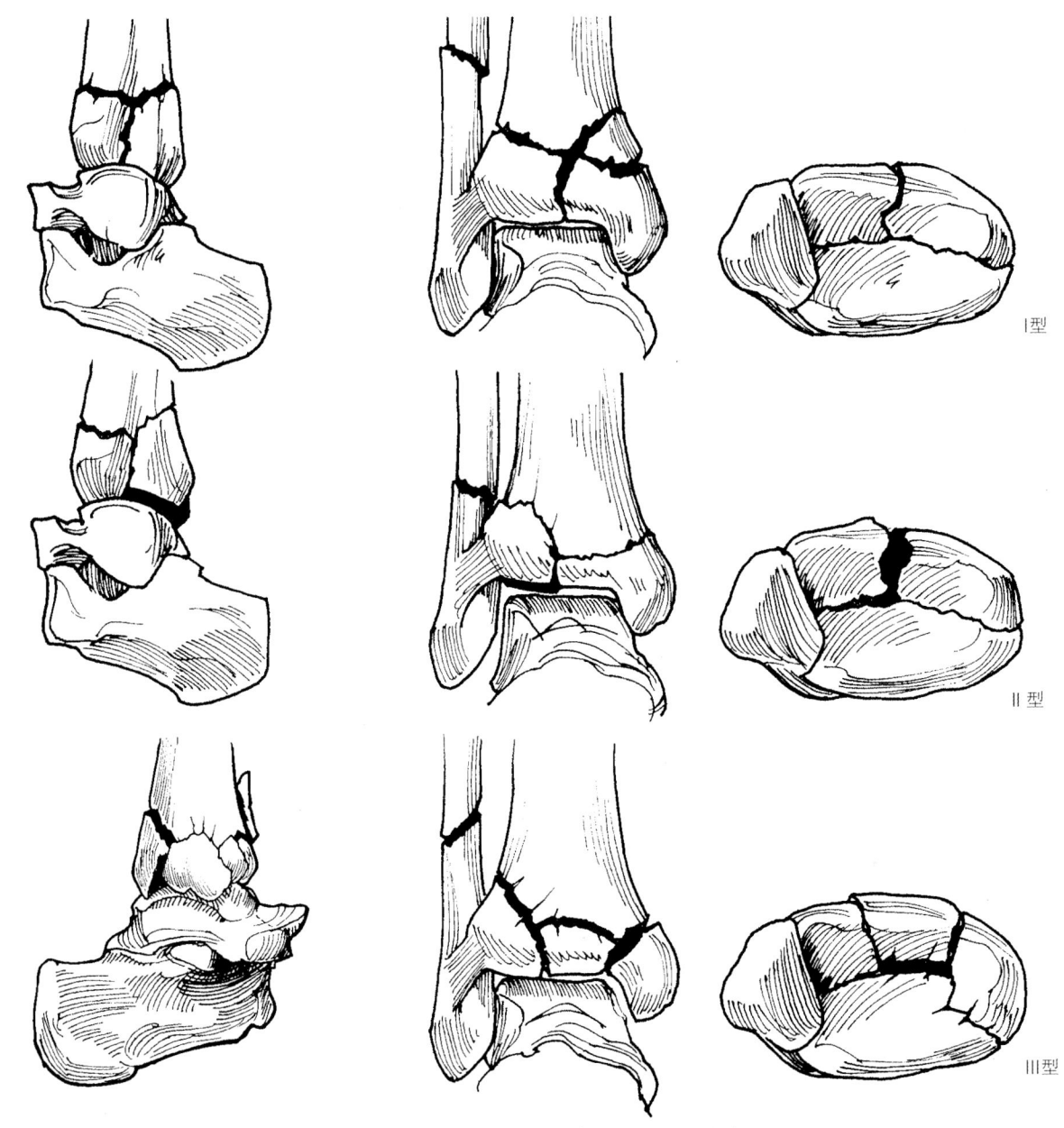

图 31-1　Pilon 骨折的 Rüedi-Allgower 分类

骨折或有绝对手术禁忌证的病例。这些骨折的有效治疗包括闭合复位和石膏固定,随 X 线提示的骨折愈合逐渐进行负重和踝关节活动。对移位的关节内 Pilon 骨折不宜行非手术治疗,因为管型固定对关节面骨块复位是无效的,且无法对短缩的踝关节行撑开牵引术。例如对于胫骨远端部分关节内移位骨折(43B 型),非手术治疗对大多数该类骨折无法复位移位的骨折块,韧带整复术对嵌插的关节面无效,因此该类骨折不能用闭合方法复位。同样,在完全关节内移位骨折(43C 型),闭合方法对关节面骨块精确复位无效。在腓骨完整和胫骨远端完全关节内骨折的病例中,通常会发生内翻成角畸形,闭合复位应消除这种趋势。在相似的胫骨远端完全关节内骨折但合并腓骨骨折的病例中,关节面会加宽而肢体短缩。

长期卧床病人、截瘫病人和有严重并发症而不能耐受麻醉的病人适用于非手术治疗。Pilon 骨折管型固定有个明显缺点是不能对软组织进行必需的和持续的评价。其他闭合方法,如跟骨牵引可允许持续的软组织评估,提供关节牵引和韧带整复,但是需要病人配合和长期卧床。另外,跨踝关节外固定支架(后面描述)可用来对骨折提供稳定性。

在使用非手术方法治疗 Pilon 骨折时,由于骨

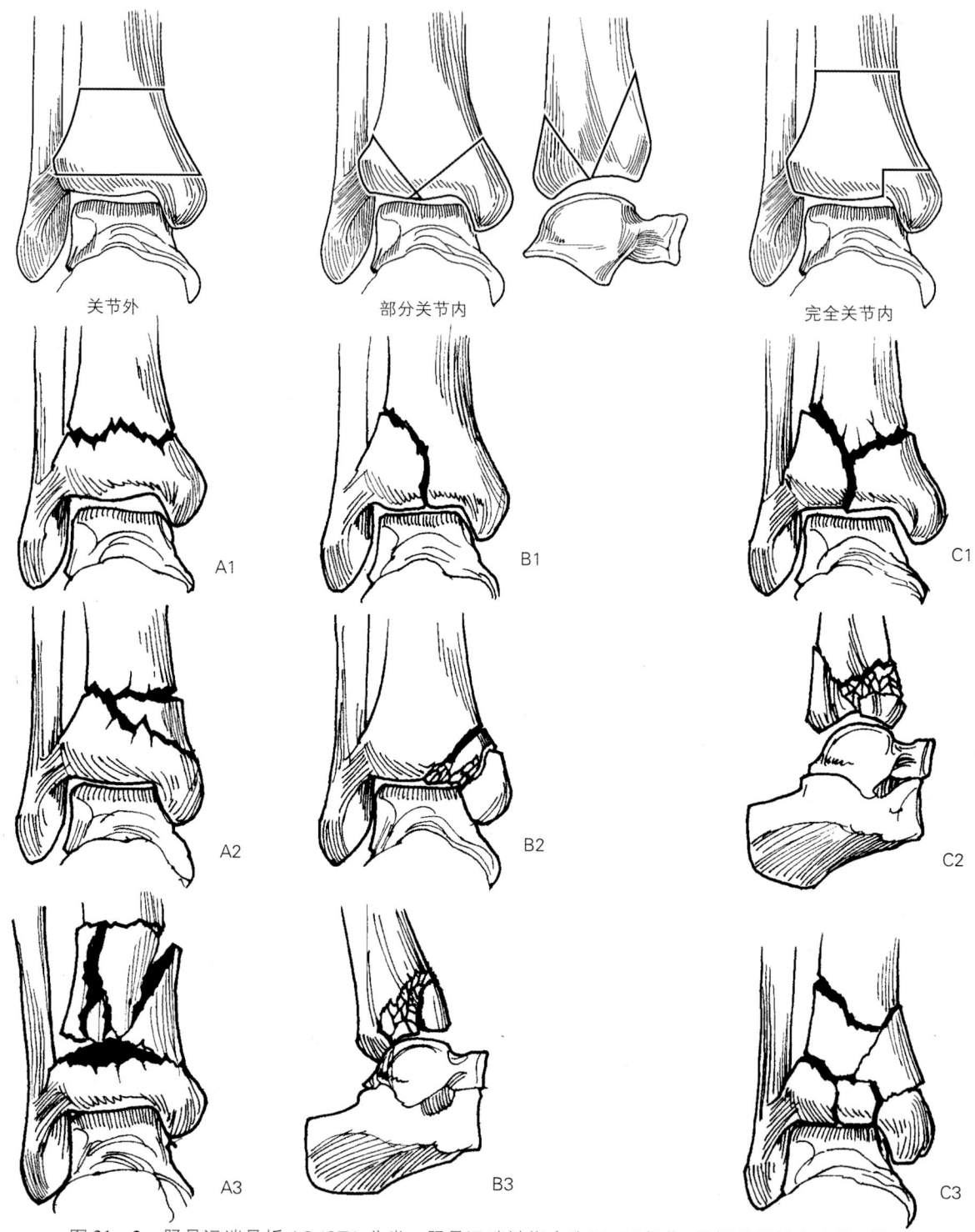

图31-2 胫骨远端骨折 AO/OTA 分类。胫骨远端被指定为"4.3"部位,骨折类型被分类为型和组

折愈合在可接受的位置需要长时间的制动,所以可发生严重的关节僵硬。负重和踝关节锻炼需延迟到有 X 线愈合证据,这通常需要至少 12 周。因此,逐步负重和活动可根据病人的可接受程度进行。

手术适应证

手术治疗适应证是根据骨折部位、骨折类型和伴随的软组织损伤来确定的。合并开放伤口,不能获得和保持足够的复位,和合并其他肢体损伤是手术固定的适应证。移位的或不稳定的干骺端关节外骨折可用数种手术方法进行有效治疗,包括外固定、开放复位接骨板固定、经皮复位微创接骨板固定、髓内钉固定或各方法的联合应用。周围软组织条件有助于治疗方法的选择,每一种方法均有自身的确切优点。

关节面不平整和距骨半脱位在胫距关节不能被接受。尽管对于多大的关节面台阶或间隙可被接受没有严格的规定,但是在X线片上的胫骨远端关节面不平整应被视为手术复位固定的适应证。如果考虑早期踝关节活动,无移位骨折同样需要手术固定。

手术治疗(视频31-1~5,光盘4)

切开复位内固定的常规方法

在对病人情况、骨折特征和局部软组织完整性进行评价后,可对Pilon骨折进行手术固定。总的治疗方法包括胫骨长度的恢复和随后的关节面的重建[6,7]。Rüedi和Allgower在20年前概括的基本原则一直指导着这些损伤的治疗[8]。最初描述的4项原则包括腓骨长度的正确重建、胫骨关节面的解剖重建、缺损部位植骨和内侧支持接骨板的稳定固定。尽管在对该类损伤的治疗中灵活性很重要,但这些原则对手术策略的制订仍旧是很好的出发点。一些新的手术技巧强调仔细的软组织处理、有限切开和低切迹关节周围植入物,这些技术的联合应用以避免既往内侧接骨板固定后常见的软组织问题。

手术解剖

对于胫骨Pilon骨折固定的手术解剖包括骨性、韧带、肌肉和神经血管结构,由于该类损伤的复杂性而经常需要多条手术入路,因此彻底理解每个入路和相关解剖结构对于该类损伤的正确处理是必需的。常用的入路包括前外侧、前侧、前内侧、后内侧和后外侧入路。在内侧入路,骨结构直接位于皮下,软组织并发症的发生率高,故应避免。本章节不再讨论该入路。

只有理解胫骨远端和踝关节肌性和腱性解剖结构,才能考虑到在安全平面的简单入路和解剖。胫前间隙从内侧向外侧依次是胫前肌、拇长伸肌、趾伸肌和第三腓骨肌。这些肌肉由腓神经在小腿近端发出的分支支配,所以小腿远端入路位于这些肌肉的内侧、外侧和之间。胫深神经和胫前血管位于拇长伸肌和趾伸肌远端之间,在前侧入路中需要找到并保护。腓浅神经是感觉神经,从后向前走行,横过前外侧手术切口(图31-3)。腓骨长短肌位于小腿外侧间隙,远端肌腹通过腓骨腱鞘紧密附着于腓骨远端。小腿后侧深间隙的肌肉在踝关节水平主要是腱性结构,包括胫后肌、趾屈肌和拇长屈肌。拇长屈肌肌腹位于最远端,找到该肌对胫骨远端后外侧入路是很有帮助的。腓肠肌和比目鱼肌在踝关节水平有共同的腱性结合,在任何后侧入路均需保护该腱鞘。在后内侧入路,胫神经和胫后血管需找到并保护(图31-4)。

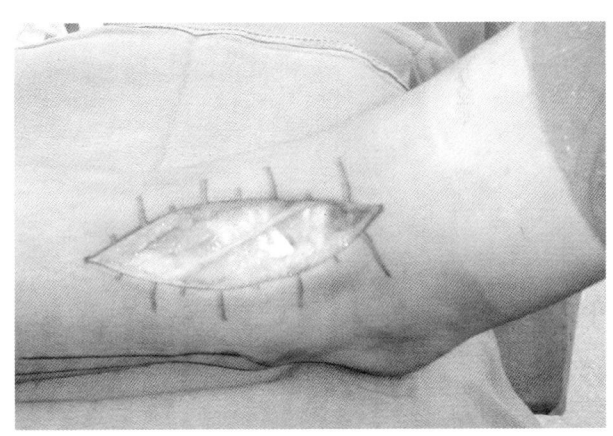

图31-3 前外侧入路中筋膜表面的腓浅神经的照片

在考虑骨折移位类型和手术解剖的安全平面时,理解踝关节部位的腱性附着特别有用。通常,胫骨Pilon骨折后重要的踝关节韧带结构大体是完整的,会产生常见的较大骨块,包括后外侧骨块(Volkmann骨块)、前外侧骨块(Chaput骨块)和内侧骨块。骨折复杂性增加则骨块数量和粉碎性增加,但C型Pilon骨折主要由这三个骨块构成。这些骨块保留与三角韧带(内侧骨块或踝关节骨块)、下胫腓前韧带(Chaput骨块)和下胫腓后韧带(Volkmann骨块)的连接。任何手术入路选择应考虑这些骨块残存的韧带附着。

胫骨远端骨性解剖包括胫骨远端、腓骨远端和距骨。相对于胫骨,腓骨向远端延伸更长,通过下胫腓前后韧带与胫骨连接,在考虑精确复位胫骨远端关节面时,该解剖结构是最有关联的。腓骨远端长度和旋转的任何改变,都可由胫骨远端的前外侧和后外侧骨块反映出来。同样,由于胫骨和腓骨远端形成紧密关节,腓骨远端在任何平

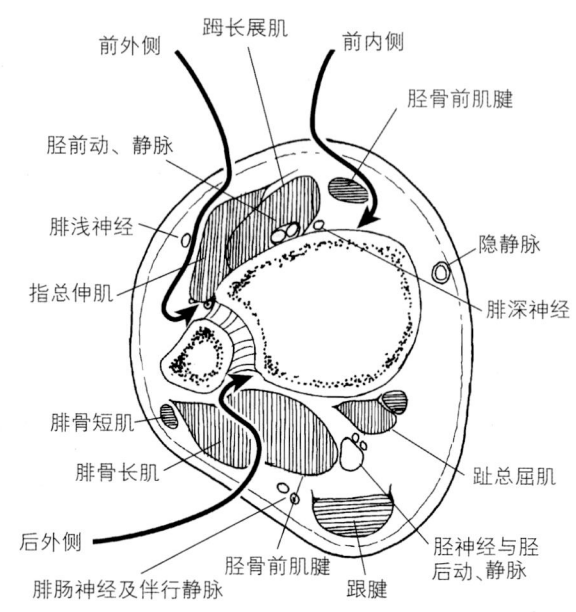

图31-4 胫骨远端的横切面解剖图示,显示了相关的神经血管结构和其与手术入路的关系

面的成角畸形都可影响胫骨复位。胫骨远端关节面是中央凹面,后侧和前侧伸出。胫骨远端后侧关节面向远侧伸出较多,这使从后侧关节切开检查关节面不可行。尽管前侧关节面在距骨穹隆上伸出,但完整的胫骨关节面可以从任何前侧入路观察到。距骨的相关解剖包括对其非关节部分的理解,因为该部位可用来放置牵引踝关节的Schanz针。在距骨外侧,距骨颈部有更多空间可用。

骨折类型、伴随的软组织条件、开放伤口、病人并发症和医生偏好决定着手术入路的选择。开放伤口可以被延伸作为手术入路,也可以不用。胫骨远端软组织受伤通常严重,避免在软组织受伤区域切开是慎重的。选择合适手术入路的最重要因素之一是骨折线的位置和骨折的粉碎情况[9,10]。关节面损伤最常用的入路是前内侧和前外侧入路。

手术入路和技巧

紧急处理,包括开放性骨折的治疗

胫骨Pilon骨折的最初外科治疗,需要根据损伤类型、开放伤口和软组织肿胀情况对手术治疗作出计划。如果预计要开放复位,必须先恢复胫腓骨的长度,这有助于缓解软组织肿胀,还确保开放复位时不需要术中延长肢体。

如果腓骨发生骨折,腓骨固定是初始手术治疗的必需组成部分,其原因有三:第一,腓骨长度和旋转的精确恢复可通过坚强的韧带附着而间接复位胫骨。第二,提供稳定的外侧柱,内侧外固定器可依靠其拉伸来纠正胫骨的缩短和成角畸形。第三,最重要的是腓骨精确的复位可通过下胫腓后韧带最大限度复位后外侧骨块,使后面的复位简单。腓骨固定术的手术入路应该是后外侧,位于腓骨后缘的后方,如果对胫骨骨折选用后外侧入路时可同时使用这一切口;如果对胫骨固定需要前外侧入路时,该切口还可以增加两切口间软组织桥的宽度。此外,后外侧切口不直接位于腓骨的表面,有助于减轻该部位的切口并发症。腓骨固定取决于骨折的位置和类型。在踝关节线水平的横形骨折是由于张力作用造成的;相反,位于踝关节线近端的粉碎或楔形骨折是典型的外展压缩骨折。多数腓骨骨折可通过直接开放复位治疗。对于高度粉碎的腓骨骨折,直接复位技术不能准确复位,可使用间接复位。在这种情况下不要试图复位所有小的皮质骨块,而仅仅纠正远端腓骨的长度、旋转和成角。腓骨精确复位重要性怎么强调都不过分,有时可能需要通过间接复位恢复长度,特别是在伴有明显短缩和软组织肿胀的高能量Pilon骨折。在难处理或粉碎性骨折病例中,有用的技巧包括在内侧(胫骨和跟骨之间)使用外固定支架或股骨牵开器来恢复长度,腓骨远端接骨板内固定结合推顶螺钉的使用以恢复长度,或直接在腓骨上使用小型牵开器(图31-5)。由于腓骨远端旋转使直形接骨板使用困难,故在少数非常难处理病人中,预先塑形接骨板是有帮助的。

各种形状的跨关节临时外固定支架已经被介绍过并很有效(视频31-1,光盘4)。许多重要原则包括:固定针的放置要远离手术切口,如计划经前侧暴露则避免将固定针置入距骨,固定针应置入皮下位置,将置钉部位刺激和引流减少到最小。此外,外固定支架应维持足处于中立位而不是跖屈位(图31-35)。一个成功策略是构建一个内侧三角形外固定支架,通过该固定架可施加张力,但这依靠腓骨完整或已行接骨板固定。固定针的位置在跟骨结节内侧、经楔骨位于足中段和和胫骨前内侧面(两根针),胫骨固定针位置应位于随

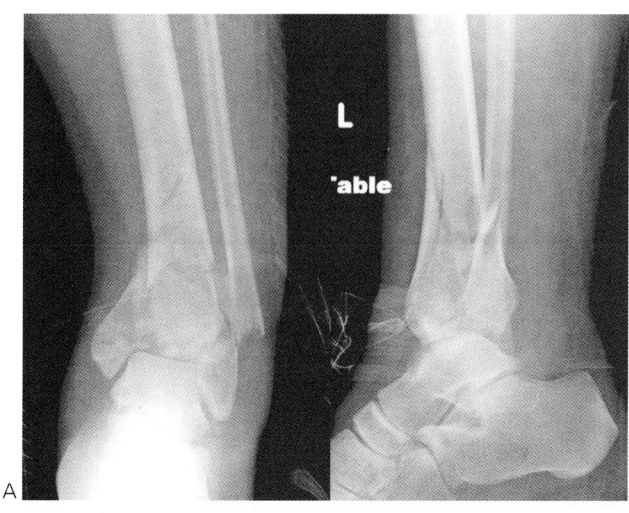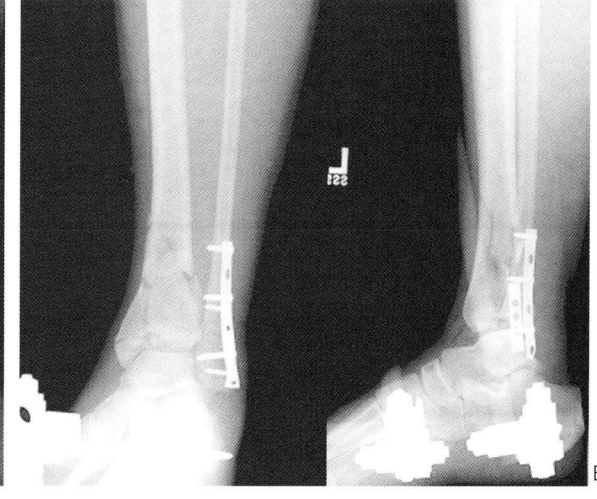

图 31-5 外固定合并腓骨切开复位内固定。A.损伤 X 线片。B.跨关节外固定支架固定和腓骨固定后 X 线片。注意外固定支架固定针的位置。如果预计对关节面行切开复位内固定,固定针应远离手术切口和可能放置接骨板的位置(胫骨端固定针位置高而未能显示)。距骨也不能放置固定针,因为所有前外侧入路要显露距骨颈。在该病例,固定针置于跟骨和第一跖骨

后应用的接骨板近端。在胫骨近端(垂直于胫骨的前内侧面)和跟骨结节(在冠状面上平行于胫骨远端关节面)置入 5mm 固定针后,可以获得长度和冠状面的肢体序列。甚至在腓骨恢复长度时,内侧柱常常仍短缩,这时可通过下述方法进行纠正:

- 手动牵开胫骨近端和跟骨的固定针。
- 使用带关节的牵引—压缩夹,它能在可控方式下帮助恢复长度(图 31-6)。

在临时外固定时,可通过垫高肢体(位于足或小腿的下方)来改善下肢在矢状面的平移或成角畸形。然后横向经过中足从内向外在楔骨上置入 4mm 固定针连接到胫骨固定针,并维持足处于中立位。最后,在胫骨的前内侧面再置入一钉防止旋转。距骨应精确复位,其中心经过胫骨的中轴线(图 31-7)。

另一个外固定方法是在跟骨上使用一根 5mm 固定针。通过贯穿跟骨结节的长固定针,足在所有平面上的位置可得到良好控制。对于治疗延迟的病人(需要双侧牵引来恢复肢体长度)和在一期手术不能行腓骨固定的病人,该方法特别有用。前足和(或)中足的固定仍要求将足处于中立位。

对于开放性骨折,术前应仔细计划手术切口的位置,且开放伤口的延长能允许进行彻底清创。通常开放伤口位于内侧,在伤口小时,选择的手术切口即使完全远离开放伤口,也应能够用来进行清创灌洗;若伤口较大时,应尽可能避免在胫骨前内侧向近端或远端延长伤口。与开放性骨折治疗的传统原则一致,应去除完全无活力的皮质骨块,同时要尽可能保留关节面骨块,无论其有无软组织附着。如果清创后存在缺损,应考虑放置抗生素珠链直到进行最终的内固定。

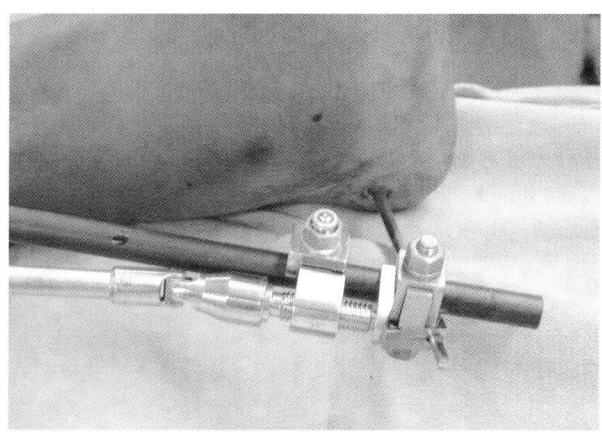

图 31-6 带关节的牵开—压缩夹通过标准的外固定支架能用来恢复肢体长度

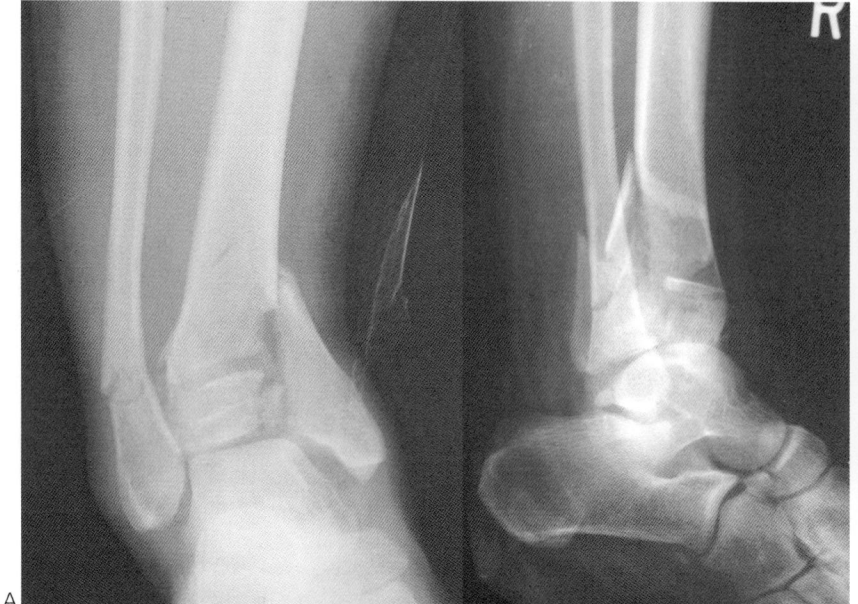
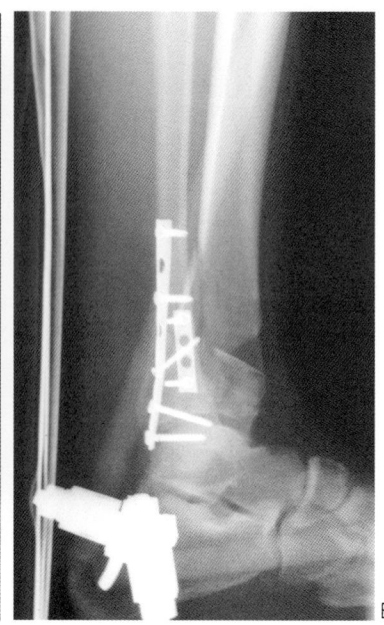
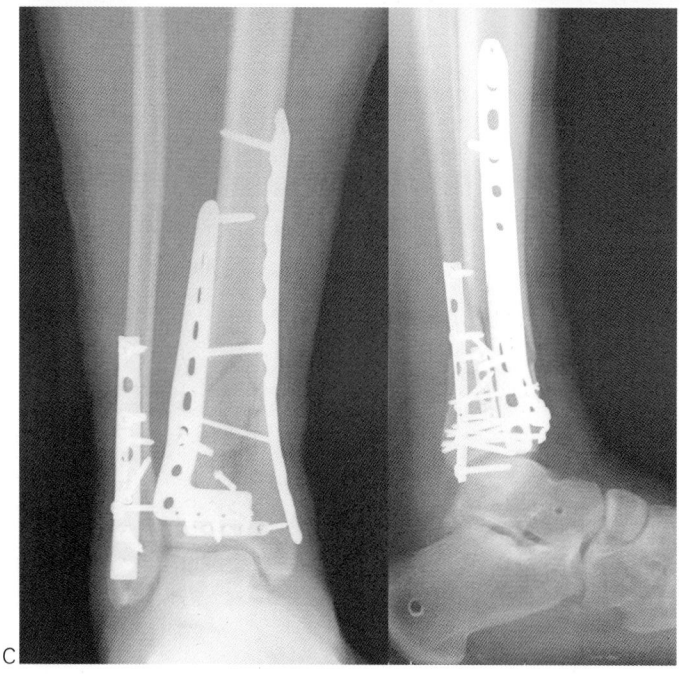

图 31-7 一例闭合性 43-C3 型 Pilon 骨折病例。A. X 线片显示粉碎骨折、内翻畸形和距骨相对于胫骨前移。B. 腓骨固定和跨踝关节外固定支架固定后，侧位片显示距骨位于胫骨下方中央位置。C. 前外侧入路复位骨折，考虑到内翻和前侧关节面粉碎，使用前侧接骨板和内侧支撑接骨板固定

有些情况下，对开放性 Pilon 骨折可一期进行内固定（图 31-8）。在这些病例中，牵引器的应用、骨折复位、关节面拉力螺钉固定和接骨板放置均可通过开放伤口成功进行，而不需要额外的软组织剥离。但是该类手术的前提条件包括：

- 完全理解伤情、骨折类型和关节面受累情况。
- 确保进行及时彻底的清创术。
- 理解复位和内固定的微创手术技巧。
- 精力充沛的和适合的手术团队。

如果不能满足任何一条前提条件，应分期手术治疗，一期行腓骨接骨板内固定和跨踝关节外固定，二期进一步行清创和闭合伤口。

术前计划

有说服力的术前计划的制订是从分析影像资料开始的。有几个因素导致了损伤复杂性的增加，包括骨折向近端延伸、多个关节面骨块、嵌压骨块、骨丢失和骨质减少。应分析损伤的 X 线片来确定原始畸形类型，因为这决定着最终固定方式和手术入路。例如，如果 X 线片显示胫骨远端明显内翻成角，则内侧支持接骨板固定是有指征的，它可抵消该类损伤内翻的固有趋势。腓骨骨

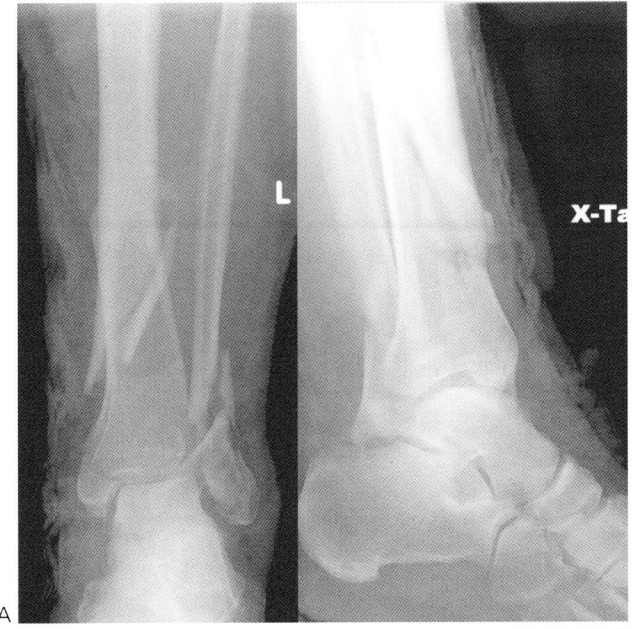
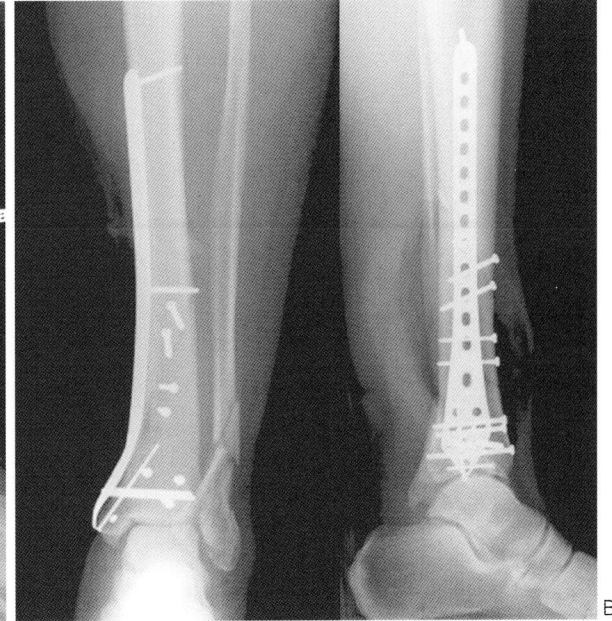
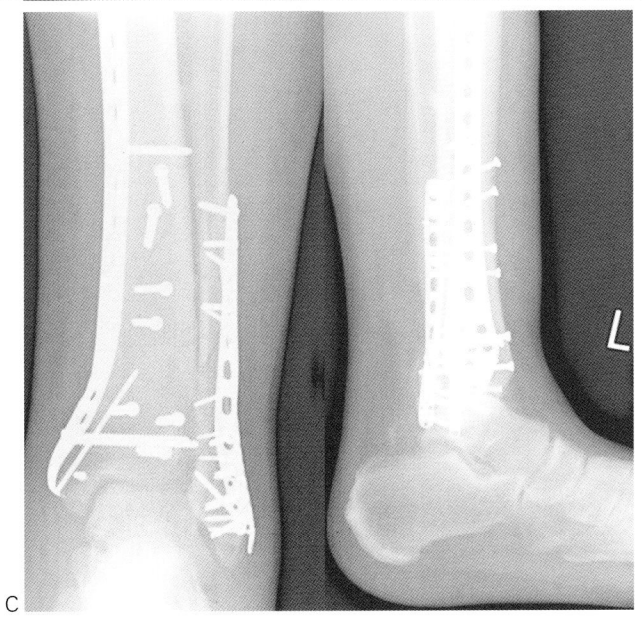

图31-8 一例胫骨远端开放性骨折病例,关节面骨折相对简单,但腓骨远端骨折复杂。A. 前后位和侧位X线片。B. 内侧伤口能暴露胫骨远端和关节面,在受伤当日通过该伤口行关节内和关节外骨折的固定。C. 在晚些时候病人能够耐受更长时间手术时完成腓骨骨折固定

折特征和胫骨冠状面成角可提供关于压力骨折区域和张力骨折区域的线索。偶尔,X线片显示胫骨单纯轴向骨折,伴或不伴腓骨骨折,这类损伤的特征是明显的胫骨短缩,且腓骨经常是完整的(该损伤类型可伴有严重的关节面受累)。更常见的骨折类型是胫骨内翻伴腓骨张力骨折,和胫骨外翻伴腓骨压缩骨折。从生物力学角度来说,辨别张力骨折和压力骨折在骨折固定时有意义。通常在压力骨折侧需要支撑接骨板,特别是在骨折复位后骨接触仍减少时;相反,若压力侧骨折已固定,很少需要较大的内植物来固定张力侧。

CT检查对于分析该类损伤是必需的。然而,如果计划行分期手术固定(一期行腓骨固定和跨踝关节外固定支架,然后在软组织情况允许时行内固定),CT检查可延迟到使用外固定支架恢复肢体长度后进行。一个例外情况是决定通过开放伤口对关节面骨折进行内固定。在肢体短缩时获得的CT扫描由于短缩和骨折块明显移位而其使用价值降低。如果在胫骨长度恢复前已获得CT扫描,也应重复CT检查,这是因为骨块的位置明显发生改变。轴位像最有用处,可鉴别较大的关节面骨块和向头侧嵌压的关节面;矢状面和额状面重建可提供额外信息,特别是相对于轴状位影像发生旋转的嵌压骨块。

从 CT 扫描上识别所有的骨折块，其结果可以和肢体长度恢复后获得 X 线片上的发现相联系，手术切口和内植物可依据 CT 和 X 线所见作出计划。术前计划应包括多方面的考虑，如骨折类型、胫骨远端的平移或成角畸形（例如内翻和外翻、距骨相对于胫骨关节面的前移）。胫骨远端骨折很少使用锁定接骨板，然而在严重干骺端嵌压、干骺端骨缺损和骨质减少病人，锁定接骨板有作用。无论是否使用锁定接骨板，应使用拉力螺钉对关节面骨块进行加压（单独或结合接骨板使用）。对于绝大多数关节面骨折，非锁定接骨板和螺钉可提供足够的固定。各种器械对于 Pilon 骨折的复位和固定是有帮助的（表 31-1）。

表 31-1　Pilon 骨折切开复位内固定器械

中型股骨牵开器（在距骨和胫骨干中段之间用来牵开显露胫骨远端关节面）
锐口牙刮匙
大型点式复位钳
中型点式复位钳
小型点式复位钳
各种直径克氏针
2.5mm 尖端带螺纹固定针
小拉力螺钉（直径 2.7 和 3.5mm，长度 60~80mm）
微型拉力螺钉（直径 2.0 和 2.4mm，长度 40mm）
观察关节面的头灯
数块接骨板和与之相配的螺钉，术前计划的骨捣棒
同种异体骨碎块（如果需要）和骨移植替代物

止血带的使用

对于胫骨远端关节面骨折，止血带的使用不是必需的，但在多数情况下使用止血带。肢体驱血和使用止血带可减少术野出血，有助于显露。在关节面复位后可停止使用止血带。通常，使用较低压力（200mmHg）使组织缺血降低到最少。

胫骨 Pilon 骨折前外侧入路

前外侧入路（图 31-9）可用于大多数胫骨远端完全关节内骨折（43C 型）、前侧和前外侧部分关节内骨折以及一些可在胫前间隙放置接骨板固定的胫骨远端关节外骨折（图 31-10）。前外侧入路对于显露关节面有优势，且不需要解剖胫骨的侧面。但该入路对于复位内侧骨块困难，且向

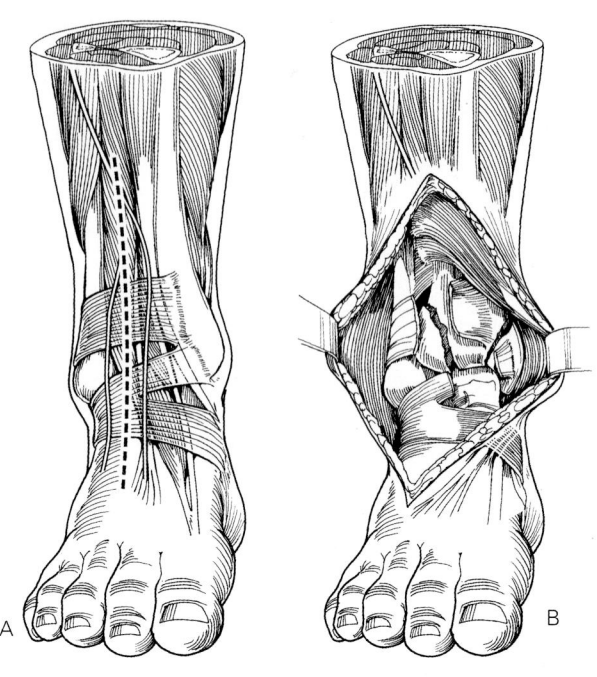

图 31-9　A. 多数胫骨 Pilon 骨折固定可用前外侧入路。该入路为 Bohler 入路改良，与第四跖骨位于一条直线上，向近端延伸于胫骨和腓骨之间。B. 腓浅神经穿过手术切口，胫前间隙的肌肉能够牵向内侧，暴露距骨颈可允许术中放置股骨牵开器来改善关节面显露

近端延伸有限。经该入路精确复位关节面容易，可以跨越粉碎的干骺端骨折块应用经皮下和经肌肉下接骨板。

病人仰卧于透射 X 线的手术床上，足部位于手术床的末端，同侧髋关节下方垫高以维持患肢中立位。术前使用抗生素，并标记好踝关节骨性解剖结构和手术入路。该切口位于踝关节中央，且远端与第四跖骨成一直线，近端位于胫腓骨之间并平行于两骨（图 31-11）。由于前侧间隙肌肉起源于腓骨前侧，切口由踝关节向近端的延伸通常不应超过 7cm，该切口向远端中止于距舟关节以远。

皮肤和皮下组织行锐性解剖以保持全厚皮瓣。腓浅神经在踝关节近端恒定地穿过该切口，应找出并予以保护（图 31-3）。在腓浅神经深面锐性切开胫前间隙表面的筋膜。切口远端切开伸肌支持带，将下方的伸肌腱牵向内侧。然后将所有胫前间隙内的肌肉，包括第三腓骨肌牵向内侧。可以很容易地将这些肌肉和肌腱从位于其下方的下胫腓前韧带、胫骨远端骨膜和踝关节囊表面分开，也可以显露胫骨远端的内侧面（图 31-12）。切口近端起源于腓骨和骨间膜的前侧间隙肌肉，使分离受到限制；在远端，将肌腱牵向内侧，切开趾短伸

肌的筋膜,仔细解剖该肌,并将其牵向内侧,这可以暴露距骨颈来放置固定针以使用股骨牵开器。然后可行关节切开,正确选择关节切开的位置对于避免损伤胫骨远端的血供很关键。关节切开的位置应位于或靠近前外侧骨块骨折线处,绝不能切开下胫腓前韧带;关节切开向远侧延伸至距骨颈。牵开胫骨远端前方的关节囊可检查关节面骨块。

术中使用股骨牵开器可极大地帮助显露关节面(图31-12)。先前放置的跨踝关节外固定支架的固定针位于内侧,对术中牵引无用处。经过切口以4mm的Schanz针横行穿过距骨颈,另一根4mm的Schanz针置于胫骨外侧,穿入点位于接骨板预期放置位置近端。置入Schanz针时,应考虑胫前血管神经束和腓浅神经的位置。因此,Schanz针应位于胫骨前方1/2。然后可安装一小型牵开器,螺纹杆位于后外侧。这能产生跨踝关节的牵引,而不是距下关节的牵引,由于距骨颈位于距骨旋转轴的前方,牵引可导致足的跖屈。

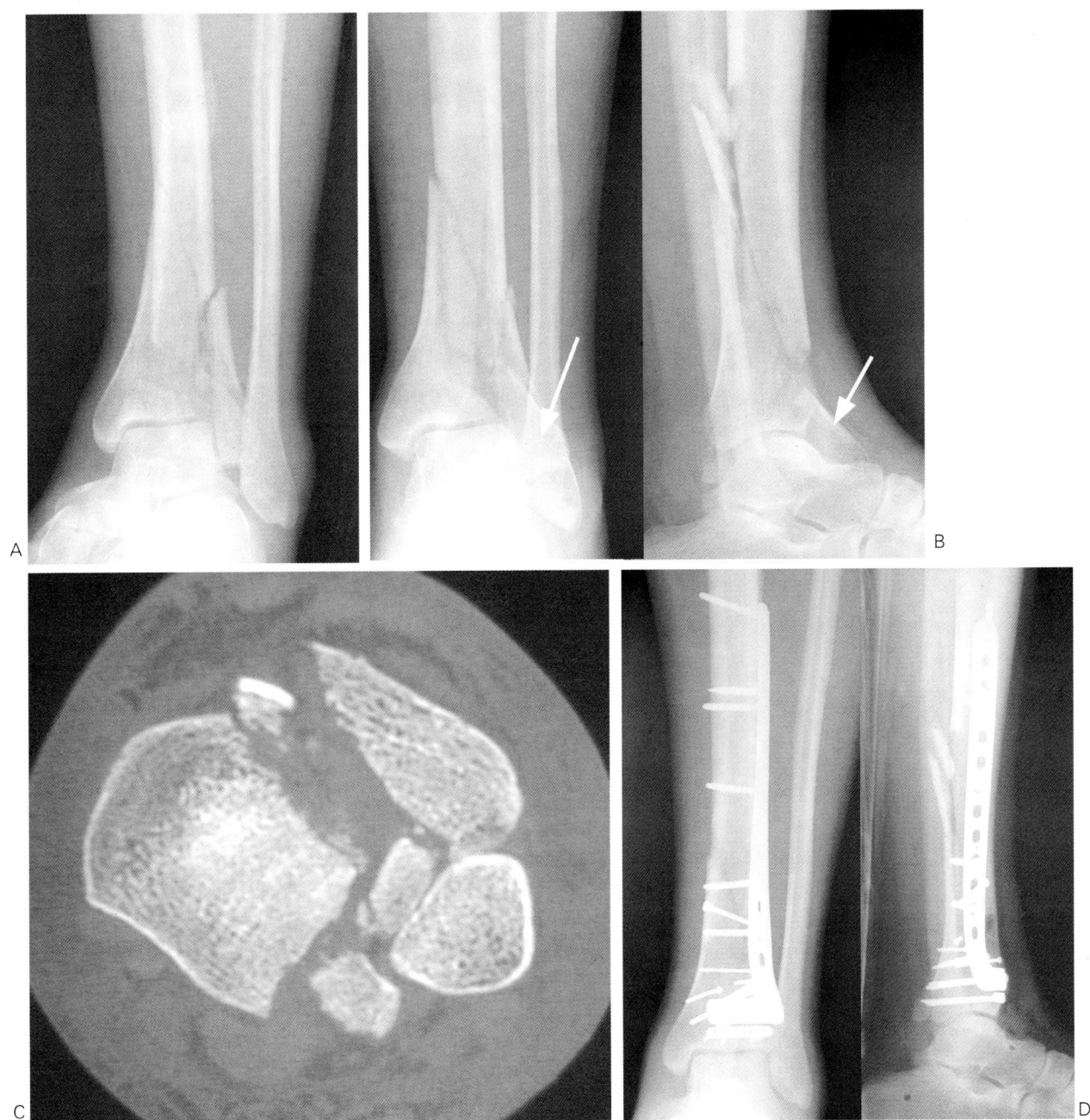

图31-10 高能量Pilon骨折。A. 术前X线片显示距骨和大多数胫骨远端关节面骨块的关系相对正常。B. 距骨相对于腓骨的明显短缩,表明距骨应位于前外侧骨块(箭头所示)以远。C. CT检查显示前外侧骨块和外侧关节面粉碎。D. 该骨折适合前外侧入路,可直接显露关节面,并于肌下放置前外侧接骨板

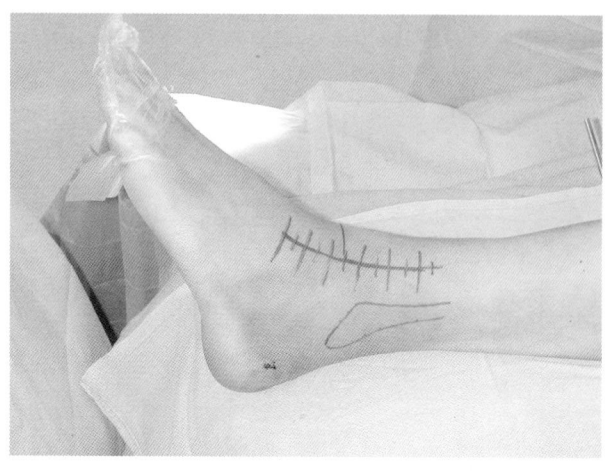

图 31-11 术中照片显示术前用笔勾画出前外侧入路切口。该切口与第四跖骨相平行,向近端延伸于胫骨和腓骨之间,在踝关节面水平标记出腓骨远端

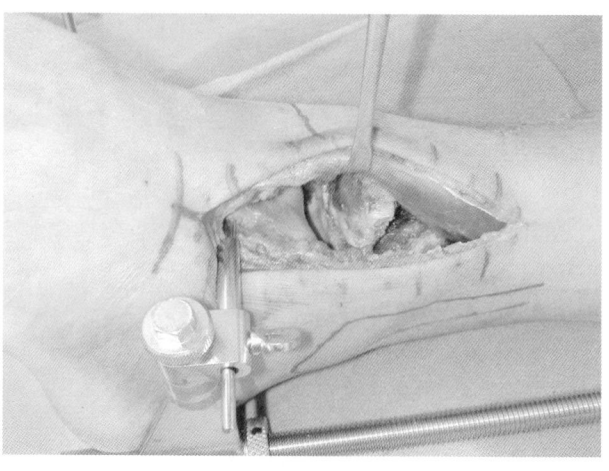

图 31-12 术中照片显示通过前外侧入路的最终显露。该病例使用股骨牵开器牵开踝关节,并使关节面骨块复位简单

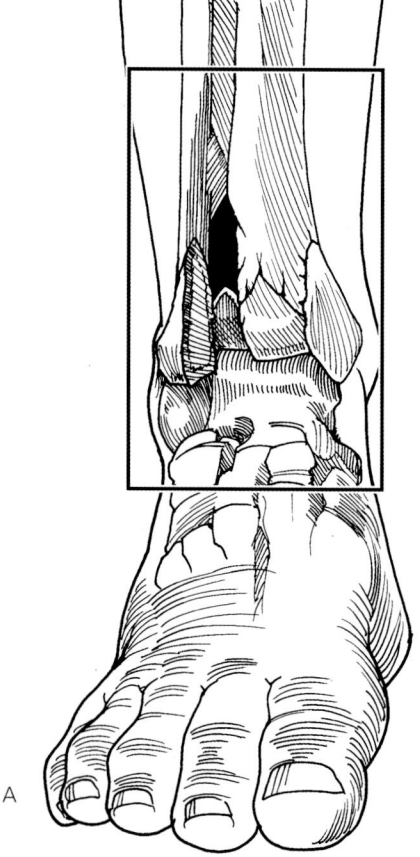

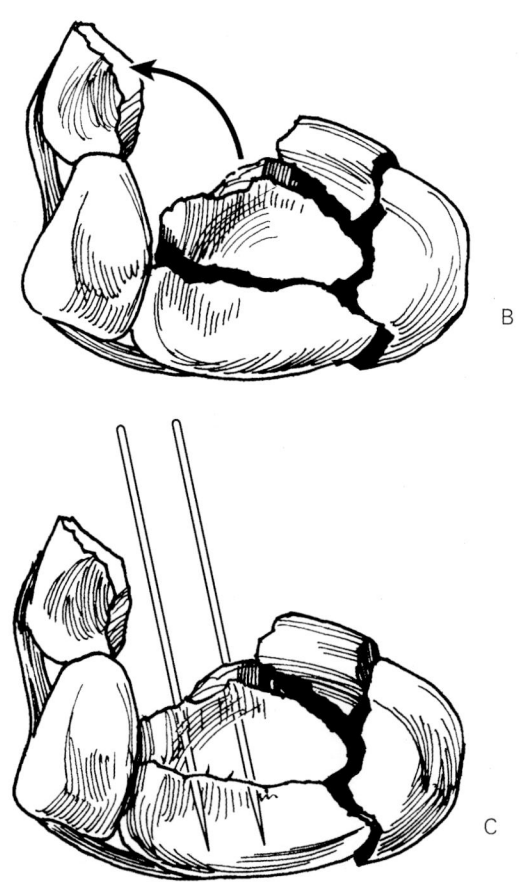

图 31-13 关节面骨块复位顺序,先后外侧骨块,然后内侧骨块,最后前外侧骨块。该示意图显示了主要关节面骨块(A)。通过外旋前外侧骨块可显露后外侧骨块和中央的嵌压骨块(B)。在该病例,中央嵌压骨块首先复位于后外侧骨块,并用多根克氏针固定(C)

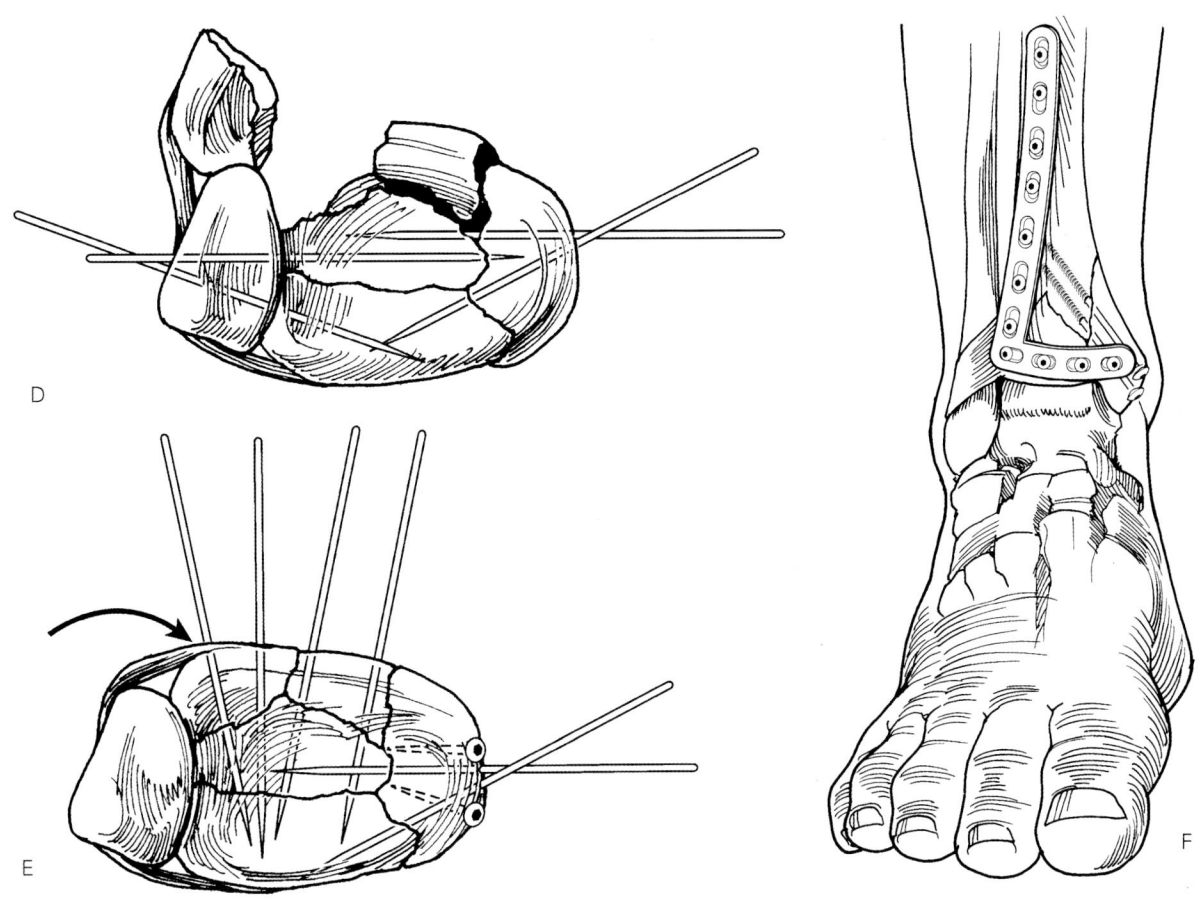

图 31-13(续) 后外侧骨块复位于内侧骨块用克氏针固定,用内外方向上的克氏针替换前后方向的克氏针,来复位前侧和前外侧骨块(D)。前侧骨块和前外侧骨块复位,用多根克氏针固定,并拆除多根以前放置的克氏针(E)。最终用接骨板和螺钉固定 Pilon 骨折,并拆除临时固定克氏针(F)

复位顺序通常依次是后外侧骨块、后内侧骨块、中央骨块、前侧骨块和前外侧骨块(图31-13)。由于直到所有骨块复位完成(如将前外侧骨块复位于其余已复位的骨块上),才能发现整个关节面骨块在矢状面的旋转,所以经常会出现第二、第三次复位。通常需要增加后侧骨块的跖屈来纠正常见的后侧骨块的背屈畸形。在复位时要去除所有血肿和早期骨痂。前外侧骨块可通过其附着韧带外旋来显露关节和干骺端松质骨表面。要保留前方皮质骨块和中央的骨软骨骨块。应剥离内侧骨块和后外侧骨块的松质骨面,包括剥离后外侧骨块和胫骨端的界面来松动骨块。如果后方有大的刺突,后外侧关节面骨块能被复位于胫骨端,并可被从胫骨前方经皮斜行穿入的克氏针固定。控制后外侧骨块是困难的,但可在骨块前方的松质骨面置入一根控制杆而轻易控制该骨块。另外,可在腓骨后方、腓骨肌腱的前方放置大的点式复位钳(Weber 复位钳),该钳的放置可通过后外侧小切口或行腓骨接骨板固定的后外侧切口进行。复位钳的一尖位于胫骨后外侧关节面骨块,另一尖位于胫骨前面。

然后复位内侧骨块,其复位依靠位于后内侧的矢状面骨折线。用克氏针稳定内侧复位后,可继续复位中央部位嵌插的骨块和骨软骨骨块。锐口牙刮匙和克氏针对这部分骨折复位是有帮助的。这些骨折块可以用从外侧向内侧穿入的克氏针临时固定,然后复位前方的骨折块。如果确定所有骨折块已获得解剖复位,可以从前向后置入骨块间拉力螺钉。推荐使用小螺钉(2.0~2.7mm),为在骨折块上放置其他螺钉留下空间。最后将前外侧骨块复位于远端胫骨。通常前外侧骨块有一个向近端的骨性延伸,它能被复位于胫骨干相应的缺损处,应确保前外侧骨块的长度和旋转是正确的。前外侧骨块的外层皮质应与内侧骨块的皮质轮廓精确匹配,所有的关节内骨折线应该解剖复位,纠正任何不精确复位。任何胫骨前方皮质骨块(无论有无血运)应被放回原处,以确保胫骨前方长度的精确重建。前外侧骨块通常能被钳夹于内侧骨块以获得更高的稳定性。必要时整个复位情况可通过直视或X线透视来证实。

另一复位策略是在按后外侧骨块—内侧骨块—前外侧骨块顺序复位。操作完成后,将中央部位的嵌插骨软骨骨块留置于原位不处理,在皮质骨上开一小骨窗复位中央的嵌插骨块,这时可从下面观察关节面情况。

固定方法要遵从精确的术前计划(图 31-14)。固定目的包括关节面间骨块间的加压和关节面骨块与胫骨干之间的稳定。固定强度取决于皮质接触的面积、骨的质量、胫骨远端骨折的方向(内翻还是外翻),以及是否存在骨缺损或开放伤口、干骺端粉碎的程度和关节面骨块的大小。如关节面骨块小且为广泛的干骺端粉碎,治疗则特别困难。接骨板可通过前外侧切口沿胫骨前外侧肌下放置,也可经一远端内侧小切口沿胫骨前内侧皮下放置。在沿胫骨外侧皮质放置接骨板前,通常要拆除股骨牵引器。可使用接骨板的边缘或小

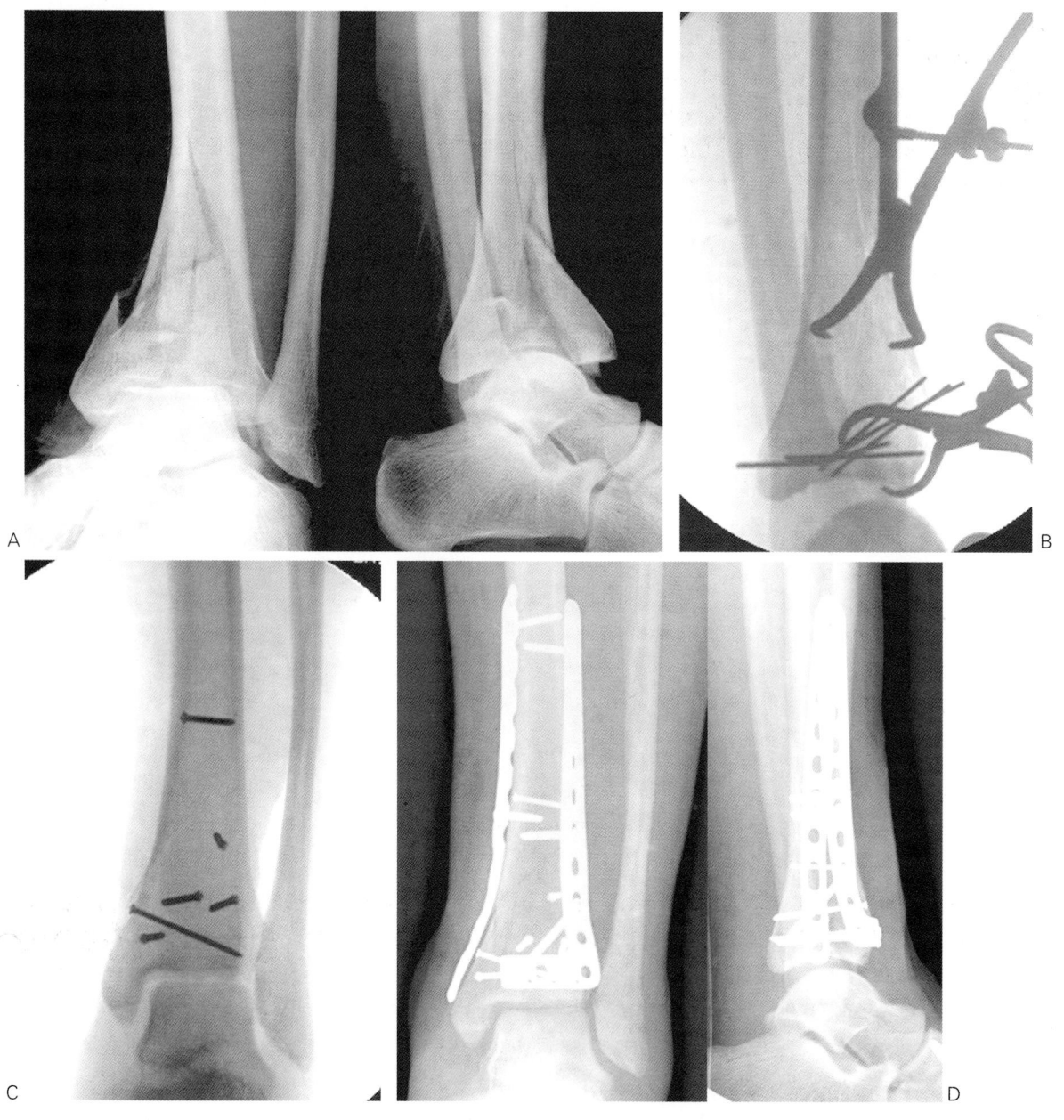

图 31-14 简单 Pilon 骨折的复位技巧。A. 前后位和侧位 X 线片显示三块主要关节面骨块和距骨向头侧移位。B. 关节面骨块复位并用克氏针和复位钳固定。C. 在该病例使用多根拉力螺钉固定。D. 在内侧和前外侧于皮下和肌下放置接骨板固定

剥离器从胫骨上解剖分离胫前间隙肌肉。在接骨板固定前要纠正骨折在矢状面上的平移。远端固定时要避开用来维持关节面复位而放置的克氏针等器械。一旦有多块关节面骨块，远端部分要行多点固定。如果远端关节面骨块短小或骨质疏松明显，锁定螺钉固定有优势。近端的螺钉可经皮下放置（尽管有损伤血管神经结构的风险），也可通过显露胫骨外侧面的单独近端切口放置。

附加的内侧接骨板放置可经过位于内踝尖稍近侧的小切口（长2cm）进行。如果最初X线片显示明显内翻畸形时，该内侧接骨板的放置是特别重要。该接骨板可徒手经皮下沿胫骨前内侧面推进放置。该接骨板放置的目的决定了其需要一定厚度，从1/3管型接骨板到加压接骨板都可起作用。然而，从维持复位和减小内植物突起之间平衡的方面来考虑，发现弹性内植物最有用处。起作用的螺钉位于内侧骨折线近段。由于接骨板经皮下放置而没有额外的手术切口，应选择一较长接骨板提高扭转强度。在接骨板顶端通过一个小穿刺切口置入第二颗螺钉。骨折类型和损伤畸形确定了内侧内植物的作用。那些冠状面内翻畸形的病例，提示胫骨远端内侧为压缩骨折，接骨板作用为支撑内植物，骨折远端不需要内固定。如果冠状面主要畸形是外翻，表明胫骨内侧是张力骨折，螺钉必须置入远端骨折块。另外，可不放置内侧接骨板而使用自内踝打入胫骨近端外侧皮质骨的螺钉，来有效抵抗内侧张力型损伤。

胫骨Pilon骨折前内侧入路

前内侧入路（图31-15）是可延伸的，可显露胫骨远端整个关节面，它可用于所有的完全关节内骨折（43C型）（图31-16），特别适用于内侧关节面部分骨折（43B型）。胫骨远端关节外骨折经皮接骨板固定也可经该切口进行。该切口可对内侧、前侧和前外侧胫骨远端关节面提供良好显露，如内踝部位有骨折时，该切口可同时到达内踝。此外，该切口能向近端延伸，来治疗向近端延伸的骨折和非邻近部位的胫骨干骨折。该切口的主要缺点是它依赖于在受伤的软组织上做大的前内侧全厚皮瓣能否存活，所以，该切口仅能由有经验的医生经无损伤软组织进行。

病人仰卧于透射X线的手术床上，足部位于手术床的末端，同侧髋关节下方垫高以维持患肢中立位。使用抗生素（通常为1克头孢唑啉），并

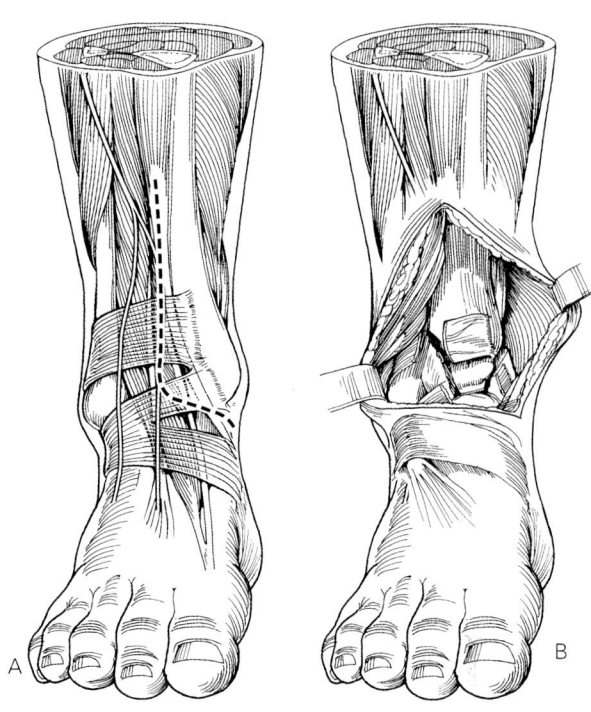

图31-15　胫骨Pilon骨折固定的前内侧入路。该切口位于胫前间隙表面，胫骨嵴外侧。A.该切口在踝关节面水平转向内侧，在胫骨前内侧做一皮瓣，并保留胫骨骨膜附着。B.股骨牵开器可简单放置于距骨颈和胫骨中段

标记好踝关节骨性解剖标志和手术入路。该切口近端纵行，远端弯曲，位于胫骨嵴外侧1~2cm且平行于胫骨长轴；在踝关节，切口锐角（-70°~-80°）弯向内侧，在内踝尖以远1cm处终止。

必须切取全厚皮瓣，在胫前间隙筋膜和胫骨前内侧的骨膜表面，从外向内仔细解剖皮肤和皮下组织，不必向内侧暴露较多。在切口远端，大隐静脉限制切口显露。在胫骨嵴的外侧、胫前肌腱鞘内侧切开筋膜，必须小心避免进入胫前肌腱鞘。关节囊的切口位置应与术前计划一致，位于前方的骨折线处。关节切开向远端延伸至距骨颈的前内侧。

可跨踝关节放置一股骨牵开器，在距骨颈内侧的关节外区域横行放置一根4mm的Schanz针，该针可经切口放置，另一针在胫骨干内侧远离接骨板放置的位置放置。通过纵向牵引和跖屈可很好地显露关节，并能显露后侧胫骨关节面。由于三角韧带很少断裂，通常可发生过度牵引和内侧骨块的远侧移位，这需要为内侧复位调整牵引力。

该入路的复位顺序与前外侧入路的复位顺序相似，复位时要利用三角韧带和下胫腓前韧带。

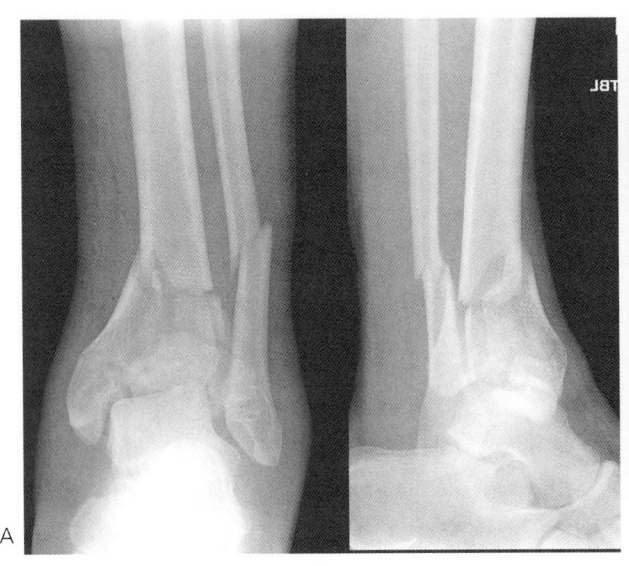 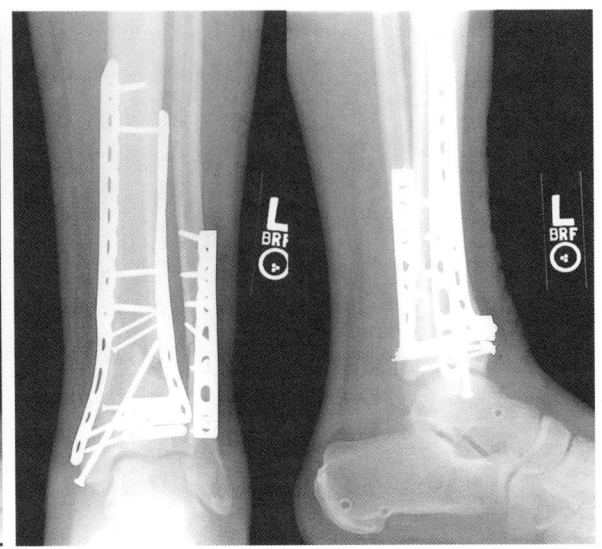

图 31-16 前内侧入路治疗胫骨远端关节面骨折。A. 前后位和侧位 X 线片显示胫骨远端粉碎性骨折和内踝骨折,这些骨折特征使该骨折适合前内侧入路。B. 通过该入路还放置一前外侧接骨板

后侧关节面骨块可通过任何类型的前侧骨块显露。前外侧骨块可利用下胫腓前韧带向外侧旋转,内侧骨块可利用三角韧带旋转。复位顺序依次是后外侧骨块、内侧骨块、中央骨块和前外侧骨块。该切口对于分离的内踝骨块和内侧嵌压骨块的复位显露良好。在接骨板固定时要策略性地临时使用克氏针。

固定策略取决于损伤类型、粉碎程度和主要畸形。由于该入路主要应用于内翻畸形 Pilon 骨折和合并内踝骨折或内侧嵌压 Pilon 骨折,所以通常需要使用内侧支持接骨板,该接骨板可直接放置于胫骨前内侧面的骨膜上。接骨板的近端可通过皮下放置,所以切口长度能够进行关节面的复位即可。通过该切口可方便固定外侧关节面骨块,通常使用小内植物进行前外侧和后外侧骨块间加压固定。

胫骨 Pilon 骨折后外侧入路

后外侧入路主要用于后方部分关节内骨折(43B 型),也作为某些完全关节内骨折(43C 型)治疗的附加切口使用。由于后踝向远侧延伸突起,从后侧入路不能显露关节面。通过后外侧入路复位仅能局限于将后外侧骨块复位至胫骨骨干或干骺端,间接复位关节面骨块。因此,单纯的后方 Pilon 骨折(胫骨远端前侧皮质完整)复位只能通过关节外方式进行。在某些完全关节内骨折(43C 型),先使用后外侧入路继之前方入路可更精确地复位后方骨块。尽管该切口可延伸,但长度通常限制于胫骨远端干骺端和关节面骨块。

病人取俯卧位或侧卧位。侧卧位的优势是不需将体位改为仰卧位就可进行前方显露,这可通过外旋下肢实现。俯卧位对于后外侧显露有优势,但不重新摆放体位就不能进行其他附加切口。

切口的位置取决于腓骨的完整性。如果腓骨完整(手术前没有腓骨切口),切口则位于小腿后外侧,跟腱和腓骨肌腱中间;如果腓骨骨折需要固定且预计要进行后外侧显露,切口应偏向后方。许多文献专著已详细介绍了后外侧入路[11,12],该入路要保护腓肠神经。自腓骨肌和肌腱的后外缘解剖,向深处显露拇长屈肌的外缘,然后可从外向内显露胫骨。在切口远端可直接显露胫骨和腓骨,在切口近端肌肉可从骨间膜上解剖分离。要重视保护下胫腓后韧带和后方关节囊。该切口能向内侧显露到内踝,向近端显露到需要的长度。除了骨折线处的骨膜,其余胫骨骨膜要进行保护,特别是当计划行前路显露时,因为前路显露会破坏胫骨远端前侧血供。

大的后外侧骨块复位是依靠关节外皮质骨间的复位(图 31-17)。该骨块可通过下胫腓后韧带旋转,从而清除骨块间血肿。恢复后侧胫骨长度要将足背屈,若足背屈不能建立必需的张力,可在胫骨后方(通过切口从后向前插入一根 Schanz 针)和跟骨结节(通过后正中小切口插入一根 Schanz 针)间使用股骨牵开器。使用复位钳可维持后外侧骨块与完整的胫骨前方远端的复位。从

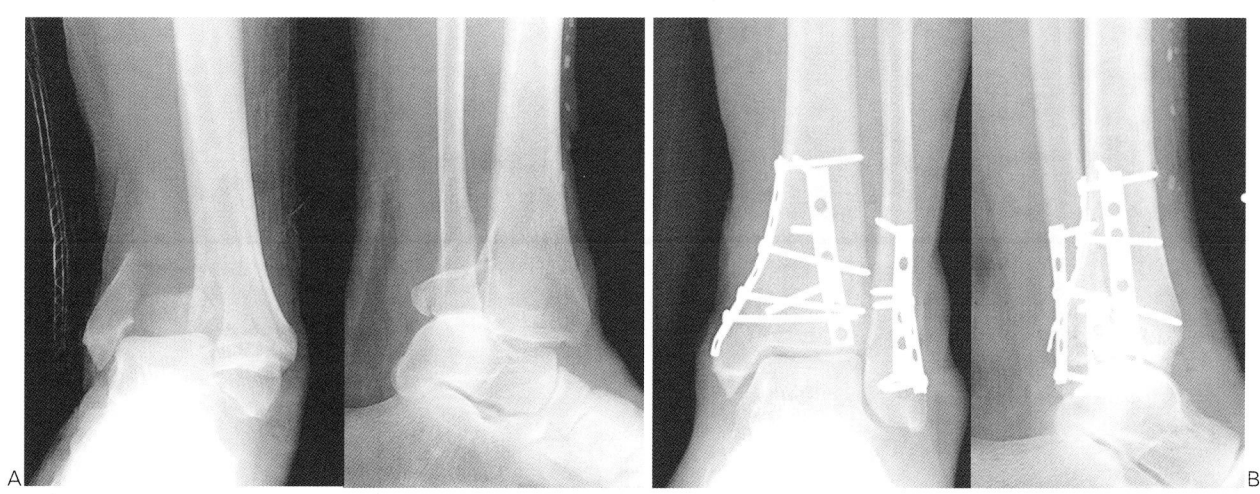

图 31-17 向后移位胫骨 Pilon 骨折。A. 前后位和侧位 X 线片显示胫骨远端关节面后侧骨块和腓骨骨折。这些骨折特征使该骨折适合后外侧入路。B. 该病人取侧卧位来进行胫骨关节面骨块和腓骨的复位固定,随后又取一单独内侧切口固定内踝

前向后的拉力螺钉和后方放置的抗滑接骨板都可提供稳定的固定。垂直放置的接骨板和一枚放置于骨折尖端稍近端的螺钉,可对大多数病例提供足够的稳定。对于还需要进行前方显露的损伤,后方放置的内置物不应妨碍前路的操作。在骨折近端,通过接骨板放置的单皮质螺钉通常足以维持胫骨远端的复位。

胫骨 Pilon 骨折后内侧入路

胫骨 Pilon 骨折很少需要使用后内侧入路,但在某些情况下可联合前方入路使用(图 31-18)。由于该入路不能直接显露关节面,复位需要通过关节外皮质骨的复位情况和术中 X 线检查或其他关节视觉化方法来判断。

病人仰卧于透射 X 线的手术床上。由于肢体外旋有利于该显露方法,故不需要垫高手术侧肢体。如果不能获得充分的外旋,可垫高对侧髋关节将病人转向损伤一侧。切口以踝关节为中心,位于跟腱和胫骨后内侧缘之间。深部解剖间隙取决于主要骨折块的位置,可位于胫骨和胫后肌腱之间、胫后肌腱和趾长屈肌之间、趾长屈肌和拇长屈肌之间,其中趾长屈肌和拇长屈肌之间的解剖需要直接显露和保护胫血管神经束。

后内侧入路可直接显露后外侧骨块和内侧骨块,可放置后内侧接骨板,它可有效支撑内侧骨块。如果需要的话,切口远端可以全厚皮瓣切开,以显露和固定内踝。

胫骨远端干骺端关节外骨折接骨板固定

闭合和开放性胫骨远端干骺端关节外骨折均可行接骨板固定。高能量损伤的手术治疗入路通常与胫骨 Pilon 骨折相同,如果认为开放手术治疗时软组织风险高,可延迟固定,对低能量闭合性损伤,可不需要等待软组织肿胀消退就行接骨板固定术。

对于合并的腓骨骨折行内固定术是有争议的。腓骨固定有几个优点,包括间接复位胫骨和重建外侧柱。如果认为腓骨骨折与踝关节损伤有关,就需要固定腓骨。

接骨板可固定于胫骨的前内侧面或外侧面,锁定或非锁定接骨板的选择要根据损伤特征、骨的质量和病人年龄决定。手术入路包括前内侧入路、经肌下置板的有限前外侧入路和经皮置板的微创前内侧入路。

微创前内侧入路需要间接复位,因此最大限度地保持了骨膜附着。位于内踝近端 2cm 长度的小切口足以将接骨板沿胫骨表面经皮置入。对于低能量损伤,不需要大的内置物;而对高能量损伤,由于骨折粉碎严重或开放性骨折伴有骨丢失,内植物需要更大的强度和耐久性。通常 3.5mm 的接骨板是足够的,但接骨板塑形非常关键,手术医生应记住接骨板内侧要凹陷(可通过 X 线透视检查),且接骨板远端要 -20° 内旋[13]。矢状面畸形可通过垫高小腿或足跟来纠正,但冠状面较难处理。对大多数病例,若胫骨长度恢复,接骨板就可以复位冠状面成角或平移畸形;若胫骨仍短缩,内侧放置的股骨牵引器可帮助恢复长度,其远端固定针可放置于胫骨骨折远端或跟骨。胫骨远端

骨折的原始侧方畸形决定了放置接骨板后的螺钉固定顺序。如果胫骨远端内侧平移或内翻,在解剖塑形或轻度塑形的接骨板上于骨折近端固定一枚螺钉可完成复位。如果骨折远端外侧平移,应在骨折远端固定一枚螺钉从而将骨折端拉向内侧内置物来完成骨折复位。绝大多数胫骨远端骨折病人不需要使用锁定接骨板,然而对严重骨质减少、可能发生延迟愈合和(或)伴有骨丢失的开放骨折病人,锁定接骨板有优势。在最初的复位操作时使用的螺钉为非锁定螺钉,使胫骨块复位至内植物,复位完成后使用锁定螺钉固定。

前面已介绍对于胫骨远端部分关节内骨折治

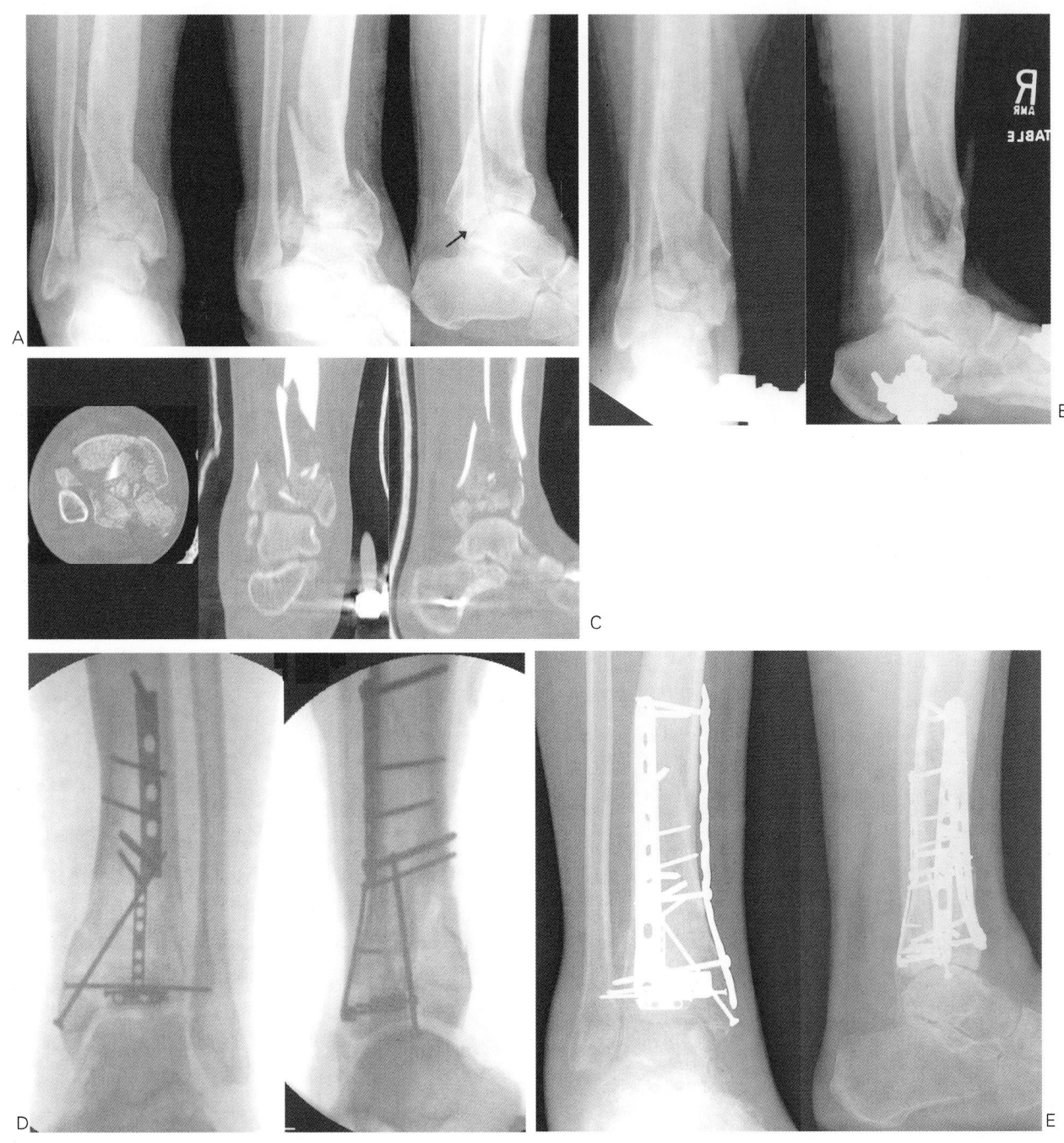

图31-18　后内侧入路固定Pilon骨折。A.前后位(左)、踝穴位(中)和侧位(右)X线片显示粉碎性Pilon骨折,致伤原因为机动车事故,侧位片显示后外侧小骨折块(箭头所示)。B.跨关节外固定支架固定后,复位几乎未改善。C.CT检查显示关节面骨块严重粉碎。D.由于后外侧关节面骨块小和单独的后内侧骨块,故使用后内侧入路,固定局限于后侧骨块。然后通过前外侧入路行Pilon骨折固定。E.术后1年X线片显示骨折愈合良好和轻度关节炎表现

疗,前内侧入路主要用于低能量损伤。由于软组织原因,很少使用该入路治疗高能量损伤。不管怎样,该入路需要保留骨膜附着和无创接骨板固定。尽管可使用开放伤口直接放置接骨板,但应对主要骨块进行间接复位。螺旋形骨折是个例外,此类骨折可在无创模式下解剖复位,再使用拉力螺钉和中和接骨板进行固定。

前外侧入路仅能暴露胫骨远端 5~7cm,也能完成接骨板固定,但接骨板近端要放置于肌下。该入路与前面介绍的胫骨远端关节内骨折的前外侧入路相同,但是该入路远端无须暴露过长且无须关节切开。该入路通常需要在胫骨内侧再固定一块接骨板,防止晚期内翻畸形的发生。对于非常靠近关节面的干骺端骨折,通常从内侧不能稳定固定,这时前外侧入路最适用。

胫骨远端干骺端关节外骨折髓内钉固定

许多胫骨远端干骺端骨折非常靠近踝关节面,该类骨折在学术上也是 Pilon 骨折。更新的髓内针在其末端有多方向交锁螺钉固定,这扩展了可用髓内钉治疗的骨折类型。仔细的术前计划和理解髓内钉几何形状对手术成功非常重要。要认识到置入胫骨远端的髓内钉相对于胫骨远端干骺端的解剖结构是较小的,所以髓内钉的置入不会有助于骨折复位。另外,固定的稳定性取决于主钉和交锁钉之间及主钉和胫骨远端干骺端松质骨之间的稳定,由于近端交锁钉和骨折距离短,所以屈曲应力集中且不会衰减。

通常胫骨远端干骺端骨折合并胫骨关节面骨折或踝关节损伤,这些损伤需要在置钉前进行固定。根据术前计划,螺钉固定位置应确保为髓内钉固定留有足够空间。内踝骨折根据骨折类型可用以垂直方向或水平方向为主的螺钉固定。另外,只要保留髓内钉的钉道,还可应用胫骨内侧和前外侧接骨板。

有几个技巧可确保通过复位的骨折放置髓内钉,包括腓骨接骨板固定、内侧牵引、临时单皮质接骨板固定、经皮使用复位钳和用 Schanz 针控制。一般来说,除了对有致密松质骨的年轻病人,胫骨远端骨折无须扩髓。如果决定要扩髓,要在扩髓前充分复位骨折,以确保为髓内钉制备一条正确通道。手术医生在扩髓、放置主钉和交锁钉时要保持胫骨骨折的复位,这一点怎么强调也不过分。

像其他胫骨远端骨折固定技巧一样,腓骨固定通常是有用的辅助治疗方法。对多数合并腓骨骨折的胫骨骨折,远端的韧带通常无损伤,即使不固定腓骨也可获得正常的踝关节功能,但是这些韧带附着能协助胫骨复位。另一个有用的辅助方法是使用股骨牵开器,它可方便地放置于内侧以恢复胫骨长度和轴线[14]。一根固定针从内向外置入胫骨近端,另一根固定针置入胫骨远端或跟骨;若远端固定针置入胫骨,就会对骨折获得更好的控制,但该针应远离髓内钉固定的位置(通常该固定针要稍微偏向远端胫骨后侧放置)。还可用各种尺寸的 Schanz 针来直接控制远端骨折块。同样,经皮使用复位钳也能协助复位骨折。在该受伤区域,软组织切开要最小化。

如果对远端骨块扩髓,要确保导针在正侧位 X 线影像上位于远端骨块的中央,可以用任何方法维持骨折复位直到置入主钉和交锁钉。成 90°的螺钉交锁固定可协助控制远端骨折块,骨折远端应至少 2 枚交锁钉固定(最好 3 枚)。锁定固定后应检查骨折端的稳定性。少数病人其骨折端在锁定后仍然不稳,应考虑使用阻挡螺钉或在内侧适当位置使用两根针的外固定支架固定 4~6 周。

康复与术后处理

术后引流要保留 48 小时,或直至引流量降至 8 小时不足 10ml。手术切口应包扎覆盖至少 48~72 小时,在这段时间内,除非进行理疗和大小便,病人下肢要抬高。在术后 10~14 天根据愈合情况拆除缝线。

只要切口干燥无渗出,就要尽早进行踝关节和距下关节的主动活动,通常是在术后 2~5 天。对于关节内骨折,12 周内不能负重。使用可拆卸的后方托板来防止马蹄足挛缩。在术后最初 6 周内可制订严格监督的理疗计划,积极锻炼踝关节活动度;术后 6~12 周继续加强锻炼,并增加被动锻炼。

其他治疗方法和新技术

胫骨远端骨折不是只有一种治疗方法,多种治疗方法已获得成功。本章节着重于开放复位固定的技巧,其他方法包括跨关节单侧外固定支架、可活动外固定支架、混合式外固定支架、环形固定架(Ilizarov)。另外,这些方法还可以结合有限切开复位内固定术使用。

多篇研究文献报道外固定结合有限切开内固定是成功的治疗方法,其主要目的与切开复位接骨板内固定术相同,即获得关节面骨块的解剖复位(在可能的情况下),并从关节面骨块跨越到胫骨干骨块进行固定。无论是使用微创接骨板固定还是外固定支架固定,其治疗理论非常相似。对于胫骨远端骨折,外固定支架结合有限切开技术的入路与开放复位内固定技术的入路相似。对于外固定支架固定,前面已详细介绍了置钉的安全通道[15],必须要完全理解胫骨的轴向解剖。外固定支架会发生钉道感染或深部感染。使用环形外固定可早期负重,并且鼓励负重,甚至是在关节面骨折病人。

跨关节外固定支架可避免钉道穿入骨折线,但不能进行早期的踝关节和距下关节活动,不能早期负重。由于胫骨远端骨折常常为开放性和(或)延迟愈合,拆除外固定支架(因此活动踝关节)的最佳时间很难确定。

在非常特殊的情况下可进行一期踝关节融合,如关节面骨块明显缺失的开放骨折,关节面骨折粉碎严重且伴有与病人或损伤相关的不能行开放复位的因素(图 31-19)。

开放复位后可取自体髂骨来填充干骺端缺损。然而,异体骨和骨移植替代物越来越多地被用以填充缺损,该趋势可归因于髂嵴取骨后常发生供区并发症。然而,没有研究报道在胫骨远端骨折病人中使用骨移植替代物的治疗结果。

治疗结果

与骨性损伤、关节面复位情况和治疗方法的选择相比,软组织损伤更决定着 Pilon 骨折的手术治疗结果[16]。然而,报道的手术治疗结果随报道时间发生改变,并影响到各种手术治疗方法的普及。对开放复位内固定的热衷很大程度上起自 Rüedi 和 Allgower 报道的较好的治疗结果[8,17]。不幸的是,北美地区对 Pilon 骨折进行切开复位内固定结局欠佳、并发症多,特别是在粉碎性骨折中深部感染发生率高[18,19]。虽然一再提示在早期研究中低能量、扭转性滑雪者骨折是不能与后期研究中高能量骨折相对比的,但结果是现在一致认可某些 Pilon 骨折切开复位内固定的并发症高,不能令人接受。所以,又开始寻找其他治疗方法能同时处理这种更严重的骨性或软组织损伤。

现已推荐各种外固定技术,在治疗软组织损伤和关节面骨折间取得平衡[16,20~26],这些技术的软组织并发症发生率明显降低[16,20~26]。跨踝关节外固定支架尽管可能会与严重的关节僵硬有关,但其伤口并发症发生率低[21~23,25]。一项研究报道使用混合式外固定支架结合有限内固定的治疗结果是软组织并发症少,对线和骨愈合良好[26]。几位学者推荐环形外固定支架(如 Ilizarov

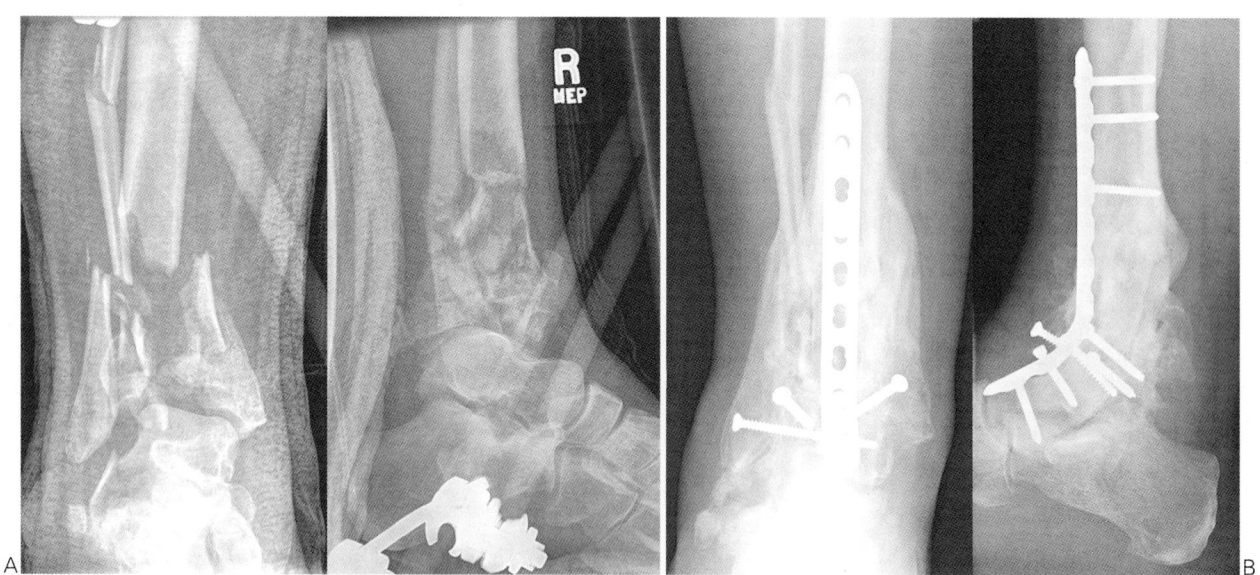

图 31-19 一 60 岁女性多发创伤病人 X 线片,病人有胰岛素依赖性糖尿病。A. 右侧 2 度开放性 Pilon 骨折 X 线片,在清创时可见关节面骨块,在伤后 18 天通过前侧入路放置锁定接骨板行踝关节融合术。B. 伤后 13 个月前后位和侧位片,病人能走动,踝关节疼痛极轻

技术），主要是避免使用混合式固定架时出现的偏心弯曲应力[16,24]。在一组伴有严重软组织损伤的病例研究中，该方法取得比切开复位内固定更好的治疗结果[16]。

由于报道软组织并发症发生率高，几位学者行二期手术切开复位内固定[6,7]，即一期行腓骨固定和使用临时跨踝关节外固定支架固定，在软组织肿胀消退后二期行胫骨远端和关节面骨折的最终固定。这在闭合骨折和开放骨折的治疗中都获得了成功[6,7]。在最近一项对几种开放治疗方法的回顾性评价中，分期手术治疗同样具有并发症发生率低、疼痛改善和踝关节功能较好的优点[27]。

有几项研究评价了胫骨Pilon骨折的治疗结果。Rüedi对低能量Pilon骨折随访9年，发现尽管最初复位好，但常常发生退行性改变[17]。最近，Pollak等评价了切开复位内固定病人和外固定病人，最少随访2年，发现有严重残疾、疼痛、肿胀和僵硬[28]。有趣的是，在损伤和治疗方案中，与预后相关的是外固定治疗方案（切开复位内固定和结果关系不大）。Marsh等对使用外固定支架和经皮螺钉固定的35例胫骨远端关节面骨折病人最少随访5年，尽管他们的随访不包括5例行踝关节融合的病人，但发现在大多数踝关节出现明显损害和关节炎[29]。

由于更好地认识与处理了胫骨远端关节内骨折所合并的严重软组织损伤，短期并发症得到明显改善。分期切开复位内固定、有限切开复位内固定联合外固定以及环形外固定，都促成了伤口并发症和深部感染发生率的降低。然而这类损伤的长期治疗结果仍不佳，常发生踝关节僵硬、关节炎和疼痛，需要二次手术治疗。尽管存在这些晚期并发症，但是选择一种能最佳复位关节面骨折、提供稳定内固定和允许早期踝关节活动的综合治疗方法，能够使胫骨远端骨折治疗获得最佳结果。

要点与技巧

- 在任何操作前首先制订考虑周到的术前计划，以帮助确定切口位置和临时固定方式。
- 对开放性Pilon骨折，在延长开放伤口进行清创之前，要标记出所有可能使用的外科切口。
- 腓骨切口位于偏后位置，则该切口和以后的前外侧切口之间有更宽的皮桥。
- 如果在踝关节平面使用有限切开，则可以不必遵守皮瓣的7cm宽度原则。前外侧入路可结合后外侧入路固定腓骨（远端胫骨）。另外，内侧经皮接骨板固定也可结合这些切口使用。
- 如果最终计划行开放复位接骨板内固定术，原始的跨关节外固定针（即使经皮下固定或经肌肉下固定）应该位于规划的手术切口和接骨板以远。
- 临时跨关节外固定支架不能打入距骨，这是因为随后对关节内复位的手术很可能要暴露距骨颈。
- 术中将股骨牵开器置于距骨颈和胫骨干之间牵引可同时牵开关节和使足跖屈，这样可最大限度暴露关节面。
- 自动撑开器能对软组织产生持续压力，应避免使用。
- 尽可能行锐性解剖。
- 避免剥离胫骨远端的骨膜和软组织附着。
- Pilon骨折合并小腿后方开放性伤口是一类特别令人担心的骨折，因为骨折固定通常取前方入路，这会进一步影响骨折处血供，可能会使骨折愈合延迟。
- 关节面骨折应精确复位，而对干骺端粉碎性骨折要间接复位。
- 无论使用哪个切口，要保留胫骨远端前内侧面的骨膜附着。
- X线片上胫骨远端骨折的成角方向和腓骨骨折的类型可帮助判断关节面骨块和粉碎区域。
- 外翻成角的Pilon骨折和腓骨短缩通常有胫骨远端外侧的粉碎性压缩骨折，以及胫骨远端内侧的张力骨折。
- 内翻成角畸形常合并腓骨张力性骨折（踝关节水平的横形骨折），常有胫骨远端内侧的关节面粉碎骨折和胫骨远端外侧的张力性骨折。
- 胫骨远端发生张力性骨折一侧无需支持接骨板。
- 胫骨远端发生压缩骨折的一侧需要支持接骨板固定，如明显内翻畸形的Pilon骨折会受益于内侧接骨板固定。

要点与技巧（续）

- 后侧的 Pilon 骨折发生率低，但治疗困难，通常需要后侧入路，并经关节外的皮质骨复位。
- 前外侧显露可看到完整的关节面，包括踝关节内侧肩顶。明显的涉及内踝的骨折或踝关节内侧肩部的粉碎骨折，可能需要一个不同的入路。
- 前侧入路的复位顺序是先恢复后外侧骨块在矢状面的正确旋转，再复位后外侧骨块和内侧骨块；然后将位于中间的骨软骨骨块复位于后外侧骨块；接着将前外侧骨块复位于内侧骨块。这样，胫骨远端关节面骨块就复位于胫骨。
- 可使用小型或微型螺钉维持关节面骨折块的复位，在复位前外侧骨折块前，先固定中间粉碎骨折块到后外侧骨折块，这最为重要。
- 通过小切口或后外侧入路切口使用 Weber 复位钳可使旋转的后外侧骨块复位简单。复位钳的一尖经胫骨的后缘和腓骨肌腱之间放置于后外侧骨块上，另一尖放于胫骨的前面。
- 将克氏针或 2.5mm 的尖端带螺纹固定针置入中间骨块或大骨块，有助于控制和复位骨块。
- 前外侧骨块可通过外旋下胫腓前韧带来改善暴露关节和复位，但不能切开下胫腓前韧带来改善暴露。
- 经常会发生不能将后侧或后外侧骨块充分跖屈，这样会导致整个关节面骨块的背屈位置，这需要在固定前纠正。
- 用多根克氏针临时复位固定整个关节面可以允许在进行最终固定前判断复位情况，并根据需要进行调整。
- 要保留胫骨远端前侧的小皮质骨块，即使没有软组织附着，这会极大帮助确定关节面骨块的长度和旋转。
- 延伸至胫骨干的简单骨折可在固定腓骨和行外固定时使用拉力螺钉固定，将某些完全关节内骨折（43C 型）转变为部分关节内骨折（43B 型）。
- 跨踝关节的外固定支架永远不会复位关节面的嵌压。
- 当心在某些部分关节内 Pilon 骨折，表面上完整的关节面骨块会发生嵌压，这通常需要将嵌压部位抬高来复位。
- 如果后侧入路结合前侧入路，必须要保护骨膜，将感染和骨不连的风险降到最低。

并发症

胫骨 Pilon 骨折及其治疗经常发生并发症，许多并发症与创伤本身有关，包括踝关节僵硬、软组织问题、深部感染、慢性骨髓炎和踝关节创伤性关节炎。其他与治疗有关的并发症包括距下关节僵硬、针道感染、切口并发症、骨不连和畸形愈合。治疗策略选择要考虑到与创伤有关的并发症，并要尽量将与手术有关的并发症发生率降到最低。

为了减少对已损伤软组织的额外手术创伤，并希望避免深部感染和伤口问题，现已推荐使用外固定支架[16,20~24,26,30~32]。所有外固定治疗方法都有针道感染的可能，通常口服或静脉应用抗生素治疗有效。跨关节外固定支架有发生距下关节僵硬的缺点，但是它可避免将固定针放置于靠近损伤区域和骨折线的位置。混合式和环形外固定可改善对胫骨远端关节面骨块的控制，但是理论上可能会将感染从固定针扩散至骨折处和踝关节。已经报道深部感染是混合式外固定支架治疗的一种并发症，甚至其发生率要高于开放复位治疗[20]。有限切开复位结合环形外固定已被成功应用于开放性骨折或高能量闭合骨折，该方法对这些难处理损伤可能是一种总体较好的治疗方法[16]。对于外固定治疗，骨不连和畸形愈合仍旧是一个问题，特别是在高能量损伤时[20,31,32]。Pilon 骨折外固定治疗的长期结果总体上还是未知的。在一项随访最少 5 年研究中，尽管有合理的结果评分，但大多数病人显示了踝关节关节炎的影像学表现和踝关节活动受限[29]；然而，很少需要二次重建手术，病人症状在伤后数年内进一步改善[29]。

Pilon 骨折切开复位内固定的早期报道发现切口表浅感染或深部感染的发生率很高[18,33]。然而分期手术方法已将这些并发症降至最低,现报道软组织并发症发生率低于5%[6,7,27,34]。直到软组织肿胀消退再进行开放复位,对减少皮肤坏死、伤口感染和慢性骨髓炎的发生是重要的[6,7]。开放复位治疗能够发生畸形愈合,但这通常意味着早期精确复位的失败。通常很少发生骨不连,骨不连通常可在内固定失败前可通过骨移植来治疗。尽管试图精确重建关节面,但踝关节关节炎仍然难处理。对于使用分期开放准确复位治疗的Pilon骨折的长期结果,目前几乎没有文献对此进行评估。

> **经验**
>
> - 足在撞击时的位置和暴力的方向决定着骨折类型和关节面嵌压。
> - 在移位的完全关节内骨折(43C型),闭合复位不能精确复位关节面骨块。
> - 完全关节内骨折合并腓骨骨折时,通常会发生内翻成角。
> - 完全关节内骨折合并腓骨骨折时,会发生肢体短缩和关节面增宽。
> - 胫前间隙从内侧向外侧依次是胫前肌、拇长伸肌、趾伸肌和第三腓骨肌。这些肌肉由腓神经在小腿近端发出的分支支配。胫深神经和胫前血管位于拇长伸肌和趾伸肌远端之间,在前侧入路中需要找到并加以保护。腓浅神经是感觉神经,从后向前走行,经过前外侧入路切口(图31-3)。
> - 腓骨长短肌位于小腿外侧间隙,远端肌腹通过腓骨腱鞘紧密附着于腓骨远端。
> - 小腿后侧深间隙的肌肉在踝关节水平主要是腱性结构,包括胫后肌、趾屈肌和拇长屈肌。拇长屈肌肌腹位于最远端,找到该肌对胫骨远端后外侧入路是很有帮助的。
> - 腓肠肌和比目鱼肌在踝关节水平有共同的腱性结合,在任何后侧入路均需保护该腱鞘。在后内侧入路,需找到并保护胫神经和胫后血管。

DVD 内容提要

视频31-1(光盘4)跨踝关节外固定支架的使用　该视频演示使用跨踝关节外固定支架治疗胫骨远端骨折。

视频31-2(光盘4)胫骨部分关节内Pilon骨折的切口复位内固定术　该视频演示使用延迟切开复位内固定术治疗胫骨远端部分关节内骨折病人,该病人已行跨踝关节外固定支架固定。通过胫骨远端内侧切口放置内侧接骨板固定,腓骨远端使用经皮螺钉固定。

视频31-3(光盘4)切开复位非锁定接骨板固定治疗Pilon骨折　该视频演示使用接骨板经小切口治疗一例43B型骨折,并且讲述了治疗Pilon骨折的入路和治疗该类难处理骨折的关键原则。

视频31-4(光盘4)锁定接骨板治疗Pilon骨折　该视频演示使用切开复位锁定接骨板内固定治疗一例Pilon骨折,讲述了腓骨固定作为治疗一部分的优点,并讨论了计划切口位置的重要性。

视频31-5(光盘4)经后侧入路切开复位内固定治疗Pilon骨折　该视频演示使用切开复位内定治疗伴有前方严重软组织损伤的Pilon骨折,使用后内侧入路可避免损伤前方的软组织覆盖,并讨论了后外侧入路和间隙。

参考文献

1. Tornetta P, Gorup J. Axial computed tomography of Pilon fractures. Clin Orthop Relat Res 1996;323:273-276

2. Rüiedi T, Matter P, Allgower M. Die intraartikul-aren Frakturen des distalen Unterschenkelendes. Helr Chir Acta

1968;35:556-582
3. Orthopaedic Trauma Association Committee for Coding and Classification. Fracture and dislocation compendium. J Orthop Trauma 1996, 10(Suppl 1):319-323
4. Martin JS, Marsh JL, Bonar SK, De Coster TA, Found EM, Brandser EA. Assessment of the AO/ASIF fracture classification for the distal tibia. J Orthop Trauma 1997; 11:477-483
5. Swiontkowski MF, Sands AK, Agel J, Diab M, Schwappach JR, Kreder HJ. lnterobserver variation in the AO/OTA fracture classification system for Pilon fractures: is there a problem? J Orthop Trauma 1997; 11:467-470
6. Patterson MJ, Cole JD. Two-staged delayed open reduction and internal fixation of severe Pilon fractures. J Orthop Trauma 1999; 13:85-91
7. Sirkin M, Sanders R, Di Pasquale T, Herscovici D. A staged protocol for soft tissue management in the treatment of complex Pilon fractures. J Orthop Trauma 1999; 13:78-84
8. Rüedi T, Allgower M. Spatresultate nach operativer Behandlung der Gelenkbruche am distalen Tibiaende (sog. Pilon-Frakturen). [Late results after operative treatment of fractures of the distal tibia (Pilon tibial fractures)] Unfallheilkunde 1978;81(4):319-323
9. Topliss CJ, Jackson M, Atkins RM. Anatomy of Pilon fractures of the distal tibia. J Bone Joint Surg Br 2005;87:692-697
10. Cole PA, Mehrle RK, Bhandari M, Zlowodzki M. The Pilon map: as sessment of fracture lines and comminution zones in AO C3 tyFe Pilon fractures. Poster, 2004 Orthopaedic Trauma Association Annual Meeting. Available at http://www. hwbf. org/ota/am/ota04/ otapo/OTPO4005. htm
11. Ostrum RF. Posterior plating of displaced Weber B fibula fractures. J Orthop Trauma 1996; 10:199-203
12. Wissing JC, van Laarhoven CJ, van der Werken C. The posterior antiglide plate for fixation of fractures of the lateral malleolus. Injury 1992;23:94-96
13. Mast J, Jakob R, Ganz R. Planning and Reduction Technique in Fracture Surgery. Berlin: Springer-Verlag; 1989:48-80
14. Rubinstein RA, Green JM, Duwelius PJ. Intramedullary interlocked tibial nailing: a new technique. J Orthop Trauma 1992;6:90-95
15. Vires MJ, Abidi NA, Ishikawa SN, Taliwal RV, Sharkey PF. Soft tissue injuries with the use of safe corridors for transfixion wire place nent during external fixation of distal tibia fractures: an anatomic;tudy. J Orthop Trauma 2001; 15:555-559
16. Watson JT, Moed BR, Karges DE, Cramer KE. Pilon fractures: treat ment protocol based on severity of soft tissue injury. Clin Orthop Relat Res 2000;375:78-90
17. Rüedi T. Frakturen des Pilon Tibial: Ergebnisse nach 9 Jahren [Intraarticular fractures of distal tibia: results after 9 years]. Arch Orthop Unfallchir 1973; 76:248-254
18. Teeny SM, Wiss DA. Open reduction and internal fixation of tibial plafond fractures: variables contributing to poor results and complications. Clin Orthop Relat Res 1993;292:108-117
19. Wyrsch B, McFerran MA, McAndrew M, et al. Operative treatment of fractures of the tibial plafond: a randomized, prospective study. J Bone Joint Surg Am 1996; 78:1 646-1 657
20. Anglen JO. Early outcome of hybrid external fixation for fracture of the distal tibia. J Orthop Trauma 1999; 13:92-97
21. Bone L, Stegemann P, McNamara K, Seibel R. External fixation of severely comminuted and open tibial Pilon fractures. Clin Orthop Relat Res 1993;292:101-107
22. Marsh JL. External fixation is the treatment of choice for fractures of the tibial plafond. J Orthop Trauma 1999; 13:583-585
23. Marsh JL, Bonar S, Nepola JV, Decoster TA, Hurwitz SR. Use of an articulated external fixator for fractures of the tibial plafond. J Bone Joint Surg Am 1995;77:1 498-1 509
24. Murphy CP, D'Ambrosia R, Dabezies EJ. The small pin circular fixator for distal tibial Pilon fractures with soft tissue compromise. Orthopedics 1991;14:283-290
25. Rommens PM, Claes P, Broos PL. Therapeutic strategy in Pilon fractures type C2 and C3: soft tissue damage changes treatment protocol. Acta Chir Belg 1996;96:85-92
26. Tornetta P, Weiner L, Bergman M, et al. Pilon fractures: treatment with combined internal and external fixation. J Orthop Trauma 1993;7:489-496
27. Blauth M, Bastian L, Krettek C, Knop C, Evans S. Surgical options for the treatment of severe tibial pilan fractures: a study of three techniques, J Orthop Trauma 2001;15:153-160
28. Pollak AN, McCarthy ML, Bess RS, Agel J, Swiontkowski MF. Outcomes after treatment of high-energy tibial plafond injuries. J Bone Joint Surg Am 2003; 85:1 893-1 900
29. Marsh JL, Weigel DP, Dirschl DR. Tibial plafond fractures: how do these ankles function over time? J Bone Joint Surg Am 2003;85: 287-295
30. Bonar SK, Marsh JL. Unilateral external fixation for severe Pilon fractures. Foot Ankle 1993;14:57-64
31. McDonald MG, Burgess RC, Bolano LE, Nicholls PJ. Il-

izarov treatment of Pilon fractures. Clin Orthop Relat Res 1996;325: 232 – 238

32. Williams TM, Marsh JL, Nepola JV, De Coster TA, Hurwitz SR, Bonar SB. External fixation of tibial plafond fractures: is routine plating of the fibula necessary? J Orthop Trauma 1998; 12:16 – 20

33. McFerran MA, Smith SW, Boulas HJ, Schwartz HS. Complications encountered in the treatment of Pilon fractures. J Orthop Trauma 1992;6:195 – 200

34. Dickson KF, Montgomery S, Field J. High energy plafond fractures treated by a spanning external fixator initially and followed by a second stage open reduction internal fixation of the articular surface: preliminary report. Injury 2001;32(Suppl 4): SD92 – 98

第三十二章　踝关节骨折

Cory A. Collinge，Keith Heier

踝关节是人体最常受伤的负重关节,所以大多数骨科医生经常治疗踝关节损伤[1]。已有大量文献报道踝关节骨折的诊断和治疗,然而关于其治疗存在较多争议[2~5]。踝关节可由于直接或间接暴力而受伤,其中后者更常见,包括旋转、平移或轴向暴力。这类损伤经常导致胫距关节脱位或半脱位。Ramsey 和 Hamilton 最早描述踝关节即使发生轻微的排列紊乱也会导致异常的压力分布,随后发生关节炎[6]。无论闭合还是开放治疗,只要获得并维持准确的复位,就会得到好的治疗效果。Mont 等发现踝关节骨折手术后,影像学的异常特别是复合异常,与较差的临床结果相关联[7]。因此,踝关节骨折脱位的治疗目的是获得稳定的匹配良好的关节,从而允许早期活动和骨折愈合,并最终预防关节炎的发生。对于选择手术还是非手术治疗,取决于哪一种治疗方法可提供更佳的治疗结果。

本章重点讨论踝关节骨折的手术治疗,包括手术适应证、手术方法和技巧、术前和术后处理,以上内容均基于现有文献和作者经验。

功能和外科解剖

踝关节由胫骨、腓骨、距骨和三个韧带复合体构成(图32-1)。踝关节依靠这些骨性结构和软组织来维持稳定和解剖排列,从而可以运动。通常,距骨位于踝穴内,与胫骨远端负重关节面、内外踝的关节面形成关节。在中立位,90%的负重经过胫骨远端关节面传导[8]。踝关节的运动包括跖屈和背屈;然而从上方观看时,距骨呈梯形,这样踝关节背屈时有踝穴的增宽和腓骨的外旋[9]。踝关节可看做一复杂铰链。

踝关节骨性结构由三组韧带连接,形成内外侧韧带复合体和下胫腓联合韧带复合体(图32-1)。胫腓骨远端由下胫腓联合(即胫腓骨远端韧带复合体)固定在一起。下胫腓联合维持踝穴,包括四条韧带:下胫腓前韧带、下胫腓后韧带、下胫腓横韧带和骨间韧带。外侧韧带复合体包括三部分,自外踝呈扇形附着于后足外侧:距腓前韧带、距腓后韧带和跟腓韧带。内侧主要韧带为三角韧带,起自内踝,浅层附着于跟骨,深层附着于距骨[10]。踝关节骨性结构和韧带复合体的损伤可导致踝关节不稳,所以了解踝关节的解剖非常重要,踝关节不稳常需要手术治疗[9,11,12]。

踝关节周围软组织菲薄,其在许多病例中非常脆弱。另外,有许多肌腱和血管神经结构通过踝关节到达足部。由于缺乏软组织和局部血供少,踝关节伤后和手术后软组织问题和伤口并发症非常常见,所以对于手术时机和软组织处理的考虑就非常重要,目的就是将围术期并发症的风险降至最小,在本章节中将对此部分详细讨论。

分　类

理想的骨折分类系统应该能够指导治疗和判断预后。最常用的踝关节骨折分类系统是 Danis-Weber[13] 和 Lauge-Hansen 分类系统[14]

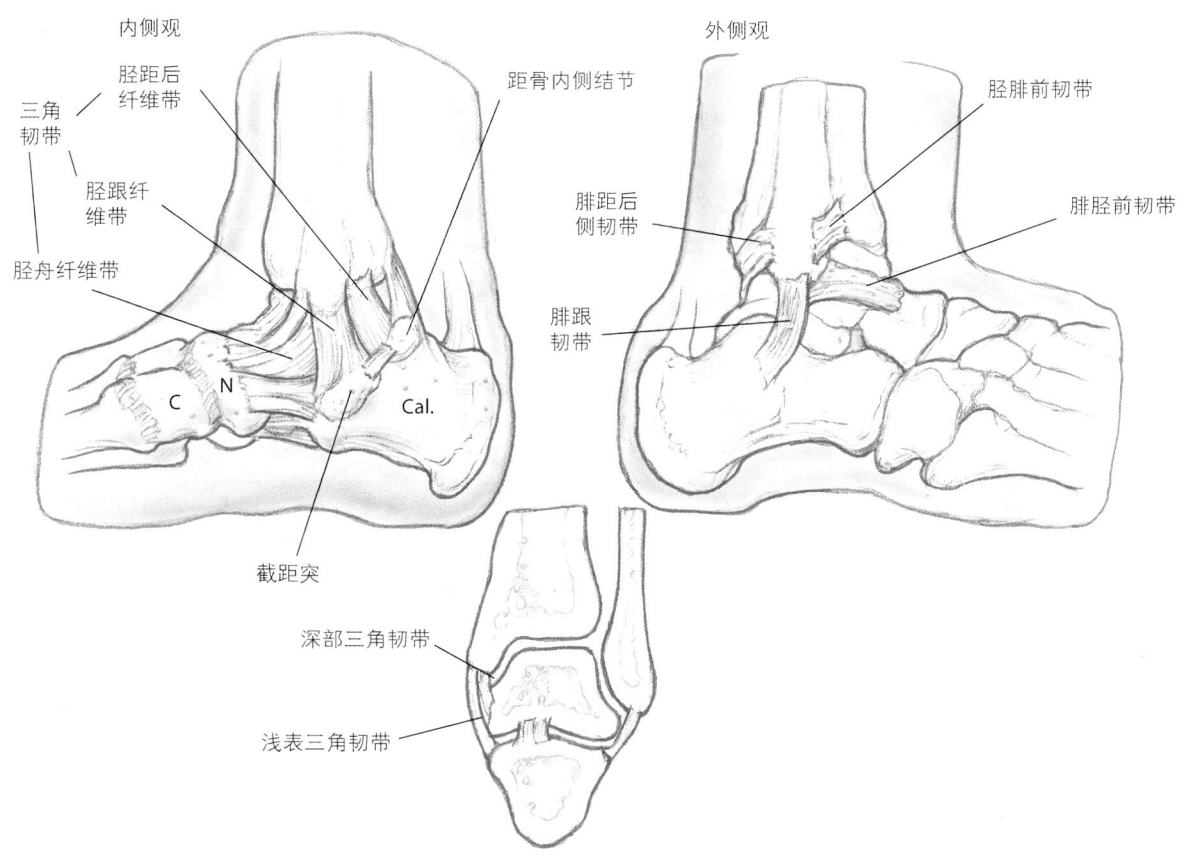

图32-1 踝关节的骨性和韧带解剖。C:内侧楔骨;Cal:跟骨;N:足舟骨

(图32-2)。尽管骨科医生最常使用这两个系统,但两者均不完美[15]。Danis-Weber分类系统基于腓骨骨折的水平将踝关节骨折分为三类:A型,腓骨骨折位于胫骨远端关节面以下;B型,腓骨骨折斜行经过胫骨远端关节面水平;C型,腓骨骨折位于胫骨远端关节面水平以上,通常伴有下胫腓损伤。尽管该分类方法相对直观,但是不能对内侧损伤的治疗、固定的选择和预后提供指导。Lauge-Hansen分类系统是基于损伤的力学机制,比Danis-Weber分类更全面,它描述了内侧损伤,提出了可能的复位操作,这对踝关节骨折的非手术治疗尤其重要。因Lauge-Hansen分型与踝关节骨折的手术治疗相关性较小,此分型也一直受到批评。Lauge-Hansen分类基于两个因素,一个是受伤时足的位置,另一个是引起损伤的暴力方向。足的位置决定了哪些结构是紧张的。因此,该结构在变形时可能发生损伤,该分类将骨折分为四型:旋后—外旋型、旋后—内收型、旋前—外旋型和旋前—外展型。其中,旋后—外旋型是最常见的损伤类型(占85%),该类型特点是腓骨斜形或螺旋形骨折,内侧结构可能会发生损伤。本章基于解剖结构(内侧、外侧、后侧和下胫腓)讨论踝关节骨折脱位的手术治疗,但是也结合骨折分类来讨论。踝关节脱位是通过脱位的距骨来描述,但Lauge-Hansen分型对手术决策和判断预后作用较小。

骨折评价和决策

踝关节的标准X线片包括三个投照体位:前后位、侧位和踝穴位(内旋15°~20°)(图32-3)。距骨相对于胫骨远端关节面发生侧方平移或外旋时,说明出现明显的踝关节不稳。明显踝关节不稳的影像学证据包括明显的骨折移位、距骨的脱位或半脱位、内侧关节间隙的增宽,但有些时候影像学证据并不明显。提示发生严重损伤的其他影像学线索包括:关节间隙增宽,胫距角的改变,距骨倾斜,下胫腓间隙增宽,软骨下骨在胫腓线上失去正常排列,外踝和距骨外侧的软骨下骨线失去平行关系时所提示的腓骨缩短[16~18]。

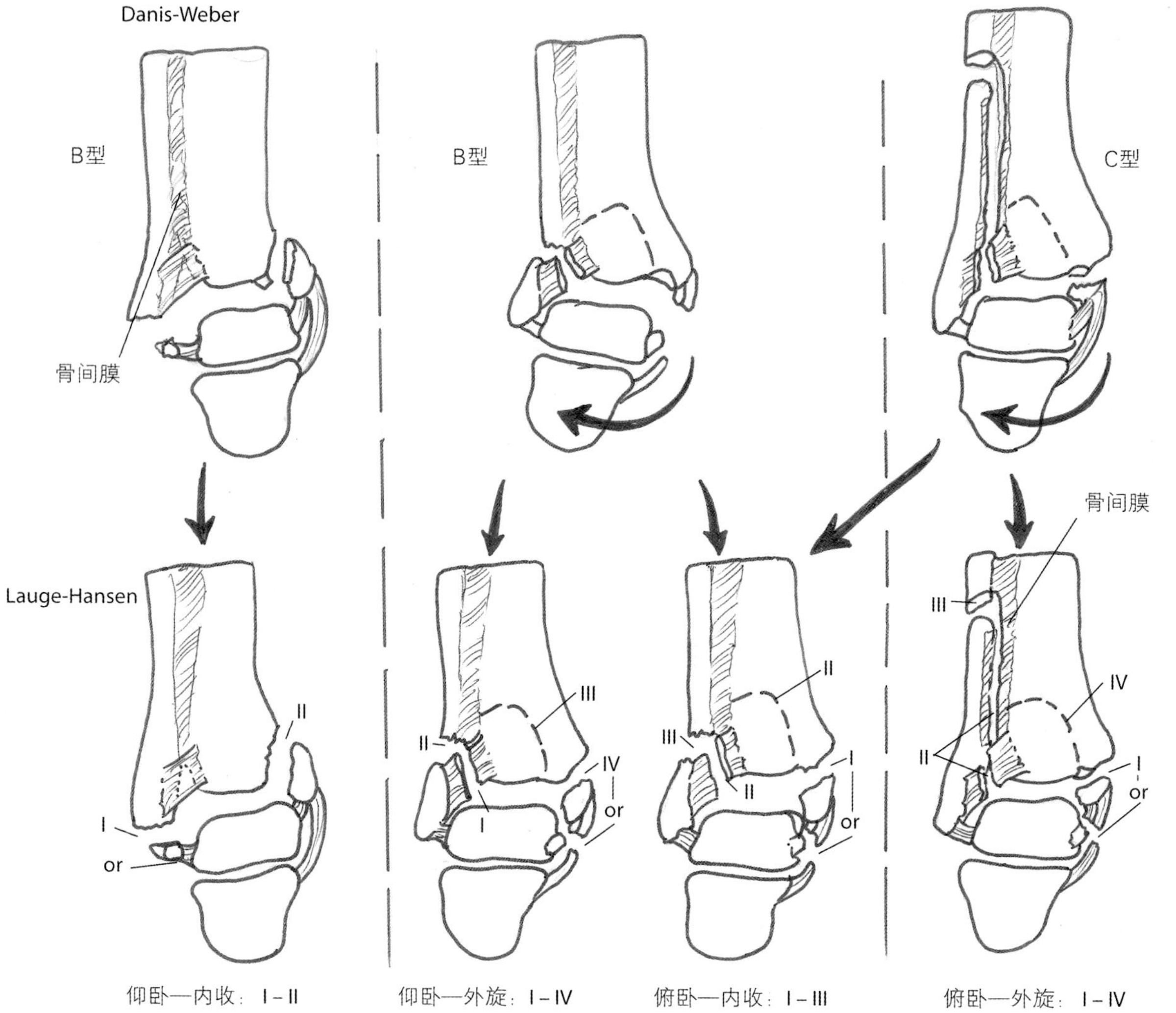

780 创伤骨科手术学

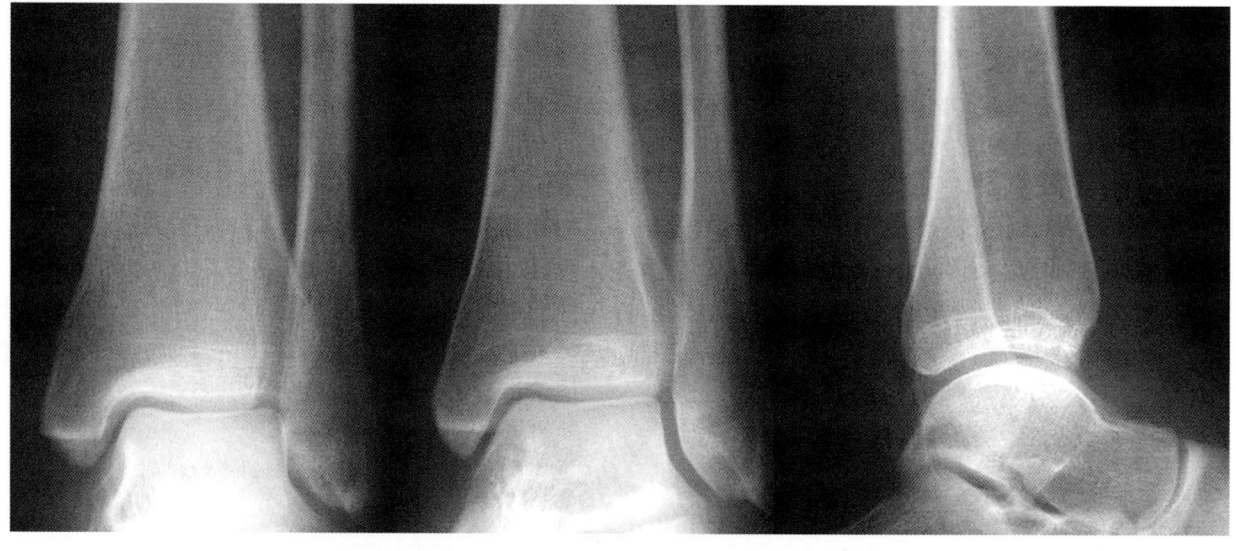

图 32-2　踝关节骨折 Danis-Weber[13] 和 Lauge–Hansen 分类系统[14]

图 32-3　踝关节标准 X 线片。从左边起：前后位、内旋 15°~20°踝穴位、侧位

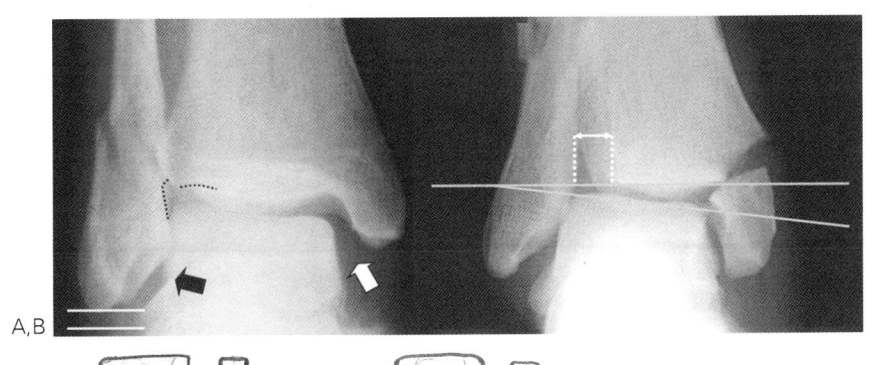

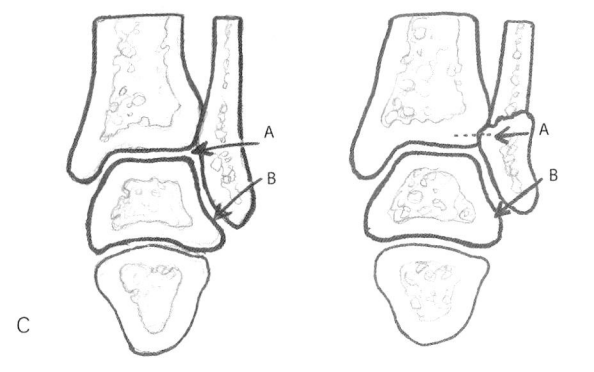

图32-4 A.腓骨远端移位骨折合并三角韧带损伤的前后位X线片。损伤征象包括腓骨短缩(白线),外踝和距骨外侧的软骨下线的平行关系丢失(黑箭头),胫腓线的丢失(黑色阴影线),内侧关节间隙增宽(白箭头)。B.前后位片显示下胫腓间隙增宽(白色虚线)和距骨倾斜(灰线)。C.腓骨内侧和距骨外侧正常解剖关系(左)以及腓骨短缩时解剖关系改变的图示

有时,外踝骨折可伴随内侧三角韧带损伤。近期研究证实,内侧疼痛或肿胀并非踝关节不稳(与旋后—外旋型腓骨远端骨折相关)的可靠证据[19,20]。影像学表现也不会清楚显示该类损伤踝关节不稳定,但在外旋应力下拍摄的前后位和踝穴位X线片有助于显示距骨外侧半脱位和相应的内侧关节间隙增宽[19,20]。Michelson[21]等人认为重力位X线检查有效,且比其他应力位检查痛苦轻(图32-5)。使用该方法时,踝关节的外侧向下,且离开检查床的边缘,然后拍摄踝穴位片,该应力位检查可显示内侧间隙增宽。

同样,下胫腓联合的明显增宽可判断下胫腓损伤,但下胫腓损伤有时是非常不明显的。尽管腓骨骨折的水平可评价下胫腓损伤的可能性[22],但是最近已强调下胫腓不稳更多是伴随Weber B型骨折[23]。有几个方法可以发现影像学不明显的下胫腓不稳。许多骨科医生使用外旋应力试验,其被描述用来评价下胫腓的完整性。Candal-Couto等[24]发现下胫腓分离在前后位(矢状面)的移位比冠状面大,因此认为在应力位X线片下评价腓骨相对于胫骨的前后移位是判断下胫腓损伤更敏感的指标。对于不伴有内侧骨折的腓骨近端骨折,进行应力检查可能会显示三角韧带和下胫腓损伤。

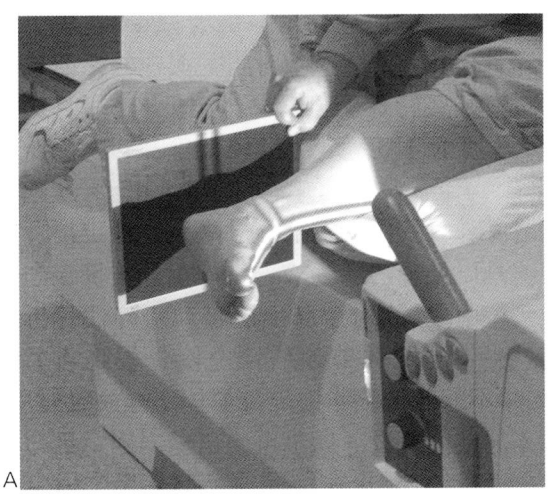

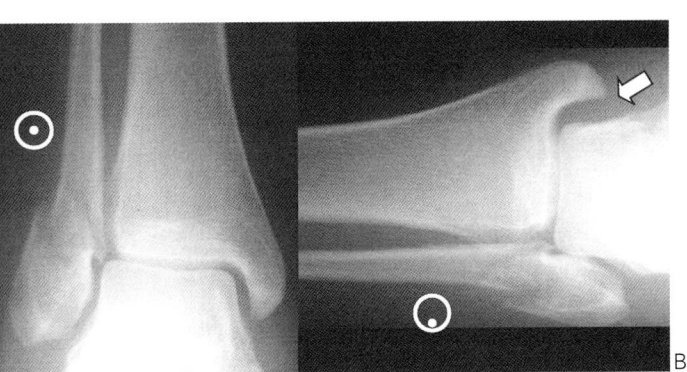

图32-5 A.踝关节重力位片拍摄技巧。B.在非重力位(左)和重力位(右)时踝关节X线片

特殊情况下的踝关节骨折,包括开放性骨折、糖尿病或骨质疏松病人的骨折,其治疗将在本章的后面讨论。

手术适应证

踝关节骨折和脱位的治疗目的是维持稳定匹配的关节,从而允许早期活动、骨折愈合,最终防止关节炎的发生。许多轻微骨折在功能上与外侧踝关节扭伤相同,如稳定的外踝骨折,非手术治疗也可获得良好治疗结果。传统上,如果 X 线显示内侧间隙大于 2mm 或大于对侧踝关节内侧间隙,或者是内外踝的移位大于 2mm,则闭合复位效果不令人满意[1]。只有病人使用支具或夹板制动治疗,且定期随访检查,该闭合复位才被认为是充分的。然而,用支具很难维持踝关节处于复位位置。首先,X 线检查可能是有误导性的,这是因为 X 线影像为动态三维结构的静态二维影像;其次,支具维持复位的能力随着肢体肿胀消退而降低,即使精心护理也会发生复位丢失。非手术治疗对许多骨折也会获得足够稳定,包括大部分 Weber A 型骨折和许多 Weber B 型骨折,低级别的 Lauge-Hansen 旋后—内收型和旋后—外旋型骨折(1 度和 2 度)。

如果认为闭合复位不能取得理想的治疗效果,就应考虑手术治疗。踝关节骨折手术治疗总的原则[3,5,14,25~27]和作者的推荐包括:

1. 伴有内侧损伤的 Weber A 型骨折和旋后—内收型骨折;

2. Weber B 型、旋后—外旋型和旋前—外展型双踝骨折和三踝骨折,包括类似于双踝骨折的损伤(伴有内侧三角韧带损伤的腓骨骨折);

3. Weber C 型、旋前—外旋型 2 度和 3 度骨折,因为下胫腓损伤和踝关节不稳需要手术治疗;

4. 开放性踝关节骨折(视频 32-1,光盘 4);

5. 具有广泛的骨和软组织损伤的踝关节骨折脱位。

手术治疗

手术时机

踝关节骨折手术治疗时机是有争议的,但最终取决于软组织条件。有人建议手术最好在伤后 6~8 小时内,即明显肿胀发生之前进行[28,29]。然而,实际情况是早期进行手术是困难的。总的来讲,大部分专家认为在手术前应控制软组织肿胀,这样会最大限度降低软组织并发症的风险。如果肿胀明显、有水疱或其他皮肤改变,就应推迟手术,直到软组织恢复。如果软组织条件差,应在骨折应复位后使用带衬垫夹板、支具甚至外固定支架固定,使肢体处于抬高位置。大多数骨折可在伤后 3 周内进行手术治疗,在技术和并发症发生率方面没有差别。

体 检

软组织评价和手术时机决定是骨科医生需要作出的最重要的决定。有水疱、明显的肿胀和软组织创伤的其他征象应引起医生警惕,手术应延迟至软组织肿胀消退。皮纹征已被应用于下肢其他部位损伤治疗,它可以帮助决定何时软组织适合进行踝关节骨折手术。踝关节骨折脱位引起的畸形可导致内外踝表面皮肤发生压力性坏死,因此如果不立即进行手术,则应进行闭合复位,应用夹板以保持胫距复位,解除皮肤压力。尽管存在明显的踝关节骨折,也应进行下肢全面检查,一定要检查腓骨近端有无触痛(Maisonneuve 骨折),并检查跟腱和足部。踝关节内侧触痛提示内侧三角韧带损伤,踝关节不稳。

内植物

对大多数病例,可以在外侧使用 1/3 管型接骨板,在内侧使用 4.0mm 或 4.5mm 半螺纹松质骨螺钉(中空或实心)。由于 1/3 管型接骨板容易塑形、切迹低,具有充分的力学强度,故一直用于腓骨远端骨折和其他踝关节骨折。而一些更新式的接骨板对某些特殊病例有益处,如一种复合式接骨板,远端为 1/3 管形,近端为 3.5mm 接骨板(DePuy, Warsaw, Cndiana),其可应用于骨质疏松病人或腓骨骨折向近端延伸的病人。锁定接骨板对某些难以处理的踝关节骨折有用。接骨板和螺钉间角度固定,故对于骨质疏松和粉碎性骨折病人有益处。在踝关节使用锁定接骨板必须要细心,如果不能像传统非锁定接骨板那样放置使用,它们不能帮助复位。偶尔也使用髓内固定治疗腓骨远端骨折,有时也在内侧或外侧使用张力带技术治疗严重粉碎性骨折。

术前处理和计划

骨折脱位或半脱位必须复位，否则对皮肤的压力会引起皮肤坏死，会把闭合性骨折转变成开放性骨折。然后，用良好衬垫的后侧夹板和U型夹板维持复位。由于距骨通常发生外侧脱位，故胫骨远端皮肤发生坏死风险最大。由于肿胀消退，夹板不再匹配，故较早就会发生复位丢失。

术前计划的重要性如何强调都不过分，特别是对于踝关节部位损伤更是如此，因为需要多个手术切口，且创伤和软组织情况不允许出现手术失误。哪些损伤需要手术治疗，对每种损伤哪种入路是最佳选择，这需要花费时间预先规划。

在复位和内固定计划前需要高质量的X线影像，有时候对侧踝关节的对比影像也是有帮助的。很少数情况下，使用CT检查来判断后踝骨块的大小和位置，或下胫腓关节的受累情况。

手术方案

踝关节骨折手术病人通常给予全麻或腰麻，偶尔可能会使用局麻，尽管局麻时肌肉松弛不完全会导致复位困难。内外踝骨折手术病人通常仰卧于透射X线的手术床，垫高患侧臀部以内旋下肢，使外踝显露更舒服。使用大腿止血带，提供干净的术野。在患侧小腿下方放置垫子（也可用无菌的毛巾卷）使患侧小腿高于对侧，这有助于手术入路和术中X线侧位照相。在肢体驱血和止血带充气前，要做患肢术区准备和使用抗生素。

术后伤口要多层缝合，最好在外侧接骨板表面获得全厚层软组织的覆盖。皮下组织和皮肤用无创技术闭合。此外，这些软组织几乎没有生理储备，踝关节周围的伤口问题很难处理。作者喜欢在足踝部位使用可小心拉紧的4-0尼龙缝线缝合，而不喜欢使用U形钉缝合。

单纯外踝骨折

外踝骨折复位的重要性以及其对踝关节匹配和力学的影响已经得到认可[6,30]。Yablon等人[30]认为外踝是双踝骨折复位的关键，这是因为距骨移位总是跟随着腓骨远端移位骨块。但是该观点受到Tornetta[31]的质疑，他证明对于许多双踝损伤仅内侧固定可能就足够。

对于不伴有内侧损伤的单纯外踝骨折，非手术治疗可取得良好治疗效果[25]。这些临床结果得到尸体研究支持，即单纯外踝移位不会引起踝关节不稳定[8,32]。该研究文献支持对于内侧间隙正常且外踝移位小于2mm的骨折采用非手术治疗[6,33]。对于发生很小移位的闭合性单纯外踝骨折病人，作者推荐非手术治疗，且严密随访。

对伴随的内侧三角韧带损伤，作出诊断并不容易。内侧触痛和肿胀可能提示三角韧带损伤，但对内侧损伤的临床证据有时很不明显。原始X线片必须要仔细评价有无内侧关节间隙增宽，该现象提示三角韧带断裂。其他诊断方法包括各种应力检查和磁共振等。

腓骨接骨板固定的技巧

对于腓骨骨折复位接骨板内固定术通常使用外侧入路纵形切口（图32-6）（视频32-1，光盘4）。

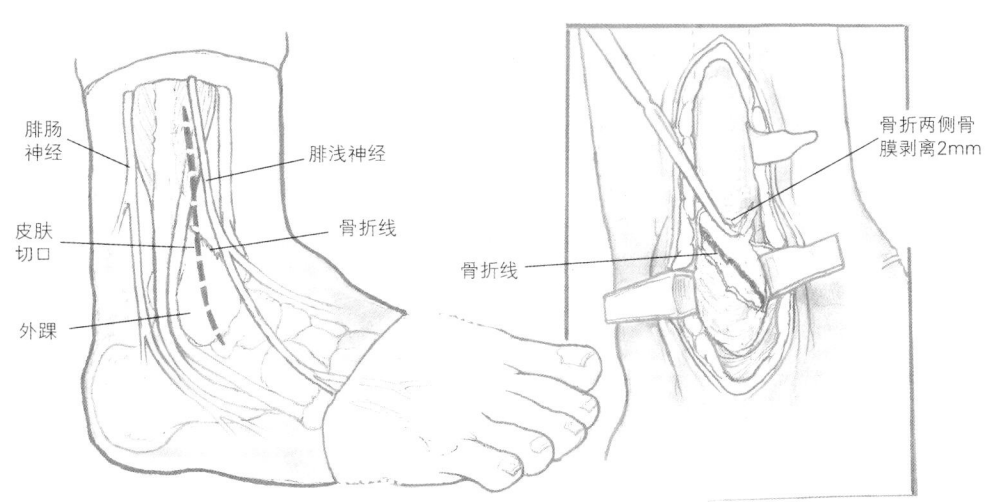

图32-6　腓骨远端解剖入路和应用解剖。该切口可略向后方偏移，允许在腓骨后侧放置接骨板，并可作为胫骨远端（后踝）手术的后外侧入路

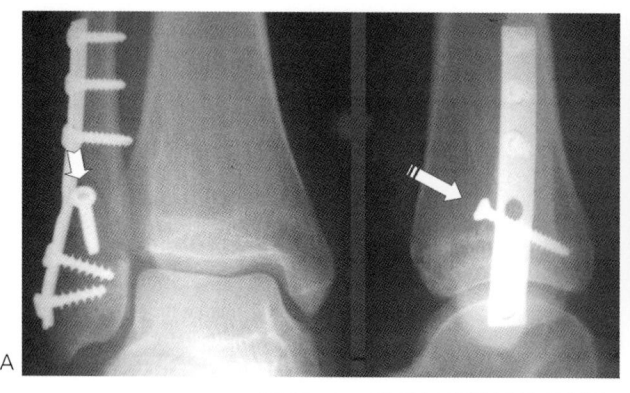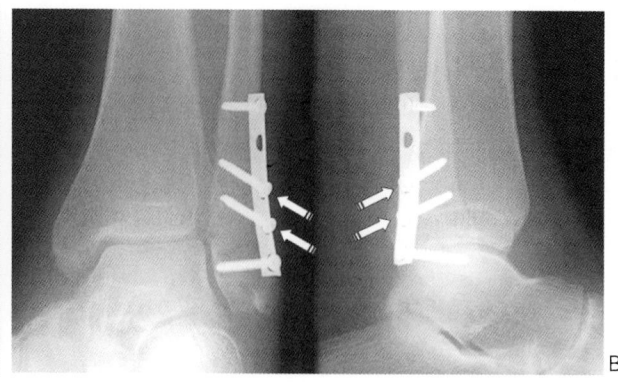

图 32-7 腓骨远端骨折接骨板放置位置。A. 位于外侧。B. 位于后侧

腓骨表浅位于皮下通常可被触及，其边缘容易确定。有时候皮肤切口位置要根据软组织情况、接骨板放置位置、是否暴露胫骨前外侧或后外侧，以及其他原因而向后方或前方移动。对于在腓骨后方使用防滑接骨板时切口位置最好向后移动1cm，以防止手术时软组织冲击。另外，腓浅神经走行并不总是恒定，需要仔细解剖来评价该神经是否穿过手术切口，特别是切口靠近小腿近端时（图32-6）。

多数需要切开复位内固定的外踝骨折使用一根预弯的1/3管型接骨板，结合使用拉力螺钉或无需拉力螺钉。该接骨板直接放置于外侧（图32-7A）或后侧（图32-7B）。外侧放置接骨板可能会导致局部突起的问题，但是该位置可以直接使用接骨板。作者偏爱对斜形骨折尽可能使用腓骨后侧防滑接骨板。该技术在力学上比外侧接骨板更有效，且将置入内置物的风险降至最低[34,35]。若第一枚螺钉恰好靠近骨折端，通过推挤骨折端，接骨板能够协助复位（图 32-8A）。通常要经过接骨板放置一枚拉力螺钉进一步增强固定强度（图 32-8B）。

简单的腓骨骨折，例如旋后—外旋型4度损伤的腓骨斜形或螺旋形骨折，复位相对容易。通过推挤骨折线处的骨折组织间的血肿，预防骨折缝隙的对合不良，使骨折端变得新鲜。

可以使用1~2把小型点式复位钳或狮口钳恢复长度、平移和旋转移位。骨折复位可通过查看相邻骨折断端的情况来判断，然后使用1/3管型接骨板于外侧或后方固定。如果在外侧使用接骨板，在接骨板固定前要使用拉力螺钉固定骨折；如果在后侧使用防滑接骨板，要通过接骨板使用拉力螺钉。

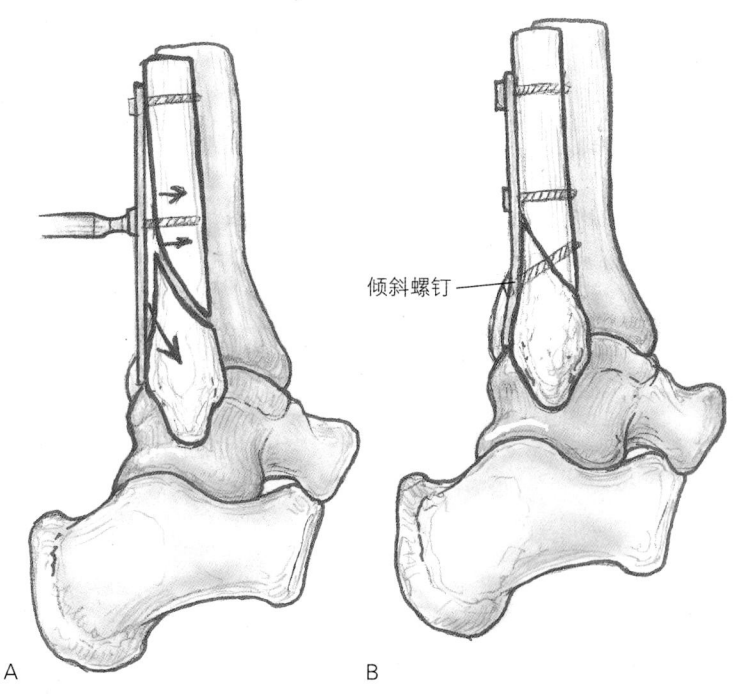

图 32-8 对于腓骨远端斜形骨折，于后侧放置防滑接骨板可帮助骨折复位，有良好固定强度，防止内固定物相关问题。A. 接骨板可推压骨折块，帮助骨折复位。B. 使用拉力螺钉固定

倾斜螺钉

外踝粉碎性骨折的复位固定很困难,一定要注意恢复正确的长度和旋转。当距骨外侧软骨下轮廓和腓骨内侧相匹配,胫腓线在踝穴位片上恢复时这些畸形即被纠正(图32-3,图32-4)。复位技巧包括间接复位方法,如接骨板可作为一间接复位工具[36],将接骨板固定于骨折一端(通常为远端),然后使用手法牵引、微型牵开器或脊柱牵开器撑开推顶螺钉恢复腓骨的长度和旋转,用持骨钳将接骨板临时固定于腓骨后行X线检查。根据需要进行调整直到恢复可接受的复位,然后用螺钉将接骨板近端固定。另一种方法是用点式复位钳纠正旋转、恢复长度,然后用1~2根克氏针固定腓骨于胫骨远端或距骨,接着安放接骨板固定并拆除克氏针,行X线检查;如果复位满意,使用螺钉将接骨板固定于腓骨。对于短缩骨折、粉碎骨折和腓骨干部位骨折病人,作者通常使用3.5mm动力加压接骨板(Syntues USA,Paoli,PA)或混合式接骨板(Depuy Orthopaedics, Warsaw, Indilina)。由于拧入螺钉时骨会移向接骨板,若接骨板塑形不好会导致复位不良,所以这些坚固接骨板必须准确塑形(图32-4)。

要点与技巧

- 对于非常不稳定的踝关节骨折,固定后要拍应力位影像来评价下胫腓损伤情况。
- 锁定接骨板螺钉不能协助复位,骨折必须要在置入锁定螺钉前复位。
- 位于腓骨远端的小碎片,可能表示上腓侧支持带的撕裂;如果没有固定,可能导致腓侧半脱位。

内踝骨折

内踝骨折通常与外踝骨折同时发生,但是在旋前—外旋和旋前—外展型损伤中,偶尔会发生单纯内踝骨折(图32-2)。由于内踝骨折可能是腓骨近端Maisonneuve骨折和下胫腓损伤的一部分,所以获得整个胫腓骨X线片非常重要。内踝骨折可以是横形、斜形或垂直。横形和斜形骨折表示撕脱损伤,可以累及整个内踝或仅仅内踝前丘,这个区别可通过仔细分析侧位平片发现。由于三角韧带深层附着于内踝后丘,所以三角韧带深层损伤可以与内踝前丘骨折同时发生。这样,若仅修复内踝前部骨折不会恢复内侧韧带的完整性,踝关节仍可能存在不稳定;相反,整个内踝的横形骨折不会发生韧带损伤,固定内踝可恢复关节稳定性[31]。

目前,没有关于单纯内踝骨折治疗效果的长期研究。作者推荐对无移位和轻度移位骨折采取制动处理,对于大于2mm的移位骨折采用切开复位内固定[1]。X线平片对于内踝骨折的精确性是有限的,甚至X线表现为很小的内踝骨折移位,实际上骨折错位很大。应仔细分析三个体位的X线平片以评估伤情,且CT检查可更好地显示损伤。内踝骨折严重复位不良就如同内侧三角韧带损伤一样,也会导致踝关节不稳定[8],这已引起重视;而且移位的内踝骨折在闭合治疗后发生疼痛性骨不连并不少见[37]。对于关节腔内有小的骨块或骨软骨块的骨折应考虑开放手术,因关节内骨块能够引起机械磨损和撞击[38]。当暴露内踝骨折后,应仔细检查关节腔内有无游离骨块和软骨损伤,这提供了更准确的踝关节预后判断。

内踝固定技巧

作者使用弧形切口,从踝关节前内侧向上延伸,向远侧弧形跨过内踝尖(图32-9)(视频32-1,光盘4)。该入路的优点是踝关节内侧和骨折复位暴露良好,从切口的远端可置入半螺纹拉力螺钉。缺点是切口内有大隐静脉和隐神经,应仔细保护。有些医生喜欢纵直切口,经过骨折和内踝尖部,也有医生喜欢延伸到内踝后侧的弧形切口[39]。这些入路的主要缺点是对关节内复位和关节内损伤显露局限。此外,直接在骨折表面皮肤做切口可能会导致灾难性的切口问题。

通常内踝骨折是直接复位,但作者发现几种有用技巧。第一,骨膜瓣可以嵌入骨折块间影响骨折精确复位,使骨折显露困难,所以骨膜瓣延伸超出骨块边缘,就应将其切除。第二,可以在内踝尖端上穿入1~2根克氏针以控制骨块辅助复位,一旦获得复位,可将克氏针穿入胫骨来提供临时复位。其他可能有用的器械包括锐口牙刮匙和小型点式复位钳(可在邻近的胫骨远端钻一个洞作为点式复位钳的一个支点)。第三,可通过评价内侧和前侧关节外骨折线、踝关节前内侧角来判断骨折复位情况。最后,建议采用两个固定点来预防旋转移位。如果使用中空螺钉,应置入3枚克氏针,这样当钻第一个螺钉孔,此克氏针的固定作用

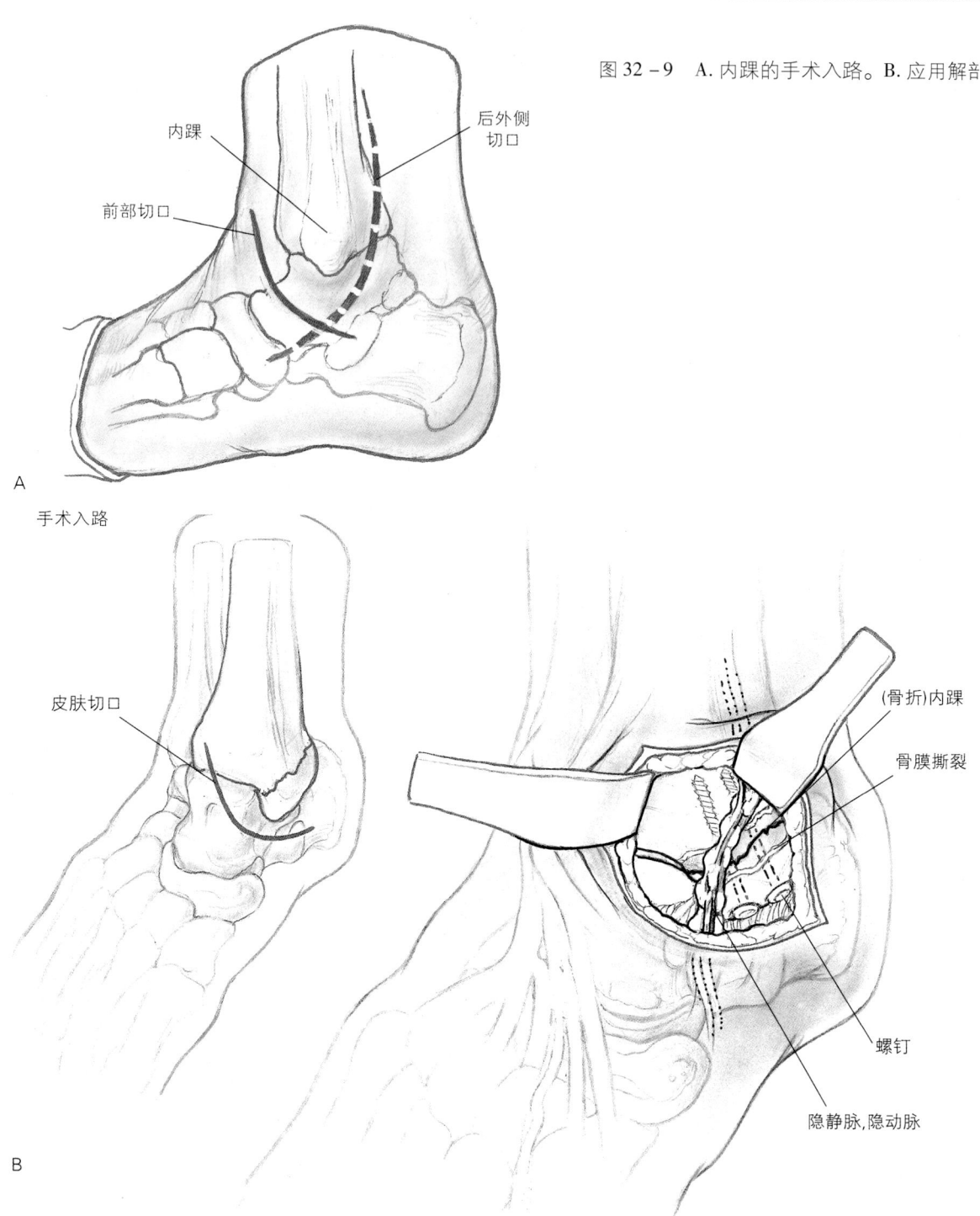

图32-9 A.内踝的手术入路。B.应用解剖

丢失时另2枚克氏针仍能维持复位。

大多数内踝骨折可用两枚半螺纹松质骨拉力螺钉固定,空心或实心螺钉均可(图32-10)。根据骨折情况,较小的骨块可用1枚螺钉和1枚克氏针(剪短并折弯)固定来获得旋转稳定性。粉碎性骨折可能会需要张力带结构或微型骨块螺钉固定。若旋后—内收型骨折或其他垂直方向的骨折向胫骨延伸过多,就应该使用防滑接骨板固定(使用或不使用拉力螺钉)防止垂直方向的移位。

双踝骨折

双踝骨折指的是累及内外踝的骨性损伤,包括Weber A型、B型、C型骨折,和Lauge-Hansen旋后—外旋2度,旋后—内收3、4度,旋前—外旋3、4度,旋前—外展2度骨折。绝大多数涉及内踝和外踝的损伤在力学上不稳定,若想获得良好结

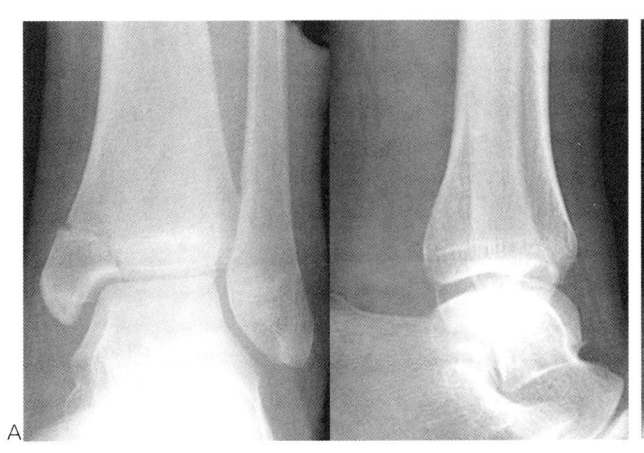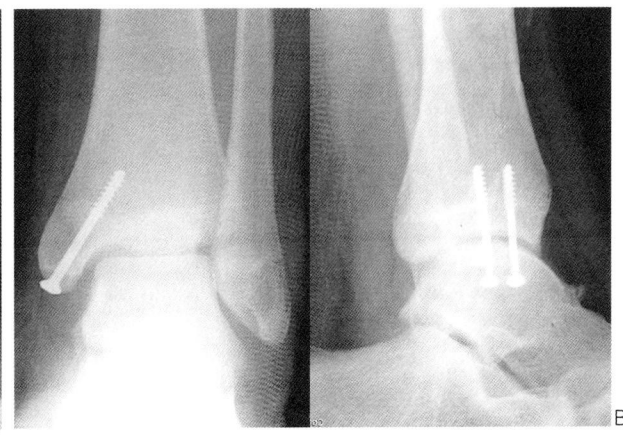

图 32-10　内踝骨折最常使用两枚半螺纹拉力螺钉固定。A 术前 X 线片。B. 术后 X 线片

果就需要复位和内固定[1]。通常推荐双踝均固定,本章节讨论每种损伤的固定方法。对于所有该类损伤均应考虑下胫腓损伤的可能性,但下胫腓损伤更常见于腓骨骨折高于胫骨远端关节面 4.5cm 的 Weber C 型骨折[22,23,40]。最近,Ebraheim 等人[23]证实下胫腓损伤也可能发生于更远端的腓骨骨折,而传统认为此类骨折发生下胫腓损伤的风险较低,并建议在骨折固定后常规行术中应力位 X 线片检查。

Tornetta[31]近期的工作已经证实,通过单纯复位固定内踝就能有效地稳定许多双踝骨折。临床上这种情况多见于当骨折水疱、筋膜切开或其他原因而不能进行外侧切开时。然而单纯内侧固定的隐患是单纯内踝前丘骨折,内踝前丘骨折可伴有或不伴有深层三角韧带损伤。如果仅固定内踝前丘骨折,就应行应力试验来确定是否恢复内侧稳定性。如果深层三角韧带断裂,仅固定内踝前丘骨折不能稳定踝关节,因为伴随的韧带和外侧结构损伤同样需要修复以稳定踝关节。

腓骨骨折并且伴有三角韧带完全损伤而不是内踝骨折,类似于双踝骨折。该类损伤的误诊和误治可导致不良结果,故有必要进一步讨论。三角韧带起于内踝,止于距骨和跟骨,其浅层抵抗外翻,深层抵抗距骨外旋,深层是保持踝关节稳定关键部分。临床上通常根据内踝部位和其下方的肿胀和触痛作出三角韧带损伤的诊断,还需要静息位和应力位 X 线平片(在骨折评估和决策章节已经详述过)来证实诊断,有时还需要 MRI 检查。

若腓骨骨折和三角韧带损伤导致踝关节不稳,就应手术解剖复位固定腓骨;如果获得腓骨解剖复位和恢复内侧间隙,就不必修复三角韧带[41]。即使内侧间隙恢复,仍必须通过术中应力位平片检查有无下胫腓损伤,这些病人要制动使三角韧带在其原始长度上修复[8]。在很少情况下撕裂的三角韧带可能会阻止关节的解剖复位,内侧间隙仍较宽,如果发生此种情况则有内侧探查的指征[42]。

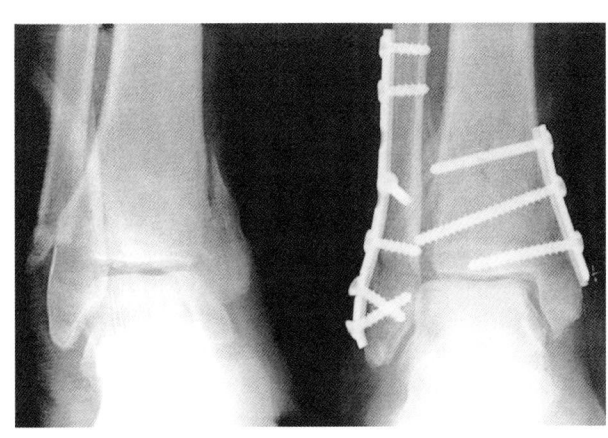

图 32-11　内踝垂直骨折(旋后—内收型)可使用防滑接骨板固定,防止骨块向近端移位

要点与技巧

- 类双踝损伤,包括腓骨骨折和三角韧带损伤,可通过内侧触痛和平片上内侧间隙增宽作出诊断,内侧无触痛并不能排除诊断。
- 对于腓骨骨折合并三角韧带损伤,通常无须修复三角韧带,除非损伤的韧带阻挡内侧复位。

后踝骨折

外旋和外展骨折（Lange-Hansen 分型旋后—外旋型、旋前—外旋型和旋前—外展型）可引起后踝骨折，即下胫腓后韧带的撕脱骨折。以前认为骨折累及 20%~33% 的胫骨远端关节面时，应进行内固定来防止距骨后脱位和关节面不匹配[43~46]。Raasch 等人[47]证实只要稳定腓骨就能防止踝关节后脱位，因为腓骨和下胫腓前韧带是踝关节后方不稳的主要限制因素。有些研究证实，后踝骨折累及关节面大于 25%~33%，使用内固定可取得更好的临床效果[45,46]。但问题是如何判断后踝骨折块的真正大小，CT 和 MRI 可用来准确判断受累关节面的大小比例。Scheidt 等[48]建议如果不固定后踝骨折，在骨折愈合早期应制动来对抗旋转和平移应力。

后踝骨折固定技巧

作者推荐若骨块大于关节面的 25% 就应手术治疗，因为这时有踝关节后方半脱位和（或）踝关节后方动态不稳；或关节面台阶大于 2mm 也应手术治疗，特别是存在腓骨未解剖复位时。Tornetta 提供了后踝骨折手术治疗方法选择的基本原则[49]。

作者采用下列策略治疗需要手术的后踝骨折。Harper 和 Hardin[50]认为后踝骨折可在腓骨复位时获得复位（图 32-12）。如果后踝骨折可通过间接方法解剖复位，则骨折可用 1~2 枚拉力螺钉从前向后外固定，可使用空心螺钉或标准螺可经皮置入（图 32-12）。如果使用该方法，必须获得高质量的 X 线图像确定骨折复位和内固定物放置。如果腓骨复位后后踝仍旧移位，可通过后外侧入路切开复位，即利用腓骨切口显露踝关节后方（图 32-13）[39]。如果考虑使用该切口，病人应侧卧于手术床上并垫气袋（使用安全带保护，但不能捆绑于手术床上），一旦内侧部位修复好，通过气袋放气使患者能轻微地向仰卧位旋转。在腓骨肌腱和跟腱之间分离，然后经过拇长屈肌腱外侧分离显露（图 32-13）。拇长屈肌腱可保护后内侧的血管神经束，踝关节的后方可获得广泛显露。典型的后踝骨折有一向上的骨折尖端，能够卡入近端骨折而复位，然后放置一支持接骨板，使用拉力螺钉来取得后踝骨折的良好固定。

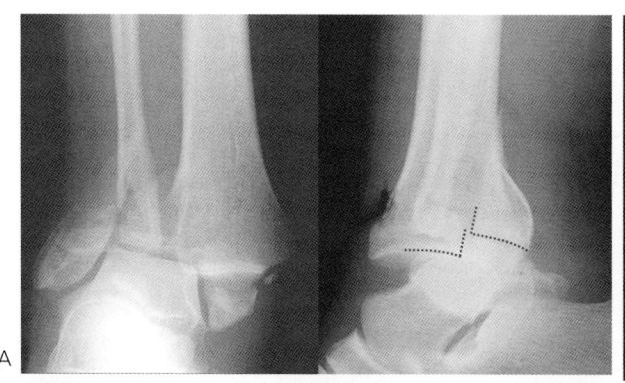
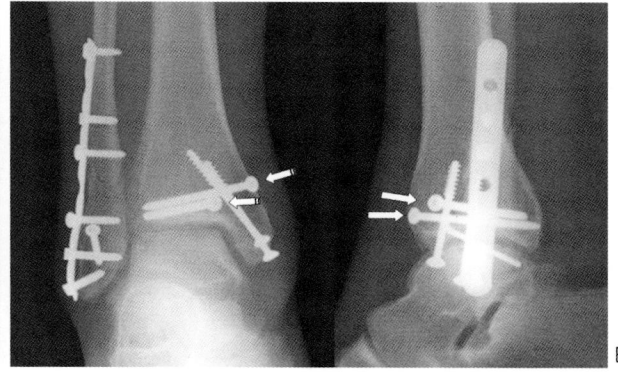
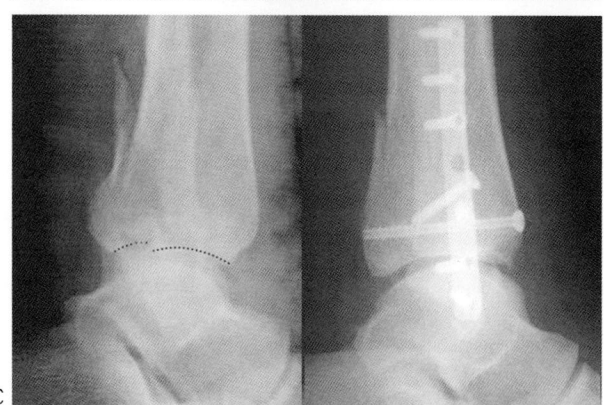

图 32-12 （A）如果通过间接方式获得后踝良好复位，固定可从前向后经皮进行。从前后方向应用（B）标准实心螺钉或（C）空心螺钉

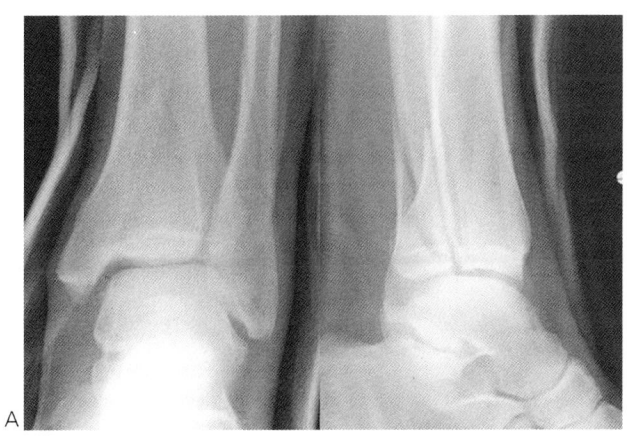 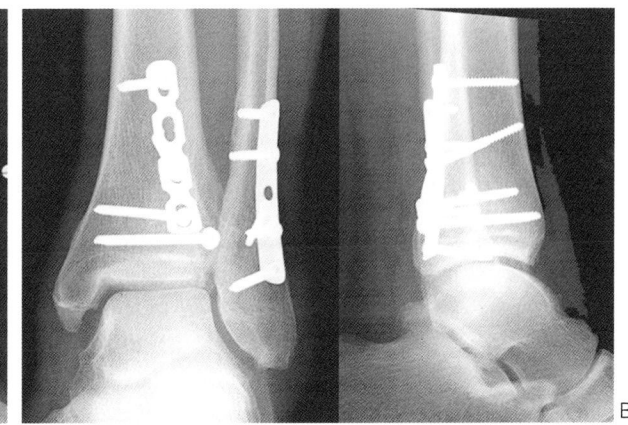

图 32 – 13　A. 后踝骨块较大的三踝骨折。B. 经后外侧入路,使用防滑接骨板和拉力螺钉固定

> **要点与技巧**
> - 如果后踝骨折累及关节面的 25%~33% 或存在后方不稳定时,应该固定骨折。

下胫腓损伤

踝关节骨折引起的下胫腓损伤,其治疗一直是有争议的。尽管多项解剖学和生物力学试验研究了损伤的力学机制和诊断,但关于详细的治疗指南,如固定类型和术后处理一直没有达成共识。本章仅仅介绍与踝关节骨折相关的下胫腓损伤。Wuest[51] 和 Amendola[2] 对单纯下胫腓损伤的文章进行了综述。

下胫腓联合包括四条韧带:下胫腓前韧带、下胫腓后韧带、下胫腓横韧带和骨间韧带(图 32 – 1)。下胫腓分离通常发生于外旋暴力,并累及高位的腓骨远端骨折(例如 Weber C 型骨折和 Lauge – Hansen 分型旋前—外旋型、旋后—外旋 4 度骨折),通常通过 X 线平片作出诊断;有时下胫腓损伤明显,有时下胫腓损伤不明显,仅能通过应力位片发现。常用的影像学指标包括:下胫腓联合间隙在踝穴位和前后位上大于 6mm,胫腓骨的重叠阴影在前后位上小于 6mm,在踝穴位上小于 1mm。另外,内侧关节间隙(内踝和距骨间隙)应该和等于距骨上方和外侧关节间隙[52]。Ebraheim 等人[23] 报道使用 CT 检查对比正常和受伤踝关节是有帮助的,下胫腓损伤的征象包括下胫腓分离、腓骨远端前方半脱位、胫骨的腓骨切迹变浅。有时候在术中通过 Cotton 试验作出诊断,即在术中用巾钳牵拉腓骨远端判断其是否与胫骨分离[53]。

最近认为前后方向的半脱位更容易发现,可以作为下胫腓不稳更敏感的检查[24]。

在讨论下胫腓的稳定时,经常引用 Boden 等人[22] 的研究,他们发现如果三角韧带完整,下胫腓不会改变踝关节稳定性,故推荐如果有内侧损伤,下胫腓固定仅用于腓骨骨折位于踝穴关节面近端 4.5cm 以上的病人。对于踝穴关节面近端 3~4.5cm 的腓骨骨折,踝关节的不稳程度是不确定的。有许多医生认为下胫腓损伤漏诊导致的后果比放置下胫腓螺钉的后果严重,故推荐对于不肯定的下胫腓损伤放置下胫腓螺钉[54]。如果对于下胫腓损伤有争议,应该在术中做外旋或其他应力位 X 线检查,如 Cotton 试验。

在许多病例中,腓骨骨折和下胫腓损伤可通过腓骨接骨板和下胫腓螺钉(常常通过接骨板固定)同时解决。然而在某些病例中可仅仅固定下胫腓联合,即复位腓骨骨折后使用两枚螺钉固定下胫腓联合。该方法的原理是腓骨骨折本身不重要,而腓骨复位和下胫腓联合的稳定是重要的。此方法的优点是能够经皮固定,而其明显的缺点是可能会复位不良。

下胫腓螺钉固定的技巧

外踝和(或)内踝骨折应该先行复位内固定。如果内侧间隙在应力检查或在非应力检查下仍旧较宽,使用大复位钳夹持腓骨和胫骨远端,术中影像可评价腓骨位置和长度,并确保螺钉平行于关节面置入。复位后,下胫腓螺钉应平行于踝关节面,并在其上方 1.5 或 2cm 处,稍稍朝向前方经腓骨向胫骨置入(图 32 – 15)。即使使用自攻螺钉,置入螺钉前也最好先攻丝,因为其在钻入胫骨皮质时可能会使胫骨远离腓骨。此外,还可以在第

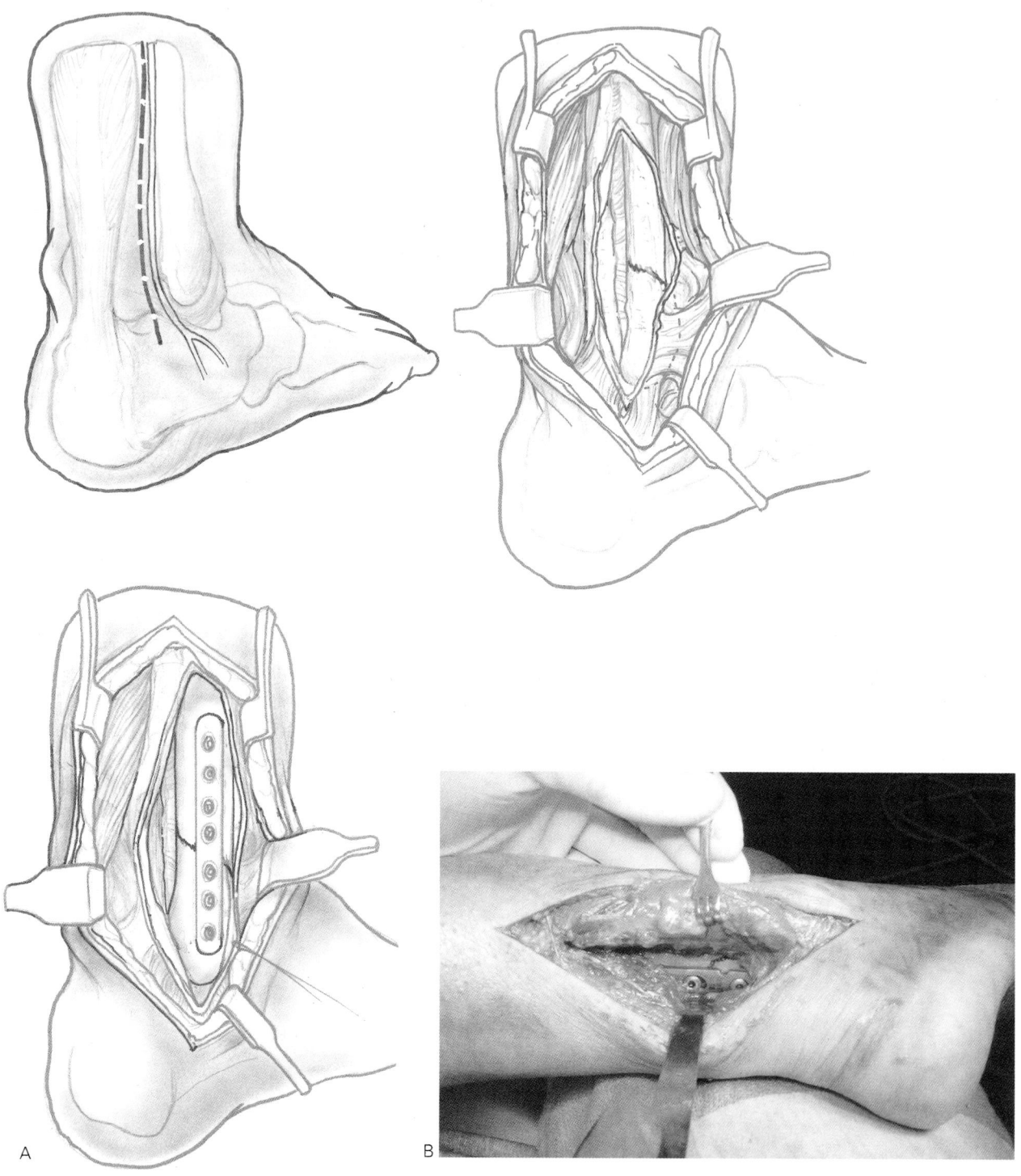

图 32-14　A. 胫骨远端后外侧入路显露后踝。B. 术中照片显示暴露和接骨板固定

一枚螺钉稍上方再置入一枚螺钉固定下胫腓。许多医生喜欢在踝关节最大背伸位时固定下胫腓，因为这样可保留踝关节的活动，但 Tornetta 等人[55]质疑这种说法。应使用位置螺钉固定而不是拉力螺钉以防止下胫腓关节过紧。

外科医生通常选择 3.5mm 或 4.5mm 螺钉固定 3~4 层皮质骨，但这仍旧有争议，没有确切的生物力学和临床研究证明哪一种螺钉和固定几层皮质骨有优势。Hoiness 和 Stromsoe[56]最近比较了一枚 4.5mm 固定四层皮质骨（在术后 8 周取出)和两枚 3.5mm 固定三层皮质骨(未取出)的治疗效果,发现在术后一年,两组间疼痛、功能评分和背屈活动没有差别。最近的文献已证明,使用 4.5mm 多聚乳酸(PLLA)可吸收螺钉可获得较好治疗效果[57]。可吸收螺钉的优点是可避免再一次手术取出下胫腓螺钉。尽管该技术是有前景的,但是下胫腓螺钉固定的金标准仍旧是使用金属螺钉。

在负重前是否取出下胫腓螺钉是下胫腓损伤治疗中最有争议的问题。Needleman 等[58]发现下胫腓螺钉引起胫距关节外旋角度减少。支持取出下胫腓螺钉的医生认为下胫腓螺钉可导致关节活动异常,或者至少会引起螺钉断裂。然而有些研究发现不取出螺钉病人也可完全负重,螺钉最终会松动或断裂,但很少引起症状[59,60]。不主张取出螺钉的医生指出螺钉松动断裂,使病人可有几乎正常的踝关节活动。

作者通常使用一枚 3.5mm 皮质骨螺钉,在踝关节背屈位时于踝穴上方 1.5~2.0cm 处固定 4 层皮质骨(图 32-15B)。如果病人身材高大、肥胖或不配合治疗,可使用 2 枚平行螺钉进行固定。术后处理为病人于非负重位佩带支具 6~7 周,然后根据病人耐受程度逐渐负重 6 周;在术后 12~14 周取出螺钉,术后常规 X 线照片证实。

前面提到的 Maisonneuve 损伤包括腓骨近端骨折、内侧韧带损伤和下胫腓损伤。腓骨近端骨折不需要手术治疗,但应识别和解决下胫腓损伤。为了恢复正常的踝关节匹配,在固定下胫腓前应恢复腓骨的长度和旋转。对该类损伤,作者通常固定 2 枚下胫腓螺钉,甚者有时使用 2 孔或 3 孔 1/3 管型接骨板提供更稳定的固定。

开放性踝关节骨折

开放性踝关节骨折治疗需要考虑到所有闭合性损伤的问题、软组织问题和细菌污染情况。与闭合性损伤相比,开放性损伤出现并发症和不良治疗效果的可能性较大[61,62]。

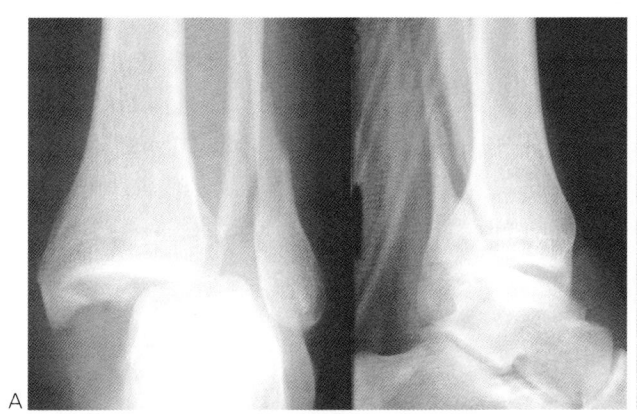
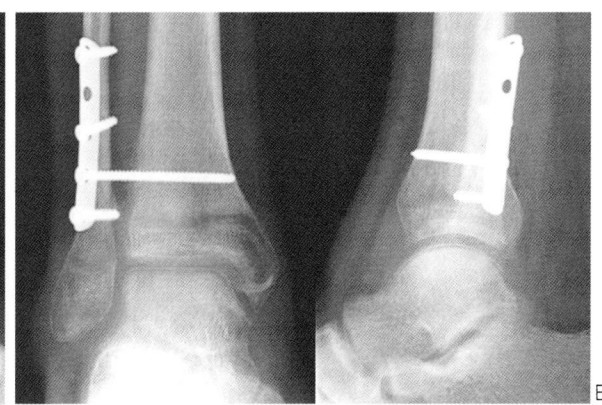
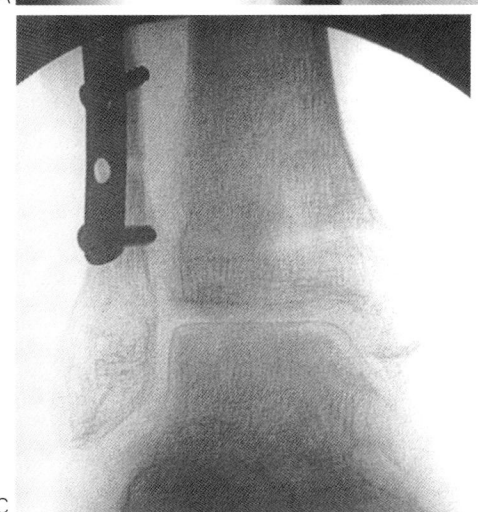

图 32-15 A. 合并下胫腓分离(术中证实)的类双踝损伤。B. 使用螺钉固定。C. 作者推荐在术后 12 周取出螺钉,避免螺钉断裂

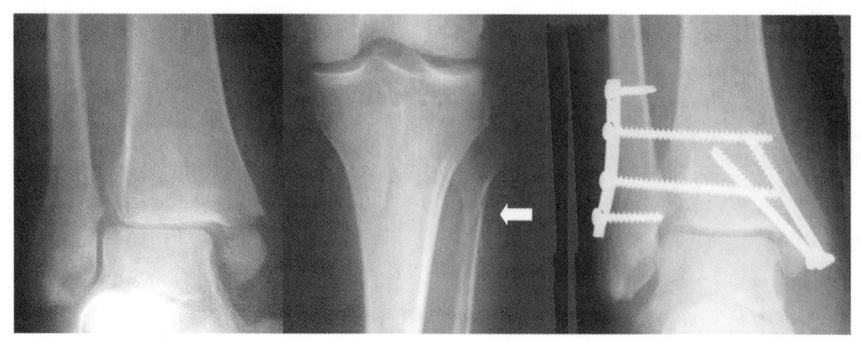

图 32-16 Maisonneuve 损伤包括腓骨近端骨折、内踝骨折和下胫腓损伤。在置入下胫腓螺钉前必须恢复腓骨长度和旋转。在该病例,作者通过接骨板置入两枚下胫腓螺钉,以提供更牢固的固定

要点与技巧

- 在踝穴上方4.5cm处的腓骨骨折常合并下胫腓损伤,但更远端的腓骨骨折也可能合并下胫腓损伤。
- 没有证据表明在踝关节背屈位放置下胫腓螺钉可引起踝关节动度的降低。
- 可吸收内植物可以替代标准的下胫腓螺钉,能够提供充分的稳定性,并且不需要手术取钉。

开放性骨折治疗开始于在急诊室静脉使用抗生素和预防破伤风。应仔细检查伤口,然后无菌敷料覆盖。如果损伤移位明显,应进行手法复位。如果伤口污染重,在复位和夹板固定前冲洗伤口是有益的。抗生素使用应根据开放性骨折用药指南。例如,对于 Gustilo Ⅰ 型和 Ⅱ 型骨折可使用头孢菌素(如头孢唑啉),每 8 小时一次,连续使用 24~48 小时。对于 Gustilo Ⅲ 型骨折,可使用头孢菌素加氨基糖苷类、广谱抗生素(哌拉西林钠—三唑巴坦钠)或氟喹诺酮类抗生素以治疗革兰阴性杆菌。在野外损伤,伤口污染重,还应该使用青霉素[63]。必须急诊清创灌洗,去除所有异物和可疑的无活力组织。

一旦伤口处理干净,Ⅰ型、Ⅱ型[63]和ⅢA 型骨折[63]可以以标准程序行稳定的内固定和伤口闭合[64,65]。Bray[66]和 Wiss[67]等发现与延迟内固定手术相比,一期行内固定手术并没有引起感染发生率升高,这些学者推荐对大多数开放性骨折行一期内固定。ⅢB 型骨折最好行最小化内固定或外固定支架固定,再延期行最终固定。大多数学者认为每隔 48~72 小时行再次清创,直至伤口清洁、可以更安全闭合创面。治疗目的是在 5~10 天内闭合伤口[65]。既往研究发现只要遵循这些原则,多数病例可获得良好治疗结果[66,67]。

骨质疏松性踝关节骨折

由于社会老龄化,骨科医生将会面临更多的骨质疏松性骨折,其中包括踝关节骨折。不管老年病人还是年轻病人,踝关节骨折治疗目的均相同(恢复踝关节解剖,稳定关节来允许早期活动和预防创伤性关节炎),但是对于严重骨质疏松病人,应基于个体情况制定治疗方案。由于各种原因,这类病人难以耐受非手术治疗,且非手术治疗的并发症发生率相当高。在老年骨质疏松病人,手术也很难取得高质量的内固定强度,这种情况下并发症发生率也很高[68,69]。对于骨质疏松性踝关节骨折,有几种技巧可以最大化提高固定强度(图 32-17)。这些技巧包括使用松质骨螺钉和接骨板固定、接骨板螺钉固定后使用辅助髓内针加强[70]。对于内踝骨折,可使用锁定接骨板和长拉力螺钉,后者可将内踝固定到胫骨外侧皮质骨。最近还报道了一种技巧,自腓骨向胫骨固定多枚长螺钉[71]。使用 Rush 棒、克氏针或其他类似器械髓内固定腓骨远端,成为老年骨质疏松性腓骨远端骨折治疗的一种可考虑选择的方法。

糖尿病病人踝关节骨折

与无糖尿病的踝关节骨折病人相比,患有糖尿病的踝关节骨折病人其并发症发生率高[72,73]。糖尿病病人可发生周围神经病变、小血管病变和皮肤改变。对于糖尿病骨折病人,手术治疗引起的外科感染和切口问题的发生率,与非手术治疗引起的皮肤坏死或其他问题的发生率相一致,所以手术治疗尽管有风险,但是通过手术恢复关节稳定性可以使病人最有可能获得较好治疗结果,

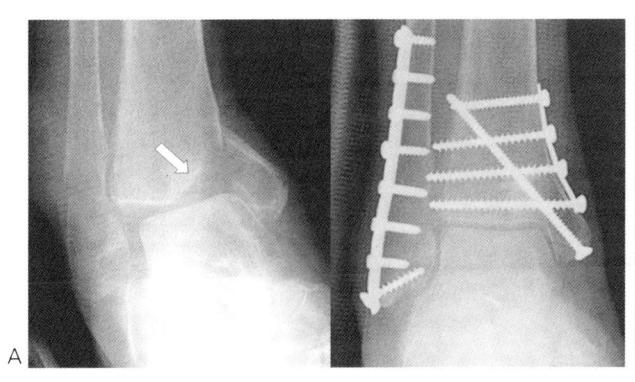 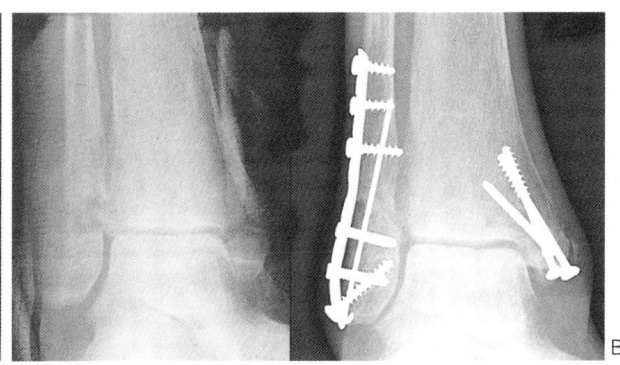

图32-17 骨质疏松病人踝关节骨折固定技巧。A. 病例1,使用锁定接骨板固定腓骨,磷酸钙骨水泥填充嵌塞的关节面复位后的空隙,使用一块支持接骨板固定高位内踝骨折,并用一根长拉力螺钉将内踝固定到胫骨外侧皮质。B. 病例2,外踝使用松质骨螺钉、锁定螺钉和接骨板固定(需首先置入普通螺钉),并用克氏针加强,内踝使用微型骨块螺钉固定

并且最大限度降低并发症发生率。在决定手术时机和手术操作中均要重视软组织问题。此外,负重要延迟到X线检查有骨折愈合征象,因为糖尿病病人行走控制能力降低。对于严重神经失用和保护性感觉完全丧失的病人,应考虑使用改良方法。Jani等人[74]对该类骨折病人使用跨关节固定针固定并延迟负重,取得较好治疗效果(图32-18)。该类骨折还可进一步使用单侧固定器固定3~6周来增加内固定稳定性,并降低使用支具引起的并发症。

踝关节脱位

涉及骨折的踝关节脱位应紧急闭合复位来最大限度降低软组织张力,然后行切开复位内固定术。不涉及胫腓骨骨折的踝关节脱位非常少见,通常使用闭合复位和支具固定。踝关节脱位最常见于年轻男性,原因为交通事故和坠落伤。由于距骨呈梯形,所以踝关节脱位时足于跖屈位脱位[75]。在闭合复位时,病人应在镇静状态或全麻状态,很少发生软组织阻碍闭合复位而需手术复位。复位成功后,应在足中立位固定3~6周。大多数学者不推荐一期韧带修复,长期随访未发现不稳定问题[76,77]。

术后处理

踝关节骨折要获得最佳治疗结果,需要在获得和维持复位与恢复活动和负重之间取得平衡,这样病人才能无痛活动。对于每一类型踝关节骨折,这些指导原则必须根据下列因素作出调整:固定稳定性、骨的质量、病人依从性、并发症、是否需要修复软组织如三角韧带和下胫腓联合。Cimino等人[78]评价踝关节骨折切开复位内固定术后早期活动,发现早期活动没有引起固定失败,但是早期活动病人的功能结果与制动病人的相似。以前的研究发现只要手术获得充分的稳定性,早期负重和非负重之间的功能结果无差别[79,80]。考虑

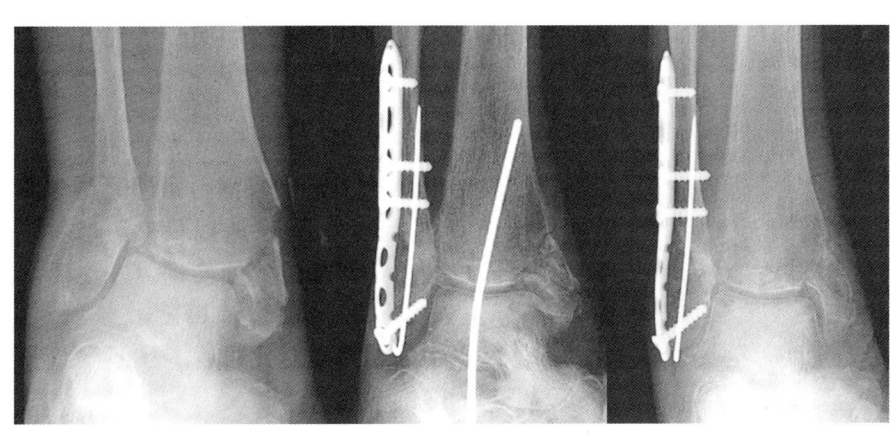

图32-18 一位患有糖尿病和骨质疏松症的病人,在发生不稳定双踝骨折伤后4天出现严重软组织问题。腓骨使用微创接骨板固定结合髓内克氏针加强,跨关节斯氏针固定胫距关节,内踝未固定

到这些情况,作者一般在拆线后让病人穿石膏靴,并作日常活动训练。病人术后 6～7 周后患肢开始负重,对于负重的指导原则应根据复位的稳定性、骨的质量和病人的健康状况个体化制定。对于老年、糖尿病、严重骨质疏松、切口问题和韧带损伤病人(下胫腓联合和三角韧带)应延迟负重。

踝关节骨折治疗新技术

由于踝关节伤口愈合问题和内固定物突起的发生率较高,所以踝关节骨折的替代和改良固定方法一直是活跃的研究领域。Thordarson 等人随机对比研究了 32 例下胫腓损伤病例,分别使用金属螺钉和可吸收螺钉治疗,发现功能结果和并发症两组间无差别,可吸收螺钉固定亦未见骨溶解[81]。许多并发症与接骨板有关,德国发明了一种中空的小直径髓内固定器械,每隔 9mm 有一个洞眼可通过体外导航架置入交锁钉[82]。194 例病人使用该器械,其中 1/3 为双踝损伤,几乎没有软组织问题,仅一例发生骨不连[82]。

新型骨生物制剂正迅速引入临床。一项试验研究一种合成玻璃是否能改善骨质疏松病人踝关节骨折的固定[83],86 枚螺钉使用合成骨填充物增强固定,在随访中仅 1 枚螺钉松动,6 个月随访深部感染发生率为 5%[95]。

并发症

切口问题和感染

踝关节骨折的术后并发症与其他下肢关节内骨折的相似。最显著的并发症包括术后感染(1%～2%)和切口问题(4%～5%)。然而这些问题可通过仔细慎重地选择软组织入路来预防,这些内容在本章节的术前护理、术前计划以及查体要点中已讨论过。

切口边缘坏死可引起局部干痂形成,直到深部组织形成肉眼组织,痂皮可清除或自行脱落。如果发现痂皮面积大或伤口发生明显坏死,除非骨科医生具有复杂软组织损伤治疗经验,否则应求助于整形外科医生。由于踝关节部位缺少多余软组织覆盖,所以旋转皮瓣或筋膜皮瓣仅对小面积软组织缺损有效,而对较大面积软组织损伤常需要游离皮瓣移植。

有时很难确定是否发生深部组织感染。表浅蜂窝织炎表现为伤口周围发红和皮温增高,这可使用抗生素治疗,并严密观察。一旦发现化脓或其他深部组织感染征象,则需要采取更积极有效的治疗,这时通常需要切开引流和静脉应用抗生素。局部伤口护理,使用伤口负压吸引装置(VAC)是治疗感染或复杂伤口的有效办法。对于大部分深部感染早期病例,伤口可彻底清创引流,内植物可保留在原位,并且静脉使用抗生素。一旦骨折愈合,就应考虑取出内植物。

骨不连

由于踝关节骨折多位于干骺端容易愈合,骨不连并不常见。但是在有些情况下踝关节易发生骨不连,如内踝骨折[37,84]或高能量外踝骨折。在关节水平的内踝骨折可发生移位和软组织嵌入,这将影响骨折愈合。作者发现在踝关节水平发生的内踝骨折骨不连,比内踝撕脱骨折骨不连更易出现疼痛。

内踝骨不连治疗是对骨不连区域进行清理,将骨块尽可能精确复位,再使用螺钉和张力带固定。由于骨吸收可能明显且干骺端骨块相对质软,所以有时骨块复位和固定困难。如果骨块间不能获得紧密加压,则需要植骨,这时可切取邻近的胫骨干骺端骨质使用。

需手术治疗的外踝骨不连常由出现长度短缩的粉碎性腓骨骨折引起。外踝骨不连还可能是由于合并下胫腓损伤。对于这些问题,需要恢复腓骨长度和固定下胫腓。可以使用推顶螺钉恢复腓骨长度直到腓骨尖端与距骨外侧面相互匹配,此外通常需要大块自体骨或同种异体骨移植来维持长度。

畸形愈合

由于 Vrahas 研究发现畸形愈合可明显改变关节应力接触[85]并导致关节炎,所以目前更加重视畸形愈合。踝关节任何部位的损伤都可发生畸形愈合,熟悉正常解剖和术前设计可降低该风险。此外术前和术中的影像学对比可确定手术治疗是否获得理想的解剖结构。

畸形愈合可导致半脱位或关节面不匹配,这可能是最重要的并发症,因为它可以引起关节退行性改变,从而丧失功能[86]。若畸形愈合可能会引起这些问题,就应该考虑截骨矫形或其他手术重建[36,87~90]。手术治疗的目的仅是恢复受伤踝关节的正常解剖和动力学。Geissler 等人提供了腓骨畸形愈合的详细手术处理[27]。

关节炎

踝关节关节炎通常是由于复位不良、骨折时发生骨软骨缺损(osteochondral defect,OCD)和广泛的软骨损伤。应努力避免复位不良,对于术后 3~6 个月发生疼痛的病人,如果 X 线片没有明显发现,可行 MRI 或 CT 检查是否有骨软骨缺损或软骨炎。本章节不讨论踝关节炎的治疗,但对于症状轻的患者,治疗方法包括改善活动、非甾体类药物和注射类固醇药物。踝关节镜可作为诊断和治疗工具,严重的关节炎患者可行关节融合,有的病例还可行踝关节置换。

关节僵硬

关节僵硬是经常讨论的踝关节骨折并发症。早期活动和理疗课程可改善踝关节损伤后的活动。大多数病人可丧失部分跖屈和背屈活动,但这不会引起活动受限。对于踝关节纤维强直,很少需要在麻醉下行手法松解或手术松解。

内固定物相关症状

使用远端角度螺钉的外侧接骨板和较大的内踝螺钉可引起症状。如果病人软组织情况差,可将接骨板放置在腓骨后侧作为防滑接骨板使用,最大限度降低内置物引起症状的风险。如果踝关节接骨板引起症状,多数病例可在 1 年后将安全地将接骨板取出。

神经失用和神经瘤

神经失用症是骨折时神经发生损害的一种延续结果,最常发生于外侧腓浅神经。这些病例即使不医治,感觉功能几乎也都能自行恢复正常。如果出现神经功能恢复缓慢,在伤后 6~12 周行肌电图或者神经传导速度研究可以证实有关神经的损伤程度和功能恢复的可能性。如果出现神经损伤如挤压或撕裂,可形成神经瘤。在开放性踝关节复位术,神经损伤多发于内侧隐神经和外侧腓浅神经,故在切开和分离时应密切关注这些部位的神经。在踝关节水平所有的这些神经都是感觉性神经。一旦发生顽固性疼痛,可以切除这些损伤的神经,游离断端埋于肌肉或脂肪深部。

骨软骨骨折

研究表明,在不稳定踝关节骨折中软骨及骨软骨损伤非常普遍。Loren 和 Ferkel 在行关节镜检查的 48 例不稳定踝关节骨折中,发现 30 例(63%)有大于 5mm 的关节表面损伤,其中包括 9 例下胫腓联合韧带损伤[91]。Ono 等对 105 例踝关节骨折手术病人行踝关节镜检,发现 21 例(20%)有明显软骨损伤,其中 8 例游离软骨碎片[92]。术前和术中应行 X 线检查仔细寻找骨软骨缺损的征象。X 线片仅可能发现有移位的骨软骨缺损,若怀疑存在骨软骨缺损,术前应行 CT 检查。在有些入路中(如内踝)可以看到关节软骨面的一部分;如果可行,应显露关节探查骨软骨损伤。

许多骨软骨缺损是在术后阶段才被诊断。在踝关节骨折时导致的原始软骨面损伤,在数月后方才发展成骨软骨损伤,在 X 线片上很难发现这些损伤。如果病人已经行踝关节解剖复位内固定术,但仍有持续性疼痛,则应当行 CT 扫描。对于稳定的无移位的骨软骨缺损,通过使用限制负重但允许患踝活动的靴子而治愈。不稳定的骨软骨缺损需要手术取出(骨块较小或仅软骨块),或切开复位以可吸收钉或埋头螺钉内固定。

治疗结果

大多数踝关节骨折病人经有效处理功能可以完全恢复,但研究表明 17%~24% 的病人可能有不满意的预后。最近有研究证明,踝关节骨折的原始损伤可以在相当长的时间内甚至超过 2 年以上一直改善,这和以往的认识不同[93,94];然而伤后 2 年,SF-36 躯体功能评分仍然低于健康人群标准[93]。负面影响因素可能包括骨折类型(下胫腓联合损伤、内踝骨折、后踝骨折)[1,95],社会因素,如吸烟、酗酒,甚至教育水平也影响不稳定骨折的预后[93]。

> **经验**
> - 三角韧带的深层部分可维持距骨位置,防止其侧方移位和外旋。
> - 在下胫腓的4条韧带中,限制下胫腓关节横向移动的主要是骨间韧带。
> - 对于移位小于2mm的外踝骨折且内侧间隙正常,选择非手术方法。
> - 闭合处理内踝骨折,不愈合率为5%~15%。
> - 发生在胫骨远端前外侧下胫腓前韧带附着处的骨折称为Chaput骨折。
> - 在不稳定踝关节骨折中,20%~25%病例发生骨软骨损伤。
> - 由于内翻损伤时距骨和腓骨的撞击,故距骨创伤性骨软骨损伤常见于距骨顶的外侧。
> - 开放性踝关节骨折可以常规应用抗生素处理,紧急清创,并且一期切开复位内固定术(除非伤口严重污染)。
> - 踝关节骨折病人若吸收和酗酒,可使预后变差。

> **DVD 内容提要**
>
> **视频32-1(光盘4) 开放性踝关节骨折的切开复位内固定** 该视频演示了Weber B型踝关节骨折伴内踝开放性骨折的切开复位内固定术。对软组织处理、腓骨骨折向近端的延伸和内踝的固定进行了讨论。

参考文献

1. Phillips WA, Schwartz HS, Keller CS, et al. A prospective, randomized study of the management of severe ankle fractures. J Bone Joint Surg Am 1985;67:67-78
2. Amendola A. Controversies in diagnosis and management of syndesmosis injuries of the ankle. Foot Ankle 1992;13:44-50
3. Heim U, Pfeiffer KM. The ankle joint. In: Heim U, Pfeiffer KM, eds. Internal Fixation of Small Fractures. Technique Recommended by the ASIF Group. 3rd ed. Berlin: Springer-Verlag; 1988:261-335
4. Michelson JD. Fractures about the ankle. J Bone Joint Surg Am 1995;77:142-152
5. Weber BG, Colton C. Malleolar fractures. In: Muiller ME, Allgöwer M, Schneider R, Willenegger H, eds. Manual of Internal Fixation. 3rd ed. Berlin: Springer-Verlag; 1991:595-612
6. Ramsey PL, Hamilton W. Changes in tibiotalar area of contact caused by lateral talar shift. J Bone Joint Surg Am 1976;58:356-357
7. Mont MA, Sedlin ED, Weiner LS, Miller AR. Postoperative radiographs as predictors of clinical outcome in unstable ankle fractures. J Orthop Trauma 1992;6:352-357
8. Clarke HJ, Michelson JD, Cox QG, Jinnah RH. Tibiotalar stability in bimalleolar ankle fractures: a dynamic in vitro contact area study. Foot Ankle 1991;11:222-227
9. Grath GB. Widening of the ankle mortise: a clinical and experimental study. Acta Chit Scand Suppl 1960;263:1-88
10. Pankovich AM, Shivaram MS. Anatomical basis of variability in injuries of the medial malleolus and the deltoid ligament, I: Anatomical studies. Acta Orthop Scand 1979;50:217-223
11. Close JR. Some applications of the functional anatomy of the ankle joint. J Bone Joint Surg Am 1956;38:761-781
12. Lindsjo U. Operative treatment of ankle fracture-dislocations: a follow-up study of 306/321 consecutive cases. Clin Orthop Relat Res 1985;199:28-38
13. Weber BG. Die Verletzungen des Oberen Sprunggelenkes. In: Aktuelle Probleme in der Chirurgie. 3rd ed. Bern: Verlag Hans Huber; 1977
14. Lauge-Hansen N. Fractures of the ankle: analytic historic survey as the basis of new experimental, roentgenologic, and clinical investigations. Arch Surg 1948;56:259-317
15. Thomsen NO, Overgaard S, Olsen LH, Hansen H, Nielsen ST. Observer variation in the radiographic classification of ankle fractures. J Bone Joint Surg Br 1991;73:676-678
16. Cox FJ, Laxson WW. Fractures about the ankle joint. Am J Surg 1952;83:674-679

17. Joy G, Patzakis MJ, Harvey JP Jr. Precise evaluation of the reduction of severe ankle fractures. J Bone Joint Surg Am 1974;56:979-993
18. Katcherian D. Soft-tissue injuries of the ankle. In: Lutter LD, Mizel MS, Pfeifer GB, eds. Orthopaedic Knowledge Update: Foot and Ankle. Rosemont, IL: American Academy of Orthopaedic Surgeons;1994:241-253
19. Egol KA, Amirtharage M, Tejwani NC, Capla EL, Koval KJ. Ankle stress test for predicting the need for surgical fixation of isolated fibular fractures. J Bone Joint Surg Am 2004;86:2 393-2 398
20. McConnell T, Creevy W, Tornetta P. Stress examination of supination external rotation-type fibular fractures. J Bone Joint Surg Am 2004;86:2 171-2 178
21. Michelson JD, Varner KE, Checcone M. Diagnosing deltoid injury in ankle fractures: the gravity stress view. Clin Orthop Relat Res 2001;387:178-182
22. Boden S, Labropoulos PA, McCowin P, Lestini WF, Hurwitz SR. Mechanical considerations for the syndesmosis screw: a cadaver study. J Bone Joint Surg Am 1989;71:1 548-1 555
23. Ebraheim NA, Elgafy H, Padanilam T. Syndesmotic disruption in low fibular fractures associated with deltoid ligament injury. Clin Orthop Relat Res 2003;409:260-267
24. Candal-Couto JJ, Burrow D, Bromage S, Briggs PJ. Instability of the tibio-fibular syndesmosis: have we been pulling in the wrong direction? Injury 2004;35:814-818
25. Bauer M, Bergstrom B, Hemborg A, Sandegard J. Malleolar fractures: nonoperative versus operative treatment: a controlled study. Clin Orthop Relat Res 1985;199:17-27
26. Carr JB. Malleolar fractures and soft tissue injuries of the ankle. In: Browner BD, Jupiter JB, Levine AM, Trafton PG, eds. Skeletal Trauma. 3rd ed. Philadelphia: WB Saunders;2003:2 307-2 374
27. Geissler WB, Tsao AK, Hughes JL. Fractures and injuries of the ankle. In: Rockwood CA, Jr., Green DP, Bucholz RW, Heckman JD, eds. Fractures in Adults. 4th ed. Philadelphia: Lippincott-Raven;1996:2 242-2 244
28. Hoiness P, Stromsoe K. The influence of the timing of surgery on soft tissue complications and hospital stay: a review of 84 closed ankle fractures. Ann Chit Gynaecol 2000;89:6-9
29. Hahn DM, Colton CL. Malleolar fractures. In: Rüiedi TP, Murphy WM, eds. AO Principles of Fracture Management. Stuttgart: Thieme;2000:559-581
30. Yablon IG, Heller FG, Shouse L. The key role of the lateral malleolus in displaced fractures of the ankle. J Bone Joint Surg Am 1977;59:169-173
31. Tornetta P 3rd. Competence of the deltoid ligament in bimalleolar ankle fractures after medial malleolar fixation. J Bone Joint Surg Am 2000;82:843-848
32. Michelsen JD, Ahn UM, Helgemo SL. Motion of the ankle in a simulated supination-external rotation fracture model. J Bone Joint Surg Am 1996;78:1 024-1 031
33. Riede UN, Schenk RK, Willenegger H. Joint mechanical studies on post-traumatic arthrosis in the ankle joint, I: The intra-articular model fracture [in German]. Langenbecks Arch Chir 1971;328:258-271
34. Schaffer JJ, Manoli A II. The antiglide plate for distal fibular fixation: a biomechanical comparison with fixation with a lateral plate. J Bone Joint Surg Am 1987;69:596-604
35. Brunner CF, Weber BG. Anti-glide plate. In: Brunner CF, Weber BG,eds. Special Techniques in Internal Fixation. Berlin: Springer-Verlag;1982:115-127
36. Mast J, Jakob R, Ganz R. Reduction with plates. In: Mast J, Jakob R, Ganz R, eds. Planning and Reduction Technique in Fracture Surgery. Berlin: Springer-Verlag;1989:53-54
37. Herscovici D, Sucaduto JM, Sanders RW, Infante A, DiPasquale T. Non-operative treatment of isolated medial malleolus fractures. Paper #23, 17th Annual Meeting of the Orthopaedic Trauma Association, San Diego, CA, 2001
38. Hughes J. The medial malleolus in ankle fractures. Orthop Clin North Am 1980;11:649-660
39. Hoppenfeld S, deBoer P. The ankle and foot. In: Hoppenfeld S, deBoer P, eds. Surgical Exposures in Orthopaedics: The Anatomic Approach. 3rd ed. Philadelphia: JB Lippincott;1984:613-626
40. Ebraheim NA, Mekhail AO, Gargasz SS. Ankle fractures involving the fibula proximal to the distal tibiotalar syndesmosis. Foot Ankle 1997;18:513-521
41. Harper MC. The deltoid ligament: an evaluation of need for surgical repair. Clin Orthop Relat Res 1988;226:156-168
42. Morris M, Chandler RW. Fractures of the ankle. Tech Orthop 1987;2:10-19
43. Jaskulka RA, Ittner G, Schedl R. Fractures of the posterior tibial margin: their role in the prognosis of malleolar fractures. J Trauma 1989;29:1 565-1 570
44. McDaniel WJ, Wilson FC. Trimalleolar fractures of the ankle: an end result study. Clin Orthop Relat Res 1977;122:37-45
45. Nelson MC, Jensen NK. The treatment of trimalleolar fractures of the ankle. Surg Gynecol Obstet 1940;71:509-514

46. Hartford JM, Gorczyca JT, McNamara JL, Mayor MB. Tibiotalar contact area: contribution of posterior malleolus and deltoid ligament. Clin Orthop Relat Res 1995;320: 182-187
47. Raasch WG, Larkin JL, Dragovich LF. Assessment of the posterior malleolus as a restraint to posterior subluxation of the ankle. J Bone Joint Surg Am 1992;74:1 201 -1 206
48. Scheidt KB, Stiehl JB, Skrade DA, Barnhardt T. Posterior malleolar ankle fractures: an in vitro biomechanical analysis of stability in the loaded and unloaded states. J Orthop Trauma 1992;6:96-101
49. Tornetta P 3rd, Collinge C, Karges DE. Ankle fracture: anti-glide plate of the fibula with direct open reduction internal fixation of the posterior malleolar fracture. J Orthop Trauma 2001;15:304-305
50. Harper MC, Hardin G. Posterior malleolus fractures of the ankle associated with external rotation-abduction injuries: results with and without internal fixation. J Bone Joint Surg Am 1988;70:1 348-1 356
51. Wuest TK. Injuries to the distal lower extremity syndesmosis. J Am Acad Orthop Surg 1997;5:172-181
52. Harper MC, Keller TS. A radiographic evaluation of the tibiofibular syndesmosis. Foot Ankle 1989;10:156-160
53. Mizel M. Technique tip: a revised method of the Cotton test for intra-operative evaluation of syndesmotic injuries. Foot Ankle Iht 2003;24:86-87
54. Chissell HR, Jones J. The influence of a diastasis screw on the outcome of Weber type-C ankle fractures. J Bone Joint Surg Br 1995;77:435-438
55. Tornetta P III, Spoo JE, Reynolds FA, Lee C. Overtightening of the ankle syndesmosis: is it really possible? J Bone Joint Surg Am 2001;83:489-492
56. Hoiness P, Stromsoe K. Tricortical versus quadricortical syndesmosis fixation in ankle fractures: a prospective, randomized study comparing two methods of syndesmosis fixation. J Orthop Trauma 2004;18:331-337
57. Hovis WD, Kaiser BW, Watson JT, Bucholz RW. Treatment of syndesmotic disruptions of the ankle with bioabsorbable screw fixation. J Bone Joint Surg Am 2002;84: 26-31
58. Needleman RL, Skrade DA, Stiehl JB. Effect of syndesmotic screw on ankle motion. Foot Ankle 1989;10:17-24
59. de Souza LJ, Gustilo RB, Meyer TJ. Results of operative treatment of displaced external rotation-abduction fractures on the ankle. J Bone Joint Surg Am 1985;67:1 066 -1 074
60. Kaye RA. Stabilization of ankle syndesmosis injuries with a syndesmosis screw. Foot Ankle 1989;9:290-293
61. Gustilo RB. Current concepts in the management of open fractures. Instr Course Lect 1987;36:359-366
62. Gustilo RB, Anderson JT. Prevention of infection in the treatment of one thousand and twenty-five open fractures of long bones. J Bone Joint Surg Am 1976;58:453-458
63. Gustilo RB, Mendoza RM, Williams DN. Problems in the management of type III open fractures: a new classification of type III open fractures. J Trauma 1984;24:742 -746
64. Franklin JL, Johnson KD, Hansen ST. Immediate internal fixation of open ankle fractures: report of thirty-eight cases treated with a standard protocol. J Bone Joint Surg Am 1984;66:1 349-1 356
65. Stiehl JB. Open fractures of the ankle joint. Instr Course Lect 1990;39:113-117
66. Bray TJ, Endicott M, Capra SE. Treatment of open ankle fractures: immediate internal fixation versus closed immobilization and delayed fixation. Clin Orthop Relat Res 1989;240:47-52
67. Wiss DA, Gilbert P, Merritt PO, Sarmiento A. Immediate internal fixation of open ankle fractures. J Orthop Trauma 1988;2:265-271
68. Beauchamp CG, Clay NR, Thexton PW. Displaced ankle fractures in patients over 50 years of age. J Bone Joint Surg Br 1983;65:329-332
69. Litchfield JC. The treatment of unstable fractures of the ankle in the elderly. Injury 1987;18:128-132
70. Koval KJ, Petraco DM, Kummer FJ, Bharam S. A new technique for complex fibula fracture fixation in the elderly: a clinical and biomechanical evaluation. J Orthop Trauma 1997;11:28-33
71. Perry M, Taranow WS, Manoli A. Multiple syndesmotic fixation for neuropathic ankle fractures with failed traditional fixation. Presented at the American Foot and Ankle Society's Winter Meeting, Dallas, TX, 2002
72. Blotter RH, Connolly E, Wasan A, Chapman MW. Acute complications in the operative treatment of isolated ankle fractures in patients with diabetes mellitus. Foot Ankle Iht 1999;20:687-694
73. Flynn JM, Rodriguez-del Rio F, Piza PA. Closed ankle fractures in the diabetic patient. Foot Ankle Iht 2000;21: 311-319
74. Jani MM, Ricci WM, Borrelli J, Barrett SE, Johnson JE. A protocol for treatment of unstable ankle fractures using transarticular fixation in patients with diabetes mellitus and loss of protective sensibility. Foot Ankle Int 2003;24:838-844
75. Colville MR, Colville JM, Manoli A. Posteromedial dislocation of the ankle without fracture. J Bone Joint Surg Am 1987;69:706-711

76. Rivera F, Bertone C, De Martino M, Pietrobono D, Ghisellini F. Pure dislocation of the ankle: three case reports and literature review. Clin Orthop Relat Res 2001; 382:179-184
77. Wroble RR, Nepola JV, Malvitz TA. Ankle dislocation without fracture. Foot Ankle 1988;9:64-74
78. Cimino W, Ichterz D, Slabaugh P. Early mobilization of ankle fractures after open reduction and internal fixation. Clin Orthop Relat Res 1991;267:152-156
79. Ahl T, Dalen N, Holmberg S, Selvik G. Early weight-bearing of malleolar fractures. Acta Orthop Scand 1986;57:526-529
80. Finsen V, Saetermo R, Kibsgaard L, et al. Early postoperative weightbearing and muscle activity in patients who have a fracture of the ankle. J Bone Joint Surg Am 1989;71:23-26
81. Thordarson DB, Samuelson M, Shepherd LE, Merkle PF, Lee J. Bioabsorbable versus stainless steel screw fixation of the syndesmosis in pronation-lateral rotation ankle fractures: a prospective randomized trial. Foot Ankle Int 2001;22:335-338
82. Gehr J, Neber W, Hilsenbeck F, Friedl W. New concepts in the treatment of ankle joint fractures: the IP-XS (XSL) and IP-XXS (XXSL) nail in the treatment of ankle joint fractures. Arch Orthop Trauma Surg 2004; 124: 96-103
83. Andreassen GS, Føiness PR, Skraamm I, Granlund O, Engebretsen L Use of a synthetic bone void filler to augment screws in osteopenic ankle fracture fixation. Arch Orthop Trauma Surg 2004; 124:161-165
84. Mendelsohn MA. Nonunion of malleolar fractures of the ankle. Clin Orthop Relat Res 1965;42:103-118
85. Vrahas M, Fu F, Veenis B. Intraarticular contact stresses with simulated ankle malunions. J Orthop Trauma 1994; 8:159-166
86. Brodie IA, Denham RA. The treatment of unstable ankle fractures. J Bone Joint Surg Br 1974;56:256-262
87. Yablon IG, Leach RE. Reconstruction of malunited fractures of the lateral malleolus. J Bone Joint Surg Am 1989;71:521-527
88. Marti RK, Raaymakers E, Nolte PA. Malunited ankle fractures: the late results of reconstruction. J Bone Joint Surg Br 1990;72:709-713
89. Roberts C, Sherman O, Bauer D, Lusskin R. Ankle reconstruction for malunion by fibular osteotomy and lengthening with direct control of the distal fragment: a report of three cases and review of the literature. Foot Ankle 1992; 13:7-13
90. Ward AJ, Ackroyd CE, Baker AS. Late lengthening of the fibula for malaligned ankle fractures. J Bone Joint Surg Br 1990;72:714-717
91. Loren GJ, Ferkel RD. Arthroscopic assessment of occult intra-articular injury in acute ankle fractures. Arthroscopy 2002; 18:412-421
92. Ono A, Nishikawa S, Nagao A, Irie T, Sasaki M, Kouno T. Arthroscopically assisted treatment of ankle fractures: arthroscopic findings and surgical outcomes. Arthroscopy 2004;20:627-631
93. Bhandari M, Sprague S, Hanson B, et al. Health-related quality of life following operative treatment of unstable ankle fractures: a prospective observational study. J Orthop Trauma 2004;18: 338-345
94. Ponzer S, Nasell H, Bergman B, Tornkvist H. Functional outcome and quality of life in patients with Type B ankle fractures: a two-year follow-up study. J Orthop Trauma 1999; 13:363-368
95. Bauer M, Jonsson K, Nilsson B. Thirty-year follow-up of ankle fractures. Acta Orthop Scand 1985;56:103-106

第三十三章　足部骨折

Timothy G. Weber，David S. Brokaw，Angela Scharfenberger，J. Scott Broderick

前足、中足及后足复杂的骨折在创伤患者中很常见，人们也越来越认识到此类骨折对于创伤最终的治疗结果起着重要的决定作用。同其他部位的创伤一样，对伴随的软组织损伤的重视，以及特殊内置物的研制以及手术方法的改良，拓宽了足部骨折手术治疗的适应证。本章主要讨论了距骨、跟骨、中足和前足骨折的手术治疗。

距骨骨折

距骨骨折分为6种类型：距骨颈骨折，距骨体骨折，距骨头骨折，外侧突骨折，后突骨折和骨软骨骨折。每一种类型的骨折都需要不同的治疗策略。

解　剖

距骨的外科解剖很独特，分为三个部分：体部、头部和颈部。距骨与四块骨骼分别构成关节，即腓骨、胫骨、足舟骨和跟骨，并且距骨没有肌腱附着，超过60%的表面为关节面，其血液供应非常有限。因此，骨科医师对于距骨的血管系统要有充分的认识，以免对距骨的血液供应造成医源性损伤。距骨血运来源于胫前、胫后以及腓动脉的分支。跗骨管动脉（胫后动脉的分支，发出三角支动脉）和跗骨窦动脉（胫前动脉和腓动脉）形成骨外的动脉环。三角支动脉进入三角韧带，供应跗骨管（骨外的）并直接进入到距骨体内侧[1~4]。通常，三角支动脉成为创伤后唯一保存的血供系统，因此必须注意保护这支血运。距骨头的血运最为丰富，距骨体内侧的血供更为贫乏，距骨体外侧和后结节处于相对的缺血状态。虽然距骨表面大部分都是关节面，但是在距骨颈的外侧面和距骨体的前面仍然有大量的非关节面。这两个区域都可以用来置入内固定。

生物力学

距下关节连接远端的足部和近端的小腿。外力作用于足跟时距下关节和跟骨倾向于外翻，从而导致远端的跗横关节"解锁"（unlocking）。这种"解锁"使足的纵弓伸展，有助于传递到足部的能量的被动吸收。在足从全足着地到足趾离地的过程中，距下关节内翻，同时伴有跟骨向内翻位运动。这样，负荷向远端传递，跗横关节趋于稳定，使中足变为刚性结构承受体重[5]。距骨内翻对线不良和距下关节活动度丢失之间存在直接的关系。在典型的距骨内翻畸形愈合中，距骨处于内翻位，距下关节反转交锁，外翻受限。这会引起足部的僵硬，其足跟受力时吸收震荡的功能丧失[6,7]。

距骨颈骨折

分　型

Hawkins[8]将距骨颈骨折分为三型：Ⅰ型为无移位的骨折；Ⅱ型为骨折移位伴距下关节半脱位；Ⅲ型为骨折伴有胫距关节和距下关节半脱位或者脱位（图33-1）。Canale和Kelly将同时伴有距舟关节脱位的Ⅲ型损伤补充为Ⅳ型骨折[9]。Hawkins分型与距骨缺血性坏死的风险密切相关。随着内固定和治疗方法的进步，最近的研究结果表明，临床疗效较Hawkins的报道已有很大的提高。

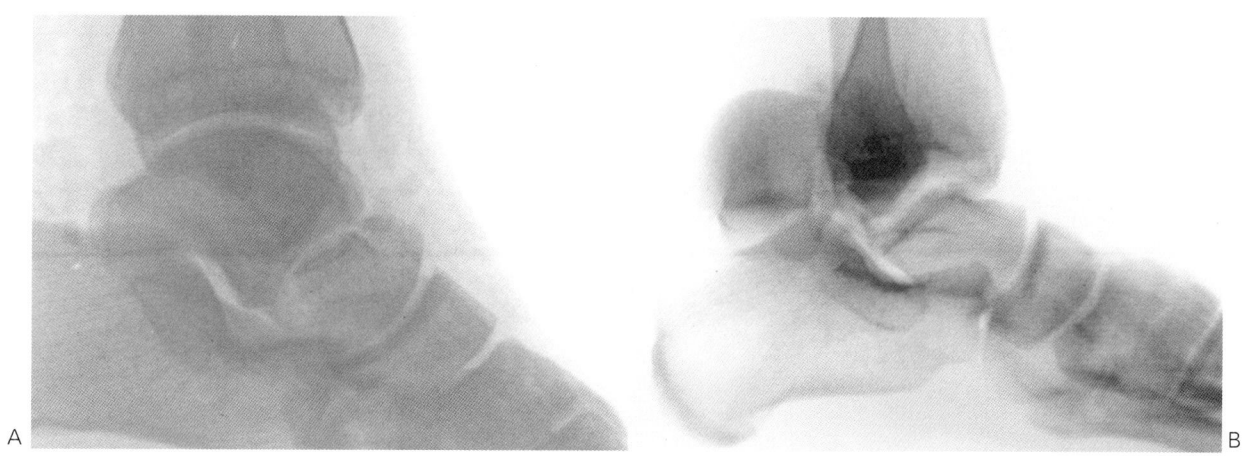

图 33-1 距骨颈骨折。A. Hawkins Ⅱ型距骨颈骨折。B. Hawkins Ⅲ型距骨颈骨折

非手术治疗

距骨颈骨折通常都不适合非手术治疗,因为非手术治疗缺陷很多。无移位的 Hawkins Ⅰ 型距骨颈骨折可以考虑非手术治疗。极少数情况下,多发伤的患者或者骨折伴有严重的软组织损伤,必须对移位的距骨骨折进行闭合复位(在后文的手术方法一节的经皮治疗中描述),此时这样处理也许更为合理。由于距骨颈骨折通常是背伸损伤,为避免距骨颈骨折移位,主张在跖屈位应用管型石膏固定[10]。因此,管型石膏固定容易引起患者的马蹄足畸形,以及关节的活动受限,尤其是距下关节。如选择保守治疗,4周时应逐步纠正足的马蹄位,8周时去除石膏,开始活动关节。尽管真正的Ⅰ型骨折在 8~12 周时可以开始限制性负重,通常12周之内推荐不负重锻炼。

手术适应证

大多数的距骨颈骨折均应考虑手术治疗,甚至包括 Hawkins Ⅰ 型损伤的患者。没有坚强的内固定就不能进行早期的关节活动。在管型石膏将胫距关节固定于中立位的过程中,有距骨颈骨折移位的风险[11-13]。另外,距骨颈的实际移位程度很难通过 X 线平片和 CT 进行判断。在切开复位的过程中,往往发现许多骨折的移位较术前评估严重得多。最后,即使是轻微程度的畸形愈合也会引起距下关节活动度的明显丢失[14]。因此,对所有的距骨颈骨折都应考虑手术治疗。

手术治疗

手术室的准备和体位

手术床应该是可透 X 线的,并且在床尾没有支撑柱。病人尽可能靠尾端仰卧于手术床上,足与床尾齐平。在大腿根部上止血带,同侧在臀部和躯干下放置沙袋,旋转患肢使髌骨垂直向上有助于术中透视。透视机应放在患肢的对侧。患肢消毒,膝上铺无菌巾。足趾用封闭敷料覆盖。常规静脉使用预防性抗生素。

手术入路

大多数的距骨颈骨折都通过双切口入路进行处理(视频 33-1,光盘 4)。在极为少见的情况下,比如软组织条件妨碍足背部的切口,则必须通过后侧入路由后向前进行固定。本章描述了所有的距骨手术入路。

双切口入路

内侧切口位于胫骨前肌腱和胫骨后肌腱之间,始自内踝近端数厘米,止于足舟骨稍远端(视频 33-1,光盘 4)。切口切开直达皮下组织,注意保护大隐静脉,损伤大隐静脉则会引起术后明显的肿胀。必须以手术刀打开踝关节囊,而不是电刀切开,以避免损伤关节软骨。然后从胫骨到足舟骨扩大显露,需要注意的是尽量少解剖距骨颈上、下方的软组织,以保留距骨的软组织附着及由其提供的血液供应。前外侧切口位于第三腓骨肌腱和趾长伸肌腱之间,始自踝关节上方,延伸到中足水平(图 33-2;视频 33-1,光盘 4)。腓浅神经越过手术野,要注意辨认并进行保护。同时,应

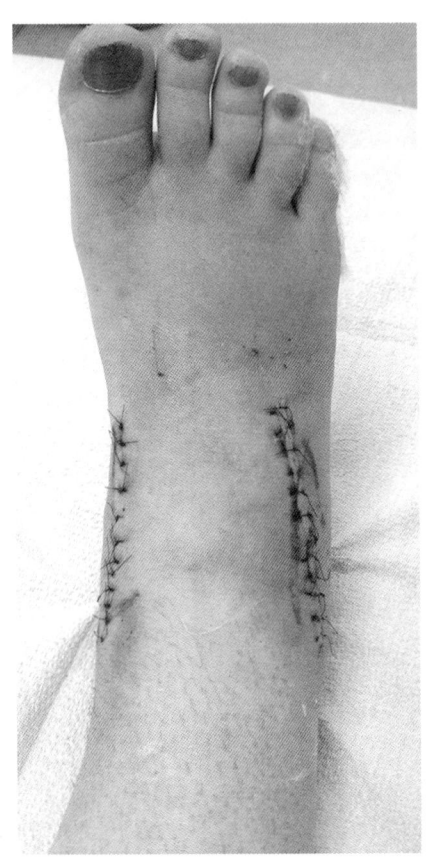

图 33-2 术后图片,经双切口暴露距骨骨折并用尼龙线缝合

识别姆短伸肌腱的内侧缘。通常,距下关节内有碎骨片,因此应继续暴露距骨的下面,以便直视距下关节并进行清理。交替应用这两个切口,达到骨折的解剖复位和满意的内固定以稳定骨折。

内踝截骨术

有时,尤其是 Hawkins Ⅲ 型骨折,需要进行内踝截骨。图 33-3 显示 V 形截骨术。具体操作是:在踝关节胫骨关节面近端大约 1cm 处平行于距骨穹顶用电锯截骨,然后用骨刀垂直于穹顶截骨,通过关节面,内踝被完全折断。这个入路也能为距骨体骨折提供良好的暴露,同时截骨的内踝解剖复位内固定后能获得坚强的稳定性。另外,也可以进行斜行截骨,从关节面斜向内上方呈 45°截骨。不管是哪种截骨方法,关节面的截骨应通过折骨的方法完成,而不能使用电锯。这样便于手术结束时完成内踝的精确复位。没有必要在内踝截骨前进行预钻孔,对于内固定也没有明显的好处,因为通常很难在三角韧带内找到定位孔。以 3.5mm 皮质骨螺钉(作者推荐)或 4.0mm 部分螺纹螺钉固定截骨。

后侧入路

后侧入路对于距骨颈的复位没有帮助,只是为了从后向前放置内固定。切口位于跟腱和外踝之间中点的偏后方,术中应该注意识别并保护腓肠神经。在切口深部识别腓骨肌腱和姆长屈肌腱之间的间隙,并进行分离,以便显露距骨后部。

手术方法

经皮手术

距骨颈骨折很少适合经皮手术。经皮手术意味着必须进行闭合复位,但这是非常困难的。因此,经皮复位内固定通常仅限于软组织条件或病人全身情况在较长的时间内不允许进行最终手术固定的情况下才使用。骨折闭合复位的操作应该在 X 线和 CT 扫描影像资料的帮助下,根据骨折的移位方向进行调整。多数情况下距骨颈向背侧移位,复位时须牵引并跖屈以纠正畸形。内翻、外翻后足以纠正足的内翻或外翻畸形(也就是内侧或外侧移位)。然后足部在轴向载荷下背伸到中立位。骨折复位应该在手术室完成,因为在骨折复位满意前可能需要不止一次的尝试。如果不能马上进行最终的固定,那么应考虑临时固定。透视监控下,克氏针在跟腱外侧从距骨的后侧置入,向前内方向通过距骨颈的中央部分,进入距骨头中部。如果有必要,克氏针也可以通过距骨头进入足舟骨,以增加稳定性和抓持力。从后向前放置克氏针可以避开后期的手术部位,针尾可以留在皮外,也可以埋于皮下。如果认为不可能进行后期的切开复位内固定,可以考虑经皮空心螺钉作为最终的固定。在踝关节的后外侧做一小切口,以同样的方法置入 6.5mm 或 7.3mm 空心螺钉的导针。导针应尽可能靠下放置在距骨体后侧,这样可以避免足跖屈时螺钉头和后踝发生撞击,影响踝关节的活动。由于距骨体的中部骨质十分致密,需要在距骨体上进行扩孔,以形成滑动孔。在钻孔前至少应置入另一枚克氏针,以免在置入螺钉时发生复位的丢失。螺钉置入后,应屈伸姆趾以确定螺钉不影响姆长屈肌腱的滑行。

开放手术

复 位

由于距骨颈骨折的损伤机制通常是过伸损伤,距骨颈背面通常是粉碎性的。尽管距骨颈的解剖复位是治疗目标,但随着背侧粉碎程度的增加复位变得更有挑战性。距骨颈的下面在张力下

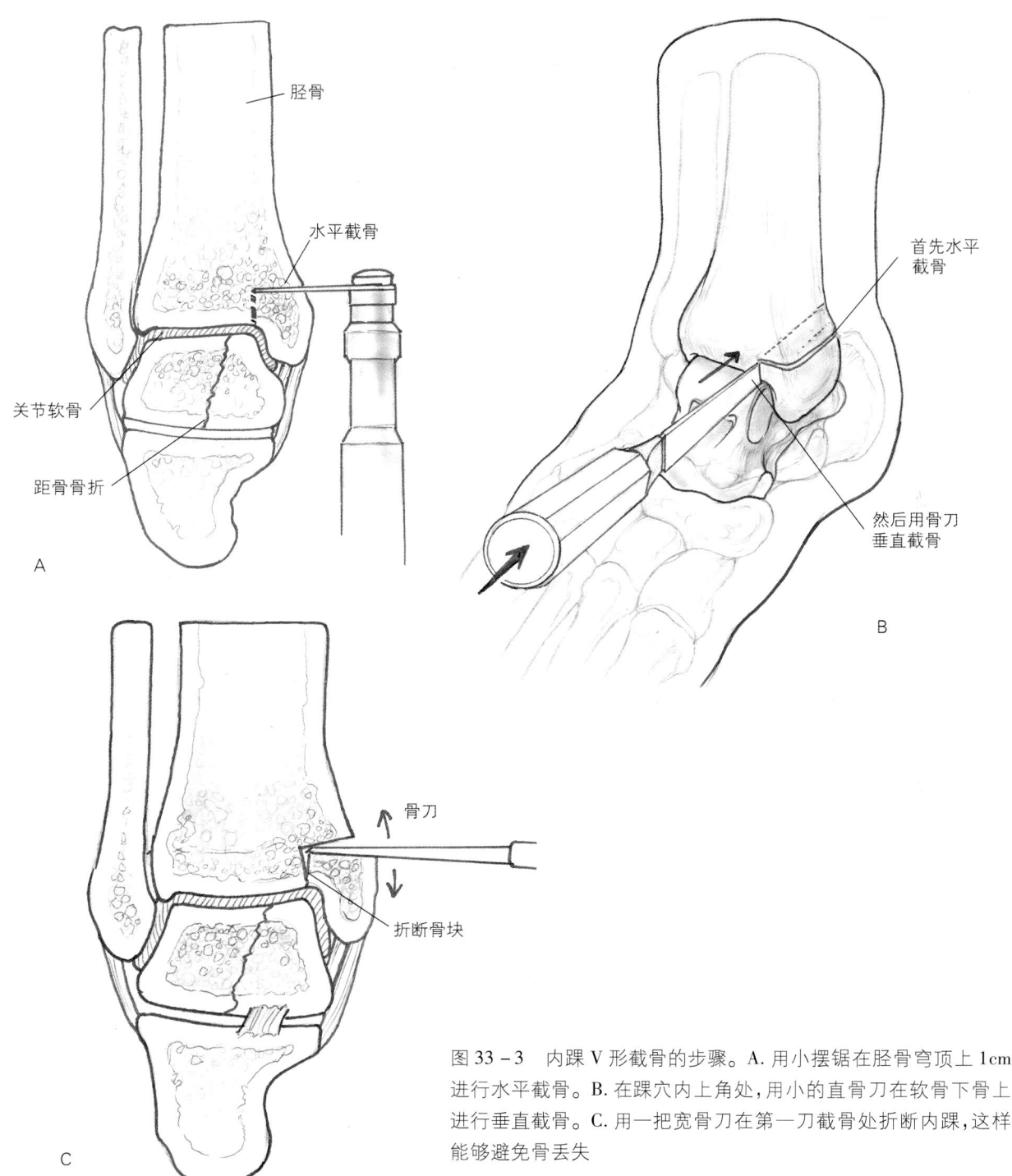

图33-3 内踝V形截骨的步骤。A. 用小摆锯在胫骨穹顶上1cm进行水平截骨。B. 在踝穴内上角处，用小的直骨刀在软骨下骨上进行垂直截骨。C. 用一把宽骨刀在第一刀截骨处折断内踝，这样能够避免骨丢失

骨折但很少粉碎，可以用于判断复位的质量（图33-4）。通过双切口在内侧和外侧评价距骨颈复位情况是很重要的（视频33-1，光盘4）。由于旋转，常可见到在内侧表现为解剖复位的骨折在外侧存在几个毫米的台阶。判断骨折块复位情况的唯一方法是通过内侧和外侧切口直视下复位。在复位过程中，0.062英寸的克氏针或者头端带螺纹的2.5mm Schanz针作为操纵杆有助于骨折复位。对于Hawkins Ⅲ型骨折，由于距骨从踝关节和距下关节脱出，其处理尤其具有挑战性。为了便于这种复杂骨折的复位，通过某些方法撑开跟胫之间的间隙至关重要。在胫骨穹顶和跟骨后关节面之间使用椎板撑开器很有帮助，因为其不仅能够撑开间隙，同时允许踝关节自由地背伸、跖屈、内

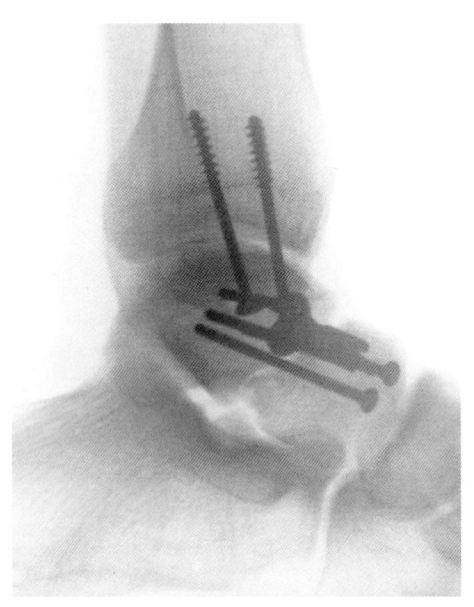

图 33-4 距骨背侧骨缺损的术后影像。值得注意的是，可通过距骨的下面评价复位

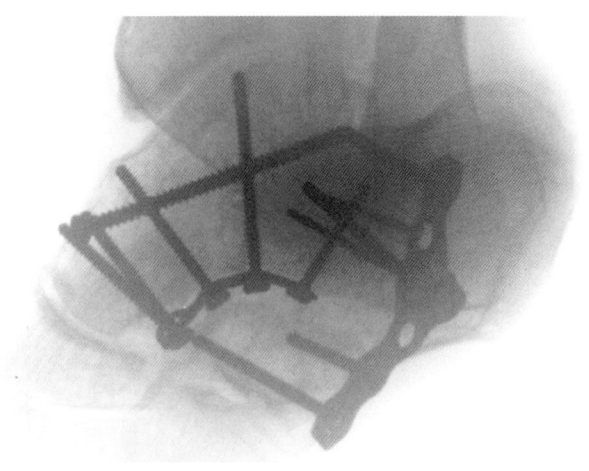

图 33-5 距骨骨折标准构型的跗骨管位影像，应用内侧位置螺钉、外侧接骨板固定

翻和外翻。通常，必须利用这些方向的活动将距骨回纳至踝穴。海绵或者纱布可以放在关节面和撑开器之间，保护关节软骨。也可考虑应用中间带螺纹的跟骨牵引针连同牵引弓，或者 T 型柄的夹头也可以用于帮助牵引显露。

通常，在骨折复位完成前需要进行内踝截骨。后内侧的韧带和神经血管束通常阻碍复位，在多数情况下可以通过这种方法（内踝截骨）进行处理。在极少数的情况下，通过内侧切口加内踝截骨仍不能完成骨折的复位，需要加用后侧切口。如果需要进行后内侧的切口，务必注意识别并保护神经血管束，注意它们已经偏离了原来的解剖部位。

固定

骨折解剖复位后，先用克氏针做初步固定，然后进行最终的固定，通常单独使用螺钉或结合接骨板进行固定（视频 33-1，光盘 4）。在距骨的内侧面，通常使用 2.7mm 或 3.0mm 皮质骨螺钉，以逆行方式从距骨远端的内侧向距骨体拧入。螺钉一般通过距骨头拧入，埋入软骨下。为此，需要通过跗横关节外展前足。通过检查跗横关节的活动证实螺钉不影响距舟关节的活动。当距骨背侧或/和内侧粉碎时，螺钉应作为定位螺钉置入，而不是拉力螺钉（图 33-5）。如有必要，在该螺钉的下方平行置入另一枚螺钉。如果使用两枚螺钉进行固定，那么应首先沿距下关节的软骨下骨打入下位螺钉。内侧螺钉固定完成后，进行外侧的内固定。

如果螺钉在距骨内从后向前置入，务必将螺钉头埋头至关节面以下，以防损害踝关节的活动范围，尤其是跖屈活动。尽管建议使用 6.5mm 和 4.5mm 螺钉，但小的 3.5mm 螺钉更容易进行埋头处理。螺钉的轨迹应考虑距下关节的中央凹面和距舟关节的曲度。螺钉在任何关节面上穿出都是灾难性的（图 33-6）。另外，值得注意的是，距骨颈和距骨头仅占据距骨体内侧的 2/3。因此，由后向前置入的任何内固定都必须在冠状面上由外向内置入，指向踇趾，以免累及距骨的外侧壁和跗骨窦区域。必须拍摄的影像包括踝穴位、距骨侧位、足正位以及跗骨管斜位，这样能够增加螺钉置入的安全性。

如果骨折线延伸到距骨的肩部（距骨颈和体的交界处），单纯螺钉固定通常足以提供稳定性。然而，当骨折线沿距骨颈向更远端延伸，或者距骨背侧骨折粉碎时，接骨板作为最终的固定是非常有用的。微型 2.0mm T 型接骨板是理想的固定物，可以剪掉一孔或预弯为钩状。钩部置于距骨肩部，或 T 型部分置于距骨头部。作为替代，也可以使用手部的微型刃接骨板。在置入螺钉，特别是通过接骨板 T 型部分的螺钉时，注意避免在内侧穿入距舟关节。距骨头的远端螺钉应向前成角，保持螺钉位于关节外。接骨板也可用于距骨的内侧面，但是这有可能损伤距骨体来源于三角韧带内的血液供应。内侧接骨板的近端置于距骨体关节面的下方，远端置于距骨头的关节边缘。

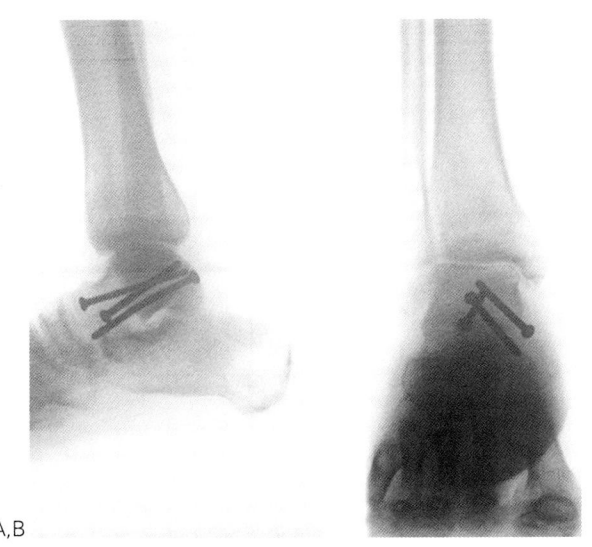

图33-6 距骨的术后正位片（A）和侧位片（B），图示一枚从后向前的螺钉和两枚从前向后的螺钉。值得注意的是，螺钉是小型3.5mm螺钉，并进行了埋头处理

关闭切口

切口冲洗完毕后，放置引流。缝合深筋膜，不要缝合皮下，因为这可能会损伤皮神经，或阻断皮肤的血供，影响皮肤的愈合。用4-0尼龙线以Allgower-Donati法缝合皮肤。切口单独以三溴酚铋（Kendall，Mansfield，Massachusetts）或者浸有聚烯吡酮碘（Purdue，Stamford，Connecticut）的Adaptic（Ethicon. Johnson & Johnson. Somerville, New Jersey）覆盖。踝关节用衬垫良好的夹板制动。

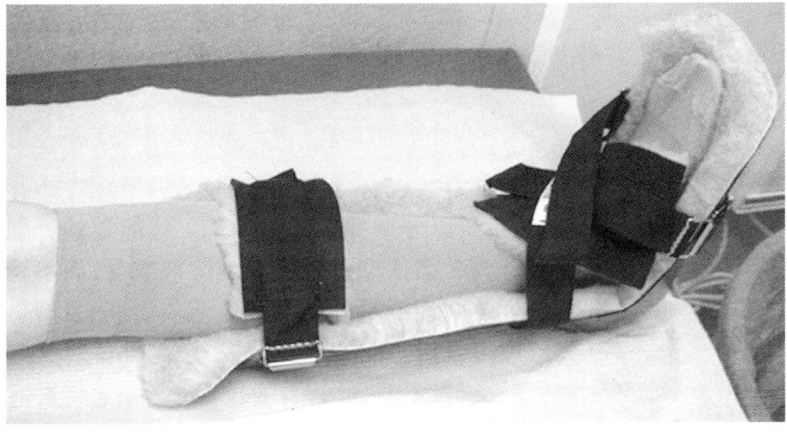

治疗结果

关于距骨颈骨折中长期疗效的文献记载很少。Vallier等最近报道了102例此类骨折的手术疗效，60例患者平均随访3年，采用足部功能指数

> **要点与技巧**
> - 由于距骨的下面通常不是粉碎的，因此可以将距骨的距下部分作为骨折复位质量的参考。
> - 谨记必须清理距下关节内的碎骨块。
> - 对于Hawkins Ⅲ型骨折，内踝截骨是非常有帮助的。通常可考虑使用接骨板以提供更好的稳定性。距骨颈外侧面和距骨肩部的非关节面区域，是放置接骨板的良好部位。

康 复

术后患肢立即以衬垫良好的短腿夹板固定。如果切口闭合没有问题，术后第二天就可以开始拄拐下地进行功能锻炼。术后至少8~12周不允许患肢负重。在术后10~14天拆线前维持夹板固定。然后患肢以拆卸式夹板和弹力袜固定（图33-7），允许患者进行踝关节和距下关节的活动。如果骨折类型稳定，8周后开始渐进性负重程序，从50磅（22.5kg）开始，以后每周增加20磅（9kg）。如果距骨背面粉碎，或者对于内固定有任何顾虑，那么应延迟负重3个月。术后8~12周进行水浴疗法是很有意义的。

新技术

距骨颈骨折传统上单独使用螺钉进行固定。如前所述，接骨板的使用是一项新技术，对于粉碎和伴有骨量减少的患者很有意义。

图33-7 术后，在康复期使用足部拆卸式夹板和弹力袜

（FFI）和肌肉骨骼评估表（MFA）对功能疗效进行评估。根据这两项评分，均观察到了明显的功能缺失。骨折粉碎程度和预后呈正相关，而年龄、Hawkins分型或伴随距骨体骨折等因素不影响疗效[15]。基于MFA标准化评分，与后足损伤和踝

关节或小腿损伤的患者相比,本组中距骨颈骨折病人的疗效更差[15]。

并发症

距骨颈骨折的并发症包括距骨体的骨坏死或缺血性坏死(AVN)、骨折延迟愈合、不愈合、畸形愈合以及距下关节或胫距关节创伤性关节炎[6,12,16~23]。其中,骨坏死最受关注。所谓的Hawkins征是指在距骨穹顶关节面下方的透亮带,在术后6~8周的正位或踝穴位片上表现较为典型。这是距骨穹顶再血管化的证据,预示着良好的预后。如果没有出现Hawkins征,那么注意距骨缺血性坏死的可能。距骨缺血性坏死的总体发生率为13%~69%[8,9,11,16,18,24~28],两个最大系列的研究分别为24%[18]和58%[8]。Grob等把缺血性坏死的低发生率(13%)归功于坚强的内固定[25]。Hawkins分型和缺血性坏死率之间有密切的相关性。对于Hawkins I型骨折,据报告AVN的发生率为13%;Hawkins II型骨折为20%~50%;Hawkins III型骨折为69%~100%。手术时机和缺血性坏死的风险之间似乎没有相关性[15]。缺血性坏死发生后,关于所允许的承重量目前还没有统一意见。没有证据表明负重是有害的。负重与否应基于骨折愈合情况,而不是是否有AVN的表现。根据作者的经验,距骨颈骨折后出现的AVN很少累及整个距骨体,而是局限性的[29]。通常患者都没有症状,有些患者甚至功能良好[17,24,26,28]。一旦出现距骨塌陷,或出现AVN症状,则需要进一步的治疗(图33-8)。

踝关节和距下关节创伤性关节炎是距骨颈骨折后的常见并发症,发生率为47%~97%[18,28]。距下关节创伤性关节炎的发生率据报道高达50%,踝关节创伤性关节炎为33%,25%的患者同时累及两个关节。选择性注射有助于评价距骨骨折后的后足疼痛。通常,距下关节关节炎可以成功地通过UCBL(University of California at Berkeley Laboratory)矫形器进行治疗。有时也可用踝—足矫形器(AFO)缓解踝关节创伤性关节炎引起的疼痛。非甾体类消炎药和减少活动有助于减轻疼痛,保护后足的两个主要关节。如果保守治疗失败,尝试挽救至少一个后足关节(踝关节或距下关节)对于患者的整体功能来说是相当重要的。

距骨延迟愈合、骨不连和畸形愈合相对较少。

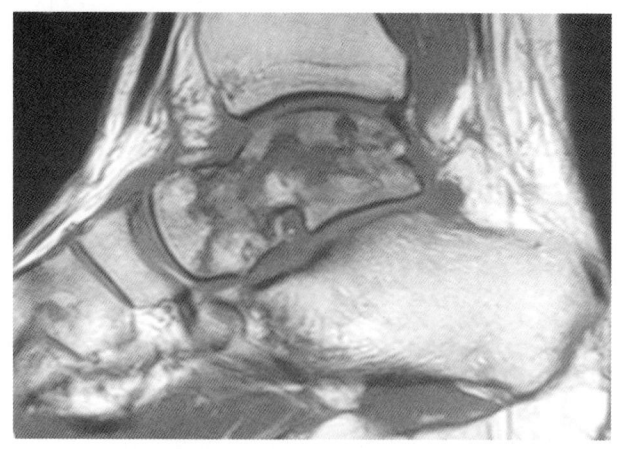

图33-8 距骨的MRI影像,显示缺血性坏死

据报道,延迟愈合的发生率为13%[28],骨不连的发生率为4%[18]。骨不连通常伴有距骨短缩及前足内收畸形[16]。手术治疗距骨颈骨折骨不连一般需要三皮质骨移植,以恢复距骨的长度和骨量,并最终愈合。畸形愈合最常见于漏诊的骨折。畸形愈合的另一个原因是手术中骨折复位不良或术后复位丢失。后两种原因都直接处于我们的控制之下,是畸形愈合非常少见的原因。

距骨体骨折

距骨体骨折有几种不同的骨折类型,主要骨折线的方向可以是冠状位、矢状位或水平位的。通常必须拍摄标准X线片以对骨折进行初步的评定。如果可能,应进行CT扫描,因为CT可提高对骨折线的整体判断,同时为手术中完成骨折复位提供更详细的资料。

骨折分型

距骨体骨折也有分型方法,但是由于距骨体骨折较少见,所以分型并不广为所知。最简单的分型是将其分为3型:I型是骨折累及体部本身,而不管骨折线的走向;II型是外侧突或者后突骨折;III型是压缩或嵌插骨折。Sneppen等基于解剖部位对这些损伤进行分型:A型,经软骨或骨软骨骨折;B型,冠状面剪切骨折;C型,矢状面剪切骨折;D型,后突骨折;E型,外侧突骨折;F型,粉碎性骨折[5,30]。Inoknchi等对于距骨体和距骨颈骨折的鉴别作出了很大的贡献[31],如果次要骨折线从前方延伸到外侧突,那么应认为是颈部的骨折;如果是从后方延伸到外侧突,那么就应该是距骨体的骨折(图33-9)[31]。

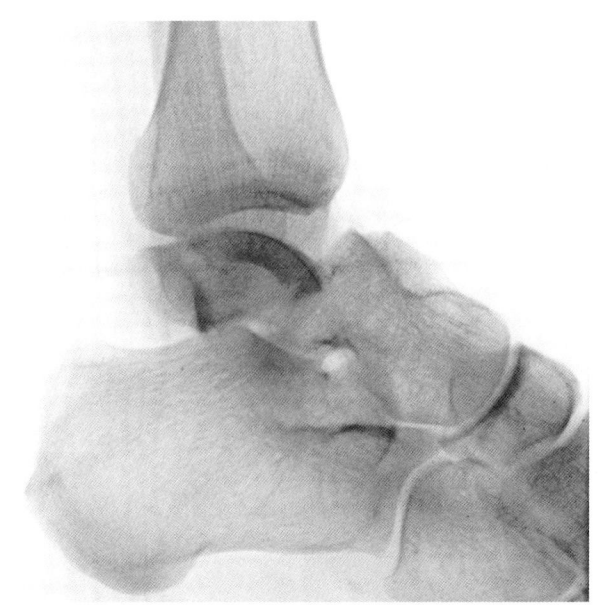

图33-9 距骨体骨折的侧位片。本例不是距骨颈骨折,因为骨折线通过外侧突。注意距下关节发生了脱位

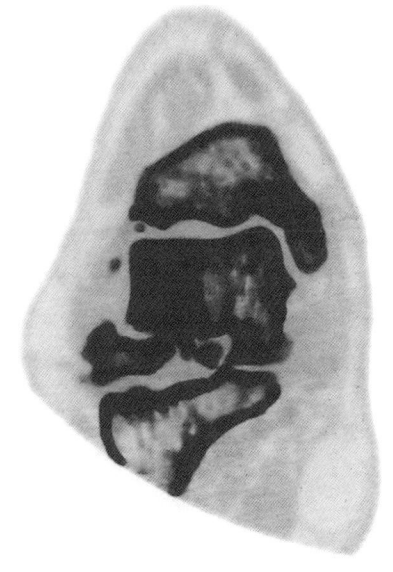

图33-10 CT横截面显示距骨体外侧突骨折畸形愈合、骨不连,同时伴有距下关节内碎骨片

此处就是距骨体移行为距下关节关节面的部分。因此,根据定义,体部骨折累及胫距关节和距下关节。

非手术治疗

体部骨折一般会发生移位,很少进行非手术治疗。不幸的是,此类损伤非手术治疗的最常见原因是误诊。最容易漏诊的骨折是外侧突骨折(图33-10)。如果骨折移位小于1.0mm,适合于保守治疗,短腿管型石膏固定4~6周,非负重8~12周。去除管型石膏后,应该积极地锻炼踝关节和距下关节。

手术治疗

大部分距骨体骨折均需要手术治疗,包括任何移位大于1.0mm的骨折和所有的开放性骨折,以及任何踝关节内出现游离体的剪切损伤(图33-11)。

手术方法

手术固定可能需要前述的前内侧和前外侧切口进行显露。通常需要进行内踝截骨,以便直视下解剖复位距骨体骨折。这些骨折常伴发 Pilon骨折,可以利用 Pilon 骨折的骨折线暴露距骨体骨折。有时腓骨截骨也是很有用的。通过节段式截骨完成腓骨截骨,第一刀在关节平面处,第二刀在联合韧带切迹上方。然后向后侧翻开中间段,保持腓骨肌腱附着的完整性。这样可以很好地显露距骨体极外侧的骨折。

大部分的距骨体骨折可以使用螺钉(2.0、2.7和3.5mm)进行固定,螺钉垂直骨折线拧入,并将螺钉头埋入关节面(图33-12)。通常能够见到软骨碎片。尽管大部分软骨损伤无法挽救,需要清理掉,但有一些可以用可吸收螺钉进行固定。如果进行清创,这些区域通过纤维软骨进行修复,也可以用来放置内置物,而不进一步损伤关节软骨。

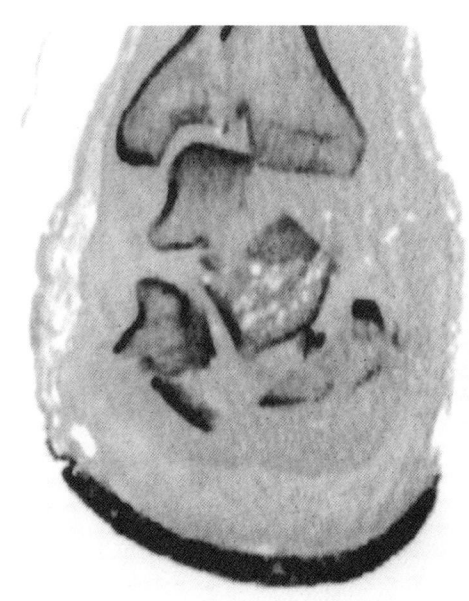

图33-11 冠状面的CT重建,显示Pilon骨折、距骨体骨折和跟骨骨折

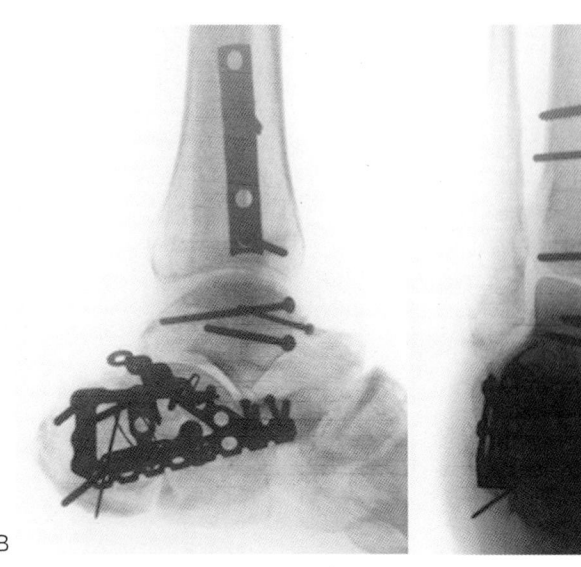

图 33-12 术后踝关节侧位片(A)和正位片(B),显示 Pilon 骨折、距骨体骨折和跟骨骨折的固定情况

要点与技巧

- 通常必须进行内踝或外踝截骨以改善距骨体的显露。
- 在这一区域使用钛质螺钉,便于后期距骨和踝关节的 MRI 评估。

并发症和治疗结果

距骨体骨折是一种灾难性的损伤,虽然手术内固定可以改善疗效,但是不应有太高的期望。距骨体骨折最主要的并发症是创伤性关节炎。据报道,踝关节创伤性关节炎的发生率高达 50%~90%,距下关节创伤性关节炎为 48%~90%[21,26,30,32~35]。最近在 Vallier 等的报道中,对距骨体骨折的患者进行切开复位内固定,发现 65% 的患者出现踝关节创伤性关节炎,距下关节为 35%[36]。根据一般(MFA)和特殊(FFI)量表评价的疗效显示,出现了明显功能缺失,缺血性坏死、塌陷或创伤性关节炎的患者评分更差[36]。

骨坏死占所有距骨体骨折的 35%~40%。开放性距骨体骨折和合并距骨颈骨折发生骨坏死的可能性更大[37]。早期切开解剖复位坚强内固定能改善这种状况[33,36]。

距骨头骨折

距骨头骨折占所有距骨骨折的 5%~10%[26,32,35,38],通常是由剪切暴力(前足极度的内收/外展)所致,也可能是轴向负荷引起的损伤。应该警惕后足和中足周围的其他损伤,特别是距下关节和跟骰关节的损伤。手术前,CT 扫描有助于判断骨折类型。当然,CT 也可以发现 X 线平片上看不到的距骨颈骨折。

非手术治疗

大多数距骨头骨折需要手术治疗。如果 CT 证实骨折移位小于 1.0mm,可考虑非手术治疗,应用短腿石膏或拆卸式 Velcro 靴进行固定。由于距舟关节在步态周期中具有重要的作用,尽早开始活动这个特殊的关节十分重要。根据 X 线片上骨折愈合的情况,于伤后 8~12 周开始完全负重。

手术治疗

距骨头骨折很少不发生移位,因此大部分都需要手术治疗。手术入路由骨折部位决定:前侧、内侧或者前外侧入路,有时需要双切口。据报道,距骨头小于 50% 的骨块可以切除,但是作者还是建议切除最好不要超过 30%[38]。手术的目标是解剖复位、坚强内固定。以通过关节面置入埋头的微型螺钉进行固定(图 33-13)。如果关节骨块由于轴向载荷发生嵌插,那么必须解除嵌插,以恢复内侧柱的高度。复位嵌插骨折处的缺损可能需要进行植骨。如果螺钉固定不能提供足够的稳定,那么内侧也可以使用外固定支架,消除骨折块间的应力。外固定支架应按照三角形排列进行构型,分别于跟骨内侧、胫骨远端内侧和第一跖骨穿针。这种构型跨越了距舟关节,允许在所有平面

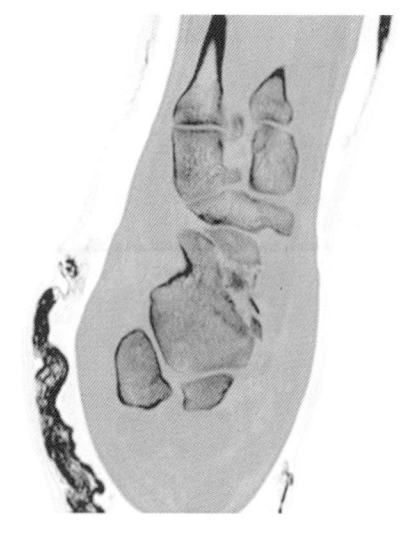
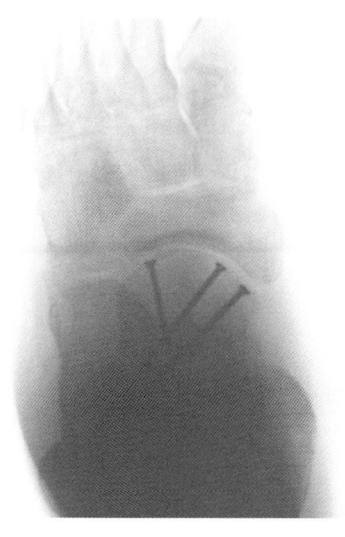

图 33-13 距骨头骨折。A. 距骨头骨折的冠状面 CT 扫描。B. 距骨头骨折内固定术后,后足的正位片

上进行适当的牵开,以减轻距骨头的载荷。患足以足后侧夹板进行固定,保持足的背伸中立位,解除胫骨远端钢针的张力。

> **要点与技巧**
> - 有嵌插骨折片时必须进行植骨,胫骨远端内侧是便于获得移植骨的部位。

并发症和治疗结果

距骨头缺血性坏死的发生率不足 10%。其他的并发症包括中跗骨不稳定和距舟关节创伤性关节炎。由于骨折漏诊或复位不良引起的畸形愈合加剧了距舟关节创伤性关节炎的进展[5,38]。

距骨后突骨折

距骨后突被跗长屈肌腱分为内、外两个结节。外侧结节为距腓后韧带提供附着点,内侧结节有三角韧带的后 1/3 附着。后突的血供很差,特别是外侧部分[39]。后突骨折占距骨骨折的 20%。外侧结节骨折较内侧结节骨折更常见,经常与足踝扭伤相混淆(图 33-14)。外侧结节骨折在滑雪者中越来越常见。

非手术治疗

与其他的距骨骨折相比,距骨后突骨折更常采用非手术治疗。移位小于 2.0mm 或者骨折块很小的可以考虑石膏外固定治疗。由于此处血运较差,此类骨折有很高的骨不连发生率。因此,延长足部固定时间可能是合适的,一般于 6~8 周开始负重。

手术治疗

大部分后突骨折需要手术干预,进行解剖复位内固定或骨折块切除。决定固定或切除应取决于患者的活动水平、骨量、总体健康状况和骨折块大小。由于骨不连的风险较高,有血管疾病的患者应选择骨块切除。手术前 CT 扫描有助于判断骨折线与肌腱及血管神经束的相对关系,证实距下关节的关节面台阶形成,有助于决定最有效的间隙进行手术,尽可能减少软组织的分离,保留血供。

外侧结节骨折通过后外侧切口进入,应用跗长屈肌腱和腓骨肌腱之间的间隙,可以直接显露距骨的后外侧角。背伸胫距关节以便更好地显露距骨的上关节面,有助于直视下复位。内侧结节骨折可以通过后内侧切口进入,注意避开附近的神经血管结构。对于可以修复的骨折,以小型或微型螺钉进行固定。

并发症和治疗结果

后突缺乏血运,特别是外侧结节。因此,骨不连是最常见的并发症。Parsons 对文献进行回顾,发现保守治疗骨不连发生率为 60%,积极治疗(切开复位内固定或闭合复位)的骨不连发生率为 5%。大的骨块应进行固定,小的骨块可以切除[39,40]。应该强调的是,外侧结节骨折累及距下关节。持续的复位不良会引起距下关节的僵硬和疼痛[40]。

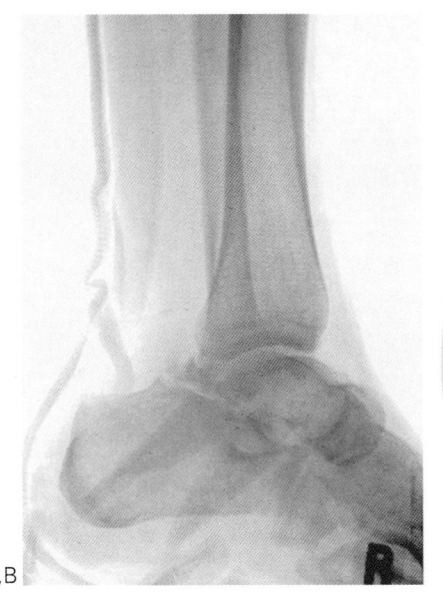
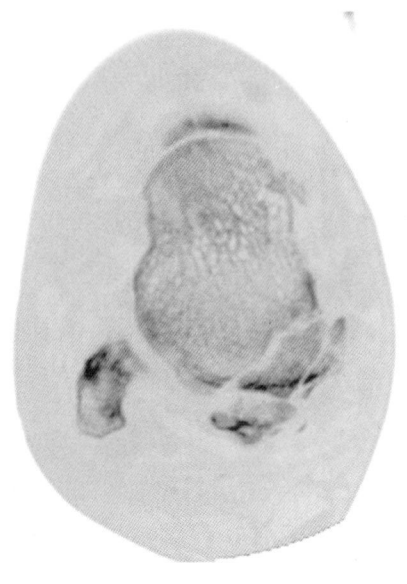

图33-14 距骨后突骨折。A. 术前侧位片，显示距骨后突骨折伴有距舟关节和距下关节脱位。B. 术前CT扫描，显示骨折累及后突的内侧和外侧结节

要点与技巧

- 为了保护内侧的神经血管束，显露时止血带不要充气。在辨认骨折和确保血管神经结构得到保护以后，止血带充气，为关节复位提供无血的手术野，便于手术操作。
- 对于这两类骨折，通常以微型螺钉进行固定，将螺钉头埋入关节面。如果骨折不能固定，可以予以切除。

跟骨骨折

跟骨骨折的治疗充满争议。相对于四肢的其他骨折来说，跟骨骨折并不多见。然而，跟骨骨折占所有跗骨骨折的60%以上[41]。在高处坠落、机动车事故或直接创伤中，强大的外力传导至后足，引起跟骨骨折。复杂的关节和骨性结构以及脆弱的软组织覆盖，使跟骨骨折手术固定的技术要求较高。以往通常推荐非手术治疗，但报告的疗效较差，因此Böhler和其他学者开展了手术治疗的研究[42,43]。切开复位内固定的原则已为广大医师所熟悉[41,44~53]。目前，科技文献支持对跟骨移位骨折进行急症手术治疗，但手术应由熟悉跟骨骨折相关的软组织及骨性结构、掌握具有挑战性技术的外科医师完成。

初步评估

跟骨骨折患者的初步评估包括对中轴骨和四肢骨仔细的物理学检查，重点检查其他常发生于轴向载荷的损伤。如果胸腰椎、骨盆、同侧或对侧髋关节、膝关节或踝关节有触痛，则应进行平片检查。20%~25%的跟骨骨折同时伴有腰椎、骨盆、髋和/或膝关节的损伤[54]。

同时，应检查患足的肿胀、伤口或水疱（血性或者非血性）。大部分开放性骨折的伤口在内侧。开放伤口应以聚烯吡酮磺敷料包扎，适当地给予胃肠外抗生素治疗。开放性骨折的特殊处理在本章节稍后进行讨论。必须注意皮肤压迫性坏死的早期征象，如移位性骨折块所致的皮肤苍白或隆起。如果出现严重疼痛和趾短屈肌的被动牵拉痛，外科医师应警惕骨筋膜室综合征的可能性[55]。

初步的放射学检查包括后足侧位片、足正位片、跟骨结节的Harris切线位片和距下关节的Broden斜位片。通常必须进行CT扫描以评价后关节面和进行骨折分类。在没有CT和X线片等影像资料的情况下不应制定治疗方案。

软组织的处理

后足的软组织覆盖在跟骨骨折的治疗中占有重要的地位，需要特别重视。后足的骨膜皮肤组织袖应被视为一个器官，需要立即进行积极的治疗，而不论骨折的最终治疗方案如何。任何外科手术之前必须控制并减轻软组织水肿。如没有开放性伤口或者皮肤压迫性坏死，以使用大的Jones加压夹板。另外，石膏衬垫和弹力包扎也可以与

冰冻疗法一起使用，Cryo/Cuff（Aircast. Summit, New Jersey）均有助于快速减轻水肿和疼痛。应使用衬垫良好的足后部拆卸式夹板，以防止马蹄足畸形。将患足抬高到心脏水平以上，有利于消肿。有作者主张使用气压治疗仪，以促进肿胀消退，尽管许多患者因太不舒服而不能使用[56,57]。

软组织损伤有两种情况应引起重视，可能需要立即处理。第一种情况是移位骨折片可能损害其上面的皮肤，特别是舌状骨折或者跟骨结节撕脱骨折的跟骨结节移位可能会压迫后跟处的皮肤。舌状骨折后跟出现皮肤苍白的早期征象时，必须早期复位固定，以缓解对皮肤的压迫。后跟的软组织缺损是灾难性的，没有简单的挽救措施。

必须重视软组织损伤的第二种情况是骨折水疱的形成。水疱的形成取决于后足所受暴力的大小。高能量骨折以及延迟使用加压夹板超过4~8小时会增加水疱形成的可能。血性水疱意味着更深层的软组织损伤，在计划手术切口时应该避开此区域。非血性水疱意味着一些有活力的表皮细胞附着于真皮层，代表着更为浅表的损伤。不管是哪种形式的水疱，都预示着后足软组织覆盖的损伤，必须重视（图33-15）[58~60]。水疱应该用非粘连的纱布敷料覆盖。随着水肿消退可以进行手术干预，水疱的问题也就解决了。如果水疱破裂、真皮层暴露，那么应清除表皮层，创面使用抗生素软膏，如磺胺嘧啶银（Monarch Pharmaceuticals. Inc. Bristol. Tennessee），预防继发性细菌定植，直到创面再上皮化。如果跟部外侧在伤后3~4周仍然有大面积的血性水疱，应考虑非手术治疗。畸形愈合的骨折可以在后期通过更为健康的软组织覆盖进行重建手术。

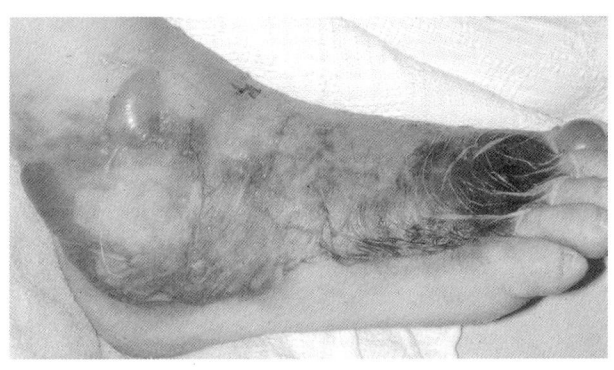

图33-15 严重软组织损伤的临床图片，跟骨骨折的软组织损伤会明显改变标准的治疗程序

软组织肿胀通常在伤后第3~7天开始消退（图33-16）。在2~5天时更换初次的夹板，重新评估皮肤条件。开始进行前足和中足的轻微活动，以利于消肿。

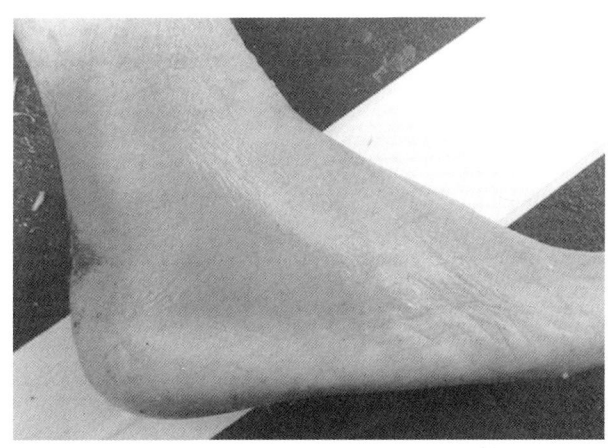

图33-16 跟骨骨折术前的临床图片。注意软组织的外侧面出现明显的皮纹征表示肿胀已经消退

这些处理原则适用于所有的跟骨骨折，不管是采用手术治疗还是非手术治疗。迅速而积极的软组织处理为治疗方案的选择提供了良好的基础条件；相反，如果不对软组织进行充分的评估和积极的处理，那么治疗方案的选择很快会变得非常有限。

骨折分型

跟骨骨折的分型需要对相关的骨性解剖有全面理解。跟骨前结节连接跟骨远端外侧部分和骰骨。其上面部分作为前关节面的基底，支撑距骨头的下关节面。中间关节面位于载距突上，对于支撑距骨颈和距骨体的内侧部相当重要。后关节面是最大的关节面，与距骨体的下关节面相关节。跟骨将来自中轴骨的重力通过跟骰关节和距舟关节传导至中足和前足，还将重力直接传导至跟骨结节，最后到达地面。除了腓骨肌结节，外侧壁相对平坦。神经血管束以及外在的屈肌腱在内侧行经载距突的下方。跟骨结节支撑后关节面，并作为腓肠—比目鱼肌结构的附着点。在各种临床解剖教科书中一般都有关于跟骨解剖的详细描述[61]。

跟骨骨折可以描述为移位骨折或无移位骨折，关节内骨折或关节外骨折。Carr通过实验证实了以前其他作者临床上所描述的骨折病理学[62]。可再现的主要骨折线把跟骨纵向分为内、外两部分,这条骨折线也可能进一步延伸到跟骰关节,影响到足的外侧柱。第二条骨折线起于 Gissane 角处,由距骨的外侧突撞击引起,把跟骨分为前、后两部分(图 33-17)。

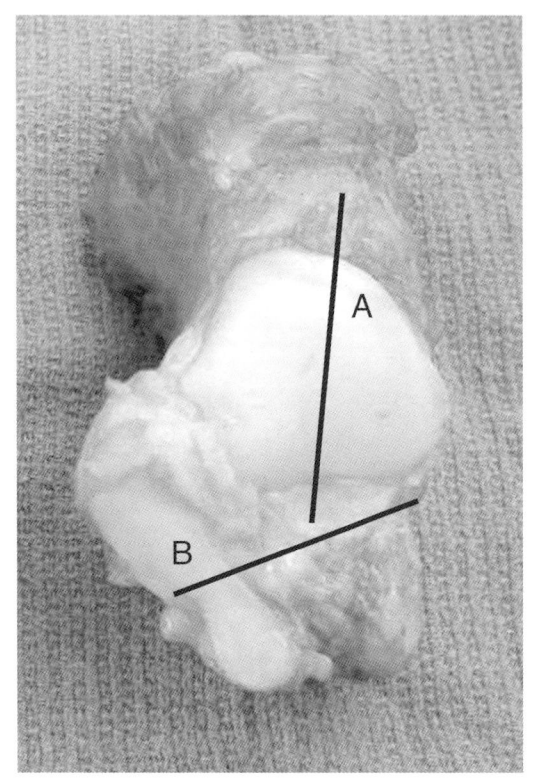

图 33-17 跟骨的大体背侧观,标示典型的骨折线。注意跟骨的后关节面、中关节面和前关节面。后关节面被第一条纵形的骨折线劈开,第二条骨折线把跟骨分为前后两个部分

Böhler 角和 Gissane 角广泛地用于描述移位性跟骨骨折影像解剖的改变(图 33-18)。Böhler 角被定义为在跟骨侧位片上,跟骨后关节面后缘处两条直线的交角。第一条直线为跟骨结节后上顶点与后关节面后上缘之间的连线。第二条直线为跟骨前突前上缘向后与后关节面后上缘之间的连线。正常人的 Böhler 角为 20°~40°。患者的正常值可以通过未受伤的对侧跟骨的 X 线片来确定。在移位性骨折,由于后关节面压缩、向前旋转,而跟骨结节抬高,此角变小。Böhler 角减小意味着明显的移位性关节内骨折,通过非手术治疗可能预后不佳[63]。

Gissane 角是指平行于后关节面的直线与连接前突最高点和后关节面最前下点的直线所形成的夹角(图 33-18)。该角类似于距骨外侧突的

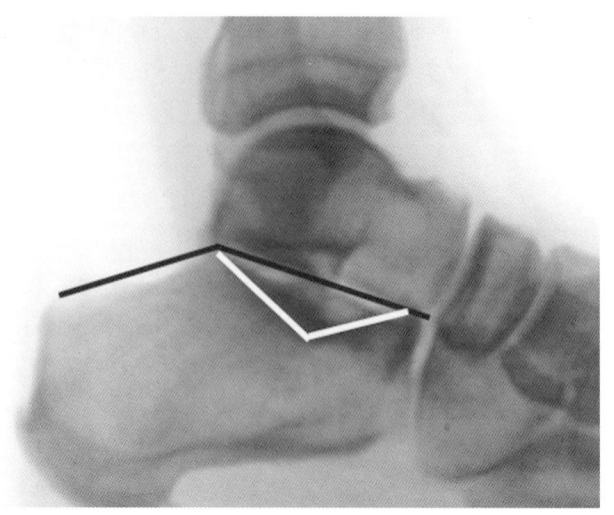

图 33-18 跟骨的侧位片,标示了 Böhler 角(黑线)和 Gissane 角(白线)

轮廓。通过测量患者对侧未受伤的跟骨来获得该角的正常值。骨折移位越大,该角越小。

Essex-Lopresti 根据后关节面与跟骨结节之间的关系把跟骨骨折分为两种类型。关节压缩型骨折是较常见的关节内骨折的类型,后关节面和跟骨结节之间发生不同程度的移位。后关节面向前下旋转,陷入压缩的松质骨内。后关节面骨块经常在跟腓韧带的附着处或稍上方与跟骨外侧壁分离,平行于 Gissane 角的底边(图 33-19)。较少见的舌状骨折是指后关节面仍与跟骨结节相连的骨折,有一条垂直的骨折线在 Gissane 角的顶点处通过跗骨窦向下延伸。这条骨折线和后方跟骨结节体部的水平骨折线相交。后关节面向前下旋转,跟骨结节在其后部向上移位(图 33-19)。

CT 对于我们理解骨折类型有很大的帮助,能够更准确地描述关节内骨折的移位情况。确定关节内骨折的粉碎程度有利于判断骨折的预后[64,65]。Sander 分型基于冠状面 CT 扫描描述了后关节面的移位和粉碎情况[50]。Sanders 分型以距骨下—后关节面最宽处的冠状面 CT 图像为基础。这个解剖标志被后关节面内的两条垂直线分为三个部分,或三个柱。后关节面内侧的一条附加线将最内侧的载距突骨块分开。因此,可以将后关节面描述为四个潜在的骨块:无移位的骨折归类为Ⅰ型,无论骨折线的多少;Ⅱ型骨折为后关节面的两部分骨折,根据骨折线的部位进一步分为ⅡA、ⅡB、ⅡC 三个亚型,骨折线越靠内侧,亚型

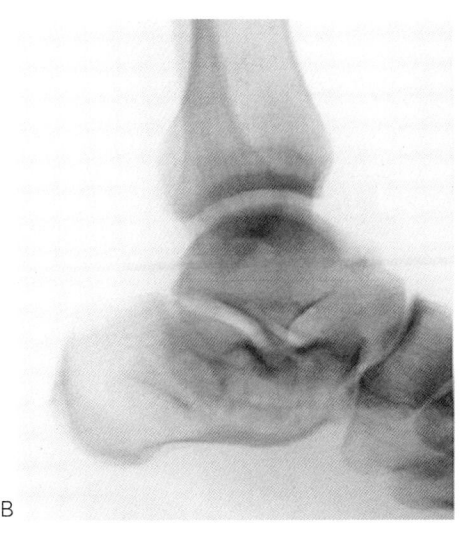
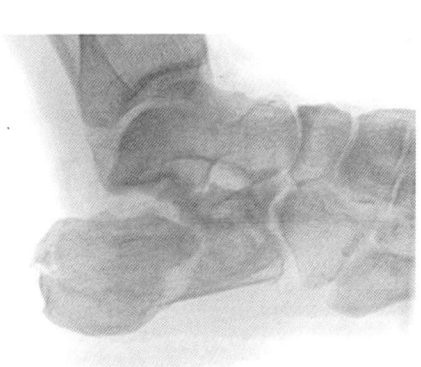

图 33-19 跟骨骨折。A. 跟骨关节压缩型骨折的侧位片。B. 跟骨舌状骨折的侧位片

越高(图 33-20);Ⅲ型骨折为三部分骨折,伴有中央压缩骨块,也依压缩骨块的向内而进一步分为ⅢAB、ⅢAC、ⅢBC三个亚型;Ⅳ型骨折为高度移位和粉碎的骨折,后关节面至少有4个分离的关节骨块。

Sander分型能够提供骨折的预后信息。与Ⅲ型和Ⅳ型骨折相比,Ⅰ型和Ⅱ型骨折的预后更为良好(图 33-21)[50]。这是比较直观的,因为随着后关节面的粉碎程度增加,可以预想关节功能会更差。

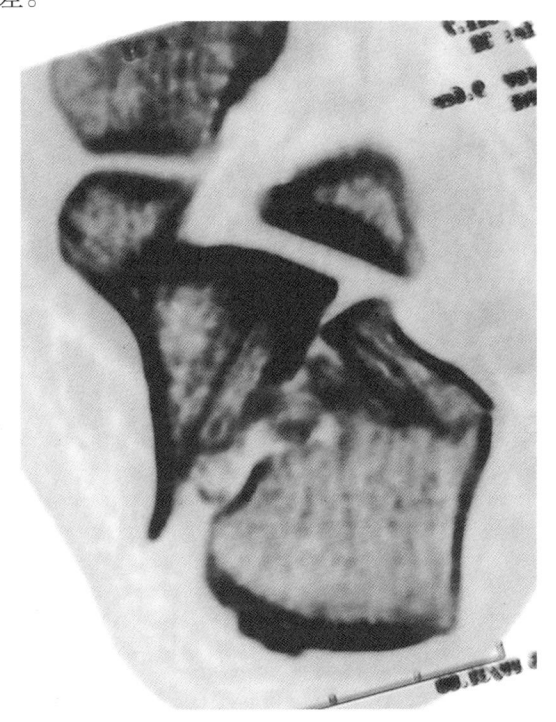

图 33-20 跟骨的CT扫描显示关节压缩型骨折,按照Sander分型归为ⅡA型骨折

非手术治疗

跟骨骨折非手术治疗的适应证包括确实无移位的骨折(如Sander Ⅰ型骨折)或者有严重的内科并发症的患者。这些并发症包括(但不限于):吸烟、周围血管疾病、Ⅰ型糖尿病(特别是并发神经病变)、类固醇依赖、年龄、后足的软组织或骨感染,或者增加麻醉和手术总体风险的系统性疾病。跟骨骨折的所有患者都要求戒烟。

早期进行的非手术治疗重点是控制肿胀和疼痛。开始,这些病人通常需要住院,胃肠外给予麻醉药以控制疼痛。由于有发生筋膜室综合征的潜在风险,不建议使用区域麻醉。

在软组织覆盖方面,重点是水肿的控制。当肿胀消退到一定程度,可以使用拆卸式夹板时,开始后足的活动,包括内翻、外翻、跖屈和背伸。每周检查患足,直到肿胀消退。住院病人要常规使用低分子肝素,门诊病人预防血栓的治疗要个体化。在抗凝治疗时,要权衡深静脉血栓形成的风险和血肿扩大的风险,后者会损害软组织覆盖。

骨折后2周拍摄后足X线片,以后每4周拍摄一次,观察骨折愈合情况。患者最初保持非负重,逐步过渡到足部放平着地。伤后8~12周,随着骨折愈合,开始在耐受的限度内负重。使用市售的短腿骨折支具,直到患者能够耐受带弹性垫的正常鞋具,以预防马蹄足畸形。在足部开始完全负重和适应正常穿鞋时,必要时用弹力绷带保护踝关节。

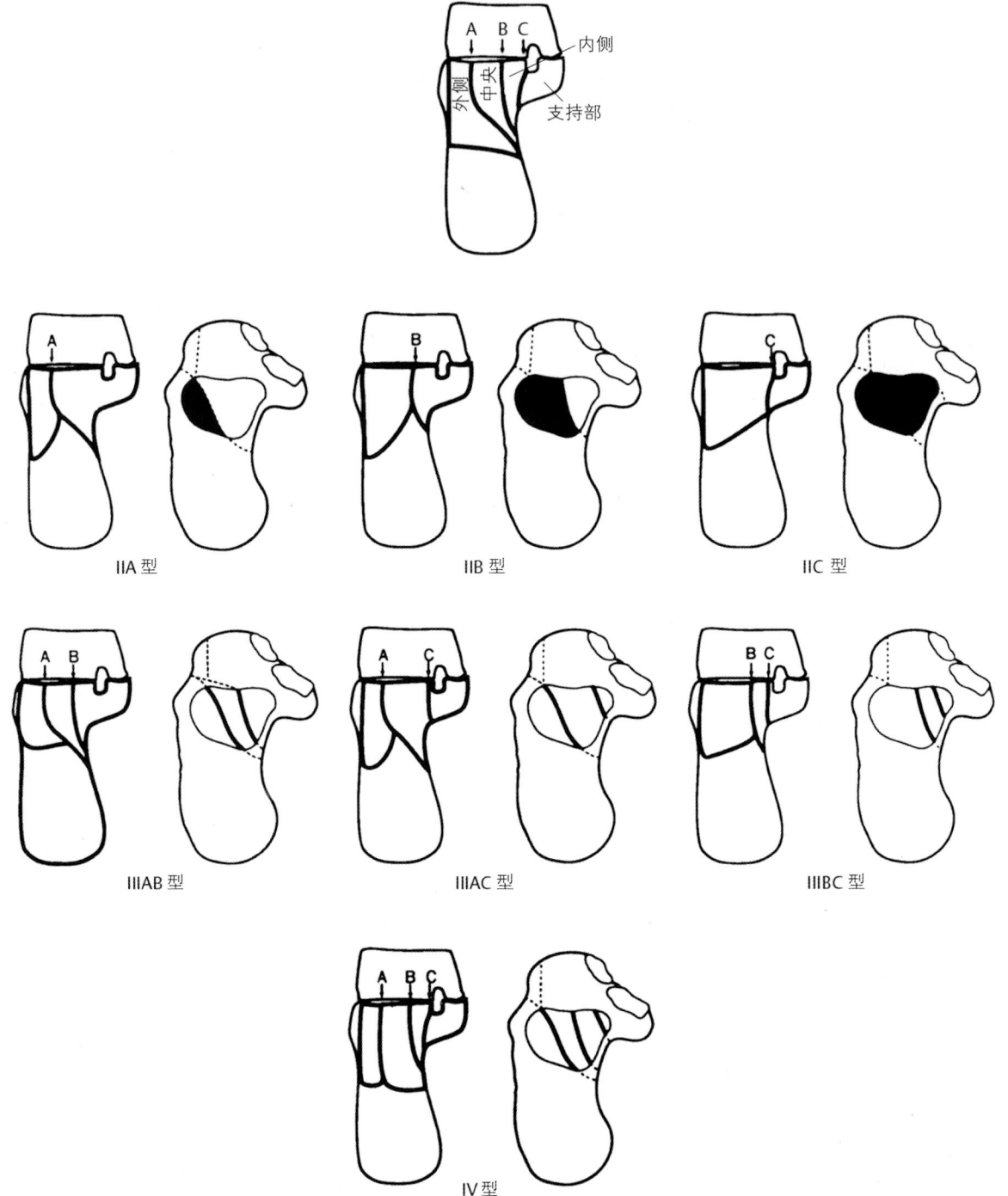

图33-21 跟骨关节内骨折的基于CT扫描的Sander分型(引自Intraarticular fractures of the calcaneus: present state of the art. J Orthop Trauma 1992;6:254, Figure 2.)

手术适应证

目前有大量关于移位性跟骨骨折急症手术治疗的研究[41,45-53,66-68]。传统手术干预用于治疗关节面移位超过2mm的骨折。已经证实,当骨折移位超过2mm时距下关节面的关节接触应力明显地增加[69]。这可以通过类似的距下关节接触应力来解释。后关节面较小,这意味着很小的移位就会使后关节面的承重面积大为减少。Sanders ⅡB和ⅡC型损伤较ⅡA型骨折涉及的关节面比例更大。

手术治疗的影像学标准包括后关节面粉碎和

移位的程度,以及跟骨结节高度、宽度和内翻位的丧失,还应该评价跟骨前突以及跟骰关节面的完整性。修复跟骨的这些部分对于重建后关节面的功能至关重要。一些类型的骨折(如 Sander Ⅳ 型骨折)可能更适合于晚期重建,而不是一期修复。一些学者建议对跟骨粉碎性骨折一期行距下关节融合。用于复位不可修复的后关节面的手术切口可能会妨碍今后用于重建的手术切口。最后,对手术治疗的患者必须进行合理的选择。

手术治疗

新鲜跟骨骨折手术治疗的目标是:

1. 恢复前突正常的方向以及前中关节面与骰骨的对应关系,恢复足的外侧柱。
2. 重建跟骨的后关节面,使之在 Gissane 角处与跟骨前突连接。
3. 纠正跟骨结节的短缩、内翻和增宽。
4. 连接跟骨结节和后关节面以及前突的下缘。
5. 必要时植骨填充松质骨缺损,坚强内固定。
6. 无张力下关闭切口。

外科解剖

绝大部分的跟骨骨折通过 Benirschke 等所描述的可延伸性 L 形切口进行手术(视频 33-2,光盘 4)[41,48]。切口的位置非常重要,稍微偏离正常位置就会增加皮瓣坏死或神经损伤的可能性。切口的垂直部分平行于跟腱,位于腓骨后缘向后约 1cm 处,沿腓骨肌腱的下方弧形延续为切口的水平部分,平行于足底,恰好位于平滑的跟垫皮肤上方,然后向远侧延伸到达跟骰关节。必须注意避免损伤腓肠神经的终末分支和腓骨肌腱及其腱鞘[70]。该切口能够最大限度地显露跟骨结节,减少腓肠神经医源性损伤的可能性。

在计划手术固定前,术者必须了解跟骨的解剖形态。除腓骨肌结节外,其外侧壁相对平坦。跟骰关节是鞍状关节,远端的关节面向内后侧倾斜。在置入螺钉时一定要记住这些解剖特点。腓骨短肌腱走行于跟骰关节前方的外侧。通常,切口在远端必须上抬,以充分直视跟骰关节。在跟骨外侧壁有一皮质增厚区,为腓骨肌支持带和跟腓韧带提供附着处。这个切口可以显露跟骨结节的上面,包括跟腱的止点。后关节面向前向下与跟骨的前突相交于 Gissane 角。后关节面向前下方倾斜,直到中关节面和载距突。这些解剖特征的理解有助于指导将螺钉置入载距突,而不会突入后关节面的内侧部分[71]。

通过这个切口也可以显露距骨的外侧突和后下关节面。了解载距突的正常位置非常重要,因为通常不能直视载距突,除非为以后重建而移去大的后关节面骨块。包括载距突的这部分跟骨被认为是"恒定的骨块",是从后关节面向前内侧的延伸部分。该骨块的位置较后关节面的最内侧部分要高。这些解剖知识有助于安全地将螺钉从外侧壁置入致密的载距突内。螺钉通过外侧壁的接骨板把前突和后关节面以及跟骨结节连为一体。因此,将载距突骨块连接到接骨板螺钉上是非常重要的。足和趾的外在屈肌腱以及胫后神经、血管走行于载距突的下方,螺钉置入不慎可能会损伤这些结构[72,73]。显然,螺钉不必超出跟骨的内侧皮质或载距突最内侧的范围。当通过外侧入路手术时,必须间接地了解内侧结构的位置。如果内侧有开放创口,可以由此创口对载距突或内侧壁骨折进行清创,对明显移位的骨块进行有限的手法复位。

手术方法

全身麻醉诱导后,预防性应用头孢菌素类抗生素,插入 Foley 导尿管。病人侧卧于可透 X 线的手术床上,在所有可能发生神经血管压迫的部位垫枕(视频 33-2,光盘 4)。在胸腹和骨盆环处放置充气垫。支撑下位腿,在下位腿的上方放置一个"铺垫好的手术台"以支撑手术侧的下肢。双侧膝关节和髋关节略屈曲。膝关节的外侧备皮,以便在股骨远端或胫骨近端的外侧取骨进行植骨。必要时足踝的外侧也需要备皮。大腿部使用止血带。根据手术的需要,对整个下肢从足趾到腹股沟进行消毒。止血带以下进行标准的下肢铺巾,这样下肢可以自由活动,以便透视和显露取骨部位。下肢抬高,弹力绷带驱血,止血带充气止血。

根据前述的解剖标志在皮肤上标记切口。根据手术侧和术者的优势手,从切口的水平或垂直部分开始,形成全厚骨膜皮瓣。在分离的过程中,最重要的是注意保护软组织。沿标记的皮肤切口切开,直达跟骨结节处骨膜。以 15 号手术刀骨膜下掀起全厚骨膜皮瓣,使用 Sern 或者 Ragnell 拉钩牵开骨膜皮瓣的游离缘进行显露。由熟练的助手轻柔地牵引有助于单层暴露。从跟骨外侧壁上掀起致密的跟腓韧带,以及腓骨肌支持带及其腱鞘。注意避免损伤腓骨肌腱鞘以及腓肠神经。跟骨外侧壁显露以后,继续解剖显露后关节面的外侧部分,然后向前显露跟骰关节。如果术前CT扫描显示骨折没有累及跟骰关节,应对远端部分仅进行有限的解剖,以减少腓肠神经分支或腓骨肌腱的医源性损伤。

如果后关节面由于移位骨折块而显露不清,可能需要翻开粉碎的跟骨外侧壁。如果有可能,应注意保留外侧壁骨块下缘现存的软组织附着。如果需要,在皮质骨块上做烧灼标记或皮肤标记,便于以后的骨块重组。在最终复位前,任何的外侧壁粉碎骨块均应以湿润的海绵纱布包裹。

此时,应该可以直视后关节面以及距骨外侧突。用锐口牙科刮匙或骨膜起子进行仔细的分离,有助于界定骨折面以计划骨折复位。抬起并移出后关节面的压缩部分,注意在操作过程中避免软骨的进一步损伤。以锐口牙科刮匙或无菌牙刷清理这些骨块,放在湿润的盐水纱布中备用。

此时,自跟骨结节置入4.0mm或5.0mm Schanz钉,以利于通过牵引复位骨折。如果是舌状骨折,Schanz钉应植于与后关节面相连的跟骨结节上部,从后侧经皮穿刺通过皮肤和跟腱下方,平行于后关节面置入。如果位置过低,可能会影响随后的克氏针临时固定。

关节压缩型骨折常伴有跟骨结节短缩和内翻。经皮自后向前的Schanz钉有利于长轴的恢复。另一枚自外向内的Schanz钉用于纠正横向的畸形,将足跟牵至外翻或中立位。在陈旧性骨折中,由于有一定程度的早期愈合,跟骨结节的复位可能很困难。这种情况下,以鞋拔的方式使用小的弯骨膜起子复位骨折可能是有帮助的。术者仔细地将骨膜起子放在载距突折块的内下方,以此为支点,向外、向下撬拨跟骨结节。单独或联合使用这几种方法恢复跟骨结节骨块长度和外翻。然后以0.054或0.062英寸的克氏针将结节骨块临时固定到跟骨前突的内侧部。通过侧位、切线位和Broden位透视检查骨折复位情况。

接下来开始复位跟骨前突,最好先复位关节面,然后向后复位。复位跟骰部位的矢状和冠状骨折线,以0.045或0.052英寸的长克氏针临时固定。应辨明前突连接于Gissane角最远端部位的皮质增厚区(丘部)。该区域通常不会发生严重的粉碎,可以用于直到复位和固定螺钉。

随后,把后关节面骨块复位到残余的"恒定的"载距突骨块以及跟骨前突上。大而单一的骨块通常容易复位到这两个骨块上。复位前,粉碎的后关节面骨折可能需要在后台进行拼装,复位难度和粉碎骨块的数量有关。多折块的粉碎性骨折有明显的软骨丢失,特别是在Gissane角处,使解剖复位非常困难。跟骨前突致密的丘部虽然是有用的骨皮质标志,但骨折时随着骨块的移位,产生剪切力使后关节面的软骨剥脱。用0.04或0.052英寸的短克氏针将后关节面部分进行复位并临时固定到载距突上。主要骨折线越靠外侧,术者越容易观察后关节面的复位情况。通常也以0.045或0.052英寸的克氏针临时复位固定前突和后关节面远侧交汇处的骨折。此时,后足侧位片、Broden位透视证实关节面的复位情况。

关节面复位后,需要对跟骨结节的位置进行"微调"。跟骨结节的外上侧部分应该复位到后关节面的后外侧。跟骨结节的下侧皮质应与前突的下侧部分排列良好。这些解剖标志可以通过直视或透视(后足的侧位、Broden位和切线Harris位)进行证实。此时,0.054或0.062英寸的长克氏针经皮将跟骨结节骨块连接到后关节面和前突上。

利用参考标记对先前取下的外侧壁骨块进行拼装,对骨折的复位情况进行最后的证实。长克氏针可以打入跖骨,作为辅助的临时固定,直到术者认为复位满意为止。复制该构型的影像学资料作为医疗记录。

临时复位和固定后,开始处理遗留的松质骨缺损。作者倾向于以股骨远端或胫骨近段的外侧作为自体骨的来源,这两处可以获取足够数量的自体松质骨。有些学者认为没有必要进行植骨。也有学者推荐使用冻干或者射线辐射的异体松质骨或新的植骨替代材料(视频33-2,光盘4)来修复骨缺损。

现在,开始置入最终的内固定。目前市面上有数种为专为跟骨骨折设计的内置物。所有的跟骨内置物具有以下一些共同特点:低切迹,良好的可塑性便于塑形,足够的强度以抵抗变形,在不同的角度以多重的螺钉固定,可以剪除不需要的部分。虽然这些预制的接骨板在大多数情况下功能良好,但是它们可能限制螺钉安放选择的灵活性,需要进行塑形;后期接骨板去除时的手术切口较小型和微型内固定的切口更大。

也可以使用Synthes(Paoli,Pennsylvania)生产的小型或者微型接骨板螺钉,以及2.7mm重建接骨板和颈椎H形接骨板。这些简单的接骨板可以进行个体化,以适应不同的骨折类型。长的2.0、2.7和3.5mm螺钉可以跨过很长的区域对骨折块进行加压固定。对骨折复位和固定重要的小骨块可以直接拼接到接骨板结构上。需要详细了解骨折块之间相互关系,以便将前突和后关节面及跟骨结节固定在一起。

最终的固定首先进行距舟关节和后关节面的关节内骨折块之间的加压固定。加压固定通常使用2.0、2.7和/或3.5mm皮质骨螺钉。粉碎的后关节面骨折有时需要用1.5mm螺钉进行固定。用经验指导临时固定的克氏针的定位,否则会妨碍最终固定的螺钉置入。如果使用预制的跟骨接骨板,要根据需要进行剪切和塑形,然后将皮质骨螺钉散开置入前突、结节和后关节面,全部连接到载距突上(图33-22)。最后,去除全部临时固定的克氏针进行最后的透视。进行侧位、切线位和Broden斜位的透视,以证实最终的复位情况和螺钉位置。必须进行切线位透视,以确定螺钉没有穿出内侧壁。如果调整了螺钉的长度或位置,则需要重新透视。

最终的固定和植骨完成后,止血带放气。以湿纱布及弹力绷带对跟骨外侧切口以及其他供骨部位加压包扎5~10分钟,以帮助止血。去除包扎后用双极电凝处理皮肤出血点。如果松质骨有明显的出血,可以使用骨蜡或者血栓凝聚剂。通常弹性加压包扎延长5~10分钟可以控制出血。必须进行彻底的止血,以防止形成危及皮瓣的术后血肿。

切口放置小的硅胶管引流,如TLS外科引流系统(Porex Surgical Inc., Newman, Georgia),或1/8英寸Hemovac(Zimmer, Warsaw. Indiana),自足背引出。切口缝合分两层完成。骨膜层用0号或者2-0号可吸收线进行反褥式缝合。缝合前先用止血钳进行标记。助手以轻柔的压力复位皮瓣,同时术者先缝合转角处,然后再进行连续缝合。正确的深层缝合应使皮缘相对,4-0的尼龙线以Allgower-Donati技术缝合皮肤层,线结打在切口的后下缘。伤口的关闭必须十分细心。

切口完全关闭后,检查引流管是否被缝住,并再次评价切口边缘的灌注情况。如果缝线间的皮肤边缘苍白,用蚊式钳或锐口牙科刮匙放松Allgower-Donati线结,直到皮肤灌注确实。如果对皮肤灌注情况有疑虑,应拆除缝线、重新缝合。无菌的不粘敷料包扎,然后使用衬垫良好的加压夹板固定。术后注意保证引流通畅。

术后处理

区域麻醉对疼痛控制是十分有益的。如果没有禁忌证,可以进行硬膜外或坐骨神经周围阻滞麻醉。周围神经阻滞后可以立即开始使用肝素抗凝,但如果使用硬膜外阻滞麻醉则必须延迟12~24小时,以免发生硬膜外血肿。

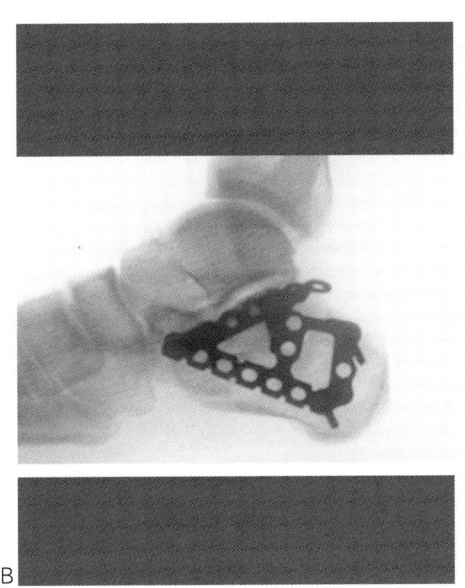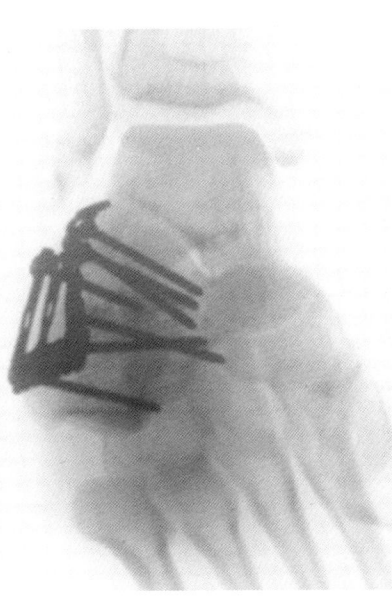

图33-22 跟骨骨折外侧接骨板螺钉固定的术后X线片。A. 侧位像。B. 同一患者的Broden位像,显示后关节面的复位情况

术后病人需要住院治疗,抬高下肢。患肢保持卧床休息36小时。术后立即开始前足的活动度锻炼。出院前(通常术后48~72小时)更换夹板,用新的夹板或Cryo套(Aircast,Summit,New Jersey)、Ace绷带和后侧拆卸式夹板进行固定。出院前检查切口。患肢保持非负重。

术后5~7天检查切口情况,术后3周拆除切口缝线。切口愈合后立即开始距下关节活动。拆线后拍摄侧位、Harris切线位和Broden斜位X线片,以后每4周复查一次。根据个体情况,骨折一般在8~12周愈合。开始渐进式的负重,直到能够完全负重。在最初的几个月内进行游泳锻炼或水疗通常是非常有用的。继续积极地进行跖屈、背屈、内翻和外翻以及踝关节本体感觉的理疗,直到患者恢复满意的关节活动度。当患者完全负重时开始正常穿鞋,如果需要,可用定制的矫形器加强。

跟骨开放性骨折

与闭合性骨折相比,跟骨开放性骨折提出了完全不同的治疗难题。绝大多数情况下伤口位于内侧,一般是由尖锐的载距突皮质骨片或者作用于内侧软组织覆盖的剪切力引起的。少数情况下开放伤口是由诸如割草机或农业工业机械等外力引起的广泛挤压伤或者脱套伤所导致的。开放伤口的出现要求必须立即进行手术干预。

对开放性骨折,按Gustilo-Arderson分型系统进行分级,并记录下肢的神经血管状态[74,75]。仔细评估神经血管状态很重要,因为开放性跟骨骨折伴有神经血管损伤的比例很高。这些结构的状态在制定最终的治疗方案中起到重要作用。所有的开放性骨折必须进行急诊清创。任何的开放性骨折必须在急诊注射破伤风抗毒素,合理地使用静脉滴注抗生素。

接下来的紧急处理是尽可能在手术时冲洗并清创所有的伤口,最好在伤后的4~6小时之内进行。对于那些污染严重、大面积挤压伤或脱套伤,或者初次清创延迟的患者,需要在24小时内进行"二次"清创。必须使用精细的软组织技术延长并探查这些伤口。内侧的神经血管束几乎总是暴露在伤口的深部,要注意辨认和保护。偶尔,神经血管束可能嵌入跟骨结节骨块和载距突骨块之间的骨折部位。异物和失活组织锐性清理完成后,大量的无菌生理盐水冲洗伤口。

与闭合性骨折相比,跟骨开放性骨折在骨折的处理上有其独特之处。跟骨骨折重建的一个关键问题是如何把跟骨结节复位到载距突。在闭合性骨折,当使用外侧切口时必须进行间接复位。相反,有内侧伤口的开放性骨折有可能直视下复位皮质,通常可以达到解剖复位(图33-23)。跟骨结节的解剖复位可以降低内侧伤口缝合时的张力。其次,通过内侧伤口可以将神经血管结构还纳原来的位置,因此改善了总体功能,更重要的是改善了患足的静脉回流。最后,对损伤后2~3周的跟骨骨折进行重建,最困难的是恢复跟骨的长度和关闭伤口。这是因为损伤后软组织覆盖会随时间而发生挛缩。通过初次清创时恢复跟骨结节与载距突的正常解剖关系,跟骨的长度得以恢复,使得后期的重建更为容易,如果有必要,可以延迟较长时间进行最终的重建手术。

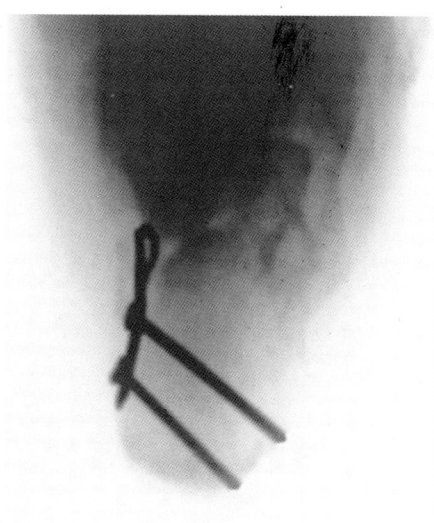
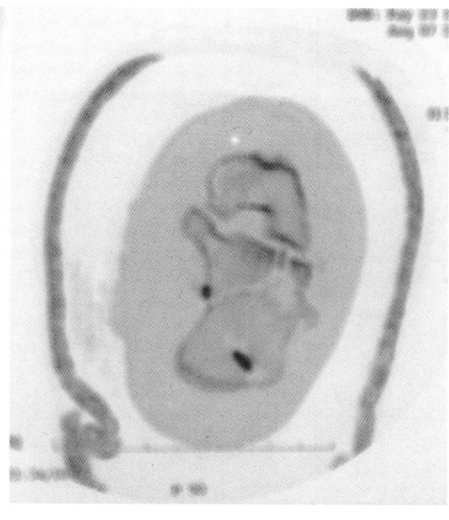

图33-23 有内侧伤口的开放性跟骨骨折。A.轴位X线片,显示通过内侧伤口将跟骨结节复位到载距突上。B.同一患者的CT扫描,显示跟骨结节复位到载距突上。值得注意的是,后关节的外侧仍没有复位,这只是暂时的,软组织条件好转后即可进行关节面的最终固定

A,B

可以应用微型 T 型接骨板（如果认为伤口清创充分）或 9 英寸的纵行克氏针,自跟骨结节紧贴内侧壁穿入载距突维持临时复位。在创伤性伤口关闭时,必须将克氏针更换为适当的内固定,否则穿针部位会增加最终重建时手术野污染的可能。作为替代,可以使用全螺纹的胫跟斯氏针。斯氏针从胫骨远端前缘进针,向后下经后踝穿出胫骨。跟骨结节与载距突的关系恢复后,斯氏针继续向下进入跟骨结节。该技术的主要优点之一就是穿针部位远离日后最终的手术切口,避免后期手术野污染的问题(图 33 – 24)。

开放性骨折可以采用传统敷料或新的负压创面敷料进行包扎。如果初次清创时没有关闭伤口,每隔 48～72 小时进行再清创,直到伤口没有明显的坏死或感染迹象。使用 Allgower-Donati 缝合技术进行伤口的无创性关闭。

伤口关闭后,手术治疗就等同于闭合性骨折了。当软组织水肿消退、皮肤皱纹再现后进行最终的治疗,这可能需要 7～10 天的时间。在围术期可以像闭合骨折描述的那样使用水肿控制仪器。像前文描述的一样,大多数病例使用标准的外侧 L 形切口,在外侧可以使用标准构型的内固定。

治疗结果

跟骨骨折的疗效取决于原始损伤的严重程度与治疗方法。Sander 发现,术前 CT 扫描所显示的后关节面粉碎程度与手术疗效密切相关[50]。实际上,跟骨骨折的手术疗效与关节面的粉碎数量呈负相关,而与手术医师重建粉碎骨折的能力正相关。Sigvard Hansen 医生指出:"如果你把它做得看起来像脚,那么它会像脚一样工作"。这句话同样适用于跟骨骨折;解剖重建前、中、后关节面,跟骨结节处于中立位或略外翻位,恢复跟骨的高度和宽度,这样会产生最佳的手术效果。前面正文中列举的文献支持这个观点,但一小部分有工伤补偿的患者除外。与没有工伤补偿的患者相比,他们进行距下关节融合的可能性更大,主要原因是持续的跗骨窦疼痛[76]。

对于技术娴熟的创伤骨科医师,跟骨骨折的手术治疗常可取得优良的临床疗效。严格的患者选择、软组织处理,坚强的解剖复位内固定以及康复督导,这些都是取得良好手术效果的关键。除了前面列举的少见并发症以外,移位性跟骨骨折患者还可以预期以下几点:

1. 2～3 天的住院治疗;
2. 伤口在 2～3 周愈合;
3. 骨折在 6～12 周愈合;
4. 2～3 个月内部分负重;
5. 3～4 个月时完全负重;
6. 4～6 个月时弃用负重辅助设备;
7. 6～9 个月时回到正常的伤前工作;
8. 恢复接近全部的背伸和跖屈,内外翻恢复 50%～75%;
9. 能够正常穿鞋,有时需要足部矫形器。

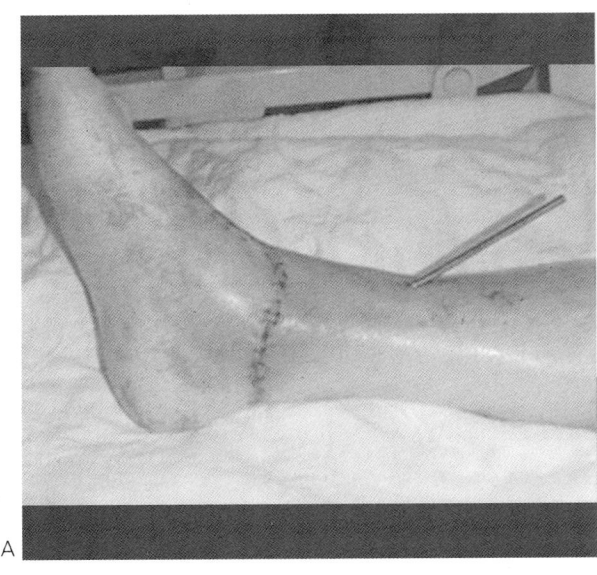 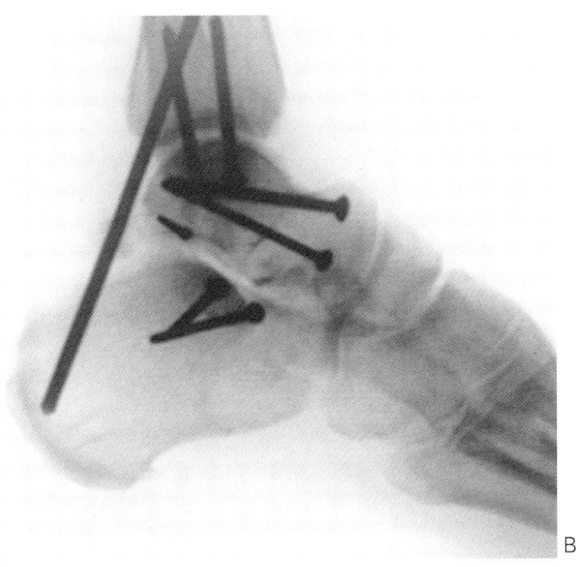

图 33 – 24　足内侧面严重的开放性损伤后,胫—跟钢针用于软组织覆盖的制动。A. 临床图片。B. 侧位 X 线片。该例患者进行了跟骨和距骨骨折的切开复位内固定

要点与技巧

- 在平片上显示移位很小的跟骨骨折,在CT扫描上可能会发现后关节面有明显的移位。
- 使用稳固的可透X线的手术台支撑患肢。患者取侧卧位,多层巾单制成扁平柔软的垫子用来支撑患肢,巾单置于腘窝、胫骨和股骨前方,膝关节屈曲。下位腿屈曲较患肢稍小。一旦高度合适,无菌巾单覆盖于下位腿上,得到一个平坦的衬垫良好的工作台面。
- 使用15号手术刀使得切开外侧壁时更容易形成骨膜皮瓣。手术刀变钝很快,需要经常更换。该操作过程使用15~20个15号手术刀并非少见。
- 经皮胫—跟穿针可以为严重肿胀的舌状或关节压缩型跟骨骨折提供临时牵引。由胫骨远端前缘中间进针,穿向后踝。闭合复位完成后,全螺纹的斯氏针在透视下穿入跟骨结节的上部,跟腱止点的前方。这枚斯氏针产生牵引力,将跟骨结节推向下方,有助于保持软组织覆盖的完整性。
- 置入克氏针临时固定时,应用大量的生理盐水冲洗,因为一些部位骨质致密,产生的大量热量容易导致骨的热坏死。
- 组合式小型或者微型接骨板螺钉特别适合于跟骨骨折的固定。微型接骨板可以相互垫在一起,将螺钉同时穿入两块接骨板,从而锁定其位置。踝接骨板或者2.7mm重建板可以纵行放置,以维持外侧壁,对抗跟骨结节的内翻塌陷。微型T型接骨板或者2.7mm踝接骨板以工形梁的方式放置,支撑后关节面和跟骨结节。经皮2.7或3.5mm皮质骨螺钉可以沿内侧壁和/或外侧壁纵向置入,作为人造皮质骨对抗短缩和内翻。
- 某些舌状或跟骨结节撕脱性骨折,可以用折块间螺钉和小型接骨板经皮或者有限切开技术固定。
- 手术期间应注意止血带时间。时间超过2小时应放松止血带。如果需要延长时间,再次充气前应放松止血带15~30分钟。
- 在复位和固定的过程中,一定要避免切口皮缘的张力和剪切力过大。一些学者建议在距骨上置入克氏针帮助牵开皮瓣,但是这种操作可能会使皮肤和皮下组织的局部压力过高,微血管和毛细血管闭塞,从而发生软组织并发症。同样,过分牵拉皮缘而不进行骨膜下牵开,会引起持续的微血管栓塞,放松止血带后会影响皮肤的灌注。如果没有必要,如后关节面在后面的手术台上进行拼装或取骨时,助手的拉钩应从切口内移开。在整个手术过程中,应经常用生理盐水湿润切口边缘。

并发症

跟骨骨折手术治疗的相关并发症可能与软组织、骨性、关节或腱性结构相关。经验丰富的外科医师能降低这些风险,但是这些高能量的损伤本身也会伴发一些需要手术干预的并发症[76~78]。

软组织裂开或坏死是灾难性的。对于熟练的外科医师,软组织裂开和深部感染的发生率在闭合性骨折低于2%,而开放性骨折低于8%[79]。吸烟、糖尿病或开放性骨折等因素都会增加软组织裂开和深部感染的发生率[80]。Benirschke和Kramers最近的回顾性研究表明,所有的软组织伤口问题都可以通过清创、抗生素和延迟的伤口关闭而治愈[79]。

软组织的并发症发生后,那么应通过阶段性清创、负压创面疗法、静脉和/或口服抗生素以及延迟关闭伤口进行处理。少数情况下软组织缺损明显,不可能二期直接闭合,可以通过局部的筋膜皮瓣或游离皮瓣修复创面[81, 82]。

骨折畸形愈合容易引起关节面的超负荷,后足继发创伤性关节炎[83]。必须对跟骨前、中、后关节面,以及跟骨结节和前突进行解剖复位,以降低距下关节创伤性关节炎的发生率。畸形愈合通常采用可以通过距下关节牵引骨块置入融合术治疗,如果有必要,还可以通过跟骨结节截骨进行加强。

腓肠神经损伤引起的后遗症通常很少。患者一般能够耐受麻木。少见的感觉异常性疼痛可以通过口服镇痛药,局部类固醇注射和/或神经减压治疗。术后8~12周,足底内侧软组织有瘢痕形成时,可见到迟发性跗骨管综合征。可以通过矫形器、抗炎药物和穿适当的鞋具进行治疗。如果症状逐渐加重,应通过适当的神经监测评价神经的状态,决定是否需要进行跗骨管减压治疗。

外侧壁的残余畸形愈合或骨赘会与腓骨肌腱鞘发生撞击。一般可以通过抗炎药物、理疗和矫形器进行治疗,很少需要进行肌腱减压或者骨赘切除来缓解症状。

足舟骨骨折

足舟骨骨折非常少见,但如果引起距舟关节的活动丢失或者关节病变,则会导致明显的功能障碍。跗横关节的活动度大部分为距舟关节所提供。它就像足的骨性关节窝一样。足舟骨的远端和三个楔骨相关节,活动度很小。

足舟骨骨折的分类

足舟骨骨折分为三类:结节骨折、背侧缘骨折以及体部骨折。Sangeorzan 等进一步把体部骨折分为三型[85]。Ⅰ型为冠状面骨折,伴有大的背侧骨块;Ⅱ型为骨折线从背侧斜向跖侧,伴有大的内侧骨块;Ⅲ型为中部粉碎性骨折,距舟关节破坏(图 33 – 25)。

非手术治疗

确实没有移位的骨折可考虑非手术治疗。是否有移位应通过 CT 扫描证实(图 33 – 26)。非手术治疗的最初两周应严密观察,以证实治疗期间骨折没有发生移位。闭合治疗需要非负重管型石膏固定 6～8 周。去除管型石膏后,病人需要佩戴带足弓支撑的矫形器,以保护中足区域。只有很少的足舟骨骨折可以采用这种方法治疗。绝大多数需要手术固定。

手术适应证

手术治疗的适应证包括间隙超过 2mm,台阶大于 1mm,或出现任何距舟关节或舟楔关节半脱位的迹象。

手术治疗

外科解剖

足舟骨为胫后肌腱提供止点。除中央部分以外,足舟骨血供丰富[86]。通过内侧切口或者内侧和背外侧联合切口对足舟骨进行显露,很少单独使用前内侧切口。

内侧入路取低位内侧切口,略高于胫骨后肌腱并与之平行。该切口明显低于标准的前内侧切口,可以更好地显露足舟骨。绝大多数足舟骨骨折在足舟骨的内下部分存在骨折线。该骨块可以向下面掀开,可以作为窗口用来复位足舟骨骨折剩余部分的关节面。

背外侧入路的切口以足舟骨为中心,平行于第三趾骨。然后在趾长肌腱和趾短伸肌肌腹内侧向深层解剖。注意保护位于该平面内侧的神经血管束。这样可以显露距骨前外侧,舟骨背侧以及

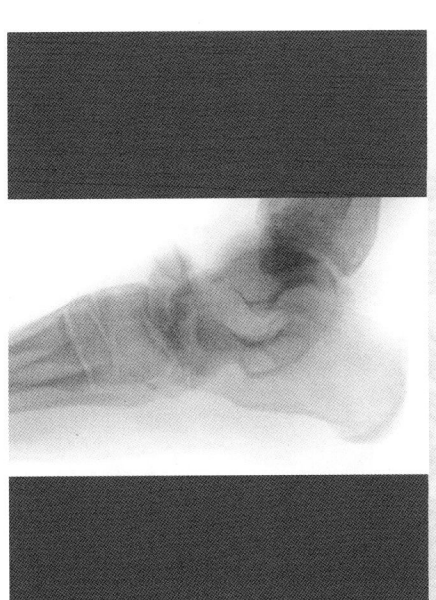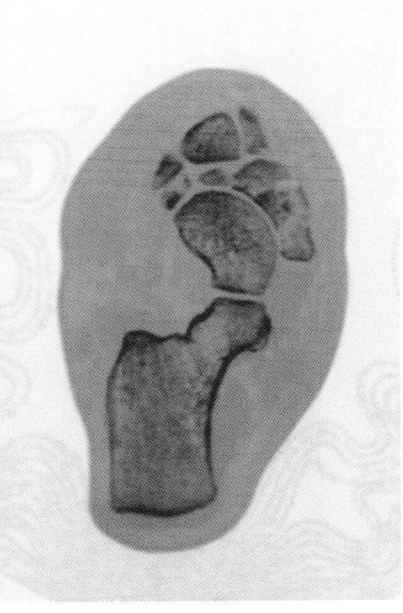

图 33 – 25 A. 术前足的侧位片。B. 粉碎性 Sangeorzan Ⅲ 型足舟骨骨折的 CT 扫描

A,B

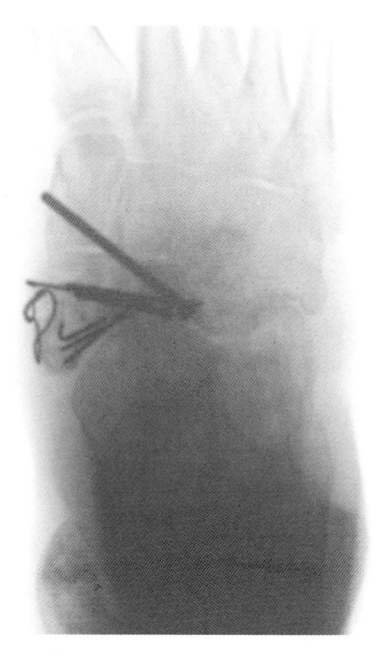
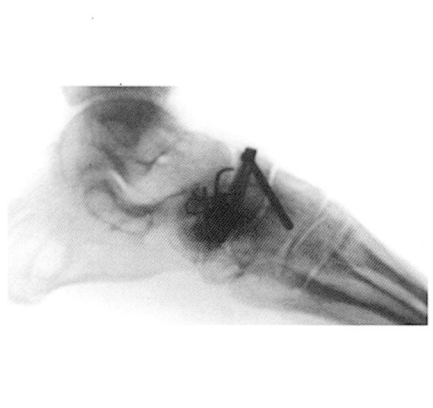

A,B

图 33-26 术后正位片(A)和侧位片(B),显示了足舟骨骨折的典型内固定构型。值得一提的是,固定延伸到楔骨,同时内侧使用了张力带

外侧楔骨。

前内侧入路的切口位于胫前肌腱与𝑚长伸肌腱之间的间隙,并于这两者之间深入,可以显露足舟骨的背侧。

手术方法

术前回顾影像学资料,注意观察是否有距舟关节或者舟楔关节向外半脱位。如果没有半脱位,内侧的小牵开器有助于牵开并直视关节面,分别于距骨颈和第一跖骨上置入钢针。如果外侧破坏明显,内侧的牵开器实际上会阻碍复位,甚至导致移位加剧。在这种情况下,必须首先重建足舟骨的外侧,提供外侧支撑以便于内侧的牵开,并以此为基础重建其余的关节面。如果必要,足舟骨的外侧入路是非常有用的。在粉碎性骨折、舟楔关节骨块背侧半脱位或距舟关节外侧半脱位的情况下,应考虑加用该入路。经常发现足舟骨背侧骨折块较大且向背侧移位,如果不对骨块进行复位,距舟关节会一直保持半脱位。另外,也可以使用两把牵开器,内侧的牵开器固定在距骨颈和第一跖骨上,外侧的固定在距骨颈和第三跖骨上。

操纵杆、锐口牙科刮匙和小骨膜剥离子对处理关节骨块使其解剖复位非常有用。复位后克氏针临时固定,术中透视或拍摄平片证实骨折复位情况。粉碎性骨折的固定有时会很困难,大部分的足舟骨骨折可用微型或小型螺钉固定。有时,骨折的固定需要微型接骨板和张力带(尤其是足舟骨内下结节的骨折,此处为胫骨后肌的止点)。对于严重粉碎的骨折,固定可以延伸至楔骨(图33-26)。由于足舟骨和楔骨间活动度很小,楔骨能够为足舟骨骨块的固定提供良好的、稳定的骨质,同时不影响足的活动。螺钉可以从足舟骨内侧的近端斜向进入第三楔骨。同样,也可以通过第一楔骨内侧逆行进入足舟骨的外侧面。另外,对于严重的压缩骨折,可附加外固定支架以维持内侧柱的长度(图33-27)。

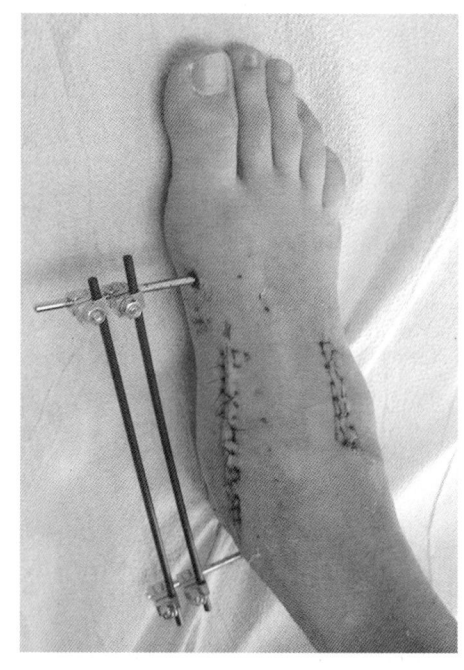

图 33-27 足背内侧面的照片,显示内侧和前外侧双切口显露足舟骨骨折。值得一提的是,外固定支架有助于维持内侧柱的长度,尼龙线缝合切口

康复

术后,患者保持不负重 8～12 周。后 4 周可以进行水浴治疗。只有在使用带内侧足弓支撑的矫形器以后才能开始下地负重。在最初的 6 个月内,患者需要穿超膝的弹力袜预防血栓形成。

> **要点与技巧**
> - 评价足的外侧柱非常重要,以免漏诊任何的并发伤。

并发症和治疗结果

足舟骨骨折的并发症包括畸形愈合、创伤性关节炎、缺血性坏死以及迟发的进行性后足内翻畸形。关于足舟骨骨折的文献很少,因此,缺乏关于这种损伤疗效的资料。Sangeorzan 报道缺血性坏死的发生率为 29%,只有一例患者进展为足舟骨塌陷[85]。复位的准确性似乎与疗效有相关性。由于足舟骨很少单独发生骨折(Sangeorzan 报道的 21 例中只有 6 例),因此很难对结果作出解释[86]。

骰骨骨折

骰骨周围有 5 个关节,均有坚强的跗骨间韧带和跗跖间韧带连接。骰骨与第四跖骨和第五跖骨之间有独立的关节面,并与跟骨形成鞍状关节。在内侧骰骨与外侧楔骨相关节,在后内侧与舟状骨相关节[87]。骰骨的跖侧面有一突起的嵴,足底长韧带附着于此,该韧带对跟骰关节起支持作用。该嵴的跖外侧面形成骰骨粗隆,有腓骨长肌腱绕过[88]。骰骨在功能上形成外侧柱,外侧柱长度的丢失将引起扁平足畸形[89]。另外,骰骨与第四和第五跖骨形成的关节提供足外侧柱几乎全部的背伸和跖屈活动[90]。

骰骨骨折的发生机制和确切的发生率仍不清楚。骰骨骨折可见于足外侧的直接打击,或更为常见的是对足部施加跖屈、外展的外力,导致骰骨在跟骨前突和第四、第五跖骨间发生压缩。该损伤不应理解为孤立的骨折,而应认为是通常影响内侧柱和外侧柱的复合损伤的外侧组成部分。该损伤已被命名为"坚果钳样骨折"[91]。在目前最大的一组研究中,12 例患者中 10 例伴有足内侧结构的损伤,包括足舟骨、跗跖关节复合体或内侧跖骨的骨折[89]。骰骨骨折也可能合并跟骨骨折和第四、第五跖骨间分离。

骨折分型

骰骨骨折尚没有被普遍接受的分型系统。从文献上看,骨折包括关节外剪切型骨折和关节内压缩型骨折。关节内骨折可能累及跟骰关节或骰跖关节。骨折可能是骰骨体的压缩或爆裂骨折,伴有关节面的嵌插,从而引起足外侧柱长度的丢失[89,92]。

非手术治疗

骰骨的无移位骨折可通过非负重短腿石膏进行治疗,固定 6 周。

手术适应证

如果关节内骨折移位大于 1.5mm,或者骰骨的长度(足外侧柱的长度)丢失,那么需要进行切开复位内固定并植骨。

手术治疗

由于骰骨骨折极少是孤立的,其治疗需要考虑所有的中足骨折。在计划手术切口时应考虑所有的损伤。通常情况下,首先稳定内侧柱损伤,因为内侧柱损伤的复位固定经常能够起到对骰骨间接复位的作用。

骰骨通过足外侧 4～5cm 的切口进行显露。切口位于腓骨肌腱和腓肠神经的背侧,并与第四跖骨平行。在皮肤的深层,识别趾短伸肌并向背侧牵开,腓骨肌腱向跖侧牵开。切开骰骨外侧壁的骨膜,像"活板门"一样掀开外侧壁,显露骰骨的骨折线及关节面。然后,2mm 钢针的小外固定器置于足外侧面,近端钢针置于跟骨前突,远端钢针置于第四、五跖骨。由于外固定器用于牵开骰骨,恢复长度(视频 33-3,光盘 4),必须首先评价第四、五跖骨间关节的稳定性。如果这些关节不稳定,在安置外固定器之前必须将其固定在其他跖骨上。

拍摄健侧足的 X 线片,用于判断骰骨确切的长度。首先复位骰骨关节面,抬起压缩的骨片,复位关节面,以细克氏针(0.035～0.054 英寸)临时维持复位。在压缩骨折的病例,骰骨的空隙通过植骨进行填充。如果保留的软骨下骨不足以进行

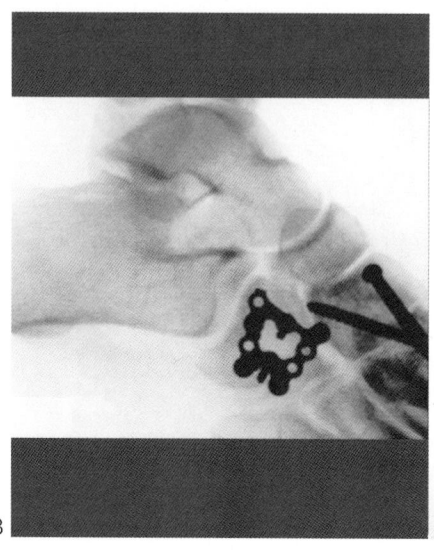 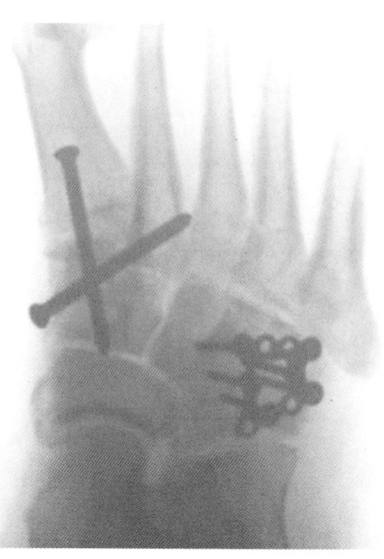

图33-28 术后前后位(A)和侧位(B)X线片,显示骰骨接骨板固定

牢固的固定,那么可能必须进行三皮质髂嵴移植。置入三皮质移植骨,克氏针固定。然后,以Synthes的"骰骨接骨板"(Modular Foot Set, Synthes, Paoli. Pennsylvania)完成最终固定(图33-28)。这种2.4mm接骨板可以使用2.0mm和2.4mm皮质骨螺钉。也可考虑使用微型(2.0mm)接骨板。接骨板置于骰骨的背侧或背外侧面。然后撤除外固定器,检查骰骨的稳定性。如果植骨和接骨板固定不能维持骰骨的长度,那么需要保留外固定器6~8周。

手术后,足置于衬垫良好的后侧夹板上。术后首次随访时患者改用拆卸式夹板,并开始关节活动度的练习。患者保持非负重8周(使用大的骨块植骨时为12周)。通常不需要正规的物理治疗。

并发症

如前所述,保守治疗时,外侧柱的长度丢失会引起扁平足畸形。在Weber和Locher报告的病例组中,尽管40%的患者外侧柱短缩大于5%,但根据距骨—第一跖骨角的定义,没有扁平足的病例发生[89]。轻微的短缩也不影响功能结果。跟骰关节或骰跖关节可能发生关节炎,但其明确的发生率尚不清楚。有报告显示,近50%的病例发生筋膜室综合征,需要筋膜切开[89]。

治疗结果

Main和Jowett的报告显示,石膏固定保守治疗的骨折疗效较差[93]。他们的病例组中4例患者全部有持续性疼痛,通过三关节融合进行挽救性治疗。Jahn和Freund的报告显示,石膏固定治疗的2例患者的疗效也不满意,1例患者需要跟骰关节融合,另1例需要骰跖关节成形[94]。

注意关节面的平整和外侧柱的长度,切开复位内固定常能取得更为满意的疗效。Sangeorzan和Swiontkowski报告的4例病例显示,1年随访时3例患者恢复完全的无痛性关节活动,无功能受限[92]。两项研究采用美国足踝外科协会(AOFAS)评分系统评价患者的功能[88,95],56%的患者疗效为好或非常好,仅6%的患者疗效为差。尽管60%的患者残留一定程度的疼痛和僵硬,但疼痛常出现在足的内侧,继发于伴随的中足损伤。

> **经验**
> - 骰骨骨折的发生率仍不清楚,但80%伴发于中足损伤。
> - 切开复位内固定的适应证是骰骨移位1~2mm和任何的长度丢失。
> - 足部的残余症状常源于伴随的中足损伤。

跗跖关节损伤

跗跖关节损伤或Lisflanc关节损伤占中足骨折脱位的31%[96~99]。由于该损伤的疗效取决于解剖复位的情况[100~102],目前已经开展了更为积极的手术策略,包括手术固定移位的"扭伤"型损伤[103]。

跗跖关节的轻微损伤常见,20%的损伤在初诊时漏诊[102]。如果中足疼痛、肿胀,即使损伤机制轻微也应怀疑跗跖关节的损伤。普通平片,包括足的前后位、侧位和30°斜位像,能显示大多数的跗跖关节损伤。拍摄前后位和斜位像时,应使X线束平行于跗跖关节,以减少骨的重叠。在所有的位像中,沿跖骨干外皮质缘的画线不应与相应的跗骨交叉。跖骨之间或与楔骨之间的第一个间隙增宽超过1~2mm也是不正常的[104]。如果有任何疑虑,应拍摄模拟负重前后位像:双足置于一个暗盒上,在伤足上给予所能耐受的最大重量[105]。第一跖骨平面的CT也是非常有价值的:CT常能检查出第一跖骨平面上普通平片不能显示的1~2mm的移位,消除普通平片上的重叠,显示真实的骨间关系[106]。另外,也可以在麻醉下拍摄应力位像(图33-29)。

损伤分型

Hardcastle等的跗跖关节描述性分型被广泛认可,常在文献中使用[97]。该分型系统描述了放射片上跖骨的移位方向:A型为跗跖关节完全失去对应关系;B型为跗跖关节部分失去对应关系;C型为部分(a)或完全(b)的分离型移位。尽管该分型系统便于临床医生或研究者之间交流,但仍没有证据表明其具有预后价值。然而,早期的基于损伤机制(直接的或间接的)的分型系统有一定的预后价值。直接损伤(挤压伤)的预后较间接损伤(旋转暴力)更差[101]。这主要是由于严重挤压伤常伴随软组织创伤、皮肤缺损和血管损伤。

手术适应证

作者的观点是,在X线片或CT上发现跗跖关节任何的移位都是手术治疗的指征。非手术治疗,如石膏管型,仅适用于完全无移位的"扭伤"。开始进行非手术治疗前,必须记录应力位下跗跖关节的稳定性。合适的治疗应该是非负重石膏管型固定6周,然后穿拆卸式石膏靴或带有内侧足弓支撑和跖骨垫的支具鞋限制性负重6周。

手术治疗

外科解剖

骨性解剖的两个结构对跗跖关节复合体的稳定性起重要作用。首先,楔骨和相应的跖骨基底横断面上呈底在背侧的梯形,形成"罗马拱形"结构,从而防止跖骨基底的跖侧移位。第二,在冠状面上,第二跖骨像榫头一样插入到内侧楔骨和外侧楔骨形成的凹槽中,限制其向内和向外移位。这样,足的整个横弓的稳定性"基石"就是第二跖骨的三角形基底[107]。在治疗此类损伤时,必须恢复跖骨与相应跗骨的对应关系。

有三组韧带支持跗跖关节:背侧韧带,跖侧韧带和骨间韧带。背侧韧带和跖侧韧带呈纵向、斜向和横向走行,将跖骨连接与跗骨。跖侧韧带较背侧韧带强壮。骨间韧带是最为坚强的关节囊韧带性限制结构。外侧四个跖骨之间存在连接,但第一、二跖骨之间没有韧带连接。相反,第二跖骨

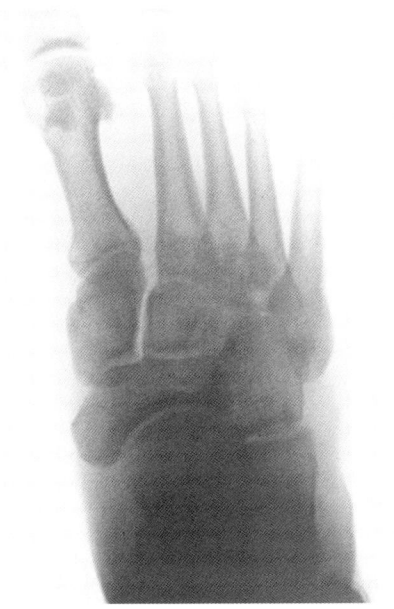
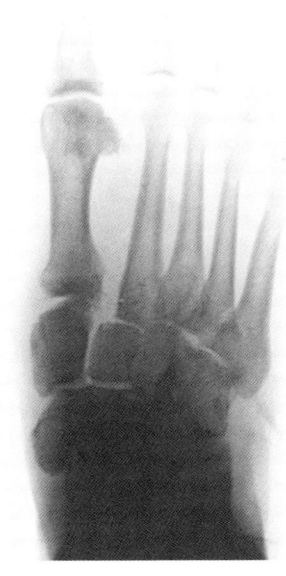

图33-29 Lisfranc损伤。A.足的前后位像,第一、二跖骨基底之间增宽提示轻微的Lisfranc损伤。B.同一足的应力位像,X线束平行于跗跖关节

A,B

基底通过 Lisfranc 韧带连接于内侧楔骨，Lisfranc 韧带长 8～10mm，宽 5～6mm[108]。

手术方法

当前的文献一致认为，为获得最佳的临床疗效需要解剖复位[97,100～102,109,110]。关于对所有损伤进行切开复位的必要性存在争议，但我们认为，切开复位最有可能对患者进行解剖复位。关于固定的最佳方式也存在不同的观点，一些作者推荐克氏针，而另外一些作者强烈推荐螺钉固定[100,101,104]。解剖研究显示，内侧柱和中间柱活动轻微，而足外侧的两个趾列的生理活动超过 1cm[92]。我们遵循解剖复位，内侧三个跖骨采用坚强固定，外侧两个跖骨采用克氏针固定。对内侧柱和中间柱来说，重要的是在站立末期为足提供足够的稳定性；而外侧柱重要的是保持其内在的活动性[105]。

手术前，必须仔细检查足的软组织覆盖情况。如果软组织覆盖有问题，应考虑克氏针临时固定，延期进行最终的手术干预。克氏针最好通过足的跖侧面置入，这样针道能够避开延期的手术区。克氏针以逆行方式置入跖骨，然后通过楔跖关节。

患者仰卧于手术台上，伤肢铺巾显露于手术野中。在伤侧臀下放置小垫，将足置于旋转中立位，可透 X 线的三角形支垫置于膝下，便于更好地对足的背侧进行操作。应从伤肢的外侧面放入影像增强设备，这样可以更容易地接近足的内侧面，便于克氏针和螺钉的置入（图 33-30）。

双切口允许充分地显露所有的跗跖关节（视频 33-4，光盘 4）。第一切口位于跗跖关节水平，第一、二跖骨之间的间隙处（图 33-31）。该切口利用了两个间隙，一个为𧿹长伸肌腱内侧，一个为𧿹短伸肌腱外侧。首先向内侧分离筋膜到达𧿹长伸肌腱的内侧，将肌腱向外侧牵开。神经血管束位于𧿹长伸肌腱的外侧，通过肌腱和骨膜下剥离保护神经血管束。不必分离血管神经束，解剖通常位于第一穿支动脉区域的近侧。第一间隙可以显露第一跖骨和内侧楔骨。第二间隙位于𧿹短伸肌腱的外侧，分离𧿹短伸肌腱外的筋膜，将肌腱和血管神经束向内侧牵开。该间隔可以显露第二跖骨和中间楔骨。通过延长皮肤切口，向更内侧牵开，也可以通过该间隔直视第三跖骨和外侧楔骨。第二切口位于第四、五跖骨之间，可以显露其与骰骨之间的关节。该切口可能遇到趾长伸肌和趾短伸肌的肌腱，可以容易地向内侧或外侧牵开，便于显露外侧的两个关节。

重建手术从第一跖骨和内侧楔骨开始。首先直视复位该关节，并评价楔骨之间的稳定性。关节囊通常撕裂，但仍需掀开以充分显露关节。软组织以及骨或软骨碎片常妨碍复位，需要从关节内清除。小的椎板推开器对于显露关节的深层非常有用[105]。通过骨的位置评价复位情况，在所有的平面上，第一跖骨和内侧楔骨的内侧、外侧和背侧皮质均排列良好。通过点式复位钳或锐口牙科刮匙维持复位，然后克氏针临时固定。沿第一跖骨干轴线，从第一跖骨向内侧楔骨逆行拧入一枚 4.0mm 皮质骨螺钉。螺钉由关节远侧 1.5～2.0cm

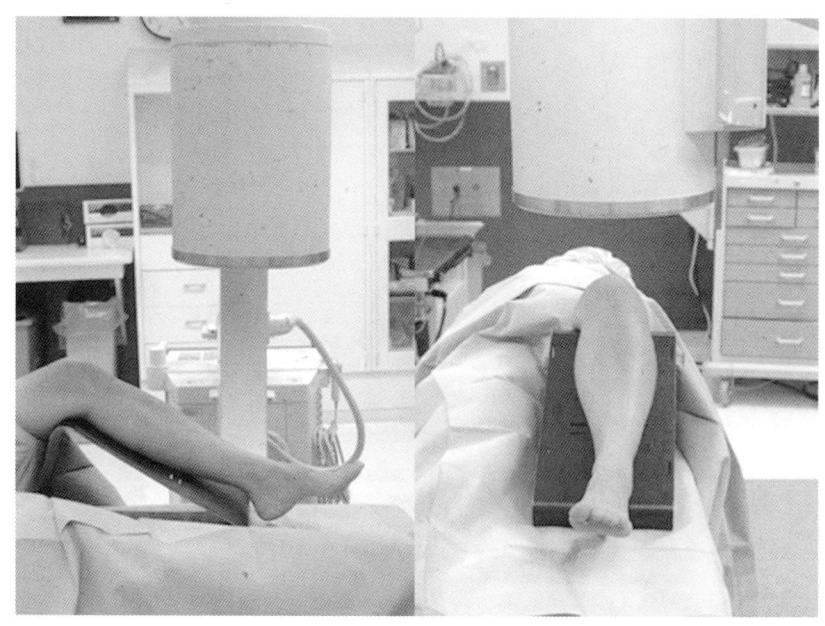

图 33-30 手术治疗 Lisfranc 骨折的手术间设置。值得一提的是，三角形支垫置于膝下，或采用小垫将足置于适合双手术入路和 X 线评价的体位。对于这种特殊的损伤，X 线透视机应从伤侧放入，这样便于从内侧楔骨斜向第二跖骨置入螺钉

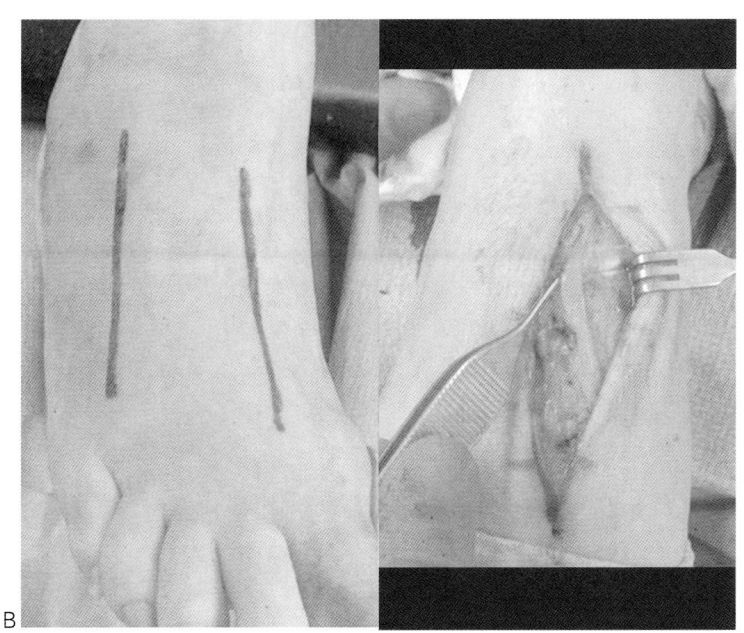

图 33-31 Lisfranc 骨折的切口。A. 通常仅使用内侧切口。B. 内侧切口向深层解剖至姆长伸肌腱的内侧,可以暴露内侧楔骨和第一跖骨之间的关节

处进钉,平行于足底或略向跖侧。以4.0mm圆锉在骨质上为螺钉头建立凹槽,防止第一跖骨骨折(图33-32)。

内侧柱稳定后,开始处理第二跖骨和中间楔骨。内侧柱复位后,第二和第三跖骨会更容易复位。同样,通过第二跖骨和中间楔骨的内侧、外侧和背侧皮质的排列来评价复位情况。为达到复位,点式复位钳由第二跖骨基底外侧的远端斜向内侧楔骨内侧面的近端进行夹持(图33-33)。必须用力钳夹以恢复第二跖骨的"楔石"位置。注

意避免第二跖骨向下移位,发生复位不良。从内侧楔骨斜向第二跖骨置入一枚螺钉,以重建Lisfranc韧带。螺钉应自内侧楔骨近端的背侧置入,指向第二跖骨背侧皮质的下方。螺钉应通过4层皮质,以确保第二跖骨的双皮质固定。图像增强及测深器触诊确保螺钉自始至终位于骨组织内。可以从内侧楔骨向中间楔骨置入另一枚螺钉,以加强内侧柱和中间柱的稳定性。当计划使用第二枚螺钉时,斜行螺钉(第一枚螺钉)应在楔骨更靠近远端的部位进钉。

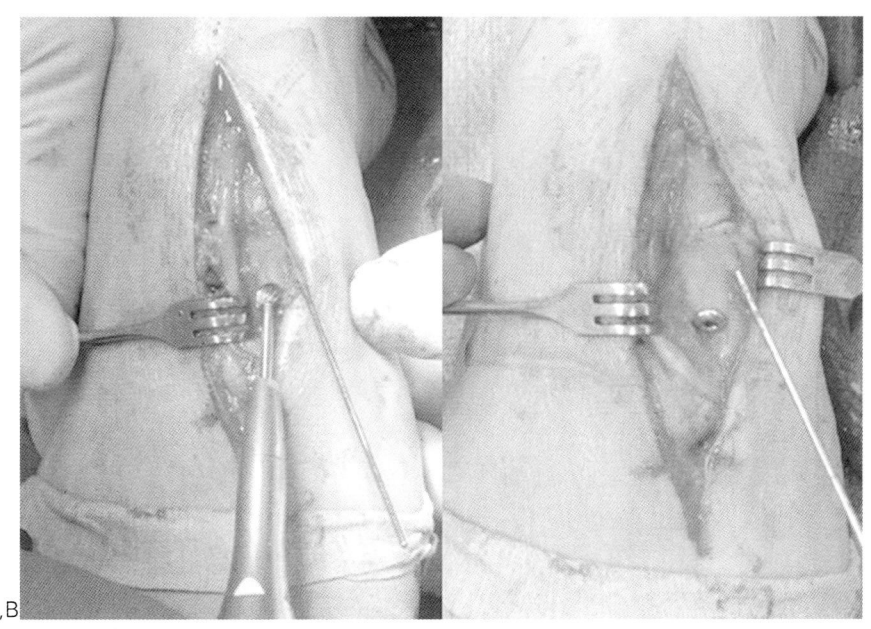

图 33-32 第一跖骨螺钉固定的步骤。A. 用圆锉为从第一跖骨向内侧楔骨逆行植入的螺钉头部建立凹槽。B. 螺钉的位置。注意,在钉道准备和螺钉置入的过程中,用克氏针维持最初的复位

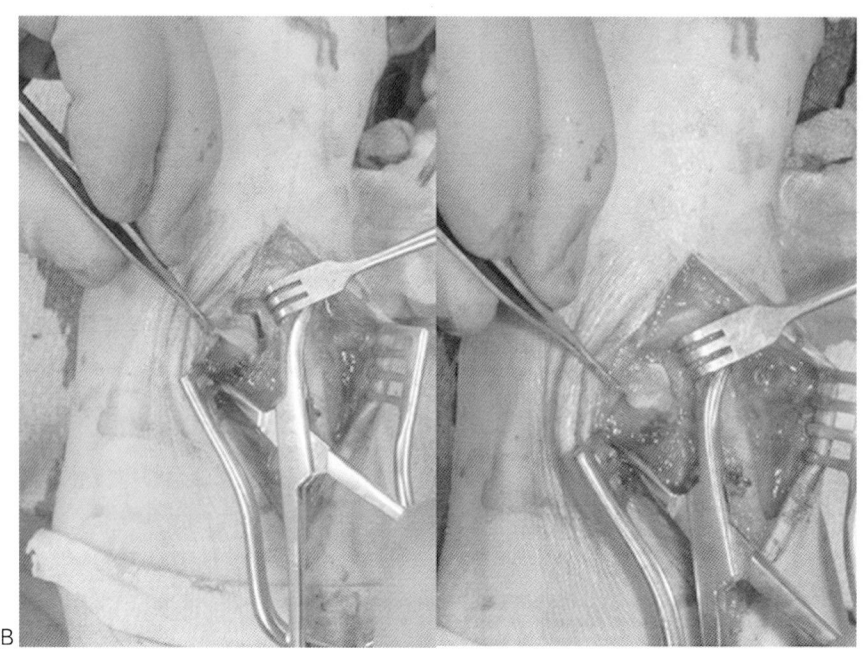

图 33-33 跗跖关节切开复位的步骤。A. 可以看到 Lisfranc 关节，第二跖骨，以及第一跖骨和中间楔骨的一部分。镊子钳夹背侧韧带结构，Weber 钳或点式复位钳置于此处以复位半脱位。B. 显示钳夹复位半脱位的效果

固定内侧两跖骨后，通常第三跖骨已经足够稳定。如果第三跖骨仍未复位，用点式复位钳进行相似的复位操作，然后以克氏针临时固定。然后，从第三跖骨向外侧楔骨置入一枚螺钉，同样由关节远侧 1.5~2.0cm 处进钉，用 4mm 圆锉建立凹槽，这样跖骨的皮质不至于发生劈裂。

最后将第四、五跖骨固定于骰骨，通过第二个切口进行显露。同样，通过翻开撕裂的关节囊暴露关节。通过第四跖骨的背侧、内侧皮质，及其与骰骨背内侧皮质的排列评价复位情况。第四、五跖骨复位相对容易，以 0.062 英尺的克氏针经皮固定，尾端留于皮外。作为替代，第四、五跖骨也可以通过闭合复位经皮穿针固定（图 33-34）。

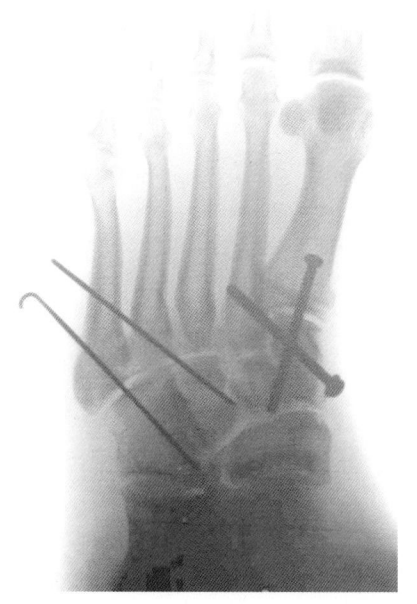

图 33-34 标准的 Lisfranc 固定构型。一枚逆行螺钉固定内侧楔骨—第一跖骨关节，一枚斜行螺钉固定内侧楔骨及第二跖骨，克氏针用于固定足的外侧柱

要点与技巧

- 如果跖骨为节段性骨折，0.062 英尺的克氏针髓腔内固定恢复跖骨的对线，并将其固定于相应的跗骨上。克氏针通过足的跖侧钻入跖骨。
- 内侧柱或第一趾列严重粉碎时，可以由第一跖骨至足舟骨以接骨板桥接固定。
- 如果第一趾列高度不稳定，如分离型损伤时，可以置入另外一枚螺钉固定内侧楔骨和中间楔骨。
- 如果关闭切口时过于紧张，以 U 形钉将血管袢固定切口的两侧，并以罗马凉鞋（Roman sandal）的方式穿越伤口使伤口闭合。另外，可用伤口 VAC（Kinetic Concepts Inc., San Antonio, Texas）作为临时敷料覆盖，直到伤口能够关闭。

康复

手术后,以衬垫良好的石膏托制动伤肢,然后,一旦肿胀消退,即改为短腿非负重拆卸式夹板固定。患者保持不负重,直到术后 6 周去除外侧的克氏针。此时,患者穿带有矫形支具的支撑靴逐步负重。推荐使用带有内侧弓支撑和跖骨垫的矫形器。螺钉在 16~24 周时去除,患者继续使用支撑靴和矫形支具 1 年。通常不需要正规的物理治疗。

并发症

文献报告的早期并发症包括筋膜室综合征(5%)[101],血管问题(10%)[102],需要皮肤移植或皮瓣覆盖(5%~6%)[101,110],以及浅表感染(2.5%)[101]。中期并发症包括复位丢失、螺钉断裂(25%)[110],以及复杂性局部疼痛综合征(25%)[102,111]。后者更常见于闭合复位而没有牢固固定的情况。最常见的晚期并发症是创伤后骨关节病(25%~30%)[97,110],继而需要关节融合(13%)[110]。即使解剖复位,发生骨关节病的比例仍很高,这可能继发于受伤时的关节面损伤。并不是所有的影像学提示的骨关节病都会出现症状。复位不良时关节病的发生率更高(60%:16%)[110]。顽固的外生骨赘和足部错位可能导致穿鞋困难[109]。

治疗结果

跗跖关节损伤后的疗效取决于解剖复位,而与工作补偿状况呈负相关[100]。50% 的非解剖复位患者不能回到伤前的工作岗位,而解剖复位的患者仅占不到 25%[100,101]。最近的文献报告了 AOFAS 评分,发现解剖复位的患者评分明显较高(80:70)[110]。Teng 等研究了解剖复位患者的步态,尽管患者仍有主观不适,但步态周期的客观监测没有发现明显的异常[112]。目前尚没有关于非解剖复位患者的相似研究。

经验

- 20% 的患者在初诊时漏诊。
- Myerson 放射学指数:
  - 第一跖骨与第二跖骨之间,以及内侧楔骨与中间楔骨之间距离小于 2mm;
  - 距骨跖骨角小于 15°;
  - 跖骨在背—跖侧平面上无移位。
- 解剖复位是关键,保证最好的临床疗效。

跖骨骨折

跖骨骨折尽管非常常见,但文献对其仍没有足够的重视。总的来说,绝大部分的此类损伤(不累及跗跖关节复合体)可通过非手术治疗。然而,某些损伤或损伤模式需要手术干预,以获得可接受的疗效。总体上,第二至第四跖骨骨折的治疗类似,而第一和第五跖骨的治疗方法不同于其他跖骨。

第一跖骨

第一跖骨在许多方面比较特殊,这也是第一跖骨骨折需要特别考虑的原因。第一跖骨为胫骨前肌和腓骨长肌提供止点,这些肌腱的止点形成了其他跖骨所没有的外力。从解剖上来说,第一跖骨较粗、较短,与其两枚籽骨一起分担载荷(1/3~1/2 的体重)。

非手术治疗适合于无移位的骨折,可以通过限制性负重来治疗。

当第一趾列有任何程度的移位或对线不良时,需要更为积极的干预。无论是关节面移位,还是体部骨折长度或对线的任何改变,治疗的主要目标是解剖复位。Delee 推荐对所有的第一跖骨骨折进行尝试性闭合复位非手术治疗[5]。应用该技术时,在随后的数周内必须密切观察,这是因为附着于第一跖骨的肌腱牵拉使骨折具有移位的倾向。

所有的第一跖骨骨折均应考虑切开复位内固定。软组织覆盖情况决定最适合的固定方式。和足部其他手术入路一样,应严格关注软组织的处理。首选纵向切口,必须留意感觉神经,保护腱旁组织。保持腱旁组织的完整,于胫骨前肌腱的内侧进行深部切开直达骨质。然后根据需要掀起全厚皮瓣(皮肤至骨膜),以复位骨折并安置内固定。

文献中有很多关于第一跖骨固定的介绍。根据骨折的类型,可以使用单独的折块间螺钉(2.7 或 2.0mm)或接骨板(2.7mm 重建或加压接骨板,半管型接骨板,小的 2.0mm 或 2.7mm 髁角度接骨板)固定(图 33-35)。也有人推荐对能采用闭合方法复位的骨折,或伴有明显软组织损伤的骨折,进行经皮交叉穿针固定。有几种方法用于处理不能重建的第一跖骨骨折[113]。一种是用钢针贯穿

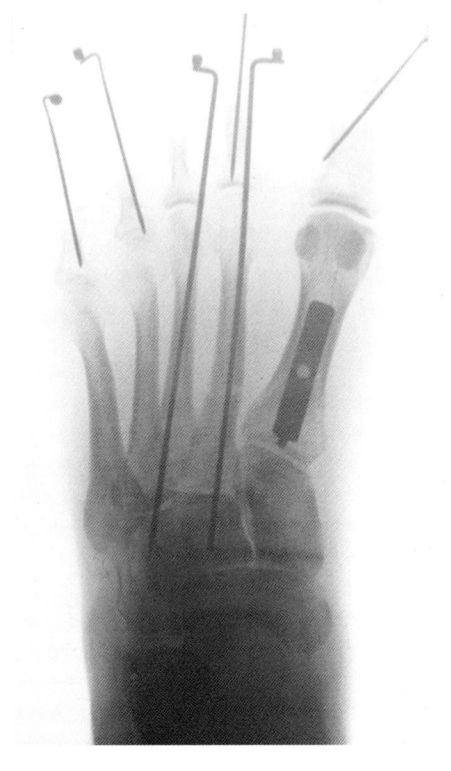

图33-35 足部术后前后位像显示,接骨板和克氏针固定跖骨和趾骨骨折

固定于第二跖骨,另一种是在第一趾列的内侧用外固定器支撑固定。

第二至第四跖骨

中间的跖骨不像第一和第五跖骨一样受到外力的影响。另外,他们通过远端的跖骨间韧带而具有一定的内在稳定性,可减少短缩的发生。多数单独的中间跖骨骨折可以通过非手术的方式治疗。

多发骨折的主要影响是跖骨头正常负重关系的丧失。额状面上的畸形比矢状面上的畸形更能耐受。有人认为,在矢状面上的任何成角,或2~4mm的短缩是手术固定的适应证。一般而言,文献上没有提及其他的特殊适应证。治疗这些骨折的基本观点是,必须矫正任何可能引起跖骨头重力分布不平衡的畸形。

文献已经描述了多种中间跖骨固定的方法。最为常见的是骨折闭合复位或切开复位后纵行穿针固定。如果试行经皮穿针,术者必须在伤后最初的数天内进行,因为伤后4~5天以后闭合复位会非常困难。对于体部骨折,克氏针固定可以通过逆行或顺行方式进行。对于逆行穿针技术,克氏针由跖骨头的跖侧面进针。进针点对手术的成功至关重要。因此,必须注意从跖骨头前后位像的中间,侧位像上沿远端骨干的轴线进针。通常,初次尝试时钢针貌似置入正确的位置,但却发现钢针位于近节趾骨的基底部。这可以通过背伸足趾进行矫正,使跖骨头显露更为充分。接下来,钢针以逆行方式穿至骨折线水平,然后以钢针为操纵杆完成骨折的复位,再将克氏针通过骨折端钻入近端骨折块,像任何其他体部骨折的一样。钢针应该钻至跖骨基底的最近端以获得最佳的把持力。对于需要复位固定的跖骨头骨折推荐使用该方法。

顺行穿入克氏针是复位固定骨折的另一个选择。识别远折端,以顺行方式穿入克氏针。一旦克氏针穿出跖侧面,然后抓持克氏针的远端,将克氏针退至远折端的近端骨折缘。然后复位骨折,将克氏针通过骨折端钻入跖骨基底(图33-35)。

如果损伤超过5天或闭合复位失败,则需要切开复位。于跖骨间取纵切口。如有必要,该入路可以到达相邻的跖骨。在跖骨间不应进行解剖,因为这可能会危及神经血管束。然后通过顺行/逆行技术或1/4管型接骨板螺钉固定骨折。

如果使用克氏针,应保留4~6周,在此期间患者应保持不负重。如果骨折类型稳定,行非手术治疗,可根据舒适度选择负重石膏管型或硬底鞋具。

第五跖骨

第五跖骨骨折有两种不同的损伤模式:粗隆撕脱骨折和所谓的Jones骨折。粗隆撕脱是内翻损伤的结果,腓骨短肌的止点自第五跖骨基底撕脱。通常,骨折带有部分关节面[114]。该骨折通过柔软绷带包扎、穿硬底鞋具进行治疗,允许部分负重。平均的放射学愈合时间为44天,完全恢复功能需要3个月[115]。

第五跖骨体部近端的骨折,或称为Jones骨折,是独特的骨折类型,必须与简单的撕脱骨折区别开来,因为其治疗更为复杂。根据定义,Jones骨折是发生在粗隆1.5cm以远的第五跖骨骨折。第五跖骨的滋养动脉在中段进入髓腔,由一细的返支供应跖骨基底[115]。同其他逆行供血的骨一样,此类骨折常出现愈合问题。

Jones骨折进一步分为急性和慢性骨折。急性骨折有明确的创伤史,载荷作用于足外缘的跖侧面,将弯曲的力矩传递至骨干和干骺端的交界处。在X线片上,骨折边缘看起来锐利、"新鲜"[116]。急性骨折可以通过非负重石膏管型行保守治疗。骨折愈合时间差异较大,平均为21周[117]。保守治疗的失败率为12%~28%[117,118]。

慢性Jones骨折为第五跖骨的应力骨折。此类骨折最常发生在青年男性运动员,包括起跳运动(跳高,篮球)或足部负重伴有剪切活动的球类运动[109]。足外侧触痛通常出现在骨折出现放射学证据之前,通常需要骨扫描或MRI检查来明确诊断。X线表现包括新鲜骨折样的细透亮带,或慢性应力骨折的皮质增厚,髓腔变窄。由于应力骨折主要发生于青年运动员,不愈合率平均为50%,因此是外科干预的适应证[117]。

急性和慢性骨折可以通过同样的方法进行治疗,也就是使用髓腔内螺钉,由第五跖骨粗隆的尖部顺行拧入。患者侧卧位于可透X线的手术台上。利用经皮技术于粗隆尖部的近侧做小切口,使用止血钳分离直达粗隆尖部。通过影像增强设备定位起始点,以相互垂直的C型臂影像作为指导,将2.5mm钻头置于粗隆尖部,穿过骨折部位。然后用3.2mm和4.5mm钻头依次扩大钉道。拧入4.5mm全螺纹皮质骨螺钉,螺纹通过骨折部位(图33-36)。慢性骨折的病例中,在由粗隆尖部拧入螺钉之前,可以切开骨折部位,直视下重建髓腔。骨不连的部位可以采用胫骨近端或股骨远端的自体骨植骨来加强。

手术后以短腿非负重石膏管型固定足部,直到拆除缝合线。术后2周开始完全负重,但应限制体育运动。8周后,该方法的成功率达100%。

跖趾关节损伤

第一跖趾关节

由于其跖侧的解剖,第一跖趾关节脱位并不常见。其发生主要是由于过伸损伤,从而使跖板的近端破裂。跖骨头通常"锁孔"样交锁于跖侧结构中,使闭合复位困难。学者们已经介绍了多种方法用于切开复位,每种方法均有各自特有的风险和优点。一旦复位关节稳定,可以通过短腿石膏或硬底鞋具进行治疗,允许在耐受的限度内负重。

第二至第五跖趾关节

第二至第五跖趾关节脱位罕见。然而,如果发生,多表现为向背外侧脱位。尽管文献中有复杂脱位的报告,但大多可以通过闭合的方式复位,而且复位后较为稳定。与第一跖趾关节一样,跖板是常见的嵌入结构,应通过背侧纵向切口进行切开复位。复位后,甚至复杂的脱位也通常是稳定的。如果存在不稳定,应通过关节纵行穿入克氏针,大约4周后去除。

复位稳定后可以通过邻趾包扎和穿硬底鞋具治疗4~6周。需要穿针的脱位在4~6周时去除克氏针,然后穿硬底鞋具,允许在可耐受的限度内负重。

趾骨骨折

踇趾

同其他损伤一样,踇趾近节趾骨骨折相对于其他足趾骨折的处理应更为积极。由于通过近节趾骨的力量不对称,未复位的骨折通常在跖屈位愈合。愈合后,这种复位不良会引起压力问题。基于这个原因,移位的或不稳定的骨折应该进行复位,以克氏针或微型内置物进行固定。然后,对

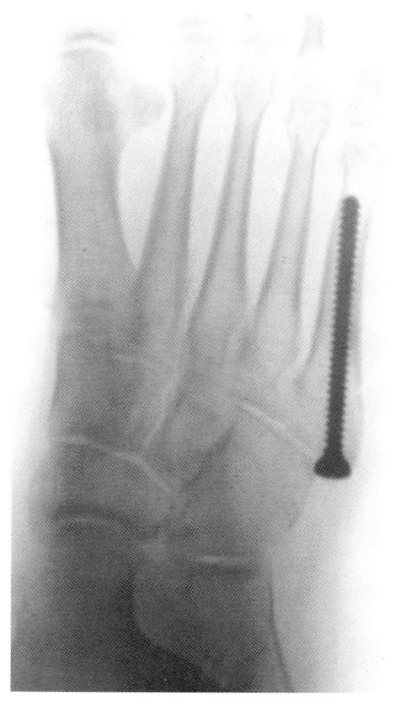

图33-36 足部术后前后位像显示,4.5mm全螺纹皮质骨螺钉固定跖骨和趾骨骨折

手术治疗和非手术治疗的骨折进行邻趾包扎,穿硬底鞋具3~4周。

外侧足趾

外侧足趾的趾骨骨折通常采用邻趾包扎的方法治疗,以硬底鞋具或露趾鞋保护。即使需要闭合复位的骨折,也能以这种方法成功地进行治疗。唯一需要更积极治疗的是临床上有重叠趾表现的骨折。这些骨折可以通过闭合复位纵行穿针进行治疗。术后处理与前面描述的类似。

DVD 内容提要

视频33-1(光盘4)距骨骨折的切开复位内固定 该视频演示了以拉力螺钉结合小型接骨板对距骨骨折进行切开复位内固定。使用双切口技术可以全面观察复位情况。

视频33-2(光盘4)跟骨骨折的切开复位内固定 该视频演示了粉碎性跟骨关节内骨折切开复位内固定,Norion骨水泥加强固定。

视频33-3(光盘4)骰骨(外侧柱)骨折的闭合复位外固定 该患者为骰骨粉碎性"坚果钳样骨折",通过外固定进行治疗,以维持外侧柱的长度。

视频33-4(光盘4)Lisfranc骨折脱位的切开复位内固定 该视频演示了Lisfranc骨折的切开复位内固定,注意获得第二跖骨基底"楔石"性的复位。

参考文献

1. Haliburton RA, Sullivan CR, Kelly PJ, Peterson LFA. The extra-osseous and intra-osseous blood supply of the talus. J Bone Joint Surg Am 1958;40-A:1 115-1 120
2. Kelly PJ, Sullivan CR. Blood supply of the talus. Clin Orthop Relat Res 1963;30:37-44
3. Mulfinger GL, Trueta J. The blood supply of the talus. J Bone Joint Surg Br 1970;52:160-167
4. Schatzker J, Tile M. The management of fractures and dislocations of the talus. In: Tscherne H, Schatzker J, eds. Major Fractures of the Pilon, the Talus and the Calcaneus: Current Concepts of Treatment. Berlin: Springer-Verlag; 1993:87-104
5. DeLee JC. Fractures and dislocations of the foot. In: Mann PA, Coughlin MJ, eds. Surgery of the Foot Ankle. 6th ed. St. Louis: Mosby; 1993:1 539-1 600
6. Daniels TR, Smith JW. Talar neck fractures. Foot Ankle 1993;14:225-234
7. Hansen ST Jr. Functional Reconstruction of the Foot and Ankle. Philadelphia: Lippincott, Williams and Wilkins; 2000:65-104
8. Hawkins LG. Fractures of the neck of the talus. J Bone Joint Surg Am 1970;52:991-1 002
9. Canale ST, Kelly FB. Fractures of the neck of the talus: long term evaluation of seventy-one cases. J Bone Joint Surg Am 1978;60:143-156
10. Heckman JD. Fractures and dislocations of the foot. In: Rockwood CA Jr, Green DP, Bucholz RW, eds. Fractures in Adults. 3rd ed. Vol 2. Philadelphia: JB Lippincott; 1991:2 071-2 085
11. Penny JN, Davis LA. Fractures and fracture-dislocations of the neck of the talus. J Trauma 1980;20:1 029-1 037
12. Szyszkowitz R, Reschauer R, Seggl W. Eighty-five talus fractures treated by ORIF with five to eight years of follow-up study in 69 patients. Clin Orthop Relat Res 1985;199:97-107
13. McKeever FM. Treatment of complications of fractures and dislocations of the talus. Clin Orthop Relat Res 1963;30:45-52
14. Sangeorzan BJ, Wagner UA, Harrington RM, Tencer AF. Contact characteristics of the subtalar joint: the effect of talar neck misalignment. J Orthop Res 1992;10:544-551
15. Vallier HA, Nork SE, Barei DP, Benirschke SK, Sangeorzan BJ. Talar neck fractures: results and outcomes. J Bone Joint Surg Am 2004;86-A:1 616-1 624
16. Behrens F. Long-term results of displaced talar neck fractures. In: Tscherne H, Schatzker J, eds. Major Fractures of the Pilon, the Talus, and the Calcaneus: Current Concepts of Treatment. Berlin: Springer-Verlag; 1993:113-121
17. Gilquist J, Oretop N, Strenstrom A, Rieger A, Wennberg E. Late results after vertical fracture of the talus. Injury 1974;6:173-179

18. Lorentzen JE, Christensen SB, Krogsoe O, Sneppen O. Fractures of the neck of the talus. Acta Orthop Scand 1977;48:115-120
19. Szyskowitz R, Seggl W, Wildburger R. Late results of fractures and fracture-dislocation after ORIF. In: Tscherne H, Schatzker J, eds. Major Fractures of the Pilon, the Talus, and the Calcaneus: Current Concepts of Treatment. Berlin: Springer-Verlag; 1993:105-112
20. Pantazopoulos T, Galanos P, Vayanos E, Mitsou A, HartofilakidisGarofalidis G. Fractures of the neck of the talus. Acta Orthop Scand 1974;45:296-306
21. Mindell ER, Cisek EE, Kartalian G, Dziob JM. Late results of injuries to the talus. J Bone Joint Surg Am 1963;45:221-245
22. BaumhauerJF, Alvarez RG. Controversies in treating talus fractures. Orthop Clin North Am 1995;26:335-351
23. Boyd HB, Knight RA. Fractures of the astragalus. South Med J 1942;35:160-167
24. Dunn AR, Bernard J, Campbell RD. Fractures of the talus. J Trauma 1966;6:443-468
25. Grob D, Simpson LA, Weber BG, Bray T. Operative treatment of displaced talus fractures. Clin Orthop Relat Res 1985;199:88-96
26. Kenwright J, Taylor RG. Major injuries of the talus. J Bone Joint Surg Br 1970;52:36-48
27. Miller WE. Operative intervention for fracture of the talus. In: Bateman J, Trott A, eds. The Foot and Ankle. Miami: Thieme; 1980:52
28. Peterson L, Goldie IF, Irstam L. Fracture of the neck of the talus: a clinical study. Acta Orthop Scand 1977;48:696-706
29. Richardson EG, Graves SC. Fracture and dislocations of the foot. In: Campbells Operative Orthopaedics. 8th ed. St. Louis: CV Mosby; 1992:2 896
30. Sneppen O, Christensen SB, Krogsoe O, Lorentzen J. Fracture of the body of the talus. Acta Orthop Scand 1977;48:317-324
31. Inokuchi S, Ogawa K, IJsami N. Classification of fractures of the talus: clear differentiation between neck and body fractures. Foot Ankle Int 1996;17:748-750
32. Coltart WD. Aviator's astragalus. J Bone Joint Surg Br 1952;34:545-566
33. Elgafy H, Ebraheim NA, Tile M, Stephen D, Kase J. Fractures of the talus: experience of two level 1 trauma centers. Foot Ankle Int 2000;21:1 023-1 029
34. Kleiger B. Fractures of the talus. J Bone Joint Surg Am 1948;30:735-744
35. Pennal GF. Fractures of the talus. Clin Orthop Relat Res 1963;30:53-63
36. Vallier HA, Nork SE, Benirschke SK, Sangeorzan BJ. Surgical treatment of talar body fractures. J Bone Joint Surg Am 2003;85:1 716-1 724
37. Thordarson DB, Triffon MJ, Terk MR. Magnetic resonance imaging to detect avascular necrosis after open reduction and internal fixation of talar neck fractures. Foot Ankle Int 1996;17:742-747
38. Adelaar RS. The treatment of complex fractures of the talus. Orthop Clin North Am 1989;20:691-707
39. Adelaar RS. Occult injuries of the talus. In: Adelaar RS, ed. Complex Foot and Ankle Trauma. Philadelphia: Lippincott-Raven; 1999:95-107
40. Parsons SJ. Relation between the occurrence of bony union and outcome for fractures of the lateral process of the talus: a case report and analysis of published reports. Br J Sports Med 2003;37:274-276
41. Sangeorzan BJ, Benirschke SK, Cart JB. Surgical management of fractures of the os calcis. Instr Course Lect 1995;44:359-370
42. Böhler L. Diagnosis, pathology and treatment of fractures of the os calcis. J Bone Joint Surg Am 1931;13:75-89
43. Essex-Lopresti P. The mechanism, reduction technique, and results in fractures of the os calcis. Clin Orthop Relat Res 1993;290:3-16
44. Aldridge JM III, Easley M, Nunley JA. Open calcaneal fractures: results of operative treatment. J Orthop Trauma 2004;18:7-11
45. Sanders R. Intra-articular fractures of the calcaneus: present state of the art. J Orthop Trauma 1992;6:252-265
46. Buckley RE, Meek RN. Comparison of open versus closed reduction of intraarticular calcaneal fractures: a matched cohort in workmen. J Orthop Trauma 1992;6:216-222
47. Crosby LA, Fitzgibbons T. Intraarticular calcaneal fractures: results of closed treatment. Clin Orthop Relat Res 1993;290:47-54
48. Benirschke SK, Sangeorzan BJ. Extensive intraarticular fractures of the foot: surgical management of calcaneal fractures. Clin Orthop Relat Res 1993;292:128-134
49. Letournel E. Open treatment of acute calcaneal fractures. Clin Orthop Relat Res 1993;290:60-67
50. Sanders R, Fortin P, Dipasquale T, Walling A. Operative treatment in 120 displaced intraarticular calcaneal fractures. Clin Orthop Relat Res 1993;290:87-95
51. Zwipp H, Tscherne H, Thermann H, Weber T. Osteosynthesis of displaced intraarticular fractures of the calcaneus: results in 123 cases. Clin Orthop Relat Res 1993;290:76-86
52. Sanders R, Gregory P. Operative treatment of intra-artic-

ular fractures of the calcaneus. Orthop Clin North Am 1995;26:203-214
53. Sanders R. Current concepts review: displaced intra-articular frac tures of the calcaneus. J Bone Joint Surg Am 2000;82:225-250
54. Sangeorzan BJ. Foot and ankle joint. In: Hansen ST and Swiontkowski MF, eds. Orthopaedic Trauma Protocols. New York: Raven; 1993:339-368
55. Myerson M, Manoli A. Compartment syndrome of the foot after calcaneal fractures. Clin Orthop Relat Res 1993;290:142-150
56. Garner AMN, Fox RH, Lawrence C, Bunker TD, Ling RSM, MacEachern AG. Reduction of post-traumatic swelling and compartment pressure by impulse compression of the foot. J Bone Joint Surg Br 1990;72-B:810-815
57. Thordarson DB, Greene N, Shepherd L, Perlman M. Facilitating edema resolution with a foot pump after calcaneus fracture. J Orthop Trauma. 1999;13:43-46
58. Giordano CP, Koval KJ. Treatment of fracture blisters: a prospective study of 53 cases. J Orthop Trauma 1995;9:171-176
59. Giordano CP, Koval KJ, Zuckerman JD, Desai P. Fracture blisters. Clin Orthop Relat Res 1994;307:214-221
60. Giordano CP, Scott D, Koval KJ, et al. Fracture blister formation: a laboratory study. J Trauma 1995;38:907-909
61. Hollinshead WH. Anatomy for Surgeons: The Back and Limbs. Knee, Leg, Ankle and Foot. Vol 3. Philadelphia: Harper & Row; 1982:791-793
62. Carr JB. Mechanism and pathoanatomy of the intraarticular calcaneal fracture. Clin Orthop Relat Res 1993;290:36-40
63. Loucks C, Buckley R. Bohler's angle: correlation with outcome in displaced intra-articular calcaneal fractures. J Orthop Trauma 1999;13:554-558
64. Gilmer PW, Herzenberg J, Frank JL, Silverman P, Martinez S, Goldner JL. Computerized tomographic analysis of acute calcaneal fractures. Foot Ankle 1986;6:184-193
65. Crosby LA, Fitzgibbons T. Computerized tomography scanning of acute intra-articular fractures of the calcaneus. J Bone Joint Surg Am 1990;72:852-859
66. Fernandez DL, Koella C. Combined percutaneous and "minimal" internal fixation for displaced articular fractures of the calcaneus. Clin Orthop Relat Res 1993;290:108-116
67. Tornetta P III. Open reduction and internal fixation of the calcaneus using minifragment plates. J Orthop Trauma 1996;10:63-67
68. Tornetta P III. The Essex-Lopresti reduction for calcaneal fractures revisited. J Orthop Trauma 1998;12:469-473
69. Sangeorzan BJ, Ananthakrishan D, Tencer AF. Contact characteristics of the subtalar joint after a simulated calcaneus fracture. J Orthop Trauma 1995;9:251-258
70. Lawrence SJ, Botte MJ. The sural nerve in the foot and ankle: an anatomic study with clinical and surgical implications. Foot Ankle Int 1994;15:490-494
71. Jordan C, Mirzabeigi E, Williams S. Determining the angle of screw placement for internal fixation of calcaneal fractures. J Orthop Trauma 1999;13:47-50
72. Albert MJ, Waggoner SM, Smith JW. Internal fixation of calcaneus fractures: an anatomical study of structures at risk. J Orthop Trauma 1995;9:107-112
73. Mekhail AO, Ebraheim NA, Heck BE, Yeasting RA. Anatomic considerations for safe placement of calcaneal pins. Clin Orthop Relat Res 1996;332:254-259
74. Gustilo RB, Anderson JT. Prevention of infection in the treatment of one thousand and twenty-five open fractures of long bones: retrospective and prospective analyses. J Bone Joint Surg Am 1976;58:453-458
75. Csizy M, Buckley R, Tough S, et al. Displaced intra-articular calcaneal fractures. Variables predicting late subtalar fusion. J Orthop Trauma 2003;17:106-112
76. Gustilo RB, Mendoza RM, Williams DN. Problems in the management of type III (severe) open fractures: a new classification of type III open fractures. J Trauma 1984;24:742-746
77. Myerson M, Quill GE Jr. Late complications of fractures of the calcaneus. J Bone Joint Surg Am 1993;75:331-341
78. Howard JL, Buckley R, McCormack R, et al. Complications following management of displaced intra-articular calcaneal fractures: a prospective randomized trial comparing open reduction internal fixation with nonoperative management. J Orthop Trauma 2003;17:241-249
79. Benirschke SK, Kramer PA. Wound healing complications in closed and open calcaneal fractures. J Orthop Trauma 2004;18:1-6
80. Folk JW, Starr AJ, Early JS. Early wound complications of operative treatment of calcaneus fractures: analysis of 190 fractures. J Orthop Trauma 1999;13:369-372
81. Masquelet AC, Gilbert A. Transfers from the lower limb. In: Masquelet AC and Gilbert A, eds. An Atlas of Flaps in Limb Reconstruction. Philadelphia: JB Lippincott; 1995:95-202
82. Masquelet AC, Gilbert A. Indications for pedicled island flaps. In: Masquelet AC and Gilbert A, eds. An Atlas of Flaps in Limb Reconstruction. Philadelphia: JB Lippincott; 1995:241-260

83. Borrelli J Jr, Torzilli PA, Grigiene R, Helfet DL. Effect of impact load on articular cartilage: development of an intra-articular fracture model. J Orthop Trauma 1997;11: 319 – 326
84. CarrJB, Hansen ST, Benirschke SK. Subtalar distraction bone block fusion for late complications of os calcis fractures. Foot Ankle 1988;9:81 – 86
85. Sangeorzan BJ, Benirschke SK, Mosca V, Mayo KA, Hansen ST. Displaced intra-articular fractures of the tarsal navicular. J Bone Joint Surg Am 1989;71:1 504 – 1 510
86. Torg JS, Pavlov H, Cooley LH, et al. Stress fracture of the tarsal navicular: a retrospective review of twenty-one cases. J Bone Joint Surg Am 1982;64:700 – 712
87. Heckman JD. Fractures and dislocations of the foot. In: Rockwood CA Jr, Green DP, eds. Fractures in Adults. 4th ed. Vol 2. Philadelphia:JB Lippincott; 1996:2 267 – 2 405
88. Buscemi MJ, Page BJ II. Transcuneiform fracture: cuboid dislocation of the midfoot. J Trauma 1986;26:290 – 292
89. Weber M, Locher S. Reconstruction of the cuboid in compression fractures: short to midterm results in 12 patients. Foot Ankle Int 2002;23:1 008 – 1 013
90. Ouzounian TJ, Shereff MJ. In vitro determination of midfoot motion. Foot Ankle 1989; 10:140 – 146
91. Hermel M, Gershon-Cohen J. The nutcracker fracture of the cuboid by indirect violence. Radiology 1953;60:850 – 856
92. Sangeorzan B, Swiontkowski M. Displaced fractures of the cuboid. J Bone Joint Surg Br. 1990;72:376 – 378
93. Main B, Jowett R. Injuries of the midtarsal joint. J Bone Joint Surg Br 1975;57:89 – 97
94. Jahn H, Freund KG. Isolated fractures of the cuboid bone: two case reports with review of the literature. J Foot Surg 1989;28: 512 – 515
95. Holbein O, Bauer G, Kinzl L. Die Dislozierte Kuboidfraktur: Klinik und Therapie einer seltenen Fussverletzung. Unfallchirurg. 1998; 101:214 – 221
96. Richter M, Wippermann B, Krettek C, Schratt E, Hufner T, Thermann H. Fractures and fracture dislocations of the midfoot: occurrence, causes and long-term results. Foot Ankle Int 2001;22:392 – 398
97. Hardcastle PH, Reschauer R, Kutscha-Lissberg E, Schoffmann W. Injuries to the tarsometatarsal joint. J Bone Joint Surg Br 1982; 64:349 – 356
98. Aitken AP, Poulson D. Dislocations of the tarsometatarsal joint. J Bone Joint Surg Am 1963;45 – A:246 – 260
99. English TA. Dislocations of the metatarsal bone and adjacent toe. J Bone Joint surg Br 1964;46:700 – 704
100. Resch S, Stenstrom A. The treatment of tarsometatarsal injuries. Foot Ankle 1990;11:117 – 123
101. Arntz CT, Veith RG, Hansen ST Jr. Fracture and fracture-dislocations of the tarsometatarsal joint. J Bone Joint Surg Am 1988; 70:173 – 181
102. Goossens M, De Stoop N. Lisfranc's fracture-dislocations: etiology, radiology, and results of treatment. Clin Orthop Relat Res 1983;176;154 – 162
103. Faciszewski T, Burks RT, Manaster BJ. Subtle injuries of the Lisfranc joint. J Bone Joint Surg Am 1990; 72:1 519 – 1 522
104. Myerson MS. The diagnosis and treatment of injury to the tarsometatarsal joint complex. J Bone Joint Surg Br 1999; 81: 756 – 763
105. Trevino SG, Kodros S. Controversies in tarsometatarsal injuries. Orthop Clin North Am 1995;26:229 – 238
106. Lu J, Ebraheim NA, Skie M, Porshinsky B, reasting RA. Radiographic and computed tomographic evaluation of Lisfranc dislocation: a cadaver study. Foot Ankle Int 1997; 18:351 – 355
107. Preidler KW, Yung-Cheng W, Brossmann J, Trudell D, Daenen B, Resnick D. Tarsometatarsal joint: anatomic details on MR images. Radiology 1996;199:733 – 736
108. De Palma L, Santucci A, Sabetta SP, Rapali S. Anatomy of the Lisfranc joint complex. Foot Ankle Int 1997; 18:356 – 364
109. Buzzard BM, Briggs PJ. Surgical management of acute tarsometatarsal fracture dislocation in the adult. Clin Orthop Relat Res 1998;353:125 – 133
110. Kuo RS, Tejwani NC, Digiovanni CW, et al. Outcome after open reduction and internal fixation of Lisfranc joint injuries. J Bone Joint Surg Am 2000;82 – A: 1 609 – 1 618
111. Mulier T, Reynders P, Dereymaeker G, Broos P. Severe Lisfrancs injuries: primary arthrodesis or ORIF. Foot Ankle Int 2002; 23:902 – 905
112. Teng AL, Pinzur MS, Lomasney L, Mohoney L, Havey R. Functional outcome following anatomic restoration of tarsal-metatarsal fracture dislocation. Foot Ankle Int 2002;23:922 – 926
113. Schildhaur TA, Nork SE, Sangeorzan BJ. Temporary bridge plating of the medial column in severe foot injuries. J Orthop Trauma 2003;17:513 – 552
114. Sammarco GJ. The Jones fracture. Instr Course Lect 1993;42:201 – 205
115. Wiener BD, Linder E Giattini JFG. Treatment of fractures of the fifth metatarsal: a prospective study. Foot Ankle Int 1997; 18:267 – 269
116. Shereff M, Yang QM, Kummer FJ, Frey CC, Greenidge N. Vascular anatomy of the fifth metatarsal. Foot Ankle

1991;11:350-353
117. Clapper MF, O'Brien TJ, Lyons PM. Fractures of the fifth metatarsal: analysis of a fracture registry. Clin Orthop Relat Res 1995;315:238-241
118. Josefsson PO, Karlsson M, Redlund-Johnell I, Wendeberg B. Jones fracture: surgical versus nonsurgical treatment. Clin Orthop Relat Res 1994;299:252-255
119. Portland G, Kelikian A, Kodros S. Acute surgical management of Jones' fractures. Foot Ankle Int 2003;24:829-833

第三十四章　多发性创伤

Erika J. Mitchell，*Philip J. Kregor*，*Andrew H. Schmidt*

很多肌肉骨骼系统损伤的患者存在多发性骨折，同时合并其他部位如头、胸或腹部的损伤。对于这类患者来说，系统损伤对于骨折的影响以及骨折(及骨折的治疗)对于系统损伤的影响之间存在复杂的相互作用。一些严重创伤的患者能够从初发损伤存活，却最终死于随后的多器官功能障碍和脓毒血症等并发症。对于多发性创伤患者骨折进行恰当的初步处理，对患者整体预后及康复起到根本的影响，能够降低严重并发症发病率，包括急性呼吸窘迫综合征(ARDS)、多器官功能障碍、脂肪栓塞以及血栓栓塞性疾病。这个章节总结了多发性创伤的生理反应，描述了肌肉骨骼损伤对于各系统的影响，并且基于上述观点探讨了一种有效的优化处理多发性创伤患者的骨骼肌肉创伤的诊治措施。下面的病例分析会表明上述观点。

多发性创伤的评估

多发性创伤的救治需要团队协作来细化急诊的处理，主要由普外科医生处置患者，同时需要多种专业的医生参与救治，包括骨科、血管外科、神经外科及麻醉科等。各科室应当密切交流、通力合作，以确保患者得到最有效的救治[1]。

首先依据由美国外科医师协会(American College of Surgeons, Chicago. Illinois)制定的高级创伤生命支持(advanced trauma life support, ATLS)原则对患者进行评估。充分的患者评估包括患者现病史采集和致伤原因。致伤机制可以引导医生注意某些早期或后期诊查不明显的特殊类型损伤。解救时间的延迟可能导致低温对患者的伤害，即使没有明显骨折情况下，也会促使医生怀疑是否存在软组织挤压伤。这类患者以及高能量骨折患者或需要大量输血的患者应当严密监测，以防筋膜间室综合征的发生。入院前以及入院后需输血，可能提示在急诊手术前或术中需要输注血小板及新鲜冰冻血浆。

所有骨折需要评估皮肤完整性及软组织损伤情况。闭合性损伤也会合并典型的软组织损伤或闭合性脱套伤。移位或不稳定的骨盆环损伤需要行直肠阴道检查以排除开放损伤。开放性损伤需适当应用抗生素，病史采集再次起到重要作用。土壤污染伤口时，应给予青霉素G及破伤风免疫球蛋白。伤口暴露在水中时，需要针对水生细菌应用喹诺酮类覆盖。

所有骨折脱位都需要评估神经血管功能。一旦发现，即需要术前行相关检查及会诊。血管损伤可以仅通过临床检查发现，或者利用诊断性测量如踝臂指数(ABI)小于0.9[2,3]，而CTA血管三维重建可用来进一步评估是否需要血管介入治疗。根据手术时机联系血管外科医生及手术切口的选择是相当重要的。骨折固定应当先于重建血运处理，使血管外科医师来评估血管修复所需要的长度，以避免修复时张力太高。这种情况下需要迅速进行骨折外固定，缺血时间很短的情况下可以行坚强的骨折内固定。切口的选择要求不影响术前计划的相关操作。缺血时间较长时，为预防再灌注损伤引起的筋膜间室综合征，需要考虑行骨筋膜室切开减压术。同时,行筋膜切开减压的切口需考虑到后续的手术治疗。

对于骨盆骨折患者,如果在24小时内需要输注超过4个单位浓缩红细胞,或48小时内需要输注超过6个单位浓缩红细胞情况下,有必要行血管造影检查[4]。在腹腔穿刺阴性情况下,并且除外其他原因的出血(如双侧股骨干骨折),持续性的血流动力学不稳定提示可能存在腹膜后出血,血管造影术有帮助于确诊。

尽管骨科治疗的重点在于骨折,但也应当关注其他脏器的损伤,从而恰当地选择手术入路和患者体位。腹腔内损伤患者行急诊剖腹探查术时,需明确患者是否合并骨盆环损伤。对于合并骨盆环损伤的患者行剖腹探查术时,选择前侧入路是有问题的。同样,对于膀胱或输尿管破裂患者,耻骨上尿管的放置既要考虑不影响二次手术切口,也要不能导致骨盆血肿引起的感染。腹腔或胸腔内长期置管会引起患者低体温和凝血功能障碍,可能需要延期行骨科治疗[5]。

脊椎损伤同样会影响骨科治疗,不稳定的损伤需要行外固定治疗,或者先于其他骨折行内固定治疗,同时需注意患者的手术入路及患者手术体位。

在创伤期中不能停止对患者的评估,需要在整个住院期间对患者进行评估以防止漏诊或筋膜间室综合征,以及感染的早期表现等等。多发伤患者住院24小时内漏诊率高达12%[6,7]。气管插管及镇静患者漏诊率更高,需要严密监护[7]。

创伤的生理变化

无论简单或复杂的创伤都会导致疼痛、出血和系统性炎症反应的激活。尽管普遍认为炎症是康复的开始,目前逐渐认识到创伤后发生了代谢、生理以及免疫变化。如很多研究者列出了损伤后循环中炎症前因子和抗炎因子水平的改变[8~17]。这种生化环境的变化导致脏器功能广泛的继发变化,包括免疫系统、心血管系统、呼吸系统、消化系统等[8,9]。骨骼损伤尤其是长骨骨折已经被证明会引起上述变化[13]。利用大鼠模型证实,闭合性股骨干骨折会导致免疫抑制及消化系统通透性的改变[18]。

目前认为创伤的病理生理变化分为创伤时的第一次打击和创伤后反应的第二次打击。第一次打击指创伤及其即时效应,包括器官、骨骼、软组织损伤,低血压以及低氧血症;第二次打击是指随后的并发症和诊治措施引起的反应或初始反应的扩大,以及由此导致发病率和死亡率的升高[19]。第二次打击如筋膜间室综合征、脓毒血症、低血压以及外科手术。股骨髓内钉是第二次打击最好的特征例子之一[12,13]。避免医疗措施引起系统炎症反应,是"损伤控制骨科"理论重要的着眼点。

全身炎症反应综合征

严重创伤及大手术(包括骨科手术)都会引起释放大量的细胞因子、花生四烯酸及其代谢产物、补体、急性期反应物和激素。集中在一起,这些变化就表现为系统性炎症反应。这些代谢变化临床表现是多种多样的,包括发热、心动过速、过度通气及白细胞增高。尽管这些变化可以预测,但是具体到某水平损伤的反应强度是变化的,并且可能是由遗传决定的[20]。同样抗炎介质也被释放,称之为代偿性抗炎反应综合征(CARS)[10]。炎症反应和抗炎反应两者间任何不平衡,都会导致多发脏器功能障碍综合征、ARDS或脓毒血症[10]。

1991年正式建立全身炎症反应综合征(SIRS)的诊断标准(表34-1)[21]。通过SIRS评分[17]诊断全身炎症反应综合征,预测严重并发症的发生,如ARDS、弥散性血管内凝血障碍、急性肾功能障碍及休克[14]。

全身炎症反应是由很多细胞因子的释放介导的,这些因子来自于损伤的组织,或组织及终末器官的缺氧和灌注不足引起的反应。细胞因子都是多肽类,通过自分泌或旁分泌介导细胞功能变化。致炎因子数量众多,包括肿瘤坏死因子-α、白介素-1β、IL-6和IL-8,即中性粒细胞激活肽。这些细胞因子血清水平的增高可以在系统性炎症患者中发现,亦可在胸部创伤或ARDS患者行支气管肺泡灌洗时发现[9]。IL-6的血清水平与下列因素相互关联,包括所有软组织创伤及胸部创伤的数量[16],损伤程度评分(ISS),MODS、ARDS和脓毒血症的发病率及预后[8]。

循环中高水平的致炎因子导致很多生理改变。多形核白细胞补充到损伤部位,并被刺激释

表 34-1　SIRS 定义及 SIRS 评分

SIRS 评分由美国胸部医师学会/重症监护医学会定义,当四项临床参数至少满足两项情况下,就可以诊断 SIRS[21]	SIRS 评分:使用四种变量,评分区间为 0～1,总计评分为 0～4,当除外系统性脓毒血症时,SIRS 评分大于 1 提示可能发生系统性炎症反应[17]
心率大于 90 次/min	白细胞小于 4 000/mm^3,大于 12 000/mm^3,或 >10% 不成熟中性粒细胞颗粒
呼吸频率 >20 次/min,PaCO$_2$ <32mmHg	体温 <36℃或 >38℃
心率大于 90 次/min	白细胞小于 4 000/mm^3,大于 12 000/mm^3
呼吸频率 >20 次/min 或 PaCO$_2$ <33mm Hg	核心体温 >36℃或 <38℃

SIRS,全身炎症反应综合征

放蛋白酶和氧自由基,同时激活凝血系统、补体系统以及血管紧张素—肾素系统。肝脏生成急性期反应物如 C 反应蛋白、α1-抗胰蛋白酶、α2-巨球蛋白、血浆铜蓝蛋白、脂多糖结合蛋白、纤维蛋白原和凝血酶原。更详细、全面的相关内容可以在其他地方找到[10,22]。

如上所述,多形核白细胞在损伤部位的聚集和刺激作用是宿主损伤反应的第一要素,尽管多形核白细胞的补充和激活对于杀死和巨噬细菌以及消除坏死组织有重要作用,但是这种早期局部或全身的宿主反应同样存在矛盾的有害作用。激活的多形核白细胞释放致炎因子和毒素,如脂多糖,增量调节的粘连分子(粘连素)粘连在组织内膜上。在创伤患者中可以检测到粘连素水平的增加并能够预测并发症[11]。

目前认为,损伤部位激活多形核白细胞的积聚是导致二次组织损伤的主要原因之一[23]。一旦被刺激,激活的 PMNS 和巨噬细胞释放蛋白水解酶,如弹力蛋白酶、金属蛋白酶以及活性氧自由基[23,24]。这些酶可以降解大多数细胞外基质中的蛋白质甚至重要的细胞质蛋白。另外,中性粒细胞弹力蛋白酶诱导进一步致炎因子的释放,导致病情恶化。弹力蛋白酶及弹力蛋白酶-α1 抑制剂复合物可以根据损伤程度及创伤后过程检测[15]。

多器官功能障碍综合征

在一些罕见情况下,某些多发伤患者逐渐丧失宿主防御功能,临床表现为脓毒血症以及颅脑、心血管、呼吸、肝脏、消化道、肾脏和循环系统的功能障碍,最终表现为死亡[25]。这种临床表现曾经有很多名称,如多脏器衰竭和多器官功能障碍综合征。最初多功能脏器衰竭被认为是脓毒血症的终末结局,但是目前认为同样会发生于非脓毒血症患者(即使后来发生脓毒血症)。目前学术界倾向认为迟发型多器官功能障碍综合征会导致致炎和抗炎机制的不平衡[17,26],关于多器官功能障碍综合征的病因目前有很多假说。在最基本的细胞学层面,很多不同的异常作为多器官功能障碍综合征的一部分发生,包括内皮细胞的损伤、血管壁通透性改变导致的毛细血管渗漏,以及由于细胞缺氧和间充质细胞的凋亡引起的微循环衰竭[25]。实际上所有主要器官系统都会单独或者联合受到影响(表 34-2),如果没有重症监护病房的支持,很多多器官功能障碍综合征患者会死亡。

表 34-2　多器官功能障碍综合征(MODS)累及的器官、系统

器官系统	MODS 时的功能障碍表现
大脑	脑水肿
心血管	低血压,休克
肺部	急性肺损伤或急性呼吸窘迫综合征
肝脏	急性期反应物和细胞因子的异常合成,肝细胞功能下降/黄疸
胃肠	黏膜通透性增加和细菌移位
肾脏	肾小管坏死和急性肾功能衰竭
血液系统	弥散性血管内凝血

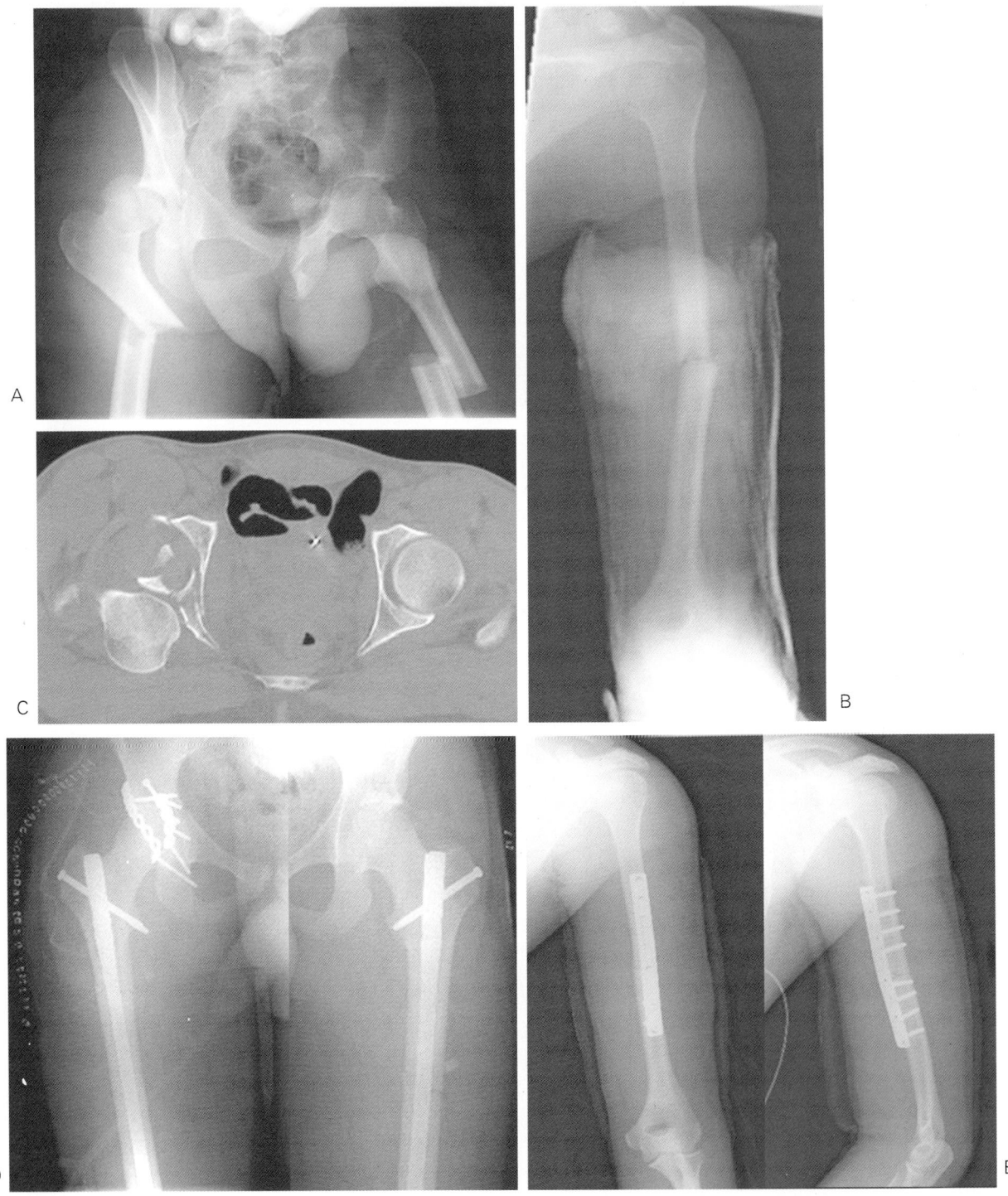

图34-1 该患者为多发骨折,急诊接受了所有骨折的内固定治疗,并没有出现并发症。A. 正位片提示骨盆骨折,包括右髂骨移位并右髋臼后壁骨折,以及双侧股骨干骨折。B. 左肱骨正位片提示横行骨折。C. CT断层扫描提示右髋部骨折及移位。该患者为青年,未合并颅脑、胸部、脊柱及腹部损伤,故立即进行手术治疗,包括右髂骨的切开复位、右股骨髓内钉治疗、右髋臼修复以及左股骨髓内钉治疗。D. 患者骨盆及股骨骨折术后X线片。E: 左肱骨切开复位接骨板内固定术后X线片

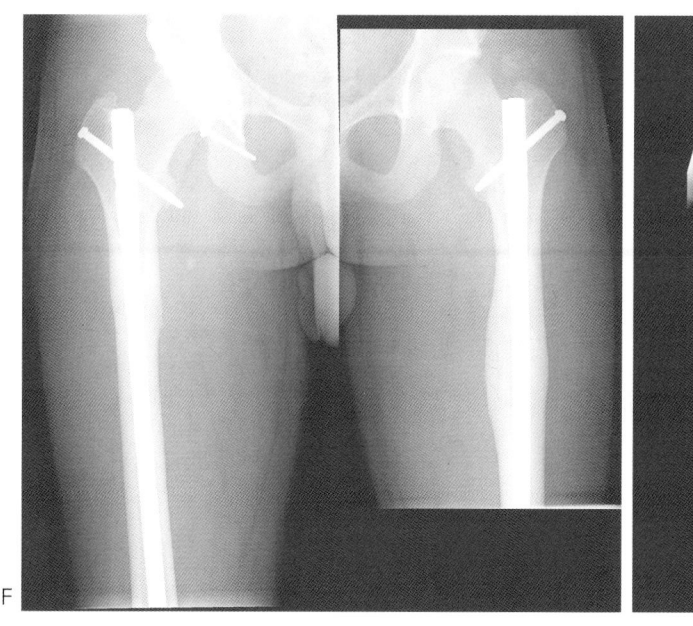
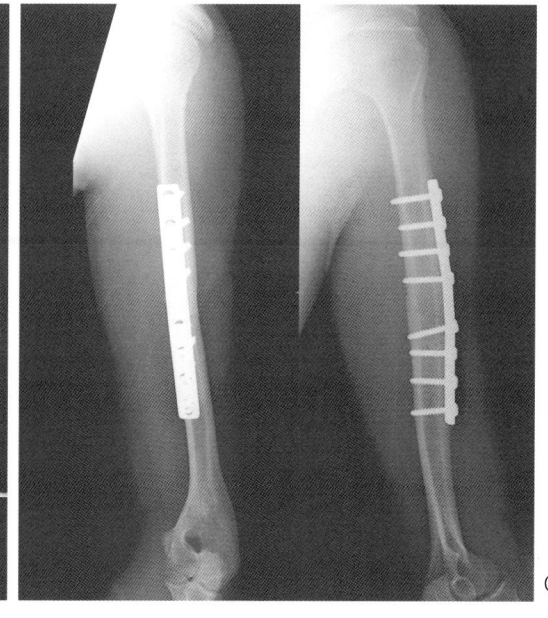

图34-1(续) 该患者为多发骨折,急诊接受了所有骨折的内固定治疗。F.骨盆及下肢骨折术后一年X线片,提示骨折愈合良好,并没有出现骨坏死或关节炎征象。G.左肱骨的最终X线片

骨折救治和全身炎症反应——二次打击

对于骨骼肌肉创伤的治疗会影响SIRS和MODS的进展。很多创伤患者接受了相应的复苏治疗措施,重建了内环境的稳定,SIRS评分保持较低水平。这种情况下早期骨折治疗能够给患者带来益处,避免了长期制动带来的相关并发症(图34-1)。但是长骨骨折内固定已经被证实是对患者的第二次打击,可加重系统性炎症反应,并能够促进SIRS和MODS的进展(图34-2)[12,13,19]。Giannoudis等研究了扩髓或不扩髓髓内钉治疗股骨干骨折时炎症标志物IL-6及弹力蛋白酶的水

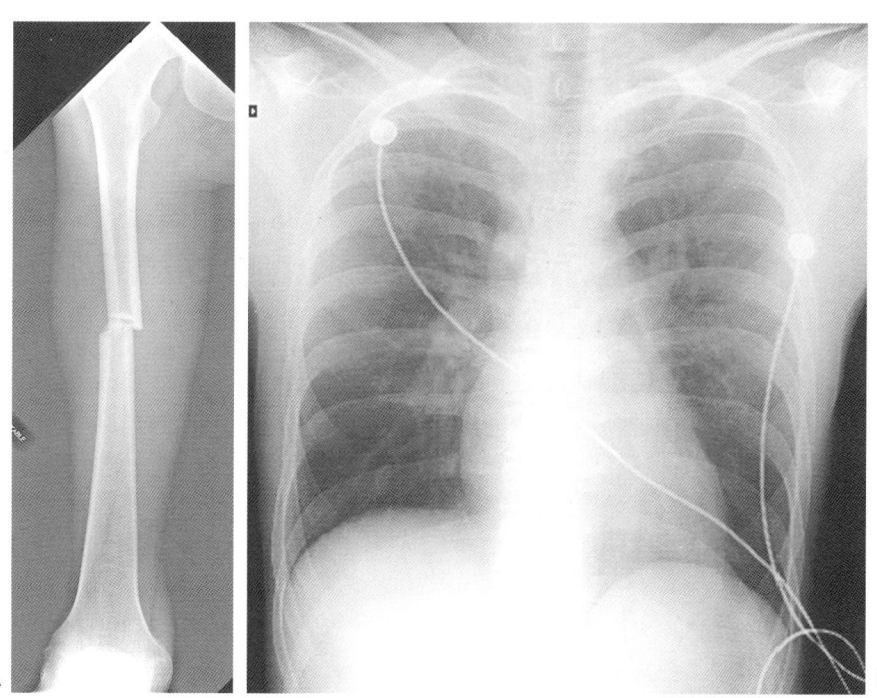

图34-2 该患者为单纯股骨干骨折,接受了并不复杂的股骨扩髓髓内钉手术治疗,出现了肺部浸润表现。患者需要行气管插管辅助呼吸,尽管患者最终完全康复。A. X线片显示患者右股骨简单而单纯的股骨干骨折。B.入院时胸片未见明显异常

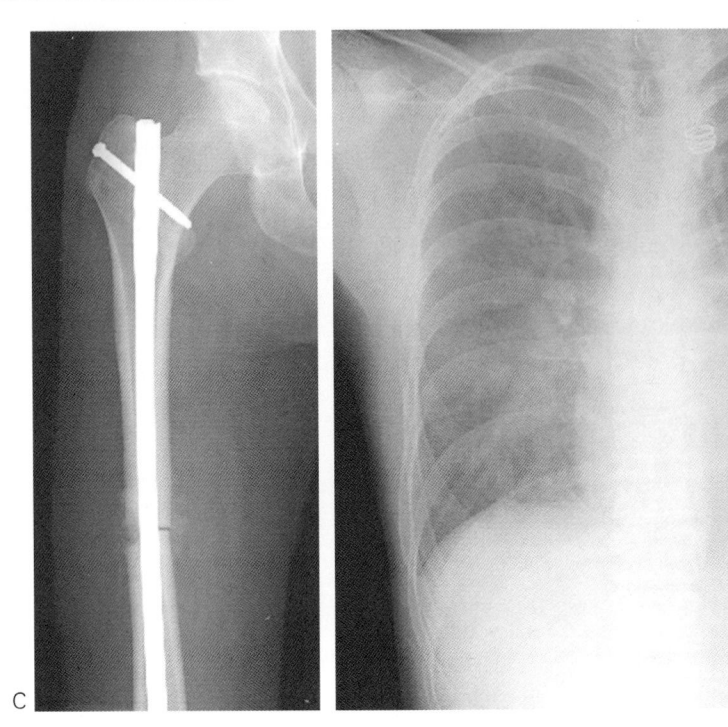

图 34-2(续)　C. 患者接受了急诊股骨髓内钉手术治疗的术后 X 线片,患者术后出现了进展性的呼吸窘迫,被送往重症监护病房治疗。D. 随访的胸片提示双侧肺部浸润

平,结果发现这两个标志物同对照相比有明显的升高。髓内钉治疗能够引起这两个标志物进一步的升高,显示了髓内钉治疗引起的系统性炎症反应;而扩髓髓内钉治疗呈现更大的升高趋势,但是没有统计学上的显著差异[19]。有建议认为应当避免在"临界线"患者上行大型手术治疗[5]。

目前的研究重点着眼于标准化定义临界线患者的生化及生理指标,从而为患者建立个体化治疗方案,同时判断患者是否耐受手术治疗(表34-3)。Pape 及其同事研究了有临床稳定的股骨干骨折的多发性创伤病人,并依据股骨干治疗方法的不同将其分为三组:早期股骨髓内钉组,早期外固定支架组以及延期股骨髓内钉治疗组[13],并检测了 IL-1、IL-6 和 IL-8 的临床参数及血清水平。结果表明,早期髓内钉治疗组的 IL-6 和 IL-8 水平较另外两组增高,但是并没有统计学上的显著差异[13]。该研究中心近期进行了一项病例数相似的研究,使用 SIRS 评分及 Marshall 多器官功能障碍评分作为判断预后的指标[28],再一次比较早期股骨髓内钉治疗组和早期外固定组后期改为髓内钉治疗组。结果表明,尽管与外固定组相比股骨髓内钉治疗组有更低的损伤严重评分,但是其术后 12~72 小时的平均 SIRS 评分明显增高;而早期行外固定后期行髓内钉治疗组的 SIRS 评分始终较早期手术组要低[28]。这些研究有力地表明早期多发性创伤患者股骨干骨折的临床治疗的选择能够影响到 SIRS 和 MODS 的风险。

表 34-3　界定"临界线"患者需要的参数

多发伤(ISS 评分 >20)及胸外伤(胸部 AIS 评分 >2)
多发伤合并腹部骨盆损伤及休克(初始血压 <90mmHg)
严重的多发伤(ISS 评分 >40)不伴有胸外伤
双肺挫伤
初始平均肺动脉压力 >24mmHg
行股骨髓内钉手术时肺动脉压力增加超过 6mmHg

AIS:指简易创伤定级标准;BP 指血压;ISS 指损伤严重程度评分(Pape HC,Tscherne H 等授权使用。Eariy definitive fracture fixation. pulmonary functionand systemic effects. 引自 Baue AE, Faist E, Fry M,eds. Multipleorgan Failure. NewYork: Springer Verlag; 2000:279-290.)

创伤治疗的优化

20 世纪 70 年代,普遍认为创伤患者身体状况较差,不能耐受手术治疗,因而很少对骨折行早期治疗,而行牵引治疗一段时间后再行坚强内固定。80 年代,随着临床治疗及监测水平的改善,开始更早期地行骨折治疗,认为这样可以减少脂肪栓塞综合征发病率的发生,并且可以早期功能锻炼。早期随访研究展示了这种治疗选择的益处,提示降低了 ARDS、肺炎发病率,缩短了住院时间[29]。Bone 等进行了一项前瞻性随机研究,比较延期(>48 小时)和早期(<24 小时)内固定治疗股骨干骨折,研究发现后者降低了 ARDS 的发病率,缩短了静脉辅助治疗时间和住院时间[30]。

随着早期内固定治疗更为常见,开始发现某些多发伤患者在早期行股骨干髓内钉治疗时,其并发症发病率更高(视频 34-1,光盘 4)[31]。尤其要注意合并胸外伤的多发性创伤患者,早期股骨干髓内钉治疗能够导致术后 ARDS 的进展[31]。尽管股骨髓内钉治疗提示可能影响呼吸生理,后来的研究发现 ARDS 及其他肺部并发症与胸部创伤严重程度相关,而与骨折内固定方式关系不大[33]。

进一步来说,正如章节"创伤后生理反应"所述,我们可以更好地理解严重创伤后的炎症反应。最近的证据表明骨折早期的临时固定而后延期行坚强内固定治疗可以改善患者的预后。这种方法就被定义为损伤控制骨科学(DCO)。

外科介入的时机

急诊处理时手术治疗的延期可能会导致患者低体温和凝血功能障碍。34℃ 的核心温度通常导致死亡率的增加,降低血小板活性并改变纤维蛋白活性。创伤患者通常输注了大量的室温的静脉液体,并可能进行了腹部或胸部手术从而导致低温;而需要输血的患者则会缺乏血小板、凝血因子 V 和凝血因子 VIII。这些因素会合并初始创伤的应激原中,在骨科手术治疗时机选择上需要考虑到上述情况。

骨科医生在处理多发伤时扮演重要的角色,通过评估肌肉骨骼损伤,从而决定哪些损伤需要急诊处理(1~2 小时内),哪些需要在亚急诊处理(6~12 小时内),哪些需要适当时机处理(24 小时内),哪些需要半择期处理(1~7 天),哪些需要择期处理(1~4 周)。按照这种分类,表 34-4 指出

表 34-4　　　创伤患者手术时机指南

急诊手术(伤后 1~2 小时内)
- 筋膜间室综合征
- 由于移位或骨折畸形导致肢体血运障碍、覆盖的皮肤软组织血运障碍或完整性以及神经受损时需要行骨折/移位的闭合/切开复位(如外侧距下关节脱位不能复位且患者踝内侧皮肤损伤伴足底感觉麻木时,跟骨骨折,跟骨结节损伤跟腱部位皮肤时)
- 稳定骨折合并血管损伤
- 关节脱位的闭合性复位(如髋关节、膝关节)
- 血流动力学不稳定患者合并不稳定骨盆骨折的固定

亚急性(伤后 6~12 小时内)
- 多发伤患者长骨(如股骨胫骨)的固定
- 年轻患者股骨颈骨折切开复位内固定术
- 有移位的距骨颈骨折切开复位内固定术
- 开放性骨折的清创及固定
- 不稳定脊柱骨折合并神经功能障碍时的复位固定

临时手术(术后 24 小时内)
- 非多发伤患者股骨干骨折的固定(如单纯损伤)
- 不稳定轴向性关节内骨折的固定(如胫骨平台骨折和 Pilon 骨折)
- 髋部骨折(如高能量的股骨粗隆间骨折)

半择期手术(伤后 1~10 天)
- 足踝部骨折,包括 Pilon 骨折和跟骨骨折
- 髋臼骨折
- 不稳定骨盆环骨折的坚强内固定
- 上肢闭合性创伤(如肱骨远端髁上髁间骨折,前臂双骨折)
- 不稳定脊柱骨折合并完全性脊髓损伤或无脊髓损伤者行复位固定

择期(伤后 1~4 周)
- 下肢关节内骨折合并局部软组织条件较差,影响手术时机(如跟骨骨折、Pilon 骨折、胫骨平台骨折)

了多发伤患者骨科损伤治疗时机的选择方案。需要指出的是，这不是强制性的治疗要求，准确的治疗时机应当考虑到各种损伤本身的特点、患者的一般状况以及手术团队的状态。

损伤控制骨科学

损伤控制骨科学（Damage-Control Orthopaedics）对于严重多发伤骨折的治疗是分步进行的，第一步是临时固定骨折部位，包括止血、伤口清创以及外固定。如果患者损伤部位很重，就需要在清创室或重症监护病房完成上述操作。第二步是复苏，患者被送往 ICU 严密监护，输血治疗并维持血流动力学的稳定。第三步包括患者一旦可以耐受手术时，即可行坚强内固定治疗骨折。

损伤控制骨科学能够提供足够的骨折稳定性，以便患者早期活动，并能够减少引起全身反应的局部炎症，同时也避免给患者带来初发伤后的二次打击。尽管外固定支架治疗是损伤控制治疗的主要治疗方法，但是也可应用非扩髓股骨髓内钉技术。研究表明，与扩髓的股骨髓内钉技术相比，非扩髓股骨髓内钉手术创伤更小[19]，亦会减少肺栓塞的可能，尽管肺栓塞目前仍不可控制[34]。进一步讲，至少对于某些已经送至手术室的患者，非扩髓股骨髓内钉手术更简单。

Paper 等将多发伤患者分为四种类型，即稳定的、临界的、不稳定的、终末期的[35]。稳定患者应符合下列条件，即血流动力学稳定、体温正常、乳酸小于 2.0mmol/L、没有呼吸困难或凝血功能障碍（表 34-5）。稳定患者可以早期（24 小时内）彻底处理损伤，但这并不是强制性的。临界患者是指在送往手术室前需要先进行复苏的患者，这些患者有可能在早期行骨折坚强内固定治疗，但是仍然存在恶化的危险。这类患者的定义是 ISS 评分超过 40，或者评分超过 20 但是合并下列情况之一的，包括胸部外伤、低体温（低于 35°）、合并严重腹部骨盆骨折和收缩压低于 90mmHg 的多发伤、肺挫伤、双侧股骨干骨折或中到重度头部创伤（表 34-3）。这类患者划分至"灰色地带"，可以考虑早期小心行全部治疗措施；一旦患者病情恶化或第一次手术证明是不稳定的，这种情况下也很容易转入损伤控制骨科范畴。不稳定的患者需要行损伤控制稳定并行进一步的复苏治疗。终末

表 34-5　骨折进行最终处理时的指标

收缩压	>90mm Hg
核心体温	>34 度
尿量	>150mL/h
大脑灌注压	>70mm Hg
系统性炎症反应评分	<2
PaO_2/FiO_2 比	>280
乳酸	<2.0mmol/L
血小板计数	>100 000/uL
C 反应蛋白	<11mg/dL
IL-6	<500pg/dL

期患者复苏失败，需要在 ICU 床旁行简单的外固定治疗[35,36]。

尽管监测 IL-6 水平在临床上能够帮助评估患者耐受手术的程度，但是这并不是一种实验室标准检测手段，因为这在实际临床工作中是不现实的。常规使用快速简单的血清乳酸水平来监测，乳酸水平可以用来检测组织渗透性。在创伤患者中，不充足的组织渗透往往继发于组织缺氧、血液丢失或者心源性休克，最终导致血清中乳酸水平的升高。正常的乳酸范围为 0.8~2.0mmol/L。研究发现，多器官功能障碍与接诊时患者乳酸升高的程度和超过正常值的天数相关[37,38]。其他常用的标志物有血小板计数超过 100 000/uL，CRP 小于 11mg/dL，$PO_2:FiO_2$ 比超过 280[39]。前面章节所述的 SIRS 评分能够预测死亡率及感染风险，可能也可以作为是否充分术前准备的一个标志物（表 34-5）[40~42]。

损伤控制骨科学的技术

损伤控制骨科学主要的外科手段包括开放性伤口的灌洗和清创，骨折移位的复位及下肢骨盆的外固定治疗。外固定可以固定单个骨如胫骨、股骨，也可以跨关节固定如膝关节或踝关节（视频 34-2，光盘 4）。这种外固定技术类似于第 29 章胫骨平台骨折的处理。外固定支架技术操作迅速，某些情况下甚至可与其他治疗手段同时开展。研究发现外固定支架手术平均时间为 35 分钟，而髓内钉手术平均时间为 135 分钟[43]。

利用较新的扩髓技术可以减少髓内压力，对于临界患者或多发长骨骨折患者就可以使用髓内钉技术进行内固定。这种技术通过一个特殊的钻头可以在整个扩髓过程中灌洗髓腔（视频 34-3，光盘 4）。动物模型试验显示这种技术能够显著

降低髓腔压力,并且减轻脂肪栓塞的程度[44,45],这样就可以降低脂肪栓塞的发病率并能减少肺部并发症的发生,但目前临床试验尚未开展。

跨关节外固定支架固定（视频34-1,光盘4）

患者在带C型臂透视的手术台上取仰卧位,患肢消毒铺单,根据临床情况使用或不使用止血带。外固定治疗不需要止血带,但是当同时需要行切开手术时就有必要使用止血带。将标准的5.0mm斯氏针放入电钻。斯氏针的放置是非常重要的,因为斯氏针针孔处是相对污染的区域,所以要避开可能的内固定手术切口。当每个针孔位置确定后,切开皮肤,其大小应能够容纳斯氏针。

对于跨膝关节外固定器,近端钉的位置应当选择在前外侧以避免刺入股四头肌,而胫骨钉则放置在胫骨嵴或前正中皮下,每块骨上需要至少2枚斯氏针,而2枚股骨钉和胫骨钉之间需要首先使用外固定棒连接,由于胫骨棒和股骨棒通常处在不同的平面上,就需要第三根外固定棒连接这两根棒（图34-3A）。某些情况下,如果合并小腿远端骨折或软组织损伤就需要延伸固定踝关节（图34-3B）。

对于跨踝关节外固定支架,需要使用3枚斯氏针（图34-4）,其中2枚放置在近端胫骨前嵴上,位于后续内固定治疗切口的上方,另外一枚斯氏针穿入跟骨结节上,这枚针需放置在后足中心位置以免损伤到神经血管束。有必要的话需要行X线透视,但是一般建议在术前行足踝部X线检查以避免斯氏针穿在跟骨骨折线上。使用一根短棒连接近端2枚斯氏针,再用2根长棒连接到跟骨针上。需要注意的是,这种固定方式对踝关节施加了向后的拉力,如果存在踝关节后脱位的话,这种装置会破坏关节稳定性。这种情况下就需要使用直角结构框架。

外固定支架更换为髓内钉固定

当患者身体状况及临床指标允许的时候,就可以将外固定支架改为坚强髓内钉内固定治疗。超过2周以上的更换可能增加针孔位置感染的概率,据报道超过2周感染发生率将升至1.7%~3%[43,46,47]。

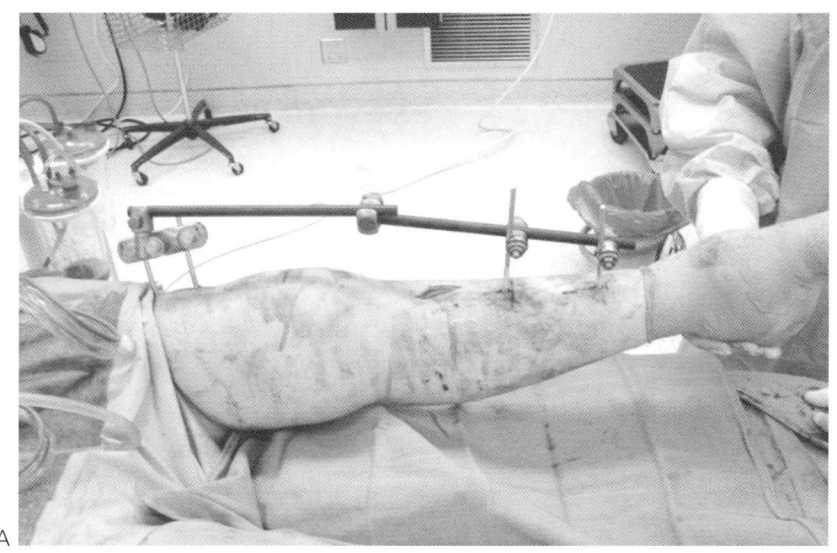
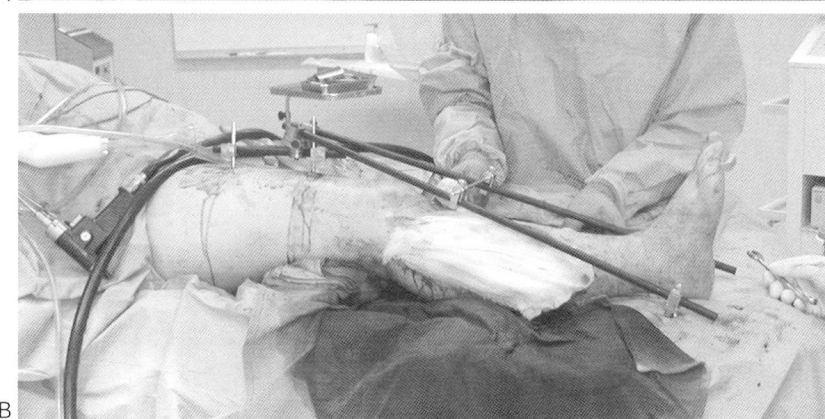

图34-3 跨膝关节外固定支架照片。A.胫骨平台骨折患者接受跨膝关节外固定支架治疗。B.患者为女性,左股骨骨折并右胫骨平台骨折并右胫骨远端Pilon骨折,使用股骨—跟骨外固定支架治疗。在此病例中,外固定杆跨越了胫骨近端和远端骨折

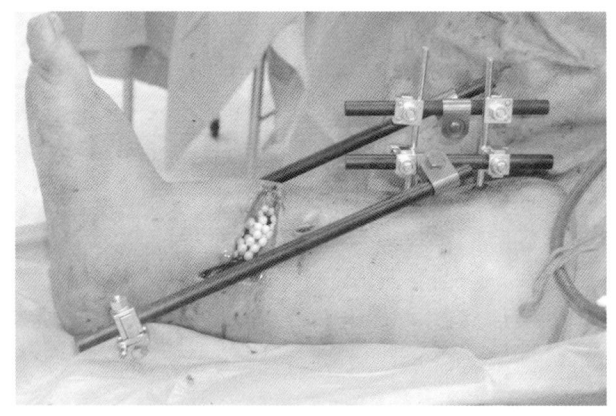

图 34-4 跨踝关节外固定支架照片

合并颅脑外伤患者的特殊处理

对于多发性创伤合并颅脑外伤患者,目前并没有任何结论性的证据指出骨折治疗的时机问题,但是仍然值得我们关注。外科治疗通常会由于手术失血和全麻导致低血压和低氧血症,并且术中输入大量的液体,这些因素能够明显引起患者大脑灌注的改变,从而影响颅脑外伤患者的长期预后。

当多发伤患者头颅 CT 检查为阴性时,并不能除外住院期间病变进展或出现新病变的可能[48,49]。Stein 等发现,多发伤合并颅脑损伤患者中进行一系列 CT 检查后,48% 的患者病情出现了新进展,其中 56% 的患者存在凝血功能障碍,而病情未变化中仅有 9% 合并凝血功能障碍。他们认为,如果患者存在至少一项凝血参数的异常,就会有 85% 的风险进展或继发颅脑外伤[48]。

这篇文献将合并颅脑损伤患者分为早期和延期内固定治疗,而且多项研究发现在 24 小时进行内固定治疗对于脑外伤的预后并没有显著差异。Kalb 等回顾了 123 例股骨干骨折合并脑外伤患者[50],其中 48 例患者在 24 小时内接受治疗,在早期复苏阶段液体入量并没有显著差异,但是术中出血和液体入量明显增多。尽管如此,患者术后神经外科及其他并发症的发生并没有显著差异。早期治疗组与晚期治疗组相比,术中大脑灌注压高,提示术中补充的液体量和输血能够补充术中大量丢失[50]。Brundage 等也发现不同时间治疗的患者术后 Glasgow 评分并没有显著差异[51]。但是,在这项研究中作者指出,早期治疗组中患者在手术前经过彻底的复苏措施治疗,而对照组中仅有 65% 患者是这样治疗的。Poole 等也证实,如果在维持患者收缩压超过 90mmHg 以及保持血氧饱和度在 90% 以上以免低氧血症等条件下,早期股骨干手术治疗并不会带来神经系统方面的不良反应。呼吸系统的并发症同神经系统一样,也不会受到治疗时间的影响[52]。但是,这些研究采用的神经系统预后判断的标准是 GCS,而 GCS 并不具有认知方面的良好预测功能[49]。

Townsend 等发现,对于采用股骨髓内钉治疗的脑外伤患者,低血压是与手术时机相关的,在 2 小时内行手术治疗的患者中有 68.2% 在术中出现低血压,而 24 小时后再行手术治疗的患者中仅有 8.3% 出现类似症状。但是,他们不能明确术中低血压与神经系统预后之间的关系[53]。Jaicks 等发现闭合性颅脑损伤患者早期行股骨内固定时,与晚期手术组相比,其神经系统并发症相似,但是其 GCS 评分相对较低,而其术前 GCS 评分是相似的[54]。

上述两项研究中所有的作者似乎一致认为,避免低氧血症和低体温维持大脑灌注压是非常重要的。因此,及时与神经外科医生及麻醉科医生沟通,术前采取恰当的复苏措施,预防凝血功能障碍都是重要的步骤,以避免由于骨折内固定而引起的神经系统不良预后的发生。

预 后

目前已经有多项研究分析评估了众多因素对预后的影响,如髓内扩髓、胸外伤、髓内钉内固定时机、损伤控制技术引起的肺部并发症、ICU 及住院时间及死亡率等,并且提出了很多评分系统用于预测多发性创伤患者的预后。这些手段能够帮助尽快对多发性创伤患者进行系统评估,并有助于手术时机及住院期间其他方面问题的临床决策的制定。

ISS 评分是目前判断预后的一个标准工具,但目前它有可能被新的 ISS 评分(NISS)代替,因为 NISS 已经被证实能够更好地预测 MODS、脓毒血症、ICU 和住院时间[55-57]。NISS 评分选取简易创伤定级标准评分(AIS 评分)而并不着眼身体部位,从而能够更好地精确描述损伤累积的严重程度。NISS 评分 20 分(ISS 评分 16 分)定义为轻度创伤,NISS 评分 30 分(ISS 评分 25 分)定义为中度创伤,而 NISS 评分 55 分(ISS 评分 50 分)定义为重度创伤[55]。Kilgo 等提出 AISmax，即取最差的 AIS 评分作为预测值。相对 ISS 评分或 NISS 评分，这个参数对于多发性创伤患者死亡率具有更好的预测性[58]。Harwood 等也分析了 AISmax，发现它仅仅对于穿透伤死亡率具有更好的预测价值。Napolitano 等发现，SIRS 评分大于 2 时死亡率（6.9% 相对于 1.1%）和住院时间的增加[41]。

需要重点关注多发性创伤患者的 ARDS 和肺部并发症，尤其在合并长骨骨折时。骨折治疗及扩髓治疗的时机在很多研究中提及。Bone 等进行了一项前瞻性随机系列研究，比较了 ISS 评分高于 18 的多发性创伤患者进行早期或延期股骨髓内钉治疗差别，结果发现单纯股骨骨折 24 小时内或 24 小时后治疗的肺部并发症并没有显著差异，而延期治疗组的 ARDS 发病率明显增高。早期内固定组所需的静脉营养支持时间更短（1.4 天比 9.9 天）[30]。Seibel 等有类似发现，早期内固定组需要 3.4 天的静脉营养支持，而延期组需要 9.4 天，并且前组 ICU 住院时间更少（7.5 天比 15 天），整个住院时间也更短（23 天比 45 天）。[29] Johnson 等发现在 ISS 评分大于 18 的患者中，延期治疗组 ARDS 发病率是早期治疗组（24 小时内）的 5 倍；如果 ISS 大于 40，则延期治疗组中有 75% 发生了 ARDS，而延期治疗组中仅为 17%[59]。

目前认为股骨扩髓髓内钉技术会引起肺部并发症，尤其是患者合并肺挫伤时。扩髓导致肺功能不全的原因是多因素的：首先扩髓引起的脂肪栓塞可能堵塞肺循环，扩髓直接影响心肺功能；其次随着进一步刺激系统性炎症反应（第二次打击），扩髓引起急性肺损伤，成为 SIRS 和 MODS 的一种表现[12,13,19]。羊模型上证实在存在肺挫伤情况下，扩髓髓内钉技术会增加肺部毛细血管通透性和激活多形核中性粒细胞，表明扩髓引起的炎症反应导致 ARDS 的进展[32]。Pape 等进行了一项大样本的回顾性调查研究，发现对合并或不合并胸外伤患者早期行髓内钉治疗时，不合并肺损伤的患者早期内固定治疗有益，减少了 ICU 住院时间及静脉支持时间；而合并严重胸外伤的患者（AIS < 2）ARDS 发病率更高（33% 比 7.7%），死亡率更高（21% 比 4%）[31]。

相反，有另外一些研究发现，对于合并胸外伤的稳定患者，早期（24 小时）髓内钉治疗股骨干骨折并不增加 ARDS 的风险。Bosse 等比较了胸外伤患者早期（24 小时）行髓内钉治疗和接骨板治疗，在 ARDS 发病率、住院时间、静脉支持时间、肺炎及 MODS 等方面都没有明显的差别，表明扩髓治疗可能并不是导致肺部并发症的原因[33]。Handolin 等在一项研究中比较了合并肺挫伤患者 24 小时内行股骨扩髓髓内钉治疗时，有着类似的结论[60]。加拿大骨科创伤学会最近进行了一项研究，统计分析了不同级别创伤中心病例，结果发现扩髓髓内钉组相对非扩髓髓内钉组并没有明显的差别。胸部 AIS 大于 2 和 ISS 大于 18 并不能预测 ARDS 的进展[61]。

Pape 等分析了三个不同时期的数据，这三个时期对于有股骨干骨折的多发性创伤患者采取不同的治疗方法，包括早期完全性治疗（24 小时内髓内钉治疗），中间性治疗（高危患者采用外固定支架治疗）以及损伤控制骨科（24 小时内给予外固定支架治疗，再延期行坚强内固定治疗）。与早期行髓内钉治疗相比，早期外固定治疗组患者多脏器功能衰竭和 ARDS 的发病率明显降低。尽管作者承认三个不同时期内的患者在病危护理期间的并发症可能会干扰数据的准确性，但是对于损伤控制骨科学来讲，早期行外固定治疗相对早期髓内钉组在并发症方面并没有显著差异[64]。

此作者还进行了相关前瞻性研究，研究分析了临时固定后二次手术的炎症因子的水平和手术时机问题，结果发现二次手术时间为 2~4 天的患者其 MODS 和 ARDS 的发病率高于 5~8 天手术的患者；而当入院时 IL-6 水平高于 500pd/dL 时，在第 2~4 天行坚强内固定很可能合并 MODS[65]。Brundage 研究发现在第 2~5 天行股骨干骨折髓内钉治疗时 ARDS 的发病率最高，这也支持了前面的观点[51]。

多发性创伤患者的预后取决于很多因素，而获得最好预后的关键是认清局部及系统性炎症之间复杂的联系，包括胸部及脑部损伤的处理，骨科手术操作带来的医源性后果。因此，外科医生应当根据临床表现及生理参数的实验室指标，同时与创伤治疗组的其他医生协助，为患者选择最好的手术时机及手术方式。

病例分析

病例 1　患者为 21 岁男性，于凌晨 3 点左右在一场摩托车车祸中受伤,急诊室初步检查发现患者有以下损伤:轻度硬膜下血肿,复杂的面部骨折,左股骨粗隆下闭合性骨折,复杂的胫骨距骨体跟骨骨折并足底6cm大小开放性创面,右胫骨Ⅱ型开放性骨折(图34-5)。立刻给予患者强力的复苏措施,包括加热静脉补液、保温、气管插管及镇静处理。患者各个时间段的实验室指标在表34-6中显示。实验室结果提示患者存在凝血障碍并正接受复苏治疗。

表34-6　病例1:实验室检查提示酸中毒及凝血障碍

	血细胞比容(%)(正常42~50)	血小板计数(106/L)(正常135~370)	凝血酶原时间(秒)(正常13~15)	部分凝血活酶时间(秒)(正常25~34)	钙离子(mg/dL)(正常8.5~10.5)	pH值(正常7.35~7.45)	乳酸值(mEq/L)(正常0.5~2.2)
上午3点	36	223					
上午5点	27	144				7.20	2.8
上午7点	23	121	21.5	35	5.0	7.25	2.1
上午11:40	30	91	16.7	30.3	7.6	7.28	3.4

根据患者胫骨骨折移位明显、软组织(肌肉、肌腱、神经)损伤严重以及胫骨关节面外露的足底创面,可以认为是左下肢严重毁损伤。

由于患者左下肢损伤程度严重,因此需急诊处理,应当在数小时内给予局部清创及固定治疗。立即联系普外科及麻醉科等相关科室,并告知病情的严重程度。首先需计划一次较短的手术,其目的是开放伤口的清创,可能的话行右胫骨骨折髓内钉内固定,并复位左胫骨骨折。由于患者复苏治疗尚未充分,因此在第一次手术中先不处理左股骨近端骨折,但需在24小时内行左股骨近端骨折切开复位内固定术,并且在条件允许情况下行左胫骨骨折复位固定。另外,当患者术中病情恶化时需要行损伤控制治疗,即对所有损伤暂行外固定支架固定。第一次手术从上午7:30开始持续了2小时,手术内容包括:①右胫骨伤口的清洗及清创;②右胫骨骨折髓内钉内固定;③左足底伤口的清洗及清创;④左胫骨干骨折开放复位;⑤左下肢夹板外固定(图34-5E~G)。两个医疗组同时处理双下肢。患者左股骨近端骨折未予处理,尽管可以考虑外固定治疗(骨盆至股骨近端)。另外,左下肢也可以考虑行外固定支架治疗(而不是夹板固定),但是由于患者合并跟骨及距骨骨折,外固定支架治疗比较困难。患者在手术期间继续给予对症支持复苏治疗,包括补液,输注新鲜冰冻血浆、浓缩红细胞悬液、血小板及钙离子交换。患者的实验室检验发现患者需进一步的复苏治疗,但是我们并没有"丧失根本",且已经达到初步骨科治疗的目的。如果患者术中病情明显恶化时,就需要考虑立即行左小腿膝下截肢治疗。

患者在接下来18小时内病情稳定,并且患者的凝血功能障碍及酸中毒等得到改善。因此,伤后第一天患者再次送往手术室进行二次手术,手术包括:①左足底创面再次清洗清创后关闭伤口;②左股骨粗隆下骨折切开复位内固定术;③临时固定内踝骨折以获得踝关节稳定性;④左下肢夹板外固定(图34-5H、I)。

患者在接下来3天病情逐渐稳定,于是在伤后第七天患者进行了面部骨折内固定。而在伤后15天内分别进行了踝关节、距骨、跟骨骨折的坚强内固定(图34-5J)。这种延期治疗有助于患者创伤后的康复及减少患者下肢的水肿时间。

病例2　一名34岁的摩托车驾驶员被诊为双侧股骨干骨折,无明显其他损伤。患者既往体健,但有骨盆及右股骨有纤维发育不良病史。患者幼年时曾接受右股骨髓内钉治疗,但具体情况不详,患者因此变得警觉和重视。一开始自称自己完全健康,但是麻醉师听诊到较严重的心脏杂音,此时患者回忆起其患有室间隔缺损(VSD)并在最近被告知应予以手术治疗。

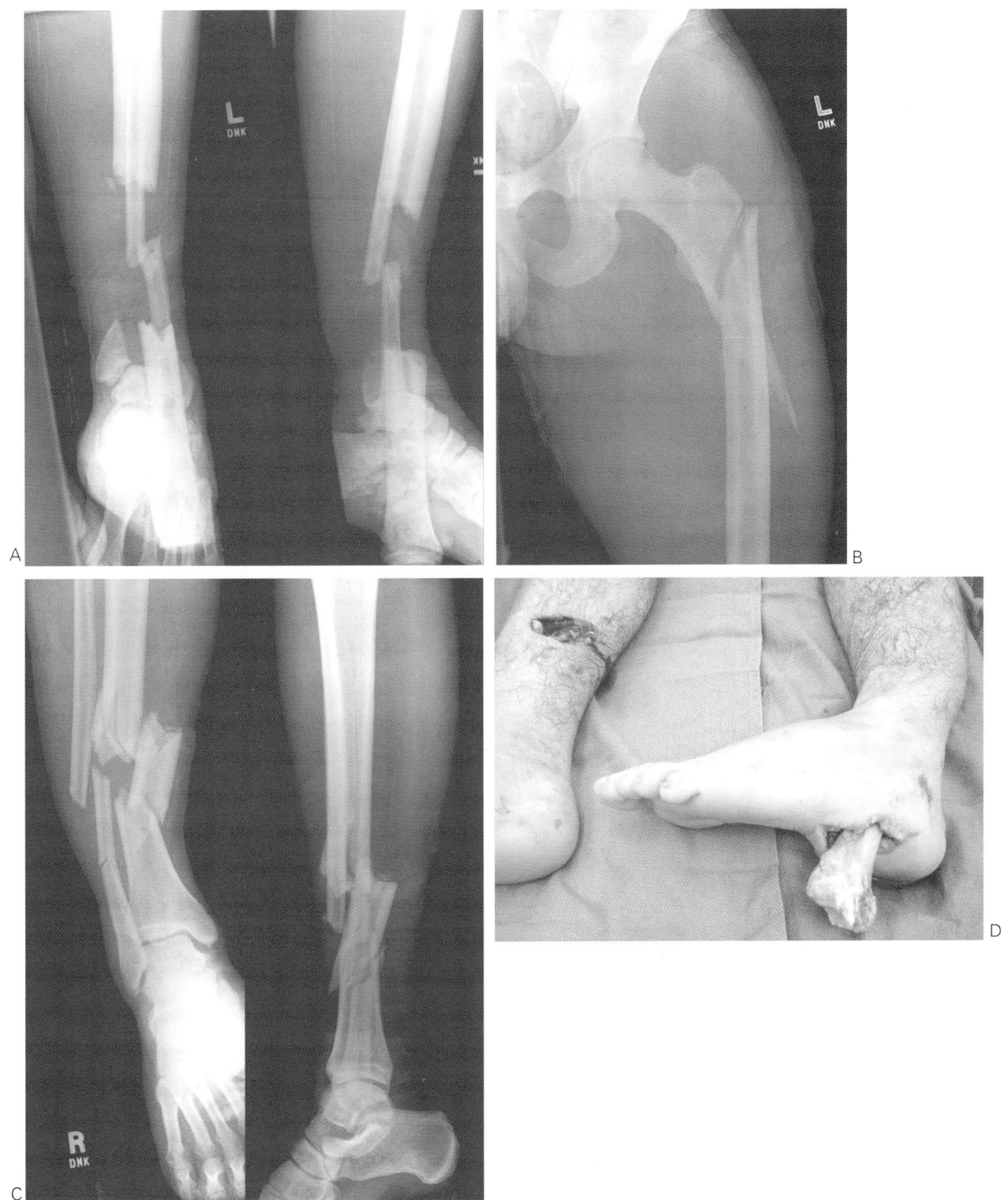

图34-5 病例1。该患者是一名多发伤患者,骨科损伤复杂。手术时机见表34-1,可能对于患者的诊治有帮助,但不能完全依赖。A. 左下肢正位和侧位X线片。B. 左髋部正位X线片。C. 右胫骨正侧位X线片。D. 双下肢外观照片

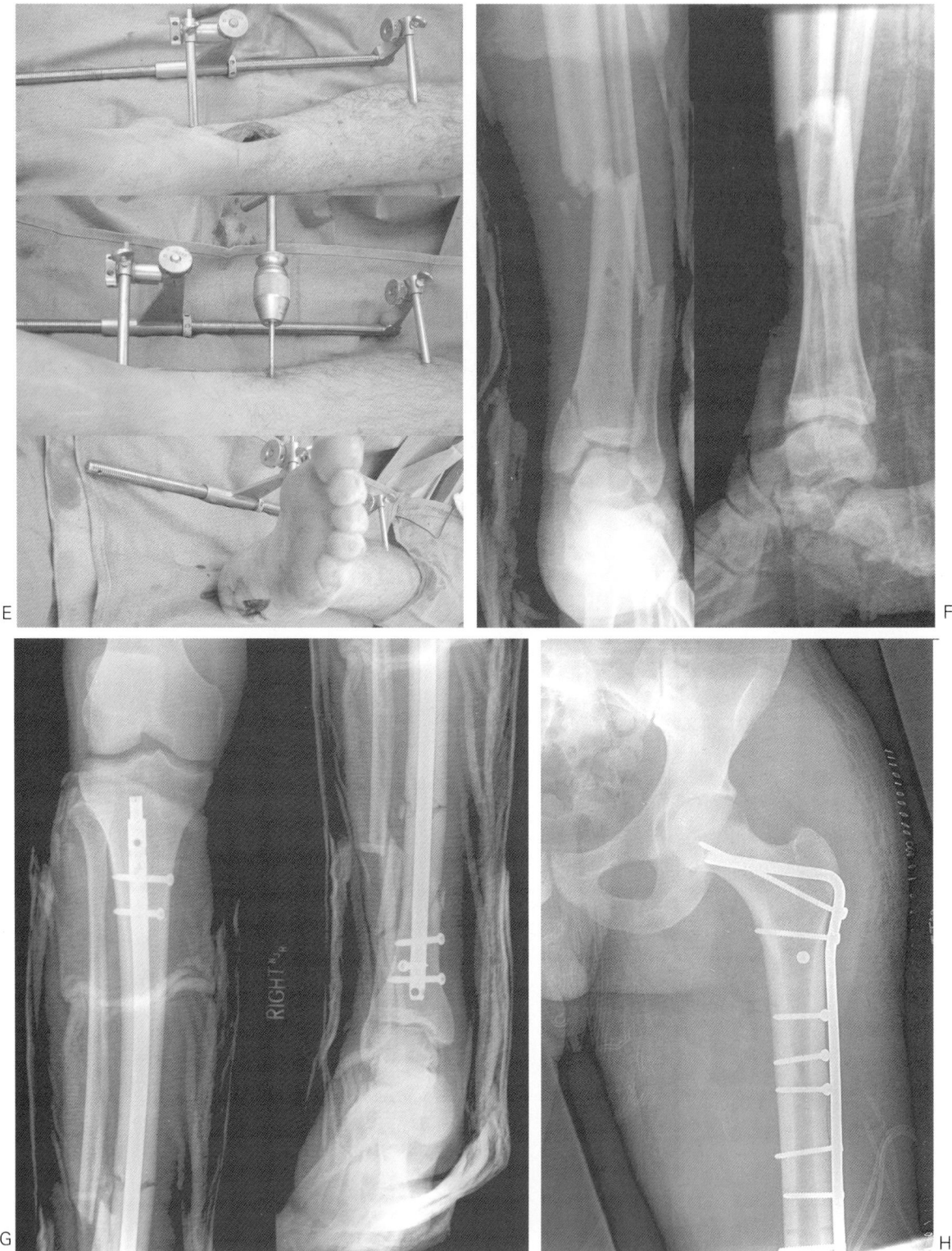

图34-5(续) 病例1。E. 左胫骨复位术中照,显示踝部韧带、距骨及跟骨爆裂性损伤,不容易复位;使用股骨复位器固定内侧距骨体及胫骨近端,并在胫骨远端钉入一枚斯氏针帮助复位。另外,在踝关节做前内侧切口帮助复位。F. 胫骨干复位固定后左下肢X线正侧位片

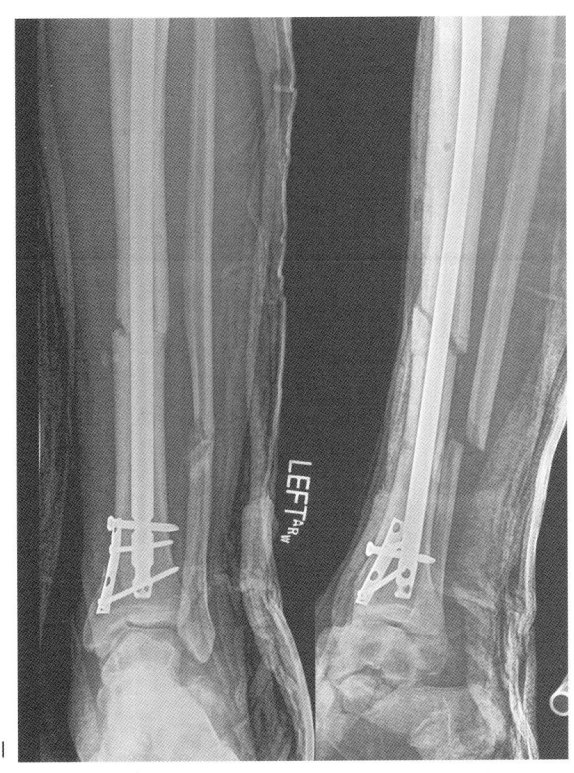
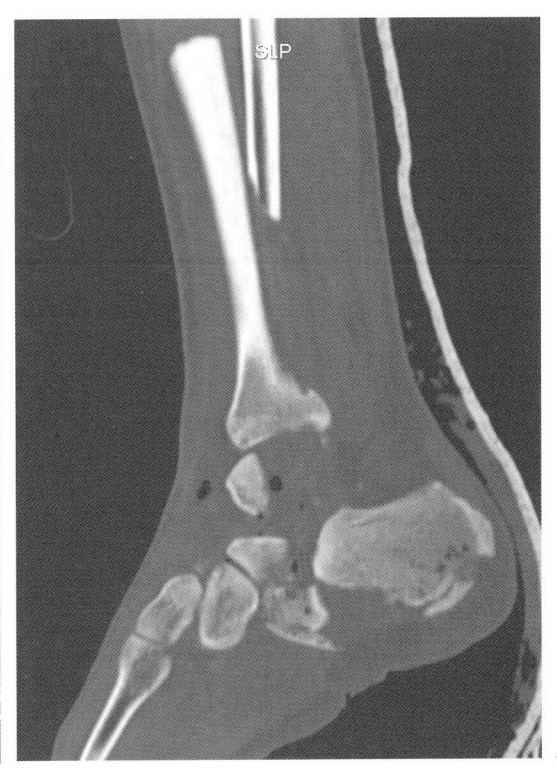

图34-5 （续）病例1。G.右胫骨髓内钉术后的正侧位片。H.左股骨近端骨折切开复位内固定术后左髋部正侧位片。I.左胫骨髓内钉及内踝临时固定，以获得踝关节部分稳定性。手术后的左胫骨正侧位片。J.跟骨和距骨骨折CT断层扫描重建图像。由于损伤的复杂性，软组织水肿及患者初始状态不稳定，伤后1.5~2周才进行检查

体格检查时，患者生命体征较平稳，右大腿稳定但存在明显的向后成角畸形（图34-6A）。左股骨畸形且不稳定。放射学检查发现患者双侧股骨干骨折，右股骨右半骨盆存在显著异常，并且右股骨内有一根弯曲的髓内钉（图34-6B、C）。

由于患者在术中可能由于肺动脉的脂肪栓塞引起肺动脉压力短时升高诱发患者左向右分流，从而使患者颅内脂肪栓塞的风险加大。因此，认为患者任何一侧的股骨干髓内钉治疗可能导致进一步的肺动脉栓塞，手术风险极大。于是选择给予患者双侧股骨干接骨板内固定治疗，同时将折弯的髓内钉切开并将其分为两段取出（图34-6D、E）；随后择期行室间隔缺损治疗。

病例3 这个病例显示了患者一般情况的稳定性如何影响骨科医生对于下肢损伤保肢或截肢治疗的决策。患者为21岁男性，既往体健，在一次滑水事故中受伤，其右大腿及右小腿被螺旋桨划伤（图34-7A，B）。患者受伤时有明显的失血，并被立即送往急诊室，在小腿上放置临时止血带。同时给予复苏治疗、静脉加热补液及电热毯保暖。实验室检查提示血细胞比容为25%（正常42%~

50%），凝血酶原时间为22.7s（正常值13~15s），乳酸值为0.7mEq/L（正常值为0.5~2.2）。由于患者实验室检查发现存在凝血功能障碍，因此给予输注新鲜冰冻血浆。此后患者病情稳定，没有其他损伤，血压为110/70mmHg。

患者此后被立即送往手术室行伤口清洗及清创治疗，术中发现主要出血点为腓动脉，于是将其结扎止血。胫神经未受损（图34-7C）。跟腱横断达90%，而腓骨长肌腱则完全断裂，但是经探查发现两者都可以修复。手术组由骨科医生和整形科医生组成，普外科医生亦参与，并由内科医生负责复苏治疗。所有三组医生都在手术室坚守到半夜，而患者伤口临时行皮下层缝合，并给予夹板外固定。

患者在伤后第二天再次接受了伤口清洗及清创处理，并且在伤后第4天再次处理，同时给予接骨板固定腓骨（图34-7D）并关闭了大腿伤口，尽可能地缝合小腿伤口，在需要植皮处理的区域覆盖VAC。整个治疗结果不会是完美的，但都是有根据的（图34-7E）。这个病例的关键是如果患者当时合并其他致命伤，则为了患者全身情况着

想,需要考虑早期行截肢治疗。在此病例中,患者病情平稳无其他损伤,可以耐受数天内多次保肢手术。

病例 4 患者男,26岁,头戴头盔在一次高速摩托撞击事故中受伤,由直升机送往医院,患者当时清醒并意识清楚,Glasgow 昏迷评分为14分。患者病史除吸烟史外无特殊。大体观察可以发现患者双下肢明显畸形,并且左右大腿有开放性伤口。患者生命体征平稳,实验室检查已抽血但回报凝血。护士再次采血时发现很困难,同时患者静脉通路亦不通畅。头部、胸部、脊柱、腹部及骨盆 CT 检查结果阴性,未发现明显腹腔内或胸腔内损伤。放射学检查提示右股骨颈骨折、右股骨干骨折、左股骨髁上骨折、移位的右锁骨骨折及左桡骨远端骨折(图34-8)。在创伤部对患者行敷料覆盖伤口并用夹板固定桡骨远端骨折。

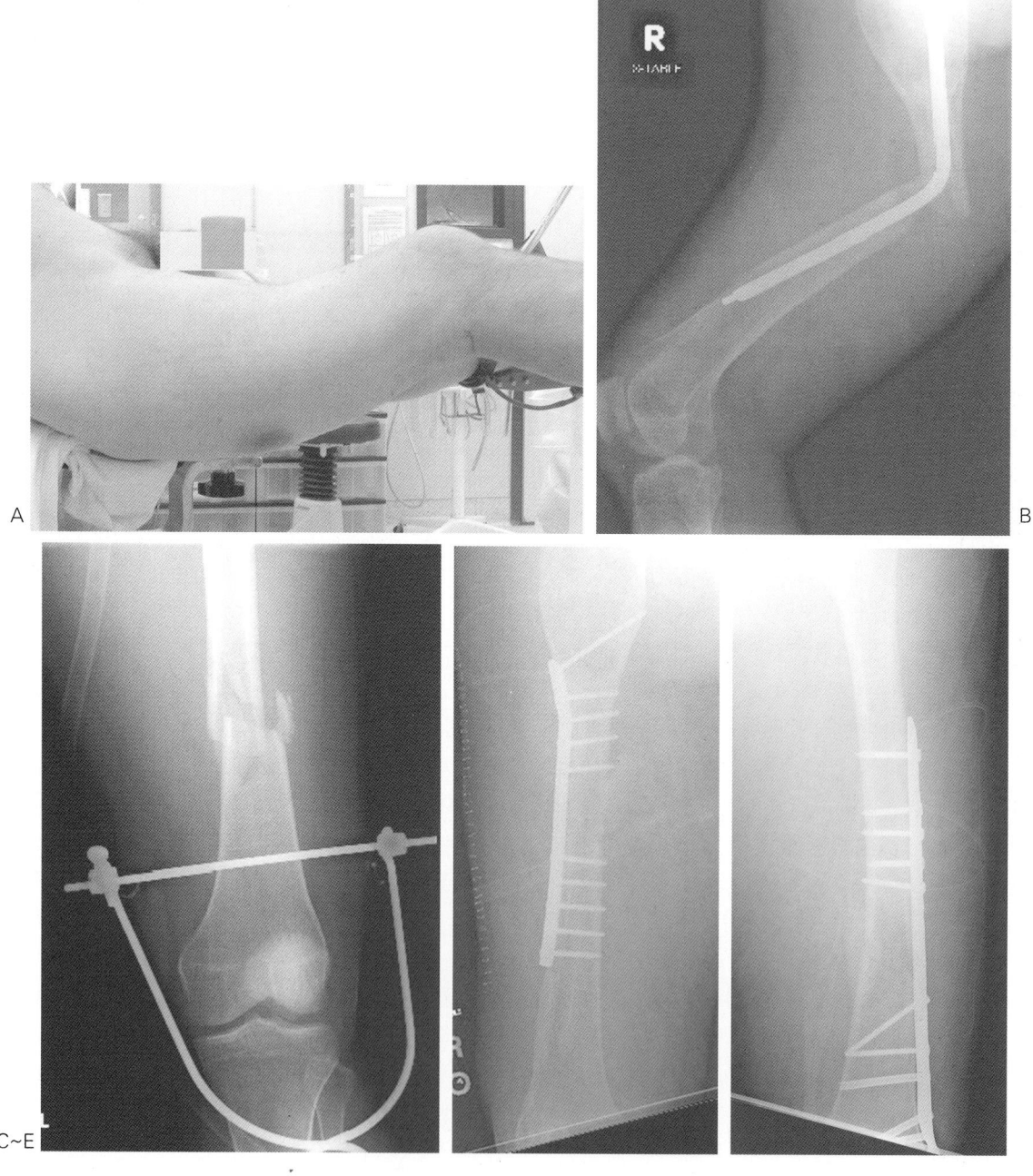

图34-6 病例2。A. 患者右大腿大体照,明显畸形。B. 右股骨 X 线侧位片,提示髓内钉折弯并纤维发育不良型骨不连。C. 对侧左股骨骨折牵引后的 X 线片。接骨板内固定术后的右侧(D)及左侧(E)股骨 X 线片

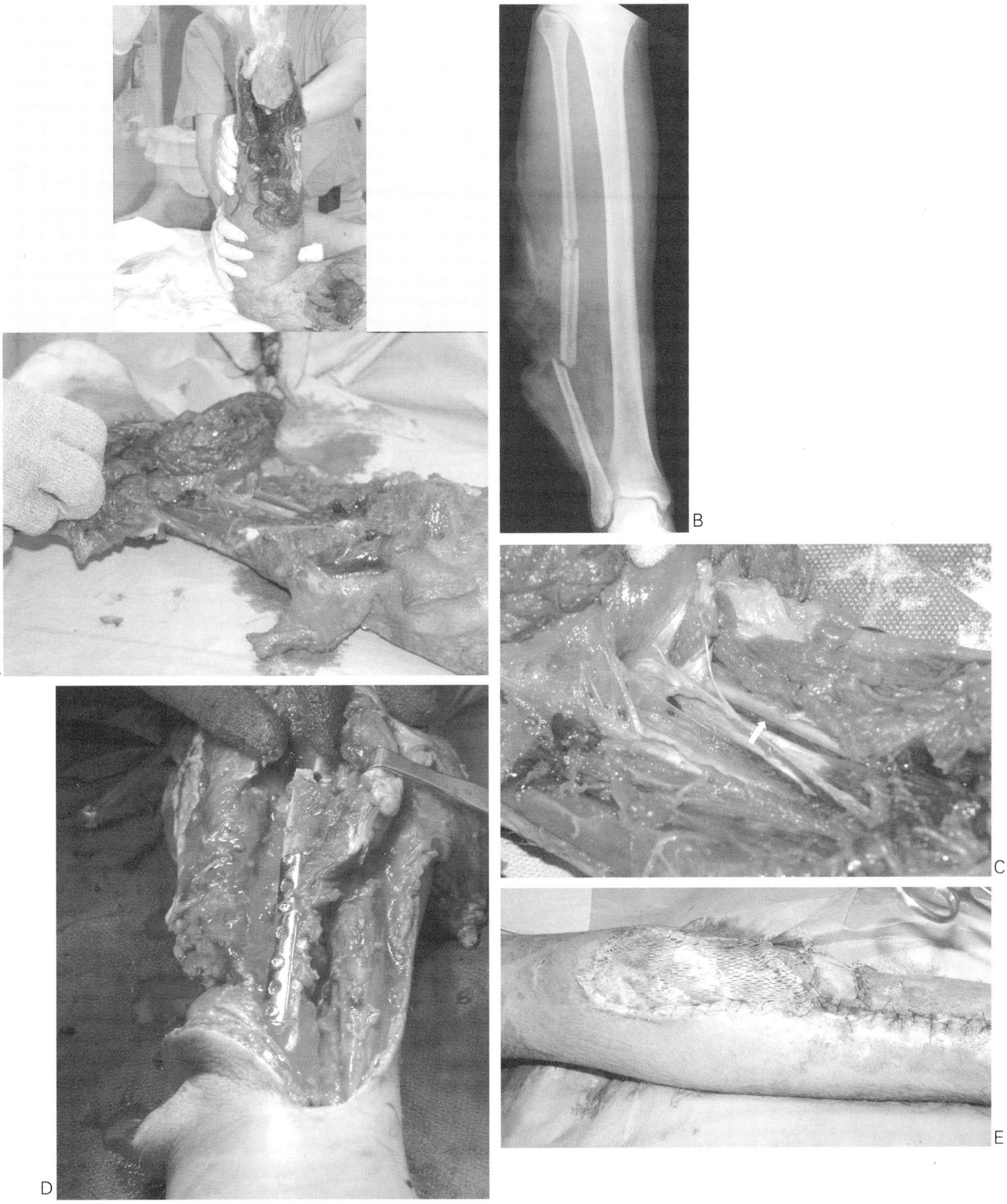

图 34-7 病例 3。该患者为青年男性，21 岁，因船螺旋桨划伤致严重软组织损伤。由于患者并没有其他合并损伤，且复苏治疗有效。手术小组因此可以在伤后 10 天内安排 4 次手术行"彻底"治疗。很多多发性创伤患者都不可能如此治疗，即使是同样损伤的多发性创伤患者的治疗也可能不尽相同。A. 右小腿后侧及右大腿后外侧术中大体现。B. 右小腿骨性损伤正位片，胫骨没有骨折。C. 胫神经未受损（箭头处）。D. 伤后第四天腓骨近端骨折接骨板内固定时的术中照片。同时术中修复了跟腱及腓骨长肌腱，踝关节维持在跖屈位以保护修复。E. 术后第十天行中厚皮片植皮关闭小腿后侧伤口的大体照

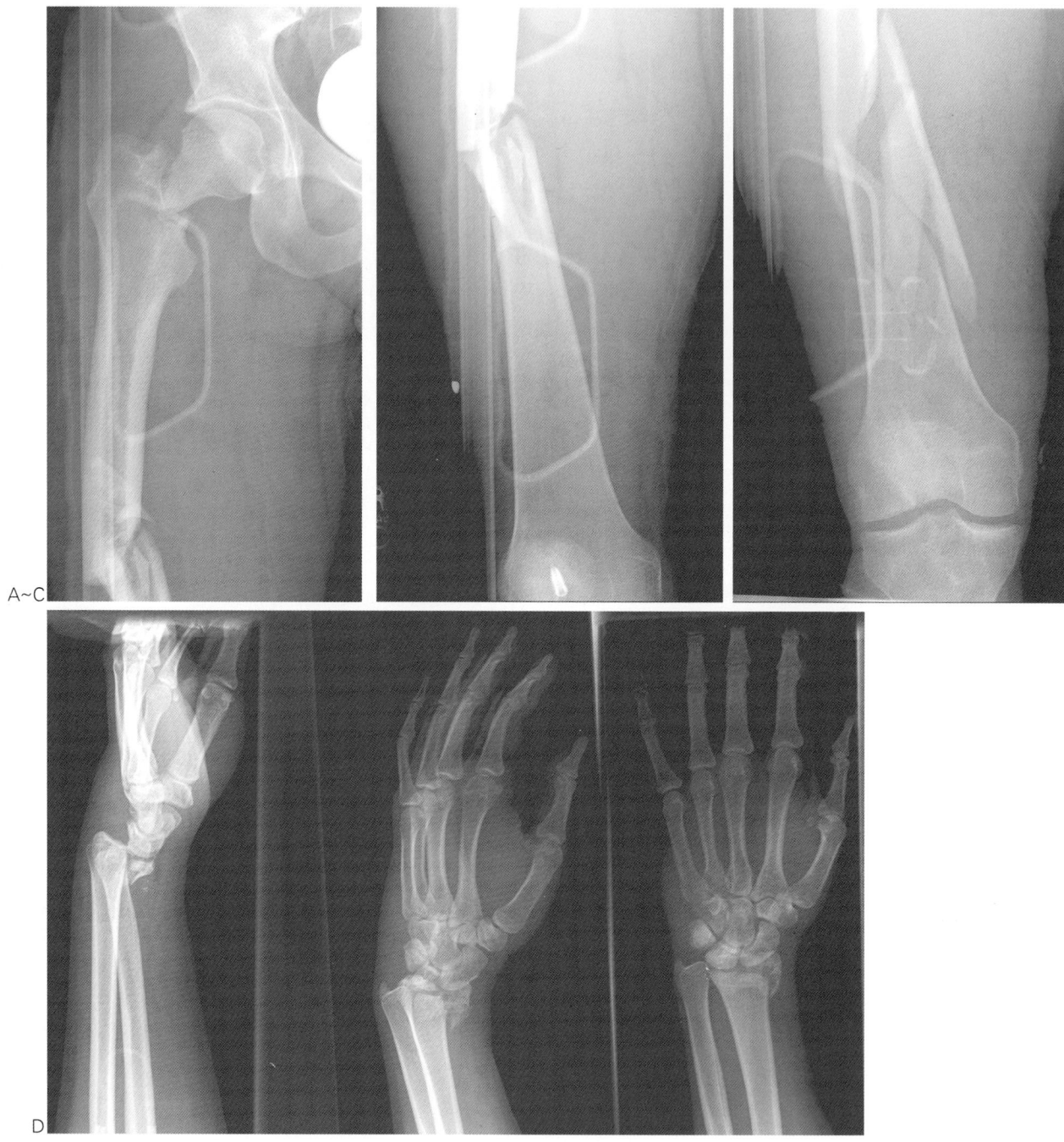

图 34-8 病例4。A. 右股骨颈骨折术前X线片。B. 右股骨干骨折。C. 左股骨干骨折。D. 左桡骨远端骨折

普通外科创伤部分评估了患者并确认患者需要手术治疗。这时终于复通了一条静脉通路,并立即给予快速静脉补液,患者的血流动力学始终保持稳定,但是认识到这是患者双侧股骨干骨折大量失血后的代偿反应。医生们决定将患者送往手术室,计划对双侧大腿伤口进行清洗和清创;可能的话,术中试行右股骨颈骨折开放复位内固定术及双侧股骨干逆行髓内钉治疗,同时延期治疗上肢损伤。

实验室检验由术前麻醉准备区域采取,并同麻醉师讨论后决定手术进行的程度取决于术中的实验室检查结果。

在麻醉诱导下,患者血压降低的同时血氧饱和度也降低。麻醉师给予患者小剂量血管升压药。第一个检验结果是[K^+]为7.0mmol/L。由于患者低血压、血钾升高及不清楚的复苏措施,决定手术计划转为损伤控制骨科,安装了右股骨外固定支架,随后左侧也行外固定跨越固定(图34-8F,G)。

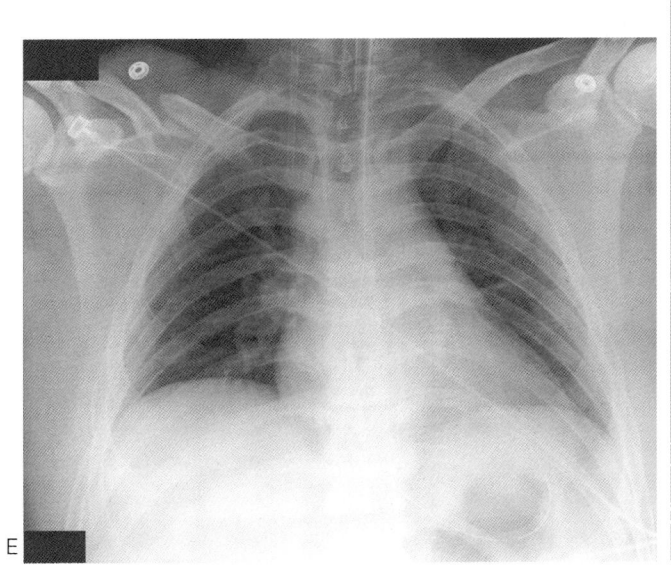
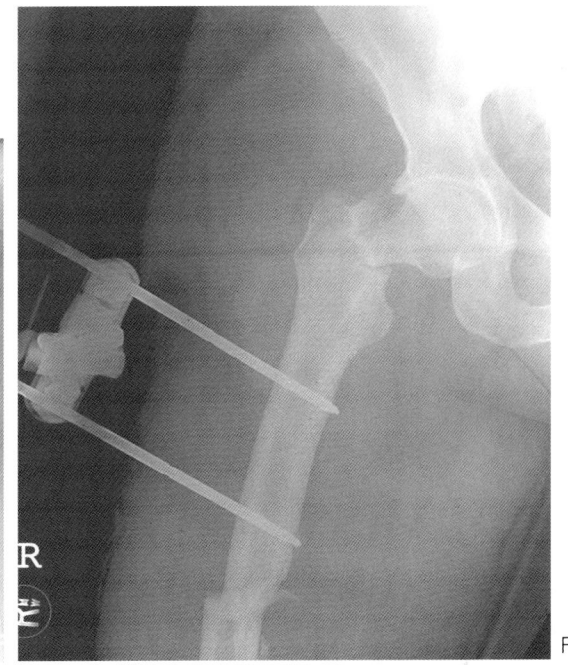
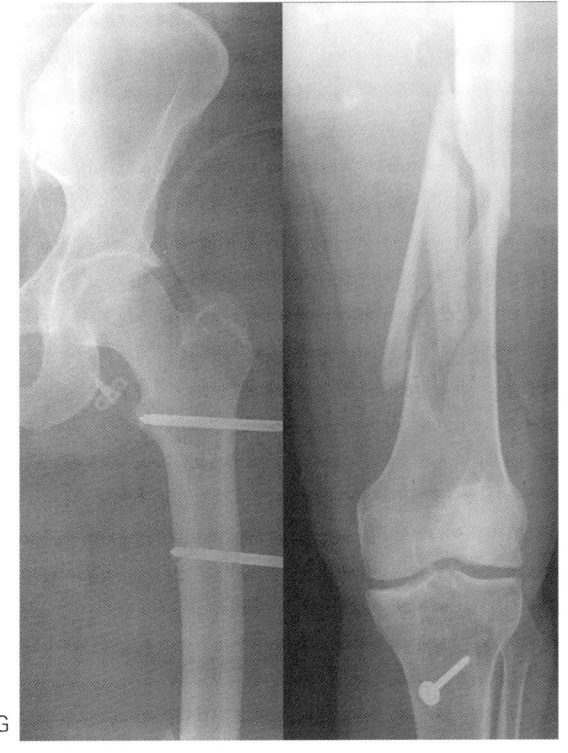
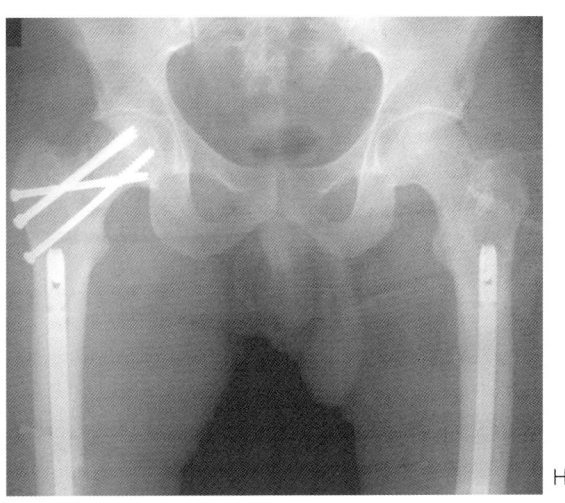

图 34-8（续） 病例 4。E. 右锁骨骨折。右侧（F）及左侧（G）股骨骨折外固定治疗后的正位片。下面是这些骨折改为坚强内固定后的术后 X 线片。H. 右股骨颈骨折螺钉内固定术后的骨盆正位片

随后完整的检验结果回报乳酸值为 4.7mEq/L，红细胞比容为 32%。

术后患者被送至创伤 ICU 病房，此时患者已经在术中停止血管升压药，并整晚给予复苏治疗措施。第二天早晨乳酸值为 1.4mEq/L。整个夜间患者血流动力学始终稳定，遂决定继续股骨颈内固定手术治疗；如果患者可耐受，则再行逆行股骨髓内钉治疗。

此例患者接受了股骨颈骨折切开复位内固定术，手术过程顺利，并且患者的生命体征及实验室检验结果保持正常，乳酸值为 0.8mEq/L，血细胞比容为 40%。随后进行了双侧股骨干逆行髓内钉

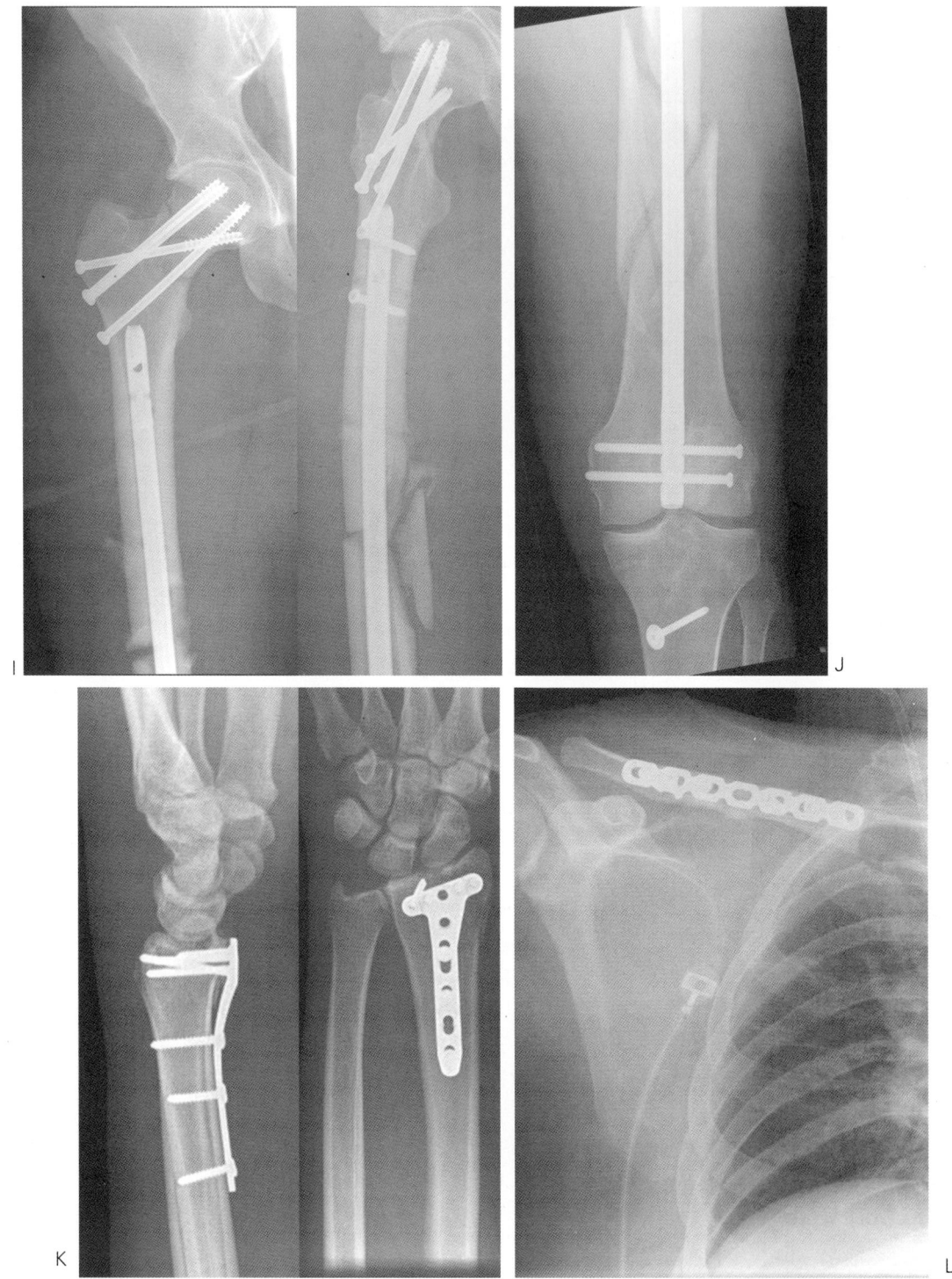

图 34-8(续) 病例 4。I. 右股骨正侧位片。J. 左股骨正位片。K. 右腕关节正侧位片。L. 右锁骨正位片

手术,术中使用了一种特殊扩髓钻,可以在扩髓过程中冲洗吸引髓腔,从而降低了脂肪栓塞的风险。尽管患者整个术中情况保持稳定,但是还是决定在另外一天行左桡骨远端骨折及右锁骨骨折切开复位内固定术(图 34-8H~L)。

患者第二次手术后并没有明显的后遗症,遂在第二次手术后第二天同时行右锁骨左桡骨远端骨折内固定术。

尽管患者术前检查结果无效,但是在整个治疗过程中充分考虑了各方面因素,包括患者由于双侧股骨干骨折大量失血,并且在创伤台复苏过程中有一段时间静脉通路不是很通畅。手术室也在术前准备好了外固定支架器械,从而未耽误转为损伤控制骨科治疗的时间。

病例5 患者女性,31岁,是一场摩托车翻倒车祸中被卡住的司机。患者既往体健,接诊前患者未服用任何药物,患者到达急诊科时神志清醒,GCS评分为15分,查体可见双下肢明显畸形,右膝和右胫骨处可见较大的开放伤口,左股骨有2cm的伤口。患者生命体征平稳,血压为130/80mmHg,心率为110~120次/分,血氧饱和度为99%,实验室检查结果提示红细胞比容降低为19%,而血小板计数为$171×10^9$/L,患者凝血功能筛查正常,乳酸值为15mEq/L。

除了发现右股骨颈骨折之外,头部、胸部、脊柱、腹部及骨盆CT检查未见异常,放射学检查显示右股骨颈骨折、右股骨干骨折、右胫骨骨折及左股骨干骨折(图34-9A~C)。在同普通外科医生讨论后,开始输注血制品,同时行开放骨折的清创处理,并根据术中情况决定骨折治疗行临时固定还是坚强固定。

手术计划包括患者右侧伤口的清创处理,然后行右胫骨髓内钉治疗以便于股骨颈骨折牵引复位,接下来行股骨颈切开复位内固定术,最后行右股骨干骨折逆行髓内钉内固定治疗。左侧肢体首先行清洗清创处理,然后行顺行股骨干髓内钉内固定治疗。术前与麻醉科进行讨论时告知术中需每30~60分钟行实验室检查,一旦患者病情有恶化,需立即进行损伤控制骨科治疗,替代任何一步当前步骤。

患者在基础麻醉诱导下未见明显异常并发症。通过术前、术中输注血液制品,患者的血细胞比容在每一个监测点维持在28%~31%之间,生命体征保持稳定。在每个阶段末尾我们都同麻醉师及时沟通,从而决定是否继续下一步操作。在所有骨科手术完成后,患者生理状态良好,从而由血管外科继续行下腔静脉过滤器放置术(图34-9D~G)。

由于手术时间较长以及术中所补充的液体量较大,因此患者术后继续气管插管。术后患者恢复意识,并在24小时后成功拔管。患者术后第5天送回家中继续休养。

这个病例的关键在于与麻醉师持续的及时沟通,主要考虑手术计划及实验室检查时机,从而有助于一旦出现紧急情况可在任何阶段停止手术。同样也要考虑到患者年轻,可以耐受如此时长的手术。所有手术室内人员都需要能够立即转入损伤控制骨科治疗阶段,同时要在手术室内提前准备好外固定器械。

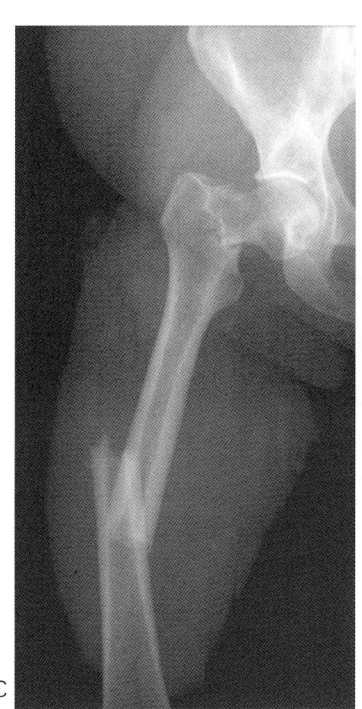
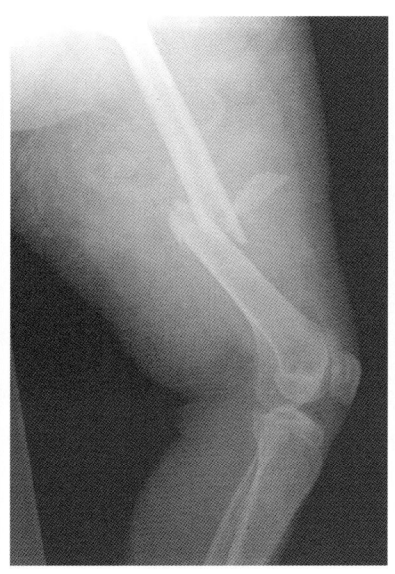
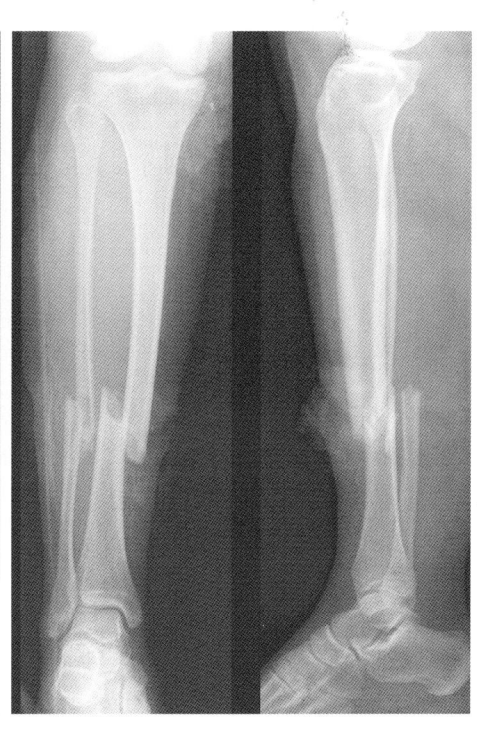

图34-9 病例5。双下肢损伤术前X线片,且右胫骨、右膝关节及左股骨均为开放性骨折。A. 右股骨正位片提示股骨颈及股骨干骨折。B. 左股骨X线片提示为II型股骨干开放性骨折。C. 右胫骨III型开放性骨折的正侧位片

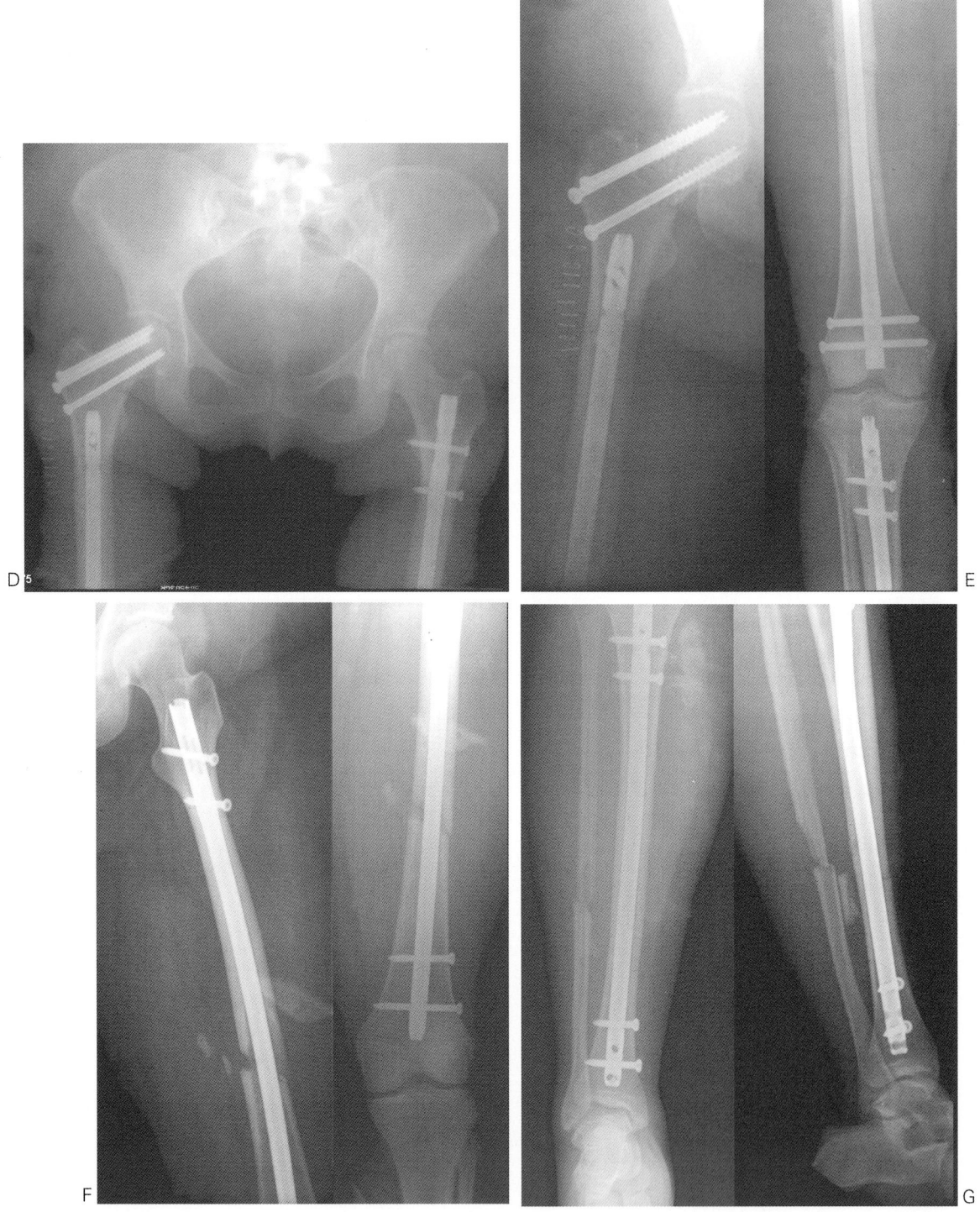

图34-9(续) 病例5。双下肢损伤术前X线片,且右胫骨、右膝关节及左股骨均为开放性骨折。D. 右股骨颈骨折切开复位螺钉内固定术后骨盆正位片。E,F:左右股骨干骨折逆行髓内钉手术术后正侧位片。G. 右胫骨髓内钉内固定术后正侧位片

总　结

当患者ISS评分较高或合并胸外伤、颅脑损伤及需要复苏治疗时,需要根据每一例患者的基础情况来决定骨折固定时机,而患者年龄、临床并发症都需要考虑在内,需要考虑的参数总结见表34-5。尽管早期彻底治疗骨折被证明能够减少

住院和 ICU 监护时间,并有助于患者早期活动,但是 24 小时内持续时间较长的手术治疗可能会给多发伤患者带来一系列并发症,如低体温、低灌注,从而导致多器官功能障碍。对于临界患者早期手术治疗应当保持警惕,尤其注意术中复苏监测,包括血细胞比容、凝血四项、乳酸水平、核心体温以及颅内压。

经验

- 需在临床上鉴别诊断是否合并血管损伤,或通过诊断测量来判断,如踝臂指数(ABI)小于 0.9。
- 对于骨盆骨折患者,如果在 24 小时内需要输注超过 4 个单位浓缩红细胞,或 48 小时内需要输注超过 6 个单位浓缩红细胞情况下,有必要行血管造影检查。
- 多发伤患者中入院 24 小时内漏诊率高达 12%。
- 血清中 IL-6 的水平与软组织损伤程度及胸部创伤相关。IL-6 是急性炎症综合征最特征性的细胞因子之一。
- 对于多发伤患者需要骨科处理时,NISS 值比 ISS 更能预测患者的预后。
- SIRS 评分大于 2 时通常提示更高的死亡率(6.9%)。

DVD 内容提要

视频 34-1(同视频 24-1,光盘 3)非扩髓股骨髓内钉治疗多发性创伤患者双侧股骨干骨折
视频展示了非扩髓髓内钉技术在合并肺部损伤及双侧股骨干骨折的多发性创伤患者治疗中的应用,回顾了治疗决策过程及患者诊治的经过。

视频 34-2(同视频 31-1,光盘 4)跨踝关节外固定支架的应用 视频展示了跨踝关节外固定架技术早期治疗胫骨远端骨折的过程。

视频 34-3(同视频 5-1,光盘 1)扩髓冲洗吸引器的使用 视频展示了一种新型扩髓器,可以在单一路径扩髓长骨髓腔,同时可以吸取髓腔内容物。动物模型和经食管心脏彩超显示这套系统能够明显降低长骨骨髓腔扩髓时肺栓塞程度。

参考文献

1. Dutton RP, Cooper C, Jones A, Leone S, Kramer ME, Scalea TM. Daily multidisciplinary rounds shorten length of stay for trauma patients. J Trauma 2003;55:913–919
2. Mills WJ, Barei DP, McNair P. The value of the ankle-brachial index for diagnosing arterial injury after knee dislocation: a prospective study. J Trauma 2004;56:1 261–1 265
3. Miranda FE, Dennis JW, Veldenz HC, Dovgan PS, Frykberg ER. Confirmation of the safety and accuracy of physical examination in the evaluation of knee dislocation for injury of the popliteal artery: a prospective study. J Trauma 2002;52:247–251
4. Giannoudis PV, Pape HC. Damage control orthopaedics in unstable pelvic ring injuries. Injury 2004;35:671–677
5. Pape H, Stalp M, Dahlweid M, Regel G, Tscherne H. Optimal duration of primary surgery with regards to a "borderline" situation in polytrauma patients [in German]. Arbeitsgemeinschaft "Polytrauma" der Deutschen Gesellschaft für Unfallchirurgie. Unfallchirurg 1999;102:861–869
6. Chan RN, Ainscow D, Sikorski JM. Diagnostic failures in the multiple injured. J Trauma 1980;20:684–687
7. Buduhan G, McRitchie DI. Missed injuries in patients with multiple trauma. J Trauma 2000;49:600–605
8. Bhatia M, Moochhala S. Role of inflammatory mediators in the pathophysiology of acute respiratory distress syndrome. J Pathol 2004;202:145–156
9. Donnelly TJ, Meade P, Jagels M, et al. Cytokine, com-

plement, and endotoxin profiles associated with the development of the adult respiratory distress syndrome after severe injury. Crit Care Med 1994;22:768-776
10. Keel M, Trentz O. Pathophysiology of polytrauma. Injury 2005;36:691-709
11. Law MM, Cryer HG, Abraham E. Elevated levels of soluble ICAM-1 correlate with the development of multiple organ failure in severely injured trauma patients. J Trauma 1994;37:100-109
12. Pape H-C, Schmidt RE, Rice J, et al. Biochemical changes after trauma and skeletal surgery of the lower extremity: quantification of the operative burden. Crit Care Med 2000;28:3 441-3 448
13. Pape H-C, Grimme K, van Griensven M, et al. Impact of intramedullary instrumentation versus damage control for femoral fractures on immunoinfiammatory parameters: prospective randomized analysis by the EPOFF Study Group. J Trauma 2003;55:7-13
14. Rangel-Frausto MS, Pittet D, Costigan M, Hwang T, Davis CS, Wenzel RP. The natural history of the systemic inflammatory response syndrome (SIRS): a prospective study. JAMA 1995;273:117-123
15. Roumen RM, Redl H, Schlag G, et al. Inflammatory mediators in relation to the development of multiple organ failure in patients after severe blunt trauma. Crit Care Med 1995;23:474-480
16. Strecker W, Gebhard F, Perl M, et al. Biochemical characterization of individual injury pattern and injury severity. Injury 2003;34:879-887
17. Talmor M, Hydo L, Barie PS. Relationship of systemic inflammatory response syndrome to organ dysfunction, length of stay, and mortality in critical surgical illness: effect of intensive care unit resus citation. Arch Surg 1999;134:81-87
18. Napolitano LM, Koruda MJ, Meyer AA, Baker CC. The impact of femur fracture with associated soft tissue injury on immune function and intestinal permeability. Shock 1996;5:202-207
19. Giannoudis PV, Smith RM, Bellamy MC, Morrison JF, Dickson PA, Guillou PJ. Stimulation of the inflammatory system by reamed and unreamed nailing of femoral fractures: an analysis of the second hit. J Bone Joint Surg Br 1999;81:356-361
20. Hildebrand F, Pape H-C, Griensven M, et al. Genetic predisposition for a compromised immune system after multiple trauma. Shock 2005;24:518-522
21. American College of Chest Physicians/Society of Critical Care Medicine Consensus Conference: definitions for sepsis and organ failure and guidelines for the use of innovative therapies in sepsis. Crit Care Med 1992;20:864-874
22. Giannoudis PV. Current concepts of the inflammatory response after major trauma: an update. Injury 2003;34:397-404
23. Fujishima S, Aikawa N. Neutrophil-mediated tissue injury and its modulation. Intensive Care Med 1995;21:277-285
24. Smith JA. Neutrophils, host defense, and inflammation: a doubleedged sword. J Leukoc Biol 1994;56:672-686
25. Rensing H, Bauer M. Multiple organ failure: mechanisms, clinical manifestations and treatment strategies [in German]. Anaesthesist 2001;50:819-841
26. Singer M, De Santis V, Vitale D, Jeffcoate W. Multiorgan failure is an adaptive, endocrine-mediated, metabolic response to overwhelming systemic inflammation. Lancet 2004;364:545-548
27. Marshall JC, Cook DJ, Christou NV, Bernard GR, Sprung CL, Sibbald WJ. Multiple organ dysfunction score: a reliable descriptor of a complex clinical outcome. Crit Care Med 1995;23:1 638-1 652
28. Harwood PJ, Giannoudis PV, van Griensven M, Krettek C, Pape H-C. Alterations in the systemic inflammatory response after early total care and damage control procedures for femoral shaft fracture in severely injured patients. J Trauma 2005;58:446-452
29. Seibel R, LaDuca J, Hassett JM, et al. Blunt multiple trauma (ISS 36), femur traction, and the pulmonary failure-septic state. Ann Surg 1985;202:283-295
30. Bone LB, Johnson KD, Weigelt J, Scheinberg R. Early versus delayed stabilization of femoral fractures: a prospective randomized study. J Bone Joint Surg Am 1989;71:336-340
31. Pape HC, Auf, m'Kolk M, Paffrath T, Regel G, Sturm JA, Tscherne H. Primary intramedullary femur fixation in multiple trauma patients with associated lung contusion: a cause of posttraumatic ARDS? J Trauma 1993;34:540-547
32. Hildebrand F, Giannoudis P, van Griensven M, et al. Secondary effects of femoral instrumentation on pulmonary physiology in a standardised sheep model: what is the effect of lung contusion and reaming? Injury 2005;36:544-555
33. Bosse MJ, MacKenzie EJ, Riemer BL, et al. Adult respiratory distress syndrome, pneumonia, and mortality following thoracic injury and a femoral fracture treated either with intramedullary nailing with reaming of with a plate: a comparative study. J Bone Joint Surg Am 1997;79:799-809
34. Wolinsky PR, Banit D, Parker RE, et al. Reamed intramedullary femoral nailing after induction of an "ARDS-

like" state in sheep: effect on clinically applicable markers of pulmonary function. J Orthop Trauma 1998;12:169-175

35. Pape HC, Giannoudis P, Krettek C. The timing of fracture treatment in polytrauma patients: relevance of damage control orthopedic surgery. Am J Surg 2002;183:622-629

36. Hildebrand F, Giannoudis P, Kretteck C, Pape HC. Damage control: extremities. Injury 2004;35:678-689

37. Cerovic O, Golubovic V, Spec-Marn A, Kremzar B, Vidmar G. Relationship between injury severity and lactate levels in severely injured patients. Intensive Care Med 2003;29:1 300-1 305

38. Manikis P, Jankowski S, Zhang H, Kahn RJ, Vincent JL. Correlation of serial blood lactate levels to organ failure and mortality after trauma. Am J Emerg Med 1995;13:619-622

39. Waydhas C, Nast-Kolb D, Jochum M, et al. Inflammatory mediators, infection, sepsis, and multiple organ failure after severe trauma. Arch Surg 1992;127:460-467

40. Malone DL, Kuhls D, Napolitano LM, McCarter R, Scalea T. Back to basics: validation of the admission systemic inflammatory response syndrome score in predicting outcome in trauma. J Trauma 2001;51:458-463

41. Napolitano LM, Ferrer T, McCarter RJ Jr, Scalea TM. Systemic inflammatory response syndrome score at admission independently predicts mortality and length of stay in trauma patients. J Trauma 2000;49:647-652

42. Bochicchio GV, Napolitano LM, Joshi M, McCarter RJ Jr, Scalea TM. Systemic inflammatory response syndrome score at admission independently predicts infection in blunt trauma patients. J Trauma 2001;50:817-820

43. Scalea TM, Boswell SA, Scott JD, Mitchell KA, Kramer ME, Pollak AN. External fixation as a bridge to intramedullary nailing for patients with multiple injuries and with femur fractures: damage control orthopedics. J Trauma 2000;48:613-621

44. Joist A, Schult M, Ortmann C, et al. Rinsing-suction reamer attenuates intramedullary pressure increase and fat intravasation in a sheep model. J Trauma 2004;57:146-151

45. Schult M, Kuchle R, Hofmann A, et al. Pathophysiological advantages of rinsing-suction-reaming (RSR) in a pig model for intramedullary nailing. J Orthop Res 2006;24:1 186-1 192

46. Nowotarski PJ, Turen CH, Brumback RJ, Scarboro JM. Conversion of external fixation to intramedullary nailing for fractures of the shaft of the femur in multiply injured patients. J Bone Joint Surg Am 2000;82:781-788

47. Harwood PJ, Giannoudis PV, Probst C, Krettek C, Pape HC. The risk of local infective complications after damage control procedures for femoral shaft fracture. J Orthop Trauma 2006;20:181-189

48. Stein SC, Young GS, Talucci RC, Greenbaum BH, Ross SE. Delayed brain injury after head trauma: significance of coagulopathy. Neurosurgery 1992;30:160-165

49. Zafonte RD, Hammond FM, Mann NR, Wood DL, Black KL, Millis SR. Relationship between Glasgow coma scale and functional outcome. Am J Phys Meal Rehabil 1996;75:364-369

50. Kalb DC, Ney AL, Rodriguez JL, et al. Assessment of the relationship between timing of fixation of the fracture and secondary brain injury in patients with multiple trauma. Surgery 1998;124:739-744

51. Brundage SI, McGhan R, Jurkovich GJ, Mack CD, Maier RV. Timing of femur fracture fixation: effect on outcome in patients with thoracic and head injuries. J Trauma 2002;52:299-307

52. Poole GV, Miller JD, Agnew SG, Griswold JA. Lower extremity fracture fixation in head-injured patients. J Trauma 1992;32:654-659

53. Townsend RN, Lheureau T, Protech J, Riemer B, Simon D. Timing fracture repair in patients with severe brain injury (Glasgow coma scale score < 9). J Trauma 1998;44:977-982

54. Jaicks RR, Cohn SM, Moller BA. Early fracture fixation may be deleterious after head injury. J Trauma 1997;42:1-5

55. Harwood PJ, Giannoudis PV, Probst C, van Griensven M, Krettek C, Pape H-C. Which AIS based scoring system is the best predictor of outcome in orthopaedic blunt trauma patients? J Trauma 2006;60:334-340

56. Balogh ZJ, Varga E, Tomka J, Suveges G, Toth L, Simonka JA. The new injury severity score is a better predictor of extended hospitalization and intensive care unit admission than the injury severity score in patients with multiple orthopaedic injuries. J Orthop Trauma 2003;17:508-512

57. Osier T, Baker SP, Long W. A modification of the injury severity score that both improves accuracy and simplifies scoring. J Trauma 1997;43:922-925

58. Kilgo PD, Osler TM, Meredith W. The worst injury predicts mortality outcome the best: rethinking the role of multiple injuries in trauma outcome scoring. J Trauma 2003;55:599-606

59. Johnson KD, Cadambi A, Seibert GB. Incidence of adult respiratory distress syndrome in patients with multiple musculoskeletal injuries: effect of early operative stabilization of fractures. J Trauma 1985;25:375-384

60. Handolin L, Pajarinen J, Lassus J, Tulikoura I. Early

intramedullary nailing of lower extremity fracture and respiratory function in polytraumatized patients with a chest injury: a retrospective study of 61 patients. Acta Orthop Scand 2004;75:477-480

61. Reamed versus unreamed intramedullary nailing of the femur: comparison of the rate of ARDS in multiple injured patients. J Orthop Trauma 2006;20:384-387

62. Zalavras C, Velmahos GC, Chan L, Demetriades D, Patzakis MJ. Risk factors for respiratory failure following femoral fractures: the role of multiple intramedullary nailing. Injury 2005;36:751-757

63. Pape H-C, Zelle BA, Hildebrand F, Giannoudis PV, Krettek C, van Griensven M. Reamed femoral nailing in sheep: does irrigation and aspiration of intramedullary contents alter the systemic response? J Bone Joint surg Am 2005;87:2 515-2 522

64. Pape H-C, Hildebrand F, Pertschy S, et al. Changes in the management of femoral shaft fractures in polytrauma patients: from early total care to damage control orthopedic surgery. J Trauma 2002; 53:452-461

65. Pape H-C, van Griensven M, Rice J, et al. Major secondary surgery in blunt trauma patients and perioperative cytokine liberation: determination of the clinical relevance of biochemical markers. J Trauma 2001;50:989-1 000

索 引

A

Abdominal compartment syndrome 腹腔综合征 44
Abductor pollicis longus, in radius fracture 拇长展肌,桡骨骨折 350
Accessory collateral ligament 侧副韧带 417
　rupture of 断裂 424
ACDF. See Anterior cervical diskectomy and fusion ACDF,见前路颈椎间盘切除与融合
Acetabular fractures 髋臼骨折 462-506
　anatomical considerations in 解剖学考虑 462
　anterior column 前柱 464-465
　　clamp use for 夹子 485-486,493
　　extended iliofemoral approach for 髂股扩大入路 492-493
　　fragment in area of sciatic buttress 坐骨支碎片 486-488
　　ilioinguinal approach for 髂腹股沟入路 486-487
　　plate fixation of 钢板固定 485-488,491
　　rotational control in 旋转控制 485-486
　　surgical treatment of 手术治疗 485-488,491-494
　anterior column posterior hemitransverse 前柱后部半横断 465
　anterior wall 前壁 463-465
　antibiotic prophylaxis in 预防性应用抗生素 470
　arthritis with 关节炎 504
　associated patterns of 相关形式 465-466
　avascular necrosis with 缺血性坏死 503-504
　both-column 双柱 465-467,470-471
　　extended iliofemoral approach for 髂股扩大入路 492
　　extended ilioinguinal approach for 髂腹股沟扩大入路 491
　　surgical treatment of 手术治疗 469,491
　classification of 分类 463-469
　　inter- and intraobserver reliability in 观察者内/间可信度 465-466
　　Judet-Letournel Judet-Letournel 464-467
　　Matta Matta 465-468
　complications of 并发症 501-504
　computed tomography of CT 463,465-467
　deep vein thrombosis with 深静脉血栓 501-502
　delayed or revision fixation of, results of 延迟或翻修固定,结果 501
　displaced 脱位 463,470
　elementary patterns of 基本形式 464-465
　extended approaches to 扩大入路 475-478,491-492
　extended iliofemoral approach for 髂股扩大入路 475-478,491-492
　　for anterior column fractures plus posterior hemitransverse and associated both-column fractures 前柱骨折,伴后柱半横断性损伤和双柱骨折 491-492
　　incision and exposure in 切后与暴露 475-478
　　patient positioning for 病人体位 477
　　for posterior column plus both-column fractures 后柱及双柱骨折 492
　　stages of 分级 476-479
　　for T-shaped fractures T形骨折 491
　extended ilioinguinal approach for 髂腹股沟扩大入路 491
　with femoral head fractures 股骨头骨折 512,518-519,518-522
　femoral head reduction in 股骨头复位 470-471
　functional outcomes of 功能性结果 501
　gull wing sign in 鸥翼征 465-466
　heterotopic ossification with 异位骨化 504-505
　with hip dislocation 髋关节脱位 510-511
　ilioinguinal approach for 髂腹股沟入路 474-476
　　for anterior column fractures 前柱骨折 485-488
　　for both-column fractures 双柱骨折 491
　　incision and exposure in 切开与暴露 474-476
　　indications for 适应证 474
　　Kloen technique of Kloen技巧 476
　　modifications of 修改 476,479
　　patient positioning for 病人体位 474
　　for posterior column fractures 前柱骨折 488-490
　　Stoppa exposure in Stoppa显露 476-477
　　for transverse fractures 横形骨折 488-491
　　Weber and Mast extension of Weber与Mast扩展 477,491
　　windows in 窗 474
　ilioischial line in 髂坐线 463,465-467
　iliopectineal line in 髂耻线 463
　infection with 感染 470-471
　initial management of 初始治疗 502
　Kocher-Langenbeck approach for Kocher-Langenbeck入路 471-474,478-485
　　advantages of 优点 471
　　closure in 关闭 474
　　fracture reduction in 骨折复位 474
　　gluteus maximus in 臀大肌 471-473

iliotibial band in 髂胫束 471-472
incision and exposure in 切开与显露 471-474
indications for 适应证 470
patient positioning for 病人体位 470-473
for posterior column fractures 后柱骨折 480-481
for posterior wall fractures 后壁骨折 479-481
sciatic nerve in 坐骨神经 471-474
for transverse fractures 横形骨折 478-481
for transverse with posterior wall fractures 后壁横形骨折 478-485
for T-type fractures T型骨折 494-495
loss of congruence with 失去匹配 466-468
low-energy, in elderly 低能量,老年人 465
mechanism of injury 损伤机制 470
Merle d'Aubigne and Postel scale for Merle d'Aubigne-Postel 量表 501-502
neurological injury with 神经系统损伤 502-503
new techniques for 新技巧 496
nonoperative treatment of 非手术治疗 466
indications for 适应证 466-470
outcomes of 结果 499
pearls about 要点 495
percutaneous screw fixation of 经皮螺钉固定 499
posterior column 后柱 464-465
extended iliofemoral approach for 髂腹扩大入路 492
ilioinguinal approach for 髂腹股沟入路 488,489-490
Kocher-Langenbeck approach for Kocher-Langenbeck 入路 481
plate fixation of 钢板固定 481,488,488-490
screw fixation of 螺钉固定 488-490
surgical treatment of 手术治疗 481-482
posterior column/posterior wall 后柱/后壁 465
posterior wall 后壁 463-465
hip instability with 髋关节不稳 466-470,469
marginal impaction with 间隙撞击 478-479
nonoperative treatment of 非手术治疗 466
osteochondral fragments with 骨软骨骨折 478-479
plate fixation of 钢板固定 478-479,479-480
preoperative assessment of 术前评估 478
surgical errors in 手术失误 479-480
surgical results in 手术结果 501
surgical treatment of 手术治疗 478-481
quadrilateral surface involvement in 四边形表面 465-466
radiographic evaluation of 放射学评估 462-463
anteroposterior 前后位 462-463,465-466
Judet view Judet 位 462-463
oblique 斜位 462-463,467-468,495
radiographic roof in 放射学顶 462-463
radiographic teardrop in 放射学泪滴状 463
reduction of. See also specific fractures and procedures 复位,见特殊骨折与处理

anatomical 解剖 500
imperfect 不完美 500
perfect 完美 500
quality of 质量 500-501
correlation with fracture type 与骨折类型的关系 500-501
rehabilitation in 康复 494-496
roof arc angles in 髋臼顶弧角 466-468
sequential approaches for 连续入路 493-494
spur sign in 枪刺征 466-467
subluxation with 半脱位 408
superior aspect of articular dome involvement in 关节穹隆上面 468-470
surgical approaches for 手术入路 470-479
surgical secondary congruence in 手术继发匹配 500
surgical treatment of 手术治疗 462,470-501
anatomical considerations in 解剖学考虑 470-479
benefits of 收益 468
indications for 适应证 468-470
radiographic and clinical results of 放射学与临床结果 500-501
skin preparation for 皮肤准备 470
techniques for 技巧 478-500
training and experience in 训练与经验 462,468-470
tips and tricks 要点与难点 495
total hip arthroplasty for, acute 全髋关节成形术 496,497-499
transverse 横行 464-465
extended iliofemoral approach for 髂股扩大入路 493
ilioinguinal approach for 髂腹股沟入路 490-491
juxtatectal 经臼顶型下缘 468
Kocher-Langenbeck approach for Kocher-Langenbeck 入路 481-482
reduction maneuvers and clamps for 复位操作与夹具 481
surgical treatment of 手术治疗 481,493
transtectal 经臼顶型 468-470,482,493
transverse with posterior wall 后壁横行骨折 465
plate fixation of 钢板固定 484
screw fixation of 螺钉固定 482-484
surgical treatment of 手术治疗
trochanteric flip osteotomy for 转子间翻转截骨术 496,496-498
T-shaped T形 465
extended iliofemoral approach for 髂股扩大入路 491
surgical treatment of 手术治疗 484-485,485-486
vascular injury with 血管损伤 503-504
Acetabular reamer, for bone graft 髋臼刀,骨移植 96
Acetabulum. See also Acetabular fractures 髋臼,见髋臼骨折
anatomy of 解剖 462,510
relationship with femoral head 与股骨头的关系 510
Achilles tendon allograft, for posterior cruciate ligament 跟腱移植,后交叉韧带 684-685
reconstruction 重建 655

索引

ACL. See Anterior cruciate ligament　ACL,见前交叉韧带
Acromioclavicular (AC) joint　肩锁(AC)关节
　　anatomy of　解剖 204-205
　　average size of　平均尺寸 205
　　function of　功能 204
Acromioclaviclar joint dislocation　肩锁关节脱位 204-208
　　casting techniques for　管型技术 205
　　classification of　分类 204
　　clinical assessment of　临床评估 204
　　hook plate for　钩板 207
　　ligament reconstruction in　韧带重建 207
　　new techniques for　新技巧 207
　　nonoperative treatment of　非手术治疗 204-205
　　　　indications for　适应证 204-205
　　　　outcomes of　结果 208
　　　　techniques for　技巧 205
　　orthoses for　矫形器 205
　　radiographic findings of　放射学发现 204
　　reduction of　复位 205
　　rehabilitation for　康复
　　　　postoperative　术后 207
　　　　as treatment　治疗 205
　　surgical treatment of　手术治疗 205-207
　　　　anatomical considerations in　解剖学考虑 205
　　　　complications of　并发症 207
　　　　incisions for　切开 205-206
　　　　indications for　适应证 205
　　　　outcomes of　结果 207
　　　　patient positioning for　病人体位 205
　　　　techniques for　技巧 205-206
　　　　tips and tricks　要点与难点 207
　　type Ⅰ　Ⅰ型 204-205
　　type Ⅱ　Ⅱ型 204-205
　　type Ⅲ　Ⅲ型 204-205
　　type Ⅳ　Ⅳ型 204-205
　　type Ⅴ　Ⅴ型 204-204
　　type Ⅵ　Ⅵ型 204-205
Acromion　肩峰 214
Acute respiratory distress syndrome (ARDS)　急性呼吸管道综合征(ARDS)
　　in polytrauma patients　多发性创伤病人 838,846-847
　　systemic inflammatory response in　系统性炎性反应 838-839
Adhesion molecules, in inflammatory response　黏附分子,炎性反应 839
Advanced trauma life support (ATLS)　先进创伤生命支持系统(ATLS) 837
Agee force-couple bent wire fixator　Agee自制双弯材固定架 420-421
Allen and Ferguson classification, of lower cervical spine injury　Allen-Ferguson下颈椎损伤分类 134-135

Allis method, of hip reduction　Allis方法,髋关节复位 514-515
Allman classification　Allman分类
　　of acromioclavicular dislocation　骨锁关节脱位 204
　　of clavicle fractures　锁骨骨折 227
Allograft bone grafts　移植骨块 32,36-37
Allograft skin　移植皮肤 13
Aminoglycosides, prophylaxis with　氨基糖苷类,预防 20,792-793
Amputation, in tibial shaft fractures　截肢,胫骨骨折 748
Anderson and D'Alonzo classification, of odontoid fractures　Anderson与D'Alonzo分类,齿突骨折 107-109
Anderson and Montesano classification, of occipital condyle fractures　Anderson-Montesano分类,枕髁骨折 101
Angiography　造影
　　in lower cervical spine injury　下颈椎损伤 152-153
　　in polytrauma patients　多发性创伤病人 837
Angular deformities, with malunion　成角畸形,畸形愈合 81
Ankle　踝
　　anatomy of　解剖 757-758,778-779
　　function of　功能 778-779
Ankle dislocations　踝关节脱位 794
Ankle fractures　踝关节骨折 778-796
　　anatomical considerations in　解剖学考虑 778-779
　　arthritis with　关节炎 778,795
　　assessment and decision-making　评估与决策 779,782
　　bimalleolar　双踝 786-788
　　　　surgical　手术 786-787
　　　　tips and tricks　要点与难点 788
　　bimalleolar-equivalent injury　双踝对称性损伤 787-788,791
　　bone graft for　骨移植 794
　　classification of　分类 779,780
　　closed reduction of　切合复位 782
　　complications of　并发症 794-795
　　composite plate for　复合钢板 783
　　computed tomography of　CT 783
　　controversy over treatment　治疗中的争论 778
　　in diabetic patients　糖尿病病人 793-794
　　external fixation of　外固定 844-845
　　gravity stress test in　重力加压试验 781-782
　　infection with　感染 794
　　intramedullary devices for　髓内设备 783
　　lateral malleolus　外踝
　　　　comminuted or crushed　粉碎性 783-784
　　　　deltoid ligament injury with　三角韧带损伤 779-780,783
　　　　fibular plating for　腓骨钢板固定 783-785
　　　　freshening of　回炼 783
　　　　isolated　单独的 782-785
　　　　with medial malleolus fracture　伴随内踝骨折 786-788
　　　　nonoperative treatment of　非手术治疗 782-783
　　　　surgical approach to　手术入路 783
　　　　tips and tricks　要点与难点 785

locking plates for 锁定钢板 785
Maisonneuve 尿道口 785,792
malunion of 畸形愈合 794-795
mechanisms of injury 损伤机制 778
medial malleolus 内踝 785-786
　　fixation of, technique for 固定,技巧 785-786
　　isolated 单独的 785
　　with lateral malleolus fracture 伴随外踝骨折 786-788
　　outcomes of 结果 785
　　plate fixation of 钢板固定 786-787
　　radiographic evaluation of 放射学评估 785
　　reduction of 复位 785
　　screw fixation 螺钉固定 785-787
　　surgical approach for 手术入路 785
　　vertical 垂直的 786-787
mortise view of 榫位 779-780
neuroma with 神经瘤 795
neuropraxia with 神经失用 795
new technology for 新技术 794-795
nonunion of 骨不连 794
one-third tubular plate for 三分之一管状钢板 783
open 切开 792-793
　　antibiotic prophylaxis for 预防性应用抗生素 792-793
　　emergency department management of 急诊室管理 792-793
　　open reduction and fixation of 切开复位与固定 793
orthobiologic agents for 骨生物制剂 794
osteochondral 骨软骨 795
in osteoporotic bone 骨质疏松骨 792
outcomes of 结果 778,795
pearls about 要点 796
plate fixation of 钢板固定 782,786,789
posterior malleolus 后踝 788-789
　　fixation of, technique of 固定,技巧 788-789
　　mechanism of injury 损伤机制 788
　　plate fixation of 钢板固定 789-790
　　posterolateral approach for 后侧入路 789-790
　　screw fixation of 螺钉固定 788-789
　　siza of, assessment of 尺寸,评估 788
　　tips and tricks 重点与难点 789
postoperative management of 术后管理 793
preoperative care and planning in 术前计划与护理 783
pronation-abduction 旋前—外展 779-780
pronation-external rotation 旋前—外旋 779-780
radiographic evaluation of 放射学评估 779-782
screw fixation of 螺钉固定 785-786
soft tissue injury with 软组织损伤 779
spanning fixators for 支撑固定架 845
stiffness with 刚性 795
supination-adduction 旋后—外展 779-780
supination-external rotation 旋后—外旋 779-781

surgical treatment of 手术治疗 782-796
　　examination for 检查 782-783
　　implants for 植入物 783
　　indications for 适应证 782
　　operative setup for 手术 783
　　timing of 时机 782
symptomatic hardware in 症状性硬件(内植入物刺激) 795
syndesmosis injuries with 韧带联合损伤 782,787,789-791
　　Cotton test for Cotton试验 789
　　mechanism of injury 损伤机制 789
　　radiographic evaluation of 放射学评估 789
　　screw fixation of 螺钉固定 791-792
　　tips and tricks 要点与难点 792
tension-band wire fixation of 张力缆固定 782
treatment goals for 治疗目标 778,782
type A fibula A型腓骨 779
type B B型 779-780
type C C型 779-780
wound healing in 创伤愈合 793-794
wound problems in 创伤问题 794
Ankle fusion, for distal tibia fractures 踝关节融合,胫骨远端骨折 772-774
Ankylosing spondylitis 强直性脊柱炎 162-163
Antegrade intramedullary nailing 顺行髓内钉
　　for distal femur fractures 股骨远端骨折 637-638
　　for femoral shaft fractures 股骨干骨折 609-614
　　　　lateral position for 侧位 614
　　　　off fracture table 骨折床下 614
　　　　piriformis, reamed, supine, fracture table 梨状肌,折髓,仰卧,骨折床 609-612
　　　　freehand technique for 徒手技术 611,613
　　　　nail size for 螺钉尺寸 611-612
　　　　patient positioning for 病人体位 609
　　　　perfect circle in 完美环 611,613
　　　　reduction maneuvers for 复位操作 610-611
　　　　starting point for 初始位点 610
　　　　trochanteric, reamed, supine 转子,扩髓,仰卧 612-614
　　　　nail insertion in 插入 613-614
　　　　starting point for 初始位点 613-614
　　　　unreamed nail in 非扩髓针 614
　　　　variations of 变异 614
　　for humeral shaft fractures 肱骨干 270-274
　　　　anterior acromial approach for 前肩峰入路 271-274
　　　　heterotopic ossification of deltoid in 异位骨化 278-279
　　　　intraoperative imaging in 术中成像 270-274
　　　　outcomes and complications of 结果与并发症 278-279
　　　　patient positioning for 病人体位 271-272
　　　　preoperative preparation for 术前准备 271-272
　　　　rotator cuff damage in 肩袖损伤 278-279
Anterior approach. See specific procedures and anatomy 前入路,见特

殊步骤与解剖
Anterior cervical diskectomy and fusion（ACDF） 前路颈椎间盘切除与融合（ACDF）123
    for hangman's fracture Hangman 骨折 114-115,123
    outcomes and complications of 结果与并发症 129
    patient positioning for 病人体位 116
    technical challenges of 技术挑战 123
    technique of 技巧 123
Anterior column 前柱 176
Anterior cord syndrome 前脊髓综合征 134
Anterior cruciate ligament（ACL） 前交叉韧带（ACL）
    injuries of 损伤
        in knee dislocation 膝关节脱位 676-697
        with tibial plateau fractures 胫骨平台骨折 705-706
    reconstruction of 重建 676
        bone-patellar tendon-bone, with bioabsorbable pins 骨—髌韧带—骨，生物可吸收性针 691-692
        double-bundle 双束 692
        hamstring autograft for 腘绳肌腱自体移植 686
Anterior decompression and fusion, for thoracic spine fracture 前路减压与融合，胸椎骨折 169
Anterior longitudinal ligament（ALL）, in thoracic spine 前路韧带（ALL），胸椎
    hyperextension injuries 过伸损伤 162
Anterior odontoid screw fixation 前路齿突螺钉固定 121-123
    outcomes and complications of 结果与并发症 129
    technical considerations in 技术考虑 129
Anterior-superior iliac spine（ASIS） 髂前上棘（ASIS）437
Anterior-superior iliac spine compression test 髂前上棘压迫试验 437
Anterior talofibular ligament 距腓前韧带 778-779
Anterior tibiofibular ligament 胫腓前韧带 778-779
Anterior upper cervical approach 上颈椎前入路 116-117
    indications for 适应证 116
    outcomes and complications of 结果与并发症 171-172
    technique of 技巧 116-117
Anterolateral cervical approach 前侧颈部入路 116
Antibiotic bead pouch 抗生素链珠袋
    for chronic osteomyelitis 慢性骨髓炎 32-33
    for femoral shaft fractures 股骨干骨折 616
    for soft tissue injury 软组织损伤 14-15
Antibiotic-impregnated bone graft 载抗生素骨块 36
Antibiotic resistance 抗生素抵抗 27
Antibiotic rods 抗生素棒 30,32-33
Antibiotic therapy 抗生素疗法
    for acetabular fractures 髋臼骨折 470
    for ankle fractures 踝关节骨折 792-793
    for chronic osteomyelitis 慢性骨髓炎 32-33
    for musculoskeletal infection prevention 防止肌肉骨骼系统感染 20-21
    for musculoskeletal infection treatment 肌肉骨骼系统感染治疗 27
    for polytrauma patients 多发性创伤病人 837
    for soft tissue injury 软组织损伤 2,14-15
Antithrombotic therapy 抗血栓治疗
    in calcaneus fractures 跟骨骨折 815
    in intertrochanteric femur fractures 股骨转子间骨折 575
$\alpha 1$-Antitrypsin α-抗胰蛋白酶 839
AO classification AO 分类
    of distal femur fractures 股骨远端骨折 624-625
    of distal humeral fractures 肱骨远端骨折 285
    of distal radius fractures 桡骨远端骨折 360-361
    of distal tibia fractures 胫骨远端骨折 254-255
    of femoral neck fractures 股骨颈骨折 527-529
    of femoral shaft fractures 股骨干骨折 603-604
    of intertrochanteric femur fractures 股骨转子间骨折 558
    of proximal humeral fractures 肱骨近端骨折 235-236
    of soft tissue injury 软组织损伤 1-2
    of subtrochanteric femur fractures 股骨转子下骨折 581
    of thoracolumbar spine fractures 胸椎骨折 178-179
    of tibial plateau fractures 胫骨平台骨折 702-705
    of tibial shaft fractures 胫骨干骨折 730
Aorta, in thoracic spine fracture 主动脉，胸椎骨折 164
ARDS. See Acute respiratory distress syndrome ARDS，见突性呼吸窘迫综合征
Arteriography 造影
    in knee dislocations 膝关节脱位 695-697
    selective, definition of 选择性，定义 697
Arthritis, posttraumatic 关节炎，创伤后
    with acetabular fractures 髋臼骨折 504
    with ankle injuries 踝损伤 779,795
    with cuboid fractures 骰骨骨折 823-824
    with distal radius fractures 桡骨远端骨折 377
    with distal tibia fracture 胫骨远端骨折 775
    with knee dislocations 膝关节脱位 697
    with navicular fractures 前状骨骨折 822-823
    with patellar fractures 髌骨骨折 666-667
    with radial head fractures 桡骨头骨折 303
    with talar body fractures 距骨体骨折 806
    with talar neck fractures 距骨颈骨折 808
    with tarsometatarsal joint injuries 距跖关节损伤 828-830
    with tibial plateau fractures 胫骨平台骨折 725
Arthroscopic-assisted capsulorrhaphy, for shoulder dislocation 关节镜辅助关节囊缝合术，肩关节脱位 256
Arthroscopic-assisted reduction, of distal radius fracture 关节镜辅助复位，桡骨远端骨折 374-375
Arthroscopic-assisted reduction and fixation, of tibial plateau fractures 关节镜辅助复位与固定，胫骨平台骨折 716-718
    bone graft in 骨移植 719-720
    diagnostic knee arthroscopy in 诊断性膝关节镜检查 717-718

fixation ladder in 梯度固定 719-720
fracture fixation in 骨折固定 719-720
fracture reduction in 骨折复位 718-719
operating room setup for 手术室建立 717-718
patient positioning for 病人体位 717
postoperative care in 术后护理 719-720
preoperative planning for 术前计划 716-717
quick knee and leg inspection in 快速膝、腿检查 716-717
soft tissue repair in 软组织修复 717
working cannula in 工作套管 718
Arthroscopy 关节镜
    for carpal injuries 腕骨损伤 397-398
    for distal humeral fractures 肱骨远端损伤 287
    for scaphoid fractures 舟状骨骨折 404
    for shoulder dislocation 肩关节脱位 256
Articulating Tensioning Device 多关节加压器(ATD) 82,87
Aseptic technique 无菌技术 21
Atlantoaxial dissociation 寰枢椎分离 106-107
Atlantoaxial fusion 寰枢椎融合 116,118-121
    cable techniques in 线缆技术 117-118
    failed, anterior upper cervical approach for 失败,上颈椎前入路 116-117
    lateral mass-pedicle screw technique in 侧块—椎弓根螺钉技术 118-121
    posterior, outcomes and complications of 后部,结果与并发症 127-128
    structural bone graft and wiring in 结构性骨块与接线 127-128
    sublaminar hooks in 椎板下钩 117-118
    transarticular screw technique in 经关节螺钉技术 115-119
Atlantoaxial instability 寰枢椎不稳 105-108
    classification of 分类 105-108
    with craniocervical dissociation 颅颈分离 106,108
    outcomes and complications of 结果与并发症 125-126
    surgical treatment of, indications for 手术治疗,适应证 106
    transverse alar ligament in 寰枢横韧带 103-107
    type A (rotational) A型(旋转) 103-107
    type B (translational) B型(平移) 103-107
    type C (distractive) C型(分散) 103-107,126
Atlanto-dens interval (ADI), in atlas fracture 寰—齿间隙(ADI),寰椎骨折 104-105
Atlas (first cervical verterbra) 寰椎(第一颈椎) 100
Atlas fracture(s) 寰椎骨折 103-105
    bursting type 爆散型 103-105
    classification of 分类 103-105
    computed tomography of CT 103-105
    cranial tong traction for 颅钳牵引 104-105
    decompression for 减压 116
    isolated anterior arch 单纯前弓 103-105
    Jefferson Jefferson 104
    lateral mass 侧块 103-107
    magnetic resonance imaging of MRI 103
    malunion of 畸形愈合 125-126
    osteosynthesis for 接骨术 116
    outcomes and complications of 结果与并发症 125
    posterior arch 后弓 103-107
    radiographs of 放射学 104
    screw fixation of 螺钉固定 104-105
    surgical treatment of 手术治疗
        indications for 适应证 105
        patient positioning for 病人体位 116-117
    vertebral artery in 椎动脉 127
Atrophic nonunion 萎缩型分离 88-90
    humeral shaft 肱骨干 94-95,277
Autogenous bone grafts, for chronic osteomyelitis 自体骨块,慢性骨髓炎 33
Avanta SCS/V plate Avanta SCS/V形板 369-391
Avascular necrosis 缺血性坏死
    with acetabular fractures 髋臼骨折 503-504
    with hip dislocation 髋关节脱位 511,523-524
    idiopathic, lunate fractures in 特发性,月骨骨折 405-406
    with navicular fractures 舟状骨骨折 822-823
    with talar head fractures 距骨头骨折 809
    with talar neck fractures 距骨颈骨折 801,806
Avascular nonunion 缺血性分离 88-89
Axillary nerve 腋神经
    in proximal humeral fracture 肱骨近端骨折 243-245
    in scapula fracture 肩胛骨骨折 209,216
    in shoulder dislocation 肩关节脱位 253
Axis (second cervical vertebra) 枢椎(第二颈椎) 101
    traumatic spondylolisthesis of, See also Axis fracture(s), hangman's 创伤性滑脱;见枢椎骨折,Hangman骨折
Axis fracture(s) 枢椎骨折
    decompression for 减压 116
    hangman's hangman骨折 111-115
        anterior cervical diskectomy and fusion for 前路椎间盘切除与融合 114-115,129
        classification of 分类 111-114
        halo orthosis for halo支具 114-115
        outcomes and complications of 结果与并发症 127
        pseudoarthrosis of 假关节 127
        surgical treatment of, indications for 手术治疗,适应证
        symptomatic degeneration with 症状性退变 127
        type I I型 111-112
            immobilization for 制动 114
        type I a I a型 112-113,127
            spinal cord injury with 脊髓损伤 127
            vertebral artery injury with 椎动脉损伤 127
        type II II型 111-116,127
            fusion procedures for 融合步骤 114-115,123
            osteosynthesis for 接骨术 114-116

type Ⅱa　Ⅱa型 112-114
　anterior upper cervical approach to　上颈椎前入路 117-118
　fusion procedures for　融合步骤 117,124
type Ⅲ　Ⅲ型 112-114
　anterior upper cervical approach to　上颈椎前入路 117-118
　neurologic injury with　神经系统损伤 127
　poterior fusion and arthrodesis for　后路融合与关节固定 115-116
　odontoid, See also Odontoid fractures　齿突, 见齿突骨折
　osteosynthesis for　接骨术 116

B

Bado classification, of Monteggia fractures　Bado分类, Monteggia骨折 336-337
Bagby, George　Bagby, George 58-59
Bagby plate　Bagby板 58
"Bag of bones" technique, for distal humeral fractures　"骨袋"技术, 肱骨远端骨折 285-287
Balloom hand, with carpometacarpal injury　气球手, 腕掌损伤 427
Bankart lesion, with shoulder dislocation　Bankart病损, 肩关节脱位 256
Base fractures, metacarpal　基底骨折, 掌部的 425-427
Basket plate, for patellar fractures　Basket板, 髌骨骨折 665-666
Beads, antibiotic　串珠, 抗生素 14,32-33,616
Bennett's fractures　Bennett骨折 425-427
　closed reduction of　闭合复位 425-426
　malunion of　畸形愈合 425
　mechanism of injury　损伤机制 425
　nonunion of　分离 425
　open reduction and fixation of　切开复位与固定 425-426
　pearls about　要点 433
　percutaneous pinning for　经皮插针 425-426
Bent wire fixation, of dorsal dislocation of PIP joint　弯缆固定, 近侧指间关节背侧脱位 420-421,420f
Biceps femoris　股二头肌 680
Biceps tendon, in proximal humeral fracture　二头肌腱, 肱骨近端骨折 242-244,249
Bicortical screws, for locked plating systems　双皮质螺钉, 锁定钢板系统 60-62
Bigelow maneuver, for posterior hip dislocation　Bigelow操作, 髋关节后脱位 514-515
Bimalleolar ankle fractures　双踝骨折 786-788
　surgical　手术 786-787
　tips and tricks　要点与难点 787
Bimalleolar-equivalent injury (ankle)　双踝对称性损伤(踝) 787-788,791f
Bioabsorbable pins, in anterior cruciate ligament　生物可吸收针, 前交叉韧带 691-693
　reconstruction　重建 692f

Bioglass, for ankle fractures　Bioglass, 踝关节骨折 794
Biological fixation　生理学固定 59-60
　of distal femur fractures　肱骨远端骨折 621,647-648
　principles of　原则 621
BioSymMetRic Fixator　BioSymMetRic固定器 419,419f
Blade plate　Blade板
　condylar, for subtrochanteric femur fractures　髁突, 股骨转子下骨折 583-584,592-594
　　95-degree　95° 592-596
　　femoral neck visualization for　显露股骨颈 592-593,592f
　　patient positioning for　病人体位 592-593
　　results with　结果 599
　　soft tissue considerations with　考虑到软组织 594
　　surgical technique for　手术技巧 592-594,593-594
　for distal femur fractures　股骨远端骨折 623,633-635
　　anatomical considerations with　解剖学考虑 626-628
　　results of　结果 648,649t
　　surgical technique for　手术技巧 633-634,634-635f
Blister(s)　水疱
　blood, treatment of　出血, 治疗 2
　fracture　骨折
　　with calcaneus fractures　跟骨骨折 310,311f
　　treatment of　治疗 2
Blood blisters, treatment of　血泡, 治疗 2
Blumensaat's line, for femoral sagittal plane alignment　Blumensaat线, 股骨矢状位对线 64-66,69f,71
Böhler's angle, in calcaneus fractures　Böhler角, 跟骨骨折 810-812,812f
Bohlman triple-wire technique　Bohlman三束缆技术 144-146
Bone graft(s)　骨移植
　for ankle fractures　踝骨折 794
　for atlantoaxial fusion　寰枢椎融合 127-129
　for calcaneus fractures　跟骨骨折
　for chronic osteomyelitis　慢性骨髓炎
　　allograft　移植 32-33,36-37
　　antibiotic-impregnated　内植抗生素的 35-36,36f
　　autogenous　自体的 32-33
　　cancellous autograft　松质骨自体骨块 33-36
　　for chronic osteomyelitis　慢性骨髓炎 32-40
　　functions of　功能 32-33
　　host response to　宿主反应 33-35
　　iliac crest　髂嵴 33-36,35f
　　incorporation of　掺入 33
　　osteoconduction by　骨传导 32-33
　　osteogenesis by　成骨 32-33
　　structural support from　结构性支持 32-33
　　vascularized　血管化 36-37,37f
　for comminuted phalangeal shaft fractures (hand)　指骨干粉碎性骨折(手) 417-418
　for cuboid fractures　骰骨骨折 822-824

for distal femur fractures 股骨远端骨折 649
for distal radius fractures 桡骨远端骨折 375-378
for distal tibia fractures 胫骨远端骨折 772-774
for dorsal dislocation of PIP joint 近侧指间关节背侧脱位 421,422f
for femoral neck fractures 股骨颈骨折 549,550t
for femoral shaft fractures 股骨干骨折 617-618,621
for forearm fractures 前臂骨折 354
for humeral shaft fractures 肱骨干骨折
for malunions 畸形愈合 95-96,96f
for nonunions 分离 89-90,91f,95-96,96f
for occipitocervical fusion 颅颈融合 117-118
for scaphoid fractures 舟状骨骨折 401-402
for thoracolumbar spine fractures 胸椎骨折 185-186,186-188,189f
for tibial shat fractures 胫骨干骨折 749
Bone graft substitutes 骨移植替代物
for malunion/nonunion 畸形愈合/分离 95-96
for proximal humeral fractures 肱骨近端骨折
Bone morphogenetic proteins (BMPs) 骨形态蛋白(BMP) 96,153,197,737-738,745-748
Bone-patellar tendon-bone reconstruction, of anterior cruciate ligament 骨—髌韧带—骨重建,前交叉韧带 691-692,692f
Bone scintigraphy 骨显像
of musculoskeletal infection 肌肉骨骼系统感染 23
of nonunion-related infection 不愈合相关感染 88-90
of scaphoid fractures 舟状骨骨折 400
Bone transport 骨传导
Borderline patient, in polytrauma Bordeline病人,多发性创伤
management of 处理
parameters defining 定义参数
Both-column acetabular fracture 髋臼双柱骨折 465-466,467,470
extended iliofemoral approach for 髂股扩大入路 491-492,492f
extended ilioinguinal approach for 髂腹股沟扩大入路 491
surgical treatment of 手术治疗 470
Bouquet pinning, for metacarpal fractures 束针,掌骨骨折 429-431,429f
diaphyseal (shaft) 骨干 431
fifth ray 第五掌骨 429-430,430f
index finger 示指 430-431
postoperative care in 术后护理 431
Brachial artery 肱动脉
in distal humeral fracture 肱骨远端骨折 283
in elbow dislocation 肘关节脱位 307-308,331
Brachialis 肱肌 302,302f
Brachioradialis 肱桡肌
in forearm fracture 前臂骨折 341,341f
in radius fracture 桡骨骨折 352
Bracing 支撑
for calcaneus fractures 跟骨骨折 815

for cervicocranial injuries 颅颈(结合部)损伤 100
for clavicle fracture 锁骨骨折 229
for forearm fracture 前臂骨折 337-339,339
for humeral shaft fracture 肱骨干骨折 260-262,262f
for knee dislocations 膝关节脱位 678
for patellar fractures 髌骨骨折 656-657
for proximal humeral fracture 肱骨近端骨折 239
for tibial plateau fractures 胫骨平台骨折 706
for tibial shaft fractures 胫骨干骨折 732-733,733f
Brewerton view Brewerton位 433
Bridge plate 桥接钢板 59-60
for comminuted phalangeal shaft fracture (hand) 指骨干粉碎性骨折(手) 415-417,417f
for humeral shaft fractures 肱骨干骨折 268-269
for ulna fracture 尺骨骨折 350,351f
Brunner and Weber wave plate Brunner与Weber波浪形钢板 59,59f
Bucholz classification, of pelvic ring injuries Bucholz分类,骨盆环损伤
Burgess classification, of pelvic ring injuries Burgess分类,骨盆环损伤
Burst fracture(s) 爆散性骨折
lower cervical spine 下颈椎
surgical indications in 手术指征 141-142
surgical treatment of 手术治疗 149-150,150f
thoracic spine 胸椎 161,162f
outcomes of 结果 171
thoracolumbar spine 胸腰椎 176,177f
anterior approach for 前入路 186-188,187f
bone graft for 骨移植 188,189f
circumferential approach for 周围入路 190
flatback deformity with 平背畸形 190,190f
fragment from superior plate end in 上终板碎片 188,188f
nonoperative treatment of 非手术治疗 181
pedicle screw fixation of 椎弓根螺钉固定 189-190,190f
posterior approach for 后入路 185-186,185f,189-190,190f
with split fragment 分裂碎片 181,182f
surgical indications in 手术指征 181
surgical techniques for 手术技巧 185-190
types of 类型 176

C

Cable technique 线缆技术 118-119
in atlantoaxial fusion 寰椎融合 146-147,147f
for facet joint fracture-dislocation 关节突关节骨折—脱位 64-67,67f
for femoral frontal plane alignment 股骨前平面对线 186-188
Cage fixation, of thoracolumbar spine fractures 骨笼固定,胸椎骨折 779f,778-779

Calcaneofibular ligament 跟腓韧带 810-821
Calcaneus fractures 跟骨骨折 810-821
    anatomical considerations in 解剖学考虑 812-815-816
    Böhler's angle in Böhler 角 811-813,812f
    bone graft for 骨移植 816-817
    bracing for 支撑 815
    classification of 分类 812-815
        Essex-Lopresti system of Essex-Lopresti 系统 813
        Sanders system of Sanders 系统 813-814,813-814f
    complications of 并发症 820-821
    computed tomography of CT 810-811,813-814,813-814f,819
    constant fragment in 恒定碎片 815-817
    controversy over treatment 治疗中的矛盾 810
    cryotherapy in 冷练疗法 811-812
    debridement of 清创术 820
    deep venous thrombosis with 深静脉血栓 814-815
    dehiscence with 裂开 820
    displaced 移位 812
    edema with 水肿 811,812f,814-815
    extra-articular 关节外 812
    fracture blisters with 骨折水泡 811,811f
    fracture lines in 骨折线 811-813,812f
    Glissane's angle in Glissane 线 811-813,812f
    initial evaluation of 初始评估 811-812
    intra-articular 关节内 812
    joint depression 关节压迫 813,813f,816
    malunion of 畸形愈合 812-815
    mechanism of injury 损伤机制 810
    necrosis with 坏死 820
    neoprene heel cups for 橡胶跟杯 814-815
    neurological sequelae of 神经系统后遗症 812-815
    nondisplaced 无移位 812,815
    nonoperative treatment of 非手术治疗 810,815
    "no touch" technique for 非接触技术
    open 切开 818-819
        mechanism of injury 损伤机制 818
        with medial wound 内侧损伤 818,818f
        treatment of 治疗 818-819
        tuberosity reduction in 转子复位 818-819,818f
    outcomes of 结果 819
    physical findings in 物理发现 811-812
    pin fixation of 针固定 815-817,818-819,818f
    plate fixation of 板固定 816-817,817f
    in polytrauma patient 多发性创伤病人 848-849
    postoperative management of 术后管理 817-818
    radiographic evaluation of 放射学评估 811-812,814-815
    skin compromise in 皮肤耐受 811-812
    soft tissue management in 软组织管理 811-812,820
    surgical approaches for 手术入路 815-816
    surgical treatment of 手术治疗 810,815-819
    goals of 目标 815
    incision and exposure in 切开与显露 816
    indications for 适应证 815
    operating room setup for 手术室建立 816
    patient positioning for 病人体位 816
    techniques for 技巧 815-819
    tips and tricks 要点与难点 820
    tongue-type 舌形 813,813f
    type Ⅰ Ⅰ型 813-814,814f
    type Ⅱ Ⅱ型 813-814,814f
    type ⅡA ⅡA型 813,813-814f
    type ⅡB ⅡB型 813,814f
    type ⅡC ⅡC型 813,814f
    type Ⅲ Ⅲ型 813-814,814f
    type ⅢAB ⅢAB型 813-814,814f
    type ⅢAC ⅢAC型 813-814,814f
    type ⅢBC ⅢBC型 814-814,814f
    type Ⅳ Ⅳ型 814,814f
Calcium phosphate bone cement,for tibial plateau fractures 磷酸钙骨水泥,胫骨平合骨折 724
Cancellous autograft 自体松质骨块 33-36,34f
"Candy in a sack" patellar fractures "袋中甜品"髌骨骨折 657
Capacity to bleed,in muscle 出血能力,肌肉 4-5
Capitate fractures 头状骨骨折 386,405-406
    malunion of 畸形愈合 398
    mechanism of injury 损伤机制 405-406
    nonunion of 分离 398,405-406
    surgical indications in 手术指征 390
    surgical treatment of 手术治疗 392,393f,405-406
Capitohamate ligament 头钩韧带 384f
Capitolunate joint dislocation 头月关节脱位 384-385
Capitotrapeziod ligament 头—小多角骨脱位 383-384f
Capsulorrhaphy,arthroscopic-assisted,for shoulder dislocation 囊缝合术,关节镜辅助,肩关节脱位 256
Carotid artery,in atlantoaxial fusion 颈动脉,寰枢椎融合 128
Carpal injuries,*See also specific types* 腕损伤,见特殊类型 383-406,384-387,385f-387f
    classification of 分类 398-399
    complications of 并发症 392-397
    compression screw fixation of 加压螺钉固定 398
    failure or delay in diagnosis of 失败或延迟诊断 391,391f
    K-wire joysticks for K-缆操纵杆 391,391f
    load transmission in 负荷传导 387-388,399
    median nerve in 正中神经 388,397
    nonoperative treatment of 非手术治疗 387-388
    outcomes of 结果 398
    pearls about 要点 399
    pin fixation of 针固定 393-394
    progressive arthrosis with 进展性关节病 398
    provisional reduction of 暂时复位 388,388f

rehabilitation in 康复 396-397
surgical treatment of 手术治疗 388-399
　　anatomical considerations in 解剖学考虑 390
　　equipment for 设备 390,390f
　　incisions and exposures in 切开与显露 390-391,391f
　　indications for 适应证 388-390
　　intraoperative imaging in 术中成像 391-392
　　operating room setup for 手术室建立 390
　　patient positioning for 病人体位 390
　　preoperative planning for 术前计划 390
　　techniques for 技巧 390-398,391f-398f
　tips and tricks 要点与难点 398
　traction for 牵引 388
　traction radiography of 牵引放射学 387f,390
Carpal instability 腕不稳 383-384
　definition of 定义 383
　dynamic 动态 384
　static 静态 384
Carpal tunnel release 腕管松解 398,398f
Carpometacarpal fracture-dislocations 腕掌骨折—脱位 425-427
　balloon hand with 气球手 427,427f
　Bennett's Bennett 425-426
　collateral recess pinning for 侧隐离针 428
　fifth and/or fourth ray 第五/四掌骨 427,427f
　of index through small rays 第2～5指列掌骨 428
　nonoperative treatment of 非手术治疗 427-428
　pearls about 要点 433
　radiographic evaluation of 放射学评估 427
　Rolando's Rolando 426,426f
　surgical treatment of 手术治疗 428
　thumb 拇指 425-427
Cassbaum guidelines, for distal humeral fracture treatment Cassbaum 指南,肱骨远端骨折治疗 287-289
Casting 成形
　for acromioclavicular joint dislocation 肩锁关节脱位 205
　for clavicle fractures 锁骨骨折 228-229
　for cuboid frctures 骰骨骨折 822-823
　for diaphyseal metacarpal fractures 掌骨干骨折 431
　for distal radius fractures 桡骨远端骨折 302
　for elbow dislocation with fracture of radial head 肘关节脱位体桡骨头骨折 305-306
　for femoral shaft fractures 股骨干骨折 603
　for forearm fracture 前臂骨折 337-339
　for hamate fractures 钩骨骨折 405-406
　for humeral shaft fractures 肱骨干骨折 261-262
　for knee dislocations 膝关节脱位 677
　for olecranon fractures 鹰嘴骨折 324
　for patellar fractures 髌骨骨折 656-659
　for posterior process talus fractures 距骨后部骨折 809
　for scaphoid fractures 舟状骨骨折 401,404-405

　for tibial plateau fractures 胫骨平台骨折 705-706,731-733,731f
　for trapezium fractures 大多角骨骨折 404
　for trapezoid fractures 小多角骨骨折 405-406
　for triquetral fractures 棱形骨折 404
Cauda equina decompression 马尾减压 182-183,189-190
Cellulitis, with ankle fractures 蜂窝织炎,踝关节骨折 794-796
Central cord syndrome 中央脊髓综合征 134
Central palmar approach, for distal radius fractures 掌中入路,桡骨远端骨折 362-363
Central slip integrity, in PIP joint dislocation 中间滑行完整性,近侧指间关节脱位 390,433
Cephalic vern 头静脉
　in proximal humeral fracture 肱骨近端骨折 242-243
　in scapula fracture 肩胛骨骨折 220f,221,221f
Cephalomedullary nails 股骨重建髓内针
　for intertrochanteric femur fractures 股骨转子间骨折 561-564,564,568-572
　　distal locking 远端锁定 572
　　Gamma nail in Gamma 针 561-564,574
　　guidewire for 引导丝 570-572,570f
　　incision end exposure for 切开与显露 569-570,569f
　　indications for 适应证 565,568
　　insertion of 插入 571-572,571f-572f
　　reaming for 扩髓 570-572,570f-572f
　　results with 结果 574
　　starting point for 起始位点 570,570f
　　surgical technique for 手术技术 568-572
　　tip-apex distance criteria for 尖—尖距离标准 572
　for subtrochanteric femur fractures 股骨转子下骨折 582,584f,587-592
　　guidewire for 引导丝 587-589,588f
　　insertion of 插入 588
　　intraoperative imaging for 术中成像 588-592
　　reduction for 复位 585f-586f,587-588
　　results of 结果 596-597
　　rotation in 旋转 588-593,590f
　　starting point for 初始位点 588,588f
　　surgical technique for 手术技术 587-593
Cephalosporin, prophylaxis with 头孢菌素,预防 20,470,572,792-794
Ceruloplasmin 铜蓝蛋白 839
Cervical spine injuries, lower 颈椎损伤,低位 34-153
　bone morphogenetic proteins in 骨形态蛋白 153
　classification of 分类 134-138
　　by bony morphology 骨形态学 134
　　by mechanism of injury 损伤机制 134-135,135f
　　by neurological injury 神经系统损伤 134
　　by pathoanatomy 入路解剖学 136
　compression 压迫 135f

computed tomography of　CT 136
cost effectiveness of treatment　治疗性价比 152
distraction　牵引 135f
distraction-extension　牵引—伸展 136
distraction-flexion　牵引—屈曲 152
evaluation of　评估 135f
extension-compression　伸展—压缩 135f
flexion　屈曲 135f
flexion-distraction　屈曲—伸展 134-135,135f
functional level A　功能水平 A 134
functional level B　功能水平 B 134
functional level C　功能水平 C 134
functional level D　功能水平 D 134
imaging of　成像 136-138
interval to decompression in　减压间隔 151-152
magnetic resonance imaging of　MRI 136-138,138f
new technology and future treatments for　新技术与未来治疗 153
nonoperative treatment of　非手术治疗 138-140
outcomes of　结果 150-152
　factors influencing　影响因子 151
pain with　疼痛 150,152
radiographic findings of　放射学发现 136,136f-137f
spinal canal dimensions in　椎管直径 151
surgical indications in　手术指征 141-142
　general　一般 141
　neurological　神经学的 141
　stability　稳定 141
surgical treatment of　手术治疗 142-153
　choice of technique　技术选择 152
　complications of　并发症 152-153
　general considerations in　综合考虑 142
　goals of　目标 142
Cervical spine injuries, upper, See also specific types　颈椎损伤，上位；见特殊类型 100-130
　bracing for　支撑 100
　classification of　分类 101-116
　complications of　并发症 124-129
　decompression for　减压 116
　fusion for　融合 116
　general treatment principles in　一般治疗原则 100
　halo orthosis for　halo 支具 100-101
　mortality with　病死率 100
　NASCIS Ⅲ protocol for　NASCIS Ⅲ 协议 100
　new technology for　新技术 123-124
　nonoperative treatment of　非手术治疗 100-101
　osteosynthesis for　接骨术 116
　outcomes of　结果 124-129
　pearls about　要点 130
　postoperative care in　术后 123
　resuscitation efforts with　复苏努力 100
　skeletal traction for　骨骼牵引 101,127
　stability determination in　稳定性决定 100
　surgical treatment of　手术治疗
　　approaches for　入路 116-117
　　indications for　适应证 101-116
　　intraoperative imaging in　术中成像 123-124
　　options for　选择 116
　　patient positioning for　病人体位 116-117
　　techniques for　技巧 117-123
　susceptibility to　敏感性 100
　timely recognition of　及时认知 100
　tips and tricks　要点与难点 123
　vascular　血管的 127
Cervical vertebrae　颈椎
　first (C1), See also Atlas　第一 (C1), 见寰椎
　second (C2), See also Axis　第二 (C2), 见枢椎
Cervicocranium　头颈结合部
　anatomy of　解剖 100
　injuries of, See also specific types　损伤, 见特殊类型 100-130
　bracing for　支撑 100
　classification of　分类 101-116
　complications of　并发症 124-129
　decompression for　减压 116
　fusion for　融合 116
　general treatment principles in　一般治疗原则 100
　halo orthosis for　halo 支具 100-101
　mortality with　病死率 100
　NASCIS Ⅲ protocol for　NASCIS Ⅲ 协议 100
　new technology for　新技术 123-124
　nonoperative treatment of　非手术治疗 100-101
　osteosynthesis for　接骨术 116
　outcomes of　结果 124-129
　pearls about　要点 130
　postoperative care in　术后护理 123
　resuscitation efforts with　复苏努力 100
　skeletal traction for　骨骼牵引 101,127
　stability determination in　稳定性决定 100
　surgical treatment of　手术治疗
　　approaches for　入路 116-117
　　indications for　适应证 101-116
　　intraoperative imaging in　术中成像 116,123-124
　　options for　选择 116
　　patient positioning for　病人体位 116-117
　　techniques for　技巧 117-123
　susceptibility to　敏感性 100
　timely recognition of　及时认知 100
　tips and tricks　要点与难点 123
　vascular　血管 127
Cervicothoracic injury. See Cervical spine injuries, lower　颈胸结合部损伤；见颈椎损伤，低位

Chamay approach, for phalangeal shaft fractures (hand) Chamay 入路,指骨干骨折(手) 308,309f
Chance fracture 机会骨折 180,189-190
Chaput fragment, in Pilon fracture of tibia Chaput 碎长,胫骨骨折 758
Chest x-ray, of scapula fracture 胸部 X 线,肩胛骨骨折 211f-212f,212
Cierny classification, of musculoskeletal infection Cierny 分类,肌肉骨骼系统感染 24-25
Ciprofloxacin, for musculoskelertal infection 环丙沙星,肌肉骨骼系统感染 26
Circumflex artery 旋动脉
 in proximal humeral fracture 肱骨近端骨折 242-245
 in scapula fracture 肩胛骨骨折 216
Clavicle fractures 锁骨骨折 227-231
 casting techniques for 成形技术 228-229
 classification of 分类 227,227f
 complications of 并发症 231
 deformity with 畸形 228,228f-229f,231
 distal 远端
  classification of 分类 227,227f
  hook plate for 钩板 207,208f
  surgical treatment of 手术治疗 205,206f
 functional bracing for 功能支撑 229
 lateral variant of 副变量 229,229f
 malunion of 畸形愈合 228f
 medialization of shoulder with 肩关节内移 228f,229
 new techniques for 新技术 230
 nonoperative treatment of 非手术治疗 227-229
  complications of 并发症 231
  indications for 适应性 227
  radiographic monitoring in 放射学监测 227,228f
  techniques of 技巧 228-229
 nonunion of 分离 94-95,95f,230-231
 pearls about 要点 227,231
 plate fixation of 板固定 94-95,95f,229,229f,230-231,230f
 in polytrauma patients 多发性创伤患者 852-856,855f-857f
 precontoured implants for 预弯成波形的内植物 231,231f
 reduction of 复位 228-229
 rehabilitation for 康复
  postoperative 术后 230
  as treatment 治疗 229
 surgical treatment of 手术治疗 229-231
  anatomical considerations in 解剖学考虑 230
  closure in 闭合 231
  deforming forces in 变形力 231
  indications for 适应证 229
  nerve preservation in 神经保护 230,230f
  outcomes of 结果 230-231
  technique for 技巧 229-230
  tips and tricks 要点与难点 230
Clsed fractures. See also specific anatomy 闭合性骨折,见特殊解剖
 musculoskeletal infection with 肌肉骨骼感染 20
 prevention of 防止 20-21
 Tscherne classification of 1,1t Tscherne 分类 1,1t
Closed reduction. See specific procedures and injuries 闭合复位,见特殊步骤与损伤
Closing wedge osteotomy, for malunion 闭合楔形截骨术,畸形愈合
 with angular deformities 成角畸形 82
 metaphyseal 干骨后端 79
 with two-plane deformities 双平面畸形 82-83
Coagulopathy, with operative treatment 凝血疾病,手术治疗 843
Coaptation splinting, for humeral shaft fractures 夹极接合,肱骨干骨折 260,261f-262f
Collateral recess pinning 侧隐窝针
 for metacarpal fractures 掌骨骨折 429,429f,432
  postoperative care in 术后护理 432
 for transverse phalangeal shaft fractures (hand) 指骨干横行骨折 413-414,413f
Color, of muscle 颜色,肌肉 4-5
Colton classification, of olecranon fractures Colton 分类,鹰嘴骨折 323
Comminuted nonunion 粉碎性分离 88,89f
Compartment syndrone (acute) 间室综合征(急性) 44-45
 abdominal 腹部 44
 anatomical sites of 解剖位点 44-45
 classic symptoms of 典型症状 45
 clinical judgment in 临床判断 45
 complications of 并发症 54
 conditions associated with 相关条件 44
 continuous monitoring for 连续监测 46
 with cuboid fractures 骰骨骨折
 definition of 定义 44
 diagnosis of 诊断 44-47,54
 dysesthesias with 感觉迟钝 45,45t
 fasciotomy for 筋膜切开术 44,47-53,47f,357
  complications of 并发症 54
  foot 足 52
  indications for 适应证 44
  lateral 外侧 47f
  medial 内侧 47f
  outcomes of 结果 53-54
  prophylactic use of 预防 48
  single-incision leg 腿部单切口 49-51,51f
  success of, factors in 成功,因子 48
  thigh 股 51
  two-incision leg 腿部双切口 48f,48-49,48f-50f
  upper extremity 上肢 51-52,52f
  vacuum-assisted closure in 真空辅助关闭 53,53f
  vitamin C pretreatment for Vit C 治疗前 54

wound management in 创伤管理 52-53,53f
with femoral shaft fracture 股骨干骨折 619-620
five Ps in 5Ps 45
with forearm fracture 前臂骨折 44,356-357
intramuscular pressure measurements in 肌间压力测定 45-47,54
litigation over 诉讼 44
magnetic resonance imaging of MRI 46-47,54
new techniques for 新技术 54
nonoperative treatment of 非手术治疗 47
outcomes of 结果 53-54
pathophysiology of 病理生理学 44,55
pearls about 要点 47,49,51
pharmacological interventions for 药物介入 55
sequelae of 后遗症 44
small-volume resuscitation for 低容量复苏 55
surgical treatment of 手术治疗 47-53
with tarsometatarsal joint injuries 跗部关节损伤 823
with tibia fracture 胫骨骨折 44-45,702
tissue ultrafiltration for 组织超滤 55
Compass Hinge 交叉铰链 313,419-420,419f
Compass Knee Hinge 交叉铰链膝 689-692,690f-691f,721-722,723-724,724f
Compensatory anti-inflammatory response syndrome (CARS) 代偿性抗炎反应综合征(CARS) 838-839
Complete blood count (CBC), in nonunions 全血计数(CBC),分离 88-89
Composite plate, for ankle fractures 复合钢板,踝部骨折 782-783
Compression devices 加压装置 58-59,58f
Compression fractures 压力性骨折
　lower cervical spine 下颈椎 135f
　　surgical treatment of 手术治疗 148-149,149f
　thoracic spine 胸椎 161,161f
　　kyphoplasty for 椎体后凸成形术 166-167,166f,171-172
　　outcomes of 结果 170-171
　　surgical indications in 手术指征 165
　　vertebroplasty for 椎体成形术 166-167,171-172
　thoracolumbar spine 胸腰椎 176,177f
　　bone grafts for 骨移植 185-186
　　kyphoplasty for 椎体后凸成形术 197
　　magnetic resonance imaging of MRI 179-180
　　multiple-level 多水平 181
　　nonoperative treatment of 非手术治疗 178-180
　　patient positioning for surgery 手术病人体位 178-180,185,185f
　　pedicle screw fixation of 椎弓根螺钉固定 185-186,186f
　　with split fragment 分离碎元 181
　　surgical indications in 手术指征 181
　　surgical landmarks for 手术标志 185,186f
　　surgical techniques for 手术技术 185-186

Computed tomography (CT) CT
　of acetabular fractures 髋臼骨折 463,465-466,467f
　of ankle fractures 踝部骨折 782-783,785
　of atlas fracture 寰椎骨折 103,104f-105f
　of calcaneus fractures 跟骨骨折 810-811,812-813,812f-813f,819
　of carpometacarpal fracture-dislocations 腕掌骨折—脱位 427
　of craniocervical dissociation 颈颈分离 108f
　of distal humeral fractures 肱骨远端骨折 284
　of distal radius fractures 桡骨远端骨折 361
　of distal tibia fractures 胫骨远端骨折 754-755,760-762
　of facet joint fracture-dislocation 小关节骨折—脱位 138
　of head injuries 头部损伤 844
　of hip dislocation 髋关节脱位 510
　of intracapsular hip fracture 髋关节囊内骨折 527
　intraoperative 术中 124-125
　of malunion/nonunion 畸形愈合/不连 77
　of medial malleolus fractures 内踝骨折 785
　of musculoskeletal infection 肌肉骨骼系统感染 23
　of navicular fractures 舟状骨骨折 820
　of proximal humeral fracture 肱骨近端骨折 236-237,237f
　of scaphoid fractures 舟状骨骨折 400-401,403-404
　of scapula fracture 肩胛骨骨折 212f,213f
　of syndesmosis injuries 韧带联合损伤 789
　of talar body fractures 距骨体骨折 807,807f
　of talar head fractures 距骨头骨折 808
　of tarsometatarsal join injuries 距跗关节损伤 824-825
　of thoracic spine fracture 胸椎骨折 163-164
　three-dimensional 三维 124
　of tibial plateau fractures 胫骨平合骨折 704-705
Computed tomography angiography (CTA), in polytrauma patients CTA,多发性创伤病人 837
Condylar blade plate, for subtrochanteric femur fractures 髁刃钢板,股骨转子下骨折 583-584,592-595,592-596,598
　95-degree 95°
　femoral neck visualization for 显露股骨颈 592-594,592f
　patient positioning for 病人体位 592-594
　results with 结果 598
　soft tissue considerations with 软组织考虑 584
　surgical technique for 手术技术 592-595,593f-594f
Condylar Buttress Plate (CBP) 髁拱形钢板(CBP) 61-62,620,638
Condylar fractures, of proximal interphalangeal joint 髁部骨折,近侧指间关节 424-425
　bicondylar 双髁 424-425
　plate fixation of 板固定 424-425
　screw fixation of 螺钉固定 424,425f
　surgical treatment of 手术治疗 424-425
　wire fixation of 钢缆固定 424-425
Condylar Locking Compression Plate 髁加压锁定钢板 71,71f

indications for use 适应证 71
limb alignment with 肢体对线 71,72f
open technique for 开放技术 71
percutaneous technique for 经皮技术 71
screw fixation of 螺钉固定 71
Consistency, of muscle 一致性,肌肉 4
Constant fragment of calcaneus 跟骨恒定碎片 815-817
Contractility, of muscle 收缩性,肌肉 4
Conus medullaris decompression 脊髓圆锥减压 182-183,189-190
Coracoacromial ligament 喙肩韧带 204-205,206f,214
Coracobrachialis ligament 喙肱韧带 214
Coracoclavicular ligament 喙锁韧带 204-205,214
Coracoid process 喙突 214
Cord syndromes 脊髓综合征
  anterior 前 134
  central 中 134
  posterior 后 134
Coronoid fractures 冠突骨折 319-320
  anatomical locations of 解剖定位 319-320,320f
  anteromedial 前内侧 315-317,316f,319-320,320f,324
  basal 基底 319-320,320f
  classification of 分类 319-320,320f
  with elbow dislocation 伴肘关节脱位 315-317,316f,319-320,324
    and radial head fracture (terrible triad injury) 和桡骨头骨折(严重三部分骨损伤) 315,315f,320-323
  with posteromedial rotational instability 伴后内侧旋转不稳 315-317,316f,324
  tip 尖 319-320,320f
  type A A型 319
  type B B型 319
Coronoid process 冠突 302,302f
Costotransversectomy, for thoracic spine fracture 肋骨椎骨横突切除术,胸椎骨折 165f
Costovertebral joints 肋椎关节 159
Cotton-Loder position Cotton-Loder体位 362
Cotton test, for syndesmosis injuries Cotton试验,韧带联合损伤 789
Cranial tong traction, for atlas fracture 颅钳牵引,寰椎骨折 104f,105
Craniocervical dissociation 颅颈分离 101-103
  classification of 分类 101-103,102f,103f
  distractive atlantoaxial injuries with 分散性寰枢椎损伤 106,108f
  instability in 不稳 103,103f,103t
  outcomes and complications of 结果与并发症 126
  provocative traction radiographs of 激发牵引位放射学 103,103f
  staging of 分期 103,103f,103t
  surgical treatment of, indications for 手术治疗,适应证 103
  type Ⅰ (anterior displacement) Ⅰ型(前脱位) 102f,103
  type Ⅱ (distraction) Ⅱ型(牵引) 102f,103

type Ⅲ (posterior displacement) Ⅲ型(后脱位) 102f,103
Craniocervical fusion, See also specific procedures and disorders 颅颈融合,见特殊步骤和疾病 117
  outcomes and complications of 结果与并发症 127
Craniocervical junction 颅颈结合部 100
  stability of, staging of 稳定性,分期 103,103f,103t
C-reactive protein (CRP) C-反应蛋白(CRP)
  in inflammatory response 炎性反应 840
  in musculoskeletal infection 肌肉骨骼系统感染 22
  in nonunions 分离 88
"Creeping substitution" 爬行替代 33
Crescent fractures 新月形骨折 455f
  anterior approach for 前入路 454
  plate fixation of 板固定 455f,456
  posterior approach for 后入路 454-456
  reduction of, difficulties in 复位,困难 454-456
  surgical treatment of 手术治疗 454-456
    clamp use in 夹具应用 456
    indications for 适应证 420-421
Cryo/Cuff 冷/袖 811
Cryotherapy, in calcaneus fractures 低温疗法,跟骨骨折 811
CT. See Computed tomography CT,见CT
Cuboid fractures 骰骨骨折 822-825
  anatomical considerations in 解剖学考虑 822
  arthritis with 关节炎 824
  bone graft for 骨移植 822-824
  classification of 分类 822
  compartment syndrome with 间室综合征 824
  complications of 并发症 824
  exam pearls about 检查要点 824-825
  external fixation of 外固定 824
  flatfoot deformity with 平足畸形 824
  mechanism of injury 损伤机制 822
  nonoperative treatment of 非手术治疗 822
  "nutcracker" 胡桃夹 822
  outcomes of 结果 823-825
  plate fixation of 板固定 824,824f
  postoperative management of 术后管理 824
  surgical treatment of 手术治疗 822-824
    indications for 适应证 822
    technique for 技巧 824
Cuboid plate 骰骨板 824,824f
Cultures, of musculoskeletal infection 培养,肌肉骨骼系统感染 24
Cytokines 细胞因子 14,838-839

D

Dahl classification, of pin or wire site infection Dahl分类,针/缆位点感染 25-26,26f
Damage-control orthopaedics 损伤控制骨科 617,838,843-845

external fixation in 外固定 845,845f
　　parameters for 奇数 843-845,844
　　techniques of 技巧 844
Danis-Weber classification, of ankle fractures Danis-Weber 分类,踝部骨折 779,780f
DCP. See Dynamic Compression Plate DCP,见动力加压钢板
Debridement 清创术
　　of calcaneus fractures 跟骨骨折 820
　　of distal tibia fracture 胫骨远端骨折 759-761
　　of infection with stable hardware 稳固硬件感染 26-28,28f
　　of infection with unstable hardware 不稳定硬件感染 26-30,29f-30f
　　and musculoskeletal infection 肌肉骨骼系统感染 20
　　of soft tissue injury 软组织损伤 2,3-5,15
Decompression. See also specific procedures and disor 减压,见特殊步骤与疾病
　　for cervicocranial injuries 颅颈损伤 116
　　for lower cervical spine injury, interval to 下颈椎损伤,间隔 151-153
　　for thoracic spine fracture 胸椎损伤 167-170
　　　anterior, and fusion 前,融合 169
　　　anterior versus posterior 前与后 167-168
　　　general guidelines for 一般指导原则 167
　　　posterior, and fusion 后,融合 169-170,170f
　　　timing of 时机 168-169
　　for thoracolumbar spine fractures 胸腰椎骨折 182-183
Deep venous thrombosis (DVT) 深静脉血栓(DVT)
　　with acetabular fractures 髋臼骨折 502-503
　　with calcaneus fractures 跟骨骨折 814-815
　　with femoral shaft fractures 股骨干骨折 610-611,615
　　with intertrochanteric femur fractures 股骨转子间骨折 572,574-575
　　with thoracolumbar fracture surgery 胸腰椎骨折 194-196
Delayed nonunion 延迟不愈合 88
Deltoid ligament 三角韧带 779,778-779
　　injuries of 损伤
　　　with fibular fracture 腓骨骨折 787-788
　　　with lateral malleolus fractures 外踝骨折 779-781,781f,783
Deltoid muscle 三角肌
　　heterotopic ossification of, in antegrade nailing of 异位骨化,顺行置钉
　　　humeral shaft 肱骨干 277-279
　　in proximal humeral fracture 肱骨近端骨折 242-245,244f
　　in scapula fracture 肩胛骨骨折 214,214f,216-218,216f-218f,211f,222,222f
Deltoid-splitting approach, for proximal humeral fracture 三角肌分离入路,肱骨近端骨折 242,243f
Deltopectoral approach, for proximal humeral fractures 胸肌三角肌入路,肱骨近端骨折 242-244,244f
Denis classification, of thoracolumbar injury Denis 分类,胸腰椎损伤 176-178,177f
Dewar technique of wire fixation Dewar 线缆固定技术 143-144
Diabetic patients, ankle fractures in 糖尿病病人,踝部骨折 793-794,794f
Diaphyseal fractures. See also specific anatomy 骨干骨折,见特殊解剖
　　malunion of 畸形愈合 82-83
　　　transverse osteotomy for 横形截骨术 85
　　nonunion of 分离 90
Diffuse idiopathic skeletal hyperostosis (DISH) 弥慢性特发性骨骼骨质增生(DISH) 162-163
Dislocations. See specific anatomy and types 脱位,见特殊解剖与类型
Distal femur fractures 股骨远端骨折 623-650
　　anterolateral approach for 前侧入路 626-629,627f-628f
　　articular fracture reduction and fixation in 关节骨折复位与固定 630-632,632f
　　biological plating for 生物内植物 623,647
　　　principles of 原则 623
　　blade plate for 刃接骨板 623,633-634
　　　anatomical considerations with 解剖考虑 626-627
　　　results of 结果 647,649t
　　　surgical technique for 手术技术 633-634,634-635f
　　bone graft for 骨移植 649
　　classification of 分类 624-625,625f
　　implant selection by 内植物选择 631,630t
　　complications of 并发症 623,649
　　dynamic compression screw for 动力加压螺钉 623,634
　　　advantages and disadvantages of 优点与缺点 634
　　　anatomical considerations with 解剖学考虑 626-627
　　　indications for 适应证 634
　　　results of 结果 647,649t
　　infection with 感染 649
　　initial stabilization of 初始稳定 631
　　intramedullary nailing for 髁间钉
　　　antegrade 顺行 637-638,638f
　　　retrograde 逆行 623,634-638
　　　　in fracture with articular extension 关节伸展骨折 627
　　　　in fracture without articular involvement 不涉及关节的骨折 627,627-628f
　　　　indications for 适应证 634
　　　　patient positioning for 病人体位 634
　　　　surgical approaches for 手术入路 627,627f-628f
　　　　surgical technique for 手术技术 634-638,636f-637f
　　lag screw fixation of 拉力螺钉固定 632-633,633f
　　lateral condyle 外髁
　　　reduction and fixation of 复位与固定 645-646
　　　surgical approaches for 手术入路 630-631
　　lateral parapatellar approach for 外侧髌旁入路 628-630,629f
　　Less Invasive Stabilization System for 低侵入性稳足系统 638,

639-643,641f-645f
		locked internal fixators (plating for) 内侧锁定固定器（钢板）623
			closed reduction techniques with 闭合复位技术 639-640,639f-640f
			devices available for 可用设备 637-639
			manual pressure for 人工压力 640,640f
			manual traction for 人工牵引 639f,640
			patient positioning for 病人体位 639,639f
			results with 结果 647-649,649t
			Schanz pin for Schanz钢 640,640t
			submuscular, surgical sequence for 肌下，手术序列 639-643
			techniques for 技巧 639-643
		locked internal fixatiors (plating) for 内侧锁定固定器（钢板）638-643
		malunion of 畸形愈合 85-86,86f,649
		medial condyle 内髁
			reduction and fixation of 复位与固定 644-646,647f
			surgical approaches for 手术入路 630-631,630f
		medial parapatellar approach for 内侧髌旁入路 627,627f-628f,630f,631,631f
		new techniques for 新技术 647
		nonoperative treatment of 非手术治疗 624-625
		nonunion of 分离 649
		open reduction and fixation of 切开复位与固定 623
		outcomes of 结果 647-649,649t
		pearls about 要点 650
		plate fixation of 板固定
			complications of 并发症 649
			in fracture with complex articular extension 复杂关节伸展骨折 628-630,629f
			in fracture without or with simple articular extension 骨折伴/不伴复杂关节伸展 626-629,627f-628f
			in medial condyle fracture with complex artict extension 内髁骨折伴复杂关节伸展 630f,631,631f
			in medial/lateral condyle fractures with complex articular extension 内髁/外髁骨折伴复杂关节伸展 630-631
			results of 结果 647-649,649t
			surgical approaches for 手术入路 626-631
			surgical techniques for 手术技术 633-634,638-643
		radiographic evaluation of 放射学评估 624
		reduction of. See also specific procedure 复位，见特殊步骤
			assessment after fixation 固定后评估 643
		rehabilitation in 康复 646-647
		stiffness with 硬度 649
		supracondylar, above total knee arthroplasty 髁上，全膝关节成形术 643-645,646f
		sugical approaches for 手术入路 626-631
			minimally invasive 微创 649
			techniques for 技巧 631-648

	surgical treatment of 手术治疗 623-624,625-646
		anatomical considerations in 解剖学考虑 625-627,625f
		difficulties in 困难 623
		in elderly osteoporotic patient 年长的骨质疏松病人 626
		indications for 适应证 626
		prominent hardware in 硬件突出 626-627
		results of 结果 647-649,649t
	tips and tricks 要点与难点 646
	treatment goals for 治疗目标 623-634
	type A1 A1型 624-625,625f
	type A2 A2型 624-625,625f
	type A3 A3型 624-625,625f
	type B1 B1型 624-625,625f
	type B2 B2型 624-625,625f
	type B3 B3型 624-625,625f
	type C1 C1型 624-625,625f
	type C2 C2型 624-625,625f
	type C3 C3型 624-625,625f
Distal humeral fractures 肱骨远端骨折
	arthroscopy for 关节镜 287
	classification of 分类 284-285,285f-286f
	complications of 并发症 282,296-298
	components of, five possible 成齿组成，5种可能 285,286f
	computed tomography of CT 284
	double plating of 双板 287,288f,293
	failure of fixation in 固定失败 296
	H-type H型 285
	heterotopic ossification with 异位骨化 298
	high-energy, in younger patients 高能量，年轻病人 282,282f,286
	high T-type 高H型 285
	infection with 感染 297,297f-298f
	lateral lambda type 外侧"λ"型 285
	literature inadequacies on 资料不充分 293-295
	locking plates for 锁定板 298
	loss of motion with 不能移动 297-298
	low-energy, in elderly 低能量，年长者 282,283f,286
	low T-type 低T型 285
	malunion of 畸形愈合 296-297
	medial lambda type 内侧"λ"型 285
	neurovascular structures in 神经血管结构 283
	new techniques for 新技术 298
	nonoperative treatment of 非手术治疗 285-286
		"bag of bones" technique for "骨袋"技术 285-286
		indications for 适应证 285
		radiographic monitoring in 放射学监测 286
		techniques of 技巧 285-286
	nonunion of 分离 296
	olecranon osteotomy for 鹰嘴截骨术 290-292,291f,298
		complications of 并发症 298
		fixation options in 固定选择 291-292,291f

open 开放 286
outcomes of 结果 282,294-296
pearls about 要点 299
physical examination in 物理检体 283-284
posterior approach for 后入路 288-293,294f,298
radiographic evaluation of 放射学评估 283f,284,284f,287
reduction of 复位 281-282
screw fixation of 螺钉固定 281
surgical treatment of 手术治疗 286-299
 Cassebaum guidelines for Cassebaum指南 286
 considerations in planning of 计划考虑 286
 elbow splinting after 肘分离 294
 general concepts of 一般概念 286
 indications for 适应证 283-284
 intraoperative imaging in 术中成像 288,293-294
 intraoperative planning for 术中计划 286-287
 patient positioning for 病人体位 287-288,288f
 postoperative care in 术后护理 294
 preoperative planning for 术前计划 286-287
 timing of 时机 286-287
tips and tricks 要点与难点 284f,286,294
triceps-reflecting anconeus pedicle (TRAP) approach for 三头肌—肱肌—椎弓根入路(TRAP) 292-293,298
 exposure in 显露 292
 patient positioning for 病人体位 292
 triceps reattachment in 三头肌复位 292-293
triceps sparing approach for 保留三头肌入路 288-290,290f
triceps splitting approach for 三头肌分开入路 288-290,289f-290f,298
type A (extra-articular) A型(关节外) 285,285f
type B (partial articular) B型(部分关节) 285,285f
type C (complete articular) C型(全部关节) 285,285f
type Ⅰ (nondisplaced) Ⅰ型(无位移) 284-285
type Ⅱ (displaced T or Y) Ⅱ型(位移T或Y) 284-285
type Ⅲ (displaced, with rotation) Ⅲ型(位移,伴旋转) 284-285
type Ⅳ (displaced, with rotation and comminution) Ⅳ型(位移,伴旋转、粉碎) 284-285
ulnar nerve management in 尺神经管理 283,293,295
ulnar neuropathy with 尺神经病变 297
Distal interphalangeal (DIP) joint fractures 远端指间关节(DIP)骨折 408,409f
Distal phalanx fractures (hand) 远端指骨骨折(手) 408-412
 extra-articular 关节外 408
  nailbed injuries with 甲床损伤 409
  nonoperative treatment of 非手术治疗 409
  soft tissue assessment in 软组织评估 408
  surgical treatment of 手术治疗 409-410
   anatomical considerations in 解剖学考虑 409
   technique for 技巧 409-410
   tips and tricks 要点与难点 410
   wire-pin fixation of 缆—针固定 409-410
 intra-articular 关节内 408,408f
  nonoperative treatment of 非手术治疗 409
  surgical treatment of 手术治疗 410-411
   indications for 适应证 410
   technique for 技巧 410-411
 nonoperative treatment of 非手术治疗 409
Distal radial ulnar joint (DRUJ) dislocation, with radius fracture 远端桡尺关节(DRUJ)脱位,伴桡骨骨折 336,337,353-354,354f
Distal radius, anatomy of 桡骨远端,解剖 360
Distal radius fractures 桡骨远端骨折 360-378
 age distribution of 年龄分布 360
 anatomical considerations in 解剖学考虑 360
 AO type A (extra-articular) AO分型A型(关节外) 361
 AO type B (partial intra-articular) AO分型B型(部分关节内) 361
 AO type C (complex articular) AO分型C型(完全关节内) 361
 arthritis with 关节炎 378
 bone graft for 骨移植 375-378
 central (extensile) palmar approach for 正中(伸展)掌侧入路 364
 classification of 分类 360-361
 combined internal and external fixation of 内外联合固定 374
 complications of 并发症 379
 computed tomography of CT 361
 Cotton-Loder position in Cotton-Loder体位 362
 degree of displacement in 位移度 361
 dorsal approaches for 背侧入路 364-367
  between first and second compartments 第1、2间室之间 365-366
  through floor of fifth compartment 通过第5间室底部 366-367
  through floor of third compartment 通过第3间室底部 364-365,366f,368f
 dorsal tilt of 背倾 361
 extended flexor carpi radialis approach for 桡侧腕展肌扩大入路 362-364,363f-365f
 external fixation of 外固定 372-375
  longitudinal distraction in 纵向牵引 372-374
  overdistraction in 过度牵引 374
  palmar translation in 掌侧移位 372-374,374f
  supplementation with percutaneous pinning 经皮置针补充 375,376f
  technique of 技巧 374-375
 indications for treatment 治疗指征 361-362
 intramedullary nailing for 内髓钉 379
 locking plates for 锁定钢板 367,379
 malunion of 畸形愈合 85-86,85f,379
 median nerve injury in 正中神经损伤 379
 new technologies for 新技术 379

nondisplaced 无位移 362
nonoperative treatment of 非手术治疗 362
nonunion of 分离 379
open reduction and internal fixation of 开放复位与内固定 367
 – 370
　　for extra-articular fractures 关节外骨折 369 – 370,370f – 371f
　　for intra-articular fractures 关节内骨折 367 – 369,368f – 369f
　pearls about 要点 379
　percutaneous pinning of 皮针 370 – 372,372f
　plate fixation of 板固定 367 – 370,368f – 371f,379
　in polytrauma patients 多发性创伤病 851 – 854,854f – 856f
　radiographic evaluation of 放射学评估 361
　reduction of 复位 361
　　arthroscopically assisted 关节镜辅助 375 – 376,377f
　rehabilitation in 康复 378,378f
　surgical approaches for 手术入路 362 – 367
　surgical treatment of 手术治疗 362 – 379
　　techniques for 技巧 367 – 378
　　tips and tricks 要点与难点 367,372
　tendon ruptures with 肌腱断裂 379
　treatment goals in 治疗目标 360,362
　volar approaches for 掌侧入路 362 – 364
Distal radius plates 远端桡骨骨折 73,72f
Distal tibia fractures 远端胫骨骨折 754 – 775
　alternative or newer techniques for 替代或新技术 770 – 774
　abkle fusion for 踝融合 772,772f
　anterolateral approach for 前侧入路 762 – 767,762f – 766f
　　femoral distractor use in 股骨牵引器 762,764f
　　fixation strategies in 固定策略 766 – 767
　　incision and exposure in 切开与显露 762,764f
　　indications for 适应证 762
　　patient positioning for 病人体位 762,764f
　　reduction in 复位 763 – 765,764f – 765f
　anterolateral (Chaput) fragment of 前侧(Chaput)碎片 758
　anteromedial approach for 前内入路 767 – 768,767f – 768f
　　femoral distractor use in 股骨牵引器 768
　　fixation strategy in 固定策略 768
　　incision and exposure in 切开与显露 767 – 768
　　indications for 适应证 767,768f
　　patient positioning for 病人体位 767
　　reduction in 复位 768
　articular incongruity with 关节不完整 757
　bone graft for 骨移植 771 – 774
　classification of 分类 754,755f – 756f
　comminuted 粉碎 758
　complications of 并发症 772 – 775
　computed tomography of CT 754,761
　C-type fragments of C型碎片 758
　debridement of 清创术 760 – 761
　external fixation of 外固定 759 – 761,759f – 761f,770 – 771

　complications of 并发症 772 – 775
　results of 结果 772 – 773
　extra-articular 关节外 754 – 755,757f
　extra-articular metaphyseal 关节外骨端
　　intramedullary nailing for 髁间钉 770
　　plate fixation of 板固定 770
　fibular fixation in 腓骨固定 758 – 761,759f
　infection with 感染 775
　intra-articular 关节内 754 – 755,757f
　intramedullary nailing for 髁间钉 742 – 744,770
　　challenges of 挑战 742
　　malalignment in 不同轴性 742,743f
　　reduction strategies in 复位策略 742 – 743
　　reduction tools in 复位工具 743 – 744
　locking plate for 锁定钢板 71,71f
　malunion of 畸形愈合 775
　medial fragment of 内侧系统 758
　multi-treatment approach to 多治疗入路 770 – 771
　nonoperative treatment of 非手入治疗 754 – 756
　nonunion of 分离 775
　open 开放 758 – 762
　open reduction and fixation of. See also specific procedures 开放复位与固定,见特殊步骤
　　equipment used for 设备 762,762t
　　general concepts of 一般概念 757
　　two-staged protocol for 二期协议 772 – 773
　outcomes of 结果 772 – 773
　pearls about 要点 775
　pin fixation of 针固性 743 – 744
　plate fixation of 板固定 71,743 – 744,743f – 744f,762,763f,766 – 770,766f,768f
　posterolateral approach for 后侧入路 768 – 769
　　fixation strategy in 固定策略 769
　　incision and exposure in 切开与显露 769
　　indications for 适应证 768
　　patient positioning for 病人体位 769
　　reduction in 复位 769,769f
　posterolateral (Volkmann's) fragment of 后外侧(Volkmann)碎片 758
　posteromedial approach for 后内侧入路 769 – 770,770f
　　fixation strategy in 固定策略 769 – 770
　　incision and exposure in 切开与显露 769 – 770
　　indications for 适应证 769 – 770
　　patient positioning for 病人体位 769 – 770
　　reduction in 复位 769 – 770
　postoperative management of 术后管理 771
　radiographic evaluation of 放射学评估 754,770
　rehabilitation in 康复 771
　Schanz screw for Schanz 螺钉 743 – 744,743f
　screw fixation of 螺钉固钉 743 – 744,765,766f,769

soft tissue injuries with 软组织损伤 754
Distal tibia fractures (Continued) 胫骨远端骨折（续）
    Steinmann pin for Steinmann 针 743-744,743f
    superficial peroneal nerve in 胁浅神经 757,757f,762
    surgical treatment of 手术治疗 756-774
        anatomical considerations in 解剖学考虑 757-758,757f-758f
        approaches and techniques for 入路与技巧 758-774
        indications for 适应证 756-757
        preoperative planning for 术前计划 762
        tourniquet use in 止血带 762
    talar subluxation with 距骨半脱位 757
    tips and tricks 要点与难点 771-774
    type A A 型 755,757f
    type B B 型 755,757f
    type C C 型 755,757f
    type Ⅰ Ⅰ型 755,756f
    type Ⅱ Ⅱ型 755,756f
    type Ⅲ Ⅲ型 755,756f
    urgent management of 重要管理 758-762
Distraction-extension injury, lower cervical spine 牵引—伸展损伤,下颈椎 135f
Distraction-flexion injury, lower cervical spine 牵引—屈曲损伤,下颈椎 135f
Distraction injury, lower cervical spine 牵引损伤,下颈椎 135f
Distraction osteogenesis 牵引成骨 37-40,39f
    bone transport in 骨传导 38,39f
    for malunion 畸形愈合 79
    monorail technique in 单轨技术 38
    outcome studies of 结果研究 38-40
Diuretics, for compartment syndrome 利尿剂,间室综合征 47
Dorsal intercalated segmental instability (DISI) 背侧间生节段性不稳(DISI) 387
Dorsal intercarpal ligament 背侧腕骨间韧带 383,383f
Dorsal radiocarpal ligament 背侧桡腕韧带 383,383f
    rupture of 断裂 386,386f
Double-bundle anterior cruciate ligament reconstruction 双束前交叉韧带重建 692
Double-bundle inlay posterior cruciate ligament reconstruction 双束嵌入后交叉韧带重建 685-686,685f
Double plating 双板
    of distal humeral fracture 肱骨远端骨折 287,288f,293
    of distal radius fracture 桡骨远端骨折 367
    of sacroiliac joint 骶髂关节 448
Dual-incision approach, for talar neck fractures 双切口入路,距骨颈骨折 801-802,802f
Dual tears, with thoracolumbar spine surgery 双泪滴,胸腰椎手术 195
DVT. See Deep venous thrombosis DVT,见深静脉血栓
Dynamic Compression Plate (DCP) 动力加压钢板(DCP) 58-59
    for forearm fractures 前臂骨折 356

for humeral shaft fractures 肱骨干骨折 269
    limited contact (LC-DCP) 有限接触(LC-DCP) 59,60f-61f
    for olecranon fracture 鹰嘴骨折 328-329,331
    for metacarpal fractures 掌骨骨折 432
    for ulna fractures 尺骨骨折 348
Dynamic compression screw, for distal femur fractures 动力加压螺钉,股骨远端骨折 623,634
    advantages and disadvantages of 优点与缺点 634
    anatomical considerations with 解剖学考虑 625-627
    indications for 适应证 634
    results of 结果 647-648,649t
Dynamic Condylar Screw (DCS) 动力髁螺钉(DCS) 62
Dysesthesia, with compartment syndrome 感觉迟钝,间室综合征 45,45t
Dysphagia, anterior upper cervical approach and 吞咽困难,上颈椎前入路 128-129
Dystrophic nonunion 营养不良性不愈合 89f

E

Eaton-Belsky technique, for pinning phalangeal shaft fractures (hand) Eaton-Belsky 技术,指骨骨折骨针(手) 413-414,414f-415f
Effendi classification, of hangman's fractures Effendi 分类,Hangman 骨折 111,112f
Elastase 弹性蛋白酶 839
Elastase-α1-protease inhibitor complex 弹性蛋白酶-α,蛋白酶抑制剂复合韧 839
Elbow 肘
    anatomy of 解剖 302-303,302f
    skin management at 皮肤管理 303
    stability of 稳定 302
    O'Driscoll stages of O'Driscoll 分级 307
Elbow dislocations 肘脱位
    with coronoid fracture 冠突骨折 315-317,316f,319-320,323
    with olecranon fracture, See also Olecranon fracture(s); Olecranon fracture-dislocation(s) 鹰嘴骨折,见鹰嘴骨折;鹰嘴骨折—脱位 315,317f-318f
    with radial head-coronoid fractures (terrible triad injury), See also Elbow fracture-dislocations, radial head-coronoid fractures 桡骨头—鹰嘴骨折(严重三部分骨折)见肘部骨折—脱位,桡骨头—鹰嘴骨折 315,315f,320-322
    with radial head fractures 桡骨头骨折 303,305,305f,315-319
    simple 简单 307-315
        capsuloligamentous injury with 关节囊—韧带损伤 307,308f
        classification of 分类 307
        complications of 并发症 315
        cross-pinning of joint in 关节交叉针 311-312,312f-313f
        direction of 方向 307
        hinged external fixation of 铰链外固定 312-313,311f-312f
        lateral collateral ligament in 外侧副韧带 305f,307,308f,

311,311f
    manipulative reduction of　徒手复位 307
    medial collateral ligament in　内侧副韧带 307,308f,311,311f
    nonoperative treatment of　非手术治疗 307 - 309
    outcomes of　结果 314
    pearls about　要点 314
    recurrence of　复发 307 - 308
    recurrent hinging open with　腹铰链打开 309,309f
    soft tissue repair in　软组织修复 311,311f
    splinting for　分离 308
    stages of elbow stability in　肘部稳定分级 307
    subluxation in　半脱位 307 - 309,309f,331
    surgical treatment of　手术治疗 309 - 313
        anatomical considerations in　解剖学考虑 309 - 310
        techniques for　技术 310 - 313
        tips and tricks　要点与难点 313
    ulnar nerve in　尺神经 310,315
Elbow fracture-dislocations　肘部骨折—脱位
    coronoid fracture　冠突骨折 315 - 317,316f,319 - 320,323
    humeral shaft fracture　肱骨干骨折 264,265f
    olecranon fracture,See also Olecranon fracture(s);Olecranon fracture-dislocation(s)　鹰嘴骨折,见鹰嘴骨折;鹰嘴骨折—脱位 315,317f - 319f
    posteromedial varus rotational　后内侧内翻旋转 315 - 317,316f,323
        nonoperative treatment of　非手术治疗 323
        outcomes of　结果 323
        pearls about　要点 323
        surgical treatment of　手术治疗 323
            indications for　适应证 323
            technique for　技巧 323
    radial head-coronoid fractures(terrible triad)　桡骨头—冠突骨折（严重三部分）320 - 322
        complications of　并发症 322
        nonoperative treatment of　非手术治疗 320
        outcomes of　结果 322
        pearls about　要点 322
        surgical treatment of　手术治疗 320 - 322
            indications for　适应证 320
            technique for　技巧 320 - 322,321f
        tips and ticks　要点与难点 322
    radial head fracture　桡骨头骨折 303,305,305f,315 - 320
        lateral collateral ligament in　外侧副韧带 320
        nonoperative treatment of　非手术治疗 317 - 320,319f
        outcomes of　结果 322
        surgical treatment of　手术治疗 320 - 322
            indications for　适应证 320
            technique for　技巧 320 - 322,321f
        tips and tricks　要点与难点 322
Elbow stiffness　肘部坚韧性 332

Elbow trauma,See also specific injuries　肘部创伤,见特殊损伤 321 - 332
    complications of　并发症 332
    rehabilitation in　康复 332
Elephant foot nonunion　象足不愈合 88,89f
Elson's test for central slip integrity　Elson 中间滑行完整性试验 424,433
Enders nails,for humeral shaft fractures　Ender 钉,肱骨干骨折 269
Epiphyseal malunion　骨骺畸形愈合 78
Erythrocyte sedimentation rate（ESR）　红细胞沉降率（ESR）
    in musculoskeletal infection　肌肉骨骼系统感染 22
    in nonunions　分离 88
Essex-Lopresti classification,of calcaneus fractures　Essex-Lopresti 分类,跟骨骨折 813
Essex-Lopresti lesion　Essex-Lopresti 病变 304
Evans classification,of intertrochanteric femur fractures　Evans 分类,股骨转子间骨折 557
Extended flexor carpi radialis approach,for distal radius fractures　桡侧腕屈肌扩大入路,桡骨远端骨折 362 - 364,363f - 364f,365f
Extended hockey stick approach,for tibial plateau fracture　曲棍球棍扩大入路,胫骨平台骨折 708 - 709,708f - 709f
Extended iliofemoral approach　髂股扩大入路
    for acetabular fractures　髋臼骨折 477 - 478,491 - 492
    for anterior column fractures plus posterior hemitransverse and associated both-column fractures　前柱骨折、后部半横断骨折及相关双柱骨折 491 - 492
    incision and exposure in　切开与显露 477 - 478,477f
    patient positioning for　病人体位 477
    for posterior column plus both-column fractures　后柱及双柱骨折 493f
    stages of　分级 477,477f
    for T-shaped fractures　T 形骨折 492
    for transverse fractures　横形骨折 492,493f
Extended ilioinguinal approach,for acetabular fractures　髂腹股沟扩大入路,髋臼骨折 491
Extenside palmar approach,for distal radius fractures　可伸展掌侧入路,桡骨远端骨折 364
Extension-compression injury,lower cervical spine　伸展—压缩损伤,下颈椎 135f
Extension injury　伸展损伤
    lower cervical spine　下颈椎 135f
    thoracic spine　胸椎 162,163f
Extensor carpi radialis brevis　桡侧腕短伸肌
    in forearm fracture　前臂骨折 342,342f
    in radius fracture　桡骨骨折 346,350
Extensor carpi radialis longus　桡侧腕长伸肌
    in forearm fracture　前臂骨折 342,342f
    in radius fracture　桡骨骨折 350
Extensor carpi ulnaris,in ulna fracture　尺侧腕伸肌,尺骨骨折 343,343f

Extensor digitorum brevis, in cuboid fracture 指短伸肌,骰骨骨折 824
Extensor digitorum communis 指伸肌总腱
    in distal tibia fracture 胫骨远端骨折 757
    in radius fracture 桡骨骨折 346,350
Extensor hallucis longus, in distal tibia fracture 拇长伸肌,胫骨远端骨折 757
Extensor pollicis brevis, in radius fracture 拇短伸肌,桡骨骨折 350
Extensor pollicis longus 拇长伸肌
    in distal radius fracture 桡骨远端骨折 378
    in radius fracture 桡骨骨折 350
Extensor tendon avulsion fractures (hand) 伸肌腱撕脱骨折(手) 408-409,411-412
    anchor fixation of 锚固定 412
    closed versus open repair of 闭合与开放修复 411-412
    mechanism of injury 损伤机制 409
    nonoperative treatment of 非手术治疗 409,411
    pearls about 要点 433
    pin fixation of 针固定 411-412,411f
    stability of joint relationship in 关节相关稳定性 409
    surgical treatment of 手术治疗 411-412
    wire fixation of 缆固定 412
External fixation 外固定
    of ankle fractures 踝骨折 844-845,845f-846f
    of comminuted phalangeal shaft fractures (hand) 指骨干粉碎性骨折(手) 416-417,417f
    conversion to intramedullary nailing 转换为髁间钉 844-845,845f-846f
    of cuboid fractures 骰骨骨折 824
    in damage-control orthopaedics 伤害控制骨外科 844-845,845f-846f
    of distal radius fractures 桡骨远端骨折 372-373
    of distal tibia fracture 胫骨远端骨折 758-760,758f-760f,771-772,772-773
    of distraction osteogenesis 牵引成骨 37-40,39f
    of dorsal dislocation of PIP joint 近侧指间关节背侧脱位 419-420,419f,421,423f
    of femoral shaft fractures 股骨干骨折 605,606,606f,617-618
    hinged, of elbow dislocation 铰链,肘关节脱位 312-313,312f-313f
    of humeral shaft fractures 肱骨干骨折 263,267,277
    of infection-related defects 感染相关缺陷 28-31,29f-31f
    infections with 感染 25-27
    of intertrochanteric femur fractures 股骨转子间骨折 572-573
    of knee dislocation 膝关节脱位 678,687-692
    of navicular fractures 舟状骨骨折 822-823
    of pubic ramus fractures 耻骨支骨折 447
    of pubic symphysis diastasis 耻骨联合分离 441-443,441f-443f
    of sacroiliac joint dislocation 骶髂关节脱位 447-448
    temporary 暂时的 21,21f
    of tibial plateau fractures 胫骨平台骨折 708-710,719-723,737,844-845,845f-846f
    of tibial shaft fracutres 胫骨干骨折 745-746
External iliac artery, in acetabular fracture 髂外动脉,髋臼骨折 476f,503-504
External iliac vein, in acetabular fracture 髂外静脉,髋臼骨折 476f
External rotation method, of shoulder reduction 外旋方法,肩关节复位 255

F

Facet joint fracture-dislocations 小关节骨折—脱位
    bilateral 双侧 139,143
    cable-plate fixation of 缆—板固定 146-147,147f
    disk herniation with 椎间盘突出 143
    hook-plate fixation of 钩—板固定 144-146,144f
    lateral mass screw fixation of 侧块螺钉固定 145f,146
    mechanism of injury 损伤机制 142
    nonoperative treatment of 非手术治疗 139
    pedicle screw fixation of 椎弓根螺钉固定 146,149f
    radiographic findings of 放射学发现 143,143f
    reduction of 复位 142-143
    surgical treatment of 手术治疗 142-148
        anterior approach in 前入路 143,147-148,148f-149f
        indications for 适应证 141
        overdistraction in 过度牵引 143,144f
        pearls about 要点 148
        posterior approach in 后入路 142-148
        720 degree approach in 720°入路 147
    unilateral 单侧 143
        old, healed 年老,已愈合 140f
    wiring techniques for 线缆技术 143-144
Farabeuf clamp Farabeuf 夹
    in acetabular fracture surgery 髋臼骨折手术 485
    in crescent fracture surgery 新月形骨折手术 456
    in sacroiliac joint surgery 骶髂关节手术 447-448
Fasciocutaneous flap 皮肤筋腰瓣 14
    complications of 并发症 15t
    vascular anatomy in 血管解剖 3f
Fasciotomy, for compartment syndrome 筋膜切开术,间室综合征 44,47-54,47f,356
    complications of 并发症 55
    foot 足 53
    indications for 适应证 44
    lateral 外侧 47f
    medial 内侧 47f
    outcomes of 结果 54-55
    prophylactic use of 预防 49
    single-incision leg 单切口腿 50-51,51f

success or, factors in 成功,因子 49
thigh 股 51
two-incision leg 双切口腿 48f,49 – 50,49f – 51f
upper extremity 上肢 51 – 53,53f
vacuum-assisted closure in 真空辅助关闭 54,54f
vitamin C pretreatment for 术前 Vit C 55
wound management in 伤口管理 53 – 54,54f
Fat embolism syndrome, with femoral shaft fractures 肥胖代谢综合征,股骨干骨折 602
Feldborg technique of wife fixation Feldborg 缆固定技术 144
Femoral fractures 股骨骨折
    diaphyseal. See Femoral shaft fractures 骨干,见股骨干骨折
    distal 远端 624 – 650
        antegrade intramedullary nailing for 顺行髁间钉 651,638f
        anterolateral approach for 前侧入路 626 – 629,627f – 628f
        articular fracture reduction and fixation in 关节骨折复位与固定 630 – 632,632f
        biological plating for 生物内植物 624,648
        blade plate for 刃形板 624,633 – 634
            anatomical considerations with 解剖学考虑 626 – 627
            results of 结果 647 – 648,649t
            surgical technique for 手术技术 633 – 634,634f – 635f
        bone graft for 骨块 649
        classification of 分类 624,625f
            implant selection by 内植物选择 630 – 631,630t
        complications of 并发症 624,649
        dynamic compression screw for 动力加压螺钉 624,634
            advantages and disadvantages of 优点与缺点 634
            anatomical considerations with 解剖学考虑 626 – 627
            indicatons for 适应证 634
            results of 结果 647 – 648,649t
        infection with 感染 649
        initial stabilization of 初始稳定 630 – 631
        lag screw fixation of 拉力螺钉固定 632,633f
        lateral condyle 外踝
            reduction and fixation of 复位与固定 645 – 647
            surgical approaches for 手术入路 630 – 631
        lateral parapatellar approach for 外侧髌旁入路 629 – 630,629f
        Less Invasive Stabilization System for 微创稳定系统 638,639 – 643,641 – 645
        locked internal fixators (plating for) 锁定内固定器(板)
            closed reduction techniques with 闭合复位技术 639 – 640,639f – 640f
            devices available for 设备 637 – 638
            manual pressure for 人工加压 640,640f
            manual traction for 人工牵引 639f,640f
            patient positioning for 病人位体 639,639
            results with 结果 647 – 649,649t
            Schanz pin for Schanz 针 640,640f
            submuscular, surgical sequence for 肌下,手术顺序 640 – 643

            techniques for 技巧 639 – 643
        locked internal fixators (plating) for 锁定内固定器(板) 637 – 643
        malunion of 畸形愈合 85 – 86,86f,649
        medial condyle 内髁
            reduction and fixation of 复位与固定 645 – 647,647f
            surgical approaches for 手术入路 630 – 631,630f
        medial parapatellar approach for 内侧髌旁入路 627,627f – 628f,630f,631,631f
        new techniques for 新技术 647
        nonoperative tereatment of 非手术治疗 625 – 626
        nonunion of 分离 649
        open reduction and fixation of 开放复位与固定 624
        outcomes of 结果 647 – 649,649t
        pearls about 要点 649 – 650
        plate fixation of 板固定
            complications of 并发症 648 – 649
            in fracture with complex articular extension 骨折伴复杂关节伸展 629 – 631,629f
            in fracture without or with simple articular extension 骨折伴/不伴简单关节伸展 627 – 629,627f – 628f
            in medial condyle fracture with complex articular extension 内髁骨折伴复杂关节伸展 630f,631,631f
            in medial/lateral condyle fractures with complex articular extension 内/外髁骨折伴复杂关节伸展 631 – 632
            results of 结果 647 – 649,649t
            surgical approaches for 手术入路 627 – 632
            surgical techniques for 手术技术 633 – 634,637 – 643
        radiographic evaluation of 放射学评估 624
        reduction of. See also specific procedures 复位,见特殊步骤
            assessment after fixation 固定后评估 643
        rehabilitation in 康复 647 – 648
        retrograde intramedullary nailing for 逆行髁间钉 623,634 – 637
            in fracture with articular extension 关节伸展骨折 626 – 627
            in fracture without articular involvement 不涉及关节的骨折 626 – 627,628f
            indications for 适应证 634
            patient positioning for 病人体位 634
            surgical approaches for 手术入路 626 – 627,628f
            surgica technique for 手术技术 634 – 637,636f – 637f
        stiffness with 坚韧性 649
        supracondylar, above total knee arthroplasty 髁上,全膝关节成形术 643 – 645,646f
        surgical approaches for 手术入路 626 – 632
            minimally invasive 微创 649
            techniques for 技巧 630 – 632
        surgical treatment of 手术治疗 623 – 624,625 – 647
            anatomical considerations in 解剖学考虑 625 – 627,625f
            difficulties in 困难 623
            in elderly osteoporotic patient 骨质疏松老年病人 625

  indications for 适应证 625
  prominent hardware in 硬件凸起 625-627
  results of 结果 648-649,649t
 tips and tricks 要点与难点 646
 treatment goals for 治疗目标 623-624
 type A1 A1型 624-625,625f
 type A2 A2型 624-625,625f
 type A3 A3型 624-625,625f
 type B1 B1型 624-625,625f
 type B2 B2型 624-625,625f
 type B3 B3型 624-625,625f
 type C1 C1型 624-625,625f
 type C2 C2型 624-625,625f
 type C3 C3型 624-625,625f
head. See Femoral head fractures 头,见股骨头骨折
intertrochanteric 转子间 557-576
 augmentation for 讨论 572-574
 cephalomedullary nail for 头状髓内钉 561-565,562f-563f,568-572
  distal locking of 远端锁定 572
  Gamma nail in γ钉 561-564,574-575
  guidewire for 导丝 570-573,570f-571f
  incision and exposure for 切开与显露 569-571,569f-570f
  indications for 适应证 565,568
  insertion of 插入 571-572,571f-572f
  reaming for 钻孔 570-572,570f-572f
  results with 结果 574-575
  starting point for 初始位点 570,570f
  surgical technique for 手术技术 568-572
  tip-apex distance criteria for 尖—尖距离标准 572
 classification of 分类 557-558,557-558
 comminuted 粉碎性 557-558,558f
 complications of 并发症 574-576
  local 局部 574-576
  systemic 系统性 574-576
 composite fixation of 复合固定 572-573
 deep venous thrombosis with 深静脉血栓 572,574-576
 deforming forces in 变形刀 560-561,560f
 external fixation of 外固定 572
 failure of fixation in 固定失败 557,575-576
 femoral neck fracture with 股骨颈骨折 558,558f
 fixed-angled devices for 固定成角设备 561-562,563-564,564f,572
 fondaparinux use in 磺达肝素的使用 574-576
 incidence of 发生率 557
 infection with 感染 575-576
 internal fixation of 内固定 561-572
  implant choice for 内植物选择 561-565
  techinques of 技术 565-572
 loss of posteromedial buttress in 失去后内侧支撑 558

 magnetic resonance imaging of MRI 559,559f
 mortality with 死亡率 574-575
 new techniques for 新技术 572-573
 nonoperative treatment of 非手术治疗 558-559
  indications for 适应证 558,559f
  techniques for 技巧 558-559
 nonunion of 分离 575-576
 occult 隐匿的 559,559f
 open reduction of 开放复位 561-562,561-562f
 outcomes of 结果 573-574
 pearls about 要点 576
 pointed reduction clamp for 尖形复位夹 561-562,561-562f
 posterior sagging with 后部下沉 560-561,561-562f
 radiographic evaluation of 放射学评估 560-561,561f
 rehabilitation in 康复 572
 reverse obliquity 反倾 557-558,558f
 sliding hip screw (sliding screw and side plate) for 滑动髋螺钉(滑动螺钉与侧板) 557-558,561-568,562-563f
  compression with 加压 565,565f
  as gold standard 金标准 574-575
  guide pin placement for 引导针放置 566-567,566-567f
  high-angle 大角度 565,566
  incision and exposure for 切开与显露 565-566,566f
  indications for 适应证 565
  intraoperative imaging for 术中成像 566,567f
  preoperative preparation for 术前准备 565-566
  radiographic evaluation for 放射学评估 565,566f
  results with 结果 574-575
  screw pull-out in 螺钉拔出 568
  slide plate application in 滑动板应用 567-568
  sliding forces with 滑行力 565,566f
  successful use of,keys to 成功应用,关键 565
  surgical technique for 手术技术 565-568
  tip-apex distance criteria for 尖—尖距离标准 566-567,568f
  triple reamer for 三叶刀 567,568f
 stable 稳定的 557-558,557f
 surgical treatment of 手术治疗 557,559-572
  anatomical considerations in 解剖学考虑 560-561,560f
  basic concepts in 基本概念 560
  complications of 并发症 557
  indications for 适应证 559-560
  minimally invasive 微创 573
  stability after,variables in 后稳定性,习变 560
  technique for 技巧 560-572
  timing of 时机 557,560
 thromboembolism with 血栓栓塞 572,574-576
 tips and tricks 要点与难点 573
 typical patient with 典型病人 557
 unstable 不稳定 557-558
 Z-effect in Z-效应 576,576f

neck. See Femoral neck fractures 颈,见股骨颈骨折
shaft. See Femoral shaft fractures 干,见股骨干骨折
subtrochanteric 转子下 580-599
 anatomical considerations in 解剖学考虑 580-581,581f
 cannulated locking blade plate for 全管插入锁定钢板 595-596,595f
 cephalomedullary nails for 头状髓内钉 582,584f,587-592
  guidewire for 导丝 588,588f
  insertion of 插入 588-589
  intraoperative imaging for 术中成像 588-592
  reduction for 复位 586f,587-588
  results of 结果 596-599
  rotation in 旋转 588-592,590f
  starting point for 初始位点 588,588f
  surgical technique for 手术技术 587-592
 classification of 分类 581,581f
 complications of 并发症 599
 condylar blade plate for 髁角钢板 583-584,592-594
  95-degree 95° 592-596,599
  femoral neck visualization for 显露股骨颈 592-593,592f
  patient positioning for 病人体位 592-594
  results with 结果 599
  soft tissue considerations with 软组织考虑 594
  surgical technique for 手术技术 592-594,593
 deforming forces in 变形力 580-581,581f
 fixed-angle plates for 固定角钢板 583,586f
 high-energy, in young patients 高能量,年轻病人 581
 intramedullary hip screws for 髋关节髓内钉 582,584f
 intramedullary nailing for 髓内钉
  advantages of 优点 582
  disadvantages of 缺点 581,582-583
  indications for 适应证 582-583,583f
  nail options in 钉选择 582,583f
  reduction for 复位 583,586f
  results of 结果 596-599
  standard interlocking nails in 标准交锁钉 582,583f
  techniques for 技巧 587-592
 locking plate-screw device for 锁定板—螺钉装置 595-596,595-596f,597f
 low-energy, in older patients 低能量,年老病人 581
 malunion of 畸形愈合 581,598-599
 new techniques for 新技术 595-596
 nonoperative treatment of 非手术治疗 581
 nonunion of 分离 581,598-599
 outcomes of 结果 596-599
 pearls about 要点 598-599
 plate fixation of 板固定 586
  implant options in 内植物选择 583-584
  indications for 适应证 583-584
  results with 结果 598-599

  sutgical techniques for 手术技术 592-594
 in polytrauma patient 多发性创伤病人 847-850,849-850
 rehabilitation in 康复 594-595
 reverse obliquity 反倾 582,582f
 surgical treatment of 手术治疗 582-599
  indications for 适应证 582-584
  patient positioning for 病人体位 585-587,587f
  techniques for 技巧 583-594
 tips and tricks 要点与难点 594
 trochanteric nails for 转子钉 582,583f,591f,592f
 type Ⅰ A Ⅰ A 型 581,581f
 type Ⅰ B Ⅰ B 型 581,581f
 type Ⅱ A Ⅱ A 型 581,581f
 type Ⅱ B Ⅱ B 型 581,581f
Femoral head 股骨头
 in acetabular fractures 髋臼骨折 470,470f
 osseous anatomy of 骨解剖 583
 relationship with acetabulum 与髋臼关系 510
 vascular supply to 血供 534-538,535-536f
Femoral head fractures 股骨头骨折 510-524
 avascular necrosis with 缺血性坏死 523,523-524f
 classification of 分类 512-514
 complications of 并发症 523-524
 with hip dislocation 髋关节脱位 510-514,511-512
 irreducible 不可复位的 515,515f
 Kocher-Langenbeck approach for Kocher-Langenbeck 入路 515-516,518,523
 new techniques for 新技术 519
 nonoperative treatment of 非手术治疗 515
 outcomes of 结果 523-524
 pearls about 要点 524
 Pipkin Ⅰ (infrafoveal) Pipkin Ⅰ(中心凹内) 512-514,512f
  surgical treatment of 手术治疗 515-518
 Pipkin Ⅱ (suprafoveal) Pipkin Ⅱ(中心凹上) 512-514,512f
  surgical treatment of 手术治疗 515-518
 Pipkin Ⅲ (femoral neck fracture with) Pipkin Ⅲ(伴股骨颈骨折) 512-514,512f
  surgical treatment of 手术治疗 517f,518
 Pipkin Ⅳ (acetabular fracture-dislocation with) Pipkin Ⅳ(伴髋臼骨折—脱位) 512-514,512f,518f
  surgical treatment of 手术治疗 518-519,519-522f
  trochanteric filp osteotomy for 转子翻转截骨术 518-519,519-522f
 rehabilitation in 康复 519
 screw fixation of 螺钉固定 516-518,516f
 surgical treatment of 手术治疗 515-519
  indications for 适应证 515
  techniques for 技巧 515-519
 tips and tricks 要点与难点 519
Femoral neck fractures 股骨颈骨折 527-551

antalgic position for 镇痛体位 538
bone graft for 骨移植 549,550t
capsulotomy for 囊切开术 539-540
classification of 分类 527,528f
 AO/OTA system of AO/OTA 系统 527,529f
 Garden system of Garden 系统 527,528f
 Pauwels system of Pauwels 系统 527,529f
complications of 并发症 548-551
computed tomography of CT 527
displaced 位移 527,528f,532-533
 arthroplasty for 关节镜 543-546
  anterolateral approach for 前外侧入路 543-545
   femoral canal preparation for 股骨管内准备 543-544,543f
  posterolateral approach for 后外侧入路 545-546
  total hip 全髋 546,547f
 open reduction and internal fixation of 开放复位与内固定 540-544,542f
in elderly patient 年老病人 527
 bipolar hemiarthroplasty for 双极半关节成形术 533,534f
 cemented hemiarthroplasty for 胶结半关节成形术 532-534
 displaced 位移 532-533
 general treatment principles for 一般治疗原则 532-533
 outcomes of 结果 548
 postoperative medical complications with 术后医疗并发症 548
 surgical implant options in 外科内植物选择 532-534
 total hip arthroplasty for 全髋关节成形 533-534,535-536f,545-546,547f
 uncemented hemiarthroplasty for 非胶结半关节成形术 532-533,532f
 unipolar hemiarthroplasty for 单极半关节成形术 533
with femoral head fractures 股骨头骨折 512,512f,517f,518
femoral shaft fracture with 股骨干骨折 542-543,602,615-616
groin pain with 腹股沟痛 529
Hardinge approach for Hardinge 入路 538,538f
health costs of 健康代价 529
with hip dislocation 髋关节脱位 510
increase incidence of 发生率上升 529
with intertrochanteric femur fractures 股骨转子间骨折 557,557f
low-energy 低能量 529
magnetic resonance imaging of MRI 529
missed diagnosis of 误诊 530f
new techniques for 新技术 547-548
nondisplaced 无位移 529,530f
 internal fixation of 内固定 539-541,539f
nonoperative treatment of 非手术治疗 529-530
nonunion of 分离 548-549,549f,550t
 intertrochanteric osteotomy for 转子间截骨术 90-92,92f
osteonecrosis with 骨坏死 527,549-551
osteoporotic bone in, improved fixation in 骨质疏松骨,改进的固定 547

outcomes of 结果 548-549
pearls about 要点 551
physiological age and 生理年龄 527
in polytrauma patients 多发性创伤病人 527,530f,850-859f,854-858f
radiographic evaluation of 放射学评估 527
rehabilitation in 康复 545-546
screw fixation of 螺钉固定 530-532,530-532f,539-540
 screw insertion in 螺钉插入 539,539f
 screw placement in 螺钉放置 539,539-540f
Smith-Petersen approach for, modified Smith-Petersen 入路,修改 538-539,539f,541-542,547-548
surgical approaches for 手术入路 538-539
surgical treatment of 手术治疗 530-546
 anatomical considerations in 解剖学考虑 534-538
 indications for 适应证 530
 osseous anatomy in 骨解剖 534
 techniques for 技巧 539-546
 tips and tricks 要点与难点 545-546
 vascular supply in 血给 534-537,535-536f
total hip arthroplasty for 全髋关节成形术
 in elderly patient 老年病人 533-534,535-536f,545-546,547-548f
 single-incision anterior approach on orthopaedic table 骨科桌上单切口前入路 547-548
 technique of 技巧 547,547-548f
treatment controversy on 治疗争论 529
valgus-impacted 外翻冲击的 540-541f
 internal fixation of 内固定 540-541
Watson-Jones approach for Watson-Jones 入路 537f,538,541-542,541-542f
in young patient 年轻病人 527
injuries associated with 相关损伤 549
outcomes of internal fixation 内固定结果 548-549
surgical implant options in 手术内植物选择 530-532,530-532f
urgent treatment of 主要治疗 538
Femoral nerve, in acetabular fracture surgery 股神经,髋臼骨折手术 476-477
Femoral shaft fractures 股骨干骨折 602-620
anatomical considerations in 解剖学考虑 602
antibiotic prophylaxis in 预防性应用抗生素 616,617-619
arterial injury with 动脉损伤 616
bilateral, mortality with 双侧,死亡率 602
bone grafts for 骨移植 617-618,620
bridge plating for 桥接板 606-610
 percutaneous 经皮 607-610,609f
 results of 结果 617-618
classification of 分类 603,604f
comminuted 粉碎性 606

compartment syndrome with 间室综合征 619
complications of 并发症 618-620
compression plating for 加压钢板 606,618
damage control orthopaedics for 损伤害控制骨外科 617
deep venous thrombosis with 深静脉血栓 610,615
delayed union of 延迟愈合 619
external fixation of 外固定 605-606,606f,618
fat embolism syndrome with 肥胖代谢综合征 602
femoral neck fracture with 股骨颈骨折 542-543,602,615-616
gunshot wounds 枪击伤 616
head injuries with 头部外伤 602,617-618
heterotopic ossification with 异位骨化 619
incidence of 发生率 602
infection with 感染 617-619
injuries associated with 相关损伤 602-603
 regional 局部性的 602-603
 systemic 系统性的 602
intramedullary nailing for 髓内钉
 antegrade 顺行 610-614
  lateral position for 外侧位 614
  off fracture table 骨折桌下 614
  unreamed nail in 非扩髓钉 614
  variations of 变量 614
 antegrade, trochanteric, reamed, supine 顺行,转子,扩髓,仰卧 612-614
  nail insertion in 钉插入 613-614,613f
  starting point for 初始位点 612-613,613f
 antegrade piriformis, reamed, supine, fracture table 顺行梨状肌,扩髓,仰卧,骨折桌 610-612
  freehand technique for 徒手技术 611,613f
  nail size for 钉尺寸 611,612f
  patient positioning for 病人体位 610,610f
  perfect circle in 完美环 611,613f
  reduction maneuvers for 复位操作 610-611,610-611f
  starting point for 初始位点 610,610f
 complications of 并发症 617-620,846-848
 controversies over 争论 605,610
 introduction of 介绍 603
 nail prominence in 钉珥 619-620
 results of 结果 617
 retrograde 逆行 614-615
 retrograde reamed 逆行扩髓 614-615
  patient positioning for 病人体位 614
Femoral shaft fractures, retrograde reamed (*Continued*) 股骨干骨折,逆行扩髓(续)
  radiolucent triangles for positioning 透射X线的三角形区域体位 614,614f
  starting point for 初始位点 614,615f
  tissue protector for 组织保护 614-615,615f
  as standard 作为标准 605

knee injuries with 膝部损伤 602-603
lateral approach for 外侧入路 606,607f
limb alignment in 肢体对线 606
malunion of 畸形愈合 619
mechanism of injury 损伤机制 602
missed, following treatment 错过,随后处理 619
neurological injury with 神经系统损伤 603,620
new horizons for 新层面 620-621
new techniques for 新技术 617-618
nonoperative treatment of 非手术治疗 603
nonunion of 分离 619
open, from blunt trauma 开放,钝性损伤 616
outcomes of 结果 618
pearls about 要点 620
plate fixation of 板固定 606-610
 complications of 并发症 620
 results of 结果 618
in polytrauma patients 多发性损伤病人 603,617-618,846-848,850-859,854-858
reamer irrigator aspirator for 扩髓器—冲洗器—吸引器 617-618,617-618f,621
second hit phenomenon in 继发性碰撞现象 602,616-617
segmental bone loss in 节段椎骨缺失 616
special considerations in 特殊考虑 615-617
surgical treatment of 手术治疗 605-615
 anatomical considerations in 解剖学考虑 605,607f
 computer-assisted 计算机辅助 619-621
 indications for 适应证 605
 inflammatory response to 炎性反应 602,616-617
 patient positioning for 病人体位 605
 techniques for 技巧 605-615
 timing of 时机 617
tips and tricks 要点与难点 617
vascular injury with 血管损伤 603
Femur. *See also specific injuries* 股骨,见特殊损伤
 Condylar Locking Compression Plate for 髁锁定加压钢板 71
 Less Invasive Stabilization System for 微创稳定系统 63-68
 subtrochanteric zone of 转子口下压 580-581,580-581f
Fibrinogen 纤维蛋白原 838
Fibroblast growth factor (FGF) 成纤维细胞生长因子(FGF) 96
Fibular collateral ligament reconstruction 外侧副韧带重建 686-687
Fibular fractures 腓骨骨折
 with ankle fractures 踝部骨折 783-785
 with deltoid ligament injury 三角韧带损伤 787-788
 with distal tibia fractures 胫骨远端骨折 758-760
 plate fixation of 板固定 758-760,759f,783-785,784f
 surgical approach for 手术入路 783,783f
Fielding and Hawkins classification, of atlantoaxial instability 寰枢椎不稳 Fielding-Hawkins 分类 106f

Fifth metatarsal fractures 第五跖骨骨折 830-831
  acute 急性 830-831
  chronic 慢性 830-831
  Jones Jones 830-831
  postoperative management of 术后管理 831
  screw fixation of 螺钉 830-831,831f
  styloid avulsion 茎突撕脱份 830-831
Fifth metatarsal-phalangeal joint injuries 第5跖趾关节损伤 831
Finger fractures. See Phalangeal fractures of hand 手指骨折,见手部掌骨骨折
First hit phenomenon 初次撞击现象 838
First metatarsal fractures 第1跖骨骨折 830
  fixation options for 固定选择 830,830f
  nonoperative treatment of 非手术治疗 830
  open reduction and internal fixation of 开放复位与内固定 830
First metatarsal-phalangeal joint injuries 第一跖趾关节损伤 837
Five Ps, in compartment syndrome 第五跖骨,间室综合征 45
Flatback deformity, with thoracolumbar spine fracture 平背畸形,伴胸腰椎骨折 189,190f
Flatfoot deformity, with cuboid fractures 平足畸形,伴骰骨骨折 824
Flexion-compression injury, lower cervical spine 屈曲—压缩伤,下颈椎 135f
Flexion-distraction injury 屈曲—牵引损伤
  thoracic 胸部 165
    outcomes of 结果 171
  thoracolumbar 胸腰椎 176-177,177f
    nonoperative treatment of 非手术治疗 180-181
    pedicle screw fixation of 椎弓根螺钉固定 190
    posterior compression injury and retropulsion with 后侧压迫损伤,后退步态 190-191,192f
    progressive deformity with 进行性畸形 190,191f
    surgical indications in 手术适应证 180-182
    surgical techniques for 手术技术 189-192
Flexion injury, lower cervical spine 压曲损伤,下颈椎 135f
Flexor carpi radialis 桡侧腕屈肌
  in distal radius fractures 桡骨远端骨折 362-364,363-365f
  in forearm fracture 前臂骨折 342,342f
  in radius fracture 桡骨骨折 352
Flexor carpi ulnaris 下侧腕屈肌
  in forearm fracture 前臂骨折 342,342f
  in ulna fracture 尺骨骨折 343,343f,347
Flexor digitorum communis, in distal tibia fracture 趾屈肌总腱,胫骨远端骨折 757
Flexor digitorum profundus 趾(指)深屈肌
  avulsion of 撕脱 408-411
    classification of 分类 410
    mechanism of injury 损伤机制 408-409
    nonoperative treatment of 非手术治疗 409
    surgical technique for 手术技术 410-411
    type 1 (nonbony) 1型(非骨性) 410
    type 2 (small bony fragment) 2型(小骨片) 410
    type 3 (large bony fragment) 3型(大骨片) 410-411
  in forearm fracture 前臂骨折 342,342f
  in ulna fracture 尺骨骨折 343,343f
Flexor digitorum superficialis 趾(指)浅屈肌
  in forearm fracture 前臂骨折 342,342f
  in radius fracture 桡骨骨折 352
  in ulna fracture 尺骨骨折 343,343f
Flexor hallucis longus, in talus fracture 长屈肌,距骨骨折 809
Flexor pollicis longus 拇长屈肌
  in distal radius fracture 桡骨远端骨折 362,363f
  in forearm fracture 前臂骨折 342,342f
  in radius fracture 桡骨骨折 352
Floating elbow injuries, with humeral shaft fracture 浮肘损伤,肱骨干骨折 264,265f
Floating pelvis 骨盆浮动 511
Floating shoulder lesion 浮肩病变 211,229
Fluoroscopy, three-dimensional, intraoperative 荧光镜,三维,术中 124-125
Fondaparinux, in intertrochanteric femur fractures 磺达肝素,股骨转子间骨折 574-576
Foot fasciotomy 足筋膜切开术 52
Foot fractures, See also specific types 足部骨折,见特殊类型 802-830
  calcaneus 跟骨 810-821
  cuboid 骰骨 822-825
  metatarsal 跖骨 830-832
  navicular 舟状骨 821-825
  phalangeal 指骨 831-832
  talar 距骨 803-810
Forearm fasciotomy 前臂筋膜切开术 51-52,52f,356
Forearm fractures, See also Radius fractures; Ulna fractures 前臂骨折,见桡骨骨折,尺骨骨折 336-356
  bone grafting for 骨移植 354
  casting for 成形 338
  classification of 分类 336,337f
  compartment syndrome with 间室综合征 356
  complications of 并发症 355-356
  concomitant diaphyseal radius and ulna 伴发桡尺骨骨干 336
  dorsal (Thompson's) approach for 背侧(Thompson)入路 342-343,342f,345-346f,345-346
  early mobilization for 早期活动 338
  functional bracing for 功能性支撑 338,339f
  with humeral shaft fractures 肱骨干骨折 264,265
  intramedullary nailing for 髁间钉 354-355
  locking plates for 锁定钢板 355
  mechanism of injury 损伤机制 336
  muscle groups in 肌骨干 342
  new techniques for 新技术 355
  nightstick 警棍 338

nonoperative treatment of 非手术治疗 338
    indications for 适应证 338
    techniques of 技巧 338
outcomes of 结果 355
pearls about 要点 356
radius with distal radial ulnar joint dislocation 桡骨伴远端桡尺关节脱位 336
reduction of 复位 338
refracture, after plate removal 再骨折,板去除后 355-356
rehabilitation for, as treatment 康复,作为治疗 338
in skeletally immature children 骨骼未成熟儿童 338
surgical approaches for 手术入路 342-346
surgical treatment of 手术治疗
    anatomical considerations in 解剖学考虑 342-346,342-346f
    general principles in 一般原则 338-339
    indications for 适应证 338
    intraoperative imaging in 术中成像 339-341
    patient positioning and draping for 病人摆位与悬垂 339
    preoperative planning for 术前计划 339,340f
    techniques for 技巧 346-355
ulnar approach for 尺侧入路 341-342,341f-342f
ulnar with radial head dislocation 尺骨伴桡骨头脱位 336
unique feature of 特征 336
volar (Henry's) approach for 掌侧入路(Henry) 342-346,343-344f,346-348

Forearm rotation, in radial head fracture 前臂旋转,桡骨头骨折 304
Four Cs, for muscle assessment 4Cs,肌肉评估 4-5
Four-plane deformities, with malunion 四平面畸形,畸形愈合 84
Fourth metatarsal fractures 第四跖骨骨折 830-831
    deformity with 畸形 830
    fixation options for 固定选择 830-831,830f
Fourth metatarsal-phalangeal joint injuries 第四跖趾关节骨折 831-832
Fracture(s). See specific anatomy and types 骨折,见特殊解剖与类型
Fracture blisters 骨折水泡
    with calcaneus fractures 跟骨骨折 811,811f
    treatment of 治疗 2
Fracture-dislocations. See specific anatomy and types 骨折—脱位,见特殊解剖与类型
Frankel classification, of lower cervical spine injury Frankel 分类,下颈椎损伤 134
Free muscle flaps 自由肌瓣 14
    complications of 并发症 14-15,15t
    for infection-related defects 感染相关缺陷 33
    for soft tissue injury 软组织损伤 7
Frykman and Melone classification, of distal radius fractues Frykman 与 Melone 分类,桡骨远端骨折 360
Fusion. See also specific procedures and disorders 融合,见特殊步骤与重病 116
    for cervicocranial injuries 颅颈损伤 169-170
    for thoracic spine fracture 胸椎骨折 188
    for thoracolumbar spine fractures 胸腰椎骨折

G

Gait, nonunion/malunion and 步态,不愈合/畸形愈合 77
Galeazzi fractures Galeazzi 骨折 336,353-354,354f
    complications of 并发症 354
    DRUJ capsule repair in DRUJ 关节囊修复 353-354
    outcomes of 结果 354
    radiographic findings of 放射学发现 353,354f
    surgical treatment of 手术治疗 353-354,354f
    triangular fibrocartilage complex in 三角纤维软骨复合体 353-354
Gamma nail, for intertrochanteric femur fractuers 伽马钉,股骨转子间骨折 561-564,574-575
Garden classification, of femoral neck fractures Garden 分类,股骨颈骨折 527,528f
Gastrocnemius flap 腓肠肌瓣 7-9
    blood supply of 血供 7
    complications of 并发症 15,15t
    contraindications to 禁忌证 7
    indications for 适应证 7
    postoperative care of 术后护理 9
    surgical technique for 手术技术 7-8,8-9f
Gastrocnemius muscle, in distal tibia fractures 腓肠肌,胫骨远端骨折 757
Gemellus superior muscle, in subtrochanteric femur fracture 上孖肌,股骨转子下骨折 580
Gene therapy, and wound healing 基因疗法,创伤愈合 14
Geniculates, knee blood supply via 膝状,膝部血供 680
Gertzbein classification, of thoracic spine fractures Gertzbein 分类,胸椎骨折 160f
Glasgow coma scores (GCSs) Glasgow 昏迷评分(GCSs) 845-846
Glenohumeral joint dislocation. See Shoulder dislocation 盂肱关节脱位,见肩关节脱位
Glenoid fossa 盂窝 214-215
Glenoid neck fractures 盂颈骨折
    hook plate for 钩板 207,208f
    mechanism of injury 损伤机制 209
    surgical treatment of, indications for 手术治疗,适应证 211
Glissane's angle, in calcaneus fractures Glissane 角,跟骨骨折 811-812,811f
Gluteal artery, in acetabular fracture surgery 臀动脉,髋臼骨折 472
Gluteus maximus 臀静脉
    in acetabular fracture surgery 髋臼骨折手术 471-472,471f
    in posterior approach to sacroiliac joint 骶髂关节后入路 448-449,451f,453f
Gravity stress test, in ankle fracture 重力压迫试验,踝部骨折 780f,

781－782
Greater arc injuries 大弓损伤 386
Growth factors 生长因子 96
Gull wing sign, in acetabular fractures 鸥翼征,髋臼骨折 465,466f
Gunshot wounds, femoral shaft 枪击伤,股骨干 616
Gustilo-Anderson classification, of open fractures Gustilo-Anderson 分类,开放性骨折 603,730,818

H

Hadra technique of wire fixation Hadra 缆固定技巧 143
Halo orthosis Halo 支具
   for cervicocranial injuries 颅颈损伤 100－101,128
   for facet dislocation 小关节脱位 139
   for hangman's fractures Hangman 骨折 114－115
   for lower cervical spine injuries 下颈椎 138,140
   for odontoid fracture 齿突骨折 127
   outcomes and complications of 结果与并发症 128
Hamate allograft, for PIP joint 钩状骨异体移植,PIP 关节 423,423f
Hamate fractures 钩状骨骨折 405－406
   body 体 405－406
   hook 钩 405－406
   nonoperative treatment of 非手术治疗 405－406
   surgical treatment of 手术治疗 405－406
Hamstring graft 胸腱移植
   for anterior cruciate ligament reconstruciton 前交叉韧带重建 686
   for posteromedial complex reconstruction 后内侧复合体重建 687,687f
Hand fractures and dislocations, See also specific types 手部骨折与脱位,见特殊类型 408－433
   distal interphalangeal joint 远端指间关节 408
   pearls about 要点 433
   phalangeal 指骨的
      distal 远端 408－412
      middle 中间 412－417
      proximal 近端 412－417
   phalangeal neck 指骨颈 412
   phalangeal shaft 指骨干 412－417
   proximal interphalangeal joint 近侧指间关节 417－428
Hand Innovations DVR plate 手部创新性 DVR 板 369－371
Handing arm casts, for humeral shaft fractures 吊臂管形,肱骨干骨折 262
Hangman's fractures Hangman 骨折 111－115
   anterior cervical diskectomy and fusion for 前路颈椎间盘切除与融合 114－115,115f,123,129
   classification of 分类 111－114,112－113f
   halo orthosis for halo 支具 114－115
   outcomes and complications of 结果与并发症 126
   pseudoarthrosis of 假关节 126
   surgical treatment of, indications for 手术治疗,适应证 114－115,115－116f
   symptomatic degeneration with 症状性退变 126
   type Ⅰ Ⅰ型 111,112f
      immobilization for 制动 114
   type Ⅰa Ⅰa型 112－113f,126
      spinal cord injury with 脊髓损伤 126
      vertebral artery injury with 椎动脉损伤 126
   type Ⅱ Ⅱ型 111－114,112f－113f,126
      fusion procedures for 融合步骤 114－115,115f,123
      osteosynthesis for 接骨术 114－115,115f,116
   type Ⅱa Ⅱa型 112,113－114f
      anterior upper cervical approach to 上颈椎前入路 117－118
      fusion procedures for 融合步骤 116,123
   type Ⅲ Ⅲ型 112－114,113f,126
      anterior upper cervical approach to 上颈椎前入路 117－118
      neurologic injury with 神经系统损伤 126
      posterior fusion and arthrodesis for 后部融合与关节固定 115,116f
Harborview classification, of craniocervical injuries Harborview 分类,颅颈损伤 103,103t
Hardcastle classification, of tarsometatarsal joint injuries Hardcastle 分类,跖跗节损伤 824－825
Hardinge approach, for femoral neck fractures Hardinge 入路,股骨颈骨折 338,538f
Hawkins classification, of talar neck fractures Hawkins 分类,距骨骨折 801,802f
Head injuries 头部损伤
   computed tomography of CT 844－845
   early versus delayed fixation with 早期与延迟固定 845－846
   femoral shaft fractures with 股骨干骨折 602,617－618
   Glasgow coma scores in Glasgow 昏迷评分 845－846
   special considerations in 特殊考虑 844－846
"Head splitting"fracture, proximal humeral "头部分离"骨折,肱骨近端 242,243f
Heitemeyer and Hierholzer bridge plate Heitemeyer－Hierholzer 桥钢板 59
Henry's (volar) approach, for radius fractures Henry(掌侧)入路,桡骨骨折 342f,343－346,344f－345f,350－352
Heparin 肝素
   in calcaneus fractures 跟骨骨折 815
   in intertrochanteric femur fractures 股骨转子间骨折 575－576
Herzog curve, in tibial nailing Herzog 曲线,胫骨钉 734f
Heterotopic ossification 异位骨化
   with acetabular fractures 髋臼骨折 504,505f
   with antegrade nailing of humeral shaft 肱骨干顺行置钉 277－278
   with distal humeral fractures 肱骨远端骨折 399
   with elbow trauma 肘部创伤 331
   with femoral shaft fractures 股骨干骨折 620
   with hip dislocation 髋关节脱位 523

with knee dislocation 膝关节脱位 697,697f
High-pressure pulsatile lavage, for soft-tissue injury 高压脉冲式冲洗 4
Hill-Sachs lesion, reverse, with shoulder dislocation Hill-Sachs 病变,反向,肩关节脱位 255
Hindfoot deformity, with navicular fractures 后足畸形,舟状骨骨折 822-823
Hinged brace 铰链支撑
　　for knee dislocations 膝关节脱位 678
　　for tibial plateau fractures 胫骨平台骨折 705-706,721
Hinged external fixation, of elbow dislocation 铰链外固定,肘关节脱位 312-313,312f-313f
Hip. See also specific injuries 髋,见特殊损伤
　　anatomy of 解剖 510
Hip arthroplasty 髋关节成形术
　　for nonunion of intertrochanteric femur 股骨转子间不愈合
　　total 全部 575-576
　　　　for acetabular fractures 髋臼骨折 494,497-499f
　　　　for femoral neck fracture 股骨颈骨折 534-535,535-536f,545,547f
Hip dislocatons 髋关节脱位 510-524
　　acetabular and femoral head fractures with 髋臼与股骨头骨折 511
　　acetabular fractures with 髋臼骨折 510-511
　　anterior 前 510-511
　　　　closed reduction of 闭合复位 512-515
　　avascular necrosis with 缺血性坏死 510,523,523f
　　bilateral 双侧 511,512f
　　classification of 分类 511-512
　　closed reduction of 闭合复位 510,511-515
　　complications of 并发症 523-524
　　emergency department evaluation of 急诊室评估 510
　　etiology of 病因学 510
　　femoral head fractures with 股骨头骨折 510-512,512f
　　heterotopic ossification with 异位骨化 523
　　inferior or obturator 下壁或闭孔 511
　　　　closed reduction of 闭合复位 512-515
　　irreducible 不可矫正 512,515f,518
　　mechanism of injury 损伤机制 510
　　medial 内侧 511
　　new techniques for 新技术 519
　　nonoperative treatment of 非手术治疗 512-515
　　open reduction of 开放复位 510
　　outcomes of 结果 523-524
　　pearls about 要点 524
　　posterior 后 510-512
　　　　Allis method for Allis 方法 512,514f
　　　　Bigelow maneuver for Bigelow 操作 512-513,513f
　　　　closed reduction of 闭合复位 512-513,513-514f
　　　　Stimson method for Stimson 方法 513,514f

radiographic evaluation of 放射学评估 510
rehabilitation in 康复 519
surgical treatment of 手术治疗 515-519
tips and tricks 要点与难点 519
Hip fractures 髋部骨折
　　intertrochanteric 转子间 557-576
　　　　augmentation for 讨论 572-573
　　　　cephalomedullary nail for 头状髓内钉 561-565,562-563f,568-572
　　　　　　distal locking of 远端锁定 572
　　　　　　Gamma nail in 钉 561-564,575
　　　　　　guidewire for 导丝 570-572,570-571f
　　　　　　incision and exposure for 切开与显露 569-571,569-570f
　　　　　　indications for 适应证 565,568
　　　　　　insertion of 插入 571-572,571-572f
　　　　　　reaming for 扩髓 570-571,570-571f
　　　　　　results with 结果 575
　　　　　　starting point for 初始位点 570,570f
　　　　　　surgical technique for 手术技术 568-572
　　　　　　tip-apex distance criteria for 尖—尖距离标准 572
　　　　classification of 分类 557-558,557-558f
　　　　comminuted 粉碎性 557-558,558f
　　　　complications of 并发症 575-576
　　　　　　local 局部 575-576
　　　　　　systemic 系统性 575-576
　　　　composite fixation of 复合固定 572-573
　　　　deep venous thrombosis with 深静脉血栓 572,575-576
　　　　deforming forces in 变形力 560-561,561f
　　　　external fixation of 外固定 572
　　　　failure of fixation in 固定失败 557,575-576
　　　　femoral neck fracture with 股骨颈骨折 558,558f
　　　　fixed-angled devices for 固定角度装置 561,564,564f,572
　　　　fondaparinux use in 磺达肝素应用 575-576
　　　　incidence of 发生率 557
　　　　infection with 感染 576
　　　　internal fixation of 内固定 561-572
　　　　　　implant choice for 内植物选择 561-565
　　　　　　techniques of 技巧 565-572
　　　　loss of posteromedial buttress in 后内支柱丧失 558
　　　　magnetic resonance imaging of MRI 557,559f
　　　　mortality with 死亡率 575
　　　　new techniques for 新技术 572-573
　　　　nonoperative treatment of 非手术治疗 558-559
　　　　　　indications for 适应证 558,559f
　　　　　　techniques for 技巧 558-559
　　　　nonunion of 分离 576
　　　　occult 隐匿性 559,559f
　　　　open reduction of 开放复位 560-562,560-562f
　　　　outcomes of 结果 573-575
　　　　pearls about 要点 576

pointed reduction clamp for 尖形复位钳 561-562,561f-562f
posterior sagging with 后下垂 561,561f-562f
radiographic evaluation of 放射学评估 561,561f
rehabilitation in 康复 572
reverse obliquity 反倾 557-558,558f
sliding hip screw (sliding screw and side plate) for 滑动髋螺钉（滑动螺钉与滑动板）557-558,561-568,562-563f
 compression with 压迫 565,565f
 as gold standard 金标准 575
 guide pin placement for 导针放置 566-567,567-568f
 high-angle 大角度 565,566
 incision and exposure for 切开与显露 565-566,566f
 indications for 适应证 565
 intraoperative imaging for 术中成像 566,567f
 preoperative preparation for 术前准备 565-566
 radiographic evaluation for 放射学评估 565,566f
 results with 结果 575
 screw pull-out in 螺钉技术 568
 slide plate application in 滑动板应用 567-568
 sliding forces with 滑行力 565,566f
 successful use of, keys to 成功应用, 关键 565
 surgical technique for 手术技术 565-568
 tip-apex distance criteria for 尖—尖距离标准 566-567,568f
 tripe reamer for 三刃刀 567,568f
stable 稳定 557-558,557f
surgical treatment of 手术治疗 557,559-572
 anatomical considerations in 解剖学考虑 560-561,561f
 basic concepts in 基本概念 560
 complications of 并发症 557
 indications for 适应证 559-560
 minimally invasive 微创 574
 stability after, variables in 稳定性, 变量 560
 technique for 技巧 561-572
 timing of 时机 557,560
thromboembolism with 血栓栓塞 572,575-576
tips and tricks 要点与难点 574
typical patient with 典型病人 557
unstable 不稳 557-558,558f
Z-effect in Z-效应 576,576f
intracapsular 关节囊内 527-551
 antalagic position for 镇痛体位 538
 bone graft for 骨移植 549,550t
 capsulotomy for 关节囊切开术 539-540
 classification of 分类 527,528f
  AO/OTA system of AO/OTA 系统 527,529f
  Garden system of Garden 系统 527,528f
  Pauwels system of Pauwels 系统 527,529t
 complications of 并发症 548-551
 computed tomography of CT 527
 displaced 位移 527,528f,532-533

 arthroplasty for 关节成形术 543-546,543f,547f
 open reduction and internal fixation of 开放复位与内固定 540-543,542f
in elderly patient 老年病人 527
 bipolar hemiarthroplasty for 双极半关节成形术 533-534,534f
 cemented hemiarthroplasty for 胶凝半关节成形术 532-534
 displaced 位移 532-533
 general treatment principles for 一般治疗原则 532-533
 outcomes of 结果 548
 postoperative medical complications with 术后医疗并发症 548
 surgical implant options in 手术内植物选择 532-534
 total hip arthroplasty for 全髋关节成形术 532-534,536f,545-546,547f
 uncemented hemiarthroplasty for 非胶凝半关节成形术 532-533,532f
 unipolar hemiarthroplasty for 单极半关节成形术 534
groin pain with 腹股沟痛 527
Hardinge approach for Hardinge 入路 538,538f
health costs of 健康代价 527
increase incidence of 发生率上升 527
low-energy 低能量 527
magnetic resonance imaging of MRI 527
missed diagnosis of 漏诊 528f
new techniques for 新技术 547
nondisplaced 无位移 527,528f
 internal fixation of 内固定 539-541,539-540f
nonoperative treatment of 非手术治疗 529-631
nonunion of 分离 548-550,549t,560t
osteonecrosis with 骨坏死 527,649-651
osteoporotic bone in, improved fixation in 骨质疏松骨, 改进固定 547
outcomes of 结果 547-549
pearls about 要点 551
physiological age and 生理年龄 527
in polytrauma patients 多发性创伤病人 527
radiographic evaluation of 放射学评估 527
rehabilitation in 康复 545-546
screw fixation of 螺钉固定 540-543,530f-532f,539-541
 screw insertion in 螺钉插入 539-540,539-540f
 screw placement in 螺钉放置 539-540,539-541f
Smith-Petersen approach for, modified Smith-Petersen 入路, 改良 538-539,539f,541-542,547
surgical approaches for 手术入路 538-539
surgical treatment of 手术治疗 530-546
 anatomical considerations in 解剖学考虑 534-538
 indications for 适应证 540
 osseous anatomy in 骨解剖 534
 techniques for 技巧 539-546

    tips and tricks　要点与难点 546
    vascular supply in　血供 534-537,535f-536f
  total hip arthroplasty for　全髋关节成形术
    in elderly patient　老年病人 532-534,536f,545-546,547f
    single-incision anterior approach on orthopaedic table　单切口前入路或骨科桌 546-548
    technique of　技巧 545-546,547f
  treatment contraoversy on　治疗争论 527
  valgus-impacted　内翻冲击 540-541f
    internal fixation of　内固定 539-541
  Watson-Jones approach for　Watson-Jones 入路 537f,538,542,542f
  in young patient　年轻病人 527
    injuries associated with　损伤相关 548
    ipsilateral, femoral shaft fracture with　同侧,股骨干骨折 543-544
    outcomes of internal fixation　内固定结果 547-548
    surgical implant options in　手术内植物选择 540-543,530f-532f
    urgent treatment of　重要治疗 538
Hippocratic method, of shoulder reduction　Hippocratic 方法,肩关节复位 254
Hip socket. See Acetabular fractures; Acetabulum　髋臼窝,见髋臼骨折,髋臼
Hockey stick approach, for tibial plateau fracture, extended　曲棍球棍入路,胫骨平台骨折 708-709,708f-709f
Hoffa fracture　Hoffa 骨折 630-632,632f
Hohman retractors, in pubic symphysis diastasis surgery　Hohman 牵开器,耻骨联合分离 443,444f
Holstein-Lewis fracture　Holstein-Lewis 骨折 264
Hook fixation　钩固定
  of acromioclavicular joint dislocation　肩锁关节脱位 207,207f
  in atlantoaxial fusion　寰枢椎融合 118-119
  of facet joint fracture-dislocation　小关节骨折—脱位 144-146,144f
Hook plate　钩板
  for acromioclavicular joint dislocation　肩锁关节脱位 207,207f
  for clavicle fracture　锁骨骨折 231
  for distal clavicle fracture　锁骨远端骨折 207,208f
  for glenoid neck fractures　盂颈骨折 207,208f
Horse's hoof nonunion　马蹄形分离 88,89f
Humeral avulsion of glenohumeral ligament (HAGL)　肱骨盂肱韧带撕脱 256
Humeral fractures　肱骨骨折
  distal　远端 282-299
    arthroscopy for　关节镜 287
    classification of　分类 284-285,285f-286f
    complications of　并发症 282,297-298
    components of, five possible　组成,5种可能 285,286f
    computed tomography of　CT 284

    double plating of　双板 288,288f
    failure of fixation in　固定失败 295
    H-type　H 型 285
    heterotopic ossification with　异位骨化 298
    high-energy, in younger patients　高能量,年轻病人 282,282f,287
    high T-type　高 T 型 285
    infection with　感染 296,296f-297f
    lateral lambda type　侧"λ"型 285
    literature inadequacies on　文献不足 293-294
    locking plates for　锁定板 298
    loss of motion with　丧失活动 297-298
    low-energy, in elderly　低能量,老年病人 282,283f,287
    low T-type　低 T 型 285
    malunion of　畸形愈合 295-296
    medial lambda type　中间 λ 型 285
    neurovascular structures in　神经血管结构 283
    new techniques for　新技术 298
    nonoperative treatment of　非手术治疗 285-287
      "bag of bones" technique for　"骨袋"技术 285-287
      indications for　适应证 285
      radiographic monitoring in　放射学监测 287
      techniques of　技巧 285-287
    nonunion of　分离 296
    olecranon osteotomy for　鹰嘴截骨术 290-292,291f,298
      complications of　并发症 298
      fixation options in　固定选择 291-292,291f
    open　开放 287
    outcomes of　结果 282,294-296
    pearls about　要点 299
    physical examination in　物理检查 283-284
    posterior approach for　后入路 288-293,290f,298
    radiographic evaluation of　放射学评估 283f,284,284f,288
    reduction of　复位 293-294
    screw fixation of　螺钉固定 293
    surgical treatment of　手术治疗 287-299
      Cassebaum guidelines for　Cassebaum 指南 287
      considerations in planning of　计划考虑 287
      elbow splinting after　肘分离 297
      general concepts of　一般概念 287
      indications for　适应证 283-284
      intraoperative imaging in　术中成像 289,293-294
      intraoperative planning for　术中计划 287-288
      patient positioning for　病人体位 288-289,289f
      postoperative care in　术后护理 294
      preoperative planning for　术前计划 287-288
      timing of　时机 287-288
    tenting of skin with　皮肤隆起 287
    tips and tricks　要点与难点 284,287,294
    triceps-reflecting anconeus pedicle (TRAP) approach for　三头

肌—肱肌(TRAP)入路 292-293,298
　　exposure in　显露 292
　　patient positioning for　病人体位 292
　　triceps reattachment in　三头肌复位 292-293
triceps sparing approach for　三头肌牵开入路 289-291,291f
triceps splitting approach for　三头肌分开入路 289-291,290f-291f,298
type A (extra-articular)　A型(关节外) 285,285f
type B (partial articular)　B型(部分关节) 285,285f
type C (complete articular)　C型(完全关节) 285,285f
type Ⅰ (nondisplaced)　Ⅰ型(无位移) 284-285
type Ⅱ (displaced T or Y)　Ⅱ型(Y或T形位移) 284-285
type Ⅲ (displaced, with rotation)　Ⅲ型(位移伴旋转) 284-285
type Ⅳ (displaced, with rotation and comminution)　Ⅳ型(位移,伴旋转与粉碎) 284-285
ulnar nerve management in　尺神经管理 283,293,295
ulnar neuropathy with　尺神经病变 297
proximal　近端 235-252
　　axillary nerve in　腋神经 242,244f
　　bone graft substitutes for　骨移植替代物 251
　　classification of　分类 235-237
　　comminuted　粉碎性 239,240f
　　complications of　并发症 251-253
　　　　general considerations in　一般考虑 251-252
　　　　in open reduction and internal fixation　开放复位与内固定 252
　　computed tomography of　CT 236-237,237f
　　deltoid-splitting approach for　三角肌分离入路 243,244f
　　deltopectoral approach for　胸三角入路 243-245,244f
　　diagnosis of　诊断 236
　　displaced　位移 239
　　four-part　四部分 236-237,242-243,251
　　functional bracing for　功能性支撑 239
　　greater tuberosity in　大转子 239-242,241f
　　"head-splitting"　"头分离" 243,243f
　　hemiarthroplasty for　半关节成形术 239,242,249-251,249f
　　　　complications of　并发症 252-523
　　　　controversy over　争论 249
　　　　outcomes of　结果 251
　　　　technique of　技巧 249-250
　　　　tuberosity reconstruction after　转子重建 250,250f
　　imaging of　成像 236-237
　　incidence of　发生率 235
　　injuries associated with　损伤相关 235
　　intramedullary nailing for　髓内钉 239,247-249,248f
　　　　complications of　并发症 252
　　　　indications for　适应证 247
　　　　patient positioning for　病人体位 247
　　　　technique of　技巧 247-249

lesser tuberosity in　小转子 236-237,239,241f
malunion of　畸形愈合 84-85,85f,251,254f
necrosis in　坏死 242,242f,252
new techniques for　新技术 251
nondisplaced　无位移 239
nonoperative treatment of　非手术治疗 237-239
　　indications for　适应证 238-239,238f
nonunion of　分离 252,253f-254f
outcomes of　结果 251
pathoanatomy of　入路解剖学 235,236f
patterns of　方式 243-245
percutaneous pin fixation of　经皮针固定 239,242,245-247
　　complications of　并发症 252
　　follow-up in　随诊 246-247
　　patient positioning for　病人位体 245
　　pin placement in　针放置 245,245f
　　technique of　技巧 245-247,245f-246f
plate fixation of　板固定 239,241f,247
　　approach in　入路 247
　　biomechanics of　生物机制 245
　　complications of　并发症 252
　　locking　锁定 241f,251
　　patient positioning for　病人体位 247
　　technique of　技巧 247
radiographic findings of　放射学评估 236,237f-238f
reduction of　复位 239
rehabilitation for　康复
　　postoperative　术后 250-251
　　as treatment　治疗 239
restoration of functional range of motion in　活动功能范围恢复 235,251
rotator cuff function in　肩袖功能 251
screw fixation of　螺钉固定 239,241
Humeral fractures (Continued)　肱骨骨折(续)
　　biomechanics of　生物机制 245
　　simple　单 239
　　sling for　吊具 237,238f
　　splinting techniques for　分离技术 239
　　surgical treatment of　手术治疗 239-253
　　　　anatomical considerations in　解剖学考虑 243-245
　　　　general considerations in　一般考虑 245
　　　　indications for　适应证 239-241,240f
　　　　Hip fractures (Continued)　髋部骨折(续)
　　　　　　open veresus percutaneous approach for　开放与经皮入路 243
　　　　　　techniques for　技巧 245-250
　　　　　　tips and tricks　要点与难点 250
　　tension-band wire fixation of　张力缆固定 239,241f,242
　　　　biomechanics of　生物机制 245
　　three-part　三部分 236-237,238f,241f,242-243,225

treatment principle for 治疗原则 235
tuberosity displacement in 转子移位 239-241,241f
valgus-impacted 外翻冲击 237-238,238f,241f,242-243,242f,251
in young versus elderly patients 年轻与老年病人 235
shaft. See Humeral shaft fractures 骨干,见肱骨干
Humeral head retractor,in anterior approach to scapula fracture 肱骨头牵开器,肩胛骨骨折前入路 222,222f
Humeral shaft fractures,articular injuries associated with 肱骨干骨折,关节损伤相关 260-279
 classification of 分类 263-264
 coaptation splinting for 接合分离 260,261f-262f
 comminuted 粉碎性 263-264,269
 deforming forces in 变形力 263,263f
 diaphyseal 骨干 263
 external fixation of 外固定 263,267,277
  complications of 并发症 277
  indications for 适应证 277
  postoperative care in 术后 277
  technique of 技巧 277
 failure to maintain appropriate alignment in 正确对线保持失败 264
 floating elbow injuries with 浮肘损伤 264,265f
 functional bracing for 功能性支撑 260-262,262f
 hanging arm cast for 吊臂管型 262
 injuries associated with 损伤相关 260
 intramedullary nailing for 髓内钉 267,270-277
  antegrade 顺行 271-274
   anterior acromial approach for 肩峰前入路 272-274,273f-274f
   heterotopic ossification of deltoid in 异位骨化 277-278
   intraoperative imaging in 术中成像 271-272,272f,274f
   outcomes and complications of 结果与并发症 277-278
   patient positioning for 病人位体 271,272f
   preoperative preparation for 术前准备 271-272
   rotator cuff damage in 肩袖损伤 277,278f
  locking nails in 锁定钉 270-271
  nail options in 钉选择 270
  reaming in 扩髓 270-271
  retrograde 逆行 275-277,275f
   complications of 并发症 277,279,279f
   indications for 适应证 275-276
   outcomes of 结果 279
   postoperative care in 术后护理 277
   technique of 技巧 276-277,276f
   triceps splitting approach for 三头肌分离入路 275-277,276f
  localization of 定位 263
  with lower extremity fracture,crutch use in 下肢骨折,使用拐杖 267
 malunion of 畸形愈合 277
 neurovascular injuries with 神经血管损伤 264,266f,278
 nonoperative treatment of 非手术治疗 260-263
  general concepts in 一般概念 260
  techniques of 技巧 260-263
 nonunion of 分离 277-278
  atrophic 萎缩 278
  hypertrophic 肥大 277-278
 oblique 倾斜 263-264
 open 开放 264
 outcomes and complications of 结果与并发症 277-278
 pathological,impending 病理生理学,迫切的 264
 patterns of 方式 263-264
 pearls about 要点 278
 plate fixation of 板固定 267-270
  anterior approach in 前入路 268,268f
  bone grafting in 骨移植 270
  bridge plating in 桥钢板 269
  instrumentation options in 设备选择 270
  lateral approach in 外侧入路 268
  medial approach in 内侧入路 268
  outcomes and complications of 结果与并发症 278
  patient positioning for 病人体位 267
  percutaneous 经皮 270
  posterior approach in 后入路 268,269f
  postoperative care of 术后 270
  prebent plate for 颈弯板 269f,270
  radiographic imaging in 放射学评估 267-268
  reduction in 复位 269-270
  technique of 技巧 269-270
  two-plate technique in 双板技术 270,271f
 in polytrauma patients 多发性创伤病人 266
 radial nerve in 桡神经 260,264,266f,271,278-279
 segmental 片段性 263-264
 shoulder spica casting for 肩部人字形骨型 266
 skeletal traction for 骨骼牵引 266
 spiral 螺旋的 263-264
 surgical treatment of 手术治疗 264-279
  general concepts for 一般概念 267
  indications for 适应证 264-266
  techniques for 技巧 267-277
 tips and tricks 要点与难点 279
 transverse 横断 263-264
 Velpeau dressings for Velpeau 敷料 263
Humpback deformity,with scaphoid fracture 驼背畸形,舟状骨骨折 402,403
Hyperextension injury,thoracic spine 过屈伸损伤,胸椎 162,163f
Hypertrophic nonunion 肥大性不愈合 88-90,89f
 humeral shaft 肱骨干 277-278
 tibial shaft 胫骨平台 92,93f,736,736f,749

Hypoesthesia, with compartment syndrome 感觉迟钝,间室综合征 45,45t

Hypoglossal nerve, in atlantoaxial fusion 舌下神经,寰枢椎融合 128

Hypothermia 体温过低
  with head injuries 头部损伤 845-846
  with operative treatment 手术治疗 843

Hypoxia, with head injuries 缺氧,头部损伤 845-846

I

Ideberg classification, of scapula fractures Ideberg 分类,肩胛骨骨折 209,209t

Iliac crest graft 髂嵴骨折
  donor site complications of 供者并发症 36
  harvesting of 收获 34-36,35f

Iliac wing compression test 髂骨翼压迫试验 437

Ilias wing fractures. See Crescent fractures 髂骨翼骨折

Iliofemoral approach, extended, for acetabular fractures 髂股入路,伸展,髋臼骨折 477-478,491-492
  for anterior column fractures plus posterior hemitransverse and associated both-column fractures 前柱骨折,伴后部半横断与相关双柱骨折 491-492
  incision and exposure in 切开与显露 477-478,477f
  patient positioning for 病人体位 477
  for posterior column plus both-column fractures 后柱及双柱骨折 492f
  stages of 分级 477,477f
  for transverse fractures 横断骨折 492,493f
  for T-shaped fractures T形骨折 492

Ilioinguinal approach, for acetabular fractures 髂腹股沟入路,髋臼骨折 474-477
  for anterior column fractures 前柱骨折 486-487
  for both-column fractures 双柱骨折 491
  incision and exposure in 切开与显露 474-476,475f-476f
  indications for 适应证 474
  Kloen technique of Kloen 技术 476
  modifications of 改良 491
  patient positioning for 病人体位 474
  for posterior column fractures 后柱骨折 487-488,489f-490f
  Stoppa exposure in Stoppa 显露 476
  for transverse fractures 横断骨折 488-491,490f
  Weber and Mast extension of Weber-Mast 伸展 476,491
  windows in 视窗 474

Ilioischial line, in acetabular fractures 骶坐线,髋臼骨折 463f,463t,465-467f

Iliopectineal line, in acetabular fractures 骶耻线,髋臼骨折 463f,463t

Iliopsoas muscle, in subtrochanteric femur fracture 髂腰肌,股骨转子下骨折 601

Iliotibial band, in acetabular fracture surgery 髂胫束,髋臼骨折 471-472,471f

Ilizarov circular fixator Ilizarov 环形固定器 30-31,31f,37

Ilizarov distraction osteogenesis Ilizarov 牵引成骨 36-39,79

Imaging. See specific modalities and injuries 成像,见特殊死亡率与损伤 23

Inextremis polytrauma patients 临终多发性创伤病人 843-844

Infection(s) 感染 20-39
  with acetabular fractures 髋臼骨折 470,502
  acute or subacute, with stable hardware 急性或亚急性,稳定装置 27,27f-28f
  acute or subacute, with unstable hardware 急性或亚急性,不稳定装置 27-29
    debridement of 清创术 27-29,29f-30f
    defect management in 失败管理 28,29f
    external fixation in 外固定 28-30,29f-30f
    hardware removal in 移除装置 28,28f-29f
  with ankle fractures 踝部骨折 794
  antibiotic prophylaxis against 预防性应用抗生素 20-21
  chronic 慢性 30-39
    debridement for 清创术 30-31
    local antibiotic delivery for 局部抗生素传递 32-33,32f
    plating techniques for metaphyseal infections 干骨后端感染板技术 33,34f
    reconstruction of bone defects in 骨缺陷重建 33-39
    soft tissue coverage in 软组织覆盖 33
    tibial, intramedullary nailing through titanium cage for 胫骨,通过钛管的髓内钉 39,39f
    union in, achievement of 联合成就 33-39
  clinical presentation of 临床重现 21-22,22f
  with closed fracture 闭合骨折 20-21
  computed tomography of CT 23
  cost of care in 健康代价 20
  cultures of 培养 24
  diagnosis of 诊断 21-22
  diagnostic laboratory studies in 诊断性实验室检查 22
  with distal femur fractures 股骨远端骨折 591
  with distal humeral fractures 肱骨远端骨折 297,297f-298f
  with femoral shaft fractures 股骨干骨折 617-618
  imaging of 成像 22-24
  incidence of 发生率 20
  with intertrochanteric femur fractures 股骨转子间骨折 576
  with knee dislocations 膝关节脱位 696-697
  magnetic resonance imaging of MRI 23-24,24f
  with nonunions 分离 89-90
  nuclear medicine imaging of 核医学成像 23
  with open fracture 开放骨折 20
  with patellar fractures 髌骨骨折 666
  pearl about 要点 39

with pelvic ring injuries 骨盆环损伤 459
pin or wire site 针或缆位置 25-27
positron emission tomography of PET 24
prevention of 预防 20-21
radiographic findings in 放射学发现 22,23f
staging and classification of 分期与分类 24-25
with thoracolumbar spine surgery 胸腰椎手术 195
with tibial plateau fractures 胫骨平台骨折 725
with tibial shaft fractures 胫骨干骨折 747-749
timing of surgery and 手术时机 21,21f
treatment of 治疗 25-29
Inferior gluteal artery, in acetabular fracture surgery 臀下动脉,髋臼骨折 472
Inferior metaphyseal artery, in femoral neck fractures 骨后下动脉,股骨颈骨折 537
Inferior transverse tibiofibular ligament 胫腓下横韧带 779
Inflammatory response syndrome, systemic 炎性反应综合征,系统性 838-839
  clinical manifestations of 临床表现 838
  definition and criteria for 定义与标准 838-839,388t
  in second hit phenomenon 继发撞击现象 602,616-617,838-839
Infraspinatus muscle, in scapula fracture 冈下肌,肩胛骨骨折 214,214f,216-218,216f-218f
Infraspinatus tenotomy 冈下肌腱切断术 224,225f
Insall-Salvati ratio Insall-Salvati 指数 667-668
Insulin-like growth factor (IGF) 类胰岛素生长因子(IGF) 96
Interleukin-6 白介素-6 839,844
Interleukin-8 白介素-8 839
Interleukin-1β 白介素-1β 839
Internal fixation. See also specific devices, procedures, and injuries 内固定,见特殊设备、步骤与损伤
  acute or subacute infection with 急性或亚急性感染 26,27f-28f
  of malunion 畸形愈合
    general principles of 一般原则 82
    techniques for 技巧 84-87
  of nonunion 分离 90-95
  plate 板 58-74
Internal fracture reduction 内骨折复位 6f,7
Interosseous ligament injury, radial head fracture with 骨间韧带损伤,桡骨头骨折 304
Interosseous sacroiliac ligaments 骶髂骨间韧带 436
Intertrochanteric femur fractures 股骨转子间骨折 557-576
  augmentation for 讨论 572-573
  cephalomedullary nail for 头状髓内钉 561-565,562f-563f,568-572
    distal locking of 远端锁定 572
    Gamma nail in γ钉 561-564,574-575
    guidewire for 导丝 570-572,570-571f
    incision and exposure for 切开与显露 569-570,569-570f
    indications for 适应证 565,568
    insertion of 插入 571-572,571f-572f
    reaming for 扩髓 570-572,570f-572f
    results with 结果 574-575
    starting point for 初始位点 570,571f
    surgical technique for 手术技术 568-572
    tip-apex distance criteria for 尖—尖距离标准 572
  classification of 分类 557-558,557f-558f
  comminuted 粉碎的 557-558,557f-558f
  complications of 并发症 574-576
    local 局部 574-576
    systemic 系统性 574-576
  composite fixation of 复合板 572-574
  deep venous thrombosis with 深静脉血栓 572,574-576
  deforming forces in 变形力 560-561,560f
  external fixation of 外固定 572
  failure of fixation in 固定失败 557,575-576
  femoral neck fracture with 股骨颈骨折 557-558,557f-558f
  fixed-angled devices for 固定角装置 561,564,564f,572
  fondaparinux use in 磺达肝素应用 574-576
  incidence of 发生率 557
  infection with 感染 575-576
  internal fixation of 内固定 561-572
    implant choice for 内植物选择 561-565
    techniques of 技巧 565-572
  loss of posteromedial buttress in 后内侧支撑丧失 557-558
  magnetic resonance imaging of MRI 559,559f
  mortality with 死亡率 574-575
  new techniques for 新技术 572-574
  nonoperative treatment of 非手术治疗 557-559
    indications for 适应证 557-559f
    techniques for 技巧 557-559
  nonunion of 分离 575-576
  occult 隐匿的 559,559f
  open reduction of 开放复位 560-562,560-562f
  outcomes of 结果 573-575
  pearls about 要点 576
  pointed reduction clamp for 尖形复位钳 561-562,561f-562f
  posterior sagging with 后沉 560-561,561f-562f
  radiographic evaluation of 放射学评估 560-561,561f
  rehabilitation in 康复 572
  reverse obliquity 反倾 557-558,558f
  sli/,ding hip screw (sliding screw and side plate) for 滑动髋螺钉(滑动螺-钉,与滑动板) 557-558,561-565,562f-563f
    f-compression with 加压 565,565f
    as gold standard 金标准 574-575
    guide pin placement for 审导引针放置 566-567,567f-568f
    high-angle 大角度 565,566

incision and exposure for 切开与显露 565-566,566f
indications for 适应证 565
intraoperative imaging for 术中成像 566,567f
preoperative preparation for 术前准备 565
radiographic evaluation for 放射学评估 565,565f
results with 结果 574-575
scfrew pull-out in 螺钉拔出 568
slide plate application in 侧板应用 567-568
sliding forces with 滑行力 565,565f
successful use of,keys to 成功应用,关键 565
surgical technique for 手术技术 565-568
tip-apex distance criteria for 尖—尖距离标准 566-567,568f
triple reamer for 三刃扩髓刀 567,568f
stable 稳定 557-558,557f
surgical treatment of 手术治疗 557,559-572
    anatomical considerations in 解剖学考虑 560-561,560f
    basic concepts in 基本概念 560
    complications of 并发症 557
    indications for 适应证 559-560
    minimally invasive 微创 574
    stability after,variables in 稳定,变量 560
    technique for 技巧 560-572
    timing of 时机 557,560
thromboembolism with 血栓栓塞 572,574-575
tips and tricks 要点与难点 574
typical patient with 典型病人 557
unstable 不稳 557-558,558f
Z-effect in Z-效应 576,576f
Intertrochanteric osteotomy,for femoral neck nonunion 转子间截骨术,股骨颈分离 90-92,92f
Intra-articular malunion 关节内畸形愈合 79-79f
Intracapsular hip fractures 关节内髋关节骨折 527-551
    antalgic position for 镇痛体位 538
    bone graft for 骨移植 549,550t
    capsulotomy for 关节囊切开术 539-540
    classification of 分类 527,528f
        AO/OTA system of AO/OTA 系统 527,529f
        Garden system of Garden 系统 527,528f
        Pauwels system of Pauwels 系统 527,529f
    complications of 并发症 548-551
    computed tomography of CT 527
    displaced 位移 527,528f,533
        arthroplasty for 关节成形术 543-546
            anterolateral approach for 前外侧入路 543-545
            femoral canal preparation for 股管准备 543,543f
            posterolateral approach for 后外侧入路 545-546
            total hip 全髋 545,547
        open reduction and internal fixation of 开放复位与内固定 540-542,542f
    in elderly patient 老年病人 527
        bipolar hemiarthroplasty for 双极半关节成形术 533-534,534f
        cemented hemiarthroplasty for 胶凝半关节成形术 533-534
        displaced 位移 533
        general treatment principles for 一般治疗原则 533
        outcomes of 结果 548
        postoperative medical complications with 术后医疗并发症 548
        surgical implant options in 手术内植物选择 533-534
        total hip arthroplasty for 全髋关节成形术 533-534,535f-536f,546,547f
        uncemented hemiarthroplasty for 非胶凝半关节成形术 533,533f
        unipolar hemiarthroplasty for 前极半关节成形术 534
    groin pain with 腹股沟痛 527
    Hardinge approach for Hardinge 入路 538,538f
    health costs of 健康代价 527
    increase incidence of 发生率上升 527
    low-energy 低能量 527
    magnetic resonance imaging of MRI 527
    missed diagnosis of 漏诊 528f
    new techniques for 新技术 547-548
    nondisplaced 无位移 527,528f
        internal fixation of 内固定 539-541,539f
    nonoperative treatment of 非手术治疗 529-530
    nonunion of 分离 548-549,549f,550t
    osteonecrosis with 骨坏死 527,549-551
    osteoporotic bone in,improved fixation in 骨质疏松骨,改进固定 547
    outcomes of 结果 547-548
    pearls about 要点 551
    physiological age and 生理年龄 527
    in polytrauma patients 多发性创伤病人 527
    radiographic evaluation of 放射学评估 527
    rehabilitation in 康复 546
    screw fixation of 螺钉固定 530-533,530f-532f,539-541
        screw insertion in 螺钉插入 539,539f
        screw placement in 螺钉放置 539,539-541f
    Smith-Petersen approach for,modified Smith-Petersen 入路,改良 538-539,539f,542,547
    surgical approaches for 手术入路 538-539
    surgical treatment of 手术治疗 530-546
        anatomical considerations in 解剖学考虑 534-538
        indications for 适应证 530
        osseous anatomy in 骨解剖 534
        techniques for 技巧 539-546
        tips and tricks 要点与难点 546
        vascular supply in 血供 534-537,535-536f
    total hip arthroplasty for 全髋关节成形术

in elderly patient 老年病人 533-534,535-536f,546,547f
single-incision anterior approach on orthopaedic table 骨科桌上单切口前入路 547
technique of 技巧 546,547f
treatment controversy on 治疗争论 527
valgus-impacted 外翻冲击 541f
internal fixation of 内固定 539-541
Watson-Jones approach for Watson-Jones 入路 537,538,542,542f
in young patient 年轻病人 527
injuries associated with 损伤相关 548
ipsilateral, femoral shaft fracture with 同侧,股骨干骨折 542-543
outcomes of internal fixation 内固定结果 547-548
surgical implant options in 手术内植物选择 530-533,530-532f
urgent treatment of 重要治疗 538
Intramedullary nailing 髓内钉
cephalomedullary nails in. See Cephalomedullary nails 头状髓内钉
conversion of external fixation to 外固定转换 844-846
for distal femur fractures 股骨远端骨折
antegrade 顺行 637,638f
retrograde 逆行 623,626-627,627f,634,637
for distal radius fractures 桡骨远端骨折 378-379
for distal tibial fractures 胫骨远端骨折 742-744
for femoral shaft fractures 股骨干骨折
antegrade 顺行 609-614
piriformis, reamed, supine, fracture table 梨状肌,扩髓,仰卧,骨折桌 609-612
trochanteric, reamed, supine 转子,扩髓,仰卧 612-614
complications of 并发症 617-621,846-847
controversies over 争论 605,609
introduction of 介绍 603
nail prominence in 钉突出 618-620
results of 结果 617
retrograde 逆行 614-615
as standard 作为标准 605
for forearm fractures 前臂骨折 353-354
for humeral shaft fractures 肱骨干骨折 269-277
antegrade 顺行 270-274
retrograde 逆行 275-277,279
for proximal humeral fractures 肱骨近端骨折 239,247-249,248f,251
for subtrochanteric femur fractures 股骨转子下骨折 582-583,587-592
advantages of 优点 582
disadvantages of 缺点 580,582-583
indications for 适应证 582-583,583f
nail options in 钉选择 582,583f-584f
reduction for 复位 583,585f-586f

results of 结果 596-599
standard interlocking nails in 标准交锁钉 582,583f
techniques for 技巧 587-592
through titanium cage, for tibial osteomyelitis 通过钛笼,胫骨骨髓炎 39,39f
for tibial shaft fractures 胫骨干骨折 733,737-744,745-747
anatomical considerations in 解剖学考虑 734-735,734f
anterior knee pain after 前膝痛 737,749
blocking or Poller screws in 闭锁或 Poller 螺钉 740-743,743f
controversy in 争论 737,747
for diaphyseal fractures 骨干骨折 737-740
for distal fractures 远端骨折 743-744
femoral or universal distractor in 股骨或通用牵引器 737,738f,740
Herzog curve in Herzog 曲线 734f
indications for 适应证 737
infection risk with 感染风险 739
locking options in 锁定选择 737
nail design in 钉设计 734-735,734f
obliquely oriented screw patterns in 倾斜螺钉方式 734-735,745-747
for open fractures 开放性骨折 739-740,739f
patient positioning for 病人体位 737,737f
for proximal fractures 近端骨折 735f,740-743,740f
proximal or distal interlocking options in 近端或远端交锁选择 734-735,745,747
results of 结果 747
screw and plate fixation with 螺钉和板固定 740-743,740f
as standard of care 标准护理 737
starting point or safe zone for 初始位点或安全带 737
Intramedullary pinning, for phalangeal shaft fractures (hand) 髓内针,指骨干骨折 738f-739f,740
Intramuscular pressure 肌间压
in compartment syndrome 间室综合征 45-47,54
techniques for measurement of 测量技术 46-47
Irrigation 激素
and musculoskeletal infection 肌肉骨骼系统感染 20
of soft tissue lavage 软组织灌洗 4

J

Jahss maneuver, for metacarpal neck fractures Jahss 操作,掌骨颈骨折 429
Jefferson fracture Jefferson 骨折 104f
Jersey finger Jersey 指 408
Johnston classification, of radial head fractures Johnston 分类,桡骨头骨折 303
Jones fractures Jones 骨折 830-831
Judet-Letournel classification, of acetabular fractures Judet-Letournel

分类,髋臼骨折 464f,465-466,465t
Judet lines, in acetabular fractures Judet 线,髋臼骨折 462
Judet study, of acetabular fracture reduction Judet 研究,髋臼骨折复位 496-501,500t
Judet view, of acetabular fractures Judet 位,髋臼骨折 462-463
Jungbluth calmp Jungbluth 类
    in crescent fracture surgery 新月形骨折手术 456
    in pubic symphysis diastasis surgery 耻骨联合分离手术 443,446f
    in sacroiliac joint surgery 骶髂关节 447-448

K

Kallikrein-kinin system Kallikrein-kinin 系统 839
Kapandji technique, of percutaneous pinning Kapandji 技术,经皮针 371
Kienbock's disease Kienbock 病 405-406
Killer turn, in posterior cruciate ligament reconstruction 杀伤角,后交叉韧带重建 676,681-628,683f
Kloen technique, of ilioinguinal approach Kloen 技术,髂腹股沟入路 476
Knee 膝
    anatomy of 解剖 680-681
    layer system of 层系统 680-681,680f
    vascular supply of 血供 680
Knee arthroplasty, total, supracondylar fracture above 膝关节成形术,髁上骨折 643-645,646f
Knee dislocations 膝关节脱位 676-697
    anterior cruciate ligament in 前交叉韧带 676
        reconstruction of 重建 676,686,691-692
    arteriography in 血管造影 696f,696,696t
    arthritis with 关节炎 697
    athletic injury 运动损伤 676,676f
    cast immobilization for 管形制动 678
    classification of 分类 676-677,677t
    Compass Knee Hinge for 交叉铰链膝 689-691,690-691f,723,223f
    complications of 并发症 696-697
    delayed or missed diagnosis of 延迟或遗漏诊断 697
    early mobilization for 早期活动 679
    emergency department evaluation of 急诊室评估 679-680
    examination under anesthesia 麻醉下检查 677,677t,687-688
    external fixation of 外固定 678,687-691
    heterotopic ossification with 异位骨化 697,697f
    hinged brace with early motion for 铰链支持早期活动 678
    immobilization for 制动 679,687-688
    incidence of 发生率 676
    infection with 感染 696-697
    injuries associated with 损伤相关 676
    instability with 不稳 694,694t
    magnetic resonance imaging of MRI 677,680,697,722
    manipulation under anesthesia 麻醉下操作 687
    mechanism of injury 损伤机制 676
    nerve injury with 神经损伤 696-697
    new techniques for 新技术 689-692
    nonoperative treatment of 非手术治疗 677-679
        indications for 适应证 678,678f
        versus reconstruction 重建 693
        techniques for 技巧 678-679
    open 开放 678,678f
    osteonecrosis with 骨坏死 697
    outcome scores in 结果评分 696
    outcomes of 结果 693-696
    pain with 疼痛 693-695
    palpable landmarks in 可触及标志 680
    pearls about 要点 677
    popliteal artery in 腘动脉 676,693,696f,696-697
    posterior cruciate ligament in 后交叉韧带 676-678
        controversies over management 管理争论 676
        functioning or intact 功能性或未受损 678
        reconstruction of 重建 676,681-687
    posterolateral approach for 后外侧入路 680-681,682f-684f
    posterolateral corner reconstruction in 后外侧角入路 686-687,686f
    posteromedial approach for 后内侧入路 680,681f,684
    posteromedial complex reconstruction in 后内侧复合体重建 687,687f-688f
    range of motion with 活动范围 693
    rehabilitation for 康复
        postoperative 术后 688-689,689f
        as treatment 治疗 678-679
    return to sports or recreation in 重返运动或活动 695-696
    return to work in 重返工作 695
    sequelae of 顺序 676
    surgical treatment of 手术治疗 679-687
        anatomical considerations in 解剖学考虑 679-680,680f
        indications for 适应证 679-680
        techniques for 技巧 679-692
    tibial plateau fracture with 胫骨平台骨折 721-723
    tips and tricks 要点与难点 689
    treatment algorithm for 治疗规则 679-680,679f
    vascular exam in 血管检查 680
    wound healing in 创伤愈合 696-697
Knee extensor mechanism 膝伸肌机制
    injuries to 损伤 667-673
        atrophy with 萎缩 670
        augmentation techniques for 扩大技术 672-673
        complications of 并发症 672-673
        diagnosis of 诊断 667,667f
        mechanisms of 机制 667
        new techniques for 新技术 672-673
        nonoperative treatment of 非手术治疗 668
        outcome of 结果 672-673

patellar tendon disruption in 髌肌腱断裂 667-670,667,669-670f,672-673
    pearls about 要点 672-673
    quadriceps tendon disruption in 四头肌腱断裂 667-668,670-671,671f,672-673
    rehabilitation for 康复
      postoperative 术后 671-672
      as treatment 治疗 668
    surgical treatment of 手术治疗 668-674
      anatomical considerations in 解剖学考虑 668
      techniques for 技巧 668-671
    patella function in 髌骨功能 654,654f
Kocher-Langenbeck approach Kocher-Langenbeck 入路
    for acetabular fractures 髋臼骨折 470-474,478-485
      advantages of 优点 472
      closure in 闭合 474
      fracture reduction in 骨折复位 474
      gluteus maximus in 臀大肌 472-473,472f
      iliotibial band in 髂胫束 472,472f
      incision and exposure in 切开与显露 472-474,472f-473f
      indications for 适应证 471
      patient positioning for 病人体位 471-472,472f
      for posterior column fractures 后柱骨折 479-480
      for posterior wall fractures 后壁骨折 478-479,478f-480f
      sciatic nerve in 坐骨神经 472f,473-474,473f
      for transverse fractures 横断骨折 480,481f
      for transverse with posterior wall fractures 后壁横断骨折 481-484,482f-484f
      for T-type fractures T型骨折 484-485,485f-486f
    for femoral head fractures 股骨头骨折 515-516,518,523
Kocher method, of shoulder reduction Kocher 方法,肩关节复位 254
Kyle classification, of intertrochanteric femur fractures Kyle 分类,股骨转子间骨折 557-558
Kyphoplasty 椎体成形术
    for thoracic spine fracture 胸椎骨折 166-167,166f,172
    for thoracolumbar spine fractuer 胸腰椎骨折 192

L

Lactate levels, in polytrauma patients 乳酸水平,多发性创伤病人 844-845,849f,850
Laminectomy, for thoracic spine fracture 椎板切除术 165f
Lateral collateral ligament 侧副韧带 305f,307,308f,311,314,319,323
    in elbow dislocations 肘关节脱位 305-306,305f,319
    in radial head fracture 桡骨头骨折 537
Lateral femoral circumflex artery, in femoral neck fractures 旋股外侧动脉,股骨颈骨折 537
Lateral malleolus fractures 外踝骨折
    comminuted or crushed 粉碎性 783-784
    deltoid ligament injury with 三角韧带损伤 778-781,781f,783
    fibular plating for 腓骨板 783-785,784
    freshening of 保鲜 783
    isolated 孤立的 782-785
    with medial malleolus fracture 内踝骨折 786-788
    nonoperative treatment of 非手术治疗 782-783
    surgical approach to 手术入路 783,783f
    tips and tricks 要点与难点 785
Lateral mass fractures 侧块骨折 138-139
    fusion for 融合 150
    posterior stabilization of 后部稳定 149-150,150f
    screw fixation of 螺钉固定 150,151f
    surgical treatment of 手术治疗 149-150
      indications for 适应证 142
Lateral mass screw fixation 侧块螺钉固定
    in atlantoaxial fusion 寰枢椎融合 128-121,120f-121f
      outcomes and complications of 结果与并发症 128
    of atlas fracture 寰椎骨折 104,105f
    of facet joint fracture-dislocation 小关节骨折—脱位 109f,110
    of lateral mass fracture 侧块骨折 150,151f
    in occipitocervical fusion 颅颈融合 187,187f
Lateral meniscus tears with tibial plateau fractues 外侧半月板撕裂,胫骨平台骨折 702,705,705t
Lateral parapatellar approach 外侧髌旁入路 708-709
Lateral process talus fractures 距骨外侧突骨折 809-810
Lauge-Hansen classification, of ankle fractures Lauge-Hansen 分类,踝部骨折 778-779,708f
Lavage, high-pressure pulsatile, for soft-tissue injury 灌洗,高压脉冲,软组织损伤 4
Leg fasciotomy 腿部筋膜松解术
    single-incision 单切口 50-51,51f
    two-incision 双切口 48f,49-50,49f-51f
Lesser arc injuries 小弧损伤 386-387,387f
Lesser trochanteric shape sign, for femoral rotational determination 小转子形态征,股骨旋转决定 69,69f
Lesser tuberosity, in proximal humeral fracture 小转子肱骨近端骨折 236-237
Less Invasive Stabilization System (LISS) 微创稳定系统(LISS) 61-71,64f
    advantages of 优点 64
    disadvantages of 缺点 64
    for femur 股骨 64-69
      anterolateral approach for 前外侧入路 64,65f
      articular reduction for 关节复位 64-65
      Blumensaat's line in Blumensaat 线 65,69f
      cable technique in 线缆技术 65,66f
      lateral approach for 外侧入路 64,65f
      lesser trochanteric shape sign in 小转子形态征 69,69f
      limb alignment for 肢体对线 65-69,66f-69f
      meter stick technique in 米尺技术 65-69,69f
      notch sign in 缺口征 65,69f
      positioning of 体位 64-65

reduction for 复位 64-65
screw fixation of 螺钉固定 65,65f-66f
submuscular insertion of 插入肌下 64,65f
surgical sequence for 手术顺序 642-644f,640-643
flexibility of 弹性 64
surgical technique for 手术技术 63-71
for tibia 胫骨 70-71
articular reduction for 关节复位 70
limb alignment for 肢体对线 70
meter-stick technique in 米尺征 71
outcomes of 结果 72
positioning of 体位 70
screw fixation of 螺钉固定 70
submuscular insertion of 插入肌下 70
for tibial plateau fractures 胫骨平台骨折 713-716
fixator placement in 固定器放置 714-716,714f
forceps removal in 钳移除 715-716,715f-716f
ideal construct in 理想组成 715-716,715f-716f
indications for 适应证 713-714
patient positioning for 病人体位 713-715
pinning to tibia in 胫骨针 714-716,714-715f
screw placement in 螺钉放置 713-714,714-715f,715-716,716f
surgical approach for 手术入路 714-715
for tibial shaft fractures 胫骨干骨折 745f
whirlybird for 直升飞机 65,66f,70,70f,713,713f
Letournel,Emile Letournel,Emile 496
Letournel classification,of acetabular fractures Letournel 分类,髋臼骨折 464f,465-466,465f
Letournel iliofemoral approach Letournel 髂股入路 476-477
Letournel ilioinguinal approach for acetabular fractures Letournel 髂腹股沟入路,髋臼骨折 474-476
Letournel lines,in acetabular fractures Letournel 线,髋臼骨折 463
Letournel study,of acetabular fracture reduction Letournel 研究,髋臼骨折复位 496-501,500t-501t
Levator scapulae muscle, in scapula fracture 肩胛提肌,肩胛骨骨折 214
Levine and Edwards classification,of atlas fractures Levine-Edwards 分类,寰椎骨折 103-105
Levine and Starr classification,of hangman's fractures Levine-Starr 分类,hangman 骨折 111-112f
Limited Contact Dynamic Compression Plate(LC-DCP) 有限接触动力加压钢板(LC-DCP) 59,60f
for olecranon fracture 鹰嘴骨折 328-329,331
Lipopolysaccharide-binding protein 脂多糖结合蛋白 839
Lisfranc joints. See Tarsometatarsal joint injuries 跖跗关节,跖跗关节损伤
Lisfranc ligament 跖跗韧带 825
LISS. See Less Invasive Stabilization System LISS,见微创稳定系统
Lister's tubercle 桡骨背结节 360
Load-sharing classification,of thoracolumbar spine fractures 负载分担分类,胸腰椎骨折 178,179f
Locked nails,for humeral shaft fractures 锁定钉,肱骨干骨折 220
Locking plates and plating systems 锁定板与板系统 63-72
for ankle fractures 踝部骨折 782
Condylar Locking Compression Plate 髁锁定加压钢板 71,71f
for distal femur fractures 股骨远端骨折 623,637-643,647-648,648t
for distal humeral fractures 肱骨远端骨折 398
distal radius 桡骨远端 73,72f
for distal radius fractures 桡骨远端骨折 367,378-379
distal tibial 胫骨远端 72
for forearm fractures 前臂骨折 356
indications for 适应证 63
Less-Invasive Stabilization System 微创稳定系统 63-70
periarticualr 关节周围 63
for proximal humeral fractures 肱骨近端骨折 241f,250-251
proximal tibial 胫骨近端 71
for subtrochanteric femur fractures 股骨转子下骨折 595-596,596f,597f
for tibial plateau fractures 胫骨平台骨折 708-709,713-714,713f-714f
tips and tricks 要点与难点 73
versus traditional plating 传统板 60-61,61f
Locon-T plate Locon-T 板 367
Long radiolunate ligament 桡月长韧带 383,383f
Lower cervical spine injuries 下颈椎损伤 134-153
bone morphogenetic proteins in 骨形态蛋白 153
classification of 分类 134-138
by bony morphology 骨形态 134
by mechanism of injury 损伤机制 134-135,135f
by neurological injury 神经系统损伤 134
by pathoanatomy 病理解剖学 136
compression 压迫 135f
computed tomography of CT 136
cost effectiveness of treatment 治疗性价比 152
distraction 牵引 135f
distraction-extension 牵引—伸展 135f
distraction-flexion 牵引—屈曲 135f
evaluation of 评估 134-138
extension-compression 伸展—压迫 135f
flexion 屈曲 135f
flexion-distraction 屈曲—牵引 134-135,135f
functional level A 功能水平 A 134-135,135f
functional level B 功能水平 B 134-135,135f
functional level C 功能水平 C
functional level D 功能水平 D 134-135,135f
imaging of 成像 136-138
interval to decompression in 减压间隔 151-152
magnetic resonance imaging of MRI 136-138,138f
new technology and future treatments for 新技术与未来治疗 153
nonoperative treatment of 非手术治疗 138-140

outcomes of 结果 150-152
 factors influencing 影响因子 151
 pain with 疼痛 150,152
 radiographic findings of 放射学发现 136,136f-137f
 spinal canal dimensions in 椎管直径 151
 surgical indications in 手术指征 141-142
  general 一般 141
  neurological 神经 141
  stability 稳定 141
 surgical treatment of 手术治疗 142-153
  choice of technique 技术选择 152
  complications of 并发症 152-153
  general considerations in 一般考虑 142
  goals of 目标 142
Lower extremities 下肢
 malunion of, principles for correction of 畸形愈合 78,78t
 vascular territories of 供血范围 3,3f
Lower Extremity Assessment Program (LEAP) 下肢评估项目 (LEAP) 14
Low molecular weight heparin 低分子肝素
 in calcaneus fractures 跟骨骨折 815
 in intertrochanteric femur fractures 股骨转子间骨折 575-576
Lumbar spine fractures, See also Thoracolumbar spine fracture(s) 腰椎骨折,见胸腰椎 176-197
 classification of 分类 176-178
  Denis system of Denis 系统 176-178,177f
 prevalence of 预防 176
 vertebral anatomy and 椎体解剖 176
Lunate dislocation 月骨脱位 386,386f
 buttonhole by 扣眼 388,389f
 incarcerated, reduction of 嵌顿,复位 396,397
 provisional reduction of 临时复位 388,388f
 spilled teacup appearance of 溢杯表现 386,386f
 surgical treatment of 手术治疗 392
Lunate fossa of distal radius 桡骨远端月骨凹陷 360
Lunate fractures 月骨骨折 405-406
 in idiopathic avascular necrosis 原发性缺血性坏死 405-406
 treatment of 治疗 405-406
 types of 类型 405-406
Lunatotriquetral ligament 棱月韧带 360,384
 isolated instability of 单纯不稳 387
 rupture of 断裂 384,386
  surgical indications in 手术指征 390
Luxatio erecta (inferior shoulder dislocation) 肩关节下脱位 253

M

$\alpha 2$-Macroglobulin α_2-巨蛋白 839
Magerl classification Magerl 分类
 of thoracic spine fractures 胸椎骨折 159
 of thoracolumbar spine fractures 胸腰椎骨折 178,178t

Magerl technique, of lateral mass screw fixation Magerl 技术,侧块螺钉固定 145f,146,150
Magnetic resonance angiography (MRA), in lower cervical spine injury MRA,下颈椎损伤 153
Magnetic resonance imaging (MRI) MRI
 of compartment syndrome 间室综合征 46-47,54
 of craniocervical dissociation 颅颈分离 108f
 of facet joint fracture-dislocation 小关节骨折—脱位 142-143
 of intertrochanteric femur fractures 股骨转子间骨折 559,559f
 of intracapsular hip fracture 髋关节内骨折 527
 of knee dislocation 膝关节脱位 577,581,697,722
 of lower cervical spine injury 下颈椎损伤 136-138,138f
 of musculoskeletal infection 肌肉骨骼感染 23-24,24f
 in pain following fracture 痛后骨折 77,78f
 of patellar fractures 髌骨骨折 595
 of patellar ligament rupture 髌韧带断裂 667-668,667-668f
 of scaphoid fractures 舟状骨骨折 400,404
 of shoulder dislocation 肩关节脱位 253
 of thoracic spine fracture 胸椎骨折 164
 of thoracolumbar spine fractures, compression 腰胸椎骨折,压缩 179-180
 of tibial plateau fractures 胫骨平台骨折 704-706,705f,705t
Maisonneuve fracture Maisonneuve 骨折 785,792,792f
Mallet fractures Mallet 骨折 408-409,411-412
 anchor fixation of 锚固定 412
 closed versus open repair of 闭合与开放修复 411-412
 mechanism of injury 损伤机制 409
 nonoperative treatment of 非手术治疗 409-411
 pearls about 要点 433
 pin fixation of 针固定 411-412,411f
 stability of joint relationship in 关节相关稳定 409
 surgical treatment of 手术治疗 411-412
 wire fixation of 缆固定 412
Malnutrition, and musculoskeletal infection 营养不良,肌肉骨骼感染 20
Malunion(s) 畸形愈合 77-88
 anatomical considerations with 解剖学考虑 79-82
 ankle 踝 794-795
 atlas 寰椎 125,126f
 Bennett's fracture Bennett 骨折 425
  bone grafts for 骨移植 95-96,96f
  calcaneus 跟骨 820-821
  capitate 头状骨 397
  computer tomography of CT 77
  cosmesis with 美容 78
  deformities in 畸形
   angular 角 82f,82
   rotational 旋转 82,83f
   three-and four-plane 三/四平面 84
   two-plane 双平面 82-83,83f-84f
  types of 类型 82-84

diaphyseal 骨干 82
distal femur 股骨远端 85-86,86f
distal humeral 肱骨远端 296-297
distal radius 桡骨远端 86,86f
distal tibia 胫骨远端 775
epiphyseal 骺 79
evaluation for 评估 77,77t
femoral shaft 股骨干 618
functional limitations with 功能限制 77
gait with 步态 77
humeral shaft 肱骨干 277
individualized treatment plan for 个体化治疗方案 77
internal fixation of 内固定
 general principles of 一般原则 82
 techniques for 技巧 85-87
intra-articular 关节内 79-79f
metaphyseal 干骨后端 79-81,80f-82f
new techniques for 新技术 95-96
new techniques for correction of 矫形新技术 87
osteotomy for 截骨术 79-87
 oblique 倾斜 84,85f
 opening wedge 张开楔形 85f
 step-cut 阶梯形 84
 transverse 横断 84,85f
proximal humeral 肱骨近端 251,254f
proximal humerus 肱骨近端 85,85f
proximal tibia 胫骨近端 79f,86,87f
radiographic assessment of 放射学评估 77
scaphoid 舟状骨 397-399
soft tissue coverage in 软组织覆盖 79
subtrochanteric femur 股骨转子下 580-581,598-599
surgical treatment for 手术治疗 78-87
 complications of 并发症 87
 confounding factors in 混杂因子 78
 indications for 适应证 78
 lower extremity, principles for 下肢,原则 78
 outcomes of 结果 87
 pearls about 要点 88
 preoperative planning for 术前计划 78-79
 problems and goals of 问题与目标 78
 risk-benefit ratio in 危险—收益比 78
 for specific deformity types 特殊畸形类型 82-84
 stepwise algorithm for 逐步算法 78-79
 superimposed tracings for 阶层追踪 79,80f
 techniques for specific malunions 技巧与特殊畸形愈合 85-87
 tips and tricks 要点与难点 87
talar neck 距骨颈 806
Taylor Spatial Frame for Taylor 空间支架 87
tibial shaft 胫骨干 733,745,747
Mangled extremity severity score (MESS) Mangled 肢体严重程度评分(MESS) 748-749,749t
Manometric pump, intravenous 测压泵,静脉内 45
Mason's classification, of radial head fractures Mason 分类,桡骨头骨折 303
Matta clamp Matta 夹
 in crescent fracture surgery 月骨骨折手术 456
 in sacral fracture surgery 骶骨骨折手术 456
 in sacroiliac joint surgery 骶髂关节手术 449-450
Matta classification, of acetabulra fractures Matta 分类,髋臼骨折 465-468
Matta stydy, of acetabular fracture reduction Matta 研究,髋臼骨折复位 499-500
Mayfield classification of, perilunar instability Mayfield 分类,月骨周围不稳 384-387,385f-387f
Mayo classification Mayo 分类
 of distal radius fractures 桡骨远端骨折 360
 of olecranon fractures 鹰嘴骨折 324,324f
 of scapula fractures 肩胛骨骨折 209
McCormack classification, of thoracolumbar spine fractures McCormack 分类,胸腰椎骨折 178,179f
Medial collateral ligament 内侧副韧带 302
 in elbow dislocation 肘关节脱位 307,308f,311,311f
 in knee dislocation 膝关节脱位 679-680
 in tibial plateau fractures 胫骨平台骨折 705
Medial femoral circumflex artery, in femoral neck fractures 旋股内侧动脉,股骨颈骨折 534-536,536f
Medial malleolus fractures 内踝骨折 785-786
 fixation of, technique for 固定,技巧 785-786
 isolated 单独的 785
 with lateral malleolus fracture 外踝骨折 786-788
 outcomes of 结果 785
 plate fixation of 板固定 786,787f
 rediographic evaluation of 放射学评估 785
 reduction of 复位 785
 screw fixation 螺钉固定 785-786,786f-787f
 surgical approach for 手术入路 785
 vertical 垂直 786,787f
Medial malleolus osteotomy, for talar neck fractures 内踝截骨术,距骨颈骨折 802,803f
Medial meniscus tear, with tibial plateau fractures 内侧半月板撕裂,胫骨平台骨折 705,705t
Medial parapatellar approach, for distal femur fractures 内侧髌旁入路,股骨远端骨折 627-627,627-628f,630f,631,631f
Medial process talus fractures 距骨后内侧突骨折 809-810
Median nerve 正中神经
 in carpal injuries 腕部损伤 388,398
 in distal humeral fracture 肱骨远端骨折 283
 in distal radius fracture 桡骨远端骨折 378-379
 in elbow dislocation 肘关节脱位 307
 in forearm fracture 前臂骨折 342,342f
 in radius fracture 桡骨骨折 344,344f

Medoff sliding plate　Medoff 滑动板 574 – 575
Mehne and Matta classification, of distal humeral fractures　Mehne 与 Matta 分类,肱骨远端骨折 285
Meniscus tears, with tibial plateau fractures　半月板撕裂,胫骨平台骨折 703,705,705t
　surgical repair of　手术修复 705 – 708,708f
Merle d'Aubigne and Postel scale, for acetabular fractures　Merle d'Aubigne 与 Postel 量表,髋臼骨折 501 – 502
Metacarpal fractures, See also specific types　掌骨骨折,见特殊类型 425 – 433
　base　基底 425 – 427
　border digit　边界位 429,431
　classification of　分类 425
　collateral recess pinning for　侧隐窝针 428,428f,431
　diaphyseal (shaft)　骨干 431 – 433
　　bouquet pinning for　束针 431
　　classification of　分类 431
　　comminuted　粉碎 431,433
　　dorsal approach for　背侧入路 431
　　nonoperative treatment of　非手术治疗 431
　　open treatment of　开放治疗 431 – 433
　　plate fixation of　板固定 433,433f
　　screw fixation of　螺钉固定 431 – 432,432f
　　spiral oblique　螺旋形倾斜 431 – 432,432f
　　surgicla indications in　手术指征 431
　　transverse　横向 431
　　wire fixation of　缆固定 433
　nonoperative treatment of　非手术治疗 427 – 428
　patterns of　方式 425
　pearls about　要点 434
　postoperative care in　术后护理 431
　surgical treatment of　手术治疗 428 – 433
Metacarpal neck fractures　掌骨颈骨折 428 – 431
　bouquet pinning for　束针 429 – 431,429f
　　fifth ray　第五掌骨 429 – 430,430f
　　index finger　手指 430 – 431
　closed reduction of　闭合复位 429
　Jahss maneuver for　Jahss 操作 429
　mechanism of injury　损伤机制 428
　open treatment of　开放治疗 429 – 431
　pearls about　要点 434
　surgical treatment of　手术治疗 428 – 431
　　indications for　适应证 428 – 429
Metacarpophalangeal joint dislocations　掌指关节脱位 424 – 425
　anatomical considerations in　解剖学考虑 424
　border digit　边界位 424
　clinical presentation of　临床表现 424
　dorsal　背侧 424
　nonoperative treatment of　非手术治疗 424
　radiographic findings of　放射学评估 424
　skin puckering with　皮肤褶皱 424
　surgical treatment of　手术治疗 424 – 425
　　dorsal approach for　背侧入路 424
　　volar approach for　掌(跖)入路 424 – 425
　volar　掌(跖) 424
Metaphyseal fractures. See also specific anatomy　干骺端骨折,见特殊解剖
　malunion of　畸形愈合 79 – 82,81f – 82f
　oblique osteotomy for　倾斜截骨术 80
　opening wedge osteotomy for　开放楔形截骨术 79,85
　transverse osteotomy for　横行截骨术 84
　nonunion of　分离 88
Metatarsal fractures　跖骨骨折 830 – 832
　fifth　第五 831 – 832
　　acute　急性 830 – 831
　　chronic　慢性 830 – 831
　　Jones　Jones 830 – 831
　　postoperative management of　术后管理 831 – 832
　　screw fixation of　螺钉固定 831 – 832,831f
　　styloid avulsion　茎突撕脱 831
　first　第一 830
　　fixation options for　固定选择 830,830f
　　nonoperative treatment of　非手术治疗 830
　　open reduction and internal fixation of　开放复位与内固定 830
　second through fourth　第 2 ~ 4 830 – 831
　　deformity with　畸形 830
　　fixation options for　固定选择 830 – 831,830f
Metatarsal-phalangeal joint injuries　跖趾关节损伤 831
　first　第一 831
　second through fifth　第 2 ~ 4 831
Meter stick technique, for Less Invasive Stabilization System　米尺技术,微创稳定系统 64 – 69,69f,71
Methylprednisolone, for cervicocranial injuries　甲基强的松龙,颅颈损伤 100
Miami-J brace　Miami-J 支具 123
Middle column　中柱 176
Middle phalanx fractures (hand), extra-articular　中间指骨骨折(手),关节外 412 – 417
　anatomical considerations in　解剖学考虑 412
　nonoperative treatment of　非手术治疗 412 – 413
　phalangeal neck　指骨颈 412
　phalangeal shaft　指骨干 412 – 417
　surgical indications in　手术指征 413
　surgical treatment of　手术治疗 413 – 417
Midline parapatellar approach, for tibial plateau fractures　中线髌旁入路,胫骨平台骨折 708 – 709,709f
Milch method, of shoulder reduction　Milch 方法,肩关节复位 254
Minimally invasive femur surgery　股骨微创手术 573,649
Minimally invasive pelvic surgery　骨盆微创手术 459 – 460
Minimally Invasive Percutaneous Plate Osteosynthesis (MIPPO)　微创经皮板接骨术(MIPPO) 1,62,62f
Minimally invasive plating　微创钢板 61 – 62,61f – 62f

Minimally invasive spinal surgery 脊柱微创手术 172,197
MODS. *See* Multiorgan dysfunction syndrome MODS,见多器官功能障碍综合征
Moed study, of acetabular fracture reduction Moed 研究,髋臼骨折复位 500-501
Monorail technique 单机技术 37
Monteggia fractures Monteggia 骨折 336,352-353
 anterior (type Ⅰ) 前(Ⅰ型) 330,336,337f,353
 anterior, with radius and ulna fractures (type Ⅳ) 前,伴桡、尺骨骨折(Ⅳ型) 336,337f
 Bado classification of Bado 分类 336,337f
 complications of 并发症 331,353
 lateral (type Ⅲ) 外侧(Ⅲ型) 336,337f
 outcomes of 结果 331,352-353
 plate fixation of 板固定 353-354,353f
 posterior (type Ⅱ) 后(Ⅱ型) 330-331,336,337f
  radial head fractures with 桡骨头骨折 304,331
 radial head reduction in 桡骨头复位 354
 surgical treatment of 手术治疗 352-354
 ulna alignment in 尺骨对线 354
Morel-Lavallée lesions Morel-Lavallée 病变 3,448,459-460,502
MRI. *See* Magnetic resonance imaging MRI,磁共振成像
Müller, E. Müller, E 58
Müller, Maurice Müller, Maurice 58
Muller classification, of olecranon fractures Muller 分类,鹰嘴骨折 323-324
Multiorgan dysfunction syndrome 多器官功能衰竭综合征 846-848
 etiologic theories for 病因学 839
 organ systems involved in 涉及器官系统 839,839t
 systemic inflammatory response in 系统性炎性反应 838-839
Multiple injuries/trauma. *See* Polytrauma patients 多发创伤损伤
Muscle(s). *See also specific muscles* 肌肉,见特殊肌肉
 assessment of 评估
  four Cs for 4Cs 4-5
  in soft tissue injury 软组织损伤 4-5
 capacity to bleed 流血能力 5
 color of 颜色 4-5
 consistency of 持续性 5
 contractility of 收缩性 5
Muscle flaps, free 肌瓣 14
 complications of 并发症 14-15,15t
 for infection-related defects 感染相关缺陷 33
 for soft tissue injury 软组织损伤 7
Musculoskeletal infection 肌肉骨骼感染 20-40
 acute or subacute, with stable hardware 急性或亚急性,稳定硬件 26,27f-28f
 acute or subacute, with unstable hardware 急性或亚急性,不稳定硬件 26-28
  debridement of 清创术 26-28,29f-30f
  defect management in 缺陷管理 28,29f
  external fixation in 外固定 28-30,29f-30f
  hardware removal in 硬件移除 28,28f-29f
 antibiotic prophylaxis against 预防性应用抗生素 20-21
 chronic 慢性 30-40
  debridement for 清创术 30
  local antibiotic delivery for 局部抗生素传送 32-33,32f
  plating techniques for metaphyseal infections 干骨后端感染板技术 33,34f
  reconstruction of bone defects in 骨缺陷重建 33-40
  soft tissue coverage in 软组织覆盖 33
  tibial, intramedullary nailing through titanium cage for 胫骨髓内钉通过钛笼 40,40f
  union in, achievement of 愈合,达到 33-40
 clinical presentation of 临床表现 21-22,22f
 with closed fracture 闭合骨折 20-21
 computed tomography of CT 23
 cost of care in 护理费用 20
 cultures of 培养 24
 diagnosis of 诊断 21-25
 diagnostic laboratory studies in 诊断性实验室检查 22
 imaging of 成像 22-24
 incidence of 发生率 20
 magnetic resonance imaging of MRI 23-24,24f
 nuclear medicine imaging of 核医学成像 23
 with open fracture 开放骨折 20
 pearl about 要点 40
 pin or wine site 针或缆位点 25-27
 positron emission tomography of PET 24
 prevention of 防止 20-21
 radiographic findings in 放射学表现 22,23f
 staging and classification of 分级与分类 24-25
 timing of surgery and 手术时机 21,21f
 treatment of 治疗 25-40

N

Nails. *See* Cephalomedullary nails; Intramedullary nailing; Trochanteric nails 钉,见头状髓内钉,髓内钉,转子钉
Naked facet sign, in lower cervicla spine injuty 小关节裸露征,下颈椎损伤 136
 anteromedial approach for 前内侧入路 821-825
 arthritis with 关节炎 822,822f
 avascular necrosis with 缺血性坏死 822
 of body 体 821
 classification of 分类 821,821f
 comminuted 粉碎 821,821f
 complications of 并发症 822
 computed tomography of CT 821
 of dorsal edge 背侧缘 821
 dorsolateral approach for 背外侧入路 821-822

external fixation of 外固定 822-823,822f
fixation extending into cuneiforms 固定楔形延伸 822,822f
hindfoot deformity with 后足畸形 822-823
joint subluxation with 关节半脱位 822
malunion of 畸形愈合 822-823
medial approach for 内侧入路 821-822,822f
nonoperative treatment of 非手术治疗 821
outcomes of 结果 822-823
radiographic evaluation of 放射学评估 822,822f
rehabilitation in 康复 822-823
screw fixation of 螺钉固定 822
surgical treatment of 手术治疗 821-823
 anatomical considerations in 解剖学考虑 821-822
 technique for 技巧 822
tension-band fixation of 张力带固定 822,822f
tips and tricks 要点与难点 822-823
of tuberosity 转子 821
two-incision approach for 双切口入路 822f
type Ⅰ Ⅰ型 821,821f
type Ⅱ Ⅱ型 821,821f
type Ⅲ Ⅲ型 821,821f
Naviculocuneiform subluxation, with navicular fractures 舟骨楔形半脱位,舟骨骨折 822
Necrosis 坏死
 with ankle fractures 踝部骨折 794
 avascular 缺血性
  with acetabular fractures 髋臼骨折 503f,504
  with hip dislocation 髋关节脱位 510,523,523f-524f
  idiopathic, lunate fractures in 原发性,月骨骨折 405-406
  with navicular fractures 舟状骨骨折 822
  with talar head fractures 距骨头骨折 809
  with talar neck fractures 距骨颈骨折 801,806,806f
  with calcaneus fractures 跟骨骨折 820
  with femoral neck fractures 股骨颈骨折 528,549-551
  with knee dislocations 膝关节脱位 697
  with plate fixation 板固定 59,59f
  with proximal humeral fractures 肱骨近端骨折 241,241f,251
  with talar body fractures 距骨体骨折 808
Neer's classification Neer 分类
 of distal clavicle fractures 锁骨远端骨折 227,227t
 of proximal humeral fractures 肱骨近端骨折 235
Negative pressure wound therapy 负压创伤治疗 5,14
Neoprene heel cups 橡胶跟杯 816
Neuroma, with ankle fracture 神经瘤,踝部骨折 795
Neuropraxia, with ankle fracture 神经失用症,踝部骨折 795
Neutrophil activating peptide (NAP) 中性粒细胞激活多肽 (NAP) 839
Nightstick fracture 夜仗骨折 338
Nonunion(s) 分离 77,87-97
 ankle 踝 794
 atrophic 萎缩 87,88f,89

atrophic humeral shaft 肱骨干萎缩 94,94f,277
avascullar 缺血性 87,88f
Bennett's fracture Bennett 骨折 425
bone reconstruction for 骨重建 89,90f,95-96,96f
capitate 头状骨 397,405
classification of 分类 87,88f
clavicle 锁骨 94-95,95f,230-231
comminuted 粉碎 87,88f
computer tomography of CT 77
definition of 定义 87
delayed, definition of 延迟,定义 87
distal femur 股骨远端 649
distal humeral 肱骨远端 294
distal radius 桡骨远端 328-379
distal tibia 胫骨远端 775
dystrophic 营养不良 88f
elephant foot 象足 87,88f
epidemiology of 流行病学 87
evaluation of 评估 87-88
femoral neck 股骨颈 548-549,549f,550t
 intertrochanteric osteotomy for 转子间截骨术 89-91,91f
femoral shaft 股骨干 619
gait with 步态 77
 horse's hoof 马蹄 87,88f
humeral shaft 肱骨干 94f-95f,276-277
hypertrophic 肥大 87-89,88f
hypertrophic humeral shaft 肱骨干肥大 276-277
hypertrophic tibial shaft 胫骨干肥大 91,92f,736,736f,749
individualized treatment plan for 个体化治疗方案 77
infection with 感染 87-88
intertrochanteric femur 股骨转子间 575-576
metaphyseal 干骨后端 87
new techniques for 新技术 95-96
nuclear medicine scans for 核医学扫描 87-88
odontoid 齿突 127
olecranon 鹰嘴 330-331
oligotrophic 营养不良 87,88f
pearls about 要点 97
posterior process talus 距骨外侧突 810
proximal humeral 肱骨近端 252,253f-254f
radial head 桡骨头 303,307
radiographic assessment of 放射学评估 77,87
risk factors for 危险因子 87
scaphoid 舟骨 397,399-400,403
subtrochanteric femur 股骨转子下 580,599
surgical treatment of 手术治疗 88-95
 complications of 并发症 97
 outcomes of 结果 97
 preoperative evaluation for 术前评估 88
 principles of 原则 88-89
 rehabilitation for 康复 95

tips and tricks 要点与难点 96
talar neck 距骨颈 806
tibial shaft 胫骨干 749
torsion wedge 楔形扭转 87,88f
wave plate for 波浪板 89,91f
Norian SRS Norian SRS 576
Notch sign, for femoral sagittal plane alignment Notch征,股骨矢状面对线 64,69f
"No touch" technique "非接触"技术 7,7f
Nuclear medicine scans 核医学扫描
　of musculoskeletal infection 肌肉骨骼感染 23
　of nonunion-related infection 分离相关感染 87 – 88
　of scaphoid fractures 舟骨骨折 400
"Nutcracker fracture" "胡桃夹"骨折 822
Nutrition, and musculoskeletal infection 营养,肌肉骨骼感染 20

O

Oblique osteotomy, for malunion 斜行截骨术,畸形愈合 84,84f
　distal femur 股骨远端 85 – 86,86f
　distal radius 桡骨远端 85
　metaphyseal 干骨后端 79
　outcomes of 结果 87
　with two-plane deformities 双平面畸形 82 – 83
Oblique wiring technique 斜缆技术 144
Occipital condyle fractures 枕髁骨折 101
　classification of 分类 101,101f
　outcomes and complications of 结果与并发症 125
　surgical treatment of, indications for 手术治疗,适应证 101,102f
　type I (stable, comminuted) I型(稳定,粉碎) 101,101f
　type II (impaction or shear) II型(碰撞或剪切) 101,101f
　type II (unstable avulsion) II型(不稳撕脱) 101,101f – 102f
Occipitocervicla fusion 颅颈融合 116,117 – 118
　bone grafting for 骨移植 117
　instrumentation options in 设备选择 117
　technique of 技巧 118,118f
Odontoid fractures 齿突骨折 106 – 109
　anterior screw fixation of 前路螺钉固定 120 – 123,121 – 122
　　outcomes and complications of 结果与并发症 129
　　technical considerations in 技术考虑 129
　classification of 分类 106,107f
　halo orthosis for halo支具 126
　osteosynthesis for 截骨 116
　outcomes and complications of 结果与并发症 125 – 126
　surgical treatment of 手术治疗
　　indications for 适应证 106 – 109,108f – 109f
　　patient positioning for 病人体位 116 – 117
　　transoral approach to 经口入路 118
　type I I型 106,107f,126
　type II II型 106 – 108,107f – 108f,126
　　anterior upper cervical approach to 上颈椎前入路 116 – 117

controversy over management 治疗争论 106
nonunion of 分离 126
posterior atlantoaxial fusion for 后路寰枢椎融合 106,108f
pseudoarthrosis of 假关节 126
screw fixation of 螺钉固定 106 – 108
type IIa IIa型 106
type III III型 106,107f,108 – 119,126
posterior arthrodesis for 后路关节融合 108 – 119,119f
vertebral artery in 椎动脉 127
O'Driscoll classification, of coronoid fractures O'Driscoll分类,导状骨折 319 – 320,320f
O'Driscoll stages, of elbow stability O'Driscoll分级,肘关节稳定性 307
Ofloxacin, for musculoskeletal infection 氧氟沙星,肌肉关节感染 26
Olecranon fracture(s) 鹰嘴骨折 323 – 329
　advancement of triceps in 三头肌进展 327 – 328
　classification of 分类 323 – 324,324f
　Colton's type I Colton I型 323
　Colton's type II Colton II型 323
　Colton's type IIA Colton IIA型 323
　Colton's type IIB Colton IIB型 323
　Colton's type IIC Colton IIC型 323
　Colton's type IID Colton IID型 323
　comminuted 粉碎 329
　complications of 并发症 330 – 331
　displaced comminuted 位移并粉碎 327 – 328,327f
　displaced noncomminuted 位移但无粉碎 324 – 327,325f – 328f
　excision of fragments in 碎片切除 327 – 328
　failure of fixation in 固定失败 330
　Mayo's type I Mayo I型 32,324f
　Mayo's type II Mayo II型 324,324f
　Mayo's type IIA Mayo IIA型 324,324f
　Mayo's type IIB Mayo IIB型 324,324f
　Mayo's type III Mayo III型 324,324f
　Mayo's type IIIA Mayo IIIA型 324,324f
　Mayo's type IIIB Mayo IIIB型 324,324f
　Muller's type A Muller A型 323,324f
　Muller's type B Muller B型 323,324f
　Muller's type C Muller C型 323,324f
　nonoperative treatment of 非手术治疗 324
　nonunion of 分离 330 – 331
　outcomes of 结果 329
　plate and screw fixation of 板与螺钉 338 – 339,328f,331
　Schatzker and Tile's type A Schatzker – Tile A型 323
　Schatzker and Tile's type B Schatzker – Tile B型 323
　Schatzker and Tile's type C Schatzker – Tile C型 323
　simple 单纯 329
　surgical treatment of 手术治疗 324 – 329
　　indications for 适应证 324
　　technique for 技巧 324 – 329

tension-band wire fixation of 紧张缆固定 324 – 327,325f – 328f,329
tips and tricks 要点与难点 329
treatment goals in 治疗目标 323
Olecranon fracture-dislocation(s) 鹰嘴骨折—脱位 315,329 – 331
   anterior (transolecranon) 前路(经鹰嘴) 315,317f,329
   classification of 分类 329 – 330
   complications of 并发症 330 – 331
   outcomes of 结果 330
   pearls about 要点 331
   posterior 后路 315,318f – 318f,320
     radial head fractures with 桡骨头骨折 304 – 305
   surgical treatment of 手术治疗 330
Olecranon osteotomy 鹰嘴截骨术
   complications of 并发症 298
   for distal humeral fractures 肱骨远端骨折 290 – 292,291f,298
   fixation options in 固定选择 291 – 292,291f
Olecranon process 鹰嘴 302,302f
Oligotrophic nonunion 营养不良性分离 87,89f
One-thrid tubular plate, for ankle fractures 三分之一管形板,踝部骨折 782 – 783
Open book pelvic injury 开书型骨盆损伤 439,440f – 441f
Open fractures. See also specific anatomy 开放骨折,见特殊解剖
   Gustilo-Anderson classification of Gustilo-Anderson 分类 603,730,818
   musculoskeletal infection with 肌肉骨骼感染 20
Opening wedge osteotomy, for malunion 开放楔形截骨,畸形愈合 84
   disphyseal 骨干 84
   distal radius 桡骨远端 85 – 86,86f
   metaphyseal 干骺端 79,84
   proximal tibia 胫骨远端 86,87f
Open reduciton and internal fixation (ORIF). See specific devices, procedures, and injuries 开放复位与内固定(ORIF),见特殊设备步骤和损伤
Orthopaedic Trauma Association (OTA) classification 骨科创伤协会(OTA)分类
   of distal femur fractures 股骨远端骨折 624 – 625,625f
   of distal humeral fractures 肱骨远端骨折 285,285f
   of distal tibia fractures 胫骨远端骨折 754,756f
   of femoral neck fractures 股骨颈骨折 527,529f
   of femoral shaft fractures 股骨干骨折 603,604f
   of intertrochanteric femur fractures 股骨转子间骨折 558
   of proximal humeral fractures 肱骨近端骨折 235 – 236
   of scapula fractures 肩胛骨骨折 209
   of subtrochanteric femur fractures 股骨转子下骨折 581
   of tibial plateau fractures 胫骨平台骨折 702 – 704,703
Ossification, heterotopic 骨化,异位
   with acetabular fractures 髋臼骨折 504,505f
   with antergrade nailing of humeral shaft 肱骨干顺行钉 277 – 278
   with distal humeral fractrues 肱骨远端骨折 298
   with elbow trauma 肘关节创伤 331
   with femoral shaft fractures 股骨干骨折 620
   with hip dislocation 骨质关节脱位 523 – 524
   with knee dislocation 膝关节脱位 697 – 697f
Osteoconduction, by bone grafts 骨传导,骨移植 32 – 33
Osteogenesis 成骨
   by bone grafts 骨移植 32
   distraction 牵引 37 – 39,38f
     bone transport in 骨转导 37,38f
     for malunion 畸形愈合 79
     monorail technique in 单轨技术 37
     outcome studies of 结果研究 37 – 39
Osteomyelitis. See also Musculoskeletal infection 骨髓炎,见肌肉骨骼感染
   chronic 慢性 31 – 39
     debridement for 清创术 31
     local antibiotic delivery for 局部抗生素传送 32,32f
     plating techniques for metaphyseal infections 干骺端感染板技术 32,33f
     reconstruction of bone defects in 骨缺陷重建 32 – 39
     soft tissue coverage in 软组织覆盖 32
     tibial, intramedullary nailing through titanium cage for 胫骨,髓内钉通过钛笼 39,39f
     union in, achievement of 联合,达到 32 – 39
Osteotomy. See also specific types 截骨术,见特殊类型
   for acetabular fractures 髋臼骨折 493,496f – 498f
   for femoral head fractures 股骨头骨折 517 – 519,519 – 522f
   for malunion 畸形愈合 79 – 87
     with angular deformities 成角畸形 82f,83
     diaphyseal 骨干 82 – 83
     distal femur 股骨远端 85 – 86,86f
     distal radius 桡骨远端 85,85f
     intra-articular (epiphyseal) 关节内(骨骺) 79,79f
     metaphyesal 干骺端 79 – 82,80f – 81f
     oblique 倾斜 84,85f
     opening wedge 开放楔形 84 – 85
     outcomes of 结果 87
     proximal humerus 肱骨近端 84 – 85,85f
     proximal tibia 胫骨近端 86,87f
     with rotational deformities 旋转 83,83f
     step-cut 阶梯状 84
     transverse 横行 84,84f
   for nonunion 分离
     clavicle 锁骨 94 – 95
     femoral neck 股骨颈 90 – 92,92f
     humeral shaft atrophic 肱骨干萎缩 94
     hypertrophic tibial shaft 胫骨干肥大 92
     olecranon 鹰嘴
       for distal humeral fractures 肱骨近端骨折 290 – 292,291f
       fixation options in 固定选择 291 – 292,291f
   for patellar fractures 髌骨骨折 665 – 666

for talar neck fractures 距骨颈骨折 802-803f
OTA. See Orthopaedic Trauma Association classification OTA,见骨科创伤协会分类

P

Pain, following fracture. See also specific fractures 疼痛,随后骨折,见特殊骨折
   MRI evaluation of MRI评估 77,78f
   potential etiologies of 潜在病因 77,77t
Palacos Palacos 567
Palmar distal radius plates 掌侧桡骨远端板 72,72f
Palmaris longus, in forearm fracture 掌长肌,前臂骨折 342,342f
Palmar radiolunate ligament 掌侧桡肘韧带 383f
Palmar radioscaphocapitate ligament, rupture of 掌侧桡舟头韧带,断裂 384,385f
Pape's categories of polytrauma patients Pape多发性创伤病人类型 843-844
Patella, function in knee extension mechanism 髌骨,膝关节伸展机制 654,654f
Patellar fractures 髌骨骨折 654-668
   anatomical considerations in 解剖学考虑 654,657
   arthrosis with 关节炎 667-668
   basket plate for 篮板 666
   bipartite 二部分 654
   "candy in a sack" "袋中甜品" 657
   classification of 分类 654,655-656f
   comminuted 粉碎 654,657,662-664
   complications of 并发症 667-668
   diagnosis of 诊断 654
   displaced 位移 662
   failure of fixation 固定失败 666-667
   incidence of 发生率 654
   infection with 感染 667
   knee pain with 膝部疼痛 667-668
   loss of motion with 丧失活动 667
   magnetic resonance imaging of MRI 654
   mechanism of injury 损伤机制 654
   new techniques for 新技术 666
   nondisplaced 无位移 656
   nonoperative treatment of 非手术治疗 656-657,656f
     indications for 适应证 656-657
     results of 结果 666
     techniques for 技巧 657
   open reduction and fixation of 开放复位与固定 657-662
     clamp use in 夹具应用 658,659f-660f
     compression by fragments in 碎片压迫 657-658,658f
     fragment management in 碎片管理 657-658,658f
   outcomes of 结果 665-667
   partial patellectomy for 部分髌骨切除术 656
     results of 结果 667
     with tendon reconstruction 肌腱重建 662-664,664f
     pearls about 要点 673
   quadriceps muscle in 四头肌 667-668
   rehabilitation in 康复
     postoperative 术后 664-665
     as treatment 治疗 656
   screw fixation of 螺钉固定 657-658,659f-660f
   stellate 星状 654,654f
   surgical treatment of 手术治疗 656-657
     incision and exposure in 切开与显露 656-658,658f
     indications for 适应证 656
     patient positioning for 病人体位 656
     results of 结果 665-667
     techniques for 技巧 656-665
   tension-band fixation of 张力带固定 658-662,659f-662f
     biomechanical and clinical studies of 生物机制或临床研究 661
     failure of 失败 665
     modified technique with cannulated screws 管状螺钉改良技术 661-662,663f
     peripheral wire or plating with 周围缆或板 662,663f
     technical challenges of 技术挑战 661
   with tibial plateau fracture 胫骨平台骨折 655f,656
   tibial tubercle osteotomy for 胫骨转子截骨术 665
   tips and tricks 要点与难点 665
   total patellectomy for 全髌切除 655,664
     results of 结果 667
   transverse 横行 654,655f
   tripartite 三部分 656f
   vertical 垂直 654,655f
   wire fixation of 缆固定 655-662
Patellar tendon (ligament) 髌肌腱(韧带) 654
   rupture of 断裂 668-674
     augmentation techniques for 扩大技术 673
     complications of 并发症 674
     diagnosis of 诊断 668
     Insall-Salvati ratio in Insall-Salvati比率 668
     magnetic resonance imaging of MRI 668,668f
     mechanism of injury 损伤机制 668
     midsubstance 中间质 670
     new techniques for 新技术 673
     outcome of 结果 673
     pearls about 要点 673
     radiographic evaluation of 放射学评估 668,668f
     rehabilitation for 康复
       postoperative 术后 672
       as treatment 治疗 669
     surgical repair of 手术修复 669-670,669f-670f,673
     tips and tricks 要点与难点 672
Patellar tendon allograft 髌肌腱移植
   for anterior cruciate ligament reconstruction 前交叉韧带重建 691-692

for posterior cruciate ligament reconstruction 后交叉韧带重建 684
Patellar tendon bearing cast or brace, for tibial shaft fractures 髌肌腱承重管形或支撑,胫骨干骨折 732-733
Patellectomy 髌骨切除
    partial 部分 655
        results of 结果 667
        with tendon reconstruction 肌腱重建 662-664,664f
    total 全部 656,664,667
Pauwels classification, for femoral neck fractures Pauwels 分类,股骨颈骨折 527,529f
PCL. See Posterior cruciate ligament PCL,见后交叉韧带
Pectoralis major 胸大肌
    in humeral shaft fracture 肱骨干骨折 263,263f
    in scapula fracture 肩胛骨骨折 214,220f,221,221f
Pedicle screw fixation 椎弓根螺钉固定
    in atlantoaxial fusion 寰枢椎融合 118-120,119f-120f
        outcomes and complications of 结果与并发症 128
    of atlas fracture 寰椎骨折 104
    of facet joint fracture-dislocation 小关节骨折—脱位 146,146f
    of thoracic spine fracture 胸椎骨折 167,168f,170,170f,172
    of thoracolumbar flexion-distraction injury 胸腰椎屈曲—牵引损伤 190
    of thoracolumbar fracture-dislocation 胸腰椎骨折—脱位 192
    of thoracolumbar spine fractures 胸腰椎骨折 184,185,185f,188-189,189f
Pelvic fractures. See Pelvic ring injuries; specific fractures 骨盆骨折;见骨盆环损伤,特殊骨折 436-460
Pelvic ring injuries 骨盆环损伤
    anatomical considerations in 解剖学考虑 436-439,436f
    anterior, surgical treatment of 前路,手术治疗 442-447
    anterior-posterior compression 前—后压缩 439,439t,440f
    avulsion 撕脱
        case-by-case consideration of 个体化考虑 439
        surgical indications in 手术指征 440
    Bucholz type Ⅰ Bucholz Ⅰ型 437
    Bucholz type Ⅱ Bucholz Ⅱ型 437
    Bucholz type Ⅲ Bucholz Ⅲ型 437-438,438f
    chronic problems in survivors 幸存者的慢性问题 436
    classification of 分类 436-439
    combined 联合 439,439t
    complications of 并发症 459
    compression tests in 加压试验 437
    computer-assisted navigation in 计算机辅助导航 459
    deformity in 畸形
        axis of (x,y,z) x、y、z轴 438,438f
        rotational 旋转 438-439,438f
        translational 翻译 438,438f
    high-energy 高能量 436
    infection with 感染 459
    injuries associated with 损伤相关 436
    lateral compression 外侧压缩 439,439f,439t,440f
        surgical indications in 手术指征 440-441
    low-energy 低能量 436
    mechanism of injury 损伤机制 439
    nerve injury and monitoring in 神经损伤与监测 459
    new techniques for 新技术 459
    nonoperative treatment of 非手术治疗 439
    open book 开书 439,440f-441f
    outcomes of 结果 459
    pearls about 要点 460
    physical examination in 物理检查 437
    in polytrauma patients 多发性创伤病人 837-838
    posterior 后 447-459
    radiographic evaluation of 放射学评估 437,437f
    rehabilitation in 康复 457-459
    role of orthopaedic surgeon in 手术作用 459
    surgical treatment of 手术治疗 439-459
        indications for 适应证 439-442
        minimally invasive 微创 459
        techniques for 技巧 442-459
    tips and tricks 要点与难点 458-459
    vertical shear 垂直撕裂 439,439t
Pelvic stability, definition of 骨盆稳定性,定义 437
Penicillin(s) 青霉素
    for musculoskeletal infection prevention 预防肌肉骨骼感染 20
    for musculoskeletal infection treatment 治疗肌肉骨骼感染 27
    resistance to 抗拒 27
Perforating vessels 穿血管 2-3,3f
Perilunar instability, classification of 月骨周围不稳,分类 384-387,385f-387f
Perilunate dislocation, provisional reduction of 月骨周围脱位,临时固定 388,388f
Periosteum, assessment of, in soft tissue injury 骨膜,评估,软组织损伤 5
Peroneal artery 腓动脉 3,3f
Peroneal nerve 腓神经
    in distal tibia fracture 胫骨远端骨折 757,757f,762
    in knee dislocation 膝关节脱位 696
    in tibial plateau fracture 胫骨平台骨折 725
Perthes lesion, with shoulder dislocation Perthes病变,肩关节脱位 256
Pfannenstiel approach Pfannenstiel 入路
    for pubic ramus fractures 耻骨支骨折 447
    for pobic symphysis diastasis 耻骨联合分离 443,444f
Phalangeal fractures of foot 指骨骨折 831
    great toe 蹈趾 831
    lesser toes 小趾 831
Phalangeal fractures of hand 指骨骨折
    distal 远端 408-412
        extra-articular 关节外 408
        nailbed injuries with 钉床损伤 409

nonoperative treatment of　非手术治疗 409
　　soft tissue assessment in　软组织评估 408
　　surgical treatment of　手术治疗 409-410
　　tips and tricks　要点与难点 410
　　wire-pin fixation of　缆—针固定 409-410
　intra-articular　关节内 408,408f
　　nonoperative treatment of　非手术治疗 409
　　surgical treatment of　手术治疗 410-411
　nonoperative treatment of　非手术治疗 409
　middle,extra-articular　中间,关节外 412-417
　　anatomical considerations in　解剖学考虑 412
　　nonoperative treatment of　非手术治疗 412-413
　　phalangeal neck　指骨颈 412
　　phalangeal shaft　指骨干 412-417
　　surgical indications in　手术指征 413
　　surgical treatment of　手术治疗 413-417
　phalangeal neck　指骨颈 412,412f
　　nonoperative treatment of　非手术治疗 412
　phalangeal shaft　指骨干 412-417
　　comminuted　粉碎 412-413
　　　bone graft for　骨移植 417
　　　bridge plating for　桥钢板 415-416,416f
　　　external fixation of　外固定 416,416f
　　　mechanism of injury　损伤机制 414
　　　pin fixation of　针固定 414
　　　spanning fixators for　支撑固定器 416-417
　　　surgical treatment of　手术治疗 414-417
　　nonoperative treatment of　非手术治疗 412-413
　　oblique　倾斜 412-413
　　spiral oblique　螺旋形倾斜 412-413
　　　Chamay approach for　Chamay 入路 414,415f
　　　exposure for　显露 414,415f
　　　screw fixation of　螺钉固定 414,414f
　　　surgical treatment of　手术治疗 414
　　transverse　横行 412-413
　　　collateral recess pinning for　侧隐窝针 412-413,413f
　　　intramedullary pinning for　髓内针 414,418f-419f
　　　surgical treatment of　手术治疗 413-414
　　　tips and tricks　要点与难点 414
　proximal,extra-articular　近端,关节外 412-417
　　anatomical considerations in　解剖学考虑 412
　　nonoperative treatment of　非手术治疗 412-413
　　phalangeal neck　指骨颈 412
　　phalangeal shaft　指骨干 412-417
　　surgical indications in　手术指征 413
　　surgical treatment of　手术治疗 413-417
Philadelphia collar　费城颈领 128
Pilon fracture of PIP joint　Pilon PIP 关节骨折 418,418f,421,422f
Pilon fracture of tibia　胫骨 Pilon 骨折 755
　alternative or newer techniques for　替代或新技术 771-775
　　abkle fusion for　踝融合 772,772f
　　anterolateral approach for　前外侧入路 762-767,762-766f
　　　femoral distractor use in　股骨牵引器 762,764-765
　　　fixation strategies in　固定策略 766-767
　　　incision and exposure in　切开与显露 762,764f-765f
　　　indications for　适应证 762
　　　patient positioning for　病人体位 762,764f-765f
　　　reduction in　复位 763-765,764f-765f
　　anterolateral(Chaput) fragment of　前外侧(Chaput)碎片 758
　　anteromedial approach for　前内侧入路 767-768,767f-768f
　　　femoral distractor use in　股骨牵引器 768
　　　fixation strategy in　固定策略 768
　　　incision and exposure in　切开与显露 767-768
　　　indications for　适应证 767,768f
　　　patient positioning for　病人体位 767
　　　reduction in　复位 768
　　bone graft for　骨移植 772-774
　　complications of　并发症 773-775
　　C-type fragments of　C 型碎片 758
　　debridement of　清创术 759-761
　　external fixation of　外固定 759-760,759f-760f,771-772
　　　complications of　并发症 774-775
　　　results of　结果 774
　　infection with　感染 775
　　malunion of　畸形愈合 775
　　medial fragment of　内侧碎片 758
　　multi-treatment approach to　多治疗入路 771-772
　　nonoperative treatment of　非手术治疗 754-756
　　nonunion of　分离 775
　　open reduction and fixation of. See also specific procedures　开放复位与固定,见特殊步骤
　　　equipment used for　使用设备 762,762t
　　　general concepts of　一般概念 757
　　　two-staged protocol for　双期协议 774
　　outcomes of　结果 774
　　pearls about　要点 775
　　plate fixation of　板固定 766-767,766f,768,763,764f,768f,769
　　posterolateral approach for　后外侧入路 768-769
　　　fixation strategy in　固定策略 769
　　　incision and exposure in　切开与显露 769
　　　indications for　适应证 768
　　　patient positioning for　病人体位 769
　　　reduction in　复位 769,769f
　　posterolateral(Volkmann's) fragment of　后外侧(Volkmann)碎片 758
　　posteromedial approach for　后内侧入路 770,770f-771f
　　　fixation strategy in　固定策略 770
　　　incision and exposure in　切开与显露 770
　　　indications for　适应证 770
　　　patient positioning for　病人体位 770
　　　reduction in　复位 770
　　postoperative management of　术后管理 772

primary definitive fixation of 初始固定 761-762,761f
rehabilitation in 康复 772
screw fixation of 螺钉固定 765,766f,769
surgical treatment of 手术治疗 756-772
    anatomical considerations in 解剖学考虑 757-758,757f,758f
    approaches and techniques for 入路与技术 758-772
    indications for 适应证 756-757
    preoperative planning for 术前计划 762
    tourniquet use in 止血带 762
tips and tricks 要点与难点 770-771
urgent management of 重要管理 758-762

Pin fixation. See also specific injuries 针固定,见特殊损伤
  of Bennett's fractures Bennett 骨折 425-426
  of calcaneus fractures 跟骨骨折 815-816,818,819,818f
  of carpal injuries 腕部损伤 393-394
  of cuboid fractures 骰骨骨折 824
  of distal phalanx fractures (hand) 指骨远端骨折 409-410
  of distal radius fractures 桡骨远端骨折 371-372,375,376f
  of distal tibia fractures 胫骨远端骨折 742-743
  of elbow dislocation 肘关节脱位 311-313,313f
  of femoral shaft fractures 股骨干骨折 605-606,606f
  of knee dislocation 膝关节脱位 687-688
  of mallet fractures Mallet 骨折 411-412,411f
  of metacarpal fractures 掌骨骨折 428,428f,427
  of metacarpal neck fractures 掌骨颈骨折 429-431,429f-430f
  of metatarsal fractures 跖骨骨折 831
  of proximal humeral fracture 肱骨近端骨折 239,242,244-247,244f-245f,251
  of scapholunate ligament rupture 舟月韧带断裂 397
  of scapula fractures 肩胛骨骨折 218,218f-219f
  of tibial shaft fractues 胫骨干骨折 745-746
  of transverse phalangeal shaft fractures (hand) 指骨干横形骨折 413-414,413f-414f

Pin tract infection 牵引针感染 25-27
  etiology of 病因学 25
  grading of 分级 25-26,26f
  insertion technique and 插入技术 25
  radiographic evidence of 放射学证据 25,25f
  treatment of 治疗 26-27

PIP. See Proximal interphalangeal joint PIP,见近端指间关节
Pipkin classification, of femoral head fractures Pipkin 分类,股骨头骨折 511-512,513f
Piriformis 梨状肌
  approach via, for femoral shaft fractures 入路,股骨干骨折 610-612
  in subtrochanteric femur fracture 股骨转子下骨折 580
Plate fixation. See also specific injuries 板固定,见特殊损伤 58-74
  of acetabular fractures 髋臼骨折 480-481,483,485-487,491
    posterior wall 后壁 479-480,480f
  of acromioclavicular joint dislocation 肩锁关节脱位 207,207f
  of ankle fractures 踝部骨折 782,786,789

biological 生物学 59
bone loss/necrosis in 骨缺失/坏死 59,59f
of calcaneus fractures 跟骨骨折 825-826
of clavicle fractures 锁骨骨折 94-95,95f,229,229f
of comminuted phalangeal shaft fracture (hand) 粉碎性指骨干骨折(手) 230,231,230
complications of 并发症 415-416,416f
of condylar fractures of PIP joint PIP 关节髁骨折 74
of cuboid fracture 骰骨骨折 424-425
of distal femur fractures 股骨远端骨折 824,824f
of distal humeral fractures 肱骨远端骨折 623,626-627,633-634,647-648
of distal radius fractures 桡骨远端骨折
of distal tibia fractures 胫骨远端骨折
of facet joint fracture-dislocation 小关节骨折—脱位 144-147,144f,147f
of femoral shaft fractures 股骨干骨折 606-610
of fibular fractures 腓骨骨折 758-760,783-785
fracture stabilization in 骨折稳定 59-62
of hangman's fracture hangman 骨折 114-115,115f
history and evolution of 病史与演变 58-59
of humeral shaft fractures 肱骨干骨折 267-270,277
of intertrochanteric femur fracture 股骨转子间骨折 557-558,561-568,572
locking 锁定 62-72
  Condylar Locking Compression Plate 髁锁定加压板 71,71f
  distal radius 桡骨远端 72,73f
  distal tibial 胫骨远端 71
  indications of 适应证 62
  Less-Invasive Stabilization System 微创稳定系统 62-71,63f
  periarticular 关节周围 62
  proximal tibial 胫骨近端 71
  tips and tricks 要点与难点 72
  versus traditional plating 传统板 60-61,61f
  versus traditional systems 传统系统 60-61,61f
of malunions 畸形愈合 82
of medial malleolus fractures 内踝骨折 786
of metacarpal fractures 掌骨骨折 432,432f
of metatarsal fractures 跖骨骨折 830,831
minimally invasive 微创 61-74,61f-62f
of Monteggia fractures Monteggia 骨折 353-354,353f
of nonunions 分离 90,92f
  atrophic humeral shaft 肱骨干萎缩 94,94f-95f
  clavicle 锁骨 94-95,95f
  femoral neck 股骨颈 90-92,92f
  hypertrophic tibial shaft 胫骨干肥大 92,93f
of olecranon fracture 鹰嘴骨折 328-329,328f,331
in olecranon osteotomy 鹰嘴截骨术 292
outcomes of 结果 73-74
of patellar fractures 髌骨骨折 662,665
pearls about 要点 73

of proximal humeral fractures 肱骨近端骨折 239,241f,244,247,251-252

of pubic ramus fractures 耻骨支骨折 447

of pubic symphysis diastasis 耻骨联合分离 445-447

of radius fractures 桡骨骨折 352,352f

rehabilitation with 康复 72-73

of Rolando's fracture Rolando 骨折 426

of sacral fractures 骶骨骨折 456-458

of sacroiliac joint dislocation 骶髂关节脱位 447-448,459,453f

of scapula fractures 肩胛骨骨折 218-220,220f,223,223f

of subtrochanteric femur fractures 股骨转子下骨折 583-584,592-595,598

of talar neck fractures 距骨颈骨折 804-805

of thoracolumbar spine fractures 胸腰椎骨折 188

of tibial plateau fractures 胫骨平台骨折 708-709,711-716

of tibial shaft fractures 胫骨干骨折 744-747

of ulna fracture 尺骨骨折 346-350

vascularity in 血管 59-62

"working hypothesis" of 工作假说 58

Platelet count, in polytrauma patients 血小板扩数,多发性创伤病人 844

Platelet-derived growth factor (PDGF) 血小板诱导生长因子 (PDGF) 96

PlexiPulse device PlexiPulse 装置 2

Pneumatic compression devices, for soft tissue injury 气动加压装置,软组织损伤 2

Point Contact Fixator (PC-Fix) 点接触固定器(PC-Fix) 59,61f,356,623

Pointed reduction clamp 尖形复位钳

    for distal tibia fractures 胫骨远端骨折 762t

    for intertrochanteric femur fractures 股骨转子间骨折 561,561f

    for patellar fractures 髌骨骨折 657,658f

    for tibial shaft fracture 胫骨干骨折 741

Poller screws, in intramedullary fixation of tibial shaft Poller 螺钉,胫骨干髓内固定 741-742,742f

Polyaxial screw fixation 多轴螺钉固定 124

Polymethacrylate (PMMA) 聚甲基丙烯酸甲酯(PMMA)

    for intertrochanteric femur fractures 股骨转子间骨折 572-573

    in local antibiotic delivery 局部抗生素传递 13-14,32-33,33f

    in wire fixation 缆固定 144

Polymorphonuclear leukocytes 中性粒细胞 839

Polytrauma patients 多发性创伤病人 837-859

    Advanced Trauma Life Support principles for 先进创伤生态支持原则 837

    angiography in 造影 837

    antibiotic prophylaxis for 预防性应用抗生素 843-844

    borderline 边界 843-844

        management of 管理 841,843-844

        Pape's category of Pape 类型 843-844

        parameters defining 参数定义 841,843-844,843t

    calcaneus fractures in 跟骨骨折 846-849,847f-849f

    case studies of 病例研究 846-859

    clavicle fractures in 锁骨骨折 850-855,853f-856f

    complex interplay in 复杂的相互作用 837

    complications 并发症 837

    damage-control orthopaedics in 损伤控制骨科 617,838,843-845

        parameters for 参数 843-845,844t

        techniques of 技巧 845

    distal radius fractures in 桡骨远端骨折 852-855,854f-856f

    evaluation of 评估 837-838

    external fixation in 外固定 845,846f

    in extremis 临终 843-844

    femoral neck fractures in 股骨颈骨折 527,528f,852-859,854f-858f

    femoral shaft fractures in 股骨干骨折 602,617-618,847-848,851-859,853f,854f-858f

    first hit in 初次撞击 838

    fracture care in 骨折护理 839-841,840f-841f

        definitive, parameters for 定义,参数 844t

    head injuries in, special considerations for 头部损伤,特殊考虑 845,847

    humeral shaft fracture in 肱骨干骨折 266

    intracapsular hip fractures in 髋关节关节内骨折 527

    laboratory evaluation of 实验室评估 844-845,853t,854

    mechanisms of injuries in 损伤机制 837

    multiorgan dysfunction syndrome in 多器官功能障碍综合征 838

    neurovascular injuries in 神经血管损伤 837

    orthopaedic surgeon's role with 骨科医生责任 843

    outcomes in 结果 847-848

    overall stability in 总体稳定性 852,854f

    Pape's categories of Pape 类型 843-844

    pearls about 要点 859

    physiological response in 生理反应 838-841

    prioritization of injury treatment in 损伤治疗优化 841-843

    pulmonary complications in 腕部并发症 847-848

    second hit in 继发撞击 838-841,842f

    skin integrity in 皮肤完整性 837

    soft tissue injuries in 软组织损伤 837,852,854f

    stable 稳定 843

    subtrochanteric femur fractures in 股骨转子下骨折 848-851,849f-851f

    systemic inflammatory response syndrome in 系统性炎性反应综合征 838-839,838f

    talar neck fractures in 距骨颈骨折 801

    team approach to 团队入路 807

    tibial shaft fractures in 胫骨干骨折 848-851,849f-851f,856-859

    timing of surgical interventions for 手术介入时机 843,844t

    unstable 不稳 843-844

Popliteal artery 腘动脉

    in knee dislocation 膝关节脱位 677,693,695f,696-697

in posterior cruciate ligament reconstruction 后交叉韧带 682
Popliteofibular ligament reconstruction 腘腓韧带重建 686-687
Popliteus muscle 腘肌 679
Popliteus reconstruction 腘肌重建 686-687
Positron emission tomography (PET), of musculoskeletal infection 正电子发射成像(PET),肌肉骨骼感染 24
Posterior approach. See specific procedures and anatomy 后入路,见特殊步骤与解剖
Posterior column 后柱 176
Posterior cord syndrome 后背髓综合征 134
Posterior cruciate ligament 后交叉韧带
  injuries of 损伤 677-697
    controversies over management 治疗争论 677
    in knee dislocation 膝关节脱位 676-698
    posterolateral approach to 后外侧入路 680-681,681-683f
    posteromedial approach to 后内侧入路 680,681f,684
    with tibial plateau fractures 胫骨平台骨折 704-705,704t,705f,705t
  reconstruction of 重建 676,681-687
    double-bundle inlay 双束嵌入 685-686,685f
    single-bundle 单束 682-685
      femoral tunnel preparation in 股骨准备 683
      femur-sided graft fixation in 股骨侧面植骨固定 684-685
      graft preparation for 移植准备 684
      patient positioning for 病人体位 685
      steps in 步骤 682
      tibial-inlay site preparation in 胫骨嵌入点准备 684
      tibial-sided graft fixation in 胫骨侧面植骨固定 684,685f
    tibial inlay technique of 胫骨嵌入技术 676,681-686
    transtibial 经胫骨 676,681-682
      killer turn in 锐角效应 676,681-682,685f
      laxity with 松弛 681-682
    two-tailed femoral technique of 双尾股骨技术 681
Posterior decompression and fusion, for thoracic spine fracture 后路减压与融合,胸椎骨折 169-170,170f
Posterior interosseous nerve 骨间背神经
  in forearm fractures 前臂骨折 342,342f
  in radial head fractures 桡骨头骨折 304-305
  in radius fracture 桡骨骨折 344-346,350
  in ulna fracture 尺骨骨折 343
Posterior malleolus fractures 后踝骨折 787-788
  fixation of, technique of 固定,技术 787-788,787f
  mechanism of injury 损伤机制 787
  plate fixation of 板固定 788,788f-789f
  posterolateral approach for 后外侧入路 787-788,788f
  screw fixation of 螺钉固定 787-788,788f
  size of, assessment of 大小,评估 787
  tips and tricks 要点与难点 788
Posterior process talus fractures 距骨后突骨折 809-810
  anatomical considerations in 解剖学考虑 809,810f
  complications of 并发症 809-810
  nonoperative treatment of 非手术治疗 809
  nonunion of 分离 809-810
  outcomes of 结果 809-810
  surgical treatment of 手术治疗 809-810
  tips and tricks 要点与难点 809-810
Posterior sacroiliac ligaments 骶髂后韧带 436f
Posterior talofibular ligament 距腓后韧带 779f,779
Posterior tibiofibular ligament 胫腓后韧带 779f,809
Posterior upper cervical approach 上颈椎后入路 117
  indicationos for 适应证 117
  technique of 技巧 117
Posterolateral corner 后外侧角
  injuries of 损伤
    in knee dislocation 膝关节脱位 687
    with tibial plateau fracture 胫骨平台骨折 704-705,705t
  reconstruction of, modified two-tailed 重建,改良,双尾 686-687,686f
Posteromedial corner 后内侧角
  injuries of 损伤
    in knee dislocation 膝关节脱位 687
    with tibial plateau fracture 胫骨平台骨折 704-705,705t
  reconstruction of 重建 687,687f-688f
Primary collateral ligament 原副韧带 418
  rupture of 断裂 423-424
Pronator quadratus 旋前方肌
  in distal radius fracture 桡骨远端骨折 362,363f
  in forearm fracture 前臂骨折 342,342f
Pronator teres, in forearm fracture 旋前圆肌,前臂骨折 342,342f
Prothrombin 凝血酶原 839
Provocative traction testing, of craniocervical instability 牵引激发试验,颅颈不稳 103,103f
Proximal Femoral Locking Plate 股骨近端锁定板 595-596,595f,596f
Proximal femoral nail 股骨近端钉 575
Proximal humeral fractures 肱骨近端骨折 235-252
  axillary nerve in 腋神经 242,244f
  bone graft substitutes for 骨移植替代物 250
  classification of 分类 235-237
  comminuted 粉碎 239,240f
  complications of 并发症 250-252
    general considerations in 一般考虑 250-251
    in open reduction and internal fixation 开放复位与内固定 251
  computed tomography of CT 236-237,237f
  deltoid-splitting approach for 三角肌分离入路 242,243f
  deltopectoral approach for 胸三角入路 242-244,243f
  diagnosis of 诊断 236
  displaced 位移 239
  four-part 四部分 236-237,241-242,250
  functional bracing for 功能性支撑 239
  greater tuberosity in 大转子 239-241,240f
  "head-splitting" "头部分离" 242,242f

hemiarthroplasty for 半关节成形术 239,241,248-249,248f
  complications of 并发症 251-252
  controversy over 争论 248
  outcomes of 结果 250
  technique of 技巧 248-249
  tuberosity reconstruction after 转子重建 249,249f
imaging of 成像 236-237
incidence of 发生率 235
injuries associated with 损伤相关 235
intramedullary nailing for 髓内钉 239,247-248,248f
  complications of 并发症 251
  indications for 适应证 247
  patient positioning for 病人体位 247
  technique of 技巧 247-248
lesser tuberosity in 小转子 236-237,239,240f
malunion of 畸形愈合 84-85,85f,251,254f
necrosis in 坏死 241,241f,251
new techniques for 新技术 250
nondisplaced 无位移 239
nonoperative treatment of 非手术治疗 237-239
  indications for 适应证 238-239,238f
nonunion of 分离 251,252f-253f
outcomes of 结果 250
pathoanatomy of 病理解剖学 235,236f
  patterns of 方式 242-245
  percutaneous pin fixation of 经皮针固定 239,241,245-247
    complications of 并发症 251
    follow-up in 随增 246-247
    patient positioning for 病人体位 245
    pin placement in 针放置 245,245f
    technique of 技巧 245-247,245f-246f
plate fixation of 板固定 239,240f,247
  approach in 入路 247
  biomechanics of 生物机制 245
  complications of 并发症 251
  locking 锁定 240f,250
  patient positioning for 病人体位 247
  technique of 技巧 247
radiographic findings of 放射学发现 236,237f-238f
reduction of 复位 239
rehabilitation for 康复
  postoperative 术后 249-250
  as treatment 治疗 239
restoration of functional range of motion in 运动功能性范围的保留 235,250
rotator cuff function in 骨袖功能 250
screw fixation of 螺钉固定 239,240
  biomechanics of 生物机制 245
simple 简单 239
sling for 吊具 237,238f
splinting techniques for 分离技术 239

surgical treatment of 手术治疗 239-252
  anatomical considerations in 243-245
  general considerations in 一般考虑 245
  indications for 适应证 239-241,240f
  open versus percutaneous approach for 开放与经皮入路 243
  techniques for 技巧 245-249
  tips and tricks 要点与难点 249
tension-band wire fixation of 张力缆固定 239,241f,242
  biomechanics of 生物机制 245
three-part 三部分 236-237,238f,240f,242-243,250
treatment principle for 治疗原则 235
tuberosity displacement in 转子移位 239-241,241f
valgus-impacted 外翻冲击 237-238,238f,241f,242-243
in young versus elderly patients 年轻与老年病人 235
Proximal interphalangeal (PIP) joint 近端指间关节(PIP) 417-425,242f,250
anatomy of 解剖 417
axis of rotation 旋转轴 420
bicondylar hinge design of 双髁铰链设计 417
condylar fractures of 髁部骨折 424-425
  bicondylar 双髁 424-425
  plate fixation of 板固定 424-425
  screw fixation of 螺钉固定 424,424f
  surgical treatment of 手术治疗 424-425
  wire fixation of 缆固定 424-425
dorsal dislocation of 背侧位移 417-423
  bent wire fixation of 弯缆固定 420-421,420f
  bone graft for 骨移植 421,422f
  closed treatment of 闭合治疗 418-419
  conventional type 常规类型 418
  dorsal block splinting regiment for 背侧阻滞分离方案 418-419
  dynamic external fixation of 动力外固定器 419-420,419f
  postoperative treatment in 术后治疗 421
hamate allograft for 钩骨移植 423,423f
manipulation of 操作 418
mechanism of injury 损伤机制 417-418
new techniques for 新技术 423
open treatment of 开放治疗 421-423,422f
  postoperative treatment in 术后治疗 421-423
postoperative external fixation of 术后外固定 421,423f
rehabilitation in 康复 421-423
stable 稳定 418
unstable 不稳 418,418f
  surgical treatment of 手术治疗 419
volar plate arthroplasty for 掌板关节成形术 421-423
as epicenter of hand 手掌中间 417
lateral dislocation of 外侧脱位 423-424
  mechanism of injury 损伤机制 423-424
  surgical treatment of 手术治疗 424
pearls about 要点 433

Pilon fractures of　Pilon 骨折 418,418f,421,422f
　　volar dislocation of　掌侧脱位 423-424
　　　　central slip avulsion with　中间滑行撕脱 424,433
　　　　closed reduction of　闭合复位 424
　　　　mechanism of injury　损伤机制 424
　　　　surgical treatment of　手术治疗 424
　　vulnerability to injury　易受损性 417
Proximal phalanx fractures (hand), extra-articular　近端指骨骨折（手），关节外 412-417
　　anatomical considerations in　解剖学考虑 412
　　nonoperative treatment of　非手术治疗 412-413
　　phalangeal neck　指骨颈 412
　　phalangeal shaft　指骨干 412-417
　　surgical indications in　手术指征 413
　　surgical treatment of　手术治疗 413-417
Proximal tibia fractures　胫骨近端骨折
　　intramedullary nailing for　髓内钉 735f,741-742,741f
　　locking plate for　锁定钉 71-72
　　malunion of　畸形愈合 79f,86,87f
Pseudomonas aeruginosa　绿脓杆菌 26
Pubic ramus fractures　耻骨支骨折 447
　　external fixation of　外固定 447
　　modified Stoppa approach for　改良 Stoppa 入路 447
　　nonoperative treatment of　非手术治疗 439
　　plate fixation of　板固定 447
　　screw fixation of　螺钉固定 447
　　surgical treatment of　手术治疗 447
　　　　indications for　适应证 447
　　　　techniques for　技巧 447
Pubic symphysis diastasis　耻骨联合分离 441-447
　　external fixation of　外固定 441-443,441f
　　　　anterior technique in　前路技术 442,442f
　　　　posterior C-clamp in　后路 C-夹 442-443,443f
　　genital urinary disruption with　生殖泌尿道断裂 447
　　open reduction and internal fixation of　开放复位与内固定 443-447
　　　　Hohman retractors in　Hohman 牵引器 443,444f
　　　　Jungbluth calmp in　Jungbluth 夹 443,446f
　　　　midline approach for　中线入路 443
　　　　Pfannenstiel approach for　Pfannenstiel 入路 443,444f
　　　　Weber clamp in　Weber 夹 443,446f
　　plate fixation of　板固定 444-447
　　surgical treatment of, indications for　手术治疗，适应证 442-443,443f
Pulmonary complications, in polytrauma patients　肺部并发症，多发性创伤病人 846-848
Pulmonary embolus　肺部栓子
　　with acetabular fractures　髋臼骨折 502
　　with thoracolumbar fractures surgery　胸腰椎骨折手术 193-195
Pulsatile lavage, for soft-tissue injury　脉冲或灌洗 4
Puncher's fracture　Puncher 骨折 398

Q

Quadrangular fragment fracture　四角形碎片骨折 138
Quadriceps muscle, in patellar fractures　四头肌，髌骨骨折 666-668
Quadriceps tendon　四头肌腱 654
　　rupture of　断裂 668-673
　　　　augmentation techniques for　扩大技术 672
　　　　complications of　并发症 673
　　　　mechanism of injury　损伤机制 667-668
　　　　new techniques for　新技术 672-673
　　　　outcome of　结果 672-673
　　　　pearls about　要点 672-673
　　　　rehabilitation for　康复
　　　　postoperative　术后 671-672
　　　　as treatment　治疗 668
　　　　Scuderi technique for　Scuderi 技术 671-672
　　　　surgical repair of　手术修复 671-672,671f,672-673
　　　　tips and tricks　要点与难点 671-672
Quinolone antibiotics, for musculoskeletal infection　喹诺酮类抗生素，肌肉骨骼感染 26

R

Radial artery　桡动脉
　　in carpal injuries　腕部损伤 392,394-395
　　in radius fracture　桡骨骨折 343,343f,345-346,352
　　in scaphoid fracture　舟骨骨折 397-398,402
Radial head, anatomy of　桡骨头，解剖 303
Radial head fractures　桡骨头骨折 303-306
　　classification of　分类 303-304
　　comminuted　粉碎 303-304
　　complications of　并发症 306
　　with elbow dislocation　肘关节脱位 303,305,305f,315-320
　　　　and coronoid fracture (terrible triad injury)　冠突骨折，(严重三部分骨折) 315,315f,320-323
　　　　lateral collateral ligament in　侧副韧带 320
　　　　nonoperative treatment of　非手术治疗 317-320,319f
　　　　outcomes of　结果 320
　　　　surgical treatment of　手术治疗 320
　　　　　　indications for　适应证 320
　　　　　　technique for　技巧 320
　　　　　　tips and tricks　要点与难点 320
　　forearm rotation in　前臂旋转 304
　　fragment number and size in　碎片数量与大小 303-304,303f
　　with interosseous ligament injury　骨间韧带损伤 304
　　isolated *versus* part of complex injury　单独或部分复合体损伤 303
　　lateral collateral ligament in　侧副韧带 305,305f
　　loss of motion with　丧失运动 306

new techniques for 新技术 306
nonoperative treatment of 非手术治疗 304
nonunion of 分离 303,306
open reduction and internal fixation of 开放复位与内固定 305-306
operative exposures for 手术显露 305
outcomes of 结果 306
pearls about 要点 306
posterior interosseous nerve in 骨间背神经 304-305
with posterior Monteggia fractures 后部 Monteggia 骨折 304
with posterior olecranon frcture-dislocations 后部鹰嘴骨折—脱位 304-305
prosthetic replacement in 假体置换 306-307
  bipolar 双极 306
  implants in development 内植物发展 307
  results with 结果 307
  size problems with 大小问题 306,306f
radial head excision in 桡骨头切除 305
radiocapitellar arthritis with 肱桡关节炎 304
surgical treatment of 手术治疗 304-307
  anatomical considerations in 解剖学考虑 304-305
  indications for 适应证 304
  techniques for 技巧 305-307
tips and tricks 要点与难点 307
type 1 (nondisplaced) 1 型（无位移）303
type 2 (displaced partial articular) 2 型（关节部分移位）303-304
type 3 (displaced and comminuted) 3 型（位移伴粉碎）303-304

Radial nerve 桡神经
  in carpal injuries 腕部损伤 392,394
  deep posterior branch of. See Posterior interosseous nerve 后深支，见骨间背侧神经
  in distal humeral fracture 肱骨远端骨折 382
  in humeral shaft fractures 肱骨干骨折 260,264,266f,270,278-279

Radial styloid fractures 桡骨茎突骨折 386
  reduction and fixation of 复位与固定 392-393,393f-396f
  surgical indications in 手术指征 390
  surgical treatment of 手术治疗 390-396

Radial ulnar joint dislocation, distal, with radius fracture 桡尺关节脱位，远端，桡骨骨折 336,337-339,350-353,352f

Radiographic teardrop, in acetabular fractures 放射影像学滴泪征，髋臼骨折 466f,466t

Radioscaphocapitate ligament 桡舟头韧带 383,383f,398
  palmar, rupture of 掌，断裂 384.385f

Radioulnar synostosis 桡月骨性结合 356

Radius, distal, anatomy of 桡骨，远端，解剖 360

Radius fractures 桡骨骨折 336-357
  bone grafting for 骨移植 355
  classification of 分类 336

diaphyseal, concomitant with ulna fracture 骨干，伴尺骨骨折 336
displaced 位移 337
distal 远端 360-379
  age distribution of 年龄分布 360
  anatomical considerations in 解剖学考虑 360
  AO type A (extra-articular) AO A 型（关节外）361
  AO type B (partial intra-articular) AO B 型（部分关节内）361
  AO type C (complex articular) AO C 型（完全关节）361
  arthritis with 关节炎 379
  bone graft for 375-378
  central (extensile) palmar approach for 中间掌侧入路 362
  classification of 分类 360-361
  combined internal and external fixation of 内外联合固定 374
  complications of 并发症 379
  computed tomography of CT 361
  Cotton-Loder position in Cotton-Loder 体位 362
  degree of displacement in 位移程度 361
  dorsal approaches for 背侧入路 362-367
    between first and second compartments 第一与第二间室间 363-366
    through floor of fifth compartment 通过第五间室底部 366-367
    through floor of third compartment 通过第三间室底部 362-363,366f,368f
  dorsal tilt of 背倾 361
  extended flexor carpi radialis approach for 桡侧腕屈肌扩大入路 362-364,363f-365f
  external fixation of 外固定 372-374
    longitudinal distraction in 纵向牵引 372-373
    overdistraction in 过度牵引 373
    palmar translation in 掌侧移位 372-373,373f
    supplementation with percutaneous pinning 经皮针补充 374,375f
    technique of 技巧 373-374
  indications for treatment 治疗指征 361-362
  intramedullary nailing for 髓内钉 379
  locking plates for 锁定板 367,379
  malunion of 畸形愈合 86,86f,379
  median nerve injury in 正中神经损伤 379
  new technologies for 新技术 379
  nondisplaced 无位移 362
  nonoperative treatment of 非手术治疗 362
  nonunion of 分离 379
  open reduction and internal fixation of 开放复位与固定 367-370
    for extra-articular fractures 关节外骨折 369-370,368f-369f
    for intra-articular fracatures 关节内骨折 367-369,366f-367f
  pearls about 要点 379
  percutaneous pinning of 经皮针 370-372,372f
  plate fixation of 板固定 72,73f,367-370,368f-371f,379
  in polytrauma patients 多发性创伤病人 851-855,854f-856f

radiographic evaluation of 放射学评估 361
reduction of 复位 361
    arthroscopically assisted 关节镜辅助 374-375,376f
rehabilitation in 康复 378,378f
surgical approaches for 手术入路 362-367
surgical treatment of 手术治疗 362-379
    techniques for 技巧 367-378
    tips and tricks 要点与难点 367,371
tendon ruptures with 肌腱断裂 379
treatment goals in 治疗目标 360,362
volar approaches for 掌侧入路 362-364
distal radial ulnar joint dislocation with 远端桡尺关节脱位 336,338,350-351,351f
dorsal (Thompson's) approach for 背侧(Thompson)入路 342-343,342f,346f-347f,347-348,350
head, See Radial head fractures 头,见桡骨头骨折
intramedullary nailing for 髓内钉 355-356
mechanism of injury 损伤机制 336
nonoperative treatment of 非手术治疗 338
    indications for 适应证 338
    techniques of 技巧 338
plate fixation of 板固定 357,357f
styloid. See Radial styloid fractures 茎突,见茎突骨折
surgical approaches for 手术入路 342-348
surgical treatment of 手术治疗
    anatomical considerations in 解剖学考虑 342-348,342f,344f-348f
    general principles in 一般原则 338-339
    indications for 适应证 338
    intraoperative imaging in 术中成像 339-342
    patient positioning and draping for 病人体位与悬垂 339
    preoperative planning for 术前计划 339,340f
volar (Henry's) approach for 掌侧(Henry)入路 342,343-348
Rafting screws, for tibial plateau fractures Rafting螺钉,胫骨平台骨折 709-711,711f
Reamer irrigator aspirator (RIA), for femoral shaft fractures 扩髓器—吸引器—冲洗器(RIA),股骨干骨折 617-618,617f-618f,620
Reduction. See specific procedures and injuries 复位,见特殊步骤与损伤
Rehabilitation 康复
    in acetabular fractures 髋臼骨折 491-493
    in acromioclavicular joint dislocation 肩锁关节脱位 205,206
    in ankle fractures 踝部骨折 793
    in calcaneus fractures 跟骨骨折 817-818
    in carpal injuries 腕部损伤 396-397
    in clavicle fractures 锁骨骨折 229-231
    in cuboid fractures 骰骨骨折 824
    in distal femur fractures 股骨远端骨折 646-647
    in distal radius fractures 桡骨远端骨折 377
    in distal tibia fractures 胫骨远端骨折 771

in dorsal dislocation of PIP joint PIP关节背侧脱位 421-423
in elbow injuries 肘部损伤 331
in femoral head fractures 股骨头骨折 519
in femoral neck fractures 股骨颈骨折 545-546
in forearm fracture 前臂骨折 338
in hip dislocations 髋关节脱位 519
in intertrochanteric femur fractures 股骨转子间骨折 678-679,688-689
in knee dislocations 膝关节脱位 572
in navicular fractures 舟状骨骨折 822
in nonunion surgery 分离手术 95
in patellar fractures 髌骨骨折 657,664-666
in pelvic ring injuries 骨盆环损伤 458-459
in plate fixation 板固定 73-74
in proximal humeral fracture 肱骨近端骨折 239,250-251
in scaphoid fractures 舟骨骨折 403-404
in scapula fractures 肩胛骨骨折 209-211,223-224
in shoulder dislocation 肩关节脱位 255
in talar neck fractures 距骨颈骨折 805-806,805f
in thoracic spine fracture 胸椎骨折 171
in tibial plateau fractures 胫骨平台骨折 721
Retrograde intramedullary nailing 逆行髓内钉
    for distal femur fractures 股骨远端骨折 623,634-637
        in fracture with articular extension 关节伸展位骨折 626-627
        in fracture without articular involvement 不涉及关节的骨折 626-627,627f
        indications for 适应证 634
        patient positioning for 病人体位 634
        surgical approaches for 手术入路 626-627,627f
        surgical technique for 手术技术 634-637,636f-637f
    for femoral shaft fractures 股骨干骨折 614-615
        reamed 扩髓 614-615
        patient positioning for 病人体位 614
        radiolucent triangles for positioning 放射线透明三角摆位 614,614f
        starting point for 初始位点 614,615f
        tissue protector for 软保护剂 614-615,615f
    for humeral shaft fractures 肱骨干骨折 275-277,275f
        complications of 并发症 277,278-279,278f
        indications for 适应证 275-276
        outcomes of 结果 278-279
        postoperative care in 术后护理 277
        technique of 技巧 276-277,276f
        triceps splitting approach for 三头肌分离入路 275-277,276f
Retroperitoneal approach, for thoracolumbar spine fracture 腹膜后入路,胸腰椎骨折 183-184,184f
Reverse-flow sural artery flap 反流腓肠动脉皮瓣 9-12
    complications of 并发症 15,15t
    contraindications to 禁忌证 9
    indications for 适应证 9
    pedicle management in 椎弓根管理 11-12,12f

postoperative care of 术后护理 12
surgical technique for 11-12,11f-12f
Reverse hamburger sign,in lower cervical spine injury 反 Hamburger 征,下颈椎损伤 136
Reverse Hills-Sachs lesion,with shoulder dislocation 反 Hills-Sachs 病变,肩关节脱位 255
Reverse perilunate injury 反月骨周围损伤 387
Rifampin,for musculoskeletal infection 利福平,肌肉骨骼感染 26
Ring classification,of distal humeral fractures Ring 分类,肱骨远端骨折 285,286f
Riseborough and Radin classification,of distal humeral fractures Riseborough 与 Radin 分类,肱骨远端骨折 284-285
Rockwood classification,of acromioclavicular dislocation Rockwood 分类 204
Rogers' technique of wire fixation Roger 缆固定技术 143
Rolando's fracture Rolando 骨折 426
 plate fixation of 板固定 426
 screw fixation of 螺钉固定 426,426f
Roman arch 罗马拱 825-826
Roof arc angles,in acetabular fractures 顶弓角,髋臼骨折 465-468,468f
Rotational deformities,with malunion 旋转畸形,畸形愈合 82,83f
Rotational flaps 旋转皮瓣
 complications of 并发症 15,15t
 for infection-related defects 感染相关缺陷 32-33
 for soft tissue injury 软组织损伤 14-15
Rotator cuff 肩袖
 damage,in antegrade nailing of humeral shaft 损伤,肱骨干顺行钉 278-278f
 in proximal humeral fracture 肱骨近端骨折 251
Rotator cuff tear,with shoulder dislocation 肩袖撕裂,肩关节脱位 252
Rotorest bed Rotorest 床 100
Roy-Camille technique,of lateral mass screw fixation Roy-Camille 技术,侧块螺钉固定 145f,145
Rubber bands,for soft tissue injury 橡皮带,软组织损伤 13
Rüedi and Allgower classification,of distal tibia fractures Rüedi 与 Allgower 分类,胫骨远端骨折 754,755f
Rush rods,for humeral shaft fractures Rush 棒,肱骨干骨折 269
Russell-Taylor classification,of subtrochanteric femur fractures Russell-Taylor 分类,股骨转子下骨折 581,581f

S

Sacral fractures 骶骨骨折 456-458
 H-type H 型 458,458f
 neurological injuries with 神经损伤 456
 plate fixation of 板固定 456-458
 reduction of 复位 456,457f
 with sacroiliac joint dislocation 骶髂关节脱位 447
 screw fixation of 螺钉固定 458,458f
 spinal instrumentation for,removal of 脊柱设备,移除 458
 surgical treatment of 手术治疗 456-458
  clamp use in 夹具使用 456
 U-type U 型 458
Sacral impaction injury 骶部冲击伤 439,441f
Sacroiliac joint 骶髂关节 436f
Sacroiliac joint dislocations 骶髂关节脱位 446-454
 anterior approach for 前入路 447-448
  anatomical considerations in 解剖学考虑 447,447f
  clamp use in 夹具使用 447-448
  fixation options in 固定选择 448
  incisions and exposure in 切开与显露 447-448
  patient positioning for 病人体位 448
  screw fixation in 螺钉固定 447-448
 closed reduction of 闭合复位 446-447
 double plating for 双板 478
 external fixation of 外固定 446-447
 L5 nerve root in L5 神经根 447,447f,453
 plate fixation of 板固定 447-448,450,453f
 posterior approach for 后入路 447-454,451f-453f
  clamp use in 夹具使用 449-450,449f-451f
  complications of 并发症 453f
  incisions and exposure in 切开与显露 448-449,448f,451f
  intraoperative imaging in 术中成像 452,454f
  patient positioning for 病人体位 448,451f
  screw fixation in 螺钉固定 450-454,452f-454f
  screw misplacement in 螺钉错置 450,453f,454f
 radiographic evaluation of 放射学评估 446
 sacral fracture with 骶骨骨折 447
 surgical treatment of 手术治疗 446-454
  indications for 适应证 441-442
 tension-band fixation of 张力带固定 450,453f
Sacroiliac joint fracture-dislocations 骶髂关节骨折—脱位 454-456
Sanders classification,of calcaneus fractures Sanders 分类,跟骨骨折 813-814,813f-814f
Sangeorzan classification,of navicular fractures Sangeorzan 分类,舟状骨骨折 821,821f
Scaphoid 舟状骨
 anatomy of 解剖 398-399
 blood supply to 血供 398-399
 distal pole of 远轴 398
 load transmission across 负载横向转移 387
 proximal pole of 近轴 398
 regions of 区域 398
Scaphoid fossa of distal radius 桡骨远端,舟状髓膜 360
Scaphoid fractures 舟状骨骨折 386,398-404
 arthroscopy for 关节镜 403
 bone graft for 骨移植 401
 casting technique for 管形技术 402,404
 clinical presentation of 临床表现 399

complications of 并发症 403-404
diagnosis of 诊断 399
dorsal approach for 背入路 402-403,403f
humpback deformity with 驼背畸形 401,403
K-wire joysticks for K-缆 401,401f
malunion of 畸形愈合 397-398
mechanism of injury 损伤机制 399
morbidity with 死亡率 398
new techniques for 新技术 403
nonoperative treatment of 非手术治疗 399-402
nonunion of 分离 397,399-402,403-404
outcomes of 结果 404
in perilunate injury pattern 月骨周围损伤 402
proximal pole 近轴 402-403,402f,403,404
puncher's 推杆 404
radiographic evaluation of 放射学评估 399-402,404
regional behavior of 局部行为 398-399
rehabilitation in 康复 404
screw fixation of 螺钉固定 402-404,403f,404
stiffness with 坚韧度 404
surgical approaches for 手术入路 402-403
surgical treatment of 手术治疗
　anatomical considerations in 解剖学考虑 402-403
　indications for 适应证 309,402
　techniques for 技巧 403-404,403f-404f
　tips and tricks 要点与难点 404
volar approach for 掌侧入路 402-404,403f-404f
waist 腰 403
Scapholunate interval, widening of 舟月间隔,加宽 384,385f
Scapholunate ligament 舟月韧带 360,384,384f,398
　rupture of 断裂 384,385f
　　arthroscopic pin fixation of 关节镜下针固定 397
　　arthroscopy of 关节镜 396-397
　　surgical indications in 手术指征 390
　　surgical repair of 手术修复 392-393,394f
Scaphotrapeziotrapezoid joint 舟骨与下,小多角骨关节 398
Scapula, anatomy of 肩胛骨,解剖 214-215,214f
Scapula fractures 肩胛骨骨折 209-227
　anterior approach for 前入路 220-223
　　buttress plating for 支撑钢板 223-223f
　　exposure in 显露 221-223,221f-223f
　　humeral head retractor in 肱骨头牵引器 221,222f
　　incisions for 切开 220,220f
　　patient positioning for 病人体位 220,220f
　　reduction in 复位 221-223,223f
　　shoulder capsulotomy in 肩关节囊切开术 221,222f
　classification of 分类 209,209t
　clinical evaluation of 临床评估 209
　complications of 并发症 227
　injuries associated with 损伤相关 209,210f,224,227
　intra-articular 关节内 212,213f

mechanism of injury 损伤机制 209
nonoperative treatment of 非手术治疗 209-211
　indications for 适应证 209
　techniques of 技巧 209-210
posterior approach for 后路 215-220,224
　closure in 闭合 219-220
　exposure options in 显露选择 215-218,216f-218f
　extensile approach in 伸展入路 215,217-218,217f-218f,224
　implant choice in 内植物选择 218-219
　incisions for 切开 215
　infraspinatus tenotomy in 冈下肌肌腱切断术 224,225f
　limited windows for 有限窗 215-217,216f-217f
　patient positioning for 病人体位 215,215f
　plate fixation in 板固定 218-219,219f
　reduction technique in 复位技术 218,219f
　Schanz pin fixation in Schanz 钉固定 218,218f-219f
　superomedial angle in 上内角 219,219f
radiographic findings in 放射学发现 209,210,211-212,211f-212f
rehabilitation for 康复
　postoperative 术后 223-224
　as treatment 治疗 209-211
suprascapular nerve injury with 肩胛神经损伤 209,210f
surgical landmarks in 手术标志 213f,214
surgical treatment of 手术治疗 214-227
　anatomical considerations in 解剖学考虑 214f,214-215,214f
　caveats on 告诫 226
　follow-up in 随诊 225-226
　indications for 适应证 211-212,211f-213f
　outcomes of 结果 226-227
　postoperative care in 术后护理 225
　techniques for 技术 215-223
tips and tricks 要点与难点 224
Scapular spine 肩胛冈 214,214f
Schanz pin fixation Schanz 针固定
　of calcaneus fractures 跟骨骨折 815-817
　of distal tibia fractures 胫骨远端骨折 742-743,743f
　of scapula fractures 前甲骨骨折 218,218f-219f
Schatzker and Tile classification, of olecranon fractures Schatzker 与 Tile 分类,鹰嘴骨折 323
Schatzker classification, of tibial plateau fractures Schatzker 分类,胫骨平台骨折 702-704,703f
Schenck classification, of fracture-dislocations Schenck 分类,骨折—脱位 704,704t
Sciatic nerve, in acetabular fracture 坐骨神经,髋臼骨折 472f,473-474,473f,502-503
Screw(s), for locked plating systems 螺钉,锁定钢板系统 60-62,62f
Screw fixation. See also specific injuries 螺钉固定,见特殊损伤
　of acetabular fractures 髋臼骨折 482-484,483f-484f,494

−496
anterior odontoid 前齿突 121−123,122f
 outcomes and complications of 结果与并发症 129
 technical considerations in 技术考虑 129
in atlantoaxial fusion 寰枢椎融合 118−121,119f−121f
of atlas fracture 寰椎骨折 104,105f
of carpal injuries 腕部损伤 392−396
of condylar fractures of PIP joint PIP关节髁骨折 424,424f
of distal femur fractures 股骨远端骨折 623,623−624,632,634,647
of distal humeral fractures 肱骨远端骨折 292
of distal tibia fractures 胫骨远端骨折 742−743,765,769
of facet joint fracture-dislocation 小关节骨折—脱位 145f,146,146f
of femoral bed fractures 股骨头骨折 516−518
of femoral neck fractures, in young patient 股骨颈骨折 530−533,530f−531f
of intertrochanteric femur fracture 股骨转子间骨折 557−558,561−568,572
of lateral mass fracture 侧块骨折 150,151f
of medial malleolus fractures 内侧踝骨折 785−786
of metacarpal shaft fractures 掌骨干骨折 432,432f
of metatarsal fractures 跖骨骨折 831−832
of navicular fractures 舟骨骨折 822
in occipitocervical fusion 枕颈融合 118,118f
of odontoid fracture 齿突骨折 107−111
of olecranon fracture 鹰嘴骨折 328−329,328f
in olecranon osteotomy 鹰嘴截骨术 291,291f
of patellar fractures 髌骨骨折 658
of phalangeal shaft fractures (hand) 指骨干骨折(手) 414−415,415f
of posterior malleolus fractures 后踝骨折 788−789
of proximal humeral fracture 肱骨近端骨折 240,241,244
of pubic ramus fractures 耻骨支骨折 447
of radial styloid fractures 桡骨茎突骨折 394−395,395f−396f
of Rolando's fracture Rolando骨折 426,426f
of sacral fractures 骶骨骨折 458
of sacroiliac joint dislocation 骶髂关节脱位 448−449,450−454
of scaphoid fractures 舟骨骨折 401−404
of syndesmosis injuries 韧带联合损伤 791−792,791f
of talar body fractures 距骨体骨折 808
of talar head fractures 距骨头骨折 809
of talar neck fractures 距骨颈骨折 802−805
of tarsometatarsal joint injuries 826−828
of thoracic spine fracture 胸椎骨折 167,168f,170,170f,171
of thoracolumbar fracture-dislocation 胸腰椎骨折—脱位 192
of thoracolumbar spine fractures 胸腰椎骨折 184−185,185f,187−189,188f−189f
of tibial plateau fractures 胫骨平台骨折 708−710
of trapezium fractures 大多角骨骨折 405−406
of trapezoid fractures 梯形骨折 406

of ulna fractrue 尺骨骨折 346−348,347f
Scuderi technique, of quadriceps tendon repair Scuderi技术,四头肌腱修复 670
Seat-belt injuries 安全带损伤 161,165,176−178,177f
 nonoperative treatment of 非手术治疗 180−181
 surgical indications in 手术指征 181−182
 surgical techniques for 手术技术 189−192
Second hit phenomenon 继发撞击现象 602,616−617,838−840,842f
Second metatarsal fractures 第二跖骨骨折 830−831
 deformity with 畸形 830
 fixation options for 固定选择 830−831,830f
Selective arteriography 选择性造影术 696
Self-compression plates 自加压钢板 58,58f
Serratus anterior, in scapula fracture 前锯肌,肩胛骨骨折 214
720 degree approach, for facet joint fracture-dislocation 720°入路,小关节骨折—脱位 147
Seventh American College of Chest Physicians Conference on Antithrombotic and Thrombolytic Therapy: Evidence-Based Guidelines 第七届美国胸科医生学会抗血栓与溶栓治疗会议:循证医学指南 571
Short radiolunate ligament 桡月短韧带 383,383f
Shoulder dislocation 肩关节脱位 235,253−256
 anterior-inferior 前—下 254
 arthroscopic-assisted capsulorrhaphy for 关节镜辅助关节囊缝合术 256
 arthroscopy for 关节镜 256
 classic Bankart (Perthes) lesion with 经典Bankart(Perthes)病变 256
 classification of 分类 253−254
 complications of 并发症 256
 inferior (luxatio erecta) 下(直举性肱骨脱位) 254
 magnetic resonance imaging of MRI 254
 natural history of 自然病史 235,256
 neurological injury with 神经系统损伤 256
 nonoperative treatment of 非手术治疗 253−255
  indications for 适应症 254
  techniques of 技巧 254−255
 outcomes of 结果 256
 pathology of 病理学 256
 pearls about 要点 256
 posterior 后 253
  locked 锁定 255−256
 recurrent, risk factors for 复发,危险因子 253,256
 reduction techniques for 复位技术 254−255
  analgesia for 镇痛 255
  atraumatic 无创的 254
  external rotation 外固定 255
  Hippocratic Hippocratic 254
  Kocher Kocher 254
  Milch Milch 254

muscle relaxants for 肌松剂 255
Stimson Stimson 255
traditional 传统的 254
rehabilitation for, as treatment 康复,治疗 255
reverse Hill-Sachs lesion with 反 Hill-Sachs 病变 255
rotator cuff tear with 肩袖撕裂 253
surgical treatment of 手术治疗 255-256
　anatomical consideratons in 解剖学考虑 256
　definitive repair of injured structures in 损伤结构的修复 255
　indications for 适应证 255-256
　management of acute injury in 急性损伤管理 254
　techniques for 技巧 256
treatment goals in 治疗目标 235
in young versus elderly patients 年轻与老年病人 235
Shoulder girdle injuries, See also specific types 肩带损伤,见特殊类型 204-231
Shoulder spica casting, for humeral shaft fractures 肩关节人字形绷带管形,肱骨干骨折 263
Shoulder stability 肩稳定 252
Sigmoid notch of distal radius 桡骨远端下切迹 360
Single-bundle reconstruction, of posterior cruciate ligament 单束重建,后交叉韧带 682-685
　femoral tunnel preparation in 股管准备 683-684
　femur-sided graft fixation in 股侧移植固定 684-685
　graft preparation for 移植准备 684
　patient positioning for 病人体位 683-684
　step in 步骤 682
　tibial-inlay site preparation in 胫骨嵌入位点准备 684
　tibial-sided graft fixation in 胫骨侧面植骨固定 684
Single-incision leg fasciotomy 单切口筋膜切开术 50-51,51f
SIRS. See Systemic inflammatory response syndrome SIRS,系统性炎性反应综合征
Skeletal traction. See Traction 骨骼牵引,牵引
Skin 皮肤
　assessment of, in soft tissue injury 评估,软组织损伤 4
　integrity, in polytrauma patient 整体,多发性创伤病人 837
　vasculature of 脉管系统 2-3,3f
Skin graft 皮肤移植
　for soft tissue injury 软组织损伤 5,13
　split-thickness 刃原 13
Skin graft substitutes 皮肤移植替代钩 14
Skin traction 皮肤牵引 14
Sliding hip screw, for intertochanteric femur fractures 滑动髋螺钉,股骨转子间骨折 557-558,561-568,562f-563f
　compression with 压迫 565,565f
　as gold standard 金标准 575
　guide pin placement for 导针放置 566-567,567f-568f
　high-angle 大角度 565-566
　incision and exposure for 切开与显露 565-566,566f
　indications for 适应证 565
　intraoperative imaging for 术中成像 566,567f

preoperative preparation for 术前准备 565-566
radiographic evaluation for 放射学评估 565,566f
results with 结果 575
screw pull-out in 螺钉技术 550f,568
slide plate application in 侧板应用 567-568
sliding forces with 滑动力 565,566f
successful use of, keys to 成功应用,关键 565
surgical technique for 手术技术 565,568
tip-apex distance criteria for 尖—尖距离标准 566-567,568f
triple reamer for 三刃扩髓刀 567,568f
Slings 吊具
　for acromioclavicular joint dislocation 肩锁关节脱位 205
　for distal humeral fractures 肱骨远端骨折 287
　for elbow dislocation with fracture of radial head 肘关节脱位伴桡骨头骨折 317,319f
　for proximal humeral fracture 肱骨近端骨折 237,238f
Small-volume resuscitation, for compartment syndrome 低容量复苏,间室综合征 54
Small wire external fixation, of tibial plateau fractures 小缆外固定,胫骨平台骨折 719-722
　application of fixator in 固定器应用 720-722
　indications of 适应证 719
　operating room setup for 手术室建立 720
　patient positioning for 病人体位 720
　postoperative care in 术后护理 721-722
　preoperative planning for 术前计划 720
　reduction and fixation of articular component in 关节部分复位与固定 720
　reduction of metaphyseal/diaphyseal components of fracture in 指骨/干部分骨折复位 721-722
　risk-benefit ratio in 危险—收益率 719
　timing of 时机 719-720
Smith-Petersen approach Smith-Petersen 入路 518,523
　for acetabular fractures 髋臼骨折 474,476-477
　modified, for femoral neck fractures 改良,股骨颈骨折 538-539,539f,542,546-547
Smith-Robinson approach Smith-Robinson 入路 116-117,129
Snowboarders, foot fractures in 滑雪板,足部骨折 811
Soft tissue envelope care 软组织封套 1-15
Soft tissue handling 软组织处理 13
Soft tissue injury 软组织损伤
　antibiotic bead pouch for 抗生素头袋 13-14
　assessment of defect 缺陷评估 4-5
　basic science research on 基础科研 14
　classification of 分类 1
　　AO system of AO 系统 1,2t
　　Tscherne system of Tscherne 系统 1,1t
　complications of 并发症 14-15
　coverage options for 覆盖选择 5
　coverage rasults in 覆盖结果 14
　coverage timing for 覆盖时机 5

debridement of 清创术 2,4,15
with fractures. See specific fractures 骨折,见特殊骨折
free muscle flaps for 自由肌瓣 7
 complications of 并发症 14-15,15t
gastrocnemius flap for 腓肠肌皮瓣 7-8,8f-9f
 complications of 并发症 15,15t
grafts or flaps for 移植或瓣 7-13
 donor assessment for 供者评估 5
high-energy mechanism of 高能量机制 1-2,14
high-pressure pulsatie lavage for 高压脉冲灌洗 4
initial management of 初始管理 4
internal fracture reduction for 内骨折复位 6f,7
irrigation of 激惹 4
low-energy mechanism of 低能量机制 2
new techniques for 新技术 13-14
nonoperative treatment of 非手术治疗 1-2
"no touch" technique for 非"接触"技术 7,7f
outcomes of 结果 14
pearls about 要点 15
pneumatic compression devices for 气动加压装置 2
in polytrauma patient 多发性创伤病人 837,851-852,853f
preoperative considerations in 术前考虑 4-5
reverse-flow sural artery flap for 反流腓肠动脉皮瓣 9-12,11f-12f
 complications of 并发症 15,15t
rotational flaps for 旋转皮瓣 14-15
 complications of 并发症 15,15t
size and location of 位置与尺寸 5
skin graft substitutes for 皮肤移植替代物 13
soleus flap for 比目鱼肌皮瓣 9,10f
 complications of 并发症 15,15t
split-thickness skin graft for 刃厚皮肤移植 13
surgical treatment of 手术治疗 2-14
 anatomical considerations in 解剖学考虑 2-3,3f
 indications for 适应证 2
 techniques for 技巧 5-13
vacuum-assisted closure of 真空辅助关闭 5,13
vertical dissection for 垂直分离 5,6f
wound trajectory in 份道 4
Soleus, in distal tibia fractures 比目鱼肌,胫骨远端骨折 757
Soleus flap 比目鱼肌皮瓣 9
 blood supply of 血质 9
 complications of 并发症 15,15t
 contraindications to 禁忌证 9
 indications for 适应证 9
 postoperative care of 术后护理 9
 surgical technique for 手术技术 9,10f
Spanning fixators 支撑固定器
 for ankle fractures 踝部骨折 844-845,845f
 in damage-control orthopaedics 损伤机制骨科 844-845,845f
 for distal tibia fractures 胫骨远端骨折 771-772

for phalangeal shaft fractures (hand) 指骨干骨折 415-417
for tibial plateau fractures 胫骨平台骨折 724,724f,845,845f,846f
Spine. See Cervical spine injuries, lower; Cervical spine injuries, upper; Thoracic spine fracture-dislocation; Thoracic spine fractures; Thoracic spine injuries; Thoracolumbar spine fracture(s); Thoracolumbar spine fracture-dislocation 脊柱,见椎损伤,下;颈椎损伤,上;胸椎骨折—脱位,胸椎骨折;胸椎损伤;胸腰椎骨折;胸腰椎骨折—脱位
Spinous process fractures 棘突骨折
 cervical 颈部
  magnetic resonance imaging of MRI 138f
  nonoperative treatment of 非手术治疗 138
  surgical treatment of 手术治疗 138,138f
 thoracic 胸 159
Spiral ulna fractures 尺骨螺旋形骨折 346-348
Splinting 分离
 for carpal injuries 腕部损伤 396-397
 coaptation, for humeral shat fractures 接骨术,肱骨干骨折 260,261f-262f
 for distal humeral fracture 肱骨远端骨折 294
 for distal radius fractures 桡骨远端骨折 362
 for dorsal dislocation of PIP joint PIP关节背侧脱位 418-419
 for elbow dislocation 肘关节脱位 308
 for elbow injuries 肘部损伤 331
 for forearm fractures 前臂骨折 338
 for mallet fractures Mallet骨折 409
 for olecranon fractures 鹰嘴骨折 324
 for proximal humeral fracture 肱骨近端骨折 239
 for talar neck fractures 距骨颈骨折 805-806,805f
Split-thickness skin graft 刃厚皮肤移植 12
 contraindications to 禁忌证 12
 indications for 适应证 12
 surgical technique for 手术技术 12
Spur sign, in acetabular fractures Spur征,髋臼骨折 466,467
Stable hardware, acute or subacute infection with 稳定硬件,急性或亚急性感染 27,28f-29f
Stable polytrauma patients 稳定多发性创伤病人 843-844
Staphylococcus aureus 金黄色葡萄球菌 27
Staphylococcus epidermidis 表皮葡萄球菌 27
Staples, for soft tissue injury 钉书钉,软组织损伤 13
Steinmann pin Steinmann针
 for calcaneus fractures 跟骨骨折 818-819
 for distal tibia fractures 胫骨远端骨折 742-743,743f
Step-cut osteotomy, for malunion 阶梯截骨术,畸形愈合 84
Sternal buckling 胸骨屈曲 159
Sternal fracture 胸骨骨折 159
Sternal-occipital-mandlbular immobilizer (SOMI) 颅—下颌—胸制动器(SOMI) 139-140
Sternocleidomastoid muscle, in clavicle fracture 胸锁肌突肌,锁骨骨折 230

Steroid therap 激素疗法
 for cervicocranial injuries 颅颈损伤 100
 postoperative,in thoracic spine surgery 术后,胸椎手术 172
Stewart and Milford classification,of hip dislocations Stewart 与 Milford 分类,髋关节脱位 511
Stimson method Stimson 方案
 of hip reduction 髋关节复位 513,515f
 of shoulder reduction 肩关节复位 255
Stoppa approach Stoppa 入路
 with ilioinguinal approach 髂腹股沟入路 476
 modified,for pubic ramus fractures 改良,耻骨支骨折 447
Stryker Quick Pressure Monitor Stryker 快速压力监测 45-46,46f
Subclavius muscle,in clavicle fractures 锁骨下肌,锁骨骨折 230
Sublaminar hooks,in atlantoaxial fusion 椎板下钩,寰枢椎融合 118
Submandibular retropharyngeal approach 颌下咽后入路 115
Subtalar dislocation,with talar neck fracture 距骨下脱位,距骨颈骨折 801
Subtrochanteric femur fractures 股骨转子下骨折 580-599
 anatomical considerations in 解剖学考虑 580-581,580f
 cannulated locking blade plate for 管状锁骨定角钢板 596,596f
 cephalomedullary nails for 头状髓内钉 582,584f,587-589
  guidewire for 导丝 588,588f-589f
  insertion of 插入 588-589
  intraoperative imaging for 术中成像 589-592
  reduction for 复位 585f-586f,587-588
  result of 结果 597-599
  rotation in 旋转 589-592,590f
  starting point for 初始位点 588,588f-589f
  surgical technique for 手术技术 587-592
 classification of 分类 581,581f
 complications of 并发症 599
 condylar blade plate for 踝角钢板 583-584,592-595
  95-degree 95° 592-596,599
  femoral neck visualization for 股骨颈骨折 592-594,592f
  patient positioning for 病人体位 592-594
  results with 结果 599
  soft tissue considerations with 软组织考虑 595
  surgical technique for 手术技术 592-595,593f-594f
 deforming forces in 变形力 580-581,580f
 fixed-angle plates for 固定角钢板 583,586f
 high-energy,in young patients 高能量 580
 intramedullary hip screws for 髓内髋螺钉 582,584f
 intramedullary nailing for 髓内钉 582-583,587-592
  advantages of 优点 582
  disadvantages of 缺点 580,582-583
  indications for 适应证 582-583,583f
  nail options in 钉选择 582,583f-584f
  reduction for 复位 583,585f-586f
  results of 结果 597-599
  standard interlocking nails in 标准锁定钢板 582,583f
  techniques for 技巧 587-592
 locking plate-screw device for 锁定板—螺钉装置 596-597,596f,598f
 low-energy,in older patients 低能量,老年病人 580
 malunion of 畸形愈合 580-581,599
 new techniques for 新技术 596-597
 nonoperative treatment of 非手术治疗 581
 nonunion of 分离 581,599
 outcomes of 结果 597-599
 pearls about 要点 599
 plate fixation of 板固定 582-583,593-594
  implant options in 内植物选择 582-583
  indications for 适应证 582-583
  results with 结果 599
  surgical techniques for 手术技术 592-595
 in polytrauma patient 多发性创伤病人 848-851,849f-851f
 rehabilitation in 康复 595-596
 reverse obliquity 反倾 581,581f
 surgical treatment of 手术治疗 581-599
  indications for 适应证 581-583
  patient positioning for 病人体位 584-586,586f
  techniques for 技巧 583-595
 tips and tricks 要点与难点 594
 trochanteric nails for 转子钉 582,583f,590f,593
 type ⅠA ⅠA 型 581,581f
 type ⅠB ⅠB 型 581,581f
 type ⅡA ⅡA 型 581,581f
 type ⅡB ⅡB 型 581,581f
Subtrochanteric zone of femur, See also Subtrochanteric femur fractures 股骨转子下区,见股骨转子下骨折 580-581,580f
Superficial peroneal nerve,in distal tibia fracture 腓浅神经,胫骨远端骨折 757,757f,762
Superior gluteal artery,in acetabular fracture 臀上动脉,髋臼骨折 471,503-504
Superior shoulder suspensory complex(SSSC) 肩关节上方悬吊复合体(SSSC) 215
 double disruption of 双断裂 212-213,226-227,229
Supraclavicular nerve,in clavicle fracture 锁骨上神经,锁骨骨折 230,230f
Supraglenoid tubercle 盂结节 214
Suprascapular nerve,injury,with scapula fracture 肩胛神经损伤,肩胛骨骨折 210,211f
Supraspinatus muscle,in scapula fracture 冈上肌,肩胛骨骨折 214,214f
Sural artery flap 腓肠动脉皮瓣
 complications of 并发症 16,16t
 reverse-flow 反流 9-12
  contraindications to 禁忌证 9
  indications for 适应证 9
  pedicle management in 椎弓根管理 11-12,12f
  postoperative care of 术后护理 12
  surgical technique for 手术技术 11-12,11f-12f

Sural nerve, in calcaneus fractures 腓肠神经,跟骨骨折 821
Syndesmosis of ankle 踝联合韧带
　　anatomy of 解剖 779f,780,789
　　injuries of 损伤 783,787,789-792
　　　　Cotton test for Cotton 试验 789
　　　　mechanism of injury 损伤机制 789
　　　　radiographic evaluation of 放射学评估 789
　　　　screw fixation of 螺钉固定 791-792,791f
　　　　tips and tricks 要点与难点 792
Systemic inflammatory response syndrome (SIRS) SIRS,系统性炎性反应综合征 838-839
　　clinical manifestations of 临床表现 838
　　definition and criteria for 定义与标准 838-839,838t
　　in second hit phenomenon 继发撞击现象 602,616-617,838-841

T

TAL. See Transverse alar ligament TAL,翼状横韧带
Talar body fractures 距骨体骨折 806-808
　　arthritis with 关节炎 808
　　classification of 分类 807,807f
　　complications of 并发症 808
　　computed tomography of CT 807,807f
　　　　group Ⅰ Ⅰ组 807
　　　　group Ⅱ Ⅱ组 807
　　　　group Ⅲ Ⅲ组 807
　　missed diagnosis of 漏诊 807,807f
　　necrosis with 坏死 808
　　nonoperative treatment of 非手术治疗 807
　　outcomes of 结果 808
　　patterns of 方式 806-807
　　in polytrauma patient 多发性创伤病人 848-851,849f-851f
　　screw fixation of 螺钉固定 808,808f
　　surgical treatment of 手术治疗 807-808
　　　　indications for 适应证 807,807f
　　　　techniques for 技巧 808
　　tips and tricks 要点与难点 808
　　type A (transchondral or osteochondral) A 型(经软骨或骨软骨) 807
　　type B (coronal shear) B 型(冠状撕裂) 807
　　type C (sagittal shear) C 型(矢状撕裂) 807
　　type D (posterior tubercle) D 型(后转子) 807
　　type E (lateral process) E 型(侧点) 807
　　type F (crush) F 型(粉碎) 807
Talar head fractures 距骨头骨折 808-809
　　avascular necrosis with 缺血性坏死 809
　　complications of 并发症 809
　　computed tomography of CT 808
　　mechanism of injury 损伤机制 808
　　nonoperative treatment of 非手术治疗 808
　　outcomes of 结果 809
　　screw fixation of 螺钉固定 809,809f
　　surgical treatment of 手术治疗 809
　　tips and tricks 要点与难点 809
Talar neck fractures 距骨颈骨折 801-806
　　arthritis with 关节炎 806
　　avascular necrosis with 缺血性坏死 801,806,806f
　　classification of 分类 801,802f
　　complications of 并发症 806
　　delayed union of 延迟愈合 806
　　dual-incision approach for 双切口入路 801-802,802f
　　malunion of 畸形愈合 806
　　medial malleolus osteotomy for 内踝截骨术 801-802
　　new techniques for 新技术 806
　　nonoperative treatment of 非手术治疗 801-802
　　nonunion of 分离 806
　　open treatment of 开放性治疗 803-805
　　　　fixation in 固定 804-805,804f-805f
　　　　reduction in 复位 805-806,806f
　　　　wound closure in 创伤关闭 805
　　outcomes of 结果 806
　　percutaneous treatment of 经皮治疗 802-803
　　plate fixation of 板固定 804-805,804f-805f
　　in polytrauma patient 多发性创伤病人 801
　　posterior approach for 后入路 802
　　rehabilitation in 康复 805-806,805f
　　screw fixation of 螺钉固定 802-805,804f-805f
　　surgical treatment of 手术治疗 802-805
　　　　approaches for 入路 801-802
　　　　indications for 适应证 802
　　　　operating room setup for 手术室建立 801
　　　　patient positioning for 病人体位 801
　　　　techniques for 技巧 802-805
　　tips and tricks 要点与难点 805
　　type Ⅰ (nondisplaced) Ⅰ型(无位移) 801,802f
　　type Ⅱ (displaced) Ⅱ型(位移) 801,802f
　　type Ⅲ (subluxation or dislocation with) Ⅲ型(半脱位与脱位) 801,802f
　　type Ⅳ (talonavicular dislocation with) Ⅳ型(距舟关节脱位) 801,802f
Talar subluxation 距骨半脱位
　　with ankle injuries 踝部损伤 778
　　with distal tibia fractures 胫骨远端骨折 757
Talonavicular dislocation 距舟关节脱位
　　with navicular fractures 舟状骨骨折 821-822
　　with talar neck fracture 距骨颈骨折 801
Talus 距骨
　　anatomy of 解剖 778f,779,801
　　biomechanics of 生物机制 801
Talus fractures, See also specific types 距骨骨折,见特殊类型 801-810

classification of 分类 801
Tarsometatarsal joint injuries 距跖关节损伤 825-828
　　arthritis with 关节炎 828
　　classification of 分类 825
　　compartment syndrome with 间室综合征 828
　　complications of 并发症 828
　　computed tomography of CT 825
　　controversy over treatment 治疗争论 825-826
　　direction of displacement in 移位方向 825
　　mechanism of injury 损伤机制 825
　　nonoperative treatment of 非手术治疗 825-826
　　outcomes of 结果 825,828
　　pearls about 要点 828
　　radiographic evaluation of 放射学评估 825,825f
　　rehabilitation in 康复 828
　　screw fixation of 螺钉固定 826-828,827f-828f
　　stress views under anesthesia 麻醉下应力视点 825,825f
　　subtle 敏感的 825f
　　surgical treatment of 手术治疗 825-828
　　　　anatomical considerations in 解剖学考虑 825-826
　　　　incisions and exposure in 切开与显露 825-826,826f-827f
　　　　indications for 适应证 825-826
　　　　operating room setup for 手术室建立 825-826,826f-827f
　　　　patient positioning for 病人体位 825-826
　　　　reconstructive procedure in 重建性过程 825-826,827f-828f
　　　　technique for 技巧 825-828
　　tips and tricks 要点与难点 828
　　type A A型 825
　　type B B型 825
　　type C C型 825
Tarsus fractures, navicular 踝部骨折,舟骨 821-825
Taylor Spatial Frame Taylor 空间支架 87
Teardrop fractures 沮滴骨折
　　avulsion 撕裂 138,139f
　　nonoperative treatment of 非手术治疗 139-140,140f
　　surgical treatment of 手术治疗 148-149
　　　　indications for 适应证 141-142
Temporary external fixation 临时的固定 21,21f
Tendon sheath assessment 腱鞘评估 5
Tension-band fixation 张力带固定
　　of ankle fractures 踝部骨折 782
　　of mallet fractures Mallet 骨折 412
　　of navicular fractures 舟状骨骨折 822,822f
　　of olecranon fractures 鹰嘴骨折 324-327,325f-328f,329
　　in olecranon osteotomy 鹰嘴截骨术 291-292,291f
　　of patellar fractures 髌骨骨折 658
　　of proximal humeral fracture 肱骨近端骨折 240,241f,242,244
　　of sacroiliac joint dislocation 骶髂关节脱位 450,452f
Tension/compression device 紧张/压迫装置 58,58f
Teres major, in scapula fracture 大圆肌,肩胛骨骨折 214,216f,218f

Teres minor, in scapula fracture 小圆肌,肩胛骨骨折 214,216-218,216f-218f
Terrible triad fracture-dislocations 严重三部分骨折—脱位 315,315f,320-322
　　complications of 并发症 322
　　nonoperative treatment of 非手术治疗 320
　　outcomes of 结果 322
　　pearls about 要点 322
　　surgical treatment of 手术治疗 320-322
　　　　indications for 适应证 320
　　　　technique for 技巧 320-322,321f
　　tips and tricks 要点与难点 322
Thigh fasciotomy 股筋膜切开术 51
Third metatarsal fractures 第三指骨骨折 829-830
　　deformity with 畸形 829
　　fixation options for 固定选择 829-830,830f
Third metatarsal-phalangeal joint injuries 第三掌指关节损伤 831f
Third National Acute Spinal Cord Injury Study (NASCIS Ⅲ) 第三次国家急性脊髓损伤研究(NASCIS Ⅲ) 100
Thompson and Epstein classification, of hip dislocations Thompson 与 Epstein 分类,髋关节脱位 511
Thompson's (dorsal) approach, for radius fractures Thompson (背侧)入路,桡骨骨折 342-343,342f,346f-347f,347-348,350
Thoracic spine fracture-dislocation 胸椎骨折—脱位 161-162
　　radiographic hallmark of 放射学特征 162,163f
Thoracic spine fractures 胸椎骨折 159-172
　　anterior decompression and fusion for 前路减压与融合 169
　　aortic injury in 动脉损伤 164
　　biomechanics of 生物机制 159
　　burst 爆裂 161,162f
　　　　outcomes of 结果 171
　　classification of 分类 159-164,160f
　　with complete neurological injury, controversy over treatment 完全性神经损伤,治疗争论 169
　　complications of 并发症 171-172
　　compression 压迫 161,161f
　　　　kyphoplasty for 椎体成形术 166-167,166f,172
　　　　outcomes of 结果 171
　　　　surgical indications in 手术指征 165
　　　　vertebroplasty for 椎体成形术 166-167,172
　　computed tomography of CT 163-164
　　decompression for 减压 167-170
　　　　anterior versus posterior 前路与后路 167-168
　　　　general guidelines for 一般指导原则 167
　　　　timing of 时机 168-169
　　instability in 不稳 164
　　magnetic resonance imaging of MRI 164
　　new techniques for 新技术 172
　　nonoperative treatment of 非手术治疗 164-165
　　outcomes of 结果 171
　　pedicle screw fixation of 椎弓根螺钉固定 167,168f,170,

170f,172
　　posterior decompression and fusion for　后路减压与融合 169 - 170,170f
　　posterior instrumentation for　后部装置 167,167f,172
　　radiological assessment of　放射学评估 163 - 164
　　rehabilitation in　康复 171
　　surgical treatment of　手术治疗 165 - 171
　　　　approaches for　入路 165 - 166,165f
　　　　indications for　适应证 165
　　　　minimally invasive　微创 172
　　　　vascular injury in　血管损伤 171 - 172
　　treatment goals in　治疗目标 164
　　treatment planning in　治疗计划 164
　　type A (compression)　A 型(压缩) 159
　　type B (distraction)　B 型(牵引) 159
　　type C (multidirectional)　C 型(多方向) 159
　　watershed area in　防水区 172
Thoracic spine injuries. *See also specific types*　胸椎损伤,见特殊类型
　　flexion-distraction　屈曲—牵引 161,162f,162
　　outcomes of　结果 171
　　hyperextension　过伸 162,163f
　　major　大 161 - 163
　　minor　小 159
Thoracolumbar spine fracture(s)　胸腰椎骨折 176 - 197
　　bone morphogenetic proteins in　骨形态蛋白 197
　　burst　爆裂 176,177f
　　　　anterior approach for　前入路 185 - 188,187f
　　　　bone graft for　骨移植 188,189f
　　　　circumferential approach for　周围入路 190
　　　　flatback deformity with　平背畸形 190,191f
　　　　fragment from superior plate end in　上终板碎片 188,188f
　　　　nonoperative treatment of　非手术治疗 180
　　　　pedicle screw fixation of　椎弓根螺钉固定 189 - 190,190f
　　　　posterior approach for　后入路 185,185f,189 - 190,190f
　　　　with split fragment　分离骨元 181,182f
　　　　surgical indications in　手术指征 181
　　　　surgical techniques for　手术技术 185 - 190
　　　　types of　类型 176
　　classification of　分类 176 - 178
　　　　Denis system of　Denis 系统 176 - 178,177f
　　　　load-sharing (McCormack)　负荷分载(McCormack) 178,180f
　　　　Magerl (AO) system of　Magerl(AO)系统 178,179t
　　comminution of　粉碎 178,180f
　　compression　压缩 176,177f
　　　　bone grafts for　骨移植 184 - 185
　　　　kyphoplasty for　椎体成形术 197
　　　　magnetic resonance imaging of　MRI 180 - 181
　　　　multiple-level　多水平 182
　　　　nonoperative treatment of　非手术治疗 178 - 181
　　　　patient positioning for surgery　病人体位 184,184f
　　　　pedicle screw fixation of　椎弓根螺钉固定 184 - 185,185f
　　　　with split fragment　分离碎片 182
　　　　surgical indications in　手术指征 182
　　　　surgical landmarks for　手术标志 184,185f
　　　　surgical techniques for　手术技术 184 - 185
　　deformity in　畸形 178,180f
　　displacement in　位移 178,180f
　　flexion-distraction (seat-belt)　屈曲—牵引(安全带) 176 - 178,177f
　　　　nonoperative treatment of　非手术治疗 181 - 182
　　　　pedicle screw fixation of　椎弓根螺钉固定 191
　　　　posterior compression injury and retropulsion with　后部压缩损伤与后倾 191 - 192,193f
　　　　progressive deformity with　进展性畸形 191,192f
　　　　surgical indications in　手术指征 182 - 183
　　　　surgical techniques for　手术技术 190 - 193
　　neurological decompression for　神经减压 183 - 184
　　new techniques for　新技术 197
　　nonoperative treatment of　非手术治疗 178 - 182
　　pearls about　要点 197
　　prevalence of　流行 176
　　pseudoarthrosis of　假关节 196
　　reduction of spinal deformity in　脊柱畸形复位 184
　　seat-belt　安全带 176 - 178,177f
　　stability/instability in　稳定/不稳 178
　　surgical treatment of　手术治疗 182 - 197
　　　　anatomical considerations in　解剖学考虑 183 - 185
　　　　anterior approach for　前入路 184 - 185,185f
　　　　complications of　并发症 194 - 196
　　　　deformity after　畸形 195 - 196,196f
　　　　dural tears with　双泪滴 195
　　　　DVT and pulmonary embolus with　DVT 与肺部栓子 194 - 195
　　　　infection with　感染 195
　　　　intraoperative monitoring in　术中监测 196
　　　　minimally invasive　微创 197
　　　　neurological deterioration after　神经恶化 196
　　　　outcomes of　结果 196 - 197
　　　　posterior approach for　后入路 184
　　　　retroperitoneal approach for　腹膜后入路 184 - 185,185f
　　　　techniques for　技巧 186 - 194
　　　　timing of　时机 185
　　tips and tricks　要点与难点 195
　　treatment goals for　治疗目标 178
　　vertebral body anatomy and　椎体解剖 176
Thoracolumbar spine fracture-dislocation　胸腰椎骨折—脱位 177f,178
　　anterior approach for　前入路 193 - 194
　　mechanism of injury　损伤机制 193
　　nonoperative treatment of　非手术治疗 182
　　pedicle screw fixation of　椎弓根螺钉固定 193
　　posterior approach for　后入路 193,194f
　　surgicla indications in　手术指征 183

surgicla techniques for 手术技术 193-194
Three-column spine classification 三柱脊柱分类 176-178
Three-plane deformities with malunion 三平面畸形,畸形愈合 84
Thumb fractures 拇指骨折
 carpometacarpal 腕掌 425-427
  collateral recess pinning for 侧隐窝针 428
  nonoperative treatment of 非手术治疗 427-428
  pearls about 要点 433
  surgical treatment of 手术治疗 428
 metacarpal base (Bennett's) 掌骨病(Bennett) 425-426,433
 Rolando's Rolando 426,426f
Tibia fractures 胫骨骨折
 compartment syndrome with 间室综合征 45-46,702
 distal 远端 754-775
  alternative or newer techniques for 替代或新技术 771-774
  ankle fusion for 踝融合 772,772f
  anterolateral approach for 前外侧入路 762-767,762f-766f
   femoral distractor use in 股骨牵引 762,764f
   fixation strategies in 固定策略 767-768
   incision and exposure in 切开与显露 762,764f
   indications for 适应证 762
   patient positioning for 病人体位 762,764f
   reduction in 复位 763-764,764f
  anterolateral (Chaput) fragment of 前外侧(Chaput)碎片 758
  anteromedial approach for 前内侧入路 767-768,767f-768f
   femoral distractor use in 股骨牵引 768
   fixation strategy in 固定策略 768
   incision and exposure in 切开与显露 767-768
   indications for 适应证 767,768f
   patient positioning for 病人体位 767
   reduction in 复位 768
  articular incongruity with 关节不匹配 757
  bone graft for 骨移植 772-774
  classification of 分类 754,755f-756f
  comminuted 粉碎的 758
  complications of 并发症 774-775
  computed tomography of CT 754,762
  C-type fragments of C形碎片 758
  debridement of 清创术 760-761
  external fixation of 外固定 759-760,759f-760f,771-772
   complications of 并发症 774-775
   results of 结果 774
  extra-articular 关节外 754-755,757f
  extra-articular metaphyseal 关节外掌骨髓内钉,板固定
   intramedullary nailing for 771
   plate fixation of 769-770
  fibular fixation in 腓骨固定 758-760,759f
  infection with 感染 775
  internal reduction of 内复位 6f,7
  intra-articular 关节内 754-755,757f
  intramedullary nailing for 髓内钉 742-745,771

  challenges of 挑战 742
  malalignment in 对线不良 742,743f
  reduction strategies in 复位策略 742-743
  reduction tools in 复位工具 743-745
  locking plate for 锁定板 71,71f
  malunion of 畸形愈合 775
  medial fragment of 内侧碎片 758
  multi-treatment approach to 多治疗途径 771-772
  nonoperative treatment of 非手术治疗 754-756
  nonunion of 分离 775
  open 开放 758-762
  open reduction and fixation of. See also specific procedures 开放复位与固定,见特殊步骤
   equipment used for 装备 762,762t
   general concepts of 一般概念 757
   two-staged protocol for 双期协议 774
  outcomes of 结果 774
  pearls about 要点 775
  pin fixation of 针固定 743-744
  plate fixation of 板固定 744-745,744f-745f,763,764f
  posterolateral approach for 后外侧入路 768-769
   fixation strategy in 固定策略 769
   incision and exposure in 切开与显露 769
   indications for 适应证 768
   patient positioning for 病人体位 769
   reduction in 复位 769,769f
  posterolateral (Volkmann's) fragment of 后外侧(Volkmann)碎片 758
  posteromedial approach for 后内侧入路 770,770f-771f
   fixation strategy in 固定策略 770
   incision and exposure in 切开与显露 770
   indications for 适应证 770
   patient positioning for 病人体位 770
   reduction in 复位 770
  postoperative management of 术后管理 772
  primary definitive fixation of 初始固定 770-771,770f
  radiographic evaluation of 放射学评估 754,771
  rehabilitation in 康复 772
  Schanz screw for Schanz螺钉 743-744,744f
  screw fixation of 螺钉固定 743-744,765,766f,769
  soft tissue injuries with 软组织损伤 754
  Steinmann pin for Steinmann针 743-744,744f
  superficial peroneal nerve in 腓浅神经 743-744,765,766f,769
  surgical treatment of 手术治疗 756-775
   anatomical considerations in 解剖学考虑 757-758,757f-758f
   approaches and techniques for 入路与技术 758-775
   indications for 适应证 756-757
   preoperative planning for 术前计划 77f
   tourniquet use in 止血带 771

talar subluxation with 距骨半脱位 757
tips and tricks 要点与难点 773-774
type A A型 755,757f
type B B型 755,757f
type C C型 755,757f
type Ⅰ Ⅰ型 755,756f
type Ⅱ Ⅱ型 755,756f
type Ⅲ Ⅲ型 755,756f
urgent management of 重要管理 758-762
Less Invasive Stabilization System for 微创稳定系统 69-70,69f, 713-716
plateau. See Tibial plateau fracture(s) 平台,见胫骨平台骨折
proximal 近端
    intramedullary nailing for 髓内钉 734f,741-742,741f
    locking plate for 锁定钢板 71
    malunion of 畸形愈合 79f,86,87f
shaft. See Tibial shaft fractures 骨干,见胫骨干骨折
Tibial inlay technique, of posterior cruciate ligament reconstruction 胫骨嵌入技术,后交叉韧带重建 681-686
Tibial nerve 胫神经
    in distal tibia fracture 胫骨远端骨折 757
    in knee dislocation 膝关节脱位 696
Tibial osteomyelitis, chronic, intramedullary nailing through titanium cage for 胫骨骨髓炎,慢性,髓内钉通过钛管 40,40f
Tibial plateau fracture(s) 胫骨平台骨折 702-726
    anterior cruciate ligament in 前交叉韧带 704-705,704t,705f,706t
    arthritis with 关节炎 725
    arthroscopically assisted reduction and internal fixation of 关节镜辅助复位与内固定 716-720
    arthroscopic-assisted reduction and fixation of 关节镜辅助复位与固定 716-720
        bone graft in 骨移植 720
        diagnostic knee arthroscopy in 诊断性膝关节镜 717-718
        fixation ladder in 固定梯度 719-720
        fracture fixation in 骨折固定 719-720
        fracture reduction in 骨折复位 718-719,719f
        operating room setup for 手术室建立 717,718f
        patient positioning for 病人体位 717
        postoperative care in 术后护理 720
        preoperative planning for 术前计划 716-717
        quick knee and leg inspection in 快速膝、腿检查 720
        soft tissue rpair in 软组织修复 720
        working cannula in 工作套管 718,718f
    challenge of 挑战 702
    classification of 分类 702-704
        AO/OTA system of AO/OTA系统 702-704,703t
        Schatzker system of Schatzker系统 702-704,703t
    compartment syndrome with 间室综合征 702
    Compass Knee Hinge for 交叉铰链膝 722,724-725
    complications of 并发症 726-727
    computed tomography of CT 704-705
    crush type 压碎型 702,702f
    external fixation of 外固定 709-710,725
        small wire or hybrid 小缆线混合型 720-722
            application of fixator in 固定器应用 721-722
            indications for 并发症 720
            operating room setup for 手术室建立 721
            patient positioning for 病人体位 721
            postoperative care in 术后护理 722
            preoperative planning for 术前计划 721
            reduction and fixation of articular component in 关节障碍复位与固定 721
            reduction of metaphyseal/diaphyseal components of fracture in 掌骨/指骨部分骨折复位 721-722
            risk-benefit ratio in 危险—收益比 720
            timing of 时机 720-721
    failure of fixation in 固定失败 720
    high-energy 高能量 720-721
    hinged cast brace for 铰链管形支撑 706
    hockey stick approach for 曲棍球棍入路 709
        extended 伸屈 709,710f
    infection with 感染 726
    injectable calcium phosphate bone cement for 可注射的磷酸钙骨水泥 725
    injuries associated with 损伤相关 702
    with knee dislocation 膝关节脱位 722-724
    lateral parapatellar approach for 外侧髌旁入路 708-709
    Less Invasive Stabilization System for 微创稳定系统 713-716
        fixator placement in 固定器放置 715-716,715f
        forceps removal in 钳移除 716,716f
        ideal construct in 理想结构 716,716f
        indications for 适应证 714
        patient positioning for 病人体位 714-715
        pinning to tibia in 胫骨针 715-716,715f
        screw placement in 螺钉放置 714,715f,716-717,716f
        surgical approach for 手术入路 715f
    ligament injuries with 韧带损伤 704-705,704t,706t
        surgical repair of 手术修复 706-708
    locking plate for 锁定钢板 713-714,713f-714f
    loss of motion with 丧失运动 722-726
    low-energy 低能量 702
        open reduction and internal fixation of 开放复位与内固定 711-713,712f
        percutaneous reduction and fixation of 经皮复位与固定 710-711,711f
    magnetic resonance imaging of MRI 704-706,705f,706t
    mechanism of injury 损伤机制 702
    medial, open reduction of 内侧,开放复位 717
    medial condyle 内侧踝 703,703f,710
    meniscus tears with
        lateral 外侧 702,705,706t

medial 内侧 705,706t
surgical repair of 手术修复 706-708,708f
midline parapatellar approach for 中线髌旁入路 708-709,709f
neurovascular considerations in 神经血管考虑 717,718f
new techniques for 新技术 724-725
nonoperative treatment of 非手术治疗 704-706
 decision-making on, factors in 决策,因子 704
 outcomes of 结果 706
 techniques for 技巧 706
open reduction and fixation of 开放复位与固定 702,711-717,726
outcomes of 结果 702,725-726
patellar fractures with 髌骨骨折 655f,656
pearls about 要点 727
peroneal nerve in 腓神经 726
plate fixation of 板固定 709-710,712-713,712f
posterior cruciate ligament in 后交叉韧带 704-705,704t,705f,706t
posterolateral corner in 外侧角 705,706t
posteromedial approach for 后内侧入路 709,710f
posteromedial corner in 后内侧角 705,706t
radiographic evaluation of 放射学评估 704-705,705t
rehabilitation in 康复 722
screw fixation of 螺钉固定 709-711,711f
soft tissue injuries with 软组织损伤 702,702f,704
 grading system for 分级系统 704
 imaging of 成像 705-706,706f,707f
 surgical consideration of 手术考虑 707
spanning external fixator for 支撑性外固定器 725,725f,844,845f
surgical approaches for 手术入路 728-710
 femoral distractor in 股骨牵引器 712,712f,721
surgical treatment of 手术治疗 702,707-722
 anatomical considerations in 解剖学考虑 707-709,717,719f
 indications for 适应证 707
 landmarks in 标志 709
 techniques for 技巧 710-722
tips and tricks 要点与难点 723
treatment algorithm for 治疗方法 708
type 41A (proximal) 41A型(近端) 705
type 41B (unicondylar) 41B型(单髁) 705
type 41C (medial) 41C型(内侧) 705
type 41D (bicondylar) 41D型(双髁) 705
type I (split or wedge) I型(分离或楔形) 703,704f,710-711,711f
type II (split depression) II型(分离压缩) 703-704,704f,711-713
type III (central depression) III型(中央压迫) 704,704f,711-713,711f,713f,717-721
type IV (medial condyle) IV型(内髁) 704-704f
type V (bicondylar) V型(双髁) 704,704f
type VI (dissociation of metaphysis and diaphysis) VI型(干骺端与骨干分离) 704-705,704f
Y-shaped Y形 704
Tibial plateau fracture-dislocations 胫骨平台骨折—脱位 705,705t,710,722-725
Tibial shaft fractures 胫骨干骨折 730-750
augmentation techniques for 扩大技术 745-746
bone graft for 骨移植 749
bone morphogenetic proteins for 骨形态蛋白 737-738,745-747
bracing for 支撑 732-733,733f
casting for 管形 731-733
cast wedging for 楔形管形 732
classification of 分类 730,730f
closed reduction of 闭合复位 733
complications of 并发症 748-749
displaced 位移 747
external fixation of 外固定 745-746
 constructs for 组成 745-746
 indications for 适应证 745
health costs of 健康代价 730
infection with 感染 747-749
intramedullary nailing for 髓内钉 733,736-744,746
 anatomical considerations in 解剖学考虑 734-735,734f
 anterior knee pain after 前膝痛 736-737,749
 blocking or Poller screws in 阻滞或Poller螺钉 741-742,742f
 controversy in 争论 736-737,747
 for diaphyseal fractures 骨干骨折 736-741
 for distal fractures 远端骨折 742-744
 femoral or universal distractor in 股骨或通用牵引器 736,737f-738f,741
 Herzog curve in Herzog曲线 734f
 indications for 适应证 736
 infection risk with 感染风险 739
 locking options in 锁定选择 736
 nail design in 钉设计 734-735,734f
 obliquely oriented screw patterns in 倾斜螺钉方式 734-735,746
 for open fractures 开放复位 739-741,740f
 patient positioning for 病人体位 736,736f
 for proximal fractures 735,741,741f
 proximal or distal interlocking options in 近端或远端互锁选择 734-735,746
 results of 结果 747
 screw and plate fixation with 螺钉与板固定 747,741f
 as standard of care 标准护理 736
 starting point or safe zone for 初始位点或安全带 736,737f-739f,741
Less Invasive Stabilization System for 微创稳定系统 745
limb salvage versus amputation in 保肢与截肢 747-748,748f
malunion of 畸形愈合 733,745,747
mangled extremity severity score (MESS) in 肢体损伤严重程度评分(MESS) 748,749t

multi-treatment method for 多治疗方法 745-746,746f
new techniques for 新技术 745-746
nonoperative treatment of 非手术治疗 730-733
    indications for 适应证 730-731
    results of 结果 731
    smoking effects on 吸烟效应 733
    technique for 技巧 731-733,731f-733f
nonunion of 分离 749
    hypertrophic 肥大 92,93f,736,736f,749
open 开放 730,739-741,747
outcomes of 结果 747
pearls about 要点 750
plate fixation of 板固定 744-746
    complications of 并发症 745
    indications for 适应证 744
    lateral submuscular 外侧肌下 745,745f
    results of 结果 744-745,747
    techniques for 技巧 744-745
in polytrauma patients 多发性创伤病人 847-849,849f-851f,854-859,857f-858f
proximal 近端 735f,741-742
radiographic evaluation of 放射学评估 734-736f
radiographic signs of healing 愈合的放射学征象 736,736f
risk of suffering 危险与痛苦 730
safe zones for hardware placement in 硬件安置的安全带 735
surgical treatment of 手术治疗 733-747
    anatomical considerations in 解剖学考虑 734-736,734f
    indications for 适应证 733-734
    techniques for 技巧 736-747
tips and tricks 要点与难点 746
unstable 不稳 733-734
vascular considerations in 血管考虑 735-736,744
Tibial tubercle osteotomy,for patellar fractures 胫骨结节截骨术,髌骨骨折 665
Tibiofibular syndesmosis 胫腓联合韧带 779f,778-779
Tibiotalar dislocation,with talar neck fracture 801
Tip-apex distance (TAP),in fixation of intertrochanteric femur fracture 尖—尖距(TAP),股骨转子间骨折 566-567,568f,572
Tissue ultrafiltration,for compartment syndrome 组织超滤,间室综合征 55
Titanium cage,intramedullary nailing through,for tibial osteomyelitis 钛管,髓内钉,胫骨骨髓炎 39,39f
Toe fractures 踇指骨折
    great 大 831
    lesser 小 831
Torsion wedge nonunion 扭曲楔形分离 88,89f
Tossy classification,of acromioclavicular dislocation Tossy 分类,肩锁关节脱位 204,204t
Total hip arthroplasty 全髋关节成形术
    for acetabular fracatures 髋臼骨折 494,497f-499f
    for femoral neck fracture 股骨颈骨折 533-535,535f-536f,546-548,547f
    for nonunion of intertrochanteric femur 股骨转子间分离 576
Total knee arthroplasty,supracondylar fracture above 全膝关节成形术,髁上骨折 643-645,646f
Total patellectomy 全髌切除 657,664,666
Traction 牵引
    for atlas fracture 寰椎骨折 104f,105
    for cervicocranial injuries 颅颈损伤 101,128
    for facet joint fracture-dialocations 小关节骨折—脱位 142-143
    for femoral shaft fractures 股骨干骨折 603
    for humeral shaft fractures 肱骨干骨折 263
    outcomes and complications of 结果与并发症 127
Transarticular retrograde plate osteosynthesis (TARPO) 经关节逆行板接骨术 63,63f
Transarticular screw fixation 经关节螺钉固定
    in atlantoaxial fusion 寰枢椎融合 118-119,120f
        outcomes and complications of 结果与并发症 128
    in occipitocervical fusion 颅颈融合 118,118f
Transforming growth factor-β(TGF-β) 转移生长因子-β 96
Transoral approach 经口入路 117
    indications for 适应证 117
    technique of 技巧 117
Transpedicular approach,for thoracic spine fracture 经椎弓根入路 165f
Transscaphoid-perilunate dislocation 经舟骨—月骨周围脱位 387,387f
Transthoracic approach,for thoracic spine fracture 经胸入路,胸椎骨折 165f
Transtibial technique,of posterior cruciate ligament reconstruction 经胫入路,后交叉韧带重建 681-682
Transverse alar ligament (TAL) 翼状膜韧带(TAL) 105-106,107f
    in atlantoaxial instability 寰枢椎不稳 125-126
    in atlas fractures 寰椎骨折 103-105,104f
    in odontoid fractures 齿突骨折 108
    traumatic insufficiency of 创伤性不足 125-126
Transverse osteotomy,for malunion 横断截骨术 84,85f
Transverse process fractures 横突骨折
    cervical,nonoperative treatment of 颈部,非手术治疗 138
    thoracic 胸部 158
Trapezio-trapezoid ligament 自大小多角骨韧带 384f
Trapezium fractures 大多角骨骨折 405-406
    nonoperative treatment of 非手术治疗 405
    surgical treatment of 手术治疗 405-406
Trapezius,in scapula fracture 斜方肌,肩胛骨骨折 214,214f
Trapezoid fractures 小多角骨骨折 406
    nonoperative treatment of 非手术治疗 406
    surgical treatment of 手术治疗 406
Traumatic spondylolisthesis of axis, See also Hangman's fractures 创伤性脊柱轴位向前滑脱,见 Hangman 骨折 111-115
Traveling traction 移动牵引 21,21f

Traynelis classification, of craniocervical dissociation　Traynelis 分类,颅颈分离 101-103,102f

Triangular fibrocartilage complex (TFCC)　三角纤维软骨复合体(TFCC) 360
　　in Galeazzi fracture　Galeazzi 骨折 353-354

Triceps advancement, in olecranon fracture surgery　三头肌进展,鹰嘴骨折手术 327-328

Triceps-reflecting anconeus pedicle (TRAP) approach for distal humeral fractures　三头肌—肱肌(TRAP)入路 292-293,298
　　exposure in　显露 292
　　patient positioning for　病人体位 292
　　triceps reattachment in　三头肌复位 292-293

Triceps sparing approach, for distal humeral fractures　三头肌分开入路,肱骨远端骨折 288-290,290f

Triceps splitting approach　三头肌分离入路
　　for distal humeral fractures　肱骨远端骨折 288-290,289f-290f
　　for retrograde nailing of humeral shaft　肱骨干逆行钉 275-277,276f

Triquetral fractures　三角骨骨折 386,405
　　nonoperative treatment of　非手术治疗 405
　　surgical indications in　手术指征 380
　　surgical treatment of　手术治疗 405

Trochanteric flip osteotomy　转子反转截骨术 493
　　for acetabular fracatures　髋臼骨折 496f-498f
　　for Pipkin IV femoral head fractures　Pipkin IV 股骨头骨折 518-519,519f-522f

Trochanteric nails　转子钉
　　for femoral shaft fractures　股骨干骨折 612-614
　　for intertrochanteric femur fractures　股骨转子间骨折 568-572
　　for subtrochanteric femur fractures　股骨转子下骨折 582

Trochlear noth　滑车切迹 302,302f
　　Tscherne classification　Tscherne 分类
　　　of closed fractures　闭合骨折 1,1t
　　　of tibial shaft fractures　胫骨干骨折 730

Tumor necrosis factor-α　肿瘤坏死因子-α 838

Two-incision leg fasciotomy　双切口腿部筋膜切开术 48f,49-50,49f-54

Two-plane deformities. with malunion　双平面畸形,畸形愈合 82-83,83f-84f

Two-tailed femoral technique, of posterior cruciate ligament reconstruction　双尾股骨技术,后交叉韧带重建 681

U

Ulna fractures　尺骨骨折 336-356
　　bone grafting for　骨移植 354
　　bridge plate for　桥接钢板 350,351f
　　classification of　分类 336
　　comminuted　粉碎 349-350,351f
　　compression plate for　加压板 348-349,349f
　　diaphyseal, concomitant with radius fracture　骨干,伴桡骨骨折 336
　　displaced　位移 338
　　with humeral shaft fractures　肱骨干骨折 264,265f
　　intramedullary nailing for　髓内钉 354-355
　　isolated　单独的 336
　　lag screws for　倾斜螺钉 346-348,347f-348f
　　mechanism of injury　损伤机制 336
　　neutralization plate for　中立位钢板 346-348,347f-348f
　　nonoperative treatment of　非手术治疗 338
　　　indications for　适应证 338
　　　techniques of　技巧 338
　　oblique　倾斜 346-348,348f
　　plate fixation of　板固定 346-350,347f-349f,351f
　　shaft. See Ulnar staft fractures　骨干,见尺骨干骨折
　　spiral　螺旋 346-348
　　styloid. See Ulnar styloid fractures　茎突,见尺骨茎骨折
　　surgical approaches for　手术入路 341-346,341f-342f
　　　techniques for　技巧 346-350
　　surgical treatment of　手术治疗
　　　anatomical considerations in　解剖学考虑 341-346,341f-342f
　　　general principles in　一般原则 338-339
　　　indications for　适应证 338
　　　intraoperative imaging in　术中成像 339-341
　　　patient positioning and draping for　病人体位 339
　　　preoperative planning for　术前计划 339,340f
　　transverse　横行 348-349

Ulnar nerve　尺神经
　　in distal humeral fracture　肱骨远端骨折 283,293,295,297
　　in elbow dislocation　肘关节脱位 311,315
　　in forearm fracture　前臂骨折 341,341f
　　in ulna fracture　尺骨骨折 342,342f

Ulnar shaft fractures　尺骨干骨折
　　functional bracing for　功能性支撑 338
　　nightstick　夜杖 338
　　nonoperative treatment of　非手术治疗 338
　　rehabilitation for, as treatment　康复,治疗 338

Ulnar styloid fractures　尺骨茎突骨折 386
　　reduction and fixation of　复位与固定 395-396,396f-397f
　　surgical indications in　手术指征 390
　　surgical treatment of　手术治疗 390-396

Ulnocarpal ligament　腕尺韧带 383,383f
　　rupture of　断裂 384,386f

Ulnolunate ligament　尺月韧带 383f

Ulnotriquetral ligament　尺三角韧带 383f-384f

Ultrasound, of scaphoid fractures　超声,舟骨骨折 400

Unicortical screws, for locked plating systems　单皮质螺钉,锁定板系统 60-62,62f

Unstable polytrauma patients　不稳定多发性创伤病人 843-844

Upper cervical approach　上颈入路
　　anterior　前 116-117
　　　outcomes and complications of　结果与并发症 128-129

posterior 后 116
Upper cervical spine injuries, See also specific types 上颈椎损伤,见特殊类型 100-130
　　bracing for 支撑 100
　　classification of 分类 101-115
　　complications of 并发症 125-129
　　decompression for 减压 115
　　fusion for 融合 115
　　general treatment principles in 一般治疗原则 100
　　halo orthosis for halo 支具 100-101
　　mortality with 死亡率 100
　　NASCIS Ⅲ protocol for NASCIS Ⅲ 协议 100
　　new techology for 新技术 124-125
　　nonoperative treatment for 非手术治疗 100-101
　　osteosynthesis for 成骨 115
　　outcomes of 结果 125-129
　　pearls about 要点 130
　　postoperative care in 术后护理 124
　　resuscitation efforts with 复苏效应 100
　　skeletal traction for 骨骼牵引 101,127
　　stability determination in 稳定决定 100
　　surgical treatment of 手术治疗
　　　　approaches for 入路 116-117
　　　　indications for 适应证 101-115
　　　　intraoperative imaging in 术中成像 116,124-125
　　　　options for 选择 115
　　　　patient positioning for 病人体位 115-116
　　　　techniques for 技巧 117-124
　　susceptibility to 易感性 100
　　timely recognition of 及时认知 100
　　tips and tricks 要点与难点 124
　　vascular 血管 127
Upper extremity fasciotomy 上肢筋膜切开术 51-52,52f

V

Vacuum-assisted closure(VAC) 真空辅助关闭(VAC)
　　for acute or subacute infection with stable hardware 急性或恶急性感染(稳定装置) 26,28f
　　for acute or subacute infection with unstable hardware 急性或恶急性不稳定硬件感染 31f
　　for cancellous bone grafting 松质骨移植 36
　　for fasciotomy 筋膜切开术 53,53f
　　for femoral shaft fractures 股骨干骨折 609
　　for soft tissue injury 软组织损伤 5,14
Valgus-impacted proximal humeral fracture 肱骨近端外翻冲击骨折 237-238,238f,241f,242-243,242f,251
Valgus osteotomy, for metaphyseal malunion 外翻截骨术,干骨后端畸形愈合 79,80f
Vancomycin 万古霉素
　　in antibiotic bead pouch 抗生素头袋 13-14,32
　　for DVT prophylaxis 预防 DVT 561
　　for musculoskeletal infection 肌肉骨骼感染 26
　　resistance to 抗拒 26
Vascular injuries, upper cervical 血管损伤,上颈推 128
Vascularized bone grafts 血管化骨移植 37,37f
Verbrugge clamp Verbrugge 夹
　　in acetabular fracture surgery 髋臼骨折 479-480
　　in humeral shaft surgery 肱骨干骨折 94-95f
　　in intertrochanteric femur surgery 股骨粗隆间骨折 590
Vertebral artery 椎动脉
　　in anterior diskectomy and fusion 前路椎间盘切除与融合 129
　　in atlantoaxial fusion 寰枢椎融合 128
　　in cervicocranial injuries 颅颈损伤 127,130
　　in lower cervical spine injury 下颈椎损伤 138,153
Vertebral body compression 椎体压缩 177,178t
Vertebroplasty, for thoracic spine fracture 椎体成形术,胸椎骨折 116-167,171-172
Vertical dissection, for soft tissue injury 垂直切开,软组织损伤 5,6f
Vessel loops, for soft tissue injury 血管循环,软组织损伤 13
Vitamin C pretreatment, for fasciotomy 术前 Vit C,筋膜切开术 54
Volar approach(es) 掌侧入路
　　for distal radius fractures 桡骨远端骨折 362-364
　　for radius fractures 桡骨骨折 342f,343-346,344f-345f,350-352
　　for scaphoid fractures 舟骨骨折 401-404,402f-403f
Volar fasciotomy of forearm 前臂掌侧筋膜切开 52-53,53f
Volar plate arthroplasty, for dorsal dislocation of PIP joint 掌板关节成形术,PIP 关节背侧脱位 421-423
Volar plate of PIP joint PIP 关节掌板 418
Volar plating of distal radius 桡骨远端掌板 73,72f
Volkmann's fragment, in Pilon fracture of tibia Volkmann 碎片,胫骨 Pilon 骨折 758

W

Walker method, of hip reduction Walker 方法 512
Warfain, in intertrochanteric femur fractures 华法林,股骨粗隆间骨折 575-576
Watershed area 防水区 171-172
Watson-Jones approach, for femoral neck fractures Watson-Jones 入路,股骨颈骨折 537f,538,542,542f
Wave plate 波浪板 59,59f
　　for nonunions 分离 90,92f
Weber and Cech's defect nonunion Weber-Cech 分离缺陷 90
Weber and Mast technique, of ilioinguinal approach Weber 与 Mast 技术,髂腹股沟入路 476,491
Weber clamp Weber 夹
　　in acetabular fracture surgery 髋臼骨折 479-480
　　in distal femur surgery 股骨远端骨折 632f
　　in patellar fracture surgery 髌骨骨折手术 658
　　in pubic symphysis diastasis surgery, 耻骨联合分离手术 443,446f

in sacral fracture swgery,骶骨骨折 456
in sacroiliac joint surgery 骶髂关节手术 449
White and Panjabi system,for spinal instability White 与 Panjabi 系统,脊柱不稳 139,164
White blood cell count (WBC),in musculoskeletal infection 白细胞计数,肌肉骨骼感染 22
Windswept deformity Windswept 畸形 458,458f
Winquist classification,of femoral shaft fractures Winquist 分类,股骨干骨折 603
Wire fixation. see also specific injuries 缆固定,见特殊损伤
    of ankle fractures 踝部骨折 782
    in atlantoaxial fusion 寰枢椎融合 128－129
    of condylar fractures of PIP joint PIP 关节髁骨节 424－425
    of distal phalanx fractures (hand),指骨远端骨折 409－410
    of dorsal dislocation of PIP joint PIP 关节背侧脱位 430－431,430f
    of facet joint fractrure-dislocation 小关节骨折—脱位 143f－144
    of mallet fractures Mallet 骨折 412
    of metacarpal fractures 掌骨骨折 432
    of metatarsal fractures 跖骨骨折 830－831
    of navicular fractures 舟状骨骨折 822
    of olecranon fractures 鹰嘴骨折 324－327,325f－328f,329
    in olecranon osteotomy 鹰嘴截骨术 291－292,291f
    of patellar fractures 髌骨骨折 658－662
    of proximal humeral fracture 肱骨近端骨折 239,241f,242,244
    of tibial plateau fractures 胫骨平台骨折 719－721
    of tibial shaft fractures 胫骨干骨折 745－747
Wire site infection 缆位置感染 25－27
    grading of 分级 25－26
    treatment of 治疗 26－27
Wrinkle test Wrinkle 试验 21,21f
Wrist. See also Carpal injuries;Distal radius fractures 腕,见腕部损伤,桡骨远端骨折
    anatomy of 解剖 360,383－384,383f
    function of 功能 360
    kinematics of 运动学 384,385f
    Wrist arthroscopy 腕关节镜 396－397,404

Z

Z-effect,in intertrochanteric femur fractures Z-效应,股骨转子间骨折 576,576f
Zespol system Zespol 系统 59

图书在版编目（CIP）数据

创伤骨科手术学／〔美〕斯坦纳德，〔美〕施密特，〔美〕克莱格著；裴国献，李旭，夏志敏译．—济南：山东科学技术出版社，2012.7（2020.7重印）
ISBN 978-7-5331-6022-7

Ⅰ．①创⋯ Ⅱ．①斯⋯ ②施⋯ ③克⋯ ④裴⋯ ⑤李⋯ ⑥夏⋯ Ⅲ．①骨科学—外科手术 Ⅳ．① R687

中国版本图书馆 CIP 数据核字 (2012) 第 157991 号

Copyright © 2007 of the original English language edition by Thieme Medical Publishers, Inc., New York, USA. Original title: "Surgical Treatment of Orthopaedic Trauma", by James P. Stannard / Andrew H. Schmidt / Philip J. Kregor.

Simplified Chinese Copyright © 2012 by Shandong Science & Technology Press Co., Ltd.

图字 15-2008-086

创伤骨科手术学
CHUANGSHANG GUKE SHOUSHUXUE

责任编辑：李志坚
装帧设计：魏　然

主管单位：山东出版传媒股份有限公司
出 版 者：山东科学技术出版社
　　　　　地址：济南市市中区英雄山路189号
　　　　　邮编：250002　电话：（0531）82098088
　　　　　网址：www.lkj.com.cn
　　　　　电子邮件：sdkj@sdcbcm.com
发 行 者：山东科学技术出版社
　　　　　地址：济南市市中区英雄山路189号
　　　　　邮编：250002　电话：（0531）82098071
印 刷 者：山东新华印务有限责任公司
　　　　　地址：济南市世纪大道2366号
　　　　　邮编：250104　电话：（0531）82079112

规格：16开（210mm×285mm）
印张：60.5　　字数：1936千
版次：2012年7月第1版　2020年7月第6次印刷
定价：360.00元（含光盘）